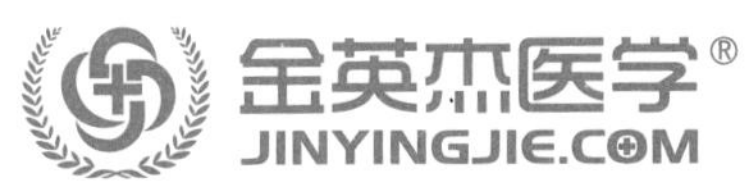

口腔执业（含助理）医师资格考试

命题规律之应试讲义

口腔组织病理学　口腔解剖生理学

赵庆乐 ◎ 主编
金英杰医学教育研究院 ◎ 组织编写

全国百佳图书出版单位
化学工业出版社
·北京·

图书在版编目（CIP）数据

口腔执业（含助理）医师资格考试命题规律之应试讲义/赵庆乐主编；金英杰医学教育研究院组织编写．—北京：化学工业出版社，2021.8（2024.2重印）
ISBN 978-7-122-38944-2

Ⅰ.①口…　Ⅱ ①赵…②金…　Ⅲ.①口腔科学-资格考试-自学参考资料　Ⅳ.①R78

中国版本图书馆CIP数据核字（2021）第066408号

责任编辑：杨燕玲　邱飞婵　满孝涵　　文字编辑：李　平　张晓锦　翟　珂　陈艳娇　陈小滔
责任校对：李雨晴　　装帧设计：关　飞

出版发行：化学工业出版社（北京市东城区青年湖南街13号　邮政编码100011）
印　　装：河北京平诚乾印刷有限公司
889mm×1194mm　1/16　印张81　字数2980千字　2024年2月北京第1版第5次印刷

购书咨询：010-64518888　　售后服务：010-64518899
网　　址：http://www.cip.com.cn
凡购买本书，如有缺损质量问题，本社销售中心负责调换。

定　　价：369.00元（全八册）

编写人员名单

主　　编　赵庆乐

副主编　郝立辉　郭晓娇　赵　哲　吴泽秀

编　　者　赵庆乐　郝立辉　赵　哲　赵　鑫　乔　颖
郭晓娇　夏阳丹　吴泽秀　王　媛　曲潇雪
陈凤金　赵书怡　陈杨阳　刘冰华　要帅帅
马洪超　马海荣　崔俊霞

组织编写　金英杰医学教育研究院

编写说明

从2017年开始，国家口腔执业（含助理）医师资格考试合格分数线固定不变，而出题难度逐年增加。与此同时，报考人数呈现逐年上升趋势。且近年来，考生学历和专业水平越发提升，考生之间的竞争也越发激烈。所以考生开始纷纷寻求高效的备考方法和配套的学习资料。但是面对厚厚的教材，很多考生不知从何入手，不知方向、不知考点。对此，金英杰医学教育研究院根据《医师资格考试大纲》的要求和特点，研发了“医考四重奏”系列教辅图书，致力于打造助力医考通关、减负的图书。

“医考四重奏”系列教辅图书中的《口腔执业（含助理）医师资格考试　命题规律之应试讲义》（全八册），是金英杰医学教育研究院结合老师多年的培训授课经验，精心研究，打造出的一本考点全面、重点突出、解题思路清晰、高效应试的参考讲义。

一、聚焦考试大纲，精编高频考点

本书严格依据最新考试大纲、相关教材，参考口腔执业（含助理）医师资格考试历年真题编写，权威、全面、精简、高效。因为历年真题是命题的轨迹，而教材是命题的依据，所以我们在充分研究历年真题的基础上，对照最新考试大纲、相关教材，对每一个知识点进行整理、归纳、精简，让每位考生对考点能够轻松掌握。

二、直击真题详情，总结命题规律

透过真题研究考点详情，并总结每年命题规律，突出重点、考点，让考生精准把握，达到减负式学习。

三、体例重点突出，记忆技巧点睛

金英杰医学教育研究院团队在体例设计时，打破了医学教辅类图书的单一性，设计出了更符合考生学习习惯、学习方法的体例，融合了“要点提醒、知识巧记、金题直击”3个重点版块，以及考试星级、重点标记、表格归纳、图例解析，让整本书更加丰满，满足考生的需要，更便于理解、记忆。

四、分册设计，知识点关联，使用高效

考虑到考生使用的方便性，金英杰医学教育研究院团队按照相关学科的关联性，将讲义分为了八册，打造更为精薄的应试讲义，方便考生随身携带、高效使用。

本着为考生认真负责的态度，金英杰医学教育研究院在编写过程中力求精益求精，即便如此也难免有疏漏。广大考生在使用本书过程中，如发现不足之处，欢迎大家及时指正。

本书标记形式的说明

标记形式	代表含义
绿色黑体	表示重点、考点、考题的题眼
绿色楷体	表示次重点知识点
命题趋势	根据新大纲、往年出题规律总结出的出题方向
金题直击	和知识点相互配套的模拟真题，前后呼应，相得益彰

目录

口腔组织病理学

第一单元　口腔颌面部发育

考试分值

专业	2019 年	2020 年	2021 年	2022 年	2023 年
执业	1	1	2	1	2
助理	2	2	1	1	2

第一节　神经嵴、鳃弓和咽囊

一、神经嵴

神经嵴细胞来源于外胚层，经转化为间充质即所谓的上皮-间充质转化，称外胚间充质，将来可形成牙本质、牙髓、牙骨质、牙周膜等各种组织器官。

命题趋势 神经嵴细胞衍化以A1型题为主。

金题直击

神经嵴细胞衍化成不同的细胞，以下分化的细胞和组织不包括

A. 成釉细胞　　B. 成牙本质细胞

C. 成牙骨质细胞　　D. 牙髓细胞

E. 牙周膜成纤维细胞

【答案】A

【解析】神经嵴来源于外胚层，经转化为间充质即所谓的上皮-间充质转化，称外胚间充质，除成釉细胞外，其他细胞均可由神经嵴细胞衍化而来。

二、鳃弓

胚胎第4周，在胚体头颈两侧出现6对柱状隆起，称鳃弓。鳃弓和鳃弓之间的浅沟称为鳃沟。内侧称为咽表。

第1对鳃弓最大，称为下颌弓、下颌突；第2对鳃弓称为舌弓；第3对鳃弓称为舌咽弓；其余3对无特别的名称。

主要来自第2鳃弓，覆盖3、4、5鳃弓和2、3、4鳃沟并在颈部融合形成的腔称为颈窦。其残余上皮可发生囊肿或鳃瘘。当囊肿与外部相通时，称为鳃瘘，开口的位置在颈部胸锁乳突肌前缘任何部位。

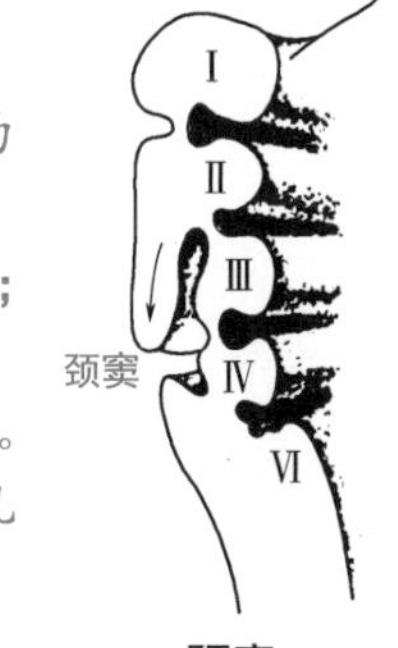

颈窦

命题趋势 颈窦及鳃瘘以A2型题为主。

金题直击

鳃瘘是一种先天性疾病，它是由于颈窦未消失形成的颈部囊肿与颈部皮肤相通形成，那么追溯颈窦的形成是由以下哪个鳃弓生长速度快与颈部组织融合形成的

A. 第一鳃弓　　B. 第二鳃弓

C. 第三鳃弓　　D. 第四鳃弓

E. 第五鳃弓

【答案】B

【解析】颈窦：主要来自第2鳃弓，覆盖3、4、5鳃弓和2、3、4鳃沟并在颈部融合形成的腔。其残余上皮可发生囊肿或鳃瘘。如果囊肿与外部相通，即形成鳃瘘。

第 1 鳃沟和第 1、2 鳃弓发育异常时，可在耳屏前方形成皮肤的狭窄盲管或点状凹陷。此种异常为先天性，称为先天性耳前窦道。如果此盲管继续向深部延长，与鼓室相通，即为耳前瘘管。

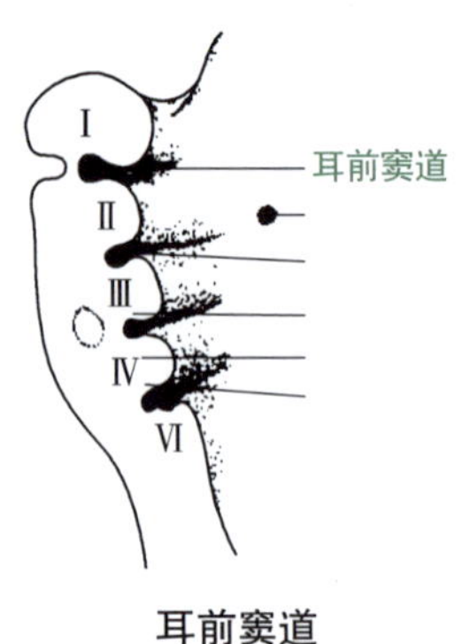

耳前窦道

命题趋势 耳前瘘管、耳前窦道以 A2 型题为主。

金题直击

老年人有一种迷信的说法，把小孩耳朵前方周围点状的凹陷称为粮仓，凹陷越陷越大，说明粮仓越满越有福气，但实际上耳屏前形成皮肤盲管可能是由于

A. 第 1 鳃沟发育异常
B. 第 2 鳃沟发育异常
C. 第 3 鳃沟发育异常
D. 第 4 鳃沟发育异常
E. 第 5 鳃沟发育异常

【答案】A

【解析】第 1 鳃沟和第 1、2 鳃弓发育异常时，可在耳屏前方形成皮肤的狭窄盲管或点状凹陷。此种异常多为先天性，称为先天性耳前窦道。如果此盲管继续向深部延长，与鼓室相通，即为耳前瘘管。

三、咽囊

相邻的鳃弓之间存在的浅沟，在体表外侧者称鳃沟；鳃沟的内侧相对应处是原始咽部，其表面衬覆的内胚层上皮向侧方增生呈囊样，所形成的与鳃沟相对应的浅沟，称为咽囊。

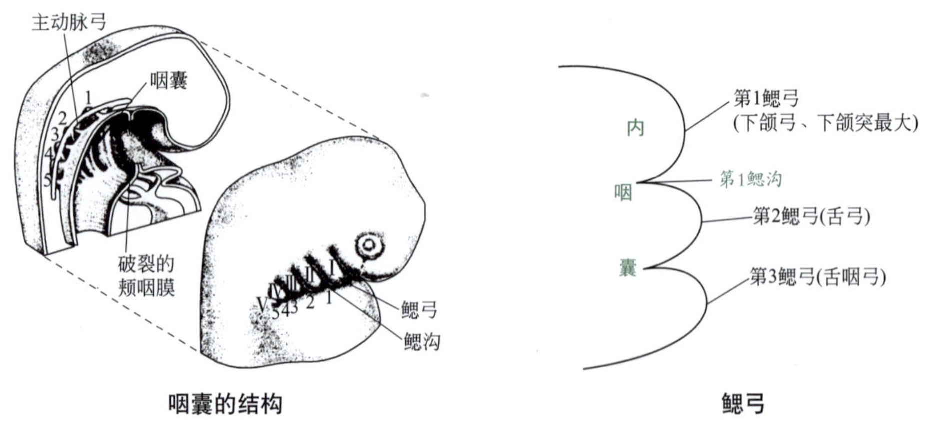

咽囊的结构　　鳃弓

第二节　面部的发育

一、概述

第一时期	增殖期	0～2 周
第二时期	胚胎期	3～8 周
第三时期	胎儿期	9 周开始至出生

命题趋势 面部发育以A1型题为主。

金题直击

面部的发育始于

A. 胚胎第二周　　B. 胚胎第三周

C. 胚胎第四周　　D. 胚胎第五周

E. 以上都不是

【答案】B

【解析】口腔颌面部发育于胚胎期，起于胚胎第三周，终于胚胎第八周。

二、面部的发育过程及发育异常

（一）发育过程

（1）面部的发育起自胚胎**第3周**，来自**第1鳃弓**（又称下颌弓）和**额鼻突**。此时形成了最初的口腔即原口或口凹。原口上界为额鼻突，下界为心脏膨大，两侧为第1鳃弓。第3周末口咽膜开始破裂，4周完全破裂，口腔与前肠相通。

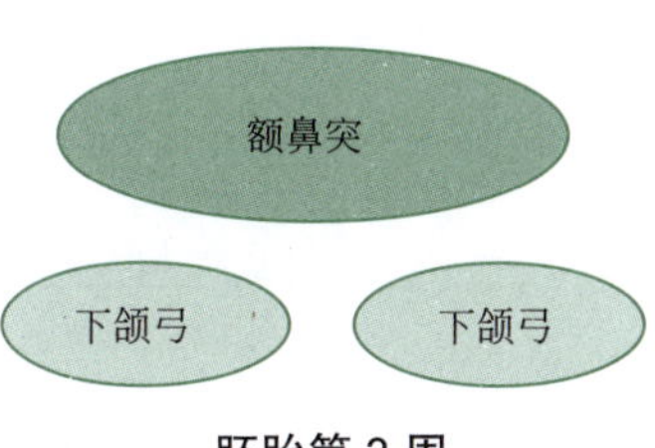

胚胎第3周

（2）鳃弓向正中腹侧生长，取代发育中的心脏作为原始口腔下界的位置。

（3）胚胎24天第4周　第1鳃弓（此时称下颌突）出现了另一对突起即**上颌突**。此时原口的界限：下颌突、上颌突和额鼻突。

（4）胚胎第4周末　额鼻突分化3个突起即两侧**侧鼻突**和中间**中鼻突**。

（5）胚胎第5周　中鼻突末端出现**球状突（内侧鼻突）**，面部发育的突起齐备。

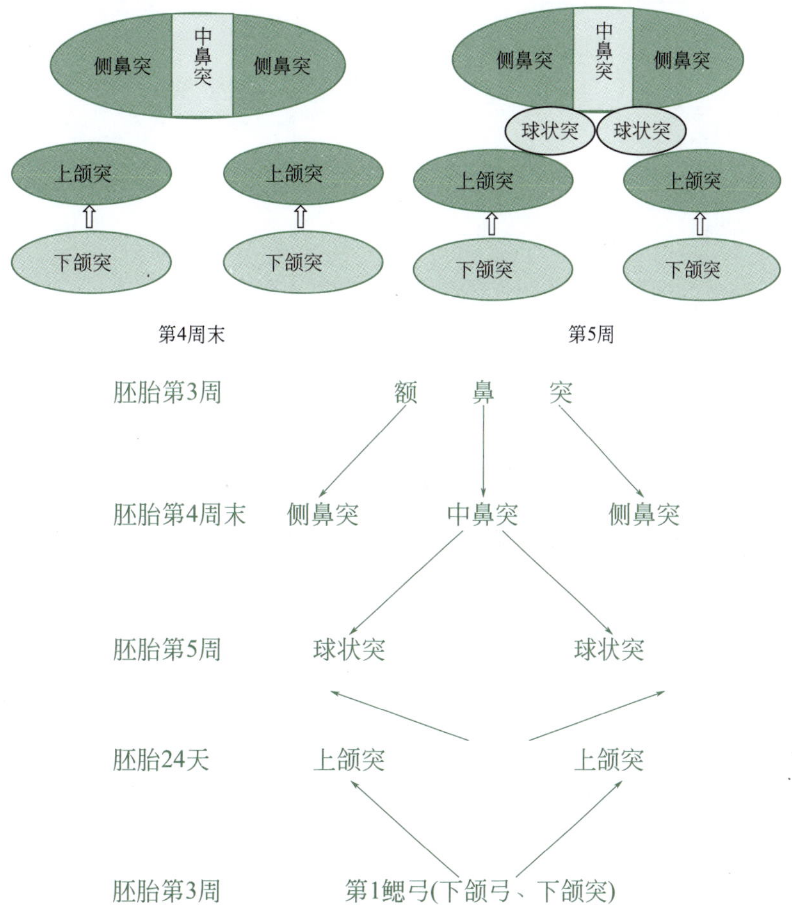

（6）面部由上述的上颌突、下颌突、中鼻突（包括球状突）和侧鼻突联合形成。约在胚胎第6周，已形成的突起开始联合。

（7）**球状突+球状突→人中**。

（8）球状突 + 同侧上颌突 → 上唇。

（9）侧鼻突 + 上颌突 → 鼻梁的侧面、鼻翼和部分面颊。

（10）上颌突 + 下颌突 → 面颊部（联合的终点是口角）。

（11）球状突　上颌切牙。

（12）上颌突　大部分软组织、上颌骨及其上颌尖牙和磨牙。

（13）侧鼻突　鼻的侧面、鼻翼、部分面颊、上颌骨额突和泪骨。

（14）下颌突　下颌软、硬组织。

（15）中鼻突　鼻梁、鼻尖、鼻中隔、前颌骨。

（16）胚胎第 6 周至第 7 周　面部各突起完成联合。各种致畸因子影响面突的生长和发育，导致面突不能如期联合，形成面部畸形。

（17）胚胎第 8 周　各突起联合完毕。颜面部初具人形。

【要点提醒】

起源	突起	软组织形成物	硬组织形成物
额鼻突	中鼻突（包括球状突）	鼻梁、鼻尖、鼻中隔、各软组织、上颌切牙、牙龈、腭乳头、上唇中部	筛骨、犁骨、前颌骨、上颌切牙、鼻骨
	侧鼻突	鼻侧面、鼻翼、部分面颊	上颌骨额突、泪骨
第一腮弓	上颌突	上唇、上颌后牙牙龈、部分面颊	上颌骨、颧骨、腭骨、上颌磨牙及尖牙
	下颌突	下唇、下颌牙龈、面颊下部	下颌骨、下颌牙

命题趋势 口腔颌面部发育以 A1、B1 型题为主。

金题直击

1. 口腔颌面部发育来自

A. 上颌突和球状突　　B. 侧腭突和球状突

C. 侧腭突和侧鼻突　　D. 额鼻突和下颌突

E. 侧腭突和上颌突

【答案】D

【解析】面部的发育起自胚胎第 3 周，来自第 1 鳃弓（又称下颌弓、下颌突）和额鼻突。

2. 上颌尖牙来源于

A. 球状突　　B. 上颌突

C. 下颌突　　D. 侧鼻突

E. 额鼻突

【答案】B

【解析】上颌切牙来源于球状突，上颌尖牙及磨牙来源于上颌突。

3. 因致畸因子影响，面部突起联合失败而导致面部畸形的时间是胚胎

A. 第 14 周和第 15 周　　B. 第 13 周和第 14 周

C. 第 9 周和第 10 周　　D. 第 8 周和第 9 周

E. 第 6 周和第 7 周

【答案】E

【解析】胚胎第 6 周至第 7 周面部各突起完成联合。各种致畸因子可形成面部畸形。

A. 上颌突与下颌突　　B. 上颌突与球状突

C. 球状突和侧鼻突　　D. 上颌突和侧鼻突

E. 球状突与球状突

4. 人中是由

5. 上唇是由

6. 联合终点口角是由

【答案】E、B、A
【解析】球状突和球状突联合形成人中。球状突和同侧上颌突融合形成上唇。侧鼻突和上颌突联合，形成鼻梁的侧面、鼻翼和部分面颊。上颌突和下颌突由后向前联合，形成面颊部，联合的终点是口角。

（二）发育异常

在胚胎第 6 ～ 7 周，致畸因子导致面部突起未能正常联合，形成面部畸形。

1. 唇裂　多见于单侧上唇，球状突与同侧上颌突未融合或部分融合所致。

两侧球状突之间未联合或部分联合，形成上唇正中裂。两侧下颌突在中缝处未联合，则形成下唇唇裂。

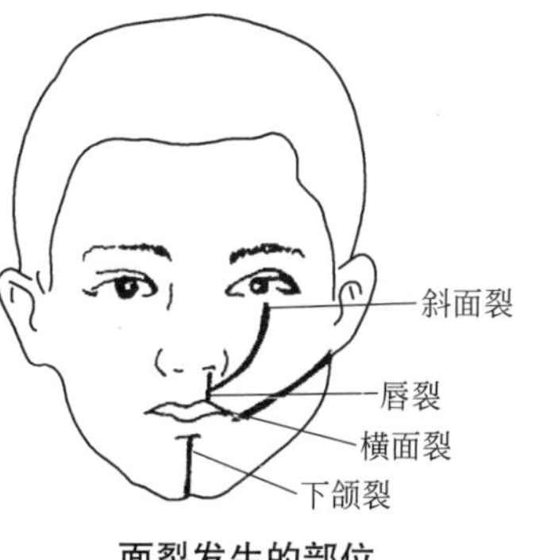

面裂发生的部位

唇裂	成因
单侧唇裂	单侧球状突与同侧上颌突未联合或部分联合所致
双侧唇裂	双侧球状突与同侧上颌突未联合或部分联合所致
正中唇裂	两侧球状突之间未联合或部分联合 两侧下颌突在中缝处未联合

2. 面裂　较唇裂少见得多。①上、下颌突未联合或部分联合，可发生横面裂；②如部分联合，可形成大口畸形；③联合过多，则形成小口畸形；④上颌突及侧鼻突未联合，可形成斜面裂。

面裂	成因
横面裂	上、下颌突未联合或部分联合
斜面裂	上颌突及外侧鼻突未联合

命题趋势 口腔颌面部发育异常以 B1 型题为主。

金题直击

A. 上颌突与侧鼻突未联合或联合不全　B. 下颌突与下颌突未联合或联合不全
C. 球状突与球状突未联合或联合不全　D. 上颌突与下颌突未联合或联合不全
E. 上颌突与球状突未联合或联合不全
1. 唇裂
2. 上唇正中裂
3. 横面裂
4. 斜面裂
5. 下唇唇裂

【答案】E、C、D、A、B
【解析】唇裂：球状突与同侧上颌突未融合或部分融合所致。
上唇正中裂：两侧球状突之间未联合或部分联合。
横面裂：上、下颌突未联合或部分联合。
斜面裂：上颌突及侧鼻突未联合。
下唇唇裂：两侧下颌突在中缝处未联合。

第三节　腭部的发育

一、发育过程

腭的发育使口腔与鼻腔分开。腭的发育来自前腭突（原腭）及侧腭突（继发腭）。

其中前腭突的发生早于侧腭突。前腭突（第 6 周）来自中鼻突，侧腭突（第 7 周）来源于上颌突。

第 8 周时，侧腭突到达水平位置后，出现再次快速生长，并在中线处接触。两侧侧腭突的运动包括两个过程：

最初的融合和后来的联合。在接触点处，两侧侧腭突的上皮表层脱落，基底层细胞粘连在一起，称中缝上皮，以后转化为间叶细胞，此时两侧的间叶细胞混合，即所谓的融合。

两个侧腭突自前向后融合依次形成硬腭、软腭和腭垂（又称悬雍垂）。此部位是唯一融合部位。约在胎儿第 3 个月时，口腔与鼻腔被分隔开，腭突完全融合。

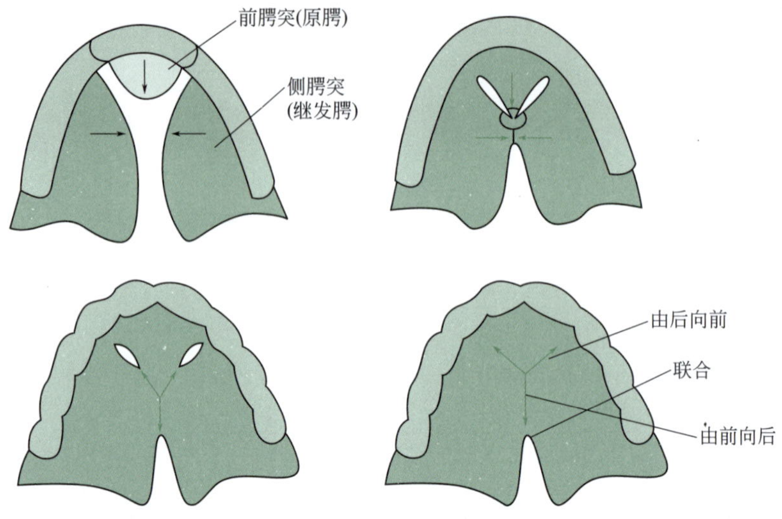

腭突的发育及融合

命题趋势 腭突以 A1 型题为主。

金题直击

侧腭突形成于

A. 胚胎第 6 周末
B. 胚胎第 4 周
C. 胚胎第 10 周
D. 胚胎第 5～6 周
E. 胚胎第 7～8 周

【答案】A

【解析】前腭突（第 6 周）来自中鼻突，侧腭突（第 6 周末或第 7 周初）来自上颌突。

二、发育异常

（一）腭裂

两侧侧腭突和鼻中隔未融合或部分融合可发生腭裂。腭裂可发生于单侧或双侧。

（二）颌裂

上颌裂常见。上颌裂为前腭突与上颌突未能联合或部分联合所致。下颌裂为两侧下颌突未联合或部分联合的结果，罕见。

在腭突的融合缝隙中，如果有上皮残留，可发生囊肿。如鼻腭囊肿、正中囊肿。

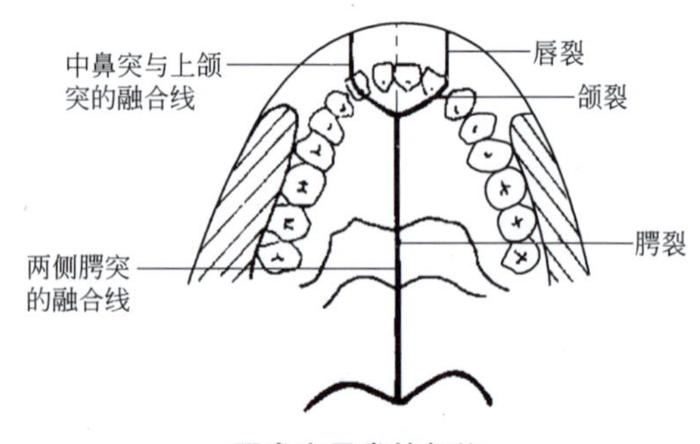

腭发育异常的部位

【要点提醒】

裂	成因
腭裂	两个侧腭突之间及其与鼻中隔之间未融合或部分融合
上颌裂	前腭突与上颌突未联合或部分联合所致
正中上颌裂	两个前腭突未联合
正中下颌裂	两个下颌突未联合，常伴唇裂

第四节　舌的发育

一、发育过程

（1）来源　第 1、2、3、4 鳃弓。

（2）胚胎第 4 周第 1 鳃弓（下颌突）不断增生，形成 3 个膨隆，两侧两个对称侧舌隆突，在侧舌隆突下方中线处的小突起为奇结节。约在胚胎第 6 周，侧舌隆突生长迅速，很快越过奇结节，在中线联合，形成舌前 2/3 即舌体。第 2 对鳃弓形成联合突；第 3、4 对鳃弓形成腮下隆起，随着舌的发育，形成舌后 1/3 即舌根。

（3）第 1 鳃弓　两个侧舌隆突 → 舌前 2/3 即舌体。一个奇结节→退化或消失。

（4）第 2 鳃弓　一个联合突→ 被腮下隆起覆盖最后消失。

（5）第 3、4 对鳃弓　一个腮下隆起 → 舌后 1/3 即舌根。

（6）舌体和舌根联合处形成浅沟称界沟。

（7）舌体表面被覆外胚层上皮，舌根表面被覆内胚层上皮。

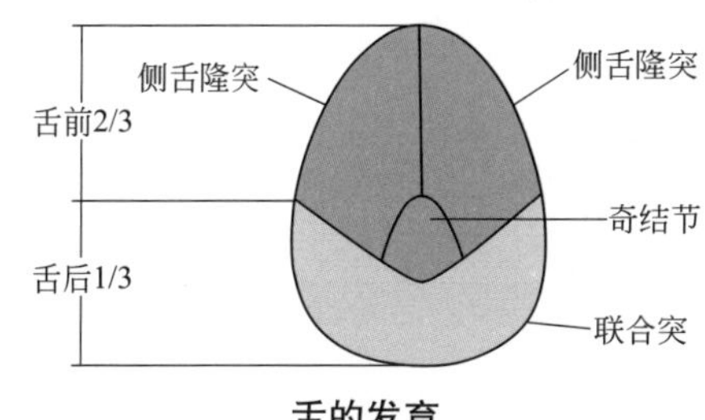

舌的发育

命题趋势 以 A1 型题为主。

金题直击

以下说法正确的是

A. 舌被覆内层上皮

B. 舌被覆外层上皮

C. 舌前 2/3 被覆外胚层上皮，舌后 1/3 被覆内胚层上皮

D. 舌被覆中层上皮

E. 舌前 2/3 被覆内胚层上皮，舌后 1/3 被覆外胚层上皮

【答案】C

【解析】舌体表面覆盖着外胚层上皮，舌根表面覆盖内胚层上皮。

（8）甲状腺的发育与舌关系密切，来自奇结节和联合突之间中线处的表面内胚层上皮。

（9）胚胎第 4 周表面内胚层上皮沿中线向深部增生，形成管状上皮条索，称**甲状舌管**。

（10）胚胎第 7 周甲状舌管增生至颈部甲状软骨处，迅速发育成**甲状腺**。甲状腺形成后，甲状舌管与表面失去联系，在舌背部留下一浅凹，即舌盲孔，位于界沟的前端。

二、发育异常

1. 异位甲状腺和甲状舌管囊肿　从舌盲孔开始，在甲状舌管下行途中的任何部位，此管上皮都有可能形成异位的甲状腺。如在舌根附近称为舌甲状腺。甲状舌管在甲状腺形成后即退化，如有上皮残留，则可发生甲状舌管囊肿。

2. 菱形舌　在舌盲孔前方，有时可见到小块菱形红色无乳头区，称为菱形舌。可能是舌发育时，侧舌隆突未完全掩盖奇结节所形成的一种现象，对健康无害。也可能是局限性慢性真菌感染，特别是与白念珠菌感染有关。

3. 分叉舌　侧舌隆突未联合。

命题趋势 以 B1 型题为主。

金题直击

A. 胚胎第 4 周　　B. 胚胎第 5 周

C. 胚胎第 6 周　　D. 胚胎第 7 周

E. 胚胎第 3 周

1. 舌的发育始于

2. 甲状舌管形成时间

3. 甲状腺形成时间
【答案】A、A、D
【解析】胚胎第 4 周舌开始发育，来源于 1、2、3、4 鳃弓。
胚胎第 4 周表面内胚层上皮沿中线向深部增生，形成管状上皮条索，称甲状舌管。
胚胎第 7 周甲状舌管增生至颈部甲状软骨处，迅速发育成甲状腺。

第五节　唾液腺的发育（助理不考）

唾液腺的发育主要与胚胎期间上皮和间充质相互作用有关。在大唾液腺，约在胚胎第 6 个月，实性的上皮条索中央变空，形成导管系统。其末端膨大的部分将形成腺泡。

腮腺在胚胎第 6 周开始发育，腮腺导管的开口在上皮芽最初形成处。

时间	腮腺导管开口位置
最初	上颌第一乳磨牙相对的颊黏膜处
3 ～ 4 岁	上颌第二乳磨牙相对的颊黏膜处
12 岁	上颌第一恒磨牙相对的颊黏膜处
成人	上颌第二恒磨牙相对的颊黏膜处

下颌下腺在胚胎第 6 周末开始发育。

舌下腺在第 7 ～ 8 周开始发育。

小唾液腺发育较晚，约在胎儿第 12 周开始发育。

唾液腺发育过程中，与淋巴组织有密切关系，特别是腮腺和下颌下腺。腮腺发育的部位与颈部淋巴结的发育部位在同一区域内，以后才逐渐分开，所以在腮腺内和腮腺表面都会有淋巴组织并形成淋巴结。同样，在颈部淋巴结内也偶尔混有少量唾液腺组织。下颌下腺导管周围也有淋巴组织，但仅仅是弥散存在，并不形成淋巴结。

第六节　上、下颌骨的发育（助理不考）

一、下颌骨的发育

下颌骨发育自第 1 鳃弓。

Meckel 软骨有支架作用，不参与颌骨发育。胚胎第 6 周时，在 Meckel 软骨的侧方位于切牙神经和颏神经的夹角处，出现结缔组织凝聚区，第 7 周时细胞凝聚区分化成骨细胞，发生膜内骨化，形成最初的下颌骨骨化中心。

下颌骨体基本形成于第 10 周。

髁突软骨出现在胚胎第 3 个月（第 12 周）。

喙突软骨出现在发育的第 4 个月（第 16 周）。

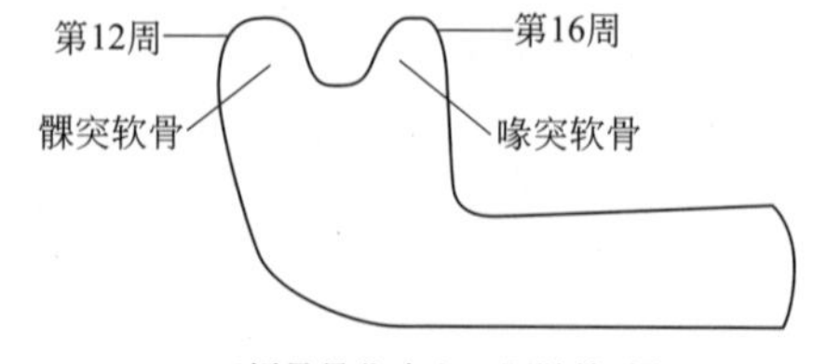

下颌骨的发育

二、上颌骨的发育

上颌骨发育自第 1 鳃弓。

上颌骨骨化中心第 8 周向以下几个方向生长：

① 向上形成上颌骨额突并支持眶部。

② 向后形成颧突。

③ 向内形成腭突。

④ 向下形成牙槽突。

⑤ 向前形成上颌的表面组织。

第二单元　牙的发育

考试分值

专业	2019 年	2020 年	2021 年	2022 年	2023 年
执业	2	1	2	2	1
助理	1	1	2	1	1

第一节　牙胚的发生和分化

一、牙板的发生

在胚胎的第 5 周，原发性上皮带形成。胚胎第 7 周，此上皮带继续向深层生长，很快分裂成两个部分，即位于颊（唇）侧的上皮板称为前庭板，位于舌（腭）侧的上皮板称为牙板。牙板的发育是牙齿发育的开始。

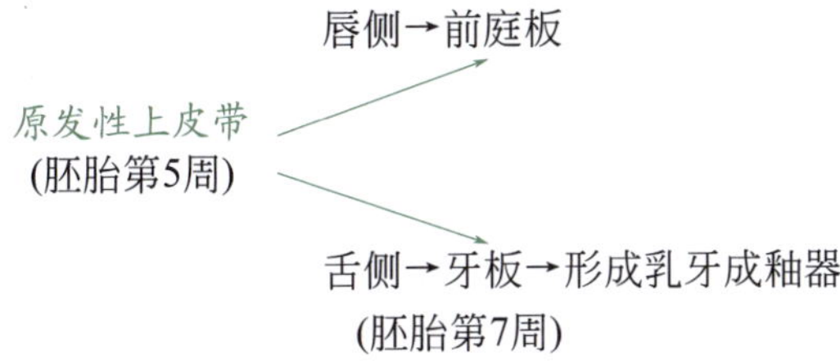

二、牙胚的形成过程及分化

乳牙成釉器形成后，在其舌侧，牙板继续向深部增生，形成恒牙牙板，形成恒牙的成釉器。

牙胚是牙发育的始基，由成釉器、牙乳头及牙囊三部分组成。

口腔外胚层 — 成釉器 — 牙釉质。

外胚间充质 — 牙乳头 — 牙本质和牙髓。

牙囊 — 固有牙槽骨、牙周膜、牙骨质。

命题趋势 牙胚的构成及形成以 B1 型题为主。

金题直击

A. 成釉器　　B. 牙乳头

C. 牙囊　　D. 牙蕾

E. 上皮根鞘

1. 牙本质是由什么形成
2. 牙骨质和部分牙槽骨由什么形成
3. 牙釉质是由什么形成

【答案】B、C、A

【解析】成釉器—外胚层—牙釉质

牙乳头—外胚间充质—牙髓、牙本质

牙囊—外胚间充质—牙周膜、固有牙槽骨、牙骨质

（一）成釉器

成釉器的发育是一个连续的过程，可分为 3 个时期：蕾状期、帽状期和钟状期。

1. 蕾状期

① 蕾状期形状如花蕾。

② 其构成细胞类似基底细胞，形态呈立方形或低柱状。未见细胞分化。

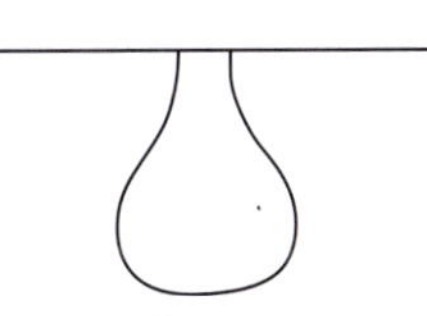
蕾状期

③乳牙牙胚发生在胚胎第 10 周，恒牙牙胚形成时间见下表。

恒牙牙位	牙胚形成时间
切牙	胎儿第 5 个月
前磨牙	胎儿第 10 个月
第一恒磨牙	胎儿第 4 个月
第二恒磨牙	出生后 1 年
第三恒磨牙	出生后 4～5 年

命题趋势 牙胚的形成时间，以 A1 型题为主。

金题直击

第一恒磨牙牙胚形成于

A. 出生前后
B. 胚胎第 4 周
C. 胚胎第 4 个月
D. 胚胎第 2 个月
E. 胚胎第 2 周

【答案】C

2. 帽状期 此期成釉器细胞进一步分化为三层。

①**外釉**上皮层为位于成釉器凸面的外层细胞，呈**立方形**。

②**内釉**上皮层为位于成釉器凹面与牙乳头相邻的内层细胞，呈**柱状**。

外釉上皮与内釉上皮相连处称颈环。

③**星网状**层为介于内外釉上皮之间的细胞，呈星形细胞，排列疏松，**起营养和缓冲作用**。

帽状期

成釉器下方的球形细胞凝聚区称为牙乳头。包绕成釉器和牙乳头边缘的外胚间叶细胞，称为牙囊。

在牙发育的这个时期，已经可以见到形成牙及其支持组织的成分。（**牙胚在帽状期形成**）。

牙发育早期的临时性结构：

釉龛：因为牙板并非一条单独的条索，而是凹凸不平的薄层结构，通过切片观察时，其凹陷和凸起部位在切片中观察不到，而由结缔组织充填，这种结构称为釉龛。

釉结：在帽状期牙胚内，可以在内釉上皮中央观察到簇状的未分化上皮细胞，成为**釉结**。现在普遍认为釉结是牙发育的组织中心，调控牙尖的形态发生。

釉索：釉结处具有一条从内釉上皮延伸至外釉上皮的条索结构，称为釉索。

3. 钟状期 此期成釉器细胞进一步分化为四层。

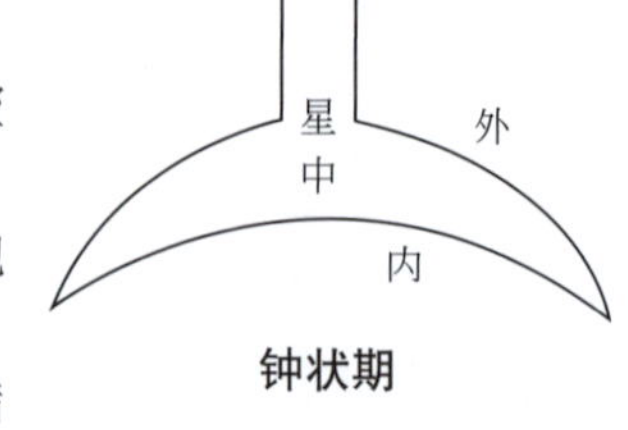

钟状期

① 外釉上皮层为成釉器周边的一单层皱褶样排列立方状细胞，借牙板与口腔上皮相连。

②**内釉**上皮层由单层上皮细胞构成，内釉细胞开始分化为成釉细胞，该细胞呈**高柱状**。细胞核远离基底膜。

③**星网状层**位于内外釉上皮之间。细胞为星形，有细长的突起，细胞间充满富有蛋白的黏液样液体，对内釉上皮细胞有**营养作用和缓冲作用**，以保护成釉器免受损害。

④**中间层**在内釉上皮与星网状层之间有 2～3 层扁平细胞，细胞核呈卵圆或扁平状，称为中间层，**与釉质的形成有关**。

原发性上皮带（胚胎第5周）→ 前庭板
原发性上皮带（胚胎第5周）→（胚胎第7周）

- 蕾状期：第8周，无分层，无功能
- 帽状期：第9、10周，分3层
  - 外釉上皮层
  - 星网状层：营养和缓冲作用
  - 内釉上皮层：形成成釉细胞
- 钟状期：第11、12周，分4层
  - 外釉上皮层
  - 内釉上皮层
  - 星网状层
  - 中间层：与釉质的形成有关

命题趋势 成釉器的细胞分层以 B1 型题为主。

金题直击

A. 原发性上皮带　　B. 蕾状期
C. 帽状期　　D. 钟状期
E. 缩余釉上皮

1. 成釉器可分为三层——内釉上皮层、外釉上皮层、星网状层，应为
2. 成釉器可分为四层——内釉上皮层、外釉上皮层、中间层、星网状层，应为

【答案】C、D

【解析】

蕾状期（第 8 周）		帽状期（第 9 ~ 10 周）	钟状期（第 11 ~ 12 周）
成釉器	无细胞分层	外釉上皮层 星网状层 内釉上皮层	外釉上皮层 星网状层 中间层 内釉上皮层

命题趋势 以 A1 型题为主。

金题直击

1. 钟状晚期成釉器外釉上皮的形态特点是
A. 直线排列的低柱状细胞
B. 直线排列的假复层柱状上皮
C. 与牙囊组织无明显关系
D. 皱褶样排列的低立方状细胞
E. 皱褶样排列的高柱状细胞

【答案】D

【解析】成釉器的外釉上皮在帽状期和钟状期早期为单层立方状上皮，借牙板与口腔上皮相连；在钟状期晚期，釉质开始形成时，平整排列的上皮形成许多褶皱，以利于牙囊的间充质细胞和血管进入褶皱之间为成釉器旺盛的代谢活动提供足够的营养，此时这些细胞形态更趋扁平，呈低立方状，故本题选 D。

2. 具有形成牙釉质功能的是
A. 蕾状期成釉器　　B. 帽状期成釉器
C. 牙乳头　　D. 牙囊
E. 钟状期成釉器

【答案】B

【解析】帽状期成釉器具有形成釉质的功能，最终将形成釉质。此时期已能够区分牙的组成部分和支持组织。

（二）牙乳头

牙乳头形成牙本质和牙髓。牙乳头决定了牙齿形状（经典实验：磨牙牙乳头放入前牙造釉器内，形成磨牙）。

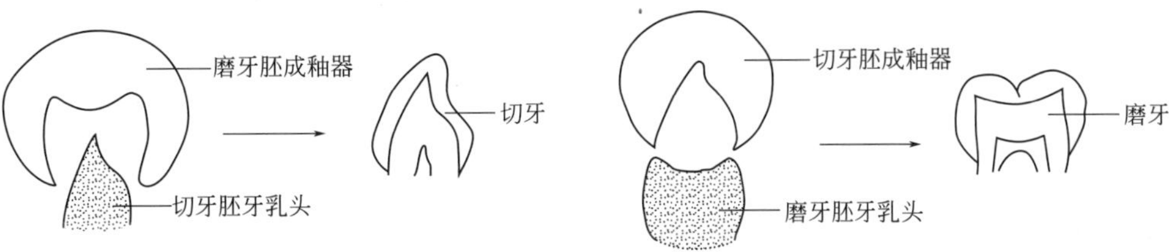

经典实验：牙乳头决定牙齿形状

金题直击

决定牙齿形态的重要的结构是

A. 成釉器　　B. 牙囊

C. 牙乳头　　D. 缩余釉上皮

E. 上皮根鞘

【答案】C

【解析】牙乳头是决定牙形态的重要因素，在牙发育的起始后期，牙形态的决定作用由牙胚上皮转至牙乳头，因此本题应选 C。

（三）牙囊

牙囊细胞可分化成成牙骨质细胞、成纤维细胞和成骨细胞，可形成牙骨质、牙周膜和部分牙槽骨。

三、牙板的结局

钟状期末，牙板被间充质侵入而断裂成小的上皮团块，并退化和消失，成釉器与口腔上皮分离。有时残留的牙板上皮团未能正常退化，以上皮岛或上皮团的形式残留于颌骨或牙龈中。镜下这些上皮细胞团类似于腺体，称为 Serre 上皮剩余。婴儿出生后不久，偶尔可见牙龈上出现针头大小的白色突起，为即角化的上皮珠，俗称马牙，可自行脱落。有时残留的上皮可形成牙源性肿瘤或囊肿或被激活形成多生牙。

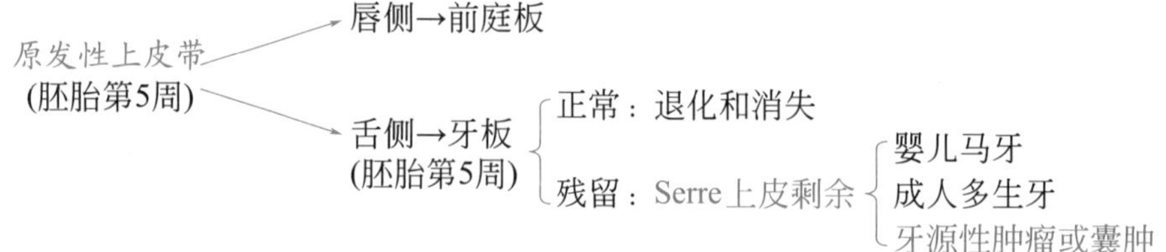

第二节　牙体及牙周组织的形成

前牙的生长中心位于切缘和舌侧隆突的基底膜上，磨牙的生长中心位于牙尖处。在牙体及牙周组织的形成过程中，**牙本质最先开始形成，其次是牙釉质**。牙釉质和牙本质的沉积过程有严格的节律性，二者交叉进行，层层沉积。

命题趋势 以 B1 型题为主。

金题直击

已知前牙一般有 4 个生长发育中心，后牙有 5 个生长发育中心，问磨牙硬组织形成的生长中心位于

A. 牙尖　　B. 釉质牙本质界

C. 颈环　　D. 根尖

E. 根分叉

【答案】A

【解析】前牙的生长中心位于切缘和舌侧隆突的基底膜上，磨牙的生长中心位于牙尖处。

一、钟状期晚期牙本质的形成

当内釉细胞分化成熟后，对牙乳头有诱导作用。邻近无细胞区的未分化间充质细胞迅速增大，分化为前成牙本质细胞，然后分化为成牙本质细胞，形成冠部牙本质。

最早的牙本质基质即**罩牙本质**。

牙本质的矿化形式以**球形矿化**为主。

当牙本质沉积到一定厚度时即开始矿化，沉积一层，矿化一层，成为矿化的牙本质。

二、牙釉质的形成

① 当牙本质形成后，内釉上皮细胞分化为具有分泌功能的成釉细胞，开始分泌釉质基质。

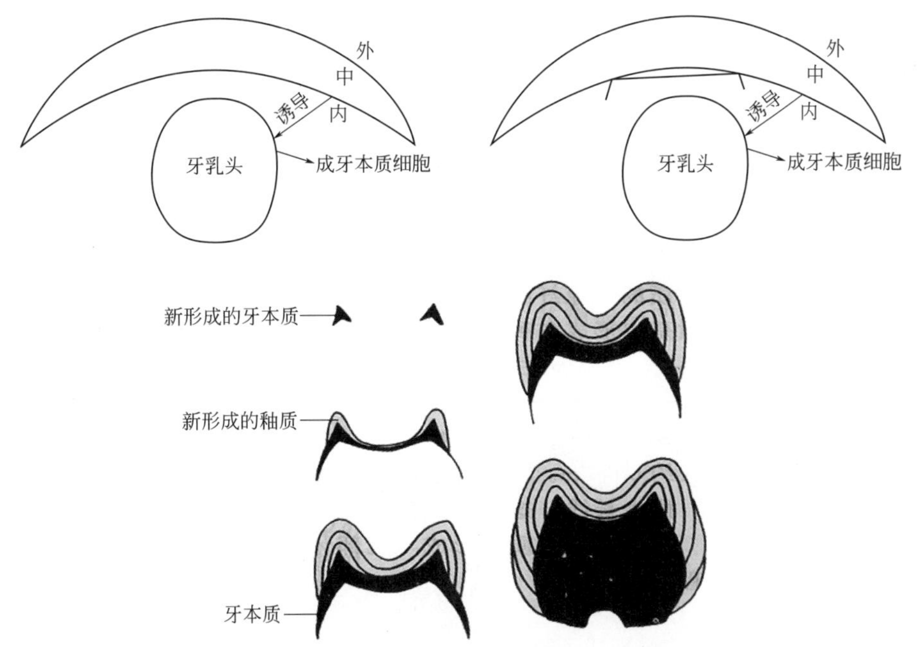

内釉上皮细胞诱导牙乳头，牙乳头分泌成牙本质细胞形成冠部第一层牙本质，罩牙本质

② 第一次矿化发生在基质分泌时，经过第一次矿化，牙釉质中无机物只能达到 30%。当釉质沉积到应有的厚度时，则发生第二次矿化。最后使牙釉质中的无机物达 96% 左右。

③ 在釉质形成整个厚度后，成釉细胞变短，细胞器的数量减少。釉质形成后，成釉细胞在釉质表面分泌一层无结构的有机物覆盖在牙冠表面，称为釉小皮。细胞通过半桥粒与釉小皮相连接。

④ 釉质发育完成后，成釉细胞、中间层细胞和星网状层与外釉上皮细胞结合，形成的一层鳞状上皮覆盖在釉小皮上，称为缩余釉上皮。当牙萌出至口腔时，退至牙颈部形成结合上皮。

三、牙髓的形成

牙髓是由牙乳头发育而成的，当牙乳头周围有牙本质形成时称为牙髓。

四、牙根的形成及牙周组织的发育

（一）牙根的形成

牙冠即将完成发育时，牙根开始发育。内釉和外釉上皮细胞在颈环处增生，形成上皮根鞘。上皮根鞘诱导牙乳头分化为成牙本质细胞，形成根部的牙本质。

重点：**上皮根鞘连续性受到破坏，形成了侧支根管。上皮根鞘在规定时间没有断裂，形成牙骨质缺如。**当根部牙本质形成时，牙囊细胞穿过断裂成网状的上皮根鞘，分化为成牙骨质细胞。剩余的上皮细胞离开牙根表面并保留在发育的牙周膜中，即牙周上皮剩余，也称马拉瑟上皮剩余（Malassez 上皮剩余）。

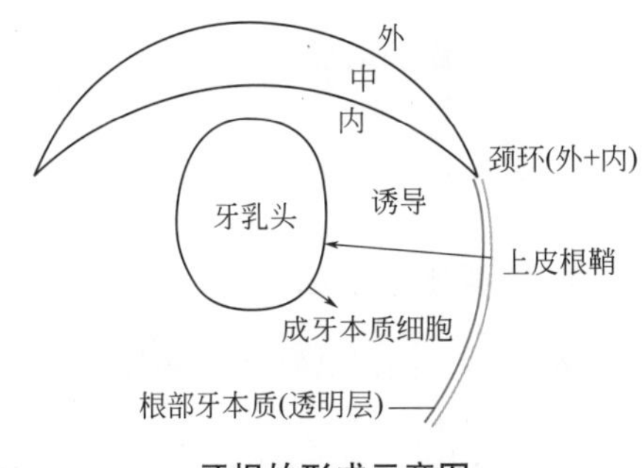

牙根的形成示意图

上皮根鞘：
- 正常：根部牙本质形成时，断裂形成网状
- 异常：
  - 规定时间前连续性破坏→侧支根管
  - 规定时间没有断裂→牙骨质缺如
- 剩余：牙周上皮剩余，也称马拉瑟上皮剩余

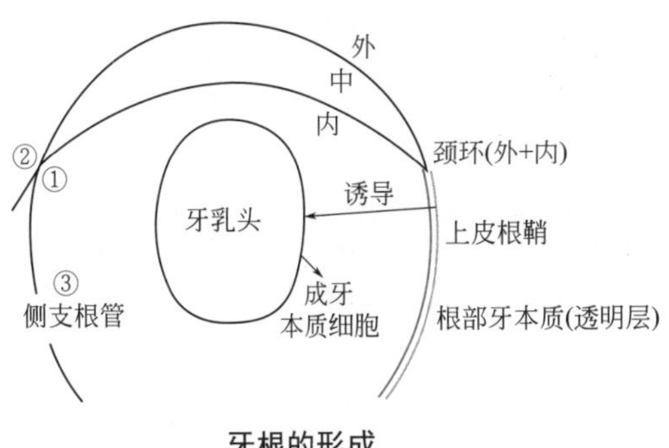

牙根的形成

① 当上皮根鞘残留在牙周中称Malassez上皮剩余；② 牙本质过敏；③ 上皮根鞘断裂

命题趋势 侧支根管的形成以 A1 型题为主。

金题直击

形成侧支根管的原因是

A. 上皮根鞘的连续性好

B. 上皮隔的位置发生改变

C. 根分叉处上皮根鞘的舌侧突起未发生融合

D. 上皮根鞘的上皮在规定时间内没有断裂

E. 上皮根鞘的上皮与牙根未形成角度

【答案】C

【解析】上皮根鞘的连续性受到破坏，或在根分叉处上皮隔的舌侧突起融合不全，则不能诱导分化出成牙本质细胞，而引起该处牙本质缺损，牙髓和牙周膜直接相通，这时形成侧支根管。

上皮根鞘继续生长，离开牙冠向牙髓方向呈 45° 弯曲，围成一个中间有孔的盘状结构称为上皮隔，即未来的根尖孔，以后则形成单根牙；若上皮隔向内长出几个舌状突起，突起向内生长在中央处相互融合，围成几个孔，则将来形成多根牙。

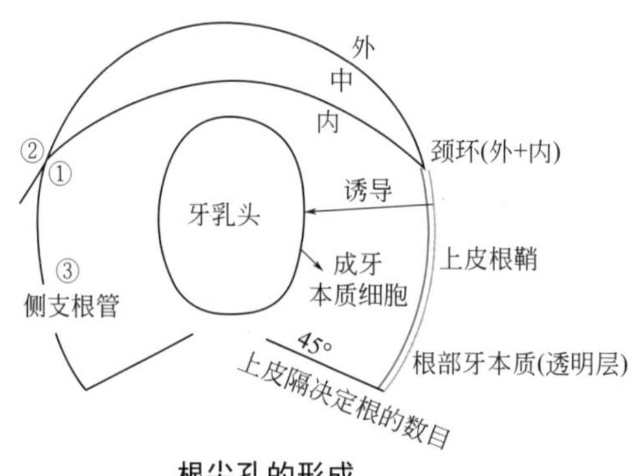

根尖孔的形成

① 上皮根鞘断裂；② 牙本质过敏；
③ 当上皮根鞘残留在牙周中称Malassez上皮剩余

（二）牙周组织的发育

牙根形成的同时，牙周组织也在发育形成。牙周组织包括牙骨质、牙周膜和固有牙槽骨，均由牙囊发育而来。

1. 牙骨质的形成 牙囊分化为成牙骨质细胞，形成牙骨质，新形成的牙骨质是无细胞的，覆盖在牙根冠方 2/3 处。

2. 牙周膜的发育 牙囊细胞增殖活跃，大量位于中央的细胞分化为成纤维细胞，纤维一端附着于牙骨质，一端附着于牙槽骨，形成牙周膜的胶原纤维。

3. 固有牙槽骨的形成 由牙囊发育而来，牙囊分化为成骨细胞，形成固有牙槽骨。

命题趋势 以 A1 型题为主。

金题直击

牙体硬组织形成先后顺序正确的是

A. 牙釉质、牙本质、牙骨质

B. 牙本质、牙釉质、牙骨质

C. 牙本质、牙骨质、牙釉质

D. 牙骨质、牙本质、牙釉质

E. 牙釉质、牙骨质、牙本质

【答案】B

【解析】①成釉器钟状期的晚期，内釉上皮细胞先对牙乳头进行诱导，使牙乳头分化出成牙本质细胞，形成牙本质（冠部）。②内釉上皮细胞分化出成釉细胞，形成牙釉质。③牙囊在牙本质的诱导下形成牙骨质。

第三单元　牙体组织

考试分值

专业	2019 年	2020 年	2021 年	2022 年	2023 年
执业	3	4	3	3	4
助理	1	1	1	1	2

第一节　牙釉质

一、牙釉质的理化特性

（一）硬度

釉质是人体中最硬的组织，洛氏硬度值 296KHN，相当于牙本质硬度 68KHN 的 5 倍。

（二）来源及特点

釉质来源于外胚层，釉质无神经、无血管、无再生能力。

（三）颜色

（1）本身无色透明。

（2）与釉质矿化程度有关。

① 矿化程度高，透明度高，牙本质黄色透过呈淡黄色（恒牙）。

② 矿化程度低，透明度低，牙本质黄色不透过呈乳白色（乳牙）。

牙釉质中有机物主要由蛋白质和脂类所组成。基质蛋白主要为釉原蛋白、非釉原蛋白和蛋白酶三大类。

釉质的无机物几乎全部由 $Ca_{10}(PO_4)_6(OH)_2$ 组成。

牙釉质中体积比：无机物∶水∶有机物为 86∶12∶2。

组成	体积	质量
无机物	86%	96% ～ 97%
有机物	2%	1%
水	12%	3%

二、牙釉质的结构特点

（一）牙釉质的基本结构

牙釉质的基本结构是釉柱。釉柱为细长的钙化柱状结构，呈**放射状**，起自釉质牙本质界，贯穿牙釉质全层而达牙表面。釉柱的长度大于相对应釉质的厚度。在窝沟处，釉柱从釉质牙本质界向**窝沟底部集中**，近牙颈部的釉柱几乎呈**水平状**排列。釉柱直径 4 ～ 6μm，釉质的表面积比釉质牙本质界处宽大，因此，釉柱的直径在表面者较深部为大。近牙本质一端较细，近牙体表面一端较粗。

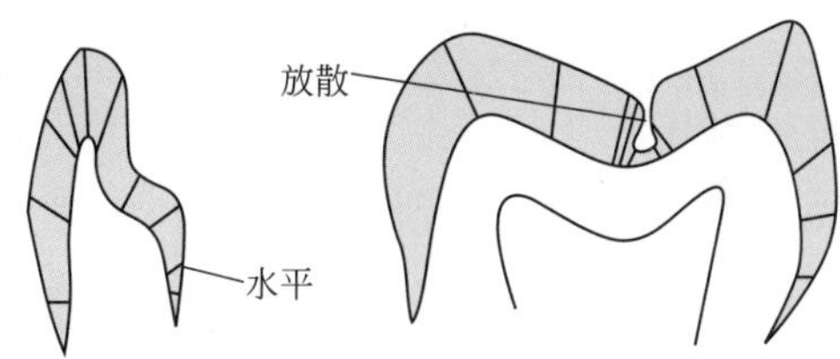

釉柱排列方向模式图

光镜下釉柱由一定排列方向的**扁六棱柱形晶体**所组成，晶体宽 60 ～ 70nm，厚 25 ～ 30nm。釉柱横断面光镜下呈**鱼鳞状**，电镜下呈**球拍状**。

命题趋势 以B1型题为主。

金题直击

A. 2.5mm　　B. 4～6μm

C. 4μm　　D. 3～5μm

E. 7μm

1. 釉柱直径

2. 牙釉质的最厚处

【答案】B、A

【解析】釉柱的直径平均4～6μm。近牙本质一端较细，近牙体表面一端较粗。切牙的切缘处釉质厚约2mm，磨牙的牙尖处厚约2.5mm，釉质自切缘或牙尖处至牙颈部逐渐变薄，颈部呈现刀刃状。

命题趋势 以A1型题为主。

金题直击

有关釉柱的描述，不正确的是

A. 光镜下釉柱的横断面呈鱼鳞状　　B. 釉柱的长度等于釉质的厚度

C. 釉柱的直径在表面较深部大　　D. 釉柱由一定排列方向的扁六棱形晶体组成

E. 釉柱是釉质的基本结构

【答案】B

【解析】牙釉质的基本结构是釉柱。釉柱的长度大于釉质的厚度。镜下观察釉柱由有一定排列方向的扁六棱形晶体组成。釉质的表面积比釉质牙本质界处宽大。釉柱横断面光镜下呈鱼鳞状排列，电镜下呈球拍形。

（二）釉质牙本质界与釉质最初形成时相关的结构

1. 釉质牙本质界 为小弧形线连接而成。小弧形线的凹面位于牙本质，凸面位于牙釉质，弧形线的凸面突向牙本质，凹面向着牙釉质。此种连接增大了釉质和牙本质的接触面，使两种组织更牢固地结合。

2. 釉梭 是在牙发育过程中，成牙本质细胞的胞质突起末梢穿过釉质牙本质界后被牙釉质包埋而成的纺锤状结构，一般在牙尖或切缘处较多见。

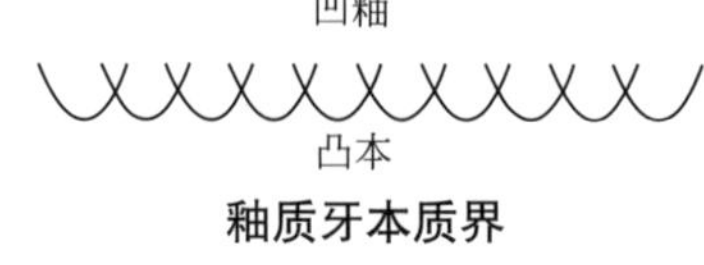

釉质牙本质界

3. 釉丛 起始于釉质牙本质界呈草丛状向牙釉质散开，高度约为牙釉质厚度的1/3。釉丛中的有机物含量较高，故被认为是釉质中的薄弱区。

4. 釉板 是垂直于牙面的薄层板状结构。在磨片中观察是裂隙状结构，内含有较多的有机物，可能成为细菌扩展的途径。多数釉板是无害的，也可因唾液中矿物盐的沉积而再矿化。

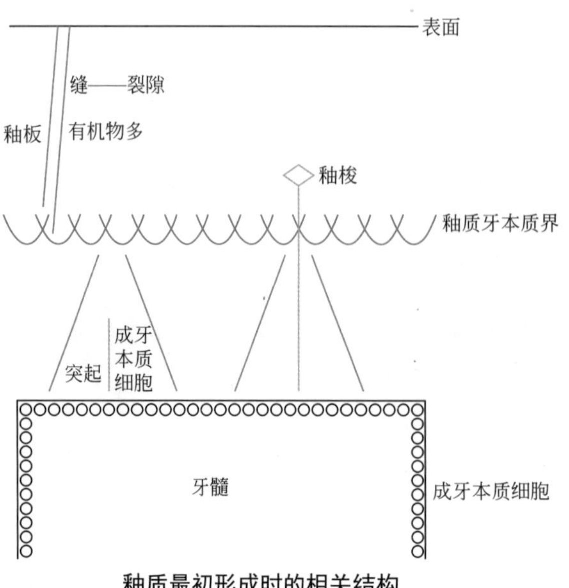

釉质最初形成时的相关结构

命题趋势 以B1型题为主。

金题直击

A. 釉丛　　B. 釉梭
C. 釉板　　D. 釉质牙本质界
E. 釉质生长线

1. 起自釉质牙本质界向牙表面呈草丛状的是

2. 起自釉质牙本质界伸向釉质的纺锤状结构，是成牙本质细胞突起穿过釉质牙本质界包埋在釉质中的末端膨大突起的是

3. 垂直于牙面的薄层板状结构的是

4. 代表了釉质周期性生长的是

5. 位于釉质牙本质界处的许多小弧线凹陷的是

【答案】A、B、C、E、D

【解析】釉质牙本质界（EDJ）：由许多小弧形线连接而成，牙釉质凸向牙本质，凹面位于牙釉质。此种连接增大了釉质和牙本质的接触面，有利于两种组织更牢固地结合。

釉梭：牙尖或切缘处较多见，是成牙本质细胞胞质突起末梢穿过釉质牙本质界后被牙釉质包埋而成的纺锤状结构。

釉丛：起始于釉质牙本质界呈草丛状向牙釉质散开。

釉板：是垂直于牙面的薄层板状结构。在磨片中观察是窄而细的裂隙状结构。釉板数量较釉丛少。釉板内含有较多的有机物，可能成为细菌扩展的途径。

（三）与釉柱排列方向相关的结构

1. 绞釉　釉柱在整个行程中并不完全呈直线，近表面的1/3一般较直，称为直釉。内2/3弯曲，在牙尖及切缘处更为明显，称为绞釉。绞釉可增强牙釉质对抗剪切力的强度，以减少牙釉质折裂的机会。

2. 施雷格线　用落射光观察牙齿纵断磨片时，可见宽度不等的明暗相间带，其分布在釉质厚度的内4/5处，由于规则性的釉柱排列方向而产生的折光现象，改变入射光角度可使明暗带发生变化，这些明暗带称为施雷格线。暗区代表釉质横断面，亮区代表釉质纵断面。

3. 无釉柱牙釉质　在釉质最内侧，最先形成的釉质和多数乳牙及恒牙表面20～100μm厚的釉质往往看不到釉柱结构。近釉质牙本质界处无釉柱釉质。内层无釉柱釉质被认为可能是成釉细胞在最初分泌釉质时，Tomes突尚未形成而导致的；外层是成釉细胞分泌活动停止以及Tomes突退缩所致。有人认为无釉柱釉质矿化程度高。

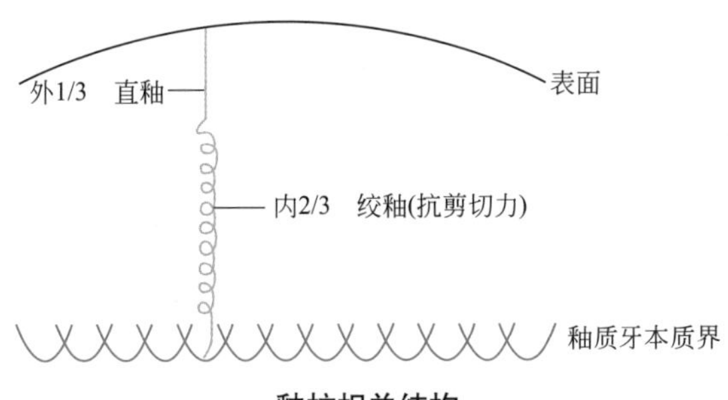

釉柱相关结构

（四）与釉质周期性生长相关的结构

釉质生长线、新生线和釉面横纹都与生长周期性发育相关。

1. 横纹　光镜下釉柱纵断面可见规律的横纹。横纹之间的距离为4μm。这可能与釉质发育期间基质节律性地沉积有关，其间的距离为基质每天形成的量。横纹处钙化程度稍低，故当牙齿轻度脱矿时较明显。

2. 釉质生长线　又称为芮氏线，呈黑褐色。在纵断磨片中，生长线围绕牙本质顶端呈环形排列，近牙颈部渐成斜行线，从釉质牙本质界斜向牙尖方向。当釉质生长线到达牙冠表面时，在牙釉质表面形成许多水平向的条纹，即为釉面横纹。在横磨片中，生长线呈同心环状，釉质生长线实质上是牙釉质发育的间歇线，在发育不良的牙上更为明显。

3. 新生线　在乳牙和第一恒磨牙的磨片上，常可见一条明显的间歇线，这是由于婴儿出生时，环境及营养的变化，该部位的釉质发育受到干扰，形成一条加重的生长线，特称其为新生线。

金题直击

在下列结构中，与牙釉质的周期性生长有关的是

A. 釉质牙本质界　　B. 施雷格线

C. 釉板　　D. 釉梭

E. 釉柱横纹

【答案】E

【解析】与釉质周期性生长相关的结构：

釉柱横纹：釉柱上与釉柱的长轴垂直的细线，代表釉质每天形成的量，间隔 4μm。

釉质生长线（又称芮氏线）：同心环状结构。

新生线：在乳牙和第一恒磨牙的磨片上，常可见一条明显的加重的生长线。

（五）釉质的超微结构特点

相邻釉柱之间有一狭窄的深色线间隔，称为釉柱间隙，即釉柱鞘。

三、牙釉质结构的临床意义（助理不考）

① 手术劈裂牙釉质时，施力方向必须与釉柱的排列方向一致。

② 制备窝洞时，不可形成悬空釉柱，否则易导致窝沟边缘的继发龋。

③ 在窝沟处，釉柱由釉质牙本质界向窝沟底集中（口小底大，呈烧瓶状，常成为龋病的好发部位），而在近牙颈部，釉柱排列几乎呈水平状。

④ 修复工作在漂白后 2 周至 1 个月后进行。对无釉柱结构，尤其是乳牙进行酸蚀时，因其晶体排列方向一致，酸蚀后牙釉质表面积变化不理想，适当延长时间。

第二节　牙本质

牙本质是成牙本质细胞及其突起的分泌产物，是构成牙主体的硬组织。

一、牙本质的结构特点

组织学结构：牙本质小管、成牙本质细胞突起、细胞间质。

（一）牙本质小管

1. 概念　贯通整个牙本质，自牙髓表面向釉质牙本质界呈放射状排列的管状结构，充满组织液和成牙本质细胞突起。

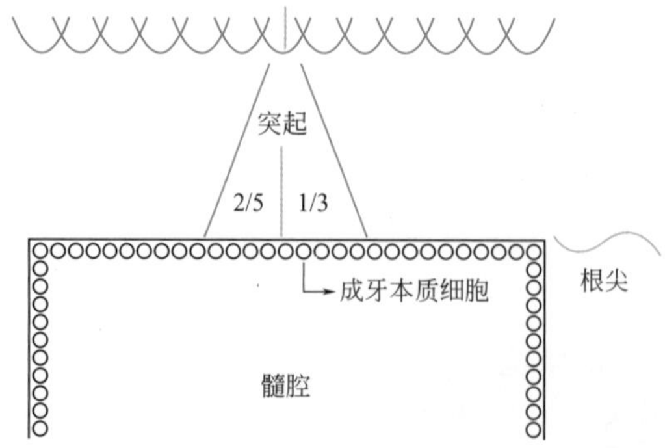

2. 特点

（1）走行　非笔直（牙颈部“～”形弯曲，近髓端的凸弯朝向根尖）。

（2）数目变化　近髓端：近表面≈2.5：1。

（3）直径变化　近髓端粗约 2.5μm，近表面细 0.9 ～ 1μm。

（4）沿途侧支　沿途发出分支，分支可互相吻合。

（二）成牙本质细胞突起

成牙本质细胞突起起自牙本质近髓腔处，伸入到牙本质小管内，常延伸至牙本质小管近髓端的 1/3 或 1/2。

命题趋势 牙本质小管以 A1 型题为主。

金题直击

有关牙本质小管结构，以下哪项是不正确的

A. 在牙尖部小管较直

B. 小管接近牙髓一端较细

C. 牙本质小管可有许多分支

D. 小管贯穿牙本质全层

E. 在牙颈部弯曲呈“～”形

【答案】B

【解析】牙本质小管是贯穿牙本质全层的管状空间，充满组织液和一定量的成牙本质细胞突起。

排列方向：在牙尖部及根尖部小管较直；在牙颈部则呈“～”形弯曲，靠近牙髓的一端凸面向着根尖方向。

直径：近牙髓端粗，直径约为 2.5μm，近表面处直径约 1μm。数目：近髓端 : 近表面≈2.5 : 1。

（三）细胞间质

牙本质的细胞间质大部分是矿化的，其中分布的胶原纤维细小，主要为 I 型胶原。

因矿化程度的差异，牙本质在镜下呈现出以下不同的组织结构。

1. 管周牙本质　围绕成牙本质细胞突起周围的间质，构成牙本质小管的壁。

特点：矿化程度高，含胶原纤维少。

命题趋势 管周牙本质矿化程度以 A1 型题为主。

金题直击

以下矿化程度最高的是

A. 管周牙本质

B. 管间牙本质

C. 球间牙本质

D. 修复性牙本质

E. 继发性发本质

【答案】A

2. 管间牙本质　位于管周牙本质之间的牙本质。

特点：矿化程度低，含胶原纤维多，胶原纤维的排列与牙本质小管垂直，罩牙本质中的胶原纤维排列与牙本质小管平行。

3. 球间牙本质　牙本质的矿化由钙质小球融合而成。牙本质矿化不良时，钙质小球之间出现一些未矿化的牙本质，称为球间牙本质。其边缘呈凹形，很像许多球体之间的空隙。氟牙症及维生素 D 缺乏时球间牙本质明显增多。

4. 生长线　是一些与牙本质小管垂直的间歇线，表示原发性牙本质发育和形成速率的周期性变化，可分为短期生长线（间隔 4μm）和长期生长线（间隔 20μm，又称埃布纳线）。如果牙本质发育期间受到障碍，则形成加重的生长线，称为欧文线。

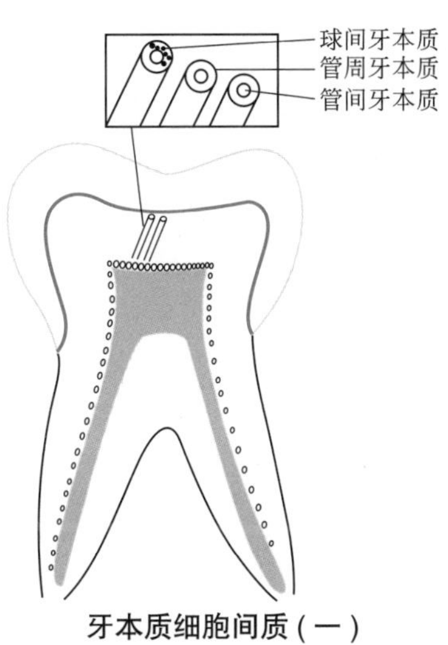

牙本质细胞间质（一）

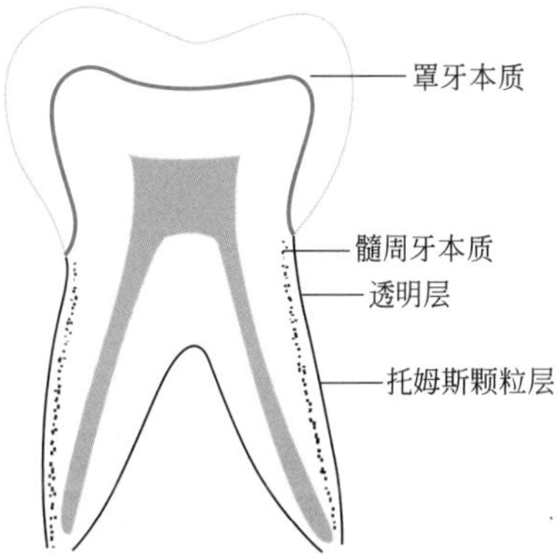

罩牙本质

髓周牙本质

透明层

托姆斯颗粒层

牙本质细胞间质（二）

5. **托姆斯颗粒层** 是根部牙本质透明层内侧的一层颗粒状未矿化区。

6. **前期牙本质** 牙本质的形成是一个有序的过程，即成牙本质细胞分泌基质并进一步发生矿化。在成牙本质细胞和矿化牙本质之间总有一层刚形成而尚未矿化的牙本质，称为前期牙本质，其厚度为 10 ～ 12μm。

生理情况下，牙本质形成时期不同，可将其分为原发性牙本质和继发性发本质

（1）原发性牙本质是指牙发育过程中所形成的牙本质。最先形成的紧靠釉质和牙骨质的一层原发性牙本质，其胶原纤维主要为来自未完全分化的成牙本质细胞分泌的科尔夫（Korff）纤维（Ⅰ、Ⅲ型均有，主要是Ⅲ型胶原纤维），该胶原纤维的排列与小管平行。在冠部者称为罩牙本质，厚约 15 ～ 20μm，在根部称为透明层，厚约 5 ～ 10μm（5 ～ 10μm，人卫版；20μm，北医版）。在罩牙本质和透明层内侧的牙本质又称髓周牙本质。

（2）当牙发育至根尖孔形成时，牙的发育即完成。之后形成的牙本质，称为继发性牙本质。它与牙发育完成前形成的原发性牙本质之间有一明显的分界线，牙本质小管的方向常有改变，小管也更不规则。

命题趋势 以 B1 型题为主。

金题直击

A. 继发性牙本质　　B. 前期牙本质
C. 修复性牙本质　　D. 球间牙本质
E. 髓周牙本质

1. 牙齿发育完成后所形成的牙本质
2. 当牙受到慢性刺激时，在受刺激相对应的髓腔端形成的牙本质
3. 在成牙本质细胞与已经形成的牙本质之间的一层未矿化的牙本质
4. 牙本质钙质小球之间遗留的未矿化间质
5. 在透明层和罩牙本质内侧的牙本质

【答案】A、C、B、D、E

二、牙本质的反应性变化

由于牙髓牙本质复合体内存在着牙本质的形成细胞，因此可以发生一系列的防御和反应性变化（可单发或可同时，可在病理情况下发生或可在生理情况下发生）。

（一）修复性牙本质

成因：在病理情况下，如磨损、酸蚀和龋病等使牙本质暴露后，在与其相对应的髓腔壁上，新形成一些牙本质，称为修复性牙本质，也称为反应性牙本质或第三期牙本质。

特点：修复性牙本质内小管的数目大大减少，小管排列不规则，并有明显的弯曲，有的区域甚至没有小管。修复性牙本质与原发性牙本质界限清楚。

防御本质：修复性牙本质的产生可以阻挡外界刺激的继续深入，是一种积极的防御反应，对牙髓有一定的保护作用。

在修复性牙本质形成过程中，成牙本质细胞常可包埋在形成很快的间质中，以后这些细胞变性，在该处遗留一空隙，很像骨组织，此时又称为骨样牙本质。

（二）透明牙本质

成因：透明牙本质又称硬化性牙本质，当牙本质在受到磨损和较缓慢发展的龋刺激后，除了形成上述修复性牙本质外，也可能引起成牙本质细胞突起变性，然后矿盐沉积封闭牙本质小管。

特点：小管矿化封闭后，其折光率与小管周围间质的折光率一致，因此，在磨片上呈均匀透明状，故称之为透明牙本质。

防御本质：由于透明牙本质的小管被封闭，因而可以阻挡外界刺激传入牙髓。

（三）死区

成因：当牙因磨损、酸蚀或龋病等较重的刺激使牙本质小管暴露时，小管内的成牙本质细胞突起变性分解，小管内充满空气。

特点：在镜下观察呈黑色，称为死区。死区的敏感度较低。

伴随：在死区的近髓端常有修复性牙本质形成。

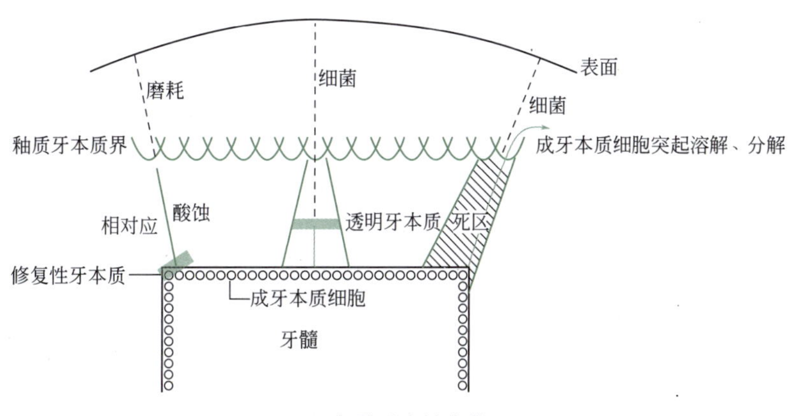

牙本质反应性变化

命题趋势 以 A1 型题为主。

金题直击

下列哪项是牙本质的反应性改变

A. 原发性牙本质
B. 继发性牙本质
C. 前期牙本质
D. 死区
E. 髓周牙本质

【答案】D

【解析】

牙本质反应性改变	别名及特点
修复性牙本质	反应性牙本质或第三期牙本质
透明牙本质	又称硬化性牙本质。特点：成牙本质细胞变性，矿物盐沉积
死区	与透明牙本质区别是小管内有空气

三、牙本质结构的临床意义（理解记忆）

牙本质中含有大量的牙本质小管及成牙本质细胞突起，因此对暴露的牙本质应避免过度的温度刺激，避免使用刺激性较强的药物及充填物。

牙本质小管可以成为龋病穿透和扩散的途径，因此龋病深达牙本质层后，会较快发展至牙髓。

牙本质越近牙髓处越敏感，临床最敏感处为釉质牙本质界处及牙髓处。

盖髓原理：牙本质有修复和形成继发性牙本质的能力，因此在深龋治疗时可保存部分软化牙本质，采用间接盖髓剂等材料覆盖，使其发生再矿化。

牙本质疼痛的传递学说：传导学说、**流体动力学说（目前最被认可）**、神经传导学说。

四、牙本质理化特性（助理不考）

牙本质呈淡黄色，有弹性，硬度比牙釉质低，比骨高。

成分	重量	体积	主要物质
无机物	70%	50%	羟基磷灰石
有机物	20%	30%	胶原蛋白占 18%，主要为 I 型胶原
水	10%	20%	—

第三节　牙髓

一、牙髓的组织结构

牙髓是一种疏松结缔组织，位于牙髓腔内。它由细胞、细胞间质、血管、淋巴管和神经等组成。

（一）细胞

1. 成牙本质细胞

位置：成牙本质细胞位于牙髓周边，紧靠前期牙本质，排列成整齐的一层。

功能：形成牙本质。

形态：细胞的形态随部位和功能状况而异。在牙冠部呈高柱状，向根尖方向逐渐变低，呈立方形或扁平状。细胞顶端有一细长突起，伸入到牙本质小管中。

2. 成纤维细胞　又称为牙髓细胞，呈星形或梭形，胞质的突起互相连接。

功能：合成胶原；成纤维细胞在创伤修复机制中的作用非常重要。

层次：（由外向内）成纤维细胞在髓腔内分布不均匀，在牙冠侧成牙本质细胞内侧 25μm 的区域内缺乏成纤维细胞称为魏尔（Weil）层或乏细胞层，其内侧为多细胞层，再向内为髓核。

3. 巨噬细胞和未分化的间充质细胞　位于小血管及毛细血管周围。未分化间充质细胞受刺激时，可分化出成牙本质细胞、成纤维细胞及巨噬细胞。

4. 树突状细胞　常含有 3 个以上的胞质突起，主要分布在牙髓中央区的血管周围和牙髓的外周区，是牙髓免疫防御系统中重要的组成部分（抗原呈递作用）。

5. T 淋巴细胞　包括有 CD4 和 CD8 阳性细胞，是正常牙髓中的一种重要的细胞。它们是牙髓中主要免疫反应细胞。

牙髓中还有血管周细胞、淋巴细胞和施万细胞等。

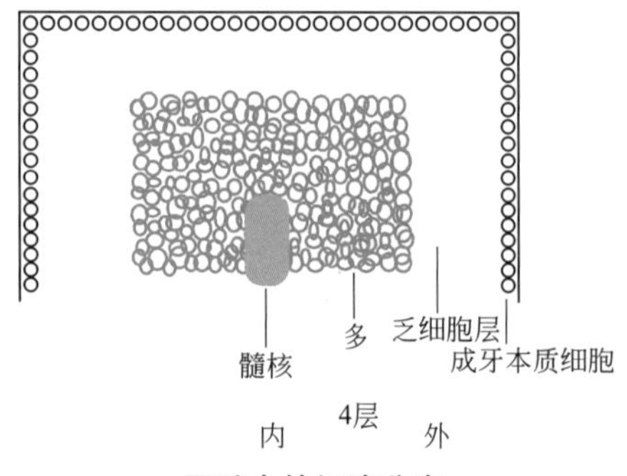

牙髓中的细胞分布

命题趋势　牙髓细胞以 A1 型题为主。

金题直击

牙髓细胞是指

A. 成牙本质细胞　　B. 成纤维细胞

C. 未分化间充质细胞　　D. 淋巴细胞

E. 树突细胞

【答案】B

【解析】成纤维细胞又称牙髓细胞。

（二）细胞间质

细胞间质主要有胶原纤维和嗜银纤维。

胶原纤维主要由Ⅰ型和Ⅲ型纤维按一定比例（55∶45）交织成网状而形成，胶原纤维的量随着年龄增加而增加，但是构成比例基本不变。

嗜银纤维即网状纤维，纤维较细，分布在牙髓细胞间，主要由Ⅲ型胶原蛋白构成。

命题趋势　牙髓纤维的构成以 A1 型题为主。

金题直击

牙髓纤维主要是

A. 胶原纤维　　B. 弹性纤维

C. 胶原纤维和弹性纤维　　D. 嗜银纤维

E. 胶原纤维和嗜银纤维

【答案】E

【解析】牙髓纤维主要有胶原纤维和嗜银纤维，胶原纤维主要由Ⅰ型和Ⅲ型纤维按一定比例（55∶45）交织成网状而形成，嗜银纤维即网状纤维。

（三）神经

进入牙髓的神经，传导痛觉大多数是有髓神经；少数为无髓神经，可调节血管的舒缩，为交感神经。

【要点提醒】

牙髓组成		牙髓功能
细胞	成牙本质细胞 成纤维细胞（牙髓细胞） 巨噬细胞和未分化的间充质细胞	形成、营养、感觉、防御修复
间质	胶原纤维：Ⅰ型和Ⅲ型纤维按一定比例交织成网状 嗜银纤维：Ⅲ型胶原蛋白	
神经	大多数是有髓神经	

二、牙髓的功能及临床意义

1. 牙髓的主要功能

形成牙本质：内含成牙本质细胞。

营养：内含血管。

感觉：内含神经。

防御及修复：内含成牙本质细胞形成修复性牙本质，成纤维细胞形成牙髓，未分化间充质细胞形成功能细胞，替代受损细胞。

2. 临床意义（助理不考）

（1）增龄性变化　形成继发性牙本质，因此髓腔不断缩小。临床牙髓治疗时，应注意髓室和根管形态的增龄性变化。

（2）变色　牙髓坏死后牙釉质和牙本质失去主要营养而变脆变色。

（3）感觉特点　常反应为痛觉，不能区分冷、热、压力及化学变化等不同感受。牙髓神经还缺乏定位能力，故牙髓炎患者不能准确定位患牙。

（4）牙髓受到较弱较慢刺激时，可形成修复性牙本质；受到较强刺激时，发生炎症反应引起剧烈疼痛。

第四节　牙骨质

一、牙骨质的理化特性

物理特性：色泽淡黄色；硬度较骨组织低。牙骨质在近牙颈部较薄，为 20 ～ 50μm（人卫版）或 10 ～ 15μm（北医版），在根尖和磨牙根分叉处较厚，为 150 ～ 200μm。

化学特性：无机物占总重量的 45% ～ 50%，有机物和水占 50% ～ 55%。

二、组织结构

牙骨质和密质骨的组织结构相似，由细胞和矿化的细胞间质组成。牙骨质呈层板状，内有陷窝，细胞位于陷窝内，二者的区别是牙骨质无哈佛管，也无血管和神经。

1. 细胞间质　牙骨质内的纤维主要是成牙骨质细胞产生的胶原纤维，基质主要是蛋白多糖和矿物盐。

2. 细胞　牙骨质细胞在间质中的分布不规则，根据有无牙骨质细胞分布，牙骨质又分为以下两种。

（1）无细胞牙骨质　自牙颈部到近根尖 1/3 处，紧贴牙本质表面。无细胞牙骨质主要由牙骨质层板构成，而无细胞。主要功能是提供牙与牙周组织的附着。

（2）细胞牙骨质　常位于无细胞牙骨质的表面，但在根尖部 1/3 可全部为细胞牙骨质。牙颈部则常常全部为无细胞牙骨质，细胞牙骨质和无细胞牙骨质也可以交替排列。细胞牙骨质主要起适应性作用，也与牙及牙周组织的修复有关，对牙的磨耗、移动作出反应。

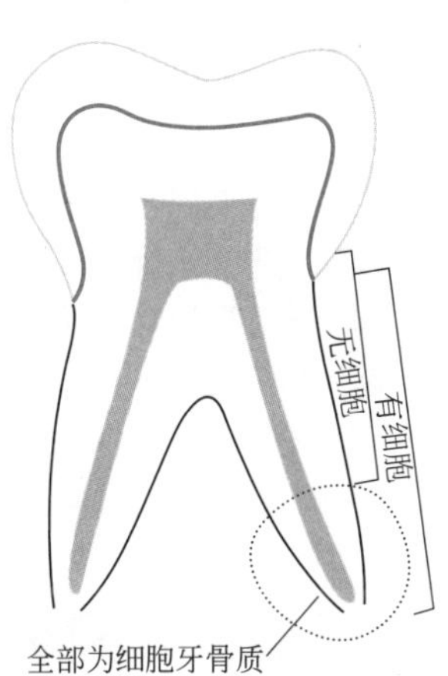

3. 釉质牙骨质界　牙釉质和牙骨质在牙颈部相连，其相连处有三种不同情况：①约有 60% 是少许牙骨质覆盖在釉质表面；②约有 30% 是釉质和牙骨质端端相连；

③还有10%左右是两者不相连，该处暴露牙本质，被牙龈所覆盖。在后一种情况下，一旦牙龈萎缩，牙本质暴露易发生牙体质过敏。

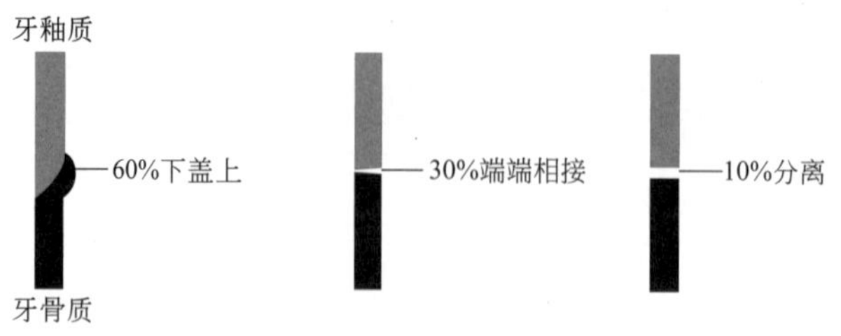

釉质牙骨质界

命题趋势 釉质牙骨质界连接方式以A1型题为主。

金题直击

釉质牙骨质界的连接方式最多见于

A. 少量牙骨质覆盖在牙釉质表面
B. 少量牙釉质覆盖在牙骨质表面
C. 大量牙釉质覆盖在牙骨质表面
D. 大量牙骨质覆盖在牙釉质表面
E. 牙釉质与牙骨质端端相接

【答案】A

【解析】约有60%是少许牙骨质覆盖在釉质表面；约30%是釉质和牙骨质端端相连；10%左右是两者不相连。

4. **牙本质牙骨质界** 牙本质和牙骨质是紧密结合的，光镜下的牙本质牙骨质界呈较平坦的界线，电镜下可见牙本质和牙骨质的胶原纤维互相缠绕。

命题趋势 牙骨质细胞位置以A1型题为主。

金题直击

在牙骨质中，全部为细胞牙骨质的区域是

A. 自牙颈部至根尖1/3处
B. 根中1/3处
C. 根尖1/3处
D. 根尖2/3处
E. 自牙颈部至根尖2/3处

【答案】C

【解析】全部为无细胞牙骨质：牙颈部。
全部为细胞牙骨质：根尖1/3。

三、分类

根据牙骨质中的细胞分布和纤维来源，可将牙骨质分为5种类型：

1. **无细胞无纤维牙骨质** 为覆盖釉质的牙骨质，位于牙颈部，无功能。
2. **无细胞外源性纤维牙骨质** 为含牙周膜穿通纤维的牙骨质。
3. **有细胞固有纤维牙骨质** 无牙周膜纤维的插入，如修复性牙本质缺损的牙骨质。
4. **无细胞固有纤维牙骨质** 其内不含牙骨质细胞，形成于对外力的适应性反应。
5. **有细胞混合性分层牙骨质** 为无细胞外源性纤维牙骨质和有细胞固有纤维牙骨质不规则的交替沉积而成。通常分布在根分歧区及根尖区。

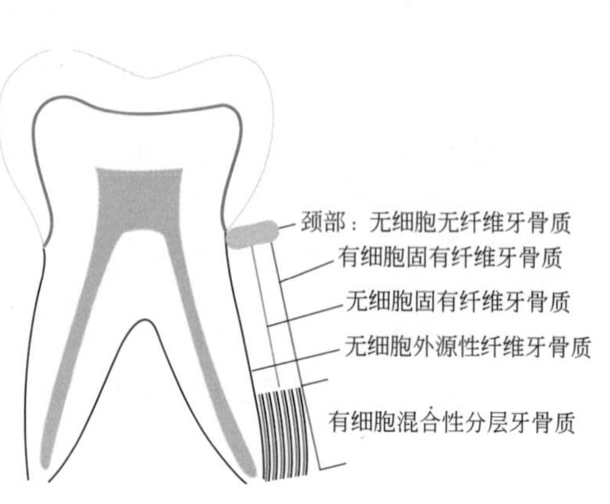

牙骨质的分类

命题趋势 牙骨质中的细胞分布和纤维来源以B1型题为主。

金题直击

A. 无细胞无纤维牙骨质　　B. 无细胞外源性纤维牙骨质
C. 有细胞固有纤维牙骨质　　D. 无细胞固有纤维牙骨质
E. 有细胞混合性分层牙骨质
1. 常表现为修复性牙骨质的是
2. 含穿通纤维最多的牙骨质类型是
3. 形成于对外力的适应性反应的是
4. 为无细胞外源性纤维牙骨质和有细胞固有纤维牙骨质不规则交替沉积而成。通常分布在根分歧及根尖区的是
5. 位于牙颈部的是
【答案】C、B、D、E、A

四、牙骨质的功能及临床意义（助理不考）

（1）正畸基础　牙骨质较固有牙槽骨具有更强的抗吸收能力。

（2）牙齿受到创伤等刺激时，牙骨质表面有时可见吸收区域，当刺激停止后可发生牙骨质的修复。因此形成的牙骨质和牙槽骨的愈合，可造成拔牙时的根折或骨折。

（3）牙周膜中新形成的纤维可借助新生牙骨质的沉积而附着于牙，以代替老的纤维。所以，在牙周病治疗时必须将易感染的表面牙骨质剔除干净。

（4）约 10% 釉质牙骨质界是牙釉质和牙骨质的分离。一旦牙颈部的牙龈萎缩，暴露牙本质易发生牙体质过敏。

（5）在生理情况下，骨组织既有吸收又有新生现象，而牙骨质只有增生。

第四单元　牙周组织

考试分值

专业	2019 年	2020 年	2021 年	2022 年	2023 年
执业	3	2	2	2	2
助理	1	2	1	1	1

第一节　牙龈

一、牙龈的表面解剖

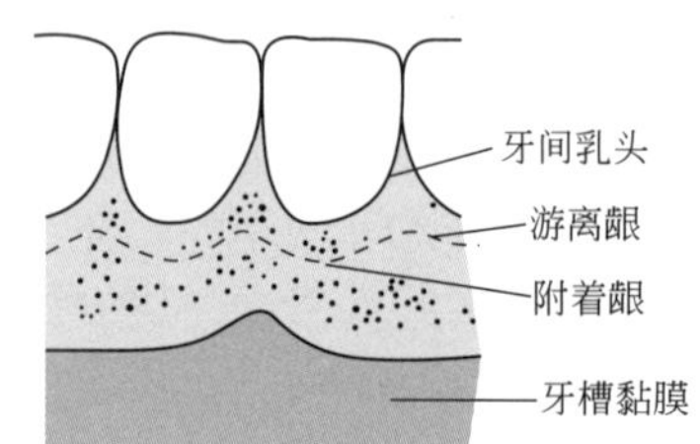

牙龈各部位的唇面观

（一）游离龈

游离龈是牙龈的边缘围绕牙颈部但不与牙体相附着的游离可动部分。龈沟正常深度 0.5 ～ 3mm。龈沟深超过 3mm 时，通常被认为是病理性的，称为牙周袋。龈沟底部为结合上皮冠方，内壁为牙，外壁衬以龈沟上皮。

（二）附着龈

附着龈在游离龈的根方，紧密附着在牙槽嵴表面，颜色粉红，质地坚韧，表面有许多呈橘皮样凹陷的小点称点彩。当附着龈发生炎症时，由于组织水肿点彩消失。附着龈与游离龈相连处有浅的凹沟称为游离龈沟。

（三）牙间乳头和龈谷

牙间乳头，又称龈乳头。在后牙龈乳头颊舌侧较高，在两牙邻面接触点下方相互连接处低平凹下像山谷，称为龈谷。在前磨牙区龈谷底形如楔形，在后牙区变为低平。

临床特点：由于该处不易清洁，易形成菌斑和牙石，龈谷易受到炎症刺激，牙间区牙龈炎的发生率高于其他部位。

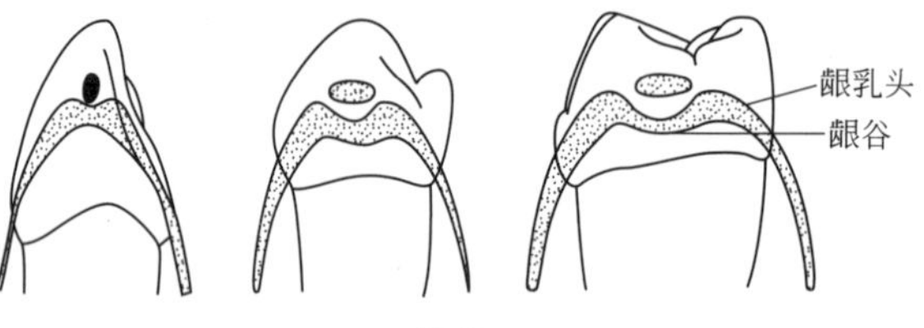

龈谷

【要点提醒】

牙龈分类	特点
游离龈	正常龈沟深 0.5 ～ 3mm，超过 3mm 时称为牙周袋
附着龈	炎症时点彩消失
牙间乳头和龈谷	牙间乳头，又称龈乳头，后牙区为龈谷

二、牙龈的组织结构

牙龈是口腔黏膜的一部分，由上皮层和固有层组成，无黏膜下层。因此，上皮层和固有层的结缔组织一起将牙龈直接附着在牙体上，这种特殊的结构称为牙龈结合。

（一）上皮层

1. **牙龈上皮**　复层鳞状上皮，其表层通常为角化或不全角化，上皮钉突多而细长，加强了上皮与固有层的连接。

2. **龈沟上皮**　此上皮表面无角化，有上皮钉突。龈沟上皮对机械抵抗力差，而易破裂。龈沟底与结合上皮有明显的分界。

3. 结合上皮　从龈沟底开始，向根尖方向附着在釉质或牙骨质的表面。结合上皮是无角化的鳞状上皮，含数层扁平细胞，其长轴与牙面平行，无钉突。牙周病时上皮钉突产生。

4. 龈谷上皮　此上皮表面为薄的无角化上皮，有上皮钉突伸入到结缔组织中，乳头层中常有炎症细胞浸润。

【要点提醒】

名称	种类	角化	上皮钉突
牙龈上皮	复层鳞状上皮	有	有
龈沟上皮	复层鳞状上皮	无	有
结合上皮	复层鳞状上皮	无	无
龈谷上皮	复层鳞状上皮	无	有

（二）固有层

牙龈的固有层为致密的结缔组织。固有层的胶原纤维集合成束，按照排列方向可以分为下列五组。

1. 龈牙组　起自牙颈部的牙骨质，止于游离龈和附着龈的固有层。它主要是牵引牙龈使其与牙紧密结合。它是牙龈中最多的一组纤维。

2. 牙槽龈组　起自牙槽嵴向牙冠方向展开并分散于牙龈中，止于游离龈和附着龈的固有层。

3. 环形组　这组纤维最细，并且穿插缠绕于其他纤维束之间，有助于游离龈附着在牙体上。

4. 牙骨膜组　纤维起自牙颈部牙骨质，越过牙槽嵴外侧皮质骨的骨膜，进入牙槽突、前庭肌和口底。其功能是将牙向牙槽窝内牵引。

5. 越隔组　只存在于邻面，连接相邻两牙的纤维束。其功能是保持相邻两牙的接触，阻止其分离。

【要点提醒】

名称	起点 / 特点	止点	作用
龈牙组	起自颈部牙骨质。数量最多，分布广泛	固有层	牵引牙龈附着牙齿
牙槽龈组	牙槽嵴顶	固有层	牵引牙龈附着牙槽嵴
环形组	环形排列，最细小		束缚游离龈紧贴牙面
牙骨膜组	牙颈部牙骨质	牙槽突	稳固牙齿
越隔组	只存在于牙邻面，跨越牙槽中隔		维持牙齿位置 防止倾斜

命题趋势　牙龈纤维以 A1、B1 型题为主。

金题直击

1. 牙龈中纤维最多的一组是

A. 龈牙组　　B. 牙槽龈组

C. 环形组　　D. 牙骨膜组

E. 越隔组

【答案】A

A. 纤维起于牙槽嵴顶，呈放射状向牙冠方向走行，止于牙颈部的牙骨质

B. 自牙颈部牙骨质，向牙冠方向散开，广泛地位于牙龈固有层中

C. 自牙槽嵴向冠方牙龈固有层展开，止于游离龈

D. 起自根分叉处的牙根间骨隔顶，至根分叉区牙骨质

E. 自牙颈部的牙骨质，越过牙槽嵴，止于牙槽突密质骨的表面

2. 龈牙组纤维

3. 根间组纤维

4. 牙骨膜组纤维

5. 牙槽龈组纤维

【答案】B、D、E、C

三、临床意义（助理不考）

结合上皮随年龄增长而向根方移动，从而使牙龈向根方退缩，导致牙本质和牙骨质暴露；易发生楔状缺损和根部龋。

牙龈是深部牙周膜和牙槽骨的天然生理屏障，预防和控制牙龈疾病是防治牙周病的有效措施之一。

第二节　牙周膜

牙周膜是位于牙根与牙槽骨之间的致密结缔组织，由细胞、基质和纤维组成。牙周膜的正常厚度为 0.15 ～ 0.38mm，在根中 1/3 最薄。其中大量的胶原纤维将牙固定在牙槽窝内，并能抵抗和调节牙所承受的咀嚼压力，具有悬韧带的作用，又称牙周韧带。

命题趋势 牙周膜以 A1 型题为主。

金题直击

牙周膜最薄处位于

A. 牙根颈 1/3　　B. 牙根中 1/3

C. 牙根尖 1/3　　D. 根尖处

E. 以上均错

【答案】 B

【解析】 牙周膜是位于牙根与牙槽骨之间的致密结缔组织，由细胞、基质和纤维组成。牙周膜的正常厚度为 0.15 ～ 0.38mm，在根中 1/3 最薄。

一、牙周膜中主纤维分布及细胞种类

（一）纤维

牙周膜的纤维主要由胶原纤维和不成熟的弹力纤维组成，胶原纤维数量最多，也有少量的耐酸纤维和网状纤维。

主纤维束分布在整个牙周间隙内，一端埋于牙骨质中，另一端埋于牙槽骨中，埋在牙骨质和牙槽骨中的纤维称为穿通纤维或沙比纤维。

不同部位的主纤维束有不同的方向和功能，将其分为以下几组：

1. 牙槽嵴组　起自釉质牙骨质界下方的牙骨质，呈放射状向牙冠方向走行，止于牙槽嵴顶。这组纤维仅位于牙的唇（颊）和舌（腭）面，邻面缺如。功能：将牙向牙槽窝内牵引，对抗侧方力，保持牙直立。

2. 水平组　位于牙槽嵴纤维的根方，起自牙骨质，止于牙槽骨，呈水平方向。功能：维持牙直立，并与牙槽嵴组共同对抗侧方力，防止牙侧方移动。

3. 斜行组　是牙周膜中力量最强、数量最多的一组纤维，除牙颈部及根尖区外，均为斜行组纤维的分布区。纤维起自近根尖部的牙骨质内，以约 45° 向牙槽嵴顶走行，止于牙槽骨。其功能是将牙悬吊在牙槽窝内，并将施力于牙上的压力转变成平均分布的牵引力，作用于牙槽骨上使牙能承受较大的咀嚼力。

4. 根尖组　起自根尖部牙骨质，向冠方聚拢，止于根尖周围牙槽骨。其功能是固定牙根尖的位置，保护进出根尖孔的血管和神经。

5. 根间组　此纤维只存在于多根牙，起自根分叉处的牙根间骨隔顶，止于根分叉处的牙骨质。功能是防止牙根向冠方移动。

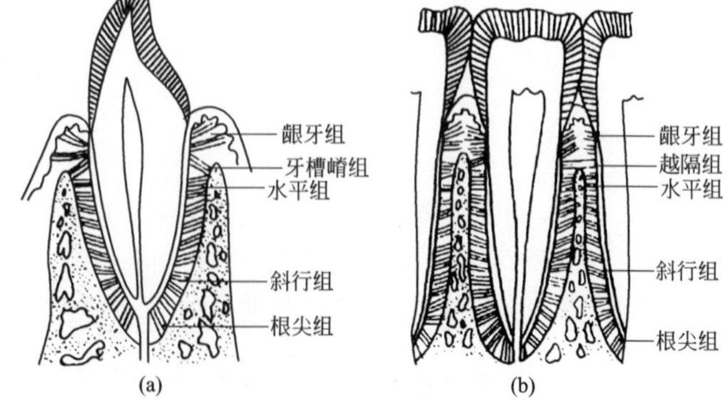

牙周膜主纤维分布情况

(a) 唇舌方向所见的主纤维束；(b) 近远中方向所见的主纤维束

（二）细胞

1. 成纤维细胞　是牙周膜中最多并且功能最重要的细胞，其功能是参与胶原蛋白的合成与降解，使牙周膜得到不断改建和更新。

2. 成牙骨质细胞　分布于邻近牙骨质处的牙周膜中，细胞扁平，胞核圆形或卵圆形。其功能是形成牙骨质。

3. **上皮剩余**　在牙周膜中，位于牙骨质附近的纤维间隙中呈小的上皮条索状或团块状，与牙根表面平行排列，也称 Malassez 上皮剩余。上皮剩余是牙根发育过程中上皮根鞘的残余部分，通常呈静止状态，当受到刺激时可增殖成为牙源性肿瘤或颌骨囊肿。

4. **成骨细胞**　位于新形成的牙槽骨表面。成骨细胞能分泌胶原纤维和骨基质，矿化后成为骨间质。

5. **破骨细胞**　位于骨吸收部位的蚕食状凹陷（Howship 陷窝）内，是一种多核巨细胞，胞核由几个到几十个不等，胞质嗜酸性。其功能是使骨或牙骨质发生吸收，当骨吸收停止时，破骨细胞即消失。当牙骨质吸收时可见到的细胞称为破牙骨质细胞。

6. **牙周膜干细胞**　位于血管周围，是牙周膜的重要细胞成分，可进一步分化为成纤维细胞、成骨细胞和成牙本质细胞，是牙周膜中新生细胞的来源。其不仅能够维持牙周组织的稳态，而且参与牙周组织的再生。

命题趋势　牙周膜细胞以 A1 型题为主。

金题直击

在牙周膜中，哪一种细胞可增殖成为颌骨囊肿或牙源性囊肿

A. 成纤维细胞　　B. 间质细胞

C. 成骨细胞　　D. Malassez 上皮剩余

E. 成牙骨质细胞

【答案】D

【解析】

①成纤维细胞：牙周膜中最多，自产自销（可合成胶原也可降解胶原）。②成牙骨质细胞：形成牙骨质。③ Malassez 上皮剩余：上皮根鞘的残余，嗜碱性，上皮条索或上皮团块，遗留在发育中的牙周膜中，当受到刺激时可增殖成为牙源性肿瘤或颌骨囊肿。④成骨细胞：形成牙槽骨。⑤破骨细胞：多核巨细胞，胞质嗜酸性，骨吸收蚕蚀状凹陷称 Howship 陷窝。⑥牙周膜干细胞：位于血管周围，参与牙周组织再生。

二、牙周膜的功能

1. **支持功能**　纤维的支持作用。

2. **感觉功能**　牙周膜具有调节和缓冲咀嚼力的功能。

3. **营养功能**　牙周膜中丰富的血运对其本身及牙骨质和牙槽骨都有营养作用。

4. **形成功能**　成骨细胞、成牙骨质细胞共同作用，也保证了牙周膜和牙及牙槽骨的正常附着关系。

三、牙周膜的神经、血管

（一）神经

根尖区的神经纤维和牙槽骨内的神经纤维共同支配。牙周膜的神经纤维大部分是有髓感觉神经。其功能主要是有本体感觉，能感受痛觉和触觉，有定位功能。

（二）血管

来源：①牙龈的血管；②上下牙槽动脉分支血管进入牙槽骨，再通过筛状板进入牙周膜；③上下牙槽动脉在进入根尖孔前的分支。这些分支进入牙槽骨后分散，形成牙槽骨动脉，再从牙槽骨动脉发出无数小分支穿过牙槽骨，进入牙周膜。

第三节　牙槽骨

一、牙槽骨的结构

牙槽骨是上下颌骨包围和支持牙根的部分，又称牙槽突。容纳牙根的窝称牙槽窝，牙槽骨在冠方的游离端称牙槽嵴。牙槽骨按其解剖部位可分为固有牙槽骨、密质骨和松质骨。

（一）固有牙槽骨

固有牙槽骨衬于牙槽窝内壁，与外骨板相连。它是一层多孔的骨板，其上面有许多筛状小孔，为血管、神经的通道，所以也称筛状板。在 X 线片上，固有牙槽骨显示为环绕牙根的白色阻射线，故又名硬骨板（只在 X

线上称）。骨板的排列方向与牙槽窝内壁平行，而与穿通纤维垂直，这种骨板称为束状骨。

（二）密质骨

密质骨为表层为多层与表面平行的骨板，深部为致密的有哈弗系统的骨。密质骨在上颌牙槽骨的唇面，前牙区骨质较薄，而舌侧增厚；下颌的密质骨比上颌厚而且致密，通常舌侧骨板比颊侧厚，但是磨牙因负担较大的咀嚼力，所以颊侧骨板也增厚。

（三）松质骨

松质骨由骨小梁和骨髓构成。承受咀嚼力大的区域，骨小梁粗大而致密。两牙间的骨小梁水平向排列，而根尖部的为放射状。无功能牙周围的骨小梁排列无规律。骨小梁的排列与咬合力相适应。骨髓在年轻时有造血功能，称为红骨髓；成年时含脂肪多，为黄骨髓。

命题趋势 固有牙槽骨命名以A1型题为主。

金题直击

固有牙槽骨又称

A. 束状板
B. 网状板
C. 硬骨板
D. 基板
E. 松质骨板

【答案】C

【解析】固有牙槽骨：衬于牙槽窝的内壁，上面有许多筛状小孔，又称筛状板。在X线片上，固有牙槽骨显示为环绕牙根的白色阻射线，故又名硬骨板。骨板的排列方向与牙槽窝平行，与穿通纤维垂直，又称束状骨。

松质骨：由骨小梁和骨髓构成，在两者之间。

密质骨：内外骨板的延伸，上前牙唇薄舌厚，局麻效果好。

二、牙槽骨的生物学特性及增龄变化（助理不考）

（一）生物学特性

牙槽骨一生中都在不断地进行着改建。牙槽骨具有受压力吸收、受拉力新生、可塑性强的特性，此为进行错颌畸形矫治的理论基础。另外就是牙骨质比牙槽骨硬。

（二）牙槽骨的增龄变化

随年龄增长，牙槽嵴高度降低，生理性骨质疏松，骨密度降低，骨吸收大于形成。骨髓由红骨髓转变为黄骨髓。

命题趋势 牙槽骨的生物学特性以A1型题为主。

金题直击

关于牙槽骨生物学特性的叙述，不正确的是

A. 可由于不断新生而影响牙齿的发育
B. 受到外界的压力，表现为吸收
C. 具有高度可塑性
D. 随牙齿的萌出不断改建
E. 较牙骨质更容易吸收

【答案】A

【解析】牙槽骨生物学特性：受压吸收、受牵增生、高度可塑、不断改建。

第五单元 口腔黏膜

考试分值

专业	2019 年	2020 年	2021 年	2022 年	2023 年
执业	1	1	2	1	1
助理	1	1	1	1	1

第一节 口腔黏膜的基本结构

口腔黏膜由上皮和固有层组成，上皮借基底膜与固有层相连，部分黏膜深部有黏膜下层。

一、上皮

口腔黏膜的上皮为复层鳞状上皮，根据所在部位和功能的不同，分为角化和非角化复层鳞状上皮。口腔黏膜细胞成分有角质形成细胞和非角质形成细胞，**以角质形成细胞为主**。

（一）角化上皮

角化的复层鳞状上皮主要由角质细胞构成，**由深部至表面可分为四层（基底层、棘层、颗粒层、角化层）**。

1. 基底层 位于上皮最深部，**为单层立方状或矮柱状细胞**，借基底膜与固有层结缔组织相连。**基底细胞与邻近的棘层具有分裂增殖能力，因此被称为生发层**。

2. 棘层 位于基底层的浅层，由体积较大的**多边形细胞**构成，在上皮中是**层次最多**的细胞层，常伸出多而小的棘状突起与相邻细胞连接，称为**细胞间桥**，作用是维持上皮的完整性。

3. 颗粒层 位于角化层深面，由 2 ～ 3 层扁平细胞组成，胞质中可见**嗜碱性透明角质颗粒**。表层正角化时此层明显，表层不全角化时此层不明显。

4. 角化层 位于上皮最表层。角化细胞中胞核完全消失者称为正角化，如果含有浓缩而未消失的细胞核者，称为不全角化。

（二）非角化上皮

非角化上皮由深部至表面可分为基底层、棘层、中间层、表层。其基底层细胞与角化上皮相似，而棘层细胞体积较大，细胞间桥不明显。中间层细胞排列更紧，细胞间隙不明显，为棘层和表层的过渡。表层细胞为有细胞核的扁平细胞。非角化上皮无颗粒层和角化层。

生理特点：口腔上皮始终处于更新状态，生发层细胞分裂增殖并不断向上皮表面移动，在移动过程中分化并发生形态变化且保持平衡，最后到达上皮表面并脱落于口腔中。**细胞从基底层移动至角化层大约需要 10 ～ 15 天**，如平衡打破将发生上皮增生或萎缩性病变。

命题趋势 上皮的分层一般以 A1 型题出现。

金题直击

1. 口腔黏膜上皮中无
A. 颗粒层
B. 透明层
C. 棘层
D. 基底层
E. 角化层

【答案】B

【解析】角化上皮由深部至表面可分为基底层、棘层、颗粒层、角化层；非角化上皮由深部至表面可分为基底层、棘层、中间层、表层。

2. 口腔黏膜的生发层包括
A. 基底层和颗粒层
B. 棘层和基底层
C. 颗粒层和棘层
D. 棘层和角化层

E. 角化层和颗粒层

【答案】B

【解析】基底层：最深部，为一层柱状或立方形的细胞。基底细胞与邻近的棘层构成生发层，具有分裂增殖能力。

3. 上皮层中胞质内含嗜碱性透明角质颗粒的细胞层是

A. 角化层
B. 颗粒层
C. 棘层
D. 基底层
E. 黑色素细胞

【答案】B

【解析】颗粒层：位于角化层和棘层之间，一般由 2 ～ 3 层扁平细胞组成。胞质中含有嗜碱性透明角质颗粒。

4. 复层鳞状上皮由表层向内的排列顺序为

A. 颗粒层、角化层、棘层和基底层
B. 角化层、颗粒层、棘层和基底层
C. 颗粒层、棘层、角化层和基底层
D. 基底层、棘层、颗粒层和角化层
E. 基底层、角化层、棘层和颗粒层

【答案】B

【解析】复层鳞状上皮由表层向内的排列顺序为角化层、颗粒层、棘层和基底层。

5. 上皮层中层次最多，细胞为多边形的细胞层是

A. 角化层
B. 颗粒层
C. 棘细胞层
D. 基底层
E. 黑色素细胞

【答案】C

【解析】棘细胞层：位于颗粒层的深部，细胞体积大，呈多边形，由增生的基底细胞发育而来，胞质常伸出许多小的刺状突起，称细胞间桥。在透射电镜下观察，细胞间桥的突起相连为桥粒。

（三）非角质形成细胞

非角质形成细胞包括黑色素细胞、朗格汉斯细胞和梅克尔细胞。细胞内没有张力细丝和桥粒，在普通切片中细胞质不着色，所以又称为透明细胞。

1. 黑色素细胞　位于上皮基底层，来自神经嵴细胞。细胞胞质中可见树枝状突起，胞质中含黑色素颗粒，可产生黑色素。

2. 朗格汉斯细胞　位于棘层，也可见于基底层，来自造血组织。细胞胞质中可见树枝状突起，胞质中含朗格汉斯颗粒，此细胞属抗原呈递细胞，与黏膜免疫功能有关。

3. 梅克尔细胞　位于基底细胞层，来自神经嵴或上皮细胞。胞质内可见发达的高尔基复合体和小而圆的电子致密性膜被小泡，内含神经递质。此细胞是一种触觉或压力感受细胞。

命题趋势　上皮的分层一般以 B1 型题出现。

金题直击

A. 朗格汉斯细胞
B. 梅克尔细胞
C. 角质形成细胞
D. 组织细胞
E. 成纤维细胞

1. 与感觉功能有关的细胞是
2. 与免疫功能有关的细胞是
3. 构成黏膜上皮的主要细胞是

【答案】B、A、C

【解析】

名称	分布	功能
黑色素细胞	基底层	产黑色素
郎格汉斯细胞	主要在棘层	与免疫有关
梅克尔细胞	基底层	压力感受细胞

二、基底膜

光镜下可见上皮和固有层之间有一膜状结构，称基底膜，电镜下基底膜由透明板、密板和网板构成，其中网板最厚。上皮和基底膜以半桥粒的方式结合在一起。构成半桥粒和基底膜的成分多，包括多种蛋白，其成分和结构发生改变时，可形成上皮的疱性病变。

三、固有层

固有层由致密的结缔组织组成。固有层的主要细胞成分是成纤维细胞，另外还有组织细胞和肥大细胞等。纤维主要是Ⅰ型胶原纤维，此外还有Ⅲ型胶原纤维和弹力纤维。基质为无定型物。固有层对上皮细胞的分化具有调控作用。

四、黏膜下层

黏膜下层由疏松结缔组织所构成，内含小唾液腺、较大的血管、淋巴管、神经以及脂肪组织。黏膜下层主要分布在被覆黏膜，具有为固有层提供营养及支持的功能。在牙龈、硬腭的大部分区域和舌背无黏膜下层，固有层与其深部的骨或肌组织直接相连。

第二节　口腔黏膜的分类及结构特点

口腔黏膜根据所在部位和功能可分为三种类型：咀嚼黏膜、被覆黏膜和特殊黏膜。

一、咀嚼黏膜（无黏膜下层，黏骨膜结合）

咀嚼黏膜包括牙龈和硬腭黏膜。咀嚼黏膜能承受较大的咀嚼压力和摩擦力。

特点：上皮较厚，有角化，正角化时有明显的粒层，不全角化时粒层不明显；细胞间隙较宽，细胞间桥明显；上皮钉突、固有层乳头较细长；固有层厚，胶原纤维束粗大并排列紧密。咀嚼黏膜可借固有层直接附着在骨膜上形成黏骨膜，或借黏膜下层与骨膜相连。咀嚼黏膜与深部组织附着牢固，不能移动。

硬腭是指前 2/3 的腭黏膜，表面角化层较厚，以正角化为主。根据有无黏膜下层分为牙龈区、中间区、脂肪区和腺区。牙龈区和中间区无黏膜下层，固有层直接与骨膜相连。脂肪区和腺区有黏膜下层，其中的脂肪和腺体被胶原纤维分成小隔。硬腭黏膜与位于腭后 1/3 的软腭黏膜相连，但有明显分界。

二、被覆黏膜

口腔黏膜中除咀嚼黏膜和舌背黏膜以外均属被覆黏膜。其特点是：表层无角化，细胞排列紧密，细胞间看不到细胞间桥；上皮和固有层结缔组织交界较平坦，结缔组织乳头较短粗；固有层含有胶原纤维、弹力纤维和网状纤维，胶原纤维束不如咀嚼黏膜粗大，黏膜下层较疏松，被覆黏膜富有弹性，有一定的活动度。

1. **唇**　唇红有角化，固有层乳头长，含有毛细血管袢，破溃时易出血。缺氧和贫血时唇红色苍白，唇红黏膜下层没有小唾液腺和皮脂腺，故易干裂。

2. **颊黏膜**　在口角后区可见成簇的粟粒状淡黄色小颗粒，即异位皮脂腺，称为福代斯斑。

3. **口底和舌腹黏膜**　口底黏膜较薄，舌腹黏膜薄且光滑，黏膜下层不明显。

4. **软腭黏膜**　软腭黏膜与硬腭黏膜相延续，颜色较硬腭深。固有层血管较多，固有层与黏膜下层之间有弹力纤维分隔。黏膜下层含黏液腺。

命题趋势　口腔黏膜的结构与功能一般以 A1 型题为主。

金题直击

1. 黏膜下层无小涎腺分布的是

A. 颊
B. 软腭
C. 舌腹
D. 唇红
E. 硬腭

【答案】D

【解析】口腔黏膜中除咀嚼黏膜和舌背黏膜以外均属被覆黏膜。其特点是：无角化，有黏膜下层，富有弹性，有活动度，可承受张力。

其中唇红较特殊，上皮有角化，固有层乳头长，含有毛细血管袢，下层没有小唾液腺和皮脂腺，故易干裂。

2. 唇红部组织的特征是

A. 上皮无角化
B. 固有层结缔组织乳头狭长，含有毛细血管袢
C. 含有丰富的黏液腺
D. 偶尔会有皮脂腺
E. 含有明显的粒细胞层

【答案】B

【解析】唇红处于唇黏膜与皮肤的移行区域，上皮薄，有角化。固有层乳头狭长，几乎达到上皮表面，乳头中含许多毛细血管袢，血色可透过透明性的表面上皮使唇部呈朱红色。唇红部黏膜下层无小唾液腺及皮脂腺，易发生干裂。故本题选B。

三、特殊黏膜

特殊黏膜是指舌背黏膜，上皮为复层鳞状上皮，无黏膜下层。舌背黏膜有许多突起，称为舌乳头。舌乳头按其形态可分为以下几种。

名称	分布与特点	生理作用	病理状态
丝状乳头	遍布舌背，舌尖最多；数量最多，个体最小，分布最广	与唾液，食物残余构成舌苔	剥脱→地图舌
菌状乳头	舌尖和舌侧缘，分散于丝状乳头之间，呈圆形头大颈细的突起状	有味蕾，司甜咸	增生、肿胀、充血→草莓舌 菌状乳头和丝状乳头均萎缩→镜面舌（光滑舌）
轮廓乳头	界沟前方，约10个，体积最大，数目较少	司苦味	—
叶状乳头	舌侧缘后部。退化为5～8条平行排列的皱襞	司酸味	叶状乳头炎时肿痛，常被疑为肿瘤而就医

味蕾是味觉感受器，为位于上皮内的卵圆形小体，主要分布于轮廓乳头近轮廓沟的侧壁上皮，还有菌状乳头、软腭和会厌等部位。光镜下可见味蕾由细长、顶部有味毛的味细胞，以及周围的梭形的支持细胞组成。味蕾的功能是感受味觉。

命题趋势 三类黏膜的特点一般以A1型题为主。

金题直击

1. 下列有关咀嚼黏膜的描述，错误的是

A. 在咀嚼时承受压力和摩擦
B. 上皮有角化
C. 结缔组织乳头短粗
D. 与深部组织附着牢固
E. 固有层胶原纤维束粗大

【答案】C

【解析】咀嚼黏膜包括牙龈和硬腭黏膜，在咀嚼时承受压力和摩擦，上皮有角化，固有层乳头多而长，与上皮嵴呈指状镶嵌，胶原纤维束粗大，固有层深部直接或借黏膜下层与骨膜相连，与深部组织附着牢固。

A. 丝状乳头　　B. 菌状乳头
C. 轮廓乳头　　D. 叶状乳头
E. 味蕾
2. 上皮的浅层细胞经常有角化和剥脱现象的是
3. 上皮内可见少数味蕾的是
4. 沿界沟的前方排列成一行的是
5. 在轮廓乳头的环沟侧壁上皮内卵圆形小体称为
6. 正常时不明显，一旦发生炎症则可引起肿痛的是

【答案】A、B、C、E、D

【解析】丝状乳头：数目最多，乳头表面有透明角化上皮细胞。上皮的浅层细胞经常有角化和剥脱现象。

菌状乳头：数目较少，分散于丝状乳头之间，有的菌状乳头的上皮内可见少数味蕾。

轮廓乳头：约 10 个，沿界沟的前方排列成一行。在乳头的环沟侧壁上皮内，有许多染色浅淡的卵圆形小体，称味蕾，有感受味觉的功能。

叶状乳头：位于舌侧缘的后部。在人类此乳头已退化为 5 ～ 8 条平行的皱襞。正常时此乳头不明显，一旦发生炎症则可引起肿痛。

第六单元　唾液腺

考试分值

专业	2019 年	2020 年	2021 年	2022 年	2023 年
执业	1	2	1	2	2
助理	1	1	1	1	1

第一节　唾液腺的基本结构

唾液腺属于外分泌腺，由实质和间质组成。实质为腺上皮细胞构成的分泌单位与导管系统，分泌单位在浆液腺中呈泡状，在黏液腺与混合腺中呈管泡状，故统称为腺泡；导管系统由闰管、分泌管和排泄管组成。间质为纤维结缔组织，由被膜与小叶间隔所分隔，其中有血管、淋巴管和神经出入。

一、腺泡

腺泡为唾液腺的分泌单位，在腺细胞与基膜之间有具有收缩能力的肌上皮细胞，帮助腺泡分泌物排出。根据腺细胞的形态和分泌物的性质，可将腺泡分为浆液性、黏液性和混合性三种。

腺泡类型	特点
浆液性腺泡	由浆液细胞（锥体形）组成，腺泡呈球状，分泌稀薄的水样分泌物，胞质内可见酶原颗粒，表达 α- 淀粉酶
黏液性腺泡	由黏液细胞（锥体形或三角形）组成，腺泡呈管状，分泌黏液，胞质内含黏原颗粒；光镜下，黏液细胞胞质透明呈网状结构，网架微嗜碱性，呈淡蓝色
混合性腺泡	由黏液细胞和浆液细胞共同组成，黏液细胞构成混合性腺泡的大部分。浆液细胞排列成新月形，覆盖于腺泡的盲端表面，称为半月板

二、肌上皮细胞

肌上皮细胞位于腺泡和小导管的腺上皮与基膜之间。通常每个腺泡有一个肌上皮细胞，也可以有两三个。光镜下，细胞核大而呈扁圆形，几乎占据整个细胞，细胞体积小，形态扁平，发出 4 ～ 8 个分支状突起，该突起呈放射状包绕腺泡表面，又称为篮细胞。肌上皮细胞内含肌动蛋白和肌球蛋白，因此有收缩功能，协助腺泡或导管排出分泌物。

命题趋势 腺泡、肌上皮细胞考试多以 A1 型题为主。

金题直击

1. 电镜下含有酶原颗粒的细胞是

A. 浆液性细胞　　B. 黏液性细胞
C. 闰管细胞　　D. 分泌管细胞
E. 肌上皮细胞

【答案】A

【解析】浆液性腺泡：呈球状，由浆液细胞（锥体形）组成，细胞核圆形位于细胞基底部 1/3 处。内含酶原颗粒。

黏液性腺泡：呈管状，由黏液细胞（锥体形或三角形）组成，胞核扁梭形位于细胞基底部。内含黏原颗粒。

2. 下列有关肌上皮细胞的描述错误的是

A. 肌上皮细胞位于腺泡和小导管的腺上皮与基底膜之间
B. 肌上皮细胞形态扁平，发出 4 ～ 8 个分支状突起
C. 肌上皮细胞内含肌动蛋白和肌球蛋白

D. 肌上皮细胞具有收缩功能

E. 肌上皮细胞的细胞核小

【答案】E

【解析】肌上皮细胞：位于腺泡和小导管的腺上皮与基底膜之间（故 A 正确）。光镜下：体积小，扁平，发出 4～8 个分支状突起（故 B 正确），该突起放射状包绕其表面，形似篮子，所以又叫篮细胞，胞核大而扁。免疫组化证实，肌上皮细胞内有肌动蛋白和肌球蛋白（故 C 正确），具有收缩功能，协助腺泡或导管排出其分泌物（故 D 正确）。肌上皮细胞小，核大。故错误的是 E。

三、唾液腺导管

导管系统是腺泡分泌物排入口腔的通道。唾液腺导管分为三段，由腺泡端开始依次为闰管、分泌管和排泄管，管径由小到大。

闰管	最细小的终末分支，**直接与腺泡相连**，可发挥干细胞作用，可分化为肌上皮细胞、腺泡细胞和分泌管细胞
分泌管（又称纹管）	分泌管与闰管相连，管径较粗，细胞基底部有垂直于基底面的纵纹是该管细胞的明显特征，因此又称为纹管。具有主动**吸钠排钾**和转运水的作用，可**调节唾液的量和渗透压**
排泄管	排泄管连接分泌管，起始于小叶内，又称为小叶间导管。排泄管也可发挥干细胞作用

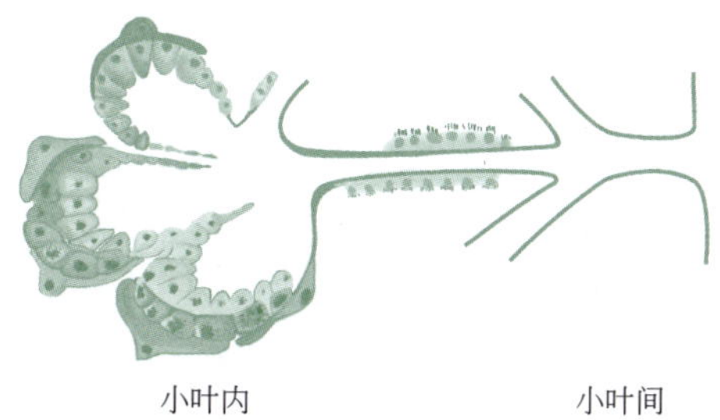

唾液腺结构示意

闰管→分泌管→排泄管→总排泄管→口腔。

管径从细到粗，细胞由扁平到高柱状，层次由单层到复层。

命题趋势 唾液腺导管的结构特点，多以 A1 型题为主。

金题直击

1. 细胞能主动吸收钠，排出钾，转运水，改变唾液的量和渗透压的是

A. 闰管　　B. 分泌管

C. 排泄管　　D. 细胞间小管

E. 混合性腺泡

【答案】B

【解析】分泌管细胞为单层柱状细胞，主要特征是在光镜下可观察到细胞的基底部有垂直于基底面的纵纹，所以又称为纹管。其功能主要为转运唾液中的水和电解质，主动吸收 Na^+，排出 K^+ 和 HCO_3^-。

2. 连接腺泡的导管是

A. 闰管　　B. 分泌管

C. 小叶间导管　　D. 排泄管

E. 以上都不是

【答案】A

【解析】闰管是最细小的终末分支，直接与腺泡相连，可发挥干细胞作用；分泌管又称纹管，分泌管与闰管相连，管径较粗，细胞基底部有垂直于基底面的纵纹是该管细胞的明显特征，因此又称为纹管，具有主动吸钠排钾和转运水的功能，可调节唾液的量和渗透压；排泄管连接分泌管，起始于小叶内，又称为小叶间导管，排泄管也可发挥干细胞作用。

第二节　各唾液腺的结构特点

一、大唾液腺

（一）腮腺

腮腺是人体最大的唾液腺，成人的腮腺全部由浆液性腺泡组成，属纯浆液腺。但在新生儿腮腺中可见少量黏液细胞。腮腺闰管长，分泌管多而短。腮腺的分泌物含有大量唾液淀粉酶及多种蛋白物质。腮腺中有较小淋巴结分布，其内常见大量脂肪组织，这是腮腺的特征之一。晶样体多出现在腮腺导管中，呈针状、指状或板状，嗜伊红着色，既可引起周围组织炎症也可形成结石中心核。

（二）下颌下腺

下颌下腺为混合腺，以浆液性腺泡为主，闰管比腮腺短，分泌管比腮腺长。下颌下腺分泌物稍黏稠，含有唾液淀粉酶、黏蛋白和其他蛋白质。下颌下腺导管周围常伴有弥散淋巴组织。皮脂腺亦见于下颌下腺，但较腮腺少。

（三）舌下腺

舌下腺是三对大唾液腺中最小的一对，属混合性腺，主要以黏液性腺泡为主，夹有少量混合性腺泡。舌下腺分泌物较黏稠，主要为黏蛋白，淀粉酶较少。

二、小唾液腺

小唾液腺分布于口腔黏膜的黏膜下层，依所在部位而命名。

—		大唾液腺	小唾液腺
纯浆液性		腮腺	味腺
纯黏液性		—	舌腭腺、腭腺、舌后腺
混合性	黏液为主	舌下腺	唇腺、颊腺、磨牙后腺、舌前腺 注：唇腺是唾液 SIgA 的主要来源，其浓度是腮腺的 4 倍
	浆液为主	下颌下腺	—

由于唇、颊、磨牙后区、腭和舌等处是小唾液腺的主要分布区，因此，这些部位也是黏液囊肿和唾液腺肿瘤的好发部位。

命题趋势 各唾液腺的结构特点为历年考试的高频考点，考试多以 A1 或 B1 型题为主。

金题直击

1. 下列腺体中属于纯浆液性腺的是

A. 腮腺　　B. 下颌下腺

C. 舌下腺　　D. 唇腺

E. 磨牙后腺

【答案】A

【解析】纯浆液性腺包括大唾液腺中的腮腺和小唾液腺中的味腺（也叫 Ebner 腺）；纯黏液性腺包括舌腭腺、腭腺、舌后腺；混合性腺可分为浆液为主的如下颌下腺和以黏液为主的如舌下腺、唇腺、颊腺、磨牙后腺、舌前腺等。

2. 唾液中分泌型 IgA 主要来源于

A. 腮腺　　B. 颌下腺

C. 颊腺　　D. 腭腺

E. 唇腺

【答案】E

【解析】唇腺是唾液 SIgA 的主要来源，其浓度是腮腺的 4 倍。

3. 在唾液腺中分泌管最长的是

A. 腮腺　　B. 颌下腺

C. 舌下腺
D. 唇腺
E. 颊腺

【答案】A

【解析】腮腺是纯浆液性腺体，在唾液腺中分泌管最长。

4. 以下关于新生儿腮腺的特点正确的是
A. 属纯黏液性腺
B. 有少数混合性腺泡
C. 混合性腺，以浆液性腺泡为主
D. 混合性腺，以黏液性腺泡为主
E. 腮腺中可见少量黏液细胞

【答案】E

A. 纯浆液性腺
B. 纯黏液性腺
C. 混合性腺
D. 以浆液性腺泡为主的混合性腺
E. 以黏液性腺泡为主的混合性腺

5. 舌下腺属于
6. 腭腺属于
7. 下颌下腺属于
8. 腮腺属于
9. 唇腺属于

【答案】E、B、D、A、E

【解析】纯浆液性腺包括大唾液腺中的腮腺和小唾液腺中的味腺（也叫 Ebner 腺）；纯黏液性腺包括舌腭腺、腭腺、舌后腺；混合性腺可分为以浆液为主的如下颌下腺和以黏液为主的如舌下腺、唇腺、颊腺、磨牙后腺、舌前腺等。

A. 唇腺
B. 舌下腺
C. 腭腺
D. 下颌下腺
E. 腮腺

10. 属于唾液中分泌型 IgA 的主要来源
11. 属于纯黏液性腺的小涎腺的是
12. 能够在腺体中看见大量脂肪，属于哪种腺体的特征

【答案】A、C、E

【解析】唇腺纤维结缔组织中的浆细胞分泌 IgA，并与腺细胞分泌的分泌片结合形成分泌型 IgA（SIgA），排入口腔具有免疫作用。唇腺是唾液分泌型 IgA 的主要来源，其浓度比腮腺高 4 倍。舌腭腺、腭腺均属纯黏液性腺。腮腺组织内常见大量脂肪，这是腮腺的特征之一。

第七单元　牙齿发育异常

考试分值

专业	2019 年	2020 年	2021 年	2022 年	2023 年
执业	1	2	1	1	2
助理	1	1	1	1	1

牙齿发育异常大致可以分为：

牙齿发育异常
- 数目、大小异常：少牙、无牙、多生牙
- 形态异常：双生牙、融合牙、结合牙、畸形舌侧尖
- 结构：牙釉质结构异常、牙本质结构异常、牙骨质结构异常
- 其他异常：牙萌出及脱落异常、牙变色

下面介绍两种常见的牙釉质结构异常。

一、牙釉质结构异常

（一）牙釉质发育不全（牙釉质形成缺陷症）

牙釉质发育不全
- 矿化不全型
  - 钙化不全型：釉质基质沉积正常但无明显矿化，为釉质形成缺陷中最常见的类型
  - 成熟不全型：釉质基质正常形成并开始矿化，釉质晶体结构出现成熟障碍
- 形成不全型：基本病变为釉质基质沉积量减少，已形成的基质矿化正常

（二）氟牙症

氟牙症又称斑釉、氟斑牙，指在牙发育期间经常摄入含氟较高的水和食物所引起的一种特殊的牙釉质发育不全。

氟牙症一般仅发生于恒牙。乳牙的牙釉质是在胎儿期和婴儿期形成的，这是由于过量的氟被母亲的骨骼摄取，及胎盘屏障的作用。

病理变化：

① 釉质**矿化不良**，尤其是在釉柱和釉柱之间及有机物较多的薄弱处。

② 釉质**表层过度矿化**，其深方的表层下区存在弥漫性的矿化不良。

③ 釉质牙本质界的弧形结构较正常的牙更加明显，横纹及生长线明显。

④ 严重的氟牙症，除了釉柱间区消失外，釉柱表面粗糙，且有凹陷缺损及棕色色素沉着。

命题趋势 牙釉质发育不全以 A1 型题为主。

金题直击

牙釉质发育不全镜下所见哪项正确

A. 牙釉质变薄　　B. 柱间质增宽

C. 釉柱横纹及生长线明显　　D. 釉丛、釉梭数目增多

E. 以上都是

【答案】 E

【解析】 牙釉质发育不全镜下所见：牙釉质变薄，柱间质增宽，釉柱横纹及生长线明显，釉丛、釉梭数目增多。

（三）先天性梅毒牙

先天性梅毒牙的形成是由于在牙发育期，牙滤泡受到梅毒螺旋体感染，导致牙囊的慢性炎症和纤维化，发育中的牙受到压迫，成釉细胞扭曲；同时可伴牙本质发育异常。

组织学上，先天性梅毒牙釉质薄或缺如，牙本质发育不良，球间牙本质增多，生长线和新生线明显，局部形成细胞性牙本质，前期牙本质增宽。

病变累及的牙：
- 切牙称Hutchinson切牙：前牙呈螺丝刀状，切缘中间有新月形凹陷或新裂隙(上颌中切牙最明显)
- 第一恒磨牙称桑葚牙

二、牙本质结构异常

牙本质结构异常又称Ⅱ型牙本质形成缺陷症、遗传性乳光牙本质、牙本质发育不全，是一种常染色体显性遗传病。

病理改变：

① 牙本质小管稀疏，管径变大，排列紊乱，或者无牙本质小管。

② 球间牙本质明显增多。

③ 髓腔狭窄，甚至闭锁。

④ 釉质牙本质界变平直。

⑤ 牙本质内出现血管组织（为残留的牙髓组织）。

⑥ 罩牙本质的形成和矿化正常。

⑦ 大部分患者釉质基本正常，只有 1/3 可伴有釉质发育异常。

三、牙变色

四环素牙：由于四环素能通过胎盘屏障，妊娠 29 周到出生之间母体服药，婴儿的乳牙可以受累，而出生至 8 岁的儿童摄入四环素，可导致恒牙变色。

四环素沿生长线沉着于牙本质内，属于其他异常。

命题趋势 牙变色以 A1 型题为主。

金题直击

四环素能通过胎盘屏障，所以孕妇及 8 岁以下儿童禁止服用，四环素色素沉着主要沉积在

A. 牙本质　　B. 牙釉质

C. 牙骨质　　D. 牙髓

E. 以上都不是

【答案】A

【解析】四环素沿生长线沉着于牙本质内。

第八单元　龋病

考试分值

专业	2019 年	2020 年	2021 年	2022 年	2023 年
执业	2	2	2	3	2
助理	2	1	2	1	1

第一节　牙釉质龋

一、概述

牙釉质龋是指发生在釉质内的龋病。

牙釉质龋按其发生的部位可分为平滑面龋和窝沟龋。前者发生在邻面及颊舌侧，后者发生在𬌗面及颊舌面的点隙裂沟处。临床上以窝沟龋最为常见，病损呈口小底大的正三角形，但基底部向着釉质牙本质界，顶部向着窝沟壁。病损并非从底部开始，而是呈环状围绕着窝沟壁进展，沿着釉柱长轴方向向深部延伸，在窝沟底时，侧壁病损互相融合。

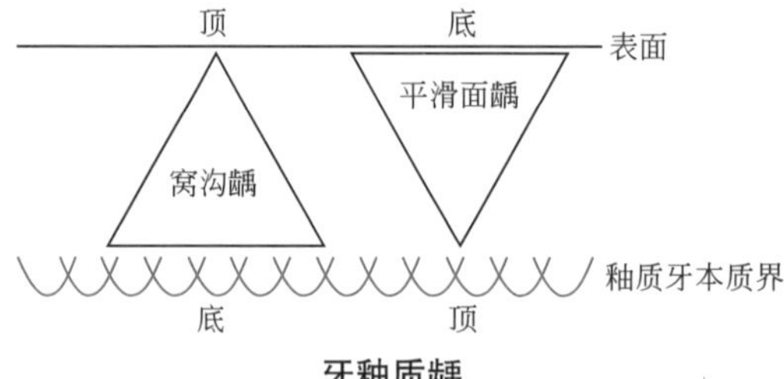

牙釉质龋

早期牙釉质龋是在牙菌斑下开始的，肉眼观察平滑面龋呈白色斑点状，不透明，无光泽，表面完好。用探针检查，感觉表面略粗糙。病变区可呈黄褐色或棕褐色。

观察研究牙釉质龋的镜下形态，一般采用牙磨片。早期牙釉质龋（平滑面龋），无明显缺损，病损呈三角形，淡棕黄色。三角形的顶朝向釉质牙本质界，三角形的底位于牙釉质表面。

命题趋势 平滑面龋以 A1 型题为主。

金题直击

平滑面龋的病损形态是

A. 烧瓶状，口大底小
B. 烧瓶状，口小底大
C. 三角形，底位于釉质表面
D. 三角形，底位于釉质牙本质界
E. 浅碟状，口大底浅

【答案】C

【解析】用光镜观察釉质平滑面龋纵磨片，釉质平滑面龋病变呈三角形，其顶部向着釉质牙本质界，基底部朝向釉质表面，三角形顶部为病变最早最活跃的部分。平滑面龋的这种三角形形态与釉柱从釉质牙本质界向釉质表面呈放射状的排列方式有关。

二、平滑面龋

典型的病变由里及表可分为四层：

1. 透明层　在病损的前沿，此层呈透明状，生长线、釉柱鞘和横纹的结构均不太清楚。该处牙釉质的晶体开始有脱矿，导致晶体孔隙增大。孔隙较大，当磨片用树胶浸封时，树胶的分子足可进入该孔隙。树胶的折光指数与牙釉质羟基磷灰石的折光指数相近，故在光镜下呈透明状。孔隙容积约为 1%。

2. 暗层　位于透明层的表面，85% ～ 90% 的病变出现在此层。有些孔隙较大，有些孔隙较透明层中者小，分子较大的树胶不能进入这些小的孔隙，小孔隙被空气占据。光镜下暗层混浊而不透明。孔隙容积为 2% ～ 4%。脱矿与再矿化同时存在。

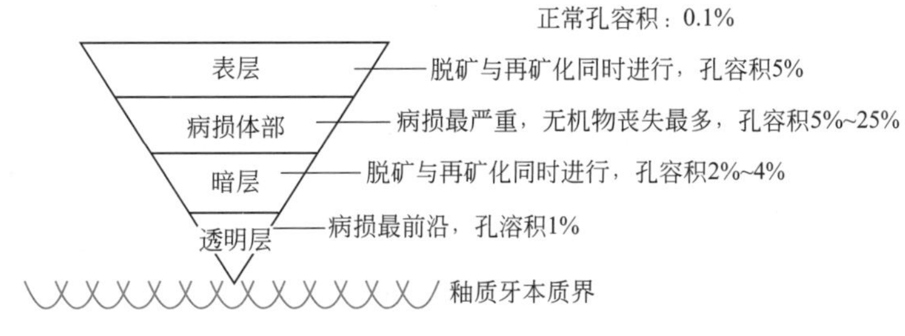

平滑面龋

3. 病损体部　是病损最严重、无机物丧失最多的一层，是龋损主要的部分。该层孔隙均较大，树胶分子能够进入，故较为透明。孔隙容积为 5% ～ 25%。生长线和横纹较为明显。

4. 表层　为早期牙釉质龋最外面的一层，表面较完整，牙釉质结构似乎变化不大。表面的无机物丧失较病损体部少，可能由于表层部分的牙釉质本身矿化程度高，含氟量高，镁的含量较低，故有较大的抗酸力；也可能由病损体部脱下的钙、磷离子和唾液中的钙、磷离子再沉积于表层所致。暗层、表层出现再矿化现象。孔隙容积为 5%。

命题趋势 早期牙釉质龋以 A1 型题为主。

金题直击

关于早期牙釉质龋病变，错误的是

A. 肉眼观察为灰白色不透明区

B. 透明层位于病损前沿

C. 脱矿主要发生在表层

D. 暗层孔隙增加，占釉质容积的 2% ～ 4%

E. 病损体部生长线及横纹较清楚

【答案】C

【解析】病损体部是病损最严重、无机物丧失最多的一层，是龋损主要的部分，脱矿主要发生在此层。

第二节　牙本质龋

一、牙本质龋的病理形态

牙本质龋是一个累及范围较广的三角形病变，三角形的顶指向牙髓腔，底向着釉质牙本质界。

二、牙本质龋的病理变化

一般可将牙本质龋的病理改变由病损深部向表面分为四层结构：

1. 透明层　也称硬化层，为牙本质龋最早出现、最深层的改变，位于病变的底部和侧面在透射光下呈均质透明状。牙本质小管管腔中有矿物盐沉积，管腔变窄，最终可将小管完全堵塞。此层中的矿物盐可能来自其表面的脱矿层。

2. 脱矿层　位于透明层的表面，酸导致的脱矿，但尚无细菌侵入，是脱矿和再矿化同时进行。镜下观察磨片，牙本质脱矿后由于有色素沉着，故呈黄棕色，在临床进行洞型制备时应将这些软化牙本质去除。有死区存在。

3. 细菌侵入层　位于脱矿层表面。

细菌侵入小管并繁殖，有的小管被细菌充满 → 小管扩张呈串珠状。

小管壁脱矿，有机物基质被蛋白溶解酶分解 → 小管彼此融合，形成坏死灶和裂隙。

在扩张的牙本质小管、坏死灶和裂隙内充满了坏死的基质残屑和细菌。一般一个小管内为一种细菌。在临床上，将脱矿层和细菌侵入层合称为软化层，治疗时应去除此层。

4. 坏死崩解层　最表浅，食物残屑和细菌常与其混杂在一起，牙本质完全破坏崩解，龋洞从釉质牙本质界形成。

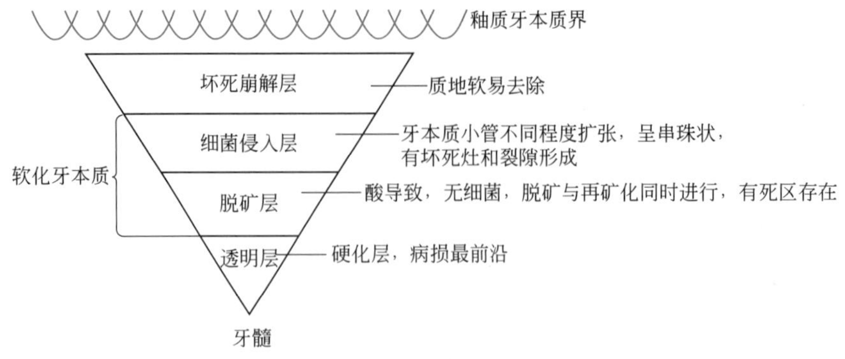

牙本质龋

【要点提醒】

由里及表	特点
透明层	病损最前沿，矿物盐沉积，使牙本质小管闭塞，与周围间质的折光率一致
脱矿层	酸的作用，无细菌侵入，有死区存在
细菌侵入层	牙本质小管呈不同程度扩张，形成串珠状，去腐去除此层
坏死崩解层	质地松软易被挖除

命题趋势 牙本质龋以A1型题为主。

金题直击

1. 牙本质龋发展过程中，邻近正常牙本质的是
A. 透明层
B. 脱矿层
C. 细菌侵入层
D. 坏死崩解层
E. 脂肪变性层
【答案】A

2. 牙本质龋中可见坏死灶和裂隙，多见于
A. 透明层
B. 暗层
C. 脱矿层
D. 细菌侵入层
E. 坏死崩解层
【答案】D

第三节 牙骨质龋

牙骨质龋好发于老年人。这是由于牙龈萎缩、牙骨质暴露，在暴露的牙骨质表面常有牙菌斑形成。

引起牙骨质龋的细菌主要沿着穿通纤维的方向侵入，并沿着牙骨质生长线向四周扩展，使牙骨质表层再矿化，表层下脱矿，有机物分解。

命题趋势 牙骨质龋以A1型题为主。

金题直击

牙骨质龋细菌侵入的主要通道是
A. 生长线
B. 成牙骨质细胞突起
C. 牙骨质细胞凹陷
D. 穿通纤维
E. 牙骨质层板
【答案】D
【解析】牙骨质龋的细菌主要沿着穿通纤维的方向侵入，并沿着牙骨质生长线向四周扩展。

第九单元　牙髓病

考试分值

专业	2019 年	2020 年	2021 年	2022 年	2023 年
执业	1	2	1	1	1
助理	1	1	1	1	0

牙髓病是指发生于牙髓组织的一大类疾病，包括炎症、变性、创伤、坏死等。根据牙髓发育与牙本质之间的紧密关系，牙髓的病变多来自牙本质，多见于龋病。牙髓借狭窄的根尖孔获取血液中的营养且与牙周组织联系。

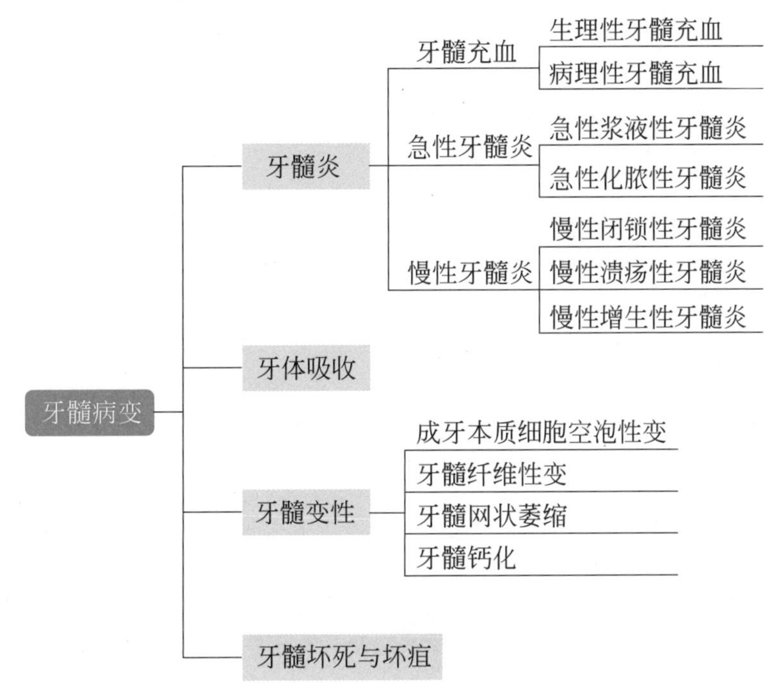

一、牙髓炎

牙髓炎是牙髓病变中最主要的疾病，牙髓外部有牙本质的限制，牙髓炎时易引起牙髓腔内压力升高，一方面压迫神经产生剧烈疼痛，另一方面感染易于扩散。牙髓一旦发生急性感染，若难以痊愈可导致牙髓坏死。

少量年轻恒牙和乳牙根尖孔宽大，血运丰富，炎症反应轻微或转化为慢性炎症，但完全性修复几乎不可能。

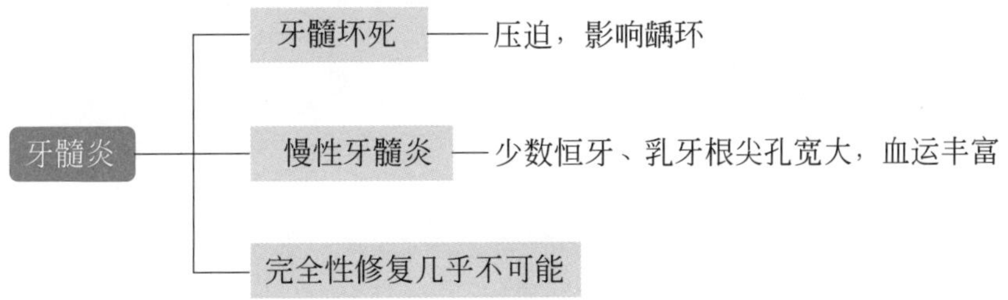

（一）病因及发病机制

引起牙髓炎的因素很多，主要有细菌感染、物理和化学刺激以及免疫反应等。其中细菌感染是导致牙髓炎的主要原因。

（二）急性牙髓炎

急性牙髓炎多数由牙髓充血发展而来或为慢性牙髓炎的急性发作，常因深龋感染牙髓所致。

1. 急性浆液性牙髓炎

病理变化：早期病变局限在受刺激部位相对应的牙髓，如龋损下方，牙髓血管扩张充血，血管壁通透性增加，大量血管内的血浆外渗，以浆液渗出为主要表现，导致牙髓组织严重水肿。另外，还有**少量**中性粒细胞和纤维蛋白渗出，局部成牙本质细胞发生变性、坏死。

命题趋势 该题针对“急性牙髓炎”知识点进行考核，以A1、A2型题多见。

金题直击

龋损下方牙髓血管充血，血管通透性增加，液体渗出，组织水肿，有纤维蛋白渗出，此时称为

A. 急性牙周脓肿　　B. 急性增生性牙髓炎

C. 急性化脓性牙髓炎　　D. 急性浆液性根尖周炎

E. 急性浆液性牙髓炎

【答案】E

【解析】急性牙髓炎早期病变局限在受刺激部位相对应的牙髓，如龋损下方，牙髓血管扩张充血，血管通透性增加，液体渗出，组织水肿，沿血管壁周围有纤维蛋白渗出，这时称急性浆液性牙髓炎。

2. 急性化脓性牙髓炎　也称急性牙髓脓肿。病理变化：当大量中性粒细胞聚集时，牙髓组织坏死溶解，形成小脓肿，若治疗不及时可迅速扩展，形成**急性化脓性牙髓炎**。牙髓中有**大量的中性粒细胞**浸润，早期脓肿较为局限，晚期常波及整个牙髓，使牙髓组织**溶解液化坏死**。

命题趋势 该题针对“急性牙髓炎”知识点进行考核，以A1、A2型题为主。

金题直击

1. 急性牙髓炎的主要病理变化是

A. 淋巴细胞浸润　　B. 浆细胞浸润

C. 肉芽组织形成　　D. 巨噬细胞浸润

E. 中性粒细胞浸润

【答案】E

【解析】急性牙髓炎早期病变表现为血管扩张充血，血管通透性增加，液体渗出，组织水肿并有纤维蛋白渗出，表现为急性浆液性炎症；随病变发展加重后，局部细胞变性坏死，炎症介质和各种细胞因子进一步增加血管通透性，单核细胞、淋巴细胞、浆细胞浸润，中性粒细胞、巨噬细胞等在杀灭细菌的同时释放溶酶体酶和蛋白水解酶，局部组织液化坏死形成脓肿，此时为化脓性炎症，其中中性粒细胞是急性化脓性炎症中最重要的炎症细胞，因此本题选E。

2. 病理表现为炎症四处扩散，中性粒细胞广泛浸润至整个牙髓组织，形成多处小脓肿，髓腔压力增加，可引起牙髓液化坏死的是

A. 急性牙周脓肿　　B. 急性增生性牙髓炎

C. 急性化脓性牙髓炎　　D. 急性浆液性根尖周炎

E. 急性浆液性牙髓炎

【答案】C

【解析】急性牙髓炎后期炎症迅速向周围扩散，中性粒细胞广泛浸润至整个牙髓组织，形成多处小脓肿，此时，若炎性渗出未得到及时引流，髓腔压力极度增加，最终使整个牙髓液化坏死，此时称为急性化脓性牙髓炎。

（三）慢性牙髓炎

慢性牙髓炎是临床上最常见的一类牙髓炎，多由龋病发展而来，部分由急性牙髓炎穿髓和开髓后未彻底治愈转变而来，其发生时间较长，炎症组织可发生修复性变化形成**肉芽组织**。肉芽组织为损伤组织修复时新生的新鲜组织，为慢性牙髓炎的特征性变化，主要由**新生的毛细血管、增生的成纤维细胞和炎症细胞（少量的淋巴细胞、巨噬细胞、浆细胞）**构成。

命题趋势 该题针对“慢性牙髓炎”知识点进行考核，以A1、A2型题多见。

金题直击

慢性牙髓炎的主要病理学特征是

A. 中性粒细胞浸润　　B. 血管扩张充血

C. 肉芽组织形成　　D. 组织变性坏死

E. 纤维组织增生

【答案】C

【解析】慢性牙髓炎又分为慢性闭锁性牙髓炎、慢性溃疡性牙髓炎和慢性增生性牙髓炎，其共同的特点是慢性炎症细胞如淋巴细胞、浆细胞、巨噬细胞的浸润，以及毛细血管和成纤维细胞增生，肉芽组织形成。故本题选C。

1. 慢性闭锁性牙髓炎

镜下观察：牙髓血管扩张充血，组织水肿，**肉芽组织形成**（不同程度的淋巴细胞、浆细胞、巨噬细胞、中性粒细胞浸润，同时伴有毛细血管和成纤维细胞增生）。随着病程的迁延，可见增生的**胶原纤维**环绕在炎症区周围，将其与正常的牙髓隔开，髓腔壁可见修复性牙本质。若机体抵抗力弱而刺激强时，可引起牙髓坏死或脓肿形成，**大量中性粒细胞**周围常有肉芽组织包绕，而其余牙髓组织正常。如治疗不及时，机体抵抗力低下、细菌毒性增强可转化为急性牙髓炎。

命题趋势　针对“慢性闭锁性牙髓炎”病理特点进行考核，以A1、A2型题多见。

金题直击

1. 可以发生于有龋损或者有磨损的牙齿，但未穿髓，炎症常常缓慢刺激牙髓产生的炎症称为

A. 慢性闭锁性牙髓炎　　B. 慢性溃疡性牙髓炎

C. 上皮型牙髓息肉　　D. 溃疡型牙髓息肉

E. 急性浆液性牙髓炎

【答案】A

【解析】慢性闭锁性牙髓炎发生在有龋损或磨损但未穿髓的情况下，炎症常局限在龋损相对应的牙髓组织。由于尚未穿髓，细菌及其代谢产物经牙本质小管缓慢或低毒地刺激牙髓，使牙髓产生慢性炎症改变。当细菌毒力增强或机体抵抗力下降时，也可转化为急性牙髓炎。

2. 牙髓缓慢充血，髓角有脓肿形成，脓肿周围常有肉芽组织包绕，而其余牙髓组织正常，属于以下哪种牙髓炎

A. 慢性闭锁性牙髓炎　　B. 慢性溃疡性牙髓炎

C. 溃疡型慢性增生性牙髓炎　　D. 上皮型慢性增生性牙髓炎

E. 牙髓网状变性

【答案】A

【解析】慢性闭锁性牙髓炎的病理变化：机体抵抗力弱而刺激较强时，牙髓充血，在髓角处可有脓肿形成，脓肿周围常有肉芽组织包绕，而其余牙髓组织正常。

3. 下列不属于慢性闭锁性牙髓炎病理变化的是

A. 血管扩张充血　　B. 淋巴细胞、浆细胞、巨噬细胞浸润

C. 肉芽组织形成　　D. 上皮增生

E. 脓肿形成

【答案】D

【解析】慢性闭锁性牙髓炎的病理变化为牙髓血管扩张充血，组织水肿，慢性炎症细胞如淋巴细胞、浆细胞、巨噬细胞的浸润，以及毛细血管和成纤维细胞增生，肉芽组织形成。随病程发展，可见胶原纤维增生将炎症区与正常牙髓组织分开，也可出现牙髓脓肿甚至牙髓坏死。D选项中上皮增生不属于慢性闭锁性牙髓炎的病理变化。

2. 慢性溃疡性牙髓炎　慢性溃疡性牙髓炎患牙牙髓组织暴露于口腔。通常发生在穿髓孔较大、髓腔开放或急性牙髓炎应急处理后未继续进一步治疗的病例中。

病理变化：有**较大的穿髓孔**，镜下见牙髓腔内形成炎性**肉芽组织**（增生的毛细血管及成纤维细胞，其中有

散在淋巴细胞、浆细胞、巨噬细胞浸润，还可见增生的胶原纤维）。暴露的牙髓肉芽组织表面有溃疡形成，被覆食物残渣、坏死组织及炎性渗出物，溃疡表面可见不规则钙化物沉积或修复性牙本质形成。

3. 慢性增生性牙髓炎 又名牙髓息肉，多发生于儿童及青少年，常发生在乳磨牙或第一恒磨牙。发生条件是患牙根管粗大、血运丰富，且穿髓孔大。

病理变化：主要是增生的牙髓组织充填于龋洞中或超出牙面突向口腔。镜下可见龋洞中的牙髓息肉为炎性肉芽组织，其近表面缺乏感觉神经。根据息肉表面上皮，可分为溃疡型和上皮型。

（1）溃疡型　主要为鲜红色或暗红色，增生的**炎性肉芽组织**（新生的毛细血管、成纤维细胞和散在的淋巴细胞、浆细胞、巨噬细胞）充填于龋洞中或突出于龋洞外，表面无上皮覆盖，有炎性渗出物或**坏死**组织覆盖，探之**易出血**。

（2）上皮型　肉眼观察息肉主要为粉红色，质地坚实，镜下见息肉表面由大量成纤维细胞和胶原纤维构成，表面被覆复层鳞状上皮。探之**不易出血**。

命题趋势 针对“慢性增生性牙髓炎”知识点、病理变化进行考核，以A1、A2型题多见。

金题直击

1. 发生在年轻恒牙的牙髓炎多见于

A. 慢性闭锁性牙髓炎　　B. 慢性溃疡性牙髓炎

C. 慢性增生性牙髓炎　　D. 急性牙髓炎

E. 牙髓网状变性

【答案】C

【解析】慢性增生性牙髓炎多见于年轻恒牙，患牙有较大的穿髓孔，且根尖孔粗大，牙髓血运丰富，使炎性牙髓组织增生呈息肉状经穿髓孔突出，又称为牙髓息肉。

2. 有关溃疡型息肉描述正确的是

A. 表面无上皮覆盖　　B. 粉红色

C. 不易出血　　D. 复层扁平上皮覆盖

E. 镜下见增生的炎症性组织表面有复层鳞状上皮覆盖

【答案】A

【解析】牙髓息肉可分为两种：一种为溃疡型息肉，呈暗红色，有纤维所凝聚的黄色斑，探之易出血，镜下主要表现为增生的炎性肉芽组织，表面无上皮覆盖；另一种为上皮型息肉，较坚实，粉红色，不易出血，镜下见增生的炎症性组织表面有复层鳞状上皮覆盖。

3. 镜下表现为增生的炎性肉芽组织充满龋洞，表面为炎性渗出物，深层有炎症细胞浸润。此为以下哪项的病理表现

A. 慢性溃疡性牙髓炎　　B. 慢性闭锁性牙髓炎

C. 溃疡型牙髓息肉　　D. 上皮型牙髓息肉

E. 急性牙髓炎

【答案】C

【解析】溃疡型牙髓息肉的病理表现为：增生的炎性肉芽组织充填于龋洞中或突出于龋洞外，表面为炎性渗出物和坏死组织覆盖，深层为新生的毛细血管、成纤维细胞和散在的淋巴细胞、浆细胞和巨噬细胞等炎症细胞浸润。

二、牙髓变性（助理不考）

牙髓变性指牙髓组织血供不足，出现的结构和功能的退行性变。主要包括牙髓钙化、成牙本质细胞空泡性变、牙髓纤维性变、牙髓网状萎缩。

（一）牙髓钙化

1. 髓石　见于髓室，呈钙化团块形式游离；剖面呈**同心圆层状**结构，有时可形成牙本质小管样结构或牙骨质样结构。

2. 弥散性钙化　见于根髓，牙髓内沉积细小的钙盐颗粒，呈弥散性存在。

命题趋势 该题针对“牙髓变性”知识点进行考核，以A1、A2型题多见。

金题直击

有关牙髓钙化说法错误的是

A. 髓石形成　　B. 弥散性钙化

C. 髓石形成多见于髓室　　D. 髓石易引起一系列的临床症状

E. 牙髓组织有营养不良或组织变性

【答案】D

【解析】牙髓钙化是指牙髓组织有营养不良或组织变性，在此基础上钙盐沉积形成的大小不等的钙化团块。牙髓钙化有两种形式，一是髓石形成，另一种是弥散性钙化。髓石形成多见于髓室，为一些大小不等圆形或卵圆形的钙化团块，常围绕一核心层层沉积，部分髓石内含有不规则的牙本质小管。髓石可游离于髓室内，或附着于髓室壁，有时充满髓室使根管不通，妨碍牙髓和根管治疗。髓石一般不引起临床症状。弥散性钙化是在牙髓内沉积无数细小钙盐颗粒，犹如砂粒状，常见于根髓内，弥散地沉积在根髓组织上，小颗粒互相融合而成较大团块。

（二）成牙本质细胞空泡性变

成牙本质细胞空泡性变多为细菌及其毒素、牙治疗性创伤、刺激性充填材料等刺激引起。

镜下观察：成牙本质细胞内或细胞间液体聚集形成水泡，挤压成牙本质细胞，细胞体积缩小呈稻草束状。

命题趋势 该题针对“牙髓变性”知识点进行考核，以 A1、A2 型题为主。

金题直击

成牙本质空泡性变的原因除了以下哪一点

A. 牙髓供血不足　　B. 细菌及毒素刺激

C. 洞型制备创伤　　D. 充填材料刺激

E. 光照刺激

【答案】E

【解析】成牙本质细胞空泡性变常是由牙髓供血不足、细菌及毒素刺激、洞型制备的创伤或充填材料的刺激等所引起。

第十单元　根尖周病

考试分值

专业	2019 年	2020 年	2021 年	2022 年	2023 年
执业	2	2	2	1	1
助理	1	1	1	1	1

根尖周炎以牙周膜受累为主，也常累及根尖周围牙槽骨和牙骨质，形成吸收和破坏。

根尖周炎由牙髓炎和牙髓坏死引起的细菌感染所导致，通常以厌氧菌感染为主；可分为急性根尖周炎和慢性根尖周炎。

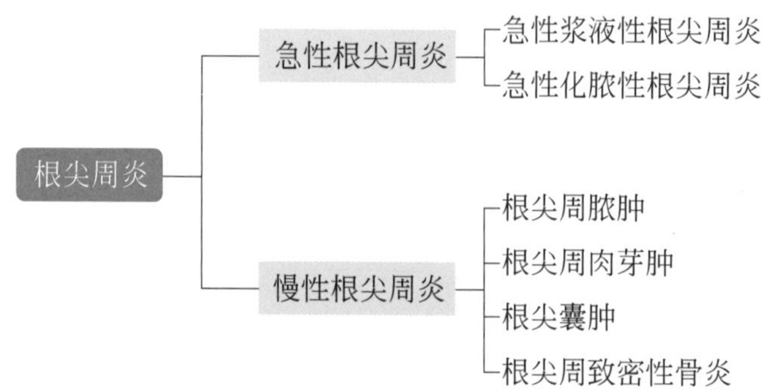

第一节　急性根尖周炎

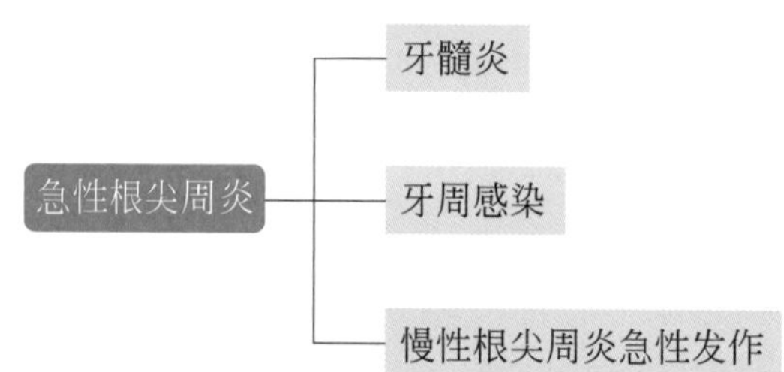

一、急性浆液性根尖周炎

镜下观察：可见牙周膜血管扩张充血，浆液渗出，有少量中性粒细胞浸润，组织水肿，牙槽骨与牙骨质均无明显变化。

二、急性化脓性根尖周炎

随着炎症的进一步发展，在炎症介质的趋化作用下，**大量中性粒细胞**浸润至根尖周牙周膜中，牙周膜出现**液化、坏死**，小脓肿形成。病变向周围牙槽骨扩散形成局限性牙槽突骨髓炎，称急性化脓性根尖周炎，又称急性牙槽脓肿。脓肿边缘区可见巨噬细胞、淋巴细胞、浆细胞。

命题趋势　该题针对“急性根尖周炎”知识点进行考核，以 A1、A2 型题为主。

金题直击

根尖周组织病理切片镜下可见大量中性粒细胞渗出，局部组织坏死液化，脓肿形成，并向邻近骨髓腔扩展，产生局限性的牙槽突骨髓炎属于哪期

A. 急性浆液性根尖周炎
B. 急性牙槽脓肿
C. 慢性根尖肉芽肿
D. 慢性根尖周脓肿
E. 根尖囊肿

【答案】B

【解析】急性根尖周炎可直接由急性牙髓炎向根尖周扩展而来，镜下可见有大量中性粒细胞渗出，局部组织坏死液化，脓肿形成，并向邻近骨髓腔扩展，产生局限性的牙槽突骨髓炎，此时称急性化脓性根尖周炎，也称急性牙槽脓肿。

化脓性根尖周炎常见的排脓途径：

① 经黏膜下或皮下排脓，此为最常见的排脓途径，形成牙龈瘘管或皮肤瘘管，病变逐渐转变为慢性。

② 通过根管自龋洞至口腔，因其对周围组织破坏较小，故为理想的排脓途径。

③ 沿牙周膜自龈沟或牙周袋排脓，多见于乳牙及有深牙周袋的牙。

④ 极少数情况下，脓液可穿破上颌窦壁引起化脓性上颌窦炎。

⑤ 穿过鼻底黏膜排脓。

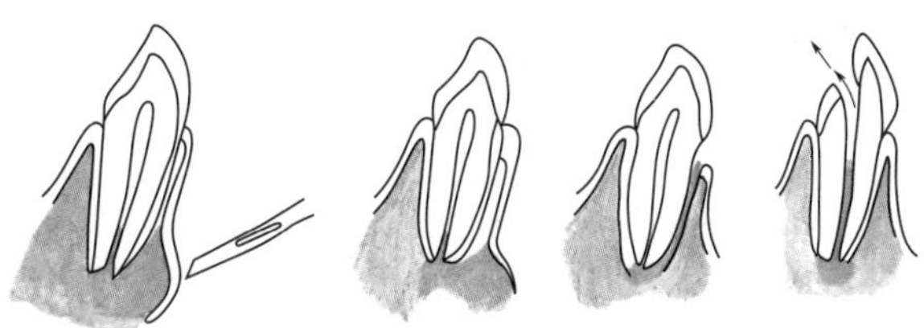

化脓性根尖周炎的排脓途径

命题趋势 该题针对“急性根尖周炎”知识点进行考核，以 A1、A2 型题多见。

金题直击

下列哪项不是急性根尖周炎的病理变化

A. 根尖牙周膜血管扩张充血

B. 根尖牙周膜形成脓肿

C. 根尖牙槽骨死骨形成

D. 根尖牙槽脓肿

E. 根尖牙周膜坏死

【答案】C

【解析】急性根尖周炎早期主要表现为根尖周组织内血管扩张充血，浆液渗出，组织水肿，中性粒细胞游出血管，称为急性浆液期；随着炎症进一步发展，大量中性粒细胞在炎症介质趋化下游出，聚集在根尖周牙周膜中形成脓肿。脓肿早期局限在根尖孔附近牙周膜内，炎症趋重后根尖周牙周膜坏死形成大脓肿，向周围牙槽骨扩散蔓延，形成局限性牙槽突骨髓炎，此时称急性化脓性根尖周炎，也称急性牙槽脓肿，但急性期一般还未有死骨形成。

第二节　慢性根尖周炎

慢性根尖周炎常见类型是慢性根尖周脓肿、根尖周肉芽肿和根尖囊肿。

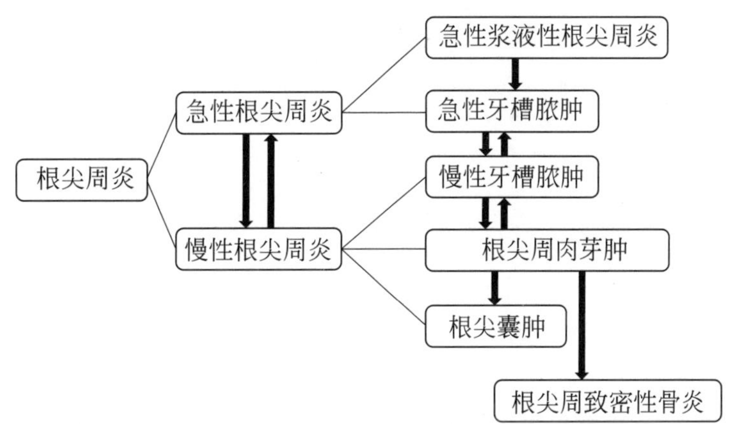

命题趋势 该题针对“慢性根尖周炎”知识点进行考核，以 A1、A2 型题为主。

金题直击

慢性根尖周炎中最多见的是

A. 慢性根尖周脓肿　　B. 慢性根尖周肉芽肿

C. 慢性根尖囊肿　　D. 致密性骨炎

E. 慢性牙槽脓肿

【答案】B

【解析】慢性根尖周炎中最多见的为慢性根尖周肉芽肿，也是慢性根尖周炎的主要病变类型。

一、慢性根尖周脓肿

慢性根尖周脓肿又称慢性牙槽脓肿。

（一）病理变化

慢性根尖周脓肿可分为无瘘型和有瘘型。

1. **肉眼观察**　被拔除的患牙根尖粗糙不平，表面有污秽的脓性分泌物。

2. **镜下观察**　脓肿中央为**坏死液化组织**和**脓细胞**，脓肿周围为炎性**肉芽组织**（新生的毛细血管、成纤维细胞，散在中性粒细胞、淋巴细胞、浆细胞、巨噬细胞），肉芽组织的外周包绕着**纤维结缔组织**。

（二）上皮来源

Malassez 上皮剩余。

命题趋势　该题针对“慢性根尖周脓肿”知识点进行考核，以 A1、A2 型题为主。

金题直击

1. 下列哪项不符合慢性根尖周脓肿的病理改变

A. 根尖瘘管形成　　B. 根尖大片钙化

C. 根尖肉芽组织形成　　D. 根尖牙槽骨吸收

E. 根尖牙骨质破坏

【答案】B

【解析】慢性根尖周脓肿的主要病理变化为：肉眼观察可见拔除之患牙根尖有污秽的脓性分泌物，根尖粗糙不平。镜下观察可见根尖区牙周膜内脓肿形成，脓肿中央为坏死液化组织和脓细胞，周围为炎性肉芽组织，其中有中性粒细胞、淋巴细胞、浆细胞、巨噬细胞和新生毛细血管，其外包绕着纤维结缔组织。由于炎症介质激活破骨细胞，根尖区牙骨质和牙槽骨呈现不同程度的吸收。慢性根尖周脓肿可表现为有瘘或无瘘两种情况。本题 B 选项所述根尖大片钙化不会出现。

2. 慢性根尖周脓肿的镜下表现描述错误的一项是

A. 肉芽肿中央细胞液化、坏死，形成脓液　　B. 可由急性牙槽脓肿转变来

C. 周围主要是中性粒细胞、巨噬细胞　　D. 有胆固醇晶体和含铁血黄素沉积

E. 在邻近的牙周膜和骨髓腔内也可见血管扩张，炎症细胞浸润

【答案】D

【解析】慢性根尖周脓肿的病理变化：肉眼观察拔下的患牙根尖区有污秽的脓性分泌物沉积，根尖粗糙不平。镜下观察可见肉芽肿中央的细胞坏死、液化，形成脓液，周围主要是中性粒细胞、巨噬细胞，外有密集的淋巴细胞和浆细胞浸润。若由急性牙槽脓肿转变来，根尖部贮存的脓液被周围的纤维结缔组织包绕，和肉芽肿中心液化所形成的脓肿相同。根尖部骨组织和牙骨质可有吸收破坏。在邻近的牙周膜和骨髓腔内也可见血管扩张，炎症细胞浸润。

二、根尖周肉芽肿

根尖周肉芽肿由根尖周区长期慢性刺激引起。

（一）病理变化

1. **肉眼观察**　根尖部附有一团软组织，周围有被膜，表面光滑，直径约 5mm，并和牙周膜相连，常见根尖周肉芽肿随牙一同拔出。

2. 镜下观察　根尖部为一团肉芽组织（即毛细血管和成纤维细胞增生，其中主要有淋巴细胞、浆细胞、巨噬细胞和少量中性粒细胞浸润），肉芽组织中可见呈灶性分布的**泡沫细胞**（吞噬脂质的巨噬细胞）。部分病例可见**含铁血黄素**和**胆固醇晶体**沉积。胆固醇晶体在制片过程中被溶解成**梭形裂隙**，裂隙周围可见多核巨细胞。

命题趋势　该题针对“根尖周肉芽肿”知识点进行考核，以A1、A2型题多见。

金题直击

1. 镜下有成片聚集的泡沫细胞，并见针状透明裂隙的改变见于

A. 慢性溃疡性牙髓炎　　B. 慢性闭锁性牙髓炎

C. 急性牙槽脓肿　　D. 慢性牙槽脓肿

E. 根尖周肉芽肿

【答案】E

【解析】慢性溃疡性牙髓炎的主要病理变化为较大的穿髓孔表面有炎性渗出物、食物残渣或坏死物覆盖，其下方为炎性肉芽组织和新生的胶原纤维，深部牙髓组织表现为血管扩张充血和散在慢性淋巴细胞浸润。慢性闭锁性牙髓炎的病理特点为无穿髓孔，牙髓血管扩张充血、水肿、慢性炎症细胞浸润，纤维肉芽组织增生，可有髓角脓肿形成。急性牙槽脓肿又称急性化脓性根尖周炎，主要体现为根尖周牙周膜坏死、较大的脓肿形成并向周围牙槽骨扩散蔓延。慢性牙槽脓肿也称慢性根尖周脓肿，主要病理变化为根尖区牙周膜内脓肿形成，周围为炎症细胞浸润的肉芽组织，其外包绕纤维结缔组织，根尖区牙骨质和牙槽骨呈吸收破坏改变。根尖周肉芽肿的主要病理表现为根尖周牙周膜局限性组织结构破坏，由炎性肉芽组织替代，毛细血管和成纤维细胞增生，中性粒细胞、浆细胞、巨噬细胞、T细胞等炎症细胞浸润，肉芽组织周围纤维组织增生，限制炎症扩展；肉芽组织内可见吞噬脂质的泡沫细胞灶性分布，部分病例可见含铁血黄素和胆固醇结晶；胆固醇结晶在制片时被有机溶剂溶解后呈梭形裂隙，称胆固醇裂隙，裂隙周有异物巨细胞反应。

2. 某些根尖周炎的患者在抵抗力强，感染轻微的低度刺激下，可呈现修复性反应，对于此反应的描述错误的是

A. 根尖牙骨质吸收处重新沉积　　B. 骨小梁增生，骨髓腔缩小

C. 骨髓被纤维组织取代　　D. 牙骨质在根面被吸收

E. X线片显示阻射区与周围正常骨分界不清

【答案】D

【解析】致密性骨炎属于牙齿慢性根尖周炎的修复性反应。表现为炎症减轻，吸收处骨质重新沉积，骨小梁增生，骨髓腔缩小，骨髓被纤维组织取代。与此同时牙骨质也可在根面沉积，产生牙骨质过度增生。X线片可见修复区域周围正常骨分界不清。

（二）上皮来源

根尖周肉芽肿内可见上皮条索或上皮团块，上皮可能来源于：

① Malassez上皮剩余。

② 经瘘管口长入的口腔黏膜上皮或皮肤上皮。

③ 牙周袋上皮。

④ 呼吸道上皮（这种情况见于病变与上颌窦或鼻腔相通的病例）。

命题趋势　该题针对“根尖周肉芽肿”知识点进行考核，以A1、A2型题为主。

金题直击

根尖周肉芽肿内增生的上皮成分绝大多数来自

A. 异位的腺上皮　　B. 口腔上皮

C. 缩余釉上皮　　D. Malassez上皮剩余

E. 牙板上皮

【答案】D

【解析】根尖周肉芽肿内可见增生的上皮团或上皮条索，有时相互交织成网状。这些上皮可能来源于：① Malassez上皮剩余（为最常见的来源）；②经瘘管口逆行长入的口腔黏膜上皮或皮肤上皮；③与根尖周炎症相通的深牙周袋上皮；④病变与上颌窦或鼻腔相通时可有呼吸道上皮。

（三）根尖周肉芽肿的发展变化

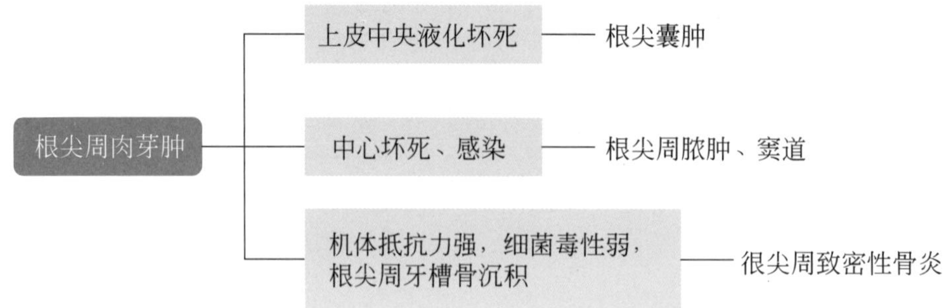

三、根尖囊肿

（一）概述

根尖囊肿是颌骨内最常见的牙源性囊肿，属于炎症性囊肿。根尖囊肿常发生于死髓牙的根尖部。相关牙拔除后，若其根尖炎症未做适当处理而继发囊肿，则称为残余囊肿。

（二）病理变化

1. 肉眼观察 囊肿大小不等、薄厚不均，当囊肿附着于患牙根尖部且囊肿较小时，可随拔除的残根或患牙一起完整摘除。囊腔内含棕黄色透明囊液，囊液含胆固醇结晶。

2. 镜下观察 囊肿由囊壁和囊腔构成。囊壁可分为内、外两层，囊壁的内层（囊腔面）有无角化复层鳞状上皮衬里，厚薄不一，上皮钉突因炎性刺激发生不规则增生、伸长，相互融合成网状，炎性浸润致密区常使上皮的连续性中断。上皮表现为明显的细胞间水肿和以中性粒细胞为主的上皮内炎症细胞浸润。纤维囊壁内炎症明显，炎症浸润细胞主要为淋巴细胞、浆细胞，也混杂有中性粒细胞及泡沫状吞噬细胞。囊壁内可见含铁血黄素、胆固醇晶体沉积所形成的裂隙。胆固醇晶体裂隙周有多核巨细胞反应，晶体也可进入囊腔内。囊壁外层为纤维组织。有时衬里上皮和纤维囊壁可见透明小体（为嗜伊红染色的弓形线状或环形均质小体）。

（三）根尖囊肿的发展变化

上皮性根尖肉芽肿，转变为根尖囊肿可通过以下方式：

（1）增生的上皮团、中心部分由于营养障碍，液化变性，渗透压增高吸引周围组织液，发展为囊肿。

（2）增生上皮被覆脓腔，当炎症减轻后变为囊肿。

（3）被增生上皮包裹的炎性肉芽组织也可发生退变、液化，形成囊腔。

第十一单元　牙周组织病

考试分值

专业	2019 年	2020 年	2021 年	2022 年	2023 年
执业	2	2	3	3	2
助理	1	1	1	1	1

牙周组织病（牙周病）就广义说，包括牙龈病和牙周炎。狭义上说，牙周病专指发生在牙周组织上的炎症性、破坏性疾病，即通常所说的牙周炎，不包括牙龈病。

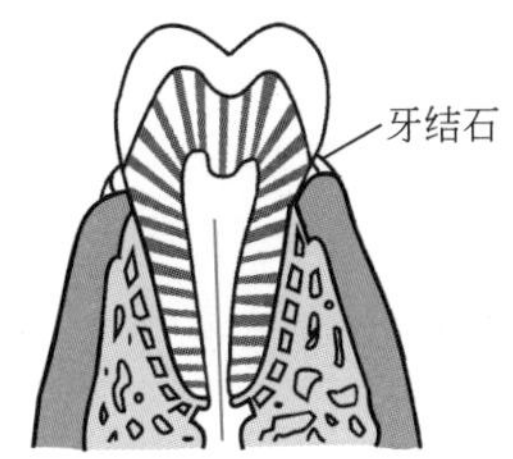

牙龈炎

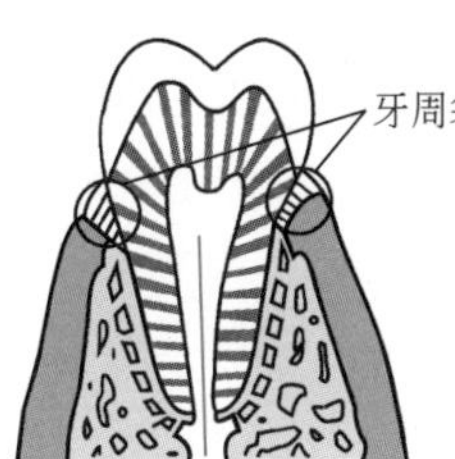

早期牙周炎

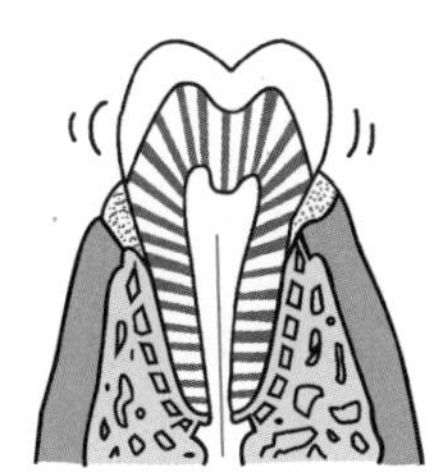
中期牙周炎

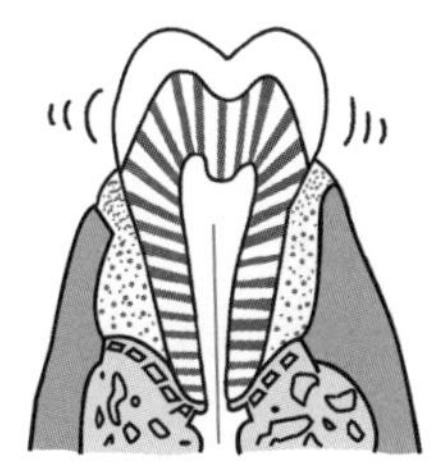
晚期牙周炎

牙周组织病

第一节　慢性龈炎

一、概述

慢性龈炎又叫边缘性龈炎，最为普遍，主要是由口腔内菌斑（黏性放线菌）引起的牙龈组织的非特异性炎症，无深部牙周组织破坏。

仅一少部分慢性龈炎可能发展为牙周炎。

二、病理变化

在牙龈的龈沟壁有炎症细胞浸润，在沟内上皮的下方可见**中性粒细胞浸润**，中性粒细胞下层为**淋巴细胞**（主要为 T 淋巴细胞）。炎症细胞浸润区域的胶原纤维损伤大多变性或丧失。

根据慢性龈炎的病理变化又可分为以下两型：

慢性龈炎	临床表现	病理
炎症水肿型	龈缘红肿、光亮、松软，易出血	组织水肿，毛细血管增生、扩张，大量淋巴细胞、中性粒细胞等炎症细胞浸润
纤维增生型	龈缘肿胀、坚实，不易出血	毛细血管增生不明显，纤维组织增生成束，炎症细胞浸润较水肿型少

命题趋势　该题针对“慢性龈炎”知识点进行考核，以 A1 型题为主。

金题直击

1. 慢性龈炎的病理变化主要有

A. 牙龈上皮出血

B. 牙龈上皮增生

C. 牙龈上皮脓肿

D. 龈沟壁处有炎症细胞浸润

E. 沟内上皮向根方增殖

【答案】D

【解析】慢性龈炎主要的病理变化为牙龈的龈沟壁有炎症细胞浸润，在沟内上皮的下方可见中性粒细胞浸润，再下方为大量 T 淋巴细胞浸润，浸润区域胶原纤维变性或丧失。

2. 慢性龈炎的病理变化中炎症水肿型不包括

A. 牙龈的纤维结缔组织水肿明显
B. 有大量淋巴细胞、中性粒细胞浸润
C. 可见少量浆细胞
D. 毛细血管增生、扩张、充血
E. 上皮下纤维结缔组织增生成束

【答案】E

【解析】镜下见慢性龈炎主要在牙龈的龈沟壁处有炎症细胞浸润，在沟内上皮的下方可见中性粒细胞浸润，其下方为大量的淋巴细胞（主要为T淋巴细胞）。炎症细胞浸润区域的胶原纤维大多变性或丧失。炎症水肿型：牙龈的纤维结缔组织水肿明显，其间有大量淋巴细胞、中性粒细胞浸润，还可见少量浆细胞，毛细血管增生、扩张、充血。只局限于牙龈组织内，其深部的牙周膜与牙槽骨均未见明显变化。炎症水肿型类似于炎症肉芽组织。

第二节　剥脱性龈病损（助理不考）

一、概述

剥脱性龈病损不是一个单独的疾病，而是多种疾病在牙龈上的表现；剥脱性龈病损局限于牙龈病变，可表现为发红或脱屑样病变。剥脱性龈病损包括类天疱疮、扁平苔藓、天疱疮、红斑狼疮等。

二、病理变化

镜下观察：剥脱性龈病损分为疱型和苔藓型。

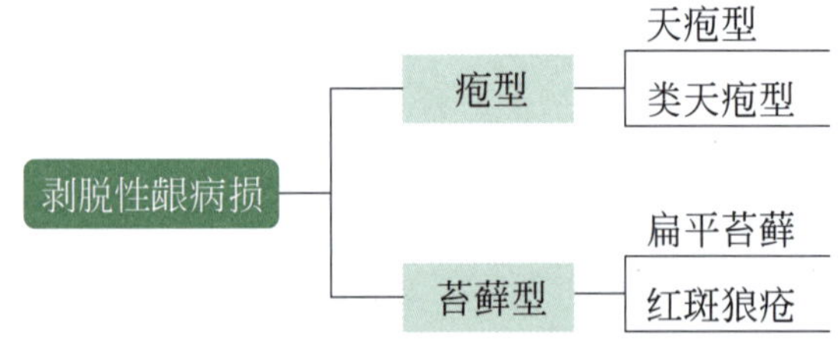

命题趋势 该题针对“剥脱性龈病损”知识点进行考核，以A1、A2型题为主。

金题直击

以下哪项疾病没有剥脱性龈病损的特征

A. 类天疱疮
B. 天疱疮
C. 白斑
D. 扁平苔藓
E. 红斑狼疮

【答案】C

【解析】所谓的剥脱性龈病损不是或大多数不是一种独立的疾病，而是许多疾病在牙龈上的表征，其中包括类天疱疮、扁平苔藓、天疱疮、红斑狼疮等。

第三节　牙周炎

牙周炎是发生在牙支持组织上的炎症性感染疾病，狭义上的牙周病不包括牙龈病。

一、牙周炎的发展过程

牙周炎的发展过程分为始发期、早期病变期、病损确立期及进展期四个阶段。其病变可以缓解或停止，呈现出修复现象的静止态；也可以持续发展。

1. 始发期　龈沟区的沟内上皮与结合上皮周围表现为急性渗出性炎症反应。中性粒细胞浸润，其下方可见少量淋巴细胞及巨噬细胞；胶原纤维开始破坏。此期一般持续2～4天。

2. 早期病变期　大量淋巴细胞浸润，主要为T淋巴细胞；60%～70%纤维丧失，结合上皮开始增生。炎性渗出液继续增多，此期仍为急性炎症期，临床患者出现典型的牙龈炎表现。此期可持续3周或更长时间。

3. 病损确立期　大量的淋巴细胞浸润，除了T淋巴细胞以外，**B淋巴细胞**也不断增多，可见多数浆细胞；形成**较浅的牙周袋；无牙槽骨吸收**、破坏，是**治疗的关键时期**。

4. 进展期　结合上皮向深部增生，形成**深牙周袋**。**破骨细胞**活跃，**牙槽骨发生吸收、破坏**。此期临床出现明显的牙周溢脓与牙齿松动等典型牙周炎症状。

命题趋势　该题针对“牙周炎”知识点进行考核，以A1、A2型题为主。

金题直击

1. 结合上皮向根方增殖、延伸，形成深牙周袋，是以下哪项病理表现

A. 牙周炎静止期　　B. 牙周炎活动期
C. 牙周变性　　D. 牙周创伤
E. 牙周萎缩

【答案】B

【解析】牙周炎活动期的病理变化包括结合上皮向根方增殖、延伸，形成深牙周袋。其周围有大量炎症细胞浸润。

2. 牙周袋形成，尚无明显牙槽骨吸收的病理变化见于牙周炎的

A. 始发期　　B. 早期病变期
C. 病损确立期　　D. 进展期
E. 静止期

【答案】C

【解析】牙周炎临床病理发展可分为始发期、早期病变期、病损确立期和进展期。各期的病理改变如下。①始发期：其外包绕的龈沟上皮和结合上皮周围呈急性渗出性炎症反应，毛细血管扩张充血，通透性增加，上皮及其下方结缔组织内大量中性粒细胞浸润，龈沟液渗出增多，中性粒细胞和单核细胞移入到龈沟内，临床上呈急性渗出性炎症表征。此期一般持续2～4天。②早期病变期：结缔组织内大量T淋巴细胞浸润，炎性渗出物继续增多，大量中性粒细胞移入龈沟，胶原变性、破坏，结合上皮开始增生，临床上呈典型急性龈炎表征。该期持续3周或以上。③病损确立期：结缔组织内大量淋巴细胞浸润，除了T淋巴细胞外，B淋巴细胞不断增多，可见浆细胞，结合上皮继续向根方增殖，形成较浅的牙周袋，龈沟液内出现各种免疫球蛋白、补体、酶，炎症仅限于软组织，临床上呈慢性龈炎表征，在本阶段炎症仍可被抑制或逆转。④进展期：结合上皮继续增殖，形成深牙周袋，破骨细胞活跃，牙槽骨吸收，临床症状典型，如不能控制，最终导致牙齿松动、脱落。

二、牙周炎的病理变化

1. 牙周炎活动期的病理变化

活动期牙周炎是指已经出现**牙周袋的形成**及**牙槽骨吸收**时的牙周组织的各种病理改变。

① 牙面上可见菌斑、牙垢及牙石堆积，程度可不同。

② **牙周袋**内有大量炎性渗出物，可检测出多种免疫球蛋白及补体等成分。

③ 沟内上皮可出现糜烂或溃疡，一部分上皮向结缔组织内增生呈条索状或网眼状，可见大量炎症细胞浸润，并可见一部分炎症细胞及渗出物移出至**牙周袋**内。

④ 结合上皮向根方增殖、延伸，可形成**深牙周袋**，其周围可见有密集的炎症细胞浸润。

⑤ 沟内上皮及结合上皮下方的胶原纤维水肿、变性、丧失，大部分被炎症细胞取代，**牙槽嵴顶骨吸收**明显。

⑥ 牙槽骨出现活跃的破骨细胞，形成骨吸收陷窝。牙槽嵴顶及**固有牙槽骨吸收**、破坏。

⑦ 牙周膜的基质及胶原变性、降解，骨的吸收和破坏，可引起**牙周膜间隙**增宽。

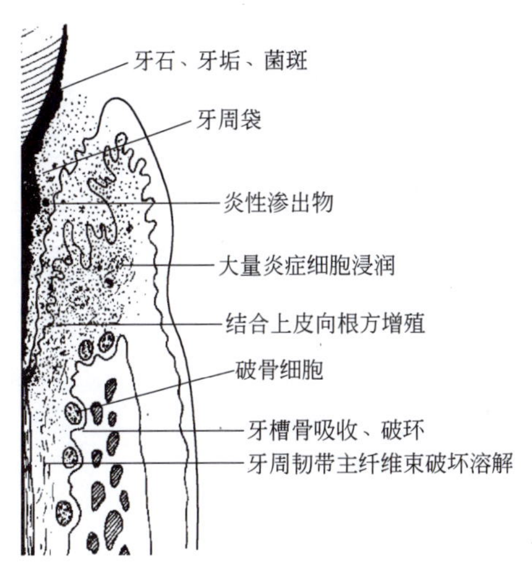

活动期牙周炎的病理变化模式图

⑧ 深牙周袋致使根面的牙骨质暴露，可出现牙石与牙骨质牢固地附着。

命题趋势 该题针对“牙周炎”知识点进行考核，以 A1、A2 型题为主。

金题直击

1. 下列哪项不是活动期牙周炎的病理变化

A. 牙周袋内有大量炎性渗出物
B. 沟内上皮出现糜烂
C. 结合上皮向根方增殖
D. 牙槽骨出现活跃破骨细胞
E. 牙周膜间隙变窄

【答案】E

【解析】活动期牙周炎病理变化：①牙面上有不同程度的菌斑、牙垢及牙石的堆积。②牙周袋内有大量炎性渗出物，可检测出多种免疫球蛋白及补体。③沟内上皮出现糜烂或溃疡，一部分上皮增殖呈条索或网眼状，大量炎症细胞浸润，并见一部分炎症细胞及渗出物通过上皮层移出至牙周袋内。④结合上皮向根方增殖、延伸，形成深牙周袋。其周围有大量炎症细胞浸润。⑤沟内上皮及结合上皮下方的胶原纤维水肿、变性、丧失，大部分已被炎症细胞取代，牙槽嵴顶骨吸收明显。⑥牙槽骨出现活跃的破骨细胞性骨吸收陷窝，牙槽嵴顶及固有牙槽骨可见多数吸收、破坏。⑦牙周膜的基质及胶原变性、降解，骨的吸收、破坏，导致牙周膜间隙增宽。⑧深牙周袋致使根面牙骨质暴露，可见牙石与牙骨质牢固地附着。

2. 牙槽骨的硬骨板消失，骨小梁改建，牙根面也可发生吸收，牙周膜间隙增宽，固有牙槽骨吸收，为以下哪种疾病的病理表现

A. 牙周变性
B. 牙周炎静止期
C. 牙周炎活动期
D. 牙周创伤
E. 牙周萎缩

【答案】D

【解析】牙周创伤的病理改变为：牙槽骨的硬骨板消失，骨小梁改建，改建后的骨小梁，其分布与受力的分布方向一致，牙根面也可发生吸收。牙周膜间隙增宽，固有牙槽骨吸收，张力侧受牵引的硬骨板出现成层的增生，受压侧的牙周膜组织可有变性、坏死及钙化发生。

2. 牙周炎静止期（修复期）的病理变化

① 沟内或袋壁上皮及结合上皮周围的炎症表现明显减少，在牙周袋与牙槽骨之间可见大量新生的纤维结缔组织或粗大的胶原纤维束增生，其间可见少量的慢性炎症细胞浸润和新生的毛细血管。

② 牙槽骨的吸收呈静止状态，一般看不到破骨细胞。而原有的骨吸收陷窝区内常可见成骨细胞，新的类骨质形成。牙槽嵴部位的吸收亦可见有类骨质或新骨形成。

③ 牙根面被吸收的牙骨质也出现新生现象。根面的牙骨质上附着着增生的粗大胶原纤维束，常呈棘状增生。被吸收的牙骨质也见类骨质或新形成的牙骨质。

【要点提醒】

牙周炎活动期	疾病进展的过程，以对机体损伤反应为主
牙周炎静止期	以机体的抗损伤反应为主

命题趋势 该题针对“牙周炎”知识点进行考核，以 A1、A2 型题为主。

金题直击

牙槽骨出现活跃的破骨细胞性骨陷窝，是以下哪项病理表现

A. 牙周炎静止期
B. 牙周炎活动期
C. 牙周变性
D. 牙周创伤
E. 牙周萎缩

【答案】B

【解析】牙周炎活动期的病理变化包括牙槽骨出现活跃的破骨细胞性骨陷窝，牙槽嵴顶及固有牙槽骨可见多数吸收、破坏。

第十二单元　口腔黏膜病

考试分值

专业	2019 年	2020 年	2021 年	2022 年	2023 年
执业	2	3	2	3	3
助理	1	2	1	2	1

第一节　口腔黏膜病基本病理变化

一、过度角化和角化不良

1. 过度角化　也称角化亢进，分为过度正角化和过度不全角化。

过度正角化	细胞核消失，常伴有透明角质颗粒明显和粒层增厚
过度不全角化	细胞核未分解消失，粒层增厚不明显

2. 角化不良　也称错角化，是指棘层或基底层内个别细胞或成群细胞发生角化。角化不良有良性和恶性之分，恶性可发展为癌。

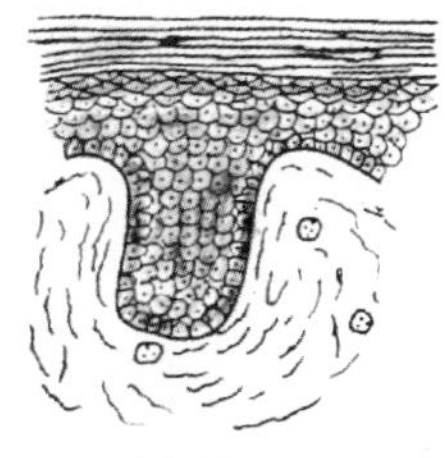
过度角化

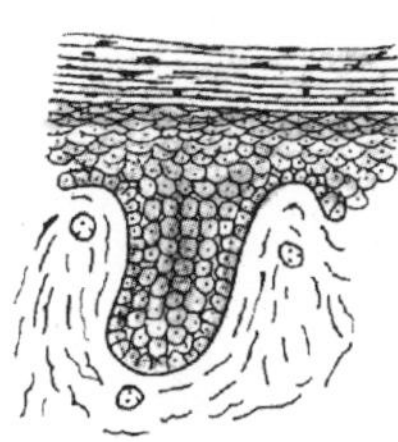
过度不全角化

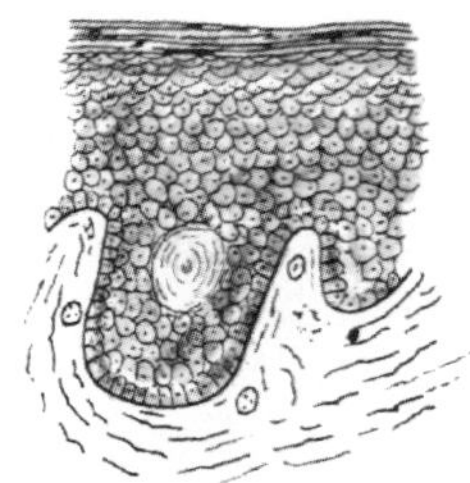
角化不良

命题趋势 该题针对“过度角化和角化不良”知识点进行考核，以 A1 型题为主。

金题直击

下列属角化不良的是

A. 角化层增厚　　B. 角化层变薄

C. 基底层细胞角化　　D. 透明角质颗粒明显

E. 角化细胞含细胞核

【答案】C

【解析】正常的角化层位于上皮最表层，角化不良是上皮棘层或基底层内出现个别或成群细胞角化。

二、上皮异常增生（反复看，知道谁是不正常）

1. 上皮的变化

① 上皮基底细胞的极性消失。

② 出现超过一层基底样细胞。

③ 在棘细胞层中单个或成团细胞角化。

④ 上皮浅表 1/2 出现有丝分裂。

⑤ 上皮层次紊乱。

⑥ 上皮钉突呈滴状。

2. 细胞的变化

① 可见少数异常有丝分裂，有丝分裂象增加。

② 核质比例增加。
③ 细胞呈多形性。
④ 细胞核深染。
⑤ 核仁增大。
⑥ 细胞黏着力下降。
根据以上表现出现的数目，可分为轻、中、重度上皮异常增生。

命题趋势 该题针对“其他牙周病理变化”知识点进行考核，以 A1、A2 型题为主。

金题直击

下列说法不属于上皮异常增生表现的是

A. 上皮浅表 1/2 出现有丝分裂
B. 细胞多形性
C. 核仁增大
D. 细胞黏着力上升
E. 细胞核深染

【答案】D

【解析】细胞黏着力下降。

三、基底细胞空泡性变及液化

基底细胞空泡性变及液化为基底细胞内水分增多，导致胞体肿大；较轻时细胞稍增大，胞浆呈空泡状，称空泡性变；严重时，基底细胞排列不整齐、消失，基底膜不清。常在扁平苔藓和红斑狼疮时发生此病变。

金题直击

以下哪个为扁平苔藓的主要病理变化

A. 基底细胞液化、变性
B. 出现棘层松解
C. 上皮表面见角质栓塞
D. 上皮内形成小脓肿
E. 结缔组织发生纤维变性

【答案】A

【解析】扁平苔藓的主要病理改变包括基底细胞液化、变性。

四、疱

疱为黏膜或皮肤内局限性贮存液体所形成。疱的内容物有浆液（水疱）、血液（血疱）及脓液（脓疱）。一般直径超过 5mm 者称为大疱；直径小于 5mm 者称为小疱。若小的水疱聚集成簇，则称为疱疹。

根据疱形成的部位可分为：

（一）棘层内疱

棘层内疱是指疱在上皮棘层内或基底层之上，棘细胞间桥粒被破坏可发生棘层松解，上皮细胞失去内聚力而分离。棘层内疱见于天疱疮、病毒性水疱。

（二）基层下疱

基层下疱是指疱在基底层之下，基底细胞变性，上皮全层剥离。基层下疱见于黏膜良性类天疱疮、多形渗出性红斑。

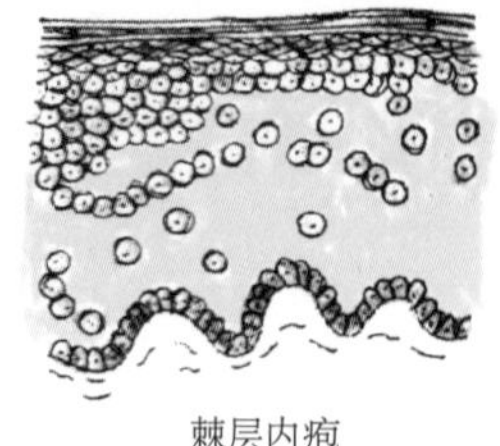
棘层内疱

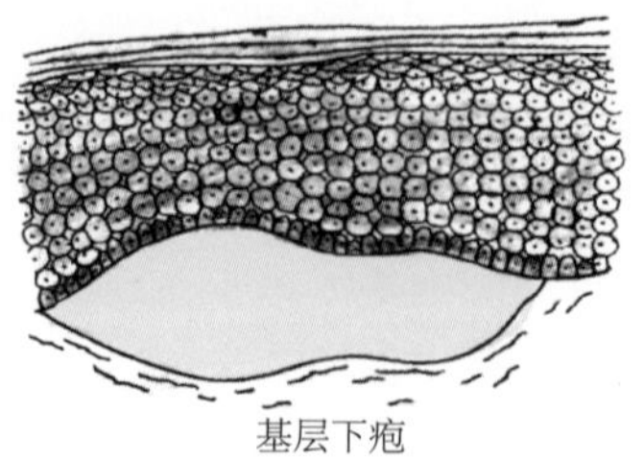
基层下疱

五、斑

斑是黏膜或皮肤上的颜色异常，一般大小不等，不高起，不变厚，范围较局限也无硬度的改变，可为暂时性或永久性。红色斑为黏膜固有层血管的增生、扩张及充血。临床上为了区别皮肤或黏膜红色斑是充血还是出血，可用玻片压迫法。加压后透过玻片的血色消失，则说明是充血；加压后仍有血色，则说明是出血。

六、丘疹

丘疹为黏膜或皮肤上凸出的小疹，直径 1 ～ 5mm，较硬，色灰或发红，消失后不留痕迹。丘疹在镜下表现为：上皮增厚，固有层内浆液渗出，炎症细胞浸润。

七、糜烂和溃疡

1. 糜烂　上皮浅表层破坏，未侵犯上皮全层时称为糜烂。糜烂一般由机械损伤或药物烧伤所引起，或继发于棘层内疱破溃后。糜烂面平滑而湿润，一般呈鲜红色。糜烂面愈合后不遗留瘢痕。

2. 溃疡　黏膜或皮肤因炎性坏死组织的崩解和脱落所形成的缺损称为溃疡。

溃疡
- 浅层溃疡→只破坏上皮层，愈后不留瘢痕→复发性阿弗他溃疡
- 深层溃疡→病变波及黏膜下层，愈后留瘢痕→腺周口疮

八、棘层松解（助理不考）

棘层松解是棘细胞与棘细胞之间张力原纤维及黏合物质发生变性、断裂，细胞间桥溶解，形成裂隙或上皮内疱。此种病变见于天疱疮。

金题直击

棘层细胞松解主要见于

A. 白斑　　B. 红斑

C. 扁平苔藓　　D. 天疱疮

E. 类天疱疮

【答案】D

【解析】棘层细胞松解是指黏膜上皮的棘层发生病变，形成上皮内疱，主要见于天疱疮。

第二节　常见的口腔黏膜病

一、口腔白斑

口腔白斑是口腔黏膜上出现的不能被擦去的白色斑块，而临床和病理上又不能诊断为其他疾病者。白斑是一个临床病名，不包含组织学含义。

病理变化：上皮增生，有过度正角化或过度不全角化，或者两者同时出现为混合角化。

上皮单纯性增生	为良性病变，没有非典型细胞，上皮过度角化，粒层明显，棘层增厚；基底膜清晰，上皮钉突伸长，肥厚上皮下有少量炎症细胞浸润
上皮疣状增生	见于疣状白斑，表层过度角化，粒层明显，棘层增厚，上皮下有少量炎症细胞浸润，上皮表面高低不平呈刺状或乳头状增生
上皮异常增生	重度上皮异常增生实际上就是原位癌，其上皮层内细胞发生恶变，但基底膜尚完整，未侵犯结缔组织。非均质型白斑常与上皮异常增生、原位癌或鳞状细胞癌相关

金题直击

1. 角化不良可见于

A. 白斑　　B. 天疱疮

C. 白色水肿　　D. 肉芽肿性唇炎

E. 良性黏膜类天疱疮

【答案】A

【解析】角化不良是上皮棘层或基底层内出现个别或成群细胞角化。角化不良有两种情况：一是良性角化不良，多在高度增生的上皮钉突中出现；另一种是恶性角化不良，见于重度异常增生、原位癌及鳞状细胞癌。

2. 男，45岁，颊黏膜上白色病变半年，边界清楚，与黏膜平齐，舌舔时有粗涩感。镜下见上皮增生，过度正角化，粒层明显，棘层增生。上皮钉突伸长，基底膜清晰，固有层和黏膜下层有炎症细胞浸润。病理诊断为

A. 红斑
B. 扁平苔藓
C. 白斑
D. 白色水肿
E. 慢性盘状红斑狼疮

【答案】C

【解析】白斑见上皮增生，过度正角化，粒层明显，棘层增生；上皮钉突伸长，基底膜清晰，固有层和黏膜下层有炎症细胞浸润。

二、口腔扁平苔藓

扁平苔藓是较为常见的一种皮肤黏膜病。

病损好发于颊黏膜，其次为舌、唇和牙龈等黏膜，病变常为对称性分布。

病理变化：

① 上皮不全角化（白色条纹处）或无角化（黏膜发红区）。
② 棘层增生，少数萎缩。
③ 上皮钉突不规则延长，少数呈锯齿状。
④ 基底层液化、变性，形成上皮下疱。
⑤ 固有层T淋巴细胞带状浸润，浸润范围一般不达到黏膜下层（诊断标志）。
⑥ 上皮棘层、基底层、固有层可见有特殊的胶样小体（Civatte小体）。

金题直击

以下关于扁平苔藓的病理变化描述错误的是

A. 上皮增生或萎缩
B. 上皮棘层松解
C. 上皮基底细胞液化
D. 上皮钉突增生呈锯齿状
E. 上皮下淋巴细胞呈带状浸润

【答案】B

【解析】扁平苔藓的病理变化：①上皮不全角化或无角化；②棘层增生，少数萎缩；③上皮钉突不规则延长，少数呈锯齿状；④基底层液化、变性，形成上皮下疱；⑤固有层T淋巴细胞带状浸润，浸润范围一般不达到黏膜下层（诊断标志）；⑥上皮棘层、基底层、固有层可见胶样小体（Civatte小体）。

三、慢性盘状红斑狼疮

患慢性盘状红斑狼疮者多为女性，年龄以20～40岁多见。病变主要发生于唇颊部的皮肤与黏膜，多无全身性损害。先发生于皮肤的外露部位，面部的鼻梁两侧皮肤呈鲜红色斑，其上覆盖白色鳞屑，称之为蝴蝶斑，可见角质栓塞。

病理变化：角质栓塞，基底细胞空泡变性、液化，上皮与固有层之间可形成裂隙和小水疱，基底膜不清。

① 上皮过度角化或不全角化。粒层明显，棘层变薄。
② 基底细胞液化变性。
③ 毛细血管扩张，血管内可见玻璃样血栓，管周淋巴细胞（主要为T淋巴细胞）浸润（诊断标志）。
④ 胶原蛋白发生变性，纤维水肿、断裂。
⑤ 上皮基底膜区有翠绿荧光带，又称为狼疮带。

金题直击

女，45岁，颊黏膜有红斑样病损，表面糜烂，周围有白色放射状条纹。鼻梁两侧皮肤有蝴蝶斑。镜下

可见上皮层萎缩变薄，表层过度角化，可见角质栓，基底细胞层液化变性，固有层浅层胶原纤维水肿、变性。小血管周围有慢性炎症细胞浸润，以淋巴细胞为主。病理诊断是

A. 白斑　　B. 扁平苔藓
C. 天疱疮　　D. 红斑
E. 慢性盘状红斑狼疮

【答案】E

【解析】本题“题眼”为：蝴蝶斑、角质栓。

四、红斑（助理不考）

红斑又称增殖性红斑、红色增殖性病变，也称奎来特（Queyrat）红斑。

病理变化：口腔黏膜的红斑不如白斑多见，但其恶性者在组织学上所占的比例却很高。均质型红斑有的在镜下表现为上皮萎缩，有的为上皮异常增生或原位癌。颗粒型红斑大多为原位癌或早期浸润癌，只有少数为上皮异常增生。红斑的表面上皮由不全角化层覆盖，钉突之间的上皮萎缩变薄，结缔组织中血管增生且扩张充血，因此临床表现为红色斑块。红斑易癌变，不少红斑已经是原位癌。红斑表现为天鹅绒样的红。

金题直击

男，50岁，舌侧缘发红半年，略感不适，检查见左舌侧缘有1cm×1.2cm×1cm大小鲜红色斑块，边界清楚，表面光滑，质地较柔软。首先应考虑

A. 口腔结核　　B. 真菌感染
C. 慢性盘状红斑狼疮　　D. 红斑
E. 扁平苔藓

【答案】D

【解析】红斑：鲜红色斑块，边界清楚，表面光滑，质地较柔软。

五、天疱疮（助理不考）

天疱疮为一种少见而严重的疱性、自身免疫性疾病。

在疾病过程中约有90%的患者可发展至口腔黏膜。发生于口腔黏膜者主要为寻常性天疱疮。临床以软腭、颊及龈黏膜最多见；有周缘扩展现象（轻挑皮剥）、尼氏征阳性（刺激成疱脱皮）。

病理变化：

天疱疮的病理特征为棘层松解和上皮内疱形成。

细胞间桥消失，使棘层细胞松解，彼此分离，在上皮内形成裂隙或出现大疱，其部位常在棘层内或棘层和基底层之间。

疱液内可见松解脱落的上皮细胞，单个或成团，称天疱疮细胞（Tzanck cell）。这些细胞无细胞间桥，水肿呈圆形，胞核圆形，大而肿胀，染色质多，胞核周围有窄的晕，即松解的棘细胞。将大疱的疱顶剪去，刮疱底组织进行涂片，用吉姆萨或苏木精-伊红染色，可观察到天疱疮细胞。

采用荧光抗体法进行直接免疫荧光染色，在病变部位及邻近上皮的棘层细胞周围可见有免疫球蛋白如IgG或IgA阳性染色，呈鱼网状。涂片染色也有相同结果。

金题直击

男，50岁，软腭处有一疱，约1cm×1.2cm大小，稍有糜烂，疼痛明显。皮肤尼氏征阳性。镜下可见棘层松解，上皮内疱形成。基底细胞附着于结缔组织的上方，疱底可见不规则的乳头成绒毛状突起，突起表面有基底细胞层。固有层有炎症细胞浸润。病理诊断为

A. 天疱疮　　B. 良性黏膜类天疱疮
C. 扁平苔藓　　D. 慢性盘状红斑狼疮
E. 复发性阿弗他溃疡

【答案】A

【解析】本题的“题眼”是棘层松解，上皮内疱形成。基底细胞附着于结缔组织的上方，疱底可见不规则的乳头成绒毛状突起，突起表面有基底细胞层。

六、良性黏膜类天疱疮（助理不考）

良性黏膜类天疱疮又称瘢痕性类天疱疮。

病理变化：基底细胞变性，上皮全层剥脱，形成基层下疱，无周缘扩展现象；一般不侵犯口唇。直接免疫荧光检测，可观察到翠绿色的荧光带沿基底膜区伸展。

七、念珠菌病（助理不考）

念珠菌病多由白念珠菌感染所致。白念珠菌寄生于人体的皮肤和黏膜。

病理变化：黏膜病变一般为亚急性或慢性炎症。

① 念珠菌的侵入，引起上皮表层水肿，角化层内出现中性粒细胞浸润，常可形成微小脓肿。

② 上皮棘层增生，上皮钉突呈圆形，基底膜可有部分被炎症破坏。

③ 在角化层或上皮的外 1/3 处可以见到菌丝，HE 染色不甚清晰，PAS 染色为强阳性。

④ 结缔组织中有充血毛细血管及大量淋巴细胞、浆细胞和中性粒细胞浸润。

急性假膜性念珠菌病的白色假膜在镜下病变为上皮变性坏死，局部可见大量念珠菌的菌丝和孢子。

金题直击

男，23 岁，颊部黏膜近口角处白色斑块数月，质硬、不易擦去。镜下见上皮表层水肿，角化层内有中性粒细胞浸润，常形成微小脓肿。上皮棘层增生，上皮钉突呈圆形，基底膜部分被炎症破坏。PAS 染色见角化层有垂直于上皮表面的丝状阳性着色物，结缔组织中有充血的毛细血管及大量淋巴细胞、浆细胞和中性粒细胞浸润。病理诊断应为

A. 白斑　　B. 红斑

C. 肉芽肿性唇炎　　D. 白念珠菌病

E. 口腔结核

【答案】D

【解析】本题“题眼”为：白色斑块，微小脓肿及 PAS 染色见角化层有垂直于上皮表面的丝状阳性着色物（菌丝）。

八、口腔黏膜下纤维化（助理不考）

口腔黏膜下纤维化为癌前状态，病因不明，可能与食辣椒、嚼槟榔等刺激有关，B 族维生素和蛋白质缺乏也与本病有关。临床上早期可出现疱、溃疡；后期可见黏膜变白、硬，触诊黏膜时可触及纤维条索，可出现张口受限。

病理变化：主要变化为结缔组织发生纤维变性。

病变的发展可分为四个阶段：

（1）最早期　固有层出现胶原纤维水肿，血管扩张充血，中性粒细胞浸润。

（2）早期　上皮下出现胶原纤维玻璃样变性，其下方胶原纤维水肿，淋巴细胞浸润。

（3）中期　固有层胶原纤维发生中度玻璃样变，轻度水肿，有淋巴细胞、浆细胞浸润。

（4）晚期　胶原纤维全部发生玻璃样变，血管狭窄或闭塞。上皮萎缩，钉突变短或消失。有时上皮增生，钉突肥大并可出现异常增生。

金题直击

口腔黏膜下纤维化病理表现为大量肌纤维坏死时，临床表现为

A. 无症状

B. 口腔有烧灼感

C. 出现大疱

D. 有自发痛，口干，味觉减退

E. 张口严重受限

【答案】E

【解析】口腔黏膜下纤维化主要变化为结缔组织发生纤维变性，可分为最早期、早期、中期、晚期四个阶段。在晚期病变中，上皮萎缩、上皮钉突变短或消失，有的上皮增生、钉突肥大，上皮细胞内有空泡，上皮有时出现异常增生。如果出现大量的肌纤维坏死，患者会出现张口严重受限。故本题选 E。

九、肉芽肿性唇炎

肉芽肿性唇炎的病因不明，近来认为肉芽肿性唇炎是梅－罗综合征（Melkersson-Rosenthal syndrome）的不完全型。

病理变化：镜下见上皮下结缔组织内出现弥漫性或灶性炎症细胞浸润，主要见上皮样细胞、淋巴细胞及浆细胞于血管周围呈结节样聚集，有时结节内可出现多核巨细胞，在结节中心部位无干酪样坏死。

第三节　艾滋病的口腔表现（助理不考）

一、毛状白斑

毛状白斑主要为EB病毒（又称非洲淋巴瘤病毒）感染，通常发生于舌外侧缘，一般为双侧。肉眼观察为白色绒毛状，不易被擦掉。患者一般无症状，有时可出现烧灼感、疼痛或者味觉障碍，为艾滋病患者的特异性病变。

镜下所见：上皮钉突肥厚伸长，棘层增生。表面发生薄厚不均的不全角化，粗糙褶皱呈绒毛状改变，表层1/3棘细胞层常可见肿大的气球样细胞。电镜下：在上皮靠近表层部位的细胞之间及细胞的胞质内可见大量病毒颗粒。

二、其他表现

念珠菌病、HIV坏死性龈炎、HIV牙周炎、Kaposi肉瘤、非霍奇金淋巴瘤。

金题直击

下列哪项不是艾滋病的口腔表现

A. 念珠菌病　　B. 毛状白斑

C. 坏死性龈炎　　D. 牙周炎

E. 红斑狼疮

【答案】E

【解析】艾滋病的口腔表现：毛状白斑、念珠菌病、龈炎、坏死性龈炎、牙周炎、Kaposi肉瘤、非霍奇金淋巴瘤。

第十三单元　颌骨疾病（助理不考）

考试分值

专业	2019 年	2020 年	2021 年	2022 年	2023 年
执业	1	1	1	1	2

第一节　颌骨骨髓炎

颌骨骨髓炎是指发生于颌骨骨质和骨髓的炎症，常与颌面部软组织炎症同时存在。其病原菌最常见的是化脓性细菌，以金黄色葡萄球菌和溶血性链球菌为主，有时也可见肺炎球菌和大肠埃希菌，颌骨骨髓炎临床上多为混合性细菌感染。

颌骨骨髓炎感染途径：主要为牙源性感染；血源性感染少见，多发生于婴幼儿。

一、急性化脓性颌骨骨髓炎

病理变化：骨髓组织出现高度充血和炎症性水肿，并可见大量的中性粒细胞浸润；骨髓腔由化脓性渗出物和坏死物质充满，形成脓肿；破骨细胞活性增高，形成死骨，其周围有炎性肉芽组织。

二、慢性化脓性骨髓炎

在急性骨髓炎治疗不当时，或毒力弱的细菌感染时可引起慢性化脓性骨髓炎。

病理变化：化脓性病灶可伴有明显骨吸收和死骨形成，骨腔内含慢性肉芽组织或脓液，可含死骨（骨细胞消失，骨陷窝空虚，骨小梁周围缺乏成骨细胞），死骨周围有肉芽组织围绕，小块死骨可自行排出，大块者则成异物。

金题直击

男，36 岁，右下智齿冠周炎反复发作，其颊侧牙龈处有瘘管形成，同侧面部可触及炎性浸润肿块，张口受限，最可能的疾病是

A. 牙周炎　　B. 慢性化脓性骨髓炎
C. 致密性骨炎　　D. Garré 骨髓炎
E. 颌骨囊肿

【答案】B

【解析】慢性化脓性骨髓炎主要表现为窦道流脓经久不愈，阻碍窦道愈合的主要原因是有感染性骨腔或死骨存在。

三、慢性骨髓炎伴增生性骨膜炎

慢性骨髓炎伴增生性骨膜炎又称 Garré 骨髓炎、Garré 慢性非化脓性硬化性骨炎或骨化性骨膜炎。

病理变化：镜下观察可见骨膜下密质骨表面有反应性新骨形成，形成双层骨皮质；在类骨质周围有成骨细胞，新生的骨小梁与骨面垂直，小梁间为纤维结缔组织，其中有少量淋巴细胞和浆细胞浸润。

金题直击

男，14 岁，下颌骨后方无痛性肿胀，进展缓慢。X 线咬合片显示外骨皮质板呈灶性骨膜下骨质增生。镜下见骨膜下密质骨反应性新骨形成，其中有少量淋巴细胞和浆细胞浸润，无化脓及死骨形成。最可能的疾病是

A. Garré 骨髓炎　　B. 根尖周致密性骨炎
C. 慢性化脓性骨髓炎　　D. 结核性骨炎
E. 慢性局灶性骨髓炎

【答案】A

【解析】本题的“题眼”是镜下见骨膜下密质骨反应性新骨形成，其中有少量淋巴细胞和浆细胞浸润，无化脓及死骨形成。

四、慢性局灶性硬化性骨髓炎

慢性局灶性硬化性骨髓炎又称致密性骨炎，多与慢性根尖周炎有关，常出现在抵抗力强或感染轻的患者中。

病理变化：镜下见骨小梁不规则，其厚度和数量增加，含有复杂嗜碱性线；骨髓腔窄小，腔内有少量纤维组织及慢性淋巴细胞浸润。

金题直击

男，20 岁，右下颌第一磨牙区轻微疼痛，X 线见第一磨牙根尖有一圆形界线清楚的阻射区，镜下见骨小梁的厚度和数量增加，骨髓腔窄小，腔内有纤维组织及少量炎症细胞浸润。最可能的疾病是

A.Garré 骨髓炎　　B. 致密性骨炎

C. 慢性化脓性骨髓炎　　D. 结核性骨炎

E. 慢性局灶性骨髓炎

【答案】B

【解析】慢性局灶性硬化性骨髓炎又称致密性骨炎，镜下见骨小梁的厚度和数量增加，骨髓腔窄小，腔内有少量纤维组织及慢性炎症细胞浸润。

五、结核性骨髓炎

颌骨的结核性骨髓炎是其他部位结核病的继发病。

其感染来源有：

① 牙龈及口腔黏膜的结核性溃疡侵犯颌骨。

② 结核分枝杆菌经拔牙创、开放性龋洞或在牙齿萌出期侵至颌骨。

③ 身体其他部位的结核病通过血行感染侵入颌骨，此种情况较多见。

结核性骨髓炎多发生于儿童，上下颌均可发生。

病理表现：发现典型的结核性肉芽肿，即上皮样细胞结节（上皮样细胞、朗格汉斯巨细胞、炎症细胞等）。结节中心常见干酪样坏死，有时可见死骨形成。若继发一般化脓性感染时，除淋巴细胞浸润外，还可见大量的中性粒细胞，有时可形成脓肿。

六、放射性骨坏死

放射性骨坏死又称放射性骨髓炎，它是头颈部恶性肿瘤放射治疗的严重并发症之一。

主要病变：骨的变性和坏死，骨髓炎或细菌感染为继发病变，多位于骨组织暴露的部分。

第二节　颌骨的非肿瘤性疾病

一、骨纤维结构不良（助理不考）

骨纤维结构不良又称骨纤维异常增殖症。

X 线表现：可见囊性区、毛玻璃样区。

病理变化：

① 纤维结缔组织增多，可见较多幼稚骨小梁。幼稚骨小梁类似 O、C、V、W 等英文字母的形态。

② 细胞性纤维组织替代正常骨，可有化生性骨小梁或骨形成。

③ 骨小梁无层板结构，无方向，分布较均匀，周围有骨样组织。

④ 缺乏成排的成骨细胞。

⑤ 增生的纤维结缔组织富含血管，有时可见软骨岛、多核巨细胞、骨样组织、泡沫细胞和破骨细胞。

金题直击

1. 男，25 岁，上颌骨肿胀，右下颌第一磨牙区轻微疼痛，X 线见第一磨牙，边界不清。镜下见纤维组织代替了正常骨组织，骨小梁形态不一，呈“O”“C”或“V”形，骨小梁的周围未见成排的成骨细胞。病理论断应为

A. 家族性巨颌症
B. 组织细胞增生症 X
C. 骨纤维结构不良
D. 骨化纤维瘤
E. 牙骨质 - 骨化纤维瘤

【答案】C

【解析】本题的“题眼”是：纤维组织代替了正常骨组织，纤维结缔组织增多，可见较多幼稚骨小梁，呈 O、C、V、W 形，无层板结构。

2. 骨纤维异常增生症的特点是

A. 骨小梁增生
B. 骨内纤维组织减少
C. 骨内纤维组织增多
D. 骨膜增生
E. 骨皮质增生

【答案】C

【解析】骨纤维异常增生症的特点是：纤维结缔组织增多，可见较多幼稚骨小梁。

二、朗格汉斯细胞组织细胞增生症（助理不考）

朗格汉斯细胞组织细胞增生症曾称组织细胞增生症 X。本病是朗格汉斯细胞及其前体细胞所发生的肿瘤性增生性疾病。根据病变范围及严重程度，该病可表现为嗜酸性肉芽肿、汉 - 许 - 克病及勒 - 雪病三种类型。病变主要由朗格汉斯细胞、嗜酸性粒细胞、炎症细胞组成。

电镜下朗格汉斯细胞胞浆电子密度较低，又称明细胞，细胞核的核膜内陷形成缺痕。胞浆内含有朗格汉斯颗粒，又称 Birbeck 颗粒。

嗜酸性肉芽肿	汉 – 许 – 克病	勒 – 雪病
慢性局限型	慢性播散型	急性播散型
好发于儿童、青少年	好发于儿童	好发于婴幼儿
多发生于骨内，颅骨、下颌骨、肋骨多发，口腔多侵犯颌骨和牙龈	多骨性、骨外病变	不仅有骨病变，还有内脏破坏
常见牙龈肿痛、颌骨肿大和牙松动	三大特征：颅骨损伤、突眼、尿崩	—
X 线：有溶骨性表现	X 线：颅骨不规则穿凿性破坏	X 线：明显骨质破坏
嗜酸性粒细胞最多见	大量泡沫细胞	大量朗格汉斯细胞、多核巨细胞；无泡沫细胞

金题直击

朗格汉斯细胞组织细胞增生症的慢性局限型是

A. 嗜酸性淋巴肉芽肿
B. 嗜酸性肉芽肿
C. 汉 - 许 - 克病
D. 勒 - 雪病
E. 巨细胞肉芽肿

【答案】B

【解析】嗜酸性肉芽肿属于慢性局限型；汉 - 许 - 克病属于慢性播散型；勒 - 雪病属于急性播散型。

三、巨细胞肉芽肿（助理不考）

巨细胞肉芽肿过去曾被称为巨细胞修复性肉芽肿，是指一组含多核巨细胞的颌骨病变，它们与发生于长骨骺端的经典骨巨细胞瘤不同，多数为非肿瘤性、修复性疾病，发展缓慢，不穿破骨皮质，单纯刮治即可治愈，很少复发。但其中也有一部分病例呈侵袭性生长，采用保守术式治疗后易复发。

病理变化：肉眼观骨质膨隆，剖面灰白或红褐色，病变较大时，可有出血、坏死和囊性变。镜下观病变由纤维结缔组织构成，其中含有多核巨细胞。与巨细胞肉芽肿组织结构类似的病变常发生于颌骨周围的软组织，称为周围性巨细胞肉芽肿，巨细胞性龈瘤是其中之一。

金题直击

患者，女，23岁。下颌骨区疼痛1年余。检查可见右下颌骨膨隆。X线片可见境界明显的密度降低区。病理可见骨质膨隆，有点状出血。镜下可见病变区域大量的纤维结缔组织，含有多核巨细胞。多核巨细胞较小。则患者所患疾病为

A. 朗格汉斯细胞组织细胞增生症

B. 巨细胞肉芽肿

C. 骨纤维结构不良

D. 颌骨骨髓炎

E. 颌骨创伤

【答案】 B

【解析】 本题的“题眼”是镜下可见病变区域大量的纤维结缔组织，含有多核巨细胞。

第十四单元　唾液腺疾病

考试分值

专业	2019 年	2020 年	2021 年	2022 年	2023 年
执业	3	4	3	4	5
助理	2	2	2	2	2

第一节　唾液腺非肿瘤性疾病（助理不考）

一、慢性唾液腺炎

类型	病理表现
慢性唾液腺炎	镜下见唾液腺导管扩张，导管内有炎症细胞；淋巴细胞和浆细胞浸润于导管周围及纤维间质，或形成淋巴滤泡；腺泡萎缩、消失，被增生的纤维结缔组织取代；小叶内导管上皮增生，并可见鳞状化生。造影表现为主导管呈腊肠状，末梢导管呈点球状扩张
慢性复发性腮腺炎	镜下见小叶内导管上皮增生，导管囊状扩张，囊壁为一层至数层扁平上皮，囊腔可融合；腺泡细胞萎缩；附近导管周围有淋巴细胞浸润或淋巴滤泡形成。唇腺活检表现为腺体萎缩，间质内淋巴细胞浸润。唾液腺造影末梢导管呈点状或斑片状扩张
慢性硬化性下颌下腺炎（又称 Küttner 瘤）	镜下见腺体导管周围纤维化，小叶间结缔组织显著增生，可见玻璃样变性；导管扩张，导管上皮可发生鳞状上皮化生；腺泡萎缩消失，被淋巴细胞取代，形成淋巴滤泡；病变中的浆细胞呈 IgG4 阳性。下颌下腺造影显示腺泡消失和导管扩张。目前认为该疾病属于 IgG4 相关自身免疫疾病

金题直击

慢性唾液腺炎表现以下病理变化，除了

A. 导管扩张　　B. 腺泡萎缩

C. 胶原纤维增生　　D. 腺小叶坏死

E. 鳞状化生

【答案】D

【解析】慢性唾液腺炎的病理变化主要有唾液腺导管扩张，导管内有炎症细胞，导管周围及纤维间质中有淋巴细胞和浆细胞浸润，或形成淋巴滤泡；腺泡萎缩、消失而为增生的纤维结缔组织取代；小叶内导管上皮增生，可见鳞状化生。腺小叶坏死通常在急性唾液腺炎中出现。

二、坏死性唾液腺化生（助理不考）

坏死性唾液腺化生为自愈性疾病，腭部多发，多位于软硬腭交界处。黏膜表面溃疡成火山口样，溃疡深达骨面，溃疡中心发生坏死，但不破坏骨组织。病程 6 ～ 8 周，可自愈。

病理改变：

① 镜下见溃疡周围的表面上皮呈假上皮瘤样增生，腺泡壁溶解消失，腺小叶坏死，黏液外溢形成黏液池。

② 腺导管上皮呈明显的鳞状化生，但无核异形性或间变。

③ 有的腺小叶完全被鳞状细胞团片取代。

金题直击

男，35 岁，腭部黏膜溃疡 6 周，位于硬软腭交界处。溃疡表面呈火山口样。镜下见溃疡周围的表面上皮呈假上皮瘤样增生，腺小叶坏死，腺导管有明显的鳞状化生，形成大小不等的上皮岛或上皮条索，腺体内见弥漫的中性粒细胞、淋巴细胞及浆细胞浸润。最可能的病理诊断是

A. 变性型涎腺肿大症　　B. 复发性阿弗他溃疡

C. 复发性坏死性黏膜腺周围炎　　D. 坏死性涎腺化生
E. 巨细胞包涵体病
【答案】D
【解析】本题的“题眼”是镜下见溃疡周围的表面上皮呈假上皮瘤样增生，腺小叶坏死，腺导管有明显的鳞状化生。

三、舍格伦综合征（助理不考）

舍格伦综合征是最常见的自身免疫性疾病，可分为原发和继发两型。

1. 临床表现　原发舍格伦综合征包括眼干、口干。继发舍格伦综合征除了眼干、口干之外还有其他结缔组织疾病。可以伴发恶性淋巴瘤。X线检查示末梢点状扩张。

2. 病理改变

① 腺体肿胀，与正常腺体间无明显界限。
② 病变从**小叶中心**开始，**小叶轮廓存在**（淋巴细胞浸润，腺泡全部消失）。
③ **腺小叶缺乏结缔组织修复**。
④ 小叶导管上皮增生形成肌上皮岛。
⑤ 导管可扩张形成囊腔。

唇腺活检是确诊方法——唇腺几乎始终可见**局灶性导管周围淋巴细胞浸润**。

金题直击

舍格伦综合征的病理表现不包括
A. 淋巴细胞浸润　　B. 小叶轮廓仍保留
C. 形成上皮岛　　D. 病变常从小叶周边开始
E. 导管增生扩张
【答案】D
【解析】病变从小叶中心开始。

第二节　唾液腺肿瘤

一、免疫组织化学在唾液腺肿瘤中的应用价值（助理不考）

唾液腺肌上皮细胞标记物中，**特异性最强的是** Calponin（一种钙结合蛋白）。在肿瘤性肌上皮细胞中高表达，但特异性低的为S-100蛋白、波形蛋白。

免疫组织化学技术常用于唾液腺肿瘤鉴别诊断的有：

（1）淀粉酶对腺泡细胞癌与其他透明细胞性肿瘤的鉴别。
（2）Calponin、S-100蛋白、肌动蛋白、肌球蛋白等用于肌上皮细胞肿瘤的鉴别。
（3）细胞角蛋白用于未分化癌与恶性淋巴瘤和其他肉瘤的鉴别。
（4）CEA和甲状腺球蛋白用于原发腮腺腺癌和转移性甲状腺癌的鉴别。
（5）线粒体用于大嗜酸性粒细胞分化的肿瘤的鉴别。

二、多形性腺瘤

多形性腺瘤又名唾液腺混合瘤，**是唾液腺肿瘤中最常见的肿瘤。镜下以结构多形性而不是细胞多形性为特征**。

（一）临床特点

1. 年龄　可发生于任何年龄，以40岁左右多见。
2. 性别　女性稍多见。
3. 部位　**大唾液腺中以腮腺最多见，下颌下腺次之，小唾液腺以腭部最多见**。
4. 症状　**肿瘤生长缓慢**，无任何自觉症状。
5. 体征　肿瘤边界清楚，呈圆形或结节状，表面光滑，触之质硬，若有囊性病变者触诊有波动感，发生在大唾液腺者，与皮肤及深部组织无粘连，活动度良好，表面皮肤无改变。发生在口腔内，如腭部者，活动度差，表面可形成创伤性溃疡，可压迫骨组织产生吸收，但无侵蚀现象。

（二）病理改变

镜下：肿瘤性上皮细胞、黏液样组织和软骨样组织混合构成。

① 肿瘤表面光滑有完整包膜，多呈结节状或分叶状，剖面呈实性灰白色，有时可见浅蓝色透明的软骨样组织。有囊性变时，囊腔大小不一，内含无色透明或褐色液体。

② 肿瘤细胞形态多样性。

③ 肿瘤组织结构多形性。

④ 黏液样组织和软骨样组织基质均由肌上皮细胞分泌。

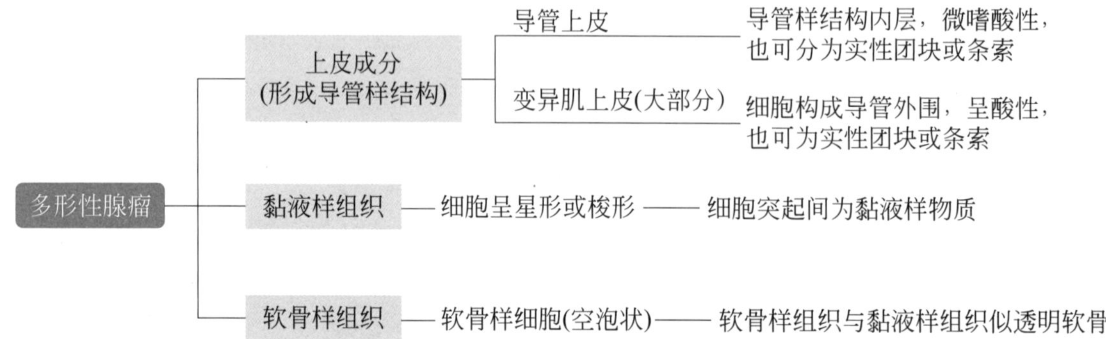

（三）生物学行为

多形性腺瘤为良性肿瘤，生长缓慢。虽然包膜较完整，但包膜内常有瘤细胞侵入。手术严禁使用剜除术，应在正常组织范围内切除。

（四）组织来源

根据半多能双储备细胞理论，多形性腺瘤来自闰管或闰管储备细胞。

金题直击

患者，女，45 岁。腮腺肿物 5 年，无痛性生长。检查见右耳下一结节状肿物，活动，肉眼观察肿物有厚薄不一的包膜，不完整，切面大部分实性、黄白色，局部可见针尖大小囊腔，偶见半透明状区域。镜下见肿瘤细胞呈导管状结构及上皮细胞块，并见黏液软骨样区。其组织来源为

A. 闰管或闰管储备细胞　　B. 腺泡

C. 排泄管　　D. 纹管

E. 口腔黏膜基底细胞

【答案】A

【解析】多形性腺瘤来自闰管或闰管储备细胞，它既可向上皮分化，又可向肌上皮细胞分化，肿瘤性肌上皮细胞进一步形成黏液样组织，从而形成了肿瘤的多形性结构。

三、黏液表皮样癌

黏液表皮样癌是唾液腺肿瘤中常见的恶性肿瘤，其发病率在唾液腺癌中居首位。

（一）临床特点

1. 年龄　任何年龄均可发生，但中年或中年以上多见。

2. 性别　女性比男性多见。

3. 部位　腮腺和腭部最为多见。

4. 症状　高分化者与多形性腺瘤相似，无痛，生长缓慢，可达 10 年以上。低分化者为恶性肿瘤的表现，生长迅速，病期短，常出现疼痛及面瘫。

5. 体征　高分化者肿物较小、较硬，形态不规则，活动度较差，可有囊性感。低分化者瘤体较大，活动度差，界限不清，可伴有溃疡。

（二）病理改变

镜下由三种细胞成分构成，即黏液细胞、表皮样细胞和中间细胞。根据三种细胞成分的比例及分化程度不同，将此癌分为高度、中度和低度分化三型：

1. **高度分化型**　以黏液细胞和表皮样细胞为主，中间细胞较少，黏液细胞和表皮样细胞占 50% 以上，细胞排列呈巢状或片状，腔内充满黏液，渗出后形成黏液湖。

2. **低度分化型**　以表皮样细胞和中间细胞为主，黏液细胞较少，低于 10%。

3. **中度分化型**　介于上述两型之间，黏液细胞大于 10%。

总结：

高分化	主要为黏液细胞、表皮样细胞	黏液细胞、表皮样细胞 50% 以上	低度恶性
低分化	主要为表皮样细胞、中间细胞	黏液细胞 10% 以下	高度恶性
中分化	介于二者之间	黏液细胞大于 10%	中度恶性

（三）生物学行为

黏液表皮样癌为恶性肿瘤。高分化者为低度恶性，肿物生长局限，术后复发率低；低分化者为高度恶性，肿物生长快，侵袭性强，复发率高。

（四）组织来源

黏液表皮样癌来源于排泄管的储备细胞（人卫版）；或者来源于排泄管的储备细胞或闰管 - 腺泡的储备细胞（北医版）。

金题直击

女，72 岁，左腮腺肿物 2 年，无痛性生长。检查见左侧腮腺区一 1.5cm×1.2cm×1.2cm 大小肿物，边界不清楚，与周围组织粘连。病理检查见肿物包膜不完整，切面实性，可见散在小囊腔。镜下见肿瘤由杯状黏液细胞、多边形表皮样细胞和基底样细胞组成。应诊断为

A. 腺样囊性癌　　B. 腺泡细胞癌

C. 腺淋巴瘤　　D. 多形性腺瘤

E. 黏液表皮样癌

【答案】E

【解析】本题“题眼”为镜下见肿瘤由杯状黏液细胞、多边形表皮样细胞和基底样细胞组成。

四、腺样囊性癌

（一）临床特点

1. **年龄**　可发生于任何年龄，多在 40 ～ 60 岁。

2. **性别**　无明显性别差异，有报告女性略高于男性。

3. **部位**　以腮腺和腭腺多发，舌下腺发生肿瘤时首先应考虑为腺样囊性癌。

4. **症状**　肿瘤生长缓慢，病期较长，早期出现疼痛、麻木、面瘫等神经症状。

5. **体征**　肿瘤呈圆形或结节状，较硬、边界不清。临床所见肿瘤远比实际的小，腭部肿物覆盖黏膜表现血管怒张，可发生溃疡或腭骨穿孔。

（二）病理改变

肿瘤实质细胞主要为导管内衬上皮细胞和变异肌上皮细胞。导管内衬上皮细胞呈立方状，卵圆形，大小一致，胞质少，细胞核为圆形或卵圆形，较大，深染，核分裂象少见；其变异肌上皮细胞呈扁平状、梭形或不规则形。肿瘤的细胞排列成管状、筛状和实性结构，在同一肿瘤中常见到两种以上的排列方式，但以某一种为主。根据肿瘤细胞类型和排列方式分为三种组织类型：

1. **腺性型（筛状型）**　主要特点是肿瘤团块内含有筛孔状囊性腔隙，似藕的断面；筛孔中充满了嗜碱性或嗜酸性黏液样物质。此种类型最常见。

2. **管状型**　主要特点是肿瘤细胞形成小管状或条索状结构，管腔内有粉染黏液，PAS 染色强阳性。

3. **实性型**　恶性程度最高，通常比其他类型容易复发和发生早期转移，预后差。

（三）生物学行为

此瘤为恶性肿瘤，生长虽慢，但无包膜而且侵袭性强，可沿神经、血管及纤维组织蔓延，术后常有复发。

（四）组织来源

此瘤来自唾液腺闰管的储备细胞，或闰管、排泄管的基底细胞。

金题直击

常发生神经浸润的唾液腺肿瘤是

A. 腺样囊性癌
B. 腺泡细胞癌
C. 黏液表皮样癌
D. 囊腺癌
E. 肌上皮癌

【答案】A

【解析】唾液腺肿瘤中，腺样囊性癌具有嗜神经性，常沿神经浸润，故又称“圆柱瘤”，本题选 A。

五、腺淋巴瘤（Warthin 瘤）（助理不考）

腺淋巴瘤又称为沃辛瘤、淋巴囊腺瘤、淋巴乳头状囊腺瘤。腺淋巴瘤好发于老年男性，腮腺后下极多见。有消长史。影像学 ^{99}Tc 核素显像呈热结节。

病理变化：由腺样、实性囊性结构、乳头状结构构成，被覆双层上皮细胞，内层为柱状嗜酸性细胞。镜下可见腺上皮和淋巴样间质组成。囊腔内衬上皮由双层细胞构成，囊腔腔面细胞胞质内为柱状上皮细胞，是含有嗜伊红颗粒的大嗜酸性粒细胞；基底侧细胞呈扁平状或立方状，胞体较小，胞浆嗜酸性。间质有淋巴样组织，可见生发中心。

组织来源：来自纹管。

金题直击

患者，男，50 岁。左腮腺区无痛性肿块数年。镜下见肿瘤由上皮和淋巴样组织组成，上皮成分形成不规则囊腔，细胞排列成假复层，间质中淋巴细胞密集，并形成淋巴滤泡。病理诊断为

A. 多形性腺瘤
B. 肌上皮瘤
C. 基底细胞腺瘤
D. 嗜酸性腺瘤
E. 腺淋巴瘤

【答案】E

【解析】本题“题眼”为镜下见肿瘤由上皮和淋巴样组织组成，此题易错选 A，多形性腺瘤内不含淋巴样组织。

六、恶性多形性腺瘤（助理不考）

多形性腺瘤具有腺管样结构，肌上皮团块、鳞状化生、软骨样基质，任何一个结构出现恶变如腺癌、唾液腺导管癌、肌上皮癌、未分化癌、鳞癌、软骨肉瘤，都称为恶性多形性腺瘤。典型的临床表现是长期存在的肿块生长突然加快，如果浸润神经和周围组织，可伴有疼痛、面瘫、固定和溃疡形成。

组织来源：来自闰管或闰管储备细胞。

金题直击

患者，男，76 岁，左耳下肿物 10 年，近半年来肿物生长加快，出现疼痛及烧灼感。检查：左侧腮腺区可见一结节状肿物，10cm×8.5cm×5cm，肿物固定，病理学检查见肿物包膜不完整。镜下见部分组织为腺管样结构及黏液软骨样区，另见部分组织细胞发生间变，出现部分低分化腺癌和鳞状细胞癌，肿瘤细胞突破包膜生长。该肿物应诊断为

A. 恶性多形性腺瘤
B. 腺泡细胞癌
C. 腺样囊性癌
D. 多形性腺瘤
E. 腺淋巴瘤

【答案】A

【解析】腺管样结构及黏液软骨样区指向多形性腺瘤；近半年来肿物生长加快，出现疼痛及烧灼感，另见部分组织细胞发生间变指向恶变。

七、基底细胞腺瘤（助理不考）

基底细胞腺瘤的肿瘤细胞为基底细胞样肿瘤细胞，与多形性腺瘤相比缺乏黏液软骨样成分。

病理变化：肿瘤呈圆形或卵圆形，包膜完整，直径为 1 ～ 3cm。镜下见，肿瘤细胞为基底样细胞，细胞呈

立方或柱状，胞质较少，嗜伊红，细胞核较大，圆形或卵圆形。肿瘤细胞排列成实性、梁状、管状和膜性结构，同一肿瘤中可以有一种以上的排列方式，通常以某种为主。在实性中呈栅栏状排列，在上皮结构基底部还存在肌上皮细胞。基底细胞腺瘤为良性肿瘤，区域切除后很少复发。

组织来源：闰管或闰管储备细胞。

金题直击

腮腺肿瘤镜下见肿瘤细胞体积小、核深染，密集成团，团片周边部细胞呈单层柱状排列，基底膜增厚明显。最可能的病理诊断是

A. 基底细胞腺瘤　　B. 管状腺癌

C. 乳头状囊腺瘤　　D. 腺泡细胞癌

E. 多形性低度恶性腺癌

【答案】A

【解析】本题“题眼”为周边部细胞呈单层柱状排列。

八、腺泡细胞癌（助理不考）

腺泡细胞癌是唾液腺恶性上皮性肿瘤，少部分肿瘤细胞含有酶原颗粒，呈浆液性腺泡细胞分化。多见于腮腺。多数肿瘤生长缓慢，实性，活动；少数肿瘤生长较快，与皮肤或肌组织粘连而活动度低，可出现疼痛、面瘫。

肿瘤呈圆形或卵圆形，偶见结节状，可见薄层包膜，但大多不完整。剖面多为实性，呈分叶状，褐色或红色，可见囊腔和坏死。镜下见，肿瘤实质细胞有腺泡样细胞、闰管样细胞、空泡样细胞、透明细胞和非特异性腺样细胞（无肌上皮）。

实质细胞：
- 腺泡样细胞→呈圆形或多边形，内含微嗜碱性酶原颗粒，细胞核较小
- 闰管样细胞→呈立方或矮柱状，微嗜伊红或双嗜性，均质状，胞核位于细胞中央
- 空泡样细胞→内含数量不等的空泡
- 透明细胞→可通过淀粉酶与其他透明细胞性肿瘤的鉴别
- 非特异性腺样细胞→呈圆形或多边形，细胞界限不清楚，常呈合胞体样

肿瘤细胞排列为四种组织类型，即实体型（腺泡细胞为主）、微囊型、滤泡型和乳头囊状型。

细胞排列：
- 实体型→以腺泡细胞为主
- 微囊型→微小囊肿间隙
- 滤泡型→类似甲状腺滤泡结构
- 乳头囊状型→以闰管样细胞为主

肿瘤间质多少不一，偶见胶原纤维玻璃样变性及钙化，有时可见明显的淋巴细胞浸润，甚至形成生发中心。包膜较薄，常不完整或无明显包膜。

组织来源：根据半多能双储备细胞理论，腺泡细胞癌来自闰管或闰管储备细胞。

金题直击

腺泡细胞癌表现下列生长方式，除了

A. 实性型　　B. 筛管状

C. 微囊型　　D. 乳头状

E. 滤泡型

【答案】B

【解析】肿瘤细胞排列为四种组织类型，即实体型、微囊型、滤泡型和乳头囊状型。

九、嗜酸性腺瘤（助理不考）

嗜酸性腺瘤是由胞质内含大量特征鲜明的嗜伊红颗粒的上皮细胞（大嗜酸性粒细胞）构成的唾液腺良性肿瘤，又称大嗜酸性粒细胞腺瘤、大嗜酸性粒细胞瘤。主要发生于腮腺，其次为下颌下腺，也见于小唾液腺。临床上表现为生长缓慢的无痛性肿块。

病理变化：肿瘤表面光滑，包膜完整，界限清楚。剖面实性，淡黄色或褐色，偶见小囊腔。镜下见，肿瘤细胞主要为大嗜酸性粒细胞，细胞较大，呈圆形、多边形或立方形，细胞膜清晰，胞质丰富，内含大量的嗜伊红颗粒。

大嗜酸性粒细胞
- “明细胞”(light cell)→胞核居中，椭圆形，空泡状，有一个或多个核仁，偶见双核
- “暗细胞”(dark cell)→其胞质呈鲜明的嗜伊红染色，胞核浓缩，小而深染

肿瘤细胞磷钨酸苏木素（PTAH）染色阳性。肿瘤细胞排列成实性、片状或小梁状结构，偶见微囊、腺泡状或导管样结构。肿瘤间质为稀疏的纤维结缔组织，富含血管，近包膜处常见不等量淋巴细胞，但不形成滤泡。

老年人的腮腺导管系统，特别是纹管常出现大嗜酸性粒细胞化生，而此瘤多见于老年。

第十五单元　口腔颌面部囊肿

考试分值

专业	2019 年	2020 年	2021 年	2022 年	2023 年
执业	3	3	2	2	2
助理	0	1	1	1	1

囊肿是一种非脓肿性病理性囊腔，它由囊壁和囊腔组成。囊壁一般分为两层：内层，即朝向囊腔侧，为上皮衬里；外层为环形排列的纤维结缔组织，囊腔内含有流体或半固体样物质。少数囊肿无上皮衬里，称为假性囊肿。

第一节　牙源性囊肿

牙源性囊肿是指牙齿在形成器官时的上皮或上皮剩余发生的一组囊肿。根据囊肿的发生性质不同，可分为发育性和炎症性两大类。

牙源性囊肿的衬里上皮来源于牙源性上皮剩余，而不同囊肿一般来源于不同的上皮剩余。

上皮剩余
- Serres(牙板)上皮剩余→发育性根侧囊肿、牙龈囊肿
- 缩余釉上皮→含牙囊肿、萌出囊肿、炎性牙旁囊肿
- Malassez上皮剩余→根尖囊肿、残余囊肿、炎性根侧囊肿

一、含牙囊肿

含牙囊肿又称滤泡囊肿，多发生于牙颈部，囊壁包含有一个牙齿（严格说是牙冠）。

（一）临床特点

年龄	多发于 10 ～ 39 岁患者
性别	男性比女性多见
部位	以下颌第三磨牙区最常见，其次为上颌尖牙区、上颌第三磨牙和下颌双尖牙区
症状	该囊肿生长缓慢，一般无自觉症状
体征	囊肿发育较大时可引起颌骨膨隆或面部不对称，患牙区牙齿可缺失、移位
X 线	颌骨内多为单房性透射阴影，边界清楚，圆形或椭圆形，囊腔内含有一个未萌出的牙冠，少数病变也可呈多房性改变
生物学行为	含牙囊肿手术治疗后很少复发，预后较好
组织来源	含牙囊肿一般发生于牙冠形成后，缩余釉上皮和牙面之间液体蓄积而成囊肿，若囊肿发生于釉质完全形成之前，所含牙齿可表现釉质发育不完全

（二）病理改变

1. 肉眼观　囊壁较薄，囊腔内含有牙冠，囊壁附着于牙颈部，即釉质牙骨质界；囊内含淡黄色透明液体，继发感染时，可为脓液。

命题趋势 此知识点常以 A1 型题作为考查的方式，识记发生部位。

金题直击

下列说法错误的是

A. 含牙囊肿多见于下颌第三磨牙

B. 含牙囊肿的囊壁附着于牙齿的根尖部
C. 萌出囊肿位于正在萌出的乳牙或恒牙的牙冠表面（缩余釉上皮和釉质之间液体潴留）
D. 球上颌囊肿位于侧切牙和尖牙之间
E. 甲状舌管囊肿多发生于甲状舌管区
【答案】B
【解析】含牙囊肿的囊壁附着于牙齿的牙颈部。

2. 镜下观

① 囊壁内衬复层鳞状上皮，一般较薄，仅由 2 ～ 5 列扁平细胞或矮立方形细胞构成，表层无角化，上皮厚薄较一致，无上皮钉突，类似于缩余釉上皮。

② 外层囊壁由纤维结缔组织构成，无明显炎症，有时可见牙源性上皮岛。

③ 囊肿继发感染时，上皮增生，上皮钉突明显，可见大量炎症细胞浸润。

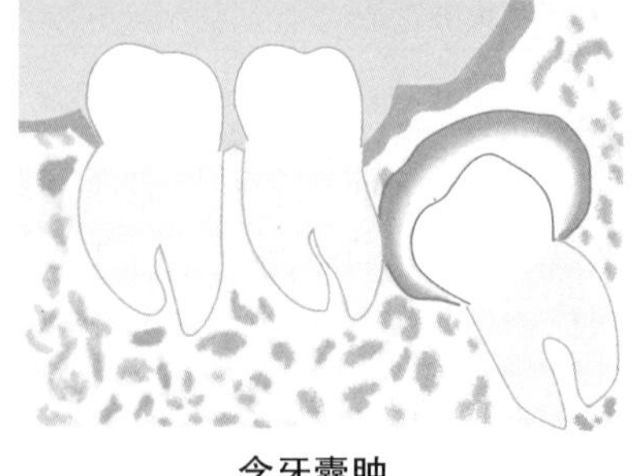
含牙囊肿

命题趋势 此知识点常以 A1 型题作为考查的方式，识记上皮来源。

金题直击

含牙囊肿的上皮发生于
A. 牙板上皮
B. 缩余釉上皮
C. 沟内上皮
D. 上皮根鞘剩余
E. 结合上皮
【答案】B
【解析】Serres（牙板）上皮剩余可形成发育性根侧囊肿、牙龈囊肿；缩余釉上皮可形成含牙囊肿、萌出囊肿、炎性牙旁囊肿；Malassez 上皮剩余可形成根尖囊肿、残余囊肿、炎性根侧囊肿。

二、萌出囊肿（助理不考）

萌出囊肿是发生于覆盖在一个正在萌出的乳牙或恒牙牙冠表面的黏膜软组织内的囊肿，即萌出牙的缩余釉上皮与釉质之间液体潴留而形成的囊肿。

囊肿上方：覆盖牙龈黏膜。

衬里上皮：具有缩余釉上皮特征。

继发炎症：上皮增生，结缔组织囊壁内有慢性炎症细胞浸润。

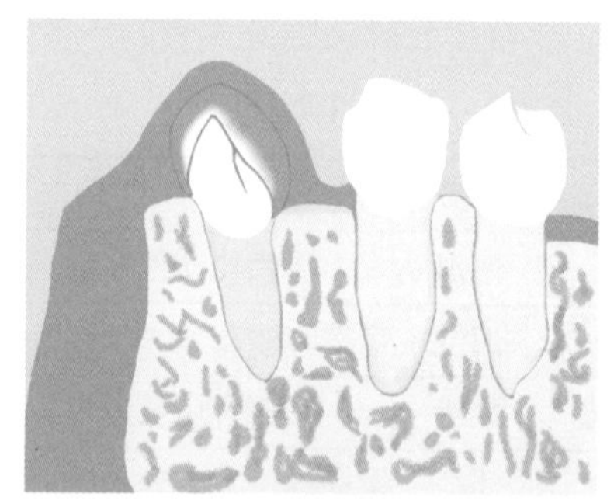
萌出囊肿

三、根尖囊肿

根尖囊肿是颌骨内最常见的牙源性囊肿，为炎性囊肿。根尖囊肿多发生于死髓牙的根尖部。相关牙拔除后，若其根尖炎症未做适当处理而继发囊肿，则称为残余囊肿。

金题直击

以下囊肿中不属于发育性牙源性囊肿的是
A. 含牙囊肿
B. 成人龈囊肿
C. 萌出囊肿
D. 腺牙源性囊肿
E. 根尖囊肿
【答案】E
【解析】牙源性囊肿中炎症性囊肿为根尖囊肿，其余选项皆为发育性囊肿。

病理变化：

1. 肉眼观察　囊肿大小不等、薄厚不均，当囊肿附着于患牙根尖部且较小时，可随拔除的残根或患牙一起完整摘除。囊腔内含棕黄色透明囊液，囊液含胆固醇结晶。

2. 镜下观察　囊肿由囊壁和囊腔构成。囊壁可分为内、外两层，囊壁的内层（囊腔面）有无角化复层鳞状上皮衬里，厚薄不一，由于炎性刺激上皮钉突发生不规则增生、伸长，相互融合成网状，炎性浸润致密区常使上皮的连续性中断。上皮表现为明显的细胞间水肿和以中性粒细胞为主的上皮内炎症细胞浸润。纤维囊壁内炎症明显，炎症浸润细胞主要为淋巴细胞、浆细胞，也混杂有中性粒细胞及泡沫状吞噬细胞。囊壁内可见裂隙，多为含铁血黄素、胆固醇晶体（长方形缺一角）沉积所形成。胆固醇晶体裂隙周有多核巨细胞反应，晶体也可进入囊腔内。有时衬里上皮和纤维囊壁可见透明小体（为嗜伊红染色的弓形线状或环形均质小体）。

金题直击

根尖囊肿表现下列病理改变，除了

A. 囊壁内衬复层鳞状上皮

B. 基底细胞呈柱状，胞核呈栅栏状排列

C. 囊壁内常有慢性炎症细胞浸润

D. 常含胆固醇裂隙

E. 可见透明小体

【答案】B

【解析】牙源性根尖囊肿病理变化为：内衬上皮为无角化的复层鳞状上皮，厚薄不一，炎性增生呈网状；纤维囊壁较厚，大量慢性炎症细胞浸润；可见泡沫细胞和胆固醇结晶裂隙和透明小体。

第二节　非牙源性囊肿

非牙源性囊肿是指与牙齿发育或病变无关的一类囊性病损。

一、鳃裂囊肿

鳃裂囊肿又称为颈部淋巴上皮囊肿，好发于第二鳃裂（95%）。

（一）临床特点

年龄	该囊肿好发于 20 ～ 40 岁患者
性别	男女无差异
部位	常位于颈上部近下颌角处，胸锁乳突肌上 1/3 前缘
症状	囊肿生长缓慢，无明显症状，继发感染时可伴有疼痛
体征	囊性肿物柔软，界限清楚，可活动；一般发生于单侧颈部，少数情况可双侧颈部同时发生
生物学行为	鳃裂囊肿手术摘除后，几乎无复发，但可癌变
组织来源	鳃裂或咽囊的上皮剩余，95% 来源于第二鳃裂

（二）病理改变

1. 肉眼观　囊肿直径为 2 ～ 4cm，囊壁薄，内壁光滑或有芝麻大小的颗粒状小突起，囊腔内含有黄绿色或棕色清亮液体，或含浓稠胶样、黏液样物。

2. 镜下观

① 90% 以上的囊壁内衬复层鳞状上皮，可伴或不伴角化，部分囊壁内衬假复层柱状上皮。

② 纤维囊壁内含有大量淋巴样组织并形成淋巴滤泡（第一鳃裂囊肿壁内缺乏淋巴样组织）。

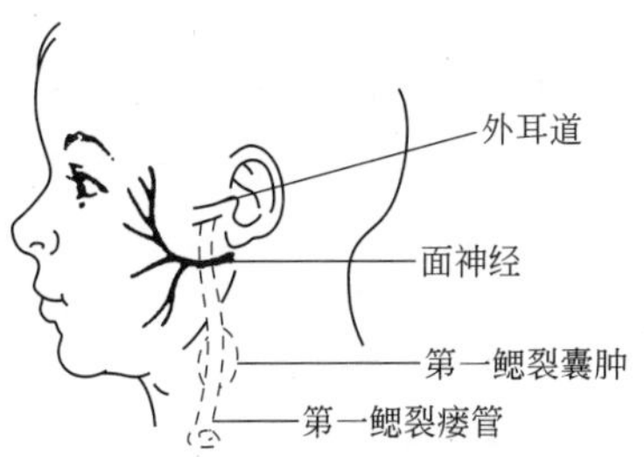

第一鳃裂囊肿与瘘管

命题趋势　此知识点以考查各囊肿特征性表现为主，常以 A1 型题为主。

金题直击

纤维囊壁内含有大量淋巴样组织并形成淋巴滤泡的囊肿是

A. 黏液囊肿

B. 萌出囊肿

C. 鳃裂囊肿

D. 含牙囊肿

E. 甲状舌管囊肿

【答案】C

【解析】鳃裂囊肿：90% 以上的囊壁内衬复层鳞状上皮，可伴或不伴角化，部分囊壁内衬假复层柱状上皮；纤维囊壁内含有大量淋巴样组织并形成淋巴滤泡。

命题趋势 此知识点常以 A1 型题作为考查的方式，识记组织来源。

金题直击

临床上最常见的鳃裂囊肿来源于

A. 第一鳃裂　　B. 第二鳃裂

C. 第三鳃裂　　D. 第四鳃裂

E. 第五鳃裂

【答案】B

【解析】鳃裂囊肿来源于鳃裂或咽囊的上皮剩余，95% 来源于第二鳃裂。

二、甲状舌管囊肿

甲状舌管囊肿是在胚胎发育时期，甲状舌导管不消失或发育异常时所导致的囊肿。

（一）临床特点

年龄	可发生于任何年龄，但青少年较多见
性别	男女性别之比为 2∶1
部位	常位于颈部中线或近中线处，以甲状舌骨区发生者最多见
症状、体征	一般无自觉症状，囊肿直径为 2 ～ 3cm，边界清楚，表面光滑，触之有波动感，可随吞咽上下活动
生物学行为	囊肿手术摘除后很少复发，可癌变
组织来源	来自甲状舌管上皮残余

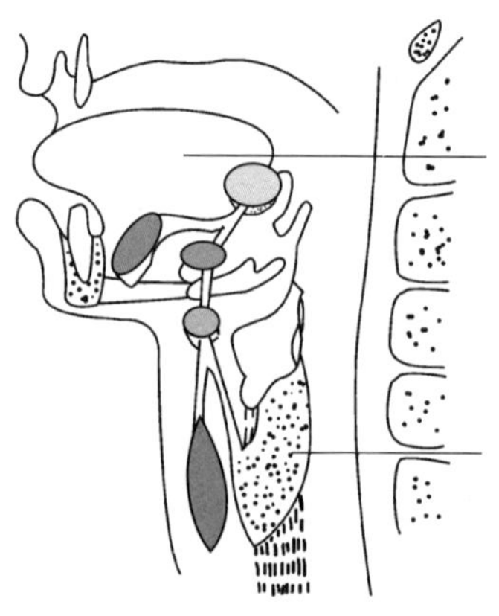

甲状舌管囊肿发生的部位

（二）病理改变

1. **肉眼观**　囊肿直径多为 2 ～ 3cm，囊壁较薄，囊内液体为清亮黏液样物质，若继发感染则为脓性或黏液脓性物质。

2. **镜下观**　囊壁内衬假复层纤毛柱状上皮或复层鳞状上皮，常见两种上皮细胞的过渡形态。邻近口腔处囊肿衬里上皮多为复层鳞状上皮，靠下方者多为纤毛柱状上皮衬里；囊壁外层为纤维结缔组织，其内可见甲状腺滤泡或黏液腺组织。

命题趋势 此知识点常以 A1 型题作为考查的方式，识记镜下特征性表现。

金题直击

1. 甲状舌管囊肿出现

A. 筛孔结构　　B. 黏液池

C. 软骨样区域　　D. 颗粒细胞

E. 甲状腺滤泡

【答案】E

【解析】A 选项为腺样囊性癌的常见结构，B 选项见于坏死性唾液腺化生，C 选项为多形性腺瘤常见结构。甲状舌管囊肿可见甲状腺滤泡。

2. 发生于颈中线的囊肿，可随吞咽活动，最应该考虑为

A. 鳃裂囊肿　　B. 甲状舌管囊肿

C. 皮样囊肿　　D. 表皮样囊肿

E. 畸胎样囊肿

【答案】B

【解析】甲状舌管囊肿在颈部中线处，随吞咽上下移动。镜下可见甲状腺滤泡。

三、黏液囊肿

黏液囊肿：
- 小唾液腺导管破裂或阻塞所致的黏液外渗 →外渗性→ 囊壁由炎性肉芽组织和纤维结缔组织构成，无上皮衬里，囊腔内充满嗜伊红的黏液组织，邻近的唾液腺组织呈非特异性慢性炎症表现
- 潴留而发生的软组织囊肿 →潴留性→ 囊腔内衬假复层、双层柱状或立方状上皮细胞，囊壁外层为纤维结缔组织，囊腔内含有黏液组织

年龄	可发生于任何年龄
性别	男女之间无明显差异
部位	以下唇黏膜最多见，其次为口底、舌腹、腭、颊、上唇及磨牙后区等黏膜
症状	一般无自觉症状，囊肿可自行消退或被咬破，但不久又再次肿胀
体征	囊肿为圆形或椭圆形，大小不等，位于组织内深浅不一。浅在者可高出黏膜表面，呈半透明，浅蓝色，易复发；深在者与黏膜颜色相同
生物学行为	黏液囊肿可自行消退或破溃，其黏液性内容物可以排出或不排出，故可反复发作。浅在型黏液囊肿更易复发
病因	小唾液腺导管的破裂或阻塞造成黏液的外渗或潴留所致

命题趋势 此知识点可以结合临床，作为 A2 型题考查。

金题直击

患者，女，10 岁。下唇出现结节半年，时大时小。切除后制片检查，镜下可见组织内有大量黏液及泡沫细胞。本病应诊断为

A. 纤维瘤　　B. 黏液囊肿
C. 皮样囊肿　　D. 多形性腺瘤
E. 黏液表皮样癌

【答案】B

【解析】黏液囊肿常发生于下唇，常分为两型：一型为外渗性黏液囊肿，无上皮衬里，可见炎症细胞和泡沫细胞，另一型为潴留性黏液囊肿。

四、舌下囊肿

舌下囊肿又称蛤蟆肿，特指发生于口底的黏液囊肿，以外渗性为多。

命题趋势 本单元知识点的考查常以识记为主，作为 A1、B1 型题考查。

金题直击

1. 以下无上皮衬里的囊肿是

A. 牙源性角化囊肿　　B. 含牙囊肿
C. 根尖周脓肿　　D. 鳃裂囊肿
E. 黏液囊肿

【答案】E

【解析】黏液囊肿常发生于下唇，常分为两型：一型为外渗性黏液囊肿，无上皮衬里，可见炎症细胞和泡沫细胞，另一型为潴留性黏液囊肿。

A. 鳃裂囊肿　　B. 甲状舌管囊肿
C. 鼻腭管囊肿　　D. 含牙囊肿
E. 黏液囊肿

2. 发生于下唇，反复发作，内含泡沫细胞见于

3. 发生于胸锁乳突肌上 1/3 前缘，内含淋巴滤泡见于

4. 发生于切牙管的囊肿
5. 来源于缩余釉上皮的囊肿
6. 随吞咽上下移动，内含甲状腺滤泡的囊肿
【答案】E、A、C、D、B

五、其他囊肿

类型	好发部位	组织起源	囊肿衬覆上皮类型
鼻腭管（切牙管）囊肿（助理不考）	位于切牙管的下段甚至完全位于切牙乳头的软组织内	鼻腭管上皮剩余	变异较大，可以是复层鳞状上皮、含黏液细胞的假复层纤毛柱状上皮，单独或联合存在，囊壁内可有神经血管
鼻唇（鼻牙槽）囊肿（助理不考）	牙槽突表面近鼻孔基部软组织内	胚胎性鼻泪管剩余或成熟管的下前部	多为无纤毛的假复层柱状上皮，可含黏液细胞和杯状细胞。也可见复层鳞状上皮或立方上皮
球状上颌囊肿	上颌恒侧切牙和单尖牙牙根之间	未定	多为复层鳞状上皮和（或）纤毛柱状上皮（邻牙活髓呈倒梨状）

第十六单元　牙源性肿瘤

考试分值

专业	2019年	2020年	2021年	2022年	2023年
执业	2	4	4	3	4
助理	1	1	2	1	1

牙源性肿瘤	
良性牙源性肿瘤	成釉细胞瘤
	牙源性角化囊肿
	牙源性钙化上皮瘤
	牙源性钙化囊性瘤
	牙源性腺样瘤
	牙瘤
	成牙骨质细胞瘤
恶性牙源性肿瘤	成釉细胞癌的病理变化

牙源性肿瘤是由成牙组织发生的一组肿瘤，它包括真性肿瘤和发育异常。成牙组织包括牙源性上皮（成釉器、牙板及残余、缩余釉上皮、Malassez上皮剩余）和牙源性间充质（牙乳头、牙囊）。它们主要发生于颌骨内，少数情况下见于牙龈等软组织内（外周型成釉细胞瘤）。

一、成釉细胞瘤

成釉细胞瘤是牙源性肿瘤中较常见的良性、上皮性肿瘤，约占牙源性肿瘤的60%以上，虽然属良性肿瘤，但其呈局部侵袭性生长，术后复发率较高，也有恶变及远处转移的报道。

命题趋势 成釉细胞瘤生长特点，常结合外科，以A1型题考查为主。

金题直击

1. 具有局部浸润性生长的肿瘤为
A. 海绵状血管瘤　　B. 囊性水瘤
C. 牙龈瘤　　D. 成釉细胞瘤
E. 蔓状血管瘤

【答案】D

【解析】成釉细胞瘤可沿松质骨的骨小梁间隙向周围浸润，其波及范围往往超过X线所显示的肿瘤边缘，若手术不充分容易复发，又称为临界瘤，故本题选D。而海绵状血管瘤、蔓状血管瘤均为血管畸形，并非真性肿瘤；囊性水瘤是淋巴管畸形的一种；牙龈瘤一般指牙龈局限性慢性炎性增生，也并非真性肿瘤。

2. 成釉细胞瘤为“临界瘤”的主要原因是
A. 来源于牙源性上皮　　B. 长得特别大
C. 瘤体内牙根吸收　　D. 有局限性浸润生长
E. 压迫三叉神经引起相应部位麻木

【答案】D

【解析】临床上依照肿瘤的生物学行为将肿瘤分为良性肿瘤和恶性肿瘤，但良性肿瘤与恶性肿瘤的区别是相对的，有的肿瘤病程虽长，但有局部浸润。其生物学行为介于良性和恶性之间的，称为临界瘤，如唾液腺多形性腺瘤、成釉细胞瘤。

（一）临床特点

1. 年龄 多发于青壮年，常见于 30 ～ 49 岁，平均年龄 40 岁。

2. 性别 男女之间无明显差异。

3. 部位 肿瘤可发生于上、下颌骨的不同部位，但下颌较上颌多见，其中下颌体部和下颌角区部为最常见的发病部位。发生在上颌者，以磨牙区多见。

4. 症状 肿瘤生长缓慢，平均病程为 6 年左右，颌骨无痛性、渐进性膨大。当肿瘤压迫下齿槽神经时，可引起下唇麻木感。

5. 体征 肿瘤增大时可导致面部畸形、不对称。颌骨膨胀多向唇颊侧发展，骨质受压后吸收变薄，按之有乒乓球样感。表面黏膜色泽正常，光滑，一般无特殊改变，偶见对颌牙的咬痕。肿瘤区可出现牙齿松动、移位或脱落。

6. X 线 表现为单房或多房性透射阴影，边界清楚常呈切迹状，可见肿瘤区**牙根吸收（锯齿状）**、牙移位，伴埋伏牙者表现类似含牙囊肿的 X 线特点。

命题趋势 成釉细胞瘤临床特点，常结合外科，以 A1、A2 型题考查为主。

金题直击

成釉细胞瘤 X 线片上典型表现为

A. 呈单房型，圆形或卵圆形

B. 骨质膨胀，骨密质消失

C. 呈多房型，房差悬殊，可含牙，牙根呈锯齿状吸收

D. 常见散在性钙化小团

E. 邻牙被推移位或脱落

【答案】C

【解析】成釉细胞最典型表现是呈多房型，房差悬殊，边缘呈切迹状，可含牙或不含牙，牙根呈锯齿状吸收。

（二）病理改变

实性或多囊型：
- 滤泡型（囊性变发生在上皮）
- 丛状型（囊性变在间质）
- 棘皮瘤型（鳞状化生）
- 颗粒细胞型（颗粒样变性）
- 基底细胞型（基底样细胞）
- 角化型（角化物）（经典的骨内性）

骨外或外周型——软组织、预后好。

促结缔组织增生型——纤维玻璃样变。

单囊型——Ⅰ型：单纯囊性型，囊壁仅见上皮衬里，基底细胞样。

Ⅱ型：囊腔内瘤结节增生。

Ⅲ型：纤维囊壁可见肿瘤浸润岛。

1. 实性或多囊型成釉细胞瘤 主要类型如下。

（1）滤泡型 ①肿瘤细胞形成孤立性上皮岛；②中心类似成釉器的星网状层；③上皮岛周边有一层立方或柱状细胞围绕，形似成釉器细胞或前成釉细胞，细胞核远离基底膜并呈栅栏状排列；④中心部可囊变；⑤间质为疏松结缔组织。

（2）丛状型 肿瘤上皮增殖，形成上皮条索网状连结，其周边部位是一层立方或柱状细胞，中心部细胞被周边细胞包围，类似于星网状层细胞，但其含量较滤泡型者少。肿瘤的囊性变是发生在肿瘤间质内，而不是上皮内囊性变。

（3）棘皮瘤型 指肿瘤上皮岛内出现大量的鳞状化生，有时见角化珠形成。

（4）颗粒细胞型 肿瘤上皮细胞的星网状细胞被颗粒细胞取代，发生嗜酸性颗粒样变性。

（5）基底细胞型 肿瘤上皮密集成团或呈树枝状，类似基底细胞结构，细胞小而一致，星网状细胞较少见。

（6）角化成釉细胞瘤 肿瘤内出现广泛角化。镜下肿瘤的微小囊肿内充满角化物，囊肿上皮可伴有乳头状增生，多以不全角化为主，又称为乳头状角化成釉细胞瘤。

命题趋势 成釉细胞瘤的病理分型，常以 A1、A2 型题考查为主。

金题直击

1. 组织学上，成釉细胞瘤的基本类型是

A. 滤泡型和棘皮瘤型
B. 滤泡型和丛状型
C. 丛状型和棘皮瘤型
D. 滤泡型和颗粒型
E. 丛状型和基底细胞型

【答案】B

【解析】成釉细胞瘤常见基本类型为滤泡型和丛状型。

2. 成釉细胞瘤的分型中有鳞状化生，有时见角化珠的是

A. 滤泡型
B. 丛状型
C. 棘皮瘤型
D. 颗粒型
E. 角化型

【答案】C

【解析】棘皮瘤型是指肿瘤上皮岛内呈现广泛的鳞状化生，有时见角化珠形成。

3. 下列哪一项不属于实性或多囊型成釉细胞瘤的分类

A. 周边型
B. 滤泡型
C. 丛状型
D. 颗粒细胞型
E. 棘皮瘤型

【答案】A

【解析】实性或多囊型成釉细胞瘤可分为主要的两个类型：滤泡型、丛状型。还有四类亚型：棘皮瘤型、颗粒细胞型、基底细胞型、角化型。

2. 促结缔组织增生型成釉细胞瘤 是成釉细胞瘤的一种变异型，常发生于颌骨前部。大体观，肿瘤实性、质地韧，有砂粒感。镜下肿瘤以间质成分为主，挤压牙源性肿瘤上皮成分。肿瘤内结缔组织显著增生，胶原丰富，排列成扭曲的束状，可见玻璃样变，肿瘤性上皮岛或条索位于纤维束之间，上皮岛或条索周边细胞呈扁平状、排列紧密。邻近上皮的间质常发生黏液变性，间质内有时可见类骨小梁形成。

3. 骨外或外周型成釉细胞瘤 发生于牙龈或牙槽黏膜，未侵犯颌骨。但组织学表现与骨内型成釉细胞瘤相同，肿瘤可完全位于牙龈的结缔组织内，与表面上皮无联系。其生长局限于牙龈，易于早期发现和手术切除，因此术后无复发。

4. 单囊型成釉细胞瘤 它是指临床和 X 线表现单囊性颌骨改变。

依据肿瘤的组成成分和结构不同，单囊型成釉细胞瘤又可分为 3 种组织学亚型：

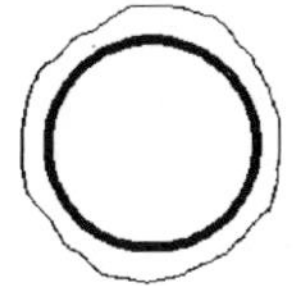

(a) 单纯囊性型(Ⅰ型)

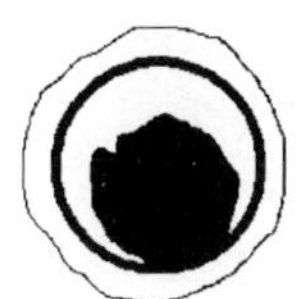

(b) 伴囊腔内瘤结节型(Ⅱ型)

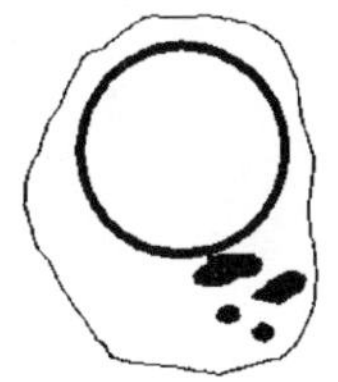

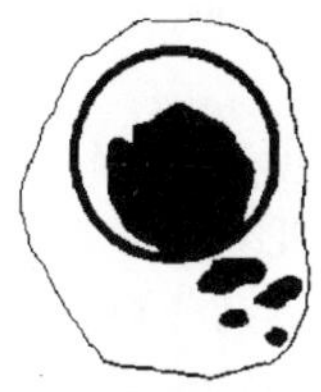

(c) 壁内浸润型(Ⅲ型)，可不伴(右Ⅲa)或伴(左Ⅲb)囊腔内瘤结节

单囊型成釉细胞瘤组织学亚型的示意图

- 第Ⅰ型→为单纯囊性型，囊壁仅见上皮衬里
- 第Ⅱ型→伴囊腔内瘤结节增殖，瘤结节多呈丛状型成釉细胞瘤的特点

（Ⅰ型、Ⅱ型）生物学行为：类似发育性牙源性囊肿，故单纯刮治后一般不复发

- 第Ⅲ型→肿瘤的纤维囊壁内有肿瘤浸润岛，可伴或不伴囊腔内瘤结节增殖。在纤维囊壁内常常可见程度不一的上皮下玻璃样变或透明带

（Ⅲ型）生物学行为：局部侵袭性可能类似于实性型成釉细胞瘤

金题直击

下列成釉细胞瘤，可再分为三种组织学亚型的是

A. 促结缔组织增生型

B. 丛状型

C. 单囊型

D. 骨外或外周型

E. 滤泡型

【答案】C

【解析】依据肿瘤的组成成分和结构不同，单囊型成釉细胞瘤又可分为 3 种组织学亚型。

（三）生物学行为

成釉细胞瘤是牙源性上皮性良性肿瘤，生长缓慢，但由于该肿瘤包膜不完整，具有沿松质骨的骨小梁间隙向周围局部浸润性生长的特点，其波及范围往往超过 X 线所示的肿瘤边缘，所以若手术治疗不彻底极易复发。

（四）组织来源

成釉细胞瘤可能来源于牙源性上皮或牙源性上皮剩余，包括：

① 成釉器。

② Malassez 上皮剩余。

③ 牙板或牙板上皮残余。

④ 缩余釉上皮。

⑤ 牙源性囊肿衬里上皮。

⑥ 口腔黏膜上皮。

命题趋势 成釉细胞瘤的生物学行为，常以 A1、B1 型题考查为主。

金题直击

1. 下列有关成釉细胞瘤的描述错误的是

A. 主要含成釉器样结构，但无釉质或其他牙体硬组织形成

B. 多发生于颌骨内，但也可发生于骨外

C. 组织结构和细胞形态变异较大，可有多种表现

D. 滤泡型和丛状型是实性成釉细胞瘤最常见的组织学亚型

E. 目前认为促结缔组织增生型成釉细胞瘤的治疗方法与单囊型成釉细胞瘤相同

【答案】E

【解析】成釉细胞瘤是一种较常见的牙源性上皮性肿瘤，占牙源性肿瘤的 60% 以上。肿瘤内主要含有成釉器样结构，但无釉质和其他牙体硬组织形成。多数发生在颌骨内，好发于下颌磨牙区和下颌升支区，上颌少见。根据 WHO 的新分类，成釉细胞瘤的四种临床病理分型分别为：实性或多囊型、骨外或外周型、促结缔组织增生型和单囊型。其中单囊型成釉细胞瘤类似于颌骨囊肿，采用刮治术后复发概率较低；实性或多囊型是经典的骨内型成釉细胞瘤，可沿松质骨的骨小梁间隙向周围浸润，手术不充分很容易复发，故手术范围应加大；促结缔组织增生型是成釉细胞瘤的一种变异型，具有特殊的临床、X 线和组织学表现，目前认为其治疗方法应与实性或多囊型成釉细胞瘤相同。组织学上，成釉细胞瘤的组织结构和细胞形态变异较大，可有多种表现，分为如下六种亚型：滤泡型、丛状型、棘皮瘤型、颗粒细胞型、基底细胞型、角化成釉细胞瘤，其中滤泡型和丛状型最为常见。综上，本题选 E。

A. 星网状层结构　　B. 黏液样区域

C. 玫瑰花样结构　　D. 同心圆钙化

E. 双层导管结构

2. 多形性腺瘤

3. 成釉细胞瘤

【答案】B、A

二、牙源性角化囊性瘤

牙源性角化囊性瘤生长方式独特，术后有较高的复发倾向，而且此肿瘤还可以与痣样基底细胞癌综合征并发。此肿瘤有别于其他牙源性肿瘤的生长特点和临床行为。

（一）临床特点

1. **性别**　男性较女性多见。

2. **部位**　下颌骨多发于上颌骨，**下颌以磨牙及升支部**多见，上颌以第一磨牙区多见。

3. **症状**　沿颌骨**前后方向**生长，病损较大时仍不引起明显的颌骨膨大。

4. **体征**　颌骨可出现膨隆，骨皮质变薄，按之有乒乓球感，病变增大时可穿破骨皮质到软组织内，伴瘘管形成时有脓或液体流出。

5. **X 线**　颌骨内为单房或多房性透射区，边缘呈扇形切迹，边界清楚，囊内可含牙，牙根可有吸收（**压迫性**）。

（二）病理改变

肉眼观：病损囊性改变，囊壁较薄，囊腔内囊液较稀薄，呈淡黄色或血性液体，囊腔内常含有黄白色发亮的片状物或干酪样物质。

镜下具有独特的组织学特点：

① **衬里上皮**为较薄的、厚度一致的复层鳞状上皮，由 5 ～ 8 层细胞组成，一般无上皮钉突，可与纤维囊壁分离，形成上皮下裂隙。

② 内衬上皮呈波浪状或皱褶状，表层角化少数发生正角化。

③ **棘细胞层较薄**，常呈细胞内水肿。

④ **基底细胞由柱状或立方状细胞组成，胞核深染且远离基底膜，界限清楚，排列整齐，呈栅栏状排列。**

⑤ **纤维性囊壁较薄**，一般不发生炎症，当合并感染时，纤维囊壁变厚，内衬上皮增生，出现上皮钉突并角化消失。

⑥ **纤维组织囊壁内可见微小子囊和（或）上皮岛。**

⑦ 囊腔内含有角化物，内衬上皮的副基底层细胞增殖活跃常见核分裂象，部分内衬上皮出现上皮异常增殖，但很少发生癌变。

命题趋势　牙源性角化囊性瘤病理特点，常以 A1、B1 型题考查为主。

金题直击

1. 下列哪项不是牙源性角化囊性瘤的病理特征

A. 上皮表面不全角化　　B. 上皮层增厚

C. 上皮角化层呈指状突起　　D. 上皮的基底细胞呈栅栏状排列

E. 纤维囊壁中含有微小囊肿

【答案】 B

【解析】 牙源性角化囊性瘤病理变化为：衬里上皮为较薄均匀的复层鳞状上皮；内衬上皮表层角化，多为不全角化，表面呈波浪状或皱褶状；棘细胞层较薄；基底细胞界限清楚，排列整齐，由柱状或立方状细胞组成，胞核深染且远离基底膜，呈栅栏状排列；纤维性囊壁较薄；纤维组织囊壁内可见微小子囊和（或）上皮岛。

A. 鳞状化生　　B. 角化珠

C. 胶样小体　　D. 角质栓塞

E. 子囊

2. 牙源性角化囊性瘤

3. 涎腺多形性腺瘤

4. 慢性盘状红斑狼疮

5. 鳞状细胞癌

6. 扁平苔藓

【答案】 E、A、D、B、C

7. 某患者经 X 线检查可见下颌升支部一单囊性的透射影，内衬上皮在镜下表现为复层鳞状上皮，表面呈波状不全角化，基底细胞呈柱状，核呈栅栏状排列，上皮厚度较一致。最可能的诊断是

A. 含牙囊肿　　B. 牙源性角化囊性瘤

C. 根尖囊肿　　D. 牙旁囊肿
E. 根侧囊肿
【答案】B
【解析】识记性题目，熟记病理变化。

（三）生物学行为

该病变具有较高的术后复发倾向。关于复发原因，主要认为：
① 囊壁薄、易破碎、手术难以完整摘除，残留的囊壁上皮具有高度的增殖能力。
② 囊壁内含有微小子囊或卫星囊，若手术残留，可继续长大形成囊肿。
③ 具有局部侵袭性或向骨小梁间呈指状外突性生长特点，若手术不彻底，可复发。
④ 病变区具有高度增殖能力的口腔黏膜基底细胞未彻底切除，会引起复发。

（四）组织来源

一般认为来自牙板或牙板上皮残余，以及病变区口腔黏膜的基底细胞。

命题趋势 牙源性角化囊性瘤生物学行为，常以 A1 型题考查为主。

金题直击

下列是牙源性角化囊性瘤易复发的原因，除了
A. 囊壁薄　　B. 可能存在多发病灶
C. 同一病灶内有多个囊腔　　D. 可能存在子囊
E. 囊腔内有角化物
【答案】E
【解析】牙源性角化囊性瘤具有较高的术后复发倾向，原因为牙源性角化囊性瘤的囊壁薄、易破碎、手术难以完整摘除；囊壁内可含有微小子囊或卫星囊，若手术残留，可继续长大形成囊肿；肿瘤的生长具有局部侵袭性，可沿抗性较小的骨小梁之间呈指状外突性生长，若手术不彻底则易复发；部分病例可能来源于口腔黏膜上皮的基底细胞增殖，手术时如未将与囊肿粘连的口腔黏膜一并切除，具有高度增殖能力的基底细胞可引起复发。

三、牙瘤

牙瘤是成牙组织的错构瘤，不是真性肿瘤，由发育异常或发育畸形引起。根据组织排列结构不同而分为混合性牙瘤和组合性牙瘤。

（一）临床特点

1. **年龄**　多发生于儿童和青年。
2. **性别**　男女无明显差异。
3. **部位**　混合性牙瘤多好发于下颌双尖牙——磨牙区。
组合性牙瘤多好发于上颌切牙——尖牙区。
4. **症状和体征**　肿瘤生长缓慢，一般无自觉症状，活动性生长期可引起颌骨膨大。
5. **X 线**　**混合性牙瘤**表现为境界清楚的放射透光区，其中可见放射阻射性**结节状钙化物**；
组合性牙瘤显示形态及数目不一的**牙样物**堆积在一起。

（二）病理改变

1. **肉眼观**　混合性牙瘤为圆形、椭圆形或不规则形的矿化团块，有包膜。组合性牙瘤包膜完整，内含大小不一、数量不等、形态不同的牙样小体。

2. **镜下观**　混合性牙瘤由排列紊乱及相互混杂的牙釉质、牙本质、牙骨质和牙髓所构成，无典型排列的牙结构。而组合性牙瘤由排列有序的牙釉质、牙本质、牙骨质和牙髓所组成，如同正常牙的排列方式。

【要点提醒】

混合性牙瘤	由排列紊乱及相互混杂的牙釉质、牙本质、牙骨质和牙髓所构成，**无典型排列的牙结构**
组合性牙瘤	由排列有序的牙釉质、牙本质、牙骨质和牙髓所组成，**如同正常牙的排列方式**

命题趋势 牙瘤病理特点，常以 A1 型题考查为主。

金题直击

肿瘤中形成成熟的牙齿组织，但排列紊乱并无典型牙齿结构，应诊断为

A. 混合性牙瘤
B. 组合性牙瘤
C. 假性牙瘤
D. 畸形牙瘤
E. 以上都不是

【答案】A

【解析】混合性牙瘤由排列紊乱及相互混杂的牙釉质、牙本质、牙骨质和牙髓所构成，无典型排列的牙结构。而组合性牙瘤由排列有序的牙釉质、牙本质、牙骨质和牙髓所组成，如同正常牙的排列方式。

（三）生物学行为

该病预后良好。

四、牙源性钙化囊性瘤（助理不考）

牙源性钙化是一种良性牙源性肿瘤，X 线见界限清楚的投射影，腔内含大小不等的钙化团块。

囊肿衬里上皮类似立方或者柱状细胞，细胞核远离基底膜，类似于成釉细胞的星网状层。衬里上皮和纤维囊壁中见灶性影细胞团块，并呈不同程度的钙化。影细胞呈圆形或卵圆形，细胞界限清楚，胞浆红染，胞核消失而不着色，在胞核附近出现阴影。

命题趋势 牙源性钙化囊性瘤的特征性结构，常以 A1、B1 型题考查为主。

金题直击

灶性影细胞主要见于

A. 成釉细胞瘤
B. 牙源性腺样瘤
C. 牙源性钙化囊肿
D. 牙源性钙化上皮瘤
E. 良性成牙骨质细胞瘤

【答案】C

【解析】影细胞呈圆形或卵圆形，细胞界限清楚，胞浆红染，胞核消失不着色而呈阴影状。有两种牙源性肿瘤中有灶性的影细胞：牙源性钙化囊性瘤（以前称为牙源性钙化囊肿）和牙本质生成性影细胞瘤（可恶变为牙源性影细胞癌），因此本题选 C。

五、牙源性腺样瘤（助理不考）

年轻发病，女性多见，上颌尖牙区多见，常伴阻生牙。

病理变化：

1. 肉眼观　包膜完整，切面囊性或者实性。实性部分呈灰白色，囊液为淡黄色胶冻状或者血性液体。腔内可以含牙。

2. 镜下见　肿瘤上皮可形成不同结构：

（1）玫瑰花样结构　实性细胞巢呈结节状，由梭形或立方状上皮细胞组成，形成类似玫瑰花样结构。结构的中心部可见嗜酸性物质沉积。

（2）腺管样结构　立方状或柱状细胞形成环状的结构，形似腺管样，胞核远离腔面。管状腔隙内可含有嗜酸性物质和细胞碎屑。

（3）梁状或筛状结构　多见于肿瘤的周边部或实性细胞巢之间。细胞呈圆形或梭形，核着色深。常常是 1～2 层的细胞条索形成筛状。有时可见由多边形、嗜酸性鳞状细胞组成的小结节，为第四种结构。鳞状细胞核呈轻度多形性，细胞间见有细胞间桥和钙化团块以及淀粉样物质沉着。这些结构与牙源性钙化上皮瘤相似，因此称为“牙源性钙化上皮瘤样区”。此外，肿瘤内有时还可见发育不良的牙本质或骨样牙本质。肿瘤间质成分较少。

命题趋势 牙源性腺样瘤的特征性结构，常以 A1、B1 型题考查为主。

金题直击

1. 肉眼见包膜完整，组织学观察见玫瑰花样结构的肿瘤是

A. 牙瘤　　B. 成釉细胞瘤

C. 牙源性钙化上皮瘤　　D. 牙源性腺样瘤

E. 良性成牙骨质细胞瘤

【答案】D

【解析】牙源性腺样瘤的肿瘤上皮可以在镜下呈结节状实性细胞巢，由梭形或立方状上皮细胞组成，形成玫瑰花样结构。上皮细胞之间和玫瑰花样结构的中心部可见嗜酸性物质沉积，故本题应选 D。

2. 牙源性腺样瘤的好发部位为

A. 上颌尖牙区　　B. 下颌尖牙区

C. 上颌前牙区　　D. 下颌前牙区

E. 上颌磨牙区

【答案】A

【解析】牙源性腺样瘤年轻发病，女性多见，上颌尖牙区多见。

六、牙源性钙化上皮瘤（又名 Pindborg 瘤）（助理不考）

牙源性钙化上皮瘤表现为颌骨膨胀，X 线可见不规则透光影，内有大小不等的不透光团块。

病理变化：肿瘤细胞呈多边形，胞浆嗜酸性。**特征性结构：淀粉样物质，可以发生钙化，钙化物呈同心圆状。**

生物学行为：浸润生长，可有复发。

命题趋势 牙源性钙化上皮瘤的特征性结构，常以 A1、B1 型题考查为主。

金题直击

牙源性钙化上皮瘤

A. 可见到影细胞灶

B. 肿瘤上皮细胞呈玫瑰花样结构

C. 肿瘤细胞内淀粉样物质，可以发生钙化，钙化物呈同心圆状

D. 肿瘤由牙釉质、牙本质、牙骨质和牙髓所构成

E. 肿瘤内出现广泛角化

【答案】C

【解析】牙源性钙化上皮瘤肿瘤细胞呈多边形，胞浆嗜酸性。特征性结构：淀粉样物质，可以发生钙化，钙化物呈同心圆状。

七、成釉细胞纤维瘤（助理不考）

成釉细胞纤维瘤主要特征是牙源性上皮和间叶组织同时增殖，**不伴牙本质和釉质形成。**它是一种真性混合性牙源性肿瘤。

成釉细胞纤维瘤多见于儿童和青年成人。下颌磨牙区最常见。肿瘤生长缓慢，除颌骨膨大外，无明显症状。X 线表现为界限清楚的放射透光区，不易与成釉细胞瘤区别。

肉眼观：在颌骨内肿瘤呈膨胀性生长，有包膜而无局部浸润。切面呈灰白色。镜下观：**肿瘤由上皮和间充质两种成分组成。**肿瘤性上皮呈条索状或团块状排列。周边层为立方或柱状细胞，中心部细胞类似于星网状层，但星网状细胞量很少。少见上皮囊性变。

八、牙源性黏液瘤（助理不考）

牙源性黏液瘤又称为黏液瘤、黏液纤维瘤，多位于下颌前磨牙和磨牙区。肿瘤生长缓慢，可导致颌骨膨大、变形。X 线显示为由大小不等的蜂窝状或囊状阴影组成的多房性透射影，相互之间有薄的骨隔，界限不清。牙根吸收常见。

肿瘤边界不清，剖面为灰白色，半透明，质脆，富有黏液，常无包膜。**瘤细胞呈梭形或星形，**排列疏松，核卵圆形，染色深，偶见大小形态不一的不典型核，但核分裂罕见。**瘤细胞间有大量淡蓝色黏液基质。**肿瘤内纤维成分多者，又称为纤维黏液瘤。

此瘤可浸润骨组织，甚至穿破骨皮质侵及邻近软组织。肿瘤呈局部浸润性生长，手术完全不易切除，术后易复发，但一般不发生转移。

九、成牙骨质细胞瘤（助理不考）

成牙骨质细胞瘤又称为真性牙骨质瘤，常与一颗牙的牙根相连，相关牙根吸收而变短，并与肿瘤性硬组织融合，是一种以形成牙骨质样组织为特征的肿瘤。肿瘤多发生在青少年男性的下颌前磨牙或磨牙区。肿瘤常围绕牙根生长。X线显示肿物为界限清楚的致密钙化团块，钙化团块的周围环绕有一带状放射透光区。

肿瘤由牙骨质样组织所组成。有的呈片状排列，其间可见较多**嗜碱性反折线**。圆形或卵圆形排列呈矿化团块，似牙骨质小体。矿化组织的周边区可见嗜酸性、未矿化的牙骨质样组织和成牙骨质细胞。

命题趋势 成牙骨质细胞瘤的特征性结构，常以A1、B1型题考查为主。

金题直击

1. 患者，男，20岁。下颌前磨牙区出现一肿物约2年，病理检查显示肿瘤由牙骨质样组织组成。有的排列呈片状，可见较多的嗜碱性反折线。细胞核深染，其内未见核异型或核分裂，应诊断为

A. 牙源性黏液瘤
B. 牙源性腺样瘤
C. 牙源性钙化上皮瘤
D. 成牙骨质细胞瘤
E. 牙源性纤维瘤

【答案】D

【解析】成牙骨质细胞瘤肿瘤由牙骨质样组织所组成。有的呈片状排列，类似于有细胞牙骨质，可见较多嗜碱性反折线，有的呈圆形或卵圆形矿化团块，似牙骨质小体。

A. 成釉细胞癌
B. 牙源性钙化囊肿
C. 海绵状血管瘤
D. 牙源性透明细胞癌
E. 良性成牙骨质细胞瘤

2. 含有影细胞的是
3. 与受累牙牙根融合的是
4. 含有透明细胞的疾病是

【答案】B、E、D

十、成釉细胞癌（助理不考）

成釉细胞癌可见典型的成釉细胞瘤形态的同时，还可见**非典型性核分裂象**增加的肿瘤上皮岛。

十一、骨化纤维瘤（助理不考）

骨化纤维瘤镜下可见成纤维细胞由**大量的纤细的胶原纤维**构成，排列呈**漩涡状**，骨小梁周围有成排的成骨细胞。

命题趋势 骨化纤维瘤的特征性结构，常以A1、B1型题考查为主。

金题直击

骨化纤维瘤的病理特征不包括

A. 骨小梁周围有成骨细胞排列
B. 骨小梁周围没有成骨细胞排列
C. 骨小梁周围有大量纤维组织
D. 骨小梁彼此相接
E. 牙骨质

【答案】B

【解析】骨化纤维瘤镜下可见成纤维细胞由大量的纤细的胶原纤维构成，排列呈漩涡状，骨小梁周围有成排的成骨细胞。

第十七单元　其他肿瘤和瘤样病变

考试分值

专业	2019 年	2020 年	2021 年	2022 年	2023 年
执业	2	1	2	1	2
助理	1	1	1	0	1

第一节　良性肿瘤及瘤样病变（助理不考）

一、乳头状瘤

乳头状瘤是局部上皮形成的疣状或菜花状外观的肿物，但不包括纤维上皮增生的外生性和息肉样增生。主要包含以下三种：

（一）鳞状细胞乳头状瘤和寻常疣

鳞状细胞乳头状瘤和寻常疣是口腔上皮的疣状、局灶性的良性增生。其可由人乳头瘤病毒感染。发病最常见的部位是腭、唇、舌和牙龈黏膜。鳞状细胞乳头状瘤质软、有蒂，呈丛状的指状突，或为无蒂的圆顶样病损。可单发也可多发，儿童的寻常疣多为多发。在几个月内生长迅速，最大直径约 6mm，之后可维持在一定的大小。

病理变化：为外生性，增生的复层鳞状上皮呈指状突起，中心为血管结缔组织支持。

（二）尖锐湿疣

口腔尖锐湿疣是肛门与生殖器部位尖锐湿疣的口腔表现。通常为 6、11、16、18 型人乳头瘤病毒感染。病变为无痛、圆形、白色、外生性的结节，较大。基部宽、结节状或桑葚状，表面呈粉红色，或近似正常黏膜颜色。可多发，常呈串珠状。

上皮增生呈短钝状的叶状，长度一致，表面光滑、结节、扁平或圆形。缺乏角蛋白或角蛋白较少，偶见中等程度的角蛋白，临床上表现为白色。在角化病损中充满角质物，在皱褶、突起或裂隙之间的上皮与基底部紧密连接。一个明显的特征是：凹空细胞团较常见。

命题趋势 该题针对“尖锐湿疣”知识点进行考查，以 A1、A2 型题多见。

金题直击

口腔尖锐湿疣的病原体不包括

A. 6 型 HPV　　B. 11 型 HPV

C. 16 型 HPV　　D. 18 型 HPV

E. HBV

【答案】E

【解析】口腔尖锐湿疣是肛门与生殖器部位尖锐湿疣的口腔表现。通常为 6、11、16、18 型人乳头瘤病毒感染。HBV 为乙肝病毒。

（三）免疫缺陷患者的乳头瘤和乳头瘤病

在免疫缺陷患者身上由人乳头瘤病毒引起的病损更活跃。尤其对于人免疫缺陷病毒感染的患者，病损可能更大、多发，与大面积的感染黏膜斑块相接。

二、牙龈瘤

牙龈瘤是指牙龈局限性慢性炎性增生。

牙龈瘤术后有复发倾向，主要是由于局部菌斑和结石除去不全和（或）手术切除不完全。

（一）血管性龈瘤

血管性龈瘤可以是化脓性肉芽肿或妊娠性牙龈瘤。

病理变化：

（1）肉眼观 病损表现为质软、红紫色包块，常伴有溃疡和出血。

（2）镜下观 特点是血管内皮细胞增生呈实性片块或条索状，也可是小血管或大的薄壁血管增多。间质常水肿，炎症细胞浸润不等，但溃疡下区炎症明显。

（二）纤维性龈瘤

病理变化：

（1）肉眼观 为有蒂或无蒂包块，质地坚实。炎症或血管丰富者，则色泽较红；如果表面溃疡则可覆盖黄色纤维素性渗出物。

（2）镜下观 纤维性龈瘤由肉芽组织和胶原纤维束组成。含有炎症细胞，以浆细胞为主，多分布于纤维束之间。约1/3的病例可见无定形的钙盐沉着和（或）成纤维组织中出现的化生性骨小梁，溃疡区下方的骨化生多见。

（三）巨细胞性龈瘤

巨细胞性龈瘤又称外周性巨细胞肉芽肿，前牙区多见，上颌较下颌多，位于牙龈或牙槽黏膜。

病理变化：

（1）肉眼观 包块有蒂或无蒂，呈暗红色，可发生溃疡。病变在牙间区，颊和舌侧肿物与牙间狭窄带相连形成时漏状外观。

（2）镜下观 血管和细胞的间质内含有呈灶性聚集的多核破骨细胞样细胞。巨细胞灶之间有纤维间隔。鳞状上皮之间也有纤维间隔。巨细胞数量多，大小和形态不一。毛细血管丰富，常见出血灶及含铁血黄素沉着。

【要点提醒】

牙龈瘤	特点
血管性龈瘤	血管内皮细胞增生呈实性片块或条索，也可是小血管或大的薄壁血管增多
纤维性龈瘤	纤维性龈瘤由富于细胞的肉芽组织和成熟的胶原纤维束组成
巨细胞性龈瘤	富于血管和细胞的间质内含有多核破骨细胞样细胞，巨细胞数量多

命题趋势 该题针对“巨细胞性龈瘤”知识点进行考查，以A1、A2型题多见。

金题直击

1. 有关巨细胞性龈瘤说法错误的是

A. 前牙区多见

B. 上颌较下颌多

C. 不发生于青年人

D. 女性较男性多见

E. 又称外周性巨细胞肉芽肿

【答案】C

【解析】巨细胞性龈瘤又称外周性巨细胞肉芽肿。较为少见，以30～40岁多见，也可发生于青年人和老年人。部位以前牙区多见，上颌较下颌多，位于牙龈或牙槽黏膜。女性较男性多见。包块有蒂或无蒂，呈暗红色，可发生溃疡。病变发生在牙间区者，颊和舌侧肿物与牙间狭窄带相连形成一种时漏状外观。

2. 下列关于巨细胞性龈瘤的说法错误的是

A. 又称外周性巨细胞肉芽肿

B. 以30～40岁多见

C. 前牙区多见

D. 男性较女性多见

E. 包块有蒂或无蒂，呈暗红色

【答案】D

【解析】巨细胞性龈瘤又称外周性巨细胞肉芽肿。较为少见，以30～40岁多见，也可发生于青年人和老年人。部位以前牙区多见，上颌较下颌多，位于牙龈或牙槽黏膜。女性较男性多见。包块有蒂或无蒂，呈暗红色，可发生溃疡。病变发生在牙间区者，颊和舌侧肿物与牙间狭窄带相连形成一种时漏状外观。

三、嗜酸性淋巴肉芽肿

本病好发于青壮年男性。腮腺区、耳后等为多发部位。表现呈对称性缓慢增大的无痛性包块。患部皮肤常有瘙痒和色素沉着。

镜下观为肉芽肿结构，其主要特征：嗜酸性粒细胞和淋巴细胞灶性或弥漫性浸润，病变血管增生。组织学表现根据发病部位和病程不同也不同。随着病变的发展，嗜酸性粒细胞和淋巴细胞数量增加，血管壁增厚，可呈洋葱皮样外观。

命题趋势 该题针对“嗜酸性淋巴肉芽肿”知识点进行考查，以A1、A2型题多见。

金题直击

下列哪项不是嗜酸性淋巴肉芽肿的主要特征

A. 嗜酸性粒细胞弥漫性浸润

B. 淋巴细胞灶性浸润

C. 血管增生

D. 大量的泡沫细胞

E. 嗜酸性粒细胞灶性浸润

【答案】D

【解析】嗜酸性淋巴肉芽肿病损的主要特征：一是嗜酸性粒细胞和淋巴细胞灶性或弥漫性浸润；二是病变血管增生。

命题趋势 该题针对“嗜酸性淋巴肉芽肿”知识点进行考核，以A1、A2型题多见。

金题直击

嗜酸性淋巴肉芽肿中的血管壁可呈现

A. 年轮样

B. 鱼鳞样

C. 波浪样

D. 洋葱皮样

E. 不规则样

【答案】D

【解析】嗜酸性淋巴肉芽肿的病损中可见血管壁增厚，甚至呈洋葱皮样外观。

四、血管瘤

（一）婴儿血管瘤

婴儿血管瘤是婴儿最常见的良性肿瘤，多见于头颈、四肢，无包膜，可复发。

分类	特点
增生期	增生性内皮细胞构成明确的、无包膜的团块，有外皮细胞参与，小腔隙中央含红细胞；血管腔隙常不明显，细胞增生活跃，可伴炎症反应
退化期	管腔增大明显，毛细血管和静脉样血管混合存在；早期血管数量明显增加，后逐渐减少，出现纤维性组织分隔
末期	整个病变均为纤维和（或）脂肪背景，肥大细胞数量与正常皮肤相似；血管壁增厚，玻璃样变

（二）分叶状毛细胞血管瘤

分叶状毛细胞血管瘤亦称化脓性肉芽肿，为获得性血管瘤，是生长迅速的外生性病变。

命题趋势 该题针对“血管瘤病理特点”知识点进行考查，以A1、A2、B1型题多见。

金题直击

1. 下列关于血管瘤的说法错误的是

A. 可发生于身体任何部位

B. 多见于头颈、四肢等处皮肤和肌肉

C. 多发性，且多存在包膜

D. 切除不干净可复发

E. 口腔以唇、舌、颊等处好发

【答案】C

【解析】血管瘤是一种由分化较成熟的血管构成的血管畸形或良性肿瘤，可发生于身体任何部位，但最多见于头颈、四肢等处皮肤和肌肉。其特点为多发性，且多无包膜，切除不干净可复发。口腔以唇、舌、颊等处好发。临床上，除婴儿血管瘤可自发性消退外，大多数血管瘤如不治疗，可持续存在。

2. 分叶状毛细胞血管瘤说法错误的是

A. 称化脓性肉芽肿　　B. 好发于儿童和青年

C. 女性发病远超过男性　　D. 生长迅速的外生性病变

E. 以牙龈、口唇、面部多见

【答案】C

【解析】分叶状毛细胞血管瘤亦称化脓性肉芽肿，为获得性血管瘤，是生长迅速的外生性病变。多认为是一种增生性而不是肿瘤性病变。常发生于皮肤或口腔黏膜，以牙龈、口唇、面部多见。呈息肉状，可有蒂，表面有溃疡。好发于儿童和青年，男性发病远超过女性。

A. 婴儿血管瘤　　B. 血管性龈瘤

C. 纤维性龈瘤　　D. 巨细胞性龈瘤

E. 分叶状毛细胞血管瘤

3. 具有时漏状外观的是

4. 牙龈覆盖黄色纤维素性渗出物是

【答案】D、C

【解析】巨细胞性龈瘤又称外周性巨细胞肉芽肿。病变发生在牙间区者，颊和舌侧肿物与牙间狭窄带相连形成一种时漏状外观。纤维性龈瘤为有蒂或无蒂包块，质地坚实。颜色与附近牙龈相同，如有炎症或血管丰富者则色泽较红；如果表面溃疡则可覆盖黄色纤维素性渗出物。纤维性龈瘤可发生于各年龄组，但10～40岁者多见。

第二节　口腔黏膜癌

口腔黏膜癌为恶性肿瘤，大多数为鳞状细胞癌，发生于颊、舌、口底、腭、龈、唇等黏膜。舌癌——舌前2/3部发生的癌，在口腔癌中最常见。发生于舌中1/3侧缘部者最多，其次为牙龈癌，以下牙龈较多见。

一、鳞状细胞癌

鳞状细胞癌是口腔颌面部最常见的上皮性恶性肿瘤，约占口腔恶性肿瘤的90%以上。

（一）临床特点

年龄	多发生于40～60岁之间
性别	男性多于女性
部位	以舌黏膜最为多见，其次为牙龈、颊、唇、腭及口底黏膜等。牙龈的鳞癌以下颌后牙区最多见
症状	早期可无症状或仅有轻微疼痛，随病程进展疼痛逐渐加重，可表现为局部或头和颈部疼痛、面部麻木
体征	溃疡，边缘较硬，因部位不同而表现不一：发生于舌部者可出现舌运动受限，语言、咀嚼和吞咽困难；发生于牙龈部可引起牙齿松动、骨质吸收
生物学行为	高度分化和中度分化的鳞状细胞癌为低度恶性，而低度分化或未分化者属高度恶性。直接扩散或通过淋巴道转移，一般血行转移较为罕见
组织发生	口腔各部位的黏膜上皮皆可发生鳞状细胞癌。此外，颌骨内的牙源性上皮，面突融合处的上皮残余，上颌窦的假复层纤毛柱状上皮的鳞状化生也都可以发生鳞状细胞癌

（二）病理改变

1. 肉眼观　肿瘤常呈菜花状或形成溃疡，切面呈灰白色，可形成坏死灶。边界不清，无包膜。

2. 镜下观　肿瘤实质由异常增生的鳞状细胞构成，细胞形态不一，具有异型性，可见核分裂。癌巢、癌巢中心形成的角化珠，又称癌珠。肿瘤细胞可突破基底膜，向结缔组织呈蟹足样浸润生长。

3. 鳞状细胞癌的分级

Ⅰ级（高度分化） 组织学和细胞学特点类似于口腔黏膜上皮，基底细胞和具有细胞间桥的鳞状细胞的数量不等，**角化明显，核分裂象少**，非典型核分裂和多核细胞极少。胞核和细胞多形性不明显。

Ⅱ级（中度分化） 形态学表现介于高分化与低分化之间。中度分化与高度分化相比，**角化较少**而且细胞及核多形性较明显。核分裂象较多，可见**异常核分裂，细胞间桥不显著**。

Ⅲ级（低度分化） 组织学和细胞学方面稍微类似于口腔黏膜的正常复层鳞状上皮，**角化少见，细胞间桥**几乎不能发现，核分裂常见且不典型核分裂象易见。细胞及核多形性明显，多核细胞常见。

癌细胞浸润范围较表浅仅限于基底膜下方时，可称为微小浸润性鳞状细胞癌。

【要点提醒】

分级	角化程度	间桥	细胞和胞核的多形性	细胞分裂
Ⅰ级（高分化）	明显	显著	不明显	少
Ⅱ级（中分化）	较少	不显著	较明显	较多
Ⅲ级（低分化）	少见	极少见	明显	常见

二、疣状癌（助理不考）

疣状癌为鳞癌的一种，老年人多见，下唇多，白色刺状突起。镜下为高分化鳞癌，细胞轻度不典型。以外生性、疣状缓慢生长和边缘推压为特征，疣状癌呈推进式侵犯间质，无浸润边缘，彻底切除**不易复发，一般不转移**。烟草是主要病因学因素。

【要点提醒】

类别	病因	部位	临床特点	组织病理	备注
鳞状细胞癌	烟酒	舌最多	可蟹足样突破基底膜	好——细胞间桥，角化物 坏——核分裂象，非典型核分裂和多核细胞。胞核和细胞多形性	—
疣状癌	烟草	下唇	推进式浸润生长	高分化鳞癌，细胞轻度不典型增生	癌周上皮下陷呈杯状

命题趋势 该题针对“口腔黏膜癌”知识点进行考查，以 A1、A2 型题多见。

金题直击

1. 鳞状细胞癌好发于

A. 新生儿　　B. 青少年的烟酒嗜好者

C. 40 ～ 60 岁的烟酒嗜好者　　D. 烫食嗜好者

E. 老年人

【答案】C

【解析】鳞状细胞癌是具有不同程度鳞状分化的上皮性侵袭性的肿瘤，有早期、广泛淋巴结转移的倾向，且主要发生在 40 ～ 60 岁的烟酒嗜好者。

2. 具有形成细胞间桥和不同程度角化，且有不同程度鳞状分化的上皮性侵袭性的肿瘤是

A. 鳞状细胞癌　　B. 骨化纤维瘤

C. 成牙骨质细胞瘤　　D. 牙源性腺样瘤

E. 腺样囊性癌

【答案】A

【解析】鳞状细胞癌是具有不同程度鳞状分化的上皮性侵袭性的肿瘤，具有形成细胞间桥和不同程度角化的特点。

第三节　恶性黑色素瘤（助理不考）

恶性黑色素瘤是一种来源于黑色素细胞的恶性肿瘤。多位于上皮 - 结缔组织交界处。头颈部黏膜黑色素瘤占所有黑色素瘤的 1%，其中 50% 来源于口腔，约 80% 开始于腭部、上颌牙槽或牙龈黏膜。

口腔黑色素瘤具有交界活性，向表面侵犯。口腔黑色素瘤可分为原位、侵袭性和混合型三类。交界性病损为非典型性黑色素细胞增生。

口腔黑色素瘤由片状或岛状的上皮样黑色素细胞构成，呈器官样或腺泡样排列，胞质染色浅，核大、核仁明显。偶尔，细胞可以主要或全部为梭形。90% 以上的病损含黑色素。95% 以上的病例 S-100 阳性，CK 阴性。

口腔黑色素瘤预后不良，5 年存活率为 20% 左右，平均存活时间为 2 年。

第四节　恶性淋巴瘤（助理不考）

恶性淋巴瘤是一组起源于淋巴结或其他淋巴组织的恶性肿瘤，可分为霍奇金淋巴瘤和非霍奇金淋巴瘤。绝大多数为非霍奇金淋巴瘤，其中 85% 以上是成熟的 B 细胞肿瘤，而大 B 细胞淋巴瘤和滤泡性淋巴瘤占所有非霍奇金淋巴瘤的 50%。

一、弥漫性大 B 细胞淋巴瘤

弥漫性大 B 细胞淋巴瘤是一类由大 B 淋巴样细胞构成的肿瘤，呈弥漫性生长，属于侵袭性淋巴瘤。肿瘤细胞的胞核大。成人多见，男性稍多。结内和结外均可发生，可发生在结外的任何部位，原发结外的可高达 40%。

病理变化：患者出现结内或结外迅速长大的肿块，可伴有症状，随着病情的发展常常扩散。淋巴结结构被均质鱼肉状的瘤组织取代。偶尔病变局部生长。可出现出血坏死。结外弥漫性大 B 细胞瘤常形成瘤块，伴有或不伴有纤维化。典型表现是正常的淋巴结结构或结外组织被弥漫性的淋巴组织取代。病变累及淋巴窦不常见。淋巴结周围组织常有浸润，出现宽窄不一的硬化性纤维条带。肿瘤细胞表达广泛的 B 细胞抗原标志物。

二、黏膜相关淋巴组织结外边缘区 B 细胞淋巴瘤（MALT 淋巴瘤）

肿瘤细胞可位于反应性滤泡的边缘带，并可扩展到滤泡间区。当肿瘤细胞浸润上皮时，可形成典型的淋巴上皮病变。MALT 淋巴瘤为结外淋巴瘤。肿瘤由形态多样的小 B 细胞组成，其中可有边缘带（中心细胞样）细胞、单核样细胞、小淋巴细胞和散在的免疫母细胞及中心母细胞样细胞。

MALT 淋巴瘤多数见于成人。大多数是自身免疫性疾病，引起结外淋巴组织增生。瘤细胞先浸润反应性滤泡周围，然后扩展至滤泡套区，在边缘带扩散，形成融合的区域，取代部分或全部滤泡。典型的边缘带 B 细胞是小到中等细胞，核轻微不规则，染色质中等，核仁不明显，近似于中心细胞，胞质相对丰富、淡染。淡染的胞质增多时，可出现单核细胞样表现。另一种情况，边缘带细胞可近似于小淋巴细胞。在腺体组织中上皮常常受累及破坏，形成所谓的淋巴上皮病变。淋巴上皮病变是指变形或破坏的上皮内有 3 个以上的边缘区细胞，常伴有上皮细胞嗜碱性变。

MALT 淋巴瘤扩散缓慢。多年后可复发，并累及其他部位。该瘤对放疗敏感。结外多部位受累，甚至骨髓受累也不一定意味着预后不佳。

三、结外 NK/T 细胞淋巴瘤，鼻型

该瘤主要发生在结外，以血管浸润和破坏、显著坏死、表达细胞毒性分子和 EBV 感染为特点。

该瘤好发于鼻腔、鼻咽部、腭部、皮肤、软组织、胃肠道等，常见于成年男性。发生在鼻部的肿瘤，患者出现鼻阻、鼻出血，这是由肿块及其所造成的中面部结构破坏所致（所谓的致死性中线肉芽肿）。肿瘤可侵及周围相邻组织，最初常常局限于上呼吸道，很少累及骨髓，很快扩散到不同部位。该瘤发生于黏膜部位的常有溃疡形成，发生于各种部位的结外 NK/T 细胞淋巴瘤形态基本相似。瘤细胞呈弥散性浸润，以血管中心浸润和血管破坏常见。常见凝固性坏死和凋亡小体，这是由瘤细胞造成血管梗阻所致。

细胞形态广泛，细胞可能是小、中、大或间变细胞。很大的细胞核呈泡状，通常核仁不明显或有小核仁，胞质中等，淡染至透亮，核分裂象易见。其预后情况变化较大，部分患者对治疗反应较好，而其余的病例即使用了高强度化疗效果也不好，患者多由于肿瘤扩散而死亡。

口腔解剖生理学

第一单元　牙体解剖生理

考试分值

专业	2019 年	2020 年	2021 年	2022 年	2023 年
执业	17	13	16	17	16
助理	9	7	9	8	8

第一节　牙的演化（助理不考）

一、各类牙的特点

1. 牙附着于颌骨的方式

端生牙	无牙根	硬骨鱼
侧生牙	无完善的牙根	爬行类动物
槽生牙	完善的牙根	哺乳动物

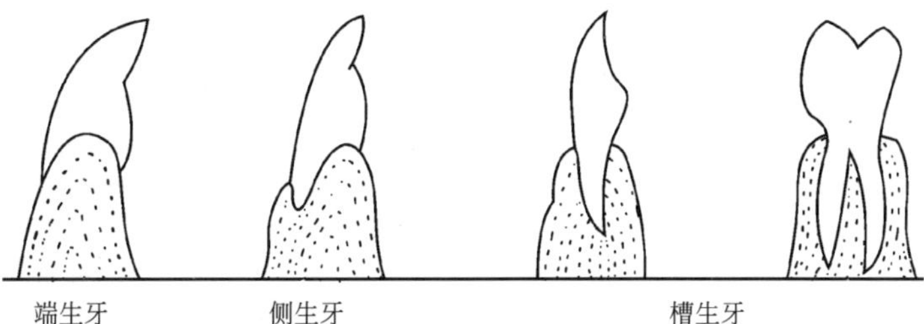

命题趋势 牙附着于颌骨的方式，考试多以 A1 型题为主。

金题直击

人类的牙属于

A. 槽生牙

B. 侧生牙

C. 端生牙

D. 多牙列

E. 单牙列

【答案】A

【解析】牙附着颌骨方式：端生牙、侧生牙、槽生牙。人类的牙属于槽生牙。

2. 牙列替换的次数

多牙列	若干后备牙	硬骨鱼类、两栖类和爬行类
双牙列	两副牙列（乳牙列＋恒牙列）	哺乳动物

3. 牙体外形

同形牙	形态相同（三角片）	鱼类
异形牙	形态各异	哺乳动物

二、牙演化的特点

1. 牙数　多⟶少。

2. 牙根　无 ⟶ 有。
3. 牙列　多牙列 ⟶ 双牙列。
4. 形态　同形牙 ⟶ 异形牙。
5. 位置　分散 ⟶ 集中（上、下颌骨）。
6. 附着颌骨方式　端生牙 ⟶ 侧生牙 ⟶ 槽生牙。

命题趋势 牙的演化规律在执业医师考试中每隔 2 ~ 3 年出现一次，多以 A1 型题为主。

金题直击

随着牙齿的演化，猪的牙齿应属于

A. 单锥体牙　　B. 同形牙
C. 多牙列　　D. 端生牙
E. 异形牙

【答案】E

【解析】猪为哺乳类动物，随着牙齿的演化，哺乳类动物为槽生牙（有完善牙根）、双牙列、异形牙。

第二节　牙体解剖的一般概念

一、牙的组成、分类及功能

（一）牙的组成

从牙体外部形态观察，牙体由牙颈、牙根、牙冠三部分构成。

牙颈（颈线、颈缘、颈曲线）：指解剖牙冠与牙根交界处的弧形曲线（釉牙骨质界）。

分界	颈缘	龈缘
牙冠	解剖牙冠（牙体外层被牙釉质覆盖的部分）	临床牙冠（牙体暴露于口腔的部分）
牙根	解剖牙根（牙体外层由牙骨质覆盖的部分）	临床牙根（口腔内看不见的牙体部分）

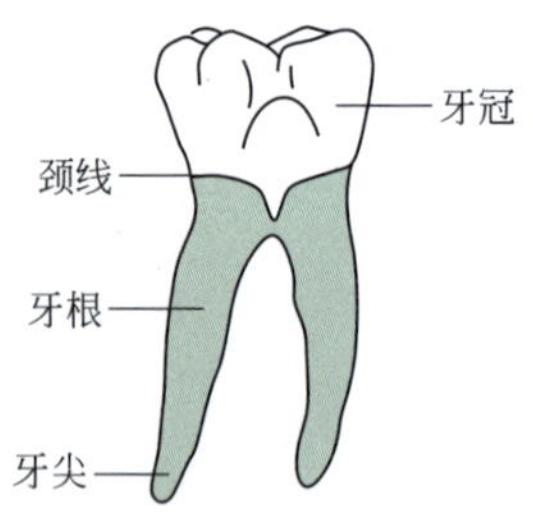

牙的外部形态

命题趋势 牙体的组成特点，考试多以 A1 型题为主。

金题直击

临床牙冠是指

A. 牙体暴露于口腔的部分　　B. 牙体被釉质包被的部分
C. 牙体被牙骨质包被的部分　　D. 牙本质分布的部分
E. 牙尖与窝沟分布的部分

【答案】A

【解析】牙冠有解剖牙冠和临床牙冠之分，解剖牙冠系牙釉质覆盖的部分，牙冠与牙根以牙颈为界。临床牙冠为牙体露于口腔的部分，牙冠与牙根以龈缘为界。

从纵剖面观察，牙体的组织包括以下四个部分（3 硬 1 软）。

牙釉质	牙冠外层最坚硬的组织	切缘 2.0mm，牙尖 2.5mm，乳牙 0.5 ～ 1.0mm
牙骨质	牙根表层硬组织	—
牙本质	牙齿的主体	牙釉质和牙骨质内层
牙髓	髓腔中的结缔组织	营养、感觉、防御、修复功能

金题直击

关于解剖牙冠的说法错误的是

A. 牙体外层被釉质覆盖的部分称为解剖牙冠

B. 解剖牙冠釉质是全身矿化组织中最坚硬的

C. 解剖牙冠的釉质厚度都是相同的

D. 恒切牙切缘釉质最厚厚度约 2.0mm

E. 磨牙牙尖处釉质厚度约为 2.5mm

【答案】C

【解析】解剖牙冠是被牙釉质覆盖的部分，以颈缘为界与解剖牙根分开。牙冠釉质厚度厚薄不一，切缘和牙尖处较厚，颈缘处较薄，切缘 2.0mm，牙尖 2.5mm，乳牙 0.5 ～ 1.0mm。

（二）牙的分类

1. 根据牙的形态和功能分类

类型	位置	功能
切牙	口腔前部	切割食物
尖牙	口角处	穿刺、撕裂食物
前磨牙	尖牙与磨牙之间	协助尖牙和磨牙行使功能
磨牙	前磨牙的远中	捣碎、磨细食物

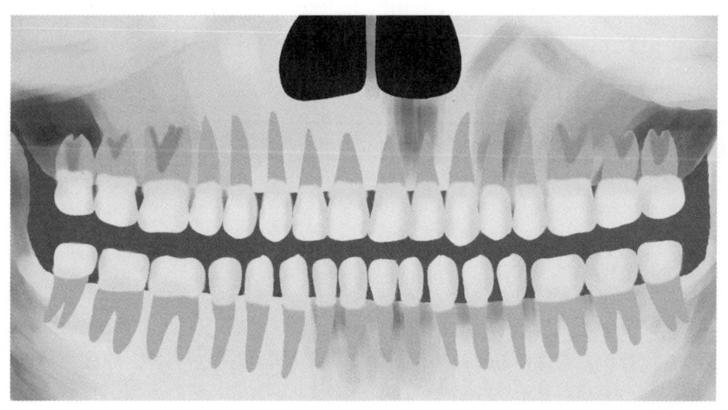

牙形态分类

2. 根据牙在口腔内存在的时间分类

类型	萌出时间	全部萌出	数目
乳牙	6 个月左右	2 岁半左右	20 颗
恒牙	6 岁左右	12 ～ 13 岁	28 ～ 32 颗

3. 根据牙在口腔内的位置分类

类型	位置	包含
前牙	口角之前	切牙和尖牙
后牙	口角之后	前磨牙和磨牙

命题趋势 牙齿的分类，根据具体分类的方式而定，考试多以A1型题为主。

金题直击

按照牙体在口腔存留时间的长短，人类牙体可以分为

A. 前牙和后牙　　B. 上颌牙与下颌牙

C. 乳牙与恒牙　　D. 切牙与尖牙

E. 正常牙与多生牙

【答案】C

【解析】A、B是按牙齿的位置区分，D是按牙齿的形态、功能区分。

（三）牙的功能

① 咀嚼。

② 辅助发音和言语。

③ 保持面部形态协调美观。

金题直击

以下不属于牙的功能的是

A. 保持口腔的自洁作用　　B. 咀嚼

C. 保持面部形态协调　　D. 美观

E. 发音和言语

【答案】A

【解析】牙的功能不具备自洁的功能，具备咀嚼、辅助发音和言语、保持面部形态协调美观的功能。

二、牙位记录方法

1. 部位记录法　临床最常用的记录法。

以“＋”符号将牙弓分为上、下、左、右四区	
恒牙	每区以阿拉伯数字1～8依次代表中切牙至第三磨牙
乳牙	以罗马数字Ⅰ～Ⅴ依次表示每区的乳中切牙至第二乳磨牙

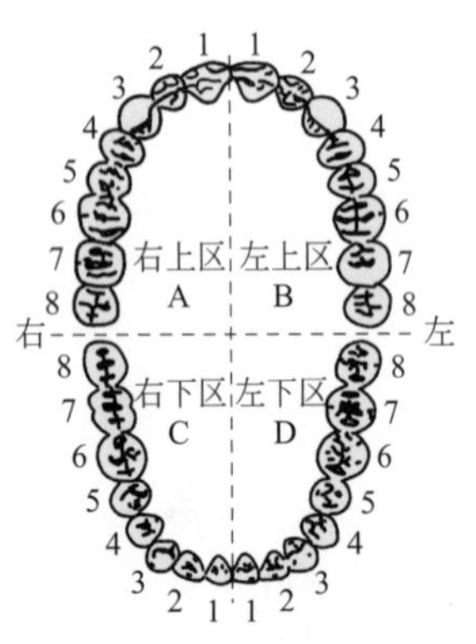

恒牙部位记录法

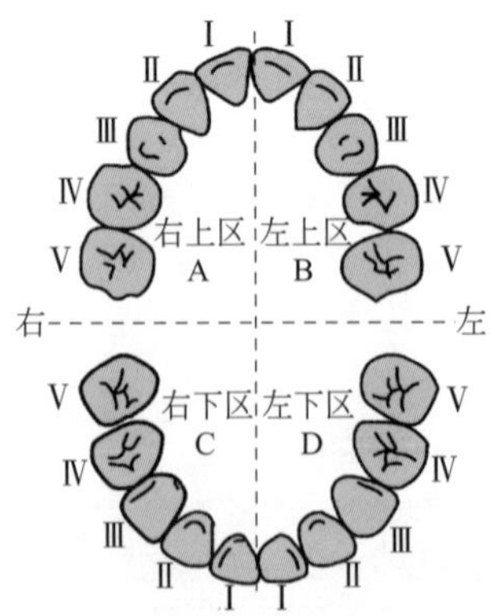

乳牙部位记录法

2. Palmer记录系统

Palmer记录系统也是分为上、下、左、右四区	
恒牙	记录同部位记录法（阿拉伯数字）
乳牙	英语字母A～E代表每区的乳中切牙至第二乳磨牙

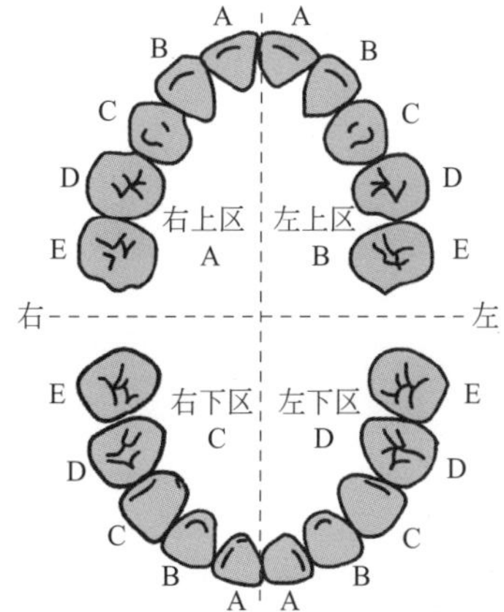

Palmer 记录系统记录乳牙牙位

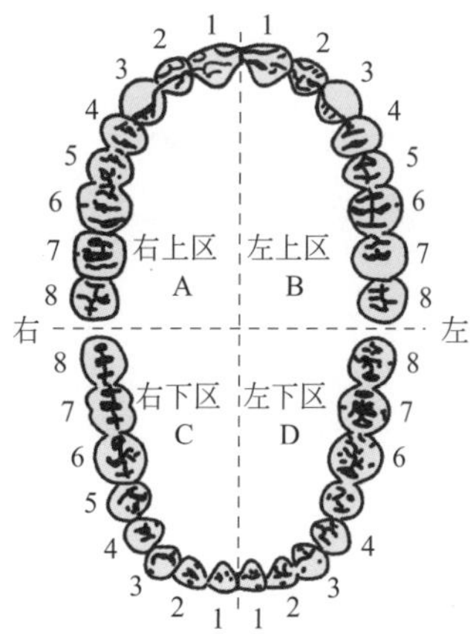

Palmer 记录系统记录恒牙牙位

3. 通用编号系统　恒牙为从 1 分区开始到 4 分区的 1 ～ 32，乳牙为从 1 分区到 4 分区的 A ～ T。

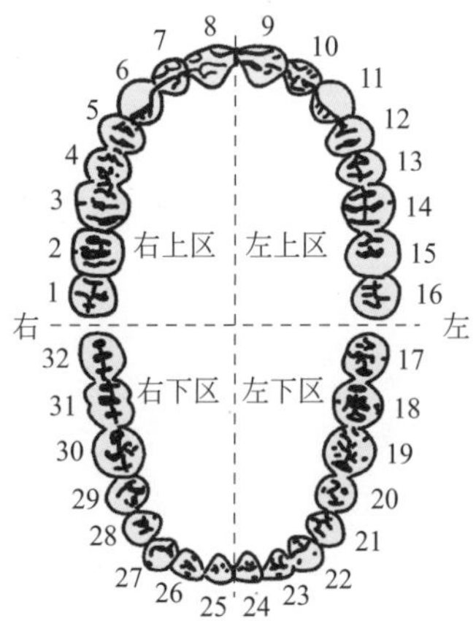

通用编号系统记录恒牙牙位

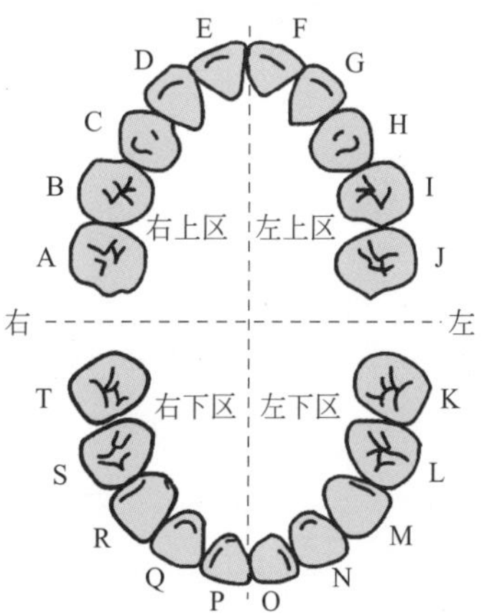

通用编号系统记录乳牙牙位

4. 国际牙科联合会系统（FDI）　为恒牙四分区 1、2、3、4 基础上加具体牙位，如 11、21、22、33，乳牙四分区为 5、6、7、8，再加上具体的牙位，如 51、61、73、82。

恒牙区以$\begin{array}{c|c} 1x & 2x \\ \hline 4x & 3x \end{array}$表示；乳牙区以$\begin{array}{c|c} 5x & 6x \\ \hline 8x & 7x \end{array}$表示。

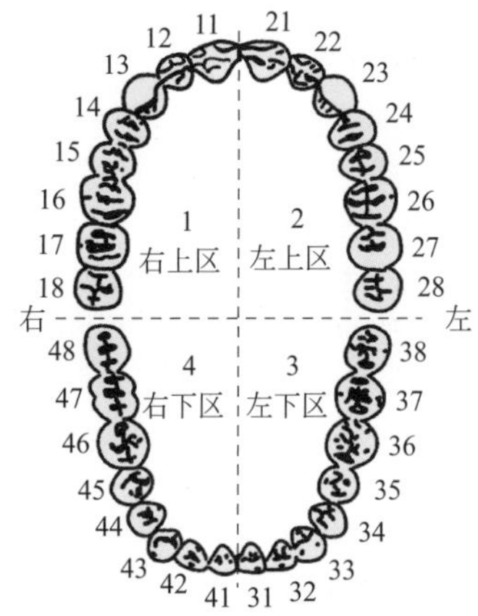

国际牙科联合会系统记录恒牙牙位

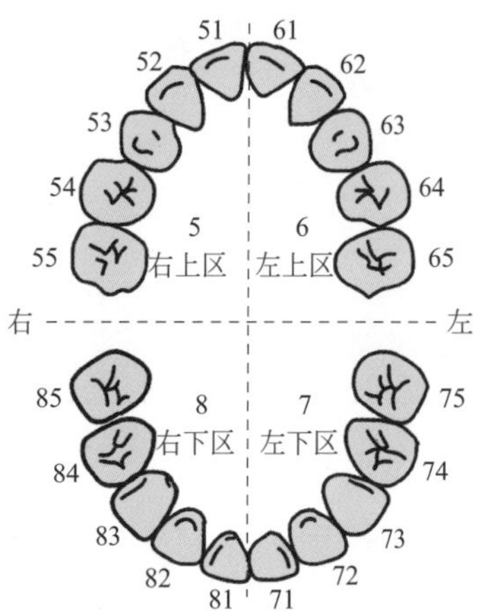

国际牙科联合会系统记录乳牙牙位

命题趋势 牙位记录法的考查应注意分类和鉴别，考试多以A1型题为主。

金题直击

在两位数标记法的牙位纪录中，84代表

A. 右上第一前磨牙

B. 右上第一乳磨牙

C. 左下第一双尖牙

D. 右下第一乳磨牙

E. 左上第一前磨牙

【答案】D

【解析】国际牙科联合会系统（FDI）：为恒牙四分区1、2、3、4基础上加具体牙位，如11、21、22、33。乳牙四分区为5、6、7、8，再加上具体的牙位，如51、61、73、82。故正确答案为D。

三、牙的萌出及乳恒牙更替

牙胚破龈而出的现象称为出龈。萌出指从牙冠出龈至上、下牙达到咬合接触的全过程。

牙萌出的时间是指出龈的时间。

命题趋势 牙的萌出的考点以定义为主，注意题眼。考试多以A1型题为主。

金题直击

以下关于萌出的说法正确的是

A. 萌出指牙齿破龈而出的时间

B. 萌出指出龈至咬合接触的全过程

C. 男性早于女性

D. 左边早于右边

E. 上颌早于下颌

【答案】B

【解析】牙胚破龈而出的现象称为出龈，萌出指从牙冠出龈至上、下牙达到咬合接触的全过程。故正确答案为B。

（一）牙萌出的生理特点

（1）时间与顺序　在一定时间内，按一定顺序先后萌出。

（2）左右对称萌出　中线左右同颌的同名牙几乎同时萌出。

（3）下颌早于上颌　下颌牙的萌出要比上颌的同名牙早。

（4）一般情况下，女性早于男性。

（5）从出龈至咬合接触时间为1.5个月到2.5个月左右。

命题趋势 牙萌出的生理特点常与萌出顺序结合出题，考试多以A1/A2型题为主。

金题直击

以下关于萌出的生理特点错误的是

A. 一定的时间和顺序萌出

B. 左边早于右边萌出

C. 下颌早于上颌

D. 女性早于男性

E. 出龈至咬合接触时间为2个月左右

【答案】B

【解析】萌出的生理特点按一定的时间顺序先后萌出，左右对称萌出，女性早于男性，下颌早于上颌。故正确答案为B。

（二）牙萌出的顺序

（1）乳牙的萌出顺序　乳中切牙（Ⅰ）→乳侧切牙（Ⅱ）→第一乳磨牙（Ⅳ）→乳尖牙（Ⅲ）→第二乳磨牙（Ⅴ）。

（2）恒牙的萌出顺序　上颌6→1→2→4→3→5→7或6→1→2→4→5→3→7；下颌6→1→2→3→4→5→7或6→1→2→4→3→5→7。

上述为乳恒牙正常萌出的大致顺序，不同个体可能有差异。

金题直击

2 岁的小朋友来医院做口腔检查，经检查上、下乳中切牙，乳侧切牙已经萌出，接下来该萌出哪颗牙齿

A. 下颌乳尖牙　　B. 上颌乳尖牙

C. 下颌第一乳磨牙　　D. 上颌第一乳磨牙

E. 下颌第二乳磨牙

【答案】C

【解析】本题考查萌出顺序和萌出生理特点，顺序：Ⅰ→Ⅱ→Ⅳ→Ⅲ→Ⅴ，下颌早于上颌。故正确答案为 C。

（3）最早、最晚萌出的乳恒牙

最早萌出的乳牙	下颌乳中切牙
最晚萌出的乳牙	上颌第二乳磨牙
最早萌出的恒牙	下颌第一磨牙
最晚萌出的恒牙	上颌第三磨牙

命题趋势 牙齿萌出时间，考试多以 A1/A2 型题为主。

金题直击

1. 乳牙在口内存留最短时间为

A. 6 个月　　B. 2～3 年

C. 5～6 年　　D. 10 年

E. 1 个月

【答案】C

【解析】乳牙：出生后 6 个月左右乳牙开始萌出，到 2 岁半左右全部萌出，共 20 颗。自 6～7 岁至 12～13 岁，乳牙逐渐脱落，被恒牙所代替。故存留时间为 5～10 年左右，故正确答案为 C。

2. 最早脱落的乳牙是

A. 上颌乳中切牙　　B. 下颌乳中切牙

C. 上颌乳侧切牙　　D. 下颌乳侧切牙

E. 上颌乳尖牙

【答案】B

【解析】下颌乳中切牙是最早萌出的乳牙，也是最早脱落的乳牙。

四、牙体解剖的应用名词及解剖标志

（一）牙体解剖的应用名词

1. 应用术语

（1）中线　是将颅面部分为左右两等份的一条假想线，中线将牙弓分成左右对称的两部分。

（2）牙体长轴　沿冠根方向通过牙体中心（牙冠和牙根）的一条假想线。

（3）接触区　相邻两牙邻面接触的部位，亦称邻接区。

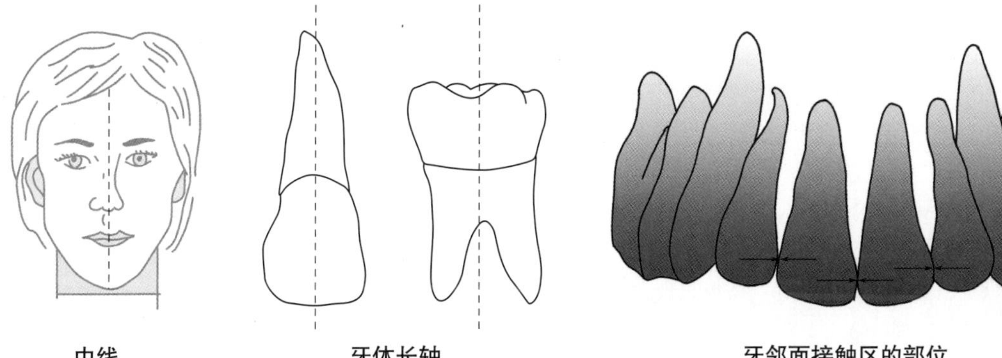

中线　　牙体长轴　　牙邻面接触区的部位

（4）线角　牙冠上两个相邻牙面相交处所成的角称线角，如前牙的近中面与唇面的交角称为近唇线角。

（5）点角　牙冠上三个相邻牙面相交处所成的角称点角，如磨牙的近颊𬌗点角和前牙的远唇切点角。

（6）外形高点　牙冠各轴面上最突出的部分。

（7）牙体三等分　将牙轴面在一个方向上分为三个等分来描述。

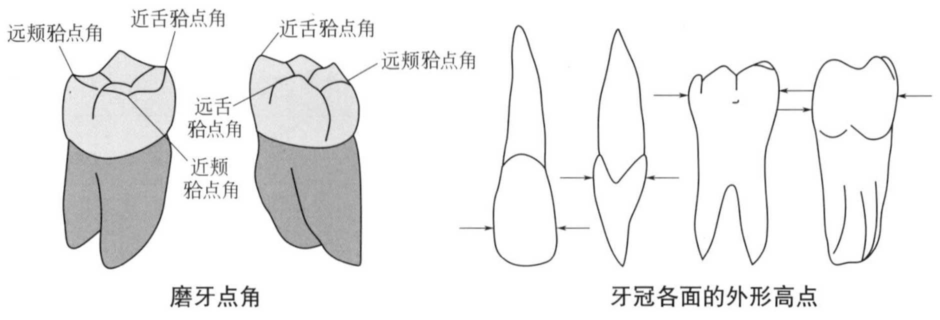

磨牙点角　　牙冠各面的外形高点

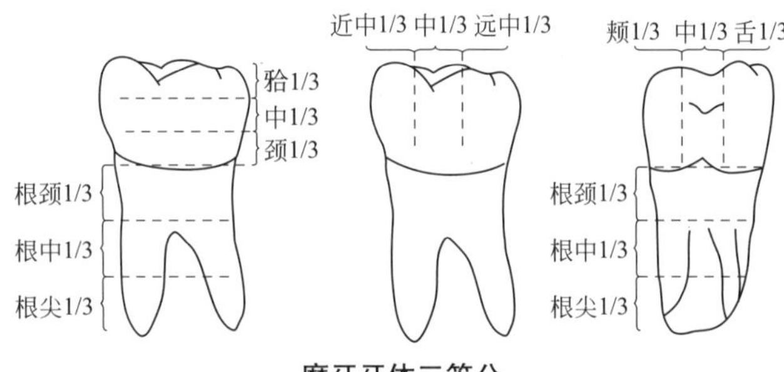

磨牙牙体三等分

命题趋势 牙体解剖的应用名词考点，考试多以 A1 型题为主。

金题直击

1. 牙体长轴应解释为

A. 通过牙体中心的一条假想纵轴

B. 通过牙冠中心的一条假想纵轴

C. 通过牙根中心的一条假想纵轴

D. 通过牙冠与牙根中心的一条假想纵轴

E. 贯穿冠根的一条假想纵轴

【答案】A

【解析】牙体长轴为沿冠根方向通过牙体中心的一条假想线。

2. 属于点角的是

A. 中切牙的近中切角

B. 第一磨牙近中颊𬌗面角

C. 侧切牙的近中唇面角

D. 尖牙近远中牙尖嵴的交角

E. 前磨牙的近中颊面角

【答案】B

【解析】两面相交为线角，三面相交为点角。故正确答案为 B。

2. 牙冠各面的命名

（1）唇面（La）　前牙牙冠靠近唇黏膜的一面，称为唇面。

（2）颊面（B）　后牙牙冠靠近颊黏膜的一面，称为颊面。

（3）舌面（L）　前、后牙的牙冠靠近舌侧的一面，称为舌面。

（4）近中面（M）　牙冠的两个邻面中靠近中线的一面，称为近中面。

（5）远中面（D）　牙冠的两个邻面中远离中线的一面，称为远中面。

（6）𬌗面（O）　上、下颌后牙咬合时发生接触的一面，称为𬌗面，亦称咬𬌗面。

（7）切嵴（Ⅰ）　切牙切端舌侧长条形的釉质隆起，具有切割功能，称为切嵴。

（二）牙冠的解剖标志

1. 突起部分

牙尖	牙冠表面近似锥体形，突出成尖的部分称牙尖，常位于尖牙切端、后牙的𬌗面上
结节	牙冠表面上牙釉质的过分钙化所形成的小突起，随着牙的磨耗逐渐消失；切牙初萌时切缘上所见的结节又称为切缘结节
舌隆突	前牙舌面近颈1/3处的半月形隆起，称舌隆突，是前牙的重要解剖特征之一
嵴	牙冠表面细长形的釉质隆起

不同部位的嵴，有不同的名称：

切嵴	切牙切端舌侧长条形的釉质隆起
边缘嵴	前牙舌面窝的近远中边缘及后牙𬌗面边缘的细长形釉质隆起
牙尖嵴	从牙尖顶端斜向近、远中的嵴
三角嵴	后牙牙尖顶伸向𬌗面中央的细长形牙釉质隆起
横嵴	下颌第一前磨牙特有的嵴，颊舌尖三角嵴横过牙𬌗面相连
斜嵴	上颌磨牙特有的嵴，远中颊尖和近中舌尖三角嵴斜形相连，其中上颌第一磨牙最明显
轴嵴	在轴面上，从牙尖顶端伸向牙颈部的纵行釉质隆起
颈嵴	牙冠的唇面或颊面上，沿颈缘部位微突的牙釉质隆起

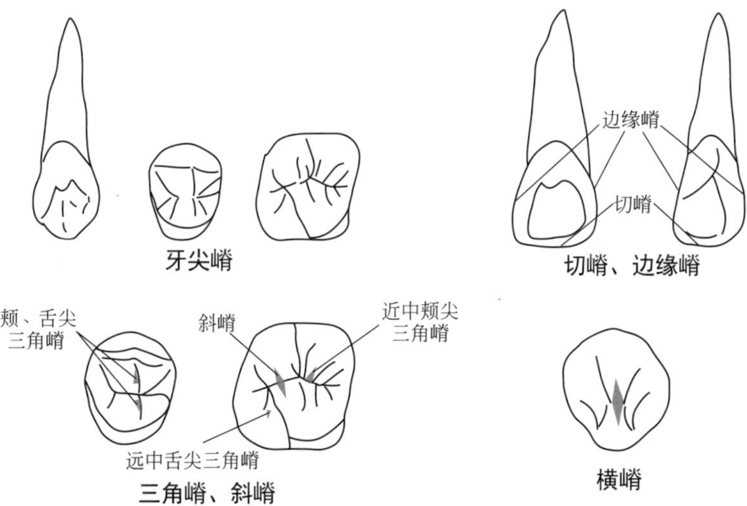

牙尖嵴　切嵴、边缘嵴

三角嵴、斜嵴　横嵴

命题趋势 考试多以A1型题为主。

金题直击

1. 轴面上从牙尖顶端伸向牙颈的纵行隆起，称为

A. 三角嵴　B. 斜嵴

C. 切嵴　D. 轴嵴

E. 颈嵴

【答案】D

【解析】轴嵴是轴面上从牙尖顶端伸向牙颈的纵行隆起。尖牙唇面的轴嵴称为唇轴嵴；后牙颊面的轴嵴称为颊轴嵴；尖牙及后牙舌面的轴嵴称为舌轴嵴。

2. 从牙尖顶端斜向近、远中的嵴，称为

A. 切嵴　　B. 边缘嵴

C. 牙尖嵴　　D. 三角嵴

E. 斜嵴

【答案】C

【解析】切嵴：切牙切端舌侧长条形的釉质隆起。边缘嵴：前牙舌面窝的近远中边缘及后牙殆面边缘的长条形釉质隆起。牙尖嵴：从牙尖顶端斜向近、远中的嵴。三角嵴：为从后牙牙尖顶端伸向殆面中央的细长形釉质隆起。斜嵴：殆面上两斜对牙尖的三角嵴相连而成斜嵴。上颌第一磨牙近中舌尖三角嵴和远中颊尖三角嵴在殆面中央相连形成斜嵴，故正确答案为C。

2. 凹陷部分

窝	为前牙舌面和后牙验面上不规则的凹陷，如舌面窝、中央窝	
沟	牙冠各面上，介于牙尖和嵴之间，或窝底部细长形的、似山间细流的凹陷部分	
	发育沟	为牙生长发育时，两个生长叶相连所形成的明显而有规则的浅沟
	副沟	除发育沟以外的任何沟，都称为副沟，其形态不规则
	裂	钙化不全的沟，是龋病的好发部位
点隙	3条或3条以上的发育沟的汇合处，或发育沟的末端的点状凹陷	

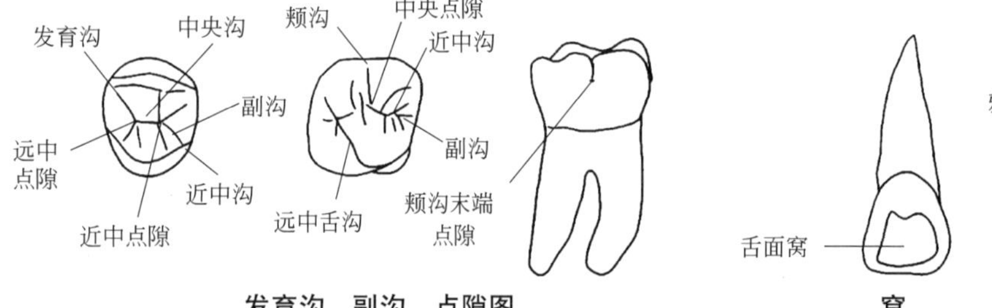

发育沟、副沟、点隙图　　窝

金题直击

1. 以下不属于牙体凹陷的结构为

A. 点隙　　B. 发育沟

C. 副沟　　D. 切牙结节

E. 裂

【答案】D

【解析】牙体的突起部分包括牙尖、嵴、切牙结节、舌隆突；凹陷部分包括点隙、窝、沟、裂、副沟。故正确答案为D。

2. 殆面点隙是指

A. 2条或2条以上发育沟相交所形成的点状凹陷　　B. 2条或2条以上牙尖嵴相交所形成的点状凹陷

C. 3条或3条以上发育沟相交所形成的点状凹陷　　D. 3条或3条以上牙尖嵴相交所形成的点状凹陷

E. 3条或3条以上牙裂隙相交所形成的点状凹陷

【答案】C

【解析】殆面点隙为3条或3条以上的发育沟相交所成的点状凹陷，此处釉质未完全连接，亦为龋病好发部位。

3. 斜面　组成牙尖的各面，称为斜面。两斜面相交成嵴，四斜面相交则组成牙尖的顶。各斜面依其在牙尖的位置而命名。

4. 生长叶　牙生长发育的钙化中心称为生长叶，其融合处为发育沟。多数牙由4个生长小叶发育而成，少数牙由5个生长小叶发育而成。

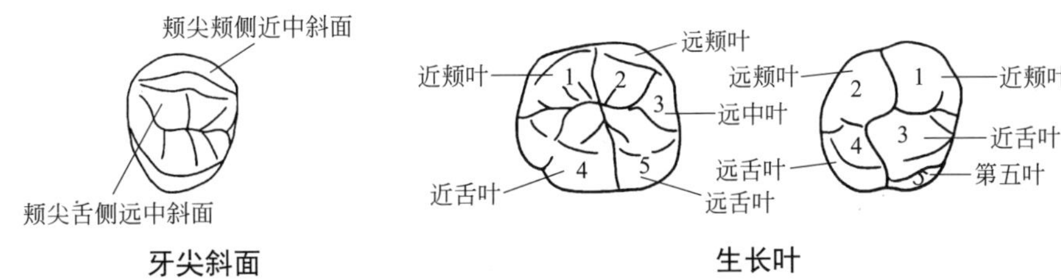

牙尖斜面　　生长叶

金题直击

牙齿发育钙化的中心称生长叶，多数牙的发育所含生长叶的数目为

A. 1 个　　B. 2 个

C. 3 个　　D. 4 个

E. 6 个

【答案】D

【解析】牙发育的钙化中心称为生长叶，其融合处为发育沟，前牙 4 个，后牙 4 或 5 个。

第三节　牙体外形及生理意义

恒牙外形及临床应用解剖总结：

所有牙唇颊侧外形高点都位于颈 1/3 处，除了上颌尖牙位于颈、中 1/3 交界处
所有前牙舌侧外形高点都在颈 1/3 处，所有后牙舌侧外形高点都在中 1/3 处
所有牙尖均偏近中，除了上颌第一前磨牙颊尖
所有牙根都偏远中

一、切牙组

（一）上颌中切牙

上颌中切牙是切牙中体积最大的牙。

（1）唇面

① 近似梯形，近中缘与切缘较直，远中缘略突。

② 切缘与近中缘相交而成的近中切角近似直角，远中切角略圆钝。

③ 切缘 1/3 处可见两条浅的纵行发育沟，新萌出切缘可见 3 个切缘结节。

④ 外形高点在颈 1/3 处。

⑤ 切龈径大于近远中径。

⑥ 唇面形态常分为卵圆形、尖圆形、方圆形三种，常与人的面型相协调。

（2）舌面

① 中央凹陷形成舌窝，四周有突起的嵴。

② 外形高点在颈 1/3 处。

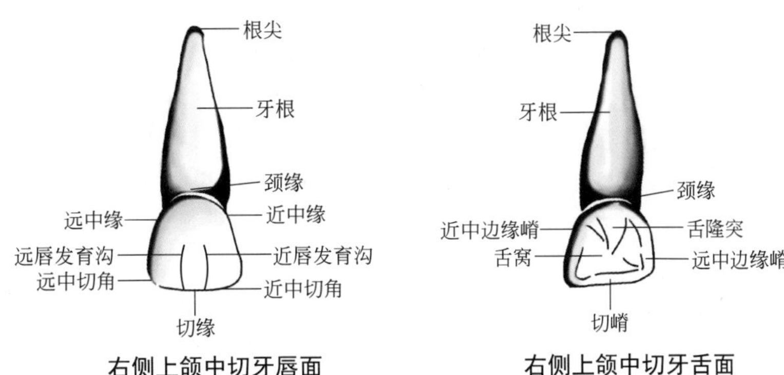

右侧上颌中切牙唇面　　右侧上颌中切牙舌面

（3）邻面
① 近中面似三角形。
② 近中接触区在切 1/3 靠近切角。
③ 远中接触区在切 1/3 离切角稍远。
（4）切嵴
① 唇侧较平，舌侧圆突形成切嵴。
② 从邻面观察，切嵴在牙体长轴的唇侧。
（5）牙根
① 粗壮较直的单根。
② 唇侧宽于舌侧，近颈部的横断面呈圆三角形。
③ 牙根较冠稍长，也有稍短者，冠根比可接近 1∶1。

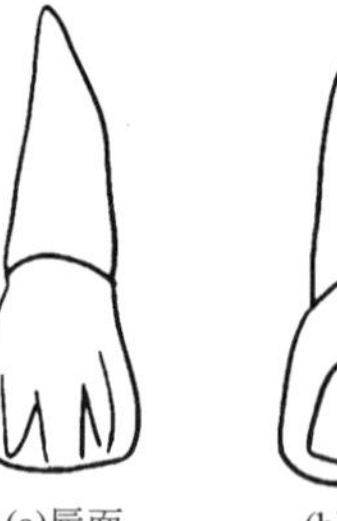
(a)唇面
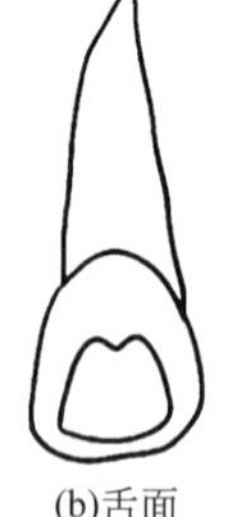
(b)舌面
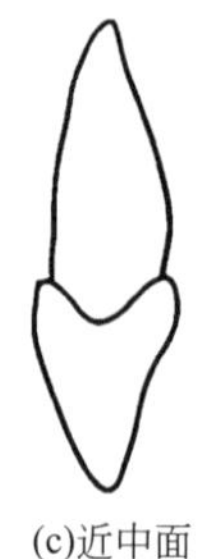
(c)近中面
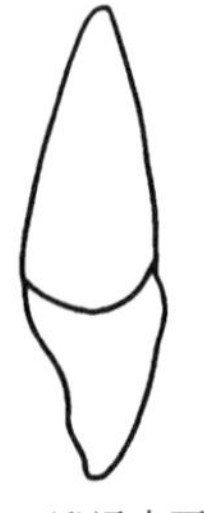
(d)远中面
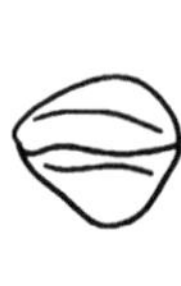
(e)切嵴

上颌中切牙

命题趋势 掌握上颌中切牙的特征性结构。考试多以 A1、A2、B1 型题为主。

金题直击

1. 关于上颌中切牙唇面解剖形态的说法正确的是
A. 近中缘与切缘略突，远中缘较直，颈缘呈弧形
B. 切 1/3 处可见两条横行发育沟
C. 外形高点为颈 2/3 处
D. 远中切角似直角，近中切角略圆钝
E. 牙冠唇面形态常可分为卵圆形、尖圆形、方圆形三种，常与人的面型相协调

【答案】E

【解析】上颌中切牙在切牙中体积最大，切龈径大于近远中径，2 条纵行发育沟，3 个切缘结节，近中切角为直角，远中切角为钝角。故正确答案为 E。

2. 关于上颌中切牙的解剖特点说法正确的是
A. 唇面的近远中径大于切颈径
B. 舌面牙颈部有轴嵴
C. 近中邻面接触区在切 1/3 距切角稍远
D. 邻面观，切嵴位于牙体长轴的唇侧
E. 牙根的舌侧宽于唇侧

【答案】D

【解析】中切牙从侧面观察，切嵴在牙体长轴的唇侧。近中接触区在切 1/3 靠近切角，远中接触区在切 1/3 离切角稍远。故正确答案为 D。

3. 下列关于上颌中切牙牙冠唇面形态的叙述，错误的是
A. 梯形
B. 切龈径小于近远中径
C. 近中切角似直角
D. 远中切角圆钝
E. 切 1/3 有两条发育沟

【答案】B

【解析】上颌中切牙是切牙中体积最大，唇面近似梯形，切龈径大于近远中径，2 条纵行发育沟，3 个切缘结节，近中切角为直角，远中切角为钝角。故正确答案为 B。

（二）上颌侧切牙

上颌侧切牙体积稍小，形态窄而长。
（1）唇面
① 牙冠窄小而圆突。
② 近中切角为锐角，远中切角呈圆弧形。
③ 发育沟不如上颌中切牙明显。
（2）舌面
① 边缘嵴比上颌中切牙明显。
② 舌窝窄而深。
③ 可有沟至牙根远中。

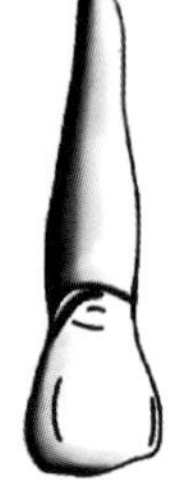
(a)唇面
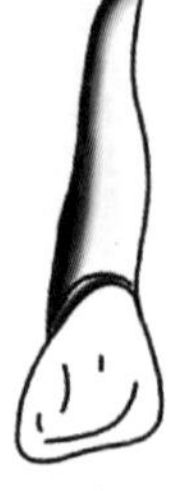
(b)舌面

(c)切嵴
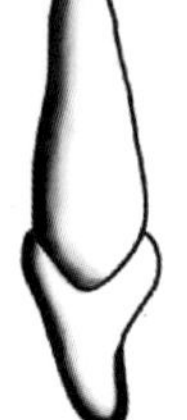
(d)近中面
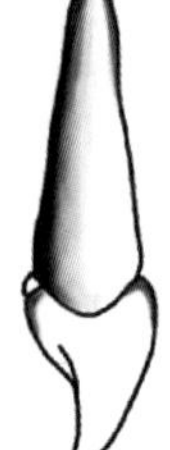
(e)远中面

上颌侧切牙

（3）邻面　近接触区距切角近，远中接触区距切角稍远。

（4）牙根

① 单根，细长，根长大于冠长。

② 牙根近颈部的横断面呈卵圆形。

命题趋势 上颌侧切牙的考点应注意与中切牙鉴别。考试多以 A1、B1 型题为主。

金题直击

1. 哪个牙的舌窝窄而深且有沟越过舌面隆突的远中

A. 上颌中切牙　　B. 下颌中切牙

C. 上颌侧切牙　　D. 下颌侧切牙

E. 上颌尖牙

【答案】C

【解析】上颌侧切牙舌面边缘嵴比中切牙明显，舌窝窄而深，可有沟至牙根远中。

2. 上颌侧切牙近中切角

A. 与远中切角相似　　B. 近似直角

C. 为一圆钝角　　D. 为一圆弧角

E. 为一锐角

【答案】E

【解析】上颌侧切牙唇面窄小而圆突，近中切角为锐角，远中切角呈圆弧形，发育沟不如上颌中切牙明显。

3. 对上前牙邻面接触点的描述正确的是

A. 位于邻面龈 1/3，切龈径等于唇舌径　　B. 位于邻面中 1/3，切龈径大于唇舌径

C. 位于邻面切 1/3，切龈径大于唇舌径　　D. 位于邻面中 1/3，切龈径等于唇舌径

E. 位于邻面切 1/3，切龈径等于唇舌径

【答案】C

【解析】上前牙邻面接触点位于邻面切 1/3，切龈径大于唇舌径。

A. 下颌第三磨牙　　B. 下颌第二双尖牙

C. 上颌中切牙　　D. 上颌侧切牙

E. 上颌尖牙

4. 哪一组牙常先天缺失或错位萌出

5. 畸形中央尖最常见于哪一组牙上

6. 牙的生长叶数目正常但形状如圆锥的常出现在哪一组牙上

【答案】A、B、D

【解析】第三磨牙常先天缺失，畸形中央尖常见于下颌第二前磨牙，上颌侧切牙常发生变异和畸形，生长叶形如锥形。

（三）下颌中切牙

下颌中切牙是全口恒牙中体积最小的牙，牙冠宽度约为上颌中切牙的 2/3。

（1）唇面　近中缘与远中缘基本对称，离体后难以区分左右。

（2）舌面　窝及嵴不明显。

（3）邻面　近、远中面的接触区均靠近切角。

（4）切嵴　邻面观察，在牙体长轴上或略偏向舌侧。

（5）牙根　近颈部的横断面呈葫芦形，根远中面的长形凹陷比近中面略深。

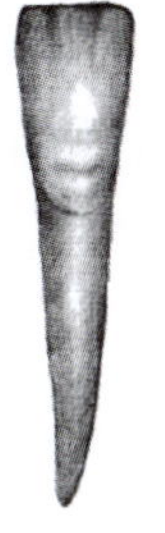
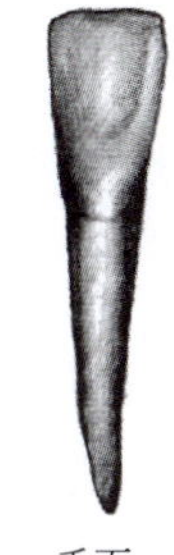
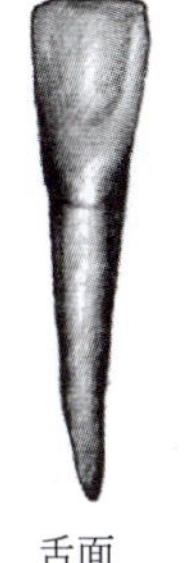
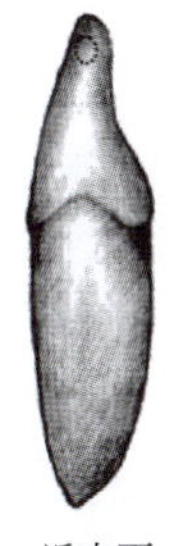
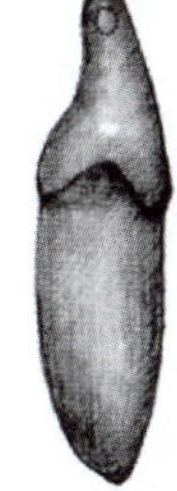
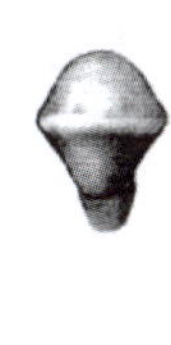

下颌中切牙

命题趋势 下颌中切牙的考点，考试多以 A1 型题为主。

金题直击

下颌中切牙的形态特征中不正确的是

A. 是恒牙中最小的　　B. 切缘平直

C. 远中接触区靠近切角，近中接触区离切角稍远　　D. 近远中缘对称

E. 近远中切角相等

【答案】C

【解析】下颌中切牙是全口牙中体积最小的，牙冠宽度约为上颌中切牙的 2/3。近中缘与远中缘基本对称，离体后难以区分左右。近、远中面的接触区均靠近切角。

（四）下颌侧切牙

下颌侧切牙与下颌中切牙相似，但体积较下颌中切牙大。

（1）唇面

① 牙冠比下颌中切牙稍宽。

② 近中切角锐，远中切角圆钝。

（2）邻面　似三角形，近中接触区位于切 1/3 距切角较近处；远中接触区位于切 1/3 距切角稍远处。

（3）牙根　较下颌中切牙稍长的扁圆形单根，根尖略偏远中。

金题直击

下颌切牙与上颌切牙的区别中，不正确的是

A. 下颌切牙牙冠窄小，唇面光滑　　B. 下颌切牙牙根窄而扁

C. 下颌切牙的切嵴在牙体长轴唇侧　　D. 下颌切牙舌侧无明显边缘嵴，舌窝较浅

E. 下颌切牙可能有唇舌两根管

【答案】C

【解析】邻面观察，下颌切牙切嵴在牙体长轴上或略偏向舌侧。

【要点提醒】

区别点	上颌中切牙	下颌中切牙	上颌侧切牙	下颌侧切牙
唇面	近中直角，远中钝角，2 条纵行发育沟，3 个切缘结节	近远中缘长度相近	近中锐角 远中钝角	比下颌中切牙稍宽
舌面	小于唇面	—	舌窝深	—
切嵴	邻面观：切嵴在牙体长轴唇侧	邻面观：靠近牙体长轴或略偏向舌侧	—	—
牙根	大、圆三角形、唇侧＞舌侧	扁根，葫芦形	卵圆形	扁根

二、尖牙组

（一）上颌尖牙

上颌尖牙是口内牙体和牙根最长的牙。

（1）唇面

① 似圆五边形。

② 近、远中斜缘在牙尖顶处的交角约呈直角。

③ 近中缘长，远中缘短。

④ 近中斜缘短，远中斜缘长。

⑤ 唇轴嵴明显，由尖牙的顶端延伸至颈 1/3 处，唇轴嵴两侧各有一条发育沟。

⑥ 外形高点在中 1/3 与颈 1/3 交界处的唇轴嵴上。

（2）舌面

① 舌轴嵴明显，将舌窝分成较小的近中舌窝和较大的远中舌窝。

② 近中边缘嵴较远中边缘嵴长而直。

③ 近中牙尖嵴短，远中牙尖嵴长。

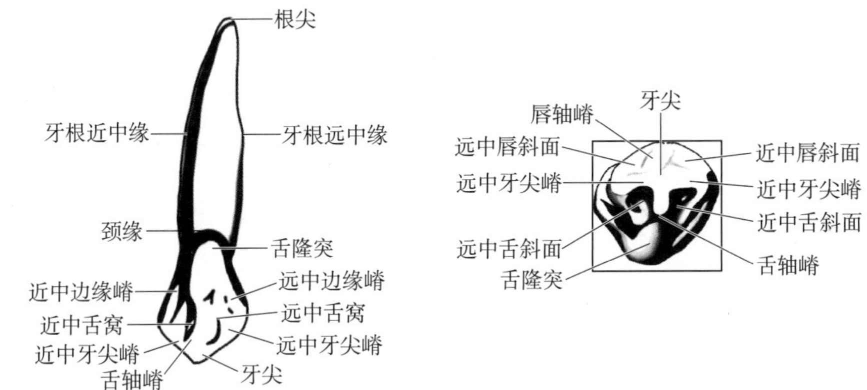

上颌尖牙舌面　　上颌尖牙切嵴

（3）邻面

① 似三角形。

② 近中接触区靠近切角，远中接触区距切角稍远。

（4）牙尖

① 牙尖由四条嵴和四个斜面组成。

② 四条嵴为唇轴嵴、舌轴嵴、近中牙尖嵴和远中牙尖嵴，汇合成牙尖顶。

③ 牙尖顶偏近中。

（5）牙根

① 直而粗壮的单根。

② 近颈部的横断面呈卵圆三角形，根尖略向远中弯曲。

③ 根长约为冠长的 2 倍。

命题趋势　应掌握上颌尖牙的特征性结构特点。考试多以 A1、B1 型题为主。

金题直击

1. 全口牙中牙体和牙根最长的牙

A. 上颌切牙　　B. 下颌尖牙

C. 上颌尖牙　　D. 下颌切牙

E. 下颌磨牙

【答案】C

2. 牙根接近牙冠长的 2 倍，根颈横切面的形态为卵圆三角形的牙齿是

A. 下颌中切牙　　B. 上颌中切牙

C. 上颌尖牙　　D. 下颌尖牙

E. 上颌第一前磨牙

【答案】C

【解析】下颌中切牙牙根为扁圆形；上颌中切牙牙根形态为圆三角形，冠根比例 1 : 1；下颌尖牙牙体细长；上颌第一前磨牙常为双根，扁根。故正确答案为 C。

3. 关于舌轴嵴的说法正确的是

A. 舌轴嵴只存在于上颌尖牙　　B. 上颌切牙也有舌轴嵴

C. 上颌尖牙有一条舌轴嵴　　D. 上颌尖牙的近中舌窝较远中舌窝大

E. 下颌切牙舌窝被舌轴嵴分为两个舌窝

【答案】C

4. 关于上颌尖牙牙尖的说法正确的是

A. 牙尖由四条嵴和五个斜面组成　　B. 四条嵴为近、远中牙尖嵴和唇、舌轴嵴

C. 近中牙尖嵴大于远中牙尖嵴　　D. 牙尖顶偏远中

E. 五斜面为近远中唇斜面与近远中舌斜面和腭斜面

【答案】B

【解析】上颌尖牙牙尖由四条嵴和四个斜面组成；四条嵴为唇轴嵴、舌轴嵴、近中牙尖嵴和远中牙尖嵴，汇合成牙尖顶；牙尖顶偏近中。

5. 下列关于上颌尖牙牙冠形态的描述中，不正确的是

A. 近中缘长，远中缘短

B. 远中牙尖嵴大于近中牙尖嵴

C. 邻面观远中面比近中面小

D. 两条牙尖嵴相交成锐角

E. 舌窝被舌轴嵴分成较小的近中舌窝和较大的远中舌窝

【答案】D

【解析】上颌尖牙的唇面似圆五边形，近中缘长，远中缘短，近、远中斜缘在牙尖顶处的交角约呈直角。

6. 上颌尖牙牙冠唇面形态中哪一点是错误的

A. 圆五边形

B. 两牙尖嵴相交约为 90°

C. 牙尖偏近中

D. 外形高点在颈 1/3 与中 1/3 交接处

E. 发育沟不明显

【答案】E

【解析】①上颌尖牙唇面似圆五边形，五条边分别为颈缘、近中缘、远中缘、近中斜缘、远中斜缘；②颈缘呈弧形，近中缘长，远中缘短，近中斜缘短，远中斜缘长；③尖牙初萌出时，近、远中斜缘在牙尖顶端相交成的角约为 90° ；④唇面中部由牙尖顶伸至颈 1/3 的突起形成唇轴嵴，唇轴嵴两侧各有一条发育沟，该嵴将唇面分为近中唇斜面和远中唇斜面；⑤唇面的外形高点在中 1/3 与颈 1/3 交界处的唇轴嵴上。

（二）下颌尖牙

下颌尖牙与上颌尖牙形态相似，较上颌尖牙窄而薄，牙体显得细长。

（1）唇面

① 近中缘长，基本与牙体长轴平行。

② 近中斜缘与远中斜缘长度比例 1：2。

③ 两牙尖嵴的交角大于 90° 。

④ 发育沟不如上颌尖牙明显。

（2）舌面　舌轴嵴、边缘嵴及窝沟均不如上颌尖牙明显。

（3）牙根

① 唇面观察。下颌尖牙冠与根的近中缘呈直线相延续。

② 邻面观察。冠与根的唇缘呈弧形相连。

③ 下颌尖牙牙根细长，颈横剖面成扁圆形。

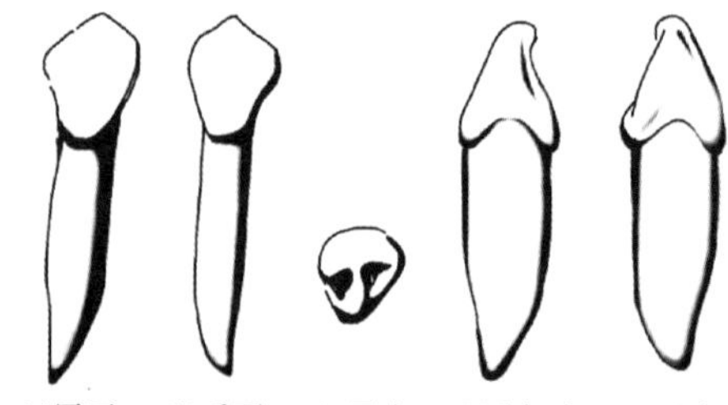

下颌尖牙

命题趋势 下颌尖牙的考点应与上颌尖牙做对比。考试多以 A1、B1 型题为主。

金题直击

1. 下颌尖牙唇面的外形高点

A. 颈 1/3 处

B. 颈嵴处

C. 颈 1/3 与中 1/3 交界处

D. 中 1/3 处

E. 颈缘处

【答案】A

【解析】下颌尖牙唇面近远中斜缘交角为钝角，近远中斜缘长度之比为 1：2，发育沟不如上颌尖牙明显。所有牙唇颊面外形高点都位于颈 1/3 处，除了上颌尖牙位于颈 1/3 与中 1/3 交界处。

2. 上颌尖牙与下颌尖牙的区别，错误的是

A. 上颌尖牙体积较大，牙冠宽大，下颌尖牙体积较小，牙冠窄长

B. 上颌尖牙轴嵴明显

C. 上颌尖牙近远中斜缘相交近 90°，下颌尖牙成钝角

D. 上颌尖牙牙根粗壮，下颌尖牙牙根细长

E 下颌尖牙舌窝深

【答案】E

【解析】上颌尖牙与下颌尖牙的区别：①上颌尖牙体积较大，牙冠宽大；下颌尖牙体积较小，牙冠窄长。②上颌尖牙颈嵴、轴嵴、舌隆突明显，舌窝深；下颌尖牙上述结构不明显，舌窝较浅。③上颌尖牙近远中斜缘相交近直角，下颌尖牙成钝角。④上颌尖牙牙根粗壮，下颌尖牙牙根细长。

【要点提醒】

区别点	上颌尖牙	下颌尖牙
唇面	近远中斜缘相交近 90°，外形高点位于颈、中 1/3 交界处，唇轴嵴明显，冠根比例 1∶2	近远中斜缘相交为钝角，长度比例为 1∶2 近中缘长直
舌面	舌轴嵴明显	窝、发育沟不如上颌尖牙明显
牙尖	四嵴四斜面，牙尖顶偏近中	窄长
牙根	大、圆三角形	牙冠与根的近中缘呈直线

三、前磨牙组

（一）上颌第一前磨牙

上颌第一前磨牙是前磨牙中体积最大的牙。

（1）颊面

① 与尖牙唇面相似，颊尖略偏远中。

② 近中缘长直；远中缘短突。

③ 外形高点在颈 1/3 的颈嵴处。

（2）舌面

① 舌尖较颊尖短小，偏近中。

② 外形高点在舌面中 1/3 处。

（3）邻面

① 似四边形，颈部较宽。

② 近中面近颈部凹陷，有近中沟。

③ 近远中接触区均靠𬌗缘偏颊侧。

（4）𬌗面

① 似六边形，颊缘宽于舌侧。

② 远中边缘嵴长于近中边缘嵴。

③ 有颊、舌两尖，颊尖长大、舌尖较短小。

④ 中央凹陷成窝，称为中央窝。窝底有近远中走向的中央沟，止于近、远中点隙。

⑤ 近中沟越过近中缘至近中面，远中沟止于远中边缘嵴。

（5）牙根

① 扁根，多在牙根中部或根尖 1/3 处分叉为颊、舌两根。

② 颊根较长，舌根较短，根尖偏远中。

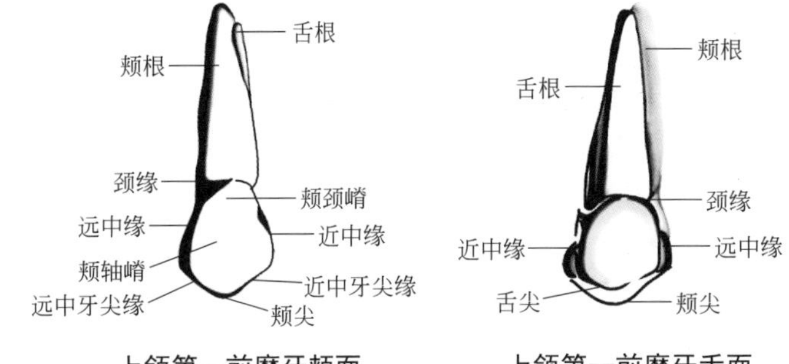

上颌第一前磨牙颊面　　上颌第一前磨牙舌面

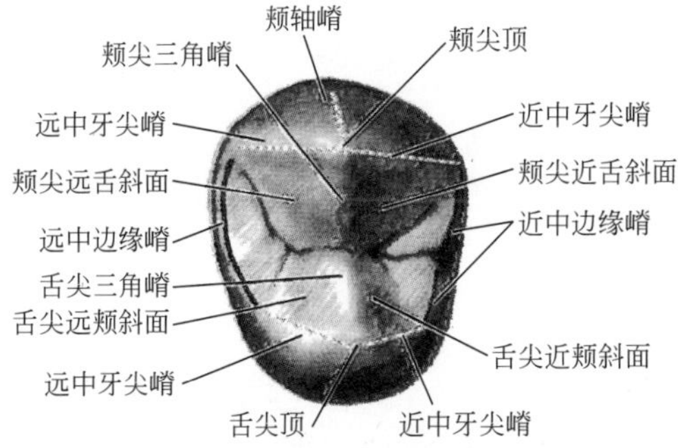

上颌第一前磨牙𬌗面

命题趋势 掌握上颌第一前磨牙特征性特点。考试多以 A1、B1 型题为主。

金题直击

1. 上颌第一前磨牙的特有解剖标志是

A. 横嵴　　B. 斜嵴

C. 近中沟　　D. 远中沟

E. 切嵴

【答案】C

【解析】上颌第一前磨牙的特有解剖标志是近中沟；横嵴为下颌第一前磨牙的特征性结构。

2. 上颌第一前磨牙殆面中央窝内近远中向的发育沟为

A. 近中沟　　B. 远中沟

C. 中央沟　　D. 近远中沟

E. 近中舌沟

【答案】C

【解析】上颌第一前磨牙殆面似六边形，颊缘宽于舌侧，远中边缘嵴长于近中边缘嵴，有颊、舌两尖，颊尖长大、舌尖较短小。中央凹陷成窝，称为中央窝。窝底有近远中走向的中央沟，止于近、远中点隙。

3. 前磨牙体积最大的牙齿是

A. 下颌第一前磨牙　　B. 上颌第一前磨牙

C. 上颌第二前磨牙　　D. 下颌第二前磨牙

E. 四颗牙一般大

【答案】B

4. 关于上颌第一前磨牙表述错误的是

A. 前磨牙中体积最大　　B. 近中面近颈部凹陷，有近中沟

C. 颊尖长大、舌尖较短小　　D. 扁根，常为单根

E. 颊尖略偏远中

【答案】D

【解析】上颌第一前磨牙扁根，多在牙根中部或根尖 1/3 处分叉为颊、舌两根，颊根较长，舌根较短，根尖偏远中，远中面的沟较近中面的深。故正确答案 D。

（二）下颌第一前磨牙

下颌第一前磨牙是前磨牙中体积最小的牙。

（1）颊面

① 颈部明显缩小，颊颈嵴突起明显。

② 外形高点位于颈 1/3 处。

（2）舌面

① 短小，仅及颊面的 1/2。

② 外形高点位于中 1/3 处。

（3）邻面　近、远中面接触区均靠近殆缘偏颊侧。

（4）殆面

① 似卵圆形。

② 颊尖长大而舌尖很小。

③ 颊尖三角嵴与舌尖三角嵴相连成横嵴。

④ 横嵴将殆面分为较小的三角形近中窝和较大的长圆形远中窝。

⑤ 近中沟跨过边缘嵴至舌面，称为近中舌沟。

⑥ 颊尖偏牙体长轴舌侧。

（5）牙根　为扁形细长单根。

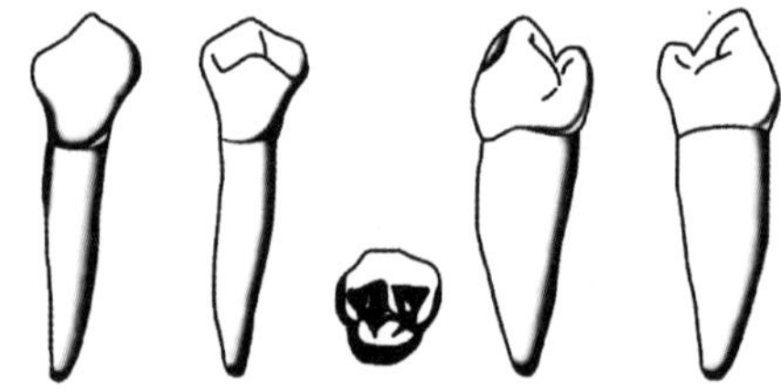

下颌第一前磨牙

命题趋势 下颌第一前磨牙与上颌第一前磨牙对比记忆。考试多以 A1、B1 型题为主。

金题直击

1. 下颌第一前磨牙特有的解剖标志是

A. 斜嵴　　B. 横嵴

C. 近中沟　　D. 远中沟

E. 切嵴

【答案】B

【解析】下颌第一前磨牙总结：①是前磨牙中体积最小的牙。②舌面仅及颊面的 1/2。③颊尖三角嵴与舌尖三角嵴相连成横嵴。④颊尖明显向舌侧倾斜。多数牙有 4 个生长小叶，少数牙有 5 个生长小叶。

2. 下颌第一前磨牙的特征是

A. 颊尖略大于舌尖　　B. 颊尖约等于舌尖

C. 舌侧可出现两个牙尖　　D. 颊尖偏向牙长轴的舌侧

E. 颊尖偏向牙长轴的颊侧

【答案】D

【解析】下颌第一前磨牙舌倾，颊尖位于牙体长轴上或颊尖偏牙体长轴舌侧。颊尖长大，舌尖矮小，高度落差比大。

A. 上颌尖牙　　B. 下颌尖牙

C. 下颌第一双尖牙　　D. 上颌第一前磨牙

E. 下颌第一磨牙

3. 哪颗牙存在近中舌沟

4. 哪颗牙邻面存在近中沟

5. 哪颗牙唇面似圆五边形

【答案】C、D、A

【解析】上颌第一前磨牙的近中沟越过近中缘至近中面，在近中面近颈部凹陷，有近中沟。下颌第一前磨牙近中沟跨过边缘嵴至舌面，称为近中舌沟。上颌尖牙唇面似圆五边形，近中缘长直，远中缘短突。

（三）上颌第二前磨牙

（1）颊面

① 颈部比上颌第一前磨牙宽，颊尖圆钝。

② 发育沟不明显，颊轴嵴圆钝。

（2）䶩面

① 颊、舌两尖均偏向近中，两尖大小相似。

② 近中面无近中沟。

③ **中央沟短**，近、远中点隙相距较近。

（3）牙根　扁形单根，多不分叉。

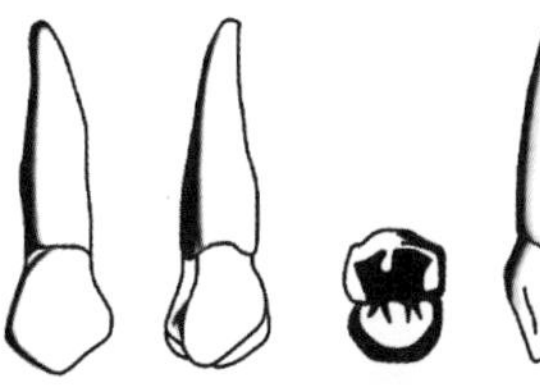

(a)颊面　(b)舌面　(c)䶩面　(d)近中面　(e)远中面

上颌第二前磨牙

命题趋势 上颌第二前磨牙与上颌第一前磨牙对比记忆。考试多以A1、B1型题为主。

金题直击

关于上颌第一前磨牙与第二前磨牙的区别中，哪项是正确的

A. 上颌第一前磨牙的轮廓不如上颌第二前磨牙锐突，牙尖也较圆钝

B. 上颌第一前磨牙的颊面颈部比上颌第二前磨牙宽，发育沟不明显

C. 上颌第一前磨牙的近中面颈部少有凹陷，远中面较突

D. 上颌第一前磨牙䶩面颊缘宽于舌缘，远中边缘嵴长于近中边缘嵴

E. 上颌第一前磨牙多为扁形单根，牙根多不分叉

【答案】D

【解析】上颌第二前磨牙与上颌第一前磨牙比较，有以下特点：①颊面颈部比上颌第一前磨牙宽，颊尖圆钝，发育沟不明显，颊轴嵴圆钝。②䶩面颊缘宽度与舌缘相近，颊、舌两尖均偏向近中，两尖大小相似。近中面无近中沟。中央窝浅，中央沟短，近、远中点隙相距较近。③上颌第二前磨牙牙根多为扁形单根，根尖钝而弯，多不分叉。

（四）下颌第二前磨牙

下颌第二前磨牙牙冠呈方圆形，其长度、宽度和厚度几乎相等。

（1）颊面　颈部较宽，颊轴嵴较圆。

（2）舌面

① 与颊面大小相等。

② 二尖型者可见一个舌尖。

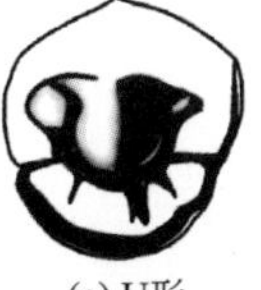

(a) U形

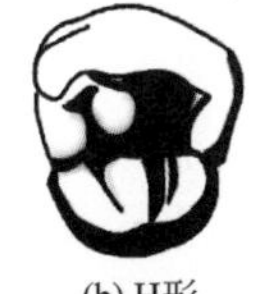

(b) H形

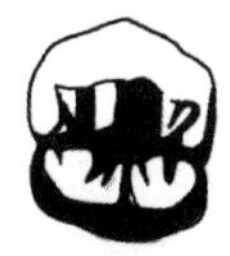

(c) Y形

下颌第二前磨牙䶩面

③ 三尖型者可见两个舌尖，舌面较颊面大。

（3）邻面　近、远中接触区均靠近殆缘偏颊侧。

（4）殆面

① 颊尖与舌尖高度相近。

② 三尖型的发育沟为 Y 形。舌侧两个舌尖，近中舌尖大于远中舌尖。

③ 两尖型的发育沟多为 H 形和 U 形。

命题趋势 掌握下颌第二前磨牙特征性结构。考试多以 A1、B1 型题为主。

金题直击

1. 下颌第二前磨牙牙冠的形态为

A. 长方形　　B. 正方形

C. 方圆形　　D. 斜方形

E. 圆形

【答案】C

【解析】下颌第二前磨牙牙冠呈方圆形，牙冠的厚度、宽度和高度相近，颊、舌面大小约相等。

A. 近中舌沟　　B. 近中沟

C. 中央沟短　　D. 远中舌沟

E. 远中颊沟

2. 上颌第一前磨牙特征性沟

3. 下颌第一前磨牙特征性沟

4. 上颌第二前磨牙

【答案】B、A、C

【解析】

【要点提醒】

区别点	上颌第一前磨牙	下颌第一前磨牙	上颌第二前磨牙	下颌第二前磨牙
颊面	颊尖略偏远中	颊颈嵴突出	—	—
舌面	—	颊面 1/2，近中舌沟	—	三尖型舌面大
邻面	近中面有近中沟	—	—	—
殆面	似六边形，颊尖大，舌尖小，中央窝，中央沟	横嵴、近中窝小（三角形）、远中窝大，有近中舌沟	中央沟短	两尖型：U 形、H 形 三尖型：Y 形
牙根	根中或根尖 1/3 分为两根	扁根，单根多见	—	—

四、磨牙组

（一）上颌第一磨牙

上颌第一磨牙是上颌牙中体积最大的牙。

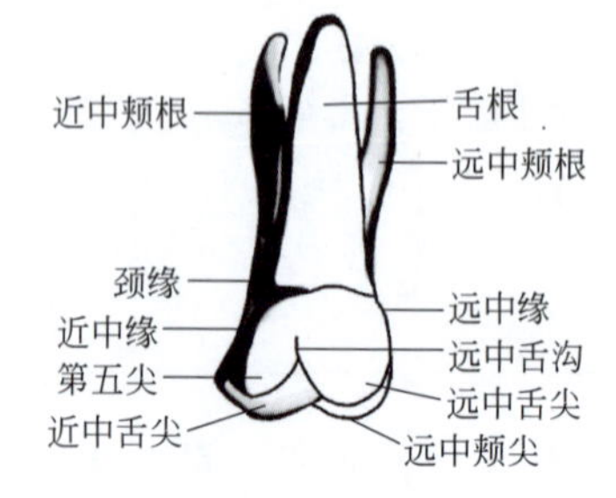

上颌第一磨牙舌面

（1）颊面

① 似梯形。

② 近中缘长直，远中缘短突。

③ 殆缘宽度长于颈缘宽度。

④ 两个颊尖，近中颊尖略宽于远中颊尖，两尖之间有 1 条颊沟通过。

⑤ 外形高点在颈 1/3 处。

（2）舌面

① 与颊面大小相近或稍小。

② 有两个舌尖，近中舌尖宽于远中舌尖。

③ 远中舌沟在两舌尖间通过且延伸到舌面 1/2 处。

④ 近中舌尖的舌侧有时可见第五牙尖，也称为卡氏尖。

⑤ 外形高点在舌面的中 1/3 处。

（3）邻面

① 似四边形，颊舌厚度大于殆颈高度。

② 外形高点在殆 1/3 处。

③ 近中接触区在殆 1/3 与颊 1/3、中 1/3 交界处；远中接触区在殆 1/3 与中 1/3 交界处。（近中偏颊）

④ 远中面不如近中面规则，稍小。

（4）殆面　呈斜方形，近中颊殆角及远中舌殆角为锐角，近中舌殆角和远中颊殆角为钝角。

① 牙尖：4 个牙尖，近中舌尖 > 近中颊尖 > 远中颊尖 > 远中舌尖；颊侧牙尖锐利，舌侧牙尖较钝（功能尖）。

② 嵴：远中颊尖三角嵴与近中舌尖三角嵴在殆面中央相连，形成斜嵴。斜嵴为上颌磨牙的解剖特征，以第一磨牙最为显著。4 条边缘嵴，近中边缘嵴短而直，远中边缘嵴稍长。

③ 窝、点隙：斜嵴将殆面窝分为近中窝和远中窝。近中窝约占殆面的 2/3，所以又称中央窝，窝内有中央点隙；远中窝约占殆面的 1/3。

④ 沟：有 3 条发育沟，即颊沟、近中沟和远中舌沟。

（5）牙根

① 三根组成：近中颊根、远中颊根、舌根（腭根）。

② 两颊根间分叉度较小，颊根与舌根间分叉度较大，远中颊根短小。

③ 舌根最大最圆。

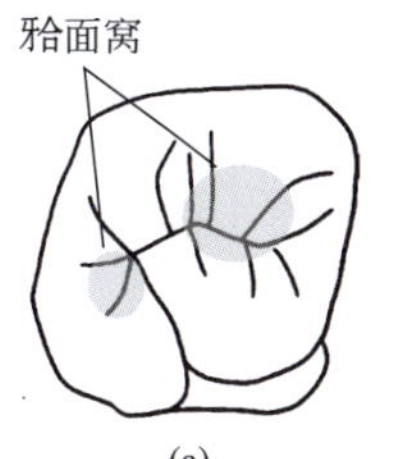

(a)

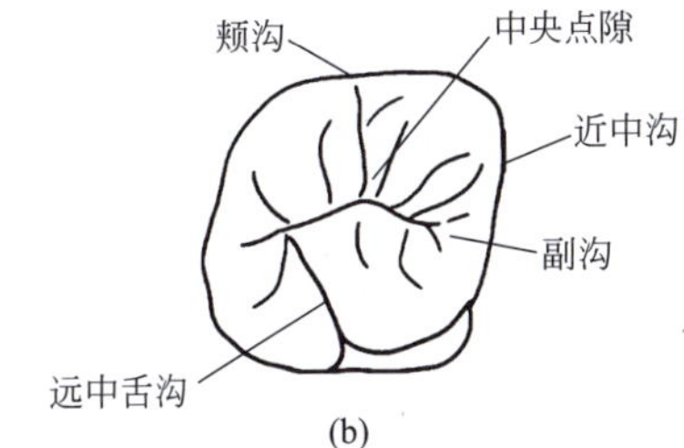

(b)

上颌第一磨牙殆面

命题趋势 掌握上颌第一磨牙特征性结构。考试多以 A1、B1 型题为主。

金题直击

1. 外形高点位于中 1/3 处的是

A. 切牙唇侧　　B. 切牙舌侧

C. 尖牙舌侧　　D. 磨牙舌侧

E. 尖牙舌侧

【答案】D

【解析】所有牙唇颊侧外形高点都位于颈 1/3 处，除了上颌尖牙位于颈、中 1/3 交界处；所有前牙舌侧外形高点都在颈 1/3 处，所有后牙舌侧外形高点在中 1/3 处。

2. 上颌第一磨牙有三个根，即

A. 近中根、远中根、舌根　　B. 颊根、近中舌根、远中舌根

C. 近中根、远中颊根、远中舌根　　D. 近中颊根、近中舌根、远中根

E. 近中颊根、远中颊根、腭根

【答案】E

【解析】上颌第一磨牙有三个根：近中颊根、远中颊根和腭根（舌根）。

3. 上颌第一磨牙殆面形态中哪一点是错误的

A. 斜方形　　B. 近颊角及远舌角是锐角

C. 可见斜嵴　　D. 5 条发育沟

E. 近中窝大于远中窝

【答案】D

【解析】上颌第一磨牙殆面形态呈斜方形，4 个牙尖，3 条发育沟，2 个窝，2 个点隙。

4. 关于斜嵴的解释，正确的是

A. 上颌第一磨牙近中颊尖与远中颊尖三角嵴相连而构成

B. 上颌第一磨牙近中颊尖与近中舌尖三角嵴相连而构成

C. 上颌第一磨牙近中颊尖与远中舌尖三角嵴相连而构成

D. 上颌第一磨牙近中舌尖与远中舌尖三角嵴相连而构成

E. 上颌第一磨牙近中舌尖与远中颊尖三角嵴相连而构成

【答案】E

【解析】远中颊尖三角嵴与近中舌尖三角嵴在殆面中央相连，形成斜嵴。斜嵴为上颌第一磨牙的解剖特征。

5. 上颌第一磨牙殆面发育沟是

A. 近中沟、远中沟、颊沟、舌沟

B. 近中沟、远中舌沟、中央沟、颊沟

C. 近中沟、远中沟、颊沟、舌沟、远中颊沟

D. 中央沟、颊沟、舌沟

E. 颊沟、近中沟、远中舌沟

【答案】E

【解析】上颌第一磨牙殆面有3条发育沟：颊沟、近中沟和远中舌沟。下颌第一磨牙——“六龄齿”，下颌牙中体积最大的牙。

（二）下颌第一磨牙

下颌第一磨牙是恒牙中萌出最早的牙。

（1）颊面

① 约呈梯形。

② 近中缘直，远中缘突。

③ 殆缘长于颈缘，殆缘可见3个牙尖，即近中颊尖、远中颊尖和远中尖的一半。

④ 有颊沟和远中颊沟通过牙尖之间，颊沟末端形成点隙。

⑤ 外形高点在颊颈1/3处。

（2）舌面

① 似梯形，小于颊面且稍圆突。

② 殆缘可见近中舌尖、远中舌尖，中间有舌沟通过。

③ 外形高点在舌中1/3处。

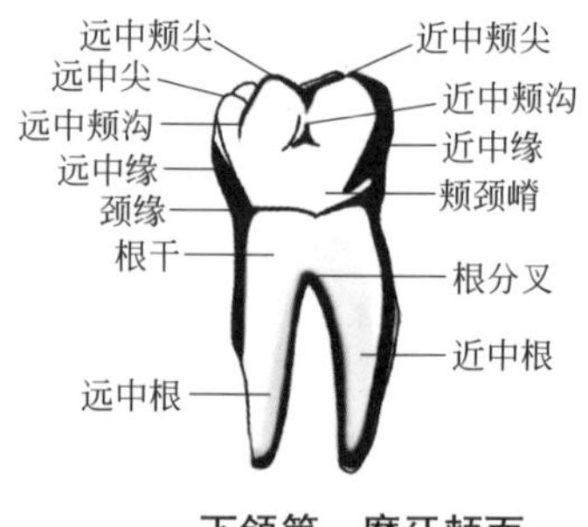

下颌第一磨牙颊面

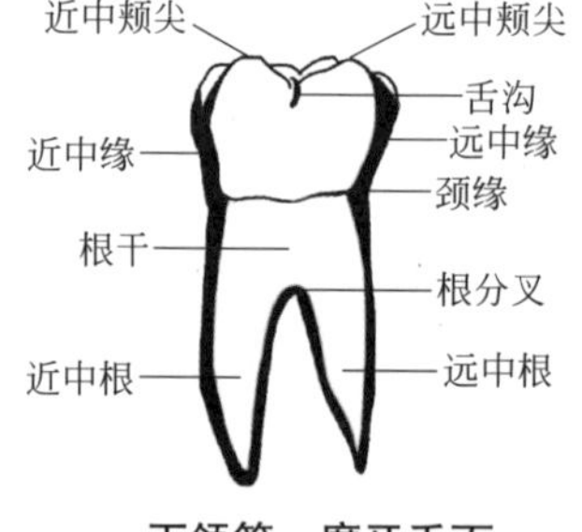

下颌第一磨牙舌面

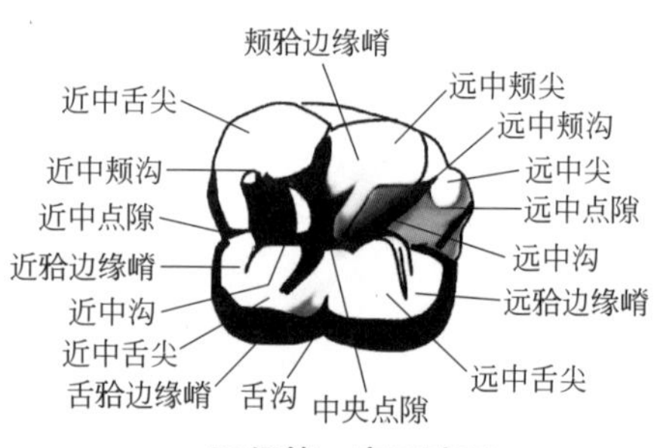

下颌第一磨牙殆面

（3）邻面

① 约呈四边形。

② 远中面小于近中面。

③ 近中面的颊殆角及舌殆角为锐角。

④ 近、远中面的接触区均靠近殆1/3偏颊侧。

（4）殆面　略呈长方形，近远中径大于颊舌径，颊缘长于舌缘。

① 5个牙尖：近中颊尖 > 远中颊尖 > 远中尖；近中舌尖 > 远中舌尖；远中尖最小。

颊侧牙尖短而圆（功能尖），舌侧牙尖长而锐（非功能尖）。

② 嵴：4条边缘嵴，近中边缘嵴长而直，远中边缘嵴较短且突；5条三角嵴，远中颊尖三角嵴最长，远中尖三角嵴最短。

③ 窝、点隙：殆面有近中窝和中央窝；3个点隙，即近中点隙、中央点隙、远中点隙。

④ 5条发育沟：颊沟、远中颊沟、舌沟、近中沟和远中沟，呈“大”字形。

⑤ 牙根：为扁而厚的双根，根干短。牙根未分叉的部分称根干或根柱。

近中根比远中根稍大，根尖弯向远中。远中根有时又分为颊、舌两根，远中舌根短小弯曲。

命题趋势 掌握下颌第一磨牙特征性结构，注意上、下颌第一磨牙对比记忆。考试多以A1、B1型题为主。

金题直击

1. 下颌第一磨牙的特点是

A. 殆面长方形，有 5 条发育沟

B. 舌面外形高点在 1/3 处

C. 邻面外形高点在颈 1/3 处

D. 颊面似长方形，有 2 个牙尖

E. 有两颊一舌 3 个牙根

【答案】A

【解析】下颌第一磨牙有 5 个牙尖和 5 条发育沟；殆面观近远中径大于颊舌径，近似长方形，舌面外形高点在舌中 1/3 处；邻面外形高点在殆 1/3 的偏颊侧；颊面似梯形，有 3 个牙尖；牙根一般为近、远中两扁根。

2. 下颌第一磨牙最小的牙尖是

A. 近颊尖

B. 近舌尖

C. 远颊尖

D. 远舌尖

E. 远中尖

【答案】E

【解析】下颌第一磨牙共有 5 个牙尖，最小的是远中尖。

3. 下颌第一磨牙的殆面具有

A. 4 个三角嵴，3 个点隙，3 条发育沟

B. 4 个三角嵴，3 个点隙，4 条发育沟

C. 4 个三角嵴，3 个点隙，5 条发育沟

D. 5 个三角嵴，3 个点隙，4 条发育沟

E. 5 个三角嵴，3 个点隙，5 条发育沟

【答案】E

【解析】下颌第一磨牙有近中颊尖、远中颊尖、远中尖、近中舌尖、远中舌尖 5 个牙尖，5 个牙尖伸向殆面中央形成 5 个三角嵴；共 5 条发育沟，分别为颊沟、舌沟、近中沟、远中沟、远中颊沟。

4. 颊面常具有二条发育沟的磨牙是

A. 上颌第一磨牙

B. 上颌第二磨牙

C. 下颌第一磨牙

D. 下颌第二磨牙

E. 下颌第一、二磨牙

【答案】C

【解析】下颌第一磨牙共有 5 条发育沟。颊沟自中央点隙伸向颊侧，经近、远中颊尖之间至颊面，末端形成点隙；远颊沟从远中沟分出，自远中颊尖与远中尖之间向远颊方向至颊面。

舌沟自中央点隙经近、远中舌尖之间伸向舌面；近中沟自中央点隙伸向近中，止于近中边缘嵴内；远中沟由中央点隙伸向远中，止于远中边缘嵴内。

5. 下颌第一前磨牙形态中哪一点是错误的

A. 可见近中面沟

B. 唇面五边形

C. 颊尖明显大于舌尖

D. 可见横嵴

E. 牙冠舌倾

【答案】A

【解析】近中沟为上颌第一前磨牙的特有解剖标志。下颌第一前磨牙殆面的横嵴为该牙解剖标志。下颌第一前磨牙是前磨牙中体积最小、颊舌尖高度差别最大者。颊面呈五边形，向舌侧倾斜显著，舌尖明显小于颊尖。

6. 殆面发育沟呈“大”字形的牙是

A. 上颌第一磨牙

B. 下颌第一磨牙

C. 下颌第二磨牙

D. 下颌第二前磨牙

E. 上颌第二前磨牙

【答案】B

【解析】下颌第一磨牙殆面有 5 条发育沟，分别为颊沟、舌沟、近中沟、远中沟、远中颊沟，呈“大”字形。

（三）上颌第二磨牙

上颌第二磨牙体积稍小于上颌第一磨牙。

（1）颊面

① 牙冠颊面自近中向远中至舌侧的倾斜度大于上颌第一磨牙。

② 远中颊尖明显减小。

③ 近中颊轴嵴比远中颊轴嵴突出。

（2）舌面

① 远中舌尖更小，近中舌尖占舌面的大部分。

② 极少有第五牙尖。

（3）邻面　近中面大于远中面。

（4）𬌗面　斜嵴不如上颌第一磨牙明显。

（5）牙根　3 个牙根分叉度较小。

（四）下颌第二磨牙

根据𬌗面形态可分为四尖型或五尖型，四尖型为主要类型。

（1）𬌗面

① 方圆形，四个牙尖，整个𬌗面呈“田”字形。

② 4 条发育沟，呈“十”字形。

（2）牙根

① 两根皆偏远中，根分叉度小于下颌第一磨牙。

② 少数近、远中根在颊侧融合，而舌侧分开，牙根的横断面呈现 C 形，称 C 形根。

③ 极少数分叉为三根，即近中颊根、近中舌根和远中根。

命题趋势 掌握磨牙特征性结构。考试多以 A1、B1 型题为主。

金题直击

A 上颌第一磨牙　　B. 上颌第二磨牙

C. 下颌第二磨牙　　D. 下颌第一磨牙

E. 上颌中切牙

1. 最早萌出的恒牙是

2. 𬌗面发育沟呈“十”字形的牙

3. 牙冠的相对颊黏膜上是腮腺导管口

【答案】 D、C、B

【解析】 最早萌出的恒牙是下颌第一磨牙。下颌第二磨牙面可分为四尖型和五尖型，𬌗面 4 条发育沟呈“十”字形。腮腺导管口开口于平对上颌第二磨牙牙冠的颊黏膜上。

（五）第三磨牙

上下颌第三磨牙的形态、体积和位置均可能发生变异。其共同特点为：𬌗面副沟多，牙尖、边缘嵴不明显。牙根常融合为单根，但临床也可见有牙根数目和形态变异很大者。

命题趋势 牙体的特征性结构，考试多以 A1、B1 型题为主。

金题直击

A. 上颌侧切牙　　B. 下颌第二前磨牙

C. 上颌尖牙　　D. 上颌第一磨牙

E. 下颌第一磨牙

1. 哪个牙𬌗面有一个中央窝，一个近中窝

2. 哪个牙𬌗面有一个中央窝，一个远中窝

【答案】 E、D

【解析】 上颌第一磨牙𬌗面斜嵴将窝分为近、远中窝，近中窝较大，又称中央窝（2/3）。下颌第一磨牙𬌗面有近中窝和中央窝。上颌第一前磨牙中央凹陷成窝，称为中央窝，窝底有近远中走向的中央沟，止于近、远中点隙。

3. 上、下颌磨牙形态区别中不正确的是

A. 上颌磨牙的牙冠呈斜方形
B. 上颌磨牙的牙冠较直
C. 下颌磨牙的牙冠倾向舌侧
D. 上颌磨牙颊尖钝而舌尖锐
E. 下颌磨牙一般为双根

【答案】D

【解析】上颌磨牙颊尖锐而舌尖钝，下颌磨牙颊尖钝而舌尖锐。

A. 近中舌沟
B. 近中沟
C. 𬌗面发育沟“H”“Y”“U”形
D. 远中颊沟
E. 远中舌沟

4. 上颌第一磨牙特征性沟

5. 下颌第一磨牙特征性沟

6. 下颌第二前磨牙特征性结构

【答案】E、D、C

【解析】此为特征性记忆的知识点，应注意重点掌握。

【要点提醒】

	上颌第一磨牙	下颌第一磨牙	上颌第二磨牙	下颌第二磨牙
颊面	2 个颊尖，1 条颊沟	3 个颊尖，2 条颊沟（颊沟、远中颊沟）	—	—
舌面	可见卡氏尖	近中舌尖、远中舌尖	—	—
邻面	近中𬌗 1/3 偏颊侧 远中𬌗与中 1/3 交界处	𬌗缘偏颊侧	—	—
𬌗面	近中舌尖＞近中颊尖＞远中颊尖＞远中舌尖 斜嵴：近中舌尖三角嵴＋远中颊尖三角嵴 3 条发育沟：颊沟、近中沟、远中舌沟 中央窝＋远中窝	5 尖：远中尖最小 远中颊尖三角嵴最长 5 条发育沟：呈“大”字形 中央窝＋近中窝	近中舌尖比例比上颌第一磨牙大，斜嵴不如上颌第一磨牙明显	𬌗面呈“田”字形，发育沟呈“十”字形
牙根	三根，腭根最大最圆	近远中向扁根		

五、恒牙临床应用解剖

（一）切牙

① 上颌切牙缺损后对发音和美观有直接影响。

② **上颌切牙**邻面接触区、上颌侧切牙舌窝顶点为**龋病**的好发部位。

③ **下颌切牙**靠近下颌下腺、舌下腺导管口，不易发生龋齿，容易沉积牙石。

④ 上颌中切牙拔除时可使用旋转力。

⑤ 下颌切牙拔除时不可用旋转力。

⑥ 上颌侧切牙外形常发生变异或先天缺失。

命题趋势　切牙的应用解剖，考试多以 A1 型题为主。

金题直击

1. 下列关于切牙的应用解剖的说法，正确的是

A. 下颌切牙唇面近颈部有牙石沉积
B. 上颌中切牙拔除时不能使用旋转力
C. 下颌切牙拔除时可以使用旋转力
D. 上颌侧切牙拔除时可以使用旋转力
E. 上颌侧切牙外形常有变异或先天缺失

【答案】E

【解析】下颌切牙接近下颌下腺、舌下腺导管口，受唾液的冲刷不易发生龋齿，但舌面近颈部往往有牙垢、牙石沉积。上颌中切牙牙根较圆且直，拔除时可用旋转力。下颌切牙牙根扁而长，拔除时不可用旋转力。上颌侧切牙外形常有变异（牙内陷）或先天缺失。

2. 关于切牙的临床应用解剖，下列说法错误的是

A. 上颌切牙位于牙弓前部，易受创伤

B. 上颌切牙缺损后对发音和美观都有直接影响

C. 上颌切牙邻面接触区为龋病的好发部位

D. 上颌侧切牙邻面接触区为龋病的好发部位

E. 下颌切牙不易发生龋齿

【答案】D

【解析】上颌侧切牙舌窝深，易发生龋坏。

（二）尖牙

① 尖牙位于口角处，起支撑口角的作用。如缺失对面容影响较大。

② 牙冠各面光滑，自洁作用好，发生龋齿的机会少。

③ 尖牙是口内最终留存时间最长的牙。修复时多用作基牙。

④ 上颌尖牙拔除时可用旋转力。

命题趋势 尖牙的应用解剖应结合临床。考试多以 A1、A2 型题为主。

金题直击

1. 男性患者 75 岁，因牙齿缺失，欲行义齿修复，患者主诉多年来口内多数牙都因龋坏松动拔除或自行脱落。临床检查发现：口内仅剩四个尖牙，而且松动度在Ⅰ度以内，除牙尖有明显磨耗外，无龋坏。四个尖牙之所以还能留在口内的原因，从牙体解剖的角度分析，其原因是

A. 尖牙位于口角，口角有促进牙齿自洁的作用

B. 尖牙的牙根长，而且牙冠各面光滑，自洁作用好

C. 尖牙的作用是穿刺和撕裂食物，这种作用有利于牙齿稳固

D. 从牙体解剖的角度无法说尖牙比其他牙在口内保留时间更长

E. 尖牙根粗大，不容易松动

【答案】B

【解析】上颌尖牙是口内牙根最长的牙，冠与根的唇舌径比切牙的大，直而粗壮的单根，近颈部的横断面呈卵圆三角形，根尖略向远中弯曲，根长约为冠长的 2 倍。

2. 关于尖牙应用解剖，不正确的是

A. 尖牙唇面光滑，较少发生龋坏

B. 上颌尖牙具有支撑口角的作用

C. 尖牙牙根长，在修复时多选作基牙

D. 上颌尖牙拔除时可以使用旋转力

E. 下颌尖牙拔除时主要使用旋转力

【答案】E

【解析】上颌尖牙是口内牙根最长的牙，冠与根的唇舌径比切牙的大，直而粗壮的单根，近颈部的横断面呈卵圆三角形，可使用旋转的力拔除；下颌尖牙根较扁，一般不主要使用旋转的力量拔除。

（三）前磨牙

① 殆面的点隙、沟和邻面均为龋齿的好发部位。

② 第二前磨牙常常作为义齿修复的基牙。

③ 拔除时主要使用摇动力。

④ 下颌前磨牙常用作判断颏孔位置的标志。

⑤ 畸形中央尖以下颌第二前磨牙多见。

⑥ 上颌前磨牙与上颌窦接近，根尖感染可波及上颌窦，取断根时避免使用推力。

命题趋势 前磨牙的应用解剖应结合临床。考试多以 A1、A2 型题为主。

金题直击

1. 不属于前磨牙特点的是

A. 殆面的点隙及邻面均为龋齿好发部位

B. 常作为判断颏孔位置的标志

C. 常作为义齿修复的基牙

D. 可能出现畸形中央尖

E. 拔除可用旋转力

【答案】E

【解析】前磨牙常为扁根，拔除时不能使用旋转力。

2. 多发生畸形中央尖的前磨牙是

A. 上颌第一前磨牙　　B. 上颌第二前磨牙

C. 下颌第一前磨牙　　D. 下颌第二前磨牙

E. 上颌第一、第二前磨牙

【答案】D

【解析】畸形中央尖是牙体发育畸形的一种，多见于下颌第二前磨牙，偶见于上颌前磨牙。

（四）磨牙

① 第一磨牙萌出最早，窝、沟、点隙多，易发生龋坏。

② 上、下颌第一磨牙的位置和关系对咬合起重要作用，故应尽量保留和尽早治疗。

③ 第一磨牙牙冠形态与第二乳磨牙相似，在拔牙时应注意鉴别。

④ 第三磨牙常有先天缺失、错位萌出或阻生。

⑤ 上颌磨牙根尖与上颌窦底壁仅以薄骨质相隔，拔牙时应避免将断根推入上颌窦。

⑥ 下颌第三磨牙牙根与下颌管关系密切，在拔牙时应注意。

⑦ 上颌第二磨牙牙冠相对的颊黏膜上有腮腺管口。

⑧ 上颌第三磨牙是临床寻找腭大孔的标志。

⑨ 拔出上下颌磨牙时，注意牙根数目、分叉度和方向，以免断根或根残留。

命题趋势 磨牙的应用解剖应结合临床。考试多以 A1 型题为主。

金题直击

磨牙的叙述，错误的是

A. 第一磨牙萌出早，沟裂点隙多，容易龋坏　　B. 第二乳磨牙形态与第一恒磨牙相似

C. 第三磨牙因阻生或错位常发生冠周炎　　D. 腮腺导管口位于上颌第三磨牙牙冠相对颊黏膜上

E. 上颌第三磨牙可作为寻找腭大孔的标志

【答案】D

【解析】第一磨牙约 6 岁萌出，是萌出最早的恒牙，面结构复杂，尖窝起伏，沟嵴交错，容易龋坏。上、下颌第二乳磨牙与同颌第一恒磨牙形态近似，位置毗邻，易误认。第三磨牙因萌出最晚易发生阻生或错位，冠周牙龈多形成盲袋，可发生冠周炎。腮腺导管口位于上颌第二磨牙牙冠相对颊黏膜上。常用上颌第三磨牙腭侧龈缘至腭中线弓形连线的中点来定位腭大孔。

第四节　乳牙外形及临床应用解剖

一、乳牙外形特点

上颌乳牙		下颌乳牙	
牙位	特点	牙位	特点
Ⅰ	宽冠宽根	Ⅰ	宽冠窄根
Ⅱ	宽冠窄根	Ⅱ	宽冠窄根
Ⅲ	宽冠窄根 牙尖端偏远中	Ⅲ	宽冠窄根
Ⅳ		Ⅳ	四不像，三个三角形
Ⅴ	与第一磨牙相似	Ⅴ	与第一磨牙相似，三个颊尖等大

二、乳前牙

乳前牙	上下颌乳中切牙、乳侧切牙、乳尖牙
	色白，牙冠短小。颈嵴突出，冠根分明 宽冠窄根是乳前牙的特点（除了上颌乳中切牙）

1. 上颌乳中切牙

① 牙冠短而宽，似铲形，发育沟不明显。
② 舌面隆突、舌窝明显。
③ 宽冠宽根是该牙的解剖标志。
④ 单根扁而宽，根长约为冠长的 2 倍，根尖 1/3 偏唇侧，并略偏远中。

2. 上颌乳尖牙

① 牙尖偏远中，与恒尖牙相反。
② 近中牙尖嵴长于远中牙尖嵴。
③ 单根细长，根尖偏远中并向唇侧弯曲。

命题趋势 上颌乳前牙考试多以 A1 型题为主。

金题直击

1. 不具备宽冠窄根为特点的乳牙是
A. 上颌乳中切牙　B. 上颌乳侧切牙
C. 下颌乳侧切牙　D. 上颌乳尖牙
E. 下颌乳尖牙
【答案】A
【解析】上颌乳中切牙牙冠短而宽，似铲形，发育沟不明显。舌面隆突、舌窝明显。单根扁而宽，根长约为冠长的 2 倍，根尖 1/3 偏唇侧，并略偏远中。宽冠宽根是该牙的解剖标志。

2. 以下关于乳前牙的临床应用解剖说法错误的是
A. 体积小，牙冠短小，乳白色
B. 颈嵴突出，冠根分明
C. 宽冠窄根是乳前牙的特点
D. 乳中切牙的解剖标志是宽冠宽根
E. 上颌乳尖牙的牙尖偏向远中，与恒尖牙相同
【答案】E
【解析】上颌乳尖牙唇面牙尖长大，约占牙冠长度一半，近中牙尖嵴长于远中牙尖嵴，牙尖偏远中，与恒尖牙相反。单根细长，根尖偏远中并向唇侧弯曲。

三、第一乳磨牙

1. 上颌第一乳磨牙

（1）颊面　近远中径 > 𬌗龈径。近中缘长而直，远中缘短而突，颈部缩窄。颊尖偏近中。
（2）舌面　较小而突。
（3）邻面　𬌗 1/3 显著缩窄，颊侧颈 1/3 处非常突出。
（4）𬌗面　形态似上颌前磨牙，牙尖三角嵴及𬌗面沟的形态均不清晰。
（5）牙根　细长，三根分叉大，根干较短。

2. 下颌第一乳磨牙（形态不同于任何恒牙的乳牙）

（1）颊面　近中缘长且直，远中缘特短且突，类似一个近中缘为底的三角形。
（2）舌面　近远中缘的长度相近，颈缘较直。
（3）邻面　近中面颊侧缘颈 1/3 处颈嵴突出明显，𬌗 1/3 明显缩窄，颊、舌尖相距很近，近似一个以颈缘为底的三角形。
（4）𬌗面　为不规则的四边形，其近中边缘嵴特短，似一个以远中边缘嵴为底的三角形。𬌗面的沟嵴不清晰。
（5）牙根　分近中及远中两根。

命题趋势 第一乳磨牙考试多以A1型题为主。

金题直击

1. 形态符合下颌第一乳磨牙的是

A. 殆面形似近中缘为底的三角形

B. 颊面远中缘长于近中缘

C. 近中颊颈嵴特别突出

D. 颊面形似远中缘为底的三角形

E. 牙根细长，分叉度小

【答案】C

【解析】下颌第一乳磨牙颊面似一个以近中缘为底的三角形，邻面似一个以颈缘为底的三角形，殆面似一个以远中边缘嵴为底的三角形。

A. 上颌乳尖牙

B. 下颌乳尖牙

C. 上颌第一双尖牙

D. 上颌第一乳磨牙

E. 下颌第一乳磨牙

2. 哪颗牙的牙尖偏远中

3. 哪颗牙的颊尖偏远中

【答案】A、C

【解析】上颌乳尖牙牙尖偏远中，与恒尖牙相反。上颌第一前磨牙颊尖偏远中。

四、第二乳磨牙

第二乳磨牙与同颌的第一恒磨牙形态近似，且位置又相邻，易混淆，其特点如下：

① 第二乳磨牙的牙冠短小，色乳白。

② 第二乳磨牙冠颈部缩小，颈嵴突出，颈部向殆方缩小。

③ 下颌第二乳磨牙的近中颊尖、远中颊尖及远中尖大小约相等，而下颌第一恒磨牙此三尖中，远中尖最小。

④ 第二乳磨牙根干短，牙根向外张开。

命题趋势 第二乳磨牙知识点与恒牙第一磨牙做对比。考试多以A1型题为主。

金题直击

1. 第二乳磨牙与第一恒磨牙的区别要点中哪一点是错误的

A. 第二乳磨牙的牙冠较小、色白

B. 第二乳磨牙的牙冠颈部明显缩小，颈嵴较突

C. 第二乳磨牙的牙冠殆面尖窝清晰

D. 第二乳磨牙的近中颊尖、远中颊尖、远中尖大小约相等

E. 第二乳磨牙的牙根干短，牙根向外张开

【答案】C

【解析】乳牙与恒牙比较颜色偏白，体积较小，冠根分明，颈嵴突出，磨牙根干短，根分叉大。下颌第二乳磨牙近中颊尖、远中颊尖、远中尖大小约相等。

2. 关于上、下颌第二乳磨牙的特点叙述错误的是

A. 第二乳磨牙根干短，牙根向外张开

B. 第二乳磨牙的牙冠由颈部向殆方扩大

C. 第二乳磨牙的牙冠颈部明显缩小，颈嵴较突

D. 下颌第二乳磨牙的近中、远中颊尖及远中尖的大小约相等

E. 第二乳磨牙的牙冠短小，色乳白

【答案】B

五、乳牙临床应用解剖

① 乳牙的患龋率高，应及时治疗。完整的乳牙列能发挥良好的咀嚼功能，有助于儿童对食物的消化、吸收和健康成长。

② 乳牙将咀嚼力通过牙根传至颌骨，对颌骨的生长发育起生理性刺激作用。如乳牙缺失，可能影响颌骨的生长发育，成为牙颌畸形的原因之一。

③ 位置正常而健全的乳牙，可引导恒牙的正常萌出。如乳牙过早缺失或滞留，将容易引起恒牙的错位萌出或阻生。

④ 乳磨牙的根分叉下有恒牙牙胚，治疗操作时应注意。

命题趋势 乳牙的应用解剖应结合临床。考试多以 A1 型题为主。

金题直击

下列关于乳牙外形的特点的叙述中不正确的是

A. 颈嵴突出，冠根分明

B. 上颌乳尖牙牙尖偏远中

C. 下颌第一乳磨牙牙冠形态与下颌第一磨牙形态非常相似

D. 乳磨牙根干短，根分叉大

E. 体积小，牙冠短小，乳白色

【答案】C

【解析】下颌第一乳磨牙牙冠形态不同于任何恒牙。

六、乳牙与恒牙的鉴别

鉴别要点	恒牙	乳牙
体积	大，磨牙体积以第一磨牙最大	小，乳磨牙体积以第一乳磨牙较小
颜色	乳白色偏黄	乳白色偏青白
颈嵴	—	颈嵴突起明显
冠根界	—	冠根分明
牙根	根干较长，根分叉小	根干短，根分叉大

金题直击

下列哪项乳牙的外形特征是错误的

A. 乳牙体积小，呈白色

B. 乳牙颈嵴突出，冠根分明

C. 第一乳磨牙体积最大，第二乳磨牙次之

D. 乳磨牙根短，分叉大

E. 上颌乳尖牙的牙尖偏向远中

【答案】C

【解析】恒牙磨牙体积依次减小，第一磨牙体积最大。乳磨牙中第二乳磨牙大于第一乳磨牙。

第五节 牙体形态的生理意义

一、牙冠形态的生理意义

（一）切端与殆面形态的生理意义

① 前牙切端的切嵴和牙尖具有切割、穿透和撕裂食物的功能。

② 后牙殆面牙尖、窝、嵴及斜面等具有容纳、磨细并限制食物的作用。

③ 发育沟为食物的排溢通道。

（二）牙冠唇（颊）、舌面突度的生理意义

正常突度	生理性按摩
突度过小	创伤性萎缩
突度多大	失用性萎缩
颈 1/3 突度	扩张龈缘

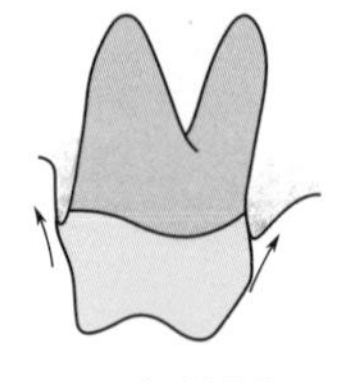
(a)突度适当

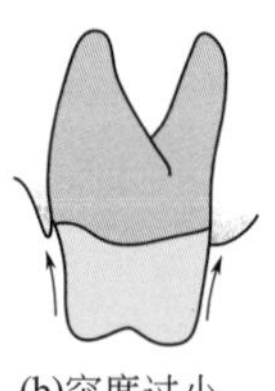
(b)突度过小

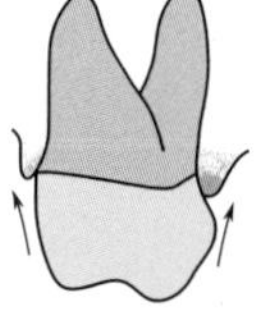
(c)突度过大

邻面突度关系

（三）邻面突度的生理意义

牙冠借助邻面突度相互接触，紧密相邻，可防止食物嵌塞；同时使邻牙相互支持，相互依靠，以分散咬合压力，有利于牙的稳固。

（四）楔状隙（外展隙）的生理意义

正常接触区周围呈“V”字形的空隙，称为楔状隙。在唇（颊）、舌侧和切方的空隙作为食物的溢出道。在排溢过程中食物摩擦牙的邻面，使牙冠邻面保持清洁，防止龋和龈炎的发生。在龈方的空隙称为邻间隙，被牙龈乳头充填，可保护牙槽骨，不使食物残渣存积。

命题趋势 牙冠形态的生理意义，考试多以 A1 型题为主。

金题直击

边缘嵴的生理功能是

A. 排溢食物的主要通道　　B. 有引导侧方运动的作用

C. 将食物局限在䫘面窝内　　D. 捣碎食物的主要工具

E. 咀嚼时联合切削的作用

【答案】C

二、牙根形态的生理意义

牙根形态与牙的稳固性有关。多根牙较单根牙稳固，长根牙较短根牙稳固。粗根牙较细根牙稳固，扁根牙较圆根牙稳固。根分叉大，根尖面积大于䫘面积的牙稳固。受力小的牙多为单根，如切牙。尖牙位于牙弓的转折处，受力较强，虽为单根，但长大粗壮，以利稳固。磨牙受力较大，方向复杂，故为多根，使其能承受较大的力，抵御各种方向的力。

三、乳牙牙根生理性吸收的特点

牙根吸收的初期	牙髓尚维持正常结构
吸收达 1/4 时	牙冠无变化，根髓尚属正常
吸收达 1/2 时	冠髓尚属正常，成牙本质细胞变性，消失且牙本质内壁有吸收窝
吸收达 3/4 时	正常牙髓细胞减少，成牙本质细胞广泛萎缩、消失
乳牙脱落时期	残存牙髓失去正常组织形态，无正常牙髓细胞

命题趋势 牙根形态的生理意义，多以 A1 型题为主。

金题直击

下列牙根形态的生理意义中，错误的是

A. 根分叉越多，其支持作用越大　　B. 根分叉越宽，其支持作用越强

C. 上颌切牙受向上向前的力，故唇面小于舌面　　D. 上颌磨牙舌尖受力最大，故舌根比颊根大

E. 下颌磨牙牙根横截面大，有利于稳固

【答案】C

【解析】牙根形态与牙的稳固性有关。多根牙较单根牙稳固，长根牙较短根牙稳固。粗根牙较细根牙稳固，扁根牙较圆根牙稳固。根分叉大，根尖面积大于䫘面积的牙稳固。上颌切牙受向上向前的力，故唇面大于舌面。

第六节　髓腔形态及应用解剖

一、髓腔的解剖形态

（一）髓腔的解剖标志

① 髓腔　位于牙体的中部，有一个与牙体外形相似但又显著缩小的空腔。

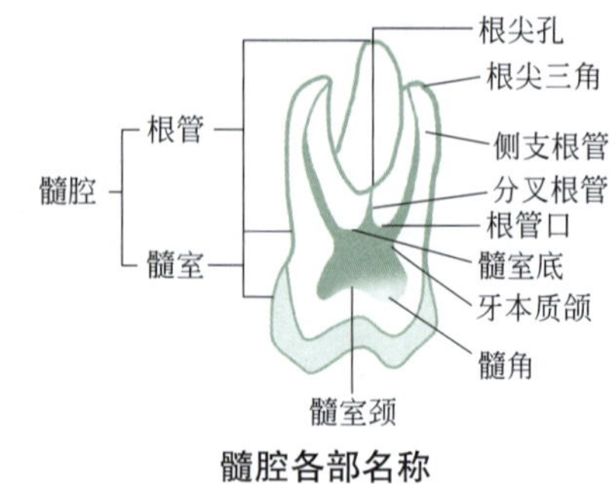

髓腔各部名称

② 髓室　髓腔朝向牙冠及根颈的一端扩大成室。

③ 根管　朝向牙根的一端缩小成管，又名髓管。

④ 根尖孔　根管末端开口处，此孔为牙髓至牙周间隙的通道。

（二）髓腔各部的名称

① 髓室　共有六壁。

② 髓室顶　与𬌗面或切嵴相对应的髓室壁。

③ 髓室底　与髓室顶相对的髓室壁。

④ 髓角　髓室向牙尖方向突出成角状的部分。

⑤ 髓室侧壁　与牙体轴面相对应的髓腔牙本质壁。

⑥ 根管口　髓室与根管移行处，后牙的根管口明显可见，前牙髓室和根管无明显界限。其中上尖牙界限最不明显。

命题趋势 髓腔知识点为识记内容，考试以 A1、B1 型题为主。

金题直击

1. 临床上进行根管治疗时，根管和髓室分界最不清楚的牙是

A. 上颌前磨牙　　B. 上颌磨牙

C. 下颌磨牙　　D. 下颌前磨牙

E. 上颌尖牙

【答案】E

【解析】后牙的根管口明显可见，前牙因髓室和根管无明显界限，故根管口亦不显著。上颌尖牙界限最不明显。

A. 根管口　　B. 髓角

C. 根管　　D. 髓室顶

E. 髓室高度

2. 髓室顶和髓室底之间的距离

3. 髓室与根管移行处

4. 髓室向牙尖方向突出成角状的部分

5. 髓腔朝向牙根的一端缩小成管的部分

6. 𬌗面或切嵴相对应的髓室壁

【答案】E、A、B、C、D

（三）根管系统

1. 恒牙根管的形态　分为四型：单管型、双管型、单双管型、三管型。

2. 根尖孔　根尖孔以位于根尖舌侧者最多，其余依次为远中、近中、唇颊侧。

3. 根管最狭窄处不在根尖孔，而是距根尖孔约 1mm 处。

命题趋势 根管系统考试多以 A1、B1 题型为主。

金题直击

根尖孔开口的位置最少见的是

A. 根尖顶　　B. 舌侧

C. 唇颊侧　　D. 近中

E. 远中

【答案】C

【解析】根尖孔以位于根尖舌侧者最多，其余依次为远中、近中、唇颊侧。

（四）侧副根管

1. 管间吻合　又称管间侧支或管间交通支，为发自相邻根管间的交通支，根中 1/3 的管间吻合多于根尖 1/3。

2. 根管侧支　根管的细小分支，与根管接近垂直。根尖 1/3 的根管侧支多于根中 1/3。

3. 根尖分歧 根管在根尖发出的细小分支，此时**主根管仍存在。**

4. 根尖分叉 为根管在根尖分散成 2 个或 2 个以上的细小分支，**此时根管不复存在。**

5. 副根管 为发自**髓室底至根分叉处的通道，副根管多见于磨牙。**

命题趋势 侧副根管的分类，考试多以 A1、B1 型题为主。

金题直击

1. 关于管间吻合的描述错误的是

A. 管间吻合又称为管间侧支或管间交通支
B. 多见于双根管型
C. 根尖 1/3 吻合最多
D. 根中 1/3 吻合多于根尖 1/3
E. 可为 1 ～ 2 支

【答案】C

【解析】管间侧支为相邻根管间的交通支，根中 1/3 多。

A. 管间吻合
B. 根管侧支
C. 根尖分歧
D. 根尖分叉
E. 副根管

2. 根管的细小分支，与根管接近垂直
3. 相邻根管间的交通支
4. 根管在根尖发出的细小分支，主根管不存在
5. 髓室底至根分叉处的通道
6. 根管在根尖发出的细小分支，主根管仍存在

【答案】B、A、D、E、C

二、髓腔的增龄变化及临床意义

（一）髓腔的增龄变化

1. 乳牙的髓腔 **相对比**恒牙大，髓角高，根尖孔大。

2. 青少年恒牙的髓腔 **比老年者大，表现为髓室大、髓角高、根管粗、根尖孔大。**

3. 老年人的髓腔 继发性牙本质**向心性沉积**，体积缩小，髓角变低平，根管变细，根尖孔窄小。

命题趋势 髓腔的增龄变化，考试多以 A1 型题为主。

金题直击

1. 下列关于髓腔的增龄变化的叙述中，不恰当的说法是

A. 乳牙的髓腔髓角高，根尖孔也大
B. 青少年恒牙的髓腔比老年者大
C. 老年人的髓腔根管粗、根尖孔大
D. 青少年恒牙的髓腔髓室大、髓角高
E. 老年人的髓腔随着年龄的增长体积逐渐缩小

【答案】C

【解析】青少年恒牙的髓腔比老年者大，表现为髓室大、髓角高、根管粗、根尖孔大。老年人髓腔内壁有继发性牙本质向心性沉积，髓腔的体积逐渐缩小，髓角变低平，根管变细，根尖孔窄小。

2. 髓腔增龄变化的描述，错误的是

A. 髓腔体积随年龄增大而不断缩小
B. 青少年恒牙的髓腔比老年者大
C. 外伤、龋病的刺激使髓腔缩小加快
D. 乳牙的髓腔比恒牙相对大
E. 随着磨耗，髓室顶、髓角和髓室底均不断降低

【答案】E

【解析】老年人髓腔内壁有继发性牙本质向心性沉积，髓腔的体积逐渐缩小，髓角变低平，根管变细，根尖孔窄小，髓室底升高，髓室顶降低。

3. 髓室增龄变化的继发性牙本质沉积方式因牙位而不同，上颌前牙继发性牙本质主要沉积

A. 髓室舌侧壁
B. 髓室唇侧壁

C. 髓室顶和侧壁　　D. 髓室底
E. 髓室顶
【答案】A
【解析】继发性牙本质沉积方式：上颌前牙主要沉积在髓室舌侧壁，其次为髓室顶；磨牙主要沉积在髓室底，其次为髓室顶和侧壁。

（二）髓腔解剖的临床意义

① 遇有高耸的髓角时，尽可能避开以保护牙髓。
② 对于弯曲的根管应改变角度拍 X 线片。
③ 根尖孔大应避免器械、药物等穿出根尖孔。
④ 青年人牙髓的恢复能力强，治疗易于成功。老年人牙髓的恢复能力弱，治疗效果差。

三、恒牙髓腔形态

（一）前牙的髓腔形态

前牙的髓腔特点：单根管，髓室和根管之间没有明显的界限。

1. 切牙的髓腔形态

剖面观	上颌切牙	下颌切牙
唇舌剖面观	梭形，颈缘处髓腔唇舌径最大；尖：牙冠中 1/3	唇舌径在颈缘附近最大
近远中剖面观	三角形，髓室顶接近牙冠中 1/3 处	髓室顶接近冠中 1/3。唇舌径：根中 1/3 开始变细，窄长三角形
横剖面观	根颈横剖面呈圆三角形 唇侧比舌侧宽，位居剖面的中央略偏唇侧	颈部横剖面：唇舌径＞近远中径 根中横剖面：椭圆或圆形 可见唇、舌向两根管

下颌前牙唇舌向双根管的概率	
下颌中切牙	4%
下颌侧切牙	10%
下颌尖牙	4%

命题趋势 以前牙根管特点记忆为主，常以 A1 型题为主。

金题直击

上前牙髓腔唇舌剖面观最宽的地方在
A. 牙冠处　　B. 切嵴处
C. 颈缘附近　　D. 牙根的中央处
E. 根管口的下边
【答案】C
【解析】前牙唇舌剖面呈梭形，最宽位于颈缘处。

2. 尖牙的髓腔形态

剖面观	上颌尖牙	下颌尖牙
唇舌剖面观	唇舌径：颈缘处最大，根尖 1/3 变窄，根尖孔显著缩小	冠颈及根颈 1/3 或 1/2 唇舌径最大
近远中剖面观	近切端及根尖：细小 唇舌径＞近远中径	髓角钝，接近冠中 1/3
横剖面观	根径横剖面：椭圆形	与上颌尖牙相似，较小

金题直击

下颌恒尖牙与上颌恒尖牙髓腔形态区别点是

A. 下颌恒尖牙髓腔和根管都较上颌恒尖牙窄

B. 下颌恒尖牙髓角较圆

C. 下颌恒尖牙根管为双管者仅占 4%

D. 下颌恒尖牙根尖孔位于根尖顶者约占 68%

E. 以上都是

【答案】E

【解析】下颌尖牙髓腔窄长，唇舌径在冠颈及根颈 1/3 或 1/2 最大，髓角钝，接近冠中 1/3。唇舌向双根管的概率为 4%。

（二）前磨牙的髓腔形态

1. 上颌前磨牙的髓腔形态　髓室似立方形，颊舌径＞近远中径。**髓室顶中部凸向髓腔，最凸处约与颈缘平齐。**

剖面观	上颌第一前磨牙	上颌第二前磨牙
颊舌剖面观	**颊侧髓角高尖，接近牙冠中 1/3** 舌侧髓角较低，接近冠颈 1/3	颊舌厚度较大，近远中宽度较窄 颊舌髓角均较短
近远中剖面观	与尖牙相似	与尖牙相似
横剖面观	肾形	椭圆形

类型	单双管型	单管	双管
上颌第一前磨牙	28%	7%	65%
上颌第二前磨牙	41%	48%	11%

命题趋势　上颌前磨牙的髓室特点，考试多以 A1、B1 型题为主。

金题直击

A. 立方形

B. 28%

C. 48%

D. 65%

E. 41%

1. 上颌前磨牙的髓室呈

2. 上颌第一前磨牙双管型约占

3. 上颌第一前磨牙单双管型约占

4. 上颌第二前磨牙单双管型约占

5. 上颌第二前磨牙单管型约占

【答案】A、D、B、E、C

6. 上颌第一前磨牙牙颈部横剖面常呈

A. 三角形

B. 椭圆形

C 圆形

D. 肾形

E. 葫芦形

【答案】D

【解析】上颌第一前磨牙髓腔横剖面特点为“肾形”，上颌第二前磨牙为“椭圆形”。

2. 下颌前磨牙的髓腔形态

剖面观	下颌第一前磨牙	下颌第二前磨牙
颊舌剖面观	**单根管：83%；双根管：17%** 颊侧髓角高，位于牙冠中 1/3 舌侧髓角矮小，接近冠颈 1/3	颊、舌两髓角明显，位于牙冠的颈 1/3
近远中剖面观	形似尖牙，窄小	较长
横剖面观	椭圆形	椭圆形

命题趋势 下颌前磨牙的髓室特点，考试多以 B1 型题为主。

金题直击

A. 冠中 1/3　　B. 冠颈 1/3
C. 83%　　D. 17%
E. 87%
1. 下颌第二前磨牙颊侧髓角位于
2. 下颌第一前磨牙颊侧髓角位于
3. 下颌第一前磨牙颊舌向双根管的概率为
【答案】B、A、D
【解析】识记性知识点，以记忆为主。

（三）磨牙的髓腔形态

1. 上颌磨牙的髓腔形态　髓室大呈立方形，根管数目多而细，髓室和根管分界明显。颊舌径 > 近远中径 > 髓室高度（2mm）。

剖面观	上颌第一磨牙	上颌第二磨牙
颊舌剖面观	近中颊侧髓角、近中舌侧髓角位于牙冠中 1/3。髓室顶最凹处约与颈缘平齐 髓室底位于颈缘龈方约 2mm 处	同上颌第一磨牙
近远中剖面观	近中颊髓角高于远中颊髓角	近中颊髓角高于远中颊髓角
横剖面观	舌侧根管口大而圆，远颊根管口较圆，近颊根管口较扁	3 ～ 4 个根管
	近颊根管为双管型或单双管型者约占 63%，远颊侧根管分为两管者占 9%。舌侧根管多为单根管	近颊根管为双管型或单双管型者共约占 30%，远颊根管和舌根管多数为单管型

2. 下颌磨牙的髓腔形态　髓室呈矮立方形，近远中径 > 颊舌径 > 髓室高度（1mm），髓室底距根分叉的距离为 2mm，髓室底多见 3 ～ 4 个根管口。

剖面观 / 双根管率	下颌第一磨牙	下颌第二磨牙
颊舌剖面观	舌侧髓角高于颊侧髓角	与第一磨牙相似，但略小些
近远中剖面观	近舌髓角：牙冠中 1/3 髓室顶最凹处约与颈缘平齐 髓室顶和髓室底之间相距约 1mm	—
横剖面观	近远中径大于颊舌径	根管在颊侧融合，横断面呈 C 字形，约占 31%
近中根双根管率	87%	64%
远中根双根管率	40%	18%

命题趋势 上颌磨牙的髓室特点，考试多以 A1 型题为主。

金题直击

1. 上颌磨牙的髓室形态的描述中，正确的是
A. 颊舌径>近远中径>髓室高度　　B. 近远中径>髓室高度>颊舌径
C. 髓室高度>颊舌径>近远中径　　D. 颊舌径>髓室高度>近远中径
E. 近远中径>颊舌径>髓室高度
【答案】A
【解析】上颌磨牙的髓室形态似立方形，颊舌径 > 近远中径 > 髓室高度（2mm）。

2. 牙颈部横切面观根管口大而圆的是
A. 下颌第一磨牙近中根　　B. 下颌第一磨牙远中根

C. 上颌第一磨牙腭侧根　　D. 上颌第一磨牙近中颊侧根

E. 上颌第一磨牙远中颊侧根

【答案】C

【解析】上颌第一磨牙舌侧根管口大而圆，远颊根管口较圆，近颊根管口较扁。

3. 下颌磨牙髓室底距根分叉的距离约为

A. 1mm　　B. 2mm

C. 3mm　　D. 4mm

E. 5mm

【答案】B

【解析】下颌磨牙髓室呈矮立方形，近远中径>颊舌径>髓室高度（1mm），髓室底距根分叉的距离为 2mm。

4. 下颌第一磨牙髓室顶最凹处约平齐于

A. 冠中 1/3 交界处　　B. 颈缘上 2mm

C. 颈缘　　D. 颈缘下 2mm

E. 根分叉处

【答案】C

【解析】下颌第一磨牙的近舌髓角：牙冠中 1/3；髓室顶最凹处：颈缘；髓室顶和髓室底之间相距约 1mm。

5. 行后牙牙髓治疗时，应注意哪个牙的近中根 87% 含有双根管

A. 上颌第二前磨牙　　B. 上颌第一前磨牙

C. 下颌中切牙　　D. 下颌第一磨牙

E. 下颌第二磨牙

【答案】D

【解析】下颌第一磨牙的近中牙根约 87% 分成颊舌向双根管或单双根管，远中根约 40% 分为颊舌双根管或单双根管。下颌第二磨牙髓腔形态与第一磨牙相似，但略小些，双根管或单双根管在近中根共占 64%，在远中根管共占 18%。

6. 下颌第一磨牙髓角最高的是

A. 近中舌侧髓角　　B. 近中颊侧髓角

C. 远中舌侧髓角　　D. 远中颊侧髓角

E. 四个髓角高度相同

【答案】A

7. 常见远中舌侧根管的牙是

A. 上颌第一前磨牙　　B. 上颌第二前磨牙

C. 上颌第一磨牙　　D. 下颌前磨牙

E. 下颌第一磨牙

【答案】E

【解析】下颌第一磨牙的近中牙根约 87% 分成颊舌向双根管或单双根管，远中根约 40% 分为颊舌双根管或单双根管。

8. 存在 C 形根管的牙是

A. 上颌第一前磨牙　　B. 上颌第一磨牙

C. 上颌第二磨牙　　D. 下颌第一磨牙

E. 下颌第二磨牙

【答案】E

【解析】上颌第一前磨牙牙根较扁，多在根中或根尖 1/3 处分为颊根、舌根。上颌第一磨牙多为三根，两颊根间距较近，颊根与舌根之间分开较远，三根分叉较大。上颌第二磨牙为三根，颊舌根间分叉度小，向远中偏斜，少数牙近中颊根或远中颊根与舌根融合。下颌第一磨牙为扁而厚的双根，近中根比远中根稍大，根尖偏向远中。下颌第二磨牙多为双根，少数牙近远中根颊侧融合，舌侧仍分开，牙根断面呈 C 形，称为 C 形根管。

四、恒牙髓腔的应用解剖

1. **上颌前牙** 开髓时应从舌面窝中央，向牙颈方向钻入。

2. **上颌切牙** 在活髓牙预备针型嵌体的针道时，应避开髓角。

3. **下颌前牙** 双根管唇舌向分布，在拍X线片时注意改变投射角度以显示。

4. **下颌切牙** **根管侧壁厚约1mm，**根管治疗时应防止侧穿根管壁。

5. **上颌前磨牙** 近远中径在䶮面宽而近颈部窄，开髓时应注意窝洞的形态和位置。防止从近中面或远中面穿孔。颊侧髓角较高补牙备洞时应避免穿通颊侧髓角。髓室底较深，勿将暴露的髓角误认为是根管口。

6. **下颌第一前磨牙** 牙冠向舌侧斜度大，颊尖髓角高，做根疗时，器械顺着牙体长轴方向进入，以免穿通根管侧壁。

7. **上颌第一、第二磨牙** 近颊髓角及近舌髓角较高，䶮备洞时应避免穿通髓角。

8. **下颌第一、第二磨牙** 髓室顶与底相距近，开髓时应防止穿通髓室底。

9. **下颌第一、第二磨牙** 舌侧髓角高于颊侧，近中髓角高于远中髓角。下颌第二磨牙根管横断面呈C字形。

10. **下颌磨牙** **牙冠向舌侧倾斜，故开髓部位应从䶮面偏向颊尖处。**

命题趋势 髓腔的应用解剖可结合临床，以A2型题为主。

金题直击

女，15岁。近来饮冷水时，有右上后牙一过性疼痛。检查发现：右上第一磨牙近中邻面有深龋洞，在治疗这个龋的过程中，最易出现意外穿髓的部位是

A. 近中颊侧髓角　　B. 近中舌侧髓角

C. 远中舌侧髓角　　D. 远中颊侧髓角

E. 第五牙尖髓角

【答案】A

【解析】上颌第一、第二磨牙近颊髓角和近舌髓角较高，补牙备洞时应避免穿髓，宜从䶮面颊沟、舌沟、近中窝和远中窝的釉牙本质界入手。

五、乳牙髓腔形态

乳牙的髓腔形态和大小与相应的乳牙外形一致。按牙体**比例来讲，乳牙的髓腔较恒牙者大，**表现为髓室大、髓壁薄、髓角高、根管粗、根尖孔大、根管斜度大。

① 上颌乳磨牙颊侧近、远中各1个，舌侧1个，以舌侧根管最粗大。

② **下颌乳磨牙以近中舌侧髓角最高。**3个根管，近中2个，远中1个。

③ 下颌第二乳磨牙出现4个根管，即近中和远中各有2个根管。

④ **乳牙根在替牙前3～4年即开始吸收，治疗时勿将吸收穿透的髓室底误认为是根管口。**

命题趋势 乳牙髓腔的形态考试以A2型题为主。

金题直击

相对恒牙而言，乳牙髓腔的特点是

A. 根管细　　B. 髓壁厚

C. 髓角低　　D. 髓室大

E. 根尖孔小

【答案】D

【解析】乳牙的髓腔形态和大小与相应的乳牙外形一致。相对来讲乳牙的髓腔较恒牙者大，表现为髓室大、髓壁薄、髓角高，髓室顶和髓角多位于冠中部，根管粗、根尖孔大、根管斜度大。

第二单元 殆与颌位

考试分值

专业	2019 年	2020 年	2021 年	2022 年	2023 年
执业	5	6	7	5	6
助理	2	3	4	3	2

第一节 殆的生长发育

一、建殆的动力平衡及影响因素（助理不考）

在建殆的过程中，常常受到咀嚼压力及周围肌肉压力的相互作用。牙列的正常位置及正常殆关系有赖于适宜的动力平衡，即作用于牙列向前与向后、向内与向外的力之间的动力平衡。

注意：没有左右的动力平衡。

前后方向动力平衡	内外（颊舌）方向动力平衡	上下方向动力平衡
（1）向前的动力　咀嚼肌（咬肌、颞肌、翼内肌、翼外肌）和舌肌 （2）向后的动力　主要来自唇和颊肌，两种机制实现 ① 下颌从后向前上的运动方向 ② 牙冠略偏近中的作用力	上、下牙列内侧有舌肌的力量，外侧有唇、颊肌的力量，上述内外动力相平衡	上、下牙列密切而稳定的咬合接触关系，制约着每一牙齿的上下方向位置关系，使之保持稳定

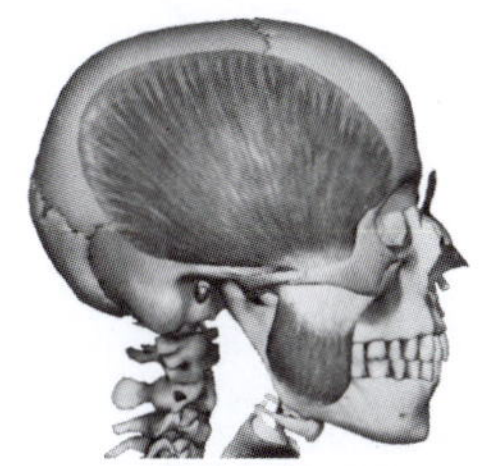
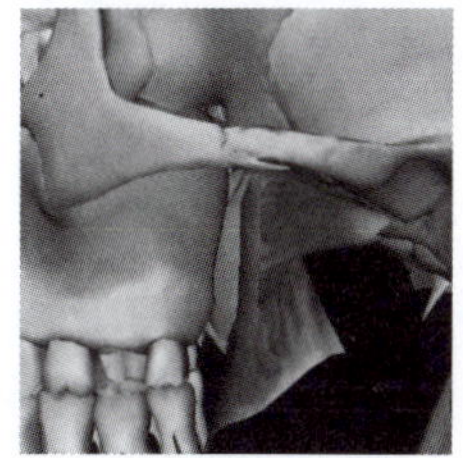

咀嚼肌

命题趋势 关于建殆的动力平衡最常见的知识点基本有两个方面：一个是正常的殆建立的重点取决于什么因素；一个是建殆的动力平衡不包括什么方向的动力平衡。

金题直击

1. 正常恒牙殆的建立重点取决于

A. 建殆的动力平衡　　B. 种族

C. 遗传　　D. 后天环境

E. 习惯

【答案】A

【解析】殆的建立、牙列正常位置和正常殆关系有赖于适宜的动力平衡。

2. 与建殆的动力平衡无关的是

A. 向前的动力　　B. 向后的动力

C. 左右的动力　　D. 上下的动力

E. 内外的动力

【答案】C

【解析】建殆的动力平衡没有左右的动力平衡。

二、殆的发育阶段及影响因素

约在婴儿第 6 个月时乳牙萌出，开始建殆，经过乳牙殆、替牙殆、恒牙殆三个发育阶段，直到第三磨牙萌出才完成建殆过程。

在出生后的第一年中，上下颌间还没有确定的牙尖交错位。这时下颌主要以前后向的运动为主，而侧方的运动较少。

（一）乳牙殆特征

约在 2 岁半时，完整的乳牙殆建成，且形成了稳定的乳牙殆关系。从 2 岁半到 6 岁左右皆属乳牙殆时期。乳牙殆分为早期和晚期，以 4 岁为界。

- 2.5~4 岁期间的特征 →
  - 牙排列紧密而无明显间隙
  - 切缘及殆面尚无显著磨耗
  - 乳牙位置较正
  - 覆殆深，覆盖小，殆曲线不明显
  - 上、下颌第二乳磨牙的远中面彼此相齐，成垂直平面（称为齐平末端）
- 4~6 岁期间的特征 →
  - 牙排列不紧密、前牙间隙逐渐形成
  - 牙的切缘及殆面产生显著磨耗
  - 下颌第二乳磨牙会移到上颌第二乳磨牙的稍前方
  - 随着下颌升支的发育，暂时性的深覆殆会减小

补充：乳牙列期间有一个生理现象称之为灵长类间隙——存在于上颌乳尖牙的近中，下颌乳尖牙的远中。

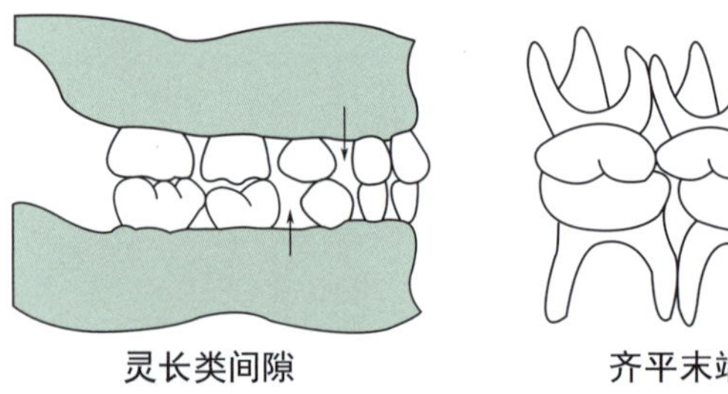

灵长类间隙　　　　齐平末端

命题趋势 乳牙殆的特征考题一般是否定型题，容易把不属于该年龄段的特征放在选项里面，考生们需要从选项里选出其他年龄段的特征。

金题直击

1. 以下不属于 4 岁以后乳牙殆特征的是

A. 牙排列不紧密，前牙间隙逐渐形成　　B. 牙的切缘及殆面产生显著磨耗

C. 上、下第二乳磨牙的远中面在同一平面上　　D. 随下颌升支发育，暂时性深覆殆减小

E. 下颌第二乳磨牙移至上颌第二乳磨牙的稍前方

【答案】C

【解析】该题考查的是乳牙殆的特征，以 4 岁为界，将乳牙殆分成早期和晚期。本题的 C 选项形容的是 4 岁之前的特征。因此，选 C。

2. 2.5 ～ 4 岁期间乳牙颌的特征，除外的是

A. 牙排列紧密而无明显间隙　　B. 切缘及殆面尚无显著磨耗

C. 乳牙位置较正　　D. 覆殆较深，覆盖较小，殆曲线不明显

E. 随下颌升支发育，暂时性深覆殆减小

【答案】E

【解析】E 选项形容的是 4 岁之后的特征。因此，选 E。

（二）替牙殆特征

正常情况下，从 6 ～ 12 岁，皆属替牙殆。

替牙殆期常表现为暂时性错殆，在发育的过程中常常可自行调整为正常。

替牙𬌗特征：①上唇系带位置过低；②上颌中切牙间间隙，待侧切牙继续萌出，逐渐消失；③上中切牙、侧切牙牙冠偏远中；④暂时性前牙拥挤；⑤暂时性远中𬌗；⑥暂时性深覆𬌗。

（三）早期恒牙𬌗特征

第二恒磨牙约在 12 ～ 14 岁萌出。第三恒磨牙约在 17 ～ 21 岁之间萌出。其间隙的获得大部分是由于面部的前 2/3 向前增长，小部分由面后 1/3 向后增长获得。

第二节　牙列

牙弓或牙列：牙冠连续排列形成近似抛物线的弓形。

一、牙列形态、大小的测量、牙排列特点和生理意义

（一）牙列形态

牙列的形态可概括地分为方圆形、椭圆形和尖圆形三种基本类型。但通常为此三种基本类型的混合型。

尖圆形	上颌牙列自侧切牙起就开始向后弯曲
椭圆形	弓形牙列自上颌侧切牙的远中开始，向后逐渐弯曲
方圆形	弓形牙列从尖牙的远中才开始弯曲向后

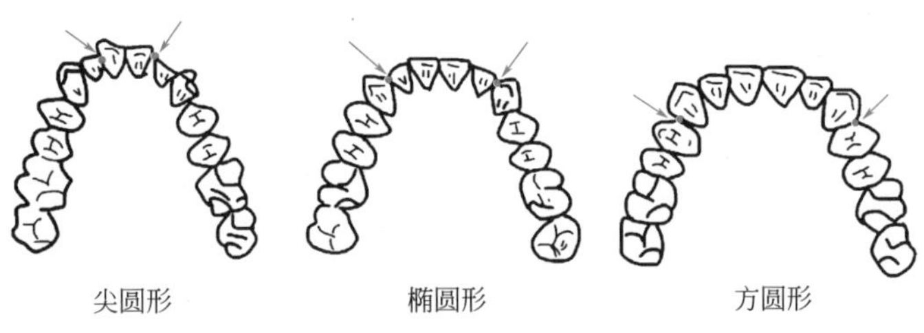

恒牙列的三种典型形态

命题趋势 牙弓形态一般以 A1 或 B1 型题为主。注意：椭圆形不能与卵圆形混为一谈。

金题直击

A. 方圆形　　B. 卵圆形
C. 尖圆形　　D. 椭圆形
E. 混合形

1. 切牙连线略为平直，从尖牙的远中才转向后端，这种牙列形态是
2. 从上颌侧切牙的切端即明显转向后端，这种牙列形态是
3. 从上颌侧切牙的远中逐渐转向后端，使前牙所连成的牙列较圆，这种牙列形态是

【答案】A、C、D

【解析】上颌牙列自侧切牙起就开始向后弯曲为尖圆形。弓形牙列自上颌侧切牙的远中开始，向后逐渐弯曲为椭圆形。弓形牙列从尖牙的远中才开始弯曲向后为方圆形。因此，选择 A、C、D。

（二）牙列大小的测量

1. 牙列长度的测量　左、右最后一颗牙远中最突点连线为底线，从中切牙近中接触点向底线作垂线为牙列的总长度。

2. 牙列宽度的测量　左、右第二磨牙颊面间最宽的距离为牙列的宽度。

① 上颌牙列宽约 55mm，长约 50mm。　[5021]

② 下颌牙列宽约 52mm，长约 41mm。

3.Terra 牙列指数 $=\dfrac{\text{牙列宽度}}{\text{牙列长度}}\times 100\%$。

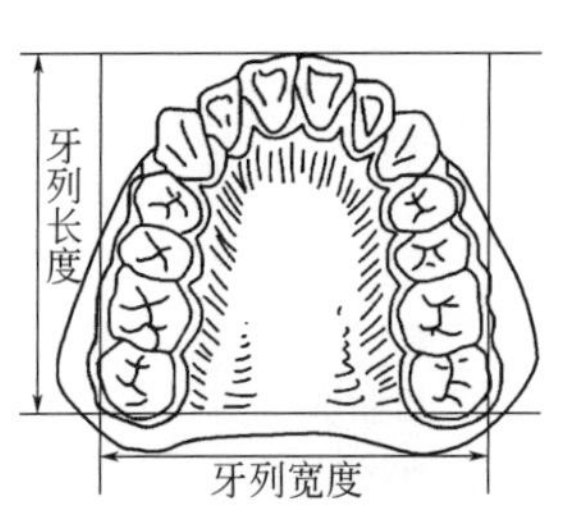

牙列长度与宽度

命题趋势 牙弓的长度与宽度测量的方法是最常考的知识点，尤其是牙弓的宽度，大家要注意指的是左、右第二恒磨牙颊面之间的最宽的距离。

金题直击

牙弓的宽度是指

A. 左、右第一磨牙颊面间最宽的距离　　B. 左、右第二磨牙颊面间最宽的距离

C. 左、右第三磨牙颊面间最宽的距离　　D. 左、右第一前磨牙颊面间最宽的距离

E. 左、右第二前磨牙颊面间最宽的距离

【答案】B

【解析】牙弓的宽度是指左、右第二磨牙颊面间最宽的距离。

（三）牙排列特点和生理意义

牙在牙槽中的位置并不都是垂直的，而是有的牙较直，有的牙则有一定的倾斜度。一般以牙冠的倾斜方向表示牙的倾斜情况。牙的倾斜度有两个方向：近远中向和唇（颊）舌向。

1. 牙体近远中向的倾斜规律

① 前牙：上颌 2>3>1；下颌 3>2>1。

② 前磨牙位置较直。

③ 磨牙：6<7<8。

2. 牙体唇（颊）舌向的倾斜规律

① 牙体长轴的冠部向唇、颊侧倾斜。

② 向舌侧倾斜。

③ 较正。

上颌切牙与下颌切牙	向唇侧倾斜
上、下颌的尖牙，上颌前磨牙及上、下颌的第一磨牙	较正
上颌第二、三磨牙	向颊侧倾斜
下颌前磨牙以及下颌第二、三磨牙	向舌侧倾斜

3. 生理意义

① 有利于咀嚼能力的发挥和维护牙周组织健康。

② 使上下牙间广泛而紧密地接触。

③ 避免咬伤黏膜。

④ 衬托唇颊，保持面部丰满。

二、𬌗曲线

𬌗曲线：牙列𬌗面形态的曲线。

矢状方向的曲线——纵𬌗曲线。

冠状方向的曲线——横𬌗曲线。

纵𬌗曲线	下颌（Spee 曲线）	连接下颌切牙的切嵴、尖牙牙尖、前磨牙颊尖、磨牙颊尖，形成一条凹向上的曲线。该曲线在切牙段较平，自尖牙起向后则逐渐降低，于第一磨牙远颊尖处为最低点，而后第二、第三磨牙处又逐渐升高
	上颌（补偿曲线）	一条凸向下的曲线 由切牙至第一磨牙近颊尖段较平直，从第一磨牙的近颊尖至最后磨牙的远颊尖段则逐渐向上弯曲，此弯曲段曲线亦称为补偿曲线
横𬌗曲线（Wilson 曲线）	上颌	连接两侧同名磨牙的颊尖、舌尖形成一条凸向下的曲线，称横𬌗曲线
	下颌	凹向上

补充：随着磨耗，上颌功能尖被磨得低于非功能尖，此时形成的是**凹向下**的曲线，称为**反横𬌗曲线**。

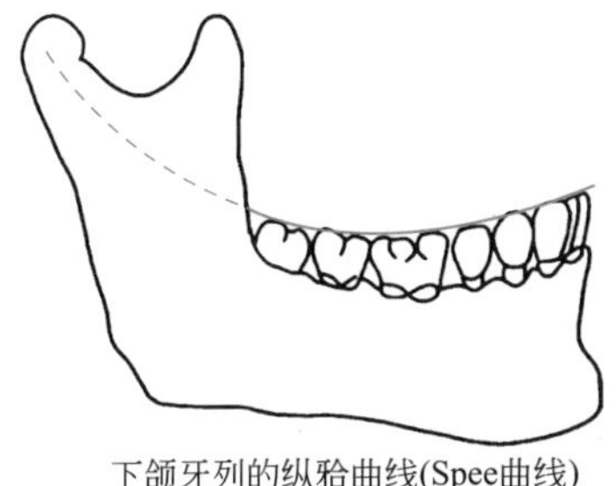
下颌牙列的纵殆曲线(Spee曲线)

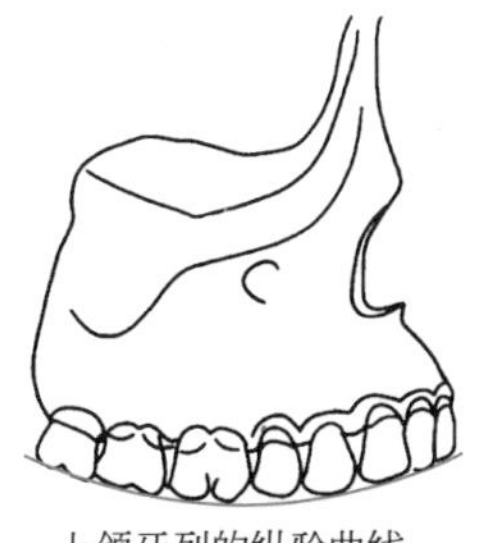
上颌牙列的纵殆曲线
(补偿曲线)

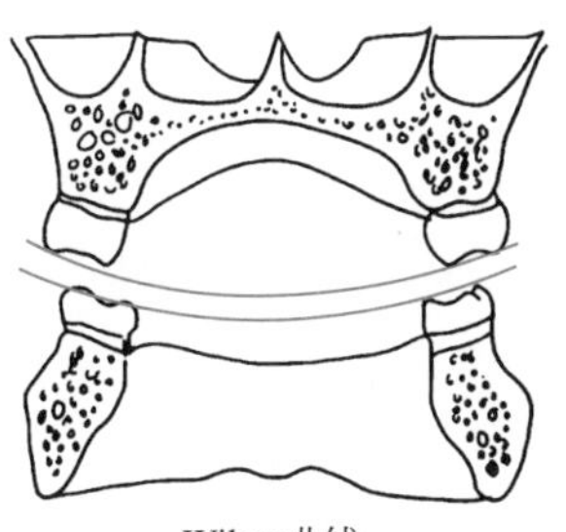
Wilson曲线

第三节　殆

殆为上、下颌牙发生接触的现象。

一、牙尖交错殆及其特征

1. 牙尖交错殆（ICO）　上、下颌牙牙尖交错咬合，达到最广泛、最紧密的接触关系。

2. 正中殆　当牙尖交错殆的下颌位置对于颅骨处于正中时，牙尖交错殆又称为正中殆。

3. ICO 正常标志

① 中线对正　上下牙列的中线对正，并与上唇系带和人中一致。

② 一牙对二牙　除下颌中切牙和上颌第三磨牙（最后磨牙）外，每个牙都与对颌的两牙相对应接触。

③ 上下尖牙接触关系　上颌尖牙牙尖顶对下颌尖牙的远中唇斜面及唇侧远中缘。

④第一磨牙接触关系　上颌第一磨牙近颊尖对下颌第一磨牙的颊面沟。

补充：只和邻牙近中面接触的是中切牙。

只和邻牙远中面接触的是第三磨牙。

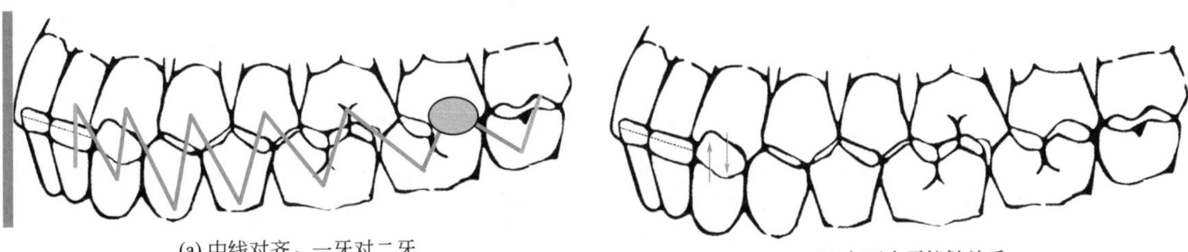
(a) 中线对齐、一牙对二牙　　(b) 上下尖牙接触关系

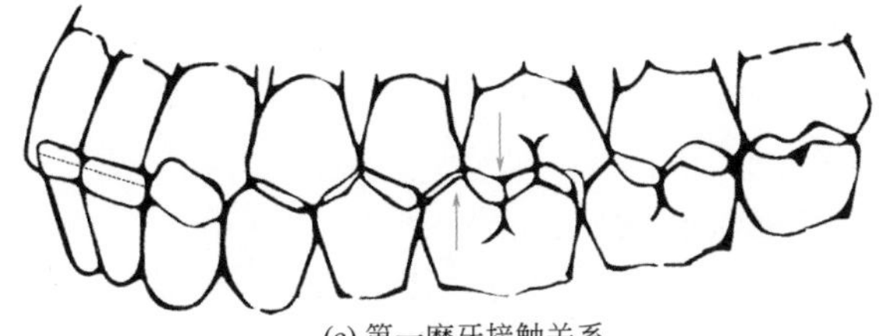
(c) 第一磨牙接触关系

ICO 正常标志

二、牙尖交错殆生理意义

牙尖交错殆属于牙对牙的关系，其生理意义为：

（一）上、下颌牙齿为尖窝相对的交错咬合关系

这种殆接触的意义在于：

① 接触面积大，有利于咀嚼。

② 分散殆力，避免个别牙齿负担过重。

③ 纵使个别牙齿缺失，短时间内也不致发生移位。

（二）上、下颌牙弓间存在着覆盖与覆殆关系

1. 覆盖　牙尖交错殆时，上颌牙盖过下颌牙的水平距离。

前牙——上颌切牙切缘到下颌切牙唇面的水平距离。

记忆技巧：瓶盖（平盖）。

正常距离在 3mm 以内。Ⅰ度深覆盖距离在 3 ~ 5mm。Ⅱ度深覆盖距离在 5 ~ 7mm。Ⅲ度深覆盖超过 7mm。反覆盖下颌切牙切缘突出于上颌切牙的唇侧，或下颌后牙的颊尖突出于上颌后牙的颊侧。

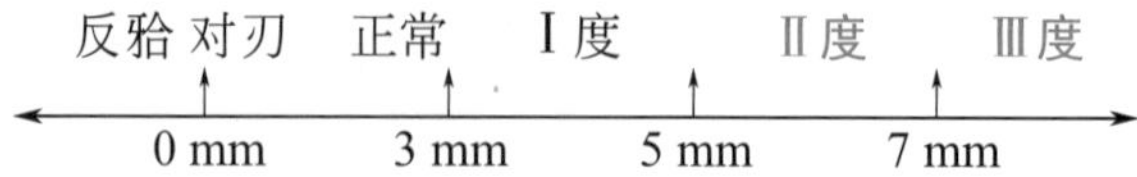

2. **覆𬌗** 牙尖交错𬌗时上颌牙盖过下颌牙唇、颊面的垂直距离。

正常覆𬌗	在前牙，盖过的部分不超过下前牙唇面切 1/3 者
Ⅰ度深覆𬌗	咬在中 1/3 以内者
Ⅱ度深覆𬌗	咬在颈 1/3 以内者
Ⅲ度深覆𬌗	超过颈 1/3 者
反𬌗	牙尖交错𬌗时，下颌牙反盖着上颌牙
对刃𬌗	牙尖交错𬌗时，上下牙齿彼此以切缘相对，或以颊尖相对

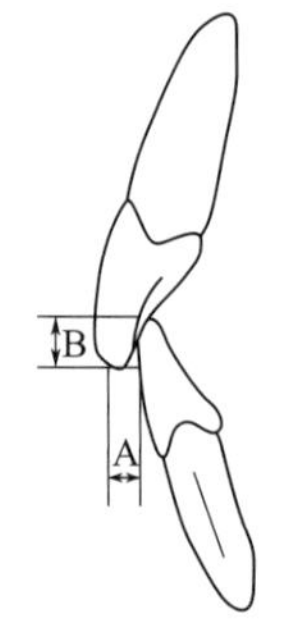

覆盖与覆𬌗

A—覆盖；B—覆𬌗

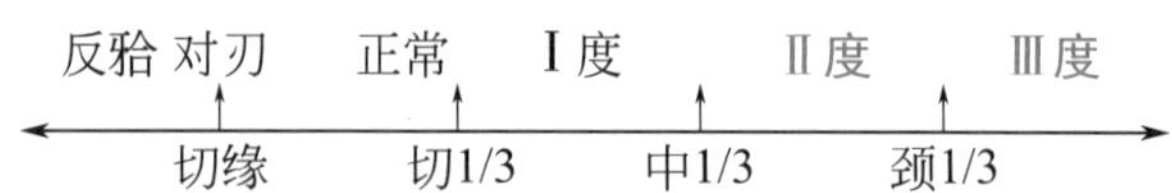

3. **后牙的𬌗关系**

（1）后牙反𬌗 牙尖交错𬌗时下后牙颊尖咬在上后牙颊尖的颊侧。

（2）锁𬌗 牙尖交错𬌗时上后牙舌尖咬在下后牙颊尖的颊侧。

（3）反锁𬌗 牙尖交错𬌗时下后牙舌尖咬在上后牙颊尖的颊侧。

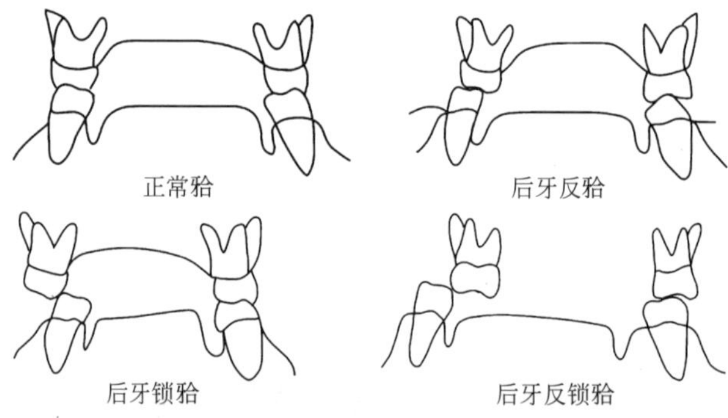

4. **覆盖、覆𬌗的生理意义**

① 保持𬌗接触关系，从而有利于提高咀嚼效能。

② 覆盖、覆𬌗的存在，使唇、颊侧软组织和舌得到保护，而不致咬伤。

5. **切道与切道斜度**

（1）切道 指在咀嚼过程中，下颌前伸到上、下颌切牙切缘相对后，在返回牙尖交错位的过程中，下颌前牙切缘所运行的轨道。

（2）切道斜度 指切道与眶耳平面相交所成的角度。切道斜度的大小与覆盖呈反比关系，与覆𬌗呈正比关系。

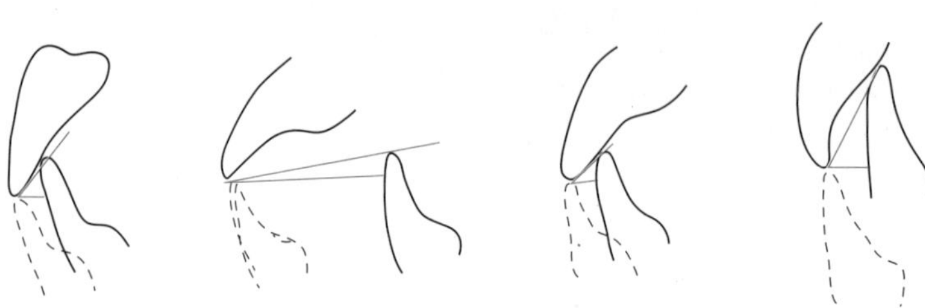

记忆技巧：盖饭（与覆盖成反比），正颌（与覆𬌗呈正比）

命题趋势 覆盖与覆𬌗的定义及其分度一般以 A1 型题出现。

金题直击

覆𬌗的定义是

A. 牙尖交错𬌗时，上下前牙发生重叠关系

B. 牙尖交错𬌗时，上颌牙盖过下颌牙唇颊面间的水平距离

C. 牙尖交错𬌗时，上颌牙盖过下颌牙唇颊面间的垂直距离

D. 牙尖交错𬌗时，上颌牙盖过下颌牙舌面间的水平距离

E. 前伸运动时，下前牙切缘超过上前牙切缘的水平距离

【答案】C

【解析】覆𬌗指的是垂直距离。覆盖指的是水平距离。

6. 上、下颌第一磨牙关系　判定𬌗类型的指标：牙尖交错𬌗时上、下颌第一恒磨牙的𬌗关系。

中性错𬌗（安氏Ⅰ类）	**上颌第一磨牙的近中颊尖正对着下颌第一磨牙的颊沟**，上颌第一磨牙的近中舌尖则接触在下颌第一磨牙的中央窝内，口内其余牙的𬌗关系有异常
远中错𬌗（安氏Ⅱ类）	上颌第一磨牙的近中颊尖咬合在下颌第一磨牙的颊沟的**近中**（小下巴）
近中错𬌗（安氏Ⅲ类）	上颌第一磨牙的近中颊尖咬合在下颌第一磨牙颊沟的**远中**（大下巴）

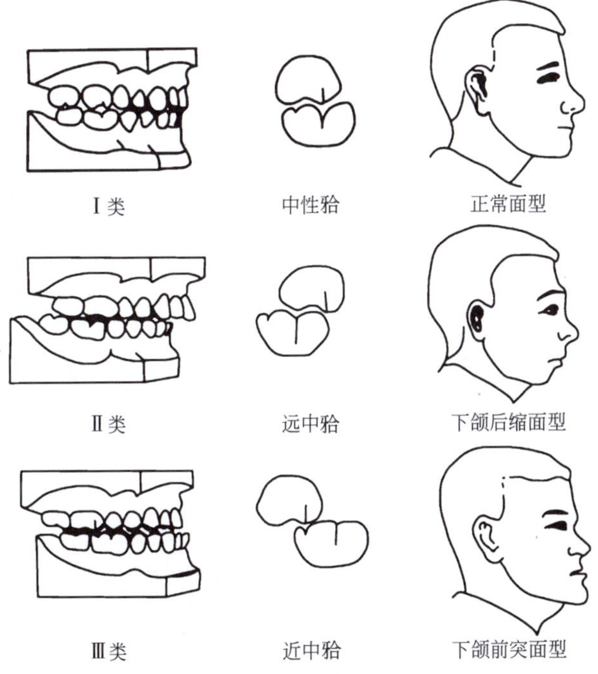

上、下颌第一磨牙关系

记忆技巧：上颌不动，下颌往近中跑就是近中错𬌗，往远中跑就是远中错𬌗，故只背中性𬌗。

7. 上下颌牙齿对位接触情况

① 尖与嵴的对位接触关系。

② 尖与窝的对位接触关系。

③ 尖与沟的对位接触关系。

④ 尖与隙的对位接触关系。

三、前伸𬌗和侧𬌗的特征

（一）前伸𬌗

下颌由牙尖交错位依切导向前、下运动的过程中的咬合关系皆为前伸𬌗关系。其中，**最重要和最易重复的是对刃𬌗**。

自然牙列对刃𬌗的特点：当前牙切缘相对时，后牙无接触或轻接触。

（二）侧𬌗

下颌向一侧运动，工作侧牙尖接触，非工作侧牙不接触为侧𬌗。

自然牙列两种类型：尖牙保护𬌗——年轻人。

组牙功能𬌗——年长者。

随着年龄的增长及牙的磨耗，尖牙保护𬌗可以变为组牙功能𬌗。

四、𬌗的分类及临床意义

平衡𬌗分类：根据上、下颌牙齿在正中和非正中咬合接触的情况可分为双侧平衡𬌗与单侧平衡𬌗。

双侧平衡𬌗对于全口义齿非常重要。全口义齿需要双侧平衡𬌗，以使义齿在功能时保持固位与稳定。

五、面部结构的关系

1. **鼻翼耳屏线** 从一侧鼻翼的中点到同侧耳屏的中点的假想连线。鼻翼耳屏线与𬌗平面平行，与眶耳平面的交角约为15°。牙列缺失以后，常参考鼻翼耳屏线来确定𬌗平面，以恢复牙列及咬合关系。

2. **眶耳平面** 从眼眶下缘最低点到外耳道上缘连成的平面，与地面（水平面）平行，与𬌗平面呈15°。

3. **Balkwill 角** 从髁突中心到下颌中切牙近中邻接点连线与𬌗平面所构成的夹角，正常夹角为26°。

4. **Bonkwill 三角** 下颌骨双侧髁突中心与下颌中切牙近中切角接触点相连，恰构成一个边长为10.16cm的等边三角形，称之为Bonkwill三角。后人研究证实，这一三角形很少是等边形的，而更接近于等腰三角形。

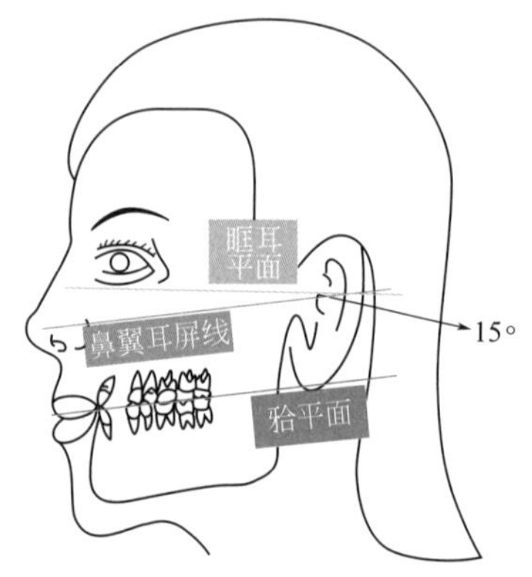

鼻翼耳屏线、𬌗平面与眶耳平面

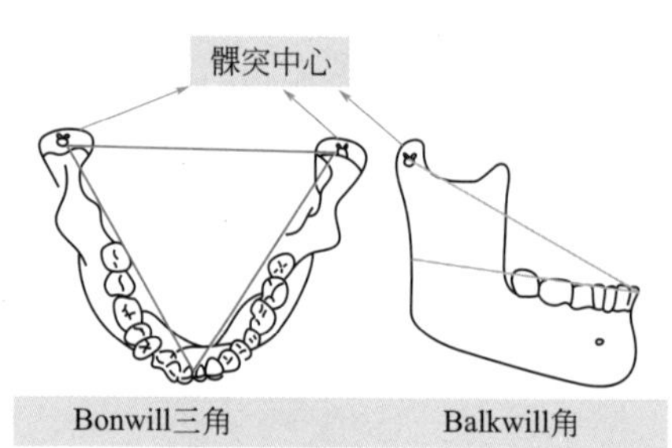

命题趋势 最常考的知识点是鼻翼耳屏线、眶耳平面以及𬌗平面之间的关系。一般以A1、B1型题出现。

金题直击

1. 牙列缺失后，常用来确定𬌗平面，以恢复牙列及咬合关系的是

A. 鼻翼耳屏线　　B. 鼻根耳屏线

C. 眶耳平面　　D. 下颌下缘

E. 以上都不正确

【答案】A

【解析】鼻翼耳屏线指的是从一侧鼻翼中点到同侧耳屏中点的假想连线，该线与𬌗平面平行。牙列缺失后，常参考该线来确定平面，以恢复牙列和咬合关系。

A. 鼻翼耳屏线　　B. 眶耳平面

C. 球面三角　　D. Mnoson

E. Bonwill 角

2. 与水平面平行的是

3. 与𬌗平面平行的是

【答案】B、A

【解析】鼻翼耳屏线与𬌗平面平行，与眶耳平面的交角约为15°。

眶耳平面与地面（水平面）平行。

第四节　颌位

颌位：下颌骨相对于上颌骨或颅骨的位置关系。其中有重复性，又有临床意义的三种颌位（牙尖交错位、后退接触位、下颌姿势位）和正中关系位。

一、下颌姿势位（MPP）——曾称为息止颌位

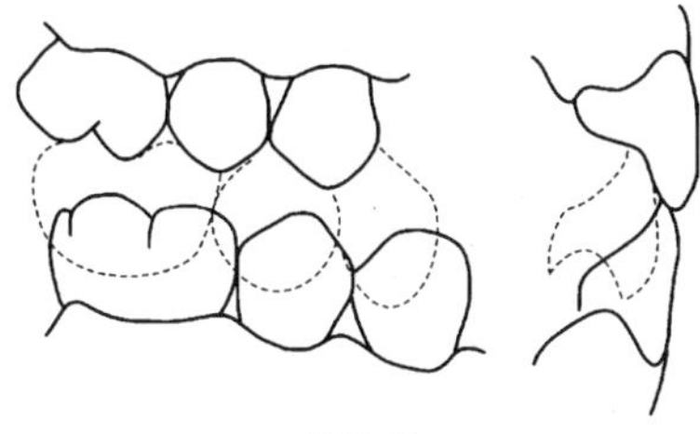
前伸𬌗

（一）定义

当头直立位时，口腔不咀嚼、不吞咽、不说话的时候，下颌处于休息状态，上下颌牙弓自然分开，保持着一个楔形间隙，为1～3mm，称之为息止𬌗间隙。这时下颌所处的位置，称为下颌姿势位。

（二）机制

由升降下颌诸肌的张力平衡所产生，即升颌肌肉处在最小的收缩状态克服下颌骨重力。

二、牙尖交错位（ICP）

（一）定义

牙尖交错𬌗时下颌骨的位置称牙尖交错位，也称牙位。当牙尖交错𬌗位于正中时（可称为正中𬌗时），此位也称为正中𬌗位。上下牙的牙尖交错位是不稳定的，它会因𬌗面磨耗、牙齿位置的改变以及牙齿的缺失等，产生适应性的改变。

（二）特点

① 上、下颌牙处于牙尖交错最广泛、最紧密的接触状态。

② 大部分人的髁突基本处于下颌窝中央的位置，此时髁突前斜面、关节盘中间带、关节结节后斜面三者之间保持密切接触。

③ 双侧口颌肌群收缩对称、有力，作用协调。

④ 牙尖交错位可重复。

⑤ 牙尖交错位在人的一生中相对稳定，但也是逐渐变化的。

⑥ 该位置是咀嚼肌肌力闭合道的终点。

三、正中关系与后退接触位（RCP）

（一）后退接触位

从牙尖交错位下颌可以向后移动约1mm，此时前牙不接触，只有后牙牙尖斜面部分接触，髁突位于关节窝中的功能最后位置，从此位置开始下颌可以做侧向运动和单纯的铰链运动，下颌的这个位置称为后退接触位（RCP）。后退接触位与正中关系位两者确定的方法不同，但后退接触位也是髁突在关节窝的最后退位时发生的被诱导的关系，因此一般认为与正中关系位是同一位。

基于颞下颌关节韧带有一定的可让性，因此才存在后退接触位。

（二）正中关系

正中关系是指下颌不偏左、不偏右，适居正中，髁突位于下颌窝的最上、最前位，在适当的垂直距离时，下颌骨对上颌骨的位置关系。髁突在下颌窝的最上、最前位时，髁突对上颌的位置称为正中关系位（CRP）。它是一个稳定而可重复性的位置，是一个功能性的后退边缘位，如果迫使下颌再向后退，则会由于附着在下颌骨上的肌肉受拉，髁突后方的软组织受压而感到不适。髁突在正中关系位时，又称为铰链位，下颌依此为轴可做18～25mm转动（切点测量），为铰链开闭口运动，称为正中关系范围。在此范围内，上、下牙齿发生接触（一般在磨牙区），称为正中关系，亦称后退接触位。

补充：

（1）下颌姿势位（MPP）= 息止𬌗位。

息止𬌗间隙1～3mm。

下颌骨处于休息的位置。

肌肉处于最小的收缩状态。

（2）牙尖交错位（ICP）= 牙位，最广泛最紧密。

（3）后退接触位（RCP）：从ICP下颌可以向后移动约1mm。

命题趋势 三种颌位的概念及之间的关系是历年常考的考点，题型一般以A1型题居多，并且颌位是修复学科的基础，需要大家重点掌握。

金题直击

1. 铰链位时下颌依此为轴可转动

A. 8～15mm　　B. 10～18mm

C. 5～8mm　　D. 10～25mm

E. 18～25mm

【答案】E

【解析】此题考查的点是铰链位与正中关系范围。髁突在正中关系位时，又称为铰链位，下颌依此为轴可做18～25mm转动，为铰链开闭口运动，称为正中关系范围。因此选E。

2. 后退接触位形成的主要机制是

A. 颞下颌关节韧带的可让性　　B. 髁状突在关节窝中的位置

C. 咬合关系　　D. 升颌肌的牵张反射

E. 覆𬌗与覆盖

【答案】A

【解析】正是因为关节韧带有可让性，才形成后退接触位。因此后退接触位又称为韧带位。

3. 没有咬合接触的是

A. 牙尖交错位　　B. 下颌姿势位

C. 正中关系　　D. 前伸位

E. 下颌后退接触位

【答案】B

【解析】当口腔在不咀嚼、不吞咽、不说话的时候，下颌处于休息状态，上下颌牙弓自然分开，保持着一个楔形间隙，此时下颌所处的位置，称为下颌姿势位。无咬合接触，之间产生的间隙称为息止𬌗间隙，为1～3mm。

四、三种颌位间的关系

（一）后退接触位（正中关系位）与牙尖交错位的关系

1. 协调关系　有两种情况：

① 约有10%的人从牙尖交错位不能向后退，后退接触位与牙尖交错位为同一位。

② 由牙尖交错位保持牙接触向后退达到后退接触位；或者确定正中关系位（后退接触位）后能自如地直向前滑动到牙尖交错位（如有偏斜不超过0.5mm），其滑动距离多在0.5～1.0mm，这一距离称为长正中。

长正中：下颌从后退接触位向前上移动约1mm至牙尖交错位，无左右偏斜或偏斜小于0.5mm，双侧后牙均匀对称接触，后退接触位与牙尖交错位之间无偏斜、前后向为主的位置关系称长正中。

人群中两位者占90%，属生理性关系。

2. 非协调关系　在滑动中发生偏斜，属于功能障碍性关系。

（二）下颌姿势位与牙尖交错位的关系

下颌姿势位通过主动的肌肉收缩上提下颌达到初始接触时，下颌的位置称为肌接触位（肌位）。

肌力闭合道：当开口后再闭口时，下颌随升颌肌作用的方向而运动，其运动轨迹被称为肌力闭合道。其终点是牙尖交错位。

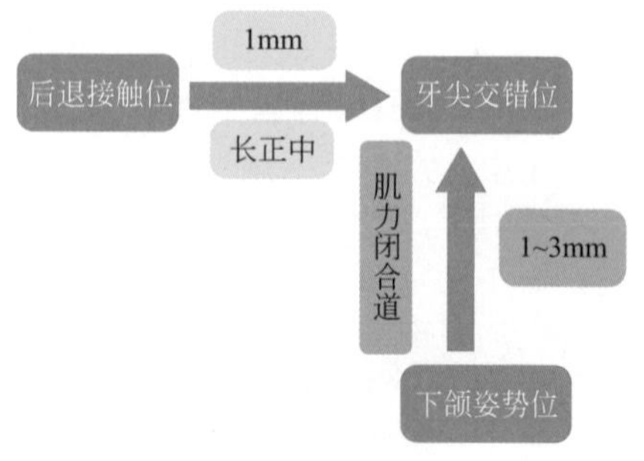

三种颌位间的关系

五、前伸𬌗颌位与侧𬌗颌位

1. 前伸𬌗颌位　对刃咬合时下颌的位置，正常时下前牙接触而后牙不接触。

2. 侧𬌗颌位　下颌向一侧运动时所达到的下颌位置。

正常：工作侧为尖牙保护𬌗或组牙功能𬌗；非工作侧则无咬合接触。

第三单元 口腔颌面颈部解剖

考试分值

专业	2019 年	2020 年	2021 年	2022 年	2023 年
执业	5	10	7	7	5
助理	3	6	4	3	3

第一节 颌面部骨

一、上颌骨

上颌骨位置：颜面中部，左右各一，对称。

（一）外形特点

“一体四突”

1. 四突 额突、颧突、腭突、牙槽突。

额突	和额骨、鼻骨和泪骨相接，并参与泪沟的构成
颧突	和颧骨相连，向下和上颌第一磨牙相连构成颧牙槽嵴
腭突	两侧腭突相连形成腭中缝；腭突下面参与构成硬腭的前 3/4
	切牙孔向上后通入切牙管，管内有鼻腭神经和血管通过
牙槽突（牙槽骨）	两侧牙槽突相连形成牙槽骨弓
	上颌牙槽突＋腭骨水平部→腭大孔
	腭大孔位置：上颌第三磨牙腭侧牙槽嵴顶至腭中缝连线的中点 表面标志：上颌第三磨牙腭侧龈缘至腭中缝连线的中外 1/3 的交点上，在硬腭后缘前方约 0.5cm 处

命题趋势 大部分以 A1 型题为主。

金题直击

1. 不属于上颌骨的是

A. 额突　　B. 翼突

C. 颧突　　D. 腭突

E. 牙槽突

【答案】B

【解析】上颌骨分为一体四突，上颌体、额突、颧突、腭突、牙槽突。翼突属于蝶骨。

2. 腭大孔表面的标志

A. 上颌第三磨牙腭侧牙槽嵴顶至腭中缝水平连线的中外 1/3 的交点上

B. 上颌第三磨牙腭侧牙槽嵴顶至腭中缝连线的中点

C. 上颌第二磨牙腭侧牙槽嵴顶至腭中缝水平连线的中内 1/3 的交点上

D. 上颌第二磨牙腭侧牙槽嵴顶至腭中缝水平连线的中外 1/3 的交点上

E. 上颌第二磨牙腭侧牙槽嵴顶至腭中缝连线的中点

【答案】A

【解析】腭大孔表面标志：上颌第三磨牙腭侧龈缘至腭中缝水平连线的中外 1/3 的交点上，上颌第三磨牙腭侧牙槽嵴顶至腭中缝弓形连线的中点，距硬腭后缘约 0.5cm 处。

2. 一体 上颌体。

（1）前面（脸面） 眶下孔、尖牙窝。

① 眶下孔：解剖位置——眶下缘中点下方约 0.5cm 处。

体表位置——鼻尖与睑外眦连线的中点。

内容物——眶下神经、眶下血管。

方向——后、上、外通入眶下管。

② 尖牙窝：位置——前磨牙根尖的上方（眶下孔的下方）。

意义——附着尖牙肌（提口角肌）。

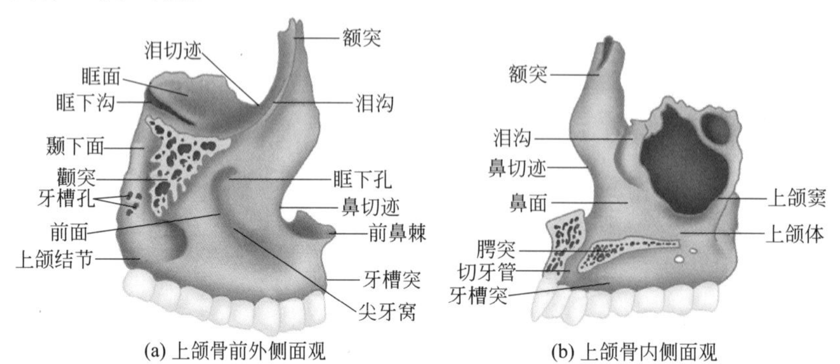

上颌骨

（2）后面（颞下面） 参与颞下窝和翼腭窝前壁的构成。

① 颧牙槽嵴：位置——上颌体后面与前面在外侧的移行处，在面部或口腔前庭可触及。

意义——行上牙槽后神经阻滞麻醉的重要标志。

② 上颌结节：翼内肌浅头的起点。

意义——行上牙槽后神经阻滞麻醉的重要标志。

③ 牙槽孔：位置——上颌结节的上方。

意义——行上牙槽后神经阻滞麻醉时，麻醉药物即注入牙槽孔周围。

（3）上面（眶面）

① 构成眶底的大部，中部有眶下沟，向前、内、下通眶下管。

② 眶下管长 1.5cm，前段有上牙槽前神经和血管，后段有上牙槽中神经。

③ 临床行眶下管麻醉时，若进针过深，可伤及眼球，应引起注意。

（4）内面（鼻面） 参与鼻腔外侧壁的构成。

上颌窦裂孔后方有向前下方的沟与蝶骨翼突和腭骨垂直部相接，共同构成翼腭管。

管内有腭降动脉、腭神经。

命题趋势 以 A1 型题为主。

金题直击

1. 眶下神经阻滞麻醉口外注射法进针的方向是

A. 下后外　　B. 上后内

C. 上后外　　D. 上外

E. 下后内

【答案】C

【解析】眶下孔位于眶下缘中点下方约 0.5cm 处，眶下孔向后、上、外方通入眶下管。

2. 上牙槽后神经阻滞麻醉的重要标志

A. 上颌结节　　B. 颧牙槽嵴

C. 牙槽孔　　D. 尖牙窝

E. 颏嵴

【答案】A

【解析】上颌结节：翼内肌浅头的起点。上牙槽后神经阻滞麻醉法又称上颌结节注射法，因此重要标志首选上颌结节。

3. 翼腭管的构成包括
A. 蝶骨、颧骨和腭骨
B. 颧骨、上颌骨和腭骨
C. 蝶骨、上颌骨和腭骨
D. 蝶骨、颧骨和上颌骨
E. 额骨、颧骨和上颌骨
【答案】C
【解析】上颌窦裂孔后方有向前下方的沟与蝶骨翼突和腭骨垂直部相接，共同构成翼腭管。

4. 位于上颌骨的是
A. 眶下窝
B. 关节窝
C. 翼腭窝
D. 翼肌窝
E. 尖牙窝
【答案】E
【解析】上颌体前面有眶下孔、尖牙窝。

（二）结构特点

1. 牙槽突的解剖结构

牙槽骨	上、下颌骨包绕牙根周围的突起部分
牙槽窝	是牙槽突容纳牙根的部分 牙槽窝的大小、形态、深度与数目和所容纳的牙根相适应
牙槽嵴	牙槽窝的游离缘
牙槽间隔	两牙之间的牙槽骨
牙根间隔	多根牙各牙根之间的牙槽骨

命题趋势 大部分以B1型题为主。

金题直击

A. 上、下颌骨包绕牙根的突起部分
B. 牙槽骨容纳牙根的部分
C. 牙槽窝的游离缘
D. 两牙之间的牙槽骨
E. 多根牙诸根之间的牙槽骨
1. 牙槽嵴
2. 牙根间隔
3. 牙槽窝
4. 牙槽骨
5. 牙槽间隔
【答案】C、E、B、A、D
【解析】牙槽骨是上、下颌骨包围和支持牙根的部分，又称为牙槽突；容纳牙根的窝称牙槽窝；牙槽窝在冠方的游离端称为牙槽嵴；两牙之间的牙槽突部分称为牙槽间隔；多根牙诸根之间的牙槽骨称为牙根间隔。

2. 上颌窦与牙根尖的关系

上颌窦位置：位于上颌骨内。
与牙根尖的关系：窦底由前向后依次盖过上颌第二前磨牙到上颌第三磨牙的根尖。
补充：上颌第一磨牙根尖距上颌窦底壁最近，其次是上颌第二磨牙，第二前磨牙、第三磨牙次之。

命题趋势 大部分以A1型题为主。

金题直击

距离上颌窦下壁最近的是哪颗牙
A. 上颌第一前磨牙
B. 上颌第二前磨牙

C. 上颌第一磨牙　　D. 上颌第二磨牙
E. 上颌第三磨牙
【答案】C
【解析】上颌第一磨牙根尖距上颌窦底壁最近，上颌第二磨牙次之，第二前磨牙、第三磨牙再次之。

3. 上颌骨的支柱结构

上颌骨在承受咀嚼压力明显的部位，形成了三对支柱，都起自上颌骨牙槽突，上达颅底。

（1）尖牙支柱（鼻额支柱） 主要承受尖牙区的咀嚼压力；上颌尖牙区的牙槽突→眶内缘→额骨。

（2）颧突支柱 主要承受第一磨牙区的咀嚼压力。

上颌第一磨牙区的牙槽突→沿颧牙槽嵴→颧骨→眶外缘→额骨；颧骨→颧弓→颅底

（3）翼突支柱（翼上颌支柱） 主要承受磨牙区的咀嚼压力；翼突＋上颌骨牙槽突的后端＝翼突支柱，翼突支柱直接将咀嚼压力传导至颅底。

命题趋势 以 A1 型题为主。

金题直击

上颌骨有三对支柱，即
A. 颧突支柱、腭突支柱、翼突支柱　　B. 尖牙支柱、颧突支柱、翼突支柱
C. 尖牙支柱、鼻额支柱、翼突支柱　　D. 尖牙支柱、颧突支柱、翼腭支柱
E. 尖牙支柱、额突支柱、翼突支柱
【答案】B
【解析】上颌骨有三对支柱，即尖牙支柱、颧突支柱、翼突支柱。

二、下颌骨

下颌骨是颌面部骨中唯一能活动的骨。

（一）外形特点

下颌骨由水平部和垂直部构成，水平部称为下颌体，垂直部称为下颌支（下颌升支）。

1. 下颌体（水平部）

（1）外侧面

① 正中联合。

② 颏结节。

③ 颏孔位置——外斜线上方，下颌第二前磨牙的下方或第一、第二前磨牙之间的下方；方向——朝向后、上、外。

④ 外斜线位置——颏结节向后上延至下颌支前缘的骨嵴。意义——有降下唇肌及降口角肌附着。

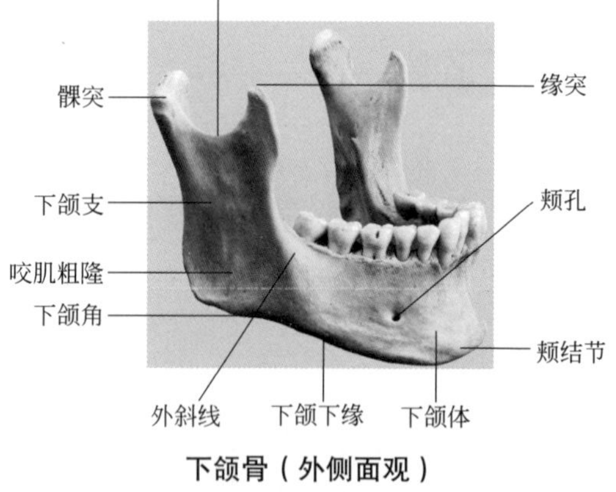

下颌骨（外侧面观）

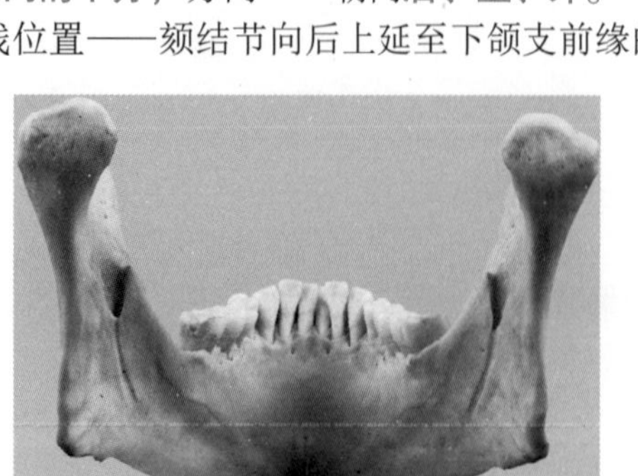
下颌骨（后面观）

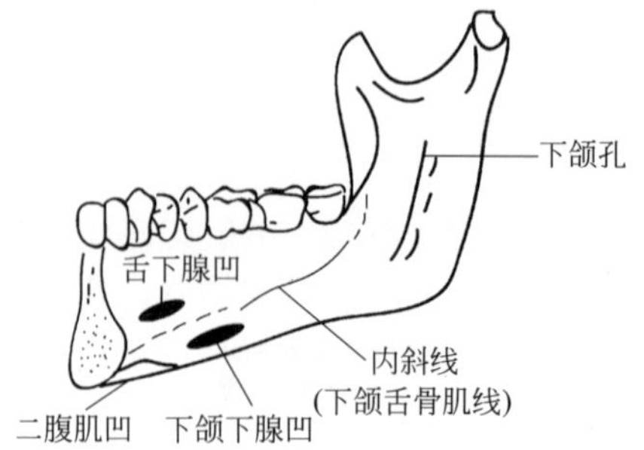

下颌骨（内侧面观）

（2）内侧面

① 上、下颏棘意义——上颏棘为颏舌肌起点，下颏棘为颏舌骨肌的起点。

② 内斜线（下颌舌骨线）位置——下颏棘斜向后上与外斜线相应的骨嵴。意义——下颌舌骨肌起点。
③ 舌下腺窝位置——内斜线上方。
④ 下颌下腺窝位置——内斜线下方。
⑤ 二腹肌窝位置——内斜线下方中线两侧近下颌体下缘处的凹陷。意义——二腹肌前腹的起点。
下颌前牙唇侧牙槽窝骨板比舌侧薄，前磨牙区颊舌侧骨板厚度相近，磨牙区颊侧骨板厚于舌侧。

命题趋势 以 A1 型题为主。

金题直击

1. 关于下颌骨外斜线的描述，错误的是
A. 有提上唇肌、降口角肌和颈阔肌附着
B. 有降下唇肌、降口角肌和颈阔肌附着
C. 起自颏结节
D. 止于下颌支前缘
E. 为一前下至后上的斜行骨嵴
【答案】A
【解析】外斜线是颏结节向后上延至下颌支前缘的骨嵴，有降下唇肌及降口角肌附着。

2. 颏孔多位于
A. 下颌第一前磨牙
B. 下颌第二前磨牙和下颌第一磨牙
C. 下颌第二前磨牙或下颌第一、二前磨牙
D. 下颌第一磨牙
E. 下颌尖牙和下颌第一前磨牙
【答案】C
【解析】颏孔位于外斜线上方，下颌第二前磨牙的下方或第一、第二前磨牙之间的下方。

3. 颏孔多朝向
A. 前、下、内
B. 后、上、外
C. 后、下、内
D. 前、上、外
E. 后、上、内
【答案】B
【解析】颏孔多朝向后、上、外，注意与眶下孔相区别。眶下孔朝向前、下、内，通向后、上、外。

2. 下颌支（垂直部）

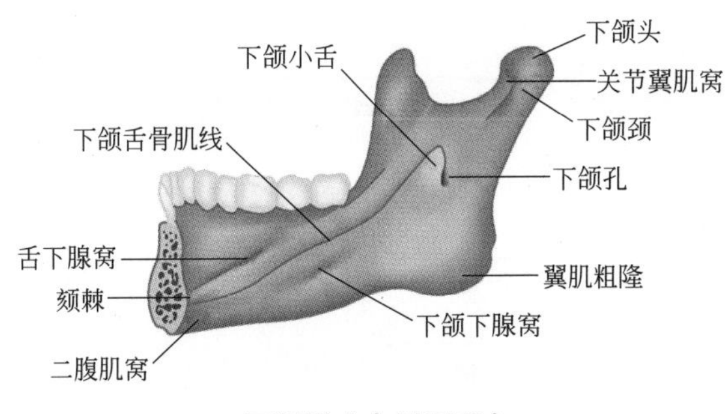

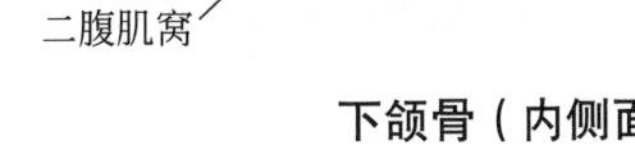

下颌骨（内侧面观）

（1）上端
① 喙突——有颞肌和咬肌附着。
② 髁突（关节突）——下方有翼外肌下头附着。
③ 下颌切迹（乙状切迹）。
（2）内侧面
① 下颌孔——下颌升支内侧面中央略偏后上方。
② 下颌小舌——孔的前方，为蝶下颌韧带附着处。
③ 下颌隆突——孔的前上方。由前向后：颊神经——舌神经——下牙槽神经。
④ 下颌神经沟——孔的后上方，下牙槽神经、血管通过此沟进入下颌孔。
下颌孔向前下方通入下颌管。
⑤ 下颌舌骨沟——孔的下方，沟内有下颌舌骨神经、血管。
（3）下颌角的相关结构
① 下颌支后缘与下颌体下缘相连接处称下颌角→茎突下颌韧带。
② 下颌角的内面有翼肌粗隆→翼内肌。
③ 外面有咬肌粗隆→咬肌。

命题趋势 以 A1 型题为主。

金题直击

1. 在下颌骨外侧面可见

A. 下颌切迹　　B. 下颌小舌
C. 下颌孔　　D. 下颌隆突
E. 下颌舌骨线
【答案】A
【解析】B、C、D、E 都位于下颌骨内侧面，从下颌骨外侧面是看不到的，只有下颌切迹可从下颌骨外侧面见到。下颌切迹又称乙状切迹。

2. 下颌小舌是下列哪项结构的附着位置
A. 茎突舌骨韧带　　B. 颞下颌韧带
C. 翼下颌韧带　　D. 茎突下颌韧带
E. 蝶下颌韧带
【答案】E

3. 喙突上附着的肌肉为
A. 咬肌和颞肌　　B. 颞肌和颊肌
C. 颊肌和咬肌　　D. 翼内肌和咬肌
E. 翼外肌和咬肌
【答案】A
【解析】下颌支，其上端有喙突和髁突（关节突），喙突上有颞肌和咬肌附着，髁突颈部下方有翼外肌下头附着。

（二）内部结构

下颌管（下颌神经管）：位于下颌骨骨松质之间的骨密质通道。距离前缘较后缘近；距离下颌体下缘近；距离内板较外板近，与下颌磨牙根尖特别是下颌第三磨牙根尖较近。

（三）薄弱部位

① 正中联合。
② 颏孔区。
③ 下颌角。
④ 髁突颈部。

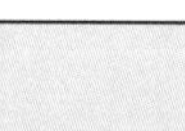
下颌骨薄弱部位

命题趋势 以 A1 型题为主。

金题直击

不属于下颌骨薄弱部位的是
A. 正中联合　　B. 下颌支喙突部
C. 颏孔区　　D. 下颌角
E. 髁突颈部
【答案】B
【解析】下颌骨是颌面中体积最大、面积最广、位置最突出者，其中正中联合、颏孔区、下颌角、髁突颈部是易发生骨折的薄弱区。

三、腭骨

腭骨为左右对称的“L”形骨板。

1. 水平部　构成硬腭的后 1/4 和鼻腔底的后部。外侧缘 + 上颌骨牙槽突 = 腭大孔。

2. 垂直部　腭骨垂直部 + 上颌体内面的沟 + 蝶骨翼突→翼腭管。

3. 垂直部　上缘有蝶突和眶突，两突之间有蝶腭切迹。蝶腭切迹 + 蝶骨体下面→蝶腭孔。在水平部与垂直部的连接处有锥突，锥突后面的中部构成翼突窝底，为翼内肌的起始处。

四、蝶骨（助理不考）

1. 蝶骨体。

2. **小翼**。

3. **大翼**　有以下四个面：

（1）大脑面

① 圆孔——上颌神经由此出颅。

② 卵圆孔——下颌神经由此出颅。

③ 棘孔——脑膜中动脉由此入颅。

（2）颞面。

（3）颞下面　颞下面与颞下嵴均为翼外肌上头的起始处，颞下面的后端有突向下方的蝶骨角棘，为蝶下颌韧带的起点。

（4）眶面　蝶骨大、小翼之间的裂隙为眶上裂，三叉神经的眼神经经此裂进入眶腔。

4. **翼突**

① 由外板和内板构成。

② 外板宽而薄，为翼外肌下头的起始处；内板窄而长，其下端较尖并弯向外下方形成翼突钩，有腭帆张肌呈直角绕过。

五、颞骨（助理不考）

颞骨成对，介于蝶骨、顶骨与枕骨之间，分颞鳞、乳突、岩部、鼓板四部分。

六、舌骨（助理不考）

1. **舌骨体**　舌骨体上部有颏舌骨肌附着。

2. **舌骨大角**

① 为舌骨舌肌的起始处。

② 寻找或结扎舌动脉的标志。

3. **舌骨小角**　起于舌骨体和舌骨大角结合处，有茎突舌骨韧带附着。

补充：二腹肌中间腱附着于舌骨体和舌骨大角交界处。

命题趋势 以A1型题为主。

金题直击

二腹肌中间腱附着于

A. 颞骨乳突切迹　　B. 舌骨体下缘

C. 舌骨体上缘　　D. 舌骨体与舌骨大角交界处

E. 舌骨体与舌骨小角交界处

【答案】D

【解析】二腹肌中间腱附着于舌骨体和舌骨大角交界处。

第二节　颞下颌关节

一、颞下颌关节的组成及结构特点

颞下颌关节由五部分组成，即颞骨关节面、下颌骨髁突、关节盘、关节囊和关节韧带。

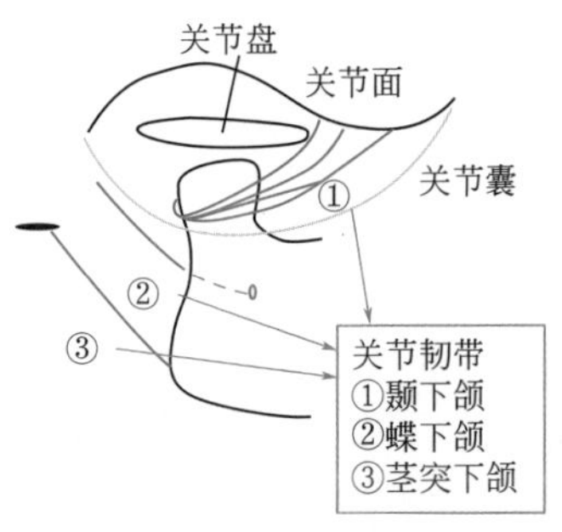

颞下颌关节组成

命题趋势 颞下颌关节的组成一般以A1型题为主。

金题直击

颞下颌关节的组成部分，不包括

A. 髁突
B. 颞骨关节面
C. 关节囊
D. 喙突
E. 关节韧带

【答案】D

【解析】颞下颌关节由五部分组成：颞骨关节面、下颌骨髁突、关节盘、关节囊和关节韧带。

（一）颞骨关节面

（1）关节窝。

（2）关节结节　前斜面斜度较小；后斜面是功能面，是关节的负重区。

（二）下颌骨髁突

（1）形状　椭圆形，内外径长，15～30mm，前后径短，8～10mm。

（2）功能面　前斜面较小，是关节的负重区，为功能面；后斜面较大。

（3）髁突颈部较细，在其前方有关节翼肌窝，是翼外肌的附着处。

命题趋势 颞下颌关节的功能面一般以A1型题出现。

金题直击

颞下颌关节的功能区是

A. 关节结节后斜面与髁突前斜面
B. 关节结节前斜面与髁突前斜面
C. 关节窝顶与髁突前斜面
D. 关节窝顶与髁突后斜面
E. 关节结节后斜面与髁突横嵴

【答案】A

【解析】关节结节前斜面斜度较小；后斜面是功能面，是关节的负重区。下颌骨髁突前斜面小，为功能面。

（三）关节盘

1. 位置　关节窝、关节结节和髁突之间。

2. 形状　椭圆形，前后径小于内外径，从前到后分为五部：

（1）前伸部　颞前附着＋下颌前附着＋翼外肌上头肌腱＋关节囊的前部。

（2）前带　较厚，约2mm。

（3）中间带　最薄，最薄处1mm，无血管及神经成分，为关节的负重区，亦是关节盘穿孔的好发部位。

（4）后带　最厚3mm。

（5）双板区　分为上下两层，即颞后附着和下颌后附着。两层之间为疏松结缔组织，是关节盘最好发的穿孔、破裂部位。

命题趋势 关节盘一般以A1型题出现。

金题直击

1. 颞下颌关节盘易发生穿孔和破裂的部位是

A. 前带
B. 中间带
C. 后带
D. 双板区和中间带
E. 前伸部

【答案】D

【解析】中间带：最薄，无血管及神经成分，亦是关节盘穿孔的好发部位。

双板区：分为上下两层，即颞后附着和下颌后附着。两层之间为疏松结缔组织，是关节盘最好发的穿孔、破裂部位。

2. 颞下颌关节的关节盘中无神经和血管的是

A. 前带　　B. 中间带

C. 双板区　　D. 后带

E. 前伸部

【答案】B

【解析】中间带：最薄，无血管及神经成分，亦是关节盘穿孔的好发部位。

（四）关节囊

关节间隙分为两个互不相通的上、下腔，上腔大而松，下腔小而紧。

（五）关节韧带

（1）颞下颌韧带　起于颧弓和上颌结节，止于髁突颈部外侧和后缘。可防止髁突向外侧脱位。

（2）茎突下颌韧带　起于茎突，止于下颌角和下颌支后缘。**可限制下颌过度前伸。**

（3）蝶下颌韧带　起于蝶骨角棘，止于下颌小舌和下颌孔下缘。**防止张口过大，同时具有保护神经、血管的作用。**

命题趋势　关节韧带一般以A1/B1型题出现。

金题直击

1. 组成颞下颌关节的关节韧带是

A. 颞下颌韧带、茎突下颌韧带、蝶下颌韧带　　B. 颞下颌韧带、茎突下颌韧带、翼下颌韧带

C. 蝶下颌韧带、茎突下颌韧带、翼下颌韧带　　D. 颞下颌韧带、蝶下颌韧带、翼下颌韧带

E. 蝶下颌韧带、茎突下颌韧带、翼下颌韧带、颞下颌韧带

【答案】A

【解析】关节韧带每侧三条，即颞下颌韧带、茎突下颌韧带和蝶下颌韧带。

A. 颞下颌韧带　　B. 蝶下颌韧带

C. 关节囊　　D. 茎突下颌韧带

E. 盘锤韧带

2. 限制下颌过度向前运动的是

3. 悬吊下颌并保护进入下颌孔的血管、神经的是

4. 防止下颌侧方脱位的是

【答案】D、B、A

【解析】颞下颌韧带——防止髁突向外侧脱位。茎突下颌韧带——可限制下颌过度前伸。蝶下颌韧带——防止张口过大，同时具有保护神经、血管的作用。

二、颞下颌关节的血液供应与神经支配

血液供应：主要是颞浅动脉、上颌动脉及其分支。

神经支配：耳颞神经、颞深神经、咬肌神经。

三、颞下颌关节的运动

下颌运动通常归纳为**开闭颌运动、前后运动及侧方运动**三种基本形式，通过颞下颌关节的**转动和滑动**来实现。

单纯转动	一般出现在双侧关节的对称性运动中，主要发生部位在关节下腔
	髁突在关节盘下做前后方向的单纯转动，又称铰链运动
	此运动可以一直维持到切牙处的张口度达到18～25mm时
单纯滑动	一般出现在双侧关节的对称性运动中，主要发生在关节上腔
	关节盘和髁突复合体在颞骨关节面下方向前、下运动
	前伸运动时双侧颞下颌关节进行单纯滑动
转动兼滑动	既可以出现在对称性运动中，也可以出现在非对称性运动中
	一般认为从牙尖交错位开始的开口运动，即为转动兼滑动

运动		运动轴心
小开口		转动——髁突
大开口		滑动——下颌孔；转动——髁突
最大开口		转动——髁突
前伸运动		滑动——下颌孔
侧方运动	工作侧	转动——髁突
	非工作侧	滑动——下颌孔
后牙咬物	工作侧	滑动——下颌孔
	非工作侧	转动——髁突

命题趋势 颞下颌关节的运动一般以A1型题出现。

金题直击

一侧髁突滑动，另一侧基本为转动运动，此时的下颌运动为

A. 小开运动
B. 大开运动
C. 最大开运动
D. 侧方运动
E. 前后运动

【答案】D

【解析】侧方运动是一种不对称运动。一侧髁突滑动，另一侧基本上做转动运动。

第三节　口颌面颈部肌

口颌面颈部肌主要由颌面颈部的表情肌、咀嚼肌、颈部肌，及口腔内的舌、腭、咽、喉部肌共同构成。

一、表情肌

表情肌属皮肌，为薄层肌束；表达感情，参与咀嚼言语等功能；均受面神经支配；主要分布于眼耳鼻口等裂孔周围。环形排列者可缩小裂孔；放射状排列者起开大作用。

（一）唇周围肌

1. 口轮匝肌

① 浅层——固有肌束。
② 中层——颧肌、上唇方肌颧头、眶下头、尖牙肌、三角肌和下唇方肌构成。
③ 深层——颊肌唇部。
④ 功能——闭唇。

2. 唇周围肌上组

① 笑肌。
② 颧肌（颧大肌）。
③ 上唇方肌，有3个起始头，即a. 颧头（颧小肌）；b. 眶下头（提上唇肌）；c. 内眦头（提上唇鼻翼肌）。
④ 提上唇肌（眶下头）。
⑤ 提上唇鼻翼肌（内眦头）。
⑥ 提口角肌（尖牙肌）。

功能：笑肌、颧肌、上唇方肌颧头牵引口角向外上，上唇方肌眶下头与内眦头牵引上唇及鼻翼向上，尖牙肌上提口角。

3. 唇周围肌下组

① 三角肌（降口角肌）。
② 下唇方肌，又称降下唇肌。
③ 颏肌功能，三角肌和下唇方肌降口角与下唇，颏肌使下唇靠近牙龈并前伸下。

命题趋势 表情肌一般以 A1 型题出现。

金题直击

口周围肌群上组不包括

A. 三角肌　　B. 上唇方肌
C. 笑肌　　D. 颧肌
E. 尖牙肌

【答案】A

【解析】唇周围肌上组：笑肌、颧肌、颧小肌、提上唇肌、提上唇鼻翼肌、提口角肌。

（二）颊肌

1. 形状　四边形。

2. 位置　位于口腔黏膜的浅面，大部分唇周围肌的深面。

① 起自上、下颌骨第三磨牙根尖牙槽突的外面及翼突下颌缝（翼下颌韧带），颊肌纤维向前交叉参与口轮匝肌的构成。

② 其上份纤维进入下唇，下份纤维进入上唇，产生交叉。

③ 其最上及最下份纤维不交叉，分别进入上、下唇。

3. 功能　使颊贴近牙列参与咀嚼及吸吮，牵拉口角向后。

二、舌、腭肌

（一）舌肌（助理不考）

舌肌为横纹肌，分为舌内肌和舌外肌。

舌内肌	起止均在舌内
	舌纵肌（短）、舌横肌（长）及舌垂直肌（宽）
	收缩时改变舌的形态
舌外肌	主要起自下颌骨、舌骨、茎突和软腭，止于舌
	颏舌肌、舌骨舌肌、茎突舌肌及腭舌肌
	收缩时改变舌的位置

命题趋势 舌肌一般以 A1 型题为主。

金题直击

以下舌肌的叙述中，不正确的是（助理不考）

A. 构成舌的主体　　B. 分为舌内肌和舌外肌
C. 舌横肌收缩时使舌缩短　　D. 舌垂直肌收缩时使舌变宽
E. 舌肌除腭舌肌外全部由舌下神经支配

【答案】C

【解析】舌内肌：起止均在舌内。

舌纵肌（短）、舌横肌（长）及舌垂直肌（宽），收缩时改变舌的形态。

（二）腭肌

腭肌位于软腭内，共 5 对。

腭帆提肌	使软腭上提及咽侧壁向内移动
腭帆张肌	拉紧软腭，单侧收缩可牵引软腭向一侧（开大咽鼓管，没有腭咽闭合的作用）
腭舌肌	上提舌根，下降腭帆和缩小咽门
腭咽肌	使咽腭弓向中线靠拢，缩小咽门，下降软腭，上提咽喉
腭垂肌（悬雍垂肌）	牵拉腭垂向上及使腭垂偏向一侧

命题趋势 腭肌一般以 B1 型题出现。

金题直击

A. 舌腭肌　　B. 咽腭肌
C. 悬雍垂肌　　D. 腭帆张肌
E. 腭帆提肌
1. 有下降腭帆作用的是
2. 有紧张腭帆，开大咽鼓管作用的是
3. 使软腭上提，咽侧壁向内侧运动的是
4. 有上提咽喉作用的是
5. 有上提腭垂作用的是
【答案】A、D、E、B、C
【解析】软腭内有 5 对腭肌。腭帆张肌作用为紧张腭帆，开大咽鼓管。腭帆提肌使软腭上提，咽侧壁向内侧运动。舌腭肌作用为下降腭帆。咽腭肌作用为上提咽喉。悬雍垂肌（腭垂肌）作用为上提悬雍垂（腭垂）。

三、咀嚼肌

咀嚼肌是下颌运动的主要肌肉。主要包括咬肌、颞肌、翼内肌和翼外肌，均受三叉神经下颌支支配。广义的咀嚼肌还包括舌骨上肌群。

（一）咬肌（闭口肌群）

分层	起于	止于
浅层	上颌骨颧突、颧弓下缘前 2/3	下颌角和下颌支外面的下半部
中层	颧弓前 2/3 的深面及后 1/3 的下缘	下颌支的中份
深层	颧弓深面	下颌支的上部和喙突

功能：双侧收缩上提下颌骨并使下颌骨微向前伸。单侧收缩使下颌向收缩侧运动。

（二）颞肌（闭口肌群）

名称	起于	止于
颞肌	颞窝及颞深筋膜的深面，通过颧弓深面	喙突及下颌支前缘直至第三磨牙远中

功能：双侧收缩上提下颌骨，使下颌向后运动；单侧收缩使下颌向收缩侧运动。颞肌后部肌是翼外肌的拮抗肌。

（三）翼内肌（闭口肌群）

分层	起于	止于
深头	翼外板的内侧面和腭骨锥突	下颌角内侧面及翼肌粗隆
浅头	腭骨锥突和上颌结节	

功能：上提下颌骨；参与下颌前伸和侧方运动。

（四）翼外肌（开口肌群）

分层	起于	止于
上头	蝶骨大翼的颞下面和颞下嵴	髁突颈部的关节翼肌窝、关节囊和关节盘
下头	翼外板的外侧面	

功能：下降下颌骨；使下颌骨向前运动。

命题趋势 翼内、外肌一般考起止，以 A1/B1 型题出现。

金题直击

A. 上颌骨颧突及颧弓下缘的前2/3
B. 颞窝及颞深筋膜深面
C. 腭骨锥突及上颌结节
D. 蝶骨大翼的颞下面、颞下嵴以及翼外板的外侧面
E. 上颌骨的眶下缘及额突

1. 翼外肌的起始部位为

2. 翼内肌有深、浅两头，浅头起于

【答案】D、C

【解析】①翼外肌有上、下两头，上头起于蝶骨大翼的颞下面和颞下嵴；下头起于翼外板的外侧面，向后外方走行，止于髁突颈部的关节翼肌窝、关节囊和关节盘。②翼内肌有深、浅两头，深头起于翼外板的内侧面和腭骨锥突，浅头起于腭骨锥突和上颌结节，止于下颌角内侧面及翼肌粗隆。

3. 翼内肌起始或附着的骨不包括

A. 颞骨
B. 蝶骨
C. 上颌骨
D. 下颌骨
E. 腭骨

【答案】A

【解析】翼内肌深头起于翼外板的内侧面和腭骨锥突，浅头起于腭骨锥突和上颌结节，止于下颌角内侧面及翼肌粗隆。

四、颈部肌

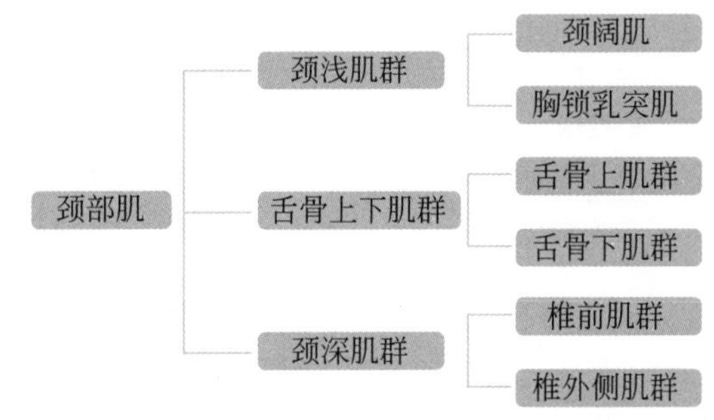

（一）颈浅肌群

1. 颈阔肌

位置：颈前外侧部皮下，宽而薄。

功能：**协助降下颌骨**，牵引下唇和口角向下。

2. 胸锁乳突肌

功能：维持头的端正姿势。一侧收缩，使头向同侧倾斜，脸向对侧旋仰；两侧同时收缩，使头后仰。

（二）舌骨上肌群

舌骨上肌群的主要作用是降下颌。

1. 二腹肌 有前、后两腹和中间腱。

功能：下颌骨被固定时，上提舌骨；舌骨被固定时，**向下牵拉下颌骨**。

后腹：起自颞骨乳突切迹，止于中间腱；**神经支配——二腹肌肌支**。

前腹：起自下颌骨二腹肌窝，止于中间腱；**神经支配——下颌舌骨肌神经**。

2. 下颌舌骨肌 起自下颌舌骨线，构成肌性口底，止于舌骨体的前面。

功能：上提口底、上提舌骨、**下降下颌骨**。

神经支配——下颌舌骨肌神经。

3. 颏舌骨肌 起自下颌骨的颏棘，止于舌骨体上部。

功能：下颌骨被固定，牵引舌骨向前上；舌骨被固定，**牵引下颌骨向下**。

神经支配——第一颈神经并入舌下神经的分支。

4. 茎突舌骨肌 起自颞骨茎突，止于舌骨体和舌骨大角连接处。

功能：牵引舌骨向后上方，是颏舌骨肌的拮抗肌。
神经支配——茎突舌骨肌神经。

（三）舌骨下肌群（助理不考）

舌骨下肌群分浅、深两层。
浅层：胸骨舌骨肌和肩胛舌骨肌。
深层：胸骨甲状肌和甲状舌骨肌。
功能：下拉舌骨。

（四）颈深肌群

颈深肌群位于脊柱颈段的前外侧和前方，分为椎外侧肌群（外侧群）和椎前肌群（内侧群）。

（五）口颌系统肌链（助理不考）

1. 肌链构成

水平肌链	由口轮匝肌、颊肌和咽上缩肌组成
垂直肌链	由腭帆张肌、腭帆提肌、腭垂肌、腭咽肌和腭舌肌组成
姿态肌链	由颞肌、咬肌和舌骨上、下肌群组成

2. 临床意义

① 唇裂、巨舌症破坏了水平肌链。
② 腭裂破坏了垂直肌链。
③ 斜颈患者破坏了姿态肌链。

命题趋势 颈部肌群一般以 A1 型题出现。

金题直击

1. 以下有关二腹肌的叙述中，正确的是
A. 当下颌骨被固定时，二腹肌可上提舌骨
B. 舌骨被固定时，可向下牵拉下颌骨，协助咀嚼
C. 二腹肌后腹由面神经的二腹肌支配
D. 二腹肌前腹由下颌神经的下颌舌骨肌神经支配
E. 以上均正确
【答案】E
【解析】二腹肌：当下颌骨被固定时，二腹肌可上提舌骨；舌骨被固定时，可向下牵拉下颌骨，协助咀嚼。二腹肌前腹由下颌神经的下颌舌骨肌神经支配，后腹由面神经的二腹肌支配。

2. 以下关于下颌舌骨肌的叙述中，不恰当的是
A. 起于下颌骨内面的内斜线全程
B. 构成肌性与功能性口底
C. 可上提口底
D. 具有上提下颌骨的作用
E. 下颌舌骨肌受下颌神经的下颌舌骨肌神经支配
【答案】D
【解析】下颌舌骨肌：该肌起于下颌骨内面的内斜线全程，构成肌性与功能性口底；可上提口底。该肌还具有上提舌骨和下降下颌骨的作用。下颌舌骨肌受下颌神经的下颌舌骨肌神经支配。

3. 下列属于舌骨上肌群的是
A. 二腹肌
B. 下颌舌骨肌
C. 颏舌骨肌
D. 茎突舌骨肌
E. 以上都是
【答案】E
【解析】舌骨上肌群包括二腹肌、下颌舌骨肌、颏舌骨肌和茎突舌骨肌。

4. 口颌系统中垂直肌链的作用是
A. 充当口周括约肌的作用
B. 行使发音和吞咽功能
C. 稳定头颈部
D. 参与下颌运动
E. 支持头颈部

【答案】B

【解析】垂直肌链，由一组垂直向排列的肌，从上向下几乎呈纵行连接所构成。此链的上部分由腭帆张肌、腭帆提肌及腭垂肌组成，下半部分由腭咽肌和腭舌肌构成。软腭的这种功能活动类似存在于咽腔中的一个活瓣，行使发音和吞咽功能。

第四节　血管

一、颈内、外动脉的主要分支与分布

面颈部的血液供应主要来源于锁骨下动脉和颈总动脉；颈总动脉在约平甲状软骨上缘处分为颈内动脉和颈外动脉。

（一）颈内动脉

颈内动脉为脑、眶内结构和额鼻部血供的主要动脉，在颈动脉三角内起自颈总动脉，沿咽侧壁上行达颅底，经颞骨的颈动脉管进入颅内。

（二）颈外动脉

颈外动脉自颈总动脉起始后，先在颈内动脉前内侧，再向前弯上行，继而转向上后，经二腹肌后腹及茎突舌骨肌深面，穿腮腺实质或深面，行至下颌骨髁突颈部内后方，分为上颌动脉与颞浅动脉两终末支。主要分支有：

1. 甲状腺上动脉　在舌骨大角稍下方。分支分布于甲状腺、胸锁乳突肌、环甲肌、舌骨下肌群、喉内肌及相应区域皮肤等。

2. 舌动脉　平舌骨大角尖处。主要分支分布于舌、舌骨上肌群、下颌下腺、舌下腺及口底黏膜等。

（1）第一段　此段位置表浅，易于暴露，临床上常做舌动脉结扎术。

（2）第二段　舌骨舌肌深面，舌动脉在此段发出舌背动脉。

（3）第三段　舌动脉于舌骨舌肌前缘处分成{舌深动脉、舌下动脉}终末分支。

3. 面动脉（颌外动脉）　舌骨大角的稍上方，主要分支分布于上、下唇，鼻背与鼻翼，舌下腺，软腭及腭扁桃体、颏部各肌与皮肤等。

主要分支有：

① 腭升动脉。

② 颏下动脉。

③ 下唇动脉。

④ 上唇动脉。

⑤ 内眦动脉。

当颜面中下区域损伤出血较多时，可压迫咬肌附着处前缘下颌骨体外的面动脉。

4. 上颌动脉（颌内动脉）　髁突颈部的后内方，经翼上颌裂进入翼腭窝。

（1）第一段　下颌段
- 棘孔 → 脑膜中动脉
- 下颌孔 → 下牙槽动脉

（2）第二段　翼肌段，供应咀嚼肌颊肌和颞下颌关节囊。

（3）第三段　翼腭段
- 牙槽孔 → 上牙槽后动脉
- 眶下裂——眼 → 眶下动脉
- 腭大孔——口腔 → 腭降动脉
- 蝶腭孔——鼻腔 → 蝶腭动脉

5. 颞浅动脉　在下颌骨髁突颈平面发出。较大的分支为面横动脉、额支、顶支。主要分支分布于腮腺、颞下颌关节及颅顶部软组织等。

6. 咽升动脉。
7. 枕动脉。
8. 耳后动脉。

命题趋势 颈外动脉一般以 A1 型题出现。

金题直击

在颈部于舌骨大角尖上方发自颈外动脉的分支是

A. 甲状腺上动脉　　B. 舌动脉
C. 面动脉　　D. 上颌动脉
E. 颏下动脉

【答案】C

【解析】面动脉（颌外动脉）通常在舌骨大角的稍上方，二腹肌后腹下缘处。面动脉主要分支有上、下唇动脉，内眦动脉，颏下动脉，腭升动脉。

（三）颈内、外动脉的鉴别（重点）

1. 位置　颈内动脉初在颈外动脉的后外侧，继而转至其后内侧。
2. 分支　颈内动脉在颈部无分支，颈外动脉在颈部发出一系列分支。
3. 搏动　暂时阻断颈外动脉，同时触摸颞浅动脉或面动脉，如无搏动，即可证实所阻的是颈外动脉。

命题趋势 颈内、外动脉的鉴别一般以 A1 型题出现。

金题直击

颈外动脉和颈内动脉鉴别要点不包括

A. 颈内动脉初在颈外动脉的后外侧，继而转至其后内侧
B. 颈内动脉在颈部无分支
C. 颈外动脉在颈部发出一系列分支
D. 暂时阻断颈外动脉，同时触摸颞浅动脉暂时无搏动
E. 颈内动脉比颈外动脉粗

【答案】E

【解析】此知识点属于着重记忆内容。

二、颌面部、颈部主要静脉的回流途径与范围

口腔颌面部的静脉分为浅静脉和深静脉。

（一）口腔颌面部浅静脉

1. 面静脉（面前静脉）　起始于内眦静脉，伴行于面动脉的后方。
2. 颞浅静脉　起自头皮内的静脉网，伴行于颞浅动脉的后方。

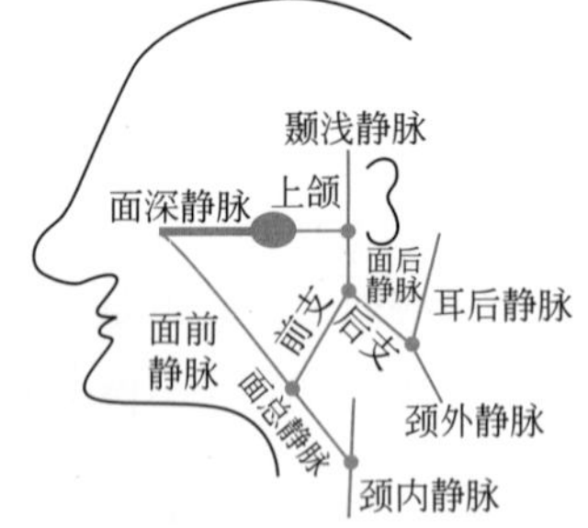

颌面部、颈部主要静脉回流

（二）口腔颌面部深静脉（注意汇合）

1. 翼丛　又称之为翼静脉丛，位于颞下窝内，与颅内、外静脉有广泛的交通。
2. 上颌静脉（颌内静脉）　位于颞下窝内，起始于翼丛后端。

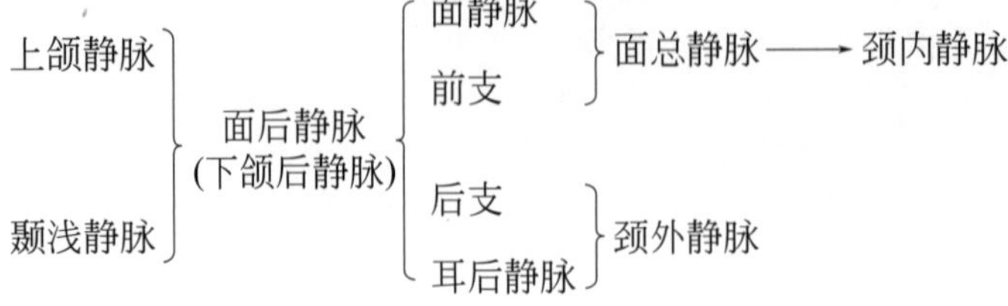

上颌静脉＋颞浅静脉＝面后静脉（下颌后静脉）。
面后静脉前支＋面静脉（面前静脉）＝面总静脉。
面后静脉后支＋耳后静脉＝颈外静脉。

金题直击

A. 翼静脉丛　　　　B. 面深静脉
C. 上颌静脉　　　　D. 面总静脉
E. 颞浅静脉

1. 连接面静脉与翼静脉丛的静脉
2. 与颅内静脉有广泛交通的静脉
3. 下颌后静脉与面静脉汇合成的静脉

【答案】B、A、D

【解析】下颌后静脉：由颞浅静脉和上颌静脉合成，走行一段后又分为前后两支，前支与面静脉汇合成面总静脉，后支与耳后静脉汇合成颈外静脉。

翼丛：又称翼静脉丛，位于颞下窝内，与颅内、外静脉有广泛的交通。

（三）翼丛与颅内的交通

通过以下三条通道与颅内海绵窦相交通：

（1）卵圆孔网　又称卵圆孔静脉丛。

（2）破裂孔导血管。

（3）眼静脉。

（四）颈部浅静脉（助理不考）

（1）颈外静脉　前支是下颌后静脉的后支，后支由枕静脉与耳后静脉合成。

（2）颈前静脉　起于颏下部的浅静脉，注入颈外静脉终末部。

（五）颈部深静脉

（1）颈内静脉　上端起于颅底颈静脉孔处的乙状窦，颅外属支有面总静脉、舌静脉、咽静脉以及甲状腺上、中静脉等。

（2）锁骨下静脉　为腋静脉的延续，与颈内静脉汇合形成头静脉。主要属支有颈外静脉、肩胛上静脉。

第五节　神经

一、三叉神经的分支及分布

三叉神经是脑神经中最大者，为口腔颌面部主要的感觉神经、咀嚼肌的运动及本体感觉神经。有三条分支：眼神经、上颌神经和下颌神经。

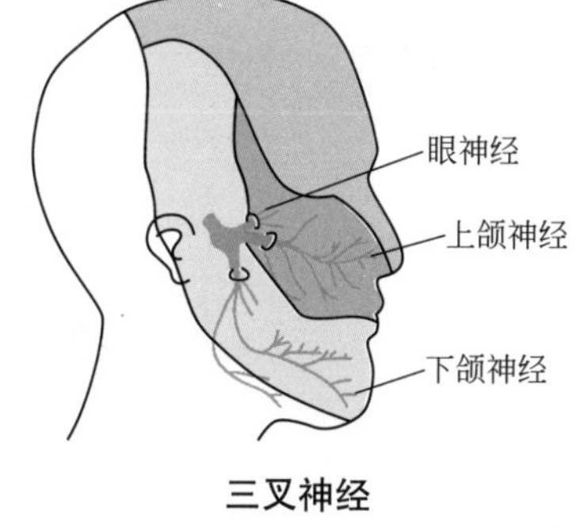

三叉神经

（一）眼神经（感觉神经）

眼神经经眶上裂出颅，主要分布于泪腺、眼球、眼睑、前额皮肤和部分鼻黏膜。

（二）上颌神经（感觉神经）

上颌神经经圆孔达翼腭窝上部。根据其行程可分为四段：

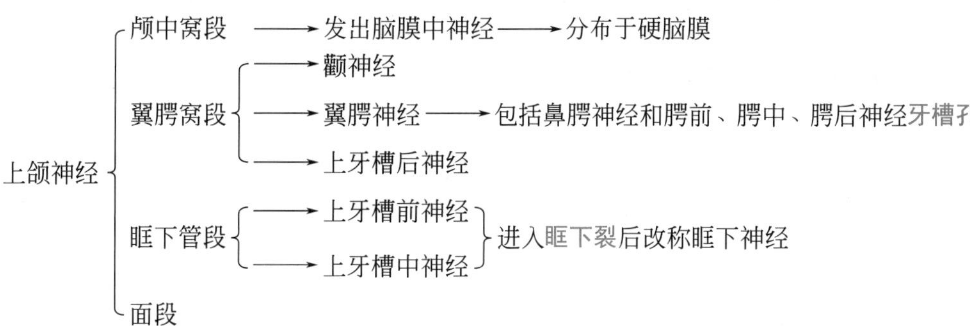

（三）下颌神经（混合性神经）

下颌神经经卵圆孔出颅，进入颞下窝。

- 下颌神经
  - 脑膜支（棘孔神经）——→分布于硬脑膜
  - 翼内肌神经（运动神经）——→分布于翼内肌
  - 下颌神经前干（混合神经）
    - 颞深神经（运动神经）：分布于颞肌
    - 咬肌神经（运动神经）：分布于咬肌
    - 翼外肌神经（运动神经）：分布于翼外肌上、下头
    - 颊神经（颊长神经）（唯一感觉神经）
  - 下颌神经后干（混合神经）
    - 耳颞神经（感觉神经）
    - 舌神经（感觉神经）
    - 下牙槽神经（混合神经）

（四）上、下颌神经在口腔里的分布

	神经名称	分布部位
上颌神经	鼻腭神经	1|1的牙髓和321|123的腭侧黏骨膜和牙龈
	腭前神经	876543|345678的腭侧黏骨膜及牙龈
	上牙槽后神经	87|78以及6|6的腭根和远中颊根的牙髓、牙周膜、牙槽骨和颊侧牙龈
	上牙槽中神经	54|45以及6|6的近中颊根的牙髓、牙周膜、牙槽骨和颊侧牙龈
	上牙槽前神经	321|123的牙髓及其牙周膜、牙槽骨、唇侧牙龈
下颌神经	颊神经	8-5|5-8颊侧牙龈、颊部皮肤和黏膜
	舌神经	8-1|1-8舌侧牙龈、口底及舌前2/3的黏膜、舌下腺和下颌下腺
	下牙槽神经	8-1|1-8的牙髓及其牙周膜、牙槽骨
	颏神经	4-1|1-4的唇颊侧牙龈及下唇黏膜、皮肤及颏部皮肤

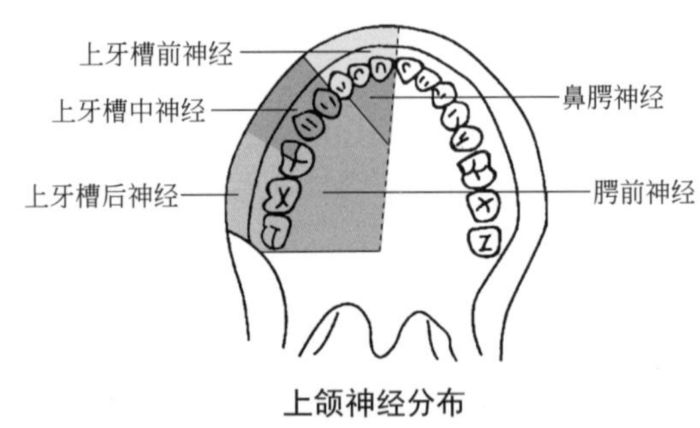

上颌神经分布

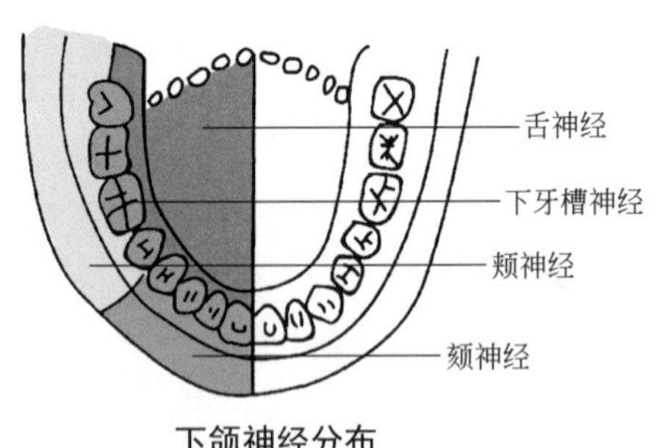

下颌神经分布

命题趋势 三叉神经一般以A1型题为主。

金题直击

1. 下颌神经前干中感觉神经是

A. 咬肌神经　　B. 翼内肌神经

C. 颞深神经　　D. 翼外肌神经

E. 颊神经

【答案】E

【解析】下颌神经前干（混合神经）（3运动1感觉）：颞深神经（运动神经）、咬肌神经（运动神经）、翼外肌神经（运动神经）、颊神经（颊长神经）。颊神经是前干中唯一的感觉神经。

2. 在下列神经中属于下颌神经后干的是

A. 颞深神经　B. 咬肌神经

C. 翼外肌神经　D. 颊神经

E. 耳颞神经

【答案】E

【解析】下颌神经后干（混合神经）（2 感觉 1 混合）：耳颞神经（感觉神经）、舌神经（感觉神经）、下牙槽神经（混合神经）。

3. 三叉神经中最大的分支神经是

A. 眼神经　B. 上颌神经

C. 下颌神经　D. 下牙槽神经

E. 舌神经

【答案】C

【解析】三叉神经是脑神经中最大者，是口腔颌面部主要的感觉神经和咀嚼肌的运动及本体感觉神经。有三条分支，分别称为眼神经、上颌神经和下颌神经。其中最大的分支是下颌神经。

二、面神经的分支与分布

面神经是混合性神经，有三种纤维，分别是运动纤维、副交感纤维和味觉纤维。面神经经茎乳孔出颅。向前穿过腮腺，呈扇形分布于面部表情肌。以茎乳孔为界，将面神经分为面神经管段和颅外段。

（一）面神经管段的分支

管段：
- 岩大神经 → 副交感节前纤维 → 泪腺、鼻和腭黏膜的腺体
- 镫骨肌神经 → 听力
- 鼓索 → 味觉纤维和副交感纤维

（二）面神经颅外段的分支

面神经出茎乳孔后，在乳突尖端上方约 1cm 处，距皮肤表面 2 ～ 3cm 向前外，并稍向下经外耳道软骨和二腹肌后腹之间，在腮腺覆盖下，经茎突根部的浅面，进入腮腺，形成五个分支，由上至下依次是：

颅外段：
- 颞支 → 分布于额肌、眼轮匝肌上份、耳上肌和耳下肌 → 该支受损，同侧额纹消失
- 颧支 → 分布于眼轮匝肌、颧肌和提上唇肌 → 该支受损，眼睑不能闭合
- 颊支 → 分布于颧肌、笑肌、提上唇肌、提口角肌、口轮匝肌和颊肌 → 该支受损，鼻唇沟变浅或消失、不能鼓腮
- 下颌缘支 → 支配降口角肌、降下唇肌、笑肌和颏肌 → 该支受损，口角下垂、流口水
  - → 下颌后静脉为寻找标志
- 颈支 → 分布于颈阔肌

补充：

面神经颞支经髁突浅面或前缘距耳屏前 10 ～ 15mm，出腮腺上缘。

面神经颧支经耳垂下缘与眼外眦连线出腮腺。

颊支：位于腮腺导管上方 1cm 的称为上颊支，位于导管下方 1cm 的称为下颊支。

面神经从茎乳孔到开始分支的这一段，称面神经主干，长 1.5 ～ 2cm。

命题趋势 面神经一般以 A1 型题为主。

金题直击

眼睑不能闭合可能是损伤了

A. 面神经颞支　B. 面神经颧支

C. 面神经颊支　　D. 面神经下颌缘支
E. 面神经颈支
【答案】B
【解析】颞支——额纹消失；颧支——眼睑不能闭合；颊支——鼻唇沟变浅或消失、不能鼓腮；下颌缘支——口角下垂、流口水。

三、舌咽神经、舌下神经主要分布

（一）舌咽神经——混合性神经（运动、副交感、感觉、味觉纤维）

舌咽神经主要分布于咽、颈动脉窦、颈动脉体、舌后 1/3、腭扁桃体等。

（二）舌下神经——运动神经

舌下神经分布于除腭舌肌以外的全部舌内、外肌。

第六节　口腔局部解剖

一、口腔境界及表面标志

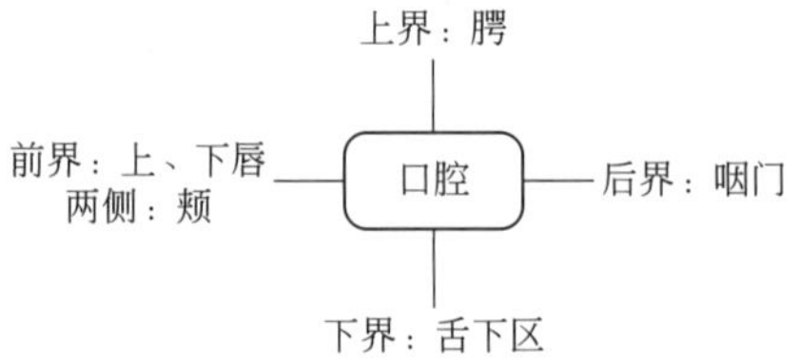

（一）口腔境界

上下牙列、牙龈和牙槽骨弓将口腔分为两部分。
（1）口腔前庭　牙列的唇颊侧部分。
（2）固有口腔　牙列的舌侧部分。

上界：腭
前界：上、下唇
两侧：颊
口腔
后界：咽门
下界：舌下区

口腔的境界

（二）口腔的表面解剖标志

（1）口腔前庭沟（唇颊龈沟）。
（2）上、下唇系带。
（3）颊系带。
（4）腮腺管乳头　在平对上颌第二磨牙牙冠的颊黏膜上，有一乳头状突起，腮腺导管口开口于此。
（5）磨牙后区　由磨牙后三角和磨牙后垫组成。磨牙后三角位于下颌骨最后磨牙远中，其尖向后；磨牙后垫为覆盖于磨牙后三角表面的软组织。
（6）翼下颌皱襞　其深面有翼下颌韧带。
（7）颊垫尖　大张口时，平时上、下颌后牙面间颊黏膜上有一个三角形隆起，称为颊垫，其隆起的尖称为颊垫尖或颊脂垫尖。颊垫尖为下牙槽神经麻醉进针点。

二、唇的解剖结构特点

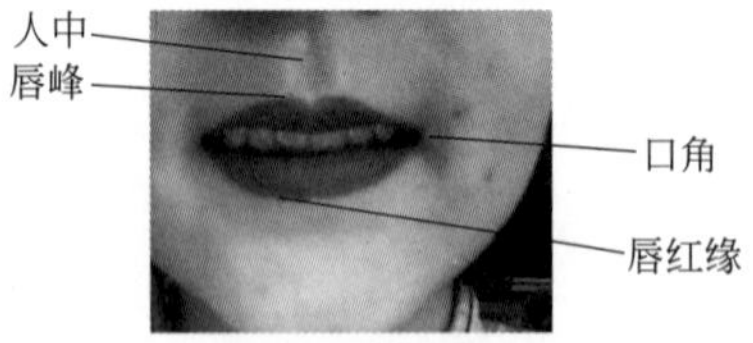

（一）唇的境界

上界：鼻底。
下界：颏唇沟。
两侧：唇面沟。
其中部有口裂将唇分为上唇和下唇。

人中
唇峰
口角
唇红缘

唇的表面标志

（二）唇的表面标志

口角	口裂的两端，其正常位置相当于尖牙和第一前磨牙之间
红唇	上、下唇的游离缘，是皮肤和黏膜的移行区
唇红缘	唇红和皮肤的交界处
唇弓	上唇的全部唇红缘呈弓背状
唇峰	两侧的唇弓最高点
唇珠	上唇正中唇红呈珠状向前下方的突起
人中	上唇正中由鼻小柱向下至唇红缘的纵行浅沟

命题趋势 唇的表面标志一般以 A1 型题出现。

金题直击

口角的正常位置相当于

A. 第二前磨牙与第一磨牙之间　　B. 第一前磨牙与第二前磨牙之间

C. 第一磨牙与第二磨牙之间　　D. 尖牙与第一前磨牙之间

E. 侧切牙与尖牙之间

【答案】D

【解析】口角即口裂的两端，其正常位置相当于尖牙和第一前磨牙之间。

（三）唇的结构

唇由外向内分为五层（无皮下组织，注意层次）。

皮肤	富于毛囊、皮脂腺和汗腺
浅筋膜	比较疏松
肌层	主要为口轮匝肌
黏膜下层	有黏液腺和上、下唇动脉
黏膜	有黏液腺开口

命题趋势 唇的考题一般以 A1 型题出现。

金题直击

唇的结构由外向内可分为

A. 黏膜、黏膜下层、浅筋膜、肌层、皮肤　　B. 黏膜、浅筋膜、肌层、黏膜下层、皮肤

C. 皮肤、浅筋膜、肌层、黏膜、黏膜下层　　D. 皮肤、肌层、浅筋膜、黏膜下层、黏膜

E. 皮肤、浅筋膜、肌层、黏膜下层、黏膜

【答案】E

【解析】唇的结构由外向内分为五层：皮肤、浅筋膜、肌层、黏膜下层、黏膜。

（四）唇的血液供应与淋巴回流

唇血液供应主要来自面动脉分支的上、下唇动脉，静脉血经面静脉回流。

上唇及下唇外侧部的淋巴管 ⟶ 注入下颌下淋巴结

上唇的淋巴管 ⟶ 有时可注入耳前淋巴结或颈深上淋巴结

下唇中部的淋巴管 ⟶ 注入颏下淋巴结

下唇中线或近中线的淋巴管 ⟶ 有时交叉至对侧的下颌下淋巴结

下唇外1/3的淋巴管 ⟶ 通过颏孔进入下颌骨

三、颊的解剖结构特点

（一）颊的境界

（1）上界　颧骨下缘。

（2）下界　下颌骨下缘。

（3）前界　唇面沟。

（4）后界　咬肌前缘。

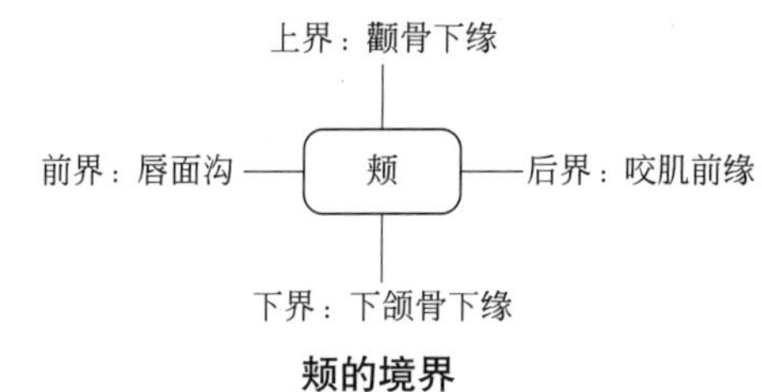

颊的境界

（二）颊的结构

颊由外向内分为六层。

（1）皮肤。

（2）皮下组织　有颊脂垫，并有神经、血管穿行。

（3）颊筋膜。
（4）颊肌。
（5）黏膜下层　含有黏液腺。
（6）黏膜　有腮腺导管口。

（三）颊的血液供应、淋巴回流与神经支配

（1）血液供应　面动脉、眶下动脉、面横动脉。
（2）淋巴回流　注入下颌下淋巴结。
（3）颊部感觉　为三叉神经的上、下颌神经分支管理。
（4）颊部运动　由面神经支配。

四、腭的解剖结构特点

（一）硬腭的表面解剖标志

腭中缝	硬腭中线上纵行的黏膜隆起
切牙乳头（腭乳头）	腭中缝前端的黏膜隆起，其深面为切牙孔，鼻腭神经、血管经此孔穿出
腭皱襞	腭的前部，向两侧略呈辐射状的软组织嵴
腭大孔	硬腭后缘前方约 0.5cm 处，约相当于腭中缝至上颌第三磨牙腭侧龈缘之外中 1/3 处
蝶骨翼突钩	上颌结节后内侧 1cm 左右处可触及的骨质隆起

（二）软腭的表面解剖标志

软腭占腭的后 1/3，腭小凹在软腭前端中线两侧的黏膜上，左右各有一对称的小凹陷，为硬腭后缘的标志。

（1）腭凹　在软腭前端中线两侧的黏膜凹陷，是硬腭后缘鼻后棘的表面解剖标志。
（2）腭垂　亦称悬雍垂，是软腭后缘的中央伸向下方的指状突起。
（3）腭弓和腭咽弓　软腭后部向两侧形成前后两条弓形皱襞，前方者向下移行于舌，称腭舌弓，深面为腭舌肌；后方者移行于咽侧壁，称腭咽弓，深面为腭咽肌。
（4）扁桃体窝　腭舌弓和咽舌弓间的三角形凹陷，容纳腭扁桃体。
（5）咽口　由腭帆、腭舌弓和舌根共同围成。

（三）硬腭软组织的特点

① 黏膜下层前部含有少量脂肪，无腺体；后部则有较多的腭腺。
② 硬腭的骨膜与黏膜下层附着紧密，而与骨面附着则不太紧密。
③ 黏骨膜不易移动，能耐受摩擦和咀嚼压力。

（四）软腭内的五对腭肌（作用是重点）

补充：腭垂、腭舌弓、舌根共同围成咽门。

腭帆张肌 ⟶ 紧张腭帆，开大咽鼓管
腭帆提肌 ⟶ 使软腭上提，咽侧壁向内侧运动
舌腭肌 ⟶ 下降腭帆，紧缩咽门
咽腭肌 ⟶ 上提咽喉，向前牵引咽腭弓，并使两侧咽腭弓接近
悬雍垂肌(腭垂肌) ⟶ 上提悬雍垂(腭垂)

五、舌的解剖结构特点、淋巴回流特点

（一）上面（舌背）

舌背以界沟为界，分为舌前 2/3 和舌后 1/3。舌前 2/3 又称为舌体，舌后 1/3 称为舌根。舌前 2/3 分布有四种舌乳头：

丝状乳头	数量最多，分布于舌体上面，司一般感觉
菌状乳头	散在分布于丝状乳头之间，司味觉
轮廓乳头	一般为 7 ～ 9 个，排列于界沟前方，司味觉
叶状乳头	为 5 ～ 8 条并列皱襞，位于舌侧缘后部，司味觉

舌后 1/3 黏膜没有舌乳头，但有许多结节状淋巴组织，称为舌扁桃体。

（二）下面（舌腹）

舌腹黏膜平滑，与舌下区黏膜相延续，并在中线形成舌系带。舌系带两侧各有一条黏膜皱襞，称为伞襞。舌系带两侧的口底黏膜上各有一小突起，称为舌下肉阜，**为下颌下腺导管及舌下腺导管的共同开口。**舌下肉阜两侧各有一条向后外斜行的舌下襞，**为舌下腺小管的开口部位。**

（三）肌层

1. 舌的组织层次　自上而下——舌背黏膜层、舌肌、舌腹黏膜下层、舌腹黏膜层。

舌腹黏膜下层在舌腹三角区内有血管及神经走行，**从外向内排列着舌深静脉、舌神经和舌深动脉。**

2. 舌内肌和舌外肌

类型	组成	功能
舌内肌（收缩时改变舌的形态）	舌上纵肌	使舌头缩短
	舌下纵肌	
	舌横肌	使舌头伸长
	舌垂直肌	使舌头变宽
舌外肌	颏舌肌、舌骨舌肌、茎突舌肌及腭舌肌	收缩时改变舌的位置

命题趋势 舌的肌层一般以 A1 型题出现。

金题直击

1. 以下舌肌的叙述中，不正确的是（助理不考）

A. 构成舌的主体

B. 分为舌内肌和舌外肌

C. 舌横肌收缩时使舌缩短

D. 舌垂直肌收缩时使舌变宽

E. 舌肌除腭舌肌外全部由舌下神经支配

【答案】C

【解析】肌层有舌内肌和舌外肌。舌内肌有舌上纵肌、舌下纵肌、舌横肌及舌垂直肌，收缩时改变舌的形态。舌外肌有颏舌肌、舌骨舌肌、茎突舌肌及腭舌肌，收缩时改变舌的位置。

2. 舌的组织层次自上而下分为

A. 舌背黏膜层、舌肌、舌腹黏膜下层、舌腹黏膜层

B. 舌背黏膜层、舌腹黏膜下层、舌腹黏膜层、舌肌

C. 舌背黏膜层、舌腹黏膜下层、舌肌、舌腹黏膜层

D. 舌腹黏膜层、舌腹黏膜下层、舌背黏膜层、舌肌

E. 舌腹黏膜层、舌腹黏膜下层、舌肌、舌背黏膜层

【答案】A

【解析】舌的层次：自上而下——舌背黏膜层、舌肌、舌腹黏膜下层、舌腹黏膜层。

（四）舌的神经支配

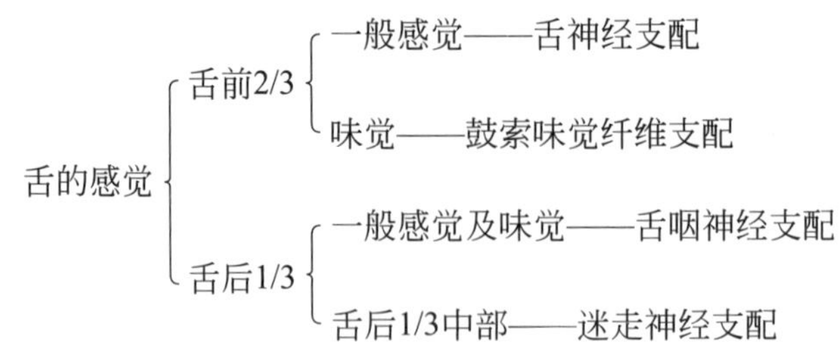

舌的运动——舌下神经支配（腭舌肌——迷走神经咽支支配）。

命题趋势 舌的神经一般以 B1 型题出现。

金题直击

A. 舌神经　　B. 舌咽神经
C. 舌下神经　　D. 鼓索神经
E. 下颌神经

1. 支配舌体运动的神经是
2. 支配舌后 1/3 感觉的神经是

【答案】C、B

【解析】舌的运动——舌下神经支配（腭舌肌——迷走神经咽支支配）
舌后 1/3 感觉——舌咽神经支配。

（五）舌的淋巴管引流（熟记）

- 舌尖淋巴管
  - 大部分至颏下淋巴结
  - 小部分至颈肩胛舌骨肌淋巴结
- 舌前2/3边缘或外侧淋巴管
  - 部分至下颌下淋巴结
  - 另一部分至颈深上淋巴结
- 舌中央淋巴管
  - 汇入颈深上淋巴结
  - 亦有汇入下颌下淋巴结者
- 舌根淋巴管→汇入两侧颈深上淋巴结

补充：愈近舌尖→注入所在部位愈低
愈近舌根→注入所在部位愈高

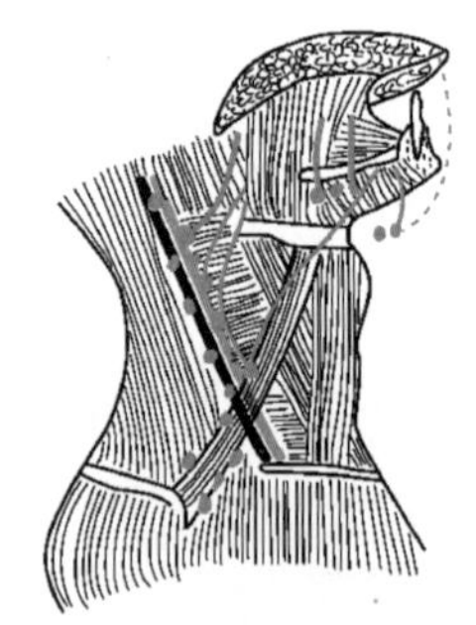

舌的淋巴管引流

命题趋势 舌淋巴的引流一般以 A1 型题出现。

金题直击

舌的淋巴管与颈深上淋巴结的关系是
A. 越近舌尖而起的淋巴管，其注入的颈深上淋巴结所在的部位越低
B. 越近舌尖而起的淋巴管，其注入的颈深上淋巴结所在的部位越高
C. 越近舌根部而起的淋巴管，其注入的颈深上淋巴结所在部位越高
D. 越近舌根部而起的淋巴管，其注入的颈深上淋巴结所在部位越低
E. A+C

【答案】E

【解析】越近舌尖——注入所在部位越低，越近舌根——注入所在部位越高。

六、舌下区的解剖结构特点

（一）舌下区的境界

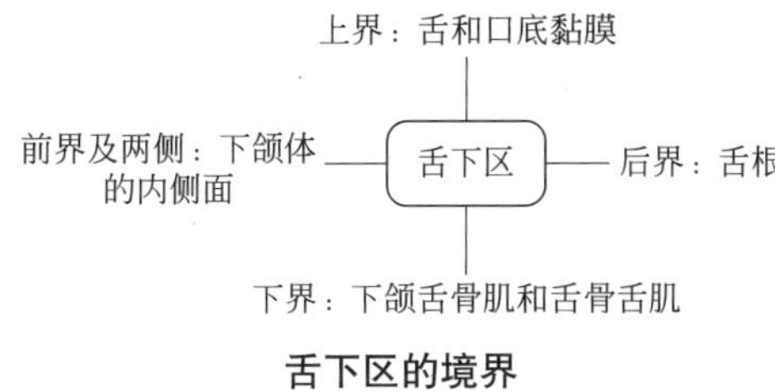

舌下区的境界

（二）舌下区的内容物

① 舌下腺及下颌下腺深部。
② 下颌下腺管及舌神经。
③ 舌下神经及其伴行静脉。
④ 舌下动脉。

第七节　面部局部解剖

一、面部表面标志及软组织结构特点

（一）表面解剖标志

鼻小柱	为两侧鼻前孔之间的隆嵴
鼻底	即锥形外鼻之底
鼻面沟	为近鼻翼基部外侧的长形凹陷
唇面沟	为上唇与颊部之间的斜行凹陷
鼻唇沟	鼻面沟＋唇面沟＝鼻唇沟
颏下点	为颏部正中的最低点
眶下孔	位于眶下缘中点下约 0.5cm 处 **体表投影：自鼻尖至睑外侧联合连线的中点**
颏孔	下颌第二前磨牙或下颌第一、第二前磨牙之间的下方，下颌体上、下缘中点微上方，距正中线 2 ～ 3cm
腮腺管	体表投影为耳垂至鼻翼与口角之间中点连线的中 1/3 处
面神经出茎乳孔的位置	成人位于乳突前缘中点或乳突尖端上方约 1cm 处，距皮肤 2 ～ 3cm

命题趋势 面部解剖标志一般以 A1 型题出现。

金题直击

面神经主干与乳突前缘的关系较为恒定，一般在
A. 乳突尖平面处，距皮肤 2 ～ 3cm
B. 距乳突尖平面上方约 1cm 处，距皮肤 3 ～ 4cm
C. 距乳突尖平面下方约 1cm 处，距皮肤 2 ～ 3cm
D. 距乳突尖平面上方约 1cm 处，距皮肤 2 ～ 3cm
E. 距乳突尖平面下方约 1cm 处，距皮肤 3 ～ 4cm

【答案】D

【解析】面神经出茎乳孔的位置：成人位于乳突前缘中点或乳突尖端上方约 1cm 处，距皮肤 2 ～ 3cm。

（二）面部软组织的特点（理解）

① 皮肤薄而柔软，皮下组织疏松，易于伸展移动。
② 富于皮脂腺、毛囊和汗腺。

③ 血管密集，血运丰富。

④ 有皮肤皱纹，走向有一定的规律。

⑤ 皮下组织中有表情肌，手术或创伤处理时应注意表情肌的缝合，以免影响表情肌功能。

（三）美容角（理解）

鼻额角	由鼻根点分别与眉间点和鼻尖点作连线，两线相交构成鼻额角	125°～135°
鼻面角	沿眉间点至颏前点、鼻尖至鼻根点画线，两线相交构成鼻面角	36°～40°
鼻唇角	为鼻小柱与上唇构成的夹角	90°～100°
鼻颏角	由鼻尖分别至鼻根点和颏前点连线，两线相交构成鼻颏角	120°～132°
颏颈角	由颈点至颏下点、眉间点至颏前点作连线，两线相交成颏颈角	约85°

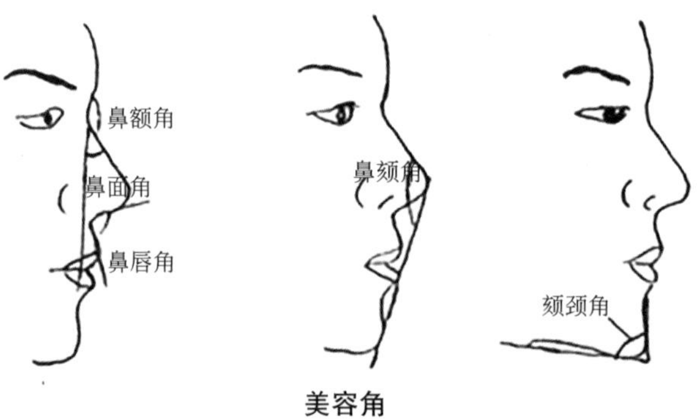

美容角

（四）皮纹

皱纹线分为重力性皱纹线和动力性皱纹线。

Langer线是指皮肤皱纹的排列方向与皮肤真皮内胶原纤维的排列方向一致（手术线）。

二、腮腺咬肌区的解剖结构特点

（一）腮腺咬肌区的境界

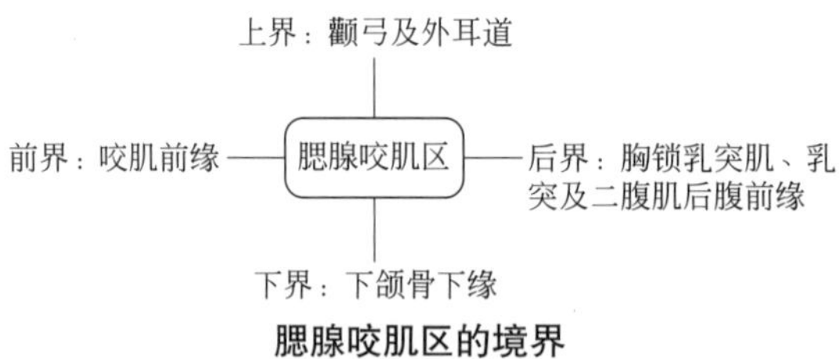

腮腺咬肌区的境界

命题趋势 腮腺咬肌区境界一般以A1型题出现。

金题直击

腮腺咬肌区的上界为

A. 翼外肌下缘　　B. 颧弓及外耳道

C. 茎突及茎突诸肌　　D. 上颌骨后面

E. 蝶骨大翼

【答案】B

【解析】腮腺咬肌区的境界：前界为咬肌前缘，后界胸锁乳突肌、乳突及二腹肌后腹的前缘，上界为颧弓及外耳道，下以下颌骨下缘为界。

（二）腮腺咬肌区的层次与内容

1. **皮肤**。

2. **皮下组织**　内含颈阔肌上部。

3. 腮腺咬肌筋膜　形成腮腺鞘特点：

① 浅层致密，深层薄弱。

② 鞘与腺体结合紧密，并发出许多间隔伸入腺体。

③ 鞘的上部与外耳道紧密相连，并发出索状纤维束伸入外耳道前下壁软骨部的裂隙（Santorini 裂隙）。

4. 腮腺　临床上以面神经主干和分支平面为界，将腮腺分为浅、深两叶。

5. 腮腺与神经血管关系密切，其中，穿经腮腺的主要神经血管由浅入深为面神经、下颌后静脉及颈外动脉等，根据腮腺内血管神经的走向，可将其分为纵行和横行两组：

纵行组：为颞浅动静脉、耳颞神经、下颌后静脉及颈外动脉。

横行组：为面神经、上颌动静脉及面横动脉。

（1）腮腺浅叶上缘神经血管排列　从后向前依次为：颞浅静脉、耳颞神经、颞浅动脉、面神经颞支、颧支。

（2）腮腺浅叶前缘神经血管排列　从上向下依次为：面横动脉、面神经颧支、面神经上颊支、腮腺管、面神经下颊支、下颌缘支。

（3）腮腺浅叶下端神经血管排列　从前向后依次为：面神经下颌缘支、面神经颈支、下颌后静脉。

（4）腮腺深叶的神经血管　为颈内动脉，第Ⅸ～Ⅻ对脑神经。

补充：腮腺床——腮腺深叶的深面与茎突诸肌及围以蜂窝组织的深部血管神经（颈内动、静脉，第Ⅸ～Ⅻ对脑神经），相毗邻，腮腺犹如侧卧其上。

6. 咬肌　位于腮腺咬肌筋膜的深面。

命题趋势 腮腺与神经血管的关系一般以 A1 型题出现。

金题直击

患者，男，62 岁。腮腺浅叶良性肿瘤位于腮腺上缘，从后向前分离依次为

A. 颞浅静脉、耳颞神经、颞浅动脉、面神经颞支及颧支

B. 耳颞神经、颞浅静脉、面神经颞支及颧支、上颊支

C. 耳颞神经、颞浅动脉、颞浅静脉、面神经颞支及颧支

D. 颞浅动脉、颞浅静脉、面神经颞支及颧支、上颊支

E. 颞浅静脉、面神经颞支及颧支、上颊支

【答案】A

【解析】腮腺浅叶上缘神经血管排列从后向前依次为：颞浅静脉、耳颞神经、颞浅动脉、面神经颞支、颧支。

三、腮腺与面神经的解剖关系

腮腺与面神经关系密切，根据面神经在颅外的行程及其与腮腺的关系，将其分为三段。

第一段	从茎乳孔穿出到进入腮腺前的一段，显露面神经主干可在此处进行
第二段	在腮腺内
第三段	面神经五组分支从腮腺边缘走出，呈放射状分布于面部表情肌的一段

四、面侧深区的解剖结构特点

（一）面侧深区的境界

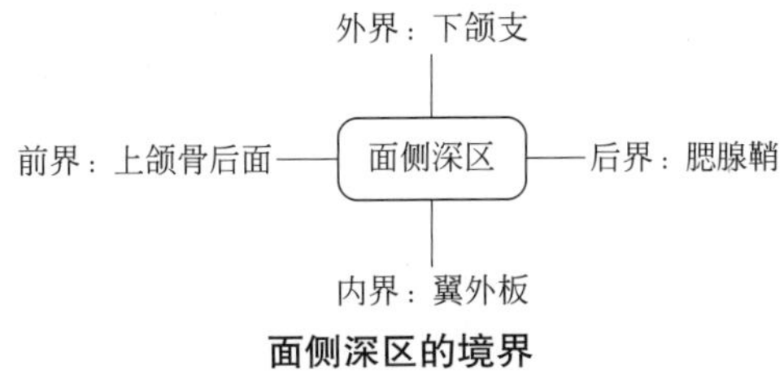

面侧深区的境界

（二）面侧深区的内容（熟记）

翼丛	位于颞肌与翼外肌之间及翼内、外肌之间
上颌动脉	伴随其下方的上颌静脉，经下颌骨髁突颈部的深面向前走行
翼外肌	翼外肌视为面侧深区的解剖关键（钥匙）
下颌神经及其分支	于翼外肌深面发出分支

翼外肌视为面侧深区的一把钥匙。

翼外肌的浅面	翼丛和上颌动脉
深面	下颌神经及其分支
翼外肌上缘	有颞深前、后神经和咬肌神经穿出
翼外肌两头之间	有上颌动脉穿入和颊神经穿出
翼外肌下缘	有舌神经和下牙槽神经穿出

命题趋势 翼外肌（钥匙）一般以A1型题出现。

金题直击

从翼外肌上头上缘穿出的结构有

A. 上颌动脉和舌神经

B. 上颌动脉和咬肌神经

C. 颞深神经和咬肌神经

D. 颞深神经和翼内肌神经

E. 咬肌神经和下牙槽神经

【答案】C

【解析】翼外肌上缘——颞深前后神经和咬肌神经穿出；翼外肌两头之间——上颌动脉穿入和颊神经穿出；翼外肌下缘——舌神经和下牙槽神经穿出。

五、主要蜂窝组织间隙的境界及连通（助理不考）

1. 眶下间隙 位于眼眶前部的下方。

上界——眶下缘，下界——上颌骨牙槽突，内界——鼻侧缘，外界——颧肌。

2. 颊间隙 位于颊肌与咬肌之间。

前界——咬肌前缘，后界——下颌支前缘及颞肌前缘。

3. 咬肌间隙 位于咬肌与下颌支之间。

前界——磨牙后区黏膜，后界——腮腺。

4. 翼下颌间隙（翼颌间隙） 位于下颌支与翼内肌之间。

前界——颞肌及颊肌，后界——腮腺，上界——翼外肌下缘，下界——翼内肌附着于下颌支处。

间隙内主要有舌神经、下牙槽神经和下牙槽动、静脉通过。可经颅底血管神经通颅内。

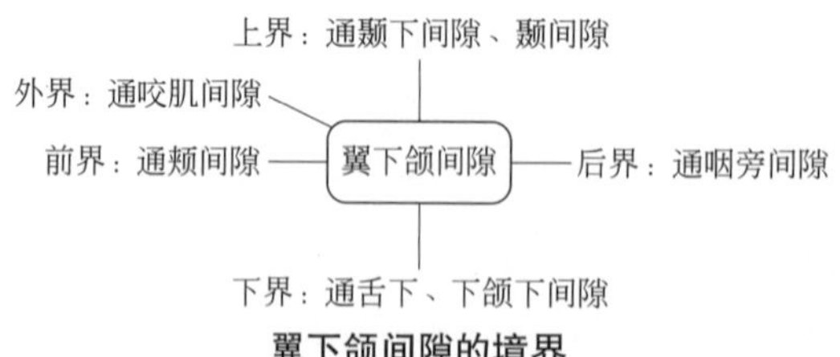

翼下颌间隙的境界

命题趋势 间隙的考题一般以A1型题出现。

金题直击

临床某患者发生以颞下间隙为中心的多间隙感染，需建立贯通式引流，引流管可能通过的间隙为

A. 颞深间隙、颞下间隙、翼颌间隙、颌下间隙

B. 颞浅间隙、颞下间隙、翼颌间隙、颌下间隙

C. 颞浅间隙、颞下间隙、翼颌间隙、颌下间隙

D. 颞浅间隙、颞下间隙、嚼肌间隙、颌下间隙

E. 颞深间隙、颊间隙、翼颌间隙、颌下间隙

【答案】A

【解析】翼下颌间隙向上与颞下间隙及颞间隙通连，向前通颊间隙，向下与舌下、下颌下间隙相通，向后与咽旁间隙相通，向外通咬肌间隙。尚可经颅底血管神经通颅内。

5. 颞下间隙　位于翼下颌间隙上方。

前界——上颌骨后面，后界——茎突及茎突诸肌，内界——蝶骨翼突外侧板，外界——下颌支上份及颧弓，上界——蝶骨大翼的颞下面和颞下嵴，下界——翼外肌下缘平面。

6. 颞间隙　位于颞区，借颧弓和颞下嵴的平面与颞下间隙分界，可分为颞浅间隙和颞深间隙两部分。

7. 咽旁间隙（咽侧间隙）　位于翼内肌、腮腺深叶与咽侧壁之间。

上界——颅底，下界——舌骨平面，前界——翼下颌韧带，后界——椎前筋膜外侧份。

8. 翼腭间隙（翼腭窝）　位于眶尖的下方、颞下窝的内侧。

前界——上颌骨体部，后界——蝶骨翼突，上界——蝶骨大翼，内界——腭骨垂直板。

间隙内主要有上颌神经、蝶腭神经节、上颌动脉及其分支。

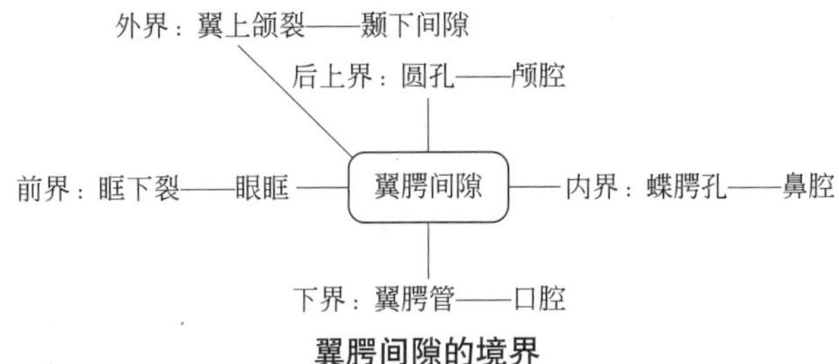

翼腭间隙的境界

命题趋势 间隙的境界一般以 A1 型题出现。

金题直击

属于眶下间隙境界的是

A. 上界眶下缘、外界颧骨
B. 下界上颌骨牙槽突、外界颧骨
C. 上界眶下缘、外界鼻侧缘
D. 上界眶下缘、外界颧肌
E. 下界上颌骨牙槽突、外界鼻侧缘

【答案】D

【解析】眶下间隙位于眼眶前部的下方。上界为眶下缘，下界为上颌骨牙槽突，内界为鼻侧缘，外以颧肌为界。

第八节　颈部局部解剖（助理不考）

一、颈部分区与颈筋膜的层次结构

（一）颈部境界与分区

颈部以斜方肌前缘为界，分为前部（狭义的颈部）、后部（项部），前部以胸锁乳突肌的前、后缘为界；每侧又分为三部：颈前三角、胸锁乳突肌区和颈后三角。

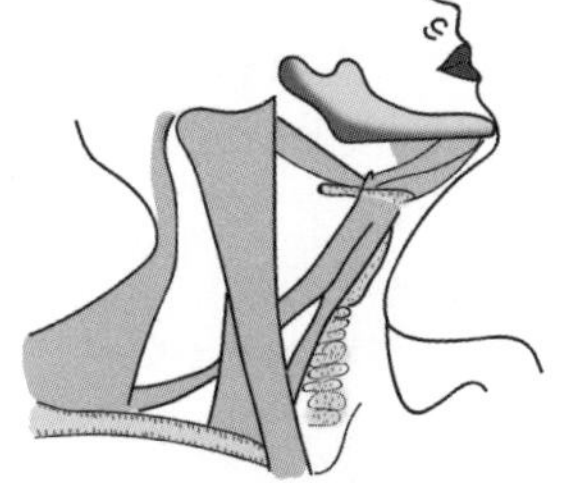
颈部境界与分区

（二）颈筋膜的层次结构

颈浅筋膜	包绕颈部，颈阔肌在此层内
颈深筋膜浅层	形成完整的封套包绕颈部，除颈阔肌和浅层的脉管、神经外，几乎包被着颈部全部结构
颈深筋膜中层	颈深筋膜浅层＋中层＝颈白线
颈脏器筋膜	包被颈部脏器；壁层包于全部脏器的外围并形成颈鞘
椎前筋膜（颈深筋膜深层）	椎前肌＋斜角肌

命题趋势 颈部筋膜一般以 A1/B1 型题出现。

金题直击

1. 形成颈鞘的筋膜是

A. 颈深筋膜浅层　　B. 颈深筋膜中层

C. 颈脏器筋膜的脏层和壁层　　D. 颈脏器筋膜的脏层

E. 颈脏器筋膜的壁层

【答案】E

【解析】颈脏器筋膜：包被颈部脏器，如喉、气管、甲状腺、咽及食管等，分为脏、壁两层，脏层贴附于各脏器表面，壁层包于全部脏器的外围并形成颈鞘。

2. 形成颈白线的是

A. 颈浅筋膜和颈深筋膜浅层　　B. 颈深筋膜浅层

C. 颈深筋膜浅层和中层　　D. 颈脏器筋膜

E. 颈深筋膜中层

【答案】C

【解析】在中线的皮肤和颈浅筋膜的深面，有由颈深筋膜浅、中两层结合形成的颈白线。

二、下颌下三角（下颌下区）的境界及解剖结构特点

（一）下颌下三角的境界

上界：下颌骨下缘；下界：二腹肌的前后腹。其底由下颌舌骨肌、舌骨舌肌和咽上缩肌等构成。

（二）下颌下三角的内容

（1）下颌下腺　为主要内容物。

（2）下颌下淋巴结。

（3）面静脉。

（4）面动脉。

（5）舌神经、下颌下腺管及舌下神经　在舌骨舌肌的浅面，自上而下依次排列为舌神经、下颌下腺管、舌下神经。

舌神经与下颌下腺管关系密切，从解剖关系上可做以下鉴别（熟记）。

联系	舌神经连于下颌下神经节，导管则直接发自下颌下腺
位置	在舌骨舌肌表面，舌神经位于导管的上方
形态	舌神经比下颌下腺管粗而略扁，且坚韧

三、气管颈段的解剖及其临床应用

（一）气管颈段的层次

气管颈段前方由浅入深依次为：

① 皮肤。

② 颈浅筋膜。

③ 颈深筋膜浅层。

④ 颈深筋膜中层及其包被的胸骨舌骨肌和胸骨甲状肌。

在气管颈段第 2 ～ 4 气管软骨环的前方有甲状腺颊部横过。气管颈段的两侧，上部有甲状腺侧叶覆盖，下部与颈总动脉相邻。

（二）临床行气管切开时注意点（熟知、理解）

① 采取头正中后仰位，以免伤及颈总动脉，并使气管位置变浅。

② 一般在第 3 ～ 5 气管软骨环的范围内切开。

③ 切开时注意深度，以免伤及气管后壁，甚至伤及食管。

④ 勿切第 1 气管软骨环，以免术后发生喉部狭窄。

⑤ 切开不应低于第 5 气管软骨环，以免引起无名动脉等损伤。

命题趋势 气管切开一般以A1型题出现。

金题直击

行气管切开术时，应将患者头部处于

A. 正中位　　B. 头偏一侧

C. 头俯位　　D. 头后仰位

E. 头正中后仰位

【答案】E

【解析】临床行气管切开时，采取头正中后仰位，以免伤及颈总动脉，并使气管位置变浅。

四、颈动脉三角的解剖特点

（一）境界

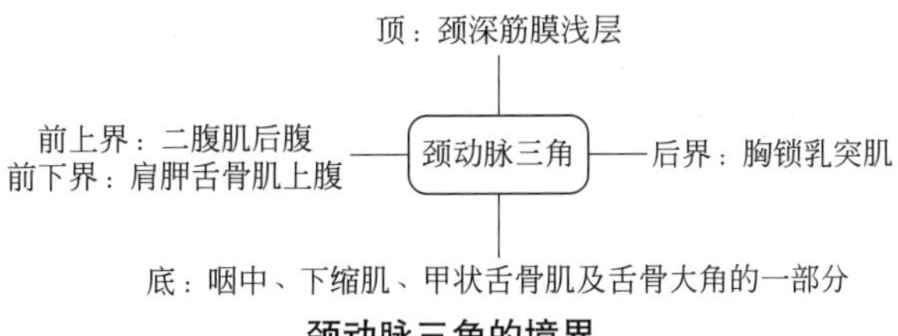

颈动脉三角的境界

（二）层次

由浅入深分为三层：

① 皮肤。

② 颈浅筋膜。

③ 颈深筋膜浅层。

（三）内容和毗邻（三动、两静、两神经、一肌肉）

① 颈总动脉、颈内动脉和颈外动脉。

② 颈内静脉、面总静脉。

③ 舌下神经、喉上神经。

④ 二腹肌后腹。

第四单元　口腔生理功能

考试分值

专业	2019 年	2020 年	2021 年	2022 年	2023 年
执业	6	7	7	9	7
助理	3	3	4	4	3

第一节　下颌运动

一、下颌运动的形式、范围及意义

（一）下颌运动的形式

开闭口运动、前后运动和侧方运动是下颌运动的三种基本形式。

1. 开闭口运动

（1）RCP 起始的开口运动　从后退接触位开始，下切牙向后下方运动 18 ～ 25mm。①在此范围内→髁突在关节下腔做单纯的转动；②超出此范围→滑动＋转动→至关节结节的前下方；③继续开口→单纯转动，直到最大张口位。

正常时张口度应在 40mm 以上，髁突向前下移动 10mm 左右，髁突与颏部运动距离之比约为 1∶3（非线性）。

（2）ICP 或 MPP 起始的开口运动　开始→滑动兼转动，运动至关节结节的前下，若继续开口→单纯转动。

命题趋势 开闭口运动中髁突在关节腔的运动方式，考试多以 B1 型题为主。

金题直击

A. 单纯滑动运动　　B. 单纯转动运动
C. 滑动兼转动运动　　D. 开闭口运动
E. 侧方运动

1. 前伸运动时双侧颞下颌关节进行的是
2. 通常认为从牙尖交错位开始的开口运动，即为
3. 又可称为“铰链运动”的是

【答案】A、C、B

【解析】单纯滑动运动通常出现在双侧关节的对称性运动中，主要发生在关节上腔，关节盘 - 髁复合体在颞骨关节面下方向前、下运动。前伸运动时双侧颞下颌关节即进行单纯滑动运动。滑动兼转动运动可以出现在对称性运动中，也可以出现在非对称性运动中。通常认为从牙尖交错位开始的开口运动，即为滑动兼转动运动。单纯转动运动通常出现在双侧关节的对称性运动中，主要发生在关节下腔，髁突在关节盘下做前后方向的单纯转动运动，又称铰链运动。

2. 前后运动　分前伸运动和后退运动两部分。

前伸运动时双侧髁突和关节盘协调地沿关节结节后斜面向下方滑动。

后退运动是髁突和关节盘沿关节结节后斜面向后上方滑行，又回到关节窝后位。正常情况下，运动范围为 1mm。

3. 侧方运动　Bennett 运动是指下颌的整体侧方位移。由于下颌侧向咬合运动为一种非对称的运动，两侧髁突运动方式及运动方向并不一致，工作侧髁突以转动为主，向外侧运动幅度约 3mm，而非工作侧髁突向前、内、下滑行，其运动轨迹与矢状面形成夹角，称为 Bennett 角，20°。

下颌侧方运动→工作侧转动→非工作侧滑动。

后牙咬物→工作侧滑动→非工作侧转动。

【要点提醒】

单纯转动	小开口（从后退接触位开始，下切牙向后下方运动 18 ～ 25mm） 最大张口（至关节结节的前下方，若继续开口，髁突可又表现为单纯转动）
单纯滑动	下颌前伸运动 （注：如果前牙为深覆𬌗，下颌前伸时必须先做小开𬌗运动，然后才能做前伸运动，这时的前伸运动则是转动和滑动相结合的混合运动。）
转动兼滑动	① ICP 或 MPP 起始的张口 ② 下颌侧方运动，工作侧转动，非工作侧滑动 ③ 后牙咬物，工作侧滑动，非工作侧转动

（二）下颌运动的范围及意义

1. 边缘运动 下颌向各方向所能做的最大范围的运动。最大前伸运动 8 ～ 10mm。

2. 叩齿运动 习惯性小开闭口运动，无意识进行。

3. 咀嚼运动 属于下颌的功能运动。

命题趋势 考查下颌运动的范围的一些数据，多以 B1 型题为主。

金题直击

A. 3mm
B. 8 ～ 10mm
C. 12 ～ 16mm
D. 18 ～ 25mm
E. 40 ～ 50mm

1. 正常下颌铰链开口度为
2. 下颌最大前伸范围是
3. 下颌功能性前伸范围是

【答案】D、B、A

【解析】此知识点属于记忆内容。注意前后总结记忆。

二、下颌运动的制约因素（4 个）

右侧颞下颌关节	双侧颞下颌关节为解剖因素，是难以改变的
左侧颞下颌关节	
𬌗	𬌗因素可以在一定范围内人为地加以调整，是下颌运动的决定因素
神经肌肉	最重要的因素

命题趋势 下颌运动制约因素的内容考试多以 A1 型题为主。

金题直击

1. 下颌运动的制约因素是
A. 右侧颞下颌关节
B. 左侧颞下颌关节
C. 𬌗
D. 神经肌肉结构
E. A+B+C+D

【答案】E

【解析】控制下颌运动的因素有 4 个：①右侧颞下颌关节；②左侧颞下颌关节；③𬌗；④神经肌肉。

2. 下颌运动的决定因素中可以人为加以调整的是
A. 左侧颞下颌关节咬合力
B. 右侧颞下颌关节
C. 𬌗
D. 神经肌肉
E. 以上都不正确

【答案】C

【解析】𬌗因素可在一定范围内人为地加以调整。通过调改𬌗面，可改变应力在牙周膜上的分布，从而改变本体感受器传入的信号，间接地调节神经肌肉的反应，以达到影响下颌运动的目的。

3. 决定下颌运动最重要的因素是

A. 咬合力

B. 神经肌肉

C. 精神心理

D. 左侧颞下颌关节

E. 右侧颞下颌关节

【答案】B

【解析】决定下颌运动最重要的因素是神经肌肉。

4. 下颌运动的决定因素是

A. 左侧颞下颌关节咬合力

B. 右侧颞下颌关节

C. 𬌗

D. 神经肌肉

E. 以上都不正确

【答案】C

【解析】下颌运动的制约因素：左侧颞下颌关节、右侧颞下颌关节、𬌗、神经肌肉结构。其中左、右侧颞下颌关节两个制约因素难以改变，而𬌗可在一定范围内人为加以调整，通过调𬌗和𬌗的改建，可改变应力在牙周膜上的分布，从而改变本体感觉器传入的信号，间接地调节神经肌肉的反应，以致影响下颌运动。故答案为C。

三、下颌运动的记录方法

直接观察法	开口度（正常40～60mm，小于40mm为开口受限） 开口型（下颌直向下后，记录为“↓”） 下颌前伸和侧方运动
机械描记法	哥特式弓描记、机械式髁突运动描记
电子仪器记录法	切点描记、髁点描记

命题趋势 下颌运动的记录方法，考试多以A1型题为主。

金题直击

下颌运动的记录方法中，属于直接观察法的是

A. 切点描记

B. 髁点描记

C. 哥特式弓描记

D. 前伸和侧方运动

E. 机械式髁突运动描记

【答案】D

【解析】直接观察法：开口度和开口型；下颌前伸和侧方运动。机械描记法：哥特式弓描记和机械式髁突运动描记。电子仪器记录法：切点描记和髁点描记。故应选D。

第二节　咀嚼运动

一、咀嚼运动的过程和类型

（一）咀嚼运动的过程

一般将咀嚼运动归纳为切割、捣碎和磨细3个基本阶段。

- 前牙切割运动 → 下颌自前伸，经切牙对刃，滑回至牙尖交错位为前牙的一次切割运动，由对刃殆滑回到牙尖交错殆的过程，是发挥功能的阶段

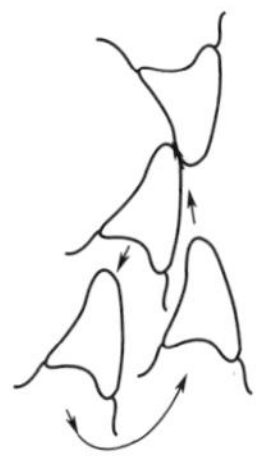

- 后牙捣碎和磨细 → 捣碎指垂直方向将食物捣碎
磨细则需伴有下颌的侧方运动
循环始于下颌由牙尖交错位向下向外（向工作侧），继而上升，使工作侧上下颌后牙的同名牙尖彼此相对，然后下颌后牙颊尖的颊斜面，沿上颌后牙颊尖的舌斜面向舌侧滑行，返回牙尖交错位。下颌后牙颊尖舌斜面从中央窝沿上后牙舌尖颊斜面向舌侧继续滑行，约至其一半处而分离（后牙殆运循环）

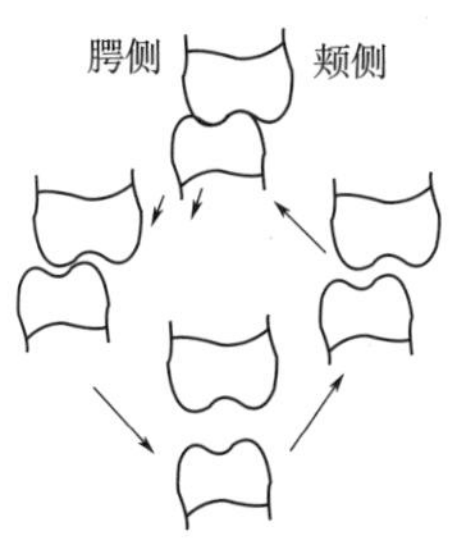

命题趋势 咀嚼运动的过程，考试多以 A1 型题为主。

金题直击

1. 咀嚼运动的作用可归纳为三个阶段即
A. 前伸、后退侧方运动　B. 切割、捣碎、磨细运动
C. 前后开闭、侧方运动　D. 开口、食物定位、咀嚼运动
E. 正中、小开殆返回正中

【答案】B

【解析】咀嚼运动的作用可归纳为三个阶段，即切割、捣碎、磨细运动。故本题答案是 B。

2. 前牙殆运循环的功能阶段是
A. 下颌下降　B. 下颌前伸
C. 下颌上升切牙对刃　D. 切牙对刃并滑回至正中
E. 下颌下降与前伸

【答案】D

【解析】下颌自前伸，经切牙对刃，滑回至牙尖交错位为前牙的一次切割运动。故本题答案是 D。

（二）咀嚼运动的类型

双侧交替咀嚼	约占 78%，人类最常用的咀嚼方式
单侧及前伸咀嚼	约占 12%，以软食为主的人或由于正常殆型为牙齿、牙周异常所干扰者，多属此类
双侧（同性时）咀嚼	占 10% ～ 20%，全口义齿患者常有这种咀嚼方式

二、咀嚼周期及咀嚼效率

（一）咀嚼周期

咀嚼运动有一定的程序和重复性，一般咀嚼速度为 70 ～ 80 次 / 分。

轨迹图形	似滴泪水形、8 字形
时间变化	快（开口）→慢（最大开口）→快（闭口）→慢（咬合接触）
	一个咀嚼周期所需时间平均为 0.875s，其中咬合接触时间平均为 0.2s，两者间之比约为 4：1
	在咀嚼周期中时程最长的阶段是开口相，最短的阶段是咬合接触

命题趋势 咀嚼周期是历年考试的高频考点，考试多以 A1 型题为主。

金题直击

1. 在咀嚼周期中时程最长的阶段是

A. 开口相
B. 食物保持
C. 咀嚼相
D. 咬合接触
E. 牙尖交错位

【答案】A

【解析】一个咀嚼周期所需时间平均为0.875s，其中咬合接触时间平均为0.2s，两者间之比约为4∶1。在咀嚼周期中时程最长的阶段是开口相，最短的阶段是咬合接触。

2. 咀嚼周期的轨迹图形为

A. 似水滴形
B. 似椭圆形
C. 似直线形
D. 似圆形
E. 似新月形

【答案】A

【解析】咀嚼周期的轨迹图形为似水滴形、8字形、滴泪水形。

3. 咀嚼周期正确的时间变化为

A. 快（开口）→慢（最大开口）→快（闭口）→慢（咬合接触）
B. 慢（开口）→快（最大开口）→快（闭口）→慢（咬合接触）
C. 快（开口）→慢（最大开口）→慢（闭口）→快（咬合接触）
D. 快（开口）→快（最大开口）→慢（闭口）→快（咬合接触）
E. 慢（开口）→慢（最大开口）→快（闭口）→快（咬合接触）

【答案】A

（二）咀嚼效率

在一定时间内，对定量的食物嚼细的程度，称咀嚼效率。

1. 测定咀嚼效率的方法

筛分称重法	计算在单位时间内嚼碎食物的量占所嚼食物总量的比例。其方法是给被试者花生米4g，咀嚼20s，然后全部吐在盛器内，并漱净口内咀嚼物残渣，过筛（筛孔径为2.0mm），将未能通过筛孔的残渣烤干，若称其重量为0.7g，其咀嚼效率按公式计算为：（总量－余量）/总量×100%=(4−0.7)/4×100%=82.5%
吸光度法	采用光栅分光光度计，咀嚼效率高者，咀嚼得细，悬浊度高，测得的吸光读数大，反之则小。其测定步骤如下：给受试者每次2g烤杏仁，咀嚼20s
比色法	利用试物对生物染料苋菜红溶液的吸附作用，将咀嚼后的试物放入苋菜红溶液中，试物嚼得越细，其表面积就越大，吸附染料越多，则溶液浓度越低。通过测定即可获得咀嚼效率的大小

命题趋势 咀嚼效率的定义和方法，考试多以A1型题为主。

金题直击

关于咀嚼效率哪项是正确的

A. 机体在一定时间内，对特种食物嚼细的程度
B. 机体在一定时间内，对硬食物嚼细的程度
C. 机体在一定时间内，对软食物嚼细的程度
D. 机体在一定时间内，对定量食物嚼细的程度
E. 机体对定量食物咀细的程度

【解析】D

【解析】在一定时间内，对定量的食物嚼细的程度，称咀嚼效率。

2. 影响咀嚼效率的因素

牙齿的功能性接触面积（最主要）	接触面积越大，咀嚼效率越高
缺牙的位置	前牙的缺失对咀嚼效率的影响小于后牙的缺失。当不对称分布时，𬌗单位数如果小于6时，则出现咀嚼效率低

续表

牙周组织	局部或全身的疾患，使牙齿支持组织受到损害，导致牙周组织的耐受力降低而影响咀嚼效率
颞下颌关节疾患	影响下颌运动及咀嚼肌的作用，导致不能充分发挥咀嚼功能
口腔内软硬组织缺损、手术或外伤等后遗症	—
全身的健康状态	—
其他因素	过度疲劳、精神紧张和不良咀嚼习惯等，也可影响咀嚼效率

金题直击

1. 提高咀嚼效率的主要因素是

A. 牙的数目多　　B. 牙的体积大

C. 牙排列整齐　　D. 牙形态正常

E. 牙功能性接触面积大

【答案】 E

【解析】 影响咀嚼效率的因素有：①牙齿的功能性接触面积；②牙周组织；③颞下颌关节疾患；④口腔内软硬组织缺损、手术或外伤后遗症；⑤全身的健康状态；⑥其他因素：不良咀嚼习惯、过度疲劳和精神紧张。

2. 下列不是咀嚼效率的影响因素的是

A. 牙周组织的健康状况　　B. 颞下颌关节疾患

C. 性别　　D. 全身健康状况

E. 年龄

【答案】 C

【解析】 影响咀嚼效率的因素有：①牙齿的功能性接触面积；②牙齿支持组织；③颞下颌关节疾患；④口腔内软硬组织的缺陷；⑤其他不良咀嚼习惯。故本题选C。

三、咀嚼运动中的生物力与生物杠杆作用

（一）咀嚼运动中的生物力

- 生物力
  - 咀嚼肌力（咀嚼力）
    - ① 为咀嚼肌所能发挥的最大力，也称咀嚼力
    - ② 力量的大小，一般以肌肉在生理状态下的横截面积的大小来衡量
    - ③ 颞肌、咬肌和翼内肌的横断面积约为8cm^2、7.5cm^2和4cm^2，共19.5cm^2
    - ④ 颞肌>咬肌>翼内肌
  - 𬌗力（咀嚼压力）
    - ① 指上、下牙咬合时，牙周组织所承受之力
    - ② 影响𬌗力的因素主要有性别、年龄、咀嚼习惯、𬌗力线的方向、张口距离以及口颌系统的状态等
    - ③ 其大小顺序为：第一磨牙>第二磨牙>第三磨牙>第二前磨牙>第一前磨牙>尖牙>中切牙>侧切牙
  - 最大𬌗力
    - ① 为牙周膜所能耐受的最大𬌗力
    - ② 𬌗力最小的是上颌侧切牙
    - ③ 日常咀嚼食物所需力为3~30kg（最大𬌗力之一半）
  - 牙周储备力
    - ① 牙周潜力
    - ② 牙缺失后的义齿修复的基础

命题趋势 咀嚼运动中的生物力是历年考试的高频考点，考试多以A1型题为主。

金题直击

1. 咀嚼运动中的3种生物应力分别是

A. 咀嚼力、咀嚼压力、最大殆力

B. 牙力、咀嚼压力、殆力

C. 殆力、最大咀嚼力、最大殆力

D. 最大咀嚼力、肌力、殆力

E. 肌力、殆力、咀嚼力

【答案】A

【解析】咀嚼运动的3种生物应力为咀嚼力、殆力、最大殆力。咀嚼肌力是指参与咀嚼的肌肉所能发挥的最大力量，也称咀嚼力。咀嚼压力是指牙周组织所承受之力，又称为殆力。最大殆力是牙周膜的最大耐受力。

2. 咀嚼肌收缩所发挥的最大力是

A. 咀嚼压力

B. 咀嚼肌力

C. 最大力

D. 殆力

E. 牙周潜力

【答案】B

【解析】咀嚼运动的3种生物应力为咀嚼力、殆力、最大殆力。咀嚼肌力是指参与咀嚼的肌肉所能发挥的最大力量，也称咀嚼力。咀嚼压力是指牙周组织所承受之力，又称为殆力。最大殆力是牙周膜的最大耐受力。

咀嚼肌力	为咀嚼肌所能发挥的最大力，也称咀嚼力 与肌肉横截面积有关 颞肌＞咬肌＞翼内肌
殆力	指上、下牙咬合时，牙周组织所承受之力，又称为咀嚼压力
最大殆力	为牙周膜所能耐受的最大殆力 第一磨牙＞第二磨牙＞第三磨牙＞第二前磨牙＞第一前磨牙＞尖牙＞中切牙＞侧切牙 日常咀嚼食物所需力为3～30kg
牙周储备力	牙周潜力 牙缺失后的义齿修复的基础

3. 日常咀嚼食物所需的殆力是

A. 10～20kg

B. 5～20kg

C. 20～30kg

D. 3～30kg

E. 30～40kg

【答案】D

【解析】日常咀嚼食物所需殆力为3～30kg（最大殆力之一半）。

（二）咀嚼运动中的生物杠杆作用

在咀嚼运动中，下颌有转动和滑动，多数情况是两种基本方式的混合，较为复杂。根据生物力学的机械杠杆原理分析如下：

1. 切咬运动 Ⅲ类杠杆（想象切割是变成了几类关系）。

切咬食物时，前牙切咬食物为重点，颞下颌关节为支点，提下颌肌群以咬肌和颞肌为主要动力点，从矢状面观察构成第Ⅲ类杠杆，阻力臂较动力臂长，机械效能较低。因此，越向前牙区咀嚼食物，牙齿承受的咀嚼力就越小，这有利于维护狭小的单根前牙及其牙周组织的健康。

命题趋势 咀嚼运动中的生物杠杆作用，考试多以A1型题为主。

金题直击

前牙切碎食物时下列描述正确的是

A. 第Ⅲ类杠杆，阻力臂长于动力臂，机械效能低

B. 第Ⅱ类杠杆，阻力臂长于动力臂，机械效能高

C. 前牙所承受的咀嚼力较大，有利于维护单根前牙和其牙周组织的健康
D. 由于前牙所承受的咀嚼力较大，故前牙牙根的唇面比舌面宽
E. 前牙切咬食物时的运动距离为 3.7cm
【答案】A
【解析】在前牙切咬运动中，从矢状面观察构成第Ⅲ类杠杆，阻力臂较动力臂长，机械效能低，承受的咀嚼力小，有利于维护狭小的单根前牙及其牙周组织健康。前伸距离是 8 ～ 10mm。因此选 A。

2. 侧方咀嚼运动 一般为左侧或右侧的单侧型咀嚼，此时非工作侧髁突虽向工作侧移动，但仍为翼外肌、颞肌和舌骨上下肌群所稳定，并作为支点。

工作侧的升颌肌群主要以咬肌与翼内肌收缩为力点，研磨食物处为重点，从额状面观察构成第Ⅱ类杠杆。此时动力臂较阻力臂长，可使机械效能增加。当研磨食物的后阶段，下颌接近牙尖交错𬌗时，则同时可存在第Ⅱ类和第Ⅲ类杠杆作用。

金题直击

1. 右侧侧方咀嚼形成的Ⅱ类杠杆，其支点位于
A. 右侧颞下颌关节
B. 左侧颞下颌关节
C. 右侧牙列
D. 左侧牙列
E. 升颌肌力
【答案】B
【解析】左侧或右侧单侧咀嚼时，非工作侧髁突向工作侧移动，但仍为翼外肌、颞肌和舌骨上下肌群所稳定，并作为支点。

2. 在后𬌗运循环研磨食物的后阶段存在的杠杆作用为
A. Ⅰ类杠杆作用
B. Ⅱ类杠杆作用
C. Ⅲ类杠杆作用
D. Ⅰ类＋Ⅱ类杠杆作用
E. Ⅱ类＋Ⅲ类杠杆作用
【答案】E
【解析】当研磨食物的后阶段，下颌接近牙尖交错𬌗时，则同时可存在第Ⅱ类和第Ⅲ类杠杆作用。

四、咀嚼时牙的动度与磨耗

（一）咀嚼时牙的动度

咀嚼时，牙齿具有轻微的动度，牙的生理动度有一定范围。在 1 牛顿力的作用下，垂直方向的移位量是 0.02mm。在健康的状况下，500g 的水平力所致的牙齿动度如下：

切牙	0.10 ～ 0.12mm
前磨牙	0.08 ～ 0.10mm
尖牙	0.05 ～ 0.09mm
磨牙	0.04 ～ 0.08mm

（二）磨耗与磨损

1. 磨耗 在咀嚼过程中，牙面与牙面之间，或牙面与食物之间的摩擦，导致牙齿硬组织缓慢地、渐进性消耗的生理现象。多发生在牙齿的𬌗面、切嵴及邻面。

2. 磨损 牙齿表面与外物机械摩擦而产生的牙体组织损耗。如刷牙引起牙冠唇、颊面或颈部等处的非生理性损耗。

3. 磨耗的生理意义

有利于平衡𬌗的建立	消除早接触点，使𬌗面广泛接触
降低牙尖高度，减少侧向力	随着年龄增长，磨耗使牙尖高度降低，可减少咀嚼时牙周组织所受的侧向压力，使牙尖形态与牙周组织功能相适应

续表

<table>
<tr><td rowspan="2">协调临床冠根比例</td><td>高龄者的牙周组织发生老年性退缩，临床牙冠增长，甚至牙根部分暴露。牙冠磨耗可减少临床牙冠的长度，保持冠根比例协调，从而不致由于杠杆作用而使牙周组织负担过重</td></tr>
<tr><td>如上下颌牙的功能尖磨损过多，可形成反横𬌗曲线，易引起牙周组织的创伤和牙体组织的折裂</td></tr>
<tr><td colspan="2">全牙列邻面持续地磨耗，可代偿牙弓连续地向前移动，使前牙不拥挤</td></tr>
</table>

命题趋势 应注意区别磨耗与磨损，考试多以 A1 型题为主。

金题直击

1. 在咀嚼过程中，磨损的定义是

A. 牙面与食物之间的摩擦而造成牙齿缓慢地、渐进性消耗

B. 牙面与牙面之间的摩擦而造成牙齿缓慢地、渐进性消耗

C. 牙面与外物机械摩擦而造成牙体损耗

D. 牙面与外物机械摩擦而产生的外物机械损耗

E. 以上都对

【答案】C

【解析】磨损指牙齿表面与外物机械摩擦而产生的牙体组织损耗。磨耗是指在咀嚼过程中，牙面与牙面之间，或牙面与食物之间的摩擦，使牙齿硬组织缓慢地、渐进性消耗的生理现象。

2. 导致横𬌗曲线方向改变，是因为

A. 切牙切端的磨耗

B. 尖牙牙尖的磨耗

C. 上颌前磨牙颊尖的磨耗

D. 上颌后牙舌尖、下颌后牙颊尖的磨耗

E. 上颌后牙颊尖、下颌后牙舌尖的磨耗

【答案】D

【解析】功能尖的磨耗。

五、唇、舌、颊、腭在咀嚼运动中的作用（助理不考）

（一）唇

① 唇具有丰富的感受器，对温度及触觉敏感，可防止不适宜的食物进入口腔。

② 帮助转动食物。

③ 防止食物或饮料从口腔溢出。

（二）舌

① **搅拌食物**。

② 辨认食物中有无可致创伤的物质。

③ **压挤食物**。

（三）颊

① 当其松弛时——容纳更多食物。

② 当收缩时——推送食物。

（四）腭

除与舌共同挤压食物外，**硬腭对触觉特别敏感**，**能辨别食物粗糙的程度**。

命题趋势 唇、舌、颊、腭在咀嚼运动中的作用，应在理解的基础上记忆，考试多以 A1、B1 型题为主。

金题直击

以下哪种功能不是咀嚼中舌的作用

A. 保持食物于切嵴或咬合面

B. 对食物进行挤压以粉碎食物

C. 防止食物或饮料溢出

D. 搅拌食物与唾液充分混合，以利消化

E. 形成食团后，送食团以吞咽

【答案】C

【解析】舌在咀嚼运动中的作用：推送并保持食物在上下牙列之间；将食物从牙弓的一个部位转送到另一个部位；搅拌食物；舌和口腔后部的感觉末梢，能选择咀嚼完善的食团以备吞咽；清扫食物残渣；辨认食物中有无可致创伤的食物；挤压食物。

六、咀嚼的作用与影响（了解）

（一）咀嚼的作用

①咀嚼食物是消化过程第一步。

②对牙龈起按摩作用。

③调节血液循环。

（二）咀嚼对𬌗、颌、面生长发育的影响

①咀嚼磨耗能消除建𬌗初期少数牙的早接触，建立正常的𬌗关系。

②咀嚼运动对颌骨结构及发育，均有一定的功能性刺激。

③咀嚼肌的功能性刺激能促进血液循环和淋巴回流，增强代谢，使𬌗、颌、面正常发育。

第三节　吞咽、呼吸及言语（助理不考）

一、吞咽的过程

每人每天吞咽约 2400 次。根据食团在吞咽时所经过的解剖部位，将吞咽过程分为三期：

（一）口腔阶段（食团由口腔至咽）

这一阶段是在大脑皮质冲动影响下开始的随意动作。

（二）咽腔阶段（食团由咽至食管上段）

该阶段通过一系列的急速反射动作而完成，为时 0.1s。此时暂停呼吸。

（三）食管阶段（食团由食管下行至胃）

该阶段由食管肌肉顺序收缩形成。蠕动波作用完成的周期为 6 ～ 7s。蠕动波在食团上端为收缩波，下端为舒张波。

除液体外，食物的重量对吞咽的影响甚微。从吞咽开始至食物到达贲门所需的时间与食物的性状及人的体位有关，液体食物需 3 ～ 4s，糊状食物约需 5s，固体食物较慢需 6 ～ 8s，通常不超过 15s。

金题直击

吞咽随意期是哪一期

A. 第一期　　B. 第二期

C. 第三期　　D. 第一期＋第二期

E. 第二期＋第三期

【答案】A

【解析】第一期口腔阶段（食团由口腔至咽）是在大脑皮质冲动影响下开始的随意动作。

二、吞咽对牙列、𬌗、颌、面发育的影响

①吞咽促进牙弓及颌面部正常生长发育。

②吞咽刺激下颌的生长发育。

③吞咽时，口腔内产生暂时性负压，有助于鼻腔的发育。

三、呼吸与咀嚼、吞咽的关系

①咀嚼时，呼吸持续不中断。

② 吞咽时，呼吸中断。

四、呼吸方式与颅、面、骀、颌的发育

① 生理状态下，鼻呼吸是主要的呼吸方式。

② 口呼吸是指呼吸时口鼻并用。

③ 通常鼻呼吸比例≤ 70% 或≤ 75% 时，则认为口呼吸。

④ 口呼吸可使下颌及舌下降，唇肌松弛、开唇露齿、唇外翻、上前牙前突、上牙弓狭窄；由于气道从口腔通过妨碍了硬腭的正常下降，腭穹高拱；由于张口时后牙继续萌出，下颌向下、向后旋转，形成开骀和长面畸形。

五、言语和发音不清

1. 言语 也可由口腔部分缺损或畸形而发生言语障碍。

2. 发音不清 口腔的部分缺损或畸形必然影响语音，从而影响到言语功能。

① 上前牙缺失→发齿音（s、z）和唇齿音（f、v）。

② 唇裂或唇缺损→双唇音时常夹杂有“s”音。

③ 舌缺失或畸形→ 元音和辅音中的舌齿音。

④ 巨舌畸形者→ 以“th”替代“s”和“z”发音。

⑤ 舌系带过短者→“r”“s”和“z”音均受影响。

⑥ 腭裂者口鼻腔相通→混有鼻音。

⑦ 下颌后缩或过小→难以发双唇音。

⑧ 下颌前突或过大→发齿音和唇音。

⑨ 戴修复体→发音的清晰度降低。

第四节　唾液的分泌和功能

唾液是口腔三对大唾液腺（腮腺、下颌下腺、舌下腺）和许多的小唾液腺（唇腺、颊腺、腭腺和舌腺）所分泌的混合液的总称。

一、唾液的性质和成分

① 唾液为泡沫状，稍浑浊，微呈乳光色的黏稠液体。

② 比重为 1.004 ～ 1.009，pH 平均为 6.75。

③ 唾液中水分约占 99.4%，固体物质约占 0.6%（其中有机物约占 0.4%，无机物约占 0.2%）。

④ 唾液中的有机物主要为黏蛋白。

⑤ 唾液渗透压为 100 ～ 200mOsm/L，较血浆渗透压低。

二、唾液的分泌和调节

① 正常成人每天的唾液的分泌量为 1000 ～ 1500mL。

② 无任何刺激的情况下，唾液基础分泌为每分钟 0.5mL。

③ 腮腺占 22% ～ 30%（对于进食等刺激的反应大于下颌下腺）。

④ 下颌下腺静止时分泌量最大，占 60% ～ 65%。

⑤ 腮腺和下颌下腺共占 90%。

⑥ 舌下腺占 2% ～ 4%，小唾液腺占 7% ～ 8%。

⑦ 影响唾液分泌的因素有情绪、气候、年龄、食物、药物、健康状况等。

⑧ 药物如毛果芸香碱可促进唾液分泌；而阿托品则抑制唾液分泌。

命题趋势 唾液的性质、成分以及功能是历年考试的高频考点，考试多以 A1 或 B1 型题为主。

金题直击

1. 关于唾液的性质和成分的论述，错误的是

A. pH 6.0 ～ 7.9，平均 6.75　　B. 比重 1.2 ～ 1.9

C. 水分 99.4%　　D. 有机物 0.4%

E. 无机物 0.2%

【答案】B

【解析】唾液为泡沫状，稍浑浊，微呈乳光色的黏稠液体，比重为 1.004 ～ 1.009，pH 在 6.0 ～ 7.9 之间，平均为 6.75；唾液中水分占 99.4%，固体物质占 0.6%（其中有机物占 0.4%，无机物占 0.2%）。

2. 下颌下腺静止时分泌量占

A. 22% ～ 30%

B. 60% ～ 65%

C. 7% ～ 8%

D. 2% ～ 4%

E. 90% 以上

【答案】B

【解析】下颌下腺静止时分泌量最大，占 60% ～ 65%；腮腺占 22% ～ 30%，但对于进食等刺激的反应大于下颌下腺。

三、唾液的作用

唾液不仅对消化有很大作用，且与口腔的很多功能均有密切关系。

（1）消化作用　唾液内的**淀粉酶**，能将食物中的淀粉分解成麦芽糖。这不仅在口腔内进行，当由唾液混合的食团进入胃后，在未接触胃酸前，唾液淀粉酶仍可继续作用约 30min，直至胃内物变为 pH 约为 4.5 的酸性反应为止。pH 为 6 时，唾液淀粉酶最易发挥作用。

（2）咀嚼的辅助作用　唾液能使食物湿润，易于嚼碎，且易于形成食团。

（3）溶剂作用　使食物的有味物质先溶解于唾液，然后弥散与味蕾接触而产生味觉，兴奋食欲，相应地增加唾液的分泌。

（4）润滑作用　唾液内的黏液素，可保持口腔组织的润滑、柔软，使咀嚼、吞咽、言语等功能顺利进行。

（5）保护作用　唾液中的黏蛋白吸附至口腔黏膜表面，形成一层薄膜，称为获得性膜，可影响口腔微生物对牙面的附着。

（6）稀释和缓冲作用　若刺激性很强的物质进入口内，唾液分泌立即增多，**以稀释其浓度。过冷过热的温度等刺激也可借以缓冲**，以保护口腔组织。唾液含较高浓度的**碳酸氢盐**可中和酸，帮助控制口腔 pH，咽下可直接中和食管内的酸，具有保护黏膜的作用。

（7）清洁作用　唾液是流动的，流量较大，流速较快，使口腔内的食物残渣、细菌、脱落上皮等得以清洗，对预防感染及龋齿具有重要作用。

（8）杀菌和抗菌作用　唾液中溶菌酶可作用于某些细菌的细胞壁，有杀菌作用。此外，唾液中含变酶，能使某些病原菌成为非病原菌；唾液小体也具有吞噬作用；硫氰酸盐也有抑菌作用。唾液中含有分泌型**免疫球蛋白（SIgA）**，可减少变形链球菌聚集于牙面，因此，对龋病有免疫作用。

（9）黏附和固位作用　唾液具有黏着力，能紧紧地黏附于食物和其他颗粒上，使颗粒黏成团便于吞咽。唾液可在黏膜表面扩展成薄膜，增加全口义齿的附着力，有利于固位。

（10）缩短凝血时间作用　血液与唾液之比为 1∶2 时，凝血时间缩短最多。

（11）排泄作用　血液中的异常或是过量成分可通过唾液排出。如过量的汞、铅等重金属元素及碘也主要从唾液排出。肾功能弱而少尿患者的部分尿素，糖尿病患者血液中过多的葡萄糖，有些血液中的病毒等，也常由唾液中排出。

（12）体液的调节作用。

（13）内分泌作用。

作用	原理
消化作用	淀粉酶
溶剂作用	使食物中的有味物质，先溶解于唾液
清洁作用	唾液的**流动性**
稀释和缓冲作用	稀释，**碳酸氢盐**缓冲
杀菌和抗菌作用	溶菌酶，硫氰酸盐，SIgA
黏附和固位作用	唾液的**黏着力**

续表

作用	原理
缩短凝血时间的作用	血液：唾液 =1：2 时，凝血时间最短最多
排泄作用	血液中的异常或过量成分，常可通过唾液排出
其他作用	—

金题直击

1. 唾液的消化作用是通过
A. 溶菌酶
B. 乳铁蛋白
C. 免疫球蛋白
D. 淀粉酶
E. 变位酶
【答案】D
【解析】唾液内的淀粉酶，能将食物中的淀粉水解成麦芽糖。在未接触胃酸前，唾液淀粉酶可继续作用约 30min。pH 为 6 时，唾液淀粉酶最易发挥作用。

2. 唾液的功能不包括
A. 消化作用
B. 吸收作用
C. 溶剂作用
D. 冲洗作用
E. 排泄作用
【答案】B
【解析】唾液的功能：消化作用、咀嚼的辅助作用、溶剂作用、润滑作用、保护作用、缓冲和稀释作用、清洁作用、杀菌和抑菌、黏附和固位、缩短凝血时间、排泄作用、体液的调节作用、内分泌作用。

3. 血液与唾液混合后可缩短凝血时间，最合适的血液与唾液比应为
A. 1：1
B. 1：2
C. 1：3
D. 2：1
E. 3：1
【答案】B
【解析】唾液有缩短凝血时间的作用，血液与唾液混合后，凝血时间缩短，其缩短程度与混合之比例有关，血液与唾液之比为 1：2 时，凝血时间缩短最多。故本题选 B。

4. 唾液中主要的免疫球蛋白是
A. IgA
B. IgG
C. IgM
D. SIgA
E. IgE
【答案】D
【解析】SIgA 指的是分泌型 IgA，是黏膜免疫系统的主要效应分子。

第五节　口腔感觉

口腔一般感觉的敏感性依次为：痛觉 > 压觉 > 冷觉 > 温觉。

一、口腔颌面部痛觉（感受器为游离神经末梢）

口腔黏膜痛觉分布并不均匀，与第二磨牙相对的颊黏膜区有触点而无痛点，自颊侧黏膜中央至口角的一段带状区痛觉较迟钝，称为无痛区，亦称为 Kiesows zone。牙龈缘处痛觉最为敏感。口腔黏膜自前牙区向磨牙的痛点依次减少。

牙髓及牙周膜的痛觉感受器密度从高到低依次的部位为前牙、前磨牙、磨牙。

命题趋势 口腔颌面部痛觉，考试多以 A1 或 B1 型题为主。

金题直击

1. 口腔黏膜的痛觉分布不均匀，以下各项中痛觉最为敏锐的是

A. 硬腭　B. 舌尖

C. 口唇　D. 牙龈缘处

E. 都不敏感

【答案】D

【解析】口腔黏膜的痛觉分布不均匀，其中痛觉最为敏锐的是牙龈缘处。

2. 口腔一般感觉的敏感性依次为

A. 痛觉＞压觉＞冷觉＞温觉　B. 压觉＞冷觉＞温觉＞痛觉

C. 冷觉＞温觉＞痛觉＞压觉　D. 温觉＞痛觉＞压觉＞冷觉

E. 痛觉＞温觉＞冷觉＞压觉

【答案】A

【解析】口腔一般感觉的敏感性依次为：痛觉 > 压觉 > 冷觉 > 温觉。

二、口腔黏膜温度觉、触觉及压觉

（一）口腔黏膜温度觉

温度觉包括冷觉与热觉。上唇黏膜皮肤移行部为 55 ～ 60℃，口腔黏膜为 60 ～ 65℃。

鲁菲尼（Ruffini）小体是热感受器，克劳斯（Krause）终球是冷感受器。

口腔黏膜温度觉的规律是：

① 口腔前部的冷点和温点多于口腔后部，故口腔前部温度觉的敏感性大于口腔后部。

② 口腔黏膜冷点又多于温点，牙龈、舌尖、舌边缘、硬腭、唇颊等的黏膜处冷点较多；而温点布于上、下颌前牙周围；但硬腭前部却仅有冷点而无温点。

（二）触觉及压觉

1. 引起口腔黏膜触压觉的感受器　主要有以下 4 种：

（1）Meissner 触觉小体　散布于舌尖和唇部。

（2）Meckel 环形小体　分布于口腔黏膜及唇部。

（3）牙周膜本体感受器　分布在牙周膜内。

（4）游离神经末梢　不仅能感受痛觉刺激，也参与接受触觉和本体感觉等刺激。

2. 口腔黏膜触压觉的规律

（1）口腔黏膜表面对触压觉的敏感度与该处触压点分布的密度成正比。

（2）口腔黏膜各部对触压觉的敏感度不同　最敏感者为舌尖、唇及硬腭前部，较迟钝者为颊、舌背和牙龈。龈乳头、腭皱襞处触点的分布多于痛点的分布。年龄越大，黏膜角化越高，口腔黏膜对触压觉的敏感度越低。

命题趋势　口腔黏膜温度觉、触觉及压觉，考试多以 A1 或 B1 型题为主。

金题直击

1. 口腔黏膜各部对触压觉的敏感度不同，最敏感的部位和较迟钝的部位分别是

A. 舌根、软腭最敏感，牙根、舌背较迟钝　B. 舌尖、软腭最敏感，颊肌、硬腭较迟钝

C. 舌尖、硬腭前部最敏感，颊、舌背较迟钝　D. 舌的各部分

E. 以上都不是

【答案】C

【解析】口腔黏膜各部对触压觉的敏感度不同：最敏感者为舌尖、唇及硬腭前部，较迟钝者为颊、舌背和牙龈。

A. 鲁菲尼（Ruffini）小体　B. 克劳斯（Krause）终球

C. Meissner 触觉小体　D. 牙周膜本体感受器

2. 热觉感受器是

3. 冷觉感受器

【答案】A、B
【解析】鲁菲尼（Ruffini）小体是热感受器，克劳斯（Krause）终球是冷感受器。

三、牙周本体觉（助理不考）

牙周本体觉舌尖最敏感，颊部最不敏感。

牙周本体觉感受器有：

1. **梭形末梢** 分布于牙周膜内，能感受牙体受力的大小、方向等感觉，是牙周本体感觉的主要感受器。
2. **游离神经末梢** 感受痛觉刺激，参与本体感觉等。
3. **Ruffini 末梢** 分布于根尖周围，属于机械感受器。
4. **环状末梢** 分布于牙周膜中央区。

四、味觉（助理不考）

味觉是口腔的一种特殊感觉，能刺激唾液分泌和促进食欲，有助于咀嚼、吞咽等功能的进行。

1. **味觉感受器** 主要结构是味蕾，味蕾主要分布于舌背沿界沟排列的轮廓乳头、舌尖和舌侧表面的菌状乳头和舌后部两侧的叶状乳头内。软腭、咽和会厌等处的黏膜上皮内也有味蕾分布。

2. **味觉传导** 味觉经面神经、舌咽神经和迷走神经的轴突进入脑干后终于孤束核，更换神经元，再经丘脑到达岛盖部的味觉区。

3. **基本味觉** 酸、甜、苦、咸，舌尖（菌状乳头）对甜敏感，舌侧（叶状乳头）对酸敏感，舌根（轮廓乳头）对苦敏感，全舌对咸敏感，腭部主要感受酸、苦味，比舌敏感。辣是一种痛觉，不是味觉。

4. **味觉的影响因素**

① 嗅觉。
② 年龄：50 岁左右味觉功能下降。
③ 内分泌。
④ 精神和心理因素。
⑤ 消化系统或全身疾患。
⑥ 局部因素。
⑦ 修复体。
⑧ 遗传性味盲。
⑨ 食物温度：食物在 20 ～ 30℃时，味觉的敏感性最高。

命题趋势 味觉的知识点考试多以 A1 或 B1 型题为主。

金题直击

A. 舌侧缘　　B. 舌背
C. 舌根　　D. 舌尖
E. 舌腹

1. 感觉酸味的部位
2. 感觉苦味的部位
3. 触觉敏感的部位

【答案】A、C、D
【解析】舌尖（菌状乳头）对甜敏感，舌侧缘（叶状乳头）对酸敏感，舌根（轮廓乳头）对苦敏感，全舌对咸敏感，腭部主要感受酸、苦味，比舌敏感。

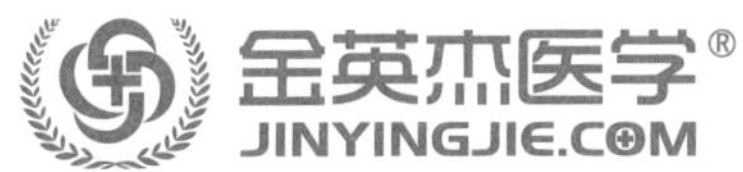

口腔执业（含助理）医师资格考试

命题规律之应试讲义

生物化学　药理学
医学免疫学　医学微生物学

赵庆乐 ◎ 主编
金英杰医学教育研究院 ◎ 组织编写

全国百佳图书出版单位
化学工业出版社
·北京·

编写人员名单

主　　编　赵庆乐

副 主 编　杨凯丽　邓　斌　赵　鑫　闫艺文

编　　者　赵庆乐　杨凯丽　邓　斌　赵　鑫　闫艺文
韩凤首　郭晓静　吴泽秀　王继坤　闫琳翘
王文君　韩秀望　郭晓静　黄晓丹　朱　海
张欢欢　徐　维　宋　毅　杨丽艳　成美恩

组织编写　金英杰医学教育研究院

目录

生物化学

考试分值

专业	2019 年	2020 年	2021 年	2022 年	2023 年
执业	18	16	18	17	17
助理	6	5	5	6	6

第一单元　蛋白质的结构与功能

一、氨基酸和多肽

（一）氨基酸的结构与分类

1. 氨基酸是蛋白质的基本结构单位　自然界中的氨基酸种类繁多，蛋白质的基本单位是氨基酸，组成天然蛋白质的氨基酸仅有 20 种，除甘氨酸外，都是 *L-α-* 氨基酸。

2. 氨基酸的分类

组成天然蛋白的 20 种天然氨基酸根据其侧链的结构和理化性质可分为 5 类：

（1）非极性脂肪族氨基酸　甘氨酸、丙氨酸、缬氨酸、亮氨酸、异亮氨酸及脯氨酸。

（2）极性中性氨基酸　丝氨酸、半胱氨酸、甲硫氨酸、天冬酰胺、谷氨酰胺及苏氨酸。

（3）含芳香环的氨基酸　苯丙氨酸、酪氨酸及色氨酸。

（4）酸性氨基酸　天冬氨酸及谷氨酸。

（5）碱性氨基酸　精氨酸、赖氨酸及组氨酸。

命题趋势 蛋白质的结构与功能中氨基酸的分类是每年的高频考点，多以 A1、A2 型题为主。

金题直击

将骨骼肌中生成的氨转运至肝的主要氨基酸是

A. 亮氨酸　　B. 缬氨酸

C. 甘氨酸　　D. 脯氨酸

E. 丙氨酸

【答案】E

【解析】肌肉中的氨基酸经转氨基作用将氨基转给丙酮酸生成丙氨酸，丙氨酸经血液运到肝。

（二）肽键和肽链（氨基酸的连接）

1. 肽键　是由一分子氨基酸的 α- 羧基与另一分子氨基酸的 α- 氨基脱水缩合而形成的化学键。肽键是蛋白质的基本结构键。

两分子氨基酸缩合形成二肽，三分子氨基酸缩合则形成三肽……，由 2 ～ 20 个氨基酸相连而成的肽称为寡肽。

2. 多肽链　大于 10 个且小于 50 个氨基酸残基形成的肽链称为多肽链。

（1）肽链具有方向性　① *N-* 末端，即多肽链中有自由氨基的一端；② *C-* 末端，即多肽链中有自由羧基的一端。

（2）α 碳原子和肽键形成主链，R 基形成侧链。

3. 蛋白质　大于 50 个氨基酸残基形成的肽链为蛋白质，胰岛素由 51 个氨基酸残基组成。

二、蛋白质的结构

（一）蛋白质的一级结构

1. 概念　蛋白质一级结构是指从 *N-* 端至 *C-* 端的氨基酸的排列顺序。

2. 维系键　主要化学键是肽键，蛋白质分子中所有二硫键的位置也属于一级结构范畴。

（二）蛋白质的二级结构

1. 概念　蛋白质分子中某一段肽链的局部空间排列，即该段肽链主链骨架原子的相对空间位置，并不涉及氨基酸残基侧链的构象。

2. 结构　α- 螺旋、β- 折叠、β- 转角和无规卷曲。

3. 维系键　氢键。

4. α - 螺旋　多肽链的主链围绕中心轴螺旋上升，螺旋走向是顺时针方向，即所谓右手螺旋。

（三）蛋白质的三级结构

1. 概念　蛋白质的三级结构是指整条肽链中全部氨基酸残基的相对空间位置，即肽链中所有原子在三维空间的排布位置。

2. 维系键 疏水键、盐键、氢键和范德华力等。

3. 结构域 分子量较大的蛋白质可折叠成多个结构较为紧密且稳定的区域，并各行其功能，称为结构域。

4. 分子伴侣 理论上讲，如果蛋白质的多肽键随机折叠，可能产生成千上万种可能的空间构象。而实际上，蛋白质合成后，可能只形成一种正确的空间构象。除一级结构为决定因素外，还需要在一类称为分子伴侣的蛋白质辅助下，合成中的蛋白质才能折叠成正确的空间构象。

（四）蛋白质的四级结构（多条肽链构成）

1. 概念 蛋白质分子中各亚基的空间排布及亚基接触部位的布局和相互作用，称为蛋白质的四级结构。

2. 亚基 在四级结构中，每一条具有完整三级结构的多肽链，称为蛋白质的亚基。

3. 维系键 氢键、离子键。

命题趋势 蛋白质的结构与功能中蛋白质的结构是每年的高频考点，多以 A1、A2 型题为主。

金题直击

不属于蛋白质二级结构的是

A. β- 折叠　　B. 右手双螺旋

C. β- 转角　　D. α- 螺旋

E. 无规卷曲

【答案】B

【解析】蛋白质的二级结构主要包括 α- 螺旋、β- 折叠、β- 转角和无规则卷曲。右手双螺旋（B 错，为本题的正确答案）不是 DNA 的二级结构。

三、蛋白质结构与功能的关系（助理不考）

（一）蛋白质一级结构和功能的关系

① 一级结构是空间构象的基础。

② 一级结构相似的蛋白质具有相似的高级结构与功能。

③ 氨基酸序列提供重要的生物进化信息。

④ 重要蛋白质的氨基酸序列改变可引起疾病。蛋白质分子发生变异导致的疾病称为“分子病”，如镰状细胞贫血，其血红蛋白 β 链 *N* 端第 6 个氨基酸残基谷氨酸被缬氨酸代替。

（二）蛋白质高级结构与功能的关系

1. 高级结构是表现功能的形式 蛋白质的一级结构决定空间构象，同时也证明，只有具有高级结构的蛋白质才能表现出生物学功能。

2. 血红蛋白的空间构象变化与功能 血红蛋白（Hb）是含有血红素辅基的蛋白质，具有 4 个亚基，每个亚基结构中间有一个疏水局部，可结合 1 个血红素并携带 1 分子氧，因此 1 分子 Hb 可结合 4 分子氧。成年人红细胞中的 Hb 主要由两条 α 肽链和两条 β 肽链（$\alpha_2\beta_2$）组成，α 链含 141 个氨基酸残基，β 链含 146 个氨基酸残基。胎儿期的 Hb 主要为 $\alpha_2\gamma_2$，胚胎期主要为 $\alpha_2\varepsilon_2$。

3. 构象病 因蛋白质空间构象异常变化——相应蛋白质的有害折叠、折叠不能或错误折叠导致错误定位引起的疾病，称为蛋白质构象病。

4. 疯牛病 是由朊病毒蛋白质（PrP）引起的一组人和动物神经退行性病变，其致病的生化机制是生物体内正常 α- 螺旋形式的 PrP 转变成了异常的 β- 折叠形式的 PrP^{sc}。

四、蛋白质的理化性质

（一）蛋白质的两性电离性质与等电点

1. 两性电离 蛋白质由氨基酸构成，也是两性电解质。

2. 等电点 当蛋白质溶液处于某一 pH 时，蛋白质解离成正、负离子的趋势相等，即成为兼性离子，净电荷为零，此时该溶液的 pH 是该蛋白质的等电点（pI）。

蛋白质溶液的 pH 大于等电点时，该蛋白质颗粒带负电荷，反之则带正电荷。

少数蛋白质含碱性氨基酸较多，其等电点偏于碱性，被称为碱性蛋白质，如鱼精蛋白、组蛋白等。

少量蛋白质含酸性氨基酸较多，其等电点偏于酸性，被称为酸性蛋白质，如胃蛋白酶和丝蛋白等。

（二）变性与沉淀

1. 变性　在某些物理和化学因素（如加热、乙醇、强酸、强碱、重金属离子、生物碱试剂等）作用下，蛋白质特定的空间构象（二级及以上结构）被破坏，从而导致其理化性质的改变和生物活性的丧失的现象称为蛋白质的变性。

2. 沉淀　蛋白质从溶液中析出的现象称为蛋白质沉淀。

变性的蛋白质容易发生沉淀，但沉淀的蛋白质不等于发生了变性。

如再加热则絮状物可变成比较坚固的凝块，此凝块不易再溶于强酸和强碱中，这种现象称为蛋白质的凝固作用。

若蛋白质变性程度较轻，去除变性因素后，有些蛋白质仍可恢复或部分恢复其原有的构象和功能，称为复性。

命题趋势 蛋白质的结构与功能中变性与沉淀，多以 A1、A2 型题为主。

金题直击

下列有关蛋白质变性的叙述，错误的是

A. 蛋白质变性时生物学活性降低或丧失

B. 蛋白质变性时理化性质发生变化

C. 蛋白质变性时一级结构不受影响

D. 去除变性因素后，所有变性蛋白质都可以复性

E. 球蛋白变性后其水溶性降低

【答案】D

【解析】蛋白质变性是空间结构的变化，即次级键破坏，但一级结构不变。变性后的蛋白质理化性质发生变化和生物活性降低或消失。引起蛋白质和核酸变性、复性的因素相同，包括有机溶剂、盐浓度、温度等，去除这些因素，蛋白质核酸就有可能复性，但说都可以复性过于绝对。

第二单元　核酸的结构和功能

一、核酸的分类及分子组成

（一）核酸的分类

天然存在的核酸分为脱氧核糖核酸（DNA）和核糖核酸（RNA）两大类。

核酸是由许多核苷酸分子连接而成的。

核酸有方向性，通常以 5′ → 3′ 方向为正向。核酸分为 DNA 和 RNA 两类。无论动植物还是微生物细胞中都含有 DNA 和 RNA。无细胞的病毒或者含 DNA，或者含 RNA，故有 DNA 病毒和 RNA 病毒之分。

（二）核酸的分子组成

核酸是以核苷酸为基本组成单位的生物信息大分子，它具有携带和传递遗传信息的作用。

核酸的基本组成单位是核苷酸，核苷酸是由碱基、戊糖和磷酸连接而成的。

1. 碱基　碱基分为嘌呤碱基和嘧啶碱基。

DNA——A、G、C、T

RNA——A、G、C、U

其中，常见的嘌呤包括腺嘌呤 A、鸟嘌呤 G，常见的嘧啶包括胸腺嘧啶 T、胞嘧啶 C、尿嘧啶 U。

2. 戊糖　主要有核糖、脱氧核糖。

3. 核苷或脱氧核苷　碱基与核糖（或脱氧核糖）反应生成核苷（或脱氧核苷）。

（1）核糖核苷酸　AMP，GMP，UMP，CMP。

（2）脱氧核苷酸　dAMP，dGMP，dTMP，dCMP。

dTMP 由脱氧核糖、磷酸和碱基（A、T、C、G）组成。

TMP 由核糖、磷酸和碱基（A、U、C、G）组成。

DNA 与 RNA 比较，DNA 中含有 T 而没有 U，RNA 中只有 U 而没有 T。

二、DNA 的结构与功能

（一）DNA 碱基组成的规律

DNA 是由四种脱氧核糖核苷酸按一定顺序以 3′-5′- 磷酸二酯键相连形成的多聚脱氧核苷酸链。DNA 中包含四种碱基，即 A、G、C、T（无 U，RNA 有）。

（二）DNA 的一级结构

（1）定义　核苷酸在核酸长链上的排列顺序。由于核苷酸间的差异主要是碱基不同，所以也称为碱基序列。

（2）化学键　酯键。

（3）骨架　戊糖和磷酸。

（4）最恒定的元素　P。

（三）DNA 的二级结构（双螺旋结构）

（1）DNA 双螺旋结构　由两条多聚脱氧核苷酸链组成，它们围绕着同一个螺旋轴形成右手螺旋的结构。两条链中一条链的 5′ → 3′ 方向是自上而下，而另一条链 5′ → 3′ 方向是自下而上，呈现出反向平行的特征。DNA 双螺旋结构的直径为 2.37nm，螺距为 3.54nm。

（2）由脱氧核糖和磷酸基团构成的亲水性骨架位于双螺旋结构的外侧，而疏水性的碱基位于内侧。

（3）DNA 双链之间形成了互补碱基对，一条链上的腺嘌呤与另一条链上的胸腺嘧啶形成了两个氢键；一条链上的鸟嘌呤与另一条链上的胞嘧啶形成了三个氢键。这种碱基配对关系称为互补碱基对，也称为 Watson Crick 配对，DNA 的两条链则称为互补链。碱基对平面与双螺旋结构的螺旋轴垂直。平均而言，每一个螺旋有 10 个碱基对，每两个碱基对之间的相对旋转角度为 36°，每两个相邻的碱基对平面之间的垂直距离为 0.34nm。

（四）DNA 的高级结构（助理不考）

（1）DNA 的超螺旋结构　DNA 在双螺旋结构的基础上再盘绕和压缩，形成致密的结构后，方可组装在细胞核内。

① 正超螺旋盘绕方向与 DNA 双螺旋方同相同。

② 负超螺旋盘绕方向与 DNA 双螺旋方向相反。

（2）核小体 真核生物染色体由 DNA 和蛋白质构成，其基本单位是核小体。它由 DNA 和 H1、H2A、H2B、H3、H4 组成；组蛋白 H1 则与处于核小体之间的连接 DNA 相连。

（五）DNA 的功能

DNA 的基本功能是以基因的形式荷载遗传信息，并作为基因复制和转录的模板。它是生命遗传的物质基础，也是个体生命活动的信息基础。

命题趋势 核酸的结构和功能的相关考点多以 A1、A2 型题为主。

金题直击

维系 DNA 双链间碱基配对的化学键是

A. 氢键 B. 磷酸二酯键

C. 肽键 D. 疏水键

E. 糖苷键

【答案】A

【解析】DNA 双螺旋结构中，A、T、G、C 四种碱基根据互补配对原则相互结合，碱基对之间由氢键维系，起到稳定双螺旋结构的作用。

三、DNA 的理化性质及其应用

（一）DNA 的变性

DNA 的变性是指在某些理化因素作用下，DNA 双链解开成两条单链的过程，其本质是双链间氢键的断裂。

1. 增色效应 在 DNA 解链过程中，由于有更多的共轭双键得以暴露，含有 DNA 的溶液在 260nm 处吸光度随之增加，这种现象称为 DNA 的增色效应。它是监测 DNA 是否发生变性的最常用指标。

2. 解链温度（T_m） 热变性的 DNA 是在一个相当窄的温度范围内完成的，在这一范围内，紫外线吸收值达到最大值的 50% 时的温度称为 DNA 的解链温度，又称融解温度（T_m）。其大小与碱基 GC 含量成正比。

（二）DNA 复性

变性 DNA 经退火恢复原状的过程称变性 DNA 的复性。

（三）核酸的紫外线吸收

核酸分子的碱基含有共轭双键，在 260nm 波长处有最大紫外线吸收，可以利用这一特性对核酸进行定量和纯度分析。

四、RNA 的结构与功能

（一）mRNA

以 DNA 为模板，按照 A=T、G=C 碱基互补 - 配对规律形成 RNA 的过程称为转录。从 DNA 分子转录的 RNA 分子中，有一类可作为蛋白质生物合成的模板，称为信使 RNA（mRNA）。

1. 真核生物 mRNA 的结构特点

① 大多数真核细胞 mRNA 的 5′- 末端有一反式的 7- 甲基鸟嘌呤 - 三磷酸核苷（m^7Gppp），被称为 5′ 帽子结构。原核生物 mRNA 没有这种特殊的帽结构。

② 真核 mRNA 的 3′- 末端有多聚腺苷酸（poly A）尾巴。

③ mRNA 的碱基序列决定蛋白质的氨基酸序列。mRNA 为蛋白质的生物合成提供模板。成熟的 mRNA 由编码区和非编码区组成。从成熟 mRNA 的 5′- 端起的第一个 AUG（即为起始密码子）至终止密码子之间的核苷酸序列称为可读框，决定多肽链的氨基酸序列。在 mRNA 的可读框的两侧，还有非编码序列或称为非翻译序列。

④ hnRNA → mRNA。hnRNA（不均一核 RNA）是 mRNA 未成熟的前体，即 hnRNA → mRNA。mRNA 的成熟过程中，hnRNA 核苷酸链中的一些片段将不出现在相应 mRNA 中，这些片段称内含子。保留于 mRNA 中的片段称外显子。因此，hnRNA 转变为 mRNA 时，切除了一些片段，保留的片段重新合成 mRNA。

2. 原核生物 mRNA 的结构特点

① 原核生物 mRNA 往往是多顺反子，即一个 mRNA 分子可编码多个多肽链，共享同一起点和终点。

② mRNA 5′- 端无帽子结构；3′- 端一般无多聚 A 尾巴。

③ mRNA 一般没有修饰碱基，其分子链不被修饰。

（二）tRNA（相对分子质量最小）

1. tRNA 的结构特点

① 含 10% ～ 20% 稀有碱基，如二氢尿嘧啶（DHU）等。

② 3′- 末端为 CpCpA-OH。

③ 5′- 末端大多数为 pG。

2. tRNA 的二级结构　三叶草形，有氨基酸臂、DHU 环、反密码子环和 TΨC 环。

3. tRNA 的三级结构　倒“L”形。

4. tRNA 的功能　活化、搬运氨基酸到核糖体，参与蛋白质的翻译。

（三）rRNA（含量最多）

核糖体 RNA（rRNA）参与组成核糖体，是蛋白质生物合成的场所。

原核生物有 3 种 rRNA，依照分子量的大小分为 5S、16S、23S。它们与不同的核糖体蛋白结合分别形成了核糖体的大亚基和小亚基。真核生物的 4 种 rRNA 也利用相类似的方式构成了真核细胞核糖体的大亚基和小亚基。

（四）其他 RNA（助理不考）

除了上述的三种 RNA 外，生物细胞中还存在着其他非编码 RNA。例如核内小 RNA（snRNA）与多种蛋白质形成复合体，参与真核细胞 hnRNA 的内含子加工剪接。SnRNA（核酶）具有催化特定 RNA 降解活性的作用，在 RNA 的剪接修饰中具有重要作用。

命题趋势 核酸的结构和功能的相关考点多以 A1、A2 型题为主。

金题直击

1. DNA 的一级结构是

A. 多聚 A 结构　　B. 核苷酸排列顺序

C. 三叶草结构　　D. 双螺旋结构

E. 核小体结构

【答案】B

【解析】DNA 的一级结构是指核酸中的核苷酸顺序，核苷酸中的差异主要是碱基的不同，所以 DNA 的一级结构也指 DNA 中碱基序列。

2. RNA 中碱基组成正确的是

A. T、C、A、U　　B. G、A、C、T

C. G、A、T、U　　D. A、G、C、U

E. G、C、T、U

【答案】D

【解析】RNA 中的碱基有 A（腺嘌呤）、G（鸟嘌呤）、C（胞嘧啶）、U（尿嘧啶）；DNA 中的碱基有 A、G、C、T（胸腺嘧啶）。故此题答案为 D。

第三单元　酶

一、酶的概述

绝大多数酶的本质是蛋白质，根据组成成分，酶分为单纯蛋白质的酶和结合蛋白质的酶两类。

1. 单纯酶　此类酶的结构组成除蛋白质外，无其他成分，酶的活性决定于蛋白质部分。

2. 结合酶　其分子组成中有蛋白质部分和非蛋白质部分，蛋白质部分称为酶蛋白，非蛋白质部分称为辅助因子。酶蛋白与辅助因子结合形成的复合物称全酶。

3. 在催化反应中的作用　酶蛋白与辅助因子所起的作用不同，酶反应的专一性及高效性取决于酶蛋白，而辅助因子则起电子、原子或某些化学基团的传递或运载体作用。

4. 酶的活性中心　酶分子中能与底物特异地结合并催化底物转化为产物的特定的三维结构区域，称为酶的活性中心。

酶的活性中心有两个功能基团。

（1）结合基团　识别并结合底物和辅酶，形成酶 - 底物过渡态复合物。

（2）催化基团　影响底物中的某些化学键的稳定性，催化底物发生化学反应，进而转变成产物。

5. 必需基团

（1）活性中心内的必需基团　活性中心内的一些化学基团，是酶发挥催化作用与底物直接作用的有效基团。

（2）活性中心外的必需基团　在活性中心外的区域，还有一些不与底物直接作用的必需基团，这些基团与维持整个酶分子的空间构象有关，可使活性中心的各个有关基团保持在最适的空间位置，间接对酶的催化活性发挥其必不可少的作用。

二、酶促反应的特点

（一）高度的特异性（专一性）

酶对所作用的底物有严格的选择性。一种酶只能对一种底物或某一类物质起催化作用，而其他化学催化剂一般对底物要求不严格。

根据酶对底物的选择程度不同，将酶作用的专一性分为两种类型。

（1）绝对专一性　有的酶只作用于一种特定结构的底物分子，进行一种专一的反应，生成一种特定结构的产物。

（2）相对专一性　有些酶对底物的专一性不是依据整个底物分子结构，而是依据底物分子中特定的化学键或特定的基团，因而可以作用于含有相同化学键或化学基团的一类化合物。

（二）极高的催化效率

酶具有极高的催化效率，要比一般催化剂高 10^6 ～ 10^{12} 倍，通过降低反应活化能来加快反应速率。

（三）酶具有不稳定性

不稳定性酶的化学本质主要是蛋白质，在某些理化因素（如高温、高压、强酸、强碱等）下会使其丧失活性。

（四）酶的活性与酶量具有可调节性

体内许多酶的酶活性和酶量受体内代谢物或激素的调节。有些酶的合成受物质的诱导或阻遏，从而改变细胞内的酶量。机体通过对酶的活性与酶量的调节使得体内代谢过程受到精准调控，以使机体适应内外环境的不断变化。

三、辅酶与酶辅助因子

（一）维生素与辅酶的关系

辅酶或辅基	缩写	转移的基团	所含的维生素
烟酰胺腺嘌呤二核苷酸，辅酶Ⅰ	NAD^+	氢原子、电子	烟酰胺（维生素 PP）
烟酰胺腺嘌呤二核苷酸磷酸，辅酶Ⅱ	$NADP^+$	氢原子、电子	烟酰胺（维生素 PP）
黄素腺嘌呤二核苷酸	FAD	氢原子	维生素 B_2
焦磷酸硫胺素	TPP	醛基	维生素 B_1

续表

辅酶或辅基	缩写	转移的基团	所含的维生素
磷酸吡哆醛	—	氨基	维生素 B_6
辅酶 A	CoA	酰基	泛酸
生物素	—	二氧化碳	生物素
四氢叶酸	FH_4	一碳基团	叶酸
辅酶 B_{12}	—	氢原子、烷基	维生素 B_{12}
硫辛酸	—	酰基	硫辛酸

（二）辅酶作用

辅助因子参与构成酶的活性中心，决定酶促反应的性质。辅助因子是金属离子或小分子有机化合物，小分子有机化合物称为辅酶，其主要作用是参与酶的催化过程。辅酶中与酶蛋白共价结合的辅酶又称为辅基，辅基与酶蛋白以共价键牢固结合，不能用透析等简单的物理方法使之除去。酶蛋白与辅助因子结合在一起称为全酶，只有全酶才具有催化作用。一般来说，一种酶蛋白能与一种辅助因子结合成为专一性的酶，而一种辅助因子可与不同的酶蛋白结合以构成许多专一性不同的酶。

（三）金属离子作用

① 稳定酶的空间构象。

② 参与催化反应，促进底物与酶活性中心的必需基团形成正确的空间排列。

③ 在酶与底物间起桥梁作用。

④ 中和电荷，降低反应中的静电斥力。

四、酶促反应动力学

（一）K_m 和 V_{max} 的概念

底物浓度与反应速率的关系可以用米氏方程描述：

$$v=(V_{max}[S])/(K_m+[S])$$

v——反应速率；[S]——底物浓度；V_{max}——反应的最大速率；K_m——米氏常数，酶促反应速率为最大反应速率一半时的底物浓度，单位是 mol/L。

（二）最适温度、最适 pH 和酶浓度

1. 最适温度 在某一温度范围时酶促反应速率最大，此温度称为酶的最适温度。人体内酶的最适温度多在37℃左右。

温度对酶促反应的影响有以下特点：

① 从低温开始，随温度增加，反应速率加大。

② 达到一定温度后，反应速率达到最大，此温度为酶的最适温度。温血动物组织中，酶的最适温度一般在 37 ～ 40℃，最适温度不是酶的特征性常数。

③ 当温度继续升高，酶蛋白变性增加，反应速率开始下降。

④ 酶活性随温度降低而降低，但低温一般不使酶被破坏。

2. 最适 pH 溶液的 pH 对酶活性影响很大。在一定的 pH 范围内酶表现催化活性。

在一定 pH 时酶的催化活性最大，此 pH 称为酶的最适 pH。偏离酶最适 pH 愈远，酶的活性愈小，过酸或过碱则可使酶完全失去活性。

3. 酶浓度 当底物浓度远远大于酶浓度时，随着酶浓度的增加，酶促反应速率增大，两者呈正比关系。

命题趋势 酶是每年的必考考点，多以 A1 型题出现。

金题直击

在底物足量时，生理条件下决定酶促反应速率的是

A. 酶含量　　B. 钠离子浓度

C. 温度　　D. 酸碱度

E. 辅酶含量

【答案】A
【解析】生理状态下，酶促反应速率公式：$v=(V_{max}[S])/(K_m+[S])$，决定 v 的是酶浓度。

五、抑制剂与激活剂

（一）不可逆抑制

抑制剂和酶活性中心的必需基团共价结合，使酶失活，不能用透析、超滤等物理方法除去抑制剂来恢复酶活性。

（二）可逆性抑制——非共价键结合

类型	定义	V_{max}	K_m
竞争性抑制	抑制剂与底物竞争性结合酶的活化中心	不变	变大
反竞争性抑制	抑制剂与酶 - 底物复合物结合阻止产物的生成	减小	减小
非竞争性抑制	抑制剂与酶、酶 - 底物复合物结合使酶丧失活性	减小	不变

（三）激活剂

使酶由无活性变为有活性或使酶活性增加的物质称为酶的激活剂。激活剂大多为金属阳离子（K^+、Mg^{2+}、Mn^{2+} 等），少数为阴离子（Cl^- 等）。大多数金属离子激活剂对酶促反应是不可缺少的，这类激活剂称为酶的必需激活剂。必需激活剂通过与酶和底物或酶 - 底物复合物结合参加反应，但激活剂本身不转化为产物。

六、酶活性的调节

（一）别构调节

体内一些代谢物可以与某些酶分子活性中心外的某一部位非共价可逆地结合，使酶发生变构并改变其催化活性。此结合部位称为别构部位或调节部位。对酶催化活性的这种调节称为别构调节。受别构调节的酶称为别构酶。导致别构效应的代谢物称为别构效应剂。

（二）化学修饰

酶蛋白肽链上一些基团可在其他酶的催化下，与某种化学基团共价结合，同时又可在另一种酶的催化下，去掉已结合的化学基团，从而影响酶的活性，这一过程称为酶的化学修饰或共价调节。在化学修饰过程中，酶发生无活性（或低活性）与有活性（或高活性）的互变。

（三）酶原激活

1. 酶原　有些酶在细胞内初合成或初分泌时是无活性的，这些酶的前体称为酶原。

2. 酶原的激活　在某些物质作用下，无活性的酶原转变为有活性的酶的过程。

3. 酶原激活的本质　活性中心的形成和暴露的过程。

4. 酶原激活的生理意义　酶原的存在形式对机体来说是一种保护作用。例如，胰腺分泌的胰蛋白酶原和胰凝乳蛋白酶原，需在肠道内经激活才能催化蛋白质水解，这样也保护了胰腺不受酶的破坏。

（四）同工酶

同工酶指能催化相同的化学反应，但酶蛋白的分子结构、理化性质和免疫学性质不同的一组酶。

七、核酶（助理不考）

核酶主要指一类具有催化活性的 RNA，在 RNA 的剪接修饰中具有重要作用。

第四单元　糖代谢

一、糖酵解和无氧氧化

（一）糖酵解的概念和基本途径

1. 糖酵解的概念　1 分子葡萄糖在胞质中裂解为 2 分子丙酮酸的过程，是葡萄糖无氧氧化和有氧氧化的共同起始途径。

2. 糖的无氧氧化　在不能利用氧或氧供应不足时，糖酵解的代谢反应可分为两个阶段。

（1）第一个阶段　由葡萄糖分解成丙酮酸的过程，称为酵解途径。

（2）第二阶段　丙酮酸转变成乳酸的过程，称为乳酸发酵。

所有的反应都在胞质内完成。

（二）糖酵解反应过程中的三种关键酶

① 己糖激酶。

② 磷酸果糖激酶 -1。

③ 丙酮酸激酶。

（三）糖无氧氧化的生理意义

糖无氧氧化最主要的生理意义在于迅速提供能量，当机体缺氧或剧烈运动引起肌肉局部血流相对不足时，能量主要通过糖酵解获得。成熟红细胞无法利用氧，故依靠糖酵解供能。

二、糖的有氧氧化

有氧条件下，葡萄糖或糖原氧化成 CO_2 和 H_2O 并产生大量能量的过程称为糖的有氧氧化。

糖的有氧氧化分为三个阶段。

（1）第一阶段　葡萄糖在胞质中经糖酵解生成丙酮酸。

（2）第二阶段　丙酮酸进入线粒体氧化脱羧生成乙酰 CoA。在线粒体内膜进行，由丙酮酸脱氢酶复合体催化。

（3）第三阶段　乙酰 CoA 进入三羧酸循环完全氧化生成 CO_2 和 H_2O。四步脱氢生成 3 分子 $NADH+H^+$、1 分子 $FAOH_2$，一步底物水平磷酸化生成 1 分子 GTP。

三、三羧酸循环

1. 概念　指乙酰 CoA 和草酰乙酸缩合生成含三个羧基的柠檬酸，反复地进行脱氢脱羧，又生成草酰乙酸，再重复循环反应的过程。

2. 部位　线粒体。

3. 反应步骤　乙酞 CoA 进入三羧酸循环被彻底氧化。这个循环以乙酞 CoA 和草酰乙酸缩合成含有三个羧基的柠檬酸开始，故称为柠檬酸循环，又称三羧酸循环。三羧酸循环的反应过程如下：

（1）乙酰 CoA 和草酞乙酸缩合成柠檬酸，反应由柠檬酸合酶催化。

（2）柠檬酸转变成异柠檬酸。

（3）异柠檬酸转变成 α- 酮戊二酸和 $NADH+H^+$，反应由异柠檬酸脱氢酶催化。

（4）α- 酮戊二酸氧化脱羧生成含有高能硫酯键的琥珀酰 CoA，反应由 α- 酮戊二酸脱氢酶复合体催化。

（5）琥珀酰 CoA 转变为琥珀酸，琥珀酰 CoA 的高能硫酯键水解，生成 GTP，反应可逆。这是底物水平磷酸化的又一例子。

（6）琥珀酸脱氢生成延胡索酸，由琥珀酸脱氢酶催化，辅酶是 FAD。

（7）延胡索酸生成苹果酸。

（8）苹果酸生成草酞乙酸和 $NADH+H^+$。这是三羧酸循环的最后一步反应，反应可逆。

4. 主要特点

① 经过一次三羧酸循环，消耗一分子乙酰 CoA。

② 经四次脱氢，二次脱羧，一次底物水平磷酸化。生成 1 分子 $FADH_2$，3 分子 $NADH+H^+$，2 分子 CO_2，1 分子 GTP。（一共生成 10 个 ATP）无 H_2O 生成。

③ 不可逆步骤（第 1、3、4 个步骤）其关键酶有：柠檬酸合酶、α- 酮戊二酸脱氢酶、异柠檬酸脱氢酶。

④ 整个循环反应为不可逆反应。

四、糖原的合成与分解

（一）肝糖原的合成

由葡萄糖合成糖原的过程称为糖原合成，限速酶——糖原合酶。

（二）肝糖原的分解

糖原在糖原磷酸化酶作用下分解 1 个葡萄糖基，生成葡糖 -1- 磷酸，再转变为葡糖 -6- 磷酸，后者由肝脏中的葡糖 -6- 磷酸酶水解成葡萄糖释放入血。

关键酶为糖原磷酸化酶。

五、糖异生

1. 概念　是指从非糖化合物转变为葡萄糖或糖原的过程。

2. 部位　主要在肝、肾细胞的胞浆及线粒体。

3. 原料　乳酸、甘油、丙酮酸及生糖氨基酸等。（三酸一甘油）

4. 生理意义

① 维持血糖浓度恒定（短期饥饿）。

② 补充肝糖原。

③ 调节酸碱平衡。

5. 关键酶　丙酮酸羧化酶、磷酸烯醇式丙酮酸羧激酶、果糖二磷酸酶、葡糖 -6- 磷酸酶。

六、磷酸戊糖途径

1. 概念　磷酸戊糖途径是指由葡萄糖生成磷酸戊糖及 $NADPH+H^+$（NADPH），前者再进一步转变成 3- 磷酸甘油醛和 6- 磷酸果糖的反应过程。

2. 部位　胞液。

3. 生理意义　生成 NADPH 和核糖 -5- 磷酸。

4. 反应过程可分为两个阶段

（1）第一阶段　氧化反应生成磷酸戊糖、$NADPH+H^+$ 及 CO_2。

（2）第二阶段　是非氧化反应，包括一系列基团转移。

5. 关键酶　葡糖 -6- 磷酸脱氢酶。

6. 蚕豆病　红细胞内缺乏葡糖 -6- 磷酸脱氢酶。

七、血糖水平的调节

空腹血糖浓度：3.89 ～ 6.11mmol/L。

参与的激素	特点	调节的机制
胰岛素	体内唯一降低血糖水平的激素	促进葡萄糖向细胞内转运、加速糖原合成、抑制糖原分解、加快糖的有氧氧化、抑制肝内糖异生以及减缓脂肪动员的速率
胰高血糖素	体内升高血糖水平的主要激素	使肝糖原分解增加、抑制糖酵解而加速糖异生、加速氨基酸的摄取从而增强糖异生、加速脂肪动员
糖皮质激素	引起血糖升高，肝糖原增加	促进肌蛋白分解产生氨基酸进行糖异生，抑制肝外组织摄取和利用葡萄糖

命题趋势 糖代谢是每年的高频考点，多以 A1、A2 型题为主。

金题直击

1. 糖酵解的关键酶是

A. 丙酮酸羧化酶　　B. 己糖激酶

C. 果糖二磷酸酶　　D. 葡萄糖 6- 磷酸酶

E. 磷酸化酶

【答案】B

【解析】糖酵解的关键酶有：己糖激酶、6- 磷酸果糖激酶 -1、丙酮酸激酶。故此题答案是 B。

2. 三羧酸循环的生理意义是

A. 合成胆汁酸　　B. 提供能量

C. 提供 NADPH　　D. 参与酮体代谢

E. 参与蛋白代谢

【答案】B

【解析】三羧酸循环的生理意义：①三羧酸循环是生物机体获取能量的主要方式。②三羧酸循环是糖、脂肪和蛋白质三种主要有机物在体内彻底氧化的共同代谢途径。③三羧酸循环是体内三种主要有机物互变的联络机构。

3. 糖原分解首先生成的物质是

A. 葡萄糖　　B. 1- 磷酸果糖

C. 6- 磷酸果糖　　D. 1- 磷酸葡萄糖

E. 6- 磷酸葡萄糖

【答案】D

【解析】糖原分解是指糖原在无机磷酸存在下，经磷酸化酶催化，从糖原分子逐步地分解，首先释放出 1- 磷酸葡萄糖，1- 磷酸葡萄糖经葡糖磷酸变位酶催化生成 6- 磷酸葡萄糖。最后在肝脏的葡萄糖 -6- 磷酸酶催化下，水解成葡萄糖。维持血糖稳定。

4. 属于糖异生的酶是

A. 6- 磷酸葡萄糖脱氢酶　　B. 苹果酸脱氢酶

C. 丙酮酸脱氢酶　　D. NADPH 脱氢酶

E. 葡萄糖 -6- 磷酸酶

【答案】E

【解析】糖异生是生物体将多种非糖物质转变成葡萄糖或糖原的过程。关键酶：丙酮酸羧化酶、果糖二磷酸酶、葡萄糖 -6- 磷酸酶。

第五单元　生物氧化

一、氧化磷酸化

（一）概念

氧化磷酸化指呼吸链电子传递的氧化过程与 ADP 磷酸化、生成 ATP 相偶联的过程。

（二）两条呼吸链的组成和排列顺序

1. 定义　代谢物脱下的成对氢原子（2H）通过多种酶和辅酶所催化的连锁反应逐步传递，最终与氧结合生成水，这一系列酶和辅酶称为呼吸链，又称电子传递链。

2. 两条呼吸链

（1）NADH 氧化呼吸链具有 3 个 ATP 生成部位，P/O 值 2.5。

NADH → FMN → CoQ → Cyt b → Cyt c_1 → Cyt c → Cyt aa_3 → O_2，生成 3 个 ATP。

（2）FADH 氧化呼吸链具有 2 个 ATP 生成部位，P/O 值 1.5。

底物（琥珀酸）→ FAD → CoQ → Cyt b → Cyt c_1 → Cyt c → Cyt aa_3 → O_2，生成 2 个 ATP。

（三）ATP 合酶

ATP 合酶是由多个亚基组成的复合体，是生物体能量代谢的关键酶。ATP 合酶存在于线粒体内膜上，可催化 ADP 磷酸化生成 ATP。该酶主要由 F_1 和 F_0 组成。F_1 在线粒体内膜的基质侧形成颗粒状突起，催化生成 ATP；F_0 镶嵌在线粒体内膜中，起质子通道作用。

（四）氧化磷酸化的调节

（1）抑制剂

① 电子传递抑制剂（呼吸链抑制剂）　如鱼藤酮、粉蝶霉素 A、异戊巴比妥、抗霉素 A、二巯丙醇、CO、氰化物、叠氮化物及 H_2S。

② 解偶联剂　使氧化与磷酸化偶联过程脱离。如 2,4- 二硝基酚。

③ ATP 合成酶抑制剂。

（2）ADP 的调节作用。

（3）甲状腺素。

（4）线粒体 DNA 突变。

二、ATP 与其他高能化合物

（一）ATP 循环与高能磷酸键

生物氧化过程中形成磷酸酯（磷酸酐），一般称为高能磷酸键，书中常用“～ P”符号表示。ATP 中含有两个高能磷酸键，末端磷酸在水解过程中释放能量用于代谢反应，ATP 同时转变成 ADP。ADP 又能磷酸化生成 ATP。**电子传递过程中释放的能量使 ADP 磷酸化是 ATP 生成的主要方式。**

（二）ATP 的利用

ATP 主要用于机体内的直接供能。它是机体的直接能源物质，主要能源物质为葡萄糖，产能最多的为脂类。

（三）其他高能磷酸化合物

高能磷酸化合物包括：**磷酸肌酸、磷酸烯醇式丙酮酸、乙酰磷酸、乙酰辅酶 A 等。**

命题趋势　生物氧化，多以 A1 型题为主。

金题直击

体内细胞色素 C 直接参与的反应是

A. 生物氧化　　B. 脂肪酸合成　　C. 糖酵解

D. 肽键合成　　E. 叶酸还原

【答案】A

【解析】细胞色素 C 为生物氧化过程中的电子传递体，其作用原理为：在酶存在的情况下，对组织的氧化还原有迅速的酶促作用。

第六单元　脂类代谢

一、脂类的生理功能

（一）储能和供能

脂肪是禁食、饥饿时体内能量的主要来源。

（二）参与生物膜的组成

磷脂和胆固醇组成生物膜；鞘磷脂组成神经髓鞘；胆固醇维持生物膜通透性；糖脂、脂蛋白参与细胞膜信号转导活动，起载体和受体作用。

（三）脂类衍生物的调节作用

① 必需脂肪酸在体内可衍变生成前列腺素、血栓素及白三烯等。

② 胆固醇还可转化成类固醇激素及维生素 D_3。

（四）营养必需脂肪酸

营养必需氨基酸包括亚油酸、亚麻酸、花生四烯酸。花生四烯酸是前列腺素、血栓烷和白三烯等生物活性物质的前体。

二、脂肪的消化与吸收（助理不考）

（一）脂肪乳化和消化所需酶

1. 消化部位　小肠上段。

2. 消化所需酶　胰脂肪酶、胆固醇酯酶、磷脂酶等。

3. 消化过程（脂肪乳化）　胆汁中含有胆汁酸盐，是一种乳化剂，能将不溶于水的脂类物质分散成水包油的细小微团，在相应酶的作用下得以消化。

（二）甘油一酯合成途径及乳糜微粒

经乳化的细小微团可进入肠黏膜细胞中，其中的消化产物除短链和中链的脂肪酸及甘油可直接从门静脉入肝外，大部分在肠黏膜细胞内被重新酯化。长链脂肪酸与甘油一酯再合成甘油三酯，溶血磷脂吸收后也重新合成磷脂。甘油三酯与少量磷脂、胆固醇及载脂蛋白一起形成乳糜微粒，经淋巴管入血液循环。肠黏膜细胞中由甘油一酯合成脂肪的途径称为甘油一酯合成途径。

三、脂肪的合成代谢

（一）合成的部位

1. 甘油三酯的主要合成场所　肝、脂肪组织、小肠。

2. 亚细胞部位　内质网胞质侧。

（二）合成的原料

合成甘油三酯所需的基本原料是脂肪酸及 3- 磷酸甘油，主要由葡萄糖代谢提供。

（三）合成的基本途径（助理不考）

1. 甘油一酯途径（小肠黏膜细胞）　2- 甘油一酯→ 1,2- 甘油二酯→甘油三酯。

2. 甘油二酯途径（肝、脂肪细胞）　3- 磷酸甘油→磷脂酸→ 1,2- 甘油二酯→甘油三酯。

3. 关键酶　脂酰转移酶。

四、脂肪酸的合成代谢（助理不考）

（一）合成部位

肝脏（主要部位）、胞浆（即胞质）。

（二）合成原料

合成原料主要是乙酰 CoA、NADPH。

1. 乙酰 CoA 的来源　全部在线粒体内产生，通过柠檬酸 - 丙酮酸循环出线粒体。

2. NADPH 的来源　磷酸戊糖途径（主要来源）。

命题趋势 脂类代谢中甘油三酯合成的基本原料为高频考点，多以A1型题为主。

金题直击

甘油三酯合成的基本原料是

A. 甘油　　B. 胆固醇酯

C. 胆碱　　D. 鞘氨醇

E. 胆固醇

【答案】A

【解析】甘油和脂肪酸是合成甘油三酯的基本原料。胆固醇酯是胆固醇在细胞内的储存形式。胆碱可以合成磷脂。鞘氨醇是合成神经鞘磷脂的重要中间产物。胆汁酸是胆固醇的重要去路。

五、脂肪的分解代谢

（一）脂肪动员

1. 概念　储存在脂肪细胞中的脂肪，被脂肪酶逐步水解为FFA（脂肪酸）及甘油，并释放入血以供其他组织氧化利用的过程。

2. 关键酶　激素敏感性甘油三酯脂肪酶（HSL）。

（1）促脂解激素　肾上腺素、胰高血糖素、促肾上腺皮质激素及甲状腺激素等。

（2）抗脂解激素　胰岛素、前列腺素 E_2、烟酸等。

3. 脂肪动员产物去向

（1）甘油　经血运到肝、肾、肠，彻底氧化和糖异生。

（2）FFA　和白蛋白结合运输，经β氧化供能（心、肝、肾、骨骼肌）。

（二）脂肪酸β-氧化的基本过程

脂肪酸的活化	生成脂酰CoA，消耗2分子ATP
脂酰基由胞液进入线粒体	①载体：肉毒碱 ②限速酶：肉毒碱脂酰转移酶Ⅰ
脂肪酸的β-氧化	①概念：脂肪酸的氧化分解从羧基端β-碳原子开始，每次断裂两个碳原子 ②过程：脱氢、水化、再脱氢、硫解，两步脱氢反应的氢受体分别是NAD和FAD，经过若干轮β-氧化，脂酰CoA全部分解为乙酰CoA
三羧酸循环	乙酰辅酶A经三羧酸循环彻底氧化分解为二氧化碳和水，并产生大量能量

（三）酮体的生成、利用和生理意义

1. 酮体　酮体是乙酰乙酸、β-羟丁酸、丙酮三者的总称（酮体三兄弟）。

2. 生成原料　乙酰CoA。

六、甘油磷脂代谢（助理不考）

（一）甘油磷脂的基本结构与分类

1. 结构　甘油磷脂由甘油、脂肪酸、磷酸及含氮化合物等组成。

2. 分类　因与磷酸羟基相连的取代基团不同，甘油磷脂分为磷脂酰胆碱（卵磷脂）、磷脂酰乙醇胺（脑磷脂）、磷脂酰丝氨酸、磷脂酸、二磷脂酰甘油（心磷脂）及磷脂酰肌醇六类。每一类磷脂因脂肪酸的不同又存在若干种。

（二）合成部位和合成原料

1. 合成部位　全身各组织细胞内质网均有合成磷脂的酶系，均能合成甘油磷脂，但以肝、肾、肠等组织最为活跃。

2. 合成原料　甘油、脂肪酸、磷酸盐、胆碱、丝氨酸、肌醇等。

七、胆固醇代谢

（一）胆固醇合成部位、原料和关键酶

1. 部位　肝是主要合成器官，其次是小肠。胆固醇合成酶系主要存在于胞质及滑面内质网膜。

2. 原料　乙酰 CoA 是合成胆固醇的原料。胆固醇合成需 $NADPH+H^+$ 供氢、ATP 供能。

3. 关键酶　HMG-CoA 还原酶。

（二）胆固醇合成的调节（助理不考）

① HMG-CoA 还原酶活性具有与胆固醇合成相同的昼夜节律性。

② HMG-CoA 还原酶活性受别构调节、化学修饰调节和酶含量调节。

③ 细胞胆固醇含量是影响胆固醇合成的主要因素之一。

④ 餐食状态影响胆固醇合成。

⑤ 胆固醇合成受激素调节。

（三）胆固醇的转化

胆固醇的转化：

① 转变为胆汁酸。

② 转化为类固醇激素。

③ 转化为 7- 脱氢胆固醇。

八、血浆脂蛋白代谢

（一）血浆脂蛋白组成

血浆所含脂类统称血脂，包括甘油三酯、磷脂、胆固醇、胆固醇酯以及游离脂肪酸。

（二）血浆脂蛋白的分类及功能

超速离心分类	电泳分类	功能	组成			
			蛋白质	甘油三酯	磷脂	胆固醇
CM	CM	转运外源性甘油三酯及胆固醇	最低	最高	最低	最低
VLDL	前 β- 脂蛋白	转运内源性甘油三酯及胆固醇	低	高	低	低
LDL	β- 脂蛋白	转运内源性胆固醇	高	低	高	最高
HDL	α- 脂蛋白	逆向转运胆固醇	最高	最低	最高	高

（三）血浆脂蛋白的合成部位及功能

项目		CM（乳糜微粒）	VLDL（极低密度脂蛋白）	LDL（低密度脂蛋白）	HDL（高密度脂蛋白）
密度		＜ 0.95	0.95 ～ 1.006	1.006 ～ 1.063	1.063 ～ 1.210
组成	脂类	含 TG 最多，80% ～ 90%	含 TG（甘油三酯）50% ～ 70%	含胆固醇及其酯最多，40% ～ 50%	含磷脂 25%，胆固醇 20%
	蛋白质	最少，0.5% ～ 2%	5% ～ 10%	20% ～ 25%	最多，约 50%
合成部位		小肠黏膜细胞	肝细胞	血浆	肝、肠、血浆
功能		运输外源性 TG 及胆固醇	运输内源性 TG 及胆固醇	转运内源性胆固醇	肝外胆固醇转运到肝→抗动脉粥样硬化 HDL 是对机体有利的脂蛋白，对机体有保护作用，在高脂蛋白血症中不增高

命题趋势 脂类代谢中胆固醇为重要考点，多以 A1 型题为主。

金题直击

可将肝外组织胆固醇转运至肝的主要脂蛋白是

A. LDL　　B. CM

C. HDL　　D. IDL

E. VLDL

【答案】C

【解析】血浆脂蛋白是脂类运输的重要形式，主要包括：①乳糜微粒（CM），主要功能是运输外源性甘油三酯及胆固醇。正常人血浆中CM代谢迅速，半衰期最短。②极低密度脂蛋白（VLDL），主要在肝细胞合成，其主要功能是运输内源性甘油三酯。③低密度脂蛋白（LDL），由血浆VLDL转变而来，它的主要功能是转运肝合成的内源性胆固醇。④高密度脂蛋白（HDL），主要是在肝脏合成，其主要功能是将肝外组织中的胆固醇运到肝内进行代谢，在抵抗动脉粥样硬化中起重要作用。故选C。

第七单元　氨基酸代谢

一、蛋白质的生理功能及营养作用

（一）蛋白质的生理功能

① 维持组织和细胞的生长、更新和修补。

② 参与体内多种重要的生理活动。

③ 作为能源物质氧化供能。

（二）氨基酸的生理功能

① 是蛋白质的基本组成单位。

② 合成蛋白质。

③ 合成核酸、儿茶酚胺及一些神经递质的重要原料。

④ 作为能源物质氧化分解释放能量。

⑤ 多余的氨基酸在体内可转变为糖或脂肪。

（三）营养必需氨基酸的概念和种类

1. 概念　人体不能合成，必须由食物供应的氨基酸，称为营养必需氨基酸。

2. 种类　赖氨酸、色氨酸、苯丙氨酸、甲硫氨酸、苏氨酸、亮氨酸、异亮氨酸、缬氨酸、组氨酸。

（四）氮平衡（助理不考）

氮平衡是指每日氮的摄入量与排出量之间的平衡状态，包括氮的总平衡、氮的正平衡和氮的负平衡三种情况。

1. 氮的总平衡　摄入氮量等于排出氮量叫作总氮平衡。这表明体内蛋白质的合成量和分解量处于动态平衡，一般营养正常的健康成年人就属于这种情况。

2. 氮的正平衡　摄入氮量大于排出氮量叫作正氮平衡。这表明体内蛋白质的合成量大于分解量。生长期的儿童少年，孕妇和恢复期的伤病员等就属于这种情况。

3. 氮的负平衡　摄入氮量小于排出氮量叫作负氮平衡，即由食物获得的氮量少于排泄物中的氮量。这表明体内蛋白质的合成量小于分解量。可见于饥饿、严重烧伤、出血及慢性消耗性疾病。

二、蛋白质在肠道的消化、吸收及腐败作用（助理不考）

（一）蛋白酶在消化中的作用

1. 胃中的消化　蛋白质经胃蛋白酶的作用后，主要分解成多肽及少量氨基酸。

胃蛋白酶作用的特点：

① 胃蛋白酶的最适 pH 为 1.5 ～ 2.5。

② 对肽键作用的特异性较差。

③ 有凝乳作用。

④ 胃蛋白酶原可在胃酸或胃蛋白酶的作用下被激活为胃蛋白酶。

2. 小肠中的消化　小肠中蛋白质的消化主要依靠胰酶来完成。小肠内发挥作用的蛋白酶包括内肽酶和外肽酶两大类。胰蛋白酶、胰凝糜蛋白酶及弹性蛋白酶属内肽酶，水解蛋白质内部的肽键，这些酶对不同氨基酸组成的肽键有一定的专一性；外肽酶又分为羧肽酶和氨肽酶，分别逐个水解多肽羧基末端和氨基末端的氨基酸。

（二）氨基酸的吸收

氨基酸的吸收部位是小肠，主要是耗能的主动吸收过程。

① 通过转运蛋白完成氨基酸和小肽的吸收。

② 通过 γ 谷氨酰基循环完成氨基酸的吸收。

（三）蛋白质的腐败作用

肠道细菌对未被消化的蛋白质及未被吸收的氨基酸所起的作用，称为腐败作用。腐败作用会产生胺类、氨和其他有害物质，经肝的代谢转变而解毒。腐败作用可产生维生素 K，供应人类所需。

三、氨基酸的一般代谢

（一）转氨基作用（助理不考）

转氨基作用是在转氨酶的催化下可逆地把 α 氨基转移给另一种 α- 酮酸。其辅酶是磷酸吡哆醛（维生素 B_6 的磷酸酯）。人体最常见的两种转氨酶为谷丙（丙氨酸）转氨酶与谷草（天冬氨酸）转氨酶。

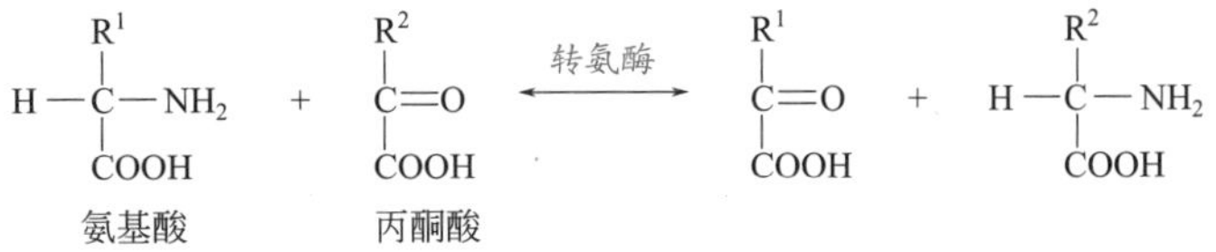

$$H-\overset{\overset{\displaystyle R^1}{|}}{\underset{\underset{\displaystyle COOH}{|}}{C}}-NH_2 + \overset{\overset{\displaystyle R^2}{|}}{\underset{\underset{\displaystyle COOH}{|}}{C}}=O \xleftrightarrow{\text{转氨酶}} \overset{\overset{\displaystyle R^1}{|}}{\underset{\underset{\displaystyle COOH}{|}}{C}}=O + H-\overset{\overset{\displaystyle R^2}{|}}{\underset{\underset{\displaystyle COOH}{|}}{C}}-NH_2$$

氨基酸　　丙酮酸

（二）脱氨基作用

1. 联合脱氨基作用　是体内主要脱氨基的方式。即在转氨酶和谷氨酸脱氢酶的协同作用下，把氨基酸转变成氨及相应的 α- 酮酸。

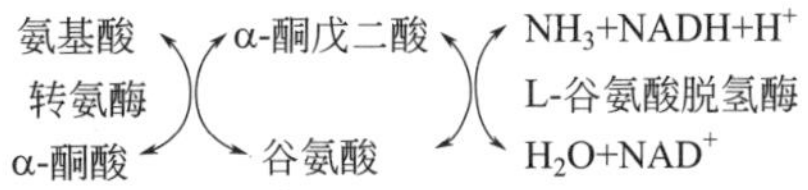

氨基酸 → α-酮戊二酸 → NH_3+NADH+H^+

转氨酶　　L-谷氨酸脱氢酶

α-酮酸 ← 谷氨酸 ← H_2O+NAD^+

2. 通过嘌呤核苷酸循环脱去氨基　因骨骼肌和心肌中谷氨酸脱氢酶的活性较弱，难以进行联合脱氨基作用，故主要通过嘌呤核苷酸循环脱去氨基。

命题趋势 氨基酸代谢，多以 A1 型题为主。

金题直击

参与联合脱氨基的酶是

A. NADH- 泛醌还原酶　　B. HMG-COA 还原酶

C. 葡萄糖 -6- 磷酸酶　　D. 谷氨酸脱氢酶

E. 丙酮酸脱氢酶

【答案】D

【解析】转氨基作用与谷氨酸脱氢作用的结合称为联合脱氨基作用。转氨基作用是 α- 氨基酸在转氨酶的作用下与 α- 酮戊二酸反应生成谷氨酸；脱氨基作用是 L- 谷氨酸在 L- 谷氨酸脱氢酶（D 对）的作用下脱下氨基生成 α- 酮戊二酸。

（三）酮酸的代谢

（1）氨基酸脱氨基后生成的 α- 酮酸可进一步代谢。

（2）根据氨基酸的转变情况不同可分为如下几种。

① 生酮氨基酸　亮氨酸、赖氨酸。

② 生酮兼生糖氨基酸　异亮氨酸、苯丙氨酸、酪氨酸、苏氨酸、色氨酸。

③ 生糖氨基酸　甘氨酸、丝氨酸、组氨酸、精氨酸、半胱氨酸、脯氨酸、羟脯氨酸、甲硫氨酸、丙氨酸等。

（3）氧化供能。

四、氨的代谢

（一）氨的来源

① 氨基酸脱氨基作用和胺类分解产生的氨是体内氨的主要来源。

② 肠道细菌腐败作用产生氨。

③ 肾小管上皮细胞分泌的氨主要来自谷氨酰胺。

（二）氨的转运

1. 谷氨酰胺的运氨作用

$$\text{谷氨酸+氨} \xrightarrow{\text{谷氨酰胺合酶}} \text{谷氨酰胺}$$

2. 丙氨酸 - 葡萄糖循环　肌肉中的氨以无毒的丙氨酸形式运输到肝，丙氨酸脱下的氨在肝合成尿素，脱氨后形成的丙酮酸异生成葡萄糖经血液循环运回肌肉。骨骼肌中的氨以无毒形式运往肝，同时，肝又为骨骼肌提供了生成丙氨酸的葡萄糖。

（三）氨的去路

在肝内合成尿素是体内氨的主要去路。尿素合成过程又称鸟氨酸循环。

鸟氨酸循环的要点如下：

组织定位	肝
细胞定位	胞质、线粒体
氮原子来源	一个来自氨基酸脱氨基产生的氨，另一个由天冬氨酸提供
反应过程	氨基甲酰磷酸的生成，在线粒体内进行
	氨基甲酰磷酸与鸟氨酸缩合形成瓜氨酸，在线粒体内进行
	精氨酸代琥珀酸的生成，在胞质中进行
	精氨酸的生成，在胞质中进行
	尿素的生成，精氨酸水解释放 1 分子尿素和鸟氨酸，完成鸟氨酸循环。鸟氨酸再重复上述反应
能量消耗	合成 1 分子尿素，需 3 分子 ATP，4 分子高能磷酸键
意义	肝功能严重受损时，尿素合成障碍，造成血氨浓度升高的现象

五、个别氨基酸的代谢

（一）氨基酸的脱羧基作用

氨基酸在氨基酸脱羧酶（辅酶为磷酸吡哆醛）催化下进行脱羧反应，生成相应的胺。

氨基酸	脱羧生成相应的胺	生理作用
组氨酸	组胺	舒张血管；增加毛细血管通透性；刺激胃蛋白酶及胃酸分泌
谷氨酸	γ- 氨基丁酸	抑制性神经递质
色氨酸	5- 羟色胺	抑制性神经递质（中枢）；收缩血管（外周）

（二）一碳单位

1. 定义 某些氨基酸在分解代谢过程中可生成含有一个碳原子的基团，称为一碳单位。

2. 一碳单位的载体 四氢叶酸（FH_4）。

3. 一碳单位的来源 丝氨酸、甘氨酸、组氨酸、色氨酸和苏氨酸。

4. 一碳单位的意义 用于嘌呤和嘧啶合成的原料。一碳单位的代谢障碍会导致某种疾病，如巨幼红细胞贫血。

（三）甲硫氨酸循环（助理不考）

1. 甲硫氨酸循环 甲硫氨酸通过甲硫氨酸循环的中间代谢物 *S*- 腺苷甲硫氨酸（SAM）为机体提供活性甲基供体。

① 甲硫氨酸转甲基作用与甲硫氨酸循环有关。

② SAM 为肌酸合成提供甲基。

2. 半胱氨酸代谢可产生多种重要的生理活性物质

① 半胱氨酸与胱氨酸互变。

② 半胱氨酸转变成磺酸。

③ 半胱氨酸生成活性硫酸根。

（四）苯丙氨酸和酪氨酸的代谢

① 酪氨酸由苯丙氨酸转变而来。

② 酪氨酸可转变为黑色素和多巴胺。

③ 人体缺乏酪氨酸酶，黑色素合成障碍称为白化病。

④ 苯丙氨酸羟化酶缺陷，苯丙氨酸不能正常转变为酪氨酸，苯丙氨酸经转氨基作用生成苯丙酮酸、苯乙酸等，并从尿中排出的一种遗传代谢病叫苯丙酮尿症。

⑤ 多巴胺生成减少可引起帕金森病。

命题趋势 各种类型的氨基酸，多以 A1 型题为主。

金题直击

1. 不属于必需氨基酸的是

A. 色氨酸

B. 丝氨酸

C. 苯丙氨酸

D. 甲硫氨酸

E. 缬氨酸

【答案】B

【解析】人体必需氨基酸：苏氨酸、亮氨酸、异亮氨酸、苯丙氨酸、甲硫氨酸（蛋氨酸）、缬氨酸、色氨酸和赖氨酸。

2. 脑和肌肉组织中的氨被运输到肝脏和肾时，主要是以下列哪种形式被运输的

A. 谷氨酸

B. 天冬氨酸

C. 谷氨酰胺

D. 天冬酰胺

E. 谷胱甘肽

【答案】C

【解析】脑和肌肉组织中，氨和谷氨酸在谷氨酰胺合成酶的催化下生成谷氨酰胺。

第八单元　核苷酸代谢

一、核苷酸代谢

（一）嘌呤核苷酸合成途径及原料

1. 从头合成途径　指利用简单物质为原料，经过一系列酶促反应，合成核苷酸的途径。

（1）合成部位　胞质。

（2）原料　磷酸核糖、甘氨酸、天冬氨酸、谷氨酰胺、CO_2 及一碳单位。

2. 补救合成途径　利用体内现成的碱基或核苷，经过简单的反应，合成核苷酸的过程。

原料　嘌呤碱基、磷酸核糖焦磷酸（PRPP）。

（二）嘌呤核苷酸的分解代谢产物、代谢部位

1. 最终产物　尿酸。

尿酸产生过多可导致痛风。AMP 生成次黄嘌呤，在黄嘌呤氧化酶的作用下氧化成黄嘌呤，最后生成尿酸。

2. 代谢部位　肝脏、小肠及肾脏。

（三）嘧啶核苷酸合成途径及原料（助理不考）

1. 从头合成途径

（1）合成部位　肝脏。

（2）原料　天冬氨酸、谷氨酰胺、CO_2 和磷酸核糖。

2. 补救合成途径

原料　嘧啶碱基和 PRPP。

（四）嘧啶核苷酸的分解代谢产物（助理不考）

最终产物　β- 丙氨酸、CO_2、NH_3、β- 氨基异丁酸。

命题趋势 核苷酸代谢，多以 A1、A2 型题为主。

金题直击

与体内尿酸累积相关的酶是

A. 酰胺转移酶

B. 四氢叶酸还原酶

C. 转甲酰基酶

D. 黄嘌呤氧化酶

E. 磷酸核糖焦磷酸合成酶

【答案】 D

【解析】 与体内尿酸堆积相关的酶是黄嘌呤氧化酶。尿酸是由人体内的黄嘌呤在黄嘌呤氧化酶的作用下生成的。酰胺转移酶、转甲酰基酶和磷酸核糖焦磷酸合成酶（PRPP 合成酶）主要参与次黄嘌呤核苷酸的合成，与其分解代谢无关。四氢叶酸还原酶是叶酸代谢的一个关键酶。

二、核苷酸代谢的调节（助理不考）

（一）核苷酸合成途径的主要调节酶

1. 嘌呤核苷酸从头合成的主要关键酶　磷酸核糖焦磷酸合成酶（PRPP 合成酶）和磷酸核糖酰胺转移酶，受代谢产物的反馈调节。

2. 嘧啶核苷酸从头合成的调节酶　主要有氨基甲酰磷酸合成酶Ⅱ和天冬氨酸氨甲酰转移酶，受代谢产物的反馈调节。

（二）抗核苷酸代谢药物的生化机制

通过竞争性抑制等方式干扰或阻断核苷酸的正常合成代谢，由此阻断核苷酸和蛋白质的生物合成，可抑制细胞增殖，临床上常用作抗肿瘤药物。如：6- 巯基嘌呤（6-MP）、5- 氟尿嘧啶（5-FU）、氨基蝶呤和甲氨蝶呤等。

第九单元　遗传信息的传递（助理不考）

一、遗传信息传递概述

中心法则：

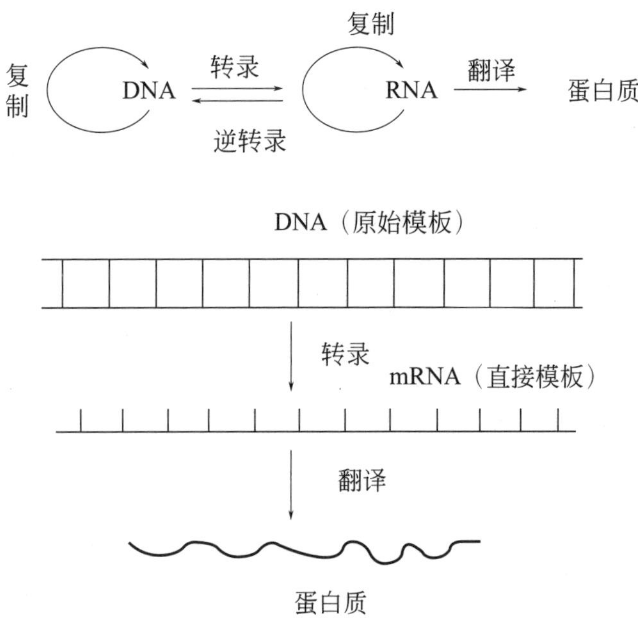

二、DNA 生物合成

（一）DNA 生物合成的概念

DNA 生物合成有 DNA 复制和逆转录合成 DNA 两种方式。DNA 复制是指以 DNA 为模板的 DNA 合成，是基因组的复制过程。

逆转录是以 RNA 为模板，合成 DNA 互补链再以此 DNA 链为模板合成第二条 DNA 链的过程。

（二）DNA 的复制

1. DNA 复制的特征　DNA 复制为半保留复制方式，使子代细胞得到和亲代相一致的遗传物质，使复制具有高保真性。

从一个 DNA 复制起始点起始的 DNA 复制区域称为复制子。

复制时，DNA 从起始点向两个方向解链，形成两个延伸方向相反的复制叉，称为双向复制。

复制完成时，复制叉相遇并汇合连接。

2. DNA 复制需要的酶类

（1）原核生物的 DNA 聚合酶有 3 种　DNA-pol Ⅰ、DNA-pol Ⅱ、DNA-pol Ⅲ，这 3 种酶均有 5′→3′ 延长脱氧核苷酸链的聚合活性及 3′→5′ 核酸外切酶的活性。其中，DNA-pol Ⅲ是原核生物复制延长中起主要催化作用的酶。

（2）真核生物 DNA 聚合酶已发现有 15 种之多，常见的有 5 种：DNA-polα、β、γ、δ、和 ε，此 5 种 DNA-pol 均有 5′→3′ 核酸外切酶的活性。在 DNA 复制延长中起主要催化作用的是 DNA-polδ，相当于原核生物的 DNA-pol Ⅲ。

3. DNA 复制的过程

（1）原核生物 DNA 复制过程

① 复制的起始。

a. DNA 的解链。复制有固定的起点，DNA 双链中富含 AT 的部位只有 2 个氢键维系，容易发生解链；DNA 解链需 DnaA、DnaB 和 DnaC 三种蛋白质的参与；解链过程中需要 DNA 拓扑异构酶。

b. 引物合成和引发体形成。引物是由引物酶（复制起始时催化 RNA 引物合成的酶）催化合成的短链 RNA 分子；引物合成的方向是 5′- 端至 3′- 端；引物为 DNA 的合成提供 3′-OH 末端，在 DNA-pol 的催化下逐一加入

dNTP 而形成 DNA 子链；引发体是由含 DnaB、DnaC、引物酶和 DNA 复制起点区域共同构成的复合结构。

② DNA 链的延长。前导链沿着 5′ → 3′ 方向连续延长，后随链沿着 5′ → 3′ 方向呈不连续延长（这些不连续的复制片段称为冈崎片段）；在同一个复制叉上，前导链的复制先于后随链，但两链是在同一个 DNA-pol Ⅲ 催化下进行延长的。

③ 复制的终止。包括切除引物、填充空缺和连接切口。

（2）真核生物 DNA 复制过程　其基本过程与原核生物相似，但更为复杂。

① 复制的起始。与原核生物基本相似，但真核生物 DNA 分布在许多染色体上，各自进行复制；而且每个染色体有上千个复制子，复制的起始点很多。

② DNA 链的延长。真核生物是以复制子为单位各自进行复制的，所以引物和后随链的冈崎片段都比原核生物的短。

③ 复制的终止。真核生物 DNA 合成后立即组装成核小体，并通过端粒酶解决染色体末端复制问题。

（三）逆转录

逆转录是指以 RNA 为模板合成 DNA 的过程，即 RNA 指导下的 DNA 合成。此过程中，核酸合成、转录（DNA 到 RNA）过程与遗传信息的流动方向（RNA 到 DNA）相反，故称为逆转录。

1. RNA 病毒的基因组　是 RNA 而不是 DNA，其复制方式是反转录，也称反转录病毒。

2. 反转录的信息流动方向　RNA → DNA。

3. 过程

① 首先是逆转录酶以病毒基因组 RNA 为模板，催化 dNTP 聚合生成 DNA 互补链，产生 RNA/DNA 杂化双链。

② 杂化双链中的 RNA 被水解。

③ RNA 分解后剩下的单链 DNA 再用作模板，由逆转录催化成第二条 DNA 互补链。其合成反应按照 5′ → 3′ 延长的规律。

（四）DNA 的损伤与修复

1. 导致 DNA 损伤因素

① DNA 复制错误、DNA 自身的不稳定性、机体代谢过程中产生的活性氧。

② 物理因素。紫外线（UV）、各种辐射。

③ 化学因素。多种化学诱变剂。

④ 生物因素。主要指病毒。

2. 损伤类型

① 碱基损伤与糖基破坏。

② 碱基之间发生错配。

③ DNA 链发生断裂。

④ DNA 链的共价交联。

3. DNA 损伤的修复

① 直接修复。光修复系统是直接修复机制之一。光修复酶可以催化嘧啶二聚体分解为原来的非聚合状态，使 DNA 恢复正常。

② 切除修复。是最普通的 DNA 损伤修复方式，其过程包括去除损伤的 DNA、填补空隙和连接。

③ 重组修复。DNA 双链断裂损伤且损伤面积太大又不能及时修复的 DNA 也可进行复制。但由错误的模板复制的子链带有错误序列甚至缺口，这种损伤需以重组方式修复。

④ SOS 修复。当 DNA 损伤广泛以致难以继续复制时，体内启动 SOS 修复系统。

三、RNA 的生物合成——转录

（一）RNA 的生物合成的概念

DNA 指导的 RNA 合成，称为转录。RNA 指导的 RNA 合成，称为 RNA 复制。

（二）转录体系的组成及转录过程

1. 转录体系的组成

（1）原料　DNA 模板、4 种 NTP、汞和必要的无机离子，RNA 聚合酶及其他蛋白因子。

（2）转录模板　转录是以 DNA 的一条链为模板。①模板链。是双链 DNA 转录时作为 RNA 合成模板的一股单链。② 编码链。相对应的另一股单链。③不对称转录。在 DNA 分子双链上，按碱基配对规律能指导转录生成 RNA 的一股链作为模板指导转录，另一股链则不转录，这种模板选择性称为不对称转录。

（3）RNA 聚合酶

① 原核生物 RNA 聚合酶。

a. 原核生物的 RNA 聚合酶只有一种，可以催化不同种类的 RNA 合成。

b. RNA 聚合酶有四种多个亚基 α_2（2 个 α）、β、β′ 和 σ。

起始因子 σ：辨认转录起始点，结合启动因子。

核心酶 $\alpha_2\beta\beta'\omega$：促进 RNA 链 5′ → 3′ 的延长。

原核生物的 RNA 聚合酶可被利福平抑制。

② 真核生物 RNA 聚合酶。真核生物具有 3 种不同的细胞核 RNA 聚合酶，分别是 RNA 聚合酶Ⅰ、RNA 聚合酶Ⅱ和 RNA 聚合酶Ⅲ。

③ 模板与酶的辨认结合。原核生物以 RNA 聚合酶全酶直接结合到 DNA 模板，而真核生物 RNA 聚合酶需与辅助因子结合后才结合模板。

2. 转录过程　转录过程包括转录起始、转录延长、转录终止。原核生物和真核生物的 RNA pol 种类不同，结合模板的特性不一样，转录起始过程有较大区别。

（1）起始阶段

① 原核生物。

a. 由 RNA pol 识别并结合启动因子，形成闭合转录复合体，其中的 DNA 仍保持完整的双链结构。

b. DNA 双链解开，闭合转录复合体成为开放转录复合体。

c. 第一个磷酸二酯键的形成。

② 真核生物。

a. 真核生物的转录起始上游区段序列与原核生物相比更加多样化，包括启动子、增强子等，统称顺式作用元件。

b. 转录起始时，真核生物的 RNA pol 不直接识别和结合模板的起始区，而是依靠转录因子识别并结合起始序列。

（2）转录延长

① 原核生物。σ 因子从全酶上脱离，余下的核心酶继续沿 DNA 链移动，按照碱基互补原则，不断聚合 RNA。

② 真核生物。

a. 真核生物 RNA 聚合酶不能直接与 DNA 结合，需与 TF Ⅱ D 等因子结合形成复合物。

b. 为单顺反子转录（1 个启动子，1 个结构基因）。

c. 转录后需加工。

（3）转录终止

① 原核生物。

a. 依赖 ρ 因子（终止因子）的转录终止：ρ 因子与转录产物结合，结合后 ρ 因子和 RNA 聚合酶发生构象改变，从而使 RNA 聚合酶的移动停顿，转录终止。

b. 非依赖 ρ 因子的转录终止：转录产物的 3′ 端有多个连续的 U，在连续 U 的 5′ 上游可形成发夹结构；这些结构的形成是其终止信号。

② 真核生物 mRNA 在修饰点处被切断。

转录终止的修饰点：读码框架下游的 AATAAA 序列，及在下游有相当多的 GT 序列。

（三）转录后加工过程

转录生成的RNA是初级转录产物。真核生物mRNA转录后，需进行首尾修饰，以及对mRNA链进行剪接。

1. mRNA 的转录后加工

（1）首、尾的修饰。

①“戴帽”。5′- 末端的有 7- 甲基鸟嘌呤的帽结构。

②“加尾”。3′- 端添加多聚腺苷酸 [poly(A)] 尾结构。

（2）剪接去除“内含子”和连接“外显子”。

① 内含子。阻断基因的线性表达，而在剪接过程中被除去的核酸序列。

② 外显子。在断裂基因及其初级转录产物上出现，并表达为成熟 RNA 的核酸序列。

（3）化学修饰　甲基化等。

（4）RNA 编辑　是遗传信息在转录水平发生改变，由一个基因产生不止一种蛋白质。

2. tRNA 的转录后加工酶的剪接过程 各种稀有碱基的生成，如甲基化、还原反应、核苷内的转位反应、脱氨反应。3′ 末端加上 CCA-OH。

3. rRNA 的转录后加工 45S rRNA 是 rRNA 基因的主要初级转录产物，经剪接成为 5.8S rRNA、18S rRNA 和 28S rRNA。

命题趋势 遗传信息的传递中的考点，多以 A1、A2 型考题出现。

金题直击

逆转录是指

A. 以 RNA 为模板合成 RNA

B. 以 DNA 为模板合成 DNA

C. 以 DNA 为模板合成 RNA

D. 以 RNA 为模板合成蛋白质

E. 以 RNA 为模板合成 DNA

【答案】 E

【解析】 RNA 为模板合成 DNA 叫作逆转录；DNA 为模板合成 DNA 叫作复制；DNA 为模板合成 RNA 叫作转录。

第十单元　蛋白质生物合成（助理不考）

一、蛋白质生物合成的概述

（一）蛋白质生物合成的概念

以 mRNA 为模板，按照 mRNA 上来自 DNA 基因编码的核苷酸序列信息转换为蛋白质中氨基酸序列。

（二）蛋白质生物合成体系

1. 原料　20 种氨基酸。

2. 模板　mRNA。

3. 场所　核糖体。

4. 氨基酸的“搬运工具”　tRNA，把氨基酸从外界转运至核糖体。

5. 酶与蛋白质因子　氨基酰 -tRNA 合成酶、转肽酶，起始因子、延长因子、终止因子。

6. 能量　ATP、GTP。

（三）遗传密码

mRNA 是遗传信息的携带者，是蛋白质合成的直接模板。

mRNA 上存在遗传密码。

（1）概念　① 密码子。mRNA 中每 3 个核苷酸组成一组，代表相应的氨基酸或翻译起始、终止信号。② 起始密码。AUG，编码甲酰甲硫氨酸（细菌）或甲硫氨酸（高等动物）。③终止密码。UAA、UAG 或 UGA（不编码相应的氨基酸）。

（2）密码数量　64 个，编码氨基酸的密码有 61 个。

（3）遗传密码的特点　①方向性。翻译时的阅读方向只能从 5′ → 3′。②连续性。mRNA 的密码子之间没有间隔核苷酸。③简并性。有的氨基酸可由多个密码子编码。④通用性。从原核生物到人类都通用一套遗传密码。⑤摆动性。反密码子与密码子间不严格遵循常见的碱基配对规律，称为摆动配对。

（四）蛋白质生物合成的基本过程（肽链合成过程）

1. 氨基酸的活化　氨基酸的活化由氨基酰 -tRNA 合成酶催化生成，每个氨基酸活化需消耗 2 个高能磷酸键。氨基酰 -tRNA 合成酶对底物氨基酸和 tRNA 都有高度特异性。

2. 肽链合成的起始　肽链的合成过程是从携带甲硫氨酸的起始 tRNA 开始，从 *N*- 端向 *C*- 端延长，直至终止密码子前一位密码子所编码的氨基酸。

3. 肽链的延长　肽链的延长需要经历的步骤：①氨基酰 -tRNA 的进位；②成肽反应；③核糖体移位至 mRNA 上的下一个密码子。

4. 肽链的合成终止　当翻译到 A 位上出现终止密码子时释放因子与相应的终止密码子结合，肽链从肽酰 tRNA 中释出，mRNA 及核糖体大、小亚基等分离，这一过程称为肽链终止。

5. 蛋白质翻译后修饰　翻译后修饰包括多肽链折叠为天然的三维构象及对肽链一级结构的修饰、空间结构的修饰等。

蛋白质空间结构修饰：通过非共价键使亚基结合，而形成具有四级结构的蛋白质。

二、蛋白质生物合成与医学的关系

蛋白质生物合成是很多抗生素和某些毒素的作用靶点。它们通过阻断真核、原核生物蛋白质翻译体系某组分功能，干扰和抑制蛋白质生物合成过程而起作用。

金题直击

1. 蛋白质生物合成不需要的物质是

A. 氨基酸　　B. DNA

C. mRNA　　D. 核蛋白体

E. 多种蛋白因子

【答案】B

【解析】蛋白质合成是指生物按照信使核糖核酸（mRNA）上的遗传信息合成蛋白质的过程，亦称为翻译。整体合成过程，需要原料（氨基酸）、模板（mRNA）、搬运工具（tRNA）、酶、蛋白因子等，无DNA参与。

2. 遗传密码的特点不包括

A. 简并性
B. 方向性
C. 通用性
D. 连续性
E. 一致性

【答案】E

【解析】特点：遗传密码的简并性，可以减少有害突变；遗传密码的通用性，几乎所有生物都共用同一套遗传密码子，说明生物有共同的起源；遗传密码的变异性，有利于生物的进化；遗传密码的摆动假说，密码子的第三位碱基配对可以有一定的变动，由于摆动假说的存在，细胞内只需32种RNA就能识别61个编码氨基酸的密码子。

第十一单元　基因表达调控（助理不考）

一、概述

（一）基因表达的概念

基因表达就是基因转录及翻译的过程，即生成具有生物学功能的蛋白质的产生过程。

（二）基因表达的时空性

1. 时间特异性　按功能需要，某一特定基因的表达严格按特定的时间顺序发生，称之为基因表达的时间特异性。

2. 空间特异性　多细胞生物在某一特定生长发育阶段，同一基因在不同组织器官表达或表达水平不同。

（三）基因的组成性表达、诱导与阻遏

1. 组成性表达　有些基因产物对生命过程都是必需的或不可缺少的。这类基因在一个生物个体的几乎所有细胞中持续表达，不易受环境条件的影响，通常被称为管家基因。

2. 诱导和阻遏表达

（1）诱导　在特定环境信号刺激下，相应的基因被激活，基因表达产物增加，这种基因称为可诱导基因。可诱导基因在一定环境中表达增强的过程，称为诱导。

（2）阻遏　如果基因对环境信号应答是被抑制，这种基因是可阻遏基因。**可阻遏基因表达产物水平降低的过程称为阻遏。**

（四）基因表达的多级调控

首先，遗传信息以基因的形式储存于 DNA 分子中，基因拷贝数越多，其表达产物越多，因此基因组 DNA 的部分扩增可影响基因表达。

其次，遗传信息经转录由 DNA 传向 RNA 过程中的许多环节，是基因表达调控最重要、最复杂的一个过程。

蛋白质生物合成即翻译是基因表达的最后一步，影响蛋白质合成的因素同样也能调节基因表达。

（五）基因表达调控的基本要素

转录起始是基因表达的基本控制点，其主要包括：

① 特异 DNA 序列决定基因的转录活性。

② 转录调节蛋白可以增强或抑制转录活性。

③ 转录调节蛋白通过与 DNA 或与蛋白质相互作用对转录起始进行调节。

④ RNA 聚合酶与基因的启动序列 / 启动子相结合。

二、基因表达调控的基本原理

（一）原核基因表达调控（乳糖操纵子）

1. 乳糖操纵子（*E. coli* 的乳糖操纵子）的结构

（1）结构基因　含 Z、Y 及 A 三个结构基因——信息区，分别编码 β- 半乳糖苷酶、通透酶和乙酰基转移酶。

（2）操纵序列 O　阻遏蛋白结合部位。

（3）启动序列 P　RNA 聚合酶结合的位点。

（4）CAP 结合位点　分解（代谢）物基因激活蛋白（CAP）结合位点。

（5）调节基因 I　编码一种阻遏蛋白。后者与 O 序列结合，使操纵子受阻遏而处于关闭状态。

2. 乳糖操纵子的调节机制

（1）阻遏蛋白的负性调节　在没有乳糖存在时，*lac* 操纵子处于阻遏状态。

（2）CAP 的正性调节　CAP 是同二聚体，在其分子内有 DNA 结合区及 cAMP 结合位点。葡萄糖缺乏，cAMP 增高，CAP 刺激 RNA 转录增强，反之亦然。

（3）协同调节　Lac 阻遏蛋白负性调节与 CAP 正性调节两种机制协同合作。

（二）真核基因表达调控（顺式作用元件与反式作用因子）

调节序列与被调节序列位于同一条 DNA 链上，被称为顺式作用元件（启动子、增强子、沉默子等元件）。另外一些调节序列不仅能对处于同一条 DNA 链上的结构基因的表达进行调控，而且还能对不在一条 DNA 链上

的结构基因的表达起到同样的作用，这些蛋白质分子被称为反式作用因子（转录因子）。

顺式作用元件与转录因子的总结如下表。

类别		作用机理	调节作用
启动子	顺式作用元件	是指 RNA 聚合酶结合位点周围的一组转录控制组件，包括转录起始点 + 功能组件（TATA 盒、CC 盒、CAAT 盒）	正性调节
增强子		是指远离转录起始点，决定基因的时间空间特异性表达，增强启动子转录活性的 DNA 序列，发挥作用的方式与方向距离无关	正性调节
沉默子		是指抑制或阻遏基因转录的一段 DNA 序列	负性调节
反式作用因子	调节蛋白	某基因表达的蛋白作用于另一基因的转录，影响另一基因表达	正 / 负调节
顺式作用元件		某基因表达的蛋白作用于自身基因的调节序列，影响自身基因的表达	正 / 负调节

金题直击

对基因表达及基因表达调控的叙述错误的是

A. 存在多级调控

B. 基因表达存在时空性

C. 表达方式有组成性表达、诱导与阻遏

D. 基因表达调控的意义是合成代谢酶

E. 基因表达调控基本要素之一是特异 DNA 序列

【答案】D

【解析】基因表达调控是对从 DNA 到蛋白质的过程即基因表达过程的调节。基因表达存在多级调控，具有时空性，特异 DNA 序列决定基因的转录活性。

第十二单元　细胞信号转导（助理不考）

一、细胞信号转导的概念

细胞信号转导是通过多种分子相互作用的一系列有序反应，将来自细胞外的信息传递到细胞内的各种效应分子的过程。

二、受体和信号转导分子

受体是细胞膜上或细胞内能识别化学信号（配体）并与之结合的成分，其化学本质是蛋白质。

（一）受体的分类和作用特点

1. 受体的分类

（1）膜受体　水溶性化学信号（生长因子、细胞因子、水溶性激素等）和膜结合型分子（黏附因子等），不能进入靶细胞，其受体位于靶细胞的细胞质膜表面。

（2）胞内受体　位于细胞质或细胞核内的受体，如类固醇激素、甲状腺素、维 A 酸等。

2. 作用特点　①高度专一性；② 高度亲和力；③可饱和性；④可逆性；⑤特定的作用模式。

（二）G 蛋白

鸟苷酸结合蛋白简称G蛋白。分别结合GTP和GDP时，G蛋白处于不同的构象。结合GTP时处于活化形式，能够与下游分子结合，并通过别构效应而激活下游分子。G 蛋白具有 GTP 酶活性，结合 GTP 水解为 GDP，回到非活化状态，停止激活下游分子。

（三）蛋白激酶和蛋白磷酸酶

蛋白激酶和蛋白磷酸酶催化蛋白质的可逆磷酸化修饰，对下游分子的活性进行调节。蛋白质的磷酸化修饰可以提高或降低其活性，取决于构象变化是否有利于反应的进行。各种蛋白酶和蛋白磷酸酶在细胞内积极地选择性地作用于有限的底物。它们的催化特点及其在细胞内的分布特点决定信号转导通路的精确性。

三、膜受体介导的信号转导机制

（一）蛋白激酶 A 通路

蛋白激酶 A 通路以靶细胞内 cAMP 浓度改变和激活 cAMP 和蛋白激酶 A 通路为主要特征，是激素调节物质代谢的主要通路之一。

（二）蛋白激酶 C 通路

肌醇三磷酸（IP_3）和甘油二酯（DAG）是细胞内的第二信使。IP_3 受体是 IP_3 控制的 Ca^{2+} 通道，结合 IP_3 后开放，促进细胞钙库的 Ca^{2+} 迅速释放，细胞中局部 Ca^{2+} 浓度迅速升高。DAG 为脂溶性分子，生成后仍留在质膜上。DAG 和 Ca^{2+} 在细胞内的靶分子之一是蛋白激酶 C（PKC）。

（三）酪氨酸蛋白激酶通路

酪氨酸蛋白激酶（PTK）催化蛋白质分子中的酪氨酸残基磷酸化。磷酸化的受体募集含有 SH2 结构域的信号分子，从而将信号传递至下游分子，发挥重要的生理作用。

四、胞内受体介导的信号转导机制

通过细胞内受体调节的激素有糖皮质激素、盐皮质激素、雄激素、孕激素、雌激素、甲状腺素（T_3 及 T_4）和 1,25-$(OH_2)D_3$ 等。

位于细胞内的受体多为转录因子，其活性受信号分子配体的调节。当胞内受体与相应的配体结合后，可进入细胞核内，与 DNA 上的相应的顺式作用元件结合，主要是与增强子或沉默子结合，在转录水平调节基因表达。

第十三单元 重组DNA技术（助理不考）

一、重组DNA技术的概述

（一）重组DNA技术相关的概念

1. 自然界基因转移和重组 包括位点特异的重组、同源重组及转座重组等形式。在两个DNA序列的特异位点间发生的整合称位点特异的重组，依赖整合酶。发生在同源序列间的重组称为同源重组，又称基本重组。

2. 重组DNA技术 细菌的基因转移包括接合作用、转化作用、转导作用等。

（二）基因工程的基本原理

① 目的DNA的分离获取。（分）

② 载体的选择与构建。（选）

③ 目的DNA与载体连接。（接）

④ 重组DNA转入受体细胞（转）

⑤ 重组体的筛选与鉴定。（筛）

⑥ 克隆基因的表达。

二、基因工程与医学

（一）疾病相关基因的发现

根据克隆基因的定位和性质所提供的线索，可确定克隆的基因在分子遗传病中的作用。因此，一个疾病相关基因的发现不仅可导致新的遗传病的发现，而且对遗传病的诊断和治疗都是极有价值的。

（二）生物制药

利用基因工程技术生产有应用价值的药物，如重组疫苗、乙肝疫苗等；基因工程肽类药物，各种干扰素、细胞介素、生长激素、表皮生长因子、胰岛素等；基因工程抗体。

（三）基因诊断

利用分子生物学及分子遗传学的技术和原理，在DNA水平分析、鉴定遗传性疾病所涉及基因的置换、缺失或插入等突变。

（四）基因治疗

基因治疗指向有功能缺陷的细胞导入具有相应功能的外源基因，以纠正或补偿其基因缺陷，从而达到治疗的目的。基因治疗包括体细胞基因治疗和性细胞基因治疗。

金题直击

基因治疗的基本方法不包括

A. 基因突变

B. 基因校正

C. 基因置换

D. 基因增补

E. 基因失活

【答案】A

【解析】基因治疗是指将外源正常基因导入靶细胞，以纠正或补偿其基因缺陷和异常，以达到治疗目的。基因突变是基因组DNA分子发生的突然的、可遗传的变异现象。

第十四单元　癌基因与抑癌基因（助理不考）

一、癌基因与抑癌基因

（一）癌基因的概念

癌基因指在体外引起细胞转化，在体内诱发肿瘤的基因。癌基因能编码生长因子、生长因子受体、细胞内生长信息传递分子，以及与生长有关的转录调节因子。

（二）抑癌基因的概念

抑癌基因是一类抑制细胞过度生长、增殖从而遏制肿瘤形成的基因。

目前发现的抑癌基因有 10 余种：如 *TP53*、*RB*、*P16*、*APC*、*DCC* 等。

正常情况下，视网膜细胞含有活性 *RB* 基因，控制着视网膜细胞的生长发育及视觉细胞的分化。当 *RB* 基因先天性缺失或丧失功能时，视网膜细胞可出现异常增殖，形成视网膜细胞瘤。*RB* 基因失活还见于骨肉瘤、小细胞肺癌、乳腺癌等，说明 *RB* 基因的抑癌作用具有一定的广泛性。

二、生长因子

（一）生长因子的概念

生长因子是指调节细胞生长与增殖的多肽类物质。生长因子是由细胞合成与分泌的，具有调节细胞生长与分化的作用。

（二）生长因子的作用机制

生长因子受体有的是位于细胞膜上的跨膜受体蛋白，有的位于细胞质中。当生长因子与这类受体结合后，受体所包含的蛋白质酪氨酸激酶被活化，使胞内的相关蛋白质直接被磷酸化。这些被磷酸化的蛋白质再活化转录因子，引发基因转录，达到调节生长与分化的作用。

金题直击

关于抑癌基因的叙述中正确的是

A. 不存在于人类正常细胞中

B. 与癌基因表达无关

C. 缺失后对细胞的增殖分化无影响

D. 发出抗细胞增殖的信号

E. 肿瘤细胞出现时才进行表达

【答案】D

【解析】抑癌基因也称为抗癌基因。正常细胞中存在抑癌基因，在被激活情况下它们具有抑制细胞增殖作用，但在一定情况下被抑制或丢失后可减弱甚至消除抑癌作用。正常情况下它们对细胞的发育、生长和分化的调节起重要作用。

第十五单元　血液生化（助理不考）

一、血液的化学成分

血液由血浆和血细胞（红细胞、白细胞、血小板）组成。血浆的主要成分是水，其余为可溶性固体成分，分为有机物和无机物两类。

（一）水和无机盐

正常人血液含水量为 77% ～ 81%。无机物主要以电解质为主，主要的阳离子有 Na^+、K^+、Ca^{2+}、Mg^{2+}，主要的阴离子有 Cl^-、HCO_3^-、HPO_4^{2-} 等。它们在维持血浆晶体渗透压、酸碱平衡以及神经肌肉的正常兴奋性方面起重要作用。

（二）血浆蛋白质

血浆蛋白质是指血浆含有的蛋白质，是血浆中主要的固体成分，正常人血浆蛋白总浓度为 70 ～ 75g/L。

（三）非蛋白质含氮物质（NPN）

非蛋白质含氮物质主要有尿素、尿酸、肌酸、肌酸酐、氨和胆红素等。

（四）不含氮的有机化合物

不含氮的有机化合物主要有糖类、脂类和小分子有机酸等。

二、血浆蛋白质

（一）血浆蛋白质的分类

血浆蛋白质有 200 多种，通常按照来源、分离方法和功能分类。

① 醋酸纤维类薄膜电泳分离可得五类，即清蛋白、α_1 球蛋白、α_2 球蛋白、β 球蛋白和 γ 球蛋白。

② 超速离心可将其中的脂蛋白分为四类。

（二）血浆蛋白质的来源

绝大多数血浆蛋白质在肝合成。有少量蛋白质是由其他组织细胞合成的，如 γ 球蛋白是由浆细胞合成的。

（三）血浆蛋白质的功能

① 维持血浆胶体渗透压。

② 维持血浆正常 pH。

③ 运输作用。

④ 免疫作用。

⑤ 催化作用。

⑥ 营养作用。

⑦ 凝血、抗凝血和纤溶作用。

三、红细胞的代谢

红细胞的主要成分是血红蛋白，血红蛋白是由珠蛋白和血红素构成的。

（一）血红素合成的部位、原料和关键酶

1. 合成的主要部位　在骨髓的幼红细胞和网织细胞。

2. 合成原料　琥珀酰 CoA、甘氨酸、Fe^{2+}。

3. 关键酶　ALA 合酶（δ-氨基-γ-酮戊酸）。

（二）成熟红细胞的代谢特点

葡萄糖是成熟红细胞的主要能量物质。

1. 糖代谢

① **糖酵解是红细胞获得能量的唯一途径。**

② **红细胞内 2,3-DPG 的主要功能是调节血红蛋白的运氧功能。**

③ 红细胞的 ATP 主要用于维持红细胞膜上钠泵和钙泵的运行，红细胞膜上脂质交换，谷胱甘肽、NAD^+

的生物合成等。

2. 脂代谢　成熟红细胞已不能从头合成脂酸，但膜脂的不断更新却是红细胞生存的必要条件。

金题直击

1. 合成血红素的关键酶是

A. ALA 合酶　　B. 葡萄糖激酶

C. 丙酮酸激酶　　D. HMG-CoA 裂解酶

E. 异柠檬酸脱氢酶

【答案】 A

【解析】 血红素的合成是在胞液和线粒体内进行的，以甘氨酸、琥珀酸单酰 CoA 和 Fe^{2+} 为原料，以磷酸吡哆醛和 Mg^{2+} 为辅助因子。从早幼红细胞开始合成，中幼、晚幼红细胞中合成量不断增加，直至网织红细胞阶段。关键酶是 ALA 合成酶。

2. 供应成熟红细胞能量的主要代谢途径是

A. 糖有氧氧化　　B. 糖酵解

C. 2,3- 二磷酸甘油酸旁路　　D. 糖异生

E. 磷酸戊糖途径

【答案】 B

【解析】 成熟红细胞没有线粒体，只能以糖酵解供能。

第十六单元　肝生化

一、肝脏的生物转化作用

（一）肝生物转化概念

机体在排出非营养物质之前，需要对它们进行代谢转变，使其水溶性提高，极性增强，易于通过胆汁或尿液排出体外，这一过程称为生物转化。

（二）肝脏生物转化的特点

连续性、多样性、双重性（生物转化不等于单纯的解毒作用）。

（三）生物转化的反应类型及酶系

酶类	辅酶和结合物	细胞内定位
第一相反应		
氧化酶类		
加单氧酶系	NADPH+H^+、O_2、P450	内质网
胺氧化酶	黄素辅酶	线粒体
脱氢酶类	NAD^+	胞质或线粒体
还原酶类	—	—
硝基还原酶	NADH+H^+ 或 NADPH+H^+	内质网
偶氮还原酶	NADH+H^+ 或 NADPH+H^+	内质网
水解酶类	—	胞浆或内质网
第二相反应		
葡糖醛酸基转移酶	活性葡糖醛酸（UDPGA）	内质网
硫酸基转移酶	活性硫酸（PAPS）	胞质
谷胱甘肽 *S*- 转移酶	谷胱甘肽（GSH）	胞质与内质网
乙酰基转移酶	乙酰 CoA	胞质
酰基转移酶	甘氨酸	线粒体
甲基转移酶	*S*- 腺苷甲硫氨酸（SAM）	胞质与内质网

（四）影响肝脏生物转化作用的因素

影响因素：年龄、性别、疾病、诱导物、抑制物等。

二、胆汁酸代谢（助理不考）

（一）胆汁酸的分类和功能

① 胆汁酸按其来源分为初级胆汁酸和次级胆汁酸两类。

② 胆汁酸按其结构可分为游离胆汁酸和结合胆汁酸两类。

③ 胆汁酸的主要生理功能为：促进脂类物质的消化与吸收和维持胆汁中胆固醇的溶解状态以抑制胆固醇析出。

（二）胆汁酸代谢

1. 初级胆汁酸　肝细胞以胆固醇为原料合成初级胆汁酸，这是肝清除胆固醇的主要方式。

2. 次级胆汁酸　进入肠道的初级胆汁酸在回肠和结肠上段，在细菌的作用下发生去结合反应和脱 7α- 羟基作用，生成次级胆汁酸。次级胆汁酸包括脱氧胆酸与石胆酸。

3. 胆汁酸的肝肠循环　排入肠道的胆汁酸约 95% 以上被重吸收，经门静脉又回到肝，在肝内将游离胆汁酸转变为结合型胆汁酸，经胆道再次排入肠腔的过程称为肠肝循环。

（三）胆汁酸代谢的调节

① 胆汁酸浓度升高可同时抑制胆固醇 7α- 羟化酶和 HMG-CoA 还原酶合成，从而抑制肝细胞胆汁酸、胆固醇的合成。

② 高胆固醇饮食可抑制 HMG-CoA 还原酶合成的同时，诱导胆固醇 7α- 羟化酶的基因表达。

③ 糖皮质激素、生长激素可提高胆固醇 7α- 羟化酶的活性，甲状腺素可诱导该酶的 mRNA 合成。

三、胆色素代谢

胆色素是体内铁卟啉化合物的主要分解代谢产物，包括胆红素、胆绿素、胆素原和胆素。

（一）游离胆红素和结合胆红素的性质

① 游离胆红素是人体内强有力的内源性抗氧化剂，是血清中抗氧化活性的主要成分，可有效化地清除超氧化物和过氧化物自由基。

② **结合胆红素主要指与葡糖醛酸结合的胆红素葡糖醛酸一酯**。

（二）胆色素的肝肠循环

经肝细胞转化生成的葡糖醛酸胆红素随胆汁进入肠道，在肠菌作用下，脱去葡糖醛酸基，并被还原成胆素原。体内的胆红素生成过多，或肝细胞对胆红素的摄取、转化及排泄功能下降等因素可引起血浆胆红素含量增多，称为高胆红素血症。过量的胆红素可扩散进入组织造成组织黄染，这一体征称为黄疸。

金题直击

1. 机体可以降低外源性毒物毒性的反应是

A. 肝生物转化
B. 肌糖原磷酸化
C. 三羧酸循环
D. 乳酸循环
E. 甘油三酯分解

【答案】A

【解析】肝脏是生物转化的重要器官，可降低外源性非营养性化学物质的毒性。

2. 初级胆汁酸合成过程中的限速酶是

A. 鹅脱氧胆酰 CoA 合成酶
B. 7α- 羟胆固醇氧化酶
C. HMG-CoA 还原酶
D. 胆酰 CoA 合成酶
E. 胆固醇 7α- 羟化酶

【答案】E

【解析】初级胆汁酸是肝细胞以胆固醇为原料直接合成的胆汁酸，其合成过程中的限速酶为胆固醇 7α- 羟化酶。

第十七单元　维生素

维生素是人和动物为维持正常的生理功能而必须从食物中获得的一类微量有机物质，在人体生长、代谢、发育过程中发挥着重要的作用。

一、脂溶性维生素的生理功能及缺乏症

维生素	生理功能	缺乏症
维生素 A	① β 胡萝卜素可作为抗氧化剂捕捉自由基 ② 11- 顺视黄醛构成视觉细胞内的感光物质 ③ 维生素 A 酯参与糖蛋白合成 ④ 视黄醇和视黄醛具有类固醇激素样作用，影响细胞分化，促进机体生长和发育 ⑤ 增强机体抵抗力	夜盲症、眼干燥症、皮肤干燥和毛囊丘疹等
维生素 D	促进小肠黏膜对钙、磷的吸收，调节钙、磷代谢	缺乏会引起佝偻病（儿童）、骨软化症（孕妇显著）、骨质疏松等
维生素 E	维生素 E 与生殖功能有关 抗氧化作用：维生素 E 是重要的天然抗氧化剂 促进血红素合成	慢性脂肪痢、无 β- 脂蛋白血症、慢性胰腺炎或胃肠切除综合征等可引起缺乏
维生素 K	促进肝合成凝血酶原及凝血因子Ⅱ、Ⅶ、Ⅸ、Ⅹ	缺乏会引起凝血因子合成障碍，凝血时间延长，易出血

金题直击

维生素 A 缺乏时引起

A. 癞皮病　　B. 脚气病

C. 夜盲症　　D. 坏血病

E. 佝偻病

【答案】C

【解析】缺乏维生素 A 易患夜盲症、眼干燥症。

二、水溶性维生素的生理功能及缺乏症

维生素	生理功能	缺乏症
维生素 B_1	TPP 是 α- 酮酸氧化脱羧酶系的辅酶 TPP 作为转酮醇酶的辅酶参与磷酸戊糖途径 TPP 在神经传导中起一定作用	脚气病、末梢神经炎
维生素 B_2	FMN 和 FAD 是体内许多氧化还原酶的辅酶，是氢的传递体	口角炎、唇炎、舌炎、阴囊炎、眼睑炎、角膜血管增生等
维生素 PP	NAD^+ 和 $NADP^+$ 是体内多种不需氧脱氢酶的辅酶，广泛参与体内的氧化还原反应，在反应中是递氢体	糙皮病，主要表现为皮炎、腹泻及痴呆等
泛酸	在体内经磷酸化后转变成 4 磷酸泛酰巯基乙胺，是酰基载体蛋白（ACP）和辅酶 A 的组成成分，参与运转酰基的作用	罕见
维生素 B_6	磷酸吡哆醛是转氨酶和脱羧酶的辅酶，参与递氨基和脱羧基	缺乏会引起低色素小细胞性贫血、血清铁增高
生物素	生物素是体内多种羧化酶的辅酶，参与羧化反应、参与 CO_2 的固定、参与信号转导	罕见
叶酸	四氢叶酸是一碳单位转移酶的辅酶，作为一碳单位的载体	缺乏造成 DNA 合成受到抑制，引起巨幼细胞贫血

续表

维生素	生理功能	缺乏症
维生素 B_{12}	人体维生素 B_{12} 参与胞质中同型半胱氨酸的甲基化反应，甲钴胺素是甲基转移酶的辅酶	维生素 B_{12} 缺乏少见，偶见于年长者由于内因子产生不足或严重吸收障碍疾病和长期的素食者
维生素 C	① 参与体内多种羟化反应，促进胶原蛋白合成、胆固醇的转化和芳香族氨基酸的代谢 ② 参与体内氧化还原反应，保持巯基酶的活性和谷胱氨肽的还原状态，发挥解毒作用；使红细胞中高铁血红蛋白还原成血红蛋白，恢复其运氧能力；使难于吸收的三价铁还原成易于吸收的二价铁；保护维生素 A、维生素 E 及维生素 B 免遭氧化，促进叶酸转变成四氢叶酸	坏血病

金题直击

以下维生素缺少可引起脚气病、末梢神经炎的是

A. 维生素 A　　B. 维生素 B_1

C. 维生素 K　　D. 维生素 C

E. 泛酸

【答案】B

【解析】缺乏维生素 B_1 易患脚气病、末梢神经炎。

第十八单元　矿物质

一、钙

（一）钙的代谢

钙是构成人体的重要成分，食物是人体摄取钙元素的主要来源。钙主要在小肠近端吸收。

正常成人体内含有钙总量为 1000 ～ 1200g，占人体重量的 1.5% ～ 2.0%。人体中的钙 99% 集中在骨骼和牙齿中，主要以羟基磷灰石 [$Ca_{10}(PO_4)_6(OH)_2$] 的形式存在，少量以无定性的磷酸钙 [$Ca_3(PO_4)_2$] 形式存在。

（二）钙的功能

骨骼和牙齿是人体中含钙最多的组织，钙是构成骨骼的重要成分。钙对于保证骨骼的正常生长发育和维持骨健康起着至关重要的作用。

钙维持神经肌肉的兴奋性，包括肌肉的兴奋、神经元与神经元之间以及神经元与效应细胞之间的信息传递、心脏的正常搏动。

细胞内钙离子是重要的第二信使，细胞钙离子的分布和转移是形成钙信号产生的基础。钙离子是凝血因子Ⅳ，参与了外源性和内源性凝血过程。

（三）钙缺乏症

钙缺乏症是较常见的营养性疾病，儿童长期摄钙不足，可引起生长迟缓、骨骼变形，发生佝偻病。成年人，特别是妇女绝经以后，骨质丢失加快，如果体内同时钙缺乏则易发生骨质疏松症。

二、磷

（一）磷的代谢

人摄取的食物中含有丰富的磷，磷的吸收部位在小肠，以十二指肠及空肠吸收最快。

磷的吸收分为通过载体需能的主动吸收和扩散被动吸收两种机制。

正常成人体内含磷量 600 ～ 700g，约占体重的 1%。体内总磷量的 85.7% 分布在骨和牙组织，主要存在形式为无机磷酸盐。14% 分布在全身软组织细胞中，都以有机磷酸酯形式存在。

磷主要通过肾排出，未经肠道吸收的磷从粪便排出。

（二）磷的功能

磷是构成骨骼的重要成分，磷在骨和牙中的存在形式主要是无机磷酸盐，成分是磷灰石 [$Ca_{10}(PO_4)_6(OH)_2$]。磷灰石构成机体支架和承担负重作用，并作为磷的储存库，重要性与骨、牙中钙盐相同。

磷酸参与组成维持生命的重要物质，体内许多重要物质和代谢中间产物都含有磷。如核酸、核苷酸的组分，磷脂，某些辅酶或辅基，高能磷酸化合物（ATP、CTP、UTP 和 GTP），磷酸葡萄糖和磷酸果糖等。

无机磷酸盐组成体内重要的缓冲体系，参与体内酸碱平衡的调节。

三、氟

（一）氟的代谢

人体氟的摄入主要通过饮水从胃肠道吸收。正常成人体内共含氟 2.6g。血浆氟含量没有自稳态，而是随摄入、沉积和排泄情况而变化。50% 吸收的氟进入骨骼和牙齿，骨氟和牙氟含量占体内氟总量的 99%，含量随年龄增加而增加。正常人骨骼中含氟量为 200 ～ 300mg/kg，男性骨骼氟含量高于女性。体内氟主要从尿中排出，占总排氟量的 75%，很少量的氟通过汗液和粪便排出。

（二）氟的功能

氟可以维持机体正常钙、磷代谢，有助于钙和磷形成羟基磷灰石。氟进入骨骼和牙齿后可取代羟基，使羟基磷灰石转变为氟磷灰石。氟具有防龋作用，适量的氟能维持人的牙齿健康。氟在牙齿表面形成氟磷灰石保护层，提高牙齿的硬度与抗酸能力，降低其渗透性；氟对牙面附着的细菌和酶有抑制作用，降低口腔残存糖分解产生的酸度；氟可加速唾液内矿物质的再矿化，使再矿化的速度提高 10 倍。

（三）氟缺乏与氟骨症

氟含量过多或过少都可以引起疾病。氟摄入过少时可引起龋齿、牙釉质形成和骨矿化减少。相比之下，氟摄入过多则有毒性作用，造成氟斑牙和氟骨症。

药理学

考试分值

专业	2019 年	2020 年	2021 年	2022 年	2023 年
执业	17	19	16	18	17
助理	7	6	7	7	6

第一单元　药物效应动力学

一、不良反应

凡与用药目的无关，并为患者带来不适或痛苦的反应称为药物的不良反应。不良反应包括以下几个方面。

类型	特点	代表药物
副反应	治疗剂量下发生的，与用药目的无关 因药物选择性低而引起 药物本身固有的，可预知但不一定能避免	阿托品
毒性反应	剂量过大或慢性蓄积引起	洋地黄
后遗效应	停药后血药浓度降至阈浓度以下引起的药理效应	地西泮
停药反应（助理不考）	长期服药后，突然停药原有疾病加重	普萘洛尔
变态反应	与药物原有效应无关，拮抗剂解救无效	青霉素
特异质反应（助理不考）	对药物很敏感，严重程度与剂量成正比	利多卡因

命题趋势　药理学对应关系考试多以 A1、B1 型题为主。

金题直击

停药后血浆中药物浓度已降至阈浓度以下时仍显现的药理作用称为

A. 耐受性　　B. 后遗效应

C. 特异质反应　　D. 副作用

E. 停药反应

【答案】B

【解析】后遗效应，停药后血药浓度降至阈浓度以下引起的药理效应，代表药物为地西泮。

二、药物剂量与效应关系（助理不考）

1. **半数有效量**　能引起 50% 的实验动物出现阳性反应（质反应）的药物剂量，称为半数有效量（ED_{50}）。ED_{50} 为半数动物起效的剂量。

2. **半数致死量**　能引起 50% 的实验动物死亡（质反应）的药物剂量，称为半数致死量（LD_{50}）。LD_{50} 为半数动物死亡的剂量。

3. **治疗指数（TI）**　LD_{50}/ED_{50} 的比值称为治疗指数，是药物的安全性指标，此值越大越安全。用单一治疗指数来评估药物的安全性，并不可靠。为此，有人用 1% 致死量（LD_1）与 99% 有效量（ED_{99}）的比值或 5% 致死量（LD_5）与 95% 有效量（ED_{95}）之间的距离来衡量药物的安全性。

半数有效量（ED_{50}）	能引起 50% 的实验动物出现阳性反应（质反应）的药物剂量
半数致死量（LD_{50}）	能引起 50% 的实验动物死亡（质反应）的药物剂量

命题趋势　药理学对应关系考试多以 A1、B1 型题为主。

金题直击

半数有效量是

A. 引起 50% 动物死亡的剂量　　B. 引起 50% 动物中毒的剂量

C. 引起 50% 动物产生阳性反应的剂量　　D. 和 50% 受体结合的剂量

E. 达到 50% 有效血药浓度的剂量

【答案】C

三、药物与受体

（一）药物作用于受体必须具备的条件

1. **亲和力** 药物与受体结合的能力。

2. **内在活性** 药物激活受体产生效应的能力。

（二）作用于受体的药物分类

项目	完全激动药	部分激动药	拮抗剂
亲和力	有	有	有
内在活性	有（强）	不强	无 / 较弱

第二单元　药物代谢动力学

一、吸收

药物自用药部位进入血液循环的过程称为吸收。不同给药途径有不同的药物吸收过程和特点。

1. 首关消除　是指从胃肠道吸收的药物在到达全身血液循环前被肠壁和肝脏部分代谢，从而进入全身血液循环内的有效药物量减少的现象，这种作用称为首关消除，也称首过代谢或首过效应。

2. 特点

① 首关消除最常见的给药途径是口服给药。

② 首关消除最主要的器官是肝脏，肺和肠壁细胞也可成为首关消除的器官。

③ 舌下给药和直肠给药可避免肝脏的首关消除。

命题趋势　药理学对应关系考试多以 A1、B1 型题为主。

金题直击

1. 口服药物被肠壁和肝脏代谢后进入体循环的药量明显减少的现象称为

A. 重吸收　　B. 首关消除

C. 首剂效应　　D. 生物转化

E. 肝肠循环

【答案】B

【解析】从胃肠道吸收的药物在到达全身血液循环前被肠壁和肝脏部分代谢，从而进入全身血液循环内的有效药物量减少的现象，这种作用称为首关消除，也称首过代谢或首过效应。

2. 引起首关消除的主要给药途径是

A. 吸入给药　　B. 舌下给药

C. 口服给药　　D. 直肠给药

E. 皮下注射

【答案】C

【解析】首关消除最常见的给药途径是口服给药。

二、分布

药物吸收后从血液循环到达机体各个部位和组织的过程称为分布。

1. 血浆蛋白结合率　大多数药物在血浆中均可与血浆蛋白不同程度地结合而形成结合型药物，与游离型药物同时存在于血液中。结合型药物不能跨膜转运，是药物在血液中的一种暂时贮存形式。药物与血浆蛋白结合的特异性较低，与相同血浆蛋白结合的药物之间可发生竞争性置换作用。

2. 血脑屏障和胎盘屏障

项目	血脑屏障	胎盘屏障（助理不考）
屏障部位	血浆与脑脊液间的屏障	胎盘绒毛与子宫血窦之间的屏障
屏障作用	允许脂溶性高、分子量小、结合型的药物通过	几乎所有的药物都能穿透胎盘进入胎儿体内（形同虚设）胎盘对药物的转运无屏障作用
生理意义	脑膜炎患者，血脑屏障对青霉素通透性增大，使青霉素在脑脊液中可达到有效治疗浓度	胎儿血液的药物浓度通常与母亲的血浆浓度相似，故孕妇禁用有致畸作用或对胎儿有毒性的药物

命题趋势　药理学对应关系考试多以 A1、B1 型题为主。

金题直击

1. 易透过血脑屏障的药物具有的特点为

A. 与血浆蛋白结合率高
B. 分子量大
C. 极性大
D. 脂溶性高
E. 脂溶性低

【答案】D

【解析】脂溶性高、分子量小、结合型的药物可通过血脑屏障。脑膜炎患者，血脑屏障对青霉素通透性增大，使青霉素在脑脊液中可达到有效治疗浓度。

2. 关于胎盘屏障描述正确的是

A. 对大多数药物不通透
B. 对药物的转运并无屏障作用
C. 只有致畸胎的药物才能通过
D. 胎儿体内药物浓度远远低于母体
E. 胎盘屏障与临床用药意义不大

【答案】B

【解析】胎盘屏障指胎盘绒毛与子宫血窦之间的屏障，几乎所有的药物都能穿透胎盘进入胎儿体内（形同虚设），胎盘对药物的转运无屏障作用。

三、药物消除动力学（助理不考）

一级消除动力学与零级消除动力学的比较

项目	一级消除动力学（恒比消除）	零级消除动力学（恒量消除）
别称	线性动力学	非线性动力学
特点	① 以恒定的百分比消除，但单位时间内实际消除的药量随时间递减 ② 药物消除 $t_{1/2}$ 恒定不变，与剂量或药物浓度无关 ③ 经过 5 个 $t_{1/2}$ 血药浓度可达稳态 ④ 经过 5 个 $t_{1/2}$，药物在体内全部被清除干净 ⑤ 是体内大多数药物的消除方式	以恒定的速率消除，单位时间内消除的药物量不变 半衰期与浓度成正比 $t_{1/2}$ 不固定

半衰期（$t_{1/2}$）个数	稳态浓度 /%
1	50%
2	75%
3	87.5%
4	93.75%
5	96.875%
6	98.437%

半衰期（$t_{1/2}$）个数	体内剩余浓度
1	50%
2	25%
3	12.5%
4	6.25%
5	3.125%
6	1.0625%

经过 5 个 $t_{1/2}$ 血药浓度达到稳态，经过 5 个 $t_{1/2}$ 药物几乎完全消除。

命题趋势 药理学对应关系考试多以 A1、B1 型题为主。

金题直击

1. 关于一级消除动力学的叙述，下列哪项是错误的

A. 以恒定的百分比消除

B. 半衰期与血药浓度无关

C. 单位时间内实际消除的药量随时间递减

D. 消除速率恒定

E. 绝大多数药物都按一级动力学消除

【答案】D

【解析】一级消除动力学以恒定的百分比消除，单位时间内实际消除的药量随时间递减；药物消除 $t_{1/2}$ 恒定不变，与剂量或药物浓度无关。

2. 某药的消除符合一级动力学，半衰期为 12h，若每隔 12h 给药一次，达到稳态血药浓度的时间是

A. 30h

B. 35h

C. 80h

D. 60h

E. 100h

【答案】D

【解析】一级消除动力学以恒定的百分比消除，单位时间内实际消除的药量随时间递减；一级消除动力学是体内大多数药物的消除方式，经过 5 个 $t_{1/2}$ 血药浓度可达稳态，经过 5 个 $t_{1/2}$ 药物在体内被全部清除干净。

四、药物代谢动力学重要参数

（一）半衰期（$t_{1/2}$）

药物消除半衰期是血药浓度下降一半所需要的时间。按一级动力学消除的药物，其 $t_{1/2}$ 为恒定值，不受药物初始浓度、给药剂量的影响。按零级动力学消除的药物，其 $t_{1/2}$ 与血浆药物初始浓度成正比，即给药剂量越大，$t_{1/2}$ 越长。半衰期长短反映体内药物消除速率，也反映机体消除药物的能力。

（二）生物利用度

1. 概念　是指经任何给药途径给予一定剂量的药物后到达全身血液循环内药物的百分率，即生物利用度 $=A/D\times100\%$（A 为体内药物总量，D 为用药剂量）。静脉用药，生物利用度等于 100%。口服用药生物利用度可能＜ 100%，主要原因是吸收不完全或到达全身血液循环之前即有一部分在肠道内、肠壁细胞内、门静脉内或肝脏内被代谢。

2. 生物利用度的分类　可分为绝对生物利用度和相对生物利用度。

（1）绝对生物利用度　$F=(\text{AUC}_{\text{血管外给药}}/\text{AUC}_{\text{静脉给药}})\times100\%$。

（2）相对生物利用度　$F=(\text{AUC}_{\text{受试试剂}}/\text{AUC}_{\text{标准制剂}})\times100\%$。

第三单元　胆碱受体激动药

一、乙酰胆碱（助理不考）

乙酰胆碱（Ach）为胆碱能神经递质，其作用广泛，选择性差，故无临床实用价值。但由于其为内源性神经递质，分布较广，具有非常重要的生理功能，因而必须熟悉该递质。

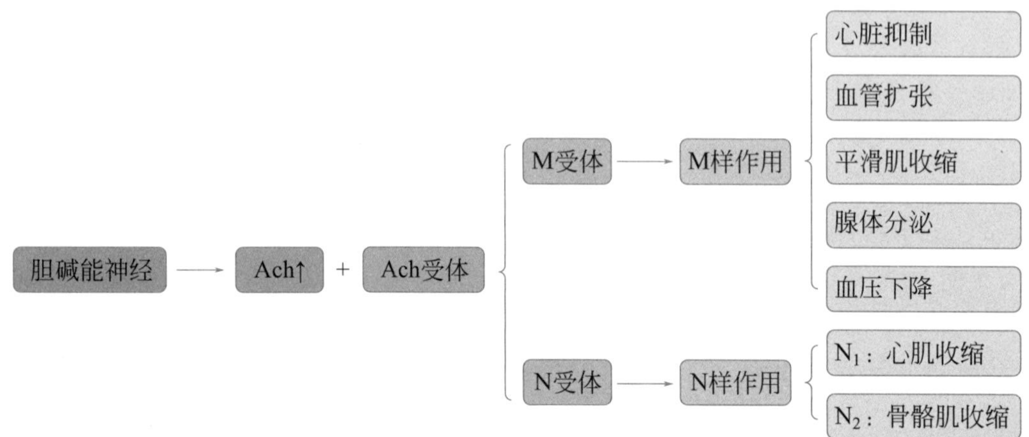

部位	效应
心脏	心率↓、心肌收缩力↓、传导速度↓
血管	动、静脉平滑肌舒张
气管	支气管平滑肌收缩、支气管腺体分泌增加
胃肠道	胃肠平滑肌收缩，运动增加，胃肠括约肌舒张，胃肠腺分泌增强
眼	虹膜括约肌收缩→瞳孔收缩，睫状肌收缩
腺体	分泌增加（汗腺、唾液腺、泪腺、鼻咽腺体分泌增加）
感受器	兴奋颈动脉体和主动脉体化学感受器

二、毛果芸香碱

（一）药理作用

毛果芸香碱可直接作用于副交感神经（包括支配汗腺的交感神经）节后纤维支配的效应器官的M胆碱受体，尤其对**眼和腺体**作用较明显。毛果芸香碱与阿托品作用相反。

项目	药理作用
瞳孔	缩瞳（激动瞳孔括约肌，使瞳孔缩小）
眼内压	降低眼内压（瞳孔缩小、虹膜向中心拉动，前房间隙扩大，房水流入巩膜静脉窦）
眼调节	调节痉挛（睫状肌紧张，悬韧带松弛，晶状体变凸，只适合于视近物，造成视远物模糊不清）
腺体	分泌增加（汗腺、唾液腺、泪腺、胃肠腺、胰腺、呼吸道黏膜腺体分泌增加）

（二）临床应用

1. 青光眼　低浓度的毛果芸香碱滴眼可用于治疗**闭角型青光眼**（充血性青光眼），用药后可使患者瞳孔缩小、前房角间隙扩大，眼压下降。

2. 虹膜炎　与扩瞳药交替使用，以防止虹膜与晶状体粘连。

3. 其他　可以用于抗胆碱药阿托品中毒的解毒。

命题趋势 药理学对应关系考试多以 A1、B1 型题为主。

金题直击

毛果芸香碱滴眼后会产生哪些症状

A. 扩瞳、降眼压，调节痉挛

B. 扩瞳、升眼压，调节麻痹

C. 缩瞳、升眼压，调节痉挛

D. 缩瞳、降眼压，调节痉挛

E. 缩瞳、升眼压，调节麻痹

【答案】 D

【解析】 毛果芸香碱对眼的药理作用：缩瞳、降低眼内压，调节痉挛；毛果芸香碱为闭角型青光眼的首选药物。

第四单元　抗胆碱酯酶药和胆碱酯酶复活药

乙酰胆碱酯酶（AChE）主要存在于胆碱能神经末梢突触间隙，特别是运动神经终板突触后膜处，其特异性较高，可将乙酰胆碱水解为乙酸和胆碱。抗胆碱酯酶药与乙酰胆碱一样，也能与胆碱酯酶结合，使胆碱酯酶活性受到抑制，从而导致乙酰胆碱堆积，产生拟胆碱作用。

Ach↑ + Ach受体 ⇌（胆碱酯酶 / 抗胆碱酯酶）胆碱+乙酰乙酸

一、易逆性抗胆碱酯酶药——新斯的明（助理不考）

（一）作用机制

新斯的明与 AChE 阴离子部位结合，形成与 AChE 的复合物；新斯的明中的二甲胺基甲酰基转移到丝氨酸羟基，生成二甲胺基甲酰化 AChE。二甲胺基甲酰化 AChE 又可被水解为二甲胺基甲酸和复活的 AChE。

命题趋势 药理学对应关系考试多以 A1、B1 型题为主。

金题直击

易逆性抗胆碱酯酶药的作用机制为

A. 与 AChE 形成二甲胺基甲酰化复合物
B. 生成更为稳定的单烷氧基磷酰化 AChE
C. 与 AChE 形成磷酰化复合物
D. 药物可引起 AChE 明显“老化”
E. 形成的磷酰化复合物不能自行水解

【答案】A

【解析】此题为记忆性考题。

（二）药理作用

1. **骨骼肌神经肌肉接头**　对骨骼肌的兴奋作用最强，除通过抑制 AChE 外，还直接激动骨骼肌细胞膜上的 N_2 受体，促进运动神经末梢释放 ACh。

2. **胃肠道**　对胃肠道和膀胱平滑肌的兴奋作用较强，能促进胃、小肠、大肠和结肠的蠕动。

3. **眼结膜**　用药时所产生作用为结膜充血，并可使位于虹膜边缘的瞳孔括约肌收缩和睫状肌收缩，导致瞳孔缩小和睫状肌调节痉挛，使视力调节在近视状态。

4. **其他**　对心血管、腺体、支气管平滑肌的作用较弱。

命题趋势 药理学对应关系考试多以 A1、B1 型题为主。

金题直击

女，35 岁。进行性四肢乏力 1 年，早晨较轻，下午加重。既往有胸腺瘤病史，否认甲状腺功能亢进症病史。运动疲劳试验阳性。目前临床考虑为重症肌无力，给予胆碱酯酶抑制剂后症状缓解，但随之最可能出现的新症状是

A. 腹泻
B. 心动过速
C. 瞳孔扩大
D. 口干
E. 呼吸困难

【答案】A

【解析】新斯的明抑制 AChE，发挥 N 样作用，可使骨骼肌兴奋，对胃肠道和膀胱平滑肌的兴奋作用较强，促进胃、小肠、大肠和结肠的蠕动，易引起腹泻。

（三）临床应用

1. **重症肌无力**　是一种自身免疫性疾病，在患者血清中可见抗 N_M 受体的抗体，从而导致 N_M 受体数目减

少，表现为受累骨骼肌极易疲劳。新斯的明为治疗重症肌无力常规用药，常用来控制症状。由于药物作用时间较短，故需反复给药。

2. 术后腹气胀、尿潴留 新斯的明能兴奋胃肠道平滑肌及膀胱逼尿肌，促进排气和排尿。

3. 阵发性室上性心动过速。

4. 对抗竞争性神经肌肉阻滞药过量时的毒性反应 用于非去极化型肌松药（如筒箭毒碱）过量的解救。

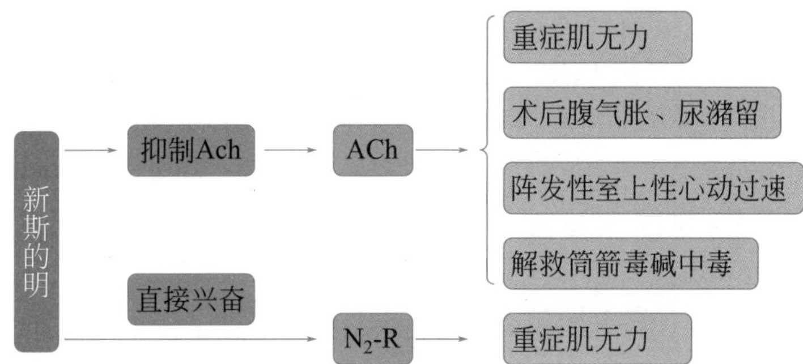

命题趋势 药理学对应关系考试多以 A1、B1 型题为主。

金题直击

新斯的明最强的作用是

A. 兴奋胃肠道平滑肌　　B. 兴奋膀胱平滑肌

C. 兴奋骨骼肌　　D. 兴奋支气管平滑肌

E. 增加腺体分泌

【答案】C

【解析】新斯的明对骨骼肌的兴奋作用最强，抑制 AChE，直接激动骨骼肌细胞膜上的 N_2 受体，促进运动神经末梢释放 ACh。

（四）禁忌证

1. 禁用 禁用于有尿道或肠道梗阻的患者，新斯的明可以增强肠蠕动，可以用于术后胀气、麻痹性梗阻，但禁用于机械性肠梗阻，不但不能解除梗阻，且会加重梗阻。

2. 慎用 慎用于支气管哮喘或其他呼吸系统疾患患者。

二、难逆性抗胆碱酯酶药——有机磷酸酯类（2017 年、2019 年考点，★★★）

（一）毒理作用机制

有机磷酸酯类可通过皮肤、呼吸道及消化道吸收，与 AChE 结合后形成难以水解的磷酸化 AChE，使 AChE 失去水解 Ach 的活性，导致 ACh 在体内大量堆积，引起一系列中毒症状。

（二）急性中毒

有机磷酸酯类中毒症状表现多样，轻度中毒以 M 样症状为主，中度中毒表现 M 样和 N 样症状，重度中毒除 M 样和 N 样症状外，还出现中枢神经系统症状。死亡的主要原因为呼吸衰竭、继发性心血管功能障碍。

项目	症　状	解救药品
M 样作用	眼：瞳孔缩小，中毒早期可能并不出现。此外，尚可见视物模糊或睫状肌痉挛所致的眼痛	阿托品
	腺体：出现流涎和出汗，严重者可见口吐白沫，大汗淋漓	
	呼吸系统：支气管平滑肌收缩和腺体分泌物增加，引起呼吸困难甚至肺水肿	
	胃肠道：胃肠道平滑肌兴奋及有机磷酸酯类对胃肠道黏膜的刺激作用，出现恶心、呕吐、腹痛和腹泻等症状	
	泌尿系统：严重患者可由于膀胱逼尿肌痉挛性收缩而引起小便失禁	
N 样作用	骨骼肌：N_2 受体激动表现为肌束抽搐，严重时可因呼吸肌麻痹而死亡	解磷定
中枢症状	表现为先兴奋、不安，继而出现惊厥，后转为抑制，出现意识模糊、共济失调、反射消失、昏迷等症状	解磷定

命题趋势 药理学对应关系考试多以 A1、B1 型题为主。

金题直击

女，22 岁。头晕、呕吐伴流涎半小时。查体：P 90 次 / 分，BP 100/70mmHg，意识清楚，双瞳孔缩小如针尖，皮肤潮湿，下肺可闻及湿性啰音。最可能的诊断是

A. 安眠药中毒
B. 急性有机磷中毒
C. 急性胃肠炎
D. 亚硝酸盐中毒
E. 急性细菌性痢疾

【答案】B

【解析】根据题干，患者头晕、呕吐伴流涎，双瞳孔缩小如针尖，皮肤潮湿，下肺可闻及湿性啰音，为有机磷中毒时 M 样作用的典型体征。

三、胆碱酯酶复活药——氯（碘）解磷定（助理不考）

（一）药理作用

1. 恢复 AChE 的活性 与磷酰化 AChE 结合成复合物，复合物再裂解形成磷酰化氯解磷定，使胆碱酯酶游离而复活。

2. 直接解毒作用 直接与体内游离的有机磷酸酯类结合，成为无毒的磷酰化氯解磷定从尿中排出，从而阻断游离的毒物继续抑制 AChE 活性。但胆碱酯酶复活药**对有机磷中毒 24 ～ 48h 后已老化的胆碱酯酶无复活作用**。

命题趋势 药理学对应关系考试多以 A1、B1 型题为主。

金题直击

胆碱酯酶复活剂不具备的药理作用是

A. 恢复已经老化的胆碱酯酶活性
B. 解除烟碱样症状
C. 恢复被抑制的胆碱酯酶活性
D. 与阿托品合用可发挥协同作用
E. 增高全血胆碱酯酶活性

【答案】A

【解析】胆碱酯酶复活药可恢复 AChE 的活性，直接与体内游离的有机磷酸酯类结合，从而阻断游离的毒物继续抑制 AChE 活性；但胆碱酯酶复活药对有机磷中毒 24 ～ 48h 后已老化的胆碱酯酶无复活作用。

（二）临床应用

1. 明显解除 N 样症状 **对骨骼肌痉挛的抑制作用最为明显**，能迅速抑制肌束颤动。

2. 改善中枢神经系统症状 对中枢神经系统的中毒症状有一定改善作用。

3. 对 M 样症状作用 较弱，故有机磷农药中毒时应与阿托品合用，控制症状。

命题趋势 药理学对应关系考试多以 A1、B1 型题为主。

金题直击

抢救有机磷酸酯类中毒最好应用

A. 碘解磷定和阿托品
B. 阿托品
C. 碘解磷定
D. 碘解磷定和箭毒
E. 阿托品和激素

【答案】A

【解析】有机磷中毒救治：黄金搭档——阿托品 + 解磷定；阿托品——对抗 M 样症状，解磷定——对抗 N 样症状。

第五单元　M 胆碱受体阻断药

阿托品

（一）药理作用

阿托品竞争性拮抗 M 胆碱受体。阿托品的作用广泛，各器官对其敏感性不同。随着剂量增加可依次出现腺体分泌减少、瞳孔扩大和调节麻痹，心率加快，胃肠道及膀胱平滑肌抑制，大剂量可出现中枢症状。

眼	扩瞳：松弛瞳孔括约肌，使瞳孔扩大肌功能占优势 升高眼压：瞳孔扩大，虹膜退向边缘，前房角间隙变窄，阻碍房水回流入巩膜静脉窦 调节麻痹：睫状肌松弛，悬韧带紧张，晶状体变扁，屈光度减低，只适合看远物
腺体	分泌减少：阻断 M 胆碱受体，抑制唾液腺、汗腺、泪腺、呼吸道腺体分泌
胃酸	抑制胃酸分泌
胃肠道	抑制胃肠道平滑肌痉挛，降低肠蠕动的幅度和频率，缓解胃肠绞痛
泌尿系	舒张尿道、输尿管平滑肌
心血管	心率加快，治疗量对血管和血压无明显影响
中枢神经系统	治疗剂量可轻度兴奋延髓及高级中枢，较大剂量可轻度兴奋延髓和大脑

（二）临床应用

1. 解除平滑肌痉挛　适用于各种内脏绞痛，对胃肠绞痛、膀胱刺激征等疗效较好，但对胆绞痛或肾绞痛疗效较差，常需与阿片类镇痛药合用。

2. 抑制腺体分泌　用于全身麻醉前给药，以减少呼吸道腺体及唾液腺分泌，防止分泌物阻塞呼吸道及吸入性肺炎的发生。也可用于严重的盗汗及流涎症。

3. 眼科

（1）虹膜睫状体炎　0.5% ～ 1% 阿托品溶液滴眼，可松弛虹膜括约肌和睫状肌，使之充分休息，有助于炎症消退。还可预防虹膜与晶状体的粘连。

（2）验光　眼内滴用阿托品具有调节麻痹作用，此时由于晶状体固定，可准确测定晶状体的屈光度。但阿托品作用持续时间较长，现已少用。

（3）眼底检查　利用其扩瞳作用，可以进行眼底检查。

4. 缓慢型心律失常　可用于治疗迷走神经过度兴奋所致窦房传导阻滞、房室传导阻滞等缓慢型心律失常。

5. 抗休克　能解除血管痉挛，舒张外周血管，改善微循环，常用于流行性脑脊髓膜炎、中毒性细菌性痢疾等感染性休克。

6. 解救有机磷酸酯类中毒　阻断 M 受体，解除中毒症状，与解磷定合用效果更佳。

命题趋势 药理学对应关系考试多以 A1、B1 型题为主。

金题直击

男，30 岁。服毒自杀，被发现后急送医院。查体：昏迷状态，呼吸急促，皮肤湿冷，双瞳孔如针尖大小，使用阿托品治疗后，提示治疗效果不满意的指标是

A. 颜面潮红　　B. 肺部啰音减少

C. 瞳孔大小无变化　　D. 口干，皮肤干燥

E. 心率加快

【答案】C

【解析】阿托品可解除平滑肌痉挛，抑制腺体分泌，治疗缓慢型心律失常；对眼的药理作用主要为扩瞳、升高眼压、调节麻痹。

（三）不良反应及中毒

1. 常见不良反应 口干、视物模糊、心率加快、瞳孔扩大及皮肤潮红等。

2. 中枢中毒症状 大剂量阿托品可导致中枢中毒症状，如运动失调、不安、激动、幻觉、谵妄、昏迷等。

3. 阿托品中毒 毒扁豆碱解救，缓慢静脉注射。患者中枢兴奋症状明显时，可用地西泮对抗。

（四）禁忌证

青光眼、前列腺肥大者禁用阿托品，可能加重后者排尿困难。

第六单元　肾上腺素受体激动药

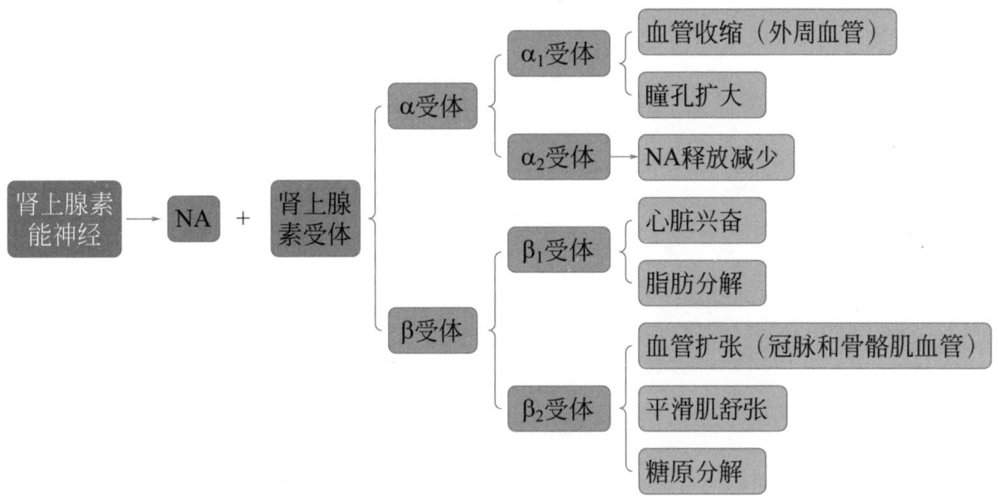

α_1 受体：分布在外周皮肤黏膜的小血管上。

β_1 受体：分布在心脏上。

β_2 受体：分布在支气管平滑肌、骨骼肌和内脏血管（冠脉、肝动脉等）上。

一、去甲肾上腺素（2013 年考点，★）

（一）药理作用

对 α 受体具有强大激动作用，对 α_1 和 α_2 受体无选择性，对心脏 β_1 受体作用较弱，对 β_2 受体几乎无作用。主要作用是收缩血管、兴奋心脏、升高血压等。

1. 收缩血管　激动血管 α_1 受体，收缩血管，特别是小动脉和小静脉皮肤黏膜血管收缩最明显，其次为肾脏血管、脑、肝、肠系膜血管、骨骼肌血管，但使冠状动脉舒张（主要是心脏兴奋、心肌代谢产物增加所致）。

2. 兴奋心脏　激动心脏 β_1 受体，使心肌收缩力增强，传导加速，血压升高，反射性心率减慢，心排血量由于射血阻力增加而不变或下降。

3. 升高血压　使外周血管收缩，外周阻力增加，收缩压和舒张压均升高，脉压变小。

4. 其他　在大剂量时可出现血糖升高，可增加孕妇子宫收缩频率。

（二）临床应用

本药口服可使食管和胃内血管收缩，产生局部止血作用。

（三）不良反应及禁忌证

1. 局部组织缺血坏死　静脉滴注时间过长、浓度过高或药液漏出血管，可引起局部缺血坏死。用酚妥拉明来对抗。

2. 急性肾衰竭　滴注时间过长或剂量过大，可使肾脏血管剧烈收缩，产生少尿、无尿和肾实质损伤，故用药期间尿量应保持在每小时 25mL 以上。

3. 禁忌证　伴有高血压、动脉硬化症、器质性心脏病、少尿、无尿、严重微循环障碍的患者及孕妇禁用。

命题趋势　药理学对应关系考试多以 A1、B1 型题为主。

金题直击

（1～2 共用备选答案）

A. 普萘洛尔　　B. 去甲肾上腺素

C. 左旋多巴　　D. 酚妥拉明

E. 肾上腺素

1. 临床上常用的升压药物是

2. 能减弱心肌收缩力并减慢心率的药物是

【答案】B、A

【解析】去甲肾上腺素的药理作用：对α受体具有强大激动作用，主要作用是收缩血管、兴奋心脏、升高血压等。普萘洛尔为α受体阻滞剂，可舒张血管，抑制心肌收缩力。

二、肾上腺素（2014年、2017年、2018年考点，★★★）

（一）药理作用

肾上腺素主要激动α受体和β受体。

部位	药理机制	药理作用
心脏	激动心脏 β_1 受体	正性作用（心肌收缩力加强、心率加快、传导加速）
血管	激动 α_1 受体	舒张外周皮肤、黏膜血管
	激动 β_2 受体	舒张冠脉、骨骼肌、肝脏血管
血压	效应与药物剂量关系	治疗量使收缩压升高，舒张压不变或下降，脉压增大；大剂量使收缩压和舒张压均增高
支气管	激动平滑肌 β_2 受体	舒张支气管
	激动黏膜及肥大细胞 β_2 受体	抑制肥大细胞释放组胺和其他过敏物质
	激动黏膜血管α受体	使其收缩，消除支气管黏膜水肿
胃肠道	激动胃肠平滑肌 β_1 受体	抑制胃肠运动，使收缩频率和幅度均减小
糖代谢	激动α受体和 β_2 受体	使肝糖原分解，升高血糖
脂代谢	激动 β_3 受体	加速脂肪分解，使游离脂肪酸增高
中枢神经系统	肾上腺素不易通过血脑屏障	治疗剂量无中枢兴奋作用，大剂量出现中枢兴奋症状

肾上腺素对血压的影响及升压作用的翻转：治疗量时，心脏兴奋，皮肤黏膜血管收缩，故收缩压和舒张压升高；骨骼肌血管的收缩作用，抵消或超过了皮肤黏膜血管收缩作用的影响，故舒张压不变或下降；此时脉压加大。身体各部位血液重新分配，有利于紧急状态下机体能量供应的需要。较大剂量静脉注射时，缩血管反应，使收缩压和舒张压均升高。

酚妥拉明为α受体阻断药，选择性地阻断了与血管收缩有关的α受体；而肾上腺素可以激动α受体和β受体，因此 β_2 受体未被阻断，β_2 受体与血管舒张有关——血压下降。

（二）临床应用

1. 心搏骤停 是心脏三联的首选药物，用于溺水、麻醉和手术意外、药物中毒、传染病和心脏传导阻滞等所致的心搏骤停。

2. 过敏性疾病

（1）过敏性休克 可迅速缓解过敏性休克的临床症状，为治疗过敏性休克的首选药。

（2）支气管哮喘 控制支气管哮喘的急性发作。

（3）血管神经性水肿及血清病 可迅速缓解血管神经性水肿、血清病、荨麻疹、花粉症等超敏反应性疾病的症状。

3. 与局麻药配伍及局部止血 肾上腺素加入局麻药注射液中，可延缓局麻药的吸收，延长局麻药的麻醉时间。

4. 治疗青光眼 可通过促进房水的流出及使β受体介导的眼内反应脱敏感化，降低眼压。

命题趋势 药理学对应关系考试多以A1、B1型题为主。

金题直击

1. 治疗心室停顿的首选药物是

A. 胺碘酮　　B. 利多卡因

C. 多巴酚丁胺　　D. 肌苷

E. 肾上腺素

【答案】E

【解析】肾上腺素是临床心搏骤停的首选药物，用于溺水、麻醉和手术意外、药物中毒、传染病和心脏传导阻滞等所致的心搏骤停；也为治疗过敏性休克的首选药。

2. 能使肾上腺素升压作用翻转的药物有

A. 普萘洛尔　　B. 山莨菪碱

C. 地西泮　　D. 酚妥拉明

E. 间羟胺

【答案】D

【解析】酚妥拉明为α受体阻断药，选择性地阻断了与血管收缩有关的α受体；肾上腺素可以激动α受体和β受体，两药联用时，α受体的作用被阻断，β_2受体未被阻断，β_2受体与血管舒张有关——血压下降。

3. 女，15 岁，诊断为急性扁桃体炎。青霉素皮试：(−)。但肌内注射青霉素后不足 1min，患者即出现面色苍白、呼吸困难、血压下降。此时，应首选下列哪种药物抢救

A. 肾上腺素　　B. 去甲肾上腺素

C. 苯海拉明　　D. 间羟胺

E. 地塞米松

【答案】A

【解析】根据题干，患者由于注射青霉素而发生了过敏性休克，肾上腺素可迅速缓解过敏性休克的临床症状，为治疗过敏性休克的首选药。

三、多巴胺

（一）药理作用

多巴胺主要激动α受体、β受体和外周的多巴胺受体。

1. 心血管　低浓度时主要与位于肾脏、肠系膜和冠脉的多巴胺受体（D_1）结合，导致血管舒张。高浓度可作用于心脏β_1受体，使心肌收缩力加强，心排出量增加。继续增加给药浓度，多巴胺可激动血管的α_1受体，导致血管收缩，血压升高。

2. 肾脏　低浓度时作用于D_1受体，舒张肾血管，使肾血流量增加，肾小球的滤过率也增加。同时多巴胺具有排钠利尿作用。大剂量时，可使肾血管明显收缩。

（二）临床应用

1. 各种休克　如感染中毒性休克、心源性休克及出血性休克等。

2. 急性肾衰竭　小剂量多巴胺与利尿药合用于治疗急性肾衰竭。

3. 急性心功能不全。

命题趋势　药理学对应关系考试多以 A1、B1 型题为主。

金题直击

某休克患者伴心肌收缩性减弱、尿量减少，在补充血容量的基础上，用何药效果好

A. 异丙肾上腺素　　B. 多巴胺

C. 间羟胺　　D. 去甲肾上腺素

E. 麻黄碱

【答案】B

【解析】多巴胺主要激动α受体、β受体和外周的多巴胺受体，故临床可应用于各种休克患者，同时其激动多巴胺受体可舒张肾血管，增加肾血流量。

四、异丙肾上腺素

（一）药理作用

异丙肾上腺素主要激动β受体，对β_1和β_2受体选择性很低。对α受体几乎无作用。

1. 心脏　具有强大的激动β_1受体的作用，使心肌收缩力增强，心率加快，收缩期和舒张期缩短。

2. 血管和血压 主要是激动 $β_2$ 受体，舒张骨骼肌血管和冠状血管，有利于增加组织血流量。

3. 支气管平滑肌 可激动 $β_2$ 受体，舒张支气管平滑肌，并具有抑制组胺等过敏性物质释放的作用。

4. 其他 增加组织耗氧量，增加肝糖原、肌糖原分解，升高血中游离脂肪酸作用与肾上腺素相似，而升高血糖作用较弱。

（二）临床应用

1. 支气管哮喘 舌下或喷雾给药用于控制支气管哮喘急性发作，疗效快而强。

2. 房室传导阻滞 舌下含药或静脉滴注给药，治疗Ⅱ、Ⅲ度房室传导阻滞。

3. 心搏骤停 适用于心室自身节律缓慢，高度房室传导阻滞或窦房结功能衰竭而并发的心搏骤停，常与去甲肾上腺素或间羟胺合用作心室内注射。

4. 感染性休克 适用于中心静脉压高、心排出量低的感染性休克。

【要点提醒】

肾上腺素能药物的异同

项目	去甲肾上腺素	肾上腺素	异丙肾上腺素	多巴胺
作用受体	$α > β_1$	$β_1$、$β_2$	$β_1$、$β_2$	$β_1$、DA
心脏	+	+++	+++	+
血管	收缩	与受体分布有关	扩张	与受体分布有关
收缩压	升高	升高	升高	升高
舒张压	升高	不变 / 降低	下降 / 不变	—

第七单元　肾上腺素受体阻断药

一、α 肾上腺素受体阻断药（2019 年考点，★）

（一）酚妥拉明的药理作用

酚妥拉明能竞争性地阻断 α 受体，对 α_1、α_2 受体具有相似的亲和力。

1. 血管　静脉注射能使血管舒张，血压下降。主要是对血管平滑肌 α_1 受体的阻断作用和直接舒张血管作用，导致血压下降。

2. 心脏　具有兴奋心脏作用，使心肌收缩力增强，心率加快，心输出量增加。

3. 拟胆碱作用　使胃肠平滑肌兴奋。

4. 组胺样作用　使胃酸分泌增加。

（二）酚妥拉明的临床应用

1. 治疗外周血管痉挛性疾病　如肢端动脉痉挛性疾病、血栓闭塞性脉管炎等。

2. 去甲肾上腺素发生外漏　可用酚妥拉明 10mg 溶于 10 ～ 20mL 生理盐水中，做皮下浸润注射。

3. 嗜铬细胞瘤的鉴别诊断　酚妥拉明可降低嗜铬细胞瘤所致的高血压，用于嗜铬细胞瘤的鉴别诊断、此病骤发的高血压危象以及术前准备。

4. 抗休克　血管舒张，外周阻力降低，解除微循环障碍，并能降低肺循环阻力，防止肺水肿的发生，从而改善休克状态时的内脏血液灌注。适用于感染性、心源性和神经源性休克。尤其对休克症状改善不佳而左室充盈压增高者疗效好，但给药前必须补足血容量。

5. 治疗顽固性充血性心力衰竭和急性心肌梗死　酚妥拉明可舒张血管，减低外周阻力，使心排血量增加。

命题趋势 药理学对应关系考试多以 A1、B1 型题为主。

金题直击

女性，67 岁。因右下肺炎，感染中毒性休克急诊住院。立即给青霉素和去甲肾上腺素静脉点滴。治疗中发现点滴局部皮肤苍白、发凉，患者诉说疼痛。此时应给予何种药物治疗

A. 新斯的明　　B. 酚妥拉明

C. 普萘洛尔　　D. 阿托品

E. 肾上腺素

【答案】B

【解析】根据题干，患者静脉滴注时间过长、浓度过高或药液漏出血管，可引起局部缺血坏死，用酚妥拉明来对抗。

二、β 肾上腺素受体阻断药（2015 年、2018 年考点，★★★）

（一）分类

1. 非选择性 β 受体阻断药　如普萘洛尔、吲哚洛尔等。

2. 选择性 β 受体阻断药　可选择性阻断 β_1 受体，如美托洛尔、阿替洛尔等。

（二）药理作用

项目	药理机制	药理作用
心脏	阻断心脏 β_1 受体	心肌收缩力↓、心率↓、心输出量和耗氧量↓
血管	阻断心脏 β_2 受体	收缩骨骼肌、肝血管、肾血管，血量减少
支气管	阻断支气管平滑肌 β_2 受体	收缩支气管平滑肌，诱发哮喘发作
肾素	阻断肾小球旁器 β_1 受体	抑制肾素释放，降低血压
糖代谢	对正常人血糖无影响	延缓使用胰岛素后血糖水平的恢复
脂代谢	阻断 β_3 受体	抑制交感神经兴奋所引起的脂肪分解
甲状腺	可以抑制甲状腺素（T_4）转变为三碘甲状腺原氨酸（T_3）	降低甲状腺激素水平

（三）临床应用

1. 心律失常 对多种原因引起的快速型心律失常有效，尤其对运动或情绪紧张、激动所致心律失常或因心肌缺血、强心苷中毒所引起的心律失常疗效好。

2. 心绞痛和心肌梗死 对心绞痛有良好的疗效。早期应用普萘洛尔、美托洛尔等可降低心肌梗死患者的复发和猝死率。

3. 高血压 β受体阻断药是治疗高血压的基础药物。

4. 充血性心力衰竭 β受体阻断药对扩张型心肌病的心力衰竭治疗作用明显。

5. 其他 普萘洛尔用于治疗甲状腺功能亢进（甲亢）。

命题趋势 药理学对应关系考试多以A1、B1型题为主。

金题直击

β受体阻断药

A. 可使心率加快、心排量增加

B. 有时可诱发或加重哮喘发作

C. 促进脂肪分解

D. 促进肾素分泌

E. 有升高眼压作用

【答案】 B

【解析】 β肾上腺素受体阻断药，可阻断支气管平滑肌$β_2$受体，收缩支气管平滑肌，诱发哮喘发作。

（四）不良反应及禁忌证

1. 一般不良反应 恶心、呕吐、轻度腹泻等消化道症状，偶见过敏性皮疹和血小板减少。

2. 心血管反应 诱发或加重支气管哮喘。

3. 反跳现象 长期应用β受体阻断药，突然停药，可引起原来的病情加重，可能与受体上调有关。

4. 禁忌证 禁用于严重左室心功能不全、窦性心动过缓、重度房室传导阻滞和支气管哮喘的患者。心肌梗死患者及肝功能不良者应慎用。

第八单元 局部麻醉药

一、局部麻醉作用及作用机制

1. 局麻作用 局部麻醉药（简称局麻药）是一类以适当的浓度应用于局部神经末梢或神经干周围的药物，能暂时、完全和可逆性地阻断神经冲动的产生和传导，在意识清醒的条件下可使局部痛觉等感觉暂时消失，同时对各类组织无损伤。

2. 作用机制 神经动作电位的产生是由于神经受刺激时引起膜通透性的改变，产生 Na^+ 内流和 K^+ 外流。局麻药的作用是阻止这种通透性的改变，**使 Na^+ 在其作用期间内不能进入细胞**。常用局麻药有普鲁卡因、丁卡因、利多卡因等。

二、常用局麻药（2016 年、2017 年考点，★★★）

项目	普鲁卡因	利多卡因	丁卡因
类别	酯类局麻药	酰胺类局麻药	酯类局麻药
特点	脂溶性低、黏膜穿透力弱	起效快、作用持久、穿透力强	**毒性大，穿透力强**
临床应用	浸润麻醉、传导麻醉、蛛网膜下腔麻醉和硬膜外麻醉	全能麻醉药，主要用于传导麻醉、硬膜外麻醉	表面、传导麻醉 腰麻、硬膜外麻醉
不良反应	过敏，故用药前应做皮肤过敏试验	—	毒性大，一般不用于浸润麻醉

命题趋势 药理学对应关系考试多以 A1、B1 型题为主。

金题直击

普鲁卡因穿透力较弱，不宜用于

A. 浸润麻醉

B. 传导麻醉

C. 蛛网膜下腔麻醉

D. 硬膜外麻醉

E. 表面麻醉

【答案】 E

【解析】 普鲁卡因脂溶性低、黏膜穿透力弱，临床主要用于浸润麻醉；丁卡因穿透力强，主要用于表面麻醉；利多卡因偶可引起特异质反应。

第九单元　镇静催眠药

苯二氮䓬类——地西泮（2013 年、2015 年、2019 年考点，★★）

（一）药理作用和临床应用

1. **抗焦虑作用**　苯二氮䓬类小剂量具有良好的抗焦虑作用，可明显改善焦虑症状，对各种原因引起的焦虑均有显著疗效。主要用于焦虑症。

2. **镇静催眠作用**　随着剂量增大，出现镇静及催眠作用。能明显缩短入睡时间，显著延长睡眠持续时间，减少觉醒次数。主要延长非快动眼睡眠（NREMS）的第 2 期，缩短 3 期和 4 期的 NREMS 睡眠，减少发生于此期的夜惊或梦游症，对快动眼睡眠（REMS）的影响较小。

3. **抗惊厥作用**　临床上可用于辅助治疗破伤风、子痫、小儿高热惊厥及药物中毒性惊厥。

4. **抗癫痫作用**　地西泮静脉注射是目前治疗癫痫持续状态的首选药物。

5. **中枢性肌肉松弛作用**　具有较强的中枢性肌肉松弛作用。临床用于肌强直和肌痉挛。

命题趋势　药理学对应关系考试多以 A1、B1 型题为主。

金题直击

1. 癫痫持续状态首选的治疗药物是

A. 苯妥英钠　　B. 地西泮　　C. 水合氯醛

D. 异戊巴比妥　　E. 苯巴比妥钠

【答案】B

【解析】地西泮静脉注射是目前治疗癫痫持续状态的首选药物。

2. 维生素 D 缺乏手足抽搐症发生惊厥时，除给氧和保持呼吸道通畅外，应立即采取的措施是

A. 肌注维生素 D_3　　B. 静脉补充钙剂　　C. 肌注硫酸镁

D. 静注或肌注地西泮　　E. 静滴甘露醇

【答案】D

【解析】地西泮可抗焦虑，改善焦虑症状；可镇静催眠，延长非快动眼睡眠（NREMS）；抗惊厥；抗癫痫；具有较强的中枢性肌肉松弛作用。

3. 苯二氮䓬类药物的作用特点是

A. 作用部位主要在脑干网状结构　　B. 对大脑损伤引起的肌肉僵直无作用

C. 小剂量药物无抗焦虑作用　　D. 停药后代偿性反跳较明显

E. 对快动眼睡眠时相影响较小

【答案】E

【解析】地西泮增强 GABA 能神经传递和突触抑制，有镇静催眠作用；能明显缩短入睡时间，显著延长睡眠持续时间，减少觉醒次数。主要延长非快动眼睡眠（NREMS）的第 2 期，缩短 3 期和 4 期的 NREMS 睡眠，减少发生于此期的夜惊或梦游症，对快动眼睡眠（REMS）的影响较小。

（二）作用机制

1. 加强中枢抑制性神经递质 γ- 氨基丁酸（GABA）的作用。

2. **增加 Cl^- 通道开放的频率**　苯二氮䓬类与受体结合，促进 GABA 与 $GABA_A$ 受体结合，增加 Cl^- 通道开放的频率而增加 Cl^- 内流，产生中枢抑制效应。

第十单元　抗癫痫药

一、苯妥英钠（2014 年、2016 年、2017 年考点，★★★）

（一）药理作用

① 苯妥英钠不能抑制癫痫病灶异常放电，但可阻止其向正常脑组织扩散。

② 膜稳定作用。降低细胞膜对 Na^+ 和 Ca^{2+} 的通透性，抑制 Na^+ 和 Ca^{2+} 的内流，从而降低了细胞膜的兴奋性，使动作电位不易产生。

（二）临床应用

1. 抗癫痫　苯妥英钠是治疗癫痫大发作和局限性发作的首选药，对小发作（失神发作）无效，甚至会使病情恶化。

2. 中枢疼痛综合征　苯妥英钠可治疗三叉神经痛和舌咽神经痛等。

3. 抗心律失常　苯妥英钠是强心苷引起的心律失常的临床首选药。

命题趋势　药理学对应关系考试多以 A1、B1 型题为主。

金题直击

治疗癫痫大发作和局限性发作的药物是

A. 乙琥胺　　B. 地西泮　　C. 氯丙嗪

D. 苯妥英钠　　E. 异丙嗪

【答案】D

【解析】苯妥英钠是治疗癫痫大发作和局限性发作的首选药。

（三）不良反应

1. 局部刺激　口服可引起厌食、恶心、呕吐和腹痛等，故宜饭后使用。

2. 牙龈增生　长期应用出现牙龈增生，多见于儿童和青少年，一般停药后 3 ～ 6 个月后可自行消退。

3. 神经系统反应　药量过大引起中毒，表现为眼球震颤、复视、眩晕、共济失调等。

4. 血液系统症状　药物抑制二氢叶酸还原酶，影响叶酸代谢，引起巨幼细胞贫血。

5. 过敏反应　常引起皮疹、血小板减少、粒细胞缺乏、再生障碍性贫血和肝坏死。故长期用药应定期检查血常规和肝功能。

二、卡马西平

（一）药理作用

卡马西平的药理作用与苯妥英钠相似，治疗浓度时能阻滞 Na^+ 通道，抑制癫痫病灶及其周围神经元放电。同时还能增强中枢性抑制递质 GABA 在突触后的作用。

（二）临床应用

1. 抗癫痫　对各种癫痫均有效，是治疗单纯性局限性发作和大发作的首选药物之一，同时还有抗复合性局限性发作和小发作的作用。对癫痫并发的精神症状也有效。

2. 抗神经痛　三叉神经痛常首选卡马西平。

3. 抗尿崩症　卡马西平也可用于治疗尿崩症。

4. 抗抑郁　本药有很强的抗抑郁作用，常用于治疗对锂盐无效的躁狂症、抑郁症，卡马西平副作用比锂盐少且疗效好。

命题趋势　药理学对应关系考试多以 A1、B1 型题为主。

金题直击

治疗三叉神经痛首选

A. 苯妥英钠　　B. 扑米酮　　C. 哌替啶

D. 卡马西平　　　　　　　　E. 阿司匹林

【答案】D

【解析】卡马西平除治疗三叉神经痛和癫痫外，对尿崩症也有一定疗效。

三、苯巴比妥、扑米酮

（一）苯巴比妥

1. 临床应用

（1）镇静、催眠作用　作为镇静、催眠药，大剂量对中枢抑制作用明显，不作为首选。

（2）抗癫痫作用　是巴比妥类中最有效的一种抗癫痫药物。苯巴比妥起效快、疗效好、毒性低和价格低廉，用于防治癫痫大发作及治疗癫痫持续状态，对单纯性局限发作及精神运动性发作亦有效，但对小发作、婴儿痉挛效果差。

2. 不良反应　长期应用可使患者产生精神依赖性和躯体依赖性，成瘾后停药可出现戒断症状，表现为激动、失眠、焦虑、惊厥等。

（二）扑米酮

1. 临床应用　扑米酮对大发作及局限性发作疗效较好，可作为精神运动性发作的辅助药。其与苯妥英钠和卡马西平合用有协同作用。扑米酮与苯巴比妥相比并无特殊优点，故只用于其他药物不能控制的患者。不宜与苯巴比妥合用。

2. 不良反应

中枢神经系统症状　镇静、嗜睡、眩晕、复视、共济失调等。

四、乙琥胺（助理不考）

（一）临床应用

乙琥胺是临床**小发作（失神性发作）的首选用药**，对其他类型癫痫无效。

（二）不良反应

常见的副作用为胃肠道反应，其次为中枢神经系统症状。偶见嗜酸性粒细胞增多症或粒细胞缺乏症，严重者发生再生障碍性贫血。

五、丙戊酸钠（助理不考）

（一）临床应用

丙戊酸钠为一种**广谱抗癫痫药**，临床上对各类型癫痫都有一定疗效。对大发作的疗效不及卡马西平、苯妥英钠、苯巴比妥，但当上述药无效时，用本药仍有效。对小发作疗效优于乙琥胺，但因其肝脏毒性，一般不作为首选用药。它是**大发作合并小发作时的首选药物**，对其他药物未能控制的顽固性癫痫也有效。

（二）不良反应

1. 消化道症状　一般不良反应较轻。常见有恶心、呕吐和腹痛等症状，故宜饭后服用。

2. 中枢神经系统　主要表现为嗜睡、平衡失调、乏力和震颤等。

3. 肝功能损伤　严重毒性为肝功能损害，故在用药期间应定期检查肝功能，孕妇慎用。

命题趋势　药理学对应关系考试多以A1、B1型题为主。

金题直击

A. 乙琥胺　　　　　B. 苯妥英钠　　　　　C. 地西泮

D. 丙戊酸钠　　　　E. 硫酸镁

1. 对癫痫大发作合并小发作最好选用

2. 对癫痫持续状态最好选用

【答案】D、C

【解析】乙琥胺——癫痫小发作首选；苯妥英钠——癫痫大发作首选；地西泮——癫痫持续性发作首选；丙戊酸钠——癫痫大发作合并小发作首选。

第十一单元 抗帕金森病药
（2016 年、2018 年考点，★★）

当黑质受损时，黑质细胞的多巴胺能系统受损，脑内多巴胺含量下降，对乙酰胆碱能系统的抑制作用减弱，导致机体出现了乙酰胆碱递质亢进症状。抗帕金森病药主要包括多巴胺类药和抗胆碱药两大类。前者通过直接补充多巴胺前体或抑制多巴胺的降解而产生作用，后者通过拮抗相对过高的胆碱能神经功能缓解症状。两药合用增加疗效。

黑质纹状体
- 多巴胺能神经元 → 抑制Ach → 抑制神经递质
- 胆碱能神经元 → 抑制Ach → 兴奋神经递质

命题趋势 药理学对应关系考试多以 A1、B1 型题为主。

金题直击

帕金森病的主要发病原因是

A. 黑质 - 纹状体多巴胺通路受损
B. 纹状体受损
C. 丘脑基底核受损
D. 大脑皮质 - 纹状体回路受损
E. 大脑皮质运动区受损

【答案】A

【解析】帕金森病是黑质受损时，黑质细胞的多巴胺能系统受损，脑内多巴胺含量下降，对乙酰胆碱能系统的抑制作用减弱，导致机体出现乙酰胆碱递质亢进症状。

一、左旋多巴（2015 年、2017 年考点，★★★）

（一）药理作用

左旋多巴是多巴胺的前体，通过血脑屏障后，补充纹状体中多巴胺的不足而发挥治疗作用，因其 99% 在外周脱羧酶的作用下脱羧，仅有 1% 进入中枢，故需联合使用卡比多巴（多巴胺外周脱羧酶抑制剂）。

（二）临床应用

用于帕金森病治疗，广泛用于各种类型帕金森病（PD）患者，运动障碍症状不明显者一般不用。其作用特点为：

① 疗效与黑质纹状体病损程度相关，轻症或年轻患者疗效好，重症或年老体弱者疗效较差。

② 对肌肉僵直和运动困难的疗效好，对肌肉震颤的疗效较差。

③ 对抗精神病药物（氯丙嗪）所致锥体外系症状无效。

④ 起效慢，用药 2 ～ 3 周出现体征改善，用药 1 ～ 6 个月后疗效最强。

（三）不良反应

1. 早期反应

（1）胃肠道反应　厌食、恶心、呕吐，腹胀、腹痛和腹泻。

（2）心血管反应　直立性低血压。

2. 长期反应

（1）运动过多症　也称运动障碍，是由于大量服用左旋多巴后，多巴胺受体过度兴奋，出现手足、躯体和舌的不自主运动。

（2）症状波动　服药 3 ～ 5 年后，有 40% ～ 80% 的患者出现症状快速波动，重则出现“开 - 关反应”。“开”时活动正常或几近正常，而“关”时突然出现严重的 PD 症状。

（3）精神症状　有逼真的梦幻、幻想、幻视等，也有抑郁症等精神病症状。

【要点提醒】

① 左旋多巴是多巴胺的前体，适用于各型帕金森病，但对氯丙嗪抗精神病药所致的帕金森综合征无效。

② 左旋多巴在中枢内多巴胺脱羧酶的作用下脱羧为多巴胺→抗帕金森病。

命题趋势 药理学对应关系考试多以 A1、B1 型题为主。

金题直击

左旋多巴抗帕金森病的作用机制是

A. 在外周脱羧变成多巴胺起作用

B. 促进脑内多巴胺能神经释放递质起作用

C. 在脑内直接激动多巴胺受体

D. 进入脑后脱羧生成多巴胺起作用

E. 在脑内抑制多巴胺再摄取

【答案】D

【解析】左旋多巴是多巴胺的前体，通过血脑屏障后，补充纹状体中多巴胺的不足而发挥治疗作用，进入中枢发挥作用。

二、卡比多巴

卡比多巴又称 α- 甲基多巴肼、洛得新。卡比多巴不能通过血脑屏障，与左旋多巴合用时，仅能抑制外周 AADC（氨基脱羧酶），减少左旋多巴在外周转化为多巴胺的量，使进入脑内的左旋多巴增加，不良反应明显减少，作用不受维生素 B_6 的干扰。

命题趋势 药理学对应关系考试多以 A1、B1 型题为主。

金题直击

下列哪种药物能增强左旋多巴的疗效并减轻其不良反应

A. 卡比多巴

B. 卡马西平

C. 金刚烷胺

D. 维生素 B

E. 苯海索

【答案】A

【解析】卡比多巴不能通过血脑屏障，与左旋多巴合用时，能抑制外周 AADC（氨基脱羧酶），减少左旋多巴在外周转化为多巴胺的量，使进入脑内的左旋多巴增加；可明显减轻或防止左旋多巴对心脏的毒副作用，在治疗开始时能更快地达到左旋多巴的有效剂量。

三、苯海索（安坦）（2017 年、2019 年考点，★★★）

（一）药理作用

苯海索口服易吸收，通过拮抗胆碱受体而减弱黑质 - 纹状体通路中 ACh 的作用。抗震颤效果好，也能改善运动障碍和肌肉强直，但对动作迟缓无效。其疗效不如左旋多巴。

（二）临床应用

适用于早期轻症患者，不能耐受左旋多巴或禁用左旋多巴的患者，抗精神病药所致的帕金森综合征。禁用于青光眼和前列腺肥大患者。

命题趋势 药理学对应关系考试多以 A1、A2、B1 型题为主。

金题直击

男，45 岁，因患严重精神分裂症，用氯丙嗪治疗，两年来用的氯丙嗪量逐渐增加至 600mg/d，才能较满意地控制症状，但近日出现肌肉震颤、动作迟缓、流涎等症状，对此，应选何药纠正

A. 苯海索

B. 左旋多巴

C. 金刚烷胺

D. 地西泮

E. 溴隐亭

【答案】A

【解析】苯海索抗震颤效果好，也能改善运动障碍和肌肉强直，但对动作迟缓无效。其疗效不如左旋多巴。常用于不能耐受左旋多巴或禁用左旋多巴的患者，抗精神病药氯丙嗪所致的锥体外系反应。

第十二单元　抗精神失常药

一、氯丙嗪（2014 年、2017 年考点，★★）

（一）药理作用及机制

	药理机制	药理作用
抗精神病作用	阻断中脑 - 边缘系统和中脑 - 皮质系统的多巴胺受体	对中枢系统具有较强的抑制作用 良好的抗精神分裂症的作用 对抑郁无效，甚至可使之加剧
镇吐作用	小剂量可抑制催吐化学感受区 大剂量直接抑制呕吐中枢	有较强的镇吐作用，用于顽固性呃逆 对运动症引起的呕吐无效
体温调节	抑制下丘脑体温调节中枢	不仅降低发热机体的体温，也能降低正常体温
对自主神经系统的作用	阻断肾上腺 α 受体及 M 胆碱受体	引起血管扩张、血压下降、口干、便秘、视力模糊
对内分泌系统的影响	阻断结节 - 漏斗系统中的 D_2 受体，促进下丘脑分泌催乳素释放因子、卵泡雌激素释放因子等	促进催乳素分泌 抑制促性腺激素、糖皮质激素、生长激素分泌

命题趋势 药理学对应关系考试多以 A1、B1 型题为主。

金题直击

1. 不属于氯丙嗪临床应用的选项是
A. 精神分裂症　　B. 感染中毒性精神病
C. 顽固性呃逆　　D. 洋地黄引起的呕吐
E. 前庭刺激所致晕动症
【答案】E
【解析】本题为记忆性题目，可见上文表格。

2. 氯丙嗪抗精神病作用机制主要是
A. 阻断中枢多巴胺受体　　B. 激动中枢 M 胆碱受体
C. 抑制脑干网状结构上行激活系统　　D. 阻断中枢 5-HT 受体
E. 阻断中枢 α 肾上腺素受体
【答案】A
【解析】氯丙嗪抗精神病的药理机制主要为阻断中脑 - 边缘系统和中脑 - 皮质系统的多巴胺受体。

（二）临床应用

项目	临床应用
精神分裂症	主要用于Ⅰ型精神分裂症（以精神运动性兴奋和幻觉妄想为主）的治疗
呕吐和顽固性呃逆	对多种药物（如强心苷、吗啡、四环素等）和疾病（尿毒症和恶性肿瘤）引起的呕吐有显著止吐作用 对顽固性呃逆也有显著疗效，对晕动症无效
低温麻醉与人工冬眠	临床上以物理降温配合氯丙嗪用于低温麻醉 冬眠合剂：氯丙嗪、哌替啶、异丙嗪，使患者深睡，体温、基础代谢及组织耗氧量均降低，增加患者对缺氧的耐受力，减轻伤害 人工冬眠多用于严重创伤、感染性休克、甲状腺危象等病症的辅助治疗

（三）不良反应

1. 一般不良反应

（1）中枢抑制症状　嗜睡、淡漠、无力。

（2）M 受体拮抗症状　视物模糊、口干、无汗、便秘、眼压升高等。

（3）α 受体拮抗症状　鼻塞、血压下降、直立性低血压、心悸等。

2. 锥体外系反应　长期大量应用氯丙嗪可出现 3 种反应：

（1）帕金森综合征　肌张力增高、面容呆板（面具脸）、动作迟缓、肌肉震颤、流涎等。

（2）急性肌张力障碍　强迫性张口、伸舌、斜颈、呼吸运动障碍及吞咽困难。

（3）静坐不能　患者表现为坐立不安，反复徘徊。

以上三种症状可用抗胆碱药苯海索（安坦）缓解。

3. 心血管和内分泌系统反应

① 直立性低血压、持续性低血压休克、心律失常等。

② 高催乳素血症、溢乳、闭经及妊娠试验假阳性。

4. 过敏反应　常见皮疹、接触性皮炎。少数患者出现肝损害、黄疸、粒细胞减少、溶血性贫血和再生障碍性贫血等。

5. 急性中毒　一次性吞服大剂量氯丙嗪后，会致急性中毒。

二、丙米嗪

（一）药理作用

丙米嗪主要阻断 NA、5-HT 在神经末梢（前膜）的再摄取，从而使突触间隙的递质浓度增高，而发挥抗抑郁作用。其药理作用为：

1. 中枢神经系统　正常人口服本药后，出现困倦、头晕、口干、视力模糊及血压稍降等抗胆碱反应。抑郁症患者连续服药后，情绪提高，精神振奋，出现明显抗抑郁作用。连续用药 2 ～ 3 周后才见效。

2. 自主神经系统　治疗量丙米嗪能阻断 M 胆碱受体，引起阿托品样作用（视物模糊、口干、便秘、尿潴留等）。

3. 心血管系统　治疗量丙米嗪能降低血压，致心律失常、心动过速。丙米嗪对心肌有奎尼丁样直接抑制效应。

（二）临床应用

1. 抑郁症　用于各种原因引起的抑郁症，对内源性、反应性及更年期抑郁症疗效较好，而对精神分裂症的抑郁状态疗效较差。丙米嗪也可用于强迫症的治疗。

2. 遗尿症　对于儿童遗尿症可试用丙咪嗪治疗。

3. 焦虑和恐惧症　对伴有焦虑的抑郁症患者疗效显著，对恐惧症也有效。

三、碳酸锂（助理不考）

（一）药理作用

本品主要以锂离子形式发挥作用。治疗量锂盐对正常人精神活动几乎无影响，但对躁狂症发作者则有显著疗效，可使言语、行为恢复正常。

（二）临床应用

1. 躁狂症　本品是治疗躁狂症的首选药，特别是对急性躁狂和轻度躁狂疗效显著，有效率为 80%。

2. 抑郁症　对抑郁症也有效，故有情绪稳定药之称。

3. 躁狂抑郁症　该症的特点是躁狂症和抑郁双向循环发生。

（三）不良反应

不良反应较多，有个体差异性，当锂盐＞ 2mmol/L 即可出现中毒症状。

1. 轻度的毒性症状　恶心、呕吐、腹泻和细微震颤。

2. 较严重的毒性反应　精神紊乱、反射亢进、明显震颤、发音困难、惊厥，甚至昏迷与死亡。

四、氟西汀（百忧解）

（一）药理作用

氟西汀是一种强效选择性再摄取抑制剂，比抑制 NA 摄取作用强 200 倍。

（二）临床应用

氟西汀可治疗抑郁症、神经性贪食症、强迫症。

第十三单元　镇痛药

一、吗啡（2013 年、2015 年、2018 年、2019 年考点，★★★）

（一）药理作用及机制

1. 中枢神经系统

项目	药理机制	药理作用
镇痛	激动中枢的阿片受体	强大的镇痛作用 对神经性疼痛效果较差
镇静、致欣快	激活边缘系统、蓝斑核的阿片受体	能改善疼痛引起的焦虑、紧张、恐惧等 引起欣快感，表现为满足感、飘然欲仙感
抑制呼吸	降低脑干呼吸中枢对血液 CO_2 张力的敏感性，抑制呼吸调节中枢	呼吸频率减慢、潮气量降低、每分通气量减少 呼吸抑制是吗啡中毒的主要死因
镇咳	直接抑制延髓咳嗽中枢	咳嗽反射减轻或消失
缩瞳	瞳孔缩小呈针尖样（吗啡的中毒表现）	兴奋副交感神经，瞳孔括约肌收缩

命题趋势 药理学对应关系考试多以 A1、B1 型题为主。

金题直击

吗啡的药理作用有

A. 镇痛、镇静、止吐

B. 镇痛、镇静、抑制呼吸

C. 镇痛、镇静、兴奋呼吸

D. 镇痛、欣快、止吐

E. 镇痛、欣快、散瞳

【答案】B

【解析】吗啡对中枢神经系统的作用：三镇一抑一缩小。

三镇：镇痛（强大）、镇静、镇咳。

一抑：抑制呼吸中枢（呼吸抑制是吗啡中毒的主要死因）。

一缩：瞳孔针尖样缩小（吗啡中毒）。

2. 平滑肌

项目	药理机制	药理作用 / 不良反应
胃肠道平滑肌	减慢胃蠕动，延缓胃排空和肠内容物通过，抑制腺体分泌	引起食物反流、便秘
胆道平滑肌	引起胆道 Oddi 括约肌的挛缩	上腹部不适，甚至胆绞痛；胆绞痛患者禁用
支气管平滑肌	促进柱状细胞释放组胺	收缩支气管，支气管哮喘患者禁用
子宫	降低子宫张力、收缩频率和幅度	可延长产程，故孕妇禁用
膀胱	提高膀胱外括约肌张力和膀胱容积	尿潴留

3. 心血管系统和免疫系统

项目	药理机制	药理作用
心脏	扩张血管，降低外周阻力，缓解心脏缺血缺氧	吗啡缓解疼痛和减轻焦虑，扩血管可减轻心脏负担
脑血管	抑制呼吸，CO_2 潴留，脑血管扩张，阻力降低	脑血流增加，颅压升高
免疫系统	与激动 μ 受体有关	抑制免疫系统，故吗啡吸食者易感染 HIV

（二）临床应用

1. 各种疼痛 久用易成瘾，除癌肿剧痛外，一般仅短期用于对其他镇痛药无效时。

① 严重创伤、烧伤、手术等引起的剧痛和晚期癌症疼痛首选吗啡。

② 内脏平滑肌痉挛引起的绞痛首选 M 受体阻断药（阿托品、山莨菪碱）。

③ 心肌梗死引起的剧痛，可选吗啡缓解疼痛和减轻焦虑，其扩血管作用可减轻心脏负担。

④ 吗啡对神经压迫性疼痛疗效较差。

命题趋势 药理学对应关系考试多以 A1、B1 型题为主。

金题直击

吗啡适应证为

A. 颅脑外伤疼痛　　B. 诊断未明的急腹症疼痛

C. 哺乳期妇女止痛　　D. 急性严重创伤、烧伤所致疼痛

E. 分娩止痛

【答案】 D

【解析】 久用易成瘾，除癌肿剧痛外，一般仅短期用于对其他镇痛药无效时。严重创伤、烧伤、手术等引起的剧痛和晚期癌症疼痛首选吗啡；吗啡对神经压迫性疼痛疗效较差。

2. 心源性哮喘 对于左心衰竭突发急性肺水肿而引起的呼吸困难（心源性哮喘），除应用强心苷、氨茶碱及吸入氧气外，静脉注射吗啡常可产生良好效果。作用机制是：

（1）扩张外周血管　降低外周阻力，减轻心脏前、后负荷；

（2）镇静　有利于消除患者的焦虑、恐惧情绪，减轻心脏负荷；

（3）降低呼吸中枢对 CO_2 的敏感性，使急促浅表的呼吸得以缓解。但对于休克、支气管哮喘、昏迷及严重肺功能不全者禁用。

（三）不良反应

1. 副作用 治疗量吗啡有时可引起眩晕、恶心、呕吐、便秘、排尿困难、胆绞痛、呼吸抑制、嗜睡等副作用。

2. 耐受性及依赖性

（1）耐受性　长期用药敏感性降低，需要增加剂量才能达到原来的药效。

（2）依赖性　连续反复多次应用易产生耐受性及成瘾，一旦停药，即出现戒断症状。

（3）急性中毒　吗啡过量会引起急性中毒，主要表现为昏迷、深度呼吸抑制等。

（四）禁忌证

① 病因不明的剧痛。

② 分娩止痛、哺乳妇女止痛，支气管哮喘及肺心病患者。

③ 颅脑损伤所致颅内压增高的患者、肝功能严重减退患者。

④ 新生儿和婴幼儿禁用。

命题趋势 药理学对应关系考试多以 A1、B1 型题为主。

金题直击

支气管哮喘患者发作时禁用的药物是

A. 吗啡　　B. 氨茶碱

C. 沙丁胺醇　　D. 泼尼松

E. 肾上腺素

【答案】 A

【解析】 吗啡可降低呼吸中枢对 CO_2 的敏感性，使急促浅表的呼吸得以缓解。但对于休克、支气管哮喘、昏迷及严重肺功能不全者禁用。

二、哌替啶（2017 年考点，★）

（一）药理作用

哌替啶激动 μ 型阿片受体，药理作用与吗啡基本相同。本品能提高平滑肌和括约肌的张力，但因作用时间短，

较少引起便秘和尿潴留。大剂量哌替啶也可引起支气管平滑肌收缩，无明显中枢性镇咳作用；有轻微的子宫兴奋作用，但对妊娠末期子宫收缩无影响，也不对抗缩宫素的作用，故不延缓产程。

（二）临床应用

1. 各种疼痛　对各种剧痛，如创伤性疼痛、手术后疼痛、内脏绞痛、晚期癌痛都有止痛效果。新生儿对哌替啶抑制呼吸作用极为敏感，故产妇于临产前 2 ～ 4h 内不宜使用。

2. 麻醉前给药及人工冬眠　可消除患者术前紧张、恐惧情绪，减少麻醉药用量；与氯丙嗪、异丙嗪合用组成冬眠合剂用于人工冬眠疗法。

3. 心源性哮喘　可代替吗啡作为心源性哮喘的辅助治疗药物。

命题趋势 药理学对应关系考试多以 A1、B1 型题为主。

金题直击

胎儿娩出前 2 ～ 4h 内不宜使用的镇痛药物是

A. 喷他佐辛　　B. 丙磺舒

C. 布洛芬　　D. 对乙酰氨基酚

E. 哌替啶

【答案】 E

【解析】 哌替啶对各种剧痛，如创伤性疼痛、手术后疼痛、内脏绞痛、晚期癌痛都有止痛效果。新生儿对哌替啶抑制呼吸作用极为敏感，故产妇于临产前 2 ～ 4h 内不宜使用。

（三）不良反应

久用也可成瘾。剂量过大可明显抑制呼吸。

（四）禁忌证

禁忌证同吗啡。

第十四单元　解热镇痛抗炎药

一、阿司匹林（乙酰水杨酸）（2013 年、2014 年、2017 年考点，★★★）

（一）药理作用

抗炎	**抑制环氧化酶（COX-1）**，从而抑制前列腺素的合成
镇痛	**抑制前列腺素合成**，降低对缓激肽等致痛物质的敏感性 部分能产生中枢性镇痛作用
解热	**抑制下丘脑前列腺素的生成**，促使升高的体温恢复到正常水平，对正常体温没影响
抗凝作用	抑制环氧化酶 -1，减少血栓素 A_2（TXA_2）合成，从而影响血小板的聚集及抗血栓作用

（二）临床应用

解热、镇痛	具有较强的解热、镇痛作用，用于头痛、牙痛、肌肉痛、痛经及感冒发热等
抗风湿	迅速缓解风湿性关节炎的症状
抗凝	治疗各种原因导致的血栓形成
川崎病	阿司匹林 + 丙种球蛋白联合治疗小儿川崎病

命题趋势 药理学对应关系考试多以 A1、B1 型题为主。

金题直击

既能治疗风湿性关节炎，又有抗血栓形成作用的药物是

A. 肝素　　B. 布洛芬

C. 阿司匹林　　D. 喷他佐辛

E. 哌替啶

【答案】C

【解析】阿司匹林具有较强的解热、镇痛作用，用于头痛、牙痛、肌肉痛、痛经及感冒发热等；还可抑制环氧化酶 -1，减少血栓素 A_2（TXA_2）合成，从而影响血小板的聚集及抗血栓作用。

（三）不良反应及禁忌证

项目	不良反应及禁忌证
胃肠道反应（最常见）	① 口服直接刺激胃黏膜，引起上腹不适、恶心、呕吐 ② 抗风湿治疗可引起胃溃疡及无痛性出血，抗酸药可减轻胃肠道反应
加重出血倾向	① 大剂量阿司匹林可加重出血倾向，**维生素 K 可以预防** ② **严重肝病，有出血倾向的疾病的患者如血友病患者，产妇和孕妇禁用**
过敏反应	① 少数患者可出现荨麻疹、血管神经性水肿、过敏性休克 ② 可诱发“阿司匹林哮喘” ③ **哮喘、鼻息肉及慢性荨麻疹患者禁用阿司匹林**
水杨酸反应	① 剂量过大（5g/d）时，可出现头痛，眩晕，恶心，呕吐，耳鸣，视、听力减退，称为水杨酸反应 ② 严重者可出现过度呼吸、酸碱平衡失调，甚至精神错乱，应立即停药，可用碳酸氢钠溶液碱化尿液
瑞氏（Reye）综合征	病毒性感染伴有发热的儿童或青年服用阿司匹林后偶可出现肝脂肪变性 - 脑病综合征
肾损害	于少数人，特别是老年人，伴有心、肝、肾功能损害者即使用药前肾功能正常，也可引起水肿、多尿等肾小管功能受损的症状

金题直击

阿司匹林的不良反应有

A. 胃肠道反应和凝血障碍

B. 凝血障碍和骨骼系统损害

C. 过敏反应和二重感染

D. 肝损害和致畸胎作用

E. 凝血障碍和二重感染

【答案】A

【解析】阿司匹林不良反应：胃肠道反应、凝血障碍、水杨酸反应、过敏反应、瑞夷综合征。

二、对乙酰氨基酚（扑热息痛）

（一）药理作用

1. 解热镇痛　在中枢神经系统，对乙酰氨基酚抑制前列腺素合成，产生解热镇痛作用。

2. 抗炎作用　在外周组织，对 COX 没有抑制作用，因此无明显抗炎作用。

（二）临床应用

对乙酰氨基酚主要用于解热镇痛。由于对乙氨基酚无明显肠胃刺激作用，故对不宜使用阿司匹林的头痛、发热患者，适用本药。

（三）不良反应

过量中毒可引起肝损害；长期大量用药，可引起镇痛药性肾病。

命题趋势　药理学对应关系考试多以 A1、B1 型题为主。

金题直击

A. 阿司匹林

B. 布洛芬

C. 吲哚美辛

D. 保泰松

E. 对乙酰氨基酚

1. 主要用于解热镇痛无抗炎作用的药物是

2. 具有抗血栓作用的药物是

【答案】E、A

三、布洛芬

（一）药理作用

本药是有效的环氧化酶抑制药，具有显著的抗炎、解热、镇痛作用。

（二）临床应用

主要用于治疗风湿性及类风湿性关节炎，但本药胃肠反应较轻，易耐受，故患者伴有胃溃疡病等的骨关节炎或解热镇痛，可首选布洛芬。

【要点提醒】

① 对乙酰氨基酚（扑热息痛）解热作用强，抗炎作用弱，感冒首选。

② 布洛芬抗炎、镇痛作用强，解热作用弱，关节痛首选。

③ 阿司匹林抗炎、解热作用均强。

四、塞来昔布（助理不考）

（一）药理作用

塞来昔布为选择性 COX-2 抑制剂，对 COX-1 的抑制作用比 COX-2 高 375 倍，对 TXA_2 的合成无影响，可抑制前列腺素的合成。本药具有抗炎、解热、镇痛作用。

（二）临床应用

常用于风湿性关节炎、类风湿性关节炎、骨关节炎的治疗，也可用于发热、慢性钝痛（如牙痛、痛经、术后疼痛）等的治疗。

第十五单元　钙通道阻滞药

一、钙通道阻滞药的分类和代表药（2015 年、2017 年、2019 年考点，★★★）

	类型	代表药
选择性钙通道阻滞药	二氢吡啶类	硝苯地平、尼莫地平、尼群地平、氨氯地平等
	苯烷胺类	维拉帕米、加洛帕米
	苯并噻氮䓬类	地尔硫䓬、克仑硫䓬等
非选择性钙通道阻滞药		普尼拉明、苄普地尔、卡罗维林和氟桂利嗪等

命题趋势 药理学对应关系考试多以 A1、B1 型题为主。

金题直击

属于非二氢吡啶类钙通道阻滞药的是

A. 硝苯地平　　B. 氨氯地平

C. 非洛地平　　D. 吲达帕胺

E. 维拉帕米

【答案】E

【解析】本题为记忆性题目。

二、药理作用（助理不考）

1. 对心肌的作用

项目	药理机制	药理作用
负性肌力	阻断 Ca^{2+} 通道，使心肌细胞内 Ca^{2+} 减少	明显降低心肌收缩力，降低心肌耗氧量
负性频率	阻断窦房结 0 期和 4 期的 Ca^{2+} 内流	降低窦房结的自律性，减慢心率
负性传导	阻断房室结 0 期和 4 期的 Ca^{2+} 内流	减慢房室传导速度

2. 对平滑肌的作用

（1）血管平滑肌　该药能明显舒张血管，主要舒张动脉，以冠状血管较为敏感。舒张脑血管作用较强的是尼莫地平，能增加脑血流量。钙通道阻滞药也舒张外周血管，解除其痉挛。

（2）其他平滑肌　松弛支气管、胃肠道、输尿管及子宫平滑肌。

3. 抗动脉粥样硬化　钙通道阻滞药可干扰动脉粥样硬化的病理过程。

4. 对红细胞和血小板结构与功能的影响。

5. 对肾脏功能的影响。

三、临床应用

药物	临床应用
二氢吡啶类	适用于严重的高血压
维拉帕米、地尔硫䓬	适用于轻、中度高血压，不稳定型心绞痛
硝苯地平	为变异型心绞痛首选
维拉帕米	为阵发性室上性心动过速首选
尼莫地平、氟桂利嗪	为脑血管疾病首选

命题趋势 药理学对应关系考试多以 A1、B1 型题为主。

金题直击

1. 钙通道阻滞药不具有下列哪些药理作用

A. 负性肌力作用

B. 负性频率作用

C. 负性传导作用

D. 舒张动脉血管

E. 收缩支气管平滑肌

【答案】E

【解析】钙通道阻滞药对心肌呈负性肌力、负性频率、负性传导的作用，可松弛支气管、胃肠道、输尿管及子宫平滑肌。

2. 对脑血管具有较强扩张作用的钙通道阻滞药是

A. 维拉帕米

B. 硝苯地平

C. 尼莫地平

D. 地尔硫䓬

E. 戈洛帕米

【答案】C

【解析】尼莫地平舒张脑血管作用较强，能增加脑血流量。

四、不良反应

钙通道阻滞药作用广泛、选择性较低，可出现与其阻滞钙通道、扩张血管、抑制心脏等相关的不良反应。常见的不良反应为颜面潮红、眩晕、恶心、便秘、脚踝水肿等。

第十六单元　抗心律失常药（助理不考）

一、抗心律失常药的分类

分类		代表药物	作用机制
Ⅰ类（钠通道阻滞药）	Ⅰa 类	奎尼丁、普鲁卡因胺	适度抑制 Na^+ 内流，减慢传导，延长复极
	Ⅰb 类	利多卡因、苯妥英钠	轻度抑制 Na^+ 内流，促进 K^+ 外流
	Ⅰc 类	普罗帕酮、氟卡尼	明显阻滞 Na^+ 内流，减慢传导
Ⅱ类（β 肾上腺素受体阻断药）		普萘洛尔	抑制 Ca^{2+} 内流，促进 K^+ 外流
Ⅲ类（选择性延长复极的药）		胺碘酮	抑制 Ca^{2+} 内流，抑制 Na^+ 内流 抑制 3 期 K^+ 外流
Ⅳ类（钙通道阻滞药）		维拉帕米、地尔硫䓬	抑制 Ca^{2+} 内流

命题趋势 药理学对应关系考试多以 A1、B1 型题为主。

金题直击

属于Ⅰc 类的抗心律失常药物是

A. 奎尼丁　　B. 利多卡因

C. 普罗帕酮　　D. 胺碘酮

E. 维拉帕米

【答案】C

【解析】本题为记忆性题目。

二、利多卡因

（一）药理作用

利多卡因阻滞钠通道的激活状态和失活状态，对除极化组织（如缺血区）作用最强。利多卡因可缩短浦肯野纤维和心室肌的动作电位时程。

（二）临床应用

利多卡因主要用于室性心律失常，如心脏手术、心导管术、急性心肌梗死或强心苷中毒所致的室性心动过速或心室纤颤。

金题直击

治疗急性心肌梗死引起的室性心律失常的最佳药物是

A. 奎尼丁　　B. 苯妥英钠

C. 利多卡因　　D. 维拉帕米

E. 普萘洛尔

【答案】C

【解析】利多卡因阻滞钠通道的激活状态和失活状态，临床主要用于室性心律失常，如心脏手术、心导管术、急性心肌梗死或强心苷中毒所致的室性心动过速或心室纤颤。

三、普萘洛尔

（一）药理作用

1. **降低自律性**　能降低窦房结、心房传导纤维及浦肯野纤维自律性。

2. **减慢传导速度**　减少儿茶酚胺所致的迟后除极发生，减慢房室结传导。延长房室交界细胞的有效不应期。

（二）临床应用

1. **室上性心律失常**　对于交感神经兴奋性过高、甲状腺功能亢进及嗜铬细胞瘤等引起的**窦性心动过速**效果良好。与强心苷或地尔硫䓬合用，对控制房扑、房颤、阵发性室上性心动过速的效果较好。

2. **心肌梗死**　应用本品可减少心律失常的发生，缩小心肌梗死范围，降低死亡率。

3. **室性心律失常**　还可用于治疗运动或情绪变动所引发的室性心律失常，减少肥厚型心肌病所致的心律失常。

四、胺碘酮

（一）药理作用

胺碘酮对心脏多种离子通道均有抑制作用，降低窦房结、浦肯野纤维的自律性，明显延长动作电位时程（APD）和有效不应期（ERP），延长 QT 间期和 QRS 波。

（二）临床应用

胺碘酮为**广谱抗心律失常药**，对房扑、房颤、室上性心动过速、室性心动过速有效。

命题趋势 药理学对应关系考试多以 A1、B1 型题为主。

金题直击

关于胺碘酮描述，正确的是

A. 只对室上性心动过速有效
B. 只对室性心动过速有效
C. 对室上性和室性心动过速都有效
D. 特异性针对房颤有效
E. 特异性针对房室传导阻滞有效

【答案】 C

【解析】 本题为记忆性题目。

五、维拉帕米

① 维拉帕米为**阵发性室上性心动过速的首选药**。

② 治疗室上性和房室结折返引起的心律失常。

③ 对急性心肌梗死、心肌缺血及洋地黄中毒引起的室性早搏有效。

第十七单元　治疗充血性心力衰竭的药物

一、β 肾上腺素受体阻断药——卡维地洛 / 美托洛尔

药理作用及机制

1. 拮抗交感神经活性

（1）阻断心脏 β 受体、拮抗过量儿茶酚胺　阻断 β 受体和过量儿茶酚胺对心脏的毒性作用，防止过量儿茶酚胺所致的大量 Ca^{2+} 内流，并减轻由此导致的大量能量消耗与线粒体损伤，避免心肌细胞坏死。

（2）改善心肌重构　减少肾素释放，抑制肾素 - 血管紧张素 - 醛固酮系统（RAAS），防止高浓度 Ang Ⅱ对心脏的损害。

（3）改善 β 受体对儿茶酚胺的敏感性。

（4）阻断 $α_1$ 受体、抗氧化等作用　卡维地洛还兼有阻断 $α_1$ 受体、抗氧化等作用，表现出较全面的抗交感神经活性作用。

2. 抗心律失常与抗心肌缺血作用　β 受体阻断药具有明显的抗心肌缺血及抗心律失常作用，后者也是其降低慢性心力衰竭病死率和猝死的重要机制。

二、血管紧张素转化酶抑制剂（ACEI）（2017 年考点，★）

1. 常见的 ACEI 包括卡托普利、依那普利、贝那普利等。

2. 抗心力衰竭的药理作用及机制

（1）降低外周血管阻力，降低心脏后负荷　其机制是：① ACEI 抑制 Ang Ⅰ向 Ang Ⅱ的转化，减弱 Ang Ⅱ的收缩血管作用；②抑制缓激肽的降解，使血中缓激肽增加，缓激肽可促进 NO 和 PGI_2 的生成，扩张血管、降低心脏后负荷。

（2）减少醛固酮生成　减轻水钠潴留，降低心脏前负荷。

（3）抑制心肌及血管重构　Ang Ⅱ和醛固酮是促进心肌细胞增生、胶原含量增加、心肌间质纤维化，导致心肌及血管重构的主要因素。小量的 ACEI 即可减少 Ang Ⅱ及醛固酮的形成，防止和逆转心肌与血管重构，改善心功能。

（4）对血流动力学的影响　ACEI 可扩张血管，降低全身血管阻力，降低室壁张力，改善心脏的舒张功能，增加肾血流量。

（5）降低交感神经活性　ACEI 通过抗交感神经作用进一步改善心功能。

命题趋势　药理学对应关系考试多以 A1、B1 型题为主。

金题直击

哪种药物能防止和逆转慢性心功能不全的心室肥厚并能降低病死率

A. 地高辛　　B. 米力农

C. 氢氯噻嗪　　D. 硝普钠

E. 卡托普利

【答案】E

【解析】血管紧张素转化酶抑制剂（ACEI）可抑制心肌及血管重构，可减少 Ang Ⅱ及醛固酮的形成，防止和逆转心肌与血管重构，改善心功能。

三、利尿药

（一）药理作用

利尿药促进 Na^+、水的排泄，减少血容量，降低心脏前负荷，改善心功能；降低静脉压，消除或缓解静脉淤血及其引发的肺水肿或外周水肿。对充血性心力衰竭（CHF）伴有水肿或淤血者尤为适用。

（二）临床应用

① 主要用于中、重度充血性心力衰竭或单用噻嗪类疗效不佳者。

② 对于严重充血性心力衰竭、慢性心力衰竭急性发作、急性肺水肿、全身水肿者，宜静脉注射呋塞米。

③ 大剂量利尿药会加重心力衰竭。

④ 利尿药引起的电解质平衡紊乱，尤其是排钾利尿药引起的低钾血症，是 CHF 时诱发心律失常的常见原因之一，特别是与强心苷类合用时更易发生。

四、强心苷——地高辛（2017 年、2018 年考点，★★）

（一）药理作用和作用机制

	药理机制	药理作用
正性肌力	与心肌细胞膜上强心苷受体结合并抑制 Na^+-K^+-ATP 酶活性，使细胞内 Na^+ 增加，通过 Na^+-Ca^{2+} 交换，使心肌细胞内 Ca^{2+} 增加，心肌收缩力加强	显著加强衰竭心肌收缩力，增加心输出量，但不增加心肌耗氧量
负性频率	应用强心苷后，心搏出量增加，反射性兴奋迷走神经增加心肌对迷走神经的敏感性	对心率快并伴有房颤的心功能不全者可显著减慢心率
负性传导	治疗剂量下，缩短心室肌的 APD 和 ERP 强心苷改善心功能，反射性兴奋迷走神经	降低窦房结的自律性，减慢房室传导 强心苷过量会引起心动过缓、传导阻滞（阿托品解救）
高自律性	高浓度时，过度抑制 Na^+-K^+-ATP 酶，使细胞失钾，最大舒张电位减小	窦房结自律性增高
心律失常	中毒剂量可兴奋交感神经	引起快速型心律失常（室性期前收缩、室性心动过速）
神经系统	中毒剂量可兴奋延髓催吐化学感受器	引起呕吐
内分泌系统	强心苷可降低心力衰竭患者肾素活性	使血管紧张素Ⅱ受体和醛固酮减少
利尿作用	心功能改善后，肾血流量和肾小球滤过率均增加 强心苷直接抑制肾小管 Na^+-K^+-ATP 酶	对心功能不全者有明显的利尿作用
血管作用	直接收缩血管平滑肌	外周阻力增大

命题趋势 药理学对应关系考试多以 A1、B1 型题为主。

金题直击

强心苷的正性肌力作用原理是

A. 促进 Na^+ 内流　　B. 抑制 Na^+-K^+-ATP 酶

C. 兴奋心脏 β 受体　　D. 促进儿茶酚胺释放

E. 抑制 K^+ 外流

【答案】 B

【解析】 强心苷正性肌力作用的机制：①抑制心肌细胞膜上的强心苷受体 Na^+-K^+-ATP 酶活性，导致钠泵失灵。② Na^+-Ca^{2+} 双向交换机制。③最终导致心肌细胞内 Ca^{2+} 增加，心肌的收缩加强。

（二）地高辛的临床应用

治疗心力衰竭	疗效最好：心房颤动伴心室率快的心力衰竭 疗效较好：瓣膜病、风湿性心脏病（高度二尖瓣狭窄的除外）、冠心病、高血压性心脏病所致的心力衰竭 疗效较差：肺源性心脏病、活动性心肌炎、严重心肌损伤所致的心力衰竭，易导致中毒 不宜选用：扩张型心肌病、心肌肥厚、舒张性心力衰竭，而应首选 β 受体阻滞剂、ACEI
治疗心律失常	心房颤动：强心苷可兴奋迷走神经或直接作用于窦房结，减慢房室传导、减慢心率，增加心排血量，改善微循环，但多数患者并不能终止心房颤动
	心房扑动：强心苷可不均一地缩短心房的 ERP，使扑动变为颤动，故是治疗心房扑动最常用的药物
	阵发性室上性心动过速：强心苷可增强迷走神经功能，降低心房的兴奋性而终止发生阵发性室上性心动过速的发作

（三）不良反应及防治

不良反应		临床表现	防治措施
心律失常	快速型心律失常	最常见、最早见的是**室性期前收缩（室早）**	**补氯化钾**，防止低血钾比治疗补钾更重要 **并发房室传导阻滞禁止补钾** 严重心律失常——**苯妥英钠（促进洋地黄排泄）** 强心苷所致室性心动过速、心室纤颤——**利多卡因**
	房室传导阻滞	提高迷走神经兴奋性→房室传导阻滞	不宜补钾，可用**阿托品治疗**
	窦性心动过缓	**心率＜ 60 次 / 分以下**，立即停药	不宜补钾，可用**阿托品治疗**
胃肠道反应		**最常见的早期中毒症状**，表现为厌食、恶心、呕吐、腹泻等	注意补钾或停药
中枢神经系统反应		**是最特异性的表现** **黄视、绿视、视物模糊**是中毒先兆	作为停药指征

第十八单元　抗心绞痛药

一、硝酸甘油（2014 年、2017 年考点，★★）

（一）药理作用

硝酸甘油的基本作用是松弛平滑肌，以对血管平滑肌的作用最显著。

1. 降低心肌耗氧量（前后负荷都降）

（1）**最小有效量**　明显扩张静脉血管，特别是较大的静脉血管，降低心脏前负荷，使心腔容积缩小，心室压力减低，**降低室壁肌张力，减少心肌耗氧量**。

（2）**稍大剂量**　舒张动脉，尤其是大动脉，从而降低心脏后负荷。

2. 扩张冠状动脉，增加缺血区血液灌注

（1）选择性扩张较大的心外膜血管、输送血管及侧支血管，尤其在**冠状动脉痉挛时更为明显**。

（2）血液顺压力差从输送血管经侧支血管流向缺血区，增加缺血区的血液供应。

3. 降低左室充盈压，增加心内膜供血，改善左室顺应性　扩张静脉，减少回心血量，降低心室内压；扩张动脉，降低心室壁张力，从而增加心外膜向心内膜的有效灌注压，有利于血液从心外膜流向心内膜缺血区。

4. 保护缺血的心肌细胞，减轻缺血损伤　硝酸甘油释放一氧化氮（NO），促进内源性的 PGI_2、降钙素基因相关肽生成与释放，直接保护心肌细胞。

（二）作用机制

① 硝酸甘油是 NO 的供体，与其受体结合后激活鸟苷酸环化酶，增加 cGMP 含量，减少细胞内 Ca^{2+} 外流，细胞外 Ca^{2+} 的内流，松弛血管平滑肌。

② NO 促进 PGI_2 的生成与释放，对心肌细胞有直接保护作用。

③ 降钙素基因相关肽使平滑肌细胞膜超机化，产生强烈的扩血管效应。

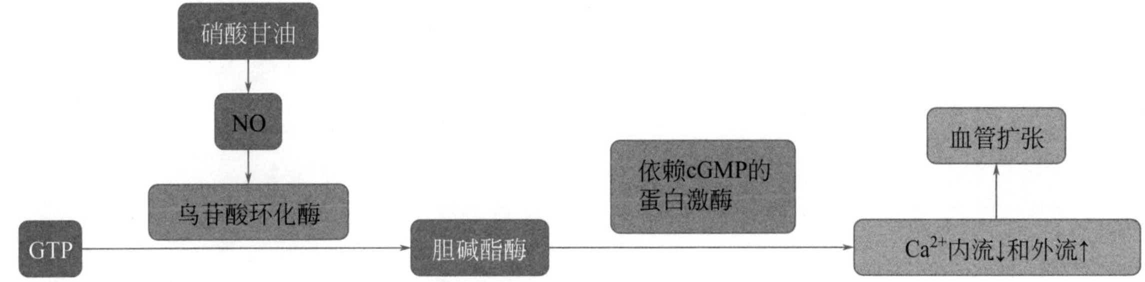

命题趋势　药理学对应关系考试多以 A1、B1 型题为主。

金题直击

硝酸甘油舒张血管平滑肌的机制是

A. 激活腺苷酸环化酶，增加 cAMP
B. 直接作用于血管平滑肌
C. 激动 β 受体
D. 被硝酸酯受体还原成 NO 起作用
E. 阻断 Ca^{2+} 通道

【答案】D

【解析】硝酸甘油可明显扩张血管，降低心脏负荷，使心室压力减低，降低室壁肌张力，减少心肌耗氧量；还可释放一氧化氮（NO），促进内源性的 PGI_2、降钙素基因相关肽生成与释放，直接保护心肌细胞。

（三）临床应用

1. 抗心绞痛　舌下含服硝酸甘油可迅速缓解**各种类型的心绞痛**，也可预防发作。

2. 抗急性心肌梗死　静脉给药，不仅能降低心肌耗氧量、增加缺血区供血，还可抑制血小板的聚集和黏附，缩小梗死范围。

3. 抗心力衰竭　硝酸甘油可降低心脏前后负荷，可用于心力衰竭治疗。

4. 抗急性呼吸衰竭和肺动脉高压　可舒张肺血管，降低肺血管阻力，改善肺通气。

二、β肾上腺素受体阻断药——普萘洛尔

（一）药理作用

1. 降低心肌耗氧量 拮抗β受体，心肌收缩力减弱，心率减慢及血压降低，明显减少心肌耗氧量。

2. 改善缺血区的供血 因用药后心肌耗氧量减少，非缺血区的血管阻力增高，促使血液向缺血区已舒张的阻力血管流动，从而增加缺血区的供血。

（二）临床应用

1. 稳定型心绞痛 尤其适合于对硝酸甘油不敏感的稳定型心绞痛，可减少发作次数。对伴有心律失常及高血压的患者尤为适用。

2. 近期心肌梗死的心绞痛 可降低发病率和病死率。

3. 变异型心绞痛 对冠状动脉痉挛引起的变异型心绞痛不宜应用。因其阻断了β受体，α受体相对占优势，易致冠脉收缩。

4. β受体与硝酸甘油合用 两药能协同降低耗氧量，同时β受体阻断药能对抗硝酸酯类所引起的反射性心率加快和心肌收缩力增强。硝酸甘油可对抗普萘洛尔所引起的左心室容积增加和心室射血时间延长。两药合用可取长补短，合用时用量减少，副作用也减少。但两药都可降压，如血压下降过多，冠脉血流减少，对心绞痛不利。停用β受体阻断剂应逐渐减量，如突然停用可致心绞痛加剧和（或）诱发心肌梗死。

三、钙通道阻滞药

硝苯地平的临床应用

1. 变异型心绞痛 本药具有强大的扩张冠脉的作用，变异型心绞痛是其最佳适应证。

2. 心肌缺血伴支气管哮喘 本药有松弛支气管平滑肌作用，更适合心肌缺血伴支气管哮喘的患者。

3. 外周血管痉挛性疾病 心肌缺血伴外周血管痉挛性疾病禁用β受体阻断药，可选用扩张外周血管的钙通道阻滞药。

由于钙通道阻滞药有显著解除冠脉痉挛的作用，故对变异型心绞痛疗效显著，对稳定型心绞痛和心肌梗死等也有效。

命题趋势 药理学对应关系考试多以A1、B1型题为主。

金题直击

治疗变异型心绞痛的药物是

A. 多巴胺
B. 肾上腺素
C. 硝苯地平
D. 麻黄碱
E. 普萘洛尔

【答案】C

【解析】硝苯地平具有强大的扩张冠脉的作用，变异型心绞痛是其最佳适应证。

第十九单元　抗动脉粥样硬化药

一、他汀类药物——HMG-CoA 还原酶抑制药

（一）代表药物

阿托伐他汀、瑞舒伐他汀、洛伐他汀、辛伐他汀等。

（二）药理作用

1. 调血脂作用　他汀类药物能抑制肝脏合成胆固醇的限速酶 HMG-CoA 还原酶活性，从而阻断 HMG-CoA 向甲基二羟戊酸转化，使肝内胆固醇合成减少。治疗剂量下，对 LDL-C 的降低作用最强，TC 次之，降 TG 作用最弱。

2. 非调血脂作用

① 改善内皮功能，提高血管内皮对扩血管物质的反应性。

② 抑制血管平滑肌细胞的增殖和迁移，促进其凋亡。

③ 降低血浆 C 反应蛋白，减轻动脉粥样硬化过程的炎症反应。

④ 抑制单核 - 巨噬细胞的黏附和分泌功能。

⑤ 抑制血小板聚集和提高纤溶活性抗血栓。

⑥ 抗氧化作用。

⑦ 稳定和缩小动脉粥样硬化斑块。

3. 保护肾脏作用　通过降低胆固醇、抗细胞增殖、抗炎、免疫抑制、抗骨质疏松等作用，减轻肾脏的损害。

（三）临床应用

① 高脂血症。

② 2 型糖尿病和肾病综合征引起的高胆固醇血症。

③ 预防心脑血管急性事件。

④ 抑制血管成形术后再狭窄、缓解器官移植的排斥反应和骨质疏松。

（四）不良反应

本类药物不良反应轻，大剂量可出现胃肠反应、皮肤潮红、头痛等暂时性反应，还可引起肌肉不良反应，表现为肌痛、肌炎、横纹肌溶解症。用药期间需定期检测肝功能，有肌肉不适或无力者应检测肌酸激酶（CK）。

命题趋势 药理学对应关系考试多以 A1、B1 型题为主。

金题直击

女，70 岁，冠心病、高血压、糖尿病患者。近 1 个月调整用药为阿司匹林、比索洛尔、辛伐他汀、二甲双胍。近 3 天双下肢无力及疼痛，双侧足背动脉搏动一致。实验室检查：血 CK 2200U/L，cTn 10.01ng/mL，血肌酐 368μmol/L。出现双下肢无力及疼痛的最可能原因是

A. 糖尿病足　　B. 主动脉夹层

C. 间歇性跛行　　D. 横纹肌溶解

E. 腰椎间盘突出症

【答案】D

【解析】他汀类药物大剂量可出现胃肠反应，还可引起肌肉不良反应，表现为肌痛、肌炎、横纹肌溶解症。用药期间需定期检测肝功能。

二、贝特类药物——降低 TG 及 VLDL 的药物（助理不考）

（一）代表药物

吉非贝特、苯扎贝特、非诺贝特

（二）药理作用

贝特类药物能明显降低患者血浆 TG、VLDL-C、TC、LDL-C 含量，而使 HDL-C 升高。该类药物还具有

抗凝血、抗血栓、抗炎作用，共同发挥抗动脉粥样硬化效应。

（三）临床应用

贝特类药物主要用于 TG 或 VLDL 升高为主的原发性高脂血症。

① 他汀类药物降脂机制为抑制胆固醇合成的限速酶（HMG-CoA 还原酶）。

② 他汀类药物主要用于降低胆固醇、LDL、VLDL。偶有横纹肌溶解症、肝功能损伤。

③ 贝特类主要用于 TG 或 VLDL 升高为主的原发性高脂血症。

第二十单元　抗高血压药

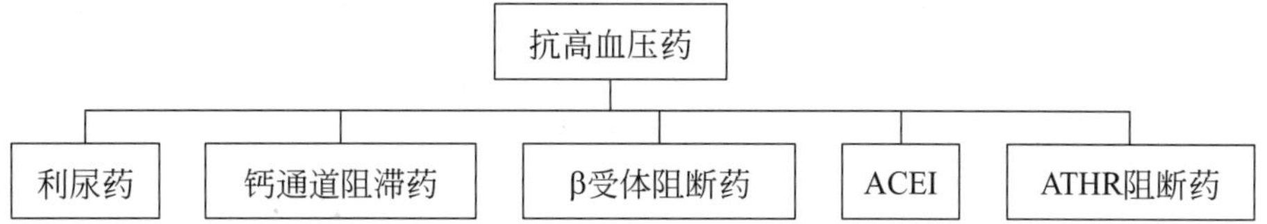

一、利尿药

（一）药理作用

1. 用药早期　减少细胞外液容量及心输出量。

2. 长期用药　平滑肌细胞内 Na^+ 浓度降低，可导致细胞内 Ca^{2+} 浓度降低，血管平滑肌对缩血管物质的反应性减弱，降低血管阻力。

（二）临床应用

① 噻嗪类利尿药是抗高血压最常用的一类利尿药，可降低高血压并发症如脑卒中和心力衰竭的发病率和死亡率。

② **合并氮质血症或尿毒症的高血压、高血压危象**可选用**高效利尿药呋塞米**。

（三）不良反应

长期使用噻嗪类利尿药可致**低血钾、高血脂、高血糖、高尿酸**。伴有高血脂的患者可用**吲达帕胺**（本药不引起血脂的改变）。

二、钙通道阻滞药

（一）药理作用

钙通道阻滞药通过减少细胞内钙离子含量而松弛血管平滑肌，进而降低血压。

（二）不良反应

本类药相对安全，一般不良反应有**颜面潮红、头痛、眩晕、恶心、便秘等**。此外，有些药物尚可见有低血压及心功能抑制等。

【要点提醒】

① 利尿药适用于轻、中度高血压。

② β 受体阻断药适用于心率较快的中、青年患者及合并冠心病的高血压患者。

③ 血管紧张素转化酶抑制剂（ACEI）适用于：心力衰竭；急性心肌梗死；左心室肥厚；糖尿病；肾病；糖尿病合并肾病。

④ 血管紧张素Ⅱ受体阻滞剂适用于不能耐受卡托普利的干咳的患者。

⑤ 钙通道阻滞药适用于高血压合并心绞痛、哮喘、肺源性心脏病、脑血管扩张的患者。

三、β受体阻断药

（一）作用机制

① 阻断心脏 $β_1$ 受体，降低心排血量。

② 阻断肾小球旁器的 $β_1$ 受体，减少肾素分泌，从而抑制肾素 - 血管紧张素系统活性。

③ 通过血脑屏障进入中枢，阻断中枢 β 受体，使外周交感神经系统活性降低。

④ 阻断外周去甲肾上腺素能神经末梢突触前膜 $β_2$ 受体，抑制正反馈调节作用，减少去甲肾上腺素的释放。

⑤ 促进前列环素的生成。

（二）临床应用

各种 β 受体阻断药均可用于高血压的治疗。高血压伴有心绞痛、偏头痛、焦虑症等 β 受体阻断药较为合适。

（三）禁忌证

禁用于**严重左心室功能不全、窦性心动过缓、重度房室传导阻滞和支气管哮喘患者**。

四、血管紧张素转化酶抑制剂（ACEI）

（一）药理作用及机制

① ACEI 抑制 ACE 活性，使血管紧张素Ⅱ（AngⅡ）的生成减少，使血管舒张。

② 缓激肽的降解减少，扩张血管，降低血压。

③ 卡托普利亦可抑制交感神经活性。

（二）临床应用

该药具有良好的降压效果，而且具有器官保护作用，为糖尿病、左心室肥厚、左心功能障碍及急性心肌梗死的高血压患者的首选药。卡托普与利尿药合用于重型或顽固性高血压疗效较好。

（三）不良反应

1. 顽固性咳嗽 服药后发生顽固性咳嗽（无痰干咳）是患者停药原因之一。不能忍受时，可改用血管紧张素Ⅱ受体阻滞剂。

2. 轻度潴留钾的作用 有高血钾倾向的患者尤要注意。

3. 血管神经性水肿 是该类药少见而严重的不良反应。

（四）代表药物

卡托普利、依那普利、福辛普利、贝那普利。

命题趋势 药理学对应关系考试多以 A1、B1 型题为主。

金题直击

1. 男，55 岁，高血压 5 年，头痛频繁发作 1 周，嗜烟酒，肥胖，血糖轻度升高。超声心动图示左心室壁轻度增厚。降压宜首选的药物是

A. 普萘洛尔
B. 硝苯地平
C. 哌唑嗪
D. 氢氯噻嗪
E. 依那普利

【答案】 E

【解析】 血管紧张素转化酶抑制剂（ACEI）具有良好的降压效果，而且具有器官保护作用，为糖尿病、左心室肥厚、左心功能障碍及急性心肌梗死的高血压患者的首选药。

2. 男，56 岁，尿中泡沫增多 2 年，间断双下肢水肿，晨轻暮重半年。既往患 2 型糖尿病 15 年，目前使用二甲双胍（1.5g/d）联合预混胰岛素 30R（早、晚餐前皮下注射）治疗。冠心病病史 10 年，2 年前行 PTCA 治疗。查体：BP 155/85mmHg，腹型肥胖，心肺无显著异常，双下肢轻度凹陷性水肿，尿蛋白（++）。入院后监测血压波动于 140 ～ 150/75 ～ 85mmHg，首选的降压药物是

A. α 受体拮抗剂
B. ACEI 或 ARB 类
C. β 受体拮抗剂
D. 利尿剂
E. 钙通道阻滞剂

【答案】 B

【解析】 血管紧张素转化酶抑制剂（ACEI）具有良好的降压效果，而且具有器官保护作用，为糖尿病、左心室肥厚、左心功能障碍及急性心肌梗死的高血压患者的首选药。

A. 美托洛尔
B. 卡托普利
C. 哌唑嗪
D. 硝苯地平
E. 氢氯噻嗪

3. 最易引起低钾血症的降压药是

4. 最易引起干咳的降压药是

【答案】 E、B

【解析】 氢氯噻嗪长期使用可致低血钾、高血脂、高血糖、高尿酸。卡托普利服药后发生顽固性咳嗽（无痰干咳）是患者停药原因之一。不能忍受时，可改用血管紧张素Ⅱ受体阻滞剂。

A. 抑制远曲小管近端 Na^+-Cl^- 共转运子
B. 抑制血管紧张素转化酶活性
C. 加快心率
D. 阻滞 Ca^{2+} 通道

E. 增强心肌收缩力

5. 卡托普利的作用机制是

6. 氢氯噻嗪的作用机制是

【答案】 B、A

【解析】 本题为记忆性题目。

五、血管紧张素Ⅱ受体阻滞剂——氯沙坦

（一）药理作用

氯沙坦为 AT_1 受体阻断药，可竞争性阻断 AT_1 受体，对抗 Ang Ⅱ作用，具有良好的降压作用和器官保护作用；不影响缓激肽等物质的生化代谢，几乎不出现干咳、血管神经性水肿等。

（二）临床应用

本药对高血压、糖尿病合并肾功能不全患者有保护作用。氯沙坦长期用药还能抑制左室心肌肥厚和血管壁增厚。

命题趋势 药理学对应关系考试多以 A1、B1 型题为主。

金题直击

A. 螺内酯　　B. 氨氯地平

C. 氢氯噻嗪　　D. 维拉帕米缓释剂

E. 美托洛尔

1. 高血压伴支气管哮喘患者禁用

2. 高血压伴高钾血症禁用

【答案】 E、A

【解析】 美托洛尔为β受体阻滞剂，可降低心排血量，收缩支气管，治疗高血压，支气管哮喘者禁用。

第二十一单元　利尿药及脱水药

1. 临床应用　主要用于治疗各种原因引起的水肿。常用的药物按它们的效能和作用部位分为三类：

分类	主要作用	代表药物
高效利尿药	髓袢升支粗段髓质部和皮质部	呋塞米
中效利尿药	远曲小管近端（皮质部）	噻嗪类
低效利尿药	远曲小管和集合管	螺内酯

2. 各种类型利尿药的作用机制、临床应用、不良反应或禁忌证

类型	作用机制	临床应用	不良反应或禁忌证
呋塞米	抑制髓袢升支粗段 Na^+-K^+-$2Cl^-$ 共同转运体	严重水肿，尤其肺水肿、脑水肿 高钙血症 急性肾衰竭 加速毒物排泄	水与电解质紊乱（低钾、低钠、低氯、低钙等） 耳毒性（依他尼酸最易引起） 高尿酸血症 高血糖、高血脂 过敏反应
氢氯噻嗪	抑制远曲小管 Na^+-K^+-Cl^- 共同转运体	轻、中度水肿 轻中度高血压 尿崩症：肾性尿崩症和加压素无效的垂体性尿崩症	水与电解质紊乱（低钾、低钠、低氯等） 高尿酸血症（痛风慎用） 高血糖、高血脂 过敏反应
螺内酯	拮抗醛固酮受体	肝硬化和肾病综合征水肿 充血性心力衰竭	高血钾（肾功能不全者禁用） 性激素样副作用
甘露醇	渗透性利尿	急性脑水肿，降低颅内压 青光眼急性发作，术前应用甘露醇以降低眼内压	慢性心功能不全者、活动性颅内出血者禁用

命题趋势 药理学对应关系考试多以 A1、B1 型题为主。

金题直击

1. 合并低钾血症的高血压患者降压不宜使用的药物是

A. 二氢吡啶类钙通道阻滞药　　B. β 受体拮抗药

C. 噻嗪类利尿药　　D. α 受体拮抗药

E. 血管紧张素转化酶抑制剂

【答案】C

【解析】氢氯噻嗪抑制远曲小管 Na^+-K^+-Cl^- 共同转运体，可引起水与电解质紊乱（低钾、低钠、低氯等）。

2. 低钾血症时利尿药首选

A. 丁脲胺　　B. 吲达帕胺

C. 螺内酯　　D. 呋塞米

E. 氢氯噻嗪

【答案】C

【解析】螺内酯可拮抗醛固酮受体，为保钾排尿型利尿药，长期应用可引起高血钾（肾功能不全者禁用）。

第二十二单元　作用于血液及造血器官的药物

一、肝素

（一）药理作用

1. **抗凝作用**　在体内、体外肝素均有强大的抗凝作用。静脉注射后，抗凝作用立即发生，可使多种凝血因子灭活。肝素的抗凝作用主要依赖于**抗凝血酶Ⅲ（AT-Ⅲ）**。

2. **调脂作用**　使血管内皮细胞释放脂蛋白酯酶，水解血中的乳糜微粒和 VLDL 而发挥调脂作用。

3. **抗炎作用**　抑制炎症介质活性和炎症细胞活动，发挥抗炎作用。

4. **抗血管内膜增生**　抑制血管平滑肌细胞的增殖。

5. **抑制血小板聚集**　抑制凝血酶产生的间接作用。

（二）临床应用

1. **血栓栓塞性疾病**　主要用于防治血栓形成和栓塞，如深静脉血栓、肺栓塞和周围动脉血栓栓塞等。

2. **弥散性血管内凝血（DIC）**　用于各种原因引起的 DIC，是肝素的主要适应证。早期应用，可防止因纤维蛋白和凝血因子的消耗而引起的继发性出血。

3. 防治心肌梗死、脑梗死、心血管手术后血栓形成。

4. **体外抗凝**　如心导管检查、体外循环及血液透析等。

二、香豆素类抗凝血药（助理不考）（2017 年考点，★）

（一）药理作用

香豆素类是**维生素 K 拮抗剂**。常用双香豆素、华法林和醋硝香豆素等。

（二）药物相互作用

① 阿司匹林、保泰松等与血浆蛋白结合率高，使血浆中游离香豆素浓度升高，抗凝作用增强。
② 广谱抗生素抑制肠道产生维生素 K 的菌群，增强这类药物抗凝作用。
③ 肝药酶诱导剂苯巴比妥、苯妥英钠、利福平等能加速香豆素类药物代谢，降低其抗凝作用。
④ 各种病理状态导致胆汁减少均可降低香豆素类的作用。
⑤ 肝病时凝血因子合成减少也可增强香豆素类的抗凝作用。

药物	抗凝机制	特点	临床应用	解毒
肝素	增强 AT-Ⅲ对凝血因子的灭活	体内、外均有效	① 血栓栓塞性疾病 ② DIC 早期 ③ 防治心肌梗死、脑梗死等	鱼精蛋白
香豆素类	对抗维生素 K，影响凝血因子Ⅱ、Ⅶ、Ⅸ、Ⅹ的合成	体内有效	防治血栓性疾病	维生素 K

三、抗血小板药（助理不考）

阿司匹林（2018 年考点，★）

1. **药理机制**　**抑制环氧化酶（COX-1）**，减少 TXA_2 合成，可防止血栓形成。

2. **临床应用**　阿司匹林是临床应用最广泛的抗血小板药物。**小剂量用于防治冠状动脉硬化性心脏病**、心绞痛、心肌梗死、缺血性脑血管病、深静脉血栓、肺梗死等。阿司匹林能减少缺血性心脏病发作和复发的危险，改善预后。

命题趋势 药理学对应关系考试多以 A1、B1 型题为主。

金题直击

男，65 岁，活动时胸痛 1 年，症状每于重体力劳动时发作，停止活动后 3min 左右自行缓解，能改善其预后的治疗措施是

A. 速效救心丸　　B. 阿司匹林
C. 硝酸甘油　　D. 硝苯地平
E. 定期输注普罗帕酮

【答案】B

【解析】阿司匹林可抑制环氧化酶（COX-1），减少 TXA_2 合成，可防止血栓形成，是临床应用最广泛的抗血小板药物。阿司匹林可防治冠状动脉硬化性心脏病、心绞痛、心肌梗死、缺血性脑血管病、深静脉血栓、肺梗死等。

四、纤维蛋白溶解药（助理不考）

（一）链激酶的药理作用

链激酶与内源性纤维蛋白溶酶原结合成复合物，并促使纤维蛋白溶酶原转变为纤溶酶，纤溶酶迅速水解血栓中纤维蛋白，导致血栓溶解。

（二）链激酶的临床应用

主要用于治疗血栓栓塞性疾病。

五、促凝血药——维生素 K

（一）临床应用

① 梗阻性黄疸、胆瘘、慢性腹泻、早产儿、新生儿出血等患者。

② 香豆素类、水杨酸类药物或其他原因导致凝血酶原过低而引起的出血者。

③ 长期应用广谱抗菌药继发的维生素 K 缺乏症。

（二）不良反应

① 静脉注射维生素 K_1 速度过快时，可产生面部潮红、出汗、血压下降，甚至发生虚脱。一般以肌内注射为宜。

② 较大剂量可致新生儿、早产儿溶血性贫血，高胆红素血症及黄疸。

命题趋势 药理学对应关系考试多以 A1、B1 型题为主。

金题直击

新生儿出血首选

A. 维生素 K　　B. 维生素 B
C. 氨甲环酸　　D. 二氢叶酸
E. 对氨基苯甲酸

【答案】A

【解析】维生素 K 为促凝血药，临床多用于梗阻性黄疸、胆瘘、慢性腹泻、早产儿、新生儿出血等患者。

六、抗贫血药

（一）铁剂的临床应用

铁剂多用于慢性失血（如月经过多、痔疮出血和子宫肌瘤等）、营养不良、妊娠、儿童生长发育所引起的贫血。

（二）叶酸的药理作用及临床应用

1. 药理作用　当叶酸缺乏时，导致 DNA 合成障碍，细胞有丝分裂减少。由于对 RNA 和蛋白质合成影响较小，使血细胞 RNA/DNA 比率增高，出现巨幼细胞贫血。

2. 临床应用　叶酸作为补充疗法用于各种原因所致的巨幼细胞贫血，与维生素 B_{12} 合用效果更好。但对甲氨蝶呤、乙胺嘧啶、甲氧苄啶等所致巨幼细胞贫血，应用叶酸无效，因二氢叶酸还原酶受抑制，四氢叶酸生成障碍，故需用亚叶酸钙治疗。对缺铁性贫血无效。

（三）维生素 B_{12} 药理作用及临床应用

1. 药理作用　维生素 B_{12} 是促使同型半胱氨酸转为甲硫氨酸和 5- 甲基四氢叶酸转为四氢叶酸的反应中所必需的，同时使四氢叶酸循环利用。当维生素 B_{12} 缺乏时，叶酸代谢循环受阻，导致叶酸缺乏症。

2. 临床应用

（1）恶性贫血　维生素 B_{12} 治疗恶性贫血，亦与叶酸合用治疗各种巨幼细胞贫血。

（2）辅助治疗　作为神经系统疾病（如神经炎、神经萎缩等）、肝脏疾病（肝炎、肝硬化）等的辅助治疗。

七、血容量扩充剂（助理不考）

（一）右旋糖酐的药理作用

① 右旋糖酐分子量较大，可提高血浆渗透压，从而扩张血容量，维持血压。

② 低分子和小分子右旋糖酐还能抑制血小板聚集，降低血液黏滞性，并对凝血因子Ⅱ有抑制作用，因此能防止血栓形成和改善微循环。

③ 渗透性利尿作用。

（二）右旋糖酐的临床应用

① 主要用于低血容量性休克，包括急性失血、创伤和烧伤性休克。

② 低分子和小分子量右旋糖酐能改善微循环，用于中毒性、外伤性及失血性休克，可防止休克后期 DIC。

③ 防治心肌梗死、心绞痛、脑血栓形成、视网膜动静脉血栓、血管闭塞性脉管炎等。

第二十三单元　组胺受体阻断药

一、H_1 受体阻断药

（一）氯苯那敏

1. 药理作用　抗 H_1 受体作用。

① 完全对抗组胺引起的支气管、胃肠道平滑肌收缩作用。

② 对抗组胺引起的局部毛细血管扩张和通透性增加（水肿）。

③ 部分对抗组胺的全身作用，如血管扩张和血压降低。

④ 中枢抑制作用，表现为镇静、嗜睡等。

2. 临床应用

① 皮肤黏膜变态反应性疾病：作为**荨麻疹、过敏性鼻炎的首选药物**；对昆虫咬伤所致的皮肤瘙痒和水肿亦有良效；对血清病、药疹和接触性皮炎也有一定疗效。

② 防晕止吐：用于**晕动病**、放射病等引起的呕吐，常用苯海拉明和异丙嗪。

③ 其他：与氨茶碱配伍，以对抗其中枢兴奋、失眠的副作用。

（二）氯雷他定

1. 药理作用　选择性阻断**外周 H_1 受体**，减少 IgE 介导的组胺释放。无中枢镇静作用和抗胆碱作用。

2. 临床应用　过敏性鼻炎、慢性荨麻疹及其他过敏性皮肤病。

3. 不良反应　乏力、嗜睡、头痛、口干。哺乳期慎用。

二、H_2 受体阻断药（助理不考）

其代表药物为雷尼替丁。

（一）药理作用

雷尼替丁为 H_2 受体阻断药，竞争性地阻断壁细胞基底膜的 **H_2 受体**。对基础胃酸分泌的抑制作用强，对进食等诱导的胃酸分泌抑制作用也有效。

（二）临床应用

用于十二指肠溃疡、胃溃疡，亦可用于无并发症的胃食管反流综合征的治疗和预防应激性溃疡的发生。

第二十四单元　作用于呼吸系统的药物

一、平喘药

（一）糖皮质激素药理作用

糖皮质激素通过抑制哮喘时炎症反应的多个环节发挥平喘作用。

① 抑制多种参与哮喘发病的炎症细胞和免疫细胞功能。

② 抑制细胞因子和炎症介质的产生，抑制免疫系统功能和抗过敏作用而减少组胺、5-羟色胺、缓激肽等过敏介质释放。

③ 抑制气道高反应性。

④ 增强支气管以及血管平滑肌对儿茶酚胺的敏感性。

（二）糖皮质激素临床应用

① 用于支气管扩张药不能有效控制病情的慢性哮喘患者，长期应用可以减少或中止发作，减轻病情严重程度，但**不能缓解急性症状**。

② 气雾吸入糖皮质激素可减少口服激素制剂用量或逐步替代口服激素。

命题趋势 药理学对应关系考试多以A1、B1型题为主。

金题直击

不属于缓解哮喘急性发作的药物是

A. 静脉用糖皮质激素　　B. 抗胆碱能药物

C. 短效茶碱　　D. 速效 β_2 受体激动剂

E. 白三烯调节剂

【答案】 A

【解析】 糖皮质激素用于支气管扩张药不能有效控制病情的慢性哮喘患者，长期应用可以减少或中止发作，减轻病情严重程度，但不能缓解急性症状。

二、支气管扩张药

（一）沙丁胺醇

1. 药理作用　为 β_2 **受体激动剂**，通过兴奋气道平滑肌和肥大细胞膜表面的 β_2 受体，舒张气道平滑肌、减少肥大细胞和嗜碱性粒细胞脱颗粒及其介质的释放、降低微血管的通透性、增加气道上皮纤毛的摆动等缓解哮喘症状。

2. 临床应用　临床用于治疗支气管哮喘、喘息性支气管炎、伴有支气管痉挛的呼吸道疾病，吸入给药最为常用。而在哮喘急性发作时，静脉给药是首选方式。

（二）特布他林

1. 药理作用　特布他林作用与沙丁胺醇相似。

2. 临床应用　特布他林为选择性的 β_2 受体激动剂，其支气管扩张作用比沙丁胺醇弱，临床用于哮喘、其他原因的支气管狭窄的肺部疾病治疗。

（三）氨茶碱

1. 药理作用及作用机制　具有**平喘、强心、利尿、扩张血管和中枢兴奋**等作用，平喘机制如下。

① 抑制磷酸二酯酶。

② 阻断腺苷受体。

③ 增加内源性儿茶酚胺的释放。

④ 免疫调节与抗炎作用。

⑤ 增加膈肌收缩力并促进支气管纤毛运动。

2. 临床应用　支气管哮喘、慢阻塞性肺疾病、中枢性睡眠呼吸暂停综合征。

三、抗过敏平喘药（助理不考）

（一）色甘酸钠的药理作用

稳定肥大细胞细胞膜，阻止其释放过敏介质。能抑制抗原以及非特异性刺激引起的气道痉挛。

（二）色甘酸钠的临床应用

主要用于支气管哮喘的预防性治疗，需在抗原和刺激物接触前 7 ～ 10 天给药，对过敏性、运动性、非特异的外源性刺激引起的哮喘效果较好。

命题趋势 药理学对应关系考试多以 A1、B1 型题为主。

金题直击

A. 特布他林　　B. 倍氯米松
C. 异丙肾上腺素　　D. 色甘酸钠
E. 氨茶碱

1. 通过抑制磷酸二酯酶，减少 cAMP 降解而发挥平喘作用的药物是
2. 抑制过敏介质释放，主要用于预防哮喘发作的药物是

【答案】 E、D

【解析】 本题为记忆性题目。

第二十五单元　作用于消化系统的药物

抑制胃酸分泌药

（一）奥美拉唑药理作用

奥美拉唑具有强大而持久的抑制胃酸分泌作用。

① 抑制 H^+-K^+-ATP 酶　奥美拉唑是抑制胃酸药中最强、最有效的。

② 促进胃泌素分泌作用　由于胃酸分泌受抑制，可反馈性抑制胃泌素的分泌。

③ 保护胃黏膜的作用　本类药可使胃蛋白酶产生减少，显著保护胃黏膜。

④ 抗幽门螺杆菌（Hp）作用。

（二）临床应用

主要用于消化性溃疡、食管反流病、上消化道出血、抗 Hp 感染卓艾综合征等，对阿司匹林、乙醇、应激所致的胃黏膜损伤有预防保护作用。

（三）不良反应

不良反应较少，偶见恶心、呕吐、腹胀、便秘、腹泻、头痛、皮疹等。

命题趋势 药理学对应关系考试多以 A1、B1 型题为主。

金题直击

1. 男，45 岁，因高脂血症服用阿司匹林 2 个月，1 个月来反复出现上腹疼痛。查体：腹软，中上腹压痛，腹部 B 超未见异常。下列治疗药物中首选的是

A. 铝碳酸镁　　B. 阿莫西林

C. 克拉霉素　　D. 多潘立酮

E. 奥美拉唑

【答案】 E

【解析】 奥美拉唑临床主要用于消化性溃疡、食管反流病、上消化道出血、抗 Hp 感染卓艾综合征等，对阿司匹林、乙醇、应激所致的胃黏膜损伤有预防保护作用。

A. 抑制胃酸分泌　　B. 拮抗组胺作用

C. 保护胃黏膜　　D. 中和胃酸

E. 抑制胃蛋白酶

2. 枸橼酸铋钾的主要药理作用是

3. 奥美拉唑的主要药理作用是

【答案】 C、A

【解析】 枸橼酸铋钾直接保护胃黏膜。奥美拉唑具有强大而持久的抑制胃酸分泌作用，抑制 H^+-K^+-ATP 酶，是抑制胃酸药中最强、最有效的；反馈性抑制胃泌素的分泌；使胃蛋白酶产生减少，显著保护胃黏膜；抗幽门螺杆菌（Hp）。

第二十六单元 肾上腺皮质激素类药物

糖皮质激素类药物

（一）药理作用

1. 对代谢的影响

（1）糖代谢 增加肝糖原和肌糖原含量，同时升高血糖（**促进糖异生、减慢糖分解、减少组织对糖的利用**）。

（2）蛋白质代谢 负氮平衡（淋巴和皮肤等组织**蛋白质分解增加，合成抑制**）。

（3）脂肪代谢 促进分解，抑制合成，增高血浆胆固醇，使脂肪重新分布。大剂量长期使用患者出现向心性肥胖，表现为**“满月脸，水牛背”**。

（4）水和电解质代谢 **潴钠排钾、利尿、低血钙**。

2. 抗炎作用 糖皮质激素有强大的抗炎作用（**凡炎皆抗**）。在炎症早期，可减轻渗出、水肿、毛细血管扩张、白细胞浸润及吞噬反应，从而改善症状；在后期，可抑制毛细血管和成纤维细胞的增生，可防止粘连及瘢痕形成，减轻后遗症。糖皮质激素在抑制炎症及减轻症状的同时也可导致感染扩散、创面愈合延迟。

3. 抗免疫、抗过敏作用 对免疫过程的许多环节均有抑制作用。**小剂量主要抑制细胞免疫，大剂量能抑制**B细胞转化成浆细胞，减少抗体生成，干扰**体液免疫**。糖皮质激素还能减少过敏介质的产生，减轻过敏症状。

4. 抗休克 超大剂量的皮质激素类药物已广泛用于**各种严重休克**，特别是感染中毒性休克的治疗。其机制可能是：

① **抑制某些炎性因子的产生**，减轻全身炎症反应综合征及组织损伤，使微循环血流动力学恢复正常，改善休克状态。

② **稳定溶酶体膜**，减少心肌抑制因子的形成。

③ **扩张痉挛收缩的血管和兴奋心脏，加强心脏收缩力**。

④ 提高机体对**细菌内毒素**的耐受力，但对外毒素则无防御作用。

命题趋势 药理学对应关系考试多以A1、B1型题为主。

金题直击

1. 不属于地塞米松药理作用的是

A. 刺激骨髓造血功能　　B. 抑制毛细血管和成纤维细胞增生

C. 增强机体对细胞内毒素的耐受力　　D. 抑制体内环氧化酶

E. 稳定溶酶体膜

【答案】D

【解析】本题为记忆性题目，详细内容见上文。

2. 糖皮质激素升高血糖的机制是

A. 减少糖异生　　B. 抑制肝外组织的葡萄糖利用

C. 促进糖类转变为脂肪　　D. 促进脂酸合成

E. 促进葡萄糖氧化

【答案】B

【解析】糖皮质激素可增加肝糖原和肌糖原含量，抑制肝外组织的葡萄糖利用，升高血糖。升高血糖的机制为：促进糖异生、减慢糖分解、减少组织对糖的利用。

5. 其他作用

（1）允许作用 糖皮质激素对有些组织虽无直接活性，但可为其他激素发挥作用创造条件，称为允许作用。它**可增加组织对儿茶酚胺和胰高血糖素的敏感性**。

（2）血液与造血系统 糖皮质激素能刺激骨髓造血功能，使**红细胞、血红蛋白、血小板、中性粒细胞计数增多，淋巴细胞减少**。

（3）退热作用 用于严重的中毒性感染，具有迅速而良好的退热作用。

（4）中枢神经系统 能提高中枢神经系统的兴奋性，出现欣快、激动、失眠等，偶可诱发精神失常。大剂量应用能致儿童惊厥。

（5）骨骼　长期大量使用可引起骨质疏松，出现腰背疼痛，甚至发生压缩性骨折、骨骼畸形。

（6）心血管系统　糖皮质激素能增强血管对其他活性物质的反应，部分人可出现高血压。

（二）临床应用

1. 严重感染或炎症

（1）严重急性感染　主要用于中毒性感染或同时伴有休克者，如中毒性菌痢、中毒性肺炎、暴发型流行性脑膜炎、败血症等，在应用有效抗生素抗感染的同时，可用本药做辅助治疗。**带状疱疹和水痘**患者禁用。

病毒性感染一般不用激素，以免因用后机体防御能力减低而使感染扩散。

（2）防止某些炎症后遗症　如结核性脑膜炎、脑炎、心包炎、风湿性心瓣膜炎、损伤性关节炎、睾丸炎以及烧伤后瘢痕挛缩等，早期应用糖皮质激素可防止后遗症发生。对虹膜炎、角膜炎、视网膜炎和视神经炎等非特异性眼炎，应用后也可迅速消炎止痛、防止角膜混浊和瘢痕粘连的发生。

2. 免疫相关疾病

（1）**自身免疫性疾病**　对**多发性皮肌炎**，糖皮质激素为首选药。严重风湿热、风湿性心肌炎、风湿性及类风湿性关节炎、系统性红斑狼疮、自身免疫性贫血和肾病综合征等，应用皮质激素后可缓解症状。

（2）过敏性疾病　荨麻疹、血管神经性水肿、过敏性鼻炎、支气管哮喘和过敏性休克等可选用糖皮质激素抗过敏。

（3）**器官移植排斥反应**　异体器官移植手术后所产生的排异反应也可应用糖皮质激素。

3. 抗休克治疗

（1）**感染中毒性休克**　在有效的抗菌药物治疗下，可及早、短时间突击使用大剂量糖皮质激素，见效后即停药。

（2）**过敏性休克**　与首选药肾上腺素合用。

（3）**心源性休克**　须结合病因治疗。

（4）**低血容量性休克**　补液、补电解质或输血后效果不佳者，可合用超大剂量的激素。

4. 血液病　可用于急性淋巴细胞性白血病、再生障碍性贫血、粒细胞减少症、血小板减少症和过敏性紫癜等的治疗，但停药后易复发。

5. 局部应用　对接触性皮炎、湿疹、肛门瘙痒、银屑病等都有疗效，宜用氢化可的松、泼尼松龙或氟轻松。

6. 替代疗法　用于急、慢性肾上腺皮质功能减退症，脑垂体前叶功能减退及肾上腺次全切除术后作替代疗法。

（三）不良反应

1. 长期大量应用引起的不良反应

（1）类肾上腺皮质功能亢进综合征　过量激素引起脂质代谢和水盐代谢紊乱所致，表现为满月脸、水牛背、向心性肥胖、皮肤变薄、多毛、水肿、低血钾、高血压、糖尿病等。

（2）**诱发或加重感染**　长期应用常可**诱发感染或使体内潜在病灶扩散**，特别是在原有疾病已使抵抗力降低如肾病综合征者更易产生。

（3）*消化系统并发症*　可诱发或加剧**胃、十二指肠溃疡，甚至造成消化道出血或穿孔**。对少数患者可诱发胰腺炎或脂肪肝。

（4）*心血管系统并发症*　长期应用可引起**高血压**和**动脉粥样硬化**。

（5）**骨质疏松（股骨头坏死）、肌肉萎缩、伤口愈合迟缓等**　骨质疏松多见于儿童、老人和绝经妇女，严重者可有自发性骨折。因糖皮质激素抑制生长素分泌和造成负氮平衡，还可影响生长发育。

（6）糖尿病　长期使用糖皮质激素可引起类固醇性糖尿病。

（7）其他　有癫痫或精神病史者禁用或慎用。

2. 停药反应

（1）医源性肾上腺皮质功能不全　长期应用的患者，减量过快或突然停药时，特别是当遇到感染、创伤、手术等严重应激情况时，可引起肾上腺皮质功能不全或危象，表现为恶心、呕吐、乏力、低血压和休克，需及时抢救。

（2）反跳现象　因患者对激素产生了依赖性或病情尚未完全控制，突然停药或减量过快而致原病复发或恶化。常需加大剂量再行治疗，待症状缓解后再逐渐减量、停药。

（3）糖皮质激素抵抗　本药大剂量治疗疗效很差或无效称为糖皮质激素抵抗。

第二十七单元　甲状腺激素及抗甲状腺药物

（助理不考）

硫脲类——丙硫氧嘧啶

（一）药理作用及作用机制

1. **抑制甲状腺激素的合成**　硫脲类可抑制甲状腺过氧化物酶，进而抑制酪氨酸的碘化及偶联，减少甲状腺激素的生物合成。

2. **抑制外周组织的 T_4 转化为 T_3**　丙硫氧嘧啶能迅速控制生物活性较强的 T_3 水平，故在重症甲亢、甲亢危象时该药为首选。

3. **免疫抑制作用**　硫脲类轻度抑制免疫球蛋白生成，减少刺激性免疫球蛋白水平。

（二）临床应用

甲亢的内科治疗：药物治疗适用于轻症和不宜手术或 ^{131}I 治疗者，如儿童、青少年、术后复发、中度患者而年老体衰或兼有心、肝、肾、出血性疾患等患者。

【要点提醒】

① 丙硫氧嘧啶较甲巯咪唑起效快、致畸作用小。

② 妊娠（1～3个月）甲亢和甲状腺危象首选丙硫氧嘧啶。

③ 甲状腺手术前准备。为减少甲状腺次全切除手术患者在麻醉和手术后的合并症及甲状腺危象，在手术前应先服用硫脲类药物，使甲状腺功能恢复或接近正常。于术前2周加服碘剂，使甲状腺缩小，以利手术进行及减少出血。

（三）甲状腺危象的治疗

大剂量碘剂以抑制甲状腺激素的释放，并立即应用硫脲类阻断甲状腺激素的合成。

【要点提醒】

① 甲状腺危象——大剂量碘剂——抑制甲状腺激素释放。

② 甲状腺危象——硫脲类——阻止甲状腺素合成。

（四）硫脲类药物不良反应

1. **胃肠道反应**　恶心、呕吐、胃肠道不适。

2. **过敏反应**　最常见，斑丘疹、皮肤瘙痒、药疹，一般不停药也可消失。

3. **粒细胞缺乏症**　最严重，应定期检查血象，若用药后出现咽痛或发热，立即停药则可恢复。

4. **甲状腺肿及甲状腺功能减退。**

【要点提醒】

① 最常见的不良反应——过敏反应。

② 最严重的不良反应——粒细胞缺乏症（中性粒细胞＜ $1.5×10^9$ 停药）。

第二十八单元 胰岛素及口服降血糖药

一、胰岛素（2012 年、2019 年考点，★★）

（一）药理作用

胰岛素主要促进肝脏、脂肪、肌肉等靶组织糖原和脂肪的储存。

（1）糖代谢 促进糖原的合成和贮存，**抑制糖原分解和糖异生**而降低血糖。

（2）脂肪代谢 胰岛素能增加脂肪酸的转运，**促进脂肪合成并抑制其分解**。

（3）蛋白质代谢 增加氨基酸的转运和核酸、蛋白质的合成，抑制蛋白质的分解。

（4）加快心率，加强心肌收缩力和减少肾血流。

（5）促进 K^+ 进入细胞内，降低血 K^+ 浓度。

命题趋势 药理学对应关系考试多以 A1、B1 型题为主。

金题直击

胰岛素的药理作用不包括

A. 降低血糖
B. 抑制脂肪分解
C. 促进蛋白质合成
D. 促进糖异生
E. 促进 K 进入细胞

【答案】 D

【解析】 胰岛素促进糖原的合成和贮存，抑制糖原分解和糖异生而降低血糖；促进脂肪合成并抑制其分解；抑制蛋白质的分解；加快心率；促进 K^+ 进入细胞内，降低血 K^+ 浓度。

（二）作用机制

胰岛素作用于细胞膜受体，通过第二信使产生生物学效应。

（三）临床应用

（1）1 型糖尿病 注射用普通胰岛素制剂仍是治疗 1 型糖尿病的最重要药物。

（2）新诊断的 2 型糖尿病有明显的高血糖症状或 HbAc1 明显升高者。

（3）2 型糖尿病经饮食控制或口服降血糖药未能控制者。

（4）糖尿病发生各种急性或严重并发症者 如酮症酸中毒及非酮症高血糖高渗性昏迷（要建立和维持电解质的平衡）。

（5）合并重度感染、消耗性疾病、高热、妊娠、创伤以及手术的各型糖尿病。

（6）细胞内缺钾者。

（四）不良反应

（1）低血糖症 胰岛素过量所致，是最重要、最常见的不良反应。

（2）过敏反应 一般反应轻，偶可引起过敏性休克。

（3）胰岛素抵抗 急性抵抗型多因并发感染、创伤、手术等应激状态所致。

（4）脂肪萎缩 见于注射部位，女性多于男性。

命题趋势 药理学对应关系考试多以 A1、B1 型题为主。

金题直击

男，50 岁，多饮、多尿、体重减轻 1 个月，颈后痛 2 周。查体：T 38.6℃，BMI 27.5kg/m^2，神志清楚，颈后 4cm×3cm 溃疡，表面有脓性分泌物，空腹血糖 9.2mmol/L，尿糖（++），尿酮体（–）。外科清创换药和抗生素治疗的同时，为控制血糖最应采取的治疗措施是

A. 应用胰岛素
B. 应用磺酰脲类降糖药
C. 应用双胍类降糖药
D. 应用 α-葡萄糖苷酶抑制剂
E. 单纯饮食控制

【答案】A

【解析】根据本题题干描述，患者糖尿病合并酮症酸中毒。2型糖尿病经饮食控制或口服降血糖药没能控制者，并发酮症酸中毒或高渗性昏迷，合并重度感染者临床应用胰岛素。

二、口服降血糖药（2015 ~ 2019年考点，★★★）

项目	磺酰脲类	双胍类	α-葡萄糖苷酶抑制剂	胰岛素增敏剂（噻唑烷酮类）
代表药物	格列本脲 氯磺丙脲	二甲双胍	阿卡波糖	吡格列酮 罗格列酮
临床应用	①2型糖尿病轻且单用饮食控制无效 ②尿崩症	2型糖尿病伴肥胖或饮食控制无效	2型糖尿病餐后血糖高者	胰岛素抵抗 2型糖尿病 防治2型糖尿病血管并发症
药物作用	促进胰岛β细胞释放胰岛素；增加胰岛素与靶组织的结合能力	促进脂肪组织摄取葡萄糖，降低葡萄糖在肠道的吸收和糖异生	抑制α-葡萄糖苷酶活性，延缓单糖的吸收	竞争性激活过氧化物酶增殖体受体-γ，调节胰岛素反应性基因转录
不良反应	皮肤过敏、胃肠不适、肝损害等；低血糖症（药物过量导致）	食欲不振、恶心、腹泻等 乳酸性败血症、酮血症等	胃肠道反应	嗜睡、肌肉骨骼痛、头痛

命题趋势 药理学对应关系考试多以A1、B1型题为主。

金题直击

A. 格列美脲　　B. 阿卡波糖

C. 二甲双胍　　D. 吡格列酮

E. 瑞格列奈

1. 促进早期胰岛素分泌的口服降糖药是

2. 主要减少肝糖输出的口服降糖药是

【答案】A、C

【解析】降血糖药物的降糖机制：①双胍类——增加脂肪组织的摄取，抑制肠道对糖的吸收和糖异生（减少肝糖的输出）。②α-葡萄糖苷酶抑制剂——减慢肠道对碳水化合物的降解，延缓葡萄糖的吸收。③磺酰脲类——促进残存胰岛β细胞释放胰岛素。

第二十九单元　β- 内酰胺类抗生素

β- 内酰胺类抗生素是指化学结构中含有β- 内酰胺环的一类抗生素。包括青霉素类、头孢菌素类、非典型β-内酰胺类和β- 内酰胺酶抑制剂等。

一、青霉素类（2013 年、2016 年、2019 年考点，★★★）

（一）青霉素 G 和氨苄西林及阿莫西林的抗菌作用、临床应用

项目	青霉素 G	氨苄西林	阿莫西林
高度敏感菌	G^+ 球菌：溶血性链球菌、肺炎球菌、草绿色链球菌、金黄色葡萄球菌等 G^- 球菌：脑膜炎奈瑟菌和淋病奈瑟球菌 G^+ 杆菌：白喉棒状杆菌、炭疽杆菌、产气荚膜梭菌、破伤风梭菌 G^- 杆菌：流感杆菌、百日咳鲍特菌 螺旋体：梅毒螺旋体、钩端螺旋体、回归热螺旋体	G^- 杆菌：伤寒沙门菌、副伤寒沙门菌、百日咳鲍特菌、大肠埃希菌、痢疾志贺菌 G^- 球菌：粪链球菌	与氨苄西林类似，但对肺炎球菌、肠球菌、沙门菌属、Hp 的杀菌作用比氨苄西林强
不敏感菌	对肠球菌不敏感 对真菌、原虫、立克次体、病毒等无作用	对铜绿假单胞菌无效	对铜绿假单胞菌无效
临床首选	敏感的 G^+ 球菌、G^+ 杆菌、G^- 球菌及螺旋体所致的感染	敏感菌所致的呼吸道感染、伤寒、副伤寒、尿路感染、胃肠道感染、败血症等	敏感菌所致的呼吸道感染、尿路感染、胆道感染及慢性活动性胃炎和消化性溃疡的治疗

（二）不良反应

1. **变态反应**　是最常见的不良反应，以皮肤过敏（荨麻疹、药疹等）和血清病样反应较多见。最严重的是过敏性休克。

2. **赫氏反应**　治疗梅毒、钩端螺旋体病、鼠咬热或炭疽时，可有症状加剧现象。

3. **其他**　肌内注射可产生局部疼痛、红肿、硬结等。大剂量青霉素钾盐或钠盐静脉滴注易导致水、电解质紊乱。

命题趋势 药理学对应关系考试多以 A1、B1 型题为主。

金题直击

青霉素 G 的主要不良反应是

A. 肾损害　　B. 过敏

C. 听力减退　　D. 肝损害

E. 胃肠道反应

【答案】B

【解析】青霉素中毒是最常见的不良反应，以皮肤过敏（荨麻疹、药疹等）和血清病样反应较多见。最严重的是过敏性休克。

二、头孢菌素类（2012 年、2015 年、2016 年、2018 年考点，★★★）

药物类型	代表药物	G^+ 菌	G^- 菌	绿铜假单胞菌	肾毒性	不良反应
第一代	头孢噻吩 头孢氨苄 头孢拉定	强	弱	无效	大	过敏性休克 双硫仑反应 牙龈出血（维生素 K 的缺乏）
第二代	头孢呋辛 头孢孟多	弱	强	无效	小	

续表

药物类型	代表药物	G^+ 菌	G^- 菌	绿铜假单胞菌	肾毒性	不良反应
第三代	头孢曲松 头孢他啶 头孢哌酮	较弱（较一、二代弱）	强	有效	无	过敏性休克 双硫仑反应 牙龈出血（维生素 K 的缺乏）
第四代	头孢吡肟 头孢匹罗	强	强	有效	无	

命题趋势 药理学对应关系考试多以 A1、B1 型题为主。

金题直击

1. 以下不属于第三代头孢菌素特点的是

A. 对革兰氏阴性菌有较强的作用

B. 对革兰氏阳性菌的作用不如第一、第二代

C. 对多种β-内酰胺酶的稳定性弱

D. 对肾基本无毒性

E. 作用时间长、体内分布广

【答案】 C

【解析】 本题为记忆性题目。

2. 男 75 岁。慢性阻塞性肺疾病急性加重重复出现，抗感染治疗时，为杀灭铜绿假单胞菌，下列抗菌药物首选的是

A. 莫西沙星

B. 阿米卡星

C. 头孢他啶

D. 阿奇霉素

E. 阿莫西林

【答案】 C

【解析】 铜绿假单胞菌感染首选第三代头孢、喹诺酮类的环丙沙星、氨基糖苷类的妥布霉素。

第三十单元　大环内酯类及林可霉素类抗生素

一、红霉素（2016 年、2018 年考点，★★）

（一）抗菌作用

1. **G^+ 菌**　对 G^+ 菌如金黄色葡萄球菌（包括耐药菌）、表皮葡萄球菌、链球菌等有强大的抗菌作用。

2. **G^- 菌**　对部分 G^- 菌如脑膜炎奈瑟菌、淋病奈瑟球菌、流感杆菌、百日咳鲍特菌、军团菌也都高度敏感。

3. **厌氧菌**　对除脆弱拟杆菌及梭状杆菌外的厌氧菌较敏感。

4. **其他**　对某些螺旋体、肺炎支原体及螺杆菌也有抑制作用。

（二）抗菌机制

红霉素能与细菌核蛋白体的 50S 亚基结合，抑制转肽作用及（或）信使核糖核酸（tRNA）移位，从而抑制蛋白质合成。

（三）临床应用

1. **青霉素过敏者**　主要用于治疗耐青霉素的金黄色葡萄球菌感染和青霉素过敏的患者。

2. **敏感菌所致感染**　是白喉带菌者，百日咳，支原体肺炎，沙眼衣原体所致婴儿肺炎，空肠弯曲杆菌所致败血症或肠炎及军团菌所致的军团病的首选药。

命题趋势　药理学对应关系考试多以 A1、B1 型题为主。

金题直击

A. 青霉素　　　　B. 头孢曲松

C. 克林霉素　　　D. 氧氟沙星

E. 红霉素

1. 孕妇感染生殖道沙眼衣原体首选的治疗药物是

2. 孕妇感染苍白密螺旋体首选的治疗药物是

【答案】E、A

【解析】梅毒对青霉素高度敏感。红霉素是白喉带菌者，百日咳，支原体肺炎，沙眼衣原体，空肠弯曲杆菌所致的败血症或肠炎及军团病的首选药。

二、林可霉素及克林霉素（助理不考）

（一）抗菌作用

克林霉素和林可霉素的抗菌谱相同。

1. **G^+ 菌**　对 G^+ 菌如金黄色葡萄球菌（包括耐青霉素者）、溶血性链球菌、草绿色链球菌、肺炎球菌有良好抗菌作用。

2. **G^- 菌**　对部分需氧 G^- 菌、人型支原体和沙眼衣原体也有抑制作用。

3. **厌氧菌**　对各类厌氧菌有强大的抗菌作用。

4. 肠球菌、G^- 杆菌、MRSA、肺炎支原体对本类药物不敏感。

（二）作用机制

抑制细菌蛋白质的合成。

（三）临床应用

① 对各类厌氧菌有强大的抗菌作用，可深入骨组织，包括脆弱拟杆菌、产气荚膜梭菌等引起的口腔、腹腔和妇科感染。

② 对金黄色葡萄球菌引起的骨髓炎为首选药。

③ 治疗 G^+ 球菌引起的呼吸道、骨及软组织、胆道感染及败血症、心内膜炎等。

命题趋势 药理学对应关系考试多以A1、B1型题为主。

金题直击

治疗脆弱拟杆菌感染所致吸入性肺脓肿首选的抗菌药物是

A. 万古霉素

B. 庆大霉素

C. 青霉素

D. 克林霉素

E. 红霉素

【答案】 D

【解析】 克林霉素或林可霉素主要作用：①治疗金黄色葡萄球菌感染引起的骨髓炎；② 抗厌氧菌。脆弱拟杆菌属厌氧菌。

第三十一单元　氨基糖苷类抗生素

一、氨基糖苷类抗生素的作用、机制及不良反应（2016 年、2017 年考点，★★）

（一）抗菌作用

① 对各种需氧 G⁻ 杆菌如大肠埃希菌、铜绿假单胞菌、变形杆菌属、克雷伯菌属、肠杆菌属、志贺菌属、枸橼酸杆菌属等有强大抗菌活性。

② 对 G⁻ 球菌如淋病奈瑟球菌、脑膜炎奈瑟菌等抗菌作用差。

③ 对 MASA 和 MRSE 有较好的抗菌活性。

④ 对肠球菌和厌氧菌不敏感。

（二）抗菌机制

抑制细菌蛋白质合成，破坏细胞质膜的完整性。

（三）不良反应

1. 耳毒性　对前庭神经和耳蜗神经有损伤，尤其在儿童和老人更易引起。

（1）前庭神经损害　表现为头昏 、视力减退、眼球震颤、眩晕、共济失调。发生频率依次为新霉素＞卡那霉素＞链霉素＞西索米星≥阿米卡星≥庆大霉素。

（2）耳蜗听神经损害　耳鸣、听力减退、永久性耳聋。发生频率依次为新霉素＞卡那霉素＞链霉素＞阿米卡星＞西索米星＞庆大霉素。

该毒性还能影响子宫内胎儿。

2. 肾毒性　常引起肾小管肿胀，重则急性坏死。表现为：蛋白尿、管型尿、血尿等，严重可致无尿、氮质血症、肾衰竭。发生频率依次为新霉素＞卡那霉素＞庆大霉素＞妥布霉素＞阿米卡星＞链霉素。

3. 神经肌肉麻痹　可引起心肌抑制、血压下降、肢体瘫痪和呼吸衰竭。

4. 超敏反应　皮疹、发热、血管神经炎、口周发麻等。新霉素——接触性皮炎。链霉素——过敏性休克，发生率仅次于青霉素。

二、常用氨基糖苷类药物及临床应用

庆大霉素	治疗各种 G⁻ 杆菌，为氨基糖苷类的首选药物 与青霉素协同治疗肺炎球菌、铜绿假单胞菌、肠球菌、葡萄球菌的感染
妥布霉素	铜绿假单胞菌感染首选妥布霉素
阿米卡星	突出优点是对肠道 G⁻ 杆菌和铜绿假单胞菌所产生的多种氨基糖苷类灭活酶较稳定，故对氨基糖苷类耐药者控制有效，常作为临床首选

命题趋势 药理学对应关系考试多以 A1、B1 型题为主。

金题直击

下列对铜绿假单胞菌作用最强的氨基糖苷类抗生素是

A. 卡那霉素　　B. 庆大霉素

C. 阿米卡星　　D. 妥布霉素

E. 链霉素

【答案】D

【解析】本题为记忆性题目。

第三十二单元　四环素类

一、四环素

（一）抗菌作用

① 四环素为广谱抗菌药，作用于大多数 G^+ 菌和 G^- 菌，对革兰氏阳性菌的抑制作用强于阴性菌，对流感杆菌、布鲁氏菌属、霍乱弧菌均有抗菌活性，对立克次体、支原体、衣原体、螺旋体及原虫有抑制作用，但是对革兰氏阳性菌的作用不如青霉素类和头孢菌素类，对革兰氏阴性菌的作用不如氨基糖苷类。

② 对伤寒杆菌、副伤寒杆菌、铜绿假单胞菌、结核分枝杆菌、真菌和病毒无效。

（二）作用机制

抑制细菌蛋白质的合成，属抑菌剂。

（三）临床应用

由于耐药菌株日益增多和药物的不良反应，四环素一般不作为首选药物。使用本类药物时首选多西环素。

（四）不良反应

1. 局部刺激作用　口服引起恶心、呕吐、腹泻等症状；餐后服用可减轻刺激症状，但影响药物吸收；肌内注射刺激更大，禁用；静脉滴注易引起静脉炎。

2. 二重感染

（1）真菌病　致病菌以白念珠菌最多见。表现为口腔鹅口疮、肠炎，可用抗真菌药治疗。

（2）假膜性肠炎　由对四环素耐药的难辨梭状芽孢杆菌感染引起，表现为剧烈腹泻，导致失水或休克等症状，有死亡危险。此种情况必须停药并口服万古霉素。

3. 对骨骼、牙齿生长的影响　四环素类造成恒齿永久性棕色色素沉着，牙釉质发育不全。药物对新形成的骨组织也有相同作用，可抑制胎儿、婴幼儿骨骼发育。

二、多西环素（强力霉素）（助理不考）

（一）抗菌作用

多西环素是四环素类药物中的首选药，抗菌谱和四环素相似，但抗菌作用比四环素强 2 ～ 10 倍，且对土霉素、四环素耐药的金黄色葡萄球菌有效。

（二）临床应用

多西环素是四环素类中的首选药物，是立克次体感染的斑疹伤寒首选用药。

（三）不良反应

① 常见胃肠道刺激性反应，如恶心、呕吐、腹泻、舌炎、口腔炎及肛门炎等，宜饭后服药。

② 静脉注射过程中可出现舌头麻木及口内特殊气味，个别可有呕吐。

三、米诺环素

（一）抗菌作用

米诺环素的抗菌谱与四环素相似，抗菌活性强于其他同类药物，对四环素或青霉素类耐药的 A 群链球菌、B 群链球菌、金黄色葡萄球菌和大肠埃希菌对米诺环素仍敏感。

（二）临床应用

主要用于治疗酒渣鼻、痤疮和沙眼衣原体所致的性传播疾病，以及上述耐药菌引起的感染。

（三）不良反应

同四环素。

命题趋势 药理学对应关系考试多以 A1、B1 型题为主。

金题直击

男，50 岁。持续高热，剧烈头痛入院，用青霉素、链霉素治疗三天，无明显效果，发病第 5 日于胸、肩、背等处发现直径 2 ～ 4mm 的圆形鲜红色丘疹，经进一步检查诊断为斑疹伤寒，宜选用

A. 庆大霉素　　B. 磺胺嘧啶

C. 头孢他啶　　D. 林可霉素

E. 多西环素

【答案】E

【解析】四环素一般不作为首选药物；多西环素是四环素类中的首选药物，是立克次体感染的斑疹伤寒首选用药。

第三十三单元　人工合成的抗菌药物

一、喹诺酮类（2015 年、2018 年考点，★★）

喹诺酮类药**对大多数 G^- 杆菌**有效，口服易吸收，但因血中游离药物浓度低，而尿中药物浓度高，故**仅限于治疗泌尿道和肠道感染**。常见药物有环丙沙星、氧氟沙星、左氧氟沙星、莫西沙星、加替沙星等。

（一）抗菌作用

喹诺酮类药属于广谱杀菌药。对 G^+ 菌 、结核分枝杆菌、军团菌、支原体、衣原体均有杀灭作用，特别是对厌氧菌的抗菌活性作用较强。对**铜绿假单胞菌以环丙沙星的杀灭作用最强**。

（二）作用机制

1. DNA 回旋酶　是喹诺酮类药物抗 **G^- 菌的重要靶点**，以阻碍细菌 DNA 复制而达到杀菌作用。

2. 拓扑异构酶　是喹诺酮类药物抗 **G^+ 菌的重要靶点**，通过对拓扑异构酶Ⅳ的抑制作用，干扰细菌 DNA 的复制。

（三）临床应用

泌尿生殖道感染	环丙沙星、氧氟沙星、β- 内酰胺类同为**首选药** **环丙沙星是铜绿假单胞菌性尿道炎的首选药**
呼吸系统感染	左氧氟沙星、莫西沙星与万古霉素合用，**首选**用于治疗青霉素高度耐药的肺炎球菌感染 喹诺酮类可用于支原体肺炎、衣原体肺炎、军团病
肠道感染与伤寒	首选用于志贺菌引起的**急、慢性细菌性痢疾，中毒性痢疾** 沙门菌引起的伤寒、副伤寒，首选**喹诺酮类或头孢曲松**

命题趋势　药理学对应关系考试多以 A1、B1 型题为主。

金题直击

喹诺酮类药物的抗菌作用机制是

A. 抑制细菌细胞壁合成
B. 抑制菌体蛋白质合成
C. 影响胞浆膜通透性
D. 抑制细菌 DNA 回旋酶
E. 抑制二氢叶酸合成酶

【答案】D

【解析】喹诺酮类作用机制：通过抑制细菌 DNA 回旋酶，阻碍细菌 DNA 复制而达到杀菌作用；通过对拓扑异构酶Ⅳ的抑制作用，干扰细菌 DNA 的复制。

二、磺胺类（2012 年考点，★）

（一）抗菌作用

对大多数 G^+ 菌和 G^- 菌有良好的抗菌活性，其中最敏感的是 A 群链球菌、肺炎球菌、脑膜炎奈瑟菌、淋病奈瑟球菌、鼠疫耶尔森菌；对沙眼衣原体、疟原虫、卡氏肺孢子菌有抑制作用，但对支原体、立克次体、螺旋体无效。

（二）作用机制

对磺胺药敏感的细菌，不能利用现成的叶酸，必须在二氢蝶酸合酶的作用下生成二氢蝶酸，并进一步与谷氨酸生成二氢叶酸，后者在二氢叶酸还原酶催化下被还原成四氢叶酸。磺胺药的结构与 PABA（对氨基苯甲酸）类似，可与 PABA 竞争二氢蝶酸合酶，**抑制细菌二氢叶酸**的合成，从而发挥抑菌作用。

（三）临床应用

主要用于**流行性脑脊髓膜炎、鼠疫**等的治疗。

三、甲硝唑（2018 年考点，★）

（一）抗菌作用

抗厌氧菌，对脆弱拟杆菌尤为敏感。对滴虫、阿米巴滋养体、破伤风梭菌具有很强的杀灭作用，对需氧菌或兼性需氧菌无效。

（二）作用机制

甲硝唑属硝基咪唑类药物，其分子中的硝基在细胞内无氧环境中被还原成氨基，从而抑制病原体 DNA 合成，发挥抗菌作用。

（三）临床应用

主要用于治疗厌氧菌引起的口腔、腹腔、女性生殖器、下呼吸道、骨和关节等部位的感染。对幽门螺杆菌感染的消化性溃疡、四环素耐药艰难梭菌所致的假膜性肠炎有特殊疗效。也是治疗阿米巴病、滴虫病、破伤风的首选药物。

命题趋势 药理学对应关系考试多以 A1、B1 型题为主。

金题直击

新生儿厌氧菌败血症治疗首选

A. 万古霉素　　B. 阿卡米星

C. 甲硝唑　　D. 青霉素

E. 氨苄西林

【答案】C

【解析】甲硝唑抗厌氧菌，对脆弱拟杆菌尤为敏感。对滴虫、阿米巴滋养体、破伤风梭菌具有很强的杀灭作用，对需氧菌或兼性需氧菌无效。

第三十四单元　抗真菌药和抗病毒药

一、抗真菌药（2012 年考点，★）

氟康唑的药理作用及临床应用：氟康唑为广谱抗真菌药，对隐球菌属、念珠菌属和球孢子菌属等均有作用，是治疗艾滋病患者隐球菌性脑膜炎的首选药，不良反应发生率低。

命题趋势 药理学对应关系考试多以 A1、B1 型题为主。

金题直击

治疗艾滋病患者隐球菌性脑膜炎的首选药是

A. 两性霉素　　B. 克霉唑

C. 酮康唑　　D. 氟胞嘧啶

E. 氟康唑

【答案】E

【解析】氟康唑为广谱抗真菌药，对隐球菌属、念珠菌属和球孢子菌属等均有作用，是治疗艾滋病患者隐球菌性脑膜炎的首选药。

二、抗病毒药

（一）利巴韦林（病毒唑）的药理作用及临床应用

1. 药理作用　利巴韦林是广谱抗病毒药，对多种 RNA 和 DNA 病毒有效，包括甲肝病毒、丙肝病毒、腺病毒、疱疹病毒、呼吸道合胞病毒等。可以抑制病毒核苷酸的合成。

2. 临床应用　对急性甲型和丙型肝炎有一定疗效，治疗呼吸道合胞病毒性肺炎和支气管炎效果最佳。

（二）阿昔洛韦的药理作用及临床应用

1. 药理作用　阿昔洛韦是广谱抗病毒药，体外对单纯性疱疹病毒、水痘带状疱疹病毒、巨细胞病毒等具有抑制作用。药物进入疱疹病毒感染的细胞后，通过两种方式抑制病毒复制：①干扰病毒 DNA 聚合酶，抑制病毒的复制；②在 DNA 聚合酶作用下，与增长的 DNA 链结合，引起 DNA 链的延伸中断。

2. 临床应用　该药是治疗疱疹病毒感染的首选药，临床多用于皮肤科、眼科的病毒感染。也被试用于艾滋病及慢性乙型肝炎等。

第三十五单元　抗结核病药
（2016 年、2019 年考点，★★）

一、异烟肼

（一）临床应用

适用于各种类型的结核病，除早期轻症肺结核或预防应用外，均宜与其他一线药物联合应用。对急性粟粒性结核和结核性脑膜炎应增大剂量，必要时采用静脉滴注。

（二）不良反应

不良反应发生率与剂量有关，治疗量时不良反应少而轻。

1. 神经系统　常见反应为周围神经炎，表现为手脚麻木、肌肉震颤和步态不稳等。大剂量可出现头痛、头晕、兴奋和视神经炎，严重时可导致中毒性脑病和精神病。使用异烟肼时应注意及时补充维生素 B_6。

2. 肝脏毒性　可损伤肝脏，故应定期检查肝功能。

3. 其他　可发生各种皮疹、发热、胃肠道反应、粒细胞减少、血小板减少和溶血性贫血，用药期间亦可能产生脉管炎及关节综合征。

命题趋势　药理学对应关系考试多以 A1、B1 型题为主。

金题直击

男，24 岁。浸润性肺结核患者，使用“异烟肼、利福平、吡嗪酰胺、乙胺丁醇”四联抗结核药治疗，治疗过程中患者出现双手及双足麻木感，首先应采取的措施是

A. 加用维生素 B_6　　B. 停用乙胺丁醇
C. 停用利福平　　D. 停用吡嗪酰胺
E. 停用异烟肼

【答案】A

【解析】异烟肼常引起周围神经炎，表现为手脚麻木、肌肉震颤和步态不稳等，应及时补充维生素 B_6。

二、利福平

（一）临床应用

① 利福平与其他抗结核药联合使用可治疗各种类型的结核病，包括初治及复发患者。与异烟肼合用治疗初发患者，与乙胺丁醇及吡嗪酰胺合用治疗复发患者。

② 也用于治疗麻风病、耐药金黄色葡萄球菌及其他敏感细菌所致的感染。

③ 因利福平在胆汁中浓度较高，因此可用于重症胆道感染。

④ 利福平可局部用于沙眼、急性结膜炎、病毒性角膜炎的治疗。

（二）不良反应

1. 胃肠道反应　常见恶心、呕吐、腹痛、腹泻，一般不严重。

2. 肝脏毒性　长期大量使用可出现黄疸、肝大、肝功能减退等症状。

3. 流感综合征　大剂量间隔使用可诱发发热、寒战、头痛、肌肉酸痛等类似感冒的症状。

4. 其他　个别患者出现皮疹、药热等重症反应。偶见疲乏、嗜睡、头昏或运动失调等。

命题趋势　药理学对应关系考试多以 A1、B1 型题为主。

金题直击

患者，男性，26 岁。发热，咳嗽 2 个月，胸部 X 线片示：左上肺不规则片状阴影，予抗结核药治疗 1 个月余。查体：T 36.5℃，巩膜稍黄染，双肺未闻及干湿啰音，血 WBC 4.3×10^9/L，N 0.55。肝功能检查示：ALT、AST 正常，总胆红素 40.6μmol/L，直接胆红素 17.8μmol/L。该患者现停用的药物是

A. 利福平　　B. 异烟肼

C. 吡嗪酰胺　　D. 乙胺丁醇

E. 链霉素

【答案】A

【解析】利福平的不良反应包括：①肝功能损伤；②流感综合征；③偶有致畸；④致体液呈橘色；⑤胃肠道反应。人的总胆红素正常值在 1.7 ～ 17.1μmol/L 之间，该患者胆红素增高，肝功能受损，所以应该停用具有肝功能损害的利福平。

三、乙胺丁醇

（一）药理作用

乙胺丁醇对繁殖期结核杆菌有较强的抑制作用。乙胺丁醇对其他细菌无效，单独使用可产生耐药性，常与其他抗结核药联合使用，无交叉耐药现象。乙胺丁醇会引起球后视神经炎。

（二）临床应用

用于各型肺结核和肺外结核。与异烟肼和利福平合用治疗初治患者，与利福平和卷曲霉素合用治疗复治患者。特别适用于经链霉素和异烟肼治疗无效的患者。

命题趋势 药理学对应关系考试多以 A1、B1 型题为主。

金题直击

下列抗结核药物，不属于杀菌剂的是

A. 利福平　　B. 异烟肼

C. 吡嗪酰胺　　D. 乙胺丁醇

E. 链霉素

【答案】D

【解析】本题为记忆性题目。

第三十六单元　抗疟药

（2015 年、2018 年考点，★）

各种抗疟药物的临床应用、机制及不良反应

代表药物	氯喹	青蒿素	伯氨喹	乙胺嘧啶
类型	控制症状的药物	控制症状的药物	控制复发和传播的药物	病因预防性药物
主要杀灭	对红细胞内期裂殖体有杀灭作用	对红细胞内期裂殖体有杀灭作用	对间日疟和卵形疟肝细胞内休眠期的疟原虫有杀灭作用	控制疟原虫的增殖
无效	对子孢子、休眠子和配子体均无效	对红细胞外期疟原虫无效	对红细胞内期疟原虫无效	对已发育成熟的裂殖体无效
临床应用	①能迅速有效控制疟疾的临床发作；②不能用于病因预防（蚊体内）、控制远期复发（肝细胞内）及传播；③抗肠道外阿米巴病	①能迅速有效控制疟疾的临床发作；②用于耐氯喹或多药耐药性的恶性疟；③因可透过血脑屏障，故用于脑性疟的抢救	防治疟疾远期复发的主要药物，与红细胞内期抗疟药物合用，能根治良性疟疾，可阻断疟疾传播	常用于病因预防，不能直接杀灭配子体，但能阻止疟原虫在蚊体内的发育
不良反应	罕见	罕见	高铁血红蛋白血症 急性溶血	巨幼细胞贫血 粒细胞减少

命题趋势 药理学对应关系考试多以 A1、B1 型题为主。

金题直击

A. 氯喹　　B. 伯氨喹

C. 青蒿素　　D. 奎宁

E. 乙胺嘧啶

1. 控制普通型疟疾发作多选用的药物是

2. 预防疟疾复发选用的药物是

【答案】 A、B

【解析】 本题为记忆性题目，详见上表。

第三十七单元　抗恶性肿瘤药（助理不考）

一、抗肿瘤药物的分类

类型	抗肿瘤的生化机制	分类
干扰核酸（DNA、RNA）合成的药物	特异性干扰核酸代谢（主要作用于S期），阻止细胞的分裂和繁殖	二氢叶酸还原酶抑制剂——甲氨蝶呤 腺苷酸合成酶抑制剂——氟尿嘧啶 嘌呤核苷酸互变抑制剂——巯嘌呤 核苷酸还原酶抑制剂——羟基脲 DNA 多聚酶抑制剂——阿糖胞苷
破坏 DNA 结构与功能的药物	破坏 DNA 结构或抑制拓扑异构酶的活性，影响 DNA 结构和功能	DNA 交联剂——氮芥、环磷酰胺、塞替派 破坏 DNA 的铂类——顺铂 拓扑异构酶抑制剂——喜树碱类
嵌入 DNA 及干扰转录 RNA 的药物	干扰转录过程，阻止 mRNA 合成	DNA 嵌入剂——多柔比星、放线菌素 D
干扰蛋白质合成的药物	干扰微管蛋白聚合功能，干扰核糖体的功能，抑制蛋白质合成	微管蛋白活性抑制剂——长春新碱、紫杉醇碱 干扰核糖体功能药——三尖杉生物碱类 影响氨基酸供应药——L- 门冬酰胺酶

二、常用药物

常用药物	临床应用
甲氨蝶呤	儿童急性白血病、绒毛膜上皮癌；鞘内注射治疗中枢神经系统白血病
氟尿嘧啶	对消化系统癌（食管癌、胃癌、肠癌、胰腺癌、肝癌）、乳腺癌疗效好 对宫颈癌、卵巢癌、绒毛膜上皮癌、膀胱癌、头颈部肿瘤也有效
巯嘌呤	用于急性淋巴细胞白血病的维持治疗，大剂量对绒毛膜上皮癌亦有较好疗效
羟基脲	对慢性粒细胞性白血病有显著疗效，对黑色素瘤可暂时缓解
环磷酰胺	对恶性淋巴瘤疗效显著；对多发性骨髓瘤、急性淋巴细胞白血病、肺癌、乳腺癌、卵巢癌、神经母细胞瘤、睾丸肿瘤有一定疗效
阿霉素	急性白血病、淋巴瘤、乳腺癌、肺癌等

命题趋势 药理学对应关系考试多以 A1、B1 型题为主。

金题直击

1. 甲氨蝶呤抗肿瘤的主要机制是

A. 抑制二氢叶酸合成酶
B. 抑制二氢叶酸还原酶
C. 破坏 DNA 结构和功能
D. 嵌入 DNA 及干扰转录 RNA
E. 干扰蛋白质合成

【答案】B

【解析】本题为记忆性题目，详见上表。

2. 对胃癌作用较好的药物是

A. 紫杉醇
B. 环磷酰胺
C. 氟尿嘧啶
D. 甲氨蝶呤
E. 白消安

【答案】C

【解析】本题为记忆性题目，详见上表。

医学免疫学

考试分值

专业	2019 年	2020 年	2021 年	2022 年	2023 年
执业	6	6	5	6	5
助理	3	4	1	2	2

第一单元　绪论

一、免疫的概念

免疫是指机体的**免疫系统识别和排除抗原性异物的功能**。**其目的是维持机体的生理平衡**。具有抗感染、抗肿瘤、免疫保护的作用。

二、免疫系统的组成

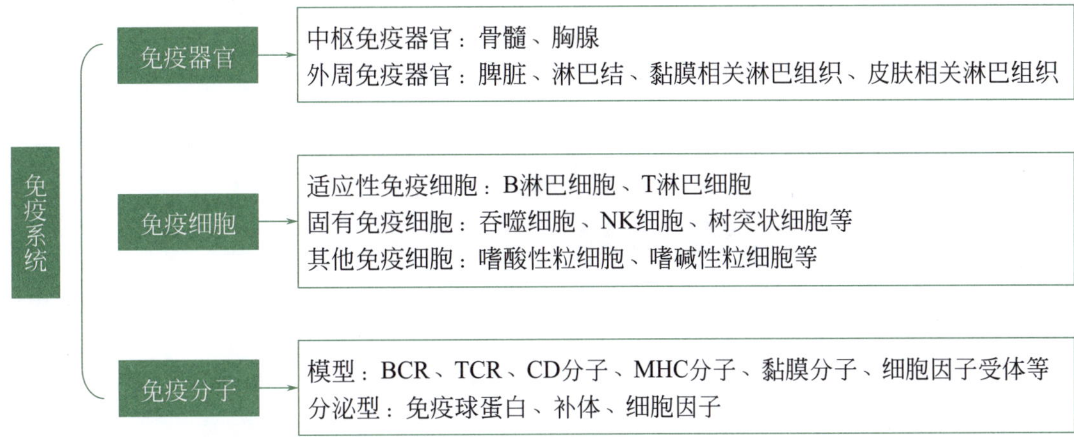

三、免疫防御的基本类型

1. **固有免疫**　其又称先天性免疫或非特异性免疫，是机体抵御病原体入侵的**第一道防线**。
2. **适应性免疫**　其又称获得性免疫或特异性免疫。

四、免疫系统的主要功能

免疫系统的主要功能可以概括为：免疫防御、免疫自稳和免疫监视。

免疫系统三大功能的生理和病理表现

功能	生理表现（有利）	病理表现（有害）
免疫防御	清除病原微生物及其他抗原性异物	超敏反应（过强） 免疫缺陷病（低下）
免疫自稳	清除损伤或衰老的细胞	自身免疫性疾病、过敏性疾病
免疫监视	防止细胞癌变或持续性感染	肿瘤发生，持续性病毒感染

命题趋势 免疫三大功能知识点考试多以 A1 型题为主。

金题直击

免疫系统的三大功能分别是

A. 免疫防御、免疫自稳、免疫监视
B. 免疫防御、免疫应答、免疫记忆
C. 免疫应答、免疫自稳、免疫监视
D. 免疫防御、免疫记忆、免疫监视
E. 免疫应答、免疫记忆、免疫监视

【答案】 A

【解析】 免疫系统由免疫器官、免疫细胞和免疫分子组成。主要功能可以概括为：免疫防御、免疫自稳和免疫监视。

第二单元　抗原

一、基本概念

（一）抗原及其特性

1. **抗原（Ag）** 是指能与T细胞受体（TCR）、B淋巴细胞受体（BCR）结合，促使T细胞和B细胞增殖、分化，产生抗体或致敏淋巴细胞，并与之结合，进而发挥免疫效应的物质。

2. **抗原的两个重要特性**

（1）免疫原性　抗原刺激机体产生免疫应答，诱导产生抗体或致敏淋巴细胞的能力。

（2）免疫反应性（抗原性）　抗原与其所诱导产生的抗体或致敏淋巴细胞特异性结合的能力。

（二）抗原表位

抗原分子中决定抗原特异性的特殊化学基团，称为抗原表位，又称抗原决定基（簇）。它是与TCR、BCR或抗体特异性结合的基本结构单位，抗原特异性取决于抗原表位。

命题趋势 抗原表位知识点考试多以A1型题为主。

金题直击

决定抗原特异性的特殊化学基团称为

A. 抗原表位　　B. BCR

C. TCR　　D. 超抗原

E. 载体

【答案】A

【解析】抗原分子中决定抗原特异性的特殊化学基团，称为抗原表位，又称抗原决定基（簇）。抗原特异性取决于抗原表位。

（三）共同抗原

不同抗原之间含有的相同或相似的抗原表位，称为共同抗原表位，亦称交叉反应性抗原。

（四）交叉反应

由于共同抗原的存在，其中一种抗原刺激机体产生免疫效应物质。抗体或致敏淋巴细胞可对具有相同和相似表位的不同抗原发生特异性结合，称为交叉反应。

（五）耐受原与变应原

可诱导机体产生免疫耐受的抗原称为耐受原，能诱导机体产生变态反应的抗原称为变应原。

二、抗原的分类

完全抗原	具有免疫原性和抗原性的免疫原
半抗原	仅具备抗原性而无免疫原性的简单小分子抗原，与蛋白载体结合形成半抗原载体复合物即可获得免疫原性，如某些药物、类脂、寡糖等
胸腺依赖性抗原（TD-Ag）	刺激B细胞产生抗体时依赖于T细胞辅助，如病原微生物、血细胞、血清蛋白等均属TD-Ag
胸腺非依赖性抗原（TI-Ag）	无须T细胞辅助，可直接刺激B细胞产生抗体的抗原。主要有肺炎球菌荚膜多糖和聚合鞭毛素等
异嗜性抗原	存在于不同种系生物如动物、植物或微生物间的共同抗原，如溶血性链球菌表面成分与人肾小球基底膜及心肌组织具有共同抗原，故机体产生的抗链球菌抗体可与具有共同抗原的心、肾组织发生交叉反应，导致肾小球肾炎或心肌炎
异种抗原	来自另一物种的抗原性物质，如微生物及其产物、异种器官移植物等
同种异型抗原	同一种属不同个体间存在的不同抗原性物质，如人类血型（红细胞）抗原和人主要组织相容性抗原（HLA）

续表

自身抗原	在感染、外伤、服用某些药物等影响下，使隔离的自身组织抗原释放，或自身组织细胞发生改变和修饰，诱发机体免疫系统对其发生免疫应答，从而获得了抗原性的自身组织抗原
独特型抗原	为 TCR、BCR 或 IgV 区所具有的独特的氨基酸序列和空间构型，组成自身抗原表位，诱导自体产生抗独特型抗体（AId）或抗抗体（Ab2）

命题趋势 抗原分类知识点考试多以 A1 型题为主。

金题直击

完全抗原需同时具有下列哪两种特性

A. 无免疫原性，只有免疫反应性

B. 既无免疫原性，又无免疫反应性

C. 既有免疫原性，又有免疫反应性

D. 不能激发细胞免疫应答

E. 只有免疫原性，无免疫反应性

【答案】C

【解析】完全抗原是指同时具有免疫原性和抗原性的物质，半抗原是指仅具备抗原性而无免疫原性的简单小分子抗原。

三、超抗原（SAg）

1. 概念　能非特异激活多克隆 T 细胞并能刺激其分泌大量细胞因子的抗原。

2. 种类　外源性超抗原如金黄色葡萄球菌肠毒素，内源性超抗原如小鼠乳腺肿瘤病毒蛋白 MLS。

四、佐剂

1. 概念　**预先或与抗原同时注入体内，可增强机体对该抗原的免疫应答或改变免疫应答类型的非特异性免疫增强性物质。**

2. 种类　生物性佐剂（如卡介苗）、无机化合物（如氢氧化铝）、人工合成物（如双链多聚肌苷酸 - 胞苷酸）、脂质体（如免疫刺激复合物）和有机物等。

3. 作用机制

① 改变抗原物理性状，延长抗原在体内滞留时间和延缓抗原降解。

② 刺激抗原提呈细胞，增强其对抗原的加工和提呈能力。

③ 刺激淋巴细胞增殖分化，从而增强和放大免疫应答。

命题趋势 佐剂知识点考试多以 A1 型题为主。

金题直击

佐剂的作用机制不包括

A. 改变抗原物理性状

B. 激活抗原提呈细胞

C. 特异性增强免疫功能

D. 延长抗原的体内滞留时间

E. 增强免疫应答

【答案】C

【解析】佐剂是指预先或与抗原同时注入体内，可增强机体对该抗原的免疫应答或改变免疫应答类型的非特异性免疫增强性物质，可改变抗原物理性状，延长抗原在体内滞留时间和延缓抗原降解。刺激抗原提呈细胞，增强其对抗原的加工和提呈能力。刺激淋巴细胞增殖分化，从而增强和放大免疫应答。

第三单元　免疫器官

一、中枢免疫器官

（一）概念

中枢免疫器官是免疫细胞发生、发育、分化和成熟的场所。

（二）组成

中枢免疫器官包括人类的骨髓、胸腺和禽类特有的法氏囊。

胸腺与骨髓功能对比

比较项目	胸腺	骨髓
作用	T 细胞分化、成熟的场所 免疫调节、自身耐受的建立与维持	各类免疫细胞的发源地；B 细胞分化、成熟的场所；再次体液免疫应答发生的场所
不全或缺陷	细胞免疫功能缺陷 体液免疫功能受损	严重损害机体的造血功能，并导致免疫功能缺陷

二、外周免疫器官

（一）概念

外周免疫器官是成熟淋巴细胞（T 细胞、B 细胞）定居的场所，也是这些淋巴细胞针对外来抗原刺激后启动初次免疫应答的主要部位。

（二）组成

外周免疫器官包括淋巴结、脾脏、黏膜相关淋巴组织（MALT）等。MALT 主要包括肠相关淋巴组织、鼻相关淋巴组织和支气管相关淋巴组织等。

（三）主要功能

1. **淋巴结**　是 T 细胞和 B 细胞定居、免疫应答发生的场所；参与淋巴细胞再循环及过滤作用。
2. **脾脏**　是 T 细胞和 B 细胞定居、免疫应答发生的场所；合成生物活性物质及过滤作用。
3. **黏膜相关淋巴组织（MALT）**　主要功能是行使黏膜局部免疫应答；产生分泌型 IgA。

【要点提醒】

免疫器官的类型及功能

中枢免疫器官	胸腺、骨髓、法氏囊	胸腺：T 细胞分化、成熟的场所；骨髓：B 细胞分化、成熟的场所
外周免疫器官	脾脏、淋巴结	成熟淋巴细胞定居、发挥功能的场所
	黏膜相关淋巴组织	与脾、淋巴结功能类似，如肠、鼻、支气管相关淋巴组织

命题趋势　免疫器官知识点考试多以 A1 型题为主。

金题直击

机体受外源性抗原刺激后，发生免疫应答的主要部位是

A. 外周血
B. 淋巴结
C. 胸腺
D. 腔上囊
E. 骨髓

【答案】B

【解析】外周免疫器官是成熟淋巴细胞（T 细胞、B 细胞）定居的场所，也是这些淋巴细胞针对外来抗原刺激后启动初次免疫应答的主要部位。外周免疫器官有淋巴结、脾脏、黏膜相关淋巴组织（MALT）等。

第四单元　免疫细胞

免疫细胞泛指所有参加免疫应答和与免疫应答有关的细胞及其前体细胞，包括造血干细胞、淋巴细胞、单核吞噬细胞、粒细胞和红细胞等。免疫活性细胞则特指 T 淋巴细胞和 B 淋巴细胞。

一、T 淋巴细胞

T 淋巴细胞简称 T 细胞，来源于骨髓中的淋巴样干细胞，**在胸腺中发育为成熟 T 细胞**，故称胸腺依赖性淋巴细胞。

（一）T 淋巴细胞的表面标志

T 细胞表面具有许多重要的膜分子，它们参与 T 细胞识别抗原、活化、增殖和分化及效应功能。T 细胞表面的重要标志包括 TCR、CD3、CD4、CD8、CD28、共刺激分子、丝裂原受体和表面分子等。T 细胞抗原受体（TCR）是 T 细胞表面的特征性标志，识别自身 MHC 分子的多态性部位，也是 T 细胞识别抗原具有自身 MHC 限制性的原因。

命题趋势 免疫细胞知识点考试多以 A1 型题为主。

金题直击

只有 T 细胞才具有的表面标记为

A. 识别抗原受体　　B. C3 受体

C. 细胞因子受体　　D. CD3 分子

E. 有丝分裂原受体

【答案】D

【解析】T 淋巴细胞简称 T 细胞，来源于骨髓中的淋巴样干细胞，在胸腺中发育成熟后发挥免疫作用，T 细胞表面的重要标志包括 TCR、CD3、CD4、CD8、CD28。

（二）T 淋巴细胞亚群及其功能

1. 根据 $CD4^+$ 分子分亚群

（1）$CD4^+T$ 细胞　其功能为分泌 IL-2、IL-4、IL-5 和 IFN-γ 等细胞因子，**促进和增强免疫应答**。

（2）$CD8^+T$ 细胞　其功能为抗原刺激活化后，分化为效应 Tc 细胞，可特异杀伤靶细胞，**介导细胞免疫**。

2. 根据功能特征分亚群

（1）辅助 T 细胞　① T_h1 细胞，主要分泌 IL-2、IFN-γ，发挥**细胞免疫**的效应；② T_h2 细胞，主要分泌 IL-4、IL-5、IL-10、IL-13，发挥**体液免疫**的作用；③ T_h3 细胞，主要分泌大量 TGF-β，起免疫抑制作用；④ T_h17 细胞，参与固有免疫和某些炎症的发生；⑤ Tfh 细胞，可产生 IL-21，在 B 细胞分化为浆细胞、产生抗体和 Ig 类别转换中发挥重要作用。

（2）细胞毒性 T 细胞（CTL）　主要功能是特异性识别内源性抗原肽 -MHC Ⅰ类分子复合物，进而杀伤靶细胞。

（3）调节性 T 细胞　主要功能是对免疫应答具有负调控作用。

命题趋势 T 淋巴细胞亚群及功能知识点考试多以 A1 型题为主。

金题直击

1. T_h1 细胞分泌

A. IL-10　　B. IL-5

C. IL-4　　D. IFN-γ

E. IL-6

【答案】D

【解析】T_h1 细胞主要分泌 IL-2、IFN-γ 等，发挥细胞免疫的效应。

2. T_h2 细胞主要分泌

A. IFN-γ　　B. IL-4

C. TNF-β　　D. IFN-α

E. IL-2

【答案】B

【解析】T_h2 细胞主要分泌 IL-4、IL-5、IL-10、IL-13，发挥体液免疫的作用。

二、B 淋巴细胞

B 淋巴细胞简称 B 细胞，由哺乳动物骨髓中的淋巴样干细胞分化发育而来，主要定居于外周淋巴器官的淋巴小结内。B 细胞不仅能产生抗体发挥特异性体液免疫功能，也是重要的抗原提呈细胞。

（一）B 淋巴细胞的表面标志

包括 B 细胞抗原受体复合物（BCR）、B 细胞共受体、协同刺激分子及其他表面分子。

（二）BCR 复合物的组成

1. 膜表面免疫球蛋白（mIg） 免疫球蛋白（mIg）是 B 细胞的特征性表面标志。mIg 能结合特异性抗原，但其胞质区很短，不能传递抗原刺激信号。

2. Igα/Igβ Igα/Igβ 胞质区含有免疫受体酪氨酸激活基序（ITAM），通过募集下游信号分子，转导特异性抗原与 BCR 结合所产生的信号。

（三）B 淋巴细胞亚群及其功能

1. B 淋巴细胞亚群 根据是否表达 CD5 分子，可分为 $CD5^+$ 的 B1 细胞和 $CD5^-$ 的 B2 细胞两个亚群。B1 细胞主要产生低亲和力的 IgM，参与固有免疫；B2 细胞即通常所指的 B 细胞，是参与适应性体液免疫的主要细胞。B1 细胞和 B2 细胞在表面特征、免疫应答等多方面存在着明显的不同，见下表。

性质	B1 细胞	B2 细胞
CD5 分子表达	+	−
更新的方式	自我更新	由骨髓产生
自发性 Ig 的产生	高	低
针对的抗原	碳水化合物类	蛋白质类
分泌的 Ig 类别	IgM>IgG	IgG>IgM
特异性	多反应性	特异性
体细胞高频突变	低 / 无	高
免疫记忆	少 / 无	有

2. B 淋巴细胞功能 **B 细胞的主要功能是产生抗体介导体液免疫应答。**B 细胞还可提呈可溶性抗原，产生细胞因子参与免疫调节。

命题趋势 B 淋巴细胞知识点考试多以 A1 型题为主。

金题直击

B 细胞表面的特征性标志为

A. mIg　　B. CD3

C. CD4　　D. CD5

E. CD80

【答案】A

【解析】B 淋巴细胞简称 B 细胞，由哺乳动物骨髓或禽类法氏囊中的淋巴样干细胞分化发育而来，B 细胞不仅能产生抗体发挥特异性体液免疫功能，也是重要的抗原提呈细胞。免疫球蛋白（mIg）是 B 细胞的特征性表面标志。

三、自然杀伤细胞

自然杀伤（NK）细胞是一类可非特异性直接杀伤肿瘤和病毒感染靶细胞的固有免疫淋巴细胞。

（一）NK细胞的表面标志

NK细胞不表达特异性抗原识别受体。目前将人TCR^-、mLg^-、$CD56^+$、$CD16^+$淋巴样细胞鉴定为NK细胞。NK1.1和Ly49是小鼠NK细胞表面特征性标志。

（二）NK细胞的受体

NK细胞表面具有两种功能不同的受体，一种为**杀伤细胞活化受体（KIR）**，能够**激发**NK细胞杀伤作用；另一种为**杀伤细胞抑制受体（KLR）**，能够**抑制**NK细胞杀伤作用。

（三）NK细胞的功能

NK细胞与CTL相似，通过穿孔素/颗粒酶途径和Fas/FasL途径杀伤靶细胞，并通过FcγRⅢ发挥ADCC作用杀伤靶细胞，在**抗肿瘤、早期抗病毒或胞内寄生菌感染的免疫应答中发挥非常重要的作用**。

四、抗原提呈（呈递）细胞

（一）抗原提呈细胞的概念

抗原提呈细胞（APC）是指能够摄取、加工处理抗原，并以抗原肽-MHC分子复合物的形式将抗原肽提呈给T淋巴细胞的一类细胞。在机体的免疫识别、免疫应答与免疫调节中起重要作用。

（二）抗原提呈细胞的种类

项目	专职APC	非专职APC
表达	可组成性表达MHCⅡ类分子、T细胞活化所需的共刺激分子和黏附分子	通常不表达MHCⅡ类分子，但在炎症或IFN-γ等作用下，可表达MHCⅡ类分子、共刺激分子和黏附分子
功能	具有抗原摄取、加工、处理与呈递功能	一般无抗原呈递能力，受IFN-γ的诱导可呈递抗原
细胞种类	树突状细胞（DC）、单核-巨噬细胞、B细胞等	血管内皮细胞、皮肤的成纤维细胞、上皮细胞、间皮细胞、活化的T细胞等

（三）抗原提呈过程

抗原提呈过程对比

比较项目	MHCⅠ类分子途径	MHCⅡ类分子途径
抗原来源	内源性抗原	外源性抗原
降解抗原的胞内位置	免疫蛋白酶体	MⅡC、溶酶体
抗原与MHC分子结合部位	内质网	MⅡC
处理和提呈抗原的细胞	所有有核细胞	专职APC（树突状细胞）
识别和应答细胞	$CD8^+$T细胞	$CD4^+$T细胞

（四）抗原的交叉提呈

其指抗原提呈细胞将外源性抗原摄取、加工和处理后，不仅可通过MHCⅡ类分子途径提呈给$CD4^+$T细胞，还可通过MHCⅠ类途径提呈给$CD8^+$T细胞。同样，内源性抗原在某些情况下也能通过MHCⅡ类途径提呈给$CD4^+$T细胞。抗原的交叉提呈参与了机体对于病毒（如疱疹病毒）、细菌（如李斯特菌）感染和大多数肿瘤的免疫应答，但不是抗原提呈的主要方式，也不涉及MHC分子的合成。

五、其他免疫细胞

（一）单核-巨噬细胞

参与固有免疫应答和适应性免疫应答。

1. **抗感染**　非特异性吞噬杀伤多种病原微生物。

2. **提呈抗原、启动免疫应答**　多数TD抗原需经巨噬细胞吞噬和加工处理，并与其表面的MHC分子形成抗原肽-MHC复合物，提呈给T细胞。

3. 抗肿瘤 巨噬细胞被某些细胞因子如 IFN-γ 激活后能有效地杀伤肿瘤细胞，是参与**免疫监视**的重要效应细胞。

4. 免疫调节 可分泌释放 IL-1 和 IL-12 等多种细胞因子，参与免疫调节。

（二）中性粒细胞

中性粒细胞含有髓过氧化物歧化酶、酸性及碱性磷酸酶、溶菌酶及防御素等杀菌物质。

① 有很强的趋化和吞噬能力，**迅速穿越血管内皮细胞进入感染部位**，吞噬杀伤病原体。

② 通过调理作用或 ADCC 作用使其吞噬杀菌能力增强或使某些病原体感染的组织细胞裂解破坏。

（三）嗜酸性粒细胞

① 病理情况下，释放组胺和白三烯促发过敏反应，过敏性疾病的患者常伴有外周血和组织嗜酸性粒细胞数量增多。

② 通过脱颗粒和 ADCC 作用杀伤蠕虫。

③ 产生 RNA 酶和 DNA 酶发挥抗病毒如呼吸道合胞病毒的作用。

（四）嗜碱性粒细胞

嗜碱性粒细胞占外周血白细胞总数比例最小，可出现在过敏反应的炎症组织细胞中。胞质中存在大量含组胺和肝素等介质的颗粒。

（五）肥大细胞

其形态和功能类似于嗜碱性粒细胞，细胞中含有肝素、组胺、5- 羟色胺，与肥大细胞通过表面的 IgE Fc 受体结合变应原被激活，脱颗粒释放介质引发过敏反应。

第五单元　免疫球蛋白

一、基本概念

（一）免疫球蛋白（Ig）

免疫球蛋白是指具有抗体活性并具有抗体化学结构的球蛋白。免疫球蛋白可分为分泌型（sIg）和膜型（mIg）。前者主要存在于血液及组织液中，后者构成B细胞膜上的抗原受体（BCR）。

（二）抗体（Ab）

抗体是具有抗原识别和结合活性的免疫球蛋白，主要存在于血清等体液中，通过与相应抗原特异性结合，发挥体液免疫功能。

命题趋势 免疫球蛋白知识点考试多以A1型题为主。

金题直击

有关免疫球蛋白和抗体的说法，正确的是

A. 免疫球蛋白就是抗体，两者具有相同的含义

B. 免疫球蛋白均为抗体，抗体不一定都是免疫球蛋白

C. 免疫球蛋白与抗体不同，两者也不相关

D. 抗体均为免疫球蛋白，而免疫球蛋白不一定都是抗体

E. 抗体和免疫球蛋白只存在于血液和体液中，两者均具有免疫功能

【答案】D

【解析】免疫球蛋白是指具有抗体活性并具有抗体化学结构的球蛋白，抗体是具有抗原识别和结合活性的免疫球蛋白，二者是包含和被包含的关系。

二、免疫球蛋白的结构

（一）免疫球蛋白的基本结构

Ig单体分子由两条相同的重链（H）和两条相同的轻链（L）通过二硫键连接组成，呈“Y”形。

1. 可变区（V区） 抗体分子中重链和轻链靠近N端的氨基酸的序列变化很大，形成的结构域称为可变区（V区），分别占重链和轻链的1/4和1/2。重链和轻链的V区分别称为V_H和V_L。

2. 恒定区（C区） 靠近C端氨基酸序列相对稳定的区域，称为恒定区（C区），分别占重链和轻链的3/4和1/2。重链和轻链的C区分别称为C_H和C_L。

3. 铰链区 位于C_H1与C_H2之间，含有丰富的脯氨酸，易伸展弯曲，能改变“Y”形两个臂之间的距离，有利于两臂同时结合两个相同的抗原表位。

（二）免疫球蛋白的功能区

Ig的多肽链分子通过反复折叠可形成若干球形结构域，称为Ig的功能区，各具有不同的生物学作用。轻链有V_L和C_L两个功能区；IgA、IgG、IgD重链有V_H、C_H1、C_H2和C_H3四个功能区；IgM和IgE重链多一个C_H4，有五个功能区。

（三）免疫球蛋白的其他成分

不同Ig还含有其他辅助成分如J链和分泌片（SP）。J链主要功能是连接单体Ig分子使其成为二聚体或多聚体；IgG、IgD和IgE常为单体，无J链。SP为一含糖肽链，以非共价形式结合于IgA二聚体上，使其成为分泌型IgA（SIgA）。SP的作用是使IgA分泌到黏膜表面，行使黏膜免疫作用。

三、免疫球蛋白的类型

（一）免疫球蛋白的类及亚类

同一种属的所有个体的Ig重链C区所含抗原表位不同，据此可将重链分为γ、α、μ、δ、ε链五种，与此对应的Ig分为五类，即IgG、IgA、IgM、IgD和IgE。同一类Ig，因其重链C区的某些差异，又可分为若干亚类。

（二）免疫球蛋白的型及亚型

根据 Ig 轻链恒定区抗原性之异同，将 Ig 轻链分为 λ 和 κ 两型。又根据 λ 或 κ 轻链 C 区内氨基酸组成的微小差异，可将 Ig 分成若干个亚型。

命题趋势 免疫球蛋白知识点考试多以 A1 型题为主。

金题直击

免疫球蛋白分类的主要依据是

A. L 链　　B. H 链

C. 二硫键数目　　D. 单体数

E. 分子量大小

【答案】B

【解析】同一种属的所有个体的 Ig 重链 C 区所含抗原表位不同，据此可将重链分为 γ、α、μ、δ、ε 链五种，与此对应的 Ig 分为五类，即 IgG、IgA、IgM、IgD 和 IgE。同一类 Ig，因其重链 C 区的某些差异，又可分为若干亚类。

四、免疫球蛋白的功能

（一）免疫球蛋白 V 区的功能

IgV 区的主要功能是特异性识别和结合抗原表位。

（二）免疫球蛋白 C 区的功能

1. 激活补体 IgG_1、IgG_2、IgG_3 和 IgM 与相应抗原结合后，可因构型改变而使其 C_H2/C_H3 功能区内的补体结合点暴露，从而导致补体传统途径激活。IgG_4、IgA 和 IgE 与抗原结合后不能激活补体传统途径，但其凝聚物可激活补体旁路途径。

2. 结合 Fc 段受体 IgG、IgA 和 IgE 可通过其 Fc 段与表面具有相应 Fc 受体的细胞结合，发挥下述作用。

（1）调理吞噬作用 IgG（IgG_1 和 IgG_3）与细菌等结合后，可通过其 Fc 段与巨噬细胞和中性粒细胞表面的 IgG Fc 受体结合，增强吞噬细胞对抗原的吞噬作用。

（2）抗体依赖细胞介导的细胞毒作用（ADCC） IgG 与细菌、肿瘤或病毒感染的靶细胞结合后，可通过其 Fc 段与具有杀伤活性的 NK 细胞表面的 IgG Fc 受体结合，增强 NK 细胞对靶细胞的非特异性杀伤。

（3）介导Ⅰ型超敏反应 IgE 为亲细胞抗体，可通过其 Fc 段与肥大细胞和嗜碱性粒细胞表面相应 IgE Fc 受体结合，而使上述免疫细胞处于致敏状态。当相同变应原再次进入机体与致敏靶细胞表面特异性 IgE 结合时，即可使之脱颗粒，释放组胺等生物活性介质引起Ⅰ型超敏反应。

3. 穿越胎盘和黏膜 IgG 是唯一能通过胎盘的免疫球蛋白。IgG 可选择性与胎盘滋养层细胞表达的新生 Fc 段受体（FcRn）结合，转移到滋养层细胞内主动进入胎儿血液循环，赋予新生儿抗感染免疫力。分泌型 IgA 可通过分泌片穿越黏膜上皮进入呼吸道和消化道腔，发挥黏膜免疫功能。

五、各类免疫球蛋白的特性和功能

类型	结构特点	特点	功能
IgG	单体	血清含量最高、唯一能通过胎盘、血清半衰期较长	是再次免疫应答的主要抗体，具有（打疫苗）调理作用，发挥 ADCC 效应，在新生儿抗感染免疫中起重要作用，是机体抗感染的“主力军”
IgM	五聚体	分子量最大，个体发育过程中最早产生的抗体；类风湿因子和天然血型抗体为 IgM	是初次体液免疫应答最早产生的抗体，调理吞噬作用很强，是机体抗感染的“先头部队”；血清中检出 IgM，提示新近发生感染，可用于感染的早期诊断
IgA	血液型为单体 分泌型（sIgA）为双体	分泌液中的主要抗体	sIgA 主要存在于胃肠道和支气管分泌液、初乳、唾液和泪液中，在黏膜局部抗染中发挥局部抗感染重要作用，是机体抗感染的“边防军”
IgD	单体	分为血清 IgD 和膜结合型 IgD	膜结合型 IgD（mIgD）是 B 细胞成熟的标志
IgE	单体	血清中含量最低的 Ig	IgE 为亲细胞抗体，可与肥大细胞、嗜碱性粒细胞 Fc 受体结合，介导Ⅰ型超敏反应

命题趋势 各类免疫球蛋白的特性和功能知识点考试多以A1、B型题为主。

金题直击

1. 能够通过胎盘的抗体是

A. IgM　　B. IgD

C. IgE　　D. IgG

E. IgA

【答案】D

【解析】IgG的特点是血清含量最高、唯一能通过胎盘、血清半衰期较长，是机体抗感染的“主力军”。

2. 胚胎晚期即可生成的抗体是

A. IgM　　B. IgD

C. IgE　　D. IgG

E. IgA

【答案】A

【解析】IgM是个体发育过程中最早产生的抗体，是初次体液免疫应答最早产生的抗体，调理吞噬作用很强，是机体抗感染的“先头部队”；血清中检出IgM，提示新近发生感染，可用于感染的早期诊断。

第六单元 补体系统

一、概述

（一）补体的概念

补体（C）是存在于人和脊椎动物血清与组织液中一组经活化后具有酶活性的（辅助特异性抗体使细菌溶解的）免疫球蛋白质。

（二）补体系统的组成

1. 补体固有成分 血浆及体液中补体基本成分，包括：

① 经典激活途径的C1q、C1r、C1s、C2、C4。

② 旁路激活途径的B因子、D因子和备解素（P因子）。

③ 凝集素激活途径（MBL途径）的MBL、MBL相关丝氨酸蛋白酶（MASP）。

④ 补体活化的共同组分C3、C5、C6、C7、C8、C9。

2. 补体调节蛋白 是指存在于血浆中和细胞膜表面，通过调节关键酶而控制补体活化强度和范围的蛋白分子。

3. 补体受体（CR） 是指存在于不同细胞膜表面、能与活性补体片段相结合、介导多种生物效应的受体分子。

二、补体系统的激活

大多数血清补体成分以酶前体的形式存在。补体的激活过程是一系列扩大的连锁反应。

（一）经典（传统）激活途径（CP）

经典激活途径指抗原-抗体复合物与C1q结合，顺序活化C1r、C1s、C4、C2、C3，形成C3转化酶（C4b2a）与C5转化酶（C4b2a3b）的级联酶促反应过程。

1. 激活物 主要是与抗原结合的IgG或IgM分子。

2. 活化过程

（1）识别阶段 C1识别Ag-Ab复合物中抗体的补体结合位点。

IgG和IgM与相应抗原结合后，使Fc段的补体C1q结合点暴露。C1q与2个以上Fc段结合发生构型改变，使与C1q结合的C1r活化，再激活C1s的丝氨酸蛋白酶活性。

（2）活化阶段 活化的C1s的第一个底物是C4。在Mg^{2+}存在下，C1s使C4裂解为C4a和C4b，部分C4b结合至紧邻抗原抗体结合处的细胞或颗粒表面。C1s的第二个底物是C2分子。C2与固相C4b结合，而后被C1s裂解为C2a和C2b，形成C4b2a复合物即C3转化酶，后者使C3裂解为C3a和C3b，形成C4b2a3b即C5转化酶，进入终末通路。

（3）膜攻击阶段 C5转化酶将C5裂解为C5a和C5b，C5b在液相中与C6、C7结合形成C5b67复合物，嵌入细胞膜疏水脂质层中，进而与C8、若干C9分子聚合，形成C5b6789n复合物，即攻膜复合物（MAC），形成穿膜的亲水性孔道，导致细胞肿胀并最终破裂。

（二）旁路（替代）激活途径（AP）

其不依赖于抗体，而由微生物等，在B因子、D因子和备解素参与下，直接激活C3，形成C3和C5转化酶，启动级联酶促反应过程。旁路途径是最早出现的补体活化途径，乃抵御微生物感染的非特异性防线。

1. 激活物 某些细菌、内毒素、酵母多糖、葡聚糖等。

2. 活化过程 此途径从C3开始。生理条件下，血清C3受蛋白酶等作用可发生缓慢而持久的水解，产生低水平C3b。自发产生的C3b绝大多数快速失活，少数可与附近的膜表面结构共价结合，产生不同的结果：①结合于自身组织细胞表面的C3b，可被多种调节蛋白降解、灭活；②结合于“细菌激活物”表面的C3b，与B因子结合，在Mg^{2+}存在下，结合的B因子被D因子裂解为Ba和Bb，Bb与C3b结合形成C3bBb即为旁路途径的起始C3转化酶。部分C3b与C3bBb复合物结合为C3bBb3b，即旁路途径C5转化酶。其后的终末通路与经典途径完全相同。

（三）凝集素（MBL）激活途径

血浆中甘露糖结合的凝集素（MBL）直接识别多种病原微生物表面的N氨基半乳糖或甘露糖，进而依次活化MASP1、MASP2、C4、C2、C3，形成与经典途径中相同的C3转化酶与C5转化酶的级联酶促反应过程为补体活化的凝集素途径。

补体激活三条途径对比

对比项目	经典途径	替代途径	MBL 途径
激活物	抗原 - 抗体复合物（IgG_1、IgG_2、IgG_3、IgM）	细菌脂多糖（LPS）、肽聚糖、酵母多糖 IgG_4、IgA	病原微生物表面甘露糖残基（MBL）
参与补体成分	C1 ～ C9	B、D、P 因子 C3、C5 ～ C9	MBL、C2 ～ C9、MASP1、MASP2
C3 转化酶	C4b2a	C3bBb	C4b2a
C5 转化酶	C4b2a3b	C3bBb3b	C4b2a3b
功能	在特异性体液免疫应答的效应阶段发挥作用	参与非特异性免疫，在感染早期发挥作用	参与非特异性免疫，在感染早期发挥作用

命题趋势　补体系统知识点考试多以 A1、B1 型题为主。

金题直击

A. C4b2a3b
B. C3bnBb
C. C3bBb
D. 4b2a
E. C5、6、7、8、9n

1. 经典途径的 C3 转化酶是
2. 旁路途径的 C3 转化酶是
3. 经典途径的 C5 转化酶是

【答案】D、C、A

【解析】记忆型题。

三、补体的生物学功能

（一）膜攻击复合物介导的生物学作用

补体激活形成的膜攻击复合物 MAC，可在靶细胞膜上形成穿膜通道最终导致细胞崩解。

（二）补体活性片段介导的生物学作用

1. 调理吞噬　补体激活过程中产生的 C3b、C4b 均是重要的调理素，可与中性粒细胞或巨噬细胞表面相应受体结合，促进吞噬细胞黏附、吞噬及杀伤微生物。

2. 清除免疫复合物　C3b/C4b 与细菌等颗粒性抗原或 IC 结合，再与表面具有补体受体的红细胞或血小板结合，此即免疫黏附作用，形成的大分子聚合物易被吞噬清除，在抗感染免疫和清除循环免疫复合物中具有重要意义。

3. 炎症介质作用

① C3a 和 C5a 被称为过敏毒素，可与肥大细胞或嗜碱性粒细胞表面 C3aR 和 C5aR 结合，触发靶细胞脱颗粒，释放组胺和其他血管活性介质，介导局部炎症反应。

② C5a 对中性粒细胞等有很强的趋化活性，可吸引中性粒细胞和单核吞噬细胞向炎症病灶部位聚集，刺激中性粒细胞产生炎性介质，引起或增强炎症反应。

命题趋势　补体系统知识点考试多以 A1、B1 型题为主。

金题直击

补体系统在激活后可以

A. 诱导免疫耐受
B. 抑制变态反应
C. 结合细胞毒性 T 细胞
D. 启动抗体的类别转换
E. 裂解细菌

【答案】E

【解析】补体系统在激活后可在细菌表面形成膜攻击复合物，导致细菌裂解。

四、补体与临床疾病

（一）补体与疾病的发生

补体系统主要通过两条途径参与人类疾病的发生。补体编码基因的结构异常可使补体蛋白产物缺乏，导致补体激活障碍，从而引发严重的病理后果。其次，补体系统激活，也可导致某些免疫性疾病（超敏反应及自身免疫病）的发生。

（二）补体与疾病的诊治

补体对疾病的诊断有一定的帮助，如链球菌感染性扁桃体炎及肾炎 C3 会下降。

第七单元 细胞因子

一、基本概念

细胞因子是由免疫细胞及组织细胞分泌的在细胞间发挥相互调控作用的一类小分子可溶性多肽蛋白，具有调节固有免疫和适应性免疫应答、促进造血、介导炎症反应、刺激细胞活化、增殖和分化的功能。

二、细胞因子的种类

（一）白细胞介素

白细胞介素（IL）简称白介素，最初是指由白细胞产生又在白细胞间发挥作用的细胞因子，故命名为白细胞介素。目前已命名的白细胞介素有38种（IL-1～IL-38）。

种类	主要产生细胞	主要功能
IL-1	巨噬细胞、单核细胞、树突状细胞、上皮细胞	参与活化T细胞、NK细胞和巨噬细胞，诱导急性期反应蛋白和发热
IL-2	活化T细胞（主要为Th1）	调节T细胞的成熟和分化，激活NK细胞和巨噬细胞，调节CTL功能
IL-3	T细胞	刺激骨髓造血干/祖细胞发育分化，参与早期造血
IL-4	Th2细胞、嗜碱性粒细胞、NKT细胞	刺激B细胞增殖，参与Th2细胞分化 调节嗜酸性粒细胞、嗜碱性粒细胞和肥大细胞发育，促进IgE生成

（二）干扰素（IFN）

可分为Ⅰ型和Ⅱ型干扰素。

不同的IFN生物学活性相似，具有抗病毒、抗细胞增殖、抗肿瘤和免疫调节等作用。

名称	类型	主要产生细胞	主要功能
IFN-α	Ⅰ型干扰素	单核/巨噬细胞、B细胞、成纤维细胞	抗病毒、抗肿瘤、免疫调节作用（弱），促进MHC Ⅰ类分子和Ⅱ类分子的表达
IFN-β		成纤维细胞	
IFN-γ	Ⅱ型干扰素	活化T细胞、NK细胞	免疫调节作用，抗病毒、抗肿瘤（弱）

（三）肿瘤坏死因子

1. 肿瘤坏死因子（TNF） 分为TNF-α和TNF-β两种，前者主要由活化的单核/巨噬细胞产生，后者主要由活化的T细胞产生，又称淋巴毒素（LT）。

2. TNF-α/β 主要生物学作用

① 对肿瘤细胞和病毒感染细胞有生长抑制和细胞毒作用。

② 增强巨噬细胞、NK细胞吞噬杀伤功能，间接发挥抗感染、抗肿瘤作用。

③ 直接作用下丘脑体温调节中枢引起发热。

④ 引起代谢紊乱，重者出现恶病质。

（四）集落刺激因子

集落刺激因子（CSF）是指能够刺激多能造血干细胞和不同发育分化阶段的造血祖细胞分化、增殖的细胞因子。主要包括粒细胞-巨噬细胞集落刺激因子（GM-CSF）、干细胞生成因子（SCF）、多能集落刺激因子（IL-3）和促红细胞生成素（EPO）等。

（五）趋化因子

由多种细胞分泌的对不同细胞具有趋化作用的细胞因子，统称为趋化因子。

三、细胞因子受体

细胞因子受体均为跨膜分子，**由胞膜外区、跨膜区和胞质区组成**。细胞因子和细胞因子受体结合后启动细胞内的信号转导，调节细胞的功能。

四、细胞因子与疾病

（一）细胞因子与疾病的发生

细胞因子参与多种疾病的发生，包括细胞因子风暴（也称高细胞因子血症）、致热与炎症病理损害、肿瘤的发生与免疫逃逸及免疫系统相关疾病（超敏反应、自身免疫病、免疫缺陷病）等。

（二）细胞因子与疾病的诊断

检测血液循环中的细胞因子水平有助于某些疾病的诊断，如 IL-1β 和 TNF-α 水平升高和心血管疾病的发生相关。

（三）细胞因子与疾病的治疗

1. 细胞因子的直接治疗 通过给予外源性细胞因子治疗疾病。如应用 IFN 治疗肿瘤及病毒感染；应用 GM-CSF 刺激造血等。

2. 细胞因子的拮抗治疗 用可溶性细胞因子受体、细胞因子受体拮抗剂或抗细胞因子抗体治疗疾病。如应用 TNF 抗体治疗类风湿性关节炎；应用 IL-2R 抗体防治移植排斥反应等。

命题趋势 细胞因子知识点考试多以 A1、B1 型题为主。

金题直击

具有抗病毒感染功能的因子是

A. IL-2
B. IFN-γ
C. IL-4
D. G-CSF
E. IL-10

【答案】 B

【解析】 IFN 具有抗病毒、抗细胞增殖、抗肿瘤和免疫调节等作用。干扰素可分为Ⅰ型和Ⅱ型，Ⅰ型干扰素包括 IFN-α、IFN-β，由 APC 和成纤维细胞产生，有较强抗病毒转录复制作用。Ⅱ型干扰素即 IFN-γ，通过激活 APC 功能和巨噬细胞、NK 细胞、CTL 细胞功能发挥抗病毒作用。

第八单元　白细胞分化抗原和黏附分子

一、白细胞分化抗原

（一）白细胞分化抗原的概念

白细胞分化抗原主要是指造血干细胞在分化为不同谱系淋巴细胞，以及成熟细胞活化过程中，表达的细胞表面分子。广泛分布于淋巴细胞、造血细胞和非造血细胞，如血管内皮细胞、成纤维细胞等。

（二）分化群（CD）的概念

目前以分化群（CD）代替对白细胞分化抗原的命名，即应用以单克隆抗体鉴定为主的方法，将来自不同实验室的单克隆抗体所识别的同一种白细胞分化抗原称之为CD。

二、黏附分子

（一）概念

细胞黏附分子（CAM）是一类介导细胞间或细胞与细胞外基质（ECM）间相互接触和结合的糖蛋白。黏附分子以受体 - 配体结合的形式发挥作用，使细胞间或细胞与基质间发生黏附，参与细胞的识别，细胞的活化和信号转导，细胞的增殖与分化，细胞的伸展与移动，是免疫应答、炎症发生、凝血、肿瘤转移以及创伤愈合等一系列重要生理和病理过程的分子基础。黏附分子也可以 CD 命名。

（二）功能

① 参与免疫细胞之间的相互作用和活化。

T 细胞 -APC 识别时提供协同刺激信号的黏附分子有：CD2-CD58、LFA-1、ICAM-1 等。

② 参与炎症过程中白细胞与血管内皮细胞黏附。

③ 介导淋巴细胞归巢　包括淋巴细胞再循环和淋巴细胞向炎症部位迁移。

第九单元　主要组织相容性复合体及其编码分子

一、基本概念

（一）主要组织相容性抗原

最初指能够引起急性移植排斥反应的同种异型组织抗原，是种属中多态性最为显著的组织抗原，也是同一种属中非血缘关系个体之间组织和器官移植的主要屏障。后来的研究证明，人的主要组织相容抗原即人白细胞抗原（HLA），是适应性免疫识别和免疫应答过程中的关键分子。

（二）主要组织相容性复合体（MHC）

主要组织相容性复合体是一组决定移植物是否排斥，与免疫应答密切相关、紧密连锁的基因群。

二、HLA 复合体及其产物

（一）HLA 复合体的定位和结构

HLA 复合体位于第 6 号染色体短臂 6p21.31 内，全长 3600kb，共有 224 个基因座位，其中 128 个为功能性基因座，96 个为假基因。分为三个区域，即Ⅰ类基因区、Ⅱ类基因区和Ⅲ类基因区。

（二）HLA 复合体的分类

HLA 可分为经典 HLA 基因和免疫功能相关基因，经典 HLA Ⅰ类基因包括 B、C、A 三个座位。HLA Ⅱ类基因由 DP、DQ 和 DR 三个亚区组成。Ⅲ类基因区位于Ⅱ类与Ⅰ类基因区之间，编码免疫功能相关基因。

（三）HLA 编码的产物

经典的 HLA Ⅰ类基因编码产物称为 HLA Ⅰ类分子。Ⅰ类基因编码Ⅰ类分子异二聚体中的重链，轻链为 β_2 微球蛋白（β_2m），编码基因位于第 15 号染色体。HLA Ⅱ类基因编码产物称为 HLA Ⅱ类分子。Ⅲ类基因主要编码与抗原提呈有关的分子及补体的某些成分。

（四）HLA 复合体的遗传特征

1. 多基因性　即在同一个体中，MHC 复合体由多个紧密相邻的基因座位所组成。

2. 多态性　指群体中不同个体在 MHC 的每一个基因座位上存在两个以上（或多个）复等位基因。

3. 单元型遗传　单元型是紧密连锁的 MHC 等位基因在同一单个染色体上的组合。

4. 共显性遗传　同染色体上的一个 MHC 基因座位上的两个等位基因均表达相应 MHC 分子。

5. 连锁不平衡　是指分属两个或两个以上的基因座位的等位基因同时出现在一条染色体上的概率高于随机出现的频率。

三、HLA Ⅰ类抗原和 HLA Ⅱ类抗原

类型	分布	功能
HLA Ⅰ类抗原	广泛分布于所有有核细胞表面	识别和提呈内源性抗原多肽，与辅助受体 CD8 结合，激活 $CD8^+T$ 细胞，对 CTL 的识别起限制作用
HLA Ⅱ类抗原	专职抗原提呈细胞、活化的 T 细胞	HLA Ⅱ分子识别和提呈外源性抗原多肽，与辅助受体 CD4 结合，通过识别和结合 TCR 激活 $CD4^+Th$ 细胞

命题趋势 主要组织相容性复合体及其编码分子知识点考试多以 A1 型题为主。

金题直击

1. HLA Ⅰ类分子不存在下列哪种细胞膜上

A. 树突状细胞　　B. 肾细胞

C. 红细胞　　D. 上皮细胞

E. 心肌细胞

【答案】C

【解析】HLA Ⅰ类抗原广泛分布于所有有核细胞表面，成熟红细胞没有细胞核。

2. HLA Ⅱ类分子不存在下列哪种细胞膜上

A. 树突状细胞　　B. 巨噬细胞

C. B 细胞　　D. 未激活的上皮细胞

E. 活化的 T 细胞

【答案】D

【解析】HLA Ⅱ类分子表达于专职抗原提呈细胞，未激活的上皮细胞不属于专职抗原提呈细胞。

四、HLA 在医学上的意义

（一）HLA 与同种器官移植的关系

同种异体器官移植的成败主要取决于供、受者间 HLA 抗原的相符合程度。在移植前，需要对供者和受者分别做 HLA 分型和进行供受间交叉配型试验。

（二）HLA 与输血反应的关系

多次接受输血的患者会发生非溶血性输血反应，表现为发热和白细胞减少。发病原因主要与患者血液中存在的抗白细胞和抗血小板 HLA 抗原的抗体有关。

（三）HLA 与疾病的相关性

带有某些特定 HLA 等位基因或单体型与疾病的发生密切关联。典型例子是强直性脊柱炎（AS），58%～97% 的患者表达 HLA-B27 抗原，表明 HLA-B27 是决定强直性脊柱炎疾病易感性的关键遗传因素。

（四）HLA 的生理学意义

① 通过提呈抗原肽而激活 $CD4^+$ 和 $CD8^+$T 细胞，参与适应性免疫应答的诱导。

② 调节分子参与固有免疫应答，MICA 基因产物可调节 NK 细胞和部分杀伤细胞的活性。

③ HLA 是人体对疾病易感的主要免疫遗传成分。

第十单元 免疫应答

一、基本概念

（一）免疫应答

免疫应答是指机体免疫系统受抗原刺激后，免疫细胞特异性识别抗原分子，发生活化、增殖、分化，并发挥以清除抗原为主的生物学效应的全过程。免疫应答最基本的生物学意义是保持内环境相对稳定。在某种情况下，免疫应答也可能对机体造成损伤，引起超敏反应性疾病或其他免疫相关性疾病。

（二）免疫应答的类型

其类型分为固有免疫应答和适应性免疫应答。

二、固有免疫应答

（一）概念

固有免疫称天然免疫，也称非特异性免疫，是指机体内固有免疫细胞和固有免疫分子识别、结合病原体及其产物或其他抗原性异物后，被迅速活化，产生生物学效应，而将抗原异物杀伤、清除的过程。

（二）固有免疫识别

固有免疫细胞不表达特异性抗原识别受体，但固有免疫细胞亦是经其细胞表面模式识别受体（PRR），识别表达于多种病原体表面的病原体相关模式分子（PAMP）而活化，经特殊的信号转导途径，在未经克隆扩增的情况下，产生效应分子，迅速产生免疫效应。

（三）组成

1. 组织屏障

（1）**皮肤黏膜及其附属成分。**

物理屏障：由致密皮肤和黏膜组成。

化学屏障：皮肤和黏膜分泌的杀菌物质（溶菌酶、抗菌肽、胃酸）。

微生物屏障：包括寄居在皮肤和黏膜表面的正常菌群。

（2）**体内屏障：包括血脑屏障和血胎屏障。**

2. 固有免疫细胞 吞噬细胞、树突状细胞(DC)、NK 细胞、NKT 细胞、γδT、B_1 细胞、肥大细胞、嗜碱性粒细胞和嗜酸性粒细胞等。

3. 固有免疫分子

补体系统：可经替代途径、MBL 途径激活发挥溶解靶细胞作用，活化的 C3a/C5a 有趋化和致炎作用。

细胞因子：引起炎症反应，产生抗病毒、抗肿瘤和免疫调节作用。

抗菌肽及酶类：防御素对细菌、真菌和某些病毒具有直接杀伤作用，溶菌酶使 G^+ 菌细胞壁破坏导致溶菌。

（四）功能

1. 非特异性抗肿瘤、抗感染 执行迅速而初级的非特异性抗感染、抗肿瘤作用，是机体防御的“第一道防线”。

2. 启动适应性免疫应答 DC 为体内唯一能启动初始 T 细胞活化的抗原提呈细胞，是机体特异性免疫应答的始动者。巨噬细胞在吞噬杀菌的同时，也具有较强的抗原加工和提呈功能。

3. 影响适应性免疫应答的类型 固有免疫细胞通过 PRR 识别不同 PAMP，产生不同类型细胞因子，从而决定免疫细胞及适应性免疫应答的类型。

4. 协助适应性免疫应答产物发挥免疫效应 B 细胞分泌的抗体本身不具备杀菌作用，仅在固有免疫细胞（如吞噬细胞和 NK 细胞）和固有免疫分子（如补体）参与下，通过调理吞噬、ADCC 和补体介导的溶菌效应等机制，才能有效杀伤、清除病原体。

（五）与疾病的关系

固有免疫应答也参与疾病的发生，如 TLR7 和 TLR9 的过度激活促发系统性红斑狼疮，TLR4 的过度激活引起脓毒血症休克。

命题趋势 固有免疫应答知识点考试多以 A1 型题为主。

金题直击

1. 对固有免疫应答描述正确的是

A. 病原体感染 2 周后诱导的免疫应答
B. 进化上不保守的免疫应答
C. 依赖 TCR 激活的免疫应答
D. 先天具有的，早期发生的非特异性免疫应答
E. 针对抗原的特异性免疫应答

【答案】D

【解析】固有免疫称天然免疫，也称非特异性免疫，是指机体内固有免疫细胞和固有免疫分子识别、结合病原体及其产物或其他抗原性异物后，将抗原异物杀伤、清除的过程。可以执行迅速而初级的非特异性抗感染、抗肿瘤作用，是机体防御的“第一道防线”。

2. 介导固有免疫的细胞是

A. B 淋巴细胞
B. NK 细胞
C. 浆细胞
D. 辅助性 T 淋巴细胞
E. 细胞毒性 T 淋巴细胞

【答案】B

【解析】固有免疫细胞包括 NK 细胞、吞噬细胞、NKT 细胞、B 细胞等。

三、适应性免疫应答

（一）概念

适应性免疫应答是指 T 细胞或 B 淋巴细胞特异识别抗原信号，经过活化、增殖和分化为效应性细胞清除外来抗原的过程。

特异性免疫应答分为三个阶段：

1. 识别阶段 T 细胞、B 细胞分别通过 TCR 和 BCR 精确识别抗原，其中 T 细胞识别的抗原必须由抗原提呈细胞（APC）来提呈。

2. 活化增殖阶段 在协同刺激分子的参与下，淋巴细胞发生活化、增殖和分化，产生效应细胞（如 CTL）、效应分子（如抗体、细胞因子等）和记忆细胞。

3. 效应阶段 由效应细胞和效应分子清除抗原。

命题趋势 适应性免疫应答知识点考试多以 A1、B1 型题为主。

金题直击

免疫应答的基本过程包括

A. 识别、活化、效应三个阶段
B. 识别、活化、排斥三个阶段
C. 识别、活化、反应三个阶段
D. 识别、活化、增殖三个阶段
E. 识别、活化、应答三个阶段

【答案】A

（二）分类

其分为 B 细胞介导的体液免疫应答和 T 细胞介导的细胞免疫应答。

（三）特点

1. 特异性 不同的特定抗原进入机体后可从免疫系统淋巴细胞库（10^{12} 以上）中选择出具有相应 TCR 和 BCR 的 T 细胞或 B 细胞克隆，并发生高度特异性结合，诱导抗原特异性免疫应答。

2. 耐受性 胚胎期凡遭遇和识别自身组织成分的淋巴细胞克隆将被删除或被禁忌，形成对自身抗原的免疫耐受，但保留针对“非己”抗原的识别和反应能力。

3. 记忆性 T 细胞和 B 细胞经抗原刺激活化产生初次免疫应答过程中都会产生由特异性增殖淋巴细胞分化而来的记忆细胞，再次遇到相同抗原时，可短期内迅速诱导更强和持续时间更长的再次免疫应答。

四、B 细胞介导的体液免疫应答

外来抗原诱导抗原特异性 B 细胞活化、增殖，并最终分化为浆细胞，产生特异性抗体，存在于体液中，发

挥重要的免疫效应作用的过程，称为特异性体液免疫应答。

（一）TD 抗原诱导的体液免疫应答

1. 抗原识别

① BCR 不仅能识别蛋白质抗原，还能识别多肽、核酸、多糖类、脂类和小分子化合物。

② BCR 识别的抗原无需经 APC 的加工和处理，也无 MHC 限制性。

2. 活化 **B 细胞活化也需要双信号，即特异性抗原传递的第一信号、协同刺激分子提供的第二信号使 B 细胞完全活化。**抗原与 mIg（BCR）的可变区特异结合，产生第一活化信号。与其结合的抗原，被 B 细胞加工处理，产生的抗原肽与 MHCⅡ类分子结合，并被提呈给 Th 细胞。Th 细胞向 B 细胞提供第二活化信号，即协同刺激信号。

3. 增殖和终末分化 活化的 B 细胞具备了增殖和继续分化的能力。部分激活的 B 细胞分化成浆细胞，产生抗体。部分激活的 B 细胞分化成记忆细胞。

（二）TI 抗原诱导的体液免疫应答

1. 抗原识别 某些抗原，如细菌多糖、多聚蛋白质及脂多糖等属 T 细胞非依赖性抗原（TI-Ag），**TI 抗原通常刺激 IgM 类抗体，**不能诱导 Ig 类别转换、抗原亲和力成熟及记忆 B 细胞形成。TI 抗原可分成两类，即 TI-1 和 TI-2。

2. B 细胞对 TI-1 抗原的应答 TI-1 抗原又常被称为 B 细胞丝裂原，如 LPS，通过与 B 细胞上的 BCR 和丝裂原受体结合，引起 B 细胞活化。

3. B 细胞对 TI-2 抗原的应答 TI-2 抗原多为具有高度重复结构的细菌胞壁与荚膜多糖成分，只能激活成熟 B 细胞。对 TI-2 抗原发生应答的主要是 B1 细胞。由于人体 B1 细胞至 5 岁才发育成熟，故婴幼儿易感染含 TI-2 抗原的病原体。TI-2 抗原通过其高度重复的抗原表位使 B 细胞的 mIg 广泛交联而被激活。

（三）体液免疫应答的一般规律

再次免疫应答的特点是：①**潜伏期短，**大约为初次应答潜伏期的一半；② **抗体浓度增加快，**抗体滴度高（高于初次应答甚至 10 倍以上）；③**抗体维持时间长；**④**诱发再次应答所需抗原剂量小；**⑤**主要产生高亲和力的抗体 IgG。**

命题趋势 适应性免疫应答知识点考试多以 A1、B1 型题为主。

金题直击

1. 可产生和分泌抗体的细胞是

A. 浆细胞　　B. 中性粒细胞

C. 巨噬细胞　　D. NK 细胞

E. CTL

【答案】A

【解析】浆细胞专门合成和分泌抗体分子。

2. 初次体液免疫应答产生抗体的特点是

A. 滴度高　　B. 主要为 IgA

C. 主要为 IgG　　D. 亲和力低

E. 持续时间长

【答案】D

五、T 细胞介导的细胞免疫应答

外源性抗原在外周组织被抗原递呈细胞摄取后加工成抗原肽，由 MHCⅡ类分子呈现在抗原递呈细胞表面，形成 MHCⅡ- 抗原肽复合体。$CD4^+$ 初始 T 细胞通过 TCR 识别 MHCⅡ- 抗原肽复合物后活化增殖、分化成为 Th 细胞。内源性抗原由 MHCⅠ类分子呈现在细胞表面，形成 MHCⅠ- 抗原肽复合体，$CD4^+$ 初始 T 细胞通过 TCR 识别 MHCⅠ- 抗原肽复合物后活化增殖、分化成为 CTL。

（一）T 细胞活化的双识别、双信号

T 细胞的充分活化需要双信号，第一信号为 TCR 与抗原肽-MHC 分子复合物的结合，CD4/CD8 识别 MHC 分子的 α_2/α_3，参与第一信号的启动。第二信号来自 T 细胞表面的 CD28 与 APC 上的协同刺激分子 B7-1（CD80）

和 B7-2（CD86）及其黏附分子的结合。此外还需要若干重要的细胞因子（第三信号）维持 T 细胞的激活、记忆和分化效应。

（二）Th1 细胞的效应

① Th1 细胞在宿主抗胞内病原体感染中起重要作用。Th1 对胞内寄生病原体可通过 IFN-γ 活化巨噬细胞及释放各种活性因子而加以清除。

② Th1 细胞产生 IL-2 等细胞因子，可促进 Th1 细胞、NK 细胞、CTL 等增殖，从而放大免疫效应。

③ Th1 细胞分泌 IL-3、GM、CSF、TNF-α 等细胞因子，募集活化巨噬细胞、中性粒细胞，促进其杀伤病原体。

（三）Th2 细胞的效应

1. 辅助体液免疫应答　Th2 通过产生 IL-4、IL-5、IL-10、IL-13 等细胞因子，协助和促进 B 细胞的增殖和分化为浆细胞，刺激产生抗体。

2. 参与超敏反应　Th2 细胞分泌 IL-4、IL-5 可激活肥大细胞、嗜碱性粒细胞，参与超敏反应的发生和抗寄生虫感染。

（四）Th17 细胞的效应

Th17 细胞分泌 IL-17、IL-22、IL-21 等发挥如下效应：①募集和活化炎症细胞；②通过诱生基质金属蛋白酶（MMPs）引起组织破坏；③诱生促炎症细胞因子如 IL-6、TNF-α 等，因此，Th17 在固有免疫中发挥重要作用；④参与抗真菌、抗胞外病原体以及自身免疫病的发生。

（五）CTL 的细胞毒效应

CTL 可高效、特异性地杀伤胞内寄生病原体（病毒和某些胞内寄生菌等）的感染细胞、肿瘤细胞等靶细胞，而不损害正常细胞。CTL 主要通过两条途径杀伤靶细胞。

1. 穿孔素 / 颗粒酶途径　CTL 在效 - 靶细胞接触部位向靶细胞吐颗粒，贮存于胞浆颗粒中的穿孔素插入靶细胞膜，形成孔道，导致靶细胞崩解。此外随 CTL 脱颗粒而分泌的颗粒酶是一类丝氨酸蛋白酶，循穿孔素孔道进入靶细胞，通过激活凋亡相关的酶系统而介导靶细胞凋亡。

2. 死亡受体途径　效应 CTL 可表达膜型 FasL 以及可溶型 FasL（sFasL）或 TNF-α，分别与靶细胞表面的 Fas 和 TNF 受体结合，通过激活胞内半胱天冬蛋白酶（caspase）级联反应，诱导靶细胞凋亡。

第十一单元　黏膜免疫

一、基本概念

（一）黏膜免疫

黏膜免疫是免疫系统的一个组成部分，对机体各处黏膜提供保护，防御病原微生物的入侵。

（二）黏膜相关淋巴组织

黏膜相关淋巴组织（MALT），指呼吸道、胃肠道及泌尿生殖道黏膜固有层和上皮细胞下散在的无被膜淋巴组织，以及某些器官化的黏膜淋巴组织，如扁桃体、小肠的派氏集合淋巴结（PP）及阑尾等。

二、黏膜免疫系统的组成

MALT 主要包括肠相关淋巴组织、鼻相关淋巴组织和支气管相关淋巴组织等。

（一）细胞

肠相关淋巴组织（GALT）包括肠道的派氏淋巴结、淋巴小结、上皮间淋巴细胞、固有层中弥散分布的淋巴细胞等。抵御侵入肠道的病原微生物感染。

1. M 细胞　在肠道派氏淋巴小结面向肠腔部位，夹在肠道柱状上皮细胞中间有一类 M 细胞，为特化的抗原转运细胞。

2. 上皮内淋巴细胞（IEL）　是存在于小肠黏膜上皮内的一类独特的细胞群，有较强的细胞毒作用，在免疫监视和黏膜细胞免疫中具有重要作用。

3. B 细胞　B 细胞广泛分布于 MALT 中，在免疫系统中分化成产生 IgA 的浆细胞。

（二）分子

MALT 中 B 细胞分化并产生 IgA，经黏膜上皮细胞分泌至小肠黏膜表面，形成大量分泌型 IgA（sIgA）。

命题趋势　黏膜免疫系统的组成知识点考试多以 A1、B1 型题为主。

金题直击

属于黏膜免疫系统的免疫器官是

A. 扁桃体　　B. 胸腺　　C. 骨髓　　D. 肝脏　　E. 脾脏

【答案】A

【解析】黏膜相关淋巴组织（MALT），指呼吸道、胃肠道及泌尿生殖道黏膜固有层和上皮细胞下散在的无被膜淋巴组织，以及某些器官化的黏膜淋巴组织，如扁桃体、小肠的派氏集合淋巴结（PP）及阑尾等。

三、黏膜免疫系统的功能

（一）抗感染

1. 产生 sIgA　B 细胞在黏膜局部受抗原刺激后所产生的大量 sIgA，分泌至黏膜表面，成为黏膜局部抵御病原微生物感染的主要机制。

2. 参与黏膜局部免疫应答　在肠道、呼吸道及泌尿生殖道黏膜构成了一道免疫屏障，在黏膜局部抗感染免疫防御中发挥关键作用。

（二）参与食物与肠道菌群免疫耐受

肠道黏膜接触大量食物抗原以及肠道常驻菌群，黏膜免疫系统通过一系列耐受机制维持此类抗原的耐受性。人工诱导对过敏原的口服耐受可用于治疗食物过敏、哮喘等。肠道菌群促进肠道黏膜免疫系统的早期发育，促进肠黏膜相关的淋巴组织中的 B 细胞产生针对病原体的抗体。

（三）参与超敏反应

黏膜免疫系统对外来抗原的过度应答是导致黏膜组织超敏反应性疾病的根本原因。

（四）口腔黏膜免疫与口腔健康

在生理条件下，口腔免疫系统与口腔常住菌群达成平衡，维持口腔的健康生态环境。但是在免疫缺陷或者免疫功能紊乱的情况下，可发生各种机会性感染，导致牙髓病、根尖周病以及牙周组织疾病。此时免疫应答既是保护性反应，也造成相关组织的病理损伤。

第十二单元　免疫耐受

免疫耐受是指抗原特异性的免疫无应答状态。诱导耐受形成的抗原称为耐受原，同一抗原物质既可是耐受原，也可是免疫原，主要取决于抗原的理化性质、剂量、进入途径、机体遗传背景和生理状态等因素。

<table>
<tr><td>免疫耐受</td><td colspan="2">指抗原特异性的免疫无应答状态，诱导耐受形成的抗原称为耐受原</td></tr>
<tr><td>中枢免疫耐受</td><td colspan="2">在胚胎发育阶段及出生后免疫细胞的中枢发育过程中，尚未成熟的 T 细胞与 B 细胞接受自身抗原刺激，形成了对自身抗原的免疫耐受</td></tr>
<tr><td>外周免疫耐受</td><td colspan="2">指成熟的 T 细胞及 B 细胞，遇内源性或外源性抗原，不产生免疫应答</td></tr>
<tr><td rowspan="2">影响免疫耐受的因素</td><td>抗原因素</td><td>抗原的持续存在是维持机体免疫耐受状态的重要条件
多次注射耐受原可使免疫耐受状态延长
小分子的可溶性非聚合状态抗原易成为耐受原
表面有许多相同决定簇的抗原分子易成为耐受原
抗原经静脉注射最易诱导免疫耐受，经皮下及肌内注射较难
TD 抗原无论剂量高低均可诱导 T 细胞产生免疫耐受</td></tr>
<tr><td>机体因素</td><td>抗原在胚胎期最易诱导免疫耐受，在新生期次之，成年期较难
成年个体应用免疫抑制措施如全身淋巴组织射线照射或应用环磷酰胺、环孢霉素 A 及糖皮质激素等免疫抑制剂有利于免疫耐受性的诱导</td></tr>
<tr><td>建立免疫耐受</td><td colspan="2">口服或静脉注射抗原
器官移植前，静脉注射供体的表达同种异型抗原的血细胞，帮助建立一定程度的免疫耐受，延长移植物的存活时间</td></tr>
<tr><td>打破免疫耐受</td><td colspan="2">中枢免疫耐受的终止
外周免疫耐受的终止，如隐蔽抗原的释放</td></tr>
</table>

命题趋势 影响免疫耐受的因素知识点考试多以 A1 型题为主。

金题直击

诱导免疫耐受形成的最佳时期是

A. 成年期　　B. 幼年期

C. 青年期　　D. 胚胎期

E. 老年期

【答案】 D

【解析】 影响免疫耐受的因素有抗原因素和机体因素，抗原在胚胎期最易诱导免疫耐受，在新生期次之，成年期较难。

第十三单元　抗感染免疫

一、概念

抗感染免疫是机体免疫系统抵御及清除感染性病原体（细菌、病毒等）的能力。

二、机制

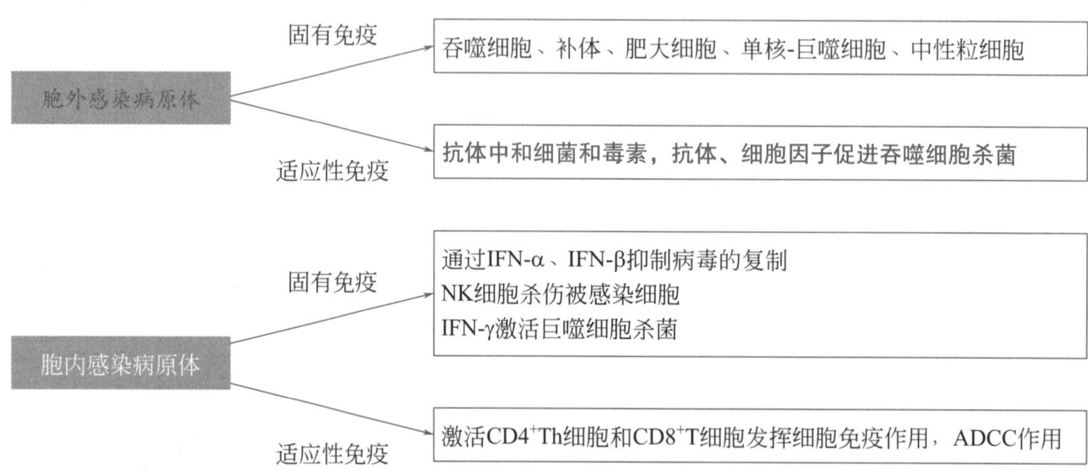

三、病原体的免疫逃逸机制

（一）宿主机制

先天或后天免疫缺陷的个体易患各种感染性疾病，接受免疫抑制剂治疗的个体对病原微生物的抵抗力下降。

（二）病原体机制

许多病毒和细菌在复制过程中经常以较高频率突变，导致病原体抗原不断变异，或者丢失关键 T 细胞、B 细胞表位，逃避免疫识别，使变异毒株不能被清除而优势扩增，反复感染。特别是流感病毒和结核分枝杆菌的抗原变异，使免疫系统无从识别或发挥免疫效应。

第十四单元　超敏反应

一、概述

（一）超敏反应的概念

超敏反应又称变态反应，指机体对某些抗原进行初次应答后，再次接受相同抗原刺激时，发生的一种以生理功能紊乱或组织细胞损伤为主的特异性免疫应答。

（二）超敏反应的分型

根据发病机制，超敏反应分为四型：Ⅰ型超敏反应、Ⅱ型超敏反应、Ⅲ型超敏反应和Ⅳ型超敏反应。前三型由抗体介导，Ⅳ型超敏反应由 T 细胞介导。

命题趋势　超敏反应概念及特点相关知识点考试多以 A1 型题为主。

金题直击

关于超敏反应正确的理解是

A. 不出现组织细胞损伤　　B. 机体反应性处于低状态

C. 不是特异性的　　D. 属于正常免疫应答

E. 属于异常免疫应答

【答案】E

【解析】超敏反应又称变态反应，指机体对某些抗原进行初次应答后，再次接受相同抗原刺激时，发生的一种以生理功能紊乱或组织细胞损伤为主的特异性免疫应答。

二、Ⅰ型超敏反应

（一）Ⅰ型超敏反应的特点

Ⅰ型超敏反应又称速发型超敏反应，其特点是：

① 主要由 IgE 介导，引起局部或全身反应。

② 发生快、消退快。

③ 通常引起功能紊乱但不造成组织细胞损伤。

④ 具有明显的个体差异和遗传背景。

（二）Ⅰ型超敏反应的变应原、变应素、细胞及常见病

变应原	某些药物或化学物质，如青霉素、磺胺类等为半抗原，与某种蛋白结合而获得免疫原性，成为变应原
	吸入性变应原，如花粉颗粒、尘螨排泄物、真菌菌丝及孢子、昆虫毒液、动物皮毛等
	食物变应原，如奶、蛋、鱼虾、蟹贝等食物蛋白
	酶类物质，如尘螨中的半胱氨酸蛋白；细菌如枯草菌溶素等可导致哮喘
变应素	指能引起Ⅰ型超敏反应的 IgE 类抗体，IgE 为亲细胞抗体，通过 Fc 段与肥大细胞和嗜碱性粒细胞表面 IgE-Fc 受体结合，而使机体处于致敏状态 正常人血清中 IgE 抗体含量很低，过敏患者体内的 IgE 含量显著升高
参与的细胞	肥大细胞、嗜碱性粒细胞、嗜酸性粒细胞、B 细胞、Th2 细胞
临床常见的Ⅰ型超敏反应性疾病	药物过敏性休克：以青霉素最为常见，重者可发生过敏性休克甚至死亡 血清过敏性休克：用动物免疫血清如破伤风抗毒素防治时，有些患者可因曾经注射过相同的血清制剂已被致敏，而发生过敏性休克，重者可在短时间内死亡
	呼吸道过敏反应：常因吸入花粉、尘螨、真菌和毛屑等变应原或呼吸道病原微生物感染引起，如过敏性鼻炎和过敏性哮喘
	消化道过敏反应：过敏体质的个体进食鱼、虾、蟹、蛋、奶等可发生过敏性胃肠炎
	皮肤过敏反应：包括荨麻疹、特应性皮炎（湿疹）和血管神经性水肿，可由药物、食物、肠道寄生虫或冷热刺激等引起

（三）Ⅰ型超敏反应的发生机制

1. 致敏 进入机体的变应原刺激B细胞产生特异性IgE抗体。该IgE抗体以其Fc段与肥大细胞或嗜碱性粒细胞表面相应的FcεRⅠ结合，而使机体处于致敏状态。

2. 激发 相同的变应原再次进入机体后，与致敏细胞表面的2个或2个以上相邻IgE交联，使肥大细胞脱颗粒释放组胺、激肽原酶、白三烯、血小板活化因子、前列腺素等生物活性介质。

3. 效应 释放的生物活性介质导致平滑肌收缩、毛细血管扩张、通透性升高、腺体分泌增多，引起局部或全身性过敏反应。

命题趋势 Ⅰ型超敏反应知识点考试多以A1、B型题为主。

金题直击

花粉、尘螨引起型超敏反应性疾病属于哪种类型

A. Ⅰ型超敏反应　　B. Ⅱ型超敏反应

C. Ⅲ型超敏反应　　D. Ⅳ型超敏反应

E. Ⅴ型超敏反应

【答案】 A

【解析】 吸入花粉、尘螨、真菌和毛屑等变应原或呼吸道病原微生物感染可引起过敏性鼻炎和过敏性哮喘，属于Ⅰ型超敏反应。

（四）Ⅰ型超敏反应的防治原则

1. 避免接触变应原 必须查明变应原，最常见的方法是变应原皮肤试验。

2. 脱敏疗法

（1）特异性变应原脱敏疗法 对已查明变应原如花粉、尘螨等，可采用小剂量、间隔较长时长、反复多次皮下注射相应变应原的方法进行脱敏治疗。

（2）异种免疫血清脱敏疗法 抗毒素皮试阳性但必须使用异种免疫血清者，可短间隔（20～30min）、小剂量多次注射抗毒素血清，使体内致敏靶细胞分期分批小量脱敏，解除致敏状态。

3. 药物治疗

（1）抑制生物活性介质合成和释放 阿司匹林可抑制前列腺素的生成；色甘酸钠可阻止肥大细胞脱颗粒；肾上腺素、异丙肾上腺素和前列腺素E激活腺苷酸环化酶促进cAMP合成。

（2）拮抗生物学活性介质的作用 苯海拉明、氯苯那敏竞争组胺受体而发挥拮抗组胺的作用。

（3）过敏性休克的抢救药 肾上腺素不仅可解除支气管平滑肌痉挛，还收缩毛细血管，上调血压，用于抢救过敏性休克。

三、Ⅱ型超敏反应

Ⅱ型超敏反应是由IgG或IgM抗体与靶细胞表面相应抗原结合后，在补体、吞噬细胞和NK细胞参与作用下，引起的以细胞溶解和组织损伤为主的病理性免疫反应。

（一）Ⅱ型超敏反应的发生机制

1. 靶细胞及其表面抗原 正常组织细胞、改变的自身组织细胞和被抗原或抗原表位结合修饰的自身组织细胞，均可成为Ⅱ型超敏反应中被攻击杀伤的靶细胞。

2. 抗体、补体和效应细胞的作用

① 特异性IgG或IgM抗体产生。

② 抗体和靶细胞表面抗原结合后激活补体和效应细胞，使靶细胞裂解。其主要机制为：①调理吞噬，包被自身抗体的自身细胞如红细胞被肝脾巨噬细胞吞噬；② ADCC，包被IgG类抗体的自身细胞，被表达IgG Fc受体的NK细胞、巨噬细胞和中性粒细胞杀伤。

命题趋势 Ⅱ型超敏反应知识点考试多以A1、B型题为主。

金题直击

参与Ⅱ型超敏反应的免疫球蛋白是

A. IgM/IgD　　B. IgM/IgG

C. IgA/IgE　　D. IgM/IgA
E. IgE/IgD
【答案】B
【解析】Ⅱ型超敏反应是由IgG/IgM抗体与靶细胞表面相应抗原结合后，在补体、吞噬细胞和NK细胞参与下，引起的以细胞溶解和组织损伤为主的病理性免疫反应。

（二）临床常见的Ⅱ型超敏反应性疾病

输血反应	多发生于ABO血型不符的输血。A型血红细胞表面有A抗原，B型血受者血清中有天然抗A抗体（IgM），两者结合后激活补体可溶解红细胞引起溶血反应
新生儿溶血症	母子间Rh血型不符引起，血型为Rh^-（RhD基因缺失）的母亲由于输血、流产或分娩等原因接受红细胞表面Rh抗原刺激后，可产生抗Rh IgG类抗体。当母亲再次妊娠，且胎儿血型为Rh^+时，母体内的Rh抗体通过胎盘进入胎儿，与其红细胞结合使之溶解破坏，引起流产或发生新生儿溶血
自身免疫性溶血性贫血	服用甲基多巴类药物或流感病毒、EB病毒感染机体后，可使红细胞膜表面成分发生改变，刺激机体产生抗红细胞抗体。这种抗体与改变的红细胞表面成分结合引起自身免疫性溶血性贫血
药物过敏性血细胞减少症	青霉素、磺胺、安替比林、奎尼丁和非那西汀等药物与血细胞膜蛋白或血浆蛋白结合获得免疫原性，刺激机体产生药物抗原表位特异性抗体。抗体与药物结合的红细胞、粒细胞或血小板作用，或与药物结合形成抗原-抗体复合物后，再与具有FcγR的血细胞结合，激活补体可引起药物性溶血性贫血
肺出血-肾炎综合征	患者产生针对基底膜抗原的自身IgG类抗体，存在交叉抗原的肺泡基底膜和肾小球基底膜，激活补体或通过调理吞噬作用，导致肺出血和肾炎
甲状腺功能亢进症（Graves病）	患者产生针对甲状腺细胞表面促甲状腺素（TSH）受体的自身抗体。该抗体与甲状腺细胞表面TSH受体结合，反而刺激甲状腺细胞合成分泌甲状腺素，引起甲状腺功能亢进

命题趋势 超敏反应性疾病知识点考试多以A1、A2、B型题为主。

金题直击

男，30岁。患再生障碍性贫血3年。由于贫血严重予以输血治疗，在输血开始后10min患者突然寒战、发热、腰背痛、恶心、呕吐、心悸、呼吸困难、烦躁不安、无尿，该患者发生的不良反应，所属超敏反应的类型是
A. Ⅲ型　　B. Ⅳ型
C. 不能定型　　D. Ⅱ型
E. Ⅰ型
【答案】D
【解析】根据体征及诱因可诊断患者出现了输血反应，输血反应属于Ⅱ型超敏反应。

四、Ⅲ型超敏反应

（一）Ⅲ型超敏反应的发生机制

可溶性免疫复合物的形成与沉积：血液中的可溶性抗原与IgG或IgM结合可形成中等大小的可溶性抗原-抗体复合物。此类复合物不易被单核-巨噬细胞吞噬清除，也不易通过肾小球基底膜随尿液排出体外，而沉积于毛细血管基底膜，激活补体引起炎症反应和组织损伤。

（二）临床常见的Ⅲ型超敏反应性疾病

1. 局部免疫复合物病

（1）Arthus反应　是实验性局部Ⅲ型超敏反应。用马血清经皮下反复免疫家兔，当再次注射马血清，抗原与已生成的抗体形成免疫复合物，沉积在注射部位的小动脉壁上，引起血管炎，导致注射局部红肿、出血和坏死等剧烈炎症反应。此种现象被称为Arthus反应。

（2）类Arthus反应　局部反复注射胰岛素、抗毒素等，可在注射局部出现红肿、出血和坏死等局部炎症反应。

2. 全身性免疫复合物病

（1）**血清病** 初次大量注射抗毒素（马血清）后1～2周发生。临床症状是发热、皮疹、淋巴结肿大、关节肿痛和一过性蛋白尿等。这是由患者体内产生的抗毒素抗体和未完全排除的异种血清结合形成可溶性免疫复合物所致。血清病具有自限性，停止注射抗毒素后症状可自行消退。

（2）**链球菌感染后肾小球肾炎** 一般发生于A族溶血性链球菌感染后2～3周。体内产生抗链球菌抗体，与链球菌可溶性抗原结合形成循环免疫复合物，沉积在肾小球基底膜上，引起免疫复合物型肾炎。免疫复合物型肾小球肾炎可在其他病原微生物如葡萄球菌、肺炎球菌、乙型肝炎病毒或疟原虫感染后发生。

（3）其他 类风湿性关节炎、系统性红斑狼疮等。

命题趋势 Ⅲ型超敏反应知识点考试多以A1、B型题为主。

金题直击

属于Ⅲ型超敏反应性疾病的是

A. 过敏性鼻炎　　B. 新生儿溶血症

C. 类风湿性关节炎　　D. 接触性皮炎

E. 支气管哮喘

【答案】C

【解析】Ⅲ型超敏反应性疾病有血清病、肾小球肾炎、类风湿性关节炎、系统性红斑狼疮、Arthus反应等。

五、Ⅳ型超敏反应

Ⅳ型超敏反应是抗原诱导的Th1型细胞免疫应答，是效应T细胞与特异性抗原结合后引起的以单核细胞浸润和组织损伤为主要特征的炎症反应。该反应常在接触相同抗原后24～72h出现炎症反应，因此又称迟发型超敏反应。

临床常见的Ⅳ型超敏反应疾病：

1. 感染性迟发型超敏反应 多发生于胞内寄生物（结核分枝杆菌等）感染。结核杆菌感染巨噬细胞并抵抗活化巨噬细胞的杀伤效应，则发展为慢性感染，形成肉芽肿。其中央是由巨噬细胞融合所形成的巨细胞，在缺氧和巨噬细胞的细胞毒作用下，形成干酪样坏死。

结核菌素试验为典型的实验性感染性迟发型超敏反应。

2. 接触性迟发型超敏反应 接触性皮炎为典型的接触性迟发型超敏反应。接触小分子半抗原物质，如油漆、染料、农药、化妆品和某些药物（磺胺和青霉素）等引起。小分子半抗原与表皮细胞蛋白质结合成完全抗原，经朗格汉斯细胞提呈、活化T细胞，皮炎可在接触相应致敏原后24h发生，表现为局部红肿、硬结、水疱，严重者可发生剥脱性皮炎。

【要点提醒】

项目	Ⅰ型超敏反应	Ⅱ型超敏反应	Ⅲ型超敏反应	Ⅳ型超敏反应
名称	速发型	细胞毒型	免疫复合物型	迟发型
抗体	IgE	IgG、IgM	IgG、IgM	无
补体	无	有	有	无
细胞	肥大细胞 嗜碱性粒细胞	中性粒细胞 巨噬细胞 NK细胞	中性粒细胞 血小板	$CD4^+$Th1细胞 巨噬细胞
疾病	① 过敏性休克：药物过敏性休克、血清过敏性休克 ② 呼吸道过敏：过敏性哮喘、过敏性鼻炎 ③ 消化道过敏 ④ 皮肤过敏：荨麻疹	输血反应 新生儿溶血 自身免疫性溶血性贫血 药物过敏性血细胞减少症 肺出血-肾炎综合征 Graves病	血清病 肾小球肾炎 类风湿性关节炎 系统性红斑狼疮 Arthus反应	① 感染性迟发型超敏反应 ② 接触性皮炎

命题趋势 超敏反应性疾病相关知识点考试多以A1、A2、B型题为主。

金题直击

A. 支气管哮喘　　B. 荨麻疹
C. 溶血性贫血　　D. 接触性皮炎
E. 血清病

1. 由Ⅲ型超敏反应引起的疾病是

2. 由自身抗体诱导的Ⅱ性超敏反应引起的疾病

【答案】 E、C

【解析】 支气管哮喘、荨麻疹属于Ⅰ型超敏反应，溶血性贫血属于Ⅱ型超敏反应，血清病属于Ⅲ型超敏反应，接触性皮炎属于Ⅳ型超敏反应。

第十五单元　自身免疫和自身免疫病

一、概述

（一）自身免疫的概念

自身免疫是对自身细胞或自身成分所发生的免疫应答。

（二）自身免疫病

1. **概念**　在某些内外因诱发下，自身免疫耐受状态被打破，持续迁延的自身免疫对自身抗原产生异常的免疫应答，造成了自身细胞破坏、组织损伤或功能异常，导致的临床病症。

2. **特点**

① 患者体内可检测到针对自身抗原的自身抗体和（或）自身反应性 T 淋巴细胞。

② 自身抗体和（或）自身反应性 T 淋巴细胞介导对自身细胞或自身成分的适应性免疫应答，造成组织细胞损伤或功能障碍。

③ 病情的转归与自身免疫反应强度密切相关。

④ 易反复发作，慢性迁延。

二、自身免疫病的组织损伤机制

自身抗体和（或）自身反应性 T 淋巴细胞介导的、对自身成分发生的获得性免疫应答是自身免疫性疾病发生的原因。**自身免疫性疾病实际上是由自身抗体、自身反应性 T 淋巴细胞或两者共同引起的针对自身抗原的超敏反应性疾病。**

（一）自身抗体介导

1. **针对细胞膜或膜吸附成分的自身抗体**　自身抗体启动，破坏自身细胞而引发自身免疫病。

疾病	自身抗体	后果或临床表现
恶性贫血	抗内因子的自身抗体	维生素 B_{12} 缺乏导致巨幼细胞贫血
药物诱导的溶血性贫血	药物吸附在红细胞表面改变其抗原性，刺激机体产生自身红细胞抗体	红细胞裂解，溶血性贫血
自身免疫性血小板减少性紫癜	抗血小板表面成分抗体	血小板破坏，凝血功能障碍
自身免疫性中性粒细胞减少症	抗中性粒细胞抗体	中性粒细胞减少性疾病患者易患化脓菌感染

2. **自身抗体介导细胞功能异常**

（1）激动型抗受体自身抗体：如毒性弥漫性甲状腺肿（Graves 病）是血清中有针对促甲状腺激素（TSHR）受体的 IgG 抗体引起的自身免疫病。

（2）阻断型抗受体自身抗体：**重症肌无力（MG）是由于体内存在针对乙酰胆碱受体的自身抗体引起的自身免疫病。**

3. **自身抗体与免疫复合物**

如系统性红斑狼疮患者体内存在多种针对 DNA 和组蛋白的自身抗体，也可存在抗红细胞、血小板、白细胞和凝血因子等自身抗体。这些自身抗体与自身抗原形成的大量免疫复合物沉积在全身各部位，造成组织损伤。

（二）自身反应性 T 细胞介导

体内存在的针对自身反应性 $CD8^+$ CTL 和 Th1 细胞都可造成自身细胞的免疫性损伤。

胰岛素依赖性糖尿病（IDDM）患者体内存在的自身反应性 T 细胞，可持续杀伤胰岛中的 β 细胞，致使胰岛素分泌严重不足引起糖尿病。重症肌无力（MG）患者体内**既有**存在针对乙酰胆碱受体的**自身抗体也存在**乙酰胆碱受体**自身反应性 T 细胞。**

命题趋势 自身免疫病的组织损伤机制相关知识点考试多以 A1 型题为主。

金题直击

主要由自身反应性 T 细胞介导的自身免疫病是

A. 肺出血 - 肾炎综合征　　B. 桥本甲状腺炎
C. 免疫性血小板减少性紫癜　　D. 重症肌无力
E. 胰岛素依赖性糖尿病
【答案】E
【解析】自身反应性 T 细胞介导的自身免疫病是体内存在的针对自身反应性 $CD8^+$ CTL 和 Th1 细胞造成自身细胞的免疫性损伤。胰岛素依赖性糖尿病患者体内存在的自身反应性 T 细胞，可持续杀伤胰岛中的 β 细胞，致使胰岛素分泌严重不足引起糖尿病。

三、自身免疫病的发生机制

机制	对应疾病
隐蔽抗原的释放	位于体内特定解剖位置而与免疫系统隔绝的抗原成分（脑、睾丸、眼球、心肌、子宫等）叫隐蔽抗原。隐蔽抗原的释放，如眼外伤诱发自身免疫性交感性眼炎
自身抗原的改变	生物、物理、化学以及药物等因素可以使自身抗原发生改变引起自身免疫病，如肺炎支原体可改变红细胞的抗原，引起自身免疫性溶血
分子模拟 / 交叉抗原	有些微生物与人体的细胞有类似的抗原表位，在感染人体后引发针对微生物抗原的免疫应答，也能攻击含有相似表位的人体细胞或细胞外成分，这种现象称为分子模拟。如链球菌感染引起急性肾小球肾炎；柯萨奇病毒感染引发糖尿病
淋巴细胞的多克隆激活	可引起自身抗体产生引起免疫损伤，如 EBV 刺激机体产生 T 细胞抗体、抗 B 细胞抗体、抗核抗体和类风湿因子等多种抗体
表位扩展	在自身免疫病的发生过程中，机体自身应答性 T 细胞克隆识别自身抗原的隐蔽表位，如 SLE、类风湿性关节炎、多发性硬化、IDDM 等
免疫调节异常	Th1 亢进引起 IDDM，Th2 亢进引起 SLE
遗传相关因素	HLA 等位基因的基因型和人类自身免疫病的易感性相关。如 HLA- Ⅱ类分子 DR3 与重症肌无力、系统性红斑狼疮、胰岛素依赖性糖尿病、突眼性甲状腺肿等有关；DR4 与类风湿性关节炎、寻常性天疱疮、胰岛素依赖性糖尿病有关；B27 与强直性脊柱炎有关

命题趋势　分子模拟相关知识点考试多以 A1 型题为主。

金题直击

柯萨奇病毒感染人体引发糖尿病的机制是
A. 淋巴细胞的多克隆激活　　B. 表位扩展
C. 分子模拟　　D. 自身抗原的改变
E. 隐蔽抗原的释放
【答案】C
【解析】有些微生物与人体的细胞或细胞外成分有类似的抗原表位，在感染人体后引发针对微生物抗原的免疫应答，也能攻击含有相似表位的人体细胞或细胞外成分，这种现象称为分子模拟。柯萨奇病毒感染诱发的免疫应答可攻击人胰岛的 β 细胞，引发糖尿病。

四、自身免疫病的治疗

（一）基本治疗原则

多种微生物可诱发自身免疫病，并提高机体的免疫应答水平，因此预防和控制微生物感染，可降低某些自身免疫病的发生率。应用免疫抑制剂可减轻自身免疫病的症状，提高患者的生存质量。

（二）治疗策略

自身免疫病应采取综合治疗的策略，通过预防和控制微生物感染，应用免疫抑制剂、细胞因子抗体及细胞因子受体阻断剂，达到控制和缓解症状的目的。

第十六单元　免疫缺陷病

一、概述

（一）免疫缺陷病的概念

免疫缺陷病（IDD）是免疫系统先天发育不全或后天损害而使免疫细胞的发育、增殖、分化和代谢异常并导致免疫功能不全所出现的临床综合征。B 细胞、吞噬细胞或补体缺陷者易患化脓性细菌（葡萄球菌）感染；细胞免疫缺陷者主要易患由病毒、真菌、胞内寄生菌和原虫引起的感染。

（二）免疫缺陷病的分类

免疫缺陷病按病因不同分为原发性免疫缺陷病（PIDD）和获得性免疫缺陷病（AIDD）两大类；根据主要累及的免疫系统成分不同，可分为体液免疫缺陷、细胞免疫缺陷、联合免疫缺陷（体液和细胞免疫同时发生缺陷）、吞噬细胞缺陷和补体缺陷等。

二、原发性免疫缺陷病

B 细胞缺陷	X- 性连锁低丙种球蛋白血症：血清中各类 Ig 水平明显降低或缺失，反复化脓性细菌感染
	选择性 IgA 缺陷或 IgA 和 IgG 缺陷：反复化脓性细菌感染
T 细胞缺陷	DiGeorge 综合征：先天性胸腺发育不全，T 细胞数目降低，B 细胞数目正常。易反复感染病毒、真菌、原虫及胞内寄生菌
联合免疫缺陷	重症联合免疫缺陷综合征（SCID）：T 细胞及 B 细胞均缺陷而导致的细胞免疫和体液免疫联合缺陷——IL-2Rγ 链参与
吞噬细胞缺陷	慢性肉芽肿病：频发细菌、真菌感染和肉芽肿的形成
补体系统缺陷	C3 缺陷患者易发生严重的致死性化脓菌感染，C1 抑制物（C1-INH）的缺陷患者易发生遗传性血管神经性水肿

三、获得性免疫缺陷病

获得性免疫缺陷病（AIDD）是后天造成的、继发于某些疾病或使用药物后产生的免疫缺陷病。获得性免疫缺陷综合征是人类免疫缺陷病毒（HIV）感染和破坏 $CD4^+$ T 细胞，引起细胞免疫严重缺陷，导致感染、恶性肿瘤和神经系统病变为特征的临床综合征。

命题趋势 免疫缺陷病相关知识点考试多以 A1 型题为主。

金题直击

慢性肉芽肿病的发生原因是

A. 先天性胸腺发育不全　　B. 吞噬细胞功能缺陷

C. B 细胞发育和（或）功能异常　　D. 补体某些组分缺陷

E. T、B 细胞混合缺陷

【答案】B

【解析】吞噬细胞缺陷可引起慢性肉芽肿病，表现为频发细菌、真菌感染和肉芽肿的形成。

第十七单元　肿瘤免疫

肿瘤免疫学是研究肿瘤抗原的种类和性质、机体对肿瘤的免疫效应机制以及肿瘤的免疫逃逸的方式和机制、肿瘤的免疫诊断和免疫防治的科学。

一、肿瘤抗原

（一）肿瘤抗原的概念

肿瘤抗原指细胞癌变过程中出现的新抗原、肿瘤细胞异常或过度表达的抗原物质的总称。

（二）肿瘤抗原的分类

肿瘤特异性抗原（TSA）	只存在于某一种或几种肿瘤细胞而不存在于正常细胞的新抗原
肿瘤相关抗原（TAA）	肿瘤细胞和正常细胞组织均可表达的抗原，只是其含量在细胞癌变时明显增高的抗原。胚胎抗原是典型代表，如肝癌细胞产生的甲胎蛋白（AFP）、结肠癌细胞表达的癌胚抗原（CEA）、肿瘤 - 睾丸抗原（CTA）
病毒肿瘤相关抗原	如 EB 病毒和鼻咽癌，人乳头瘤病毒和宫颈癌，乙型肝炎病毒和肝癌。这些肿瘤细胞表面可表达相应病毒基因编码的抗原

命题趋势 肿瘤抗原相关知识点考试多以 A1 型题为主。

金题直击

肿瘤相关抗原的含义是

A. 表达于肿瘤细胞而不表达于正常细胞
B. 肿瘤细胞和正常细胞无差异性表达
C. 表达于正常细胞而不表达于肿瘤细胞
D. 高表达于肿瘤细胞而低表达于正常细胞
E. 高表达于正常细胞而低表达于肿瘤细胞

【答案】D

【解析】肿瘤特异性抗原（TSA）是只存在于某一种或几种肿瘤细胞而不存在于正常细胞的新抗原。肿瘤相关抗原（TAA）是肿瘤细胞和正常细胞组织均可表达的抗原，只是其含量在细胞癌变时明显增高的抗原。胚胎抗原是肿瘤相关抗原的典型代表。

二、机体抗肿瘤免疫的效应机制

细胞免疫是抗肿瘤免疫的主力，体液免疫通常仅在某些情况下起协同作用。

（一）抗肿瘤固有免疫

1. **NK 细胞**　杀伤 MHC Ⅰ类分子下调的肿瘤细胞，是早期监视和清除肿瘤的重要效应细胞，是机体抗肿瘤的第一道防线。

2. **IFN-γ**　活化的巨噬细胞也是杀伤肿瘤的效应细胞。

（二）抗肿瘤适应性免疫

1. **$CD8^+$ CTL**　特异性杀伤肿瘤细胞或分泌 IFN-γ/TNF-β 等激活 NK 细胞、巨噬细胞间接杀伤肿瘤细胞，是抗肿瘤免疫最重要的杀伤细胞。

2. **$CD4^+$ Th1 细胞**　分泌 IL-2、IFN-γ，辅助激活 $CD8^+$CTL。

3. **抗体 IgG**　抗体主要通过补体依赖的细胞毒（CMC）作用、ADCC 作用、抗体封闭肿瘤细胞上某些受体而抑制肿瘤细胞生长增殖而发挥作用。

三、肿瘤的免疫逃逸机制

（一）肿瘤细胞有关的因素

抗原缺失和抗原调变。

肿瘤细胞“漏逸”，MHC Ⅰ类分子表达低下，肿瘤细胞导致的免疫抑制。

缺乏共刺激信号和肿瘤细胞抗凋亡等机制。

（二）与宿主免疫系统有关的因素

宿主处于免疫功能低下状态或免疫耐受状态。

宿主的抗原提呈细胞的功能低下或缺陷。

宿主体内存在“增强抗体”或“封闭因子”，封闭了肿瘤细胞表面的抗原表位等。

四、肿瘤的免疫治疗

（一）非特异性免疫治疗

非特异性免疫治疗指采用非特异性增强免疫功能的制剂，增强机体抗肿瘤免疫。如应用卡介苗、短小棒状杆菌、酵母多糖、香菇多糖等增强 Th1 应答。

（二）主动免疫治疗

主动免疫治疗是利用肿瘤细胞的免疫原性，采用各种有效的免疫手段，使宿主免疫系统产生针对肿瘤抗原的抗肿瘤免疫应答。已知多种高发的肿瘤与病原体感染有关，如 HBV 或 HCV 感染与原发性肝癌、HPV 感染与宫颈癌等有关。制备相关的病原体疫苗可能降低肿瘤的发生。

（三）被动免疫治疗

被动免疫治疗是给机体输注外源性的免疫效应物质，包括抗体、细胞因子、免疫效应细胞等，由这些外源性的免疫效应物质在宿主体内发挥抗肿瘤作用。

第十八单元　移植免疫

一、基本概念

移植指应用异体（或自体）正常细胞、组织、器官置换病变的或功能缺损的细胞、组织、器官，以维持和重建机体生理功能。移植分为 4 类，为自体移植、同系移植、同种异基因移植、异种移植。

（一）自体移植、同种异基因移植、异种移植、同系移植

1. **自体移植**　移植物取自受者自身，不发生排斥反应。

2. **同种异基因移植**　指同种内遗传基因不同的个体间移植，临床移植多属此类型，一般均发生排斥反应。

3. **异种移植**　指不同种属个体间的移植，由于异种动物间遗传背景差异甚大，移植后可能发生严重的排斥反应。

4. **同系移植**　同系移植是遗传基因型完全相同或基本相同的个体间的移植。例如同卵双生之间的移植，或纯系动物间的移植。

命题趋势 移植免疫相关知识点考试多以 A1、A2、B 型题为主。

金题直击

男，18 岁。因终末肾脏病行肾脏移植手术，其母亲为其供肾者，这种移植类型是

A. 同基因移植　　B. 同种异基因移植

C. 异种移植　　D. 同系移植

E. 自体移植

【答案】B

【解析】同种异基因移植指同种内遗传基因不同的个体间移植，临床移植多属此类型，一般均发生排斥反应。患者和其母亲直接的关系属于同种异体中的同种异基因个体。

（二）宿主抗移植物反应、移植物抗宿主反应

1. **宿主抗移植物反应（HVGR）**　是宿主免疫系统对移植物发动攻击，导致移植物被排斥。

2. **移植物抗宿主反应（GVHR）**　是由移植物中同种异型反应性淋巴细胞（主要是 T 细胞）识别宿主同种异型组织抗原而发生的一种排斥反应。

二、同种移植排斥反应

（一）类型及机制

类型	概念	机制	发病情况
超急性排斥反应	移植器官与受者血管接通后数分钟至 24h 内发生排斥反应	受体预存抗供体血型类 Ab（多为 IgM），激活补体系统和凝血系统导致血管内凝血	反复输血、多次妊娠、长期血液透析、再次移植
急性排斥反应	移植后数天至 4 周左右发生排斥反应	主要由细胞免疫应答所致： $CD4^+$ Th1 介导的迟发型超敏反应是主要的损伤机制 $CD8^+$ CTL 直接杀伤表达异型抗原的移植细胞	同种异基因移植常见的排斥反应
慢性排斥反应	移植后数周、数月至数年发生排斥反应	Th1 介导的慢性Ⅳ型超敏反应	移植物纤维化、进行性功能减退

命题趋势 移植免疫相关知识点考试多以 A1 型题为主。

金题直击

与急性同种异基因移植排斥关系最密切的细胞是

A. 肥大细胞　　B. NK 细胞　　C. B 细胞

D. 嗜酸性粒细胞　　E. $CD8^+$ T 细胞

【答案】E

【解析】急性同种异基因移植排斥反应要由细胞免疫应答所致：$CD4^+$ Th1 介导的迟发型超敏反应是主要的损伤机制，$CD8^+$ CTL 直接杀伤表达异型抗原的移植细胞。

（二）同种移植排斥反应的抗原

1. 主要组织相容性抗原（MHC 抗原） 人类 HLA 抗原。本质上，供、受者间 HLA 型别差异是发生急性移植排斥反应的主要原因。

2. 次要组织相容性抗原（mH 抗原） 表达于细胞表面，包括性别相关和常染色体编码的 mH 抗原，HLA 完全相同的供、受者间进行移植所发生的排斥反应（尤其是 GVHR），主要由 mH 抗原所致。

3. 其他抗原 人类 ABO 血型抗原分布于红细胞表面，也表达于肝、肾等组织细胞和血管内皮细胞表面。组织特异性抗原特异性表达于某一器官、组织或细胞表面的抗原，如血管内皮细胞抗原和皮肤抗原等。

（三）同种反应性 T 细胞

同种反应性 T 细胞是参与同种异体移植排斥反应的关键效应细胞，可通过直接和间接途径识别同种抗原。

三、延长移植物存活的措施

（一）组织配型

正确合理的 HLA 抗原组织配型是延长移植物存活时间的关键措施。HLA 型别匹配程度是决定供、受者间组织相容性的关键因素。供者和受者的 ABO 血型的相同也十分重要。

（二）免疫抑制

免疫抑制是防治排斥反应的常规疗法。防治移植排斥反应最有效的措施是给予免疫抑制剂，如糖皮质激素、大环内酯类药物（如环孢素 A、FK506、西罗莫司）、环磷酰胺等。环孢素 A（CsA）是目前临床上最广泛应用的免疫抑制剂。

（三）诱导耐受

理论上，**诱导针对移植物的免疫耐受是防治排斥反应的最佳方案。**目前正处于临床前或临床试验阶段的诱导移植耐受方案包括：应用 MHC 分子拮抗肽、大剂量可溶性 CTLA-4 或者阻断 CD40-CD40L、过继输注 Treg 细胞等。

第十九单元　免疫学检测技术

一、抗体的检测及应用抗体进行的检测

（一）血清学反应的概念及原料

抗原和相应抗体在体外发生特异性结合，因此可以用已知的抗原（或抗体）来检测未知的抗体（或抗原）。由于抗原物理性状的差异或参加反应的辅助成分的不同，可出现不同类型的反应，如凝集反应、沉淀反应、中和反应等。抗体常存在于血清中，因此习惯上将体外的抗原 - 抗体反应称之为血清学反应。

（二）抗原 – 抗体检测常用方法

血凝抑制	检测血清中血凝素中和抗体的试验，流感病毒包膜上的血凝素可凝集红细胞，血凝素中和抗体可抑制这种凝集。在微量培养板的微孔中加入流感病毒、红细胞、待检血清共同反应，若待检血清中存在血凝素特异性抗体，凝集反应被抑制。常用于正黏病毒、副黏病毒及黄病毒等的辅助诊断，流行病调查，也可用于鉴定病毒型与亚型
凝集反应和血型的鉴定	颗粒性抗原（细菌、红细胞、偶联抗原的乳胶颗粒）与相应抗体结合后出现肉眼可见的凝集现象，称为凝集反应
免疫荧光	用荧光素与抗体连接成荧光抗体，再与待检标本中的抗原反应，置荧光显微镜下观察或采用流式细胞仪进行检测的技术，可用于检查细菌、病毒、螺旋体等的抗原或相应抗体
放射免疫	是用放射性核素标记抗原或抗体进行的免疫测定。同位素的高度敏感性使该方法具有重复性好、准确性高等优点，广泛应用于激素等微量物质和 CTL 功能的检测
免疫酶测定法（ELISA 和免疫组化）	用酶标记一抗或二抗检测特异性抗原或抗体的方法。常用的有酶联免疫吸附试验（ELISA）。ELISA 检测技术方法简单、快速、特异性强，是目前应用最广泛的检测抗原和血清抗体效价的免疫学方法
免疫沉淀	将抗体和抗原特异性结合用于研究蛋白质相互作用的经典方法，可确定两种蛋白质在细胞内生理性相互作用
免疫印迹	先进行 SDS- 聚丙烯酰胺凝胶电泳（SDS-PAGE），再用酶标或放射性核素标记的特异性抗体结合待测抗原，对蛋白质进行定性及定量分析的技术，是应用最为广泛的蛋白质定性定量技术

命题趋势 免疫学检测技术相关知识点考试多以 A1 型题为主。

金题直击

检测血清中一种微量的小分子肽，下列方法中最敏感的是

A. 免疫荧光技术　　B. 放射免疫分析法

C. 双向琼脂扩散法　　D. 单向琼脂扩散法

E. 对流免疫电泳

【答案】B

【解析】放射免疫技术是用放射性核素标记抗原或抗体进行免疫学测定的技术。同位素的高度敏感性使该方法具有重复性好、准确性高等优点，广泛应用于激素等微量物质的检测。

二、免疫细胞的检测技术

流式细胞术	借助荧光激活细胞分选器对免疫细胞及其他细胞进行快速准确鉴定和分类，可以用于分离混合的 T 细胞、B 细胞
增殖试验	^{3}H-TdR 掺入法：反映细胞的增殖状况；MTT 比色法：反映细胞增殖水平的高低
细胞毒试验	是检测 CTL、NK 细胞等细胞杀伤靶细胞活性的最为经典可靠的细胞学技术
细胞凋亡检测	形态学检测法、梯状凝胶电泳法、FACS 及 TUNEL 法等
细胞因子的生物活性检测	细胞增殖法：可用于检测细胞因子的促细胞生长活性 细胞病变抑制法：体外培养细胞中，加入干扰素，测定干扰素的活性

命题趋势 免疫学检测技术相关知识点考试多以 A1 型题为主。

金题直击

要从混合的 T、B 细胞中分离 T 细胞，最佳的方法是

A. 流式细胞术
B. 放射免疫分析法
C. ELISA
D. 双向琼脂扩散试验
E. 免疫电泳

【答案】 A

【解析】 流式细胞术是借助荧光激活细胞分选器（FACS）对免疫细胞及其他细胞进行快速准确鉴定和分类的技术。流式细胞术（FCM）是细胞分类、定量的方法，可以用于分离混合的 T、B 细胞。

第二十单元　免疫学防治

一、免疫预防

（一）人工免疫的概念

人为地使机体获得特异性免疫的方法，是免疫预防的重要手段，包括人工主动免疫和人工被动免疫。

（二）人工免疫的分类

1. 人工主动免疫　用疫苗接种机体，使之产生特异性免疫，从而预防感染的措施。

2. 人工被动免疫　是给人体注射含有特异性抗体如抗毒素等制剂，使之被动获得适应性免疫应答，以治疗或紧急预防感染。

人工被动免疫的常用制剂包括：

（1）抗毒素　是用细菌外毒素或类毒素免疫动物制备的免疫血清，具有中和外毒素的作用。如破伤风抗毒素、白喉抗毒素等。该制剂对人来说是异种蛋白，反复使用可能会引起Ⅰ型超敏反应。

（2）人免疫球蛋白制剂　是从大量混合血浆或胎盘血中分离制成的免疫球蛋白（含抗病原体抗体）浓缩剂。该制剂含多种病原体的抗体。肌内注射此制剂可应急预防甲型肝炎、丙型肝炎、麻疹、脊髓灰质炎等病毒感染。

（3）细胞因子与单克隆抗体　可有效治疗肿瘤、感染性疾病和自身免疫性疾病的炎症和病理损伤。

（三）疫苗的种类及应用

用于人工主动免疫的、含有具有抗原性物质的生物制品被称为疫苗。

灭活疫苗	用理化方法灭活病原体制成，**主要诱导特异抗体的产生，不能诱导 CTL 的产生，免疫效果有一定局限性**。如预防伤寒、霍乱、百日咳、钩端螺旋体病、流感、狂犬病、乙型脑炎等灭活疫苗
减毒活疫苗	用减毒或无毒力的活病原微生物制成。如卡介苗、脊髓灰质炎疫苗
类毒素疫苗	外毒素经 0.3% ～ 0.4% 甲醛处理后制成，无毒性而保留免疫原性，接种后能诱导机体产生抗毒素。**常用制剂有破伤风类毒素和白喉类毒素等**
亚单位疫苗	采用病原体能引起保护性免疫应答的成分制成的疫苗。如乙型肝炎病毒表面抗原制成的乙型肝炎疫苗
结合疫苗	结合疫苗是将细菌荚膜多糖连接于其他抗原或类毒素，使其成为 TD 抗原
DNA 疫苗	用编码病原体靶抗原基因的重组质粒，经注射等途径免疫机体，通过转染宿主细胞体内表达蛋白抗原
重组载体疫苗	将编码病原体靶抗原的基因插入减毒的病毒或细菌载体，接种后，抗原随活载体的复制而得以大量表达，有效模拟了病原体感染，可同时诱导高水平的体液免疫和细胞免疫

计划免疫是国家有计划地用疫苗进行免疫接种，预防传染病，确保儿童健康成长的重要手段。我国儿童计划免疫的常用疫苗有 5 种，即卡介苗、脊髓灰质炎疫苗、百白破疫苗、麻疹活疫苗和乙型肝炎疫苗。2007 年国家扩大了计划免疫免费提供的疫苗种类，新增了甲型肝炎疫苗、乙脑疫苗、A 群流脑多糖疫苗、风疹疫苗、腮腺炎疫苗、钩体病疫苗、流行性出血热疫苗和炭疽疫苗等。

我国计划免疫程序表

年龄	疫苗种类				
出生	卡介苗	乙型肝炎疫苗（第 1 针）	—	—	—
1 个月	—	乙型肝炎疫苗（第 2 针）	—	—	—
2 个月	—	—	脊髓灰质炎疫苗（初服）	—	—
3 个月	—	—	脊髓灰质炎疫苗（复服）	百白破疫苗（第 1 针）	—
4 个月	—	—	脊髓灰质炎疫苗（复服）	百白破疫苗（第 2 针）	—
5 个月	—	—	—	百白破疫苗（第 3 针）	—
6 个月	—	乙型肝炎疫苗（第 3 针）	—	—	—

续表

年龄	疫苗种类				
8 个月	—	—	—	—	麻疹疫苗
加强接种					
4 岁	—	—	脊髓灰质炎疫苗	—	—
18 ～ 24 月龄	—	—	—	百白破疫苗	—

二、免疫治疗

（一）概念

免疫治疗是指针对机体免疫低下或亢进状态，人为地增强或抑制机体的免疫功能以达到治疗疾病目的的治疗方法。

（二）分类及应用

1. 以抗体为基础的免疫治疗

① 抗感染免疫血清。

② 抗淋巴细胞丙种球蛋白。

③ 单克隆抗体和基因工程抗体。

④ 抗体靶向治疗。

2. 以细胞因子及其拮抗剂为基础的免疫治疗

（1）重组细胞因子　已用于肿瘤、感染、造血障碍等疾病的治疗。

（2）细胞因子拮抗疗法　通过抑制细胞因子产生、阻止细胞因子与相应受体结合或阻断结合后的信号转导，阻止细胞因子发挥生物学效应。

3. 治疗用可溶性细胞因子受体　重组可溶型 TNF 受体可治疗类风湿性关节炎，缓解感染性休克、重组可溶型 IL-1 受体可抑制器官移植排斥反应。

4. 治疗用非特异性免疫增强剂　卡介苗（BCG）被用于治疗膀胱癌，局部注射短小棒状杆菌对黑色素瘤有一定疗效。咪喹莫特是 TLR7 激动剂，被用来治疗皮肤基底细胞癌。

医学微生物学

考试分值

专业	2019 年	2020 年	2021 年	2022 年	2023 年
执业	7	8	7	7	8
助理	3	4	2	3	3

第一单元 微生物的基本概念

一、微生物的定义

微生物是指形体微小、结构简单、种类繁多、肉眼直接看不见，需借助于光学显微镜或电子显微镜放大数百倍、上千倍甚至数万倍，才能观察到的微小生物。

二、三大类微生物及其特点

类型	测量单位	特点	种类
非细胞型微生物	纳米（nm）	无典型细胞结构，仅含 RNA 或 DNA 一种核酸，只能在活细胞中繁殖	病毒、朊粒
原核细胞型微生物	微米（μm）	双链 DNA 和 RNA 组成，无完整细胞核及核膜、核仁，有核糖体，无内质网、线粒体等细胞器	细菌、放线菌、支原体（无细胞壁）、衣原体、立克次体、螺旋体
真核细胞型微生物	微米（μm）	有细胞核和各种细胞器，能在体外生长繁殖	真菌

命题趋势 微生物的类型与各类的对应关系考试多以 A1、A2、B 型题为主。

金题直击

A. 真菌
B. 衣原体
C. 支原体
D. 病毒
E. 立克次体

1. 无细胞壁的原核细胞型微生物是

2. 具有典型细胞核和完整细胞器的微生物是

【答案】C、A

【解析】支原体是最小的原核细胞型微生物，无细胞壁。真核细胞型微生物有完整的细胞核和各种细胞器，能在体外生长繁殖，真菌是真核细胞型微生物。

第二单元　细菌的形态与结构

一、细菌的大小与形态

（一）细菌的测量单位

细菌的测量单位是微米（μm），1μm=1/1000mm。

（二）细菌的形态

1. 球菌　包括葡萄球菌、链球菌、双球菌、四联球菌、八叠球菌等多种，直径 1.0μm 左右。

2. 杆菌　有杆状、球杆状、棒状及梭状等，直径 0.3 ～ 1.0μm，长 0.6 ～ 10μm。

3. 螺形菌

（1）弧菌　菌体只有 1 个弯曲，长 2 ～ 3μm，如霍乱弧菌。

（2）螺菌　菌体有两个以上弯曲，长 3 ～ 6μm，如鼠咬热螺菌。

（3）螺杆菌　菌体呈螺旋状弯曲，如幽门螺杆菌等。

二、细菌的基本结构

1. 细胞壁　为包绕在细胞膜外的膜状结构。其主要成分为肽聚糖等，主要功能为保持菌体固有形态和维持细胞内外的渗透压。用革兰氏染色法可将细菌分为两类，即革兰氏阳性（G^+）菌和革兰氏阴性（G^-）菌。

（1）肽聚糖　是细菌细胞壁中的主要组分，为原核细胞所特有，又称为黏肽或胞壁质，它由 *N*- 乙酰葡萄糖胺与 *N*- 乙酰胞壁酸经 β-1,4 糖苷键联结为聚糖骨架，再与四肽侧链及五肽交联桥共同构成。革兰氏阳性（G^+）与革兰氏阴性（G^-）肽聚糖的构成有所不同，G^+ 菌的肽聚糖由聚糖骨架、四肽侧链或五肽交联桥三部分组成，G^- 菌的肽聚糖仅有聚糖骨架和四肽侧链两部分组成。G^- 菌无五肽交联桥。

（2）革兰氏阳性菌和阴性菌细胞壁的结构。

细胞壁结构	革兰氏阳性（G^+）菌	革兰氏阴性（G^-）菌
厚度	20 ～ 80nm	10 ～ 15nm
强度	较坚韧	较疏松
肽聚糖组成	聚糖骨架、四肽侧链、五肽交联桥	聚糖骨架、四肽侧链
肽聚糖结构类型	三维立体结构	二维网状结构
肽聚糖层数	可达 50 层	仅 1 ～ 3 层
肽聚糖细胞壁干重比	占 50% ～ 80%	占 5% ～ 20%
糖类含量	占 45%	占 15%
脂类含量	占 1% ～ 4%	占 20%
磷壁酸	有	无
外膜	无	有
脂多糖（LPS）	无	有
外膜蛋白（OMP）	无	有

（3）细菌细胞壁结构差异的医学意义　细胞壁结构的不同，导致它们的染色性不同，借此将其分为革兰氏阳性（G^+）菌与革兰氏阴性（G^-）菌两大类；它们的抗原性、致病性和免疫原性以及对药物的敏感性也存在着差异。

命题趋势 细菌细胞壁的结构及 G^+ 菌与 G^- 菌细胞壁的结构特点及区别是命题重点，多以 A1、B 型题为主。

金题直击

细菌细胞壁特有的成分是

A. 肽聚糖　　B. 外膜

C. 脂蛋白　　D. 脂多糖

E. 类脂

【答案】A

【解析】细胞壁位于细胞的最外层，包绕在细胞膜的周围，组成较复杂，并随细菌不同而异，细胞壁的共有组分为肽聚糖。G^+ 菌细胞壁的主要成分是肽聚糖，G^- 菌中肽聚糖含量少。

2. 细胞膜　位于细胞壁的内侧，包绕细胞质，具有细胞内外物质转运，分泌及呼吸，生物合成及参与细菌分裂等功能。

3. 细胞质　位于菌体内部的原生质，与医学有关的细胞质内的亚结构主要有核糖体、质粒及胞质颗粒等多种重要结构。

细菌胞质内与医学有关的重要结构及意义

结构	特点	临床意义
核糖体	蛋白质合成的场所。细菌核糖体沉降系数为 70S，由 50S 和 30S 两个亚基组成	链霉素与 30S 亚基结合，红霉素与 50S 亚基结合，干扰蛋白质合成，杀死细菌
质粒	是染色体外的遗传物质，为双股环状 DNA，携带某些遗传信息，控制某些遗传性状	R 质粒：耐药性质粒 F 质粒：编码性菌毛 Col 质粒：产生大肠菌素 产生肠毒素的 ST 质粒和 LT 质粒
胞质颗粒	为细菌贮藏的营养物质，如多糖、脂类、磷酸盐等。胞质颗粒中有一种主要成分是 RNA 和多偏磷酸盐，经亚甲蓝染色呈紫色，称为异染颗粒	异染颗粒常见于白喉棒状杆菌，有助于病原学鉴定

命题趋势　质粒、核糖体、胞质颗粒的作用特点为命题重点，多以 A1、B 型题为主。

金题直击

细菌“核质以外的遗传物质”是指

A. mRNA　　B. 核蛋白体　　C. 质粒

D. 异染颗粒　　E. 性菌毛

【答案】C

【解析】质粒是染色体外的遗传物质，能携带多种遗传信息，并可通过接合、转导等方式在菌间传递质粒，而使细菌获得新的生物学性状。

4. 核质　由单一的密闭环状 DNA 盘绕成松散的网状结构与 RNA 构成。因为无核膜，不具备完整的核结构，故亦称为拟核，决定细菌的生物学性状和遗传特征。

三、细菌的特殊结构

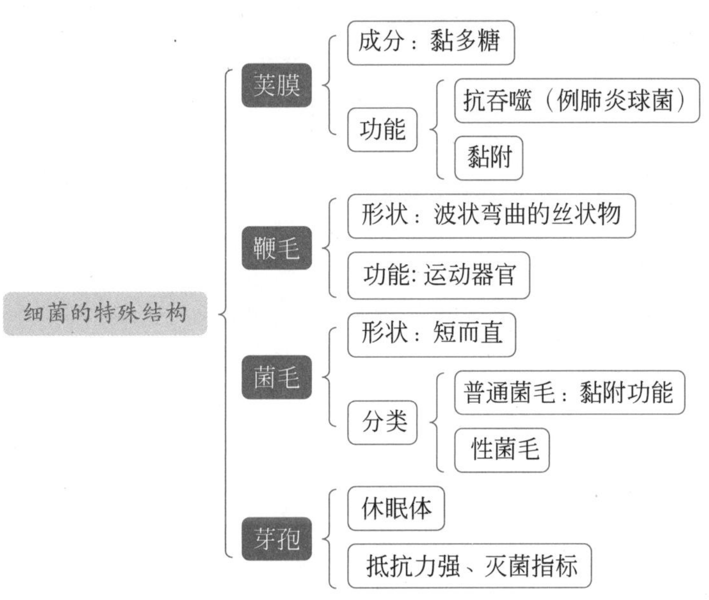

（一）荚膜

1. 概念 某些细菌在其细胞壁外有一层厚≥ 0.2μm 的黏稠结构，多数菌的化学成分为**黏多糖**。肺炎球菌的致病物质主要是**荚膜**。

2. 意义

① 抗吞噬作用。

② 黏附作用。

③ 抗有害物质的损伤作用。

（二）鞭毛

1. 概念 许多弧菌、螺菌、杆菌及少数球菌上附有的细长弯曲的丝状物。

2. 分类 根据鞭毛的数量和部位，可将鞭毛菌分为 4 类：单毛菌、双毛菌、丛毛菌和周毛菌。

3. 功能 是细菌的**运动器官**，使鞭毛菌趋向营养物质而逃避有害物质，且具有抗原性并与致病性有关。根据细菌能否运动，鞭毛的数量、部位和特异的抗原性，可用于鉴定细菌和进行细菌分类。

（三）菌毛

1. 概念 许多 G^- 菌及少数 G^+ 菌菌体表面存在着一种直的，比鞭毛更细、更短的丝状物，称为菌毛。

2. 分类 分为普通菌毛和性菌毛两类。

（1）普通菌毛 是细菌的**黏附结构**，与细菌的致病性密切相关。

（2）性菌毛 亦称 F 菌毛，有 1 ～ 4 根，粗而长、中空呈管状，它由 **F 质粒**表达。带有性菌毛的细菌称为 F^+ 菌。F^+ 菌的菌体内质粒或染色体 DNA，通过中空的性菌毛与 F^- 菌表面相应的受体结合。**细菌致育性、耐药性及毒力**等通过此方式传递。

（四）芽孢

1. 概念 某些细菌（产生芽孢的细菌都是 G^+ 菌）在一定环境条件下，胞质脱水浓缩，在菌体内部形成一个圆形或卵圆形小体，是细菌的休眠形式，称为芽孢。芽孢能够保存细菌全部生命必需物质。

2. 特点 抵抗力强，对热力、干燥、辐射等理化因素均有强大的抵抗力，故以芽孢是否被杀死作为判断灭菌效果的指标。一般芽孢并不直接引起疾病，仅当芽孢发芽成为繁殖体后，才能迅速大量繁殖而致病，例如气性坏疽、破伤风、食物中毒和炭疽病均由芽孢菌引起。

命题趋势 细菌的特殊的功能及特点是命题的重点，多以 A1 型、A2、B 型题为主。

金题直击

A. 荚膜 B. 质粒 C. 普通菌毛

D. 芽孢 E. 鞭毛

1. 与耐药性的获得及转移密切相关的细菌结构是

2. 与肺炎球菌致病性密切相关的细菌结构是

【答案】 B、A

【解析】 荚膜具有抗吞噬作用，可增强细菌的致病性。肺炎球菌的致病物质主要是荚膜。质粒是核质外的遗传物质，R 质粒与细菌的耐药性有关，F 质粒编码细菌的性菌毛。普通菌毛是细菌的黏附器官。芽孢是细菌的休眠体，抵抗力特别强。鞭毛是细菌的运动器官。

3. 细菌芽孢最显著的特性是

A. 抗吞噬性 B. 具有毒素活性 C. 耐热性

D. 黏附性 E. 侵袭性

【答案】 C

【解析】 芽孢是细菌的休眠形式，抵抗力强，对热力、干燥、辐射等理化因素均有强大的抵抗力，故以芽孢是否被杀死作为判断灭菌效果的指标。

四、革兰氏染色的步骤及其结果判定

1. 步骤 细菌涂片经结晶紫初染→碘液媒染→ 95% 乙醇脱色→稀释复红或沙黄复染。

2. 结果 凡未被 95% 乙醇脱色，菌体被结晶紫染成紫色者为 G^+ 菌。而经乙醇脱色后，被复红染成红色者为 G^- 菌。

第三单元　细菌的生理

一、细菌的生长繁殖及分类

（一）细菌个体的生长繁殖方式

细菌以简单的二分裂方式进行无性繁殖。

（二）细菌群体的生长繁殖规律

细菌的“生长曲线”，包括迟缓期、对数期（或称指数期）、稳定期和衰亡期四个期。

（1）迟缓期　适应阶段。

（2）对数期　形态、染色、生理活性都较典型。研究细菌的生物学性状应选用此期的细菌。

（3）稳定期　芽孢、抗生素、外毒素等代谢产物大多在此期产生。

（4）衰亡期　细菌死亡逐渐增多，死菌数超过活菌数。

命题趋势 细菌的生长繁殖方式、规律是命题的重点，多以A1型题为主。

金题直击

细菌个体的繁殖方式是

A. 有性繁殖　　B. 菌丝断裂

C. 细胞出芽　　D. 无性二分裂

E. 核酸复制

【答案】D

【解析】记忆型题，细菌以简单的二分裂方式进行无性繁殖。

（三）根据对氧的需求进行细菌分类

根据对氧的需求将细菌分为专性需氧菌、微需氧菌、兼性厌氧菌和专性厌氧菌。

二、细菌的分解与合成代谢

（一）分解代谢产物

细菌所具有的酶不完全相同，对营养物质的分解能力亦不一致，因而其代谢产物有别。根据此特点，利用生物化学方法来鉴别不同细菌称为细菌的生化反应试验。

（二）合成代谢产物

细菌的合成代谢产物及其意义

代谢产物		意义
热原质（致热原）		为细胞壁的脂多糖，大多是革兰氏阴性菌合成；可引起人体发热
毒素	内毒素	G^- 菌的脂多糖
	外毒素	G^+ 菌与部分 G^- 菌产生的蛋白质，毒性强且有高度的选择性
侵袭性酶		利于细菌在组织中扩散，如链激酶、透明质酸酶等
色素		对细菌的鉴别有帮助，如铜绿假单胞菌呈绿色色素
抗生素		用于临床治疗
细菌素		细菌产生的抗菌蛋白，对同属细菌有杀伤性，用于细菌分型和流行病学调查
维生素		大肠埃希菌能合成维生素B和维生素K等

命题趋势 细菌的代谢产物是命题重点，多以A1型题为主。

金题直击

在流行病学调查中，可用于细菌分型的合成性代谢物是

A. 热原质　　B. 酶类

C. 毒素　　D. 色素

E. 细菌素

【答案】E

【解析】A 选项热原质是 G^- 菌的脂多糖成分，可引起发热；B 选项酶类可帮助鉴别菌类；C 选项毒素是细菌的致病物质；D 选项色素可用于鉴别；E 选项细菌素是细菌产生的抗菌蛋白，对近缘菌有抑制作用，因此可用于细菌的分型。

第四单元　消毒与灭菌

一、基本概念

1. **消毒**　杀灭或去除物体上的病原微生物，但不一定能杀死细菌芽孢及非病原微生物的方法。
2. **灭菌**　杀灭物体上所有微生物的方法，包括杀灭芽孢。
3. **无菌**　指不含活微生物的状态，即灭菌的结果。
4. **防腐**　指防止或抑制微生物生长繁殖的方法，细菌一般不死亡。
5. **抑菌**　抑制细菌和真菌的生长繁殖的方法。

命题趋势 消毒、灭菌的概念多以 A1 型题为主。

金题直击

把所有微生物都杀死的方法是

A. 无菌　　B. 消毒　　C. 防腐
D. 抑菌　　E. 灭菌

【答案】E

【解析】灭菌指杀灭物体上所有微生物，包括病原微生物（细菌芽孢、真菌和病毒）、非病原微生物的方法。

二、物理灭菌法

（一）热力灭菌法的种类及其应用

热力灭菌法效果可靠而又简单易行，为首选的灭菌方法。

1. 干热灭菌法

（1）焚烧法　是一种较彻底的灭菌方法，在焚烧炉内焚烧尸体及废弃物，可杀灭细菌芽孢。
（2）烧灼法　直接用火焰灭菌，适用于微生物学实验室的接种环、试管口等灭菌。
（3）干烤法　烤箱加热至 160 ～ 170℃，2h。适用于对耐高温的玻璃、陶瓷或金属器皿的灭菌。

2. 湿热灭菌法

湿热灭菌法的方法和应用

类型	方法	应用
巴氏消毒法	61.1 ～ 62.8℃ 30min 或 71.7℃ 15 ～ 30s，杀灭液体中的常见致病菌，不使蛋白质变性	牛奶、酒类的消毒
煮沸法	1 个大气压下，100℃ 5min 杀灭繁殖体。加入 2% 碳酸氢钠，沸点 105℃，可促芽孢杀灭、可防锈	消毒食具、剪刀、注射器
高压蒸汽灭菌法	灭菌效果最好的方法。103.4kPa（1 个大气压）、121.3℃、15 ～ 20min 能杀灭包括芽孢在内的所有微生物（不能杀灭朊粒）	一般培养基、生理盐水、手术敷料、耐湿热物品

（二）辐射杀菌法的原理和应用

辐射杀菌的原理和应用

类别	方法	应用
紫外线	杀菌波长：240 ～ 300nm；最适：265 ～ 266nm 杀菌机制：干扰 DNA 的复制 特点：穿透力弱	手术室、传染病房、无菌实验室的空气消毒，不耐热物品的表面消毒
电离辐射	主要利用 β 射线和 γ 射线的作用干扰 DNA 合成、破坏细菌细胞膜	一次性医疗塑料制品的消毒，食品、药品及生物制品的消毒灭菌（不耐热医疗器械）
微波	主要依靠热效应发挥作用，微波可穿透玻璃、陶瓷、薄塑料等	食品、非金属器械、检验室用品、食品用具、药杯的消毒

命题趋势 常用的湿热灭菌法尤其是高压蒸汽灭菌法灭菌的方法、条件、应用是命题重点，多以 A1、B 型题为主。

金题直击

在 1.05kg/cm^2 蒸汽压力下，灭菌的标准时间通常是

A. 1 ～ 5min

B. 6 ～ 10min

C. 11 ～ 14min

D. 15 ～ 20min

E. 21 ～ 25min

【答案】D

【解析】应用压力蒸汽灭菌器，加压至 1.05kg/cm^2 即温度达 121.3℃，15 ～ 20min，可杀灭细菌芽孢在内的所有微生物。

三、化学消毒灭菌法

（一）杀菌原理

化学消毒剂可使细菌菌体蛋白变性凝固，或干扰细菌的酶系统和代谢，或改变细菌细胞膜的通透性，达到消毒的目的。

（二）常用化学消毒剂的种类及用途

消毒剂	使用范围	剂量	作用时间
含氯消毒剂 漂白粉 次氯酸钠、二氯异氰酸尿酸钠	饮水消毒 皮肤、物品表面、排泄物、污水	加有效氯量 0.4% 溶液有效氯含量 0.01% ～ 0.1%	≥ 30min 10 ～ 30min
过氧乙酸	皮肤、物品表面、空气	0.1% ～ 0.5%	10 ～ 30min
过氧化氢	皮肤、物品表面、空气	3%	30min
戊二醛	医疗器械	2%	≥ 4h
乙醇	医疗器材、皮肤	70% ～ 75%	5 ～ 10min
碘酊	皮肤、黏膜、物品表面	2% 碘（用 75% 乙醇溶液配制）	1 ～ 10min
碘伏	皮肤、黏膜、物品表面	0.3% ～ 0.5% 有效碘溶液	10 ～ 30min
苯扎溴铵（新洁尔灭）	皮肤、黏膜、物品表面	0.05% ～ 0.1% 溶液	10 ～ 30min
氯己定（洗必泰）	皮肤、黏膜、物品表面	0.02% ～ 0.05% 溶液	10 ～ 30min
高锰酸钾	皮肤、黏膜、食（饮）具、蔬菜、水果	0.1%	10 ～ 30min

第五单元 噬菌体

- 噬菌体
  - 概念：感染微生物的病毒
  - 形状：多数呈蝌蚪形，由头部和尾部组成
  - 分类
    - 毒性噬菌体
    - 温和噬菌体（随细菌基因的复制而复制，还随细菌的分裂而分配至子代细菌的基因组中去。这种整合在细菌染色体上的噬菌体基因称为前噬菌体。带有前噬菌体的细菌称为溶原性细菌。）

一、毒性噬菌体

在宿主菌细胞内复制增殖产生子代，最终裂解细菌。毒性噬菌体增殖过程包括吸附、穿入、生物合成、成熟与释放四个阶段，构成噬菌体的复制周期或溶菌周期。

二、温和噬菌体

温和噬菌体也称为溶原性噬菌体。当感染宿主菌后噬菌体的基因组整合于宿主菌染色体中，随细菌基因的复制而复制，随细菌的分裂而分配至子代细菌的基因组中去。这种整合在细菌染色体上的噬菌体基因称为前噬菌体。带有前噬菌体的细菌称为溶原性细菌。

三、溶原性转换

某些前噬菌体可导致细菌的基因型和性状发生改变，称为溶原性转换。如发生毒力变异和抗原性变异。

命题趋势 噬菌体的概念及特点是命题重点，多以 A1 型题为主。

金题直击

关于噬菌体以下错误的是

A. 是一种病毒

B. 毒性噬菌体仅有溶菌周期

C. 前噬菌体可整合到细菌染色体上

D. 分为毒性噬菌体和温和噬菌体

E. 温和噬菌体基因组不可整合到细菌染色体上

【答案】E

【解析】噬菌体是感染微生物的病毒，分毒性噬菌体和温和噬菌体。毒性噬菌体通过溶菌周期导致感染菌的破裂死亡，温和噬菌体的基因可整合于宿主菌染色体中，整合在细菌染色体上的噬菌体基因称为前噬菌体。

第六单元　细菌的遗传与变异

一、细菌遗传与变异的物质基础

细菌的遗传物质是 DNA。细菌基因组包括细菌核质内染色体、质粒、噬菌体基因组、转位因子及整合子等。

细菌遗传物质的种类：

1. **细菌的染色体**　细菌的各种遗传特性主要受细菌的核质中染色体环状双螺旋双链 DNA（dsDNA）所控制。

2. **质粒**　质粒是能够自主复制的细菌染色体以外的双股环状 DNA。细菌所携带的重要质粒有 F 质粒、Vi 质粒、Col 质粒和 R 质粒等。质粒可控制细菌某些生物学性状，如 R 质粒含有耐药基因。R 质粒转移是细菌产生耐药性的主要原因之一。质粒可自行丢失与消除，有转移性。

二、细菌遗传与变异的机制

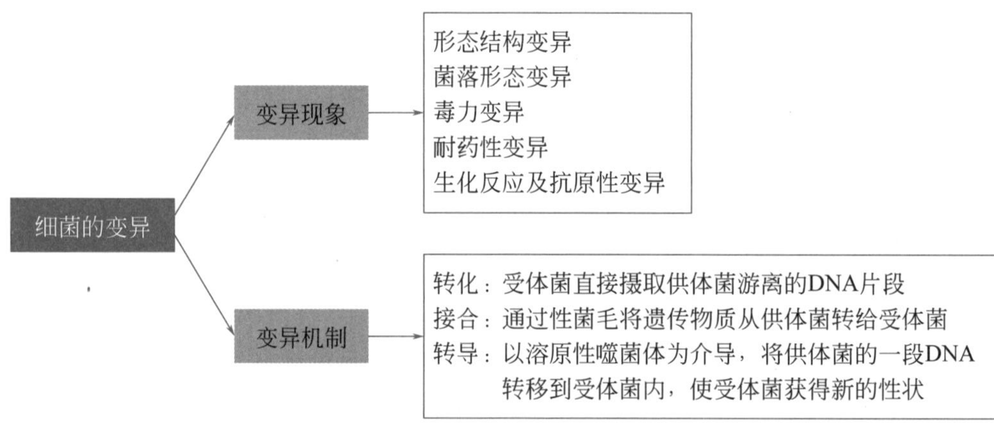

命题趋势 细菌的耐药性与质粒的关系是出题重点，多以 A1 型题为主。

金题直击

质粒在细菌间的转移方式主要为

A. 转化　　B. 接合

C. 转导　　D. 易位

E. 溶原性转换

【答案】B

【解析】F 质粒、R 质粒通过性菌毛相互连接沟通，将遗传物质从供体菌转给受体菌，此方式称接合。

第七单元　细菌的感染与免疫

一、正常菌群与机会致病菌

（一）正常菌群、菌群失调、菌群失调症的概念

1. **正常菌群**　是正常寄居在宿主体内，对宿主无害而有利的微生物群的总称。

2. **菌群失调**　寄生在正常人体某部位的正常菌群的菌种的种群发生改变或各种群之间的比例发生了较大幅度的改变，其多由滥用广谱抗生素引起。

3. **菌群失调症**　指由于宿主、外环境的影响，原来在数量和毒力上处于劣势的细菌或耐药菌株居于优势地位，称为菌群失调症又称菌群交替症。

（二）机会致病菌的致病条件

1. **菌群失调**　机体某部位正常菌群中各菌种间的比例发生大的改变。

2. **寄生异位**　正常菌群改变寄居部位，如肠道内正常的大肠埃希菌，进入泌尿道，就会引起泌尿道感染；进入腹腔，可引起化脓性腹膜炎等。

3. **机体免疫力低下**　出现于使用大剂量皮质激素、抗肿瘤药物和放射治疗时，以及重症患者如 AIDS 患者和晚期肿瘤患者。

命题趋势　菌群失调的概念、发生诱因是出题重点，多以 A1 型题为主。

金题直击

患者，女，70 岁。因尿路感染于 10 天前开始服用氨苄西林，现出现腹泻，取便标本，培养出大量革兰氏阳性葡萄球菌。试问腹泻的发生机制是

A. 菌群失调　　B. 肠毒素使腺苷环化酶活性增加

C. 细菌侵袭肠黏膜所致　　D. 内毒素作用于肠黏膜

E. 肠蠕动加快

【答案】A

【解析】菌群失调是指机体的某部位正常菌群中各种菌间的比例发生较大幅度变化而超出正常范围的状态，由此产生的病症。临床上长期大量应用广谱抗生素后，可引起菌群失调。从该患者的服药史及症状可判断发生了菌群失调。

二、细菌的致病性

细菌对宿主感染致病的能力称为细菌的致病性。能使宿主致病的细菌称为致病菌。病原菌的致病力与细菌的毒力、细菌侵入的数量及侵入的部位以及机体的免疫力密切相关。

（一）细菌的毒力

细菌的毒力是由侵袭力和毒素决定的。

1. **侵袭力**　指细菌突破宿主的防御屏障，在体内定居、繁殖及扩散的能力。

2. **毒素**　细菌毒素按其来源、性质和作用的不同，可分为外毒素和内毒素两大类。

侵袭力：黏附素、细菌生物被膜、荚膜、侵袭素、侵袭性酶类

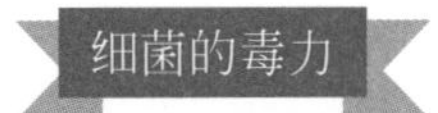

毒素：内毒素、外毒素

命题趋势　细菌毒力的构成、内外毒素的区别是出题重点，多以 A1 型题为主。

金题直击

与细菌侵袭力无关的致病因素是

A. 黏附素　　B. 荚膜

C. 细菌生物被膜　　D. 外毒素

E. 透明质酸酶

【答案】D
【解析】侵袭力指细菌突破宿主的防御屏障，在体内定居、繁殖及扩散的能力。与侵袭力有关的物质主要有黏附素、荚膜、侵袭素、侵袭性酶类（例如葡萄球菌凝固酶、透明质酸酶等）和细菌生物被膜等。

（二）细菌内、外毒素的主要区别

其主要区别见表：

细菌外毒素与内毒素的主要区别

区别要点	外毒素	内毒素
来源	G^+ 菌与部分 G^- 菌	G^- 菌
释放方式	分泌到菌体外，少数是崩解释出	细胞壁组分，菌体裂解后释出
化学成分	蛋白质	脂多糖
稳定性	60 ～ 80℃，30min 被破坏	160℃，2 ～ 4h 被破坏
毒性作用	强，对组织器官有选择性	较弱，引起发热、白细胞增多、微循环障碍、休克、DIC 等
抗原性	强，刺激机体产生抗毒素；经甲醛处理可脱毒形成类毒素	弱，经甲醛处理不能形成类毒素

命题趋势 细菌毒力的构成、内外毒素的区别是出题重点，多以 A1 型题为主。

金题直击

关于外毒素的叙述哪一项是错误的

A. 化学成分是蛋白质
B. 毒性作用强，对组织有选择性
C. 受甲醛处理形成类毒素
D. 毒性部分是类脂质
E. 多由 G^+ 菌产生，不耐热

【答案】D
【解析】外毒素大多由 G^+ 菌和部分 G^- 菌产生，化学本质是蛋白质，毒性作用强，对组织有选择性，抗原性强，经甲醛处理可以脱毒成为类毒素。

三、菌血症、毒血症、败血症、脓毒血症的概念

菌血症	病原菌在局部生长繁殖侵入血流，但不在血中繁殖。伤寒病早期有菌血症期
毒血症	病原菌在局部生长繁殖不侵入血流，只有外毒素入血，引起中毒症状
败血症	病原菌侵入血流，大量繁殖并产生毒性产物，引起严重的全身中毒症状
脓毒血症	化脓性细菌败血症时，细菌通过血流扩散至全身其他组织或器官，产生新的化脓性病灶。如金黄色葡萄球菌的脓毒血症

第八单元　细菌感染的检查方法与防治原则

一、细菌学诊断

标本的采集原则

① 尽量在发病早期及使用抗生素之前采集标本，以提高检出率。

② 严格无菌操作采集标本，避免标本被其他微生物所污染。

③ 根据感染病种及检验目的，确定采集患者的血液、脑脊液、咽拭子、粪便及尿液等标本。有时需采集急性期与恢复期双份血清，以检测抗体消长。

④ 标本在采样后，做好标记并尽快冷藏送检，奈瑟菌标本需要在室温下立即送检。

二、血清学诊断

1. 原理　用已知的细菌或其特异性抗原检测患者血清或其他体液中的抗体和其效价的动态变化，作为某些传染病的辅助诊断。

2. 适应范围　血清学诊断适用于**抗原性强及病程较长**的传染病的诊断，检测到抗体需要经历 2 周左右的时间。

3. 诊断标准　通常采用双份血清检测，可区分现症感染和既往感染。如果恢复期或 1 周后血清抗体效价比早期升高**≥ 4 倍**，则可确认为**现症感染**。

三、细菌感染的防治原则

（一）人工主动免疫

人工主动免疫是将**抗原**性物质（如疫苗）接种于人体，刺激机体免疫系统产生特异性免疫应答，从而对相应病原体感染产生特异性预防作用的措施。

细菌类疫苗：①细菌灭活疫苗，常用的有预防伤寒、霍乱、流行性脑膜炎、钩端螺旋体病等灭活疫苗。②细菌减毒活疫苗，主要有卡介苗（BCG）、鼠疫耶尔森菌、炭疽芽孢杆菌等减毒活疫苗。③类毒素疫苗，常用的有精制白喉类毒素、精制破伤风类毒素等。④联合疫苗，主要有 DPT 三联疫苗，可同时预防白喉、百日咳、破伤风三种疾病；伤寒、副伤寒甲、乙三联疫苗等。

（二）人工被动免疫

1. 概念　某些**人工被动免疫**制剂可使机体立即获得特异性免疫力的过程，可用于某些急性传染病的紧急预防和治疗。

2. 人工被动免疫制剂

（1）抗毒素　主要有精制白喉、破伤风和肉毒抗毒素等。

（2）抗血清　主要有人血丙种球蛋白和抗破伤风特异性丙种球蛋白等。

第九单元　病原性球菌

病原性球菌主要引起化脓性炎症，故又称为化脓性球菌。病原性球菌主要有 4 个菌属即葡萄球菌属、链球菌属、奈瑟菌属和肠球菌属。

一、葡萄球菌属

（一）生物学性状和分类

1. 生物学性状　葡萄球菌为革兰氏阳性球菌，直径约1μm，呈葡萄串状排列，无鞭毛和芽孢，一般不形成荚膜。

2. 分类　根据其产生色素及生化反应等不同，分为金黄色葡萄球菌（金葡菌）、表皮（白色）葡萄球菌和腐生（柠檬色）葡萄球菌 3 个菌种。金葡菌为血浆凝固酶阳性菌，多为致病菌；表皮葡萄球菌为血浆凝固酶阴性菌，多为正常菌群或机会致病菌；腐生葡萄球菌为非致病性葡萄球菌。

（二）金黄色葡萄球菌的致病性

金葡菌致病性

- 致病物质
  - (1) 凝固酶：鉴别有无致病性的重要指标。抵抗吞噬细胞的吞噬、保护病菌不受血清中杀菌物质的破坏
  - (2) 葡萄球菌溶素(或称葡萄球菌溶血素)：能破坏多种细胞，又称为溶细胞毒素
  - (3) 杀白细胞素：对中性粒细胞和巨噬细胞有毒性作用
  - (4) 肠毒素：作用于肠道神经细胞后刺激呕吐中枢导致以呕吐为主要症状的食物中毒
  - (5) 表皮剥脱毒素：引起烫伤样皮肤综合征
  - (6) 毒性休克综合征毒素-1(TSST-1)：引起机体发热和增强对内毒素的敏感性
- 所致疾病
  - (1) 侵袭性疾病（化脓性感染）：①局部感染，如伤口化脓性感染、疖、痈，气管炎、肺炎、脓胸、中耳炎等；②全身感染，多由局部感染或器官感染扩散恶化而引起败血症及脓毒血症
  - (2) 毒素性疾病：为外毒素所引起的中毒性疾病，如肠毒素性食物中毒、烫伤样皮肤综合征、毒性休克综合征（TSS）等

（三）致病性葡萄球菌的鉴别要点

致病性葡萄球菌的特征：

① 镜检符合葡萄球菌的形态和染色特征。

② 菌落色素为金黄色，并产生透明溶血环。

③ 血浆凝固酶试验阳性。

④ 甘露醇发酵试验阳性。

⑤ 耐热核酸酶试验阳性。

命题趋势 金葡菌相关知识点考试多以 A1、A2、B 型题为主。

金题直击

男，45 岁。2 周前烧伤，烧伤面积 40% 左右，近 5 天开始发热，体温 38 ～ 39℃，间歇性逐渐加重伴有寒战，血培养出的细菌可产生凝固酶、杀白细胞素、肠毒素，最可能感染的细菌是

A. 肺炎球菌　　B. 溶血性链球菌　　C. 厌氧芽孢菌

D. 脑膜炎奈瑟菌　　E. 金黄色葡萄球菌

【答案】E

【解析】凝固酶阳性是鉴别金黄色葡萄球菌有无致病性的重要指标，金黄色葡萄球菌的致病物质有葡萄球菌溶素（或称葡萄球菌溶血素）、杀白细胞素、肠毒素等。

二、链球菌属

（一）生物学性状和分类

1. 生物学性状　革兰氏阳性，球形或椭圆形，呈链状排列，细胞表面有 M 蛋白；无鞭毛，不形成芽孢，

幼龄菌可有透明质酸形成的荚膜。营养要求较高，多数菌株菌落周围形成较宽的透明溶血环（β 溶血现象）。

2. 分类

（1）溶血现象分类　根据在血琼脂平板培养基上溶血现象的不同，分为三类。

项目	甲型溶血性链球菌	乙型溶血性链球菌	丙型链球菌
别称	草绿色链球菌	溶血性链球菌	不溶血性链球菌
溶血现象	甲型溶血（α 溶血）	乙型溶血（β 溶血）	不产生溶血
致病力	多为机会致病菌，可引起感染性心内膜炎	致病力最强，引起多种疾病	不致病，常存在乳类和粪便中

（2）抗原结构分类　根据 C 多糖抗原的不同，运用血清学方法可分为 A ～ H、K ～ V 20 群。对人致病的链球菌菌株，90% 左右属 A 群，多数呈乙型溶血。

（二）A 群链球菌的致病性

人链球菌病十分常见，其中约占 90% 由 A 群链球菌感染所致。

A群链球菌致病性

- 致病物质
  - (1) 胞胞壁成分：
  - ①黏附素：由脂磷壁酸（LTA）和菌毛蛋白（F蛋白）构成，有利于细菌定植在皮肤、呼吸道黏膜表面
  - ②M蛋白：有抗吞噬和抵抗吞噬细胞内杀菌作用的能力，亦可刺激机体产生特异抗体，损害人类心血管组织
  - ③肽聚糖：可致发热、溶解血小板、提高血管通透性、诱发实验性关节炎
  - (2) 外毒素：
  - ①致热外毒素：又称红疹毒素，是人类猩红热的主要毒性物质。抗原性强，具有超抗原作用
  - ②链球菌溶素：溶解破坏红细胞、白细胞、血小板及多种组织
  - (3) 侵袭性酶：主要有透明质酸酶、链激酶、链道酶等，均使病菌易在组织中扩散
- 所致疾病
  - (1) 化脓性感染：淋巴结炎、蜂窝织炎、中耳炎等
  - (2) 中毒性疾病：猩红热、链球菌毒素休克综合征
  - (3) 超敏反应性疾病：风湿热和急性肾小球肾炎等

（三）链球菌溶素 O 和临床检测的关系

链球菌溶素 O（SLO）抗原性强。临床上血清抗链球菌溶素 O（SLO）试验（ASO 试验，简称抗 O 试验），常作为风湿热的辅助诊断，当 SLO 抗体滴度为 1∶400 及以上时，有诊断意义。

（四）肺炎球菌的形态和染色、致病性

1. 形态和染色　革兰氏阳性球菌，菌体矛头状，多成双排列，宽端相对，有明显荚膜。无鞭毛，无芽孢。

2. 致病性

（1）主要致病物质

① 荚膜：有荚膜的肺炎球菌的抵抗力强。荚膜具有抗吞噬作用，且是主要的毒力因子。

② 肺炎球菌溶素 O：可溶解人、马、羊和兔的红细胞，引起发热、炎症及组织损伤。

③ 神经氨酸酶：与肺炎球菌在呼吸道黏膜的定植、繁殖及扩散有关。

（2）所致疾病　主要为大叶性肺炎，其次为支气管炎，以及其他化脓性炎症、败血症等。

命题趋势 球菌相关知识点考试多以 A1、A2、B 型题为主。

金题直击

下面与肺炎球菌致病物质不相关的是

A. 神经氨酸酶　　B. 肺炎球菌溶血素

C. M 蛋白　　D. 荚膜

E. 紫癜形成因子

【答案】C

【解析】肺炎球菌的致病物质主要是荚膜，此外有神经氨酸酶、肺炎球菌溶血素、紫癜形成因子等，M 蛋白是乙型化脓性链球菌的致病物质。

三、奈瑟菌属

（一）生物学性状

1. 形态和染色　肾形或豆形，G^-双球菌，新分离菌株大多数有荚膜和菌毛。

2. 培养特点　营养要求较高，需用营养培养基——血琼脂（巧克力色）培养基才能培养。

3. 标本采集和分离鉴定　*奈瑟菌属中对人致病的主要有脑膜炎奈瑟菌和淋病奈瑟球菌。*对外界抵抗力弱，离体后或在低温下容易死亡，因此标本采集后须立即常温送检。

（二）脑膜炎奈瑟菌和淋病奈瑟球菌的对比

比较要点	脑膜炎奈瑟菌	淋病奈瑟球菌
革兰氏染色	阴性	阴性
特殊结构	无芽孢，无鞭毛，有荚膜，有菌毛	无芽孢，无鞭毛，无荚膜，有菌毛
寄生部位	患者脑脊液中，多位于中性粒细胞内	脓汁标本中，多位于中性粒细胞内
需氧情况	专性需氧	专性需氧
致病物质	荚膜（抗吞噬）、菌毛（吸附易感菌）、IgA1 蛋白酶（黏附作用）、脂寡糖（LOS 具有内毒素活性）	外膜蛋白（黏附作用）、菌毛（吸附）、IgA1 蛋白酶（黏附作用）、脂寡糖（LOS 具有内毒素活性）
所致疾病	流行性脑脊髓膜炎，人是唯一宿主	淋病，人是唯一宿主

四、肠球菌属

对人类致病者主要为粪肠球菌和屎肠球菌。可引起尿路感染、皮肤软组织感染、腹腔感染、盆腔感染、败血症、心内膜炎和脑膜炎等。肠球菌对青霉素类、氨基糖苷类和万古霉素等抗生素均有耐药性。

命题趋势 球菌相关知识点考试多以 A1、A2、B 型题为主。

金题直击

A. 葡萄球菌　　B. 链球菌

C. 肺炎球菌　　D. 脑膜炎奈瑟菌

E. 淋病奈瑟球菌

1. 可引起食物中毒的细菌是
2. 黏膜表面黏附时，可产生 sIgA 蛋白酶的细菌是
3. 引起猩红热的病原体是

【答案】A、E、B

第十单元　肠道杆菌

一、肠道杆菌的共同特征

（一）形态、染色和抗原结构

1. 形态染色　呈中等大小的杆状，直径 0.3 ～ 1.0μm，长 1 ～ 6μm，革兰染色为阴性，多数有菌毛、周鞭毛，少数有荚膜，不形成芽孢。

2. 抗原结构　主要有菌体抗原（O 抗原）、鞭毛抗原（H 抗原）和荚膜抗原（K 抗原或 Vi 抗原）。各菌种间可存在交叉抗原。

（二）生化反应的特点

1. 过氧化氢酶阳性　能还原硝酸盐为亚硝酸盐，氧化酶阴性。后者在鉴别肠道杆菌和其他发酵与不发酵的革兰氏阴性杆菌上有重要价值。

2. 能分解多种糖和蛋白质　在肠杆菌科中，致病菌一般能发酵乳糖，而非致病菌大多能发酵乳糖。乳糖发酵试验可初步鉴别志贺菌、沙门菌等致病菌与其他大部分非致病肠道杆菌，前两者不发酵乳糖。

二、埃希菌属

（一）大肠埃希菌的致病特点

埃希菌属杆菌为肠道正常菌群之重要成分，多数大肠埃希菌为机会致病菌。少数携带致病基因的大肠埃希菌珠，可直接引起肠道内感染，导致腹泻等症状。

（二）致病性大肠埃希菌的种类

菌种	作用部位	致病物质及其机制	主要疾病和症状
ETEC（肠产毒素性大肠埃希菌）	小肠	分泌不耐热肠毒素（LT）和耐热肠毒素（ST），导致小肠黏膜对水分吸收功能障碍	旅行者腹泻，婴幼儿腹泻，水样便，呕吐，腹痛，低热
EIEC（肠侵袭性大肠埃希菌）	大肠	由质粒介导侵袭和破坏结肠黏膜上皮细胞	水样便腹泻，继以少量血便、腹痛、发热
EPEC（肠致病性大肠埃希菌）	小肠	由质粒介导，破坏肠黏膜上皮细胞微绒毛刷状缘，导致微绒毛萎缩变平即 A/E 组织病理损伤	婴儿腹泻，水样便腹泻，恶心，呕吐，发热
EHEC（肠出血性大肠埃希菌）	大肠	由溶原性噬菌体编码志贺毒素［Stx-Ⅰ或（和）Stx-Ⅱ］，导致 A/E 损伤	**水样便，继以大量血样便和剧烈腹痛，可引起儿童急性肾衰竭及溶血性尿毒综合征**
EAEC（肠聚集性大肠埃希菌）	小肠	由质粒介导聚集性黏附上皮细胞，阻止液体吸收	婴儿腹泻，持续性水样便腹泻，恶心，呕吐，脱水，低热

（三）肠出血性大肠埃希菌（EHEC）的血清型及所致疾病

血清型主要为 O157：H7。可引起以反复出血性腹泻和严重腹痛为特征的出血性结肠炎，表现为大量血样便腹泻。5 岁以下儿童易感染，症状轻重不一，可为轻度水泻至伴剧烈腹痛的血便。约 10% 小于 10 岁患儿可并发急性肾衰竭、血小板减少、溶血性贫血的溶血性尿毒综合征（HUS）。

（四）大肠埃希菌在卫生细菌学检查中的应用

大肠埃希菌为人和动物肠道寄生菌之一，若不断随粪便排出体外，可污染周围环境、水源、饮料及食品。卫生细菌学以“大肠菌群数”作为饮水、食品等粪便污染的指标之一。我国《生活饮用水卫生标准》（GB 5749—2006）规定，在 100mL 饮用水中不得检出大肠菌群。

命题趋势　大肠埃希菌相关知识点考试多以 A1 型题为主。

金题直击

引起急性出血性结肠炎的病原体是

A. 志贺菌　　B. 伤寒沙门菌

C. 新型肠道病毒 70 型　　D. 大肠埃希菌 O157：H7 型

E. 轮状病毒 A 组

【答案】D

【解析】记忆型题。

三、志贺菌属

种类、致病物质及所致疾病

1. 种类　根据志贺菌菌体（O）抗原和分解甘露醇的能力，将其分为 4 群，即痢疾志贺菌（A 群）、福氏志贺菌（B 群）、鲍氏志贺菌（C 群）和宋内志贺菌（D 群）。

2. 致病物质　该菌属的致病物质主要有菌毛、内毒素和外毒素。

（1）侵袭力　菌毛与其侵袭力有关。

（2）内毒素　作用于肠黏膜，形成炎症和溃疡。

（3）外毒素　肠毒性外毒素即志贺毒素（Stx）具有霍乱肠毒素样功能，可引起水样腹泻。

3. 所致疾病　该菌属引起急性及慢性细菌性痢疾，在中国感染病中，位居发病率前五位的病种。

命题趋势 志贺菌属相关知识点考试多以 A1 型题为主。

金题直击

关于志贺菌属细菌的描述，不正确的是

A. 对抗菌药物不敏感　　B. 无鞭毛、芽孢及荚膜

C. 均能产生内毒素　　D. 分为 4 个群

E. 革兰氏染色阴性

【答案】A

【解析】志贺菌属引起细菌性痢疾，俗称痢疾杆菌，属于杆菌，无鞭毛，有菌毛，无芽孢，无荚膜，所有菌株都有强烈的内毒素，部分可产生外毒素，分 4 个群，多种抗生素可以治疗，但容易耐药。

四、沙门菌属

（一）致病性

<table>
<tr><td rowspan="4">致病物质</td><td colspan="2">菌毛</td><td rowspan="2">与侵袭力有关</td></tr>
<tr><td colspan="2">菌体（O）抗原</td></tr>
<tr><td rowspan="2">毒素</td><td>内毒素</td><td>致肠道局部炎症和全身性中毒症状</td></tr>
<tr><td>肠毒素</td><td>致严重的腹泻</td></tr>
<tr><td rowspan="3">所致疾病</td><td colspan="2">伤寒和副伤寒</td><td>分别由伤寒沙门菌，副伤寒甲、乙、丙沙门菌引起</td></tr>
<tr><td colspan="2">食物中毒</td><td>鼠伤寒沙门菌、猪霍乱沙门菌、肠炎沙门菌等污染食物引起</td></tr>
<tr><td colspan="2">败血症</td><td>免疫力低下者易发生</td></tr>
<tr><td>注意</td><td colspan="3">部分伤寒及副伤寒沙门菌感染者或发病后因治疗不彻底，可变为慢性带菌者并成为传染源</td></tr>
</table>

（二）肠热症的标本采集

标本采集：根据病程选择采集标本，初感染时，粪检阳性率低，因此发病 1 周内应取外周血，第 2 周起取粪便，第 3 周起还可取尿液，第 1～3 周均可取骨髓液。

（三）肥达试验和结果判断

原理：用已知伤寒菌体（O）抗原、鞭毛（H）抗原和甲、乙副伤寒 H 抗原的诊断菌液，测定受检血清中有无相应抗体及其效价的试验。

正常值：伤寒沙门菌 O 凝集效价＜1∶80，伤寒沙门菌 H 凝集效价＜1∶160，副伤寒沙门菌 H 凝集效价＜1∶80。

诊断意义：若 O 和 H 效价递增≥4 倍，具有诊断意义。

临床意义：① O、H 效价均高，肠热症可能性较大。

O、H 效价均低，肠热症可能性较小。

② O 效价不高，H 效价高，预防接种或非特异性回忆反应。

O 效价高，H 效价不高，感染早期、其他沙门菌属感染。

命题趋势 沙门菌属相关知识点考试多以 A1 型题为主。

金题直击

27 岁男性患者，因发热可疑伤寒于 3 日前入院。入院时血液细菌培养阴性，肥达反应 TO 1 : 80，TH 1 : 80。为确诊应进一步检验的最佳方案是

A. 骨髓细菌培养及再次肥达反应

B. 荧光抗体检测粪便中沙门菌

C. 协同凝集反应检测尿中沙门菌

D. 检验血清中 Vi 抗体

E. 进行粪便沙门菌培养

【答案】A

【解析】本题为应用题，考核肥达反应的诊断价值和以病原学诊断伤寒时，不同标本的取材时机。伤寒于发病 1～3 周时取骨髓液标本或发病 1 周内取血清标本，进行伤寒沙门菌培养的检出率高。于发病 2 周后进行粪便及尿液的伤寒沙门菌培养，检出率较高。检验血清 Vi 抗体，是对伤寒慢性带菌者的辅助诊断手段。因此，本例处于发病初期的可疑伤寒患者，首次肥达反应滴度不高，宜复查肥达反应，观察是否有滴度增高，尤其是否有 4 倍增高，同时，应进行骨髓液或血液细菌培养，以便确诊。

第十一单元　厌氧性细菌

根据能否形成芽孢，厌氧性细菌可分为厌氧芽孢梭菌和无芽孢厌氧菌。

一、厌氧芽孢梭菌

（一）破伤风梭菌

1. 生物学性状　G^+ 杆菌，菌体细长，有周鞭毛，无荚膜，芽孢位于顶端，鼓槌状。专性厌氧，普通培养基不易生长，厌氧培养形成羽毛状菌落，在干燥的土壤和尘埃中可存活数年。

2. 致病物质　产生两种外毒素，即破伤风溶血素和破伤风痉挛毒素。

3. 所致疾病　破伤风。

4. 致病条件及表现　致病条件：机体深部伤口；或伴有需氧菌和兼性厌氧菌混合感染；或坏死组织多且造成局部缺血缺氧的微环境。表现：导致肌肉的强直性收缩，出现破伤风特有的苦笑面容、牙关紧闭和角弓反张等症状、体征。

5. 防治原则

（1）非特异性防治措施　及时清创并用过氧化氢溶液（H_2O_2）冲洗伤口创面以消除厌氧环境。应用抗生素杀灭破伤风梭菌，以消除毒素的产生。

（2）特异性预防措施　注射破伤风抗毒素（TAT），中和游离的破伤风外毒素，对患者进行紧急预防接种和对症治疗。应用破伤风类毒素进行预防接种，中国计划免疫规程中规定使用百白破（DPT）三联疫苗对儿童进行计划免疫。

（3）特异性治疗　对已发病者应早期、足量使用 TAT，一旦毒素与受体结合，抗毒素就不能中和其毒性。

命题趋势 破伤风梭菌相关知识点考试多以 A1 型题为主。

金题直击

48 岁建筑工人，因牙关紧闭、四肢痉挛入院。8 天前，右脚被铁钉扎伤，伤口深，但几日后自愈。5 日后，右腿有些麻木和疼痛，咀嚼不便，吞咽困难，最后全身抽搐，四肢痉挛，入院诊断为破伤风。请问下述哪项是最佳治疗原则

A. 注射青霉素

B. 注射破伤风抗毒素和青霉素

C. 注射破伤风抗毒素和百白破疫苗

D. 注射破伤风抗毒素

E. 注射百白破疫苗和青霉素

【答案】B

【解析】破伤风由伤口内的破伤风芽孢梭菌释放的破伤风痉挛毒素引起，对已发病者应早期、足量使用破伤风抗毒素特异性治疗，破伤风抗毒素只能中和血液中的破伤风痉挛毒素，不能杀菌，因此应同时应用青霉素杀菌治疗。

（二）产气荚膜梭菌

1. 生物学性状　两端几乎平切的 G^+ 粗大杆菌，芽孢位于次极端，呈椭圆形，不大于菌体。无鞭毛，在体内有明显的荚膜。在牛奶培养基中，可出现“汹涌发酵”现象。

2. 致病物质　能产生 10 余种外毒素，其中有些为胞外酶，如 α 毒素（卵磷脂酶）造成细胞溶解，引起血管通透性增加伴大量溶血、组织坏死，肝脏、心功能受损。

3. 所致疾病　致病条件与破伤风梭菌相似，引起气性坏疽、食物中毒等。

4. 防治原则

（1）尽早清创　清除感染和坏死组织，必要时截肢以防止病变扩散。

（2）大剂量使用抗生素　大剂量使用青霉素杀灭病原菌和其他细菌。

（3）多价气性坏疽抗毒素注射。

（4）高压氧舱疗法。

命题趋势 产气荚膜梭菌相关知识点考试多以 A1 型题为主。

金题直击

男，40岁。右下肢肿胀、剧痛3h。1天前用粪便在农田施肥时，右足被扎伤，半夜感胀裂样痛，症状加重，出现下肢肿胀，皮肤由紫红变成黑紫、水肿有水泡。查体：局部皮下有捻发音，伤口处有恶臭的血性浆液渗出。最可能的致病菌是

A. 乙型溶血性链球菌　　B. 大肠埃希菌
C. 表皮葡萄球菌　　D. 梭状芽孢杆菌
E. 结核杆菌

【答案】D

【解析】右足被扎伤，局部皮下有捻发音，伤口处有恶臭的血性浆液渗出可诊断为气性坏疽，致病菌为产气荚膜梭菌，属于梭状芽孢杆菌。

（三）肉毒梭菌

1. 形态与染色　革兰氏阳性短粗杆菌，专性厌氧，有鞭毛，无荚膜。肉毒梭菌芽孢位于菌体次极端，粗大芽孢与菌体形成网球拍状。

2. 致病物质　主要是神经外毒素，即**肉毒毒素，为已知最剧烈的毒素**。

3. 所致疾病　主要是食物中毒、婴儿肉毒病和创伤感染中毒。

二、无芽孢厌氧菌

无芽孢厌氧菌属人体内的正常菌群，包括革兰氏阳性和革兰氏阴性的球菌和杆菌。

1. 致病条件　①机体受机械或病理性损伤，使皮肤黏膜屏障被破坏；②机体组织局部坏死、缺血，存留异物或与需氧菌共生感染，造成局部厌氧微环境；③菌群失调；④各种因素引起机体免疫力降低。

2. 感染特征　无芽孢厌氧菌感染多为慢性感染过程。其感染特征有：①内源性感染为其主要感染形式；②感染部位的分泌物或脓液呈血性或黑色或乳白色混浊液，有恶臭，有时有气体产生；③无特定病型；④使用氨基糖苷类抗生素长期无效；⑤**分泌物直接涂片可见细菌，普通培养法无细菌生长**。

3. 所致疾病种类

（1）口腔感染　无芽孢厌氧菌单一菌或混合感染，是坏死性溃疡性牙龈炎、牙周炎、坏疽性口腔炎等口腔感染的主要病因。

（2）呼吸道感染、感染性心内膜炎、皮肤软组织慢性脓肿、女性生殖道及盆腔感染、颅内感染等。

（3）败血症　厌氧菌败血症占败血症的10%～20%。

命题趋势　无芽孢厌氧菌相关知识点考试多以A1型题为主。

金题直击

1. 在下述情况中，排除无芽孢厌氧菌的依据是

A. 机体多个部位的脓肿　　B. 血性分泌物，恶臭或有气体
C. 分泌物直接涂片可见细菌　　D. 在普通肉汤培养基中呈表面生长
E. 在无氧环境下的血平板中长出微小菌落

【答案】D

【解析】厌氧菌只有在无氧的环境下才能培养出来菌落，在普通肉汤培养基中受到氧气的抑制，不能呈表面生长。

2. 牙周炎最常见的致病菌是

A. 无芽孢厌氧菌　　B. 类白喉杆菌
C. 甲型溶血性链球菌　　D. 白念珠菌（白假丝酵母菌）
E. 铜绿假单胞菌

【答案】A

【解析】无芽孢厌氧菌单一菌或混合感染，是坏死性溃疡性牙龈炎、牙周炎、坏疽性口腔炎等口腔感染的主要病因。

第十二单元　分枝杆菌属

一、结核分枝杆菌

（一）形态、染色、培养特性和抵抗力

1. 形态和染色　菌体细长略弯曲，呈 L 型，聚集呈分枝状排列增殖。细胞壁含有大量脂质（脂类），不易着色，经齐 - 尼抗酸染色呈红色，无鞭毛和芽孢。

2. 培养特性　专性需氧菌，营养要求高，生长缓慢，常用罗氏培养基培养 3 ～ 4 周后才形成颗粒状或菜花形的乳酪色的粗糙型菌落。

3. 抵抗力　结核菌对酸、碱、自然环境和干燥有抵抗力，但对湿热、酒精和紫外线敏感。

（二）结核菌素试验的原理、结果判断和意义

1. 原理　结核菌素（OT）试验原理是测定机体对结核菌的迟发型超敏反应，以此判断机体有无抗结核免疫力。48 ～ 72h 后观察结果。

2. 结果判断和意义

硬结直径	结果	意义
<5mm	阴性	不能排除结核，见于未感染过或还处于结核感染早期（4～8 周）、重症结核、HIV、使用免疫抑制剂或糖皮质激素等
>5mm	阳性	表示机体细胞免疫功能正常，曾感染过结核分枝杆菌
≥ 15mm（水泡或坏死）	强阳性	表明可能有活动性结核

命题趋势 结核分枝杆菌知识点考试多以 A1、A2、B 型题为主。

金题直击

结核分枝杆菌化学组成最显著的特点是含有大量的

A. 蛋白质　　B. 脂类

C. 多糖　　D. RNAE

E. 磷壁酸

【答案】B

【解析】结核分枝杆菌细胞壁含有大量脂质，不易着色，经齐 - 尼抗酸染色呈红色。

二、麻风分枝杆菌

麻风分枝杆菌的形态与结核分枝杆菌相似，菌体细长略弯，有抗酸染色特性，常呈束状排列。该菌可通过直接接触传播以及呼吸道传播感染易感者。在临床上，其所致疾病麻风主要有两型，即瘤型和结核型，少数患者居于两型之间，称为界线类和未定类。接种卡介苗（BCG）预防麻风病，也有一定的效果。

第十三单元　动物源性细菌

动物源性细菌是人兽共患疾病的病原菌，主要有布鲁氏菌、鼠疫耶尔森菌和炭疽芽孢杆菌。

项目	布鲁氏菌属	耶尔森菌属	炭疽芽孢杆菌
生物学性状	G^- 小球杆状菌，光滑型菌可有微荚膜	两端钝圆并浓染的短 G^- 小杆菌，有荚膜	最粗大的 G^+ 杆菌，两端平切、排列呈竹节状、有荚膜
致病物质	内毒素、荚膜	Fl 抗原、V/W 抗原、外膜抗原及鼠毒素等	荚膜和炭疽毒素
所致疾病	菌血症、波浪热	鼠疫，自然疫源性的烈性传染病，属甲类传染病 临床常见有腺鼠疫、肺鼠疫和败血症型鼠疫	皮肤炭疽、肠炭疽、肺炭疽
传播途径	接触病畜污染的畜产品经皮肤、黏膜、呼吸道、消化道等途径感染	贮存宿主，啮齿类动物；传播媒介为鼠蚤	接触、消化道、呼吸道

命题趋势　动物源性细菌知识点考试多以 A1、A2 型题为主。

金题直击

能引起人畜共患病的病原体是

A. 淋病奈瑟球菌　　B. 白喉棒状杆菌

C. 布鲁氏菌　　D. 霍乱弧菌

E. 梅毒螺旋体

【答案】C

【解析】动物源性细菌主要有布鲁氏菌、鼠疫耶尔森菌和炭疽芽孢杆菌。

第十四单元　其他细菌

一、白喉棒状杆菌

形态、染色	菌体细长略弯，末端膨大呈棒状，分散排列成“V”或“L”形，无鞭毛和荚膜，不形成芽孢，G^+菌
致病物质	白喉外毒素
导致疾病	白喉
毒力试验	琼脂平板毒力试验（白板）（Elek 平板毒力试验）
异染颗粒	亚甲蓝或奈瑟染色，菌体两端或一端可见着色较深的颗粒（特征性）

命题趋势 相关知识点考试多以 A1、B 型题为主。

金题直击

白喉棒状杆菌最主要的致病物质是

A. 内毒素　　B. 外毒素

C. 芽孢　　D. 荚膜

E. 索状因子

【答案】B

二、其他常见致病性细菌

细菌	生物学性状	致病物质与所致疾病	防治
流感嗜血杆菌	G^-小杆菌，多形性，无鞭毛、芽孢。与金葡菌在血平板上共同孵育时，在金葡菌菌落周围生长的流感嗜血杆菌的菌落较大，离金葡菌菌落越远的菌落越小，称作“卫星现象”	致病物质：荚膜、菌毛、内毒素及 IgA 蛋白酶等 所致疾病：原发感染和继发感染两类	预防：注射 b 型流感嗜血杆菌荚膜多糖疫苗 治疗：头孢、磺胺
百日咳鲍特菌	G^-小杆菌，专性需氧菌，无鞭毛，不形成芽孢，有毒株，具有荚膜和菌毛	致病物质：荚膜、菌毛、内毒素及多种生物活性物质，百日咳毒素，皮肤坏死毒素 所致疾病：婴幼儿百日咳	预防：百白破（DPT）三联疫苗 治疗：红霉素、氨苄西林等
幽门螺杆菌（HP）	微需氧菌，弧形、S 形或海鸥状，有鞭毛，革兰氏染色阴性，尿素酶丰富，可迅速分解尿素释放氨	与胃溃疡、慢性胃炎及胃癌等密切相关	2 种抗生素 +PPI 治疗
铜绿假单胞菌	G^-小杆菌，有荚膜、菌毛和鞭毛；有些菌株能产生带荧光的水溶性色素（绿脓素和青脓素），使培养基变为亮绿色	医院感染主要机会致病菌之一，主要见于烧伤创伤等局部病灶，也可引起中耳炎、角膜炎、尿道炎等	庆大霉素、多黏菌素等
军团菌	G^-需氧菌，端生或侧生鞭毛，无芽孢，有微荚膜，需氧菌	感染来源为污染的中央空调和冷却塔水系统等。有流感样型、肺炎型、肺外感染型，流感样型预后良	红霉素
弯曲菌属	逗点状、弧形、S 形、螺旋形或海鸥展翅形，最适生长温度为 42℃，营养要求高，抵抗力较弱	空肠弯曲菌和大肠弯曲菌主要引起人的急性及慢性肠炎，在世界各国腹泻病中居首位或第二位	首选红霉素或氨基糖苷类抗菌药物治疗

命题趋势 其他知识点考试多以 A1、型题为主。

金题直击

与慢性胃炎和消化性溃疡有密切关系的病原菌是

A. 空肠弯曲菌　　B. 幽门螺杆菌

C. 胎儿弯曲菌　　D. 鼠伤寒沙门菌

E. 副溶血性弧菌

【答案】B

【解析】幽门螺杆菌与胃溃疡、慢性胃炎及胃癌等密切相关。

第十五单元　放线菌

放线菌属

（一）生物学性状

该属细菌为革兰氏阳性，无芽孢、荚膜和鞭毛的非抗酸性丝状菌，需厌氧或微需氧培养，多为口腔等外通腔道中正常菌群成员。对人致病的放线菌主要有衣氏放线菌、牛型放线菌、内氏放线菌、黏液放线菌和龋齿放线菌等。

（二）致病性

当机体免疫力降低、口腔卫生不良、拔牙或受外伤时，可引起放线菌内源性感染并累及任何器官和组织，好发于面颈部、胸腹部、口腔及子宫内膜等部位，一般不经血行播散。口腔疾病牙周炎、牙周脓肿及牙根龋等往往混合感染放线菌。

（三）硫黄样颗粒及其临床意义

在患者病灶组织和瘘管中流出的脓汁中，肉眼可见的由放线菌在组织中形成的黄色小颗粒状菌落，为放线菌病的指征。

命题趋势 放线菌知识点考试多以 A1 型题为主。

金题直击

放线菌病的好发部位是

A. 胸腔　　B. 腹腔

C. 盆腔　　D. 面颈部

E. 四肢

【答案】D

【解析】放线菌内源性感染累及任何器官和组织，好发于面颈部、胸腹部、口腔及子宫内膜等部位。

第十六单元　支原体

一、概述

1. **概念**　是一类缺乏细胞壁，呈高度多形性，能通过滤菌器，在无生命的培养基中能生长繁殖的最小原核细胞型微生物。

2. **培养特性**　支原体对营养物质要求较高；兼性厌氧，适宜 pH 为 7.6 ～ 7.8，菌落呈“油煎蛋”样；抵抗力较弱。

二、主要病原性支原体

项目	肺炎支原体	解脲支原体
引发疾病	原发性非典型性肺炎（间质肺炎）	是引起非淋菌性尿道炎的重要病原体，可引起不孕症，可通过胎盘感染胎儿，引起早产、死胎和新生儿呼吸道感染
传播	经空气飞沫传播	主要经性接触传播

命题趋势 支原体知识点考试多以 A1 型题为主。

金题直击

人类非淋菌性尿道炎的病原体是

A. 炭疽芽孢杆菌
B. 解脲支原体
C. 柯萨奇病毒
D. 伯氏疏螺旋体
E. 汉坦病毒

【答案】B

【解析】解脲支原体是引起非淋菌性尿道炎的重要病原体，可引起不孕症，可通过胎盘感染胎儿，引起早产、死胎和新生儿呼吸道感染。

第十七单元　立克次体

一、概念

立克次体是一类以节肢动物为传播媒介，严格细胞内寄生的原核细胞型微生物，形态多样，球杆状或呈多形态。革兰氏染色阴性，但不易着色。

二、主要病原性立克次体

病原性立克次体	所致疾病	传播源 / 储存宿主	传播媒介
普氏立克次体	流行性斑疹伤寒	人	人虱
斑疹伤寒立克次体	地方性斑疹伤寒	啮齿动物	鼠蚤和鼠虱
恙虫病立克次体	恙虫病	啮齿动物	恙螨
伯氏考克斯体	Q热	牛、羊	蜱

命题趋势 立克次体知识点考试多以A1、A2、B1型题为主。

金题直击

A. 蚊　　B. 人虱
C. 鼠蚤　　D. 恙螨
E. 蜱

1. 地方性斑疹伤寒的传播媒介是
2. 流行性斑疹伤寒的传播媒介是

【答案】C、B

【解析】流行性斑疹伤寒的传染源为人，传播媒介是人虱。地方性斑疹伤寒和恙虫病的传染源为啮齿动物，地方性斑疹伤寒传播媒介是鼠蚤和鼠虱。恙虫病的传播媒介是恙螨。Q热的传染源为牛、羊，传播媒介是蜱。

第十八单元　衣原体

一、生物学性状

衣原体是一类严格真核细胞内寄生，有独特发育周期，能通过细菌滤器的原核细胞型微生物，染色 G^-。发育周期中有原体和始体（又称网状体）两种不同的颗粒结构形式。原体是发育成熟的衣原体，具有高度感染性；始体为繁殖体形式，不具有感染性。

二、主要病原性衣原体

沙眼衣原体：引起沙眼、包涵体结膜炎、泌尿生殖道感染、婴幼儿肺炎及性病淋巴肉芽肿等疾病。

肺炎衣原体：经空气飞沫或呼吸道分泌物传播。引起肺炎、支气管炎等，还与冠心病、动脉粥样硬化有关。

鹦鹉热衣原体：经呼吸道吸入病鸟污染的气雾或尘埃而感染，也可经破损皮肤、黏膜或眼结膜感染。临床表现为非典型性肺炎，以发热、头痛、干咳、间质性肺炎为主要症状，并可并发心肌炎。亦可表现为大叶性肺炎。

命题趋势 衣原体知识点考试多以 A1、A2、B1 型题为主。

金题直击

衣原体在细胞内的繁殖型是

A. 始体　　B. 原体

C. 内基小体　　D. 革兰氏阳性圆形体

E. 革兰氏阴性圆形体

【答案】A

【解析】衣原体是一类严格真核细胞内寄生，具有独特发育周期的原核细胞型微生物。原体是发育成熟的支原体，有高度的传染性，无繁殖能力；始体（网状体）无感染性，为繁殖体形式。

第十九单元　螺旋体

一、钩端螺旋体

形态和染色	形态	一端或两端弯曲呈钩状，电镜下可见外膜及两根内鞭毛
	染色	G^-
培养特性	特点	液体培养基中呈半透明云雾状生长
所致疾病	钩端螺旋体病	为人兽共患病。传染源和储存宿主：鼠类和猪。动物感染后钩端螺旋体在肾脏中长期繁殖，并随尿液排出，污染水源和土壤。人类与疫水或土壤接触，钩端螺旋体可通过破损的皮肤或黏膜进入机体而受感染。临床表现常出现腓肠肌压痛（小腿疼）。 分为：流感伤寒型、黄疸出血型、肺出血型、脑膜脑炎型、肾功能衰竭型
防治原则	预防	防鼠，灭鼠，加强对带菌家畜的管理
	治疗	首选青霉素

命题趋势 钩端螺旋体知识点考试多以 A1、A2、B1 型题为主。

金题直击

男，25 岁。头痛、全身痛、乏力伴发热 3 天，于 8 月 15 日来诊。发病前曾收割水稻多日。查体：T 39℃，P 110 次 / 分，神志清，球结膜充血，腹股沟淋巴结肿大，腓肠肌压痛。此患者所患疾病的病原学特点是

A. 革兰氏染色阴性杆菌，有菌毛，无鞭毛及荚膜

B. 菌体纤细，有 12 ～ 18 个螺旋，镀银染色呈黑色

C. 革兰氏染色阴性弧菌，形态弯曲

D. 革兰氏染色阴性杆菌，在含胆汁培养基上生长更好

E. 革兰氏染色阴性双球菌，裂解释放内毒素致病

【答案】B

【解析】由患者体征、症状、收割水稻可能接触疫水等题干内容可判断此患者所患疾病为钩端螺旋体病。病原体为钩端螺旋体，菌体细长，一端或两端弯曲使菌体呈问号状，C/S 或 8 字形，革兰氏染色阴性，但不易着色。Fontana 镀银染色效果好，菌体被染成金黄色或棕褐色。

二、梅毒螺旋体（属苍白密螺旋体）

1. 形态和染色　8 ～ 14 个致密而规则的小螺旋，两端尖直，运动活泼。革兰氏染色阴性，不易着染，Fontana 镀银染色法染成棕褐色。

2. 所致疾病　梅毒。

先天性梅毒	由母体通过胎盘传给胎儿和新生儿
后天性梅毒（性传播）	第一期梅毒，出现无痛性硬性下疳
	第二期梅毒，全身皮肤黏膜出现玫瑰疹及淋巴结肿大，该期传染性极强
	第三期梅毒又称晚期梅毒，皮肤黏膜出现溃疡性坏死病灶，并可侵犯多个器官系统，出现慢性肉芽肿病变，可引起梅毒性心瓣膜病、动脉瘤，侵犯中枢神经系统引起脊髓瘤等，危及生命

命题趋势 苍白密螺旋体知识点考试多以 A1、A2、B1 型题为主。

金题直击

患者，男，有不洁性交史，2 个月前出现生殖器皮肤无痛性溃疡，1 个月后自然愈合，近日出现全身皮肤红疹，伴有淋巴结肿大。该患者可能患有

A. 猩红热　　　　B. 麻疹

C. 性病淋巴肉芽肿　　　　D. 风疹

E. 梅毒

【答案】 E

【解析】 梅毒是一种性传播疾病，由梅毒螺旋体引起，以硬下疳、梅毒疹、梅毒瘤为其主要特征，表现为反复发作的特点。

第二十单元　真菌

一、概述

（一）概念

真菌是真核细胞型微生物，细胞结构比较完整，有典型的细胞核和完善的细胞器。

（二）分类

分类	特点
单细胞真菌	酵母型真菌：以芽生方式繁殖，不产生菌丝，其菌落与细菌相似，如隐球菌
	类酵母型真菌：以芽生方式繁殖，但在培养基形成的菌落可以产生伸进培养基的假菌丝，如白假丝酵母菌
多细胞真菌（霉菌）孢子＋菌丝组成	菌丝：由孢子生出嫩芽，长出芽管，芽管逐渐延长呈丝状，是识别不同菌种的依据；孢子：真菌的繁殖体。（注意区别：细菌芽孢非繁殖方式）

（三）致病性

不同真菌可以通过不同形式致病，引起的疾病有：

1. **真菌感染**　由致病性真菌或机会致病性真菌引起的感染或真菌病。

2. **真菌性超敏反应**　包括感染性和接触性超敏反应，引起皮肤或呼吸道或消化道超敏反应。

3. **真菌毒素中毒**　可致急性真菌毒素中毒，有些真菌毒素还可致慢性中毒，如黄曲霉毒素可致肝细胞癌等。

命题趋势　真菌及其分类、形态、结构知识点考试多以A1型题为主。

金题直击

真菌孢子的主要作用是

A. 进行繁殖　　B. 引起变态反应

C. 抗吞噬　　D. 起黏附作用

E. 引起超敏反应

【答案】A

【解析】孢子是由真菌的生殖菌丝产生的繁殖器官，再分为无性孢子和有性孢子，真菌可引起感染性疾病、超敏反应和真菌毒素中毒。

二、主要病原性真菌

（一）皮肤癣真菌

可侵犯皮肤引起手足癣，其中毛癣菌与表皮癣菌还可引起指（趾）甲癣，毛癣菌与小孢子癣菌还可引起毛发癣。

（二）白假丝酵母菌（白念珠菌）

1. 生物学性状

（1）形态、染色　单细胞类酵母型真菌，革兰氏染色阳性，以芽生方式繁殖，孢子伸长成芽管，不与母体脱离，形成较长的假菌丝。

（2）培养　在普通琼脂、血琼脂、沙保弱培养基上均生长良好，菌落呈类酵母型，可长出厚膜孢子。

2. **致病性**　机会致病菌，当抵抗力降低或菌群失调时，可引起各种白假丝酵母菌病、皮肤黏膜感染、内脏感染、中枢神经系统感染等。

命题趋势 白假丝酵母菌知识点考试多以 A1 型题为主。

金题直击

标本涂片可见圆形或卵圆形菌体，革兰氏染色阳性，从菌体上有芽管伸出，但不与菌体脱离，形成假菌丝，将标本接种至玉米粉培养基上，可长出厚膜孢子，此微生物可能是

A. 葡萄球菌　　B. 链球菌

C. 白念珠菌　　D. 放线菌

E. 毛癣菌

【答案】C

【解析】白假丝酵母菌（白念珠菌）以芽生方式繁殖，孢子伸长成芽管，不与母体脱离，形成较长的假菌丝；在普通琼脂、血琼脂、沙保弱培养基上均生长良好，可长出厚膜孢子。葡萄球菌、链球菌、放线菌都不会形成假菌丝与厚膜孢子。

（三）新型隐球菌

1. 生物学性状　圆形的酵母型真菌，直径 4 ～ 12μm，**菌体外周有厚的胶质样荚膜**，折光性强。**用墨汁染色后镜检可见到宽厚的荚膜即可确诊。**

2. 致病性　新型隐球菌广泛大量地存在于**土壤中、鸟粪中**，可以导致艾滋病患者出现机会感染。

命题趋势 新型隐球菌知识点考试多以 A1、A2、B 型题为主。

金题直击

患者疑为新型隐球菌性脑膜炎，最有意义的快速诊断方法是采集脑脊液，离心沉淀后，进行

A. 钩端螺旋体培养　　B. 新型隐球菌培养

C. 白假丝酵母菌培养　　D. 涂片后革兰氏染色

E. 涂片后墨汁染色

【答案】E

【解析】新型隐球菌属于隐球菌属，标本涂片加墨汁，复染后镜检，见有出芽的菌体外围有肥厚的荚膜，即可确诊。

（四）卡氏肺孢子菌

该菌为单细胞型，兼具酵母菌的特点。肺孢子经呼吸道吸入肺内，多为隐性感染。对于免疫缺陷或免疫功能低下者，可引起机会感染，即肺孢子菌肺炎。

第二十一单元　病毒的基本性状

一、病毒的概述

病毒是只含有一种类型核酸（DNA 或 RNA），必须寄生在活的和敏感的细胞内，以复制的方式进行增殖的非细胞型微生物。病毒可以通过滤菌器。测量单位为纳米（nm）。大多数病毒耐冷不耐热。

二、病毒的结构

基本结构	核心	主要成分为核酸，一种病毒只有一种核酸
	衣壳	在核酸外围有蛋白质外壳，称作衣壳
特殊结构	包膜	有些病毒在核衣壳外面包裹有包膜。包膜对脂溶剂敏感
	刺突	有些包膜表面有蛋白质性质的钉状突起，称为刺突或包膜子粒

命题趋势 病毒结构知识点考试多以 A1、B 型题为主。

金题直击

脊髓灰质炎、甲型肝炎等病毒的病毒体结构组成是

A. 核酸和刺突　　B. 衣壳和包膜

C. 基质蛋白和衣壳　　D. 核酸和包膜

E. 核酸和衣壳

【答案】E

【解析】病毒体主要由核酸和蛋白质组成。核心为核酸 DNA 或 RNA。在核酸外围有蛋白质外壳，称作衣壳。

三、病毒的增殖

从病毒吸附并进入宿主细胞开始，经过基因组复制，到最后释放出子代病毒的过程，称为一个病毒复制周期。人和动物病毒的复制周期主要包括吸附、穿入、脱壳、生物合成及组装、成熟和释放等步骤。

命题趋势 病毒的增殖知识点考试多以 A1 型题为主。

金题直击

不属于病毒复制周期的是

A. 吸附　　B. 脱壳

C. 组装　　D. 成熟

E. 扩散

【答案】E

【解析】从病毒吸附并进入宿主细胞开始，经过基因组复制，到最后释放出子代病毒的过程，称为一个病毒复制周期。人和动物病毒的复制周期主要包括吸附、穿入、脱壳、生物合成及组装、成熟和释放等步骤。

第二十二单元　病毒的感染与免疫

一、病毒的传播方式

水平传播	指病毒在人群中不同个体间的传播，也包括从动物到动物，再到人的传播，为大多数病毒的传播方式
垂直传播	指通过胎盘或产道，病毒直接由亲代传播给子代的方式 常见病毒有风疹病毒、乙型肝炎病毒（HBV）、AIDS 病毒（HIV）、丙型肝炎病毒（HCV）、巨细胞病毒（CMV）

命题趋势 病毒传播方式知识点考试多以 A1、A2、B 型题为主。

金题直击

不能通过垂直传播的病原体为

A. 艾滋病病毒（HIV）　B. 乙型肝炎病毒（HBV）　C. 梅毒螺旋体

D. 流行性乙型脑炎病毒　E. 风疹病毒

【答案】D

【解析】垂直传播为经母体的胎盘或围生期经产道等将病原体传染给胎儿或新生儿，称为先天性感染。能通过垂直传播的病原体有艾滋病病毒、乙型肝炎病毒、风疹病毒以及梅毒螺旋体等。流行性乙型脑炎病毒属于黄病毒属病毒，为只能经蚊子叮咬传播的虫媒传播（属于水平传播）病毒。

二、病毒感染的免疫病理作用

在病毒感染中，病毒的包膜抗原和衣壳抗原均可刺激机体产生免疫应答，包括抗病毒免疫和免疫病理，后者常导致组织损伤。

抗体介导的免疫病理作用	当受感染的细胞表面存在病毒抗原时，可与体液中相应的抗体形成抗原抗体复合物，产生Ⅱ型超敏反应，引发组织细胞损伤。如风疹病毒等感染，均可引起自身免疫病
细胞介导的免疫病理作用	适应性细胞免疫是宿主清除胞内病毒的重要机制。细胞免疫在发挥其抗病毒感染的同时，特异性细胞毒性 T 细胞（CTL）等，也对宿主细胞产生损伤，引起类似于胞内菌（如分枝杆菌）感染的Ⅳ型超敏反应，例如麻疹病毒或腮腺炎病毒感染可导致慢发性脑炎等

三、干扰素的概念、抗病毒机制及应用

1. 概念　**干扰素（IFN）是机体被病毒感染或受其他干扰素诱生剂的作用后，由感染细胞所产生的具有抗病毒功能的可溶性小分子蛋白质。**

2. 干扰素的作用机制　IFN 不是直接作用于病毒，而是作用于宿主细胞的基因，诱生合成 20 多种抗病毒蛋白，**这些抗病毒蛋白质可抑制病毒核酸的复制及病毒蛋白质的合成，使病毒不能增殖。干扰素主要通过诱导宿主细胞合成抗病毒蛋白（AVP）发挥效应。**

3. 干扰素的应用　在感染早期应用 IFN，能阻断病毒感染和限制病毒的扩散。临床上应用 IFN-α 治疗发病早期的病毒感染，疗效较好，也用于治疗 AIDS、慢性乙型肝炎和丙型肝炎等。

命题趋势 干扰素知识点考试多以 A1、A2、B1 型题为主。

金题直击

干扰素（IFN）抗病毒的作用机制是

A. 干扰病毒的吸附　B. 干扰病毒的穿入

C. 直接干扰病毒 mRNA 的转录　D. 诱导邻近细胞产生抗病毒蛋白

E. 干扰病毒的释放

【答案】D

【解析】干扰素（IFN）抗病毒的作用机制是诱导邻近宿主细胞产生抗病毒蛋白，可中和抗体，但不能直接灭活病毒。

四、中和抗体的概念及作用机制

1. 概念 中和抗体指针对病毒某些表面抗原的抗体。此类抗体能与细胞外游离的病毒结合从而消除病毒的感染能力。

2. 作用机制 直接封闭与细胞受体结合的病毒抗原表位，或改变病毒表面构型，阻止病毒吸附、侵入易感细胞。中和抗体不能直接灭活病毒。

命题趋势 中和抗体知识点考试多以 A1、B1 型题为主。

金题直击

不是中和抗体抗病毒作用机制的是

A. 阻止病毒吸附和侵入易感细胞

B. 与病毒形成免疫复合物易被吞噬

C. 阻止无包膜病毒脱壳

D. 与病毒表面抗原结合，激活补体，使细胞溶解

E. 活化杀伤 T 细胞（CTL）释放淋巴因子

【答案】 E

【解析】 中和抗体指针对病毒某些表面抗原的抗体。此类抗体能与细胞外游离的病毒结合从而消除病毒的感染能力。直接封闭与细胞受体结合的病毒抗原表位，或改变病毒表面构型，阻止病毒吸附、侵入易感细胞。中和抗体不能直接灭活病毒。

第二十三单元 病毒感染的检查方法与防治原则

一、病毒感染的检查方法

（一）标本的采集与送检

病毒标本的采集与送检原则与细菌的基本相似。采集急性期标本；进行病毒分离培养时，应使用抗生素以抑制标本中的细菌或真菌等生长繁殖；冷藏保存、快速送检；血清学诊断标本采取双份血清。

（二）病毒分离培养方法

1. **鸡胚培养** 鸡胚对多种病毒均敏感。目前主要用于流感病毒的分离。
2. **细胞培养** 细胞培养最常用于培养病毒，为分离病毒最常用的方法。
3. **动物接种** 这是最原始的病毒培养方法。

（三）病毒感染的血清学诊断方法

常用的血清学方法有传统的中和试验、特异性 IgM 抗体检测、血凝抑制试验等。

二、病毒感染的防治原则

人工主动免疫是预防某些病毒感染性疾病的主导措施。人工主动免疫常用生物制品有**灭活疫苗、减毒活疫苗、亚单位疫苗、基因工程疫苗、重组载体疫苗及核酸疫苗**。人工被动免疫主要包括**免疫球蛋白（血清丙种球蛋白）和细胞免疫制剂**，主要用于病毒性疾病的早期治疗及辅助预防。

命题趋势 病毒感染的检查方法与防治原则的知识点考试多以 A1、B1 型题为主。

金题直击

目前，病毒分离培养最常用的方法是

A. 肉汤培养基培养
B. 鸡胚培养
C. 细胞培养
D. 动物接种
E. 人体接种

【答案】C

【解析】病毒分离培养方法中，鸡胚对多种病毒均敏感，主要用于流感病毒的分离。细胞培养最常用于培养病毒，为分离病毒最常用的方法。动物接种是最原始的病毒培养方法。

第二十四单元　呼吸道病毒

<table>
<tr><td>正黏病毒</td><td>人流感病毒
禽流感病毒</td><td>甲型流感病毒是引起流感全球流行的重要病原体
包膜上有放射状突起糖蛋白，主要是血凝素（HA）和神经氨酸酶（NA）
NA（神经氨酸酶）和 HA（血凝素）易发生变异，是引起世界流行的主要原因
流感病毒经空气飞沫传播，病毒仅在呼吸道局部增殖，一般不侵入血流。年老体弱者和婴幼儿易继发感染导致肺炎</td></tr>
<tr><td rowspan="3">副黏病毒</td><td>麻疹病毒</td><td>导致麻疹，麻疹是儿童时期最为常见的急性出疹性传染病
防治原则：预防麻疹的主要措施是隔离患者，麻疹减毒活疫苗是当前最有效的疫苗之一。免疫力可维持 10 年左右。对接触麻疹的易感者，可紧急用人血丙种球蛋白进行人工被动免疫，预防发病或减轻症状</td></tr>
<tr><td>腮腺炎病毒</td><td>导致流行性腮腺炎。感染者可引起睾丸炎、卵巢炎等并发症。病毒通过飞沫传播</td></tr>
<tr><td colspan="2">副黏病毒科还有副流感病毒、呼吸道合胞病毒、尼帕病毒和人偏肺病毒等</td></tr>
<tr><td colspan="2">冠状病毒</td><td>ARS 冠状病毒引起具有流行性的严重疾病即严重急性呼吸综合征（简称 SARS）</td></tr>
</table>

命题趋势 流感病毒知识点考试多以 A1、A2、B1 型题为主。

金题直击

1. 甲型流感病毒最容易发生变异的成分是

A. 包膜脂类　　B. 神经氨酸酶和血凝素

C. 衣壳蛋白　　D. 基质蛋白

E. 核蛋白

【答案】B

【解析】流感病毒结构主要包括病毒核酸与蛋白组成的核衣壳和包膜。包膜表面有两种病毒编码的糖蛋白刺突，分别为血凝素（HA）和神经氨酸酶（NA），为流感病毒划分的依据，其抗原性易发生变异。

2. 患儿，女，2 岁。突然因高热、上呼吸道卡他症状，继而出现全身红色皮疹而入院。印象诊断是麻疹。试问对接触过的幼儿应注射

A. 麻疹疫苗　　B. 丙种球蛋白

C. 干扰素　　D. 青霉素

E. 类毒素

【答案】B

【解析】预防麻疹的主要措施是隔离患者，其次为保护易感人群：进行人工主动免疫，提高儿童免疫力，主要使用麻疹减毒活疫苗进行免疫接种。对与麻疹患者有密切接触的，但又未注射过疫苗的易感儿童，可在接触 5 天后肌注丙种球蛋白。

第二十五单元　肠道病毒

（一）生物学性状

① 属于小 RNA 病毒科肠道病毒属，为无包膜的裸病毒，呈球形。

② 基因组为单股正链 RNA(ssRNA)。

③ 粪 - 口途径传播，对外界抵抗力较强，对脂溶剂不敏感。

（二）感染特点

不同肠道病毒可引起相同的临床病症，同一种病毒又可引起不同的临床病症。

病毒在肠道中增殖，却引起多种肠道外感染性疾病。

（三）常见肠道病毒

（1）脊髓灰质炎病毒　所致疾病为脊髓灰质炎（小儿麻痹症）。

预防：对婴幼儿和儿童实行人工主动免疫，中国早已将口服脊髓灰质炎减毒活疫苗纳入儿童计划免疫规划，是预防效果显著的疫苗之一。

（2）柯萨奇病毒　可引起无菌性脑膜炎、疱疹性咽峡炎、急性结膜炎、心肌炎和心包炎。

（3）新型肠道病毒　肠道病毒 70 型（EV70）可引起人类急性出血性结膜炎（红眼病）。

（4）肠道病毒 71 型（EV71）　是手足口病的主要病原体。

（5）轮状病毒　可致 6 月龄至 2 岁婴幼儿腹泻，引起急性胃肠炎，传播途径为粪 - 口途径传播。

命题趋势 肠道病毒知识点考试多以 A1、A2、B1 型题为主。

金题直击

关于人类肠道病毒的特点，不正确的是

A. 为 RNA 病毒　　B. 无包膜

C. 主要经粪 - 口途径传播　　D. 显性感染多见

E. 在肠道中增殖，引起肠外症状

【答案】D

【解析】人类肠道病毒归于小 RNA 病毒科，均为无包膜的裸病毒，隐性感染多见，病毒在肠道中增殖，却引起多种肠道外感染性疾病，如脊髓灰质炎、无菌性脑膜炎、心肌炎、急性出血性结膜炎。

第二十六单元　肝炎病毒

肝炎病毒是一组主要感染肝细胞并在其中复制而引起急性、慢性肝炎的病毒。目前确认的肝炎病毒有五种，即甲型、乙型、丙型、丁型和戊型肝炎病毒。

一、甲型肝炎病毒

（一）生物学性状

甲型肝炎病毒（HAV）属于小 RNA 病毒科嗜肝 RNA 病毒属，病毒直径 27 ～ 32nm，球形，呈 20 面立体对称，无包膜。本病毒比肠道病毒更耐热，60℃，1h 不被灭活。

（二）致病性与免疫性

传染源为急性患者和隐性感染者，**经粪 - 口途径**传播。HAV 经口及肠道侵入人体，最终位于主要靶器官肝脏，引起肝损伤。HAV 无直接致肝细胞病变作用，肝细胞损伤可能主要与机体对 HAV 的免疫病理反应有关。HAV 的显性感染或隐性感染可诱导机体产生抗 -HAV 的 IgM 和 IgG 抗体。前者在急性期和恢复早期出现，后者在恢复期后期出现，并可维持多年，对病毒的再感染有免疫力。甲型肝炎患者预后良好。一般不会转变为慢性，亦无病毒携带者。

二、乙型肝炎病毒

（一）生物学性状

1. 形态与结构　乙型肝炎病毒（HBV）属嗜肝 DNA 病毒科正嗜肝病毒属。完整的 HBV 颗粒于 1970 年首先由 D. S. Dane 在乙型肝炎病毒感染者的血清中发现，故称为 Dane 颗粒，又称大球形颗粒，为具有感染性的 HBV 完整颗粒，呈球形，核心的内部含有**双链 DNA（dsDNA）**。

2. 病毒 DNA 复制　HBV 归属逆转录 DNA 病毒，其基因组为不完全闭合 dsDNA。复制过程中，在核心颗粒内，以前基因组 RNA 为模板，在病毒逆转录酶的作用下，逆转录成 HBV 全长负链 DNA，新合成的负链 DNA 作为模板合成子代正链 DNA。HBV DNA 逆转录复制是其病毒易于变异的主要原因，而 cccDNA 长期遗留于肝细胞核内是其长期携带病毒导致 HBV 慢性感染的重要机制。

3. 主要抗原、抗体系统

HBsAg（表面抗原）	① 是机体感染 HBV 后**最先出现的血清学指标** ② HBsAg 阳性见于急性肝炎、慢性肝炎或无症状携带者，是 HBV 感染的指标之一，也是筛选献血员的必检指标 ③ 可刺激机体产生特异性**保护性抗体抗-HBs**
抗 -HBs	**一种保护性抗体** 曾感染乙肝或接种了疫苗后抗-HBs 的出现**表示机体对乙型肝炎有免疫力**
HBeAg（e 抗原）	HBeAg 阳性提示 HBV 在体内复制活跃，有较强的传染性
抗 -HBe	HBV 复制能力减弱，传染性降低
HBcAg（核心抗原）	**因其外表为 HBsAg 所覆盖，故不易在血循环中检测到** HBcAg 抗原性强，能刺激机体产生抗-HBc
抗 -HBc	抗-HBc IgM 阳性提示 HBV 处于复制状态，具有强传染性，代表早期感染
	低滴度的抗-HBc-IgG 提示既往感染
HBV DNA	最敏感最直接的 HBV 感染指标

（二）致病性与免疫性

1. 传染源　HBV 主要的传染源是急性和慢性乙型肝炎患者及无症状 HBV 携带者。

2. 传播途径

（1）经血液、血制品等传播　人对 HBV 极易感。微量污染血液进入人体后，即可致感染。经输血、注射、外科及牙科手术、针刺、共用剃刀或牙刷及皮肤黏膜微小损伤等，均可致传播。

（2）母婴传播　主要是胎儿期和围生期感染。

（3）**性接触及密切接触传播** 夫妻有一方为乙肝传染源，可通过性关系传播给对方。

3. **致病性** HBV 感染是肝细胞癌（HCC）的重要相关因素，HBsAg 和 HBeAg 均阳性者的 HCC 发生率显著高于单纯 HBsAg 阳性者。

4. **预防措施** 接种乙型肝炎疫苗是预防 HBV 感染的最有效方法。含高效价抗-HBs 的人血清免疫球蛋白（HBIG）可用于紧急预防。对乙型肝炎尚无特效治疗，可用免疫调节剂、护肝药物及抗病毒药联合治疗。

命题趋势 乙肝病毒知识点考试多以 A1、A2、B1 型题为主。

金题直击

下列乙肝标志物检查结果，可作为献血员的是

A. HBsAg（+）、抗-HBs（−）、抗-HBe（−）、抗-HBc（−）

B. HBsAg（+）、抗-HBs（−）、抗-HBe（−）、抗-HBc（+）

C. HBsAg（+）、抗-HBs（−）、抗-HBe（+）、抗-HBc（+）

D. HBsAg（−）、抗-HBs（+）、抗-HBe（+）、抗-HBc（+）

E. HBsAg（−）、抗-HBs（+）、抗-HBe（−）、抗-HBc（−）

【答案】E

【解析】HBsAg 阳性见于急性肝炎、慢性肝炎或无症状携带者，是 HBV 感染的指标之一。抗-HBs 阳性表示病情好转或者接种疫苗成功，有免疫力。抗-HBc 阳性提示 HBV 处于复制状态，具有强传染性。HBeAg 阳性提示 HBV 在体内复制活跃，有较强的传染性。抗-HBe 阳性表示机体已获得一定的免疫力，HBV 复制能力减弱。

三、丙型肝炎病毒

（一）生物学性状

丙型肝炎病毒（HCV）为直径 55 ～ 65nm 的球状颗粒，有包膜和表面刺突结构。HCV 基因组为单股正链 RNA（ssRNA）。HCV 对外界抵抗力不强，对氯仿、乙醚等脂溶剂敏感，煮沸、10% 甲醛浸泡或紫外线照射均可灭活。

（二）致病性和免疫性

丙型肝炎潜伏期为2～26周，平均6～7周。丙型肝炎与乙型肝炎的传播途径相似，但其母婴传播率较低，主要经输血、脏器移植、血液透析、血制品及污染注射器等传播。

（三）微生物学检查和预防原则

1. 病原学检查

（1）检测血清抗-HCV 抗-HCV 是 HCV 感染的指标，不是中和抗体。

（2）检测血清 HCV RNA 应用定性或定量逆转录聚合酶链反应（RT-PCR），检测血清中 HCV RNA 水平。

2. **预防原则** 目前尚无丙型肝炎预防性疫苗，已证明使用人血丙种球蛋白制剂预防无效。

命题趋势 肝炎病毒知识点考试多以 A1、A2、B1 型题为主。

金题直击

患者有输血史，近日体检发现血液 HCV RNA（+）和抗-HCV IgM（+），最积极有效的处置方法是

A. 卧床休息　　B. 注射抗生素　　C. 注射丙种球蛋白

D. 注射干扰素　　E. 接种疫苗

【答案】D

【解析】应用干扰素，能阻断病毒的感染，限制病毒的扩散；丙种球蛋白可增强机体抵抗力，补充抗体和免疫调节，从而提高机体对多种细菌、病毒的抵抗力；HCV RNA（+）和抗-HCV IgM（+），说明患者已经感染了丙肝病毒，故选用干扰素最有效。抗生素对病毒无效。

四、丁型肝炎病毒

（一）生物学特点

丁型肝炎病毒（HDV）为球状，直径为 35 ～ 41nm，核心为单股负链 RNA（-ssRNA）。病毒复制必须有

HBV 或其他嗜肝 DNA 病毒辅助获得包膜，才能复制增殖，故称作缺陷性病毒。

（二）致病性

丁型肝炎潜伏期 4 ～ 20 周，短于乙型肝炎。HDV 为缺陷性病毒，故 HDV 必须有 HBV 相辅助，即混合感染，才能感染人体。混合感染分为联合感染（或称同时感染）和重叠感染。

命题趋势 肝炎病毒知识点考试多以 A1、A2、B1 型题为主。

金题直击

男性静脉吸毒者，10 年前检查 HBsAg（+），近日突发重症肝炎，并于 10 日内死亡。该患者可能是合并了哪种病毒感染

A. HAV　　B. HCV　　C. HDV

D. HEV　　E. CMV

【答案】C

【解析】HDV 为缺陷性病毒，必须有 HBV 的辅助才能传播疾病，二者可联合感染或重叠感染。重叠感染是在 HBV 慢性感染的基础上重叠感染 HDV，一般会使病情加重。

五、戊型肝炎病毒

（一）生物学性状

戊型肝炎病毒（HEV）为无包膜的球状颗粒，直径约 32 ～ 34nm，基因组为线状单股正链 RNA（+ssRNA）。

（二）致病性

传播途径（主要经粪 - 口途径传播）和临床表现（隐性感染及急性肝炎，不致慢性肝炎等）与甲型肝炎相似。机体于病后可获得一定的免疫力，但不够稳固，如儿童时患过戊型肝炎，至成年后还有可能再次感染 HEV 并发病。

【要点提醒】

区别要点	HAV	HBV	HCV	HDV	HEV
基因组	单股正链 RNA 小 RNA 病毒科	DNA 病毒	单股正链 RNA（黄病毒属）	单股环状 RNA	单股正链 RNA（杯状病毒属）
抗体系统	抗-HAV IgM，代表近期感染，持续 8 ～ 12 周，少数 6 周；抗-HAV IgG 可保持多年	抗-HBs 保护性抗体 抗-HBe 传染性减弱的标志 抗-HBc IgM 提示早期感染，IgG 提示既往感染	抗-HCV 不是保护性抗体，是 HCV 感染的标志	抗-HDV 不是保护性抗体	抗-HEV IgM 在发病初期产生，是近期感染的标志
抵抗力等特点	100℃ 5min 可完全灭活，对紫外线、过氧乙酸等敏感	HBV 抵抗力强，100℃ 10min 可灭活	100℃ 5min 可灭活	一种缺陷性病毒，需 HBV 辅助才能复制	对消毒剂敏感
传播途径	粪 - 口传播为主	母婴传播，血液、体液传播			粪 - 口传播为主

金题直击

Dane 颗粒是

A. 丁型肝炎病毒　　B. 乙型肝炎病毒

C. 甲型肝炎病毒　　D. 戊型肝炎病毒

E. 丙型肝炎病毒

【答案】B

【解析】Dane 颗粒为具有双层外壳的完整乙型肝炎（HBV）病毒颗粒，HBV 含有环状双链 DNA（dsDNA）。

第二十七单元　疱疹病毒

疱疹病毒科均为圆球状、有包膜的线性双链 DNA（dsDNA）病毒。

四种疱疹病毒致病性总结

区别要点	单纯疱疹病毒（HSV-1、HSV-2）	水痘 - 带状疱疹病毒（VZV）	EB 病毒（EBV）	人巨细胞病毒（HCMV）
别称	人类疱疹病毒 1 型、2 型（HHV-1、HHV-2）	人类疱疹病毒 3 型（HHV-3）	人类疱疹病毒 4 型（HHV-4）	人类疱疹病毒 5 型（HHV-5）
所致疾病	HSV-1：龈口炎、唇疱疹、疱疹性角膜结膜炎及脑炎。HSV-2：生殖系统疱疹及新生儿疱疹、无菌性脑膜炎等	原发感染——水痘；复发感染——带状疱疹	传染性单核细胞增多症、非洲儿童恶性淋巴瘤、淋巴组织增生性疾病、鼻咽癌	先天性和围生期感染、儿童和成人原发感染、免疫功能低下者感染
传播途径	密切接触、性接触、飞沫	呼吸道	唾液传播	母婴传播、接触传播、性传播

命题趋势 疱疹病毒知识点考试多以 A1、A2、B1 型题为主。

金题直击

与 EB 病毒感染无关的疾病是

A. 鼻咽癌　　B. 淋巴组织增生性疾病

C. 宫颈癌　　D. 非洲儿童恶性淋巴瘤

E. 传染性单核细胞增多症

【答案】C

【解析】EBV 感染引起或与 EBV 感染有关的疾病主要有 4 种：①传染性单核细胞增多症；②非洲儿童恶性淋巴瘤即 Burkitts 淋巴瘤；③鼻咽癌；④淋巴组织增生性疾病。人乳头瘤病毒（HPV）与宫颈癌的发生有关。

第二十八单元　逆转录病毒

逆转录病毒科病毒为含有逆转录酶，进行逆转录复制的RNA病毒，包括7个病毒属，其中慢病毒属的人类免疫缺陷病毒（HIV）是人类获得性免疫缺陷综合征（AIDS）的病原体。

一、人类免疫缺陷病毒的生物学特点

（一）形态

HIV病毒体呈球形，直径100～120nm。

（二）结构

外层为脂蛋白包膜，其中嵌有gp120和gp41两种病毒特异糖蛋白三聚体。内含两条相同的单股正链RNA（+ssRNA）和p7、p24核衣壳蛋白，并携带有逆转录酶。

二、人类免疫缺陷病毒的致病性

（一）传染源和传播途径

1. 传染源　是HIV无症状携带者和AIDS患者，HIV存在于传染源的血液、精液或阴道分泌物中。

2. 传播途径　同性或异性间的性行为传播、经血传播和母婴垂直传播。

（二）HIV的感染过程

1. 急性感染期　约2～3周，出现流感样自限性症状和淋巴结肿大，血清HIV及其抗原阳性。

2. 无症状带病毒期　可潜伏10年不发病，血清中可查出HIV，自感染4～8周后可查出HIV抗体，但外周血检测不到HIV抗原。

3. AIDS病变期　HIV重新大量复制增殖，症状加重，不进行干预治疗，患者通常在临床症状出现后2年内死亡。

4. 免疫缺陷期　即AIDS终末期，免疫力极度低下，因多种机会性感染而死亡。

（1）真菌病　白假丝酵母菌性鹅口疮、卡氏肺孢子菌肺炎、隐球菌性脑膜炎。

（2）细菌病　结核分枝杆菌及鸟分枝杆菌引起的肺结核。

（3）病毒感染　疱疹病毒、巨细胞病毒感染及由病毒所致恶性肿瘤，如人疱疹病毒8型(HHV-8)所致Kaposi肉瘤、EB病毒所致Burkitt恶性肿瘤。

（4）原虫感染：弓形体病等。

（三）致病机制

AIDS由HIV感染所致，以损害全身免疫系统为特征。HIV通过gp120与$CD4^{+}$T细胞表面的CD4结合，并使之溶解破坏，而引起T细胞数量进行性减少和功能丧失，导致免疫严重缺陷和多种病原体的机会性感染。

三、人类免疫缺陷病毒的微生物学检查

确诊试验：蛋白印迹试验（Western blot，WB）检测血清抗-HIV抗体。

命题趋势 HIV病毒致病性知识点考试多以A1、A2、B1型题为主。

金题直击

1. 艾滋病女患者，出现严重的肺炎，痰涂片发现有孢子存在，试问最有可能的病原体是

A. 曲霉菌　　B. 新型隐球菌

C. 毛霉菌　　D. 卡氏肺孢子菌

E. 小孢子癣菌

【答案】D

【解析】艾滋病导致患者抵抗力下降，易引起卡氏肺孢子菌的感染，也可引起Kaposi肉瘤的发生。

2. 某成年男性患者，被确诊为HIV感染者，消瘦衰竭且经常发生肺感染，造成免疫低下机制的主要是

A. 神经胶质细胞减少　　B. 树突状细胞减少

C. 吞噬细胞被破坏　　D. 中和抗体保护作用低

E. $CD4^+$ T细胞被大量破坏

【答案】 E

【解析】 HIV感染常引起$CD4^+$淋巴细胞被大量破坏，导致机体免疫力低下，引起感染和肿瘤的发生。

第二十九单元　其他病毒及朊粒

一、狂犬病病毒

（一）生物学性状

狂犬病病毒属于弹状病毒科狂犬病毒属中能引起急性脑组织病变的嗜神经病毒。外形似子弹头状。单股负链 RNA（–ssRNA）。

（二）致病性

所致疾病为狂犬病。人发病时的典型临床表现是神经兴奋性增高，吞咽或饮水时喉头肌肉发生痉挛，故又称恐水病。

（三）防治原则

若人被犬等动物咬伤后，应立即清洗消毒伤口，使用高效价抗狂犬病病毒血清行伤口周围浸润注射及肌内注射狂犬病疫苗。

二、人乳头瘤病毒

（一）分型及致病性

人乳头瘤病毒（HPV）属于乳头瘤病毒科乳头瘤病毒属，无包膜，其核衣壳呈 20 面体立体对称，直径为 52 ～ 55nm。病毒核酸为双股 DNA（dsDNA）。HPV 分为 100 个以上的型别，均特异性感染人的不同部位皮肤和黏膜上皮细胞。病毒感染仅停留于皮肤和黏膜中，不产生病毒血症。

（二）HPV 感染

可引起乳头状瘤，包括皮肤疣、外生殖器尖锐湿疣等，其中 HPV6、HPV11、HPV16、HPV18、HPV31、HPV33 等型别，与宫颈癌的发生密切相关。HPV 主要通过直接接触，尤其是性关系接触感染者的病损部位传播，属于性传播疾病（STD）之一。

命题趋势 HPV 病毒知识点考试多以 A1 型题为主。

金题直击

与宫颈癌有关的病毒是

A. HEV　　B. HIV

C. HAV　　D. HBV

E. HPV

【答案】E

【解析】HPV 感染可引起乳头状瘤，包括皮肤疣、外生殖器尖锐湿疣等，与宫颈癌的发生密切相关。HPV 主要通过直接接触，尤其是性关系接触感染者的病损部位传播，属于性传播疾病（STD）之一。

三、朊粒

（一）生物学性状

朊粒为传染性蛋白粒子的简称，是一种疏水性糖蛋白粒子。

（二）朊粒的致病性

朊粒在人和动物中引起朊粒病，即传染性海绵状脑病，为一种潜伏期长，中枢神经系统致死性慢性退化性疾病，主要包括人的进行性痴呆和震颤病（库鲁病）、克 - 雅病及其变异性 CJD、格斯特曼综合征及致死性家族性失眠症（FFI）等，动物疾病如羊瘙痒病及牛海绵状脑病（疯牛病）。

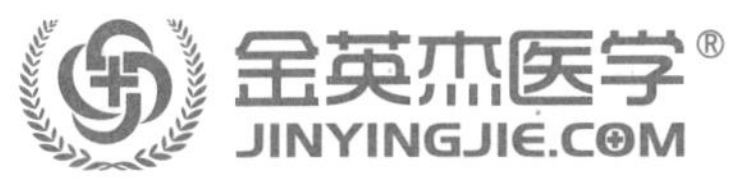

口腔执业（含助理）医师资格考试

命题规律之应试讲义

医学人文综合

赵庆乐 ◎ 主编

金英杰医学教育研究院 ◎ 组织编写

全国百佳图书出版单位

化学工业出版社

·北京·

编写人员名单

主　　编　赵庆乐

副 主 编　杨凯丽　邓　斌　赵　鑫　闫艺文

编　　者　赵庆乐　杨凯丽　邓　斌　赵　鑫　闫艺文

韩凤首　郭晓静　吴泽秀　王继坤　闫琳翘

王文君　韩秀望　郭晓静　黄晓丹　朱　海

张欢欢　徐　维　宋　毅　杨丽艳　成美恩

组织编写　金英杰医学教育研究院

目录

医学心理学

考试分值

专业	2019 年	2020 年	2021 年	2022 年	2023 年
执业	12	11	11	11	12
助理	8	6	9	8	7

第一单元　总论

一、医学心理学概述

（一）医学心理学的概念

“医学心理学”一词由德国人洛采（Lotze）在 1852 年首次提出。医学心理学是研究心理现象与健康和疾病关系的学科。我国的医学心理学是根据我国医学教育发展的需要而建立起来的新交叉学科，它既关注心理社会因素在健康和疾病中的作用，也重视解决医学领域中的有关健康和疾病的心理或行为问题。

（二）医学心理学性质

医学心理学在性质上是一门心理学和医学领域的应用学科和交叉学科。我国在学科门类上将其列入应用心理学。医学心理学与心理学的其他分支学科（如教育心理学、社会心理学）一样，不仅有自然科学基础，而且有社会科学基础，所以它属于自然科学和社会科学相结合的边缘性学科，同时也是一门理论与实践相结合的学科。

（三）医学模式的转化

医学模式是指一定时期内人们对疾病和健康的总体认识，是该时期医学发展的指导思想，也可以说是该时代的哲学观在医学上的反映。医学模式的发展经历了以下几个阶段：

1. 神灵主义医学模式　大约形成于 1 万年以前的原始社会。人们对健康和疾病的理解是超自然的，相信“万物有灵”，认为人类的生命和健康由神灵所主宰，疾病和灾祸是天谴神罚。因此，当时治疗疾病的方法是祈求神灵和巫医、巫术。

2. 自然哲学医学模式　公元前 3000 年前后开始出现。例如，我国中医学就是在这一阶段发展起来的，中医著作中有关“天人合一”“天人相应”的观点，正是这一模式的反映。这一观点至今仍有一定的指导意义，但毕竟是基于朴素的唯物论，带有一定的局限性。

3. 生物医学模式　欧洲 14 至 17 世纪的文艺复兴运动，使得西方医学开始摆脱宗教的禁锢。哈维等人提出的血液循环学说，把医学推向了一个新的时期，这就是以生物躯体为中心的生物医学观的时期。随着医学科学的发展，生物医学模式逐渐暴露出其片面性，即忽略了人具有整体性和社会性的特点。

4. 生物 - 心理 - 社会医学模式　这一模式认为，在思考人类的疾病和健康问题的时候，无论是致病、治病、预防及康复，都应将人视为一个整体，充分考虑到心理因素和社会因素的作用，综合考虑各方面因素的交互作用，而不能机械地将它们分割开。医学心理学的发展促使生物医学模式向生物 - 心理 - 社会医学模式转变，促进医学观念由以疾病为中心，向以患者为中心转变。

命题趋势 心理学概述相关知识点考试多以 A1、A2 型题为主。

金题直击

1. 医学心理学的研究对象为

A. 心理活动的规律
B. 人类行为的科学发展
C. 疾病的发生发展的规律
D. 影响健康的有关心理问题和行为
E. 疾病的预防和治疗的原则

【答案】D

【解析】医学心理学的研究对象为影响健康的有关心理问题和行为。

2. “对于疾病和健康，无论致病、治疗、预防、康复都应将人视为一个整体”属于

A. 神灵主义医学模式
B. 机械论医学模式
C. 自然哲学医学模式
D. 生物医学模式
E. 生物 - 心理 - 社会医学模式

【答案】E

【解析】该题论述内容属于生物 - 心理 - 社会医学模式。

二、医学心理学的任务

医学心理学的研究任务表现为：

① 心理社会因素在疾病的发生、发展和变化过程中的作用规律。
② 心理评估手段在疾病的诊断、治疗、护理与预防中的作用。
③ 运用心理治疗的方法达到治病、防病和养生保健的目的。
④ 患者心理活动的特点及心理护理方法的运用。

三、医学心理学的基本观点

1. 心身统一的观点 一个完整的个体，应包括心、身（即精神和躯体）两个部分，两者相互影响。对外界的刺激，心、身是作为一个整体来反应的。因此，在医学心理学的研究中，心、身是相辅相成的。

2. 社会对个体影响的观点 一个完整的个体，不仅是生物的人，而且是社会的人。人生活在特定的环境中，生活在不同层次的人际关系网中。各层次之间既有纵向的相互作用，又有横向的相互影响。

3. 认知评价的观点 心理社会因素能否影响健康或导致疾病，不完全取决于该因素的性质和意义，还取决于个体对外界刺激怎样认知和评价，有时后者占主导地位。

4. 主动适应和调节的观点 个体在成长发育过程中，逐渐对外界事物形成了一定特定的反应模式，构成了相对稳定的个性特点。这些模式和特点使个体在与周围的人和事的交往中，保持着动态平衡。其中，心理的主动适应和调节是使个体行为与外界保持相对和谐一致的主要因素。

5. 情绪因素作用的观点 情绪与健康有着十分密切的关系。良好的情绪是健康的基础，不良情绪是疾病的原因。在临床心理学中，情绪是十分重要的研究内容。

6. 个性特征作用的观点 面对同样的社会应激，有的人得病，有的人则“游刃有余”，很快渡过“难关”，这之中与不同人的个性特征有十分密切的关系。个性的研究，使医学心理学更具特色。

命题趋势 医学心理学的基本观点相关知识点考试多以 A1 型题为主。

金题直击

医学心理学的研究任务不包括
A. 人格特征或行为模式在疾病与健康中的意义
B. 如何运用心理治疗的方法达到保健的目的
C. 医院管理中存在的心理问题系统的解决方法
D. 疾病的发展和变化过程中心理因素作用的规律
E. 心理评估手段在疾病预防中的作用
【答案】C
【解析】此题为记忆性题目。

四、医学心理学的研究方法（助理不考）

1. 个案研究 个案研究是对单一案例的研究。包括收集被试者的历史背景、测验材料、调查访问结果，以及有关人员做出的评定和情况介绍。

2. 相关研究 是考查两个变量间是否有联系的一种研究方法与统计技术。

3. 实验研究 是在控制的条件下观察、测量和记录个体行为的一种研究方法，是科学研究中因果研究的最主要方法。其优点是能够最大限度地证实因果关系，弥补了个案研究和相关研究的不足；缺点是控制的条件要求高，实施复杂、困难，实验研究过程必须严格控制无关变量，即便不能排除，也要求在实验中保持恒定。

五、医学心理学简史

德国心理学家冯特于 1879 年创办了第一个心理实验室，标志着心理学真正脱离哲学而成为一门独立的学科。

比较有影响的学派是：构造主义、功能主义、行为主义（创始人华生）、完形心理学、精神分析（创始人弗洛伊德）、皮亚杰学派、人本主义心理学（创始人罗杰斯和马斯洛）、认知心理学（创始人奈塞尔）。

第二单元　医学心理学基础

一、心理学的概述

（一）心理学的概念

心理学是研究个体心理现象发生、发展规律的科学。其研究对象是个体的心理活动和行为。

（二）心理现象的分类

1. 心理活动过程　又包括认知过程（感觉、知觉、注意、记忆、思维和想象等心理活动）、情绪情感过程（情绪、情感体验、表情）、意志过程（自觉确定目的、克服困难，调节控制行为的心理活动）三部分。

2. 人格　又称个性，包括人格特征（能力、气质、性格）、人格倾向性（兴趣、需要、动机、信念、世界观）、自我意识系统（自我认识、自我体验、自我调控）三部分内容。

心理现象
- 心理过程
  - 认知过程——感觉、知觉、注意、记忆、思维和想象等心理活动
  - 情绪情感过程——情绪、情感体验、表情
  - 意志过程——自觉确定目的、克服困难，调节控制行为的心理活动
- 人格
  - 人格特征——能力、气质、性格等先天遗传的心理特征
  - 人格倾向性——需要、动机、兴趣、信念、世界观等后天形成的心理特征
  - 自我意识系统——自我认识、自我体验、自我调控

（三）心理的实质内容

心理是脑的功能，心理活动的内容来源于外界环境，心理是人脑对客观现实的主观能动的反映。心理活动是脑的高级功能的表现。人与动物的心理都具有选择性，但动物心理的选择性受到生物制约，人类心理的选择性不仅受到生物制约，还受到社会制约，人类心理的选择性有社会制约性。

命题趋势 医学心理学基础知识相关知识点考试多以A1、A2型题为主。

金题直击

下列说法错误的是

A. 心理是脑的功能　　B. 脑是心理的器官

C. 心理是对事物的主观反映　　D. 客观现实是心理的源泉

E. 心理能客观地反映事物

【答案】E

【解析】心理是人脑对客观现实的主观能动的反映。

二、认知过程

认知过程是对客观世界的认知和观察，包括感觉、知觉、记忆、想象、思维、注意等。

（一）感觉

1. 感觉的概念　感觉是人脑对直接作用于感觉器官的客观事物的个别属性的反映。

2. 感觉的特征　主要的感觉特征有感受性和感觉阈限、感觉适应、感觉后像、感觉对比、联觉。

（1）感受性和感觉阈限　感受性是指感觉器官对刺激的敏感程度。感受性的高低可用感觉阈限大小来衡量。感觉阈限就是刚能引起感觉的最小刺激量。感受性的高低与感觉阈限的大小成反比关系。

（2）感觉适应　由于刺激物对感受器的持续作用，从而使感受性提高或降低的现象，称为感觉适应。如由明亮的地方突然进入暗室，起初什么也看不见，等一会就看清了，这就是视觉器官的感受性增强。

（3）感觉后像　刺激作用停止以后，感觉印象的暂时存留现象，称为感觉后像。

（4）感受对比　同一感觉器官由于不同刺激物的作用，会使感觉在强度上和性质上发生变化，这种现象称为感觉对比。

（5）联觉　是指当一种感觉器官受到刺激而产生一种特定感觉的同时，又产生另外一种不同的感觉。

（二）知觉

1. 知觉的概念 知觉是人脑对直接作用于感觉器官事物的整体属性的反映。

2. 知觉的特征

（1）知觉的相对性 同样颜色、款式的衣裙，穿在高、矮、胖、瘦不同人的身上，给人的知觉体验是不完全相同的，这就是知觉的相对性。

（2）知觉的整体性 知觉系统具有把感觉到的个别特征、个别属性整合为整体的功能，称为整体性。

（3）知觉的理解性 指人以知识经验为基础，对感知的事物加工处理，并用词语加以概括赋予说明的组织加工过程。

（4）知觉的恒常性 指当知觉的客观条件在一定范围内改变时，知觉的映象仍保持不变。

（三）记忆

1. 记忆的概念 记忆是指在人脑中积累和保持个体经验的心理过程。用信息加工的观点看，记忆是人脑对外界输入的信息进行编码、储存和提取的过程。

2. 记忆的种类 按记忆信息加工方式或保持时间的长短，将记忆分为感觉记忆、短时记忆和长时记忆。

（1）瞬时记忆 又称感觉记忆，是指个体的感觉器官感应到刺激时，所引起的短暂的记忆。信息存留的时间极短，为 0.25 ～ 2s。

（2）短时记忆 又称初级记忆，是指感觉记忆中经过注意能保持 1min 以内的记忆。短时记忆的容量有限，记忆的广度是（7 ± 2）个记忆单位。

（3）长时记忆 又称二级记忆，是指能够长期甚至永久保存的记忆，一般来源于短时记忆的加工和重复。这种记忆的容量非常大，构成了个体关于外界和自身的全部知识经验；保持时间长，从 1min 以上到几天、几个月、几年，甚至终生难忘。

3. 记忆的过程

（1）识记 是通过对客观事物的感知与识别而获得事物的信息和编码，并在头脑中留下映象的过程，是记忆的开端，是保持的前提。

（2）保持 指识记过的材料（经验）和获得的信息在头脑中得到储存和巩固的过程。

（3）再认和再现 是对长时记忆所储存的信息进行摄取的过程。再认是指过去经历过的事物重新出现时能够识别出来的心理过程。再现是过去经历过的事物不在主体面前，由其他刺激作用而在大脑里重新出现的过程。通常是能够回忆的内容都可以再认，而可以再认的内容不一定能够回忆。

4. 注意 注意是心理活动对某种事物的指向和集中。它本身并不是独立的心理活动，而是伴随心理过程并在其中起指向作用的心理活动。指向性和集中性是注意的两个特点。

5. 思维

（1）思维的概念 思维是人脑对客观现实概括的、间接的反映，是人类认识的高级形式，它是在感知基础上实现的理性认识形式。通过思维人们可以找出事物之间的本质联系和规律性。例如，医生巡视病房时，发现某患者面色苍白、呼吸急促、四肢湿冷、脉搏细速，马上会想到患者可能休克了。

（2）思维的特征 思维具有间接性和概括性两个基本特征，此外，思维还具有指向性、逻辑性与连贯性。①思维的间接性。是指人对客观事物的反映不是直接的，而是通过其他事物作媒介来反映某一客观事物。例如，医生通过脑电图可间接了解脑的活动。正因为思维具有间接性，人们才可能认识那些没有直接作用于感官的事物和属性，从而揭示事物的本质和规律。②思维的概括性。是指人脑反映的不是个别事物或事物的个别特征，而是反映同一类事物的共同特征、本质特征、事物间的规律性联系和关系。思维的概括性是借助概念（词）来实现的。

（3）思维的种类 有各种不同的分类方法。

① 根据思维过程中的凭借物分类。可将思维分为动作思维、形象思维和抽象思维。

• 动作思维：是以实际动作为支柱的思维。如手机不能接听时，看看是否电池已经用完了。动作思维的特点是以实际操作来解决直观的、具体的问题。

• 形象思维：是以事物的具体形象和表象为支柱的思维。如动手布置房间前，我们想象着电视机摆在哪里等。文学家、艺术家经常用形象思考，通过形象来表达自己的思想和情感。

• 抽象思维：运用概念进行判断、推理的思维活动。如学生运用数学符号和概念进行数学运算或推导等。

② 根据探索答案的方向分类。可将思维分为聚合思维和发散思维。

• 聚合思维：是将问题提供的各种信息聚合起来，得出一个正确的或最好的答案。这是一种有方向、有范围、有条理的思维方式。如医生根据临床表现、体格检查、实验室检查结果给患者诊断疾病的过程。

• 发散思维：是一种求异思维。根据已有信息，从不同角度、不同方向思考，寻求多样性答案的一种展开性思维方式。如一题多解，这种思维需重新组织现有的信息和记忆中储存的信息，产生多个可能的答案。

③ 根据思维的主动性和独创性分类。可将思维分为习惯性思维和创造性思维。

• 习惯性思维：是指人在解决问题时，常常不加改变地运用解决类似问题时获得的知识经验和解决问题的方法，来解决当前的问题。这种思维的创造水平低，对原有知识经验不需进行明显的改组。

• 创造性思维：是具有主动性和独创性的思维。除具有一般思维的特点外，它能提供新的、具有社会价值的东西。创造性思维是多种思维的综合表现，同时还要结合想象，进行构思才可能实现。

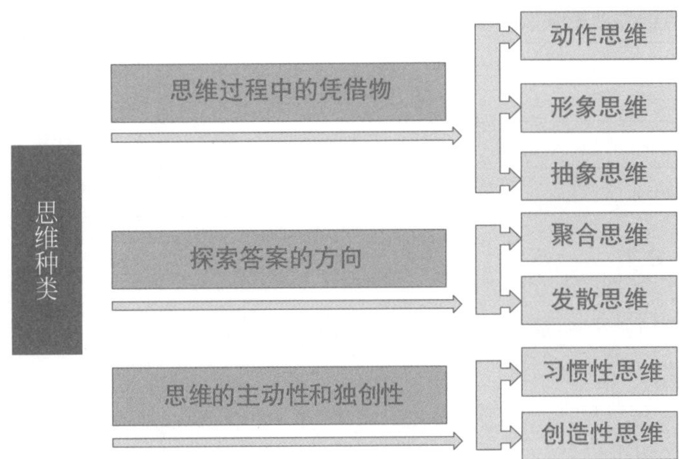

（4）思维的过程　对反映事物外部现象和特性的感知材料进行加工，用以揭露事物内部的、本质的特征和规律性联系的心理过程称为思维过程，包括分析与综合、比较与分类、抽象与概括。

命题趋势 医学心理学基础知识相关知识点考试多以 A1、A2 型题为主。

金题直击

1.“入芝兰之室，久而不闻其香”说明的是

A. 感觉过敏　　B. 感觉适应
C. 感觉相互作用　　D. 感觉减退
E. 感受性补偿

【答案】B

【解析】在外界刺激的持续作用下，感受性发生变化的现象叫感觉适应。题目的意思是，在种植芝兰飘满香气的屋子里，时间长了便闻不到香味。这句话说明了嗅觉在环境作用下发生变化，发生感觉适应的过程。

2. 知觉是人脑对客观事物

A. 个别属性的反映　　B. 整体属性的反映
C. 本质属性的反映　　D. 特殊属性的反映
E. 发展属性的反映

【答案】B

【解析】知觉：人脑对客观事物整体属性的反映。特性：恒常性、理解性、选择性、整体性。

3. 思维的重要特征是

A. 分析性和综合性　　B. 间接性和概括性
C. 抽象性和创造性　　D. 深刻性和全面性
E. 上升性和决策性

【答案】B

【解析】考核思维的概念与特征。思维是人脑间接地概括地对客观事物的反映。间接性和概括性是思维过程的主要特征。①思维的概括性是指在大量感性材料的基础上，把一类事物共同的特征和规律抽取出加以概括。②思维的间接性是指人们借助于一定的媒介和知识经验对客观事物进行间接的认识。

三、情绪过程

（一）情绪与情感

项目	情绪	情感
概念	是人和动物受到情景刺激时，经过是否符合自己需要的判断后而产生的生理变化、行为变化和对事物态度的主观体验。情绪具有适应功能、动机功能、组织功能和信号功能	是人对精神性和社会性需要的态度的体验
对需要的满足	情绪与生理性需要相联系	情感与人的社会性需要相联系
从进化上看	情绪代表发展的原始方面 人与动物共有	情感是人才有的高级心理现象，是人类社会历史发展的产物
从发生上看	情绪受情境影响大，不稳定	情感受情境影响小，较稳定
从反应上看	情绪反应强烈，外部表现明显	情感反应较深沉，外部表现不明显

（二）情绪与情感的分类

1. 情绪的基本分类

（1）快乐　是一种感受良好时的情绪反应，也是一个人盼望和追求的目的达到后产生的情绪体验。

（2）愤怒　指在实现目标时受到阻碍而使愿望无法实现时产生的情绪体验。

（3）悲哀　也称悲伤，是指心爱的事物失去时，或理想和愿望破灭时产生的情绪体验。悲哀的强度取决于失去的事物对自己的重要性和价值。

（4）恐惧　是企图摆脱和逃避某种危险情境而又无力应付时产生的情绪体验。

2. 情绪的状态　可分为心境、激情和应激三种状态。

（1）心境　指微弱、持久、带有渲染性的情绪状态。

（2）激情　是一种迅猛爆发、激动短暂的情绪状态。激情是一种持续时间短、表现剧烈、失去自我控制力的情绪，激情是短暂的爆发式的情绪体验。

（3）应激　是指个体对某种意外的环境刺激所做出的适应性反应，是个体觉察到环境的威胁或挑战而产生的适应或应对反应。

3. 情感的分类

（1）道德感　根据特定的社会文化背景和道德标准评价人的行为、想法和意图所产生的情感体验。

（2）理智感　是在认识和评价事物过程中所产生的情感。

（3）美感　对人和事物美的情感体验，包括自然美、社会美和艺术美。

（三）情绪的作用

1. 情绪是适应生存的心理工具　情绪是进化的产物。在低等动物，几乎无情绪可言，只有一些具有适应性的行为反应模式。当动物的神经系统发展到皮质阶段时，才会出现最原始的情绪。人类情绪的适应功能在于改善和完善人的生存条件。

2. 激发心理活动和行为动机情绪构成一个基本的动机系统　它能驱动有机体发生反应，从事活动，在最广泛的领域里为人类的各种活动提供动机。

3. 情绪是心理活动的组织者　情绪是独立的心理过程，有自己的发生机制和活动规律。作为脑内的二个监察系统，情绪对其他心理活动具有组织作用。它包括对活动的促进或瓦解两方面。正性情绪起协调、组织作用，负性情绪起破坏、瓦解或阻断作用。

4. 情绪是人际交往的手段　情绪和语言一样，具有服务于人际沟通的功能。情绪通过独特的无语言沟通形式，来实现信息传递和人际间相互了解。其中，面部表情是最重要的情绪信息媒介。

（四）情绪的调节

情绪的调节对于避免和减少消极情绪，保持良好稳定的情绪，保持身心健康具有十分重要的积极意义。根据心理学的理论和方法，可以从以下几个方面进行情绪调节。

1. 改变认知方式　对客观事物的不同认知评价方式决定了个体情绪的性质和程度。现实生活中，消极情绪的产生往往是由个体对事物的错误认知评价方式所造成的。改变和调整对客观事物的认知方式，可有效地改变个体的情绪状态，在心理干预中是经常使用的一种方法。

2. 调整期望目标　期望目标的实现必须依赖主、客观两个方面的诸多因素，期望目标没有达到将会产生消极情绪，个体应实时地针对自身情况和外界因素来调整目标，以避免或减少消极情绪的产生。

3. 改变环境　环境是个体情绪产生的一个重要外部因素，适当地改变或转换生活环境，加强人际交往，创造一个优美、安全的良好环境，可以有效地防止消极情绪的产生。

4. 心理应对与防御　心理防御机制是面对心理应激状态的一种心理机制。心理防御机制有积极和消极的两种方式，它对于调节和改善不良情绪具有明显的效果。

5. 求助和咨询　个体面对复杂的社会生活环境，总会遇到一些难以解决的问题和困惑，积极的方法之一是通过求助和相关的咨询来解决。

命题趋势 情绪与情感相关知识点考试多以 A1 型题为主。

金题直击

1. 情感对于情绪来说具有的特点是

A. 强烈而冲动　　B. 伴有明显的行为变化

C. 伴有明显的生理变化　　D. 稳定而深刻

E. 带有明显的情境性

【答案】D

【解析】考核情绪和情感的区别。情绪和情感是彼此依存的、相互交融的。稳定的情感是在情绪的基础上发展起来的，同时又经过情绪反应加以表达；情绪的变化往往反映情感的深度。情绪指感情过程，具有较大的情境性、激动性和暂时性。情感指具有稳定的、深刻的社会意义的感情，具有较大的稳定性、深刻性和持久性。

2. 一种比较持久微弱，具有渲染性的情绪状态是

A. 心境　　B. 激情

C. 心情　　D. 热情

E. 应激

【答案】A

【解析】考核情绪状态。激情是一种猛烈、迅速和短暂的情绪。心情是心神，情绪，兴致，情趣或精神状态。热情是一种强而有力、稳定、持久和深刻的情绪状态。应激是在出乎意料的紧迫与危险情况下引起的高速而高度紧张的情绪状态。心境是一种微弱、平静而持久的情绪状态。故本题答案为 A。

四、意志过程

（一）意志的概念

意志是指人们自觉地确定目标，有意识地支配、调节行为，通过克服困难以实现预定目标的心理过程。意志表现为意识对行为的调节。

（二）意志的特征

① 具有明确的目的性，这是意志活动的前提。

② 与克服困难相联系，这是意志活动的核心。

③ 以随意活动为基础，这是意志活动的基础。

（三）意志过程与认知过程、情绪过程的关系

1. 意志过程与认知过程的关系　认知过程是意志活动的前提和基础，认知协助意志确定目的、制订计划、合理采取克服困难的方法。

2. 意志的过程与情绪过程的关系　情绪既能鼓舞意志活动，又能阻碍意志活动，同时意志对情绪也具有调节和控制作用。

（四）意志品质

1. 自觉性　指能主动地支配自己的行动，使其能达到既定目标的心理过程。

2. 果断性　指人善于明辨是非，迅速而合理地采取决断，并实现目标的品质。

3. 坚韧性　指一个人能长期保持充沛的精力，战胜各种困难，不屈不挠地向既定的目标前进的品质。

4. 自制力　指一种能够自觉地、灵活地控制自己的情绪和动机，约束自己的行动和语言的品质。

命题趋势 意志过程相关知识点考试多以 A1 型题为主。

金题直击

某医学生希望毕业后成为外科医生，在临床实习中主动向老师请教，积极为患者服务，并能结合临床案例查阅相关书籍和文献。他的行为表现在意志品质中属于

A. 坚韧性　　B. 果断性
C. 随意性　　D. 自制力
E. 自觉性

【答案】E

【解析】意志品质包括自觉性、果断性、坚韧性、自制力，该题目中提到该医生主动向老师请教，故为自觉性。

五、需要与动机

（一）需要的概念

需要是个体对生理的和社会的客观要求在人脑中的反映，表现为人对某种目标的渴求和欲望。需要是心理活动与行为的基本动力。

（二）需要的分类

1. 按需要的起源和发展分类　可将人的需要分为生理性需要和社会性需要。

（1）生理性需要　是指维持个体保存和种族延续而产生的需要，如空气、食物、水、休息、配偶等。

（2）社会性需要　是指人在社会活动中为适应社会生活而产生的需要，如交往、求知、劳动、尊重等。

2. 按需要对象的性质分类　可将需要分为物质需要和精神需要两类。

（三）需要层次论及其应用

马斯洛提出人的需要存在五个层次，当低层次需要满足后才会进一步满足高层次的需要。马斯洛理论把需要分成生理的需要、安全的需要、归属与爱的需要、尊重的需要和自我实现的需要五类，依次由较低层次到较高层次排列。

1. 生理的需要　空气、食物、水、性等，在人类的各种需要中占最强的优势，其中以饥饿和渴的需要为主。

2. 安全的需要　回避危险和恐惧等。

3. 归属和爱的需要　社交、归属、爱等。

4. 尊重的需要　成就、权利、名誉。

5. 自我实现的需要　在前四种需要获得满足的基础上产生的最高层次的需要。如理想、抱负。

自我实现的需要：理想、抱负
尊重的需要：成就、权利、名誉
归属和爱的需要：社交、归属、爱等
安全的需要：回避危险和恐惧等
生理的需要：空气、食物、水、性等

马斯洛需要层次理论

命题趋势 需要与动机相关知识点考试多以 A1 型题为主。

金题直击

1. 人的社会性需要不包括

A. 劳动　　B. 求知
C. 饮食　　D. 交往
E. 尊重

【答案】C

【解析】此题为记忆型题目，其中饮食属于生物的需要。

2. 马斯洛的需要层次理论中，处于最高层次的需要是
A. 爱和归属的需要　　B. 生理的需要
C. 尊重的需要　　D. 安全的需要
E. 自我实现的需要
【答案】E
【解析】自我实现的需要是在生理的需要、安全的需要、归属和爱的需要、尊重的需要获得满足的基础上产生的最高层次的需要。

（四）动机的定义及具备的条件

1. 动机的定义　动机是引起和维持个体的活动，并使活动朝着一定目标进行的意念，是推动人们活动的直接原因。

2. 动机的产生需要具备的条件
① 内部条件，即需要的存在。
② 外部的刺激或诱导（诱因）。

（五）动机的分类

1. 根据动机的内容分类　可以分为生理性的动机和心理性的动机。

2. 根据动机的性质分类　可分为正确的动机和错误的动机。一般以人们的社会道德观念和行为准则为评价标准。

3. 根据动机的作用分类　可分为主导动机和辅导动机。

4. 根据动机维持时间长短分类　可分为短暂的动机和长远的动机。

5. 根据引起动机的原因分类　可分为内部动机和外部动机。

（六）动机冲突的类型及其应用

心理学家将动机冲突分为以下类型。

类型	别称	定义	备注
双趋冲突	接近 - 接近式冲突	同时面临两个具有相同吸引力的目标，引起相同程度的动机，但必须从中选择一个而产生的心理冲突	鱼和熊掌不可兼得
双避冲突	避 - 避式冲突	同时面临两个讨厌的事物，产生同样的逃避动机，要回避其中一个，必定要遭遇另一个产生的心理冲突	前有大河，后有追兵
趋避冲突	接近 - 避式冲突	指一个人对同一事物同时产生两种动机，既向往得到它，同时又想拒绝和避开它	既对人有吸引力，又要付出代价

命题趋势 需要与动机相关知识点考试多以A1型题为主。

金题直击

1. 某冠心病患者想接受冠状动脉旁路移植术治疗，但又担心术中出现意外，这属于
A. 双趋冲突　　B. 双避冲突
C. 趋避冲突　　D. 双重趋避冲突
E. 多重趋避冲突
【答案】C
【解析】考核动机冲突的类型。趋避冲突为一个人对同一个事物产生两种动机，既向往得到它，同时又想拒绝和避开它。患者既想接受冠状动脉旁路移植术，又担心术中意外，为趋避冲突。故正确答案为C。

2. 心理冲突的类型不包括
A. 双避冲突　　B. 双趋冲突
C. 趋避冲突　　D. 趋 - 趋冲突
E. 矛盾冲突

【答案】E
【解析】此题为记忆型题目。

六、人格

（一）人格的概述

人格是指一个人的整个精神面貌，具有一定倾向性的、稳定的心理特征的总和。

1. 人格形成的标志及决定因素 人的遗传基因是形成人格的基础，在出生后随着发育成熟、环境影响、学校教育形成人格。

2. 人格形成的标志

（1）自我意识的确立　开始于婴儿期，形成对自己的认识。

（2）社会化的完善。

3. 影响人格形成的因素

① 遗传素质是人格形成和发展的自然基础，在能力、气质和性格三者中以气质受其影响最明显。

② 社会生活环境和实践活动是人格发展的决定因素。

（二）能力与智力的概念

① 能力　是在活动中形成和发展，并在活动中表现出来的。能力的高低影响活动的效果。

② 智力　指认识方面的各种能力的综合，其核心是抽象逻辑思维能力。表现为对复杂事物的认识、领悟和分析解决疑难问题的正确性、速度和完善性等。智力主要集中于人的认识活动和创造活动上。

（三）气质

1. 概念 人的典型的稳定的心理特征。它与人的生物学因素有关，在行为方式上表现出心理活动的动力特征，是不因活动目的和内容而转移的、典型的、稳定的心理活动的动力特征。

2. 类型 希波克拉底提出的气质体液学说广为流传，他认为人体内有血液、黏液、黑胆汁和黄胆汁四种液体，根据在人体内四种体液的不同比例，将气质分为多血质、胆汁质、黏液质和抑郁质四种类型。

项目		多血质	胆汁质	黏液质	抑郁质
等同类型		活泼型	兴奋型	安静型	抑制型
气质类型	感受性	低	低	低	高
	耐受性	高	高	高	低
	敏捷性	快	快	迟缓	慢
	可塑性	可塑	不稳定	稳定	刻板
兴奋性		高而不强	高而强烈	低而强烈	高而体验深
倾向性		外倾	明显外倾	内倾	严重内倾
外显行为		行为敏捷，精力充沛，活泼好动。注意力易转移，志趣易变化。面部表情丰富，语言表达能力强，感染力强。待人热情，容易适应环境	动作迅速，精力充沛，不易疲劳。情绪易于冲动，自我控制力差，心境变化大。活动中缺乏耐性，可塑性差	动作反应慢，不灵活。安静稳重，注意力稳定难以转移，喜怒不形于色。待人冷漠，固执拘谨。工作有条理，易于因循守旧，缺乏创新精神	动作迟钝，多愁善感。观察细致，对事物体验深刻，善于觉察他人难以发现的小细节。对事物和他人羞怯，不果断，缺乏信心，孤僻内向

神经活动类型	强度	均衡性	灵活性	气质类型
兴奋型	强	不均衡	灵活	胆汁质
活泼型	强	均衡	灵活	多血质
安静型	强	均衡	不灵活	黏液质
抑制型	弱	不均衡	不灵活	抑郁质

命题趋势 人格、气质相关知识点考试多以 A1 型题为主。

金题直击

1. 某人做事总是风风火火，速度很快，脾气火爆，缺乏耐性，而且时不时会出些错误。其气质类型属于

A. 多动质
B. 多血质
C. 黏液质
D. 胆汁质
E. 抑郁质

【答案】D

【解析】胆汁质的典型外在表现特征为：行为动作迅速，精力充沛，不易疲劳。情绪易于冲动，自我控制力差，心境变化大。活动中缺乏耐性，可塑性差。

2. 胆汁质气质的人，其高级神经活动类型属于

A. 强、均衡而灵活的活泼型
B. 强、均衡而不灵活的安静型
C. 强、不均衡而灵活的兴奋型
D. 弱、不均衡、不灵活的抑制型
E. 弱、均衡、灵活的灵活型

【答案】C

【解析】此题为记忆型题目。

（四）性格

1. 性格的概念　性格是人体在生活过程中形成，对客观现实稳固的态度，以及与之相适应的习惯了的行为方式。**性格是人格中最重要的心理特征**，它反映了一个人的**本质属性**，具有**核心**的意义。

2. 性格的分型

（1）按理智、情绪、意志的优势分类　可分为理智型、情感型和意志型。

（2）按心理活动的内外倾向分类　可分为内倾型、外倾型和中间型。

（3）按处事的独立程度分类　可分为独立型和顺从型。

（4）按维度理论分类　分为稳定 - 内向型、稳定 - 外向型、不稳定 - 内向型和不稳定 - 外向型。

第三单元　心理健康

一、心理健康的概述

（一）心理健康的概念

心理健康也称心理卫生，指根据不同年龄特点，通过各种形式的教育和培训，使人们能形成健全人格和正常心理过程，适应社会环境，预防精神疾病、心身疾病和不良行为模式，从而使心理、生理和社会生活处于完满的状态。

（二）心理健康的研究角度及其应用

角度	特点
统计学角度	用统计学的方法，把大多数在统计学上接近平均数者视为正常，把两端者视为异常。这种统计学方法在很复杂的情况下可以采用，但简单地以纯数量为依据来界定极为复杂的心理现象，也有一定的局限性
病理学角度	心理是脑的功能。假定脑的结构和生理生化方面发生障碍，如颅脑损伤、中毒、感染等，即使心理异常现象较轻微，也可判定为异常。这一标准虽较客观，但局限性较大。此外，即使大脑没有明显的结构损害，但由于强烈的精神刺激而引起大脑功能失调，如出现幻觉、妄想等症状，可认定有心理异常存在
文化学角度	从人的心理和行为是否符合其生活环境的要求，是否符合社会行为规范、道德标准等方面来判断。符合者为正常，否则为异常。这种标准也不是一成不变的，会随着时间的变迁而变化

（三）心理健康的标准及其应用

我国心理学家提出的心理健康的 5 条标准为：

智力正常	情绪良好	人际和谐	适应环境	人格完整

1. 智力正常　包括分布在智力正态分布曲线之内者，及能对日常生活作出正常反应的智力超常者。

2. 情绪良好　能够经常保持愉快、开朗、自信的心情，善于从生活中寻求乐趣，对生活充满希望。善于调节负性情绪，具有情绪的稳定性。

3. 人际和谐　乐于与人交往，既有稳定而广泛的人际关系，又有知己、朋友；在交往中保持独立而完整的人格；能客观评价别人，取人之长补己之短，宽以待人，乐于助人。

4. 适应环境　有积极的处世态度，与社会广泛接触，对社会现状有较清晰正确的认识，具有顺应社会改革变化的能力，勇于改造现实环境，达到自我实现与社会奉献的协调统一。

5. 人格完整　心理健康的最终目标是培养健全的人格。

命题趋势 心理健康相关知识点考试多以 A1 型题为主。

金题直击

1. 心理健康的标准不包括

A. 智力正常　　B. 健康行为　　C. 情绪乐观

D. 意识清晰　　E. 人格健全

【答案】D

【解析】心理健康的标准包括智力正常、情绪良好、人际和谐、适应环境、人格完整，不包括意识清晰。常见易混淆答案为道德高尚、信仰坚定、意识清晰。

2. 依据个体的心理和行为是否符合其社会生活环境与行为规范来判断，心理是否健康的研究角度属于

A. 认知学角度　　B. 行为学角度　　C. 生理学角度

D. 文化学角度　　E. 经验学角度

【答案】D

【解析】个体的行为是否符合社会行为规范、道德准则为文化学角度。脑的结构和生理生化方面发生障碍（颅脑损伤、中毒、感染等）引起的心理异常，强烈的精神刺激引起的大脑出现幻觉、妄想为病理学角度。利用统计学大多数在统计坐标上分配居中（即接近平均数）者视为正常，把属于两端者视为异常，为统计学角度。

二、不同年龄阶段的心理健康

（一）儿童阶段心理健康

1. 乳儿期儿童心理健康　乳儿期儿童从完全没有意识动作过渡到学会用手操作物体和直立行走等自主动作，从完全不能说话过渡到掌握一些简单的字和词进行交流。有了明显的注意力和初步的记忆力、简单的思维和依恋情绪等。此阶段的乳儿的心理健康应该注意：

① 提供足量的蛋白质，以促进乳儿的身体、大脑、神经系统的健康发育。

② 乳儿会出现极为强烈的依恋需要，父母应重视乳儿的情感需求，与孩子建立亲密的情感联系。

③ 父母应经常耐心地与乳儿进行语言交流，促进乳儿的学习、模仿、智慧的发展。

④ 正确给予乳儿各种感官刺激和合理的行为功能训练。

⑤ 断奶会给乳儿带来很大的心理打击，引起乳儿强烈的心身反应，应予以注意。

⑥ 避免和矫正乳儿常见的不良行为，如咬手指、醒睡的昼夜颠倒、非器质性习惯性呕吐等。

2. 婴儿期儿童心理健康　婴儿期儿童已初步掌握最基本的口头语言，自我意识也开始发展。情绪具有易变化、易冲动、易感染的特点。此阶段婴儿的心理健康应注意：

① 成人应鼓励婴儿开口说话，增加语言交流机会。

② 训练婴儿的各种肢体动作，如跑、跳、翻滚等，培养双手的精细动作。

③ 这个时期的婴儿已有了求知欲，好奇感。父母应重视婴儿的智力开发。

④ 培养婴儿良好的习惯，如进食习惯、睡眠习惯、卫生习惯、起居习惯、规范行为习惯等。

3. 幼儿期儿童心理健康　幼儿期儿童的口头语言表达能力进一步提高，书面语言能力也开始发展，情绪体验也开始分化。此阶段幼儿的心理健康应注意：

① 开展丰富多彩的游戏活动，在游戏中训练幼儿的肢体协调、平衡、反应及写作能力。

② 经常给儿童讲故事、看图书、看儿童影视并要求他们复述，以提高他们的语言表达能力。

③ 培养他们对计数的兴趣，逐渐培养抽象思维能力。

④ 通过参加各种游戏活动，促进幼儿个体社会化及社会适应能力。

⑤ 培养良好的习惯，如独立性、助人为乐、主动交往等良好习惯。

⑥ 做好入学前的心理准备，让儿童接受小学的学习环境和新的教育模式。

4. 学龄期儿童心理健康　学龄期儿童的语言表达能力更加完善，思维进一步发展。此阶段儿童的心理健康应注意：

① 做好小学后的适应工作，在学习和人际关系方面需要培养新的能力。

② 根据儿童天真、活泼、开朗、纯真的特点，鼓励他们开放性成长。

③ 注意儿童的各种认知能力，引导他们学会思考，启发他们的思维能力和想象力。

④ 培养儿童良好的习惯，如学习习惯、集体意识、意志力、恒心、爱心、责任心等。

⑤ 纠正儿童期常见的不良习惯，如逃学、说谎、偷窃、欺负同伴、破坏公物等。

（二）青少年阶段的心理健康

1. 青少年常见的心理问题

（1）学习问题　是青少年的家长所关注的焦点问题之一。孩子成绩不理想的原因多样，应区别对待。

（2）情绪情感问题　青少年情感丰富，情绪不稳定，时高时低，情绪心境化，大多由某些生活事件所致。

（3）恋爱与性的问题　进入青春期后，就有了恋爱与性的问题，并从此贯穿一个人的一生。

2. 青少年阶段心理健康问题的对策

① 学校和家庭应注意培养青少年独立自主的能力，让他们能独立判断事物，独立应对事物，独立作出决定。

② 促进自我意识的形成和发展对青少年十分重要。

③ 对青少年的性教育是一项重要的工作。

（三）中年人心理健康

1. 中年人常见的心理健康问题

（1）反应速度与记忆力下降　常认为自己“老之将至”，从而产生悲观失望的心理状态。

（2）渴望健康与追求成就的矛盾　中年人都希望自己有个健康的身体，但在繁忙的工作和高度责任感的驱使下，他们无暇顾及自己的身体健康。

（3）人际关系复杂　中年人的人际关系最为复杂，包括同事之间、上下级之间、亲属之间的关系等。

（4）家庭与事业的双趋冲突　家庭和事业对中年人的要求和期望，往往形成一对矛盾。

2. 中年人心理健康问题的对策

① 重视自身心理健康的监察。

② 积极合理地应对各种生活压力。

③ 努力加强自我心理保健。

（四）老年人心理健康

1. 老年人常见的心理健康问题

（1）不适应离退休生活　离退休是一个人功能的转变，很多老年人不能适应这种转变。

（2）主观健康水平评价差　随着老年人体质下降，躯体各器官功能的减退，很多老年人主观评价逐渐变得十分悲观。

（3）老年人的性生活　老年人的性功能随年龄的增加而衰退但不消失，性的欲望与兴趣会持续存在。

（4）老年人对死亡的态度　是否恰当，直接影响到晚年的心理健康水平。

2. 老年人对死亡的恐惧心理健康问题的对策

① 认同老年人特征，提升自身价值。

② 调整曲解认知，增进心身健康。

③ 加强人际交往，提高幸福指数。

第四单元　心理应激与心身疾病

一、心理应激

（一）心理应激的概念

心理应激是指人对外界有害物、威胁、挑战，经认识评价后，所产生的生理、心理和行为的适应性反应过程。

（二）应激源的概念和种类

1. 应激源的概念　是指环境对个体提出的各种要求，经个体认知评价后可引起心理或生理反应的刺激。

2. 应激源的种类

躯体性应激源	指作用于人的机体，直接产生刺激作用的刺激物，包括各种理化和生物刺激物和疾病等
心理性应激源	包括人际关系的冲突，身体的强烈需求或过高期望，能力不足或认知障碍等
社会性应激源	包括客观的社会学指标，经济、职业、婚姻、年龄、受教育水平等差异和社会变动性与社会地位的不合适，客观的社会学指标的变迁，个人的社会交往、生活、工作的变化，重大的社会政治、经济的变动等
文化性应激源	即因语言、风俗、习惯、生活方式、宗教信仰等改变造成的刺激或情境

（三）应激反应

当个体觉察到应激源的威胁后，就会通过心理和生理中介机制的整合作用，产生一系列心理、生理反应，这些反应称为应激反应。包括应激的心理反应和应激的生理反应。

1. 应激的心理反应

（1）情绪反应　个体在不同应激源的刺激下，产生程度不同的情绪反应。①焦虑：是最常出现的情绪性应激反应。当个体预感危机来临或预期事物的不良后果时出现紧张不安、急躁、担忧的情绪状态。这里指的是“状态焦虑”，是由应激源刺激引发的。②抑郁：属于消极、悲观的情绪状态，表现为兴趣活动减少，言语活动减少，无助感、无望感强烈，自我评价降低，严重者出现自杀行为。③恐惧：企图摆脱有特定危险的情境或对象时的情绪状态。适度的恐惧有助于激活警觉期动员途径，使注意力集中而防御风险。④愤怒：是与健康和疾病关系最直接的情绪反应。

（2）认知反应　应激较剧烈时，认知能力普遍下降。常见的认知性应激反应表现为：意识障碍，注意力受损，记忆、思维、想象力减退等。负面的认知性应激反应使人陷入灾难中，难以自拔。①偏执：个体在应激后出现认知狭窄、偏激、钻牛角尖，平日非常理智的人变得固执、蛮不讲理。也可表现为过分的自我关注，注意自身的感受、想法、信念等内部世界，而非外部世界。②灾难化：个体经历应激事件后，过分强调事件的消极后果，引发整日愤愤不安的消极情绪和行为障碍。③反复沉思：不由自主地对应激事件反复思考，阻碍了适应性应对策略，使适应受阻。④闪回和闯入：在经历严重的灾难性事件后，生活中常不由自主地闪回灾难的影子，活生生的，就好像重新经历一样；或者在脑海中突然闯入一些灾难性痛苦情境或思维内容，表现为挥之不去。

（3）行为反应　当个体经历应激源刺激后，常自觉或不自觉地发生行为改变，以摆脱烦恼，减轻内在不安，恢复环境的稳定性。积极的行为应激可减轻患者压力，克服困难，战胜挫折。而消极的行为应激则会使个体出现回避、退缩等行为。

（4）自我防御反应　是指借助于自我防御机制来应对环境的挑战，将自己与环境刺激的关系稍作调整，以减轻应激所引起的紧张和内心痛苦。

2. 应激的生理反应　应激源作用于人体，中枢神经系统对应激信息接收、整合，传递至下丘脑。下丘脑通过交感 - 肾上腺髓质系统，释放大量儿茶酚胺，增加心、脑、骨骼肌的血液供应。同时，下丘脑分泌的神经激素可兴奋垂体 - 肾上腺皮质系统，导致激素水平增高，广泛影响体内各系统的功能。严重而持续的应激可引起机体生理功能的紊乱和失衡，引发病理性改变。

（四）心理应激对健康的影响

1. 积极意义　适度的心理应激是人成长和发展的必要条件。早年的心理应激经历，可以丰富个体的应对资源，提高其在后来生活中的应对和适应能力，更好地耐受各种紧张性刺激和致病因素的影响。

2. 消极作用 **长期的或强烈的应激反应会引起心身疾病和心理障碍**。心理应激下的心理和生理反应，特别是较强烈的反应，可加重已有的疾病，或造成疾病的复发。

（五）行为性应激反应

1. 积极的行为应激反应 包括问题解决策略和情绪缓解策略，前者发挥**主观能动性**，改变不利环境；后者**改变自己对事件的情绪反应强度**。

问题解决策略	① 寻求社会支持：拥有好的社会支持，常常会带来很多资源和能量 ② 获得解决问题需要的信息：全面了解应激源，正确认识压力，了解解决问题的方法，获得更多的选择 ③ 制订解决问题需要的计划：制订计划，并实施计划 ④ 面对问题，找到切入点：直面问题，面对应激源，能动地适应并改造境遇
情绪缓解策略	宣泄情绪：向他人表达自己的情绪 改善认知：评估事件，了解哪些是可以改变的，哪些是需要接受的，改变对事物的期待 行为放松训练：如放松训练、瑜伽、观呼吸法、冥想等，都是积极的应对策略 回避问题：避开可能引起痛苦回忆的人或事，回避困难

2. 适应不良的行为性应激反应 早期可减轻人们的应激反应，但长远观察，常常引发不良后果，包括：

（1）逃避与回避　这是一种常见的消极性应激反应。逃避是指已经接触应激源后远离应激源的行为。回避是指预先知道应激源会出现，而提前远离，如拖延、闭门不出、离家出走、离校、辞职等。

（2）退化与依赖　个体经历创伤事件后表现出不成熟的应对方式，失去成人式解决问题的态度和方法，退行至小孩阶段。退行常伴有依赖心理和行为，如就地打滚、退化到孩子的反应方式。

（3）敌对与攻击　个体出现过激的情绪反应，过激的行为，其共同的心理基础是愤怒，有时甚至出现自伤、伤人行为，如争吵、冲动、伤人、毁物、自伤、自杀等。

（4）无助与自怜　无助是指无能为力、无所适从、持宿命论的行为状态，其心理基础常有抑郁的成分，无助常使人无法主动摆脱不利的环境（如听天由命）。自怜是指自己可怜自己，心理基础包含对自身的焦虑和愤怒等成分，多见于性格孤僻、孤芳自赏、独居、对外界环境缺乏兴趣者。

（5）物质滥用　某些个体在经历应激事件后会选择通过饮酒、吸烟、服用某些药物的行为方式来转移痛苦，这些不良的行为方式通过负强化机制逐渐成为个人的习惯。

命题趋势 心理应缴的相关知识点考试多以 B1 型题为主。

金题直击

1. 女，28 岁。遇应激事件后，喜欢用钻牛角尖的方式来处理，这种反应属于

A. 心理反应　　B. 行为反应　　C. 情绪反应
D. 生理反应　　E. 认知反应

【答案】E

【解析】该应激的心理反应属于认知反应的偏执，表现为个体在应激后出现认知狭窄、偏激、钻牛角尖等。

2. 女，18 岁，某大学一年级新生。入学后对新的学习环境和教学模式不适应，出现情绪焦虑、失眠等情况。该生的辅导员、老师及同学们给予其热情的帮助、疏导和安慰，使该生逐渐走出了适应不良的状态。这种应对应激的方法属于

A. 催眠心理治疗　　B. 运用自我防御机制　　C. 专业思想教育
D. 取得社会支持　　E. 回避应激源

【答案】D

【解析】该题目为理解性题目。

二、心身疾病

（一）心身疾病的定义

狭义的心身疾病是指心理社会因素在疾病的发生、发展过程中起重要作用的躯体性**器质性**疾病。广义的心身疾病则进一步包括了与心理社会因素关系密切的躯体**功能性**障碍。

（二）心身疾病的诊断标准

① 有躯体症状、体征，化验检查证明确有器质性病变。

② 有明确的心理社会因素与症状，和疾病的发生发展密切相关。

③ 排除神经症或精神病。

④ 用单纯的生物医学的治疗措施收效甚微。

（三）心身疾病的范围

以下疾病可归入各系统的心身疾病范畴：

1. **循环系统**　原发性高血压、原发性低血压综合征、冠心病、阵发性心动过速。

2. **消化系统**　消化性溃疡、慢性胃炎、慢性胆囊炎、慢性肝炎、慢性胰腺炎、幽门痉挛、肠道功能障碍、神经性呕吐、神经性厌食、溃疡性结肠炎、肠易激综合征、过敏性结肠炎。

3. **呼吸系统**　支气管哮喘、过度换气综合征、过敏性鼻炎、心因性呼吸困难、慢性呃逆。

4. **神经血管系统**　脑血管病、多发性硬化症、雷诺综合征、偏头痛、自主神经功能紊乱、昏厥。

5. **内分泌和代谢系统**　糖尿病、甲状腺功能亢进、肥胖症。

6. **骨与肌肉系统**　类风湿关节炎、紧张性头痛、全身肌痛症、颈臂综合征、慢性腰背痛、痉挛性斜颈。

7. **泌尿生殖系统**　阳痿、神经性多尿、慢性前列腺炎。

8. **儿童**　心因性发热、支气管哮喘、遗尿症、遗粪症、周期性呕吐、夜惊、胃肠功能紊乱症。

9. **妇产科**　功能失调性子宫出血、月经失调、外阴瘙痒、更年期综合征、经前期紧张症、阴道痉挛。

10. **皮肤科**　慢性荨麻疹、湿疹、神经性皮炎、过敏性皮炎、银屑病、皮肤瘙痒症。

11. **耳鼻喉科**　慢性鼻窦炎、咽部异物感、口吃、晕动症。

12. **眼科**　原发性青光眼、低眼压综合征、眼肌疲劳症。

13. **口腔科**　口腔黏膜溃疡、口腔异物感、心因性齿痛。

14. **肿瘤**。

命题趋势　心身疾病的相关知识点考试多以B1型题为主。

金题直击

1. 下列不属于心身疾病的是

A. 精神分裂症　　B. 冠心病　　C. 消化性溃疡

D. 糖尿病　　E. 高血压

【答案】A

【解析】心身疾病首先应排除神经症或精神病，故精神分裂症不属于心身疾病。

2. 内科心身疾病一般不包括

A. 冠心病　　B. 高血压　　C. 支气管哮喘

D. 肺结核　　E. 消化性溃疡

【答案】D

【解析】该题为记忆型题目。

（四）心身疾病的发病原因

1. **情绪与心身疾病**　情绪因素与许多心身疾病的发生和发展有关。消极的情绪状态对疾病的发生和发展、病程和转归都起着不良作用。心理紧张刺激与高血压、溃疡病、脑血管意外、心肌梗死、糖尿病、癌症等的发病率增高有关。长期焦虑、抑郁、紧张和恐惧等消极情绪与紧张性头痛的发生有关。

2. **人格与心身疾病**　临床上很多疾病，如冠心病、高血压、心绞痛、心律失常、糖尿病等，都与人格特征有关。研究表明，A型行为类型的人易患冠心病等心血管系统疾病，C型行为类型的人易患癌症。

3. **社会环境与心身疾病**　社会因素，如战争、空袭、社会动乱等可使人们易于罹患各种心身疾病。生活事件是造成心理应激，进而发生心身疾病的主要应激源。

（五）常见的心身疾病

1. **原发性高血压**　与高血压有关的心理社会因素包括：

（1）社会环境因素　如社会结构变化、生活事件、社会环境及生活方式的变化等。

（2）情绪因素　各类人际关系紧张、社会地位和职业改变、家庭矛盾、经济收入和居住困难等生活事件所导致的应激及强烈的焦虑、恐惧、愤怒、敌意情绪均可引起高血压。

（3）不良行为因素　如高钠饮食、超重、肥胖、缺少运动、大量吸烟、酗酒、鼾症、生活不规律等。

（4）人格特征　焦虑情绪反应、心理矛盾的压抑是高血压患者发病的主要心理因素。

2. 冠心病　冠心病的发病与情绪因素、个性心理特征、社会环境因素、行为因素等有关。

3. 癌症　癌症的发生与生活事件、情绪反应、个性特征、心理社会因素有关。

第五单元　心理评估

一、心理评估的概述

（一）心理评估的概念

心理评估是依据心理学的理论和方法对人的心理品质及水平所作出的鉴定。所谓心理品质包括心理过程和人格特征等内容，如情绪状态、记忆、智力、性格等。心理评估不同于心理诊断，心理诊断则是要对有心理问题或心理障碍的人作出心理方面的判断和鉴别。

（二）心理评估的基本程序和评估方法

1. 心理评估的基本程序

（1）确定评估目的　首先确定来访者或提出评估要求的人首要的问题是什么，进而确定评估目的。

（2）明确评估问题与方法　详细了解被评估者的当前心理问题，问题的起因及发展，可能的影响因素，被评估者早年的生活经历、家庭背景，以及当前的适应、人际关系等。

（3）了解特殊问题　对一些特殊问题、重点问题的深入了解和评估。

（4）结果描述与报告　将前面所收集的资料进行分析、处理。

2. 常用评估方法

（1）观察法　是心理学研究中最基本的方法，是指通过对被评估者的行为表现直接或间接地观察而进行心理评估的一种方法。观察法的依据之一是人的行为是由其基本心理特征决定的，因此是稳定的。

（2）会谈法　也称交谈法或晤谈法，其基本形式是评估者与被评估者面对面地进行语言交流，也是心理评估中最常用的一种基本方法。会谈的形式包括自由式会谈和结构式会谈两种。

（3）调查法　是借助于各种问卷、调查表和晤谈等方式了解被评估者的心理特征的一种研究方法。调查的含义是当有些资料不可能从当事人那里获得时，就要从相关的人或材料那里得到。因此调查是一种间接的、迂回的方式。根据调查的取向，可分为历史调查和现状调查。历史调查一般侧重于档案、书信、日记、各种证书、履历表，以及与当事人有关的人和事。现状调查主要围绕与当前有关的内容进行。

（4）作品分析法　也称产品分析法。所谓“作品”是指被评估者所作的日记、书信、图画、工艺等文化性创作，也包括他（她）生活和劳动过程中所做的事和东西。通过分析这些作品，可以有效地评估其心理水平和心理状态。

（5）心理测验法和临床评定量表　临床上医生常常对一些生理指标（如血压、血细胞、尿蛋白含量等）进行测量，以判断身体是否健康。人的心理现象也可以通过测量进行鉴别。所谓心理测量，是指依据一定的法则，用数量化手段对心理现象或行为加以确定和测定。心理测验是在实验心理学基础上形成和发展起来的一种测量工具。在心理评估中，心理测验占有十分重要的地位。

命题趋势 心理评估相关知识点考试多以 A1 型题为主。

金题直击

1. 常用的心理评估方法不包括

A. 观察法　　B. 调查法　　C. 实验法

D. 会谈法　　E. 测验法

【答案】C

【解析】该题为记忆性题目，心理评估方法不包括实验法。

2. 心理评估中最常用的方法是

A. 会谈法　　B. 调查法　　C. 观察法

D. 临床评定量表　　E. 心理测验法

【答案】A

【解析】心理评估方法包括会谈法、调查法、观察法、作品分析法、心理测验法和临床评定量表，其中最常用的方法是会谈法。

二、心理测验的分类及其应用

心理测验是一种心理测量的工具，其种类繁多，目前已经出版的心理测验有5000多种，且在不断增加。

心理测验根据其功能、测量方法、测验材料的性质等，可以有不同的分类。

1. 按测验的目的分类 分为智力测验、人格测验、神经心理学测验和评定量表。

分类	用途	常用工具
智力测验	儿童智力发育的鉴定，脑器质性损害和退行性病变的参考指标，特殊职业的咨询参考	比奈 - 西蒙智力量表 韦克斯勒智力量表 丹佛发育筛选测验（DDST）
人格测验	心理障碍患者的诊断及预后参考，科研或心理咨询时对人格的评价	明尼苏达多项人格调查表（MMPI） 洛夏墨迹测验 主题统觉测验（TAT） 艾森克人格问卷（EPQ）
神经心理学测验	脑器质性损害的辅助诊断 脑与行为关系的研究	个别能力测验（感知运动测验、记忆测验、联想思维测验），成套测验（H-R 神经心理学测验）
评定量表	评价精神症状，临床工作和科研	抑郁量表、焦虑量表、生活事件量表、认知功能量表、生活质量综合评定量表

2. 按测验材料的性质分类 分为文字测验和非文字测验。

3. 按测验方法分类

（1）问卷法 测验多采用结构式的问题的方式，让被试者回答“是”或“否”，或在有限的几种选项中作出回答。这种方法的结果评分容易，易于统一处理。一些人格测验，如明尼苏达多项人格调查表（MMPI）、艾森克人格问卷（EPQ）、评定量表等都是采用此法。

（2）作业法 为非文字性测验，让受试者进行实际操作。多用于测量感知和运动操作能力。对于婴幼儿、受文化教育限制的受试者（如文盲、语言不通的人或语言障碍者），心理测验中心多采用这种形式。

（3）投射法 测验材料无严谨的结构，如一些意义不明的图像、一片模糊的墨迹或一些不完整的句子等。要求受试者根据自己的理解随意作出回答，以诱导出受试者的经验、情绪或内心冲突。投射法多用于测量人格，如洛夏测验、主题统觉测验（TAT）等；也可用于异常思维的发现，如自由联想测验、填词测验等。

4. 按测验的组织方式分类 分为个别测验和团体测验。

（1）个别测验 每个主试者每次只测试一个被试者，如韦克斯勒智力量表。

（2）团体测验 每个主试者可以同时测试多个被试者，某些智力测验可以以团体为单位进行。

命题趋势 心理评估相关知识点考试多以 A1 型题为主。

金题直击

在心理评估中，向被检者呈现简单的几何图形，并要求被检者说出从图中看到了什么，以观察其视觉空间能力，这种方法属于

A. 会谈法　　B. 投射法　　C. 问卷法

D. 观察法　　E. 作业法

【答案】 B

【解析】 测验材料无严谨的结构，如一些意义不明的图像、一片模糊的墨迹或一些不完整的句子等，要求受试者根据自己的理解随意作出回答，以诱导出受试者的经验、情绪或内心冲突，此方法为投射法。

三、应用心理测验的一般原则

在应用心理测验时，应坚持标准化原则、保密原则及客观性原则。

1. 标准化原则 心理测验是一种数量化手段，因此标准化原则必须贯彻始终。所谓标准化原则是指：

① 采用公认的标准化工具。

② 施测方法要严格根据测验指导手册的规定执行。

③ 要有固定的施测措施。

④ 采用标准化指导语。

⑤ 要有良好的信度和效度。

2. 保密原则 这是心理测验的一条道德标准。

（1）测验工具的保密 有关测验的内容、答案、记分方法，只有做此项工作的有关人员才能掌握，决不允

许随意扩散，更不允许在出版物上公开发表，否则必然会影响测验结果的真实性。

（2）测验结果的保密　工作人员应该尊重受试者的隐私权，保护受试者的测验结果。

3. 客观性原则

① 心理测验的结果只是测出来的东西，所以对结果作出评价时要遵循客观性原则，也就是要“实事求是”，对结果的解释要符合受试者的实际情况。如两个智力测验的结果，智商同样是85，一个受试者是山区农民，结合他所受的教育程度和生活环境等条件，可考虑他的智力水平基本上是正常的；而另一个是某大学教授，测量时严格遵守了测验的要求，结合其他的表现则考虑到该人的大脑有退行性改变的可能。

② 不能仅依靠一两次心理测验的结果就下结论，尤其是对于年龄小的儿童做智能发育障碍的诊断时更要注意这一点。总之，在下结论时不要草率从事，在做结果评价时应结合受试者的生活经历、家庭、社会环境以及通过会谈、观察法所获得的各种资料全面考虑。

四、信度、效度和常模

标准化心理测验的技术指标主要包括信度、效度和常模。

项目	信度	效度	常模
定义	是指一个测验工具在对同一对象的几次测量中所得结果的一致程度	是指一个测量工具能够测量出其所测东西的真实程度	是指某种心理测验在某种人群中测查结果的标准数量
意义	反映测验工具的可靠性和稳定性	反映测量工具的有效性和正确性	提供可比较的标准（参考值）
含义	在相同情况下，同一受试者在几次测量中所得结果变化不大，说明该测量工具性能稳定，信度高	测量智力时，若选用的工具不是公认的智力测验，而是某门功课的考题，虽几次测量的得分一致（信度高），但效度很低	常模的建立必须依据测验人口实际分布情况，分层抽样，然后对标准化样本采用心理测验工具进行测量

命题趋势 心理测验相关知识点考试多以A1型题为主。

金题直击

1. 女，45岁，大学教授，因车祸导致颅脑损伤，智力测验显示其智商为85分。同时有一位从未接受过正规教育的老人测得的智商也是85分。心理治疗师认为前者的智力出现了问题，而后者正常。这一判断所遵循的原则是

A. 客观性原则　　B. 中立性原则

C. 操作性原则　　D. 保密性原则

E. 标准化原则

【答案】A

【解析】心理测验的结果作出评价时要遵循客观性原则，也就是要“实事求是”，对结果的解释要符合受试者的实际情况，故属于客观性原则。

2. 某电视台编辑求助于一家心理治疗中心，希望在该电视台上播放韦氏智力测验的具体内容，以引起公众对心理学的兴趣，但被心理中心的工作人员婉言拒绝，该工作人员遵循的原则是

A. 保密原则　　B. 稳定性原则

C. 标准化原则　　D. 回避原则

E. 客观性原则

【答案】A

【解析】保密原则包括测验工具要保密，测验结果要保密。

五、常用的心理测验

（一）智力测验及其应用

1. 智力　目前尚无统一的定义。韦克斯勒（Wechsler）对智力的定义是：“智力是个人行动有目的，思维合理，应付环境有效聚集的或全面的才能”。

2. 智商　智商（IQ）是智力的量化单位，即通过智力测验将智力水平数量化，用数字的形式表达出来，便于人们的理解与比较。计算智商的公式有两种，即比率智商和离差智商。

	比率智商	离差智商
发明者	Terman	Wechsler
计算公式	IQ=（MA/CA）×100	IQ=100+15（x−m）/s
符号意义	MA= 心理年龄（智力年龄），是某一儿童测验成绩所达到的水平 CA= 实际年龄，即该儿童在测验时的实际岁数	x = 受试者的智力测验成绩 m = 受试者所在年龄组测验的平均成绩 s = 受试者所在年龄组测验成绩的标准差
临床意义	如某儿童的 MA=12，CA=10，则其 IQ=120	若某儿童所测 X=m，则其 IQ=100
优缺点	比率智商公式建立在儿童智力水平随年龄增长而增长的线性关系的基础上，故对成年人不标准	离差智商计算方式克服了比率智商计算受年龄限制的缺点，成为目前通用的 IQ 计算方法

3. 智力水平的分级 国际上，通常根据 IQ 值将智力水平分为 9 级。

天才	IQ=145 ～ 160	轻度智力低下	IQ=55 ～ 70
极超常	IQ=130 ～ 145	中度智力低下	IQ=40 ～ 55
超常	IQ=115 ～ 130	重度智力低下	IQ=25 ～ 40
平常	IQ=85 ～ 115	极重度智力低下	IQ ＜ 25
边界	IQ=70 ～ 85		

4. 常用的智力测验 国际上通用的智力测验有韦克斯勒智力量表、比奈智力量表和考夫曼儿童能力成套测验等。在临床上，应用最多的是韦克斯勒量表，故应重点掌握。

韦克斯勒智力量表（W-S）	成人（16 岁以上）	WAIS
	儿童（6 ～ 16 岁以上）	WISC
	学龄前（4 ～ 6 岁）	WPPSI
斯坦弗 - 比奈智力量表（B-S）	世界上最早的智力量表	
考夫曼儿童能力成套测验（K-ABC）	适用于 2 ～ 12.5 岁儿童，在临床、教育评估及心理学基础研究方面有一定应用价值	

命题趋势 智力测验相关知识点考试多以 A1 型题为主。

金题直击

1. 轻度智力低下的 IQ 值范围为

A. 55 ～ 69　　B. 45 ～ 59　　C. 35 ～ 49
D. 25 ～ 39　　E. <25

【答案】A

【解析】该题目为记忆性题目。

2. 患儿，9 岁，词汇贫乏，无法完整表达其想法，能简单做加法，而无法做减法，针对这种情况应首选的心理测验为

A. 情绪测验　　B. 智力测验　　C. 精神评定量表
D. 神经心理测验　　E. 人格测验

【答案】C

（二）人格测验及其应用

测验人格的方法包括：观察、晤谈、行为评定量表、问卷法、投射测验等。最常用的方法为问卷法和投射法。

1. 问卷法

项目	明尼苏达多项人格调查表	艾森克人格问卷	卡特尔 16 项人格问卷
代号	MMPI	EPQ	16PF
适合人群	16 岁以上，至少有 6 年教育年限者	成人问卷适用于 16 岁以上成人 儿童问卷适用于 7 ～ 15 岁儿童	① A ～ D 式复本适合于 16 岁以上并有小学文化程度者 ② E 式复本适合阅读水平低者

续表

项目	明尼苏达多项人格调查表	艾森克人格问卷	卡特尔 16 项人格问卷
流行范围	美国最常用	我国最常用	我国已引进

2. 投射测验　是指观察个体对一些模糊的或者无结构材料（如一些意义不明的图像、一片模糊的墨迹或一句不完整的句子）所作的反应，通过被试者的想象而将其心理活动从内心深处暴露或投射出来的一种测验，用于了解被试者的人格特征和心理冲突。投射测验包括洛夏墨迹测验、主题统觉测验等。

（1）洛夏墨迹测验　是现代心理测验中最主要的投射测验，也是研究人格的一种重要方法。洛夏测验材料为 10 张墨迹图，其中 5 张全为黑色，2 张为黑色和红色，其余 3 张是彩色，都是将墨迹放在纸上再折叠制成的对称的、浓淡不均的墨迹图。测试时，将 10 张图片按顺序一张一张地交到受试者手中，要他说出从图中看到了什么。目前常用于正常和异常人格的理论和临床研究。

（2）主题统觉测验（TAT）　测验时，主试者向被试者呈现模糊情景图片，要求被试者根据所给图片讲述一个故事，包括情景中的人在干什么，想什么，故事是怎样开始的，而每个故事又是怎样结尾的。主试者评价故事的结构和内容，评价被试者描述的个体行为，试图发现被试者关心的问题、动机和人格特点。

命题趋势 人格测验相关知识点考试多以 A1 型题为主。

金题直击

属于投射测验的是

A. 明尼苏达多项人格调查表　　B. 比奈智力测验

C. 卡特尔 16PF 测量　　D. 主题统觉测验

E. 90 项症状自评

【答案】D

【解析】问卷法包括：明尼苏达多项人格调查表、艾森克人格问卷、卡特尔 16 项人格问卷；投射测验包括：洛夏墨迹测验、主题统觉测验。

六、临床评定量表

（一）评定量表的概述

评定量表是临床心理评估和研究的常用方法。

1. 实用性强　评定量表多以实用为目的，强调实用性，理论背景不一定严格，多是在问卷的基础上进行结构化、数量化而发展起来。

2. 筛查工具　评定量表简单易学易操作，多用作患者检查的筛查工具，而不作诊断用。

3. 无须严格控制　评定量表不像心理学测验那样要求严格控制，有些可公开发表。

（二）常用的自评量表

评定量表既有他评的，也有自评的。所谓自评量表，是指受试者根据量表的题目和内容自行选择答案作出判断的评定量表。常用的自评量表如下：

1. 适应行为量表　适应行为是指个体维持生存能力以及对周围环境和社会所提出要求的满足程度。关于适应行为的评定，有 4 个指标：

（1）自理能力　如饮食、穿戴、大小便等生活自理能力。

（2）沟通能力　指自我表达和了解他人的能力。

（3）社会化　与人交往的社会技能。

（4）职业　手工、体力以及其他工作技能。

2. 精神症状评定量表　多应用于精神科，常用的量表有：

（1）90 项症状自评量表（SCL-90）。

（2）抑郁自评量表（SDS）。

（3）焦虑自评量表（SAS）。

3. 应激和应对有关评定量表

（1）生活事件量表。

（2）特质应对方式问卷。

第六单元　心理治疗与心理咨询

一、心理治疗概述

1. 心理治疗的概念　心理治疗也称精神治疗，是由受过专业训练的治疗者，在一定的心理治疗的程序和设置中通过与患者的不断交流，在构成密切治疗关系的基础上，运用心理治疗的有关理论和技术，使其产生心理、行为，甚至生理的变化，促进人格的发展和成熟，消除或缓解其心身症状的心理干预过程。

2. 心理治疗发展状况　现代科学的心理治疗是19世纪末由弗洛伊德创立的精神分析疗法开始，20世纪五六十年代行为治疗、人本主义治疗产生。

3. 心理治疗的性质

（1）自主性　心理治疗的关键是帮助患者自己改变自己，因此心理治疗的成败很大程度上取决于患者的主观能动性是否得到充分的发挥。

（2）学习性　心理治疗的过程就是一个学习的过程，通过心理学工作者的帮助，患者改变以往错误的认知结构，建立起新的观念。

（3）实效性　心理治疗是一项有实效的工作，它是有效的、有益的而且是人道的。

4. 心理治疗的适应证　心理治疗广泛应用于临床与心理的许多疾病和问题。最常应用于神经症，儿童、成人的行为障碍，包括性心理障碍、应激或挫折后的情绪反应、重性精神病的恢复期等临床与心理的许多疾病及问题。

5. 心理治疗的分类

（1）按理解分类　①广义的心理治疗，是指医疗全过程，通过各种方式和途径积极地影响患者的心理状态而达到治疗目的。②狭义的心理治疗，是指医生运用心理学的理论和方法，对患者进行针对性的治疗，如精神分析法、行为疗法等。

（2）按形式分类　分为个别心理治疗和集体心理治疗。

（3）按学派的理论分类　分为精神分析学派、行为主义学派和人本主义学派等治疗方法。

（4）按患者意识情况分类　分为觉醒治疗和催眠治疗。

命题趋势 心理治疗概述相关知识点考试多以A1型题为主。

金题直击

不适合接受心理治疗的疾病是

A. 焦虑症　　B. 恐惧症

C. 创伤后应激反应　　D. 强迫症

E. 精神分裂症急性发作

【答案】E

【解析】心理治疗适用于性心理障碍、应激或挫折后的情绪反应、重性精神病的恢复期等临床与心理的疾病及问题。

二、心理治疗的理论基础

（一）三种重要学派的概述

项目	精神分析学派	行为主要学派	人本主义学派
代表人物	弗洛伊德	华生、巴甫洛夫	马斯洛、罗杰斯
基本理论	将人的心理活动分为3个层次，即意识、潜意识、前意识	各种心理疾病的产生都是通过错误的学习而获得的条件反射	各种心理障碍和心身疾病的产生，都是自我实现受到环境的阻碍而不能实现的结果

（二）三种重要学派的分析

1. 精神分析学派

项目	意识	潜意识	前意识
定义	与语言有关的，人们当前能够注意到的那一部分心理活动	无法被个体感知的那一部分心理活动	介于前两者之间，目前未被注意到或不在意识之中
特点	是心理结构的表层，只有符合社会规范和道德标准的各种观念才能进入意识世界	心理活动内容包括人原始的盲目冲动、各种本能活动和被压抑的愿望	其作用是保持对欲望和需求的控制，使其尽可能按照外界现实要求和个人道德来调节
举例	感知觉、兴趣、意志	各种本能的要求和欲望、已被意识遗忘的童年创伤	通过自己集中注意或他人提醒又能被带到意识区域的心理活动

（1）根据心理结构，奥地利精神病学家弗洛伊德将心理活动分为　①意识是当前注意到的感知外界各种刺激的心理活动。②潜意识又名无意识，包含人的本能冲动，以及出生以后被压抑的人的欲望。这种欲望因为社会行为规范不允许满足，而被压抑到内心深处，意识不能将其唤起。③前意识是介于意识和无意识之间的一种中间心理状态。它是那些此时此刻虽然意识不到，但在集中注意认真回忆搜索的情况下，可以回忆起来的经验。

（2）弗洛伊德将人格结构划分为三个层次　本我、自我、超我。

项目	本我	自我	超我
定义	是由先天的本能、欲望所组成的能量系统，包括各种生理需要	从本我中分化出来的，其作用是调节本我和超我的矛盾	抑制本我的冲动，对自我进行监控，追求完善的境界
特点	位于人格结构的最低层	位于人格结构的中间层	位于人格结构的最高层，是道德化的自我
原则	本我是无意识、非理性的，遵循快乐原则	遵循现实原则	遵循道德原则

2. 行为主义学派　美国心理学家华生受经典的条件反射学说的启发，创立了行为主义的理论。行为主义的心理治疗把着眼点放在可观察到的外在行为或可描述的心理状态，充分利用“学习”的原则来改善非功能性或非适应性的心理与行为。

3. 人本主义学派　美国心理学家罗杰斯创建了人本主义疗法，被称为现代心理治疗中的“第三种势力”。罗杰斯的理论基础主要有实现的趋势、自我概念和充分体验。人本主义的核心在于：人人都有其独立的价值与尊严，人人都必须自己选择自己的生活方向。

命题趋势　心理治疗的理论基础在考试中较多见，多以A1、A2型题为主。

金题直击

1. 某生参加高考前数月产生严重焦虑，来到咨询室后，该生讲述了其内心的恐惧与担心，治疗师只是认真地倾听，不做指令性指导。这种心理疗法的理论属于

A. 精神分析理论　　B. 认知理论
C. 人本主义理论　　D. 心理生理理论
E. 行为理论

【答案】C

【解析】人本主义理论，强调人的尊严、价值、创造力和自我实现，把人的本性的自我实现归结为潜能的发挥，而潜能是一种类似本能的性质。人本主义理论最重要的是倾听。

2. 潜意识又称为无意识，在人的心理活动中一般处于

A. 警觉状态　　B. 清晰状态
C. 意志状态　　D. 兴趣状态
E. 压抑状态

【答案】E

【解析】潜意识的特点：心理活动内容包括人原始的盲目冲动、各种本能活动和被压抑的愿望。

3. 女，45岁，公司CEO。在公司某次大型发布会中的开幕式上致辞后出现口误，宣布“会议闭幕”。此口误背后折射出该总经理的心理活动为

A. 潜意识
B. 前意识
C. 超我
D. 意识
E. 本我

【答案】A

【解析】心理活动内容包括人原始的盲目冲动、各种本能活动和被压抑的愿望。

三、心理治疗的主要方法

1. 精神分析的治疗 精神分析疗法由**弗洛伊德**创立，以精神动力学理论为基础，主张通过内省的方式，以**自由联想、精神疏泄、分析解释**的方法，把压抑在“无意识”中的某些幼年时期的精神创伤或痛苦的体验挖掘或暴露出来，启发并帮助患者彻底领悟而重新认识它，从而改变原有的病理模式，重建自己的人格，达到治疗目的。

（1）自由联想 精神分析疗法的**基本准则**。要求受治疗者讲出他所有的想法，不对患者进行定向引导，患者把想到的一切都讲出来，完全不考虑是否有逻辑关系，是否符合道德标准，是否有意义或恰当，使其“自由地联想”。心理分析家把对方的材料加以分析和解释，直到从中找出患者无意识中的矛盾冲突，借此可发现无意识中的症结所在。

（2）梦的分析 弗洛伊德将梦的分析看作是精神分析疗法的**重要手段**。不仅能了解一般情况下的潜意识心理过程和内容，而且能了解那些被压抑、被排斥于意识之外的、在自我防御活动才表现出来的心理过程和内容。

人们通过“梦的工作”中的那些规律或心理机制而表现为各种离奇的梦境，一般可归纳为6类：

① 象征：用一种中性事物替代一种忌讳的事物，可减少避免引起梦中自我的痛苦或创伤。例如：细长、尖锐、蛇虫等象征阴茎。

② 移置：指梦中将对某个对象的情感转移和投向另一对象去。例如一位神经症男青年梦到一位黑衣陌生中年妇女，开始冲过去拥抱她，继而对她进行残酷的攻击。经过分析，梦中这位中年妇女实际上是他的母亲，因为童年父亲病死后，她抛弃了他而嫁人离去。

③ 凝缩：梦中将内心所爱或恨的几个对象，凝缩成一个形象表现出来。如《红楼梦》中贾宝玉游警幻境时梦到警幻仙子领他与其仙妹成亲。这位美女的形象是他所爱的三个女性的意象经凝缩构成的。

④ 投射：在梦中将自己某些不好的愿望与意念，投射于他人，而减轻对自我的谴责。如一男青年梦到自己的女朋友移情别恋并与人幽会。经分析发现他对女朋友有所不满而萌发了追求其他女人的意念。

⑤ 变形：梦中将潜意识的欲望或意念用其他甚至相反的形式表现出来。

⑥ “二次加工”：指做梦者在梦醒过程中，往往会无意识地对自己的梦进行修改加工，使它比较有次序或合乎逻辑一些；或者将梦中最有意义的东西反而置于次要或不显著地位。

（3）移情 是精神分析治疗的**重要环节**。移情使治疗者重新经历，并在与治疗师的关系中（移情关系）重新处理早期未能解决的冲突，使问题有可能得到积极有利的解决。

（4）阻抗 是一种无意识的心理过程，其目的是阻止受压抑的冲突意识化。

命题趋势 心理治疗的主要方法知识点考试多以A1型题为主。

金题直击

1. 患者，女，32岁。接受精神分析治疗，舒适地躺在沙发上，把进入头脑中的一切都讲出来，不论其如何微不足道、荒诞不经，都如实地报告出来，这种方法是

A. 移情
B. 自由联想
C. 释梦
D. 阻抗
E. 自我宣泄

【答案】B

【解析】自由联想是不对患者进行定向引导，患者把想到的一切都讲出来，完全不考虑是否有逻辑关系，是否符合道德标准，是否有意义或恰当，使其“自由地联想”。

2. 患者，男，45岁。因焦虑接受心理治疗。在治疗过程中患者多次约治疗师看电影，并多次打电话叮嘱治疗师“可能下雨要带雨伞”或者“气温下降要添加衣服”等。患者的这种表现是

A. 认同
B. 移情

C. 投射　　D. 象征
E. 阻抗
【答案】B
【解析】移情是与治疗师的关系中（移情关系）重新处理早期未能解决的冲突，使问题有可能得到积极有利的解决，此题为理解性题目。

2. 行为主义的治疗　是根据学习理论和条件反射的原理，对患者的行为进行训练，以矫正适应不良行为的一类心理治疗方法。最常用的有*冲击疗法、系统脱敏疗法、厌恶疗法、放松训练法*等。适应证是：神经症、人格障碍的不良行为、药物和酒精依赖、其他不良习惯等。

（1）系统脱敏疗法　使患者建立与不良的反应相对抗的松弛条件反射，通过渐进性暴露于恐惧刺激，将习得的放松状态用于抑制焦虑反应，使已建立的不良条件反射消失。系统脱敏疗法主要适用于**恐惧症、癔症**。

（2）满灌疗法（冲击疗法）　它与系统脱敏法都是将患者暴露于患者所惧怕的情境中，但系统脱敏采用缓和的、逐步消除恐惧的方法，而本法是在治疗开始将患者处于最害怕的情境中，如果没有真正可怕的事情发生，那么焦虑就会减轻。冲击疗法主要适用于**恐惧症**。

（3）厌恶疗法　将患者厌恶的刺激与对患者有吸引力的不良刺激相结合，形成条件反射，以消除不良刺激对患者的吸引力，使症状消退。厌恶刺激有电击法、橡皮筋法、氨水法、阿扑吗啡法、厌恶想象法。用于**露阴癖、强迫症、酒精依赖、恋物癖**。

（4）松弛疗法　是通过机体的主动放松使人体体验到身心的舒适，以调节因紧张反应所造成的紊乱的心理生理功能的一种行为疗法。对于缓解**紧张性头痛、失眠、高血压、焦虑、愤怒等生理、心理症状**较为有效。

（5）行为塑造法（代币疗法、奖励标记法、表征性奖励制）　是通过强化而产生某种期望的良好行为出现的行为疗法技术。这种疗法主要通过某种奖励系统，在来访者做出预期的良好行为表现时，马上就能获得奖励，即可得到强化，从而使来访者表现的良好行为得以形成和巩固，同时使其不良行为得以消退。奖励可以用不同的形式，如记分卡、筹码等象征性方式。行为塑造法主要适用于**恐惧症、多动症、神经厌食症、肥胖症、药瘾者、酒癖者、儿童孤僻症等**。

（6）行为功能分析　是指在行为疗法之前，治疗师对环境中和行为者本身的影响或控制问题行为的因素作一系统分析。行为疗法的目的在于消除患者的问题行为本身。治疗师在帮助患者解决问题行为之前，首先要对患者的行为问题进行细致的了解和分析。

（7）生物反馈疗法　是指在电子仪器帮助下，将身体内部的生物电活动加以放大，放大后的机体电活动信息以视觉或听觉形式呈现出来，使患者得以了解自身的机体状态，并学会在一定程度上随意地控制和矫正不正常的生理变化。生物反馈疗法主要适用于**各种心身疾病、神经症、某些精神病**。

命题趋势 心理治疗的主要方法知识点考试多以A1型题为主。

金题直击

1. 患者女，22岁。每逢路过商店时就会有被售货员怀疑偷窃的想法，无法自制，十分痛苦，遂到心理门诊寻求帮助。心理治疗师指导其每当出现该想法时就用力拉弹手腕上的橡皮筋，使其产生疼痛，从而逐步消除强迫症状。这种治疗方法属于
A. 代币疗法　　B. 厌恶疗法
C. 系统脱敏疗法　　D. 习惯转换法
E. 冲击疗法
【答案】B
【解析】考查厌恶疗法的适应证。厌恶疗法属于行为治疗的一种，厌恶疗法是一种通过轻微的惩罚来消除不良行为的治疗方法。当某种不良行为即将出现或正在出现时，当即给予一定的痛苦刺激，如轻微的电击、针刺或催吐剂，使其产生厌恶的主观体验。主要适用于露阴癖、恋物癖、酒精依赖及强迫症治疗。

2. 男性，23岁。大学生，自述不能见马路上的汽车，当汽车经过时总感觉汽车很可能撞上自己，因此十分恐惧，来心理门诊就诊，最好采用的方法是
A. 系统脱敏　　B. 厌恶治疗
C. 生物反馈　　D. 自由联想
E. 梦的分析

【答案】A

【解析】考查系统脱敏的适应证。通过渐进性暴露于恐惧刺激，将习得的放松状态用于抑制焦虑反应，使已建立的不良条件反射消失。系统脱敏疗法主要适用于恐惧症、癔症。

3. 女，30 岁。因慢性皮肤溃疡迁延不愈需接受高压氧治疗。患者对高压氧舱的封闭环境感到十分恐惧。心理医生与患者进行了充分的沟通，在做好各种应急准备之后，让患者直接进入高压氧舱，以快速克服恐惧心理，同时完成高压氧治疗。这种心理治疗法是

A. 厌恶疗法　　B. 放松疗法

C. 系统脱敏法　　D. 冲击疗法

E. 认知调整

【答案】D

【解析】考查冲击疗法的适应证。它与系统脱敏法都是将患者暴露于患者所惧怕的情境中，但系统脱敏采用缓和的、逐步消除恐惧的方法，而本法是在治疗开始即将患者处于最害怕的情境中，如果没有真正可怕的事情发生，那么焦虑就会减轻。冲击疗法主要适用于恐惧症。

3. 人本主义的治疗　由美国心理学家罗杰斯于 20 世纪 50 年代创建，是现代心理治疗中的“第三种势力”。人本主义相信个体实现倾向的巨大推动力和个体积极成长的力量，也相信有能力引导、调整和控制自己。因此人本主义的治疗过程是让来访者处于治疗的中心地位，依靠调动来访者的自身潜力来治愈疾病。在治疗过程中，治疗师的任务不是教育、指导和训练来访者，而是创造一种环境和心理氛围。

4. 其他疗法　其他心理疗法还有很多，如催眠治疗、认知治疗、完形治疗、音乐治疗、沙盘游戏治疗、积极心理治疗、心理剧治疗、森田治疗、叙事治疗等 400 多种。

四、心理治疗的原则

（一）治疗关系的建立原则

1. 单向性　一切为了患者的利益。

2. 系统性　治疗者要采取一系列有计划、有目的的针对性措施。

3. 正式性　治疗者的责任就是给患者提供帮助。

4. 时限性　治疗关系要以目标达到为终结。

（二）心理治疗的原则

（1）真诚原则。

（2）保密原则。

（3）“中立”原则　患者要求医师为其作出与治疗无关的选择，医师一般应保持中立。例如，两个男朋友都想要，希望医师给点意见；中年妇女问医师，她老公有外遇，该不该离婚等。

（4）回避原则　治疗师一般遇见亲朋好友时，往往采取的是回避原则。因为彼此太过熟悉，患者依从性很差，不利于治疗。

心理治疗的基本原则还包括信赖性、整体性、发展性、个性化、保密性原则。

（三）心理治疗对治疗师的要求

① 要有一颗帮助别人的心。

② 要有一个敏锐的观察力。

③ 要有丰富的生活经验和知识。

④ 要具备乐观的生活态度。

⑤ 要遵守职业道德。

命题趋势　心理治疗的原则在考试中较多见，多以 A1、A2 型题为主。

金题直击

1. 患者，女性，50 岁。10 年来因丈夫有外遇，夫妻感情不佳，总想离婚，但又舍不得孩子，又怕丢面子，来到心理咨询门诊，想问心理咨询师，离婚好还是不离婚好，此时心理咨询师最应注意采用的原则是

A. 回避原则　　B. 中立原则

C. 耐心原则　　D. 综合原则
E. 灵活原则
【答案】B
【解析】考核心理治疗的原则。中立原则的目的是要帮助患者自我成长，心理治疗师不是“救世主”，因此在心理治疗过程中，不能替患者做任何选择，而应保持某种程度的“中立”。例如当遇到来访者来询问：“我该与谁结婚？”“我应该离婚吗？”等问题时，要让来访者自己做决定。

2. 下列不属于心理治疗原则的是
A. 正义原则　　B. “中立”原则
C. 真诚原则　　D. 保密原则
E. 回避原则
【答案】A
【解析】在心理治疗原则中无正义原则。

五、临床心理咨询（助理不考）

（一）临床心理咨询的意义

① 临床心理咨询是解决紧张应激压力的主要手段。
② 临床心理咨询是防治心身疾病，促进健康长寿的有效方法。
③ 临床心理咨询是心理健康知识传播的重要途径。

（二）临床心理咨询的历史

国外心理咨询的兴起已有 80 多年的历史。Passon 的《选择职业》一书是心理咨询的开始。

我国自 20 世纪 50 年代以来，由于种种原因，长期没有开展心理咨询工作。1978 年之后，心理学开始复苏。1982 年 4 月初，陈佩章首先打开缺口，在当时的西安医学院附属一院开设了全国第一个公开对外挂号的综合医院心理咨询门诊。1983 年 3 月赵进源在广州，1984 年 3 月胡佩诚在北京分别开设了心理咨询、心身医学的门诊。

（三）心理咨询的方式

1. 门诊心理咨询　是最常见和有效的方式。
2. 信函心理咨询　适用于难以启齿的问题和不能去门诊的人。
3. 专题心理咨询　适用于典型的心理问题或传播心理健康知识。
4. 电话心理咨询　适用于约诊、心理危机求助。
5. 互联网心理咨询。

（四）心理咨询的手段与内容

包括宣泄、领悟、强化自我控制、增强自信心。

（五）心理咨询的基本过程

① 问题探索阶段。
② 分析认识阶段。
③ 治疗行动阶段。
④ 结束巩固阶段。

第七单元　医患关系与医患沟通

一、医患关系的概述

（一）医患关系的概念

医患关系是人际关系的一种，主要是医护人员与患者及其家属之间的关系，是人际关系在医疗情境中的一种具体化的形式。医患关系的实质是以医务活动为中心，以维护患者健康为目的，是一种帮助人的人际关系。

（二）医患关系的重要性

① 良好的医患关系是医疗活动顺利开展的前提。

② 良好的医患关系是营造良好医疗心理气氛的关键。

二、医患交往的两种形式和两个水平

（一）医患交往的两种形式

1. 言语形式的交往　是指医患之间利用语言来传递信息。

2. 非语言形式的交往　是指医患之间非言语形式的交往，如目光、表情、姿势、动作等。

（二）医患交往的两个水平

1. 技术水平　主要是指医患之间针对诊断、治疗、护理以及预防保健的具体方法而进行的沟通与交往。这种交往是医患交往的最主要、最直接的形式。生物医学模式非常重视医患之间的技术型交往。

2. 非技术水平　主要是指医患之间情感、心理和思想上的交往，多体现在医疗服务态度方面。新的生物 - 心理 - 社会医学模式非常重视医患之间的非技术型交往。

三、医患沟通的基本理论

医患沟通是指在医疗卫生活动中，医患双方围绕疾病、诊疗、康复、保健等相关问题所进行的专业性信息交流过程。其最终目的为增进患者健康、提高医疗服务水平。

1. 医患沟通的基本理念　在医患沟通过程中，医生应遵循的基本理念主要包括：

（1）以人为本的服务理念　是医患沟通最基本的理念，要求医务人员在医患沟通过程中始终坚持一切以人为本、以患者为中心的理念。

（2）理解与尊重的理念　是处理好医患关系的前提，要求医务人员在医患沟通过程中要理解患者的所处境地、主观感受和需求，同时要在言谈举止间自然表现出对患者的真诚、尊重与接纳。

（3）同情与换位的理念　换位即站在患者的角度去思考、去感受，是对每一个患者个体进行直观理解的技术手段，同时也是对患者产生同情和共情的基础，是“医乃仁术”最朴实的表达和表现。

（4）主动与共同参与的理念　是保证沟通渠道畅通、进行有效沟通的操作原则，要求医务人员在医患沟通过程中要以主动的态度将各种医疗信息告知患者，同时认真听取患者的意见反馈，并让其共同参与到与之相关的医疗决策中来。

2. 医患沟通的基本原则　在医患沟通过程中，医生应遵循的基本原则包括：

（1）平等的原则　首先，在法律意义上，医患间的契约性关系决定了两者之间的关系是平等的；其次，在道德层面上，医患间的平等关系并不会因为医疗过程中主动与被动的程度而有所改变。

（2）共同参与原则　诊疗活动的全程医患双方都要主动参与并保持良好沟通，同时，知情权和选择权是患者的基本权利。

（3）诚信和公正的原则　诚信是建立良好医患沟通的基础和前提，公正则要求医务人员要对患者一视同仁，避免偏见和歧视。诚信和公正是对医患双方的要求，但首先要从医方做起。

（4）保密的原则　在未经患者知晓和同意的情况下，医务人员有义务为患者诊疗过程中的一切信息实施保密，特别是涉及患者隐私的信息。

（5）反馈的原则　是指医务人员对沟通内容及患者在沟通过程中表现出来的情感进行反馈的过程。反馈的目的在于澄清、证实、扩展或为进一步的沟通做好铺垫，同时表达对患者主观感受的理解、同情。

（6）知情同意的原则　特殊的诊疗活动，需要患者的知情同意，这是患者的基本权利。

3. 医患沟通的功能及意义

① 医患沟通技巧是建立良好医患关系和治疗同盟的基础。

② 良好的医患沟通有利于完整疾病信息的获得，从而有利于做出正确的诊断。

③ 良好的医患沟通有利于制订医患双方都可以接受的可行性治疗方案。

④ 良好的医患沟通可促进患者的依从性。

⑤ 良好的医患沟通有利于患者理解疾病并理性地接纳疾病的预后。

⑥ 良好的医患沟通有利于化解医疗纠纷。

⑦ 良好的医患沟通可以促进疾病的康复并预防复发。

⑧ 良好的医患沟通本身具有心理支持、安抚情绪等心理治疗作用。

⑨ 良好的医患沟通体现了对患者的人格与权利的尊重。

4. 医患沟通的基本方法

（1）言语沟通　言语沟通是信息交流的一个主要方式，主要以口头语进行交往，即交谈或晤谈，而书面语的形式虽然较少使用，但在签署某些重要医疗文书（如术前知情同意书）的时候却是必不可少的。①交谈的原则：尊重患者、有针对性、及时反馈。②交谈的技巧：积极倾听、正确共情、善于提问、适当解释、有效指导。

（2）非言语沟通　是指通过表情动作、目光接触、周围环境信息等手段表达自己的情感，从而达到交往的目的。非言语交往可分为动态与静态两种。动态主要包括面部表情、身段表情和人际距离等，静态包括衣着打扮、环境信息等。

命题趋势 医患关系在考试中较多见，多以 A1、A2 型题为主。

金题直击

医生与患者的交谈原则应具有

A. 隐蔽性　　B. 情绪性

C. 广泛性　　D. 指令性

E. 针对性

【答案】E

【解析】医患沟通交谈的原则包括尊重病人、有针对性、及时反馈。

四、医患沟通的常见问题与处理

导致医患沟通障碍的因素来自医患双方。对于患者来说，主要是认为自己获得的信息不足、听不懂医生的术语、医生同情心差、记不住医嘱等。对于医生来说，主要是认为患者依从性差、提供信息有误等。

医生采用以下措施有助于患者的记忆：

1. 将医嘱内容进行归纳　所患疾病的名称，病情可能的变化，需要进一步的检查，需要进行的处理等。

2. 指导力求具体　对需要患者进行配合的要求应明确、具体，不要一般而言或模糊笼统。

3. 重要的医嘱首先提出　心理学中的首因效应提示最先认识的项目回忆最好。

4. 语句表达通俗易懂，简洁明了。

5. 复述可以增强记忆　在患者离开前让其将医嘱复述一遍，有利于增强记忆。

命题趋势 医患沟通在考试中较多见，多以 A1、A2 型题为主。

金题直击

医生在诊治过程中经常对患者使用医学专业术语，使患者难以理解，容易造成误解。这种医患交流的问题属于

A. 依从性差　　B. 同情不够

C. 沟通障碍　　D. 信息缺乏

E. 回忆不良

【答案】C

【解析】此题为理解性题目。

五、医患关系模式的临床应用

（一）主动－被动型

1. 医患关系的特点　医生为患者做什么。

2. **患者的作用** 接受（不能反对或无作用）。

3. **临床应用** 适用于某些特殊患者，如意识严重障碍的患者、婴幼儿患者、危重或休克患者、智力严重低下患者及某些精神疾病患者。

4. **模式的原型** 父母 - 婴儿。

（二）指导 – 合作型

1. **医患关系的特点** 医生告诉患者做什么和怎么做。

2. **患者的作用** 合作者（服从）。

3. **临床应用** 适用于急性患者的医疗过程等。

4. **模式的原型** 父母 - 儿童。

（三）共同参与型

1. **医患关系的特点** 医生帮助患者自我恢复。

2. **患者的作用** 合作关系的参加者（利用专家的帮助）。

3. **临床应用** 适用于大多数慢性病患者。

4. **模式的原型** 成人 - 成人。

命题趋势 医患关系模式在考试中较多见，多以 A1、A2 型题为主。

金题直击

应提倡的医患关系模式是

A. 主动 - 被动型

B. 指导 - 合作型

C. 共同参与型

D. 根据具体情况确定

E. 以上都不是

【答案】D

【解析】医患关系并不存在哪一种类型比其他类型更好，而需要根据患者及各方面情况，具体分析决定。

第八单元　患者的心理问题

一、患者角色和求医行为

（一）患者角色的概述

患者角色又称患者身份，是指被医生确认的患病者应具有的心理活动和行为模式。患者角色被希望采取切实行动来减轻自身的症状，如按医嘱服药、卧床休息、接受医生治疗等，努力使自己康复。从社会学的角度，提出了患者的四种角色特征：

1. **免除或减轻社会职责**　患者可从常规的社会角色中解脱出来，减轻或免除原有的责任和义务。
2. **不必对疾病负责**　患者对陷入疾病状态没有责任，患者本身就是疾病的受害者，无需对患病负责。
3. **恢复健康的义务**　患者自身需要为健康而努力，如配合医疗、护理工作，适当锻炼，加速康复。
4. **寻找帮助**　患者负有寻求医疗协助的责任。

（二）患者角色的转化

1. **角色行为缺如**　否认自己有病，未能进入角色。
2. **角色行为冲突**　患者角色与其他角色发生心理冲突。
3. **角色行为减退**　因其他角色冲击患者角色，从事了不应承担的活动。
4. **角色行为强化**　安于患者角色的现状，期望继续享有患者角色所获得的利益。
5. **角色行为异常**　患者受病痛折磨感到悲观、失望等不良心境的影响导致行为异常。
6. **角色行为适应**　表现为比较冷静，客观地面对现实。

命题趋势 患者角色和求医行为在考试中较多见，多以A1、A2型题为主。

金题直击

1. 某人已被确诊为某病，而本人否认自己有病，此人角色行为的改变属于

A. 角色行为冲突　　B. 角色行为减退
C. 角色行为强化　　D. 角色行为缺如
E. 角色行为异常

【答案】 D

【解析】 角色行为缺如：患者未能进入角色。虽然医生诊断为有病，但本人否认自己有病，根本没有或不愿意识到自己是患者。

2. 某患者入院后，不顾病情继续坚持写论文。该患者的行为属于

A. 角色行为异常　　B. 角色行为冲突
C. 角色行为减退　　D. 角色行为缺如
E. 全部不正确

【答案】 C

【解析】 角色行为减退：已进入角色的患者，由于更强烈的情感需要，不顾病情而从事力所不及的活动，表现出对病、伤的考虑不充分或不够重视，而影响到疾病的治疗。

3. 某癌症患者，入院后得知其疾病难以治愈，感到悲观、失望。某日出现了谩骂护士和家属、拒绝治疗、不吃饭等行为。该患者的行为改变属于

A. 角色行为冲突　　B. 角色行为异常
C. 角色行为缺如　　D. 角色行为强化
E. 角色行为减退

【答案】 B

【解析】 角色行为异常：患者受病痛折磨感到悲观、失望等不良心境的影响导致行为异常，如对医务人员的攻击性言行，病态固执、抑郁、厌世，以至自杀等。

（三）求医行为

概念：人们发觉症状后寻求医疗帮助的行为。

1. 求医的原因

（1）躯体原因　自我感觉不适或病痛影响社会生活，个人无法解除。

（2）心理原因　现实生活中受到某些精神刺激，产生心理反应，导致求医行为。

（3）社会原因　社会公害病、传染病等对社会保健产生现实的或潜在的危害，或出于保健需要而导致求医行为。

2. 求医类型

① 主动求医型。

② 被动求医型。

③ 强制求医型。

3. 影响求医行为的因素

① 对症状的认识与评价。

② 个人以往的求医经历。

③ 个人的人格特征。

④ 个人承受医疗费用的能力。

⑤ 医疗保健设施与服务态度的因素。

⑥ 社会经济发达程度。

二、不同年龄阶段患者的心理活动特征

（一）儿童患者的心理

年龄小，对疾病缺乏深刻的认识，心理活动多随情景而迅速变化。依照心理活动特点进行护理，易促使他们适应新的环境。

（二）青年患者的心理

情绪强烈而不稳定，容易从一个极端走向另一个极端，对待疾病也是这样。倘若病情稍有好转，盲目乐观，往往不行规范治疗。但病程长有后遗症的青年容易自暴自弃、悲观失望，甚至产生自杀的念头。

（三）老年患者的心理

对病情估计多较悲观，心理上突出表现为无价值感和孤独感，情感有时幼稚得像小孩，突出的要求是被尊重和重视。

三、特殊患者的心理问题

（一）危重患者的心理问题

危重患者入院后享受与其他患者不同的特殊待遇，这些对于他们的救治是必要的，但也可能向患者提示其疾病的严重程度而引起一些心理问题。

（二）不治之症患者的心理问题

当患了“绝症”面临死亡时总会产生一些心理变化，包括休克 - 恐惧期、否认 - 怀疑期、愤怒 - 沮丧期、接受 - 适应期。

命题趋势　患者心理问题在考试中较多见，多以 A1、A2 型题为主。

金题直击

关于青少年情绪、情感的特点，以下说法不正确的是

A. 情绪稳定　　B. 情绪心境化

C. 情感丰富　　D. 情绪反应强烈

E. 情绪敏感

【答案】A

【解析】青少年情绪强烈而不稳定，容易从一个极端走向另一个极端，对待疾病也是这样。

医学伦理学

考试分值

专业	2019 年	2020 年	2021 年	2022 年	2023 年
执业	11	10	9	10	11
助理	6	5	4	5	6

第一单元　伦理学与医学伦理学

一、伦理学（2014 年考点，★）

1. 伦理学的概念　伦理学是指专门、完全以道德作为研究对象的学说体系，即研究道德现象并解释其起源、本质、作用及其发展规律的学科或科学。

2. 伦理学的类型

（1）周中之将伦理学分为两类　规范伦理学（规范伦理学、应用伦理学）与非规范伦理学（描述伦理学、元伦理学）。

（2）王海明将伦理学分为三类　元伦理学、规范伦理学和描述伦理学。①规范伦理学是伦理学的代表、主体或核心，关注道德对错的标准，阐明道德的原则、规范和范畴，认为道德要调整人与人之间的关系主要靠规范，以节制人们的欲望。（关于义务和价值合理性问题的一种哲学研究。分为一般规范伦理学和应用规范伦理学。）②元伦理学（又称分析伦理学），研究伦理学本身的性质、概念和逻辑。不主张制定道德规范和价值标准，采取中立立场，只分析论证不评判。③描述伦理学（又称记述伦理学），不涉及行为的善恶及其标准，不主张制定行为的标准或规范，只描述不评价，相当于原始纪录片。

3. 伦理的研究对象　伦理学的研究对象是道德现象。所谓道德现象，是指“有关善恶是非的现象”。在人类社会生活中，始终存在着一个通过道德判定和评价的领域。

4. 伦理学的基本理论　伦理学的基本理论有美德论、义务论和效果论等，这三种理论是伦理学家基于人类社会生活实际的一种理论概括和总结。

项目	美德论（美苏亚）	义务论（义康德）	效果论（效果边沁密尔）
分类	—	行为义务论、规范义务论	功利论、公益论
名句	美德即知识	道德源自理性而不是经验，义务不是来自人性或所处环境，而是来自纯粹推理	最大多数人的最大幸福（边沁）
主要研究	主要研究作为人所应该具备的品德、品格等。即探讨什么是道德上的完人，道德完人所具备的品格，以及告诉人们如何成为道德上的完人	它是关于责任、应当的理论，研究的是准则或规范，即社会和人们根据哪些标准判断行为者的某个行为的是非以及行为者的道德责任	功利论主张以人们行为的功利效果作为道德价值之基础或基本评价标准。公益论主张只有符合人类的整体利益和长远利益的行为才是道德的
代表	苏格拉底、亚里士多德	康德	边沁、密尔

命题趋势　伦理学相关知识点考试多以 A1 型题为主。

金题直击

提出以“最大多数人的最大幸福”作为道德判断准则的学者是

A. 边沁　　B. 黄果

C. 苏格拉底　　D. 亚里士多德

E. 康德

【答案】A

【解析】最大多数人的最大幸福（边沁）。

二、医学伦理学（2013 年、2015 年、2016 年、2018 年、2019 年考点，★★★）

（一）医学伦理学的概念

医学伦理学是指以医德为研究对象的一门学科，是人类尤其是医者认识医德生活的产物；是运用一般伦理学原理和主要准则，在解决医学实践中人们之间、医学与社会之间、医学与生态之间的道德问题而形成的学说体系；是医学与伦理学交叉的学科。其属于规范伦理学范畴。

（二）医学伦理学的历史发展（2023 年考点，★）

1. 医学伦理学基本上历经了三个历史发展阶段　医德学→医学伦理学→生命伦理学。

医德学	医学伦理学	生命伦理学
医生应有的美德，对待患者的正当态度	医患关系、医生对患者的责任	生物医学对传统医学道德价值观念挑战的结果

2. 狭义的医学伦理学　诞生于 1803 年，具体标志是英国著名医师托马斯·帕茨瓦尔起草了《医院及医务人员行动守则》，同年更名为《医学伦理学》并出版，从此诞生了世界上第一部《医学伦理学》。

3. 我国医学伦理学的历史发展

时代	作者	主要内容
西汉	儒家	“医乃仁术”
东汉	张仲景	《伤寒杂病论》“精研方术”“爱人知人”；“上以疗君亲之疾，下以救贫贱之厄，中可保身长全”
晋代	杨泉	《物理论》“夫医者，非仁爱之士不可托也；非聪明理达不可任也；非廉洁淳良不可信也”
隋唐	孙思邈	《备急千金药方》“人命至重，有贵千金，一方济之，德逾于此”，大医精诚
宋代	张杲	《医说》“医以救人为心篇”
宋代	林逋	《省心录·论医》中提出“无恒德者，不可以为医”
1933 年	宋国宾	《医业伦理学》是我国第一部较系统的医学伦理学专著，表明中国进入到近代医学伦理学阶段
1941 年	毛泽东	“救死扶伤，实行革命的人道主义”
1981 年	上海	举行第一次全国医学伦理道德学术研讨会
1983 年	上海	上海第二医科大学出版《医德学概论》，第一部医学伦理学教材
1988 年	西安	西安医科大学创办《中国医学伦理学》，第一本医学伦理学研究专刊

4. 西方国家医学伦理学的历史发展

国别	作者	主要内容
古希腊	希波克拉底	《希波克拉底誓言》“不伤害原则，为患者利益原则，保密原则”，成为西方医德传统的核心
古罗马	盖伦	作为医生，不可能一方面赚钱，一方面从事伟大的艺术——医学
英国	托马斯·帕茨瓦尔	《医学伦理学》一书出版，标志着古代和中世纪的医德学向近代和现代医学伦理学的转变
法国、瑞士等 12 国		1864 年《日内瓦公约》规定军队医院和医务人员的中立地位，应受到接待和照顾

5. 医学模式的转变与医学伦理学的发展　医学模式的转变是医德进步的标志。自古至今，医学模式的发展经历了三个阶段：自然哲学（经验）模式、生物模式、生物 - 心理 - 社会模式。

生物 - 心理 - 社会医学模式对医师的职业道德提出了更高的要求，不仅要关心患者的躯体，更要关心心理、家庭、社会等人文因素。

（三）医学伦理学的研究对象和内容

1. 研究对象　医学伦理学以医学职业领域中的道德现象、道德关系为自己的研究对象，而道德现象又是道德关系的反映。具体地说，主要研究以下几种医学道德关系：

① 医务人员与患者（包括患者的家属）的关系，这是医学伦理学的核心问题和主要研究对象。

② 医务人员之间的关系：医学伦理学的重要研究对象。

③ 医务人员与社会的关系。

④ 医务人员与医学科学发展的关系：已成为生命伦理学的主要研究对象。

2. 研究内容　医学伦理学的基本理论、医学伦理学的规范体系、医学伦理学的难题和医德实践规律。

（四）医学伦理学的基本观点

1. 基本观点

（1）人的生命论　生命神圣论、生命质量论、生命价值论。

（2）医德本位论　医学人本论、医学功利论、医学公正论。

（3）医患关系论　医者义务论、医者美德论、患者权利论。

2. 健康观　是人们对人的健康的根本观点和态度，是促进人类全面发展的必然要求，是经济社会发展的基础条件。

3. 生命观　是关于人类对待自然界生命物体的观点和态度。

4. 死亡观　是人们对人的死亡的根本观点和态度。

（五）学习医学伦理学的意义和方法

1. 意义

① 有利于医务人员的成才。

② 有利于医务人员将伦理融入技术操作之中，提高服务质量。

③ 有利于医务人员破解医学伦理难题。

④ 有利于精神文明建设。

2. 方法　学习医学伦理学，可采用理论联系实际的方法、历史分析的方法、系统的方法、比较的方法等，特别是开展案例讨论有助于理论联系实际，提高对伦理问题的敏感性以及分析、解决伦理问题的能力。

命题趋势 医学伦理学相关知识点考试多以 A1、A2 型题为主。

金题直击

1.“大医精诚”是出自那位医学大家

A. 杨泉　　B. 孙思邈

C. 林逋　　D. 张仲景

E. 黄果

【答案】B

【解析】此题为记忆性考点。

2.“夫医者，非仁爱之士不可托也；非聪明理达不可任也；非廉洁淳良不可信也”出自

A. 晋代杨泉　　B. 唐代孙思邈

C. 宋代林逋　　D. 明代陈实功

E. 清代王清任

【答案】A

【解析】晋代杨泉《物理论》“夫医者，非仁爱之士不可托也；非聪明理达者不可任也；非廉洁淳良不可信也”。

3. 目前我国医学伦理学主要的研究方向是

A. 公民道德问题　　B. 临床医学问题

C. 公共道德的学说和体系　　D. 生命科学的发展

E. 医学实践中的道德问题

【答案】E

【解析】医学伦理学是研究“医德”的一门规范伦理学。最主要的研究方向是医学实践中的道德问题。

4. 医学伦理学的研究对象，除外以下

A. 医生之间的关系　　B. 医务人员和社会的关系

C. 政府行政部门之间的关系　　D. 医务人员和医学科学发展之间的关系

E. 医务人员和患者的关系

【答案】C

【解析】医学伦理学的研究对象有：①医患关系；②医务人员相互之间的关系；③医务人员和社会的关系；④医务人员与医学科学发展的关系。故应除外政府行政部门之间的关系。故正确答案为 C。

第二单元　医学伦理的原则与规范

一、医学伦理的指导原则

医学伦理的指导原则，是调节医学领域各种道德关系的根本原则，在医学伦理学规范体系中居于主导地位，具有广泛的指导性和约束力，是基本原则和具体原则的思想统领和指南，是社会主义核心价值观在医疗卫生领域的具体体现，它包括三个方面的内容。

内容	特点
防病治病、救死扶伤	包括治病与防病，反映了我国新时期的卫生工作方针，也是医疗卫生事业的基本特点
实行社会主义人道主义	要求对人的生命加以敬畏和珍爱，对人的尊严予以理解和维护，对患者的权利给予尊重和保护，对患者的身心健康投以同情和仁爱，以人为本，对患者给予关怀照顾
全心全意为人民身心健康服务	是社会主义医学伦理学原则的最高要求，也是社会主义医学道德的核心内容和目标

二、医学伦理的基本原则（2014 年、2019 年、2023 年考点，★★★）

（一）不伤害原则

1. 不伤害原则的含义　是指在医务人员的整个医疗行为中，无论动机，还是效果，均应避免对患者造成伤害。不伤害原则是底线原则（**最起码原则**），是对医务人员**最基本**的要求。

2. 医疗伤害的种类　根据伤害性质分为正当伤害和不正当伤害；根据伤害后果分为躯体伤害、精神伤害和经济损失；依据伤害影响时间分为**近期伤害**和**远期伤害**。

3. 不伤害原则的相对性　相对性指某一诊治行为既有预期的积极效果，也伴有非预期的消极效果。只要积极效果大于消极效果，那么这类具有双重效应的诊治行为就不被认为是恶的。例如引产救母、必要截肢、隔离治疗等。

（二）有利原则

有利原则是指把有利于患者健康放在第一位并切实为其谋利益的基本原则。有利包含不伤害，不伤害是有利的起码要求和体现。有利于患者成为医学伦理学的**第一位、最高的原则**。

有利原则主要体现在保护患者的利益、促进患者的健康、增进患者的幸福方面。

有利原则要求医务人员的行为对患者确有助益，必须符合以下条件：

① 患者的确患有疾病。

② 医务人员的行动与解除患者的疾苦有关。

③ 医务人员的行动可能解除患者的疾苦。

④ 患者受益不会给别人带来太大的损害。

（三）尊重原则

1. 尊重原则的含义指医务人员尊重患者的伦理原则。

尊重的含义	狭义上的尊重原则是指医务人员尊重患者及其家属的人格和尊严
	广义的尊重原则指除尊重患者的人格外，还包括对患者自主性的尊重
尊重的内容	尊重患者的生命 尊重患者的人格 尊重患者的隐私权 尊重患者的自主选择权
尊重原则的要求	尊重患者及其家属的人格和尊严 尊重患者知情同意和选择的权利。患者缺乏知情和选择的能力，则尊重家属或监护人的选择 如果患者的选择不当，此时应该劝导患者。不应该采取听之任之、出问题自负的态度，劝导无效者应尊重患者或家属的自主权 如果患者的选择会对他人的健康和生命或对社会造成严重危害，医务人员选择的限制是符合道德的

2. 医方做主必然会在一定程度上影响患者自主，只有当遇到下列情况时，医方做主才既是合理的，又是必需的：

① 患者昏迷，病情十分危急，需要立即进行处置和抢救，来不及获取患者家属的知情同意。

② 患者患“不治之症”，本人或其家属将治疗权全权授予医生。

③“无主”（身边没有任何人代行其自主权）患者需要急诊急救，而本人不能行使自主权。

④ 患者患有对他人、社会有危害的疾病而又有不合理的要求和做法。

（四）公正原则

1. 公正原则的概念　是指以形式公正与内容公正的有机统一为依据分配和实现医疗和健康利益的伦理原则，即具有同样医疗需要以及同等社会贡献和条件的患者应得到同样的医疗待遇。

（1）形式公正　是指对同样的人给予相同的待遇，对不同的人给予不同的待遇。

（2）内容公正　是指依据个人的地位、能力、贡献、需要等分配相应的负担和收益。

2. 公正的两种方式

（1）绝对的公正　对于基础医疗保健，即人人享有，人人平等的分配资源。

（2）相对的公正　对于特殊医疗保健，如稀有的医疗资源分配（实际需要、能力和对社会的贡献）。

3. 公正原则的伦理要求　公正是公平和正义，原则主要体现在两个方面：医疗卫生资源分配公正和医学人际交往公正。这两个方面对医务人员及其参与医学服务的所有人提出了如下伦理要求：

① 公正地分配卫生资源。

② 态度上公正地对待患者。

③ 在医患纠纷、医护差错上，坚持实事求是的原则，站在公正的立场上。

命题趋势 医学伦理的基本原则相关知识点考试多以 A1、A2 型题为主。

金题直击

1. 一名糖尿病患者，足部有严重溃疡，经治疗病情未减轻，并且有发生败血症的危险。根据会诊意见，主管医生在征得患者同意的前提下，对患者实施了截肢术。术后，患者情况良好。这种处置符合

A. 公益原则　　B. 公正原则

C. 有利原则　　D. 伤害原则

E. 经济价值原则

【答案】C

【解析】本题考查对医学伦理的基本原则的理解。有利原则是指医务人员的诊治行为以保护患者的利益、促进患者健康、增进其幸福为目的。

2. 当妊娠危及胎儿母亲的生命时，进行人工流产，符合伦理学基本原则的哪项内容

A. 平等原则　　B. 尊重原则

C. 公正原则　　D. 行善原则

E. 不伤害原则

【答案】E

【解析】不伤害原则指在诊治过程中不使患者的身心受到伤害，这是医务工作者应遵循的基本原则。凡是医疗上必需的正常诊疗，符合适应证的诊疗都必须符合不伤害原则。

三、医学伦理的基本规范（2015 年、2016 年考点，★★）

（一）医学伦理基本规范的含义和本质

1. 含义　是指构成医德规范体系主体部分的医德规范，也可简称为医德准则。它是依据一定的医德理论和原则制定的，医务人员在具体、典型的医学情境中应该遵循的职业行为准则。

2. 本质　医学伦理的基本规范是医学道德行为和道德关系普遍规律的反映，是社会对医务人员的基本道德要求，是医德原则的具体体现和补充。

（二）医学伦理基本规范的形式和内容

1. 形式　医学伦理的基本规则以“哪些应该做，哪些不应该做”为内容，多采用简明扼要且易于记忆、理解和接受的“戒律”“宣言”“誓言”“法典”“守则”等形式规定医务人员的道德义务。

2. 内容

（1）《医疗机构从业人员行为规范》　2012 年，我国卫生部、国家食品药品监督管理局和国家中医药管理

局联合发布的《医疗机构从业人员行为规范》中“医疗机构从业人员基本行为规范”的具体内容是：①以人为本，践行宗旨。②遵纪守法，依法执业。③尊重患者，关爱生命。④优质服务，医患和谐。⑤廉洁自律，恪守医德。⑥严谨求实，精益求精。⑦爱岗敬业，团结协作。⑧乐于奉献，热心公益。

（2）《中国医学生誓言》“健康所系，性命相托。当我步入神圣医学学府的时刻，谨庄严宣誓：我志愿献身医学，热爱祖国，忠于人民，恪守医德，尊师守纪，刻苦钻研，孜孜不倦，精益求精，全面发展。我决心竭尽全力，除人类之病痛，助健康之完美，维护医术的圣洁和荣誉。救死扶伤，不辞艰辛，执着追求，为祖国的医药卫生事业的发展和人类的身心健康奋斗终生。”

（3）《希波克拉底誓言》 具体内容包括尊师敬业、为患者谋利、不伤害患者和保守医密。

（4）《日内瓦宣言》 以《希波克拉底誓言》为蓝本，在1948年世界医学会全体大会上产生。

（三）医务人员的行为规范

基本范畴	权利和义务、情感与良心、审慎与保密 权利和义务、良心与荣誉、情感与理智、胆识与审慎（4版伦理学）
基本原则	不伤害原则、有利原则、尊重原则、公正原则
基本规范	救死扶伤，实行人道主义；尊重患者的人格与权利；一视同仁；文明礼貌服务；廉洁奉公；为患者保守医密；互学互尊，团结协作；严谨求实，奋发进取
尊重原则	对患者人格尊严和自主性的尊重。尊重患者的自主决定权——知情同意权、知情选择权
不伤害原则	在医学实践中，不伤害是指在诊治、护理过程中不使患者的心身等受到损害
有利（有益）原则	指医务人员的诊治、护理行为对患者确有助益，既能减轻痛苦又能促进康复
广义的有利原则	不仅对患者有利，而且有利于医学事业和医学科学的发展，有利于促进人群、人类的健康和福利
公正原则	公正的实质原则是根据患者的需要、个人的能力、对社会的贡献、在家庭中的角色地位等分配收益和负担，在现阶段我国稀有贵重卫生资源的分配只能根据实质上的公正

命题趋势 医学伦理的基本规范相关知识点考试多以A1、A2型题为主。

金题直击

1. 在卫生资源分配上，形式公正是根据每个人

A. 都享有公平分配的权利
B. 实际的需要
C. 能力的大小
D. 社会贡献的多少
E. 在家庭中的角色地位

【答案】A

【解析】考核卫生资源分配。在卫生资源分配上，形式公正是有关个案以同样的准则加以处理，是根据每个人都享有公平分配的权利。其他是内容公正的根据。

2. 最先提出“不伤害原则”的西方医学家是

A. 希波克拉底
B. 盖伦
C. 维萨里
D. 白求恩
E. 桑德斯

【答案】A

【解析】希波克拉底最早提出保密原则和不伤害原则。

第三单元　医疗人际关系伦理

一、医患关系伦理

（一）医患关系的概念和特点（2015 年、2016 年、2018 年考点，★★★）

1. 医患关系的概念　医患关系是指医方与患方在医疗实践活动中**基于患者健康利益**所构成的一种医学人际关系。

（1）狭义的医患关系　是指医生与患者之间的**人际关系**。

（2）广义的医患关系　是指以医生为中心的群体（医方）与以患者为中心的群体（患方）**在医疗活动中**所建立起来的人际关系。

2. 医患关系的特点　医患关系是一种特殊的人际关系，有以下特点：

明确的目的性和**目的**的统一性（**健康**）	**利益的相关性和社会价值实现**的统一性（**看好病和挣钱**）
人格权利的平等性和**医学知识性的不对称（人格同，知识不同）**	**医疗冲突或纠结的不可避免性（各种差异）**

（1）明确的目的性和目的的统一性　患者就医的目的是减轻自己的痛苦或治愈疾病，医务人员为患者提供诊治，目的也是为了减轻患者痛苦或治愈疾病。因此，医患双方的目标都是为了实现患者的生命健康权益。

（2）利益的相关性和社会价值实现的统一性　一方面，医务人员通过为患者提供医疗服务，获得应有的经济利益，同时用自己掌握的技术解除患者的病痛而实现其自身的价值，获得精神上的满足；另一方面，患者通过支付医疗费用而满足了其解除病痛、身心康复和重返工作岗位的需要，从而获得健康利益，并进而在工作中继续实现自身价值。医患双方的利益关系是社会整体利益的反映，**体现了社会整体利益的一致性**，即消除疾病、维持人类的健康发展。但是，由于医患双方受其他利益的影响，有时会发生医患某方面利益的不一致。

（3）人格权利的平等性和医学知识性的不对称　在医患关系中，医患双方的人格尊严、权利是平等的，并且都受到医学道德与法律的调节及保护。但医务人员拥有医学知识和能力，而大多数患者对医学却不懂或一知半解。因此，医患双方在医学知识和能力的占有上具有不对称性，存在着事实上的不平等。

（4）医疗冲突或纠结的不可避免性　由于医患双方的地位、利益、文化和思想道德修养以及法律意识等方面存在差异，常常发生医患双方的矛盾、冲突或纠纷，并且这种矛盾、冲突或纠结是不可避免的。不过通过医患双方的努力是可以解决和减少的，也可以建立和谐的医患关系。

（二）医患关系的性质

1. 契约关系　医患关系是建立在平等基础上的契约关系。

基于医患双方法律地位的平等性和医师对专业职责的认可与承诺——患者利益至上，双方形成明确和既定的医患契约关系，即患者承担支付诊疗费用的义务，享有接受诊疗服务的权利；医务人员及医疗机构有收取诊疗费用的权利，承担提供诊疗服务的义务；双方都有尊重与被尊重的权利和义务，这样就使医患双方相互信任具备了相对稳定和明确的载体。

2. 信托关系　医患关系是以社会主义法制为保障建立起来的信托关系。

社会主义法制保护医患双方的正当权益，在这一保障下，医师享有为患者提供医疗卫生保障服务的特殊权利，可以获得患者身体、心理甚至隐私等信息；患者为了诊治疾病而信任医师，将必要的信息告诉医师，并委托其解除病情。

医患关系的性质：**法律上讲医患关系是一种契约关系，伦理上讲医患关系是一种信托关系**，因此医患关系是以诚信为基础具有契约性质的信托关系。

（三）医患关系的模式（2020 年、2022 年考点，★★）

医患关系模式是指在医疗卫生活动中形成的描述和概括医患关系的标准样式。医患关系模式是医学模式在人际关系中的具体体现。

目前，国际上广泛认可的医患关系模式是萨斯 - 荷伦德模式，该种模式中三种医患关系模式如下表所示：

模式	医生的角色	患者的角色	临床应用对象	模式原型
主动 - 被动	主动命令	被动服从	难以表述自己主观意见的患者，如**麻醉、严重外伤昏迷**的患者等	**父母 - 婴儿**
指导 - 合作	指导诊疗	配合诊疗	**急性感染期患者**	**父母 - 儿童**
共同参与	帮助患者	主动参与诊疗	**慢性疾病患者和心理疾病患者**	**成人 - 成人**

我国传统医患关系的模式以“主动 - 被动”型为主。

（四）医患双方的道德权利与义务

1. 医务人员的权利与义务

医务人员的权利	医疗诊治权；设备使用权；科学研究权；继续教育权；人身安全权；经济待遇权；民主管理权
医务人员的义务	遵守法律、法规及技术操作规范的义务 如实记载和妥善保管病历的义务 如实告知和说明的义务 抢救及转诊的义务 保护患者隐私的义务

2. 患者的权利与义务

患者的权利	平等医疗权；知情同意权；隐私保护权；损害索赔权；医疗监督权
患者的义务	如实提供病情和有关信息，配合医方诊疗的义务 遵守医院规章制度，尊重医务人员及其劳动的义务 给付医疗费用的义务 保持和恢复健康的义务 支持临床实习和医学发展的义务

患者义务中强调不能以任何手段扰乱医疗秩序，侵犯医务人员人身安全。

（五）构建和谐医患关系的伦理要求

构建和谐医患关系是一种理念，体现了对患者人格、权利的尊重，体现了对患者的终极关怀和医学终极目标的追求，其中医疗机构和医务人员是主导，尊重和维护患者生命、促进患者健康是医学伦理学的基本要求。医患关系伴随医疗服务产生，医疗服务承载着救死扶伤、治病救人的崇高使命，医患关系和谐需要伦理精神的滋养，伦理精神凸显其内在的价值。

和谐医患关系的伦理要求是坚持以人为本，和谐医患关系的基础是尊重和信任。

其中医患双方需要做：

① 医患双方应密切地沟通与交流。

② 医患双方应自觉维护对方的权利。

③ 医患双方应自觉履行各自的义务。

④ 医患双方应正确认识和处理权利与义务的关系。

⑤ 医患双方应加强道德自律并遵守共同的行为道德规范。

命题趋势 医患关系伦理的基本规范相关知识点考试多以 A1、A2 型题为主。

金题直击

1. 构成医患信托关系的根本前提是

A. 患者求医行为中包含对医师的信任
B. 患者在医患交往中处于被动地位
C. 医师是“仁者”
D. 现代医学服务是完全可以信赖的
E. 医患交往中加入一些特殊因素

【答案】A

【解析】医患关系的本质是一种信托关系。信任在先，托付在后。患者看病求医，本身就隐含着对医生的信任，相信医生会把患者的利益放在优先地位。在此前提下，患者才敢放心地把生命托付给医生。

2. 医患之间的契约关系取决于

A. 双方是陌生人
B. 双方是熟人
C. 双方地位有差别
D. 双方都有独立人格
E. 双方构成供求关系

【答案】D

【解析】本题考核医患关系。契约关系强调的是医患之间平等的道德和法律地位。医患双方都拥有独立的人格，都有尊重与被尊重的权利、义务才有了医患之间的契约关系。

3. 在下列医生的义务中，属于法律义务的是
A. 开展普查普治活动
B. 开展义诊活动
C. 对患者进行健康教育活动
D. 开展健康体检活动
E. 下乡支援农村医疗
【答案】C
【解析】医生的义务：①遵守法律、法规，遵守技术操作规范；②如实记载和妥善保管病历；③保护患者的隐私；④如实告知和说明；⑤急救及转诊。

二、医务人员之间关系伦理（2015 年、2016 年、2019 年考点，★★★）

（一）医务人员之间关系的含义和特点

医生、护士及其他卫生技术人员之间的相互关系，包括医生之间、医护之间、医护与医辅之间、管理之间等的关系。特点：协作性；平等性；同一性；竞争性。

（二）处理好医务人员之间关系的意义

① 有利于医学事业的发展。
② 有利于医院整体效应的发挥。
③ 有利于医务人员的成才。
④ 有利于建立和谐医患关系。

（三）协调医务人员之间关系的伦理要求

① 共同维护患者与社会的利益。维护患者健康和生命，捍卫患者的正当权益，这是医务人员的共同义务和天职，也是协调医务人员之间关系的思想基础和道德要求。
② 彼此平等，互相尊重。
③ 彼此独立，互相支持。
④ 彼此信任，互相协作。
⑤ 互相学习，共同提高。

命题趋势 医务人员之间关系伦理基本规范相关知识点考试多以 A1、A2 型题为主。

金题直击

在医务人员之间人际关系的特点中，“比、学、赶、帮、超”体现的是
A. 协作性
B. 平等性
C. 互助性
D. 竞争性
E. 同一性
【答案】D
【解析】“比、学、赶、帮、超”属于竞争性。

第四单元　临床诊疗伦理

一、临床诊疗的伦理原则（2014 年、2018 年、2019 年考点，★★★）

临床诊疗工作中的伦理原则，是指临床诊疗工作中协调医务人员与患者、患者与医院各级各类人员、患者与社会、患者与家庭、医务人员之间的关系的行为规范的总和。

（一）患者至上原则

临床诊疗过程中始终以患者为中心，应该把患者的利益放在首位，以公众利益为出发点，以实际行动表明解决疾病的诚意。尽量为受到影响的患者弥补损失，取得其理解和支持。

（二）最优化原则

最优化原则也就是在选择诊疗方案时以最小代价获得最大效果的决策。要求医务人员认真仔细地选择使患者受益与代价比例适当的诊疗措施。

（三）知情同意原则

医务人员在选择和确定疾病的诊疗方案时需要让患者了解这些方案，让他们在这个基础上进行自由的选择与决定。**患者在诊疗过程中，有询问病情、接受或拒绝或选择诊疗方案的自主权。**

（四）保密守信原则

医生的职业特点决定了可以了解患者的一些隐私和有关健康情况，这种知晓是医生的一种权利，但任何人都有权利维护自己的隐私不受到侵害，患者对于自己生理的、心理的及其他的隐私，有权要求医务人员为之保密。医务人员利用职业优势随意泄露患者隐私，是不道德行为或违法侵权行为。《希波克拉底誓言》中说："凡我所见所闻，无论有无业务关系，我认为应守秘密者，我愿保守秘密。"我国《医务人员医德规范及实施办法》规定：**医务人员应具有"为患者保守医密，实行保护性医疗，不泄露患者隐私与秘密"的医德规范。**

保密原则要求医务人员：①对患者的隐私要保密；②不宜透露给患者的不良诊断、不良预后要保密。

命题趋势 临床诊疗的伦理原则相关知识点考试多以 A1、A2 型题为主。

金题直击

1. 患者，女，26 岁。因右侧乳腺癌行右侧乳房全切和周围淋巴结廓清术。术中经检查证实，患者左侧乳房有腺瘤，伴有腺体增生活跃，在未征求患者及家属意见的情况下，医生又切除了患者的左侧乳房。那么，医生违背了患者的

A. 基本医疗权　　B. 监督自己医疗权利的实现
C. 知情同意权　　D. 保密和隐私权
E. 平等医疗权

【答案】 C

【解析】 本题考核对医学伦理学的基本原则的理解。知情同意权：患者有权知晓自己的病情，并可以对医务人员所采取的防治医疗措施决定取舍；知情同意权是由知情、理解、同意三个要素所构成的。医生切除患者腺瘤的行为对患者是有利的，但却违背了患者的知情同意权。

2. 医务人员应共同遵守的道德原则以及建立良好医患关系的思想基础是

A. 患者利益至上　　B. 医生利益至上　　C. 医院关系至上
D. 社会利益至上　　E. 以上都不是

【答案】 A

【解析】 临床诊疗的伦理原则：患者至上原则、最优化原则、知情同意原则、保密守信原则。思想基础为患者至上原则。

3. 某患者要做腰穿检查，患者有恐惧感，从医德要求考虑，临床医生应向患者做的主要工作是

A. 要征得患者知情同意　　B. 告其做腰穿的必要性，嘱患者配合
C. 告其做腰穿时应注意的事项　　D. 因诊断需要，先动员，后检查
E. 动员家属做患者思想工作

【答案】A

【解析】考核辅助检查对临床医生的道德要求。在辅助检查中，临床医师应遵循以下道德要求：知情同意、尽职尽责。有些患者对某些检查，如腰穿、骨穿、内镜等，因惧怕痛苦而拒绝检查，只要这些检查是必要的，医生应尽职尽责地向患者解释和规劝，以便尽早确定诊断和进行治疗，不能听其自然而不负责任，也不能强制检查而剥夺患者的自主权。

二、临床诊断的伦理要求（2015 年、2017 年、2018 年考点，★★★）

（一）询问病史的伦理要求

在询问病史的过程中，医师应遵循以下道德要求：

① 举止端庄，态度热情　可使患者产生信赖感和亲切感。

② 全神贯注，语言得当　可增强患者信任感，有利于获得准确病史。

③ 耐心倾听，正确引导　有利于医生掌握一手病史资料，作出正确的诊疗和治疗。

（二）体格检查的伦理要求

体格检查是医师运用自己的感官和简便的诊断工具，对患者的身体状况进行检查的方法。

在体格检查中，医师应遵循以下道德要求：

① 全面系统，认真细致　体格检查时，应避免主观片面、丢三落四或粗枝大叶。

② 关心体贴，减少痛苦　需要医生关心体贴，减少痛苦。

③ 尊重患者，心正无私　对于不合作或拒绝检查的患者不要勉强，待做好思想工作后再查。

（三）辅助检查的伦理要求

辅助检查包括实验室检查和特殊检查，它是借助于化学试剂、仪器设备及生物技术等对疾病进行检查和辅助诊断的方法，有时它对疾病的诊断起着关键作用。在辅助检查中，临床医师应遵循以下道德要求：

① 从诊治需要出发，目的纯正。

② 知情同意，尽职尽责。

③ 综合分析，切忌片面。

④ 密切联系，加强协作。

三、临床治疗的伦理要求

在正确诊断的基础上，恰当的治疗措施是促进患者康复、减轻患者痛苦的关键环节。各种治疗方法的效果都与医务人员的医学道德有密切关系，因此，医务人员应忠实地遵守治疗中的伦理要求，不断努力提高自己的治疗技术水平，以便使各项治疗措施取得最佳效果。

<table>
<tr><td>药物治疗的伦理要求</td><td>对症下药，剂量安全
合理配伍，细致观察
节约费用，公正分配
严守法规，接受监督</td></tr>
<tr><td>药学技术人员应遵循的伦理要求</td><td>认真审方，调配迅速，坚持查对
操作正规，准确称量，质量达标
忠于职守，廉洁奉公，严格管理</td></tr>
<tr><td rowspan="3">手术治疗的伦理要求</td><td>手术前：
严格掌握指征，手术动机纯正
保证患者的知情同意
认真做好术前准备，为手术的顺利进行创造条件</td></tr>
<tr><td>手术中：
关心患者，体贴入微
态度严肃，作风严谨
精诚团结，密切协作</td></tr>
<tr><td>手术后：
严密观察，勤于护理
减轻痛苦，加速康复</td></tr>
</table>

续表

心理治疗的伦理要求	要掌握和运用心理治疗的知识、技巧去开导患者 要有同情、帮助患者的诚意 要以健康、稳定的心理状态去影响和帮助患者 要保守患者的秘密、隐私
饮食营养治疗的伦理要求	保证饮食营养的科学性和安全性 创造良好的进餐环境和条件 尽量满足患者的饮食习惯和营养要求
康复治疗的伦理要求	理解与尊重，平等相待 关怀与帮助 密切联系与协作

四、临床急救的伦理要求

（一）临床急救工作的特点

① 平时有应急准备，人员坚守岗位。

② 工作量大、难度高和责任重。

③ 尊重患方的自主性，以新的生命观为指导。

（二）临床急救的伦理要求

① 争分夺秒，力争使患者转危为安。

② 勇担风险，团结协作。

③ 满腔热情，重视心理治疗。

④ 全面考虑，维护社会公益。

五、临床治疗的伦理决策

（一）临床治疗的伦理难题

1. 临床治疗的伦理难题的含义 在临床上的道德判断和行为抉择困境被称之为临床治疗的伦理难题。

2. 临床治疗伦理难题产生的原因

① 伦理难题的理论和认识根源。

② 医学伦理难题产生的现实原因。

3. 临床治疗中的主要伦理难题

① 放弃治疗的伦理难题。

② 保护性医疗中的伦理难题。

（二）临床治疗的伦理决策

1. 临床治疗伦理决策的含义

2. 临床治疗伦理决策的原则

① 根本权益优先准则。

② 多元价值优选准则。

③ 变通性操作准则。

④ 规范与智慧并重准则。

命题趋势 临床诊疗的伦理原则相关知识点考试多以 A1、A2 型题为主。

金题直击

1. 在通常情况下，手术治疗前最重要的伦理原则是

A. 检查周全　　B. 知情同意

C. 减轻患者的疑惑　　D. 安慰家属

E. 决定手术方式

【答案】B

【解析】手术前伦理要求：①严格掌握指征，手术动机纯正；②患者或患者家属知情同意；③认真做好术前准备，为手术的顺利进行创造条件。

2. 询问病史的道德要求是

A. 全神贯注　　B. 精确操作

C. 合理配伍　　D. 镇静从容

E. 争分夺秒

【答案】A

【解析】询问病史的伦理要求：①举止端庄，态度热情；②全神贯注，语言得当；③耐心倾听，正确引导。

A. 勇担风险，团结协作　　B. 掌握手术指征，动机纯正

C. 以健康、稳定的情绪影响患者　　D. 对症下药，剂量安全

E. 减轻痛苦，加速康复

3. 手术后治疗的伦理要求是

4. 心理治疗的伦理学要求是

5. 临床急救的伦理学要求是

【答案】E、C、A

【解析】本题主要需要区分不同诊疗过程中的伦理要求，为理解记忆性考点。

第五单元　临终关怀与死亡的伦理

一、临终关怀伦理（2014 年考点，★）

（一）含义

临终关怀是指向临终患者及其家属提供包括医疗、护理、心理和社会等各方面的照护，使临终患者的症状得到控制，痛苦得以缓解，生命质量得以提高，生命受到尊重。1967 年英国的桑德斯博士首创圣克里斯多弗临终关怀医院，1988 年天津医学院临终关怀研究中心成立

现代临终关怀的定义：现代意义上的临终关怀是一种新兴的医疗保健服务项目。对临终患者及其家属提供全面照护，以便使临终患者得以舒适、安宁地走完人生最后的旅程。

（二）特点

（1）临终关怀的主要对象　不可逆的临终患者，特别是难以取得积极治疗效果的晚期癌症患者等心身遭受痛苦折磨的患者。

（2）临终关怀的目的　不是治疗或治愈疾病，而是减轻患者的身心痛苦、控制症状，采取姑息对症和支持疗法，给予患者生活护理、临终护理和心理安慰。

（3）临终关怀特别注重患者的生命尊严、生命质量与生命价值，强调个体化治疗、心理治疗和综合性、人性化的护理。

（4）临终关怀不仅关心患者，而且也关心其家属的身心健康。

（5）临终关怀的服务团队　以医务人员为主，同时有家属、社会团体和各界人士等大量社会志愿者的积极参与，已成为一项社会公益事业。

（三）临终关怀的伦理意义

① 临终关怀体现了人道主义精神，是人道主义精神在生命问题上的体现。

② 临终关怀体现了人的生命神圣、质量和价值的统一，让人们直面死亡，正视死亡，强调对终末期生命的尊重和照料。

③ 临终关怀展示了人类文明的进步。临终关怀顺应了社会发展的需求，顺应了医学模式转变的趋势，适应了人口老龄化的趋向。

（四）临终关怀的伦理要求

（1）认识和理解临终患者　医务人员在认识临终患者的生理、心理及行为特点的基础上，对患者的某些行为失常、情绪变化要予以理解。还要宽容大度，满足其合理要求，使患者始终得到精神上的安抚。

（2）保护临终患者的权益　有些临终患者未进入昏迷状态，仍具有情感、思维和想象力等，仍有明确的个人利益和权利意识。因此，医务人员应格外注意尊重与维护他们的利益和权利。

（3）尊重满足临终患者的生活需求　尽管死亡是生命运动发展的必然归宿，但是临终患者仍有生活的权利。

命题趋势 临终关怀伦理相关知识点考试多以 A1、A2 型题为主。

金题直击

下列符合临终关怀伦理要求的做法是

A. 优先考虑临终患者家属的权益

B. 尽力满足临终患者的生活需求

C. 帮助临终患者抗拒死亡

D. 满足临终患者结束生命的要求

E. 建议临终患者选择安乐死

【答案】B

【解析】此题为记忆性考点。

二、安乐死伦理（2015 年、2019 年考点，★★）

（一）安乐死的含义

现代意义的安乐死是指有些患有不治之症、濒临死亡并且痛苦不堪的患者，为消除其肉体和精神痛苦，应其要求，应用医学手段使其无痛苦地结束生命的死亡方式。

（二）安乐死的分类

（1）按照执行方式分类

主动安乐死	采用**药物或其他手段主动结束患者生命**，让其安然死去——无痛致死术
被动安乐死	不再给予积极治疗，而仅仅给予减轻痛苦的适当维持治疗，**任其自行死亡**——听任死亡

（2）按照患者同意方式分类

自愿安乐死	患者本人要求安乐死，一心求死
非自愿安乐死	患者未表示过同意，根据患者家属的请求，由医务人员根据具体情况给予安乐死，主要针对那些无行为能力的患者（如昏迷患者、婴儿、精神病患者）——仁慈杀死

（三）安乐死的伦理争议

1. 反对安乐死的主要理由

① 安乐死是一种消极对待人生的态度。

② 安乐死会导致社会道德的溃败；对社会道德产生不良的影响。

③ 安乐死与救死扶伤的宗旨相矛盾，淡化医师挽救生命的责任感。

④ 临终患者的真正意愿无法确认，给临终患者和弱势群体造成压力。

2. 支持安乐死的主要理由

① 安乐死体现更高层次的人性关怀。

② 安乐死对患者家属及社会有利。

③ 安乐死不会与救死扶伤的职责相悖离。

（四）安乐死的实施现状

1. 美国　1977 年《死亡权利法案》，尊重患者临终时不采用人工手段延长生命的意愿。1997 年，俄勒冈州开始实施有条件的主动安乐死，虽然面临着联邦政府司法部门的干预，但目前安乐死法律继续有效。

2. 澳大利亚　1996 年 7 月 1 日，法律上承认医师可以实行有条件的主动安乐死，9 个月后联邦议会推翻了这个法律。

3. 荷兰　2001 年 4 月 10 日，荷兰最终通过有条件的主动安乐死立法，使荷兰成为世界上第一个安乐死合法化的国家。

4. 比利时　2002 年 4 月，比利时成为世界上第二个安乐死合法化的国家。我国对安乐死尚未立法，也无相关政策。我国医务人员对于临床患者只能提供临终关怀而不是安乐死。

命题趋势　安乐死伦理相关知识点考试多以 A1、A2 型题为主。

金题直击

1. 一位符合安乐死条件的患者，医生使用药物结束其痛苦的生命，称为

A. 强迫安乐死　　B. 医助安乐死

C. 被动安乐死　　D. 主动安乐死

E. 自杀安乐死

【答案】D

【解析】主动安乐死指采取促使患者死亡的措施结束其生命，如当患者无法忍受疾病终末期的折磨时；被动安乐死，即对抢救中的患者如垂危患者不给予或撤除治疗措施。本题中，医生使用药物即采取措施使患者死亡，故为主动安乐死。

2. 对患有不治之症且濒临死亡而又极度痛苦的患者，停止采用人工干预方式抢救而缩短患者痛苦的死亡过程称为

A. 医生助死　　B. 积极安乐死

C. 消极安乐死　　D. 自愿安乐死

E. 非自愿安乐死

【答案】C

【解析】消极的（被动的）安乐死，即对抢救中的患者如垂危患者不给予或撤除治疗措施，任其死亡。积极的（主动的）安乐死，指采取促使患者死亡的措施，结束其生命，如当患者无法忍受疾病终末期的折磨时。

三、死亡伦理（2014 年、2018 年考点，★）

（一）死亡的含义

死亡是人的本质特征的消失，是机体生命活动过程和新陈代谢的终止。

死亡的实质：人的自我意识的消失，它是生命过程的一部分。

（二）死亡标准的历史演变

1. 传统的心肺死亡标准 传统的医学死亡标准是呼吸、心跳的完全停止。心肺死亡的标准在人类历史上延续了数千年，但随着医学科学技术的发展，人们认识到心死不等于人死，特别是 1967 年南非医生巴纳德首次成功实行心脏移植手术后，从根本上撼动了心肺死亡标准，之后逐渐引入了脑死亡标准。

2. 脑死亡 脑死亡是指原发于脑组织严重外伤或脑的原发性疾病，导致脑干在内的全脑功能不可逆转和永久性丧失，是整个中枢神经系统的全部死亡。1968 年，美国**哈佛大学医学院**提出“脑死亡”的 4 条诊断标准，即著名的哈佛标准：

① 对外部刺激和内部的需要无接受性、无反应性。

② 自主运动和自主呼吸消失。

③ 诱导反射消失。

④ 脑电波平直或等电位。

同时规定，凡符合以上 4 条标准，持续 24h，每次不少于 10min，反复检查多次结果一致者，就可宣告死亡。

3. 许多国家立法确认脑死亡标准 我国也提出了脑死亡标准并征求意见。截至 20 世纪 90 年代末，已有 13 个国家立法承认脑死亡。

（三）脑死亡标准的伦理意义

① 更科学地判定人的死亡。

② 维护了死者的尊严。

③ 有利于节约卫生资源和减轻家属的负担。

④ 有利于器官移植。

命题趋势 死亡伦理相关知识点考试多以 A1、A2 型题为主。

金题直击

1. 女，17 岁，脑部受伤住院，入院后虽经积极救治，但 3 天后患者进入脑死亡状态。医师告知其父母，并建议撤掉呼吸机。其父母看到女儿在呼吸机支持下仍有呼吸，并能触及女儿的脉搏，坚决不接受医师的建议。此时，该医师符合伦理的做法是

A. 尊重其父母的意愿并不惜一切代价救治　　B. 执行脑死亡标准并劝说其父母捐献患者器官

C. 直接撤掉呼吸机并填写死亡报告　　D. 请公证机关来公证患者已经死亡

E. 向患者父母解释脑死亡，征得同意后撤掉呼吸机

【答案】E

【解析】脑死亡的标准为：①对外部刺激无反应性；②自主运动和自主呼吸消失；③诱导反射消失；④脑电波平直或等电位。只要符合脑死亡标准，即代表死亡，应向患者家属解释脑死亡的意义，征得同意后方可撤掉呼吸机。

2. 哈佛大学医学院提出的脑死亡标准不包括

A. 出现不可逆性昏迷　　B. 自主的肌肉运动和自主呼吸消失

C. 心跳停止　　D. 诱导反射缺失

E. 脑电波平直

【答案】C

【解析】脑死亡标准：出现不可逆的昏迷；自主肌肉运动及自主呼吸消失；诱导反射消失；脑电波平直；脑血液循环停止。

第六单元　公共卫生伦理与健康伦理

一、公共卫生伦理的含义和理论基础

（一）公共卫生伦理的含义

公共卫生是预防疾病、延长寿命和促进人的身心健康的一门科学。公共卫生又称为公共健康，其概念的提出是针对传统注重个人健康而言的。其是医学活动的对象从个体转向整体和整个社会。表明现代医学对群体和社会公众的健康予以个体健康同等的关注，所以公共卫生亦可以称之为人口的健康、群体的健康。

公共卫生伦理学强调资源分配的公平，侧重研究影响健康的行为、生活方式等社会因素，着眼于政策制定，通过多部门协作、团结互助、健康教育等多种干预措施来指导人群健康问题的宣传和疾病与伤害的预防。

（二）公共卫生伦理的理论基础

公共卫生伦理的理论基础是结合公共卫生领域所要处理和解决的问题的特殊性，在伦理学基本理论的基础上予以引入和应用的。理论基础是功利主义、自由主义和社群主义。

二、公共卫生伦理原则（2015 ~ 2017 年、2019 年考点，★★★）

全社会参与原则	要达到预防疾病、促进健康和提高生活质量的预防医学目的，不能单靠预防保健人员的孤军奋战，必须依靠政府、社会、团体和公众的广泛参与才能实现
社会公益原则	预防医学面向的是社会人群，因此在处理社会各种利益关系时，预防保健人员要坚持社会公益原则，坚持个人利益服从社会利益，把社会利益放在首位；坚持局部利益服从全局利益，眼前利益服从长远利益，把全局利益、长远利益放在首位
社会公正原则	在预防医学制定卫生政策、筹资、资源分配以及信息的公开等都要坚持社会公正原则，这样才能体现对人群、社会负责
互助协同原则	在公共卫生实践中必须要坚持互助协同原则。相关领域之间增强联系、互帮互助，公共卫生机构和其从业人员应当联合起来，注重相互协作，与政府、媒体、社区、医疗保健机构等协同工作
信息公开原则	公共卫生工作从业人员应坚持信息公开原则，形成负有社会责任的信息平台，传播健康的社会舆论，在预防疾病、控制疫情和防范等方面起着警示作用，使人们关注和重视可能存在的问题

命题趋势 公共卫生伦理原则相关知识点考试多以 A1、A2 型题为主。

金题直击

以下属于公共卫生工作特有的伦理原则是

A. 生命价值原则　　B. 尊重自主原则

C. 利益最大化原则　　D. 隐私保密原则

E. 全社会参与原则

【答案】E

【解析】公共卫生伦理原则：①全社会参与的原则；②社会公益原则；③社会公正原则；④互助协同原则；⑤信息公开原则。

三、公共卫生工作伦理要求

传染病防控的伦理要求	积极开展传染病防控 遵守法律规定，做好传染病监测和报告，履行道德和法律职责 尊重科学，具有奉献精神 尊重患者的人格和权利 坚持预防为主的积极防疫思想 严格执行消毒隔离措施和各项操作规程

续表

慢性非传染性疾病防控的伦理要求	积极开展健康教育，促进健康行为和生活方式的转变 加强慢性病的监测、筛查、普查工作，实行早发现、早诊断、早治疗的道德责任
职业性损害防控的伦理要求	依法开展卫生监督和管理，从源头控制住职业性损害，对劳动者的健康和安全负责 积极开展职业健康教育、卫生监测和健康监护 职业病的诊断应客观公正，要保障劳动者的健康权益，同样要维护企业和国家的利益
健康教育和健康促进	履行法定义务，利用一切机会和场合积极主动开展健康教育 积极参与有利于健康促进的公共政策的制定，支持环境和卫生保健体系的建立 深入到社会、农村，将健康教育和促进工作渗透到初级卫生保健中 不断完善自我，以科学的态度和群众喜闻乐见的形式开展健康教育和促进工作
应对突发公共卫生事件的伦理学要求	恪守职责和加强协作，发扬敬畏生命的人道主义精神 树立崇高的职业责任感和科学态度 勇于克服困难，具有献身精神

命题趋势 公共卫生工作伦理要求相关知识点考试多以 A1、A2 型题为主。

金题直击

1. 对甲类传染病实施强制隔离措施时，应当遵循的公共卫生处理原则不包括

A. 全社会参与原则　　B. 信息公开原则

C. 以患者为中心原则　　D. 互相协同原则

E. 社会公正原则

【答案】C

【解析】此题为记忆性考点。

2. 对疑似甲类传染病患者予以隔离所体现的公共卫生伦理原则是

A. 社会公正原则　　B. 社会公益原则

C. 互助协同原则　　D. 全社会参与原则

E. 信息公开原则

【答案】B

【解析】此题为记忆性考点。

四、健康伦理

健康伦理的含义	健康伦理是关于人们维护自身健康、促进他人健康和公共健康等过程中的伦理问题进行研究的学问，而公共健康伦理是其重要内容
健康权利	健康权利的概念是一个社会历史发展的产物
健康责任	健康责任的观念和思想是在对健康权利概念的反思背景下产生的

第七单元　医学科研伦理（助理不考）

一、医学科研伦理的含义和要求

（一）医学科研伦理的含义

医学科研伦理是指医学科研领域中医德现象的综合，主要是指导医学科研人员从事医学科研，调节各种科研利益关系，解决各种伦理问题所必须遵循的行为准则。

《纽伦堡法典》和《赫尔辛基宣言》的问世，使全世界对医学科研伦理的认识进入了一个全新的时代。

（二）医学科研伦理的要求

动机纯正	符合人类健康需要。因此，医学科研人员要坚持为人民健康服务的方向，在选课题研究时首先考虑国家、社会的利益和广大人民的健康需求
诚实严谨	实事求是，尊重客观事实。因为医学科学所揭示的是关于人的生命、健康、疾病的规律，是要对人的生命、健康负责的
敢于怀疑	遵从规则，依据科学，努力创新。怀疑精神是医学科学创新的前提，也是医学发展的动力
公正无私	量才用人，按劳分配。也是团队间维持平等竞争与促进医学科学发展的保证
团队协作	和谐共处，发挥集体力量。任何医学科研课题的产生、进程都需要多人、多方面，甚至多科学的合作，科研成果是集体智慧和劳动的结晶，也只有与同事合作才能取得成果、快出成果
知识公开	社会效益最大化。医学科研工作中，在保守国家秘密和保护知识产权的前提下，应当主动公开科研过程和结果，追求科研活动社会效益的最大化。同时，对公布的假说或成果一旦发现错误，也应将错误公开

二、涉及人的生物医学研究伦理（2015 年、2016 年考点，★）

（一）涉及人的生物医学研究的含义和分类

1. 含义　人体试验是以健康人或患者作为受试对象，用人为的试验手段有控制地对受试者进行观察和研究，以判断假说之真理性的科学研究及其行为过程。医学的进步或发展离不开研究，而医学研究最终将部分地依赖人体试验。

2. 分类　分为天然试验与人为试验两大类型。

① 天然试验是指试验的发生、发展和后果，是一种自然演进过程，不以医学科研人员的意志为转移。

② 人为试验是指医学科研人员按照随机的原则，对受试者进行有控制的观察和试验研究，以检验假说。人为试验又分为自体试验、自愿试验、欺骗试验和强迫试验。

（二）涉及人的生物医学研究的伦理原则

维护受试者利益的原则	人体试验必须以维护受试者的利益为前提，此为**首要伦理原则**
医学目的的原则	涉及人的生物医学研究的目的是研究人体的生理机制、疾病的发生和发展机制，以及采取的干预措施的安全性和有效性，以便改进和提高疾病的防治水平，达到促进医学科学发展和维护、增进人类健康的目的
知情同意的原则	知情同意是人体试验受试者**自主权的体现**，由受试者决定是否参加人体试验，且这种决定是完全自由的
随机对照的原则	随机对照既是人体试验中科学和标准化的研究程序，又具有道德意义，因为随机对照把受试者按随机原则平均分配到试验组和对照组，可以客观、公正地观察干预措施的安全性和有效性，并且保证了利益和风险的公正分配

（三）涉及人的生物医学研究的伦理审查

① 试验之前必须提交伦理委员会审查。

② 获得伦理委员会批准后方可开始进行人体试验。

③ 在试验中接受伦理委员会的检查和监督。

④ 试验结束后发表论文也要经过伦理委员会审核。

伦理审查的组织	各级伦理审查委员会
伦理审查目的	保护受试者的尊严、权利、安全和福利
伦理审查的依据	《纽伦堡法典》和《赫尔辛基宣言》
伦理审查原则	尊重和保障受试者自主选择权 维护受试者的安全、健康和权益 考虑受试者的经济负担 尊重和保护受试者的隐私 确保受试者得到及时免费治疗并得到相应的赔偿 对弱势人群予以特殊保护
伦理审查的要求	及时审查、跟踪审查 提出伦理审查意见 签署保密协议 建立伦理审查工作制度或者操作规程 配备工作人员、设备、场所，保证工作顺利开展

命题趋势 医学科研伦理的含义和要求相关知识点考试多以 A1、A2 型题为主。

金题直击

1. 人体试验道德的首要原则是

A. 医学目的原则　　B. 随机对照原则
C. 信息公开原则　　D. 知情同意原则
E. 维护受试者利益原则

【答案】E

【解析】人体试验必须以维护受试者的利益为前提，此为首要伦理原则。因此，它必须以动物实验为基础，并且应在有关专家和具有丰富科学研究及临床经验的医生的参与或指导下进行。同时，还要寻求安全、科学的途径和方法。

2. 人体试验的道德原则，除下列哪项外均正确

A. 严谨的医学态度　　B. 符合医学目的
C. 受试者知情同意　　D. 医学发展至上
E. 维护受试者的利益

【答案】D

【解析】人体试验的伦理原则：①维护受试者的利益原则；②知情同意原则；③医学目的原则；④伦理审查原则。

三、动物实验伦理（2014 年、2018 年考点，★★）

（一）动物实验的概念

动物实验指在实验室内，为了获得有关生物学、医学等方面的新知识或解决具体问题而使用动物进行的科学研究。动物实验必须由经过培训的、具备研究学位或专业技术能力的人员进行或在其指导下进行。

（二）动物实验的伦理要求

① 尽可能用没有知觉的实验材料代替活体动物，或使用低等动物代替高等动物。

② 尽可能使用最少量的动物获取同样多的实验数据或使用一定数量的动物获得更多的实验数据。

③ 尽量减少非人道程序对动物的影响范围和程度。

命题趋势 医学伦理委员会及医学伦理审查相关知识点考试多以 A1、A2 型题为主。

金题直击

1. 下列符合动物实验伦理要求的是

A. 对医学研究中的低等动物无须考虑人道问题

B. 用尽可能少的实验动物获得尽可能多的实验数据

C. 医学研究的科学性不能以牺牲动物的福利为代价
D. 尽可能用活体动物代替无知觉的实验材料
E. 尽可能用高等动物代替低等动物

【答案】 B

【解析】 动物实验伦理要求：尽可能用没有知觉的实验材料代替活体动物，使用低等动物代替高等动物；尽可能使用最少量的动物获取同样多的实验数据或使用一定数量的动物获得更多的实验数据；尽量减少非人道程序对动物的影响范围和程度。

2. 对涉及人的生物医学研究进行伦理审查的根本目的是
A. 保护受试者的尊严和权利
B. 保护受试者的经济利益
C. 尊重研究者的基本权利
D. 确保医学科研的规范性
E. 维护研究机构的科研利益

【答案】 A

【解析】 医学伦理委员会的职能：保护人的生命和健康，维护人的尊严，尊重和保护受试者的合法权益，规范涉及人的生物医学研究伦理审查工作。在某种意义上对科研人员也有一定的保护作用。

第八单元　医学新技术研究与应用的伦理（助理不考）

一、人类辅助生殖技术的伦理（2013 年、2016 年、2017 年、2019 年考点，★★★）

（一）人类辅助生殖技术的概念和分类

1. 概念　现代生殖技术又称为人类辅助生殖技术，主要是指代替人类自然生殖过程某一步骤或全部过程的医学技术。

2. 分类　人类辅助生殖技术的分类见下表。

人工授精	是指收集丈夫或志愿者的精液，由医师注入女性生殖道，以达到受孕目的的一项技术
体外授精	是指用人工的方法，让卵子和精子在体以外受精，然后将发育到一定程度的胚胎移植到母体子宫中，进一步发育直至诞生的生殖技术
代孕母亲	人工授精和体外授精技术在临床上的运用，出现了代孕母亲。代孕母亲又称为代理母亲，是指代人妊娠的妇女 我国禁止代孕

（二）人类辅助生殖技术的伦理争论

辅助生殖技术的伦理价值	治疗不孕不育的价值 实现优生优育的价值 提供“生殖保险”的价值
生殖技术引发的伦理问题	配子、合子和胚胎的道德地位 家庭人伦关系的确定 自然法则可否违背 错用或滥用的可能

（三）人类辅助生殖技术的伦理原则

有利于患者原则	医务人员告诉患者可供选择的治疗手段及利弊 禁止以多胎与商业化为目的的促排卵 不孕夫妻对胚胎拥有选择处理的权利 患者的胚胎在未征得其知情同意情况下，不得进行处理与买卖
知情同意原则	辅助生殖技术必须在夫妇双方签署自愿同意书后方可实施 接受人类辅助生殖技术的夫妇在任何时候都有权提出终止该技术的实施
保护后代原则	医务人员应告知受试者通过人类辅助生殖技术出生的后代与自然受孕分娩的后代享有同样的法律权利和义务 医务人员不得实施代孕技术 同一供者的精子最多只能使 5 名妇女受孕 医务人员不得实施以生育为目的的嵌合体胚胎技术
社会公益原则	医务人员不得对不符合计划生育法规的夫妇和单身妇女实施人类辅助生殖技术 医务人员不得实施非医学需要的性别选择 医务人员不得实施生殖性克隆技术 医务人员不得将异种配子和胚胎用于人类辅助生殖技术
保守医密原则	机构和医疗人员对使用人类辅助生殖技术的所有参与者有实行匿名和保密的义务 捐赠者不可查询受者及其后代的一切信息
严防商业化原则	供精、供卵只能是以捐赠助人为目的，禁止买卖，但是可以给予捐赠者必要的误工、交通和医疗补偿
伦理监督原则	实施人类辅助生殖技术必须接受生殖伦理委员会的审查、咨询、监督和建议

（四）人类精子库的伦理原则

有利于供受者的原则	对供精者严格筛查，精液必须进行检疫才能使用；禁止使用商业广告形式募集供精者
知情同意原则	需是完全自愿地参加供精，并签署知情同意书
保护后代原则	供精者对于出生后的后代无任何权利和义务
社会公益原则	一位供精者最多供给 5 名妇女受孕
保密原则	受者、供者、后代、医务人员保持互盲
严防商业化原则	禁止以营利为目的的供精行为；禁止买卖精子
伦理监督原则	精子库必须接受生殖伦理委员会的审查、咨询、建议和监督

命题趋势 人类辅助生殖技术的伦理相关知识点考试多以 A1、A2 型题为主。

金题直击

1. 在我国实施人类辅助生殖技术，下列各项中违背卫健委制定的伦理原则的是
A. 使用捐赠的精子　　B. 使用捐赠的卵子
C. 实施亲属代孕　　D. 实施卵胞浆内单精注射
E. 使用捐赠的胚胎
【答案】C
【解析】代孕是我国所禁止的。

2. 符合卫健委制定的“人类辅助生殖技术的伦理原则”的是
A. 给单身妇女实施人工授精　　B. 实施医学需要的性别选择
C. 为无子宫妇女实施代孕技术　　D. 一名捐精者的精子提供给 5 名以上的妇女受孕
E. 告知接受人工授精妇女捐精者的姓名
【答案】B
【解析】人类辅助生殖技术应用应当遵循以下伦理原则：有利于患者的原则；知情同意的原则；保护后代的原则；社会公益原则；保密原则；严防商业化的原则；伦理监督的原则。单身女性不可实施人工授精；我国严格禁止代孕；一名捐精者的精子提供给最多不能超过 5 名妇女；应遵守保密原则。

3. 下列说法符合我国人类辅助生殖技术伦理原则的是
A. 对已婚女性可以实施商业性代孕技术　　B. 对离异单身女性可以实施商业性代孕技术
C. 对任何女性都不得实施代孕技术　　D. 对自愿的单身女性可以实施代孕技术
E. 对已婚女性可以实施亲属间的代孕技术
【答案】C
【解析】我国禁止代孕。

二、人体器官移植的伦理

（一）人体器官移植的含义和分类

1. 含义　器官移植指的是将健康的器官移植到相应器官因致命性疾病而功能不可逆或器官丧失的另一个人体内，以挽救患者生命的手术治疗。

2. 分类　依据供体和受体之间的关系分为：

（1）自体移植　器官移植的供、受体为同一个体。

（2）同种移植　同一种属的不同个体之间的组织、器官移植。

（3）异种移植　供、受体属于不同种属的器官移植。

器官的供体包括活体器官和尸体器官。

（二）人体器官移植的伦理争论

1. 人体器官移植的道德完整性质疑

① 器官移植接受者人格是否有完整性。

② 器官移植费用过于昂贵。

③ 器官移植到底给患者带来多大好处，值得评估。

④ 移植器官的供不应求。

2. 器官来源的国际经验及伦理分析

① 自愿捐献。

② 推定同意。

③ 器官买卖。

④ 胎儿器官和“救星同胞”。

⑤ 异种器官。

3. 谁优先获取可供移植的器官

① 医学标准。

② 捐献意愿。

③ 捐献事实。

④ 登记时序。

⑤ 其他因素。

（三）人体器官移植的伦理原则

我国器官移植伦理准则：

① 患者健康利益至上原则。

② 唯一性原则。

③ 自愿、无偿与禁止商业化原则。

④ 知情同意原则。

⑤ 尊重和保护供者原则。

⑥ 保密原则。

⑦ 公正原则。

⑧ 伦理审查原则。

三、人的胚胎干细胞与生殖性克隆伦理

（一）人的胚胎干细胞研究与应用的伦理争论

其研究与应用的伦理问题主要集中在来源和用途方面。

（二）人的胚胎干细胞研究与应用的伦理规范

① 利用体外受精、体细胞核移植、单性复制技术或遗传修饰获得的囊胚，其体外培养期限自受精或核移植开始不得超过 14 天。

② 不得将已用于研究的人囊胚植入人或任何其他动物的生殖系统。

③ 不得将人的生殖细胞与其他物种的生殖细胞结合。

④ 禁止买卖人类配子、受精卵、胚胎或胎儿组织。

⑤ 进行人胚胎干细胞研究，必须认真贯彻知情同意与知情选择原则，签署知情同意书，保护受试者的隐私。

⑥ 从事人胚胎干细胞的研究单位应成立包括生物学、医学、法律或社会等有关方面的研究和管理人员组成的伦理委员会，其职责是对人胚胎干细胞研究的伦理学及科学性进行综合审查、咨询与监督。

（三）人的生殖性克隆技术的伦理争论

① 生殖性克隆技术的概念。

② 人的生殖性克隆技术的伦理争论。

③ 支持。可以用于弥补不育缺陷，用于预防性优生，有利于疾病治疗或器官移植。

④ 反对。是对人权和人的尊严的挑战；违反生物进化的自然发展规律；克隆人的身份难以认定，有悖于人类现行的伦理法则；使社会结构受到冲击；克隆技术的不完善性和低成功率，将直接威胁克隆人的生命质量和安全；克隆人本身将承受重大痛苦。

我国禁止进行生殖性克隆人的任何研究。

四、基因诊疗的伦理

（一）基因诊断的伦理问题

① 基因取舍问题。

② 基因歧视问题。
③ 基因隐私问题。

（二）基因治疗的伦理问题

① 疗效的不确定性问题。
② 卫生资源分配公平性问题。
③ 基因设计问题。

（三）基因诊疗的伦理原则

1. **坚持尊严与平等的原则** 医务人员应保护患者的基因隐私。
2. **坚持知情同意原则** 患者或家属应充分了解有关信息，决定是否接受基因诊疗的决定。
3. **坚持科学性原则** 须有严谨的科学态度才能开展基因诊断、治疗。
4. **坚持医学目的原则** 基因治疗技术的研究和应用只能用于更有效的预防和治疗疾病，维护和促进人类健康。

命题趋势 人体器官移植的伦理相关知识点考试多以 A1、A2 型题为主。

金题直击

尸体器官采集应遵守的伦理和法律规定是
A. 医务人员不得有意无意地进行商业行为的器官移植
B. 确定死亡的医师不得同时是实施器官移植的手术者
C. 捐赠者应被告知器官摘除可能带来的后果和危险
D. 对捐赠者亲属有告知义务，坚持亲属的知情同意
E. 对活体捐赠者在移植过程中，尽量避免或减少并发症

【答案】B

【解析】摘取尸体器官，应当在依法判定器官捐献人死亡后进行。从事人体器官移植的医务人员不得参与捐献人的死亡判定。从事人体器官移植的医疗机构及其医务人员应当尊重死者的尊严，对摘取器官完毕的尸体，应当进行符合伦理原则的医学处理，除用于移植的器官以外，应当恢复尸体原貌。

第九单元 医务人员的医学伦理素质的养成与行为规范

一、医学道德教育

（一）医学道德教育的特点

医德教育是一项复杂的系统工程，但仍有规律可循，它具有自身的特点。

1. 专业性与综合性 医学道德是适应医学职业特殊要求的产物，因此，在医疗卫生保健部门进行医学道德教育具有较强的专业性，它区别于一般的思想政治教育。医学道德作为一种社会意识又不能与医学生、医务人员的人生观、世界观、价值观相脱节而孤立存在，因此，医学道德教育又具有较大范围的综合性。

2. 同时性与层次性 医德教育必须兼顾到医学生、医务人员医学道德的认识、情感、意志、信念和行为诸要素的综合发展，使之各种品质同时形成，不可顾此失彼，即医学道德教育具有同时性。然而，医学生、医务人员的层次不同，医学道德状况、对医学道德的需求以及对他们的医学道德要求都是有差异的。故而，医学道德教育应对不同层次的受教育者采取不同的教育措施，提出不同的医学道德要求。

3. 长期性与渐进性 医学道德教育要长期、反复不间断地进行，不能指望一劳永逸。医学道德教育应耐心细致，不能操之过急，重视受教育者医学道德水平的任何细微进步，即坚持循序渐进地开展教育，又要不断提高受教育的医学生、医务人员个体的医学道德水平。

4. 理论性与实践性 理论是实践的指南，没有医德理论指导的医德实践是盲目的、放任自流的实践。同时，实践也是检验理论正确性的唯一标准，脱离医德实践的医学道德理论是空洞的、软弱无力的。

（二）医学道德教育的过程

医学道德教育包括提高医学道德认识，陶冶医学道德情感，锻炼医学道德意志，树立医学道德信念，养成良好的医学道德行为和习惯。

（三）医学道德教育的方法

医学道德教育的方法是指运用有效的教育形式或措施，组织实施对医学生、医务人员的医学道德教育。医学道德教育的方法包括案例讨论，以理导人的方法；积极疏导、以情动人的方法；典型引导，以形感人的方法；舆论扬抑，以境育人的方法。

二、医学道德修养（2015 年考点，★）

（一）医学道德修养的含义

医学道德修养是指医务人员自觉遵守医学道德规范，将医学道德规范要求转化为自己内在医德品质的活动。

（二）医学道德修养的意义

1. 有助于医学道德教育的深化 医德教育是有计划、有组织地向医务人员传授医德要求，并使之接受和遵循，以便塑造良好医德品质的活动，这是医务人员养成高尚医德品质的外在条件。

2. 是形成医德品质的内在根据 医务人员医德品质的养成，需要通过医德教育提高医务人员的医德意识，加强医德修养，将医德意识外化为医学伦理行为和内化为医学道德品质。

3. 有助于形成良好的医德医风 医学道德修养有助于医务人员养成良好的医学道德品行，有助于医疗卫生保健机构形成良好的医德医风，而促进医疗人际关系的和谐。

（三）医学道德修养的目标

医务人员进行医学道德修养的目标是养成良好的医德品质，提升自己的医学职业精神。

1. 医德品质 指医务人员在长期的医学伦理行为中形成的稳定的心理状态。医德品质由医德认识、医德情感、医德意志构成。

2. 医学职业精神 是医学职业在形成和发展过程中，逐渐积累的一种对医学职业社会责任和医学职业人员的行为规范的总认识，是医学职业存在和发展的本质特征。

（四）医学道德修养的境界

一个医务人员经过医学道德修养所达到的不同层次的医德品质水平，称为医学道德修养境界。各个医务人员的医德境界是不同的，大致可分为四个层次：

最高境界	当医务人员的利益与服务对象的利益发生冲突而不能两全时，医务人员能够无私利他、自我牺牲而绝不损人利己
基本境界	在医务人员的利益与服务对象的利益一致的情况下，能够为己利他，而不损人利己，使医务人员不能无私利他的行为全部为己利他
最低境界	医务人员的纯粹害人、损人利己、纯粹害己等不道德行为不断减少，他的既不能无私利他又不能为己利他的行为全部能够单纯利己
不道德境界	是指医务人员纯粹害人、损人利己、纯粹害己的行为

（五）医学道德修养的途径和方法

1. 坚持实践是医学道德修养的根本途径

（1）医学发展和临床实践是产生高尚医学道德的源泉；

（2）医学发展和临床实践是医学道德修养的目的；

（3）医学发展和临床实践是推动医学道德修养的动力；

（4）医学发展和临床实践是检验医学道德修养效果的标准。

2. 医学道德修养的方法

① 自我反省。

② 见贤思齐。

③ 坚持慎独。

学习方法	学习是医务人员获取医学道德知识的医德修养方法 是医德修养的前提和指导
立志方法	立志是医务人员树立做一个合乎医学道德人的愿望的医学道德修养方法 是医德修养的开端和动力
躬行方法	躬行是指医务人员按照医学道德要求而从事医学伦理行为，使自己的医学行为合乎医学道德要求的医德修养方法 是医德修养的过程和途径
反省方法	反省是指医务人员对自己的品行是否合乎医学道德进行自我检查的医德修养方法 是医德修养的依据和终点

三、医学道德评价（2014 年、2017 年考点，★）

（一）医学道德评价的含义和意义

1. 医学道德评价的含义 医学道德评价，就是人们对医务人员的医学伦理品行的道德价值的判断。这种判断包括对医学伦理品行的“认知评价”“情感评价”“意志评价”。

（1）医学道德评价的主体 即医学道德评价者，包括广泛的社会成员和社会组织。医学道德评价包括**自我评价、同行评价、社会评价和他人评价、个体评价、群体评价和组织评价等**。

（2）医学道德评价的客体 即医学道德评价的对象，包括医学伦理行为和医德品质。

（3）医学道德评价的结果 包括“质”和“量”两个方面，前者是对医学伦理品行的“善恶”性质的判断，后者是对其“善恶规模和程度”的判断。

2. 医学道德评价的意义

① 它是培养医务人员医学道德品质和调整其医学伦理行为的重要手段。

② 它是医学道德他律转化为医学道德自律的形式。

③ 它可以创造良好的医学道德氛围，调节医学职业的道德生活。

④ 它可以促进精神文明和医学科学的健康发展。

（二）医学道德评价的标准

① 是否有利于患者疾病的缓解和康复。

② 是否有利于人类生存环境的保护和改善。

③ 是否有利于优生和人群的健康、长寿。

④ 是否有利于医学科学的发展和社会的进步。

“是否有利于患者疾病的缓解和康复”是医学道德评价的首要标准。

（三）医学道德评价的依据

1. 医学伦理行为的三种结构 即“动机与效果”“目的与手段”以及“行为结果与行为过程”三种结构。一方面医学伦理行为包括主观因素（动机）和客观因素（效果）；另一方面，包括目的和手段。

2. 动机与效果

（1）历史上两种典型理论 ①动机论；②效果论。

（2）医学伦理行为动机与效果之间的关系 ①两者是统一的；②两者又是对立的。

（3）依据医学伦理行为的动机和效果正确进行医学道德评价 ①总体上，注重两者的统一性；②对具体医学伦理行为进行道德评价时侧重效果；③对医务人员的医德品质进行评价时侧重动机。

（4）坚持长期的观点，对医务人员的医德品质进行公正评价。

3. 目的与手段

（1）历史上两种典型理论 ①目的决定论；②手段决定论。

（2）医学伦理行为目的和手段之间的辩证关系 两者是统一的，又是对立的。

（3）依据医学伦理行为目的和手段正确进行医学道德评价 总体上注意两者的统一性；医学伦理行为目的合乎道德是其合乎道德的必要条件；正确认识医学行为手段的道德性。

（四）医学道德评价的方式

医学道德评价的三个方式：社会舆论、传统习俗、内心信念。

（五）医学道德评价的方法

医学道德评价的方法：医学伦理的定性评价，医学伦理的定量评价。

1. 医学伦理的定性评价 指在一定范围、环境、条件或时限内，通过社会评价、组织评价、患者评价、同行评价、自我评价等多种形式，对医务人员的医德行为给予善与恶定性的评价。

2. 医学伦理的定量评价 指把医学道德的具体内容加以量化，经过系统分析得出较为客观的评价结论。其评价方法有：

① 百分制评分法。

② 模糊综合评价法。

③ 综合指数法等。

命题趋势 医务人员的医学伦理素质相关知识点考试多以 A1、A2 型题为主。

金题直击

1. 医德评价的主体是

A. 医生　　B. 医务人员　　C. 患者

D. 被防治者　　E. 院长

【答案】 B

【解析】 医学道德评价主体：医务工作者；客体：医学行为和品德。

2. 医德评价的最高标准是

A. 是否有利于健康、长寿　　B. 医德规范

C. 有利于促进医学科学的发展　　D. 有利于人类生存环境的改善

E. 是否有利于患者疾病的缓解和康复

【答案】 E

【解析】 医德评价的标准：是否有利于患者疾病的缓解、治愈和患者康复；是否有利于社会人群的健康和社会的可持续发展；是否有利于医学科学的发展。最高标准为为患者治愈疾病。

3. 属于医务人员自我道德评价方式的是

A. 慎独　　B. 内心信念　　C. 传统习俗

D. 监督　　E. 社会舆论

【答案】 B

【解析】 医学道德评价的三个方式：社会舆论、传统习俗、内心信念。其中内心信念是医务人员自我评价的方式；社会舆论是医学道德评价最常见的方式。

卫生法规

考试分值

专业	2019 年	2020 年	2021 年	2022 年	2023 年
执业	10	10	12	11	11
助理	7	8	9	7	8

第一单元　卫生法基础知识

一、卫生法的概念、分类和作用

1. 卫生法的概念　卫生法是指调整卫生社会关系的法律规范的总称。

2. 卫生法的分类　按照卫生关系的不同主体、客体和权利义务内容，将调整卫生关系的法律规范进行分类，大致可以划分为以下几个部分：公共卫生法、医疗法、药事法、中医药法和医疗保障法等。它们共同构成卫生法体系。

3. 卫生法的作用　卫生法在调整卫生关系中的作用是多方面的，最主要的作用可以归纳为以下三个方面：

（1）维护社会卫生秩序。

（2）保障公共卫生利益。

（3）规范卫生行政行为。

二、卫生法规的形式、效力和解释

（一）卫生法规的形式

卫生法规的形式是指卫生法的具体的外部表现形态，主要包括：

1. 宪法中的卫生方面的规范　宪法是卫生法的立法依据。

2. 卫生法律　卫生法律是指由全国人民代表大会及其常务委员会制定的卫生方面的专门法律和其他法律中的卫生方面的规范。专门法律有执业医师法、母婴保健法、传染病防治法、献血法、药品管理法、精神卫生法、职业病防治法、中医药法、人口与计划生育法、国境卫生检疫法、食品安全法、红十字会法等。

3. 卫生行政法规　是指由国务院制定的卫生方面的专门行政法规和其他行政法规中的卫生方面的规范，其法律效力低于法律而高于地方性法规等。

4. 地方性法规、自治法规中的卫生方面规范　地方性法规、自治法规（指自治条例和单行条例）中，有些属于卫生方面规范，包括卫生方面的专门地方性法规、自治法规和其他地方性法规、自治法规中的卫生方面的规范。

5. 卫生行政规章　卫生行政规章，简称卫生规章，分国务院卫生健康等行政部门制定的卫生部门规章和有关地方政府规章制定权的地方人民政府制定的卫生政府规章。

6. 卫生标准　国务院卫生健康等行政部门制定的卫生标准，具有约束力，可视为广义的卫生法规范。

7. 有关卫生方面的法律解释　有关国家机关在其权限范围内所作的关于卫生方面的法律解释，具有约束力，通常也视为卫生法的法源。如最高人民法院《关于审理非法行医刑事案件具体应用法律若干问题的解释》等。

8. 卫生方面的国际条约　卫生国际条约通过法定程序，可以成为卫生法的法源之一。

（二）卫生法规的效力

卫生法的效力，也就是卫生法的生效范围。其包括卫生法的时间效力、空间效力和对人的效力，即卫生法在何时、何地及对何人发生法律效力。

1. 卫生法对人的效力　包括自然人和法所拟制的人。自然人包括中国人、外国人、无国籍人。法所拟制的人，包括法人以及其他组织。任何单位和个人在中华人民共和国领域内从事卫生活动的，一律适用我国卫生法，除非卫生法另有规定。

2. 卫生法的空间效力　卫生法的空间效力，指卫生法效力的地域范围。现行卫生法主要有两种情形：一是在全国范围内有效，卫生法律、行政法规、部门规章等都在全国范围内有效。二是在一定区域内有效，卫生地方性法规、自治法规、政府规章等只在制定者管辖的区域内有效。

3. 卫生法的时间效力　是指卫生法的效力的起止时间和对其实施前的行为有无溯及力。

（三）卫生法规的解释

卫生法规的解释是指对卫生法的条文的含义所作的说明。依其作出解释的主体和效力的不同，可分为正式解释与非正式解释。

三、卫生法的守法、执法和司法

（一）卫生法的守法

卫生法的守法是指与卫生有关的单位和个人依照卫生法的规定，行使权利和履行义务的活动。卫生法的守法主体是广泛的，其中最主要包括卫生行政部门、医疗卫生机构、卫生技术人员以及从事与卫生相关产品生产经营的单位和个人等。

（二）卫生法的执法

卫生法的执法，是指县级以上人民政府卫生行政部门及其卫生监督机构依照法定职权和程序，贯彻实施卫生法的活动。

① 省级以上地方人民政府卫生行政部门　包括省级人民政府卫生行政部门和国务院卫生行政部门。

② 县级以上地方人民政府卫生行政部门　包括县级人民政府卫生行政部门、社区的市级人民政府卫生行政部门、省级人民政府卫生行政部门。

③ 卫生法的执法范围　包括行政许可、行政强制、行政处罚、行政复议。

行政许可	行政机关根据公民、法人或者其他组织的申请，经依法审查，准予其从事特定活动的行为。如卫生行政部门发给《医师执业证书》或者《医疗机构执业许可证》等
行政强制	行政强制措施，指行政机关在行政管理过程中，为制止违法行为、防止证据损毁、避免危害发生、控制危险扩大等情形，依法对公民的人身自由实施暂时性限制，或者对公民、法人或者其他组织的财物实施暂时性控制的行为。如卫生行政部门查封场所、设施、财物，扣押财物等 行政强制执行，指行政机关或者行政机关申请人民法院，对不履行行政决定的公民、法人或者其他组织，依法强制履行义务的行为。如卫生行政部门依法处理查封、扣押的场所、设施或者财物等
行政处罚	是指行政机关对违反行政法律规范的单位或者个人予以制裁的行为。如卫生行政部门处以警告、罚款、没收违法所得、没收非法财物、责令停产停业、暂扣或者吊销许可证等
行政复议	是指公民、法人或者其他组织不服行政机关作出的具体行政行为，认为行政机关的具体行政行为侵犯其合法权益，依法向法定的行政复议机关提出申请，由行政复议机关依法对该具体行政行为进行合法性、适当性审查，并作出裁判的行为

（三）卫生法的司法

卫生法的司法，是指国家司法机关依据法定职权和法定程序，具体应用卫生法等处理卫生方面案件的活动。

第二单元　传染病防治法

一、传染病的概述（2014 年、2016 年、2018 年考点，★★★）

1. 传染病防治方针和原则

预防为主、防治结合、分类管理、依靠科学、依靠群众的方针和原则。

预防为主	是指传染病防治要把预防工作放在首位，从预防传染病发生入手，通过采取各种防治措施，使传染病不发生、不流行。预防为主是我国卫生工作的基本方针
防治结合	是指在贯彻预防为主的方针前提下，实行传染病的预防措施和治疗措施相结合
分类管理	是指根据传染病不同病种的传播方式、传播速度、流行强度以及对人体健康和社会危害程度的不同所确定的一种科学管理原则，以便有计划地采取不同的措施，更好地降低防控成本，提高防控效果
依靠科学	是指在传染病的防治工作中，要发扬科学精神，坚持科学决策
依靠群众	是指传染病防治工作的依靠力量是群众，工作对象也是群众

2. 传染病的分类　国家将法定传染病分为甲、乙、丙三类。

甲类传染病	鼠疫、霍乱
乙类传染病	新型冠状病毒感染、传染性非典型肺炎、艾滋病、病毒性肝炎、脊髓灰质炎、人感染高致病性禽流感、麻疹、流行性出血热、狂犬病、流行性乙型脑炎、登革热、炭疽、细菌性和阿米巴性痢疾、肺结核、伤寒和副伤寒、流行性脑脊髓膜炎、百日咳、白喉、新生儿破伤风、猩红热、布鲁氏菌病、淋病、梅毒、钩端螺旋体病、血吸虫病、疟疾 乙类甲管：传染性非典型性肺炎、肺炭疽
丙类传染病	流行性感冒、流行性腮腺炎、风疹、急性出血性结膜炎、麻风病、流行性和地方性斑疹伤寒、黑热病、包虫病、丝虫病，除霍乱、细菌性和阿米巴性痢疾、伤寒和副伤寒以外的感染性腹泻病

命题趋势 传染病防治法相关知识点考试多以 A1、A2 型题为主。

金题直击

1. 下列哪种疾病应按甲类传染病管理

A. 流脑　　B. 肺炭疽
C. 菌痢　　D. 伤寒
E. AIDS

【答案】B

【解析】甲类传染病（强制管理传染病）：鼠疫、霍乱；乙类传染病中人感染高致病性禽流感、传染性非典型肺炎、肺炭疽按甲类管理。

2. 男，35 岁。已婚，因尿道口有脓性分泌物到医院就诊，被诊断为淋病。根据《中华人民共和国传染病防治法》对传染病分类的规定，该患者所患疾病属于

A. 按乙类管理的甲类传染病　　B. 丙类传染病
C. 甲类传染病　　D. 按甲类管理的乙类传染病
E. 乙类传染病

【答案】E

【解析】乙类传染病有传染性非典型肺炎、艾滋病、病毒性肝炎、脊髓灰质炎、人感染高致病性禽流感、麻疹、流行性出血热、狂犬病、流行性乙型脑炎、登革热、炭疽、细菌性和阿米巴性痢疾、肺结核、伤寒和副伤寒、流行性脑脊髓膜炎、百日咳、白喉、新生儿破伤风、猩红热、布鲁氏菌病、淋病、梅毒、钩端螺旋体病、血吸虫病、疟疾。

3. 属于乙类传染病但采取甲类传染病预防和控制措施的疾病是

A. 白喉　　B. 传染性非典型肺炎

C. 梅毒　　D. 新生儿破伤风
E. 百日咳
【答案】B
【解析】甲类传染病（强制管理传染病）：鼠疫、霍乱；乙类传染病中人感染高致病性禽流感、传染性非典型肺炎、肺炭疽按甲类管理。

二、传染病预防（2013 年、2019 年考点，★★）

（一）预防接种

我国实行有计划的预防接种制度。国务院卫生行政部门和省、自治区、直辖市人民政府卫生行政部门，制定传染病预防接种规划并组织实施。用于预防接种的疫苗必须符合国家质量标准。

我国对儿童实行预防接种制度。国家免疫规划项目的预防接种实行免费。

（二）传染病监测

《中华人民共和国传染病防治法》（以下简称《传染病防治法》）规定，国家建立传染病监测制度。国务院卫生行政部门制定国家传染病监测规划和方案。省、自治区、直辖市人民政府卫生行政部门根据国家传染病监测规划和方案，制定本行政区域的传染病监测计划和工作方案。

（三）传染病预警制度

《传染病防治法》规定，国家建立传染病预警制度。国务院卫生行政部门和省、自治区、直辖市人民政府根据传染病发生、流行趋势的预测，及时发出传染病预警，根据情况予以公布。

（四）传染病菌种、毒种管理

《传染病防治法》规定，国家建立传染病菌种、毒种库。对传染病菌种、毒种和传染病检测样本的采集、保藏、携带、运输和使用实行分类管理，建立健全严格的管理制度。对可能导致甲类传染病传播的以及国务院卫生行政部门规定的菌种、毒种和传染病检测样本，确需采集、保藏、携带、运输和使用的，须经省级以上人民政府卫生行政部门批准。

（五）疾病预防控制机构的职责

1. 各级疾病预防控制机构在传染病预防控制中履行下列职责。

① 实施传染病预防控制规划、计划和方案。

② 收集、分析和报告传染病监测信息，预测传染病的发生、流行趋势。

③ 开展对传染病疫情和突发公共卫生事件的流行病学调查、现场处理及其效果评价。

④ 开展传染病实验室检测、诊断、病原学鉴定。

⑤ 实施免疫规划，负责预防性生物制品的使用管理。

⑥ 开展健康教育、咨询，普及传染病防治知识。

⑦ 指导、培训下级疾病预防控制机构及其工作人员开展传染病监测工作。

⑧ 开展传染病防治应用性研究和卫生评价，提供技术咨询。

2. 对被传染病病原体污染的污水、污物、场所和物品，有关单位和个人必须在疾病预防控制机构的指导下或者按照其提出的卫生要求，进行严格消毒处理；拒绝消毒处理的，由当地卫生行政部门或者疾病预防控制机构进行强制消毒处理。

3. 在国家确认的自然疫源地计划兴建水利、交通、旅游、能源等大型建设项目的，应当事先由省级以上疾病预防控制机构对施工环境进行卫生调查。建设单位应当根据疾病预防控制机构的意见，采取必要的传染病预防、控制措施。施工期间，建设单位应当设专人负责工地上的卫生防疫工作。

4. 疾病预防控制机构应当指定专门人员负责对医疗机构内传染病预防工作进行指导、考核，开展流行病学调查。

（六）医疗机构的职责

① 必须严格执行国务院卫生行政部门规定的管理制度、操作规范，防止传染病的医源性感染和医院感染。

② 医疗机构应当确定专门的部门或者人员，承担传染病疫情报告，本单位的传染病预防、控制以及责任区域内的传染病预防工作。

③ 承担医疗活动中与医院感染有关的危险因素监测、安全防护、消毒、隔离和医疗废物处置工作。

④ 医疗机构使用的血液和血液制品，必须遵守国家有关规定，防止因输入血液、使用血液制品引起经血液传播疾病的发生。

（七）传染病患者、病原携带者和疑似传染病患者合法权益保护

国家和社会应当关心、帮助传染病患者、病原携带者和疑似传染病患者，使其得到及时救治。任何单位和个人不得歧视传染病患者、病原携带者和疑似传染病患者。传染病患者、病原携带者和疑似传染病患者，在治愈前或者在排除传染病嫌疑前，不得从事法律、行政法规和国务院卫生行政部门规定禁止从事的易使该传染病扩散的工作。

命题趋势 传染病预防相关知识点考试多以A1、A2型题为主。

金题直击

1. 为保证儿童及时接受预防接种，医疗机构与儿童的监护人员应当

A. 订立合同　　B. 共同协商

C. 先由医疗机构提出　　D. 先由监护人提出

E. 相互配合

【答案】E

【解析】国家对儿童实行预防接种制度。国家免疫规划项目的预防接种实行免费。医疗机构、疾病预防控制机构与儿童的监护人应当相互配合，保证儿童及时接受预防接种。

2. 某大型企业计划在自然疫源地兴建旅游建设项目，在征询意见时，有专家提醒，根据《传染病防治法》规定，应当事先由法定单位对该项目施工环境进行卫生调查。该法定单位是

A. 省级以上旅游主管部门　　B. 省级以上疾病预防控制机构

C. 国务院卫生行政主管部门　　D. 省级以上环境保护主管部门

E. 省级以上环境监测评价机构

【答案】B

【解析】在国家确认的自然疫源地计划兴建水利、交通、旅游、能源等大型建设项目的，应当事先由省级以上疾病预防控制机构对施工环境进行卫生调查。

三、疫情报告、通报和公布（2017年考点，★）

（一）疫情报告

<table>
<tr><td rowspan="2">疫情报告人</td><td colspan="2">责任报告人：疾病预防控制机构、医疗机构和采供血机构及其执行职务的人员</td></tr>
<tr><td colspan="2">义务报告人：除上述机构和人员以外的任何单位和个人</td></tr>
<tr><td>疫情报告原则</td><td colspan="2">属地管理原则</td></tr>
<tr><td>传染病疫情或传染病暴发报告</td><td colspan="2">甲类、乙类传染病疫情或传染病暴发→立即报告当地卫生行政部门→立即报告当地人民政府→同时报告上级卫生行政部门和国务院</td></tr>
<tr><td rowspan="2">报告时限</td><td>2h</td><td>甲类、乙类甲管以最快通讯方式向当地县级疾病预防控制机构报告，2h内寄送出传染病报告卡</td></tr>
<tr><td>24h</td><td>其他乙类、丙类、疑似患者诊断后24h内寄送出传染病报告卡</td></tr>
</table>

1. 疫情报告的管理　疫情报告遵循属地管理原则。

任何单位和个人发现传染病患者或者疑似传染病患者时，应当及时向附近的疾病预防控制机构或者医疗机构报告。

2. 疫情报告的内容　法定的传染病疫情，其他传染病暴发、流行情况，突发原因不明的传染病以及传染病菌种、毒种丢失情况。

3. 疫情报告的要求　依法负有传染病疫情报告职责的人民政府有关部门、疾病预防控制机构、医疗机构、采供血机构及其工作人员，不得隐瞒、谎报、缓报传染病疫情。

（二）疫情通报

① 卫生行政部门应当及时向辖区内的疾病预防控制机构和医疗机构通报传染病疫情以及监测、预警的相

关信息。接到通报的疾病预防控制机构和医疗机构应当及时告知本单位的有关人员。

② 国务院卫生行政部门应当及时向国务院其他有关部门和各省、自治区、直辖市人民政府卫生行政部门通报全国传染病疫情以及监测、预警的相关信息。

③ 毗邻的以及相关的地方人民政府卫生行政部门，应当及时互相通报本行政区域的传染病疫情以及监测、预警的相关信息。县级以上人民政府有关部门发现传染病疫情时，应当及时向同级人民政府卫生行政部门通报。

④ 动物防疫机构和疾病预防控制机构，应当及时互相通报动物间和人间发生的人畜共患传染病疫情以及相关信息。

（三）疫情信息的公布

国务院卫生行政部门	定期公布全国传染病疫情信息
省、自治区、直辖市人民政府卫生行政部门	定期公布本行政区域的传染病疫情信息
国务院卫生行政部门	负责向社会公布传染病暴发、流行时的传染病疫情信息

命题趋势 传染病防治法相关知识点考试多以 A1、A2 型题为主。

金题直击

一般情况下法定传染病报告人不包括

A. 疾病预防控制机构的医师

B. 出入境检验检疫工作人员

C. 体检中心的医师

D. 医疗机构的就诊者

E. 血站的护士

【答案】 D

【解析】 责任报告人：疾病预防控制机构、医疗机构和采供血机构。义务报告人：除上述机构和人员以外的任何单位和个人。

四、疫情控制（2014 年、2018 年考点，★★）

（一）控制措施

1. 医疗机构采取控制措施

医疗机构发现甲类传染病时，应当及时采取下列措施	① 对患者、病原携带者，予以隔离治疗，隔离期限根据医学检查结果确定 ② 对疑似患者，确诊前在指定场所单独隔离治疗 ③ 对医疗机构内的患者、病原携带者、疑似患者的密切接触者，在指定场所进行医学观察和采取其他预防措施 ④ 拒绝隔离治疗或隔离期未满擅自脱离隔离治疗的，可由公安机关协助医疗机构进行强制隔离治疗

医疗机构发现乙类或者丙类传染病患者应当根据病情采取必要的治疗和控制传播措施。

医疗机构对本单位内被传染病病原体污染的场所、物品以及医疗废物，必须实施消毒和无害化处置。

2. 疾病预防控制机构采取的控制措施

① 对传染病疫情进行流行病学调查。

② 对疫点、疫区进行卫生处理。

③ 指导下级疾病预防控制机构实施传染病预防、控制措施，组织、指导有关单位对传染病疫情的处理。

（二）紧急措施

对已经发生甲类传染病病例的场所或者该场所内的特定区域的人员，所在地的县级以上地方人民政府可以实施隔离措施，并同时向上一级人民政府报告。

当传染病暴发、流行时，县级以上地方人民政府应当立即组织力量，按照预防、控制预案进行防治，切断传染病的传播途径。必要时，报经上一级人民政府决定，可以采取下列紧急措施并予以公告：

① 限制或者停止集市、影剧院演出或者其他人群聚集的活动。

② 停工、停业、停课。

③ 封闭或者封存被传染病病原体污染的公共饮用水源、食品以及相关物品。

④ 控制或者捕杀染疫野生动物、家畜家禽。

⑤ 封闭可能造成传染病扩散的场所。

上级人民政府接到下级人民政府采取上述紧急措施的报告时，应当及时作出决定。

（三）疫区封锁

县级以上地方人民政府	甲类、乙类传染病暴发、流行时，县级以上地方人民政府报经上一级人民政府决定，可以宣布本行政区域部分或者全部为疫区。可施行紧急措施，并可以对出入疫区的人员、物资和交通工具实施卫生检疫
省、自治区、直辖市人民政府	可以决定对本行政区域内的甲类传染病疫区实施封锁
国务院	国务院可以决定并宣布跨省、自治区、直辖市的疫区；封锁大、中城市的疫区；封锁跨省、自治区、直辖市的疫区；封锁导致干线交通中断的疫区；封锁国境

命题趋势 疫情控制相关知识点考试多以 A1、A2 型题为主。

金题直击

1. 某患者咳嗽、发热 3 天后到医院就诊，被初步诊断为疑似人感染高致病性禽流感，应住院治疗，但患者以工作离不开为由予以拒绝。医院对该患者应采取的措施是

A. 定期随诊　　B. 居家观察
C. 立即单独隔离治疗　　D. 请示卫生行政部门
E. 尊重患者的自主决定权

【答案】C

【解析】医疗机构发现甲类传染病时，应当及时采取下列措施，对疑似患者，确诊前在指定场所单独隔离治疗。

2. 对医疗机构内的甲类传染病患者的密切接触者，医疗机构应采取的措施是

A. 对疫点进行卫生处理　　B. 强制隔离治疗
C. 在指定场所进行医学观察　　D. 在指定场所单独治疗
E. 划定疫点

【答案】C

【解析】确诊患者：必须马上隔离；疑似患者：单独隔离；疑似患者密切接触者：指定场所医学观察；拒绝隔离者：公安机关强制隔离。

五、医疗救治

（一）预防医院感染的要求

《传染病防治法》规定，医疗机构的基本标准、建筑设计和服务流程，应当符合预防传染病感染的要求。医疗机构应当按照规定对使用的医疗器械进行消毒；对按照规定一次性使用的医疗器具，应当在使用后销毁。

（二）开展医疗救治的要求

1. 提高医疗救治能力　医疗机构应当按照国务院卫生行政部门规定的传染病诊断标准和治疗要求，采取相应措施，提高传染病医疗救治能力。

2. 提供医疗救治方式　医疗机构应当对传染病患者或者疑似传染病患者提供医疗救护、现场救援和接诊治疗，书写病历记录以及其他有关资料，并妥善保管。

3. 实行传染病预检、分诊制度　医疗机构应当实行传染病预检、分诊制度；对传染病患者、疑似传染病患者，应当引导至相对隔离的分诊点进行初诊。

4. 转院　医疗机构不具备相应救治能力的，应当将患者及其病历记录复印件一并转至具备相应救治能力的医疗机构。

六、法律责任（2015 年考点，★）

（一）疾病预防控制机构的法律责任

疾病预防控制机构违反本法规定，有下列情形之一的，由县级以上人民政府卫生行政部门**责令限期改正，通报批评，给予警告**；对负有责任的主管人员和其他直接责任人员，依法给予**降级、撤职、开除的处分**，并可

以依法吊销有关责任人员的执业证书；构成犯罪的，依法追究刑事责任。

① 未依法履行传染病监测职责的。

② 未依法履行传染病疫情报告、通报职责，或者隐瞒、谎报、缓报传染病疫情的。

③ 未主动收集传染病疫情信息，或者对传染病疫情信息和疫情报告未及时进行分析、调查、核实的。

④ 发现传染病疫情时，未依据职责及时采取本法规定的措施的。

⑤ 故意泄露传染病患者、病原携带者、疑似传染病患者、密切接触者涉及个人隐私的有关信息、资料的。

（二）医疗机构的法律责任

医疗机构违反本法规定，有下列情形之一的，由县级以上人民政府卫生行政部门责令改正，通报批评，给予警告；造成传染病传播、流行或者其他严重后果的，对负有责任的主管人员和其他直接责任人员，依法给予降级、撤职、开除的处分，并可以依法吊销有关责任人员的执业证书；构成犯罪的，依法追究刑事责任。

① 未按照规定承担本单位的传染病预防、控制工作，医院感染控制任务和责任区域内的传染病预防工作的。

② 未按照规定报告传染病疫情，或者隐瞒、谎报、缓报传染病疫情的。

③ 发现传染病疫情时，未按照规定对传染病患者、疑似传染病患者提供医疗救护、现场救援、接诊、转诊的，或者拒绝接受转诊的。

④ 未按照规定对本单位内被传染病病原体污染的场所、物品以及医疗废物实施消毒或者无害化处置的。

⑤ 未按照规定对医疗器械进行消毒，或者对按照规定一次使用的医疗器具未予销毁，再次使用的。

⑥ 在医疗救治过程中未按照规定保管医学记录资料的。

⑦ 故意泄露传染病患者、病原携带者、疑似传染病患者、密切接触者涉及个人隐私的有关信息、资料的。

命题趋势 传染病防治法相关知识点考试多以 A1、A2 型题为主。

第三单元 突发公共卫生事件应急条例

一、突发公共卫生事件的概念

突发公共卫生事件，是指突然发生，造成或者可能造成社会公众健康严重损害的重大传染病疫情、群体性不明原因疾病、重大食物和职业中毒以及其他严重影响公众健康的事件。

二、报告与信息发布（2015 年、2017 年考点，★★）

（一）医疗卫生机构的职责

《突发公共卫生事件应急条例》规定，国家建立突发事件应急报告制度。突发事件监测机构、医疗卫生机构和有关单位发现下列需要报告情形之一的，应当在 2h 内向所在地县级人民政府卫生行政主管部门报告：

① 发生或者可能发生传染病暴发、流行的。

② 发生或发现不明原因的群体性疾病的。

③ 发生传染病菌种、毒种丢失的。

④ 发生或者可能发生重大食物和职业中毒事件的。

接到报告的卫生行政主管部门应当在 2h 内上报给上级人民政府卫生行政主管部门和国务院卫生行政主管部门。省级卫生行政部门应在接到报告 1h 内上报给国务院卫生行政部门。国务院卫生行政部门应立即上报给国务院。

任何单位和个人对突发事件，不得隐瞒、缓报、谎报或者授意他人隐瞒、缓报、谎报。

（二）信息发布

《突发公共卫生事件应急条例》规定，国家建立突发事件的信息发布制度。国务院卫生行政主管部门负责向社会发布突发事件的信息。必要时，可以授权省、自治区、直辖市人民政府卫生行政主管部门向社会发布本行政区域内突发事件的信息。信息发布应当及时、准确、全面。

命题趋势 突发公共卫生事件相关知识点考试多以 A1、A2 型题为主。

金题直击

1. 负责向社会发布突发公共卫生事件信息的单位是

A. 县级人民政府　　B. 省级人民政府

C. 国务院卫生计生行政部门　　D. 国务院新闻办公室

E. 社区的市级人民政府

【答案】C

【解析】《突发公共卫生事件应急条例》规定，国家建立突发事件的信息发布制度。国务院卫生行政主管部门负责向社会发布突发事件的信息。

2. 某县医院收治了数名高热伴头痛、鼻塞、流涕、全身酸痛等症状的患者，后被确诊为 H7N9 禽流感。为了防止疾病传播，该医院严格按照有关规定立即对患者予以隔离和治疗，同时在规定的时限内向当地卫生行政部门进行报告。该规定时限是

A. 3h　　B. 5h

C. 4h　　D. 1h

E. 2h

【答案】E

【解析】此题为记忆性考点。

三、法律责任（2016 年考点，★）

医疗卫生机构有下列行为之一的，由卫生行政主管部门责令改正、通报批评、给予警告；情节严重的，吊销《医疗机构执业许可证》；对主要负责人、负有责任的主管人员和其他直接责任人依法给予降级或撤职的纪律处分；造成传染病传播、流行或者对社会公众健康造成其他严重危害后果，构成犯罪的，依法追究刑事责任。

① 未依照本条例的规定履行报告职责，隐瞒、缓报或者谎报的。
② 未依照本条例的规定及时采取控制措施的。
③ 未依照本条例的规定履行突发事件监测职责的。
④ 拒绝接诊患者的。
⑤ 拒不服从突发事件应急处理指挥部调度的。

命题趋势 法律责任相关知识点考试多以 A1、A2 型题为主。

金题直击

1. 对违反《突发公共卫生事件应急条例》规定，未履行报告职责，隐瞒、缓报或者谎报突发公共卫生事件的医疗机构，应给予的处理不包括

A. 通报批评　　B. 责令改正

C. 给予警告　　D. 停止整顿

E. 吊销《医疗机构执业许可证》

【答案】 D

【解析】 ①未依照本条例的规定履行报告职责，隐瞒、缓报或者谎报的；②未依照本条例的规定及时采取控制措施的；③未依照本条例的规定履行突发事件监测职责的；④拒绝接诊患者的；⑤拒不服从突发事件应急处理指挥部调度的。由卫生行政主管部门责令改正、通报批评、给予警告。情节严重的，吊销《医疗机构执业许可证》。

2. 某医疗机构 1 周内收治多名患手足口病的小学生，未按规定履行报告职责，也未及时采取控制措施，致使疫情扩散。县卫生行政部门得知此情况后立即启动应急预案，及时控制了疫情，同时对事件进行调查，认为该医疗机构行为违法且情节严重，依法做出了处理。该处理是

A. 责令改正　　B. 通报批评

C. 吊销《医疗机构执业许可证》　　D. 给予警告

E. 暂停执业活动

【答案】 C

第四单元　艾滋病防治条例

一、概述

（一）艾滋病防治原则

艾滋病防治工作坚持预防为主、防治结合的方针，建立政府组织领导、部门各负其责、全社会共同参与的机制，加强宣传教育，采取行为干预和关怀救助等措施，实行综合防治。

（二）不歧视规定

任何单位和个人不得歧视艾滋病病毒感染者、艾滋病患者及其家属。艾滋病病毒感染者、艾滋病患者及其家属享有的婚姻、就业、就医、入学等合法权益受法律保护。

二、预防与控制（2016 年考点，★）

（一）艾滋病监测

国家建立健全艾滋病监测网络。

（二）自愿咨询和自愿检测制度

国家实行艾滋病自愿咨询和自愿检测制度。县级以上地方人民政府卫生主管部门指定的医疗卫生机构，为自愿接受艾滋病咨询、检测的人员免费提供咨询和初筛检测。

（三）艾滋病患者的义务

艾滋病病毒感染者和艾滋病患者应当履行下列义务：

① 接受疾病预防控制机构或者出入境检验检疫机构的流行病学调查和指导。

② 将感染或者发病的事实及时告知与其有性关系者。

③ 就医时，将感染或者发病的事实如实告知接诊医生。

④ 采取必要的防护措施，防止感染他人。

艾滋病感染者和艾滋病患者不得以任何方式故意传播艾滋病。

（四）艾滋病患者隐私权保护

未经本人或者其监护人同意，任何单位或者个人不得公开艾滋病病毒感染者、艾滋病患者及其家属的姓名、住址、工作单位、肖像、病史资料以及其他可能推断出其具体身份的信息。

（五）采集或使用人体血液、血浆、组织的管理

采集或者使用人体组织、器官、细胞、骨髓等的，应当进行艾滋病检测；未经艾滋病检测或者艾滋病检测阳性的，不得采集或者使用。但是，用于艾滋病防治科研、教学的除外。

三、治疗与救助

《艾滋病防治条例》规定，医疗卫生机构在艾滋病治疗和救助中的责任是：

1. 提供艾滋病防治咨询、诊断和治疗服务　医疗机构应当为艾滋病病毒感染者和艾滋病患者提供防治咨询、诊断和治疗服务，不得推诿或者拒绝对其治疗。

2. 将感染或者发病的事实告知本人　对确诊的艾滋病病毒感染者和艾滋病患者，医疗卫生机构的工作人员应当将其感染或者发病的事实告知本人；本人为无行为能力人或者限制行为能力人的，应当告知其监护人。

3. 实施预防艾滋病母婴传播技术指导方案　医疗卫生机构应当按照国务院卫生主管部门制定的预防艾滋病母婴传播技术指导方案的规定，对孕产妇提供艾滋病防治咨询和检测，对感染艾滋病病毒的孕产妇及其婴儿，提供预防艾滋病母婴传播的咨询、产前指导、阻断、治疗、产后访视、婴儿随访和检测等服务。

4. 防止发生艾滋病医院感染和医源性交叉感染　医疗机构应严格执行操作规程，防止发生艾滋病医院感染或医源性感染。

命题趋势 治疗与救助相关知识点考试多以 A1、A2 型题为主。

金题直击

对感染艾滋病病毒的孕产妇无偿提供预防艾滋病母婴传播的服务是

A. 无偿用血　　B. 家庭接生
C. 终止妊娠　　D. 产前指导
E. 基因诊断

【答案】 D

【解析】 医疗卫生机构应当按照国务院卫生主管部门制定的预防艾滋病母婴传播技术指导方案的规定，对孕产妇提供艾滋病防治咨询和检测，对感染艾滋病病毒的孕产妇及其婴儿，提供预防艾滋病母婴传播的咨询、产前指导、阻断、治疗、产后访视、婴儿随访和检测等服务。

四、法律责任

医疗卫生机构未按规定履行职责，有下列情形之一的，由县级以上人民政府卫生主管部门责令限期改正，通报批评，给予警告；造成艾滋病传播、流行或者其他严重后果的，对负有责任的主管人员和其他直接责任人员依法给予降级、撤职、开除的处分，并可以依法吊销有关机构或者责任人员的执业许可证件；构成犯罪的，依法追究刑事责任。

① 未履行艾滋病监测职责的。

② 未按照规定免费提供咨询和初筛检测的。

③ 对临时应急采集的血液未进行艾滋病检测，对临床用血艾滋病检测结果未进行核查，或者将艾滋病检测阳性的血液用于临床的。

④ 未遵守标准防护原则，或者未执行操作规程和消毒管理制度，发生艾滋病医院感染或者医源性感染的。

⑤ 未采取有效的卫生防护措施和医疗保健措施的。

⑥ 推诿、拒绝治疗艾滋病病毒感染者或者艾滋病患者的其他疾病，或对艾滋病病毒感染者、艾滋病患者未提供咨询、诊断和治疗服务的。

⑦ 未对艾滋病病毒感染者或者艾滋病患者进行医学随访的。

⑧ 未按照规定对感染艾滋病病毒的孕产妇及其婴儿提供预防艾滋病母婴传播技术指导的。

第五单元 母婴保健法及其实施办法

一、概述

（一）母婴保健工作方针

母婴保健工作以保健为中心，以保障生殖健康为目的，实行保健和临床相结合，面向群体、面向基层和预防为主的方针。

（二）母婴保健技术服务事项

① 有关母婴保健的科普宣传、教育和咨询。
② 婚前医学检查。
③ 产前诊断和遗传病诊断。
④ 助产技术。
⑤ 实施医学上需要的节育手术。
⑥ 新生儿疾病筛查。
⑦ 有关生育、节育、不育的其他生殖保健服务。

二、婚前保健（2013 年、2018 年考点，★★）

（一）婚前保健的内容

婚前卫生指导	关于性卫生知识、生育知识和遗传病知识的教育
婚前卫生咨询	对有关婚配、生育保健等问题提供医学意见
婚前医学检查	对准备结婚的男女双方可能患影响结婚和生育的疾病进行医学检查

（二）婚前医学检查意见

婚前医学检查包括对下列疾病的检查：
① 严重遗传性疾病。
② 指定传染病 艾滋病、淋病、梅毒、麻风病。
③ 有关精神病 指精神分裂症、躁狂抑郁型精神病及其他重型精神病。

经婚前医学检查，医疗保健机构应当出具婚前医学检查证明。经婚前医学检查，对患指定传染病在传染期内或者有关精神病在发病期内的，医师应当提出医学意见；准备结婚的男女双方应当暂缓结婚。对诊断患有医学上认为不宜生育的严重遗传性疾病的，医师应当向男女双方说明情况，提出医学意见；经男女双方同意，采取长效避孕措施或施行结扎手术后不能生育的，可以结婚；《中华人民共和国婚姻法》规定禁止结婚的除外。

命题趋势 母婴保健法相关知识点考试多以 A1、A2 型题为主。

金题直击

1. 按照《中华人民共和国母婴保健法》规定，属于婚前医学检查的疾病有
A. 严重传染病　B. 法定传染病　C. 指定传染病
D. 重型精神病　E. 肿瘤

【答案】C

【解析】根据《中华人民共和国母婴保健法》的规定，婚前医学检查主要对以下疾病的检查：①严重的遗传性疾病；②指定传染病，是指艾滋病、淋病、梅毒、麻风病等传染病；③有关精神病，是指精神分裂症、狂躁抑郁型精神病以及其他重型精神病。

2. 按照《中华人民共和国母婴保健法》规定，婚前医学检查的疾病不包括
A. 梅毒　B. 淋病　C. 肺结核
D. 麻风病　E. 唐氏综合征

【答案】C

【解析】婚前医学检查：严重遗传病、有关精神病、指定传染病（艾滋病、麻风、梅毒、淋病）。

三、孕产期保健（2017 年考点，★）

（一）孕产期保健的内容

母婴保健指导	对孕育健康后代、严重遗传病和碘缺乏病等的病因、治疗和预防提供医学意见
孕妇、产妇保健	为孕产妇提供卫生、营养、心理等方面的咨询和指导以及产前检查等医疗保健服务
胎儿保健	为胎儿生长发育进行监护，提供咨询和医学指导
新生儿保健	为新生儿生长发育、哺乳和护理提供医疗保健服务

（二）医学指导

对患严重疾病或者接触致畸物质，妊娠可能危及孕妇生命安全或者可能严重影响孕妇健康和胎儿正常发育的，医疗保健机构应当予以医学指导。

（三）终止妊娠

经产前诊断，有下列情形之一的，医师应当向夫妻双方说明情况，并提出终止妊娠的医学意见。

① 胎儿患**严重遗传性疾病**的。

② 胎儿有**严重缺陷**的。

③ 因患严重疾病，继续妊娠可能危及孕妇生命安全或者严重危害孕妇健康的。

依照《中华人民共和国母婴保健法》（以下简称《母婴保健法》）规定施行终止妊娠或者结扎手术，应当经本人同意，并签署意见。本人无行为能力的，应当经其监护人同意，并签署意见。依照本法规定施行终止妊娠或者结扎手术的，接受**免费服务**。

（四）新生儿出生医学证明

医疗保健机构和从事家庭接生的人员按照国务院卫生行政部门的规定，出具统一制发的新生儿出生医学证明。

（五）产妇、婴儿及新生儿出生缺陷报告

医疗保健机构和从事家庭接生的人员，对有产妇和婴儿死亡以及新生儿出生缺陷情况的，应当向**卫生行政部门**报告。

命题趋势 孕产期保健相关知识点考试多以 A1、A2 型题为主。

金题直击

《母婴保健法》规定，对于依法接受终止妊娠或者结扎手术的，应当给予

A. 有偿服务　　B. 免费服务

C. 酌情收费服务　　D. 酌情减半收费服务

E. 酌情免费服务

【答案】B

【解析】《母婴保健法》规定施行终止妊娠或者结扎手术，应当经本人同意，并签署意见。本人无行为能力的，应当经其监护人同意，并签署意见。依照本法规定施行终止妊娠或者结扎手术的，接受免费服务。

四、技术鉴定

鉴定机构	县级以上地方人民政府可以设立医学技术鉴定组织，负责对婚前医学检查、遗传病诊断和产前诊断结果有异议的进行医学技术鉴定
鉴定人员	从事医学技术鉴定的人员，必须具有临床经验和医学遗传学知识，并具有主治医师以上的专业技术职务。医学技术鉴定组织的组成人员，由卫生行政部门提名，同级人民政府聘任
回避制度	医学技术鉴定实行回避制度。凡与当事人有利害关系，可能影响公正鉴定的人员，应当回避

五、行政管理（母婴保健专项技术许可）（2012 年、2015 年、2019 年考点，★★★）

（一）医疗保健机构的许可

医疗保健机构依照规定开展婚前医学检查、遗传病诊断、产前诊断以及施行结扎手术和终止妊娠手术的，必须符合国务院卫生行政部门规定的条件和技术标准，并经**县级以上地方人民政府卫生行政部门许可**。

（二）保健工作人员的许可

考核部门	项目
省、自治区、直辖市人民政府卫生行政部门	从事遗传病诊断的人员 从事产前诊断的人员
县级以上地方人民政府卫生行政部门	从事婚前医学检查的人员 从事施行结扎手术的人员 从事终止妊娠手术的人员 从事家庭接生的人员

命题趋势 行政管理相关知识点考试多以 A1、A2 型题为主。

金题直击

1. 必须经过省级人民政府卫生行政部门考核并取得相应合格证书的母婴保健工作人员是

A. 从事产前诊断的人员　　B. 从事家庭接生的人员
C. 从事施行结扎手术的人员　　D. 从事终止妊娠手术的人员
E. 从事婚前医学检查的人员

【答案】A

【解析】产前诊断的标准是由国务院卫健委制定的标准；医疗机构需要开展产前诊断，必须有县卫生行政部门许可；从事产前诊断医务人员必须由省级卫生行政部门批准。

2. 某县医院妇产科医师欲开展结扎手术业务，按照规定参加了相关培训。培训结束后，有关单位负责对其进行了考核并颁发给相应的合格证书。该有关单位是指

A. 地方医师协会　　B. 地方卫生行政部门
C. 卫健委　　D. 地方医学会
E. 所在医疗保健机构

【答案】B

【解析】从事婚前医学检查、施行结扎手术和终止妊娠手术的人员以及从事家庭接生的人员，必须经过县级以上地方人民政府卫生行政部门的考核，并取得相应的合格证书。

3. 医务人员必须经过县级卫生计生行政部门考核并取得相应合格证书方可从事的母婴保健服务项目是

A. 结扎手术　　B. 家庭接生
C. 产前诊断　　D. 婚前医学检查
E. 终止妊娠手术

【答案】B

【解析】从事婚前医学检查、施行结扎手术和终止妊娠手术的人员以及从事家庭接生的人员，必须经过县级以上地方人民政府卫生行政部门的考核，并取得相应的合格证书。

六、法律责任（2017 年考点，★）

擅自从事婚前医学检查、遗传病诊断、产前诊断、终止妊娠手术、医学技术鉴定、出具有关医学证明	卫生行政部门给予警告，责令停止违法行为，没收违法所得 违法所得 5000 元以上的，并处违法所得 3 倍以上 5 倍以下的罚款 没有违法所得或者违法所得不足 5000 元的，并处 5000 元以上 2 万元以下的罚款
出具虚假医学证明	依法给予行政处分
	有下列情形之一的，由原发证部门撤销相应的母婴保健技术执业资格或者医师执业证书： 因延误诊治，造成严重后果的 给当事人身心健康造成严重后果的 造成其他严重后果的
胎儿性别鉴定	卫生行政部门给予警告，责令停止违法行为 对医疗、保健机构直接负责的主管人员和其他直接责任人员，依法给予行政处分 进行胎儿性别鉴定两次以上的或者以营利为目的的，并由原发证机关撤销相应的母婴保健技术执业资格或者医师执业证书

命题趋势 法律责任相关知识点考试多以 A1、A2 型题为主。

金题直击

某女怀孕后，非常想知道胎儿的性别，遂请好友某妇产科医师为其做胎儿性别鉴定。该医师碍于情面实施了胎儿性别鉴定。根据《母婴保健法》的规定，当地卫生计生行政部门应对该医师作出的处理是

A. 处以罚款

B. 给予行政处分

C. 扣发年度奖金

D. 调离工作岗位

E. 离岗接受培训

【答案】B

【解析】违反规定进行胎儿性别鉴定的，由卫生行政部门给予警告，责令停止违法行为；对医疗、保健机构直接负责的主管人员和其他直接责任人员，依法给予行政处分。

第六单元　献血法

一、无偿献血制度

为保证医疗临床用血需要和安全，保障献血者和用血者身体健康，发扬人道主义精神，促进社会主义物质文明和精神文明建设，制定《中华人民共和国献血法》。国家实行**无偿献血**制度。国家提倡十八周岁至五十五周岁的健康公民**自愿献血**。

二、医疗机构的职责（2016 年、2017 年、2019 年考点，★★★）

（一）医疗机构用血管理

① 医疗机构临床用血应当制订用血计划，遵循**合理、科学**的原则，不得浪费和滥用血液。

② 医疗机构应当积极推行按血液成分针对医疗实际需要输血。

③ 国家鼓励临床用血新技术的研究和推广。

④ 国家实行无偿献血制度。国家提倡**十八周岁至五十五周岁**的健康公民自愿献血。无偿献血的血液**必须用于临床，不得买卖**。

（二）医疗机构用血要求

① 临床用血的包装、储存、运输，必须符合国家规定的卫生标准和要求。

② 医疗机构对临床用血必须进行核查，不得将不符合国家规定标准的血液用于临床。

③ 为保障公民临床急救用血的需要，国家提倡并指导择期手术的患者**自身储血**，动员家庭、亲友、所在单位以及社会互助献血。

④ 为保证应急用血，医疗机构可以临时采集血液，但应当依照规定，确保采血用血安全。

⑤ 公民临床用血时只交付用于血液的**采集、储存、分离、检验**等费用。

⑥ 无偿献血者临床需要用血时，**免交**前款规定的费用。无偿献血者的配偶和直系亲属临床需要用血时，可以**免交或者减交**前款规定的费用。

命题趋势 医疗机构的职责相关知识点考试多以 A1、A2 型题为主。

金题直击

为保障公民临床急救用血的需要，国家提倡并指导择期手术的患者

A. 率先献血　　　　B. 互助献血

C. 自愿献血　　　　D. 自身储血

E. 同型输血

【答案】D

【解析】为保障公民临床急救用血的需要，国家提倡并指导择期手术的患者自身储血。

三、血站的职责

（一）采血要求

血站对献血者必须免费进行必要的健康检查。身体状况不符合献血条件的，血站不得采集血液。血站对献血者每次采血量一般为 200mL，最多不得超过 400mL，**两次采集间隔不少于 6 个月**。严禁血站对献血者超量、频繁采血。血站采血必须严格遵守有关操作规章，采血必须由具有采血资格的医务人员进行，**一次性采血器材用后必须销毁**，确保献血者的身体健康。

（二）供血要求

血站应当根据国务院卫生行政部门制定的标准，保证血液质量。血站对采集的血液必须进行检测，**未经检测或者检测不合格的血液**，不得向医疗机构提供。

四、法律责任

① 血站对献血者每次采集血液量一般为 200mL，最多不得超过 400mL，两次采集间隔不少于 6 个月。血

站违反有关操作规程和制度采集血液，由县级以上地方人民政府卫生行政部门责令整改；给献血者健康造成损害的，应当依法赔偿，对直接负责的主管人员和其他直接责任人员，依法给予行政处分；构成犯罪的，依法追究刑事责任。

② 临床用血的包装、储存、运输，不符合国家规定的卫生标准和要求的，由县级以上地方人民政府卫生行政部门责令改正，给予警告，可以并处1万元以下的罚款。

③ 血站违反规定，向医疗机构提供不符合国家规定标准血液的，由县级以上人民政府卫生行政部门责令改正；情节严重，造成经血液途径传播的疾病传播或者有传播严重危险的，限期整顿，对直接负责的主管人员和其他直接责任人员，依法给予行政处分；构成犯罪的，依法追究刑事责任。

④ 血站出售无偿献血的血液的，由县级以上地方人民政府卫生行政部门予以取缔，没收违法所得，可以并处10万元以下的罚款；构成犯罪的，依法追究刑事责任。

命题趋势 医疗机构的职责相关知识点考试多以A1、A2型题为主。

金题直击

《中华人民共和国献血法》规定，对献血者采集血液两次采集间隔期不少于

A. 7个月

B. 6个月

C. 5个月

D. 4个月

E. 3个月

【答案】B

【解析】血站对献血者每次采集血液量一般为200mL，最多不得超过400mL，两次采集间隔期不少于6个月。

第七单元　执业医师法

一、概述

（一）医师的定义

《中华人民共和国执业医师法》（简称《执业医师法》）由中华人民共和国第九届全国人民代表大会常务委员会第 3 次会议于 1998 年 6 月 26 日通过，自 1999 年 5 月 1 日起施行。医师是指依法取得执业医师资格或者执业助理医师资格，经注册在医疗、预防、保健机构中执业的专业医务人员。

（二）医师的基本要求及职责

《执业医师法》规定，医师的基本要求和职责是：应当具备良好的职业道德和医疗执业水平，发扬人道主义精神，履行防病治病、救死扶伤、保护人民健康的神圣职责。

二、考试和注册（2014 年考点，★★）

（一）参加医师资格考试的条件

1. 执业医师资格考试　具有下列条件之一者，可以参加执业医师资格考试：

条件
具有高等学校医学专业本科以上学历，在执业医师指导下，在医疗、预防、保健机构中试用期满 1 年的
取得执业助理医师执业证书后，具有高等学校医学专科学历，在医疗、预防、保健机构中工作满 2 年的
具有中等专业学校医学专业学历，在医疗、预防、保健机构中工作满 5 年的

2. 执业助理医师资格考试　具有高等学校医学专科学历或者中等专业学校医学专业学历，在执业医师指导下，在医疗、预防、保健机构中试用期满 1 年的，可以参加执业助理医师资格考试。

命题趋势　执业医师法相关知识点考试多以 A1、A2 型题为主。

金题直击

A. 3 年　　B. 5 年
C. 1 年　　D. 4 年
E. 2 年

1. 取得执业助理医师执业证书后，具有高等学校医学专科学历的，可以在医疗、预防、保健机构中工作满一定年限后报考执业医师资格考试，该年限是

2. 具有高等学校医学专业本科学历，报考执业医师资格考试的，需要在医疗、预防、保健机构中工作满一定年限，该年限是

【答案】E、C

【解析】此题为记忆性考点。

（二）执业注册

国家实行医师执业注册制度。取得医师资格的，可以向所在地县级以上人民政府卫生行政部门申请注册。根据《医师执业注册暂行办法》，拟在医疗、保健机构中执业的人员，应当向批准该机构执业的卫生行政部门申请注册；拟在预防机构执业的人员，应当向该机构的同级卫生行政部门申请注册；拟在机关、企业和事业单位的医疗机构中执业的人员，应当向核发该机构《医疗机构执业许可证》的卫生行政部门申请。

（三）准予注册、不予注册、注销注册、变更注册、重新注册的情形（2013 年、2015 年、2016 年、2018 年考点，★★★）

1. 准予注册　准予注册指卫生行政部门对考试合格、取得医师资格者，经审批同意并发给执业医师证书的过程。所在地县级以上卫生行政部门在收到注册申请后，应在 30 日内作出予以注册或不予以注册的决定。注意，虽然考试合格但若不注册就行医执业，按规定仍属于违法。

申请医师执业注册，应当提交下列材料：

① 医师执业注册申请审核表。

② 两寸免冠正面半身照片两张。

③《医师资格证书》。

④ 注册主管部门指定的医疗机构出具的申请人 6 个月内的健康体检表。

⑤ 申请人身份证明。

⑥ 医疗、预防、保健机构的拟聘用证明。

⑦ 省级以上卫生行政部门规定的其他材料。

获得执业医师资格或执业助理医师资格后 **2 年内**未注册者，申请注册时，还应提交在省级以上卫生行政部门指定的机构**接受 6 个月的培训**，并经考核合格的证明。

《执业医师法》规定，受理申请的卫生行政部门应当自收到申请之日起 30 日内，对申请人提交的申请材料进行审核，除有《执业医师法》规定的不予注册情形外，准予注册，并发给由国务院卫生行政部门统一印制的医师执业证书。

2. 不予注册的情形

① 不具有完全民事行为能力者。

② 因受刑事处罚，自刑罚执行完毕之日起至申请注册之日止尚不满 2 年者。

③ 受吊销执业医师证书行政处罚的，自处罚决定之日起至申请注册之日止不满 2 年者。

④ 因医师定期考核不合格被注销注册不满 1 年者。

⑤ 其他由国务院卫生行政部门规定的不宜者。

3. 注销注册的情形

① 死亡或宣告失踪者。

② 受刑罚的。

③ 受吊销医师执业证书行政处罚的。

④ 考核不合格被暂停 3 ～ 6 个月执业活动，期满再考仍不合格的。

⑤ **中止医师执业活动满 2 年的**。

⑥ 国务院卫生行政部门规定的其他情形。

申请**个体行医**的执业医师，须经注册后在医疗、预防、保健机构中**执业满 5 年**，并按照国家有关规定办理审批手续；**未经批准，不得行医**。县级以上地方人民政府卫生行政部门对个体行医的医师，应当按照国务院卫生行政部门的规定，经常监督检查，凡发现有《执业医师法》规定的注销注册情形的，应当及时注销注册，收回医师执业证书。

4. 变更注册 医师变更执业地点、类别、范围，需要到卫生行政部门办理变更手续。根据《医师执业注册暂行办法》规定：变更注册，应当提交医师变更执业注册申请审核表、**《医师资格证书》《医师执业证书》**以及省级以上卫生行政部门规定提交的其他材料。但经医疗、预防、保健机构批准的卫生支农、会诊、进修、学术交流、承担政府交办的任务和卫生行政部门批准的义诊等除外。

① **医师申请变更执业注册事项属于原注册主管部门管辖的**，申请人应到原注册主管部门申请变更手续。

② **医师申请变更执业注册事项不属于原注册主管部门管辖的**，申请人应当先到原注册主管部门申请办理变更注册事项和医师执业证书编码，然后到拟执业地点注册主管部门申请办理变更执业注册手续。

注册主管部门应当自收到变更注册申请之日起 **30 日内**办理变更注册手续。对因不符合变更注册条件不予变更的，应当自收到变更注册申请之日起 30 日内书面通知申请人，并说明理由。申请人如有异议的，可以依法申请行政复议或者向人民法院提起诉讼。

医师在办理变更注册手续过程中，在《医师执业证书》原注册事项已被变更，未完成新的变更事项许可前，不得从事执业活动。

5. 重新注册 中止医师执业活动 **2 年以上**以及不予注册的情形消失的，申请重新执业，应当依法重新注册。《医师执业注册暂行办法》规定，重新申请注册的人员，应当首先到县级以上卫生行政部门指定的医疗、预防、保健机构或组织，**接受 6 个月的培训，并经考核合格，方可依照有关规定重新申请执业注册**。

（四）对不予注册、注销注册持有异议的法律救济

被卫生行政机关注销注册者，对注销注册有异议的，也可自收到通知之日起 15 日内，**依法申请行政复议或者向人民法院提起行政诉讼**。

申请人对受理申请的卫生行政部门以不符合条件不予注册的决定有异议的，可以自收到通知之日起 15 日内，依法申请**行政复议**或者向人民法院提起**行政诉讼**。

命题趋势 考试和注册相关知识点考试多以A1、A2型题为主。

金题直击

1. 受理执业医师注册申请的卫生行政部门，对于应当准予注册的，应当在收到申请之日起多少日内准予注册

A. 7日内　　B. 10日内

C. 15日内　　D. 30日内

E. 60日内

【答案】D

【解析】申请注册后，卫生行政部门30天内给予审核办理。如果不予注册，个人可15天内申请行政复议。

2.《医师考核管理办法》规定，对考核不合格的医师，卫生行政部门可以

A. 吊销其医师执业证书

B. 责令其暂停执业活动3个月至6个月，并接受培训和继续教育

C. 降低其执业等级

D. 变更其工作岗位

E. 给予行政或纪律处分

【答案】B

【解析】医师的考核：考核不合格，立即暂停执业3～6个月，接受培训，再次考核。如果再不合格，吊销执业医师证书。

3. 医师王某，2006年5月前在某县医院内科工作，后借调到县团委工作，2008年6月回县医院工作。王某应经所在地的县级以上卫生行政部门委托的机构或组织考核合格后，并依法申请办理

A. 准予注册手续　　B. 中止注册手续

C. 注销注册手续　　D. 变更注册手续

E. 重新注册手续

【答案】E

【解析】中断执业超过2年，需要重新注册。

三、执业规则（2014年考点，★）

（一）医师在执业活动中的权利和义务

1. 医师在执业活动中享有的权利

① 在注册的执业范围内，进行医学诊查、疾病调查、医学处置、出具相应的医学证明文件，选择合理的医疗、预防、保健方案。

② 按照国务院卫生行政部门规定的标准，获得与本人执业活动相当的医疗设备基本条件。

③ 从事医学研究、学术交流，参加专业学术团体。

④ 参加专业培训，接受继续医学教育。

⑤ 在执业活动中，人格尊严、人身安全不受侵犯。

⑥ 获取工资报酬和津贴，享受国家规定的福利待遇。

⑦ 对所在机构的医疗、预防、保健工作和卫生行政部门的工作提出意见和建议，依法参与所在机构的民主管理。

2. 医师在执业活动中应履行的义务

① 遵守法律、法规，遵守技术操作规范。

② 树立敬业精神，遵守职业道德，履行医师职责，尽职尽责为患者服务。

③ 关心、爱护、尊重患者，保护患者的隐私。

④ 努力钻研业务，更新知识，提高专业技术水平。

⑤ 宣传卫生保健知识，对患者进行健康教育。

（二）医师执业要求

① 医师实施医疗、预防、保健措施，签署有关医学证明文件，必须亲自诊查、调查，并按照规定及时填

写医学文书，不得隐匿、伪造或者销毁医学文书及有关资料。医师不得出具与自己执业范围无关或者与执业类别不相符的医学证明文件。

② 对急危患者，医师应当采取紧急措施进行诊治，不得拒绝急救处置。

③ 医师应当使用经国家有关部门批准使用的药品、消毒药剂和医疗器械。除正当诊断治疗外，不得使用麻醉药品、医疗用毒性药品、精神药品和放射性药品。

④ 医师应当如实向患者或者其家属介绍病情，但应注意避免对患者产生不利后果。医师进行实验性临床医疗，应当经医院批准并征得患者本人或者其家属同意。

⑤ 医师不得利用职务之便，索取、非法收受患者财物或者牟取其他不正当利益。

⑥ 遇有自然灾害、传染病流行、突发重大伤亡事故及其他严重威胁人民生命健康的紧急情况时，医师应当服从县级以上人民政府卫生行政部门的调遣。

⑦ 医师发生医疗事故或者发现传染病疫情时，应当按照有关规定及时向所在机构或者卫生行政部门报告。医师发现患者涉嫌伤害事件或者非正常死亡时，应当按照有关规定向有关部门报告。

（三）执业助理医师的执业范围及要求

执业助理医师应当在执业医师的指导下，在医疗、预防、保健机构中按照其执业类别执业。在乡、民族乡、镇的医疗、预防、保健机构中工作的执业助理医师，可以根据医疗诊治的情况和需要，独立从事一般的执业活动。

命题趋势 执业规则相关知识点考试多以 A1、A2 型题为主。

金题直击

王某经执业医师考试合格并进行注册后，开办了一家牙科诊所，同时因为其对妇产科知识和操作较为熟悉，所以平时也会诊治一些妇科和产科的患者，其进行的妇产科诊疗活动属于

A. 法律允许的行为

B. 医师执业规定所允许的行为

C. 只要不发生差错，法律即允许

D. 超出执业范围的违法行为

E. 只要是患者自愿，就是法律允许的行为

【答案】D

【解析】《执业医师法》第十四条：医师经注册后，可以在医疗、预防、保健机构中按照注册的执业地点、执业类别、执业范围执业，从事相应的医疗、预防、保健业务。该医生超出了她的执业范围。

四、考核和培训

（一）医师考核内容

受县级以上人民政府卫生行政部门委托的机构或者组织应当按照医师执业标准，对医师的业务水平、工作成绩和职业道德状况进行定期考核。

（二）医师考核不合格的处理

对考核不合格的医师，县级以上人民政府卫生行政部门可以责令其暂停执业活动 3 ～ 6 个月，并接受培训和继续医学教育。

（三）表彰与奖励

县级以上人民政府卫生行政部门对下列情形之一的优秀医师应予以表彰和奖励：

① 医德高尚，事迹突出的。

② 对医学专业技术有重大突破，作出显著贡献的。

③ 遇有自然灾害、传染病流行、突发重大伤亡等紧急严重威胁人民群众生命健康时，救死扶伤、抢救诊疗表现突出的。

④ 长期在边远贫困地区、少数民族地区条件艰苦的基层单位努力工作的。

⑤ 国务院卫生行政部门规定的其他情形。

命题趋势 考核和培训相关知识点考试多以 A1、A2 型题为主。

金题直击

《执业医师法》规定，医师因考核不合格者被责令暂停执业活动3～6个月，并接受培训和继续医学教育，期满后仍然不合格者，由县级以上卫生行政部门对其

A. 变更注册　　B. 不予注册
C. 重新注册　　D. 注销注册
E. 暂缓注册
【答案】D
【解析】对考核不合格的医师，县级以上人民政府卫生行政部门可以责令其暂停执业活动3个月至6个月，并接受培训和继续医学教育。暂停执业活动期满，再次进行考核，对考核合格的，允许其继续执业；对考核不合格的，由县级以上人民政府卫生行政部门注销注册，收回医师执业证书。

五、法律责任（2017年考点，★）

（一）以不正当手段取得医师执业证书的法律责任

以不正当手段取得医师执业证书的，由发给证书的卫生行政部门予以吊销；对负有直接责任的主管人员和其他直接责任人员，依法给予行政处分。

（二）医师在执业活动中存在违法行为的法律责任

医师在执业活动中，有下列行为之一的，由县级以上地方人民政府卫生行政部门给予警告或者责令暂停6个月以上1年以下执业活动；情节严重的，吊销其执业证书；构成犯罪的，依法追究刑事责任。

① 违反卫生行政规章制度或技术操作规范，造成严重后果的。

② 由于不负责任延误急危患者的抢救和诊治，造成严重后果的。

③ 造成医疗责任事故的。

④ 未经亲自诊查、调查，签署诊断、治疗、流行病学等证明文件或有关出生、死亡等证明文件的。

⑤ 隐匿、伪造或者擅自销毁医学文书及有关资料的。

⑥ 使用未经批准使用的药品、消毒药剂和医疗器械的。

⑦ 不按照规定使用麻醉药品、医疗用毒性药品、精神药品和放射性药品的。

⑧ 未经患者或其家属同意，对患者进行实验性临床医疗的。

⑨ 泄露患者隐私，造成严重后果的。

⑩ 利用职务之便，索取、非法收受患者财物或牟取其他不正当利益的。

⑪ 发生自然灾害、传染病流行、突发重大伤亡事故以及其他严重威胁人民生命健康的紧急情况时，不服从卫生行政部门调遣的。

⑫ 发生医疗事故或者发现传染病疫情，患者涉嫌伤害事件或者非正常死亡，不按照规定报告的。

（三）擅自开办医疗机构或者非法行医的法律责任

未经批准擅自开办医疗机构行医或者非医师行医的，由县级以上人民政府卫生行政部门予以取缔，没收其违法所得及其药品、器械，并处10万元以下的罚款；对医师吊销其执业证书；给患者造成损害的，依法承担赔偿责任；构成犯罪的，依法追究刑事责任。

命题趋势　法律责任相关知识点考试多以A1、A2型题为主。

金题直击

卫生计生行政部门可以责令发生医疗事故的医务人员暂停执业活动的期限是
A. 1个月以上3个月以下　　B. 6个月以上1年以下
C. 1年以上3年以下　　D. 3个月以上6个月以下
E. 1年以上18个月以下
【答案】B
【解析】医师在执业活动中发生医疗事故，由县级以上地方人民政府卫生行政部门给予警告或者责令暂停6个月以上1年以下执业活动；情节严重的，吊销其执业证书；构成犯罪的，依法追究刑事责任。

第八单元　侵权责任法（医疗损害责任）

一、概述（2012 年、2014 年、2019 年考点，★★★）

（一）医疗损害责任的赔偿主体

患者在诊疗活动中受到损害，医疗机构及其医务人员有过错的，由医疗机构承担赔偿责任。

（二）推定医疗机构有过错的情形

① 违反法律、行政法规、规章以及其他有关诊疗规范的规定。

② 隐匿或者拒绝提供与纠纷有关的病历资料。

③ 伪造、篡改或者销毁病历资料。

（三）医疗机构不承担赔偿责任的情形

患者有损害，但因下列情形之一的，医疗机构不承担赔偿责任：

① 患者或者其近亲属不配合医疗机构进行符合诊疗规范的诊疗。

② 医务人员在抢救生命垂危的患者等紧急情况下已经尽到合理诊疗义务。

③ 限于当时的医疗水平难以诊疗。

二、医疗机构承担赔偿责任的情形

① 医务人员在诊疗活动中未尽到说明义务，造成患者损害的。

② 医务人员在诊疗活动中未尽到与当时的医疗水平相应的诊疗义务，造成患者损害的。

③ 医疗机构及其医务人员泄露患者隐私或者未经患者同意公开其病历资料，造成患者损害的。

命题趋势 医疗机构承担赔偿责任的情形相关知识点考试多以 A1、A2 型题为主。

金题直击

女，36 岁。因患子宫肌瘤在县医院接受手术治疗，术后患者因对手术效果不满意诉至法院。法院经审理认为医院存在《侵权责任法》规定的过错推定情形，判决医院败诉。该推定情形是

A. 未尽到说明义务

B. 未尽到与当时医疗水平相应的诊疗义务

C. 伪造病历资料

D. 泄露患者隐私

E. 限于当时的医疗水平难以治疗

【答案】B

【解析】此题为记忆性考点。

三、紧急情况医疗措施的实施

因抢救生命垂危的患者等紧急情况，不能取得患者或者其近亲属意见的，经医疗机构负责人或者授权的负责人批准，可以立即实施相应的医疗措施。

四、病历资料（2012 年、2014 年、2016 年、2018 年考点，★★★）

（一）填写与保管

医疗机构及其医务人员应当按照规定填写并妥善保管住院志、医嘱单、检验报告、手术及麻醉记录、病理资料、护理记录、医疗费用等病历资料。

（二）查阅与复制

患者要求查阅医嘱单、检验报告、手术及麻醉记录、病理资料、护理记录、医疗费用等复制规定的病历资料的，医疗机构应当提供。

命题趋势 病历资料相关知识点考试多以 A1、A2 型题为主。

金题直击

男，70 岁。因腹主动脉瘤在某市级医院接受手术治疗，术中发生大出血，经抢救无效死亡。其子女要求复印患者在该医院的全部病历资料，而院方只同意复印其中一部分。根据《医疗事故处理条例》规定，其子女有权复印的病历资料是

A. 疑难病例讨论记录

B. 上级医师查房记录

C. 死亡病例讨论记录

D. 会诊意见

E. 手术及麻醉记录单

【答案】E

【解析】《医疗事故处理条例》规定，医嘱单、检验报告、手术及麻醉记录、病理资料、护理记录、医疗费用等病历资料需要复印时，医疗机构应当提供。

五、对医疗行为的限制

医疗机构及其医务人员不得违反诊疗规范实施不必要的检查。

六、医疗机构及其医务人员权益保护

医疗机构及其医务人员的合法权益受法律保护。干扰医疗秩序，妨害医务人员工作、生活的，应当依法承担法律责任。

第九单元 精神卫生法

一、概述

（一）方针、原则和管理机制

精神卫生工作实行预防为主的方针，坚持预防、治疗和康复相结合的原则。精神卫生工作实行政府组织领导、部门各负其责、家庭和单位尽力尽责、全社会共同参与的综合管理机制。

（二）精神障碍患者合法权益保护

① 精神障碍患者的人格尊严、人身和财产安全不受侵犯。

② 精神障碍患者的教育、劳动、医疗以及从国家和社会获得物质帮助等方面的合法权益受法律保护。

③ 有关单位和个人应当对精神障碍患者的姓名、肖像、住址、工作单位、病历资料以及其他可能推断出其身份的信息予以保密；但是，依法履行职责需要公开的除外。

二、医务人员对就诊者的心理健康指导

医务人员开展疾病诊疗服务，应当按照诊断标准和治疗规范的要求，对就诊者进行心理健康指导；发现就诊者可能患有精神障碍的，应当建议其到符合本法规定的医疗机构就诊。

三、精神障碍的诊断和治疗（2014 年、2016 年、2018 年、2019 年考点，★★★）

（一）开展精神障碍诊断、治疗活动应当具备的条件

① 有与从事精神障碍诊断、治疗相适应的精神科执业医师、护士。

② 有开展精神障碍诊断、治疗所需的设施和设备。

③ 有完善的精神障碍诊断、治疗管理制度和质量监控制度。

（二）精神障碍诊断和治疗的原则

应当遵循维护患者合法权益、尊重患者人格尊严的原则，保障患者在现有条件下获得良好的精神卫生服务。

（三）精神障碍的诊断

精神障碍的诊断应当以精神健康状况为依据。除法律另有规定外，不得违背本人意志进行确定其是否患有精神障碍的医学检查。精神障碍的诊断应当由精神科执业医师作出。

（四）精神障碍的住院治疗

应实行自愿原则。有下列情形之一的，应当住院治疗：

① 已经发生伤害自身的行为，或者有伤害自身危险的。

② 已经发生危害他人安全的行为，或者有危害他人安全危险的。

住院治疗需经监护人同意；监护人不同意的，医疗机构不得对患者实施住院治疗。

（五）再次诊断和医学鉴定

精神障碍患者已经发生危害他人安全的行为，或者有危害他人安全的危险情形的，患者或者其监护人对需要住院治疗的诊断结论有异议，不同意对患者实施住院治疗的，可以要求再次诊断和鉴定。患者或者其监护人依照规定要求再次诊断的，应当自收到诊断结论之日起 3 日内向原医疗机构或者其他具有合法资质的医疗机构提出。承担再次诊断的医疗机构应当在接到再次诊断要求后指派 2 名初次诊断医师以外的精神科执业医师进行再次诊断，并及时出具再次诊断结论。患者或者其监护人对再次诊断结论有异议的，可以自主委托依法取得执业资质的鉴定机构进行精神障碍医学鉴定；医疗机构应当公示经公告的鉴定机构名单和联系方式。

（六）医疗机构及其医务人员的告知义务

医疗机构及其医务人员应当将精神障碍患者在诊断、治疗过程中享有的权利，告知患者或者其监护人。

（七）保护性医疗措施的实施

精神障碍患者在医疗机构内发生或者将要发生伤害自身、危害他人安全、扰乱医疗秩序的行为，医疗机构及其医务人员在没有其他可替代措施的情况下，可以实施约束、隔离等保护性医疗措施。实施保护性医疗措施应当遵循诊断标准和治疗规范，并在实施后告知患者的监护人。禁止利用约束、隔离等保护性医疗措施惩罚精神障碍患者。

（八）使用药物的要求

应当以诊断和治疗为目的，使用安全、有效的药物，不得为诊断或者治疗以外的目的使用药物。

（九）病历资料及保管

医疗机构及医务人员应在病历中如实记录精神障碍患者的病情、治疗措施、用药情况、实施约束、隔离措施等内容，并如实告知患者或其监护人。患者及监护人可以查阅、复制病历资料；患者查阅、复制病历资料可能对其治疗产生不利影响的除外。病历资料保存期限**不得少于 30 年**。

（十）心理治疗活动的开展

心理治疗活动应当在医疗机构内开展。专门从事心理治疗的人员不得从事精神障碍的诊断，不得为精神障碍患者开具处方或者提供外科治疗。

命题趋势 精神障碍的诊断和治疗相关知识点考试多以 A1、A2 型题为主。

金题直击

1. 对精神障碍患者实施住院治疗须经监护人同意的情形是

A. 医疗费用需要自理　　B. 没有办理住院手续能力
C. 发生伤害自身行为　　D. 患者家属提出医学鉴定要求
E. 没有危害他人安全危险

【答案】C

【解析】有下列情形之一的，应当住院治疗：①已经发生伤害自身的行为，或者有伤害自身危险的；②已经发生危害他人安全的行为，或者有危害他人安全危险的。住院治疗需经监护人同意；监护人不同意的，医疗机构不得对患者实施住院治疗。

2.《中华人民共和国精神卫生法》规定，承担精神障碍患者再次诊断的精神科执业医师人数是

A. 1 人　　B. 2 人
C. 3 人　　D. 4 人
E. 5 人

【答案】B

【解析】承担再次诊断的医疗机构应当在接到再次诊断要求后指派二名初次诊断医师以外的精神科执业医师进行再次诊断，并及时出具再次诊断结论。

四、精神障碍的康复

（一）医疗机构精神障碍康复技术指导

医疗机构应当为在家居住的严重精神障碍患者提供精神科基本药物维持治疗。

（二）对于严重的精神障碍患者建立健康档案

社区卫生服务机构、乡镇卫生院、村卫生室应当建立严重精神障碍患者的健康档案，对在家居住的严重精神障碍患者进行定期随访。

五、法规责任（2016 年考点，★）

（一）医疗机构擅自从事精神障碍诊断、治疗的法律责任

不符合本法规定条件的**医疗机构**擅自从事精神障碍诊断、治疗的，由县级以上人民政府卫生行政部门责令停止相关诊疗活动，给予警告，并处 5000 元以上 1 万元以下罚款，有违法所得的，没收违法所得。

对直接负责的主管人员和其他**直接责任人员**依法给予或者责令给予降低岗位等级或者撤职、开除的处分。

对有关**医务人员**，吊销其执业证书。

（二）医疗机构及其工作人员的法律责任

医疗机构及其工作人员有下列行为之一的，由县级以上人民政府卫生行政部门责令改正，给予警告；情节严重的，对直接负责的主管人员和其他直接责任人员依法给予或者责令给予降低岗位等级或者撤职、开除的处分，并可以责令有关医务人员暂停 1 个月以上 6 个月以下执业活动。

① 拒绝对送诊的疑似精神障碍患者作出诊断的。

② 对实施住院治疗的患者未及时进行检查评估或者未根据评估结果作出处理的。

（三）从事心理治疗人员的法律责任

有下列情形之一的，由县级以上人民政府卫生行政部门、工商行政管理部门依据各自职责责令改正，给予警告，并处5000元以上1万元以下罚款，有违法所得的，没收违法所得；造成严重后果的，责令暂停6个月以上1年以下执业活动，直至吊销执业证书或者营业执照。

① 心理咨询人员从事心理治疗或者精神障碍的诊断、治疗的。

② 从事心理治疗的人员在医疗机构以外开展心理治疗活动的。

③ 专门从事心理治疗的人员从事精神障碍的诊断的。

④ 专门从事心理治疗的人员为精神障碍患者开具处方或者提供外科治疗的。心理咨询人员、专门从事心理治疗的人员在心理咨询、心理治疗活动中造成他人人身、财产或者其他损害的，依法承担民事责任。

第十单元 医疗机构管理条例及其实施细则

一、概述

医疗机构服务宗旨及分类：

本条例适用于从事疾病诊断、治疗活动的医院、卫生院、疗养院、门诊部、诊所、卫生所（室）以及急救站等医疗机构。医疗机构以救死扶伤、防病治病、为公民的健康服务为宗旨。

医疗机构按功能、任务、规模等分为：

① 综合医院、中医医院、中西医结合医院、民族医院、专科医院、康复医院。

② 妇幼保健院；社区卫生服务中心、社区卫生服务站。

③ 中心卫生院、乡（镇）卫生院、街道卫生院；疗养院。

④ 综合门诊部、专科门诊部、中医门诊部、中西医结合门诊部室、卫生保健所、卫生站。

⑤ 村卫生室（所）；急救中心、急救站；临床检验中心。

⑥ 专科疾病防治院、专科疾病防治所、专科疾病防治站。

⑦ 护理院、护理站；其他诊疗机构。

二、医疗机构执业（2013 年、2017 年考点，★★）

（一）医疗机构执业要求

医疗机构执业，必须进行登记，领取《医疗机构执业许可证》。任何单位或者个人，未取得《医疗机构执业许可证》，不得开展诊疗活动。

（二）医疗机构执业规则

① 必须将《医疗机构执业许可证》、诊疗科目、诊疗时间和收费标准悬挂于明显处所。

② 必须按照核准登记的诊疗科目开展诊疗活动。

③ 不得使用非卫生技术人员从事医疗卫生技术工作。

④ 应当加强对医务人员的医德教育。

⑤ 工作人员上岗工作，必须佩戴载有本人姓名、职务或者职称的标牌。

⑥ 对危重患者应当立即抢救，对限于设备或者技术条件不能诊治的患者，应当及时转诊。

⑦ 未经医师（士）亲自诊查患者，医疗机构不得出具疾病诊断书、健康证明书或者死亡证明书等证明文件；未经医师（士）、助产人员亲自接产，医疗机构不得出具出生证明书或者死产报告书。

⑧ 施行手术、特殊检查或者特殊治疗时，必须征得患者同意，并应当取得其家属或者关系人同意并签字；无法取得患者意见时，应当取得家属或者关系人同意并签字，无法取得患者意见又无家属或者关系人在场，或者遇到其他特殊情况时，经治医师应当提出医疗处置方案，在取得医疗机构负责人或者被授权负责人员的批准后实施。

⑨ 发生医疗事故，按照国家有关规定处理。

⑩ 对传染病、精神病、职业病等患者的特殊诊治和处理，应当按照国家有关法律、法规的规定办理。

⑪ 必须按照有关药品管理的法律、法规，加强药品管理。

⑫ 必须按照人民政府或者物价部门的有关规定收取医疗费用，详列细项，并出具收据。

⑬ 必须承担相应的预防保健工作，承担县级以上人民政府卫生行政部门委托的支援农村、指导基层医疗卫生工作等任务。

⑭ 发生重大灾害、事故、疾病流行或者其他意外情况时，医疗机构及其卫生技术人员必须服从县级以上人民政府卫生行政部门的调遣。

命题趋势 医疗机构执业规则相关知识点考试多以 A1、A2 型题为主。

金题直击

《医疗机构管理条例》规定的医疗机构执业规则是

A. 符合医疗机构的基本标准

B. 按照核准登记的诊疗科目开展诊疗活动

C. 符合区域医疗机构设置规划

D. 能够独立承担民事责任

E. 可进行执业登记

【答案】B
【解析】医疗机构的执业要求为必须登记后方可开展诊疗活动，只有B符合。

三、登记和校验（2017年、2019年考点，★★）

（一）登记

（1）医疗机构执业，必须进行登记，领取《医疗机构执业许可证》。

（2）申请医疗机构执业登记，应当具备下列条件

① 有设置医疗机构批准书。

② 符合医疗机构的基本标准。

③ 有适合的名称、组织机构和场所。

④ 有与其开展的业务相适应的经费、设施、设备和专业卫生技术人员。

⑤ 有相应的规章制度。

⑥ 能够独立承担民事责任。

（3）执业登记的办理　医疗机构的执业登记，由批准其设置的人民政府卫生行政部门办理。设置的医疗机构的执业登记，由所在地的省、自治区、直辖市人民政府卫生行政部门办理。机关、企业和事业单位设置的为内部职工服务的门诊部、诊所、卫生所（室）的执业登记，由所在地的县级人民政府卫生行政部门办理。

（4）医疗机构执业登记的主要事项

① 类别、名称、地址、法定代表人或者主要负责人。

② 所有制形式。

③ 诊疗科目、床位、房屋建筑面积。

④ 注册资金。

⑤ 服务方式、服务对象。

⑥ 职工人数。

⑦ 执业许可证登记证号（医疗机构代码）。

（5）执业登记的审核　县级以上地方人民政府卫生行政部门自受理执业登记申请之日起45日内，根据本条例和医疗机构基本标准进行审核。审核合格的，予以登记，发给《医疗机构执业许可证》；审核不合格的，将审核结果以**书面形式**通知申请人。

（6）变更登记　医疗机构改变名称、场所、主要负责人、诊疗科目、床位，须向原登记机关办理变更登记。

（7）注销登记　医疗机构歇业，必须向原登记机关办理注销登记。经登记机关核准后，收缴《医疗机构执业许可证》。医疗机构非因改建、扩建、迁建原因停业超过1年的，视为歇业。

（二）校验

医疗机构的校验是指卫生行政部门依法对医疗机构的基本条件和职业状况进行检查、评估、审核，并依法作出相应结论的过程。

（1）床位**不满100张**的医疗机构，其《医疗机构执业许可证》**每年校验1次**；床位在**100张以上**的医疗机构，其《医疗机构执业许可证》**每3年校验1次**。

（2）校验由原登记机关办理。

（3）医疗机构应当于校验期满前3个月向登记机关申请办理校验手续。办理校验应当交验《医疗机构执业许可证》，并提交下列文件：

①《医疗机构校验申请书》。

②《医疗机构执业许可证》副本。

③ 省、自治区、直辖市卫生行政部门规定提交的其他材料。

（4）卫生行政部门应当在受理校验申请后的30日内完成校验。

医疗机构有下列情形之一的，登记机关可以根据情况，给予1～6个月的暂缓校验期。

① 不符合《医疗机构基本标准》。

② 限期改正期间。

③ 省、自治区、直辖市卫生行政部门规定的其他情形。

（5）不设床位的医疗机构在暂缓校验期间内不得执业。暂缓校验期满仍不能通过校验的，由登记机关注销其《医疗机构执业许可证》。

（6）《医疗机构执业许可证》不得伪造、涂改、出卖、转让、出借。

（7）《医疗机构执业许可证》遗失的，应当及时申明，并向原登记机关申请补发。

四、法律责任

① 未取得《医疗机构执业许可证》擅自执业的，由县级以上人民政府卫生行政部门责令其停止执业活动，没收非法所得的药品、器械，并可以根据情节处以1万元以下的罚款。

② 逾期不校验《医疗机构执业许可证》仍从事诊疗活动的，由县级以上人民政府卫生行政部门责令其限期补办校验手续；拒不校验的，吊销其《医疗机构执业许可证》。

③ **出卖、转让、出借**《医疗机构执业许可证》的，由县级以上人民政府卫生行政部门没收非法所得，并可以处以5000元以下的罚款；情节严重的，吊销其《医疗机构执业许可证》。

④ **诊疗活动超出登记范围的**，由县级以上人民政府卫生行政部门予以警告、责令其改正，并可以根据情节处以3000元以下的罚款；情节严重的，吊销其《医疗机构执业许可证》。

⑤ **使用非卫生技术人员从事医疗卫生技术工作的**，由县级以上人民政府卫生行政部门责令其限期改正，并可以处以5000元以下的罚款；情节严重的，吊销其《医疗机构执业许可证》。

⑥ **出具虚假证明文件的**，由县级以上人民政府卫生行政部门予以警告；对造成危害后果的，可以处以1000元以下的罚款；对直接责任人员由所在单位或者上级机关给予行政处分。没收的财物和罚款全部上交国库。

命题趋势 医疗机构管理条例及其实施细则相关知识点考试多以A1、A2型题为主。

金题直击

1. 开展诊疗活动，必须依法取得

A.《设置医疗机构批准书》　　B.《设置医疗机构备案回执》

C.《医师执业证书》　　D.《医疗机构执业许可证》

E.《医疗机构申请变更登记注册书》

【答案】D

【解析】开展诊疗活动，必须申领《医疗机构执业许可证》；医院需悬挂上墙的——《医疗机构执业许可证》、诊疗科目、诊疗时间、收费标准。

2.《医疗机构管理条例》规定，医疗机构不得使用非卫生技术人员从事的工作为

A. 医疗后勤服务　　B. 医疗卫生技术

C. 医院安全保卫　　D. 医院财务审计

E. 医疗器械采购

【答案】B

【解析】医疗机构不得用非卫生技术人员从事卫生技术工作，而非卫生技术工作如后勤、保卫、财务、采购可用非卫生技术人员。

第十一单元 医疗事故处理条例

一、概述

（一）医疗事故的概念

医疗事故是指医疗机构及其医务人员在医疗活动中，违反医疗卫生管理法律、行政法规、部门规章和诊疗护理规范、常规，过失造成患者人身损害的事故。

（二）处理医疗事故的原则

《医疗事故处理条例》规定，处理医疗事故，应当遵循公开、公平、公正、及时、便民的原则。

（三）处理医疗事故的基本要求

《医疗事故处理条例》规定，处理医疗事故，应当坚持实事求是的科学态度，做到事实清楚、定性准确、责任明确、处理恰当。

二、医疗事故的预防和处置（2012 年、2014 年、2016 年、2017 年考点，★★★）

（一）病历书写、复印或者复制

1. 病历书写 因抢救急危患者，未能及时书写病历的，有关医务人员应当在抢救结束后 6h 内据实补记，并加以注明。严禁涂改、伪造、隐匿、销毁或者抢夺病历资料。

2. 病历的复印或者复制 患者有权复印或者复制其门诊病历、住院志、体温单、医嘱单、化验单（检验报告）、医学影像检查资料、特殊检查同意书、手术同意书、手术及麻醉记录单、病理资料、护理记录以及国务院卫生行政部门规定的其他病历资料。复印病历时可以按照规定收取工本费。

患者要求复印病历资料的，医疗机构应当提供复印服务并在复印的病历资料上加盖证明印记。复印病历资料时，应当有患者在场。

（二）告知与报告

告知内容与要求	应当将患者的病情、医疗措施、医疗风险等如实告知患者，及时解答其咨询 应当避免对患者产生不利后果
医务人员报告	应当立即向所在科室负责人报告→科室负责人应当及时向本医疗机构负责医疗服务质量监控的部门或者专（兼）职人员报告→立即进行调查、核实→将有关情况如实向本医疗机构的负责人报告，并向患者通报、解释
医疗机构的报告	发生重大医疗过失行为的，12h 内向所在地卫生行政部门报告： ① 导致患者死亡或者可能为二级以上的医疗事故 ② 导致 3 人以上人身损害后果 ③ 国务院卫生行政部门和省、自治区、直辖市人民政府卫生行政部门规定的其他情形
应采取的措施	发生或发现医疗过失行为，医疗机构及其医务人员应当立即采取有效措施，避免或减轻对患者身体健康的损害，防止损害扩大

（三）病历资料、现场实物的封存与启封

发生医疗事故争议时，死亡病例讨论记录、疑难病例讨论记录、上级医师查房记录、会诊意见、病程记录应当在医患双方在场的情况下封存和启封。封存的病历资料可以是复印件，由医疗机构保管。

疑似输液、输血、注射、药物等引起不良后果的，医患双方应当共同对现场实物进行封存和启封，封存的现场实物由医疗机构保管；需要检验的，应当由双方共同指定的、依法具有检验资格的检验机构进行检验；双方无法共同指定时，由卫生行政部门指定。

（四）尸检

患者死亡，医患双方当事人不能确定死因或者对死因有异议的，应当在患者死亡后 48h 内进行尸检；具备尸体冻存条件的，可以延长至 7 日。尸检应当经死者近亲属同意并签字。拒绝或者拖延尸检，超过规定时间，影响对死因判定的，由拒绝或者拖延的一方承担责任。

命题趋势 医疗事故的预防与处置相关知识点考试多以 A1、A2 型题为主。

金题直击

1. 医务人员在医疗活动中发生医疗事故争议，应当立即向

A. 所在科室报告　　B. 所在医院医务部门报告

C. 所在医疗机构医疗质量监控部门报告　　D. 所在医疗机构的主管负责人报告

E. 当地卫生行政机关报告

【答案】A

【解析】医务人员在医疗活动中发生或者发现医疗事故，可能引起医疗事故的医疗过失行为或者发生医疗事故争议的，应当立即向所在科室负责人报告。

2.《医疗事故处理条例》规定患者在发生医疗纠纷的时候可以封存和复印病历，下列资料中哪项属于可以封存但不能复印的病历资料

A. 会诊记录　　B. 门诊病历

C. 手术及麻醉记录单　　D. 病理报告单

E. 化验报告单

【答案】A

【解析】《医疗事故处理条例》第十条：患者有权复印或者复制其门诊病历、住院志、体温单、医嘱单、化验单（检验报告）、医学影像检查资料、特殊检查同意书、手术同意书、手术及麻醉记录单、病理资料、护理记录以及国务院卫生行政部门规定的其他病历资料。

3. 对患者死因有异议的，应在 48h 内进行尸检，具备冷冻条件的可以延长至

A. 3 天　　B. 4 天

C. 5 天　　D. 6 天

E. 7 天

【答案】E

【解析】参见《医疗事故处理条例》第十八条：患者死亡。医患双方当事人不能确定死因或者对死因有异议的，应当在患者死亡后 48h 内进行尸检；具备尸体冻存条件的，可以延长至 7 日。

三、医疗事故的技术鉴定（2014 年、2019 年考点，★★）

（一）鉴定的提起

卫生行政部门接到医疗机构关于重大医疗过失行为的报告或者医疗事故争议当事人要求处理医疗事故争议的申请后，对需要进行医疗事故技术鉴定的，应当交由负责**医疗事故技术鉴定工作的医学会组织鉴定**。医患双方协商解决医疗事故争议，需要进行医疗事故技术鉴定的，由双方当事人共同委托负责医疗事故技术鉴定工作的医学会组织鉴定。

当事人对首次医疗事故技术鉴定结论不服的，可以自收到首次鉴定结论之日起 **15 日内**向医疗机构所在地卫生行政部门提出再次鉴定的申请。

（二）鉴定组织

医疗事故的技术鉴定由**医学会组织专家组**进行。

首次鉴定由设区的市级地方医学会和省、自治区、直辖市直接管辖的县（市）地方医学会负责进行。

再次鉴定由省、自治区、直辖市地方医学会负责进行。

中华医学会可以组织疑难、复杂并在全国有重大影响的医疗事故争议的技术鉴定工作。

（三）鉴定专家组

参加医疗事故技术鉴定的相关专业的专家，由医患双方在医学会主持下从专家库中**随机抽取**。专家库由具备下列条件的医疗卫生专业技术人员组成：

① 有良好的业务素质和执业品德。

② 受聘于医疗卫生机构或者医学教学、科研机构并担任相应专业**高级技术职务 3 年以上**。

③ 有良好的业务素质和执业品德，并具备高级技术任职资格的**法医**。

（四）鉴定原则和依据

1. 合议制原则 专家鉴定组人数为单数，涉及的主要学科的专家一般不得少于鉴定组成员的1/2；涉及死因、伤残等级鉴定的，应当从专家库中随机抽取法医参加专家鉴定组。

2. 回避原则 专家鉴定组成员有下列情形之一的，应当回避，当事人也可以以口头或者书面的方式申请其回避：是医疗事故争议当事人或者当事人的近亲属；与医疗事故争议有利害关系的；与医疗事故争议当事人有其他关系，可能影响公正鉴定的。

3. 独立鉴定原则 专家鉴定组依照医疗卫生管理法律、行政法规、部门规章和诊疗护理规范、常规，运用医学科学原理和专业知识，独立进行医疗事故技术鉴定，对医疗事故进行鉴别和判定，为处理医疗事故争议提供医学依据。

（五）鉴定程序和要求

1. 双方当事人提交鉴定材料 负责组织医疗事故技术鉴定工作的医学会应当自受理医疗事故技术鉴定之日起5日内通知医疗事故争议双方当事人提交进行医疗事故技术鉴定所需的材料。当事人应当自收到医学会的通知之日起10日内提交有关医疗事故技术鉴定的材料、书面陈述及答辩。

医学会 —5日之内→ 通知争议双方提交鉴定材料 —10日内→ 提交材料 —45日内→ 医学会组织鉴定并出具鉴定书。

2. 医疗机构需提交的鉴定材料

（1）住院患者的病程记录、死亡病例讨论记录、疑难病例讨论记录、会诊意见、上级医师查房记录等病历资料原件。

（2）住院患者的住院志、体温单、医嘱单、化验单（检验报告）、医学影像检查资料、特殊检查同意书、手术同意书、手术及麻醉记录单、病理资料、护理记录等病历资料原件。

（3）抢救急危患者，在规定时间内补记的病历资料原件。

（4）封存保留的输液、注射用物品和血液、药物等实物，或者依法具有检验资格的检验机构对这些物品、实物作出的检验报告。

（5）与医疗事故技术鉴定有关的其他材料。在医疗机构建有病历档案的门诊、急诊患者，其病历资料由医疗机构提供。

3. 患方需提交的鉴定材料

没有在医疗机构建立病历档案的，由患者提供门诊、急诊资料。

4. 组织鉴定

负责组织医疗事故技术鉴定工作的医学会应当自接到当事人提交的有关医疗事故技术鉴定的材料、书面陈述及答辩之日起45日内组织鉴定并出具医疗事故技术鉴定书。负责组织医疗事故技术鉴定工作的医学会可以向双方当事人调查取证。专家鉴定组应当认真审查双方当事人提交的材料，听取双方当事人的陈述及答辩并进行核实。专家鉴定组应当在事实清楚、证据确凿的基础上，综合分析患者的病情和个体差异，作出鉴定结论，并制作医疗事故技术鉴定书。鉴定结论应经过专家鉴定组成员的过半数通过。鉴定过程应当如实记载。

（六）不属于医疗事故的情形

① 在紧急情况下为抢救垂危患者生命而采取紧急医学措施造成不良后果的。

② 在医疗活动中由于患者病情异常或者患者体质特殊而发生医疗意外的。

③ 在现有医学科学技术条件下，发生无法预料或者不能防范的不良后果的。

④ 无过错输血感染造成不良后果的。

⑤ 因患方原因延误诊疗导致不良后果的。

⑥ 因不可抗力造成不良后果的。

命题趋势 医疗事故的技术鉴定相关知识点考试多以A1、A2型题为主。

金题直击

1. 内科医师王某，在春节探家的火车上遇到一位产妇临产，因车上无其他医务人员，王某遂协助产妇分娩。在分娩过程中，因牵拉过度，导致新生儿左上肢臂丛神经损伤。王某行为的性质为

A. 属于违规操作，构成医疗事故

B. 属于非法行医，不属医疗事故

C. 属于超范围执业，构成医疗事故

D. 属于见义勇为，不构成医疗事故

E. 虽造成不良后果，但不属医疗事故

【答案】E

【解析】此题为记忆性考点。

2. 青年李某，男性，因包茎到某医院做包皮环切术。在局部注射利多卡因后，即刻出现休克反应，经全力抢救无效死亡。经专家会诊认为其死亡是利多卡因变态反应所致，在临床中极为少见。根据《医疗事故处理条例》规定，李某的死亡后果，应当属于

A. 一级医疗事故　　B. 二级医疗事故

C. 三级医疗事故　　D. 因不可抗力而造成的不良后果

E. 因患者体质特殊而发生的医疗意外

【答案】E

【解析】此题为记忆性考点。

四、医疗事故的行政处理与监督

（一）卫生行政部门对重大医疗过失行为的处理

卫生行政部门接到医疗机构关于重大医疗过失行为的报告后，除责令医疗机构及时采取必要的医疗救治措施，防止损害后果扩大外，应当组织调查，判定是否属于医疗事故；对不能判定是否属于医疗事故的，应当依照有关规定交由负责医疗事故技术鉴定工作的医学会组织鉴定。

（二）卫生行政部门对医疗事故争议的处理

1. 医疗事故争议处理申请的受理　卫生行政部门应当自收到医疗事故争议处理申请之日起10日内进行审查，作出是否受理的决定。对符合条例规定的，予以受理，需要进行医疗事故技术鉴定的，应当自作出受理决定之日起5日内将有关材料交由负责医疗事故技术鉴定工作的医学会组织鉴定并书面通知申请人；对不符合条例规定，不予受理的，应当书面通知申请人并说明理由。

当事人对首次医疗事故技术鉴定结论有异议，申请再次鉴定的，卫生行政部门应当自收到申请之日起7日内交由省、自治区、直辖市地方医学会组织再次鉴定。当事人既向卫生行政部门提出医疗事故争议处理申请，又向人民法院提起诉讼的，卫生行政部门不予受理；卫生行政部门已经受理的，应当终止处理。

2. 医疗事故技术鉴定的审核　卫生行政部门收到负责组织医疗事故技术鉴定工作的医学会出具的医疗事故技术鉴定书后，应当对参加鉴定的人员资格和专业类别、鉴定程序进行审核。

3. 对发生医疗事故的医疗机构和医务人员的行政处理　卫生行政部门应当依照医疗事故处理条例和有关法律、行政法、部门规章的规定，对发生医疗事故的医疗机构和医务人员作出行政处理。县级以上地方人民政府卫生行政部门应当按照规定逐级将当地发生的医疗事故以及依法对发生医疗事故的医疗机构和医务人员作出行政处理的情况，上报国务院卫生行政部门。

五、法律责任（2014年、2017年考点，★★）

（一）医疗机构的法律责任

医疗机构发生医疗事故的，由卫生行政部门根据医疗事故等级和情节，给予警告；情节严重的，责令限期停业整顿直至由原发证部门吊销执业许可证。

医疗机构有下列情形之一的，由卫生行政部门责令改正；情节严重的，对负有责任的主管人员和其他直接责任人员依法给予行政处分或者纪律处分。

① 未如实告知患者病情、医疗措施和医疗风险的。

② 没有正当理由，拒绝为患者提供复印或者复制病历资料服务的。

③ 未按照国务院卫生行政部门规定的要求书写和妥善保管病历资料的。

④ 未在规定时间内补记抢救工作病历内容的。

⑤ 未按照规定封存、保管和启封病历资料和实物的。

⑥ 未设置医疗服务质量监控部门或者配备专（兼）职人员的。

⑦ 未制定有关医疗事故防范和处理预案的。

⑧ 未在规定时间内向卫生行政部门报告重大医疗过失行为的。

⑨ 未按照规定向卫生行政部门报告医疗事故的。

⑩ 未按照规定进行尸检和保存、处理尸体的。

（二）医务人员的法律责任

《医疗事故处理条例》规定，医疗机构发生医疗事故，情节严重的，对负有责任的医务人员依照刑法关于医疗事故罪的规定，依法追究刑事责任；尚不够刑事处罚的，依法给予行政处分或者纪律处分。

对发生医疗事故的有关医务人员，除依照前款处罚外，卫生行政部门可以责令暂停 6 个月以上 1 年以下执业活动；情节严重的，吊销其执业证书。

命题趋势 医疗事故的行政处理与监督相关知识点考试多以 A1、A2 型题为主。

金题直击

卫生行政部门收到医疗事故争议处理，申请进行审查并作出是否受理决定的期限是

A. 5 日　　B. 7 日

C. 10 日　　D. 15 日

E. 30 日

【答案】C

【解析】卫生行政部门应当自收到医疗事故争议处理申请之日起 10 日内进行审查，作出是否受理的决定。

第十二单元　放射诊疗管理规定

一、概述

（一）放射诊疗工作的概念

放射诊疗工作是指使用放射性同位素、射线装置进行临床医学诊断、治疗和健康检查的活动。

（二）放射诊疗工作的分类管理

放射诊疗工作分为 4 类管理：放射治疗、核医学、介入放射学、X 线影像诊断。

二、执业条件（2015 年考点，★）

（一）安全防护装置、辐射检测仪器和个人防护用品的配备与使用

① 放射治疗场所应当按照相应标准设置多重安全联锁系统、剂量监测系统、影像监控、对讲装置和固定式剂量监测报警装置；配备放疗剂量仪、剂量扫描装置和个人剂量报警仪。

② 开展核医学工作的，设有专门的放射性同位素分装、注射、储存场所，放射性废物屏蔽设备和存放场所；配备活度计、放射性表面污染监测仪。

③ 介入放射学与其他 X 线影像诊断工作场所应当配备工作人员防护用品和受检者个人防护用品。

（二）设备和场所警示标志的设置

① 装有放射性同位素和放射性废物的**设备、容器**，应设置电离辐射标志。

② 放射性同位素和放射性**废物储存场所**，应设置电离辐射警告标志及必要的文字说明。

③ 放射诊疗工作场所的**入口处**，应设置电离辐射警告标志。

④ 放射诊疗工作场所应当按照有关标准的要求分为控制区、监督区，在**控制区进出口及其他适当位置**，应设置电离辐射警告标志和工作指示等。

三、安全防护与质量保证（2015 年考点，★）

（一）场所防护要求

医疗机构应当定期对放射诊疗工作场所、放射性同位素储存场所和防护设施进行放射防护检测，保证辐射水平符合有关规定或者标准。

（二）工作人员防护要求

放射诊疗工作人员应当按照有关规定**佩戴个人剂量计**。

（三）患者和受检者的防护要求

放射诊疗工作人员对患者和受检者进行医疗照射时，应当遵守医疗照射正当化和放射防护最优化的原则，有明确的医疗目的，严格控制受照剂量。

（四）放射诊断检查的原则和实施

医疗机构在实施放射诊断检查前应当对不同检查方法进行利弊分析，在保证诊断效果的前提下，优先采用对人体健康影响较小的诊断技术。

实施检查应当遵守下列规定：

① 严格执行检查资料的登记、保存、提取和借阅制度，不得因资料管理、受检者转诊等原因使受检者接受不必要的重复照射。

② **不得将核素显像检查和 X 线胸部检查列入对婴幼儿及少年儿童体检的常规检查项目。**

③ 对育龄妇女腹部或骨盆进行核素显像检查或 X 线检查前，**应问明是否怀孕**；非特殊需要，对受孕后 8 至 15 周的育龄妇女，不得进行下腹部放射影像检查。

（五）放射治疗的原则和实施

开展放射治疗的医疗机构，在对患者实施放射治疗前，应当进行影像学、病理学及其他相关检查，严格掌握放射治疗的适应证。并按照下列要求实施：

① 对**体外远距离**放射治疗，放射诊疗工作人员在进入治疗室前，应首先检查操作控制台的源位显示，确认放射线束或放射源处于关闭位时，方可进入。

② 对近距离放射治疗，放射诊疗工作人员应当使用专用工具拿取放射源，不得徒手操作；对接受敷贴治疗的患者采取安全护理，防止放射源被患者带走或丢失。

③ 在实施永久性籽粒插植治疗时，放射诊疗工作人员应随时清点所使用的放射性籽粒，防止在操作过程中遗失；放射性籽粒植入后，必须进行医学影像学检查，确认植入部位和放射性籽粒的数量。

④ 治疗过程中，治疗现场至少应有 2 名放射诊疗工作人员，并密切注视治疗装置的显示及患者情况，及时解决治疗中出现的问题；严禁其他无关人员进入治疗场所。

⑤ 放射诊疗工作人员应严格按照放射治疗操作规范、规程实施照射；不得擅自修改治疗计划。

⑥ 放射诊疗工作人员应当验证治疗计划的执行情况，发现偏离计划现象时，应当及时采取补救措施并向本科室负责人或本机构负责医疗质量控制的部门报告。

四、医疗机构的法律责任

① 医疗机构有下列情形之一的，由县级以上卫生行政部门给予警告、责令限期改正，并可以根据情节处以 3000 元以下的罚款；情节严重的，吊销其《医疗机构执业许可证》。

a. 未取得放射诊疗许可从事放射诊疗工作的。

b. 未办理诊疗科目登记或未按照规定进行校验的。

c. 未经批准擅自变更放射诊疗项目或超出批准范围从事放射诊疗工作的。

② 医疗机构使用不具备相应资质的人员从事放射诊疗工作的，由县级以上卫生行政部门责令限期改正，并可以处以 5000 元以下的罚款；情节严重的，吊销其《医疗机构执业许可证》。

③ 医疗机构违反放射诊疗管理规定，有下列行为之一的，由县级以上卫生行政部门给予警告，责令限期改正；并可处 1 万元以下的罚款。

a. 购置、使用不合格或国家有关部门规定淘汰的放射诊疗设备的。

b. 未按照规定使用安全防护装置和个人防护用品的。

c. 未按照规定对放射诊疗设备、工作场所及防护设施进行检测和检查的。

d. 未按照规定对放射诊疗工作人员进行个人剂量监测、健康检查、建立个人剂量和健康档案的。

e. 发生放射事件并造成人员健康严重损害的。

f. 发生放射事件未立即采取应急救援和控制措施或未按照规定及时报告的。

g. 违反本规定的其他情形。

命题趋势 安全防护与质量保证相关知识点考试多以 A1、A2 型题为主。

金题直击

根据《放射诊疗管理规定》，非特殊需要，不得对受孕一定时间段的育龄妇女进行下腹部放射影像检查。该时间段是受孕后

A. 8 ～ 15 周
B. 16 ～ 28 周
C. 28 ～ 34 周
D. 34 ～ 36 周
E. 36 ～ 38 周

【答案】A

【解析】对育龄妇女腹部或骨盆进行核素显像检查或 X 线检查前，应问明是否怀孕；非特殊需要，对受孕后 8 至 15 周的育龄妇女，不得进行下腹部放射影像检查。

第十三单元　处方管理办法

一、概述

（一）处方的概念

处方是指由注册的执业医师和执业助理医师在诊疗活动中为患者开具的、由取得药学专业技术职务任职资格的药学专业技术人员审核、调配、核对，并作为患者用药凭证的医疗文书。处方包括医疗机构病区用药医嘱单。

（二）处方的开具

医师应当根据医疗、预防、保健需要，按照诊疗规范、药品说明书中的药品适应证、药理作用、用法、用量、禁忌、不良反应和注意事项等开具处方。

（三）处方调剂

取得药学专业技术职务任职资格的人员方可从事处方调剂工作。

二、处方管理的一般规定（2014 年、2017 年考点，★★）

（一）处方书写规则

① 患者一般情况、临床诊断应填写清晰、完整，并与病历记载相一致。

② 每张处方限于一名患者的用药。

③ 字迹清楚，不得涂改；如需修改，应当在修改处签名并注明修改日期。

④ 药品名称应当使用规范的中文名称书写，没有中文名称的可以使用规范的英文名称书写；医疗机构或者医师、药师不得自行编制药品缩写名称或者使用代号；书写药品名称、剂量、规格、用法、用量要准确规范，药品用法可用规范的中文、英文、拉丁文或者缩写体书写，但不得使用“遵医嘱”“自用”等含糊不清字句。

⑤ 患者年龄应当填写实足年龄，新生儿、婴幼儿写日、月龄，必要时要注明体重。

⑥ 西药和中成药可以分别开具处方，也可以开具一张处方，但中药饮片应当单独开具处方。

⑦ 开具西药、中成药处方，每一种药品应当另起一行，每张处方不得超过 5 种药品。

⑧ 中药饮片处方的书写，一般应当按照“君、臣、佐、使”的顺序排列；调剂、煎煮的特殊要求注明在药品右上方，并加括号，如布包、先煎、后下等；对饮片的产地、炮制有特殊要求的，应当在药品名称之前写明。

⑨ 药品用法用量应当按照药品说明书规定的常规用法用量使用，特殊情况需要超剂量使用时，应当注明原因并再次签名。

⑩ 除特殊情况外，应当注明临床诊断。

⑪ 开具处方后的空白处划斜线以示处方完毕。

⑫ 处方医师的签名式样和专用签章应当与院内药学部门留样备查的式样相一致，不得任意改动，否则应当重新登记留样备案。

命题趋势 处方管理的一般规定相关知识点考试多以 A1、A2 型题为主。

金题直击

每张西药、中成药处方开具的药品种类上限是

A. 5 种　　B. 3 种

C. 6 种　　D. 4 种

E. 7 种

【答案】A

【解析】西药、中成药处方，每一种药品应当另起一行，每张处方不得超过 5 种药品。

（二）药品剂量与数量的书写

① 药品剂量与数量用阿拉伯数字书写。剂量应当使用法定剂量单位：重量以克（g）、毫克（mg）、微克（μg）、纳克（ng）为单位；容量以升（L）、毫升（mL）为单位；国际单位（IU）、单位（U）；中药饮片以克（g）为单位。

② 片剂、丸剂、胶囊剂、颗粒剂分别以片、丸、粒、袋为单位；溶液剂以支、瓶为单位；软膏及乳膏剂以支、盒为单位；注射剂以支、瓶为单位，应当注明含量；中药饮片以剂为单位。

命题趋势 处方管理的一般规定相关知识点考试多以 A1、A2 型题为主。

金题直击

医师张某给一患者开具了处方，患者取药时，药剂师指出该处方不符合相关规定不予调配。其理由是

A. 该处方使用了药品通用名称
B. 该处方同时开具了中成药和西药
C. 该处方开具了 5 种药物
D. 该处方注明了 5 天有效期
E. 该处方开具了 7 天药物用量

【答案】D

【解析】处方当日有效，特殊情况不超过 3 天。

三、处方权的获得（2015 年考点，★）

取得处方权	① 经注册的执业医师在执业地点取得相应的处方权 ② 经注册的执业助理医师在医疗机构开具的处方，应当经所在执业地点执业医师签名或加盖专用签章后方有效 ③ 经注册的执业助理医师在乡、民族乡、镇、村的医疗机构独立从事一般的执业活动，可以在注册的执业地点取得相应的处方权 ④ 医疗机构对本机构执业医师和药师进行麻醉药品和精神药品使用知识和规范化管理的培训。执业医师经考试合格后取得麻醉药品和第一类精神药品的处方权，药师经考试合格后取得麻醉药品和第一类精神药品调剂资格 ⑤ 进修医师由接受进修的医疗机构认定后授予相应的处方权
开具处方的条件	医师应当在注册的医疗机构签名留样或者专用签章备案后，方可开具处方 经注册的执业助理医师在医疗机构开具的处方，应当经所在执业地点执业医师签名或加盖专用签章后方有效 医师取得麻醉药品和第一类精神药品处方权后，可在本机构开具麻醉药品和第一类精神药品处方，但不得为自己开具该类药品处方

命题趋势 处方管理的一般规定相关知识点考试多以 A1、A2 型题为主。

金题直击

所开具的处方须经所在执业地点执业医师签字或加盖专用签章后有效的是

A. 执业医师
B. 执业助理医师
C. 实习医师
D. 见习医师
E. 进修医师

【答案】B

【解析】经注册的执业医师在执业地点取得相应的处方权；若取得执业助理医师，开具的处方必须经由执业医师签字后方有效。

四、处方的开具（2013 年、2015 年、2017 年、2019 年考点，★★★）

开具处方的要求如下：

① 处方开具当日有效。特殊情况下需延长有效期的，由开具处方的医师注明有效期限，但最长不得超过 3 天。

② 处方一般不得超过 7 日用量。急诊处方不得超过 3 日用量。对于某些慢性病、老年病或特殊情况，处方量可适当延长，但医师应当注明理由。

③ 为门（急）诊患者开具的麻醉药品注射剂或第一类精神药品注射剂，每张处方为 1 次常用量；控缓释制剂，每张处方不得超过 7 日常用量；其他剂型，每张处方不得超过 3 日常用量。

④ 第二类精神药品一般每张处方不得超过 7 日常用量；对于慢性病或某些特殊情况的患者，处方量可以适当延长，医师应注明理由。

⑤ 为门（急）诊癌症疼痛患者和中、重度慢性疼痛患者开具的麻醉药品注射剂或第一类精神药品注射剂，每张处方不得超过 3 日常用量；控缓释制剂，每张处方不得超过 15 日常用量；其他剂型不得超过 7 日常用量。

⑥ 为住院患者开具的麻醉药品和第一类精神药品处方，应逐日开具，每张处方为 1 日常用量。

⑦ 盐酸二氢埃托啡处方为 1 次常用量，仅限于二级以上医院内使用；盐酸哌替啶处方为 1 次常用量，仅

限于医疗机构内使用。

命题趋势 处方管理的一般规定相关知识点考试多以A1、A2型题为主。

金题直击

处方开具当日有效，特殊情况下可以延长有效期，但有效期最长不得超过

A. 2天　　B. 3天

C. 5天　　D. 7天

E. 10天

【答案】B

【解析】急诊处方最多不超过3日量；普通处方最多不超过7日量；处方当日有效，特殊情况不超过3天。

五、监督管理（2015年、2018年考点，★★）

处方开具的管理	① 应当建立处方点评制度，填写处方评价表，对处方实施动态监测及超常预警，登记并通报不合理处方，对不合理用药及时予以干预 ② 应当对出现超常处方3次以上且无正当理由的医师提出警告，限制其处方权；限制处方权后，仍连续2次以上出现超常处方且无正当理由的，取消其处方权，接受3～6个月培训考核 ③ 医师出现下列情形之一的，取消处方权： a. 被责令暂停执业；b. 考核不合格离岗培训期间；c. 被注销、吊销执业证书；d. 不按照规定开具处方，造成严重后果的；e. 不按照规定使用药品，造成严重后果的；f. 因开具处方牟取私利 ④ 未取得处方权的人员及被取消处方权的医师不得开具处方。未取得麻醉药品和第一类精神药品处方资格的医师不得开具麻醉药品和第一类精神药品处方。除治疗需要外，医师不得开具麻醉药品、精神药品、医疗用毒性药品和放射性药品处方
处方调剂的管理	未取得药学专业技术职务任职资格的人员不得从事处方调剂工作
处方保管的管理	① 普通处方、急诊处方、儿科处方保存期限为1年，医疗用毒性药品、第二类精神药品处方保存期限为2年，麻醉药品和第一类精神药品处方保存期限为3年。处方保存期满后，经医疗机构主要负责人批准、登记备案，方可销毁 ② 根据麻醉药品和精神药品处方开具情况，按照麻醉药品和精神药品品种、规格对其消耗量进行注册登记，登记内容包括发药日期、患者姓名、用药数量。专册保存期限3年

六、法律责任（2016年、2019年考点，★★）

① 医师出现下列情形之一的，由县级以上卫生行政部门按照《麻醉药品和精神药品管理条例》予以处罚。

a. 未取得麻醉药品和第一类精神药品处方资格的医师擅自开具麻醉药品和第一类精神药品处方的。

b. 具有麻醉药品和第一类精神药品处方资格的医师未按照规定开具麻醉药品和第一类精神药品处方，或者未按照卫健委制定的临床应用指导原则使用麻醉药品和第一类精神药品的。

② 医师出现下列情形之一的，由县级以上卫生行政部门按照《执业医师法》予以处罚。

a. 未取得处方权或者被取消处方权后开具药品处方的。

b. 未按照《处方管理办法》规定开具药品处方的。

c. 违反《处方管理办法》其他规定的。

命题趋势 监督管理相关知识点考试多以A1、A2型题为主。

金题直击

A. 1年　　B. 2年

C. 3年　　D. 4年

E. 5年

1. 普通处方的保存期限为

2. 急诊处方的保存期限为

3. 麻醉药品处方的保存期限为

4. 第二类精神药品处方的保存期限为

【答案】A、A、C、B

【解析】麻醉药品和精神药品处方保存：①麻醉药品和第一类精神药品处方至少保存 3 年；②对于第二类精神药品处方保存 2 年；③普通处方、急诊处方保存 1 年。

5. 具有麻醉药品处方权的执业医师被追究法律责任的情形是

A. 未依照规定进行麻醉药品处方专册登记

B. 未依照规定保存麻醉药品专用处方

C. 未依照规定储存麻醉药物

D. 紧急借用麻醉药品后未备案

E. 未依照临床应用指导原则使用麻醉药品

【答案】E

【解析】此题为记忆性考点。

6. 对未取得第一类精神药品处方资格擅自开具该类药品处方、尚未造成严重后果的医师，应当给予的行政处罚是

A. 吊销医师执业证书

B. 没收违法所得

C. 警告，暂停其执业活动

D. 罚款

E. 限制其处方权

【答案】C

【解析】需要暂停其执业活动的是，对未取得第一类精神药品处方资格擅自开具该类药品处方、尚未造成严重后果的医师。

第十四单元 抗菌药物临床应用管理办法

一、概述

（一）抗菌药物临床应用的原则

抗菌药物临床应用应当遵循安全、有效、经济的原则。

（二）抗菌药物临床应用的分级管理

抗菌药物分为以下三级：

抗菌药类型	疗效、安全性	细菌耐药性	价格
非限制使用级抗菌药物	安全、有效	影响较小	相对较低
限制使用级抗菌药物	安全、有效	影响较大	相对较高
特殊使用级抗菌药物	临床资料较少；明显或严重不良反应	产生耐药	价格昂贵

二、抗菌药物临床应用管理（2016年考点，★）

（一）遴选和定期评估

抗菌药物遴选申请	医疗机构遴选和新引进抗菌药物品种，应当由临床科室提交申请报告，经药学部门提出意见后，由抗菌药物管理工作组审议
抗菌药物遴选申请审核	抗菌药物管理工作组三分之二以上成员审议同意，并经药事管理与药物治疗学委员会三分之二以上委员审核同意后方可列入采购供应目录
抗菌药物品种的清退或更换	① 抗菌药物品种或者品规存在安全隐患、疗效不确定、耐药率高、性价比差或者违规使用等情况的，临床科室、药学部门、抗菌药物管理工作组可以提出清退或者更换意见 ② 清退意见经抗菌药物管理工作组二分之一以上成员同意后执行，并报药事管理与药物治疗学委员会备案 ③ 更换意见经药事管理与药物治疗学委员会讨论通过后执行 ④ 清退或者更换的抗菌药物品种或者品规原则上12个月内不得重新进入本机构抗菌药物供应目录

（二）细菌耐药预警机制

主要目标细菌耐药率	预警机制
超过30%	及时预警通报本机构医务人员
超过40%	慎重经验用药
超过50%	参照药敏试验结果选用
超过75%	暂停针对此目标细菌的临床应用 根据追踪细菌耐药监测结果，再决定是否恢复临床应用。

（三）异常情况的调查和处理

医疗机构应当对以下抗菌药物临床应用异常情况开展调查，并根据不同情况做出处理：

① 使用量异常增长的抗菌药物。

② 半年内使用量始终居于前列的抗菌药物。

③ 经常超适应证、超剂量使用的抗菌药物。

④ 企业违规销售的抗菌药物。

⑤ 频繁发生严重不良事件的抗菌药物。

（四）临床应用知识和规范化管理培训的考核

抗菌药物临床应用知识和规范化管理培训的考核内容应当包括：

①《药品管理法》《执业医师法》《抗菌药物临床应用管理办法》《处方管理办法》《医疗机构药事管理规定》

《抗菌药物临床应用指导原则》《国家基本药物处方集》《国家处方集》和《医院处方点评管理规范（试行）》等相关法律、法规、规章和规范性文件。

② 抗菌药物临床应用及管理制度。

③ 常用抗菌药物的药理学特点与注意事项。

④ 常见细菌的耐药趋势与控制方法。

⑤ 抗菌药物不良反应的防治。

三、抗菌药物的临床应用（2014 年、2019 年考点，★★）

（一）抗菌药物处方权的授予

技术任职	处方权
高级专业技术职务任职资格医师	授予**特殊使用级**抗菌药物处方权
中级以上专业技术职务任职资格医师	授予**限制使用级**抗菌药物处方权
初级专业技术职务任职资格医师	在乡、民族乡、镇、村的医疗机构独立从事一般执业活动的执业助理医师以及乡村医生，可授予**非限制使用级**抗菌药物处方权

药师经培训并考核合格后，方可获得抗菌药物调剂资格。

（二）预防感染指征的掌握

医疗机构和医务人员应当严格掌握使用抗菌药物预防感染的指征。

① 预防感染、治疗轻度或者局部感染应当**首选非限制使用级抗菌药物**。

② **严重感染、免疫功能低下合并感染或者病原菌**只对限制使用级抗菌药物敏感时，方可选用限制使用级抗菌药物。

（三）特殊使用级抗菌药物的使用

严格控制特殊使用级抗菌药物使用。特殊使用级抗菌药物不得在门诊使用。

（四）越级使用的情形

因抢救生命垂危的患者等紧急情况，医师可以越级使用抗菌药物。越级使用抗菌药物应当详细记录用药指征，并应当于 24h 内补办越级使用抗菌药物的必要手续。

四、监督管理（2012 年、2015 年考点，★★）

（一）抗菌药物处方、医嘱点评

医疗机构抗菌药物管理机构应当定期组织相关专业技术人员对抗菌药物处方、医嘱实施点评，并将点评结果作为医师定期考核、临床科室和医务人员绩效考核依据。

（二）对开具抗菌药物超常处方医师的处理

医疗机构应当对出现抗菌药物超常处方 **3 次以上且无正当理由的医师提出警告**，限制其特殊使用级和限制使用级抗菌药物处方权。

（三）取消医师抗菌药物处方权的情形

医师出现下列情形之一的，医疗机构应当取消其处方权：

① 抗菌药物考核不合格的。

② 限制处方权后，仍出现超常处方且无正当理由的。

③ 未按照规定开具抗菌药物处方，造成严重后果的。

④ 未按照规定使用抗菌药物，造成严重后果的。

⑤ 开具抗菌药物处方牟取不正当利益的。

医师处方权和药师药物调剂资格取消后，在 6 个月内不得恢复其处方权和药物调剂资格。

五、法律责任（2017 年考点，★★）

（一）通过开具抗菌药物牟取不正当利益的法律责任

医疗机构的负责人、药品采购人员、医师等有关人员索取、收受药品生产企业、药品经营企业或者其代理人给予的财物或者通过开具抗菌药物牟取不正当利益的，由县级以上地方卫生行政部门依据国家有关法律法规进行处理。

（二）医师违反抗菌药物临床应用规定的法律责任

医师有下列情形之一的，由县级以上卫生行政部门按照《执业医师法》有关规定，给予警告或者责令暂停6个月以上1年以下执业活动；情节严重的，吊销其执业证书；构成犯罪的，依法追究刑事责任。

① 未按照本办法规定开具抗菌药物处方，造成严重后果的。

② 使用未经国家药品监督管理部门批准的抗菌药物的。

③ 使用本机构抗菌药物供应目录以外的品种、品规，造成严重后果的。

④ 违反本办法其他规定，造成严重后果的。

命题趋势 抗菌药物临床应用管理办法相关知识点考试多以 A1、A2 型题为主。

金题直击

1. 关于医师出现下列情形医疗机构可取消其处方权，说法错误的是

A. 抗菌药物考核不合格的

B. 限制处方权后，仍出现超常处方且无正当理由的

C. 未按照规定开具抗菌药物处方，造成严重后果的

D. 开具抗菌药物处方未获得良好临床效果的

E. 未按照规定使用抗菌药物，造成严重后果的

【答案】D

【解析】《抗菌药物临床应用管理办法》规定：①抗菌药物考核不合格的；②限制处方权后，仍出现超常处方且无正当理由的；③未按照规定开具抗菌药物处方，造成严重后果的；④未按照规定使用抗菌药物，造成严重后果的；⑤开具处方牟取不正当利益的；⑥医师处方和药师处方调剂资格取消后，在6个月内不得恢复其处方权和药物调剂资格。

2. 医疗机构应对无正当理由开具抗菌药超常处方达到一定次数的医师提出警告，应当予以警告的最低次数是

A. 2 次　　B. 6 次

C. 3 次　　D. 4 次

E. 5 次

【答案】C

【解析】医疗机构应当对出现抗菌药物超常处方 3 次以上且无正当理由的医师提出警告，限制其特殊使用级和限制使用级抗菌药物处方权。

第十五单元　医疗机构临床用血管理办法

一、概述

（一）临床输血管理委员会

医疗机构临床用血管理办法规定，二级以上医院和妇幼保健医院应当设立临床输血管理委员会，负责本机构临床用血管理工作。

临床用血管理委员会或者临床用血管理工作组应当履行以下职责：

① 认真贯彻临床用血管理相关法律、法规、规章、技术规范和标准，制定本机构临床用血管理的规章制度并监督实施。

② 评估确定临床用血的重点科室、关键环节和流程。

③ **定期监测、分析和评估临床用血情况**，开展临床用血质量评价工作，**提高临床合理用血水平**。

④ 分析临床用血不良事件，提出处理和改进措施。

⑤ **指导并推动开展自体输血等血液保护及输血新技术**。

⑥ 承担医疗机构交办的有关临床用血的其他任务。

（二）输血科（血库）

医疗机构应当根据有关规定和临床用血需求设置输血科或者血库，并根据自身功能、任务、规模，配备与输血工作相适应的专业技术人员、设施、设备。

二、临床用血管理（2013 年、2016 年、2017 年考点，★★★）

医疗机构接收血站发送的血液后，应当对血袋标签进行核对。符合国家有关标准和要求的血液入库，做好登记；并按不同品种、血型和采血日期（或有效期），分别有序存放于专业储藏设施内。

血袋标签核对的主要内容是：①血站的名称；②献血编号或者条形码、血型；③血液品种；④采血日期及时间或者制备日期及时间；⑤储存条件。禁止将血袋标签不合格的血液入库。

临床用血计划	应当科学制订临床用血计划，建立临床合理用血的评价制度，提高临床合理用血水平	
医务人员职责	应当认真执行临床输血技术规范，严格掌握临床输血适应证，根据患者病情和实验室检测指标，对输血指征进行综合评估，制订输血治疗方案	
临床用血申请	同一患者一天备血量少于 800mL	中级以上专业技术职务任职资格的医师提出申请，上级医师核准签发
	同一患者一天备血量在 800mL 至 1600mL	中级以上专业技术职务任职资格的医师提出申请，**经上级医师审核，科室主任核准签发**
	同一患者一天申请备血量达到或超过 1600mL 的	中级以上专业技术职务任职资格的医师提出申请，**科室主任核准签发后，报医务部门批准**
签署临床输血治疗知情同意书	① 医师应当向患者或者其近亲属说明输血目的、方式和风险，**并签署临床输血治疗知情同意书** ② 因抢救生命垂危的患者需要紧急输血，且不能取得患者或者其近亲属意见的，经医疗机构负责人或者授权的负责人批准后，可以立即实施输血治疗	
临时采集血液必须同时符合的条件	① 危及患者生命，急需输血 ② 所在地血站无法及时提供血液，且无法及时从其他医疗机构调剂血液，而其他医疗措施不能替代输血治疗 ③ 具备开展交叉配血及乙型肝炎病毒表面抗原、丙型肝炎病毒抗体、艾滋病病毒抗体和梅毒螺旋体抗体的检测能力 ④ 遵守采供血相关操作规程和技术标准。医疗机构应当在临时采集血液后 10 日内将情况报告县级以上人民政府卫生行政部门	
临床用血不良事件监测报告	应当建立临床用血不良事件监测报告制度 临床发现输血不良反应后，应当积极救治患者，及时向有关部门报告，并做好观察和记录	
临床用血医学文书管理	确保临床用血信息客观真实、完整、可追溯 医师应当将患者输血适应证的评估、输血过程和输血后疗效评价情况记入病历 临床输血治疗知情同意书、输血记录单等随病历保存	

命题趋势 临床用血管理相关知识点考试多以 A1、A2 型题为主。

金题直击

1. 医师为同一个患者申请一天备血达到或超过一定数量时，必须报医院医务部门批准。该血量是

A. 1600mL　　B. 1400mL

C. 800mL　　D. 1000mL

E. 1200mL

【答案】A

【解析】同一患者一天申请备血量达到或超过 1600mL 的，由具有中级以上专业技术职务任职资格的医师提出申请，科室主任核准签发后，报医务部门批准，方可备血。

2. 周某因外伤被送至县医院，经诊断为脾脏破裂、大出血。因县医院血液储备不足、中心血站不能紧急供血，实施了临时采集血液措施，并依照规定将临时采集血液的情况在法定时限内报告了县卫生计生行政部门。该法定时限是

A. 1 日　　B. 3 日

C. 5 日　　D. 7 日

E. 10 日

【答案】E

【解析】医疗机构应当在临时采集血液后 10 日内将情况报告县级以上人民政府卫生行政部门。

三、法律责任

（一）医疗机构的法律责任

① 医疗机构有下列情形之一的，由县级以上人民政府卫生行政部门责令限期改正；逾期不改的，进行通报批评，并予以警告；情节严重或者造成严重后果的，可处 3 万元以下的罚款，对负有责任的主管人员和其他直接责任人员依法给予处分。

a. 未设立临床用血管理委员会或者工作组的。

b. 未拟定临床用血计划或者一年内未对计划实施情况进行评估和考核的。

c. 未建立血液发放和输血核对制度的。

d. 未建立临床用血申请管理制度的。

e. 未建立医务人员临床用血和无偿献血知识培训制度的。

② 医疗机构使用未经卫生行政部门指定的血站供应的血液的，由县级以上人民政府卫生行政部门给予警告，并处 3 万元以下罚款；情节严重或者造成严重后果的，对负有责任的主管人员和其他直接责任人员依法给予处分。医疗机构违反应急用血采血规定的，由县级以上人民政府卫生行政部门责令限期改正，给予警告；情节严重或者造成严重后果的，处 3 万元以下罚款，对负有责任的主管人员和其他直接责任人员依法给予处分。

（二）医务人员的法律责任

医务人员违反本法规定，将不符合国家规定标准的血液用于患者的，由县级以上地方人民政府卫生行政部门责令改正；给患者健康造成损害的，应当依据国家有关法律法规进行处理，并对负有责任的主管人员和其他直接责任人员依法给予处分。

第十六单元　药品管理法及其实施条例

一、概述（2014 年考点，★）

药品是指用于预防、治疗、诊断人的疾病，有目的地调节人的生理机能并规定有适应证或者功能主治、用法和用量的物质。药品类型包括中药材、中药饮片、中成药、化学原料及其制剂、抗生素、生化药品、放射性药品、血清疫苗、血液制品和诊断药品等。

命题趋势 药品管理法及其实施条例概述关知识点考试多以 A1、A2 型题为主。

金题直击

下列不属于药品的是

A. 抗生素　　B. 血液　　C. 疫苗

D. 血液制品　　E. 血清

【答案】B

【解析】药品是用于预防、治疗、诊断人的疾病，有目的地调节人的生理功能并规定有适应证或者功能主治、用法和用量的物质。药品类型包括中药材、中药饮片、中成药、化学原料及其制剂、抗生素、生化药品、放射性药品、血清疫苗、血液制品和诊断药品等。

二、药品管理（2013 年、2015 年、2019 年考点，★★★）

（一）禁止生产、销售假药

假药	所含成分与国家药品标准规定的成分不符 非药品冒充药品或者以他种药品冒充此种药品的
	国务院药品监督管理部门规定禁止使用的 依照《中华人民共和国药品管理法》必须批准而未经批准生产、进口，或者必须检验而未经检验即销售的 变质的 被污染的 使用依照《中华人民共和国药品管理法》必须取得批准文号而未取得批准文号的原料药生产的 所标明的适应证或者功能主治超出规定范围的

（二）禁止生产、销售劣药

劣药	成分含量不符合国家药品标准的
	未标明有效期或者更改有效期的 不注明或者更改生产批号的 超过有效期的 直接接触药品的包装材料和容器未经批准的 擅自添加着色剂、防腐剂、香料、矫味剂及辅料的 其他不符合药品标准规定的

（三）处方药与非处方药

《中华人民共和国药品管理法实施条例》规定，国家实行处方药和非处方药分类管理制度。

1. 处方药　是指凭执业医师和执业助理医师处方方可购买、调配和使用的药品。

2. 非处方药　是指由国务院药品监督管理部门公布的，不需要凭执业医师和执业助理医师处方，消费者可以自行判断、购买和使用的药品。国家根据非处方药的安全性，将非处方药分为甲类非处方药和乙类非方药。

命题趋势 药品管理相关知识点考试多以 A1、A2 型题为主。

金题直击

1. 药品所含成分的名称与国家药品标准或者省、自治区、直辖市药品标准规定不符合的是

A. 劣药　　B. 假药
C. 保健药品　　D. 非处方药
E. 特殊管理药品
【答案】B
【解析】假药有下列情形之一的药品，按假药论处：①国务院药品监督管理部门规定禁止使用的；②依照《中华人民共和国药品管理法》必须批准而未经批准生产、进口，或者依照《中华人民共和国药品管理法》必须检验而未经检验即销售的；③变质的；④被污染的；⑤使用依照《中华人民共和国药品管理法》必须取得批准文号而未取得批准文号的原料药生产的；⑥所标明的适应证或者功能主治超出规定范围的。

2. 下列情况为劣药的是
A. 未注明有效期的药品　　B. 不良反应大的药品
C. 以他种药品冒充此种药品　　D. 有禁忌证的药品
E. 因药品包装不方便医疗使用的药品
【答案】A
【解析】劣药：①未标明有效期或者更改有效期的；②不注明或者更改生产批号的；③直接接触药品的包装材料和容器未经批准的；④超过有效期的；⑤擅自添加着色剂、防腐剂、香料、矫味剂及辅料的；⑥其他不符合药品标准规定的。

3. 某村卫生室私自从“不法药贩”处购入药品用于患者的治疗，险些造成患者死亡。事发后，经有关部门调查、检测，认定该药品为假药。该认定依据的事实是
A. 药品标签未标明有效期　　B. 药品擅自添加着色剂
C. 直接接触药品的包装材料未经批准　　D. 药品超过有效期
E. 药品所含成分与国家药品标准规定的成分不符
【答案】E
【解析】假药：①所含成分与国家药品标准规定的成分不符；②非药品冒充药品或者以他种药品冒充此种药品的。

三、法律责任（2014 年、2016 年、2017 年考点，★★★）

（一）医疗机构在药品购销中违法行为的法律责任

《中华人民共和国药品管理法》规定，药品的生产企业、经营企业、医疗机构在药品购销中暗中给予、收受回扣或者其他利益的，药品的生产企业、经营企业或者其代理人给予使用其药品的医疗机构的负责人、药品采购人员、医师等有关人员以财物或者其他利益的，由工商管理部门处 1 万元以上 20 万元以下的罚款，有违法所得的，予以没收；情节严重的，由工商行政管理部门吊销药品生产企业、药品经营企业的营业执照，并通知药品监督管理部门，由药品监督管理部门吊销《药品生产许可证》《药品经营许可证》；构成犯罪的，依法追究刑事责任。

（二）医疗机构相关人员违法行为的法律责任

医疗机构的负责人、药品采购人员、医师等有关人员收受药品生产企业、药品经营企业或者其代理人给予的财物或者其他利益的，由卫生行政部门或在本单位给予处分，没收违法所得；对违法行为情节严重的执业医师，由卫生行政部门吊销其执业证书；构成犯罪的，依法追究刑事责任。

命题趋势 法律责任相关知识点考试多以 A1、A2 型题为主。

金题直击

对收受药品生产经营企业或其代理人财物且情节严重的医师，卫生计生行政部门应当作出的处理是
A. 注销执业证书　　B. 暂停执业活动
C. 吊销执业证书　　D. 记过
E. 警告
【答案】C
【解析】对违法行为情节严重的执业医师，由卫生行政部门吊销其执业证书；构成犯罪的，依法追究刑事责任。

第十七单元　麻醉药品和精神药品管理条例

一、概述

麻醉药品和精神药品是指列入麻醉药品目录、精神药品目录的药品和其他物质。精神药品分为第一类精神药品和第二类精神药品。

二、麻醉药品和精神药品的使用（2016 年考点，★）

（一）麻醉药品、第一类精神药品购用印鉴卡

医疗机构需要使用麻醉药品和第一类精神药品的，应当经所在地设区的市级人民政府卫生主管部门批准，取得麻醉药品、第一类精神药品购用印鉴卡（以下称印鉴卡）。医疗机构应当凭印鉴卡向本省、自治区、直辖市行政区域内的定点批发企业购买麻醉药品和第一类精神药品。

医疗机构取得印鉴卡的条件：

① 有专职的麻醉药品和第一类精神药品管理人员。

② 有获得麻醉药品和第一类精神药品处方资格的执业医师。

③ 有保证麻醉药品和第一类精神药品安全储存的设施和管理制度。

（二）麻醉药品和精神药品使用处方权

医疗机构应当按照国务院卫生主管部门的规定，对本单位执业医师进行有关麻醉药品和精神药品使用知识的培训、考核，经考核合格的，授予麻醉药品和第一类精神药品处方资格。

（三）麻醉药品、第一类精神药品的使用、借用与配置

麻醉药品和第一类精神药品的使用	具有麻醉药品和第一类精神药品处方资格的执业医师，根据临床应用指导原则，对确需使用该药品的患者，应当满足其合理用药需求
麻醉药品和第一类精神药品的借用	医疗机构抢救患者急需麻醉药品和第一类精神药品而本医疗机构无法提供时，可以从其他医疗机构或者定点批发企业紧急借用；抢救工作结束后，应当及时将借用情况报所在地设区的市级药品监督管理部门和卫生主管部门备案
麻醉药品和第一类精神药品的配置	对临床需要而市场无供应的麻醉药品和精神药品，持有医疗机构制剂许可证和印鉴卡的医疗机构需要配制制剂的，应当经所在地省、自治区、直辖市人民政府药品监督管理部门批准。医疗机构配制的麻醉药品和精神药品制剂只能在本医疗机构使用，不得对外销售

命题趋势 麻醉药品和精神药品的使用相关知识点考试多以 A1、A2 型题为主。

金题直击

医疗机构使用麻醉药品和第一类精神药品必须获得卫生行政部门的“药品购用印鉴卡”，根据《麻醉药品和精神药品管理条例》规定，获得该卡的条件如下，但应除去

A. 具有专职的麻醉药品和第一类精神药品的管理人员

B. 具有获得麻醉药品和第一类精神药品处方资格的执业医师

C. 具有保证麻醉药品和第一类精神药品安全储存的设施

D. 具有保证麻醉药品和第一类精神药品安全的管理制度

E. 必须是三级以上的综合医院或专科医院

【答案】E

【解析】医疗机构取得印鉴卡应当具备下列条件：①有专职的麻醉药品和第一类精神药品管理人员；②有获得麻醉药品和第一类精神药品处方资格的执业医师；③有保证麻醉药品和第一类精神药品安全储存的设施和管理制度。

三、法律责任（2013 年考点，★）

（一）医疗机构的法律责任

取得印鉴卡的医疗机构违反本条例的规定，有下列情形之一的，由设区的市级人民政府卫生主管部门责令

限期改正，给予警告；逾期不改正的，处5000元以上1万元以下的罚款；情节严重的，吊销其印鉴卡；对直接负责的主管人员和其他直接责任人员，依法给予降级、撤职、开除的处分。

① 未依照规定购买、储存麻醉药品和第一类精神药品的。

② 未依照规定保存麻醉药品和精神药品专用处方，或者未依照规定进行处方专册登记的。

③ 未依照规定报告麻醉药品和精神药品的进货、库存、使用数量的。

④ 紧急借用麻醉药品和第一类精神药品后未备案的。

⑤ 未依照规定销毁麻醉药品和精神药品的。

（二）具有麻醉药品和第一类精神药品处方资格医师的法律责任

具有麻醉药品和第一类精神药品处方资格的执业医师，违反本条例的规定开具麻醉药品和第一类精神药品处方，或者未按照临床应用指导原则的要求使用麻醉药品和第一类精神药品的，由其所在医疗机构取消其麻醉药品和第一类精神药品处方资格；造成严重后果的，由原发证部门吊销其执业证书。执业医师未按照临床应用指导原则的要求使用第二类精神药品或者未使用专用处方开具第二类精神药品，造成严重后果的，由原发证部门吊销其执业证书。

（三）未取得麻醉药品和第一类精神药品处方资格的执业医师的法律责任

未取得麻醉药品和第一类精神药品处方资格的执业医师擅自开具麻醉药品和第一类精神药品处方，由县级以上人民政府卫生主管部门给予警告，暂停其执业活动；造成严重后果的，吊销其执业证书；构成犯罪的，依法追究刑事责任。

处方的调配人、核对人违反本条例的规定未对麻醉药品和第一类精神药品处方进行核对，造成严重后果的，由原发证部门吊销其执业证书。

命题趋势 法律责任相关知识点考试多以A1、A2型题为主。

金题直击

具有麻醉药品处方资格的执业医师违反规定开具麻醉药品造成严重后果的，卫生行政部门依法对其作出的处理是

A. 警告　　B. 吊销执业证书

C. 暂停执业半年　　D. 罚款

E. 取消麻醉药品处方资格

【答案】 B

【解析】 由其所在医疗机构取消其麻醉药品和第一类精神药品处方资格；造成严重后果的，由原发证部门吊销其执业证书。执业医师未按照临床应用指导原则的要求使用第二类精神药品或者未使用专用处方开具第二类精神药品，造成严重后果的，由原发证部门吊销其执业证书。

第十八单元　药品不良反应报告和监测管理办法

一、概述

药品不良反应，是指合格药品在正常用法用量下出现的与药品目的无关的有害反应。

二、报告与处置

（一）报告

国家实行药品不良反应报告制度。

① 个例药品不良反应报告。

② 药品群体不良事件报告。

（二）处置

《药品不良反应报告和监测管理办法》规定：

① 医疗机构应当配合药品监督管理部门、卫生行政部门和药品不良反应监测机构对药品不良反应或者群体不良事件的调查，并提供调查所需的资料。

② 医疗机构发现药品群体不良事件后应当积极救治患者，迅速开展临床调查，分析事件发生的原因，必要时可采取暂停药品的使用等紧急措施。

③ 医疗机构应当建立并保存药品不良反应报告和监测档案。

三、法律责任

《药品不良反应报告和监测管理办法》规定，医疗机构有下列情形之一的，由所在地卫生行政部门给予警告，责令限期改正；逾期不改的，处 3 万元以下的罚款；情节严重并造成严重后果的，由所在地卫生行政部门对相关责任人给予行政处分。

① 无专职或者兼职人员负责本单位药品不良反应监测工作的。

② 未按照要求开展药品不良反应或者群体不良事件报告、调查、评价和处理的。

③ 不配合严重药品不良反应和群体不良事件相关调查工作的。

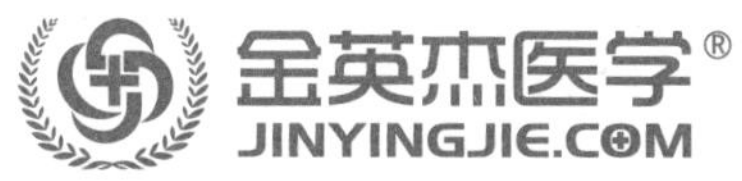

口腔执业（含助理）医师资格考试

命题规律之应试讲义

预防医学综合

赵庆乐 ◎ 主编

金英杰医学教育研究院 ◎ 组织编写

全国百佳图书出版单位

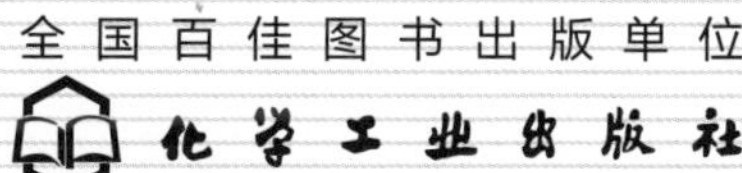

·北京·

编写人员名单

主　　编　赵庆乐

副主编　杨凯丽　邓　斌　赵　鑫　闫艺文

编　　者　赵庆乐　杨凯丽　邓　斌　赵　鑫　闫艺文

韩凤首　郭晓静　吴泽秀　王继坤　闫琳翘

王文君　韩秀望　郭晓静　黄晓丹　朱　海

张欢欢　徐　维　宋　毅　杨丽艳　成美恩

组织编写　金英杰医学教育研究院

目录

预防医学

考试分值

专业	2019 年	2020 年	2021 年	2022 年	2023 年
执业	6	6	6	6	5
助理	2	3	3	2	3

第一单元 绪论

一、预防医学的概述

性质	应用学科
对象	个体和确定的群体
目的	保护、促进和维护健康，预防疾病、失能和早逝 强调环境与人群的相互依赖、相互作用和协调发展，并以人群健康为目的
内容	医学统计学、流行病学、环境医学、社会医学、行为科学与健康促进、卫生管理学（包括卫生系统功能、卫生决策和资源配置、筹集资金和健康措施评价等），以及在临床医学中运用三级预防措施
特点	工作对象包括个体及确定的群体，主要着眼于健康和无症状患者 研究方法上注重微观和宏观相结合，更侧重于影响健康的因素与人群健康的关系 采取的对策更具积极的预防作用，具有较临床医学更大的人群健康效益

预防医学不等同于公共卫生，公共卫生主要是通过组织社会的力量来保护和促进全人群的健康，其对象是全社会整个人群，实施的措施更为宏观和广泛。

二、健康及其影响因素

（一）当代健康观

WHO 提出的健康新定义："健康是日常生活的资源，而不是生活的目标。健康是一个积极的概念，它不仅是个人素质的体现，也是社会和个人的资源。""为达到身心健康和较好地适应社会的完美状态，每个人都必须有能力去认识和实现这些愿望，努力满足需求和改善环境"。

（二）影响健康的主要因素

社会经济环境	个人收入和社会地位、文化背景和社会支持网络、教育背景、就业和工作条件
物质环境	生活和职业环境中的物理、化学、生物因素及建筑环境等
个人因素	健康的婴幼儿发育状态、个人卫生习惯、个人能力和技能、人类生物学特征和遗传因素
卫生服务	拥有促进健康、预防疾病、治疗和康复等服务健全的卫生机构，完备和质量保证的服务网络，一定的经济投入和公平合理的卫生资源配置

（三）健康决定因素的生态学模型

健康生态学模型强调个体和人群健康是个体因素、卫生服务、物质和社会环境因素相互依赖、相互作用的结果。它是总结和指导预防医学和公共卫生实践的重要理论模型。

三、三级预防策略（2013 年、2014 年、2016 年、2019 年考点，★★★）

根据疾病发生发展过程以及健康决定因素的特点，把预防策略按等级分类，称为三级预防策略。

（一）第一级预防

第一级预防又称病因预防，是指针对病因所采取的预防措施。如果在疾病的因子还没有进入环境之前就采取预防性措施，称为根本性预防。

（二）第二级预防

在疾病的临床前期做好早期发现、早期诊断、早期治疗的"三早"预防工作。对于传染病，还需做到疫情早报告及患者早隔离，即"五早"。

（三）第三级预防

对已患病的患者，采取及时、有效的治疗和康复措施，防止病情恶化，预防并发症和伤残。

命题趋势 预防医学相关知识点考试多以A1、A2型题为主。

金题直击

1. 属于第二级预防措施的是

A. 遗传咨询
B. 疾病筛检
C. 病后康复
D. 健康促进
E. 疫苗接种

【答案】B

【解析】第二级预防是在疾病的临床前期做好早期发现、早期诊断、早期治疗的“三早”预防工作，如筛检。

2. 以下各项中不适合采取第一级预防的是

A. 职业病
B. 糖尿病
C. 心血管疾病
D. 病因不明的疾病
E. 脑卒中

【答案】D

【解析】第一级预防又称病因预防，是指针对病因所采取的预防措施。由于其为病因预防，所以病因不明的疾病预防不属于第一级预防，如心脑血管疾病。

第二单元　医学统计学方法

一、基本概念和基本步骤

（一）统计学中的几个基本概念（2015 年、2017 年考点，★★）

1. 总体和样本

（1）总体　根据研究目的确定的同质观察单位某种变量值的全体。总体的指标用希腊字母表示。

（2）样本　根据随机化的原则从总体中抽出的有代表性的观察单位组成的子集，样本的指标用拉丁字母表示。

2. 同质与变异

（1）同质　除实验因素外，影响被研究指标的非实验因素相同，被称为同质。但在人群健康的研究中，有些非实验因素是难以控制或未知的，如遗传、营养、心理等。因此在实验研究中，对被观测指标有影响的、主要的、可控制的非实验因素达到相同或基本相同就可认为是同质。

（2）变异　在同质基础上，被观察个体之间的差异，称作变异。如同年龄、同性别、同体重个体的血压有高有低，称为血压的变异。

3. 变量的类型　观察对象的特征或指标（如身高）称为变量。测量的结果被称为变量值（如身高值）。变量分为定量数据、定性数据和有序数据。

类型	别称	特点	举例
定性数据	分类变量 计数资料	强调性质	互不相容的类别或属性， 如性别、肤色、血型等
定量数据	包括离散型变量 和连续型变量	强调数值 离散型变量只取整数值 连续型变量可取任何数值	如血压、身高的数值
有序数据	半定量数据 等级资料	强调顺序	如药物治疗效果按照显效、有效、好转、无效分类

4. 误差　观测值与实际值之间的差别，称为误差。主要有以下三类：

非抽样误差	系统误差	仪器未经校准、标准试剂未经校正、医生掌握疗效标准偏高或偏低等原因，造成观察结果倾向性偏大或偏小 影响原始资料的准确性，必须克服
	过失误差	观察过程中由错误地判断、记录或录入计算机所致的观察值与实际值之差导致
抽样误差		由于随机抽样造成的某变量值的统计量和总体参数之间存在差异

5. 概率　描述随机事件发生可能性大小的度量为概率。常以 P 表示。P 值的范围在 0 ～ 1 之间。必然发生的事件概率为 1，事件发生的可能性越大，P 越接近 1。习惯上将 $P \leqslant 0.05$ 的随机事件称为小概率事件。

命题趋势　预防医学相关知识点考试多以 A1、A2 型题为主。

金题直击

用某种新疗法治疗某病患者 41 人，治疗结果如下，该资料的类型是

治疗结果	治愈	显著	好转	恶化	死亡
治疗人数	8	23	6	10	31

A. 等级资料　　B. 圆形资料

C. 计数资料　　D. 计量资料

E. 数据资料

【答案】A

【解析】此题为理解记忆性题目，资料统计形式为分级统计。

（二）统计工作的基本步骤

统计工作包括统计设计、数据整理、统计描述和统计推断 4 个步骤。这 4 个步骤是相互联系的。

1. 统计设计 医学研究主要包括**实验性研究和观察性研究**。研究设计有专业设计和统计设计。专业设计包括选题、确定研究对象、处理因素、实验或观察方法、实验材料和设备、实验效应或观察指标等（重点强调研究计划）；统计设计包括实验分组或抽样方法、样本含量估计、数据处理与质量控制、拟使用的统计分析方法等（重点强调统计分析方法）。

2. 数据整理 是指对数据进行录入、核对、质量检查，考虑数据分布及变量转换，检查异常值和数据是否符合特定的统计分析方法要求等。

3. 统计描述 用来描述、总结一组数据的重要特征，其目的是使实验或观察得到的数据表达清楚并便于分析。

4. 统计推断 指由**样本数据的特征推断总体特征**的方法，强调样本的代表性高低，包括参数估计和假设检验。参数估计分为点估计和区间估计。假设检验则是比较参数的大小（总体指标的大小为参数，指标的大小采用 P 值进行判断，若 $P<0.05$，则表明总体指标的参数发生的概率为小概率事件，统计学上称之为差异有统计学意义），各种假设检验得到的 P 值是得出结论的主要依据。

二、定量资料的统计描述（2013 年，2014 年，2016 考点，★★★）

（一）集中趋势指标

集中趋势指标是用于描述一组同质观察值的平均水平或集中位置的指标。平均数是描述数值、变量、资料、集中趋势的一类应用最广泛的指标体系。常用的平均数包括**算术平均数、几何平均数与中位数**。

1. 算术平均数 简称均数，用以说明一组观察值的**平均水平或集中趋势**，是描述计量资料的一种最常用的方法。均数的计算有直接法和加权法。

（1）直接法 当样本观察值个数少时，采用直接法计算：

$$\overline{X}=\frac{X_1+X_2+\cdots+X_n}{n}=\frac{\sum X_i}{n}$$

（2）加权法 是根据频数表计算均数的一种方法。当观察例数较多时，可以将各组的组中值分别乘各组的频数得到各组观察值之和，然后将它们相加得到观察值的总和，再除以总例数。用公式表示如下：

$$\overline{X}=\frac{X_1f_1+X_2f_2+X_3f_3+\cdots+X_nf_n}{f_1+f_2+f_3+\cdots+f_n}=\frac{\sum f_iX_i}{\sum f_i}$$

将数据编制成频数表，得出每组的频数 f_i，计算各组的组中值 X_i，即第 i 组段的下限与相邻较大组段的下限之和除以 2。

2. 几何均数 有些呈**偏态分布**的资料经过对数的转换后呈对称性分布，即可用几何均数描述其平均水平。如医学研究中的某些特殊资料：抗体滴度、细菌计数、药物的平均效价等。

（1）直接计算法 当观察例数不多时，采用公式如下。

$$G=\sqrt[n]{X_1X_2\cdots X_n}\text{或者}G=\lg^{-1}\left(\frac{\lg X_1+\lg X_2+\cdots+\lg X_n}{n}\right)=\lg^{-1}\left(\frac{\sum\lg X_i}{n}\right)$$

（2）加权法 当样本观察值个数多时，可以在编制频数表的基础上计算均数的近似值。

采用公式：$G=\lg^{-1}\left(\frac{\sum f_i\lg X_i}{\sum f_i}\right)=\lg^{-1}\left(\frac{f_1\lg X\ +f_2\lg X_2+\cdots+f_n\lg X_n}{\sum f_i}\right)$

3. 中位数和百分位数

（1）中位数 是一组**由小到大按顺序排列的观察值中位次居中的数值**，用 M 表示。在全部观察值中，小于和大于中位数的观察值个数相等。可用于描述任何分布，特别是偏态分布资料以及频数分布的一端或两端无确切数据资料的中心位置。例如，某些传染病或食物中毒的潜伏期、人体的某些特殊测定指标（如发汞、尿铅等），其集中趋势多用中位数来表示。

（2）百分位数（P_x） 是把一组数据**从小到大排列，分成 100 等份，各等份含 1% 的观察值**，分割界限上的数值就是百分位数。一个百分位数 P_x 将观察值分成两部分，理论上有 X% 的观察值比它小，有（100−X）% 的观察值比它大。中位数是一个特定的百分位数，即 P_{50}。百分位数可用于**确定非正态分布资料的医学参考值**范围；应用百分位数时，样本含量要足够大，否则，不宜取靠近两端的百分位数。第 5、第 25、第 75、第 95

百分位数分别记为 P_5、P_{25}、P_{75}、P_{95}，是统计学上常用的指标。

（3）中位数的直接计算法　**样本含量不大时使用**。将观察值按大小顺序排列，样本含量 n 为奇数时，位置居中的那个数值（$X_{(n+1)/2}$）就是 M，n 为偶数时，位置居中的两个数值的平均数［（$X_{n/2}$+$X_{n/2+1}$）/2］就是 M。

n 为奇数时：$M = X_{\frac{n+1}{2}}$

n 为偶数时：$M = \frac{1}{2}\left(X_{\frac{n}{2}} + X_{\frac{n}{2}+1}\right)$

（4）中位数和百分位数的频数表计算法　当观察例数较多时采用。先将观察值编制成频数分布表，按所分组段由小到大计算累计频数和累计频率，找出中位数或百分位数所在组，将该组段的下限（L）、组距（i）、频数（f_x）和小于 L 的各组段累计频数（Σf_L）代入以下公式，即可求出中位数 M 或百分位数 P_X。

$$P_X = L + \frac{i}{f_X}\left(n_X \cdot X\% - \Sigma f_L\right)$$

L 为中位数或百分位数所在组组段的下限，i 为组距，f_X 为频数，Σf_L 为小于 L 的各组段累计频数。

（二）离散趋势指标

离散趋势指标是反映一组同质观察值的**变异程度**。常用的描述变异程度的统计指标包括**极差、四分位数间距、方差、标准差和变异系数**。

1. 极差　也叫全距，用 R 表示，是一组资料的最大与最小值之差。全距越大，说明资料的离散程度越大。全距仅考虑两端数值之间的差异，未考虑其他数据的变异情况，且不稳定易受极端值大小的影响。极差通常仅用于粗略地**说明变量的波动范围**。

2. 四分位数间距　用 Q 表示，若将一组资料分为四等份，上四分位数 Q_U（P_{75}）和下四分位数 Q_L（P_{25}）之差就是 Q。Q 值越大，说明资料的离散程度越大。通常用于描述**偏态分布资料的离散程度**。

3. 方差和标准差

（1）方差　一组数据中的各数与其平均数的偏差的平方的平均值，方差用 S^2 表示。方差反映的是一组数据与其平均数的偏离程度，方差越小，数据越集中；方差越大，数据越分散。

（2）样本方差　样本中各数据与样本平均数的差的平方和的平均数；样本方差的算术平方根叫作样本标准差。样本方差和样本标准差都是衡量一个样本波动大小的量，样本方差或样本标准差越大，样本数据的波动就越大。

实际工作中，用样本均数作为总体均数的估计值，用样本例数 n 代替 N：

$$S^2 = \frac{\sum (X_i - \bar{X})^2}{n-1}$$

（3）标准差（也称为标准偏差）　**描述各数据偏离平均数的距离（离均差）的平均数**，它是离差平方和平均后的方根，用 S 表示。标准差是方差的算术平方根。标准差能反映一个数据集的**离散程度**，标准偏差越小，这些值偏离平均值就越少，反之亦然。标准偏差的大小可通过标准偏差与平均值的倍率关系来衡量。

$$S = \frac{\sqrt{\Sigma\left(X_i - \bar{X}\right)^2}}{n-1} = \frac{\sqrt{\Sigma X_i^2 - \frac{\left(\Sigma X_i\right)^2}{n}}}{n-1}$$

对于频数表资料，标准差的近似计算公式为：

$$S = \frac{\sqrt{\Sigma f\left(X_i - \bar{X}\right)^2}}{n-1} = \frac{\sqrt{\Sigma f_i X_i^2 - \frac{\left(\Sigma f_i X_i\right)^2}{n}}}{n-1}$$

标准差的意义：①反映**一组观察值的离散程度**，标准差越小，离散程度越小，均数代表性越好。②用于计算变异系数。③用于计算标准误。④结合均值与正态分布的规律，估计医学参考值的范围。

4. 变异系数　变异系数又称“标准差率”，是衡量资料中**各观测值变异程度**的统计量。

变异系数的计算公式为：变异系数 CV=（标准差 / 平均值）×100%。公式为：$CV = \frac{S}{\bar{X}} \times 100\%$

主要用途：用于观察值度量单位不同时变异大小的比较，如身高与体重变异程度的比较；用于均数相差悬殊时变异大小的比较，如儿童身高与成人身高变异程度的比较。变异系数越大，表示变异程度越大。

项目	代号	用途	特定
极差（全距）	R	说明数据分布的离散程度	简单明了，容易使用，仅考虑两端数值变异 未考虑其他数据的变异情况 不稳定，易受极端值大小影响
四分位数间距	Q	Q 值越大，说明资料离散程度越大	通常用于描述偏态分布资料的离散程度
方差	S^2	说明资料的变异程度	其值越大，说明变异程度越大
标准差	S	说明资料的离散程度，其值越小，说明观察值离散程度越小，也说明用均数反映平均水平的代表性越好，标准差较方差常用	反映一组观察值的离散程度；适用于描述正态分布资料的离散程度
变异系数	CV	常用于比较度量单位不同或均数相差较大的两组（或多组）观察值的变异程度	变异系数越大，表示变异程度越大

（三）正态分布的特点与面积分布规律（助理不考）

1. 正态分布及其特点 正态分布是一种重要的连续型分布的钟形曲线，以均数为中心，左右两侧基本对称，靠近均数两侧频数较多，离均数愈远，频数愈少，形成一个中间多、两侧逐渐减少、基本对称的分布。其位置与均数有关，形状与标准差有关。标准差大，离散程度大，正态分布曲线则“胖”，反之则“瘦”。

正态分布的特点：

① 正态分布曲线以均数为中心，均数在最高值，左右对称。

② 正态分布有两个参数，即均数 μ 与标准差 σ，均数决定其位置，标准差决定了正态分布曲线的形状。

③ 所有的正态分布均可经过变量变换，也就是标准化变换，也称 Z 变换。转变为均数为 0，标准差为 1 的标准正态分布，标准正态曲线 N（0，1）。

④ 正态分布的面积分布有一定的规律性。

⑤ 位置与均数有关，均数增大，曲线右移，反之左移。形状与标准差有关，标准差大，则离散趋势大，正态分布曲线则“胖”，反之则较“瘦”。

2. 面积分布规律

正态分布	标准正态分布	面积（或概率）
$\mu-1\sigma \sim \mu+1\sigma$	$-1 \sim +1$	68.27%
$\mu-1.96\sigma \sim \mu+1.96\sigma$	$-1.96 \sim +1.96$	95.00%
$\mu-2.58\sigma \sim \mu+2.58\sigma$	$-2.58 \sim +2.58$	99.00%

命题趋势 预防医学相关知识点考试多以 A1、A2 型题为主。

金题直击

描述一组正态分布资料离散程度大小的最佳指标是

A. 四分位数间距　　B. 标准差

C. 极差　　D. 离均差平方和

E. 百分位数

【答案】B

【解析】标准差（也称为标准偏差）：描述各数据偏离平均数的距离（离均差）的平均数，它是离差平方和平均后的方根，能反映一个数据集的离散程度，标准偏差的大小可通过标准偏差与平均值的倍率关系来衡量。

三、定量资料的统计推断（2012 年、2017 年、2019 年考点，★★★）

（一）均数的抽样误差

1. 均数的抽样误差 从同一总体中随机抽取若干个观察单位数相等的样本，由于抽样引起样本均数与总体均数及样本均数之间的差异称作均数的抽样误差，其大小可用均数的标准差描述。抽样误差在抽样研究中不可避免。标准误越大，均数的抽样误差就越大，说明样本均数与总体均数的差异越大。

2. 标准误　样本均数的标准差称为标准误。标准误计算公式为：

$$\sigma_{\bar{X}}=\sigma/\sqrt{n}$$

σ 表示总体标准差，n 为样本例数，$\sigma_{\bar{X}}$ 为标准误。实际研究中 σ 是未知的，常以样本标准差 S 作为 σ 的估计值计算标准误，记作$S_{\bar{X}}$：

$$S_{\bar{X}}=S/\sqrt{n}$$

当样本例数 n 一定时，标准误与标准差成正比；当标准差一定时，标准误与样本含量 n 的平方根成反比。增加样本含量才可减少抽样误差。

3. 标准误的用途

一是用来衡量抽样误差大小，标准误越小，样本均数与总体均数越接近，即样本均数的可信度越高；二是结合标准正态分布与 t 分布曲线下的面积规律，估计总体均数的置信区间。

（二）总体均数可信区间及其估计方法

1. *t* 分布　主要用于总体均数的区间估计和 t 检验。从正态分布的总体 N（μ，σ^2）中进行随机抽样，样本含量 n 的大小相等，其样本均数 $\bar{X}$ 服从均数为 μ，方差为 $\sigma_{\bar{X}}^2$ 的正态分布，记为 N（μ、$\sigma_{\bar{X}}^2$），同样也可对呈正态分布的 $\bar{X}$ 进行 Z 变换，$Z=(\bar{X}-\mu)/\sigma_{\bar{X}}$，将 N（μ，$\sigma_{\bar{X}}^2$）变换成标准正态分布 N（0，1），即 Z 分布。中间部分 95% 的 Z 值在 −1.96 ～ 1.96，与之相对应的曲线下双侧尾部的概率（面积）P 值为 5%（0.05）；99% 的 Z 值在（−2.58 ～ 2.58），P 值为 1%（0.01）。在实际工作中，总体标准差 σ 往往是未知的，通常用 S 代替 σ 得到标准误的估计值 $S_{\bar{X}}$，$S_{\bar{X}}$ 的大小随样本含量的大小而变动，以 $S_{\bar{X}}$ 作为分母对 $\bar{X}$ 进行 t 变换。t 值的分布称作 t 分布。t 分布由一簇曲线所组成，曲线的形状与自由度 v 有关。

$$t=\frac{\bar{X}-\mu}{S_{\bar{X}}}=\frac{\bar{X}-\mu}{S/\sqrt{n}},\quad v=n-1$$

① 分布是一簇对称于 0 的单峰分布曲线。

② v 越小，t 值越分散，曲线的中间越低，两边越高。

③ 随 v 的增大，t 分布曲线逐渐接近标准正态分布曲线。

④ 当 v 为无穷大时，t 分布曲线趋近标准正态分布曲线。

2. 总体均数可信区间及其估计方法　对总体参数估计有点估计和区间估计两种方法。

① 点估计是直接利用样本统计量（如均数 $\bar{X}$）作为对总体参数（如均数 μ）的估计值。

② 区间估计就是以一定的概率保证估计包含总体参数的一个值域，即根据样本指标和抽样平均误差推断总体指标的可能范围。它包括两部分内容：一是可能范围的大小；二是总体指标落在这个可能范围内的概率。区间估计主要有两个属性：准确程度，可靠程度。临床研究中，一般采用总体均数 95% 的可信区间作为大多数研究的可信区间。根据一个样本估计的总体均值的可信区间，有 95% 的可能性包括了总体均值（这是目前统计学研究认可的可信区间，将这个可信区间应用到科学研究中，进行可信区间的估计）。

项目	σ 已知	σ 未知，样本例数足够大（如 $n>50$）	σ 未知，样本例数较小（如 $n<50$）
理论依据	Z 分布的原理	Z 分布的原理	t 分布的原理
95% 的总体均数可信区间	$\bar{X}\pm1.96\sigma_{\bar{X}}$	$\bar{X}\pm1.96\sigma_{\bar{X}}$	$\bar{X}\pm t_{0.05/2,v}S_{\bar{X}}$
99% 的总体均数可信区间	$\bar{X}\pm2.58\sigma_{\bar{X}}$	$\bar{X}\pm2.58\sigma_{\bar{X}}$	$\bar{X}\pm t_{0.01/2,v}S_{\bar{X}}$

（三）假设检验的基本步骤（助理不考）

假设检验也称显著性检验，是统计推断的主要内容，其目的是比较总体参数之间有无差别。假设检验的基本思想是通过对所需要比较的总体提出一个无差别的假设，然后通过样本数据看是否拒绝这一假设。假设检验的方法很多，但其检验步骤基本一致。

1. 建立检验假设和设定检验水准

单侧检验：H_0：$\mu=\mu_0$，H_1：$\mu>\mu_0$（或 $\mu<\mu_0$），$\alpha=0.05$（如果根据专业知识判断抽样与总体均数相比，只可能是大于或者小于总体均数值采用单侧检验）。

双侧检验：H_0：$\mu=\mu_0$，H_1：$\mu\neq\mu_0$，$\alpha=0.05$（如果根据专业知识不能确定单侧的情况时应采用双侧检验）。

2. 选用检验方法　根据研究设计类型、资料特征和统计推断的目的、公式的适用条件选择和计算检验统计量。

统计量：统计学中，对数据进行分析、检验的变量，即用于检验假设量是否正确的量，常用的检验统计量有 t 统计量、Z 统计量等。

3. 确定概率 计算统计量后，根据确定的单或双侧检验、自由度与检验水准 α 在相应的统计用表（如 t 界值表）中查出相应的界值（与 α 对应的横轴上的 t 值），确定 P 值。

4. 作出统计推断 当 $P \leqslant \alpha$ 时，按所取 α 检验水准，拒绝 H_0，接受 H_1；当 $P>\alpha$ 时，按 α 检验水准，不拒绝 H_0。假设检验的结论是具有概率性的，无论是拒绝或不拒绝 H_0，都有可能发生错误。

（四）Z 检验和 t 检验

Z 检验用于已知总体标准差情况下的样本均数与总体均数的比较。Z 检验一般是用于大样本（即样本容量大于 30）平均值差异性检验的方法。大样本资料的均数比较，资料要求服从对称或正态分布。

t 检验主要用于样本含量较小（例如 $n<30$），总体标准差 σ 未知的正态分布资料、配对设计资料的比较与两个小样本均数的比较。

1. 样本均数与总体均数的比较 总体均数是指大量观测所得到的稳定值或理论值，记作 μ_0。样本与总体均数比较的目的是推断样本所代表的未知总体均数 μ 与已知总体均数 μ_0 是否相同。

（1）t 检验 已知一般无肝肾疾患的健康人群尿素氮均值为 4.882（mmol/L），16 名脂肪肝患者的尿素氮（mmol/L）测定值为 5.74，5.75，4.26，6.24，5.36，8.68，6.47，5.24，4.13，11.8，5.57，5.61，4.37，4.59，5.18，6.96，问脂肪肝患者尿素氮测定值的均数是否高于健康人？脂肪肝可能影响尿素氮的代谢，本例属于单侧检验。

① 建立假设，确定检验水准。

H_0：$\mu=\mu_0$　H_1：$\mu>\mu_0$　$\alpha=0.05$

② 选定检验方法，计算检验统计量 t 值。

本例 $\bar{X}=5.997$，$S=1.920$，$n=16$，代入公式 $t=\dfrac{\bar{X}-\mu}{S_{\bar{X}}}$

$$t=\frac{5.997-4.882}{1.920/\sqrt{16}}=2.32$$

③ 确定 P 值，判断结果。

$v=n-1=16-1=15$，查 t 界值表，单侧 $t_{0.05,15}=1.725$，$t_{0.025,15}=2.131$，$t_{0.01,15}=2.602$。本例 $t_{0.05,15}>t>t_{0.025,15}$，故 $0.01<P<0.025$，按照 $\alpha=0.05$ 的检验水准，拒绝 H_0，接受 H_1，认为脂肪肝患者的尿素氮测定值高于健康人。

（2）Z 检验 若此例，已知一般无肝肾疾患的健康人群尿素氮的标准差为 1.900mmol/L，问：脂肪肝患者尿素氮测定值的均数是否高于健康人？

本例因提供了总体标准差，可以进行 Z 检验：$Z=\dfrac{\bar{X}-\mu}{\sigma_{\bar{X}}}$

$$Z=\frac{5.997-4.882}{1.900/\sqrt{16}}=2.35$$

Z 检验采用 Z 分布曲线下的面积分布规律，单侧 $Z_{0.05}=1.65$，$Z_{0.01}=2.33$，双侧 $Z_{0.05}=1.96$，$Z_{0.01}=2.58$。本例为单侧，$Z=2.35>2.33$，$P<0.01$，差异有统计学意义，可认为该资料中脂肪肝患者的尿素氮测定值高于健康人。

2. 两独立样本资料的均数的比较 在调查研究时通过随机抽样或实验研究时随机分组得到两个样本的资料，通过比较推断两个样本所代表的两个总体均数（μ_1，μ_2）是否相等。

（1）两个大样本的均数比较的 Z 检验 当两个样本的含量较大时，可用 Z 检验。按公式计算检验统计量 Z 值：

$$Z=\frac{\bar{X}_1-\bar{X}_2}{\sqrt{\dfrac{S_1^2}{n_1}+\dfrac{S_2^2}{n_2}}}$$

例：某地随机抽取正常男性 264 名，测得空腹血中胆固醇的均数为 4.404mmol/L，标准差为 1.169mmol/L，随机抽取正常女性 160 名，测得空腹血中胆固醇的均数为 4.288mmol/L，标准差为 1.106mmol/L，问男、女胆固醇浓度有无差别？

从专业知识认为男性胆固醇浓度应该高于或低于女性，故用双侧检验。

① 建立假设，确定检验水准。

H_0：$\mu_1=\mu_2$　H_1：$\mu_1\neq\mu_2$，$\alpha=0.05$

② 选择检验方式，按照公式计算检验统计量 Z 值。

$$Z=\frac{\overline{X}_1-\overline{X}_2}{\sqrt{\frac{S_1^2}{n_1}+\frac{S_2^2}{n_2}}}=\frac{4.404-4.288}{\sqrt{\frac{1.169^2}{264}+\frac{1.106^2}{160}}}=1.024$$

③ 确定 P 值，判断结果。

$Z<1.96$，所以 $P>0.05$，按 $\alpha=0.05$ 水准，不拒绝 H_0，故尚不能认为正常男女血中胆固醇浓度均数不同。

（2）两个小样本均数比较的 t 检验　推断 μ_1 是否等于 μ_2，作 $\overline{X}_1$ 与 $\overline{X}_2$ 比较的 t 检验，其检验统计量的计算公式为：

$$t=\frac{\overline{X}_1-\overline{X}_2}{\sqrt{S_c^2\left(\frac{1}{n_1}+\frac{1}{n_2}\right)}},\ \nu=n_1+n_2-2$$

$$S_c^2=\frac{S_{1(n_1-1)}^2+S_{2(n_2-1)}^2}{n_1+n_2-2}=\frac{\sum X_1^2-\left(\sum X_1\right)^2/n_1+\sum X_2^2-\left(\sum X_2\right)^2/n_2}{n_1+n_2-2}$$

S_c^2 为合并方差。

例：从 40 ～ 59 岁有无肾囊肿的女性中分别随机抽取 10 人与 12 人，测定她们的尿素氮水平（mmol/L），见下表，问两组女性尿素氮水平有无不同？

无肾囊肿	4.05	4.18	5.93	3.14	4.30	2.41	7.60	6.61	2.98	5.93	4.18	4.05
有肾囊肿	4.54	4.63	3.64	7.75	5.07	6.44	5.62	6.14	4.81	6.42		

根据专业知识认为有肾囊肿的尿素氮水平不应低于无肾囊肿者，故进行单侧检验。

① 建立假设，确定检验水准。

H_0：$\mu_1=\mu_2$　H_1：$\mu_1<\mu_2$　$\alpha=0.05$

② 计算检验统计值 t 值。

无肾囊肿组：$n_1=12$，$\overline{X}_1=(\sum X_1)/n_1=4.61$，$S_1=1.57$

有肾囊肿组：$n_2=10$，$\overline{X}_2=(\sum X_2)/n_2=5.51$，$S_2=1.20$

根据公式：$S_c^2=\frac{1.57^2(12-1)+1.20^2(10-1)}{12+10-2}=2.00$

$$t=\frac{4.61-5.51}{0.61}=-1.48$$

$$\nu=n_1+n_2-2=12+10-2=20$$

③确定 P 值，判定结果。

查 t 界值表，$t_{0.05,20}=1.725$，t 的绝对值 $1.48<1.725$，故 $P>0.05$，故按 $\alpha=0.05$ 水准，不拒绝 H_0，尚不能认为有肾囊肿的女性的尿素氮水平高于无肾囊肿的女性。

（五）假设检验的两类错误及注意事项

1. 两类错误　统计学中将拒绝了实际正确的无效假设 H_0 称为犯了第Ⅰ类错误，概率用 α 表示，通常称之为检验水准，常取 $\alpha=0.05$；将接受了实际上错误的无效假设 H_0 称之为犯了第Ⅱ类错误，概率用 β 表示。在统计学中将 $1-\beta$ 称为检验效能，其意义是当两个总体存在差异时所使用的统计检验能够发现这种差异（拒绝无效假设 H_0）的能力。

2. 假设检验中的注意事项

① 应用检验方法必须符合其适用条件；应根据设计类型、变量类型、样本大小等选择合适的检验方法。

② 当样本量一定时，第Ⅰ类错误的概率 α 变小，第Ⅱ类错误的概率 β 就变大。反之亦然。

③ 结论不能绝对化：当 $P\leqslant 0.05$ 时，则“拒绝 H_0，接受 H_1”，检验结果有统计学意义，习惯上称为差别有显著性。但不要把很小的 P 值误解为总体参数间差异很大。

（六）方差分析（助理不考）

方差分析又称 F 检验，方差分析的基本思想是把全部观察值间的变异按设计和需要分解成两个或多个组成部分，然后将各部分的变异与随机误差进行比较，以判断各部分的变异是否具有统计学意义。因此，方差分析是通过对数据变异的分解来判断不同样本所代表的总体均数是否相同，用于两个或两个以上样本均数的比较、回归方程的假设检验等。

方差分析使用条件是：各样本来自正态分布的总体，且为相互独立的随机样本，各个样本所来自的总体方差相等。

1. 单因素方差分析 单因素方差分析是指对单因素试验结果进行分析，检验因素对试验结果有无显著性影响的方法。（这里强调一下：多因素方差分析是对一个独立变量是否受一个或多个因素或变量影响而进行的方差分析）通过单因素方差分析回答两组或多组样本均数所代表的总体均数是否相同。

变异来源	离均差平方和（SS）	自由度 V	均方 Ms	F
总	$\sum_i\sum_j x_{ij}^2-C$	$N-1$	—	—
组间（或处理组间）	$\sum_i\frac{\left(\sum_j x_{ij}\right)^2}{n_i}-C$	$k-1$	$SS_{组间}/v_{组间}$	$MS_{组间}/MS_{组内}$
组内（或误差）	$SS_{总}/v_{组间}$	$N-k$	$SS_{组内}/v_{组内}$	—

表中：k 为处理组数，$C=\frac{\left(\sum_i\sum_j x_{ij}\right)^2}{N}, N=\sum n_i$。

2. 多个样本均数间两两比较的 q 检验 首先将所比较的组均数按大小顺序排列，标上秩次。计算 q 值：

$$q=\frac{\left|\bar{x}_A-\bar{x}_B\right|}{S_{\bar{x}_A-\bar{x}_B}}$$

分子为任何两个对比组均数差值的绝对值；$S_{\bar{x}_A-\bar{x}_B}=\sqrt{\frac{MS_{误差}}{2}\left(\frac{1}{n_A}+\frac{1}{n_B}\right)}$

命题趋势 预防医学相关知识点考试多以 A1、A2 型题为主。

金题直击

反映均数抽样误差大小的指标是

A. 变异系数

B. 标准误

C. 均数

D. 标准差

E. 全距

【答案】B

【解析】样本均数的标准差称为标准误；可用来衡量抽样误差大小，标准误越小，样本均数与总体均数越接近，样本均数的可信度越高。

四、分类资料的统计描述

（一）相对数常用指标及其意义

概念	公式	定义	特点	意义
频率	$频率=\frac{实际发生某现象的观察数}{可能发生某现象的观察单位总数}\times K$	某现象在某时期实际发生数与可能发生某现象的总数之比	关键问题主要是确定可能发生某现象观察单位的总数的范围	用以说明某现象发生的频率或强度
构成比	$构成比=\frac{事物内部某一部分的观察单位数}{事物内部各部分的观察单位数总和}\times 100\%$	事物内部某一部分的观察单位数与事物内部各部分的观察单位数总和之比	各部分构成比的合计等于 100% 或 1；事物内部某一部分的构成比发生变化，其他部分的构成比也相应地发生变化	说明事物内部各部分所占的比重或分布

续表

概念	公式	定义	特点	意义
相对比	相对比 $=\frac{\text{甲指标}}{\text{乙指标}}$（或 ×100%）	两个联系指标之比，常以百分数或倍数表示	可以性质相同，也可以性质不同；可以是定性资料，也可以是定量资料	反映两个指标的相对关系

（二）相对数应用注意事项

1. 计算相对数时，观察单位数应足够多 观察单位数太少，计算的结果不稳定。

2. 分析时构成比和率不能混淆 分析时常见的错误是以构成比代替率来说明问题。构成比说明事物内部各部分所占的比重或分布，不能说明某现象发生的强度或频率大小。频率指标才能说明事物发生的严重程度。

3. 观察单位数不等的几个率的平均率 不能将这几个率直接相加求其均值，应将各个率的分子、分母分别相加后，再求总率即平均率。

4. 相对数的相互比较应注意可比性

① 研究对象是否同质，研究方法、观察时间、种族、地区、客观环境和条件是否一致。

② 其他影响因素在各组的内部构成是否相同。

③ 同一地区不同时期资料对比，应注意客观条件有无变化。

5. 样本率或构成比的比较应做假设检验 样本率或构成比是由抽样得到的，存在抽样误差，进行比较时须进行假设检验。

五、分类资料的统计推断（2016 年、2019 年考点，★★）

（一）率的抽样误差、总体率的可信区间及其估计方法

1. 率的抽样误差与标准误 用抽样方法进行研究时，必然存在抽样误差。率的抽样误差大小可用率的标准误来表示，计算公式如下：

$$\sigma_P=\sqrt{\frac{\pi(1-\pi)}{n}}$$

公式中：σ_P 为率的标准误，π 为总体阳性率，n 为样本含量。因为实际工作中很难知道总体阳性率 π，故一般采用样本率 P 来代替，而上式就变为：

$$S_P=\sqrt{\frac{P(1-P)}{n}}$$

公式中：S_P 为样本率的标准误，P 为样本率，n 为样本含量。

2. 总体率的可信区间及其估计方法 由于样本率与总体率之间存在着抽样误差，所以也需根据样本率来推算总体率所在的范围，根据样本含量 n 和样本率 P 的大小不同，分别采用下列两种方法：

（1）正态近似法 当样本含量 n 足够大，且样本率 P 和 $1-P$ 均不接近于零的前提下，样本率的分布近似正态分布。则总体率的可信区间可由下列公式估计：

总体率（π）的 95% 可信区间：$P\pm1.96S_P$

总体率（π）的 99% 可信区间：$P\pm2.58S_P$

（2）查表法 当样本含量 n 较小，如 $n\leqslant50$，特别是 P 接近 0 或 1 时，则按二项分布原理确定总体率的可信区间。

（二）Z 检验和 χ^2 检验

1. 率的 Z 检验 当样本含量 n 足够大，且样本率 P 和（$1-P$）均不接近于零的前提下，样本率的分布近似正态分布。样本率和总体率之间、两个样本率之间差异的判断可用 Z 检验。

Z 检验主要是：两样本率比较，样本率和总体率的比较。

（1）两个样本率的比较

$$Z=\frac{|P_1-P_2|}{\sqrt{P_c(1-P_c)\left(\frac{1}{n_1}+\frac{1}{n_2}\right)}}$$

$$P_c=\frac{X_1+X_2}{n_1+n_2}$$

（2）样本率与总体率的比较

$$Z=\frac{|P-\pi|}{\sigma_P}=\frac{|P-\pi|}{\sqrt{\frac{\pi(1-\pi)}{n}}}$$

公式中：P 为样本率，π 为总体率，σ_P 为根据总体率计算的标准误。

2. χ^2 检验　用于两个及两个以上率或构成比的比较；两分类变量相关关系分析。其数据构成，一定是相互对立的两组数据，四格表资料自由度 v 永远等于 1。

四格表 χ^2 检验各种公式适用条件：$n>40$ 且每个格子 $T>5$，可用基本公式或专用公式，不用校正。$n<40$ 或格子数 $T<1$，用确切概率法。

行 × 列表 χ^2 检验是对多个样本率（或构成比）的检验。一般在行数或列数超过 2 时应用。行 × 列表中不宜有 1/5 以上格子的理论数小于 5，或有小于 1 的理论数。

χ^2 检验的基本思想：假设比较样本所对应的总体率相等，即两样本率来自总体率相同的总体。

若检验假设 H_0 成立，根据 χ^2 统计量值的大小，结合自由度 v，可确定概率 P，并对总体做出推断。

例：某医生用两种疗法治疗前列腺癌，出院后随访 3 年。甲疗法治疗 86 例，存活 52 例；乙疗法治疗 95 例，存活 45 例。问两种疗法治疗前列腺癌患者的 3 年生存率是否相同？

处理	生存	死亡	合计	生存率 /%
甲疗法	52（46.09）	34（39.91）	86	60.47
乙疗法	45（50.91）	50（44.09）	95	47.37
合计	97	84	181	53.69

四个格子的数据

52	34
45	50

是基本数据，发生与不发生的绝对数，也称为实际数，其余的数据都是从这个数据计算得来的，因此，该资料称四格表资料。

四格表资料的 χ^2 检验：

① 建立检验假设

H_0：$\pi_1=\pi_2$（两种疗法治疗前列腺癌患者的 3 年生存率相同）

H_1：$\pi_1\neq\pi_2$（两种疗法治疗前列腺癌患者的 3 年生存率不同）

$\alpha=0.05$

② 计算统计量 χ^2

a. 基本公式：

$$\chi^2=\sum\frac{(A-T)^2}{T}$$

公式中 A 为实际频数，四格表中的基本数据；T 为理论数，是根据无效假设推算出来的。

理论频数的计算公式为：

$$T_{RC}=\frac{n_R n_C}{n}$$

公式中 T_{RC} 为第 R 行第 C 列格子的理论数，n_R 为第 R 行的合计数，n_C 为第 C 列的合计数，n 为总例数。

b. 确定 P 值和判断结果：

v =（行数 −1）×（列数 −1）=（2−1）×（2−1）=1，根据自由度查 χ^2 界值表，$\chi^2_{0.05(1)}=3.84$，本例 $\chi^2=3.11<3.84$，$P>0.05$，按 $\alpha=0.05$ 的水准不能拒绝无效假设 H_0，故不能认为甲乙两种疗法治疗前列腺癌的 3 年生存率有所不同。

③ 四格表资料专用公式：四格表资料进行 χ^2 检验还可以选用专用公式，省去计算理论数的过程，使计算简化。

$$\chi^2=\frac{(ad-bc)^2n}{(a+b)(c+d)(a+c)(b+d)}$$

式中 a、b、c、d 分别为四格表中的四个实际频数，n 为总例数。

上述公式的适用条件：$n \geqslant 40$ 且 $T \geqslant 5$。

☆但当 $n \geqslant 40$ 且 $1 \leqslant T<5$，用校正公式。

校正 χ^2 值的公式为：

$$\chi^2=\frac{\left(|ab-bc|-n/2\right)^2n}{(a+b)(c+d)(a+c)(b+d)}$$

$n<40$ 或 $T<1$，不宜采用 χ^2 检验，需用 Fisher 精确概率法。

$$\chi^2=\sum\frac{\left(|A-T|-0.5\right)^2}{T}$$

行 × 列表资料的 χ^2 检验：

① 用于多个样本率的比较、两个或多个构成比的比较。

其基本数据有以下三种情况：

A. 多个样本率比较时，有 R 行 2 列，称为 $R\times2$ 表。

B. 两组样本的构成比比较时，有 2 行 C 列，称 $2\times C$ 表。

C. 多个样本的构成比比较，有 R 行 C 列，称 $R\times C$ 表。

专用公式：

$$\chi^2=n\left(\sum\frac{A^2}{n_Rn_C}-1\right)$$

式中 n 为总例数，A 为每个格子里的实际频数，n_R 和 n_C 分别为与 A 值相应的行和列合计的例数。

建立检验假设：

H_0：$\pi_1=\pi_2=\pi_3=\cdots=\pi_k$（$k$ 个总体率相等）

H_1：k 个总体率不等或不全相等

② 行 × 列表资料 χ^2 检验的注意事项

A. 如假设检验的结果是拒绝无效假设，只能认为各总体率或构成比之间总的来说有差别，但并不是说它们彼此之间都有差别，如果想进一步了解彼此之间的差别，需将行 × 列表分割，再进行 χ^2 检验（详见统计学专著）。

B. 对行 × 列表资料进行 χ^2 检验，要求不能有 1/5 以上的格子理论数小于 5，或者不能有一个格子的理论数小于 1，否则易导致分析偏性。

出现这些情况时可采取以下措施：

a. 在可能的情况下再增加样本含量。

b. 从专业上如果允许，可将太小的理论数所在的行或列的实际数与性质相近的邻行或邻列中的实际数合并。

c. 删去理论数太小的行和列。

命题趋势 预防医学相关知识点考试多以 A1、A2 型题为主。

金题直击

某医师拟比较四组人群血型分布（A、B、AB 和 O 型）的差别，适宜的统计分析方法为

A. μ 检验　　B. 回归分析

C. 秩和检验　　D. t 检验

E. χ^2 检验

【答案】E

【解析】χ^2 检验即两个及两个以上率或构成比的比较，两分类变量相关关系分析；其数据构成，一定是相互对立的两组数据，四格表资料自由度 ν 永远等于 1。

六、秩和检验（2014 年、2018 年考点，★★）

秩和检验是从两个非正态总体中所得到的两个样本之间的比较，其零假设为两个样本从同一总体中抽取的。

（一）配对资料的符号秩和检验

对配对比较的资料应采用符号秩和检验，其基本思想是：若检验假设成立，则差值的总体分布应是对称的，故正负秩和相差不应悬殊。检验的基本步骤为：

例：对 9 个水样分别用两种方法测定硫酸盐含量，结果见下表。

水样 （1）	A 法 （2）	B 法 （3）	差值 d （4）=（2）-（3）	秩和 （5）
1	6.07	6.07	0.00	
2	18.71	18.63	0.08	4
3	17.70	17.77	−0.07	−3
4	11.33	11.70	−0.37	−8
5	8.40	8.23	0.17	5
6	3.03	2.98	0.05	2
7	3.13	3.09	0.04	1
8	34.30	34.59	−0.29	−6
9	41.41	41.72	−0.31	−7
				T_+=12，T_-=−24

（1）建立检验假设，确定检验水准。

H_0：M_d=0，H_1：M_d≠0，α=0.05

（2）计算检验统计量 T 值　①求差值 d。②编秩：按差值的绝对值由小到大编秩，并按差值的正负给秩次加上正负号。编秩时，若差值为 0，舍去不计；若差值的绝对值相等，可顺次编秩或取平均秩次。③分别求出正、负差值秩次秩和，分别以 T_+ 和 T_- 表示。④确定统计量 T：任取 T_+ 和 T_- 为统计量 T。

（3）确定 P 值，推断结论　当 $n \leqslant 50$ 时，根据 n 和 T 查 T 界值表。

本例 n=9，T=12 或 T=24，查表的 T 值在 $T_{0.1\ (0.9)}$ 的对应界值范围内，故 $P>0.1$，按 α=0.05 水准不拒绝 H_0，可以认为两种方法测定结果无差别。

（二）两样本比较秩和检验

两样本成组资料的比较应用 Wilcoxon 秩和检验，其基本思想是：若检验假设成立，则两组的秩和不应相差太大。其基本步骤是：

（1）建立假设

H_0：比较两组的总体分布相同。

H_1：比较两组的总体分布不同。

检验水准为 0.05。

（2）两组混合编秩。

（3）求样本数量最小组的秩和作为检验统计量 T。

（4）以样本含量较小组的个体数 n_1、两组样本含量之差 n_2-n_1 及 T 值查检验界值表。

（5）根据 P 值作出统计结论。同样应注意的是，当样本含量较大时，应用正态近似法作 μ 检验。当相同秩次较多时，应用校正公式计算 μ 值。

（三）多样本比较秩和检验

多组独立样本比较的秩和检验又称 Kruskal-Wallis H 检验，用于推断定量变量或有序分类变量的多个总体分布位置有无差别。

多组连续变量资料的秩和检验：

将各组统一编秩，求得各组的秩和，计算检验统计量 H 值，查 H 界值表予以判断。

$$H=\frac{12}{N(N+1)}\sum\frac{R^2}{n_i}-3(N+1)$$

当相持出现较多时，则需要进行校正。

命题趋势 预防医学相关知识点考试多以 A1、A2 型题为主。

金题直击

研究者预比较两种中成药对口腔溃疡的治疗效果是否有差别，用“有效、一般、无效”作为评价疗效的指标。宜采用的统计分析方法是

A. t 检验
B. 方差分析
C. Z 检验
D. 秩和检验
E. 回归分析

【答案】D

【解析】秩和检验是从两个非正态总体中所得到的两个样本之间的比较，其零假设为两个样本从同一总体中抽取的。

七、直线相关和回归

（一）直线回归分析的作用、回归系数及其意义

1. 直线回归分析的作用　直线回归又称简单回归，用于研究两个连续性变量 X 和 Y 之间的线性数量依存关系。X 为自变量，Y 为依赖于 X 的变量，又称因变量，两个变量有数量关系，但又非一一对应的函数关系，被称为回归关系。

直线回归分析的任务在于找出两个变量有依存关系的直线方程，以确定一条最接近于各实测点的直线，使各实测点与该线的纵向距离的平方和为最小。这个方程称为直线回归方程，据此方程描绘的直线就是回归直线。

2. 直线回归方程、回归系数及其意义　直线回归方程式的一般表达式为：

$$\hat{Y}=a+bX$$

公式中 a 为回归直线在 Y 轴上的截距。$a>0$ 表示直线与 Y 轴的交点在原点上方；$a<0$ 在原点下方；$a=0$ 过原点。

b 为样本回归系数，即回归直线的斜率，表示当 X 变动一个单位时，Y 平均变动 b 个单位。

$b>0$：表示 Y 随 X 增大而增大；

$b<0$：表示 Y 随 X 增大而减少；

$b=0$：表示 Y 不随 X 变化而变化。

（二）直线相关分析的用途、线性相关系数及其意义

1. 直线相关分析的用途　直线相关又称简单相关，用于研究两个连续性变量 X 和 Y 之间的线性关系。如果通过绘制散点图，发现两变量存在线性相关，就可以进一步计算相关系数来定量描述两变量相关程度。

2. 线性相关系数及其意义　相关系数又称积矩相关系数，常用 r 表示样本相关系数，ρ 表示总体相关系数。它是说明具有直线关系的两变量间，相关关系的密切程度与相关方向的统计指标。其公式为：

$$r=\frac{\sum(X-\bar{X})(Y-\bar{Y})}{\sqrt{\sum(X-\bar{X})^2\sum(Y-\bar{Y})^2}}=\frac{l_{XY}}{\sqrt{l_{XX}l_{YY}}}$$

相关系数的特点是：

① 没有单位。

② 取值范围是 $-1\leqslant r\leqslant 1$。当两变量呈同向变化，$0<r<1$，为正相关；两变量呈反向变化，$-1<r<0$，为负相关；$r=0$，为零相关，表示无直线相关。

八、统计表和统计图（2016 年、2019 年考点，★）

（一）统计表

统计表是从整理表中选出需要的资料，经过统计加工为各种指标后，列成便于对比分析的表格。

（1）统计表的结构和要求　表的结构要简洁，最好一事一表。

（2）统计表的结构特点

标题	简练，用词确切，能表达中心内容
标目	横标目和纵标目
线条	力求简洁
数字	位置上下对齐、准确，率的小数点后所取位数上下一致
内容排列	没有严格统一

（二）统计图（2022 年、2023 年考点，★★★）

统计图一般是根据统计表的资料，用点、线、面或立体图像鲜明地表达其数量或变化动态。医学统计常用的有线图、直方图、长条图、圆形图和统计地图等。

1. 制图通则

① 根据资料性质和分析目的正确选用图形。

② 要有确切的标题和编号，其位置通常安排在图体下面。

③ 在同一图内比较几种不同的事物时，须用不同的线条或颜色表示，并附图例说明。图例位置要与图体协调、美观；如有碍于形象，则不要放在图体内。

④ 有纵轴和横轴为坐标的图形，一般都以第一象限为准则作图，以两轴交点为起点，纵、横轴都应有标目，并注明尺度的数量单位。

2. 统计图的选择

图形	线图	直方图	直条图	圆形图	散点图	统计地图
适用资料	资料是连续性的	数值变量的频数表资料	资料是相互独立的	事物内部各部分的百分构成比资料	双变量连续资料	地区性资料
意义	目的是用线段升降表达事物的动态变化趋势，选择普通线图；目的是用线段升降表达事物动态变化的速度，选择半对数线图	目的是用直方的面积表达各组段的频数或频率分布情况	目的是用直条的长短比较数值的大小	目的是用面积大小表达各部分所占的比重大小	目的是用点的密集程度和趋势表达两个变量的相互关系	目的是用不同的颜色或纹线表示某事物在地域上的分布情况

（1）直方图　在直角坐标系中，横轴表示样本数据，纵轴表示频率与组距的比值，将频率分布表中各组频率的大小用相应矩形面积的大小来表示，由此画成的统计图叫作频率分布直方图。

（2）直条图　一般适用于内容较为独立，缺乏连续性的数量资料，用来表示有关数量的多少，特别适合于对各数量进行对比。

（3）散点图　是用点的密集程度和趋势表示两种现象之间的相互联系，它适用于分析两种事物相关关系的资料，目的是用不同的颜色或纹线表示某事物在地域上的分布情况。

命题趋势 预防医学相关知识点考试多以 A1、A2 型题为主。

金题直击

欲描述某省 2010 年鼻咽癌患者的职业构成情况，宜绘制的统计图是

A. 普通线图　　B. 半对数线图

C. 直方图　　D. 散点图

E. 圆形图

【答案】E

【解析】本题考察的是所有鼻咽癌患者的职业构成比，圆形图事物内部各部分的百分构成比资料面积大小表达各部分所占的比重大小。

九、logistic 回归分析

1. logistic 回归分析基本概念　指将自变量引起因变量产生变化的自变量的趋势线性或者非线性地表达。

logistic 回归模型将原本非线性的关系通过适当的变量变换，转化为线性关系。主要用于筛选疾病的危险因素、预后因素或评价治疗措施。

2. logistic 回归适合条件 校正混杂因素；筛选危险因素；预测与判别。

3. logistic 回归应用中应注意的问题 个体间的独立性；应有足够的样本量；变量的赋值；模型的评价；标准化的回归系数。

第三单元　流行病学原理及方法

一、流行病学的概论

1. 流行病学的定义　流行病学是研究人群中疾病与健康状况的分布及其影响因素，并研究防治疾病及促进健康的策略和措施的科学。概括起来包括四层意思：

（1）研究对象——人群。

（2）关注的事件——疾病与健康状况。

（3）研究的内容——揭示现象、找出原因、提供措施、评价效果。

（4）目的——防治疾病、促进健康。

2. 流行病学的原理

（1）疾病分布论　研究疾病或健康状况在人群中的分布。

（2）病因论　研究人群中疾病发生发展的各种原因。

（3）健康 - 疾病连续带理论　机体由健康到疾病是一个连续的过程，在这个过程中受多种因素的影响。

（4）预防控制理论　根据疾病发生、发展和健康状况的变化规律，疾病预防控制可采取三级预防措施。

（5）疾病流行数理模型　人群中疾病与健康状况的发生、发展及分布变化，受到环境、社会和机体多种因素的影响，它们之间具有一定的函数关系，可以用数学模型来描述疾病或健康状况分布的变化规律。在一定的条件下，可以预测它们未来的变化趋势。

3. 流行病学的基本原则（2017 年考点，★）

（1）群体原则　在人群中宏观地考察事物的动态变化是流行病学区别于其他医学学科最显著的特点。

（2）现场原则　流行病学研究的人群是社会的人群，因此常把一群人与周围的环境（现场）联系起来，包括自然环境和社会环境。

（3）对比原则　是指通过对比发现疾病发生的原因，考查诊断的正确性和治疗方法的有效性。对比是流行病学研究方法的核心。

（4）代表性原则　选取全人群中的一部分人作为研究对象。但这个样本要有代表性。代表性的特征，一是样本是随机产生的，二是样本要足够大。

4. 流行病学的研究方法（2016 年考点，★）

（1）描述流行病学　主要是揭示人群中疾病或健康状况的分布现象，描述某些因素与疾病或健康状况之间的关联，建立病因假设。

（2）分析流行病学　主要是找出影响分布的决定因素。

（3）实验流行病学　主要是研究并评价疾病防治和健康促进中的预防干预措施及效果。

（4）理论流行病学　是通过对疾病或健康状况的分布与影响因素之间的内在关系的深入研究，建立数学模型以描述疾病流行规律、预测疾病流行趋势、检验疾病防治效果。

流行病学研究方法
- 观测法
  - 描述流行病学——横断面研究 + 生态学研究 + 疾病监测
  - 分析流行病学——病例对照研究 + 队列研究
- 实验法（实验流行病学）——临床试验 + 现场试验 + 社区干预试验
- 数理法——理论流行病学

命题趋势 预防医学相关知识点考试多以 A1、A2 型题为主。

金题直击

1. 流行病学区别其他学科最显著的特点是

A. 预防为主原则　　B. 对比原则

C. 代表性原则　　D. 现场原则

E. 群体原则

【答案】 E

【解析】 流行病学的基本原则为群体原则、现场原则、对比原则、代表性原则；群体原则是流行病学区别于其他医学学科最显著的特点。

2. 流行病学的基本研究方法包括
A. 分析性研究、病例对照研究、队列研究
B. 统计学检验、控制偏性、观察性研究
C. 实验性研究、干预性研究、分析性研究
D. 描述性研究、统计学检验、观察性研究
E. 描述性研究、分析性研究、实验性研究
【答案】E
【解析】此题为记忆性题目。

5. 流行病学的用途

① 描述疾病及健康状况的分布。
② 探讨疾病的病因。
③ 研究疾病自然史，提高诊断治疗水平和预后估计。
④ 疾病的预防控制及其效果评价。
⑤ 为医学研究提供科学方法。

6. 临床试验（2013 年考点，★）

流行病学实验分为现场试验（干预试验）和临床试验两类。

临床试验是将临床患者随机分为试验组与对照组，试验组给予某项临床干预措施，对照组不给予该措施，通过比较各组效应的差别，来判断临床干预措施效果的一种前瞻性研究。

（1）临床试验的设计类型　包括随机对照试验、同期非随机对照试验、历史对照试验、自身对照试验、交叉对照试验等。

（2）研究对象的随机分组　以消除选择偏倚和混杂偏倚的影响。①简单随机分组适用于临床样本含量较小者。②区组随机化是将研究对象分成例数相等的若干区组，在每个区组中再进行完全随机分组，这样既可使两组人数相等，又保证了随机化。③分层随机分组为最大限度地实现组间均衡，可将对预后有明显影响的因素作为分层变量，将研究对象分层后再做随机分组。

（3）对照组的处理方法　临床试验必须设有对照组。①空白对照，即不给予对照组任何措施。②安慰剂对照，安慰剂是感官性状与试验药物相似，但没有效应的物质，常用淀粉、生理盐水等成分制成，其外形、颜色、大小、味道与试验药物极为相近。给对照组以安慰剂可以满足对照组对治疗的心理需求，而心理状态往往对临床疗效产生一定的影响。③标准疗法对照，即给予对照组以常规或现行最好的疗法，这是临床试验中最常用的对照形式。④不同给药剂量、不同疗法、不同给药途径相互对照，以观察哪个剂量、哪种给药途径治疗效果最佳。

（4）盲法观察　避免观察者和被观察者的主观因素、心理因素对试验结果评价的干扰。①单盲，是指研究对象不知道自己被分在哪组和接受干预措施的具体内容。②双盲，是指研究对象和观察者均不知道患者分组情况和接受治疗措施的具体内容。③三盲，是指研究对象、观察者和资料分析者均不知道患者的分组情况和接受治疗措施的具体内容。

二、流行病学资料的来源与疾病的分布（2014 年、2015 年、2017 ～ 2019 年考点，★★★）

1. 健康相关资料的来源

分类	来源
常规收集的数据资料	医院门诊病历、住院病案资料、健康检查记录、病理检查、各种物理学检查及医学检验记录、有关科室的工作记录、户籍与人口资料、医疗保险资料等
各种统计报表	人口出生报告，居民的疾病、损伤及传染病的分月、季度与年报资料，非传染病报告卡（如恶性肿瘤发病报告卡、地方病报告卡、职业病报告卡），死亡报告等
专题科学研究工作所获得的现场调查资料或实验研究资料	①现场调查研究是对特定对象群体进行调查，影响被调查者的因素是客观存在的，研究者只能被动地观察和如实记录 ②实验研究是以动物或标本为研究对象，在研究过程中研究者可以主动地加以干预措施，如疾病的病因学研究、干预措施的效果评价、临床疗效分析、儿童生长发育调查等

2. 疾病分布的常用测量指标

发病率	指在一定期间内（1年），特定人群中某病新病例出现的频率 $发病率 = \frac{某期间（年）某人群中某病新病例数}{暴露人口数} \times 100\%$	暴露人口是指可能发生该病的人群不可能患该病的人，如传染病的非易感者、有效预防接种者，不能算作暴露人口
罹患率	也是监测人群新病例发生频率的指标，计算方法同发病率，适应于小范围、短时间内疾病频率的监测	常用于疾病暴发流行期间的调查
患病率	指特定时间内，总人口中现患某病新旧病例数所占比例 $患病率 = \frac{某特定时间内一定人群中现患某病的新旧病例数}{同期的平均人口数（被观察人口数）} \times 100\%$	也称现患率 患病率主要用于描述病程较长的慢性病的发生或流行情况
续发率	指某传染病易感接触者中，在最短潜伏期与最长潜伏期之间发病的人数占所有易感接触者总数的百分率 $续发率 = \frac{易感接触者中发病的人数}{易感接触者总人数} \times 100\%$	也称二代发病率 续发病例指一个家庭或某较小群体中第一个病例发生后，在该病最短与最长潜伏期之间出现的病例
感染率	是指在某个时间内被检查的人群中，某病现有感染者人数所占比例 $感染率 = \frac{受检者中阳性人数}{受检人数} \times 100\%$	常用于研究传染病、寄生虫病的感染情况和防治工作的效果，估计疾病的流行趋势，评价健康状况（如隐性感染）
病残率	指在一定时期内，某人群中实际存在病残人数的比例	是评价人群健康状况的指标之一
死亡率	指在一定时期（1年）内，某人群中死于某病（或死于所有原因）的频率 $死亡率 = \frac{某时期内某人群中死亡总数}{同期平均人口数} \times 100\%$	是测量人群死亡危险最常用的指标
病死率	指在一定时期内，某病患者的全部患者中因该病死亡者所占的比例 $病死率 = \frac{某时期内因某病死亡人数}{同期患该病人数} \times 100\%$	表示确诊患者的死亡概率 多用于急性传染病
存活率	又称生存率，是指随访期终止时，仍活存的病例数与随访期满的全部病例数之比 $n年存活率 = \frac{随访n年仍存活的病例数}{随访满n年病例数} \times 100\%$	研究存活率必须有随访制度 存活率是评价慢性病、病死率较高疾病的重要指标

命题趋势 预防医学相关知识点考试多以A1、A2型题为主。

金题直击

流行病学中与发病相关的常用指标除发病率外还包括

A. 死亡率、续发率
B. 死亡率、流行率
C. 死亡率、病死率
D. 病死率、流行率
E. 罹患率、患病率

【答案】E

【解析】流行病学中与发病相关的常用指标除发病率外还有罹患率、患病率。

3. 疾病的流行强度 疾病的流行强度是指某疾病在某地区、某人群中，一定时期内发病数量的变化及各病例间联系的程度。

强度	定义	备注
散发	发病率维持在历年的一般水平，各病例间无明显时空联系和相互传播关系	散在发生，数量不多
流行	指某病在某地区的发病率显著超过历年散发的发病率水平，各病例间有明显时空联系	发病率高于散发水平的3～10倍
大流行	疾病迅速蔓延，涉及地域广，短时间内可跨越省界、国界或洲界	短时间内跨省、跨国
暴发	是指一个局部地区或集体单位中，短时间内突然出现大量相同患者的现象	短时间、小范围、突发大量病例

命题趋势 预防医学相关知识点考试多以A1、A2型题为主。

金题直击

下列不属于表示疾病流行强度的指标是

A. 短期波动　　B. 大流行

C. 流行　　D. 暴发

E. 散发

【答案】A

4. 疾病三间分布　疾病的分布是指疾病在时间、空间和人间的存在方式及其发生、发展规律，又称疾病的三间分布。

地区分布	行政区域划分法	疾病这种地区分布的差异反映了不同地区致病因子分布的差别，与不同地区的自然环境和社会环境因素有关
	自然环境划分法	
时间分布	短期波动	指一个地区或一个集体人群中，短时间内某病的发病数明显增多的现象
	季节性	疾病每年在一定的季节内出现发病率升高的现象
	周期性	疾病依照规律性的时间间隔发生流行
	长期变异	经过相当长的时期（通常为几年或几十年），疾病的分布状态、感染类型、临床表现等逐渐发生显著的趋势性变化
人群分布	特征有年龄、性别、职业、种族、民族、家庭、婚姻状况、行为、收入等。研究疾病的人群分布有助于确定危险人群、探索致病因素	

命题趋势 预防医学相关知识点考试多以A1、A2型题为主。

金题直击

疾病的三间分布是指

A. 国家、地区和城乡分布　　B. 职业、家庭和环境分布

C. 短期波动、季节性和周期性分布　　D. 年龄、性别和种族分布

E. 时间、地区和人群分布

【答案】E

【解析】疾病的分布是指疾病在时间、空间和人间的存在方式及其发生、发展规律，又称疾病的三间分布。

三、筛检试验和诊断试验（2014年、2016年、2018年考点，★★★）

（一）筛检试验的概念、目的与应用原则

概念	运用快速、简便的检验、检查或其他措施，在健康的人群中，发现那些表面健康，但可疑有病或有缺陷的人 筛检所用的各种手段和方法称为筛检试验
目的	早期发现可疑患者，做到早诊断、早治疗，提高治愈率，实现疾病的第二级预防 发现高危人群，以便实施相应的干预，降低人群的发病率，实现疾病的第一级预防 识别疾病的早期阶段 合理分配卫生资源
应用原则	被筛检的疾病或缺陷是当地重大的卫生问题 对被筛检的疾病或缺陷有进一步确诊的方法与条件 对发现并确诊的患者及高危人群有条件进行有效的治疗和干预，且标准应该统一规定 被筛检的疾病或缺陷或某种危险因素有可供识别的早期症状和体征或测量的标志 了解被筛检疾病的自然史，包括从潜伏期发展到临床期的全部过程 筛检试验必须要快速、简便、经济、可靠、安全、有效及易为群众接受

（二）诊断试验的概念、目的、应用原则

概念	临床上医务人员通过详尽的检查及调查等方法收集信息、资料，经过整理加工后对患者病情的基本认识和判断 用于诊断的各种检查及调查的方法称诊断试验，包括实验室检查、放射线、B 超等
目的	对患者病情作出及时、正确的判断，以便采取相应有效的治疗措施 可应用诊断试验进行病例随访，确定疾病的转归、判断疗效和估计预后以及监测治疗的副作用等
应用原则	灵敏度、特异度要高 快速、简单、价廉、容易进行 安全、可靠、尽量减少损伤和痛苦

（三）筛检试验和诊断试验的区别

区别点	筛检试验	诊断试验
试验目的	区别可疑患者与可能无病者	区别患者与可疑患者但实际无病的人
观察对象	健康或表面健康的人	患者或可疑患者
试验要求	快速、简便、灵敏度高，最好能检出所有患者	科学、准确、特异度高，最好能排除所有非患者
所需费用	使用简单、廉价	常常使用医疗器械或实验室方法，花费较高
处理方式	阳性者需作进一步诊断或干预	阳性者需给予治疗

（四）筛检试验和诊断试验的评价

1. 评价方法 筛检试验和诊断试验的评价方法基本相同，除考虑安全可靠、简便快速及经济可行外，还要考虑其科学性，即该方法对疾病进行诊断的真实性和价值，具体与标准诊断方法即“金标准”进行比较。评价的步骤有：

（1）确定“金标准”（诊断标准） 目前被公认的最可靠、最权威的、可以反映有病或无病实际情况的诊断方法称为“金标准”。

（2）选择研究对象 应能代表目标人群。

（3）确定样本含量 适当的样本含量可以在最经济的基础上获得最大的效益。

（4）盲法同步测试 对用“金标准”所确定病例组和非病例组的研究对象，用待评价试验进行同步盲法测试。

（5）整理分析资料 要保证资料的正确无误。

（6）质量控制 将误差减小到最低。

2. 评价的指标

试验	有病	无病	合计
阳性	真阳性（a）	假阳性（b）	总阳性人数（$a+b$）
阴性	假阴性（c）	真阴性（d）	总阴性人数（$c+d$）
合计	患者总数（$a+c$）	正常人总数（$b+d$）	受检总人数（$a+b+c+d$）

（1）评价真实性的指标

指标	定义	公式
灵敏度	指“金标准”确诊的病例中被评试验也判断为阳性者所占的百分比	$a/(a+c)\times100\%$
特异度	指“金标准”确诊的非病例中被评试验也判断为阴性者所占的百分比	$d/(b+d)\times100\%$
假阳性率	指“金标准”确诊的非病例中被评试验错判为阳性者所占的百分比	$b/(b+d)\times100\%$
假阴性率	指“金标准”确诊的病例中被评试验错判为阴性者所占的百分比	$c/(a+c)\times100\%$
约登指数	是灵敏度和特异度之和减 1	—
粗一致性	是试验所检出的真阳性和真阴性例数之和占受试人数的百分比	—

（2）评价可靠性的指标

指标	定义
变异系数	定量测定试验的可靠性分析 变异系数 = $\frac{\text{测定值均数的标准差}}{\text{测定值均数}}$ ×100%
符合率	定性测定试验的可靠性的分析 它是两次检测结果相同的人数占受试者总数的百分比
Kappa 值	定性资料的可靠性分析 该值表示不同观察者对同一批结果的判定和同一观察者在不同情况下对同一批结果的判定的一致程度

3. 评价试验的收益　试验收益的评价可从个体效益和社会效益的生物学、社会经济学效益等方面进行评价。间接反映试验收益的主要指标有：

指标	分类	定义	公式
预测值	阳性预测值	指试验结果阳性人数中真阳性人数所占的比例	$a/(a+b)$ ×100%
	阴性预测值	指试验结果阴性人数中真阴性人数所占的比例	$d/(c+d)$ ×100%
似然比	阳性似然比	是试验结果真阳性率与假阳性率之比，说明患者中出现某种试验结果阳性的概率是非患者的多少倍	真阳性率 / 假阳性率 = 灵敏度 /（1–特异度）
	阴性似然比	是试验结果假阴性率与真阴性率之比，说明患者中出现某种试验结果阴性的概率是非患者的多少倍	假阴性率 / 真阴性率 =（1– 灵敏度）/ 特异度

（五）确定试验判断标准

判断标准即截断值，是判定试验阳性与阴性的界值，即确定某项指标的正常值，以区分正常与异常。确定截断值的方法：在常规情况下，即灵敏度、特异度均很重要的情况下，最常用的是受试者工作特征曲线法。受试者工作特征曲线是以真阳性率（灵敏度）为纵坐标，假阳性率（1– 特异度）为横坐标所做的曲线，以表示灵敏度与特异度之间相互关系的一种方法。

（六）提高试验效率的方法

在实际工作中，一般可通过优化试验方法、应用联合试验和选择患病率高的人群作为受试对象来提高试验的效率。

命题趋势　预防医学相关知识点考试多以 A1、A2 型题为主。

金题直击

1. 有关筛检，错误的是

A. 筛检试验应费用低廉　　B. 应能迅速出结果

C. 目的是早期发现罕见病病例　　D. 检查对象为表面上无病的人

E. 筛检试验应对人体无害

【答案】C

【解析】筛检试验的目的：①早期发现可疑患者，做到早诊断、早治疗，提高治愈率，实现疾病的第二级预防。②发现高危人群，以便实施相应的干预，降低人群的发病率，实现疾病的第一级预防。③识别疾病的早期阶段。④合理分配卫生资源。

用钼靶 X 线摄片检查方法做乳腺癌的筛检试验，分别检查了 100 名经活检确诊为乳腺癌的妇女和 100 名未患乳腺癌的妇女，结果如下表：

筛检结果	活检结果		合计
	乳腺癌 / 名	非乳腺癌 / 名	
阳性	64	16	80
阴性	36	84	120
合计	100	100	200

2. 此项筛检试验汇总灵敏度为
A. 16%　　B. 84%
C. 64%　　D. 36%
E. 74%
【答案】C

3. 此项筛检中特异度为
A. 16%　　B. 84%
C. 64%　　D. 36%
E. 74%
【答案】B

4. 此项筛检试验的粗一致率为
A. 16%　　B. 84%
C. 64%　　D. 36%
E. 74%
【答案】E

四、疾病监测（2013 年、2018 年考点，★★）

<table>
<tr><td>概念</td><td colspan="2">是指连续地、系统地收集疾病的资料，经过分析、解释后及时将信息反馈给所有应该知道的人，并且利用监测信息的过程</td></tr>
<tr><td rowspan="4">方法</td><td>被动监测</td><td>下级监测单位按照常规上报监测资料，而上级监测单位被动接受，称为被动监测。我国法定传染病报告属于此类监测</td></tr>
<tr><td>主动监测</td><td>上级监测单位专门组织调查或者要求下级监测单位严格按照规定收集资料，称为主动监测
传染病漏报调查以及对性病门诊就诊者、吸毒者等艾滋病高危行为人群的监测属于主动监测</td></tr>
<tr><td>常规报告</td><td>国家法定传染病报告系统，由法定报告人上报传染病病例，属于常规报告</td></tr>
<tr><td>哨点监测</td><td>对能够反映总人群中某种疾病流行状况的有代表性特定人群（哨点人群）进行监测，了解疾病的流行趋势</td></tr>
<tr><td rowspan="3">监测体系</td><td>疾病监测信息报告管理系统</td><td>主要对法定报告的 40 种传染病进行监测</td></tr>
<tr><td>重点传染病监测系统</td><td>全国建立了国家级监测点 782 个，省级监测点 1693 个，对 20 种传染病进行重点监测
监测内容包括：①常规病例报告及暴发调查；②相关因素监测</td></tr>
<tr><td>症状监测系统</td><td>是长期系统地连续收集并分析包括临床症状群在内的各种健康相关数据，常以非特异性的症状或现象为基础，提高对疾病或卫生事件反应的及时性</td></tr>
<tr><td rowspan="3">监测体系</td><td>死因监测系统</td><td>在 31 个省市 160 个监测点，对 7300 万监测人口（总人口 6%）开展居民死亡原因监测、健康相关因素监测 / 调查、其他基本公共卫生数据监测</td></tr>
<tr><td>病媒生物监测系统</td><td>在全国 17 个省份 40 个监测点，对老鼠、蚊子、苍蝇、蟑螂和钉螺的密度进行动态监测，并观察这些病媒生物的带毒、带菌情况</td></tr>
<tr><td>健康相关危险因素监测系统</td><td>包括了营养与食品安全监测和环境与健康监测，前者通过监测，评估营养与食品安全的危险性；后者是对水质、环境污染及其健康危害和健康相关产品进行监测、评价和预警</td></tr>
</table>

第四单元　临床预防服务

一、临床预防服务概述（2014 年、2016 年、2017 年考点，★★★）

1. 临床预防服务和健康管理的概念

临床预防服务	定义	是指医务人员在临床场所对“健康者”和无症状“患者”的健康危险因素进行评价，实施个性化的预防干预措施来预防疾病和促进健康
	提供者	临床医务人员
	服务地点	临床场所——社区卫生服务工作者在家庭和社区场所
	服务对象	健康和无症状“患者”的个体
	服务内容	强调第一级预防和第二级预防的结合，且是临床和预防一体化的服务
健康管理	定义	是指对个体或群体的健康进行全面监测、分析、评估，提供健康咨询、指导以及对健康危险因素进行干预的全过程
	目的	调动个体、群体及整个社会的积极性，有效地利用有限的资源达到最大的健康效果
	具体做法	是为个体和群体（包括政府）提供针对性的、科学的健康信息并创造条件采取行动来改善健康

2. 临床预防服务的主要内容

健康咨询	通过收集求医者的健康危险因素，对个体进行有针对性的健康教育，提高就医者自我保健意识，与求医者共同制订改变不良健康行为的计划，督促求医者执行干预计划等，促使他们自觉地采纳有益于健康的行为和生活方式，消除或减轻影响健康的危险因素、预防疾病、促进健康、提高生活质量。 通过健康咨询改变就医者的不健康行为是预防疾病最有效的方式，是临床预防最重要的内容之一
健康筛检	是指运用快速简便的测试、体格或实验室检查等方法，在健康人群或“无症状”的患者中发现未被识别的可疑患者、健康缺陷者及高危个体的一项预防措施。筛检的主要目的是将处于早期或亚临床阶段的患者、缺陷者及高危个体从人群中挑选出来，以便早诊断、早治疗
免疫接种	是指将人工制备的疫苗类制剂或免疫血清制剂注入机体，使人体获得对某些疾病的特异性抵抗力，从而保护易感人群，预防传染病发生。我国目前实行的是计划免疫
化学预防	是指对无症状者使用药物、营养素（包括矿物质）、生物制剂或其他天然物质作为第一级预防措施，提高人群抵抗疾病的能力，防止某些疾病的发生
预防性治疗	指通过应用一些治疗手段，预防某一疾病从一个阶段进展到更为严重的阶段，或预防某一较轻疾病发展为另一较为严重疾病的方法，如早期糖尿病的血糖控制可预防将来可能出现更为严重的并发症

3. 临床预防服务的意义

① 能有效地调动个人改善不良行为与生活方式的积极性和主动性，患者对医务人员的建议也有较大的依从性。

② 及时有针对性地提出预防保健的建议，纠正不良的健康行为、早期发现疾病并及时治疗，改善患者生活质量并延长寿命。

4. 实施临床预防服务的原则

① 重视危险因素的收集。

② 医患双方共同决策。

③ 以健康咨询与教育为先导。

④ 注重连续性。

⑤ 合理选择健康筛检的内容。

⑥ 根据不同年龄阶段的特点开展针对性的临床预防服务。

5. 健康危险因素的评价　健康危险因素评价是指从个体或群体健康信息咨询或调查、体检和实验室检查等过程中收集各种与健康相关的危险因素信息，为进一步开展有针对性的干预措施提供依据。危险因素评价不应独立于临床工作的常规诊疗过程，而应将危险因素的评价作为采集病史、体检和实验室检查中不可缺失的一个主要组成部分。

6. 健康维护计划的制订与实施

概念	指有针对性地对个人健康危险因素，制订将来个体化的维护健康的方案	
制订原则	①健康为导向；②个性化；③综合性利用；④动态性；⑤个人积极参与	
实施	建立健康维护流程表	主要内容：健康指导、疾病筛检、免疫接种
	单个健康危险因素干预计划	在已建立健康维护流程表的基础上，为了有效地纠正某些高危人群的行为危险因素，需与“患者”共同制订另外一份某项健康危险因素干预行动，如吸烟者的戒烟计划、肥胖者的体重控制计划等
	提供健康教育资料	为了提高“患者”对计划执行的依从性，应给他们提供一些健康教育资料
	健康维护随访	是指在干预计划实施后，医务人员跟踪“患者”执行计划的情况、感受和要求等，及时发现曾被忽视的问题。3 个月后都需要进行定期随访

命题趋势 预防医学相关知识点考试多以 A1、A2 型题为主。

金题直击

临床预防服务的主要内容不包括

A. 健康咨询
B. 筛查
C. 药物治疗
D. 化学预防
E. 免疫接种

【答案】C

【解析】临床预防服务的主要内容：健康咨询、健康筛检、免疫接种、化学预防、预防性治疗。

二、健康相关行为干预（2016 年、2018 年、2019 年考点，★★★）

（一）健康行为、健康教育、健康促进的概念

健康行为	是指与促进、维护或恢复健康相关的人体心理、情感状态或外显的行为模式 常见的健康行为： ① 日常生活中有益于健康的基本行为：合理营养、平衡膳食、适当锻炼、休息与充足的睡眠 ② 预警行为：预防事故发生以及事故发生后的正确处置 ③ 保健行为：正确合理地利用卫生保健服务，如定期体格检查、预防接种、发病后及时就医、遵从医嘱、配合治疗等
健康教育	是指帮助对象人群或个体改善健康相关行为的系统社会活动 健康行为是健康教育的核心
健康促进	是促使人们维护和提高他们自身健康的过程，是协调人类与环境的战略，它规定个人与社会对健康各自所负的责任 健康促进的活动领域：建立促进健康的公共政策；创造健康支持环境；加强社会行动；发展个人技能；调整卫生服务方向 健康促进的基本策略：倡导、促进、协调

（二）影响健康行为的因素

倾向因素	指为行为改变提供理由或动机的先行因素。它通常先于行为，是产生某种行为的动机或愿望，或是诱发产生某行为的因素，其中包括知识、信念、价值、态度及自信心，以及现有技能、自我效能等
促成因素	指允许行为动机或愿望得以实现的先行因素，即实现或达到某行为所必需的技术和资源，包括干预项目、服务、行为和环境改变必需的资源、行为改变所需的新技能等。如健康食品的供应情况、保健设施、医务人员、诊所等资源；医疗费用、诊所的距离、交通工具、个人保健技术；政府的重视与支持、法律、政策等
强化因素	指对象实施某行为后所得到的加强或减弱该行为的因素，这类因素来自行为者周围的人，如配偶、亲属、医生、教师、同伴、长辈等；也包括行为者自己对行为后果的感受，如社会效益（如得到尊重）、生理效益（如通过体育锻炼后感到舒展有力、经治疗后痛苦缓解）、经济效益（如得到经济奖励或节省开支）、心理收益（如感到充实愉快）等

命题趋势 预防医学相关知识点考试多以 A1、A2 型题为主。

金题直击

属于影响行为的倾向因素的是

A. 态度　　B. 资源

C. 政策　　D. 法律

E. 奖励

【答案】A

【解析】倾向因素指为行为改变提供理由或动机的先行因素；倾向因素包括知识、信念、价值、态度及自信心以及现有技能、自我效能等。

三、健康行为改变理论（2014 年、2017 年、2018 年考点，★★★）

（一）健康信念模式

健康信念模式认为人们要接受医生的建议而采取某种有益健康的行为或放弃某种危害健康的行为，需要具有以下几个方面的认识：

对疾病严重性的认识	指个体对患某疾病**严重性的看法**，包括人们对疾病引起的临床后果的判断，如死亡、伤残、疼痛等；对疾病引起的社会后果的判断，如工作烦恼、失业、家庭矛盾、社会关系受影响等
对疾病易感性的认识	指个体对自己**患某疾病或陷入**某种疾病状态的**可能性的认识**
对行为有效性的认识	指人们对于实施或放弃某种行为后，能**有效降低患病的危险性或减轻疾病后果的判断**，包括减缓疼痛，减少疾病的社会影响等。只有当人们认识到自己的行为有效时，人们才会自觉采取行动
对实施或放弃行为的障碍的认识	是指人们对**采取该行动的困难的认识**，如有些预防措施花费太大、可能带来痛苦、与日常活动的时间安排有冲突、不方便等。对这些困难的足够认识，是行为巩固能够持久的**必要前提**
自我效能	是指一个人对自己实施或放弃某一行为的能力的自信，**相信自己一定能通过努力成功地采取一个导致期望结果（如戒烟）的行为**
行为线索	指诱发健康行为发生的因素，是导致个体行为改变的“**最后推动力**”，指任何与健康问题有关的促进个体行为改变的**关键事件和暗示** 包括内在和外在两方面： ① 内在线索包括身体出现不适症状等 ② 外在线索包括传媒有关健康危害行为严重后果的报道、医生的劝告、家人或朋友的患病体验等 **行为线索越多，权威性越高，个体采纳健康行为的可能性越大**

健康信念模式的**核心**是个人对疾病易感性和严重性的认识，对预防性行为的相对益处和障碍的认识，应让患者知觉到某种疾病或危险因素的威胁，并进一步认识到问题的严重性。

（二）行为改变阶段模式

阶段化理论最突出的特点是强调了根据个人或群体的需要来确定健康促进策略的必要性。行为阶段变化理论认为人的行为变化通常需要经过以下 5 个阶段：

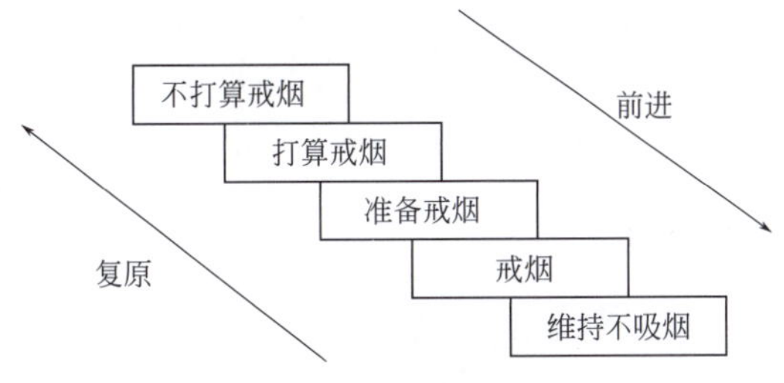

行为改变阶段模式示意图

无打算阶段	未来 6 个月没有改变自己行为的考虑，或有意坚持不改
打算阶段	打算在未来 6 个月内采取行动，改变疾病危险行为
准备阶段	将于未来 1 个月内改变行动
行动阶段	在过去 6 个月中目标行为已经有所改变
行为维持阶段	已经维持新行为 6 个月以上，已达到预期目的

在 5 个阶段的变化过程中，还包含 10 个认知和行为步骤：

（1）提高认识　增加对危险行为的认识，包括行为的原因、后果和治疗方法。

（2）情感唤起　知觉到如果采取适当的行动，可以减轻不良行为带来的负面影响。

（3）自我再评价　在认知与情感上对自己的健康风险行为进行评价。

（4）环境再评价　在认知与情感上，对自己的健康风险行为，对社会环境产生的影响进行评价，如评估自己吸烟对他人健康的影响。

（5）自我解放　在建立行动信念的基础上做出要改变行为的承诺。

（6）社会解放　意识到社会环境在支持健康行为。

（7）反思习惯　认识到不健康行为习惯的危害，学习一种健康的行为取代它。

（8）强化管理　增加对健康行为的奖赏，反之实施处罚，使改变后的健康行为不断出现。

（9）控制刺激　消除不健康行为的因素，增加有利于行为向健康方向改变的提示。

（10）求助关系　在健康行为形成过程中，向社会支持网络寻求支持。

（三）社会认知理论

社会认知理论认为，个体的行为既不是单由内部因素驱动，也不是单由外部因素控制，而是行为、个人的认知和其他内部因素、环境三者之间交互作用所决定的。因此，社会认知理论又被称为“交互决定论”，包括以下内容：

1. 交互作用　包括环境和个人特性的双向作用、环境和人的行为之间的双向交互作用。

2. 观察学习　个体通过观察来学习、了解社会环境，进而形成行为。

3. 自我效能　自我效能是一种信念，即相信自己能在特定环境中恰当而有效地实施行为。

4. 情感　情感的控制也是行为形成和转变的重要因素，在行为形成和改变的过程中会出现一些情感性问题，这种情感干扰因不同的人，在不同的文化环境中有很大不同。

5. 环境　环境要通过人的主观意识（情境）起作用。当人们意识到环境提供了采取某类行为的机会时，人们就可能克服障碍而形成该行为。

6. 强化　强化理论认为行为发生（或再发生）与否及其频度同“行为前件”和“行为后件”有关。行为前件指能引发某行为的提示性事件；行为后件指紧接着某行为的结果而发生的，能对该行为再发生与否和发生频度、强度产生影响的事件。强化可分外部强化和内部强化。

（四）健康咨询的基本模式与原则

健康咨询是在临床场所帮助个体及家庭改变不良行为最常用的一种健康教育方式。

咨询是指一个有需求的个体（通常是患者）与一个提供支持和鼓励的个体（咨询者）接触，通过讨论使由需求的个体获得自信并找到解决问题的办法。

1. 健康咨询的基本模式——“5A 模式”　5A 模式不是一个理论，而是由医务人员在临床场所为患者提供健康咨询的 5 个基本步骤。

Ask/Assess（评估）	包括行为、病情、知识、技能、自信心
Advise（劝告）	指提供有关健康危害的相关信息，行为改变的益处等
Agree（达成共识）	指根据患者的兴趣、能力共同设定一个改善健康 / 行为的目标
Assist（协助）	为患者找出行动可能遇到的障碍，帮助确定正确的策略、解决问题的技巧，获得社会支持
Arrange（安排随访）	明确随访的时间、方式与行动计划，最终通过患者自己的行动计划，达到既定目标

2. 健康咨询的原则

① 建立友好关系。

② 识别需求。

③ 移情。
④ 调动参与。
⑤ 保守秘密。
⑥ 尽量提供信息和资源。

命题趋势 预防医学相关知识点考试多以 A1、A2 型题为主。

金题直击

1. 根据行为改变阶段模式，如果某服务对象处在行为维持阶段，应该采取的干预措施是
A. 改变环境以消除或减少诱惑
B. 促使他们针对危险行为对自身、他人和环境的影响作出评判
C. 促使参与者作出改变行为的承诺
D. 促使他们进行思考，认识到危险行为的危害、权衡改变行为的利弊
E. 从情感上评估自己的健康风险行为
【答案】A
【解析】行为维持阶段以控制刺激、强化管理、求助关系、反思习惯为主。

2. 在健康信念模式中，促进个体行为改变的关键事件和暗示称为
A. 对疾病易感性的认识　　B. 自我效能
C. 行为能力　　D. 对疾病严重性的认识
E. 行为线索
【答案】E
【解析】健康信念模式的核心是个人对疾病易感性和严重性的认识，对预防性行为的相对益处和障碍的认识，应让患者知觉到某种疾病或危险因素的威胁，并进一步认识到问题的严重性。行为线索诱发健康行为发生的因素，是导致个体行为改变的"最后推动力"，指任何与健康问题有关的促进个体行为改变的关键事件和暗示。

四、烟草使用的控制（2014 年、2015 年、2017 年考点，★★★）

（一）吸烟的危害

1. 烟草的类型及主要的有害成分

烟草的类型		有烟烟草
		无烟烟草
烟草的主要有害成分	尼古丁	具有交感神经活性，是烟草成瘾的主要物质，也是导致心脑血管疾病的重要原因之一
	一氧化碳	是烟草烟雾的主要成分，与血红蛋白结合，导致机体处于低氧状态，红细胞体积和数量代偿性增加，导致体内处于高凝状态
	多环芳香烃	一种常见的致癌物质，常导致肿瘤和心脑血管疾病的发生
烟草烟雾	主流烟雾	指当吸烟者吸卷烟时从烟嘴端或者烟蒂端吸入的烟雾，最终仍有部分由吸烟者呼出
	侧流烟雾	是指从卷烟的燃烧端在两次抽吸之间阴燃时产生的烟雾，也包括从包装烟草烟纸扩散出来的烟雾
	二手烟	也称环境烟草烟雾暴露，是指不吸烟者吸入吸烟者呼出的主流烟雾及卷烟燃烧产生的侧流烟雾
	三手烟	指吸烟之后残留在头发、皮肤、衣服、地毯、窗帘等各种物体表面的有害物质。婴儿是三手烟最常见的受害者
	电子烟	用一个雾化装置加热特殊溶液并产生蒸汽供使用者吸入。溶液主要成分为尼古丁、丙二醇、甘油、甜味剂等，短期使用丙二醇可引起眼部和呼吸道不适，长期可能对大脑发育产生远期后果

2. 烟草对健康的影响

肿瘤	烟可导致肺癌、口腔癌、鼻咽癌、喉癌、食管癌、胃癌、结直肠癌、肝癌、胰腺瘤、膀胱癌、乳癌、宫颈癌、急性白血病等
呼吸系统疾病	吸烟可导致慢性阻塞性肺疾病、青少年哮喘，增加呼吸道感染及肺结核的发病风险
循环系统疾病	吸烟会损伤血管内皮，导致动脉粥样硬化、冠心病、脑卒中、外周血管疾病等
生殖系统	烟草烟雾中含有多种可影响人体生殖和发育功能的有害物质 男性吸烟可导致性功能障碍；女性吸烟可降低受孕率，导致前置胎盘、胎盘早剥、胎儿生长受限等
多系统损害	吸烟可对内分泌系统、输卵管、胎盘、免疫功能等造成不良影响
二手烟的危害	二手烟能使非吸烟者冠心病风险增加 25% ～ 30%，肺癌风险提高 20% ～ 30%。二手烟雾可激发哮喘频繁发作，增加血液黏稠度，损伤血管内膜，引起冠状动脉供血不足，增加冠心病的发作风险。二手烟还可导致新生儿猝死综合征、中耳炎、低出生体重等

（二）吸烟的个体干预策略

1. 烟草依赖疾病的概念 使用烟草一定时间就可以成瘾，即所谓的烟草依赖疾病，是一种慢性高复发性疾病，其本质是尼古丁依赖。

2. 临床戒烟指导 临床干预使用 5A 方案进行简短干预。

（1）Ask——询问患者关于吸烟的问题 每一位患者，每一次就诊应询问并记录其吸烟情况。

（2）Advise——建议吸烟者戒烟 医师要对患者讲清楚吸烟的危害，并且态度明确、强烈，以个体化的方式督促患者戒烟。

（3）Assess——评估吸烟者的戒烟意愿 对患者戒烟意愿的评估是戒烟咨询的重要环节，如果患者本次有意戒烟，应提供进一步的帮助，给予确定的戒烟方法，帮助制订戒烟计划，推荐到戒烟门诊就诊或者推荐使用戒烟药物。如果患者明确不想戒烟，应当给予适当的干预以提升戒烟动机，其具体措施为 5R 法。

项目	5R	具体措施
相关性	Relevance	使患者认识到戒烟与他们密切相关，越个体化越好。如患者目前的健康状态或发生某种疾病的危险性、家庭或周围环境、年龄、性别等
危险性	Risk	应该使患者认识到吸烟的潜在健康危害，应建议患者戒烟，并强调那些与他们最密切相关的健康危害。强调使用低焦油、低尼古丁含量的卷烟不会降低烟草对身体的危害，戒烟是避免吸烟造成危害的最有效方法
益处	Rewards	应使患者认识到戒烟的益处，突出说明那些和吸烟者最可能相关的益处，并强调任何年龄戒烟都可以获益，但戒烟越早获益越大
障碍	Roadblocks	医师应使患者认识到在戒烟过程中可能会遇到的障碍，以及可以为他们提供的治疗手段。典型障碍包括：戒断症状、对戒烟失败的恐惧、体重增加、缺少支持、抑郁、吸烟冲动、周围吸烟者的影响、缺乏有效的戒烟治疗知识
反复	Repetition	利用每次与吸烟者接触的机会，反复加强戒烟动机的干预，不断鼓励吸烟者积极尝试戒烟。每次可以选择不同的角度。对于那些尝试过戒烟但失败的吸烟者，应告诉他们大多数人在戒烟成功之前都曾有过反复多次的戒烟尝试

（4）Assist——提供戒烟药物或者行为咨询治疗 对于有强烈戒烟要求的患者，医生应该帮助他们确定具体的戒烟日。常用的戒烟技巧可以用 5D 来概括：Declare，宣布自己的戒烟计划，获取周围人的支持。烟瘾出现时，可以采用 Delay，延迟吸烟行为；Deep breathing，深呼吸降低焦虑；Drink water，饮水缓解不适；Do something else，改做其他事情分散注意力，降低吸烟渴求。

（5）Arrange——安排随访 开始戒烟的 1 ～ 2 个月内最好每周都进行随访，增强患者戒烟的决心，处理戒烟过程中出现的问题。

（三）常用戒烟药物

① 尼古丁替代疗法类药物（NRT 类）。

② 盐酸安非他酮（缓释片）。

③ 伐尼克兰是一种非尼古丁类戒烟药物。

联合使用一线药物已经被证实是一种有效的戒烟治疗方法，可提高戒断率。有效的联合药物治疗包括：长程的尼古丁贴片（>14 周）+ 其他 NRT 类药物（如咀嚼胶和鼻喷剂）；尼古丁贴片＋盐酸安非他酮。

（四）医生在控烟中的职责（七版教材新增内容）

1. 医务人员应成为不吸烟的行动模范　医务人员是健康的维护者，是控烟的宣传者和带头者，其吸烟行为及态度直接影响着一般人群的吸烟行为。

2. 医务人员要成为戒烟的引导者　由于医务人员的权威性，他们的建议更容易被吸烟者听从，戒烟干预应当融于医生日常临床诊疗工作中。

3. 在社区和社会层面，医务人员应该成为无烟的倡导者　医务人员利用自己的专业知识和技能，宣传控烟知识，倡导无烟政策，让民众了解烟草的危害和控烟的意义，开展人群的控烟健康传播，从而将医生的控烟影响力从就诊患者提升至全人群。

命题趋势 预防医学相关知识点考试多以 A1、A2 型题为主。

金题直击

一名 45 岁的男性，由于患肺结核病而就诊，经问诊得知他已经吸烟 20 年，每天吸一包烟。他表示考虑在未来的一个月内戒烟，作为一名临床医生，你要做的是

A. 强调戒烟的好处　　B. 和患者一起确定戒烟日

C. 提供戒烟药物　　D. 随访

E. 告知戒烟的危害

【答案】B

【解析】在临床戒烟指导中，如果患者本次有意戒烟，应提供进一步的帮助，给予确定的戒烟方法，帮助制定戒烟计划，推荐到戒烟门诊就诊或者推荐使用戒烟药物；如果患者明确不想戒烟，应当给予适当的干预以提升戒烟动机。

五、合理营养指导（助理不考）（2014 年、2016 年、2017 年考点，★★★）

1. 营养　指机体从外界环境中摄取食物，经过体内消化、吸收和代谢，以满足机体生理功能、生长发育、组织更新或体力活动所必需的生物学过程。

2. 营养素　指食物中所含的营养成分。按其化学性质或生理功能可分为蛋白质、脂肪、碳水化合物、矿物质和微量元素 5 大类。

营养素的生理功能包括：

（1）提供能量　以维持体温并满足各种生理活动及体力劳动对能量的需要，能量主要来自三大营养素，即蛋白质、脂肪和碳水化合物。

（2）构成细胞组织，供给生长发育和自我更新所需的材料　蛋白质、脂肪、碳水化合物与某些无机盐经代谢、同化作用可构成细胞组织，以满足生长发育与新陈代谢之需要。

（3）调节机体生理活动　营养素在机体各种生理活动与生物化学变化中起调节作用。

3. 膳食营养素参考摄入量（DRI）　是在每日膳食中营养素供给量基础上发展起来的一组每日平均膳食营养素摄入量的参考值，包括平均需要量、推荐摄入量、适宜摄入量、可耐受最高摄入量。其目的是预防营养素缺乏病或防止营养素摄入过量对健康的危害。

2013 版中国营养学会修订的 DRI 增加了慢性非传染性疾病有关的 3 个参数：宏量营养素可接受范围、预防非传染性慢性病的建议摄入量、特定建议值。其目的在于预防营养缺乏和防止营养素摄入过量对健康的危害基础上，进一步预防慢性病。

平均需要量	EAR	指某一特定性别、年龄及生理状况群体中个体对某营养素需要量的平均值
推荐摄入量	RNI	指可满足某一特定性别、年龄及生理状况群体中 97% ～ 98% 个体需要量的摄入水平，相当于传统的每日膳食中营养素供给量（RDA）

续表

适宜摄入量	AI	指通过观察或实验获得的健康人群某种营养素的摄入量 纯母乳喂养的足月健康婴儿，从出生到 4 ～ 6 个月，他们的营养素全部来自母乳，母乳中的营养量就是 AI 值
可耐受最高摄入量	UL	指平均每日摄入营养素的最高限量 当摄入量超过 UL 时，有增加发生毒副作用的危险性
宏量营养素可接受范围	AMDR	是指脂肪、蛋白质、碳水化合物理想的摄入量范围，显著特点是具有上限和下限
预防非传染性慢性病的建议摄入量	PI-NCD	是以慢性非传染性疾病的一级预防为目标，提出的必需营养素的每日摄入量
特定建议值	SPL	是指某些疾病易感人群食物中某些生物活性成分的摄入量达到或接近这个建议水平，有利于维护人体健康

4. 平衡膳食的概念 平衡膳食又称为合理膳食，是指提供给机体种类齐全、数量充足、比例合适的能量和各种营养素，并与机体的需要保持平衡，进而达到合理营养、促进健康、预防疾病的膳食。

平衡膳食应满足以下基本要求：

① 能供给用膳者必需的热量和各种营养素。各种营养素间的比例均衡，可维持和调节各种生理活动，适应各种环境和条件下的机体需要。

② 食物的储存、加工烹调合理。尽可能减少食物中各种营养素的损失，并提高其消化率和吸收率。具有良好的色、香、味等感官性状，以促进食欲。

③ 食物应对人体无毒害。不应有微生物污染和腐败变质；无农药或有害化学物质的污染；加入的食品添加剂应符合卫生标准。

④ 膳食制度合理，一日三餐定时定量，且热量分配比例适宜。

5. 膳食指南 《中国居民膳食指南》（2016 年版）为针对一般人群的膳食指南，适用于 6 岁以上的正常人群。内容包括：

① 食物多样，谷类为主。

② 吃动平衡，健康体重。

③ 多吃蔬果、奶类、大豆。

④ 适量吃鱼、禽、蛋、瘦肉。

⑤ 少盐少油、控烟限酒。

⑥ 杜绝浪费、兴新食尚。

6. 中国居民平衡膳食宝塔（2016）

① 我国针对婴儿、幼儿、学龄前儿童、学龄儿童、儿童、青少年、孕妇、乳母、老年人，制订了特定人群膳食指南。为了帮助居民在日常生活中实现《中国居民膳食指南》，专家委员会进一步提出了食物定量指导方案，并以宝塔图形表示，故称为“中国居民平衡膳食宝塔”。

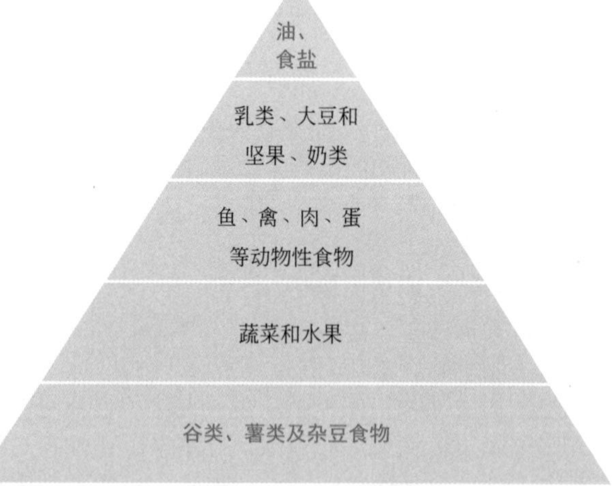

② 平衡膳食宝塔共分 5 层，从塔底至塔尖算，每人每日应摄入的主要食物种类和能量为：

底层——谷类、薯类及杂豆食物，应摄入 250 ～ 400g/d。

第二层——蔬菜和水果，应分别摄入 300 ～ 500g/d 和 200 ～ 400g/d。

第三层——鱼、禽、肉、蛋等动物性食物，应摄入 120 ～ 200g/d（水产品 40 ～ 75g/d，畜禽肉 40 ～ 75g/d，蛋类 40 ～ 50g/d）。

第四层——乳类、大豆和坚果，奶类及奶制品 300g/d，大豆及坚果类 25 ～ 35g/d。

塔尖——烹调油和食盐，烹调油不超过 25 ～ 30g/d，食盐不超过 6g/d。

推荐轻体力活动成年人每天至少饮水 1500 ～ 1700mL。每天进行至少相当于快步走 6000 步以上的身体活动。

7. 营养素来源

蛋白质	动物蛋白——畜禽类、鱼类、蛋类的蛋白质含量为10%～20%，鲜奶类为1.5%～3.8% 植物蛋白——大豆及其制品为优质蛋白，大豆蛋白质含量为20%～40%
脂类	坚果类脂肪含量为50%～70%。花生、大豆、蛋黄、动物肝脏等富含磷脂
碳水化合物	主要来自谷类、薯类、蔬菜、水果等
钙	奶及奶制品是钙的良好来源。水产品中小虾皮含钙高，其次是海带。黄豆及其制品、黑豆、赤小豆、各种瓜子、芝麻酱、绿色蔬菜等含钙丰富
铁	主要来源于动物肝脏、动物全血、畜禽类、鱼类、海带、黑木耳等
锌	主要来源于动物性食物，尤其海产品、红色肉类、动物肝脏等。植物性食品含锌较少

命题趋势 预防医学相关知识点考试多以A1、A2型题为主。

金题直击

1. 动脉粥样硬化性心脏疾病患者的膳食原则不包括

A. 提高植物性蛋白的摄入，少吃甜食
B. 食盐摄入在6～10g之间
C. 供给充足的微量营养和膳食纤维
D. 限制总能量的摄入，保持理想体重
E. 限制脂肪和胆固醇的摄入

【答案】B

【解析】动脉粥样硬化性心脏病患者主要需要控制饮食，降低血糖；高血压患者需要控制盐的摄入。

2. "水平膳食宝塔"提示，每日每人大豆类摄入量相当于干豆50g，其目的主要是

A. 保证膳食纤维摄入
B. 保证水苏糖的摄入
C. 提高必需脂肪酸摄入水平
D. 提高膳食蛋白质质量
E. 补充人体必需氨基酸

【答案】D

【解析】大豆主要为人体提供植物蛋白。

第五单元　社区公共卫生

一、传染病预防与控制（2015年、2018年考点，★★）

（一）传染病的流行过程

1. 传染病与感染性疾病的定义　传染病是指由特异病原体（或它们的毒性产物）所引起的一类疾病；这种病原体及其毒性产物可以通过感染的人、动物或储存宿主直接或间接方式（经由中介的动物宿主、昆虫、植物宿主或其他环境因素）传染给易感宿主。而感染性疾病是指由病原生物引起的所有人类疾病。因此，感染性疾病的概念要比传染病的概念更宽泛。

2. 传染病发生的条件

（1）病原体　指能够引起宿主致病的各种生物体，包括病毒、细菌、真菌和寄生虫等。

① 病原体基本特性：传染力；致病力；毒力。

② 病原体变异性：病原体可因环境条件或遗传因素的变化而发生变异，包括耐药性变异；抗原性变异；毒力变异。

③ 侵入门户：病原体侵入宿主的最初部位称为侵入门户。一般病原体都有严格的侵入门户，并需要达到宿主体内特定的部位生长、繁殖。

（2）宿主　指在自然条件下被病原体寄生的人或动物。

宿主针对某种病原体或其毒素产生的特异性抵抗力称为免疫力，常伴有特异活性的抗体或细胞的参与。宿主对病原体的免疫反应包括非特异性和特异性免疫反应。

（3）感染过程及感染谱

① 感染过程：指病原体进入机体后，病原体与机体相互作用的过程。

② 感染谱：指一种传染病导致宿主不同的感染表现形式，主要有以隐性感染为主；显性感染为主；隐性感染与显性感染比例接近；大部分以严重病例或死亡为结局。

3. 传染病流行过程的三个环节

（1）传染源　指体内有病原体生长、繁殖并且能排出病原体的人和动物。感染者排出病原体的整个时期，称为传染期。

传染源的种类有：①患者；②病原携带者（包括潜伏期病原携带者、恢复期病原携带者、健康病原携带者）；③受感染的动物。

（2）传播途径　指病原体从传染源排出后，侵入新的易感宿主前，在外环境中所经历的全部过程。

常见的传播途径有：①经空气传播；②经水传播；③经食物传播；④接触传播；⑤经媒介节肢动物传播；⑥经土壤传播；⑦医源性传播；⑧围生期传播。

（3）易感人群　指有可能发生传染病感染的人群。

影响人群易感性升高的主要因素：①新生儿增加；②易感人口迁入；③免疫人口免疫力自然消退；④免疫人口死亡。

影响人群易感性降低的主要因素：①计划免疫；②传染病流行后。

4. 影响传染病流行过程的因素

① 气候变化。

② 人口迁移。

③ 抗生素和杀虫剂的滥用使病原体和传播媒介耐药性日益增强。

④ 城市化和人口爆炸。

⑤ 战争、动乱、难民潮。

⑥ 全球旅游业的急剧发展。

⑦ 环境污染和环境破坏造成生态环境的恶化。

（二）传染病预防控制的策略与措施

1. 传染病预防控制策略

（1）预防为主　是我国的基本卫生工作方针。传染病的预防就是在疫情尚未出现时，针对可能暴露于病原体并发生传染病的易感人群或传播途径采取措施。包括：①加强人群免疫；②改善卫生条件；③加强健康教育。

（2）加强传染病监测　我国传染病监测包括常规报告和哨点监测。常规报告覆盖了39种法定报告传染病。

（3）建立传染病预警制度　及时发出传染病预警，制订传染病预防、控制预案。

（4）加强传染病预防控制管理　①制定严格的标准和管理规范，对病原生物的实验室、传染病菌种、毒种库等进行监督管理。②加强血液及血液制品、生物制品、病原生物有关的生物标本等的管理；③加强对从事传染病相关人员的培训。

（5）传染病的全球化控制　传染病的全球化流行趋势日益体现了传染病全球化控制策略的重要性。

2. 传染病预防控制措施

（1）传染病报告　是传染病监测的手段之一。

（2）针对传染源的措施　①**患者**：针对患者的措施应做到早发现、早诊断、早报告、早隔离、早治疗。②**病原携带者**：应做好登记、管理和随访至其病原体检查 2 ～ 3 次阴性后。③**接触者**：凡与传染源有过接触并有可能感染者都应接受检疫。④**动物传染源**：对危害大且经济价值不大的动物传染源应予彻底消灭。

（3）针对传播途径的措施　对传染源污染的环境，必须采取有效的措施，去除和杀灭病原体。

（4）针对易感者的措施　可行免疫预防、药物预防和个人防护。

（三）计划免疫

1. 计划免疫　是根据疫情监测和人群免疫状况分析，按规定免疫程序，有计划地对接种人群进行预防接种，提高人群免疫力，从而达到**控制和消灭某种传染病的目的**。

预防接种是指将抗原或抗体注入机体，使人体获得对某些疾病的特异性抵抗力，从而**保护易感人群，预防传染病发生**。用于预防接种的生物制品通称为免疫制剂。

2. 预防接种的种类

人工自动免疫	通过**人工免疫方法**，使宿主对相应传染病产生特异免疫抵抗力的方法
人工被动免疫	将含有**抗体的血清或其制剂**直接注入机体，使机体立即获得抵抗某种传染病的能力的方法
被动自动免疫	在实施**被动免疫的同时，进行疫苗接种**，使机体迅速获得自身特异性抗体，产生持久的免疫力

3. 免疫规划的内容　扩大免疫计划，儿童基础免疫，即对 7 周岁及以下儿童进行卡介苗、脊髓灰质炎三价疫苗、百白破混合制剂和麻疹疫苗免疫接种，以及以后的适时加强免疫，使儿童获得对**结核、脊髓灰质炎、百日咳、白喉、破伤风和麻疹**的免疫力，概括为“接种四苗，预防六病”。最新的计划免疫还要求添加**乙型肝炎疫苗**免疫，并在部分地区增加对**乙型脑炎、流行性脑脊髓膜炎**等的免疫接种工作。

4. 疫苗效果评价　是通过测定接种后人群抗体阳转率、抗体平均滴度和抗体持续时间来评价疫苗的效果。

（1）免疫学效果　通过测定接种后**人群抗体阳转率、抗体平均滴度、抗体持续施加**来评价。如脊髓灰质炎中和抗体大于等于 1∶4 或有 4 倍及以上增高。

（2）流行病学效果　可采用随机对照双盲的现场试验结果来计算疫苗**保护率和效果指数**。

疫苗保护率（%）=（对照组发病率 − 接种组发病率）/ 对照组发病率 ×100%

疫苗效果指数 = 对照组发病率 / 接种组发病率

命题趋势　预防医学相关知识点考试多以 A1、A2 型题为主。

金题直击

构成传染病流行过程的必备因素有

A. 宿主、环境、病因　　B. 传染源、传播途径、易感人群

C. 寄生虫、中间宿主、终末宿主　　D. 社会因素、自然因素、遗传因素

E. 病原体及机体

【答案】B

【解析】本题为记忆性题目。

二、环境卫生（2013 ～ 2015 年、2017 年、2018 年考点，★★★）

（一）环境卫生的概念

1. 环境　是指在特定时刻由物理、化学、生物及社会各种因素构成的整体状态，这些因素可能对生命或人类活动直接或间接地产生现实或远期的作用。环境是人类赖以生存的外部条件。环境包括自然环境与社会环境，而自然环境又由原生环境和次生环境两部分组成。

2. 环境卫生　是以人类及其周围环境为对象，阐明环境因素对人群健康影响的发生与发展规律，并通过识

别、评价、利用或控制与人群健康有关的各种环境因素，达到保护和促进人群健康的目的。

（二）环境污染

因自然原因或人类生产、生活活动使大量的有害物质排入环境，引起的环境组成发生重大变化，质量下降，扰乱和破坏了生态平衡，对人体健康造成直接的、间接的或潜在的损害或影响，造成资源破坏和经济损失的现象称环境污染。

严重的环境污染危害称为公害，由环境严重污染引起的地区性疾病称公害病。

1. 污染源 是造成环境污染的污染物发生源。通常指向环境排放有害物质或对环境产生有害影响的场所、设备和装置。

2. 污染物 是指直接或间接损害环境或人类健康的物质。污染物有自然界产生的，如火山爆发、森林大火产生的烟尘，也有人类活动产生的。环境科学主要研究和关注人类活动产生的污染物。污染物可分为化学性污染物、物理性污染物及生物性污染物。

（1）一次污染物 由污染源直接排入环境，其物理和化学性状都未发生改变的污染物，称为一次污染物。如汞、SO_2、可吸入颗粒物、NO_x、CO、CO_2 等。

（2）二次污染物 如果一次污染物，在物理、化学、生物等因素作用下发生变化，或与环境中的其他物质发生反应，形成物理、化学性状与一次污染物不同的新污染物称为二次污染物，也称继发性污染物。如光化学烟雾、酸雨、甲基汞等，比一次污染物严重。

（三）环境有害物质的来源

空气污染	工业生产	工业生产中燃料的燃烧（石油、煤炭）——最重要的来源 完全燃烧产物：CO_2，SO_2，NO_2，水汽，灰分等 不完全燃烧产物：CO，SO_x，NO_x，醛类，碳粒和多环芳烃等
	交通运输	汽油、柴油燃烧产生的氮氧化物、多环芳烃、CO、醛类等
	生活炉灶	煤的燃烧、烹调油烟等
	建筑材料及家用电器	装修材料氡和甲醛，电磁辐射等
	室内人员活动	室内人员咳嗽、喷嚏、谈话
	吸烟	室内重要的有害物质来源
水污染	工业废水、农业污水、生活污水 氟中毒——水中氟量过高	
土壤污染	来源	工业污染、生活污染、农业污染
	污染方式	气型污染、水型污染、固体废弃物型污染

（四）环境有害因素对健康影响的因素及危害

1. 环境有害物质对健康影响的因素 污染物对健康损害的性质与程度主要取决于污染物、机体和环境三方面因素的联合效应。

（1）污染物因素 ①污染物的理化性质；②污染物的作用剂量（暴露浓度或强度）；③污染物的作用时间。

（2）机体因素 影响污染物健康危害的机体因素（又称机体易感性）主要有健康状况、生理状况、遗传因素、营养条件等。

（3）多种环境有害因素的联合效应 多种环境有害物质（主要是化学物）的联合作用一般有相加作用、协同作用、拮抗作用、单独作用。

2. 环境有害因素对健康的危害（2018 ～ 2023 年考点，★★★）

（1）大气污染对健康的危害

直接危害	煤烟型烟雾事件	是由于煤烟和工业废气大量排入大气且得不到充分扩散而引起。主要污染物是 SO_2 和烟尘
	光化学烟雾	是由于汽车尾气中氮氧化物（NO_x）和挥发性有机物在强烈日光紫外线照射下，经过一系列化学反应而生成的浅蓝色烟雾
间接危害	温室效应	包括 CO_2、甲烷、O_3、氯氟烃等
	形成酸雨	大气中的 SO_2、NO_x 等污染物溶于水汽中
	破坏平流层的臭氧层	—

（2）室内污染对健康的影响

污染物	所致疾病	发病机制
CO	动脉硬化、心绞痛、组织缺氧、心肌梗死	CO 与 Hb 结合，形成 HbCO，携氧能力下降
甲醛	头晕、恶心、畏光、喷嚏、咳嗽、哮喘等	对上呼吸道有刺激及致敏作用
香烟烟雾	肺癌、支气管炎、肺源性心脏病	有害物质：尼古丁、焦油、多环芳香烃

（3）水体污染对健康的危害

类型	病因
富营养化	受氮、磷污染的藻类，产生蓝藻毒素
介水传染病	特点是病例的分布与供水范围一致，如 1988 年我国苏浙沪地区的甲型肝炎暴发流行
化学污染对健康的影响	甲基汞中毒——水俣病

（4）土壤污染对健康的危害

① 生物性污染的危害：引起肠道传染病和寄生虫病、钩端螺旋体病、炭疽、破伤风、肉毒中毒等。

② 化学污染物的危害：重金属污染、农药污染等。

常见重金属污染：铅、铬、砷、镉、汞等。镉污染引起痛痛病。

有机磷农药经皮肤、呼吸道、消化道等吸入人体。慢性中毒表现为胆碱酯酶活性降低，自主神经系统功能紊乱及肝肾损害。还可致癌、致突变、致畸。

（五）环境污染物的危险度评价

1. 危害鉴定　是危险度评价的第一步骤，属于定性评价阶段。其目的是确定在一定的条件下，被评价的化学物是否对机体健康产生有害效应，这种效应是否具有该物质所固有的毒性特征和类型。通常根据毒理学研究和人群流行病学调查资料，判断在某一暴露情况下接触有害物质是否会对机体产生危害。

2. 暴露评价　又称接触评价，是有害物质危险度评价过程中不可缺少的一部分。通过暴露评价，估计人群对某化学物暴露的频率、强度和持续时间。这与评价该化学物毒性效应的诱发时间和潜伏期有很大关系。

3. 剂量 - 反应关系评价　是环境化学物暴露与健康效应之间的定量评价，是危险度评价的核心内容。其目的是利用人或动物定量研究资料，得到某有害物质的剂量（浓度）与健康效应的定量关系，从而确定暴露水平与健康效应发生率之间的关系，找出规律，提出剂量 - 反应模式用于该物质的危险度特征分析。

4. 危险度特征分析　是在以上三个阶段所得的定性、定量评定结果的基础上，确定有害物质暴露人群中有害效应发生率的估计值（即危险度）及其可信程度或不确定性程度，是危险度评价的最后阶段。

命题趋势 预防医学相关知识点考试多以 A1、A2 型题为主。

金题直击

环境污染物危险度评价中的暴露评价可以估计出

A. 某化学物在环境介质中的浓度　　B. 某化学物对机体产生危害的程度

C. 某化学物是否对机体产生危害　　D. 危险物特征

E. 人群对某化学物暴露的强度、频率和持续时间

【答案】E

【解析】暴露评价又称接触评价，通过暴露评价，估计人群对某化学物暴露的频率、强度和持续时间，与评价该化学物毒性效应的诱发时间和潜伏期有很大关系。

三、职业卫生（2015 年、2016 年、2018 年考点，★★★）

（一）职业性有害因素

1. 定义　职业性有害因素是指生产工作过程及其环境中产生和（或）存在的，对职业人群的健康、安全和作业能力可能造成不良影响的一切要素或条件的总称。

2. 分类　分为四类，包括物理性、化学性、生物性、不良生理和心理性因素。

3. 对健康的危害

（1）物理因素对健康的危害　高温作业时人体可出现体温调节、水盐代谢、循环系统、消化系统、泌尿系

统等方面的适应性变化；噪声可损害听觉系统和听觉外的系统。

（2）化学因素对健康的危害　包括毒物和粉尘，其中，空气动力学直径 <15μm 的粉尘可进入呼吸道，称为可吸入性粉尘；空气动力学直径 <5μm 的粒子可到达呼吸道深部和肺泡区，称为呼吸性粉尘。铅中毒主要损害神经系统、造血系统和消化系统，表现为类神经征、外周神经炎、腹绞痛、低色素正常细胞性贫血等。汞中毒主要损害神经系统和消化系统，表现为易兴奋、口腔炎、震颤。

（3）生物因素对健康的危害　包括致病微生物、寄生虫、动植物对健康的危害。

（4）不良生理和心理性因素对健康的危害。

（二）职业卫生服务

概念	以保护和促进职业从事者的安全与健康为目的，以职业人群和工作环境为对象的一种特殊形式的卫生服务
实施原则	保护和预防原则：预防工作中的危害，保护职工的健康 适应原则 健康促进原则：促进职工心理和躯体健康以及适应社会能力 治疗和康复原则：使职业病、职业危害、工作有关疾病的影响减小到最低程度 全面的初级卫生保健原则
核心内容	工作场所的健康需求评估；职业人群健康监护；健康危险度评估；危害告知、健康促进和健康教育；职业场所突发公共卫生事件的应急救援；职业病和工伤的诊断、治疗和康复服务

（三）职业人群健康监护

1. 职业人群健康监护　是以预防为目的，通过对职业人群健康状况的各种检查以及系统、定期地收集、整理、分析和评价有关健康资料，掌握职业人群健康状况，及时发现健康损害征象，并连续性地监控职业病、工作有关疾病等的分布和发展趋势，以便适时地采取相应的预防措施，防止有害因素所致疾患的发生和发展。

2. 医学监护　对职业人群进行医学检查和医学实验以确定其处在职业危害中是否出现职业性疾患称为医学监护。包括：①就业前健康检查；②定期健康检查；③离岗或转岗时健康检查；④职业病的健康筛检。

3. 职业环境监测　是对作业者作业环境进行有计划、系统的监测，分析作业环境中有毒有害因素的性质、强度及其在时间、空间的分布及消长规律。

（四）职业病

1. 概念　职业病是指与工作有关并直接与职业性有害因素有因果关系的疾病。

2. 职业病的特点

① 病因明确，在控制了相应的病因或限制了作用条件后，发病可以减少或消除。

② 疾病和病因常有明确的剂量（接触水平）- 反应关系。

③ 在接触同样有害因素的人群中，常有一定的发病率，很少出现个别患者的现象。

④ 如能早期诊断、合理处理，预后较好，康复也容易，不少职业病目前尚无特殊治疗方法，发现愈晚，疗效也愈差。

⑤ 重在预防，除职业性传染病外，治疗个体无助于控制人群发病。

3. 诊断　职业病的诊断须由省、自治区、直辖市人民政府卫生行政部门批准的医疗卫生机构进行。采取诊断小组集体讨论、集体诊断的方式。进行诊断时，劳动者本人或用人单位必须提供详细的职业接触史和现场劳动卫生学资料，诊断小组应遵循职业病诊断原则进行诊断。

4. 报告

用人单位和医疗卫生机构发现职业病患者或者疑似职业病患者时，应当及时向所在地卫生行政部门和负责工作场所职业卫生监督管理的部门报告。确诊为职业病时，用人单位还应当向所在地人力资源社会保障部门报告。

（1）急性职业病报告　任何医疗机构接诊的应在 12 ～ 24h 之内向患者所在地卫生监督机构报告。凡有死亡或同时发生 3 名以上急性职业中毒以及发生一名职业性炭疽，初诊医疗机构应当立即电话报告卫生行政主管部门或卫生监督机构。

（2）非急性职业病报告　任何医疗机构和用人单位在发现或怀疑为非急性职业病或急性职业病紧急救治后的患者，及时转诊到可以确诊职业病的医疗卫生机构，并向规定的卫生行政主管部门报告。

5. 处理及预防管理

（1）处理　职业病患者享受国家规定的职业病待遇。职业病患者的诊疗、康复费用，伤残以及丧失劳动能力的职业病患者的社会保障，按照国家有关规定执行职业病患者依法享有工伤社会保险和获得民事赔偿的权利。

（2）预防管理　**应遵循三级预防**。

一级预防（病因预防）	从根本上阻止职业性有害因素对人体的损害作用，为**最有效**的预防措施。 工艺改进、设备改进、利用防护用品；制定职业接触限制；针对高危个体进行禁忌证检查
二级预防（临床前期预防）	实施职业健康监护，早期发现职业损害，及时治疗
三级预防（临床预防）	及时作出正确的诊断和处理，如脱离接触、合理有效的治疗、预防并发症、促进康复

（五）工作有关疾病

职业危害因素不是疾病发生和发展的唯一直接因素，而是诸多因素之一；并且职业因素影响了健康，促使潜在的疾病显露或加重已有疾病的病情；然而，通过控制有关职业因素，改善生产劳动环境，可使所患疾病得到控制或缓解，这类疾病称为工作有关疾病。

区别点	职业病	工作有关疾病
病因	**唯一直接**原因——职业危害因素	职业危害因素**不是唯一**直接原因
与疾病关系	有明确的**剂量（接触水平）-反应关系**	**促使**潜在的疾病**显露或加重**已有疾病的病情
控制职业危害因素	可**消除或减少**疾病发生	可使所患疾病得到**控制或缓解**

命题趋势　预防医学相关知识点考试多以A1、A2型题为主。

金题直击

为保障工人的健康，预防职业病的发生，按照《中华人民共和国职业病防治法》的要求，某化工厂定期进行生产环境监测，为工人进行健康查体，建立健康档案并定期分析。以上所做的工作为

A. 职业病流行病学的研究　　B. 现场劳动卫生学调查

C. 生物监测　　D. 健康监护

E. 职业危险风险评估

【答案】D

【解析】职业人群健康监护是以预防为目的，通过对职业人群健康状况的各种检查以及系统、定期地收集、整理、分析和评价有关健康资料，掌握职业人群健康状况，及时发现健康损害征象，并连续性地监控职业病、工作有关疾病等的分布和发展趋势，以便适时地采取相应的预防措施，防止有害因素所致疾患的发生和发展。

四、食物安全（2013年、2015年、2016年、2019年考点，★★★）

（一）食品安全

1. 食源性疾病　因食用不安全食品，从而使食品中的各种致病因子通过摄食方式进入人体内引起具有感染或中毒性质的一类疾病。

食源性疾病的特征：

① 在食源性疾病暴发流行过程中，食物本身只是起了**携带和传播病原物质的媒介作用**。

② 导致人体罹患食源性疾病的病原物质是食物中所含有的各种致病因子。

③ 人体摄入食物中所含有的致病因子可以引起以急性中毒或急性感染两种病理变化为主要发病特点的各类临床综合征。

2. 食品污染　是指非食品本身的有害物质在食品种植、养殖到生产、加工、贮存、运输、销售、烹调直至餐桌的整个过程的各个环节进入食品的状态。

3. 食品中常见的污染物及危害　食品污染是指各种条件下，致使外源性有毒有害物质进入到食物或使食物变质而产生有毒有害物质，造成食品安全性、营养性和（或）感官性状发生改变的过程。食物从种植、养殖、生产、加工、运输、销售、烹调到食用前的整个过程，都可能受到外来有毒、有害物质的污染。其污染性质包

括生物性、化学性和物理性污染三个方面。

食品污染的种类及预防如下：

危害物质	所致疾病	预防 / 意义
黄曲霉毒素	肝癌、胃癌、食管癌等	最强的致癌物质
农药	急慢性中毒，致突变、致畸、致癌，损害肝脏、血液、神经、内分泌、免疫、生殖系统等	选择防治效果好、毒性低、在食物和环境中残留时间短、残留量低的农药
兽药	急、慢性中毒，致突变、致畸、致癌，激素反应，细菌耐药性增加，过敏反应	兽药残留蛋白质免疫芯片检测系统
有毒重金属	铅中毒——多系统急慢性损害，影响儿童身体健康及智力发育 汞中毒——水俣病 镉中毒——痛痛病	规定食品中铅的限量标准； 提出甲基汞和无机汞每周可耐受摄入量； 提出镉每月可耐受摄入量
亚硝胺	胃癌、食管癌、结直肠癌、肝癌	在腌制食品中含量最高
多环芳烃	皮肤癌、肺癌、胃癌、消化道癌	加强环境治理；改进熏制烘烤加工过程；不采用油炸、烘烤、熏制等方法烹调食物，不在柏油路上晒粮食等

4. 食品添加剂 食品添加剂是有意识地一般以少量添加于食品，以改善食品的外观、风味、组织结构或贮存性质的非营养物质。其使用原则有四个方面：

① 使用的食品添加剂应当符合相应的质量规格要求。

② 在下列情况下可使用食品添加剂：a. 保持或提高食品本身的营养价值。b. 作为某些特殊膳食用食品的必要配料或成分。c. 提高食品的质量和稳定性，改进其感官特性。d. 便于食品的生产、加工、包装、运输或者贮藏。

③ 食品添加剂使用时应符合以下基本要求：a. 不应对人体产生任何健康危害。b. 不应掩盖食品腐败变质。c. 不应掩盖食品本身或加工过程中的质量缺陷或以掺杂、掺假、伪造为目的而使用食品添加剂。d. 不应降低食品本身的营养价值。e. 在达到预期目的前提下尽可能降低在食品中的使用量。

④ 带入原则。在下列情况下食品添加剂可以通过食品配料（含食品添加剂）带入食品中。a. 根据 GB 2760—2011 食品配料中允许使用该食品添加剂。b. 食品配料中该添加剂的用量不应超过允许的最大使用量。c. 应在正常生产工艺条件下使用这些配料，并且食品中该添加剂的含量不应超过由配料带入的水平。d. 由配料带入食品中的该添加剂的含量应明显低于直接将其添加到该食品中通常所需要的水平。

（二）食物中毒

1. 定义 指摄入含有生物性、化学性有毒有害物质的食品或把有毒有害物质当作食品摄入后所出现的非传染性的急性、亚急性疾病。

2. 特点 **潜伏期短，多为集体暴发，临床表现相似，多以胃肠道症状为主，发病与某种食物有明显关系，不食者不发病，停用该食物后，发病即停止，一般无传染性的特点。**

3. 分类 依据病原学分类法可分为四类：细菌性食物中毒、有毒动植物食物中毒、化学性食物中毒、真菌毒素和霉变食物中毒。在我国发生的食物中毒中，以细菌性食物中毒占绝大部分，其中又以沙门菌属引起者为多。

4. 发病特点

（1）暴发性 潜伏期在 24 ～ 48h，起病急，呈暴发性，短时间内多数人同时发病。

（2）特定性 发病与特定食物有关，发病范围限于食用同种食物的人群。

（3）相似性 临床症状相似，常以恶心、呕吐、腹痛、腹泻等胃肠道症状为主。

（4）非传染性 一般人与人之间无直接传染。

5. 细菌性食物中毒

（1）流行病学特点 ①发病季节性明显，以 5 ～ 10 月较多；②常见的细菌性食物中毒病程短、恢复快、病死率低，但李斯特菌、肉毒梭菌等中毒病程长、病情重、恢复慢；③引起细菌性食物中毒的主要食品为肉及肉制品，禽、鱼、乳、蛋也占一定比例。

（2）发病机制分型 细菌性食物中毒发病机制可分为感染型、毒素型和混合型三种。

（3）预防与急救措施 ①加强对食品的卫生监督、食品加工过程的规范化管理、食品行业相关人员的定期体检、个人的良好卫生习惯；②及时抢救患者，包括催吐、洗胃及时排出毒物；③暴发流行时应将患者分类，重症患者就近就医。同时收集资料，进行流行病学调查及细菌学检查。

（4）常见细菌性食物中毒

项目	沙门菌	副溶血性弧菌	葡萄球菌肠毒素	变形杆菌
病原菌	G^- 杆菌	G^- 杆菌	G^+ 球菌	G^- 杆菌
季节性	夏秋季	7～9月	夏秋季	7～9月
食品种类	动物性食物 畜肉类、禽肉	海产品 墨鱼、带鱼、螃蟹	乳类、乳制品 肉类、剩饭	动物性食品 熟肉、动物内脏熟制品
病原分布	水、土壤	沿海地区	自然界、鼻腔 咽、消化道	自然界、人或动物的肠道
潜伏期	4～48h	2～40h	2～5h	12～16h
临床表现	恶心呕吐，腹泻数次至10余次/日，水样便，黏液或血便，发热	上腹部疼痛，水样便、血水样、黏液或脓血便，里急后重不明显	恶心呕吐，呕吐物呈胆汁样或含血黏液，体温多正常或略高	恶心呕吐，脐周阵发性剧烈绞痛，水样便，伴有黏液，恶臭，数次/日

6. 真菌毒素和霉变食品中毒 霉菌在谷物或其他食品中生长繁殖，产生有毒的代谢产物，人或动物食用了此类食物引起中毒。常见的有**赤霉病麦中毒、霉玉米中毒、霉甘蔗中毒**等。

7. 有毒动植物食物中毒 是指一些动植物本身含有某种天然有毒成分，或由于贮存条件不当形成某种有毒物质被人食用后引起的中毒。常见的有**河豚中毒、含高组胺鱼类中毒、毒蕈中毒、含氰苷植物中毒、发芽马铃薯中毒、四季豆中毒、生豆浆中毒**等。

① 河豚中毒：河豚主要含**河豚毒素**，是一种神经毒素，进入人体后作用于周围神经及脑干中枢致神经呈麻痹状态。早期症状是口唇、舌、指尖发麻，眼睑下垂，不久即出现消化道症状，进而出现口唇、舌尖及肢端麻木、四肢无力或肌肉麻痹、共济失调等神经系统症状。重症者出现瘫痪、言语不清、发绀、呼吸困难、神志不清、休克，最后因呼吸、循环衰竭而死亡。

② 常见的毒蕈中毒：胃肠炎型；神经精神型；溶血型；中毒性肝炎型毒蕈中毒。

③ 组胺中毒：鱼类引起组胺中毒是指摄入含大量组胺的鱼类所引起的以急性过敏反应为主的食物中毒。表现为面部、胸部或全身皮肤潮红，眼结膜充血，头痛、头晕、心慌胸闷、呼吸加快。

8. 化学性食物中毒 是指食用了被有毒有害化学物质污染的食品，或被误认为是食品及食品添加剂或营养强化剂的有毒有害化学物质引起的中毒，常见的有**亚硝酸盐中毒、砷中毒、有机磷中毒**等。

9. 食物中毒的调查与处理

（1）食物中毒流行病学调查 包括：①人群流行病学调查；②危害因素调查；③实验室检验。

（2）食物中毒技术处理总则 ①对患者采取紧急处理，并及时向当地卫生行政部门和食品安全综合监管部门报告：a. 停止食用中毒食品；b. 来取患者标本，以备送检；c. 对患者进行急救治疗，包括急救（催吐、洗胃、清肠），对症治疗和特殊治疗。②对中毒食品进行控制处理：a. 保护现场，封存中毒食品或疑似中毒食品；b. 追回已售出的中毒食品或疑似中毒食品；c. 对中毒食品进行无害化处理或销毁。③对中毒场所采取消毒处理。

命题趋势 预防医学相关知识点考试多以A1、A2型题为主。

金题直击

1. 8月某日，某婚宴有8%用餐者先后因腹痛、腹泻就诊。大部分患者出现上腹和脐周阵发性绞痛，继而腹泻，5～10次/天，粪便呈洗肉水样。调查发现聚餐的主要食物为海鲜类食品，引起该食物中毒的病原菌最有可能是

A. 葡萄球菌　　B. 副溶血性弧菌
C. 沙门菌　　D. 李斯特菌
E. 肉毒梭菌

【答案】B

【解析】副溶血性弧菌食物中毒常为海产品变质食物中毒，常出现上腹部疼痛，水样便、血水样、黏液或脓血便。

2. 下列食物未煮熟时易导致食物中毒的是

A. 赤豆　　B. 豌豆

C. 荷兰豆　　　　D. 绿豆
E. 四季豆
【答案】E
【解析】此题为记忆性题目。

五、突发公共卫生事件及其应急策略（2016 年、2018 年考点，★★）

（一）突发公共卫生事件的概念与分类

1. 概述 是指突然发生，造成或者可能造成社会公众健康严重损害的重大传染病疫情、群体性不明原因疾病、重大食物和职业中毒以及其他严重影响公众健康的事件。

（1）特点 突发性、普遍性、非常规性。

（2）突发公共卫生事件的危害 包括：①人群健康和生命严重受损；②造成心理伤害；③造成严重经济损失；④国家或地区形象受损及政治影响。

2. 分类 根据《突发公共卫生事件应急条例》和定义，可将突发公共卫生事件分为四类：重大传染病疫情、群体性不明原因疾病、重大食物中毒和职业中毒及其他严重影响公众健康的事件。

3. 分级 分为特别重大（Ⅰ级）、重大（Ⅱ级）、较大（Ⅲ级）和一般（Ⅳ级）四级。

4. 突发公共卫生事件应急预案主要内容

① 应急组织体系及职责。
② 突发公共卫生事件监测、预警与报告。
③ 突发公共卫生事件的应急反应和终止。
④ 善后处理。
⑤ 突发公共卫生事件应急处置的保障。
⑥ 预案管理与更新。

（二）群体性不明原因疾病应急处理

1. 群体性不明原因疾病的特点 临床表现相似性、发病人群聚集性、流行病学关联性、健康损害严重性。

2. 应急处理工作原则

① 统一领导、分级响应的原则。
② 及时报告的原则。
③ 调查与控制并举的原则。
④ 分工合作、联防联控原则。
⑤ 信息互通、及时发布原则。

（三）急性化学中毒的应急处理

1. 急性化学中毒事故 是指一种或多种化学物释放的意外事件，短时间内损害人体健康或污染环境，使机体引起中毒病变，化学损伤、残疾或死亡。

2. 急性化学中毒特点 发生突然，防救困难；病变特异，演变迅速，可大规模杀伤人、畜；扩散迅速，受害广泛；污染环境，不易洗消；影响巨大，危害久远。

3. 应急处理

（1）现场处理 ①尽快脱离事故现场，疏散受害人员；②立即采取控制措施，阻断毒源；③初步判断病因，为正确施治提供依据；④分类管理，通知医疗机构做好接诊准备；⑤通报上级有关部门，成立抢救指挥部。

（2）现场医学救援要点 ①维持生命体征；②尽早给予解毒、排毒及对症处理；③保护重要脏器功能；④镇静、合理氧疗；⑤给予糖皮质激素、纳洛酮等非特异性拮抗剂；⑥对症治疗疗法。

（3）急救处理要点 ①脱离中毒环境；②彻底清除和清洗污染衣物、眼睛、皮肤、毛发等；③口服毒物者应迅速催吐、洗胃、灌肠或导泻；④吸入中毒者应保持呼吸道通畅；⑤心肺复苏；⑥尽早使用解毒剂。

（4）综合排毒措施 输液利尿、血液净化、高压氧等。

（四）电离辐射损伤的应急处理

1. 电离辐射事故 是电离辐射源失控引起的异常事件，直接或间接产生对生命、健康或财产的危害。人体一次或一定时间（数日）内遭受体外大剂量强透力射线或比较均匀地全身照射仪器的损伤称为急性电离辐射损伤。引起急性电离辐射损伤的下限辐射剂量一般为 1Gy（Gray，戈瑞）。

2. 对电离辐射事故受照人员的医学处理的一般原则

① 尽快消除有害因素的来源，同时将事故受照人员撤离现场。检查受照人员受危害的程度，积极采取救护措施，同时向上级部门报告。

② 迅速采取相应对策和治疗措施。在抢救中应首先处理危及生命的外伤、出血和休克等。对估计受照剂量较大者应选用抗放射药物。

③ 对疑有体表污染的人员，首先应进行体表污染的监测，并迅速进行去污染处理。

④ 对电离辐射事故受照人员登记并建立档案，随访观察。

3. 电离辐射事故应急对策　包括个人防护方法、隐蔽、撤离、搬迁和控制食物及水，使用贮存的粮食和饲料。

命题趋势 预防医学相关知识点考试多以 A1、A2 型题为主。

金题直击

20 世纪 90 年代，某地水源污染引发一起传染病暴发流行。在 80 万人的供水范围内，有 40.3 万人罹患经自来水传播的隐孢子虫病。此次突发公共卫生事件突出体现的特点是

A. 局限性　　B. 普遍性

C. 常规性　　D. 散发性

E. 聚集性

【答案】 B

【解析】 突发公共卫生事件是指突然发生，造成或者可能造成社会公众健康严重损害的重大传染病疫情、群体性不明原因疾病、重大食物和职业中毒以及其他严重影响公众健康的事件。其特点为突发性、普遍性、非常规性。

第六单元　卫生服务体系与卫生管理

（助理不考）

一、卫生系统及其功能（2013 年、2015 年、2017 年、2018 年考点，★★★）

（一）卫生系统概述

1. 卫生系统　是指是以改善健康为目的的所有组织、机构和资源的总和。

2. 卫生体系　是国家为维护公民健康，保障国民基本健康权益而建立的国家基本制度。

3. 卫生体制　我国的卫生事业的性质是政府实行一定福利政策的社会公益事业。我国的卫生系统由卫生服务、医疗保障和卫生执法监督三部分组成。

（二）卫生系统的功能和目标

1. 卫生系统的功能

① 提供服务。

② 创建资源。

③ 筹措资金。

④ 监督管理。

2. 卫生系统目标

① 提高所服务人群的健康水平。

② 对人们的某些期望予以满足，即反应性。

③ 能够保障就医者的经济开支不至于过高，即筹资的公平性。

3. 卫生服务需要　是依据人们的实际健康状况与“理想健康状态”之间存在的差距而提出的对预防、保健、医疗、康复等服务的客观要求。

卫生服务需求分为两类：

（1）由需要转化而来的需求　卫生需要只有转化为需求，才有可能去利用卫生服务。

（2）没有需要的需求　通常由不良的就医和行医两种行为造成。

4. 卫生服务需求　是从经济和价值观念出发，在一定时期内、一定价格水平上人们愿意而且有能力消费的卫生服务量。需求形成具备两个条件：消费者的购买愿望和消费者的支付能力。

5. 卫生服务利用　是需求者实际利用卫生服务的数量（即有效需求量）。

6. 卫生服务需要、需求、利用之间的关系　卫生服务需要是卫生服务需求的基础。当卫生服务需要转换成卫生服务需求，且都是以健康角度出发的实际卫生服务需要为基础时，服务的利用就会达到既满足居民健康的合理需要，又没有资源浪费的状态。

（三）公共卫生体系

1. 公共卫生概念　是指通过有组织的社区努力来预防疾病、延长寿命和促进健康和提高效益的一门科学和艺术。

2. 公共卫生体系服务组织　各级政府的公共卫生机构、医疗保健服务提供系统、社区、企事业单位、大众媒体和学术研究机构。

3. 公共卫生的作用　①预防疾病的发生和传播；②保护环境免受破坏；③预防意外伤害；④促进和鼓励健康行为；⑤对灾难做出应急反应，并帮助社会从灾难中恢复；⑥保证卫生服务的有效性和可及性。

4. 公共卫生功能

（1）评价　公共卫生部门要定期系统地收集、整理、分析社区的健康信息，包括反映健康状况的统计学资料，社区卫生需求以及有关健康问题的流行病学和其他研究的资料。

（2）制定政策　公共卫生部门要发挥其为公众利益服务的职责，根据公共卫生的科学知识，研制综合的公共卫生政策，以保障公众的健康。

（3）保障　公共卫生部门通过鼓励和协调本机构以外的其他部门，或本部门提供有效的服务，落实和实施促进人群健康和预防疾病的措施，以保障公众健康。

5. 公共卫生组织机构　我国从国家到地方分别建立与卫生行政部门级别相对应的疾病预防控制中心、卫生监督所、食品药品监督局、质量监督检验检疫局、安全生产监督管理局，以及爱国卫生运动委员会。

（四）医疗保健体系

1. 医疗保健体系　是由向居民提供医疗保健和康复服务的医疗机构和有关保健的机构组成的系统。

2. 医疗保健的功能　为居民提供医疗、保健和康复服务。主要目标有：

① 延长寿命。

② 增进个体的功能。

③ 缓解患者及其家庭因健康问题带来的心理压力。

④ 解释患者及其家庭有关的健康和医学问题。

⑤ 为患者提供有关预后的咨询。

⑥ 为患者及其家庭提供相关的支持和照料。

3. 良好医疗保健的基本要求　简称为“7A3C”，可供性、适量性、可及性、可接受性、适宜性、可评估性、责任性、综合性、完整性和连续性。

4. 医疗保健的组织机构　我国医疗机构实行登记管理，共分三级。

一级医院	直接为社区提供医疗、预防、康复、保健综合服务的基层医院	社区卫生服务中心、乡镇卫生院等初级卫生保健机构
二级医院	为多个社区提供医疗卫生服务的地区性医院	地区性医疗预防的技术中心（某县医院等）
三级医院	跨地区、省、市以及向全国范围提供医疗卫生服务的医院，是具有全面医疗教学、科研能力的医疗预防技术中心	北京、上海、广州武汉等大型三甲医院

5. 双向转诊　是根据病情需要而进行的上下级医院间、专科医院间或综合医院与专科医院间的转院诊治的过程。它有纵向转诊、横向转诊两种形式。

6. 家庭医生制度　是以全科医生为主体、以社区为范围、以家庭为单位、以全面健康管理为目标，通过契约服务的形式，为家庭及其每个成员提供连续、安全、有效、适宜的综合医疗卫生服务和健康管理的服务模式，家庭医生的服务对象为签约对象个体，还包括其家庭成员。

二、医疗保险（2015～2019 年考点，★★★）

（一）医疗保险概述

1. 医疗保险　是将多种渠道筹集的经费（保险费）集中起来形成基金（医疗保险基金），用于补偿个人（被保险人）因病或其他损伤所造成的经济损失的一种制度。

2. 医疗保险的特点

① 保障对象的广泛性。

② 补偿形式的特殊性。

③ 运行机制的复杂性。

④ 保险风险的难控制性。

3. 主要医疗保险模式

项目	国家医疗保险	社会医疗保险	商业医疗保险	储蓄医疗保险
来源	国家财政预算支出	雇主和雇员按比例缴纳	参保人或雇主自愿购买	劳方或劳资双方缴费
强制性	国家财政提供	立法强制建立实施	自愿购买，不带强制性	立法，强制
支付方式	免费医疗服务	保险机构支付一部分，个人支付一部分	保险机构按比例支付	个人账户支付
典型代表	英国、加拿大	德国、日本、法国	美国	新加坡、斯里兰卡

（二）我国医疗保障体系

保险类型	参保人群
城镇职工基本医疗保险	城镇所有用人单位和职工
城镇居民基本医疗保险	不属于城镇职工基本医疗保险制度覆盖范围的中小学阶段的学生（包括职业高中、中专、技校学生）、少年儿童和其他非从业城镇居民

续表

保险类型	参保人群
新型农村合作医疗	以大病统筹为主的农民医疗
补充医疗保险	单位、企业或特定人群，根据自己的经济承担能力，在基本医疗保险的基础上自愿参加的各种辅助性医疗保险
商业医疗保险	保险公司开办，以营利为目的，参保人员自愿参加的一种保险制度
社会医疗救助	在政府支持下，依靠社会力量建立的针对特殊困难群体的医疗费用实施补助的制度

（三）医疗费用控制措施

医疗保险的费用控制措施包括控制医疗服务供方的措施、控制医疗服务需方的措施和第三方（医疗保险管理方）的管理措施。

1. 控制医疗服务供方的措施 主要在改变费用支付方式，包括：

（1）按病种给付方式 又称疾病诊断相关组定额预付制，是根据疾病的分类方法，将住院疾病按诊断分为若干组，每组又根据疾病的轻重程度及有无并发症、并发症分为几级，对每一组不同级别的病种分别制定不同的定额支付标准，并向医院一次性支付。

（2）总额预付制 又称总额预算，是由政府或医疗保险机构与医疗机构协商，根据医院的实际确定医疗保险支付每个医疗机构医疗费用年度总预算额。

（3）按人头预付方式 是指医疗保险机构按月、季、年或其他规定的时间，根据医生服务的参保人数和每个人的支付定额标准，预先支付费用的付费方式。

（4）按服务单元付费 是将医疗服务过程中按照一个特定的参数划分为相同的部分，每一个部分成为一个单元。按服务单元付费又称平均费用付费，指预先确定服务单元平均费用标准，根据服务提供的服务单元数量进行支付。

2. 控制医疗服务需方的措施 主要是通过费用分担的方式，促使需方增加费用意识，主动控制医疗费用的不合理利用。主要的共付措施包括起付线、共付比例以及封顶线。

（1）起付线 又称扣除保险，是指医疗保险开始支付医疗费用的最低标准，低于起付线的医疗费用由被保险人自付，超过起付线以上的医疗费用由医疗保险按规定支付。

（2）共同付费 又称按比例分担，是指医疗保险机构按照合同或政府的规定对被保险人的医疗费用按一定的比例进行补偿，剩余比例的费用由个人自己负担。

（3）封顶线 也叫最高支付限额，低于封顶线的医疗费用由医疗保险支付，超出封顶线的医疗费用由被保险人自己负担。

3. 第三方（医疗保险管理方）的管理措施 主要通过开展医疗保险监督来规范单位和个人的参保就医行为，医疗机构和药店的服务行为，以及医疗保险管理和经办机构的保险服务行为。

（1）医疗保险需方监督 包括：①医疗保险费征缴；②医疗保险费使用。

（2）医疗服务机构监督 常用的方法主要包括：①审批支付监督；②抽查住院费用；③设置医疗费用预警监控系统；④重点调查；⑤定点医疗机构考核。

（3）定点零售药店监督 内容包括：提供购药服务监督和药品费用监督，常用监督方法包括审核支付、抽查、暗访、重点调查、定点药店考核等。

命题趋势 预防医学相关知识点考试多以 A1、A2 型题为主。

金题直击

1. 城镇职工基本医疗保险费用的缴付方主要为

A. 职工个人和国家
B. 用人单位和职工个人
C. 用人单位
D. 国家和用人单位
E. 国家

【答案】B

【解析】本题为记忆性题目。城镇职工基本医疗保险缴费方主要为城镇所有用人单位和职工。

2. 医疗保险设置开始支付医疗费用的最低标准，低于该标准的医疗费用由患者自付，该标准被称为

A. 自付线　　B. 共付线

C. 封顶线　　D. 起付线

E. 封底线

【答案】 D

【解析】 本题为记忆性题目。

三、我国卫生成就、面对的挑战与“健康中国 2030”

1. 我国卫生成就与面对的挑战　中华人民共和国成立以来特别是改革开放以来，我国人民健康水平和身体素质持续提高。2015 年我国人均预期寿命已达 76.34 岁，婴儿死亡率、5 岁以下儿童死亡率、孕产妇死亡率分别下降到 8.1‰、10.7‰ 和 20.1 /10 万，总体上优于中高收入国家平均水平。但是，工业化、城镇化、人口老龄化、疾病谱变化、生态环境及生活方式变化等，也给维护和促进健康带来一系列新的挑战，健康服务供给总体不足与需求不断增长之间的矛盾依然突出，健康领域发展与经济社会发展的协调性有待增强。

2. “健康中国 2030”　为应对健康挑战，从国家战略层面统筹解决关系健康的重大和长远问题，我国提出了推进健康中国建设的战略。健康中国建设，是全面建成小康社会、基本实现社会主义现代化的重要基础，是全面提升中华民族健康素质、实现人民健康与经济社会协调发展的国家战略，是积极参与全球健康治理、履行 2030 年“可持续发展议程”国际承诺的重大举措。中共中央、国务院为此印发了《“健康中国 2030”规划纲要》，以此作为今后一段时间里推进健康中国建设的行动纲领。

健康中国建设要遵循“健康优先、改革创新、科学发展、公平公正”四大原则。“共建共享、全民健康”是建设健康中国的战略主题。“以人民健康为中心，坚持以基层为重点，以改革创新为动力，预防为主，中西并重，把健康融入所有政策，人民共建共享”是新时期卫生与健康工作方针。“普及健康生活、优化健康服务、完善健康保障、建设健康环境、发展健康产业”是健康中国的 5 大重点领域。

口腔预防医学

第一单元　绪论

考试分值

专业	2019 年	2020 年	2021 年	2022 年	2023 年
执业	1	1	1	1	2
助理	1	0	1	0	1

一、口腔预防医学概述

（一）口腔预防医学的概念

口腔预防医学的概念：通过有组织的社会努力，预防口腔疾病、维护口腔健康及提高生命质量的科学与艺术。

（二）研究对象（助理不考）

口腔预防医学研究的主要对象是人群，以研究群体的口腔疾病患病情况、群体预防措施和个人预防保健方法为基本要素，通过研究发现并掌握预防口腔疾病发生与发展的规律，从而促进并提高整个社会的口腔健康水平。

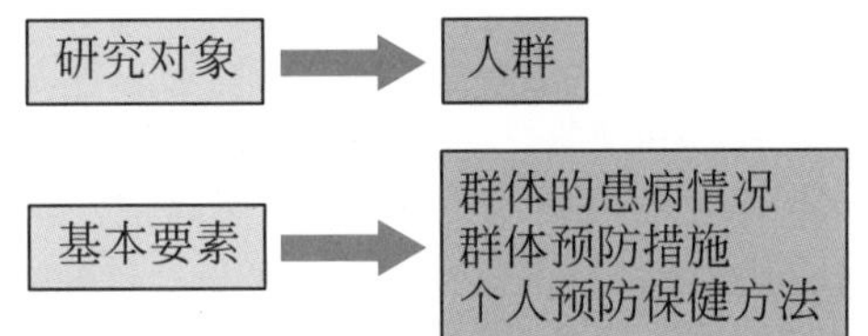

命题趋势 多以 A1 型题出现。重点考查预防医学主要研究对象，构成的基本要素。

金题直击

以下哪项不是口腔预防医学研究的基本要素

A. 群体的口腔疾病患病情况　　B. 群体预防措施

C. 个人预防方法　　D. 地区流行状况

E. 个人保健方法

【答案】D

（三）口腔预防医学研究的内容

包括口腔流行病学、口腔健康调查方法、龋病和牙周病的预防、口腔其他疾病的预防、特定人群的口腔保健、口腔健康教育与促进、口腔保健用品的开发及使用、口腔卫生项目管理和口腔卫生政策以及口腔保健中的感染控制等。

（四）三级预防的原则

1. 一级预防　即没病防病，又称病因预防，是预防医学的最终奋斗目标。

例如，窝沟封闭、氟化物的应用、饮食控制、口腔健康教育、口腔卫生指导、控制牙菌斑的措施以及保护牙髓都属于一级预防。

一级预防的主要任务　针对疾病发生的生物、物理、化学、心理及社会因素采取预防措施，消除致病因素，防止各种致病因素对人体造成危害。

2. 二级预防　即“三早”，又称临床前期预防。

例如，定期口腔健康检查、高风险人群的发现、早期龋齿的充填等。各类疾病的早发现、早诊断、早治疗都属于二级预防。“三早”主要是为了控制疾病的发展和恶化。传染病，除了“三早”，还需做到疫情早报告，患者早隔离，即“五早”。

3. 三级预防　即疾病严重或晚期，又称临床预防。

例如，牙列缺损和缺失的修复等。

三级预防是对患者及时有效地采取治疗措施，防止病情恶化，预防并发症和后遗症，最大可能地恢复或保留口腔功能。

4. 三级预防的原则总结

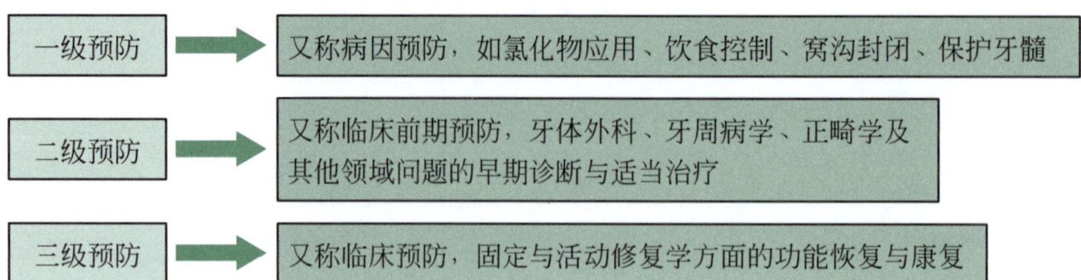

命题趋势 多以A1型题出现。重点考查一、二、三级预防的具体项目有哪些，所以要求大家掌握各级预防具体项目。

金题直击

1. 关于三级预防的概念以下哪一项不正确

A. 三级预防是临床预防
B. 二级预防是临床后期预防
C. 二级预防又称“三早”预防
D. 一级预防又称病因预防
E. 控制牙菌斑属于一级预防

【答案】B

2. 以下三级预防的原则，叙述不正确的是

A. 针对病因采取的预防措施是一级预防
B. 定期口腔健康检查属于一级预防
C. 二级预防是早发现、早诊断、早治疗
D. 牙周病治疗属于二级预防
E. 三级预防是对患者采取修复治疗措施

【答案】B

【解析】一级预防为病因预防、二级预防“三早”、三级预防为临床预防。

第二单元　口腔流行病学

考试分值

专业	2019 年	2020 年	2021 年	2022 年	2023 年
执业	8	6	8	9	6
助理	4	4	4	5	3

第一节　概述

一、口腔流行病学的概念

口腔流行病学是运用流行病学的原则、基本原理和方法来研究人群中口腔疾病的发生、发展和分布的规律及其影响因素，同时研究口腔健康及其影响因素，为探讨口腔疾病的病因和流行因素、制订口腔保健计划、选择防治策略和评价服务效果打下良好基础。（不用于直接指导临床。）

二、口腔流行病学的作用

① 描述人群口腔健康与疾病的分布状态。
② 研究口腔疾病的病因和影响流行的因素。
③ 研究疾病预防措施并评价其效果。
④ 监测口腔疾病流行趋势。
⑤ 为制订口腔卫生保健规划提供依据。

命题趋势　A1 型题为主，流行病学作用为重点考核内容，多以否定式问句出现。

金题直击

口腔流行病学的作用不是用于
A. 统计资料的整理分析
B. 研究和规划保健工作
C. 研究疾病流行的影响因素
D. 研究疾病预防措施的效果
E. 描述疾病的分布规律
【答案】A

第二节　口腔流行病学的方法（助理不考）

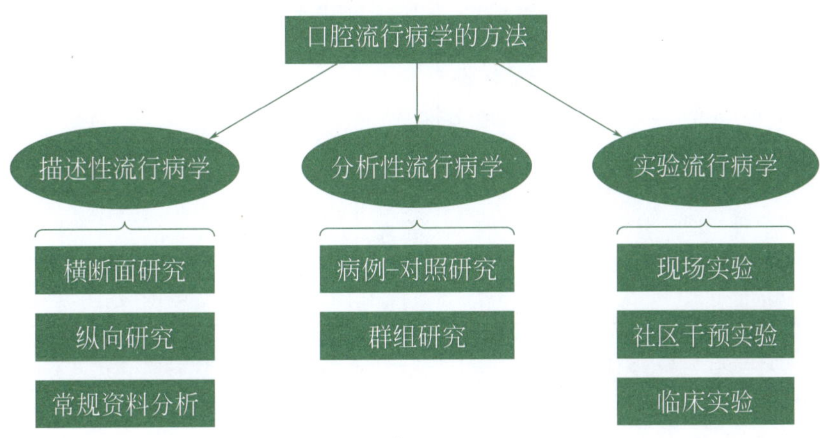

一、描述性流行病学

描述性流行病学在流行病学中最常用，即对疾病或健康现象在人群中的分布、发生、发展的规律做客观的描述。作用是描述某种现象在人群中的分布和发生发展规律，提出病因假设。描述性流行病学主要有下面几种。

分类	定义	举例
横断面研究（最常用）	别名“现况调查”，某一特定时间点上（较短的时间内）的情况	我国进行的第四次全国口腔流行病学抽样调查（一个时间点）
纵向研究	别名“疾病监测”，指某种情况在一个人群中随着时间推移的自然动态变化，也就是定期随访	对一小学生龋病发病情况进行定期检查（动态观察，有一段时间）
常规资料分析	别名“历史资料分析”，指对现有的资料或者疾病监测报告做分析或总结	研究该市若干医院近 5 年的病历资料（研究的是资料）

金题直击

1. 以下哪种调查方法，可以做到通过对一个地区、某一人群在一定时间内的某种或某些口腔疾病进行调查，获得该地区特定人群某种或某些口腔疾病的患病情况和分布特点

A. 横断面调查　　B. 纵向调查
C. 常规资料分析　　D. 群组研究
E. 临床试验

【答案】A

2. 某地区卫生部门对各医院口腔科近 3 年儿童牙外伤病历进行分析，以找出牙外伤最主要的原因。这种研究方法是

A. 横断面研究　　B. 常规资料分析
C. 群组研究　　D. 病例对照研究
E. 实验研究

【答案】B

【解析】回顾性研究只有两种，一种是接下来要学习的病例 - 对照研究，另一种是常规资料分析。而病例 - 对照研究需要设立病例组和对照组，常规资料分析则只从病历资料中分析即可。

二、分析性流行病学

项目	病例 - 对照研究（由果及因）	群组研究（由因及果）
定义	用于探讨病因或相关因素对疾病发生的影响 是先“果”后“因”的回顾性研究	别名“队列研究”，指将特定人群按其是否暴露于某因素分为特定两组，追踪观察一定时间，比较两组的发病率，以检验该因素与某疾病病因的假设 是先“因”后“果”的前瞻性研究
常用于	适合研究比较少见的疾病和病程较长的慢性病，特别适合原因未明疾病的研究	—
特点	优点：观察时间短、需要研究的对象少 缺点：准确性较低、回忆偏倚大	优点：研究结果准确度高，可以获得不同暴露强度与疾病的关系 缺点：对慢性病需要大量的人力物力
举例	口腔癌患者病因回顾	暴露病因观察结果，如嚼槟榔对口腔癌的影响

分析性流行病学，它是进一步在有选择的人群中观察可疑病因与疾病和健康状况之间关联的一种研究方法。验证病因假设。它包括病例 - 对照研究和群组研究。

命题趋势 多以 A1、A2 型题出现，常考知识点，理解记忆。

金题直击

1. 下列关于病例 - 对照研究的说法正确的是

A. 比较病例组和对照组发病率的差异

B. 比较病例组和对照组死亡率的差异

C. 比较暴露组和非暴露组发病率的差异

D. 比较暴露组和非暴露组死亡率的差异

E. 比较病例组和对照组暴露于某种致病因素的百分比差异

【答案】E

【解析】病例 - 对照研究是以现在患有某特定疾病的患者为病例组，以不患该病但有可比性的个体作为对照，收集既往各种可能危险因素的暴露史，比较病例组和对照组各因素的暴露比例的差异。

2. 关于病例 - 对照研究特点不包括哪一项

A. 观察时间短

B. 需要研究的对象少

C. 适合研究一些病程较长的慢性病和一些比较多见的疾病

D. 尤其适合那些原因未明疾病的研究，是回顾性研究

E. 准确性低，可靠性较差，回忆偏倚较大

【答案】C

【解析】病例 - 对照研究，是由果到因的回顾性研究，只用于验证病因假设。适合研究一些病程较长的慢性病和一些比较少见的疾病。

3. 可以获得不同暴露强度与疾病的关系，也可以观察一种暴露因素与多种疾病的关系为下列哪种流行病学调查的特点

A. 病例 - 对照研究

B. 群组研究

C. 常规资料分析

D. 横断面研究

E. 纵向研究

【答案】B

【解析】群组研究的特点就是分为暴露组与非暴露组。

三、实验流行病学

实验流行病学别名为流行病学实验，是指在研究者的控制下对人群采取某种干预措施，以观察其对人群疾病发生或健康状态的影响。它有两个重要特点：干预措施；设立对照组。即研究对象随机分配到实验组和对照组，而非自然形成。也是一种前瞻性研究，可信度较高。

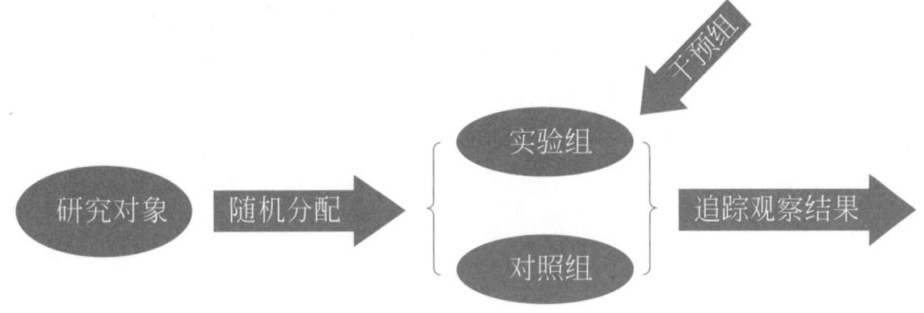

实验流行病学主要用途：

① 验证病因假设。

② 预防措施的效果与安全性评价。

③ 评新药、新方法、新制剂的效果与安全性评价。

④ 成本效果评价、成本效益分析。

根据不同的研究目的和研究对象分类	现场试验 临床试验（研究对象是人） 社区干预试验（是临床试验和现场试验的扩展）
试验方法	开放试验 盲法试验：分为单盲、双盲或三盲
实验步骤	• 明确实验的目的 • 确定实验现场 • 确定实验对象 • 确定实验样本量 • 确定试验组与对照组　临床试验应遵循三个原则：随机、对照与盲法 • 开放试验与盲法试验　开放试验可用于对改变生活方式（如饮食、口腔卫生习惯、吸烟）等干预效果的观察。盲法试验又可分为单盲、双盲或三盲。单盲的受试者不知道自己的组别；双盲法是研究者与受试者都不知道受试者组别；三盲法还包括资料收集、监督与分析者也不知道。其中双盲法比较常用 • 措施标准化应制订统一的措施、方法与标准。检查人员应经过校正试验，合格上岗 • 确定试验观察期限，如氟防龋效果观察，至少应持续2年，一般为2～3年。牙周病预防措施的效果观察可以6周到18个月 • 准实验是指在实验中未按随机原则来选择和分配被试，在较为自然的情况下进行实验处理的研究方法

命题趋势 多以A1型题出现，表格中红字是重点记忆内容。

金题直击

1. 属于实验流行病学的是

A. 现况调查

B. 病例 - 对照研究

C. 观察某种药物治疗的疗效

D. 将调查数据建立流行病学数学模型

E. 基础实验室检查

【答案】C

【解析】该题A为横断面调查，属于描述性流行病学，B为分析性流行病学，D、E为干扰项。该题考查实验流行病学的主要用途。

2. 实验流行病学的主要用途没有

A. 探讨疾病的病因

B. 预防措施的效果与安全性评价

C. 了解疾病的患病情况和分布特点

D. 评价某种新药、新方法或新制剂的效果

E. 医疗保健措施质量成本效果、成本效益评价

【答案】C

【解析】C为口腔流行病学的作用，而非实验流行病学的用途。

第三节　口腔健康状况调查

口腔健康状况调查（oral health survey）是口腔流行病学中最常用的一种方法，指在一个特定的时间内收集一个人群患口腔疾病的频率、流行强度、分布及流行规律的资料，属于横断面调查。

一、调查目的及内容设计

（一）口腔健康状况调查的目的

① 查明口腔疾病在特定时间内的发生频率、分布特征和流行规律。

② 了解和分析影响口腔健康的相关因素。

③ 为探索病因，建立和验证病因假设提供依据。

④ 选择预防保健措施和评价预防保健措施的效果。

⑤ 评估治疗与人力需要。

（二）调查项目

调查涉及口腔健康状况的主要内容，这应根据调查目的来确定。

分类	一般项目	健康状况项目	问卷调查项目
作用	用于调查后的统计分析	用于统计分析和信息管理	口腔相关情况
内容	一般情况，如姓名、性别、年龄、职业、民族、籍贯、文化程度、经济状况、宗教信仰、出生地区、居住年限等	最常用的调查项目如龋病、牙周病、牙列情况等，或氟牙症、釉质发育不全、口腔黏膜状况、颞下颌关节情况	主要包括生活方式如口腔卫生知识、态度与信念，行为与实践。如个人口腔卫生、刷牙与牙刷牙膏选择、刷牙习惯、龋病与牙周病、预防意识与就医行为

命题趋势　多以 A1 型题出现，调查项目的内容需掌握。

金题直击

1. 下列调查项目中不属于直接口腔健康状况信息的是
A. 釉质发育不全　　B. 患龋牙数
C. 颞下颌关节　　D. 口腔黏膜情况
E. 生活方式

【答案】E

【解析】生活方式属于口腔问卷调查项目。

2. 口腔健康调查目的的描述哪项是不正确的
A. 查明口腔疾病特定时间内的发生频率和分布特征及流行规律
B. 了解和分析影响口腔健康的有关因素
C. 为探索病因，建立和验证病因假说，并为指导和改进临床治疗提供依据
D. 选择预防保健措施和评价预防保健措施的效果
E. 估价治疗与人力需要

【答案】C

二、指数和标准

根据调查目的确定使用的指数和调查标准。

冠龋的诊断标准	用 CPI 探针探到牙的点隙沟或光滑面有底部发软的病损，釉质有潜在损害或沟壁软化者
根龋的诊断标准	用 CPI 探针在牙根面探及软的或皮革样的损害
CPI 指数	牙龈出血、牙石积聚和牙周袋深度
Dean 指数	氟牙症损害、分类依据
DMFT、DMFS	龋病指数

三、调查方法

（一）普查（mass examination）

普查是指特定时间范围内（一般为 1 ～ 2 天或 1 ～ 2 周），对特定人群中的每一个成员进行的调查或检查，又称全面调查。普查的应查率要求在 95% 以上。

优点	能发现调查人群中的全部病例以利于及时治疗，也是项目开发的依据。还能普及医学知识
缺点	调查需要的工作量大，成本太高，只能在较小范围使用。其次就是漏查率太高

（二）抽样调查（sampling survey）

为查明某些疾病在某个国家或某个地区的现患情况或流行强度，多用抽样调查的方法。从目标地区的总体人群中，按统计学随机抽样原则抽取部分人作为调查对象，这个程序称为抽样。被抽到的人群称为样本人群。抽样调查是用样本人群调查的结果，推断总体人群的现患情况。前提条件是抽取的样本数量足够大，调查的数据可靠，优点为省时、省力和省钱，且所得资料同样具有代表性。

方法	分类标准	举例
单纯随机抽样	随机按照概率抽样	抽签、随机数字
系统抽样（又称间隔抽样、机械抽样）	首先编号，再随机抽取第一个调查对象，然后再按规定间隔随机抽样	—
分层抽样	分层类别有年龄、性别、居住地、文化程度、经济条件	将总体分成若干“层”，再用随机方式抽取
整群抽样	整群为抽样单位	随机抽取若干群为调查单位
多级抽样（又称多阶段抽样）	在进行大规模调查时，通常把抽样过程分为几个阶段	每个阶段可采用单纯随机抽样，也可把以上各种方法结合使用

（三）捷径调查（pathfinder survey）

WHO推荐的调查方法。只查有代表性的指数年龄组的人群（5岁、12岁、15岁、35～44岁、65～74岁），经济实用，省时省力，故称为捷径调查。

捷径调查	
年龄组	意义
5	乳牙列龋病
12	WHO全球监控龋病的年龄
15	青少年龋病与牙周病
35～44	成年人龋病和牙周病
65～74	老年人口腔健康状况

（四）试点调查（pilot survey）

试点调查又称预调查。WHO推荐先对有代表性的1～2个年龄组少数人群进行调查，一般为12岁组，再加另一个年龄组。

命题趋势 多以A1、B1型题出现，为常考项，应重点掌握。

金题直击

A. 单纯随机抽样
B. 系统抽样
C. 分层抽样
D. 整群抽样
E. 多级抽样

1. 在进行大规模调查时，常把抽样过程分为几个阶段，每个阶段可采用单纯随机抽样的是
2. 按一定方式以同等的概率抽样，可使用抽签的方式，也可使用随机数字表来抽取样本的调查方法是
3. 先将总体按某种特征分成若干个“层”，再在每个层中用随机方式抽取调查对象，再将每个层所有抽取的调查对象合成一个样本的是
4. 以整群为抽样单位，从总体中随机抽取若干群为调查单位，然后对每个群内所有对象进行检查的是
5. 最基本的抽样方法，也是其他抽样方法的基础的是
6. 将抽样对象按次序编号，先随机抽取第一个调查对象，然后再按一定间隔随机抽样的是

【答案】E、A、C、D、A、B

7. 捷径调查所查的年龄组是
A. 5岁、12岁、35～44岁、65～74岁
B. 5岁、12岁、15岁、35～44岁、65～74岁
C. 5岁、12岁、15岁、18岁、35～44岁、65～74岁
D. 12岁、15岁、18岁、35～44岁、65～74岁
E. 15岁、18岁、35～44岁、65～74岁

【答案】B

【解析】捷径调查的年龄组没有18岁。

（五）样本含量

样本含量大小影响调查效果，含量小则误差大，不易获得能说明问题的结果；含量太大则浪费。现况调查样本含量估计常用以下公式（熟记）：

$$N=K\times Q/P$$

N 代表受检人数，P 代表疾病预期现患率。$Q=1-P$，K 代表允许误差大小。

当允许误差为 10%（$0.1P$）时	K=400
当允许误差为 15%（$0.15P$）时	K=178
当允许误差为 20%（$0.2P$）时	K=100

命题趋势　多以 A2 型题出现，计算题，常考项。

金题直击

为了解 12 岁学生患龋情况，某市准备开展一次口腔健康调查，从既往资料中，已知该市 12 岁学生恒牙患龋率为 40%，要求抽样误差为 10%，需要调查的人数为

A. 600 人　　B. 350 人

C. 370 人　　D. 400 人

E. 440 人

【答案】A

【解析】分析题干，调查人数为 N，此为所求项，当抽样误差为 10% 时 K=400，患龋率为 40% 时 P 为 0.4，根据公式 $N=K\times(1-P)/P$，计算得答案 N=600 人。

【易错点】背公式，背 K 值是解答此题的关键。

（六）误差和偏倚及预防方法

1. 影响口腔健康调查结果真实性的因素主要有随机误差（random error）和偏倚（或偏性，bias）。随机误差是指在抽样调查过程中产生的变异，不能完全避免，但可测量其大小，并能通过合理抽样设计和扩大样本量来加以控制，减少抽样误差。偏倚则是一种错误，现将常见的偏倚种类、原因和预防方法介绍如下：（理解记忆）

种类	原因和预防方法
选择性偏倚	随意选择（不是随机选择），代表性差。不是按照抽样设计的方案进行
无应答偏倚	实际就是漏查
信息偏倚	因检查器械等造成的测量偏倚（器械环境有问题）。预防方法：使用标准器械，保持稳定环境 因调查对象引起的偏倚（检查对象不靠谱），分为回忆偏倚与报告偏倚。预防方法：尽可能地回忆目标、对象转移法、间接询问法 回忆偏倚记不住，报告偏倚是骗人 因检查者引起的偏倚原因：①检查者之间偏性；②检查者本身偏性。预防方法：①疾病的诊断标准要准确；②调查前要认真培训，对诊断标准要统一认识；③调查前要做标准一致性检验（无须多次）

命题趋势　多以 B1 型题出现，常考考点，理解记忆。

金题直击

A. 无应答偏倚　　B. 选择性偏倚

C. 随机误差　　D. 回忆偏倚

E. 检查者偏倚

1. 调查时由于调查对象的代表性很差，使结果出现误差的偏倚是

2. 受检查者由于主观或客观原因未能接受检查的是

3. 调查对象因时间久远，难以准确回答而产生的偏倚是

4. 不能完全避免，但是可以控制的是

【答案】B、A、D、C

2. 标准一致性试验，即可靠度的检验，包括检查者本身和检查者之间，需要选 15 ～ 20 名受检者。评估检查者之间一致性的方法为 Kappa 统计法（熟记）。Kappa 值的大小与可靠度的关系为：

Kappa 值	可靠度
0 ～ 0.40	不合格
0.41 ～ 0.60	中
0.61 ～ 0.80	优
0.81 ～ 1.0	完全可靠

命题趋势 多以 A1 型题出现，常考考点。

金题直击

Kappa 值为 0.61 可定为

A. 完全不可靠　　B. 可靠度不合格

C. 可靠度中等　　D. 可靠度优

E. 完全可靠

【答案】D

（七）数据整理和统计

1. 数据整理方法　数据资料整理工作一般分三步。①核对：首先对所有数据进行认真核对。②分组：把调查资料按照一定的特性或程度进行归类。③计算：资料分组后，就可以清点每组中的频数。

2. 统计指标（熟记）

统计指标	作用
平均数	反映一组性质相同的观察值的平均水平或集中趋势，常用于分析计量资料
标准差	一组观察值之间的变异程度，即离散度
标准误	标准误用来表示抽样误差的大小
率	率用来说明某种现象发生的频率或强度
构成比	构成比用来说明某事物内部各构成部分所占的比重，百分比
可信区间	在抽样调查中其样本均数呈或近似正态分布

3. 统计分析

$P > 0.05$	统计学无显著意义
$0.05 \geqslant P > 0.02$	统计学有显著意义
$P \leqslant 0.01$	统计学高度显著意义

以 P 值表示概率大小，常用 5%（即 0.05）或 1%（即 0.01）作为判断统计学意义的标准。

第四节　口腔健康问卷调查（助理不考）

问卷调查是流行病学研究中一种常用而重要的研究方法。口腔流行病学研究中的一些资料，须通过问卷调查的方式收集。问卷是一套经提前设计的有目的、有一定结构、有顺序的问题表格。

一、问卷调查的内容（目的）

（一）研究对象的属性

属性即调查对象的基本特征。

（二）口腔健康知识、态度和行为

收集这些方面的资料是问卷调查在口腔流行病学研究中的基本应用。

1. 知识 特定口腔健康问题的了解。

2. 态度 对于口腔健康各方面的看法和观念。

3. 行为 个人卫生习惯、饮食习惯、就医行为。

（三）口腔健康相关生活质量

反映口腔疾病及其防治对人们的生理功能、心理功能及社会功能等方面的综合评估指标。

命题趋势 多以 A1 型题出现，考查问卷调查的内容。

金题直击

收集以下哪项的信息是问卷调查在口腔流行病学研究中的基本应用

A. 口腔保健知识

B. 口腔预防策略

C. 口腔健康相关生活质量

D. 口腔健康知识、态度和行为

E. 研究对象的属性

【答案】D

二、问卷结构

（一）首页

问卷第一页，含封面信、调查对象编码和基本情况、调查日期等。封面信是给调查对象的短信，说明组织该调查的机构、目的和意义、主要内容和对象的选择，并有保密承诺和感谢信。

（二）题目

题目是问卷的核心部分，通过题目可获得所需信息。一个完整的题目由问题、答案和编码三部分组成。

（三）联结部分

1. 指导语 用于指导调查对象如何正确填答问卷，调查员如何正确完成问卷的一组陈述。根据所处位置的不同，指导语可分为卷头指导语和卷中指导语。卷头指导语常以填表说明的形式出现。

2. 过渡语 当开始一个新的话题时，应有过渡语。

3. 结束语 在问卷的最后，简短表示谢意，或征询对本次调查的看法和感受。

三、问卷设计

（一）问卷设计的原则

① 围绕调查目的设计问卷。

② 根据调查对象的特点设计问卷，使其容易理解，也愿意回答。

③ 针对调查内容设计问卷。

④ 便于资料处理和分析。

⑤ 考虑问卷使用方式，包括填写方式和回收方式。

（二）问卷设计的步骤

① 根据调查目的，确定所需收集的信息，并以此为基础进行问题的设计与选择。

② 确定问题的顺序。通常将简单、容易回答的问题放在前面，难度较大的、敏感的问题放在后面。问题的排列要有关联、合乎逻辑。

③ 测试与修改问卷。正式调查前，需进行预调查，根据发现的问题进行修改、补充和完善。

（三）问题的设计

设计问题时，语言简明，句子简短，文字表达准确，每个问题只问一件事。

1. 问题的结构 口腔医学研究中多以封闭型问题为主。

① 开放型问题。又称自由回答式问题。

② 封闭型问题。

③ 半封闭型问题。

2. 问题的形式

① 填空式。

② 二项式。又称是否式问句。

③ 列举式。
④ 多项选择式。
⑤ 顺位式问句。
⑥ 多项任选式。
⑦ 评分式问句。
⑧ 矩阵式问句。

3. 问题的提出　应科学、明确、艺术地提出每一个问题，应避免带有诱导性或权威性的提问，保持中立的态度。

（四）答案设计

① 应具有穷尽性和互斥性。
② 与内容应协调一致。
③ 按同一标准分类。
④ 程度式答案应按一定顺序排列且对称。很同意、同意、无所谓、不同意、很不同意。
⑤ 注意等级答案的明确性。
⑥ 合理安排答案的排列方式。

命题趋势　多以 A1 型题出现，需了解每一项定义包括的内容，避免混淆。

金题直击

下列哪项不属于问卷调查问题的形式
A. 顺位式问句　B. 多项任选式
C. 评分式问句　D. 矩阵式问句
E. 程度式问句
【答案】E
【解析】程度式为答案的设计，并非问题的形式。

四、调查方式

问卷调查实施阶段的主要工作就是问卷的发放与回收。最常使用的问卷调查方式有自填式和访谈式两大类。
① 自填式问卷调查包括送发式和邮寄式，也可通过电子邮件和网络进行。
② 访谈式问卷调查包括面对面访谈和电话调查。
在口腔流行病学调查中，多采用面对面访谈和送发式问卷调查。

五、质量控制

（一）问卷的信度

信度是指用同一指标重复测量某项稳定特质时得到相同结果的程度。同义词是一致性、可重复性。信度通常用信度系数来表示，信度系数越大，表明问卷调查结果的可靠性越高。

（二）问卷的效度

效度是正确性程度，反映了想要测量的概念的真实含义，也称为有效性、准确性或真实性。

（三）预调查

选择与研究对象相似，但不是研究对象的少数人群进行。

（四）问卷调查员培训

（五）问卷回收率

回收的问卷份数与发出的份数的比率。是反映问卷调查质量的一个重要指标。提高回收率的常用方法：
① 版面设计简洁、美观、易读。
② 问卷问题数量合适且容易回答，最好采用打钩、画圈等选择形式。
③ 争取权威机构的支持。
④ 让调查对象提前准备，从而更愿意接受调查。
⑤ 方便调查对象。
⑥ 注重调查员的培训。

⑦ 赠送纪念品。

此处注意勿与答案设计的 6 要点混淆。

命题趋势 多以 A1 型题出现，需了解每一项定义包括的内容，避免混淆。

金题直击

提高口腔问卷调查回收率的方法不包括

A. 版面设计简洁

B. 争取权威机构的支持

C. 问卷答案应具有穷尽性和互斥性

D. 注重调查员的培训

E. 赠送纪念品

【答案】C

【解析】问卷答案应具有穷尽性和互斥性不属于提高回收率的方法，属于答案设计，概念勿混淆。

第五节　口腔临床试验方法（助理不考）

一、定义和用途

（一）定义

临床试验是指以人体作为观察对象，以临床为研究场所，对口腔诊断技术、口腔治疗方法和口腔预防措施的效果进行评价的研究方法。临床试验的试验对象是人体。

（二）特点

首先是必须有正确的试验设计，有三个基本原则，即随机、对照和盲法。

试验必须在人体上进行，因此需要试验对象自愿参与并有良好的依从性。

临床试验需要有一定的时间周期。

命题趋势 本节内容多以 A1、A2 形式出现，理解记忆。

金题直击

关于口腔临床试验的描述错误的是

A. 口腔临床试验可以对口腔诊断技术的效果进行评价

B. 口腔临床试验可以对口腔治疗方法的效果进行评价

C. 口腔临床试验可以对口腔预防措施的效果进行评价

D. 口腔临床试验的观察对象是人体或动物

E. 临床试验是指以人体作为观察对象

【答案】D

【解析】临床试验的对象只能是人体，不能是动物。

二、基本分类

历史性对照研究	将历史上曾经做过的临床试验结果作为对照，但很难排除混杂因素对试验结果的影响
非随机同期对照试验	同期开展但没有按随机原则，可能会影响试验结果的准确性
随机对照试验	按照随机化的原则将试验对象分为试验组和对照组，是临床试验的经典方法
交叉设计临床试验	试验开始时，按照随机化的原则将研究对象分为试验组和对照组，在研究的第一阶段试验组接收研究因素的干扰，对照组接收对照因素的干预。第一阶段结束后，两组交换干扰内容，进入第二阶段的研究。结束后，比较两个阶段试验组和对照组的结果
序贯临床试验	试验前可以不设定样本大小，也不设定研究时间，但设定观察指标的有效水平和无效水平，每试验一个或一对受试者后即分析结果，一旦试验达到有效水平或无效水平时立即结束试验。这种试验适合临床患者陆续就诊的特点，可以节约样本量，但只能用于能迅速判断效果的临床试验

命题趋势 本节内容多以 A1、A1 形式出现，理解记忆。

金题直击

口腔临床试验的基本分类不包括

A. 历史性对照研究
B. 病例 - 对照研究
C. 随机对照试验
D. 交叉设计临床试验
E. 序贯临床试验

【答案】B

三、临床试验设计

（一）选择研究对象

① 有统一评价指标、统一纳入标准、统一排除标准。
② 评价指标原则。客观性、实用性、特异性、敏感性、重复性。
③ 常用评价指标。各种率以及各种平均数（患病率、龋均等）。
④ 纳入标准。标准定太高，不易找到研究对象；标准定太低，又会影响研究结果。
⑤ 排除标准。依从性差、有过敏反应、孕妇均要排除。

（二）估计样本量

样本量过大或者过小都可能影响试验结果，因此在试验开始时，应预先计算好需要的样本量。同时考虑到在试验过程中会有一部分试验对象中途退出，丢失试验数据，所以一般还需要增加 10% 的样本量。

（三）设立对照组

对照是临床试验的原则之一，常见的对照组的种类有以下三种：

阳性对照	以标准或常规方法作为对照组，以新方法或需要研究的方法作为试验组
阴性对照	对照组使用的方法均与试验组相同，除了试验组的研究因素
空白对照	对照组不使用任何措施。临床试验一般不采用空白对照，因为违反盲法。但在某些情况下，盲法试验无法进行，如手术等

命题趋势 本节内容多以 A1、A1 形式出现，理解记忆。

金题直击

口腔临床试验是口腔流行病学常用的一种研究方法，现拟进行一项试验研究，在饮水中加入氟化物，以观察饮水氟化的防龋效果。在实施这项试验时，试验组受试者饮用含氟水，而对照组受试者饮用不含氟的水，这种对照是

A. 阳性对照
B. 阴性对照
C. 空白对照
D. 交叉对照
E. 历史对照

【答案】B

【解析】试验组与对照组都有饮用水，但一组含氟一组不含氟，属于阴性对照；若一组用的是试验用的含氟水，另一组用的是市面上标准的含氟水，则属于阳性对照。

（四）随机化分组

随机化分组就是将参加临床试验的受试者随机分配到试验组和对照组的方法。随机化分组有下述几种方法：

完全随机化分组	先将受试者编号，再用抽签或随机数字的方法分组 适合于一些主要干扰因素在受试者之间的分布比较均匀的样本人群

续表

区段随机化分组	根据受试者进入临床试验的时序分为若干个区段，再对每个区段随机化分组 适合临床特点，根据患者陆续就医的情况，将患者按就医先后分成不同区段，然后在每区段随机分配，可提高研究效率
分层随机化分组	先根据干扰因素或受试者的临床特征分层，然后再在每层随机化分组 适合于受试者之间干扰因素分布不均衡时，可以消除干扰因素对预后的影响

（五）控制干预措施质量遵循下述原则（理解）

① 统一的干预方案。
② 保证依从性的措施。
③ 避免沾染和干扰。

（六）伦理问题

临床试验应该遵循《赫尔辛基宣言》之原则，以保证受试者的利益为基础。

（七）盲法试验

这是临床试验的又一原则，为了消除临床试验中主观因素的影响，这种主观影响可以来自试验者，也可以来自受试者。盲法设计又可以根据程度分下述几种：·

非盲	试验者与被试验者都知道该试验的分组情况
单盲	仅试验者知道，被试验者不知道自己属于试验组还是对照组
双盲	试验者和被试验者都不知道分组结果。是最常见的试验设计

（八）确定临床试验周期

氟防龋至少应持续 2 年，一般为 2 ～ 3 年。牙周病预防措施观察 6 周～ 18 个月。

（九）临床试验结果的评价

① 设计层面评价。
② 测量层面评价。
③ 文献分析层面评价。

命题趋势 本节内容多以 A1、A1 形式出现，理解记忆。

金题直击

根据试验的目的决定试验观察期限，如氟防龋效果观察，至少应持续

A. 半年　　B. 2 年
C. 4 年　　D. 6 年
E. 10 年

【答案】B

【解析】氟防龋至少应持续 2 年，一般为 2 ～ 3 年。牙周病预防措施观察 6 周～ 18 个月。

第三单元　龋病预防

考试分值

专业	2019 年	2020 年	2021 年	2022 年	2023 年
执业	15	16	15	17	18
助理	6	7	6	7	7

第一节　龋病流行病学

一、龋病常用指数（熟记）

龋病患病状况常用的指数有恒牙龋失补指数、乳牙龋失补指数、龋均和龋面均、患病率和龋病发病率、无龋率以及根龋指数、龋面充填构成比。

龋病常用指数	公式	注意事项
恒牙龋失补牙指数（DMFT） 恒牙龋失补牙面指数（DMFS）	"龋"即已龋坏尚未充填的牙 "失"指因龋丧失的牙 "补"指因龋已做充填的牙 DMFS 更加细分了项目 因龋失一颗前牙 4 个面，后牙 5 个面	30 岁及以上者，不再区分是龋病还是牙周病导致的失牙
乳牙龋、失、补牙指数（dmft） 乳牙龋、失、补牙面指数（dmfs）		9 岁以下的儿童，丧失了不该脱落的乳牙即为龋失
龋均	$龋均=\dfrac{龋、失、补牙数之和}{受检人数}$	反映受检人群龋病的严重程度，记录人群中每人口腔中龋失补牙的平均数
龋面均 （更灵敏）	$龋面均=\dfrac{龋、失、补牙面数之和}{受检人数}$	反映受检人群龋病的严重程度，记录人群中每人口腔中龋失补牙面的平均数
患龋率	$患龋率=\dfrac{患龋病人数}{受检人数}\times100\%$	在某一时间某一人群中患龋病的频率，故常以百分数表示
龋病发病率： 这一指标在口腔流行病学中应用最为广泛	$发病率=\dfrac{发生新龋的人数}{受检人数}\times100\%$	龋病发病率通常是指至少在 1 年时间内，某人群新发生龋病的频率
无龋率： 主要用来表示一个地区的口腔健康水平和预防措施的成果	$无龋率=\dfrac{该年龄组全口无龋的人数}{受检年龄组人数}\times100\%$	全口牙列均无龋的人数占全部受检查人数的百分率
根龋指数 RCI	$根龋指数=\dfrac{根面龋数}{牙龈退缩的牙面数}\times100\%$	多见于牙龈退缩后，发生在牙根面的龋和因牙根面龋而做的充填
龋补充填比＝因龋已充填牙数（FT）/ 因龋已充填牙数（FT）＋有龋尚未充填牙数（DT）×100%		可用于反映地区口腔保健工作的需求程度

命题趋势　多以计算形式 A1、A2 型题出现。从龋均、龋面均、患龋率以及龋病发病率中选取单项的计算为常见考点。

金题直击

2017 年检查某班 15 岁学生 50 人，其中患龋病者 30 人，DMFT 为 $D=50$，$M=2$，$F=8$，DMFS 为 $D=170$，$M=10$，$F=20$；2 年后再对这 50 名学生检查，发现其中 8 名学生有新的龋损，计算这班学生 2017 年的龋均、龋面均、患龋率、龋病发病率分别是多少？

A. 4　　B. 60%
C. 10%　　D. 1.2
E. 16%
【答案】D、A、B、E
【解析】龋均 =（50+2+8）/50=1.2
龋面均 =（170+10+20）/50=4
患龋率 =30/50×100%=60%
龋病发病率 =8/50×100%=16%

命题趋势 多以 B1 型题出现。重点考查：龋均、龋面均、患龋率、龋面充填构成比以及龋病发病率等指数指标。

金题直击

A. 受检人群中每人口腔中平均龋、失、补牙数
B. 在调查期间某一人群中患龋病的频率，人口基数以百计算
C. 通常指至少在 1 年时间内，某人群新发生龋病的频率
D. 全口牙列均无龋的人数占全部受检查人数的百分率
E. 包括患根龋的数目和因根龋而充填的数目，除以牙龈退缩的牙面数
1. 龋病发病率
2. 龋均
3. 患龋率
4. 根龋指数
【答案】C、A、B、E

二、流行特征及其影响因素

（一）流行特征

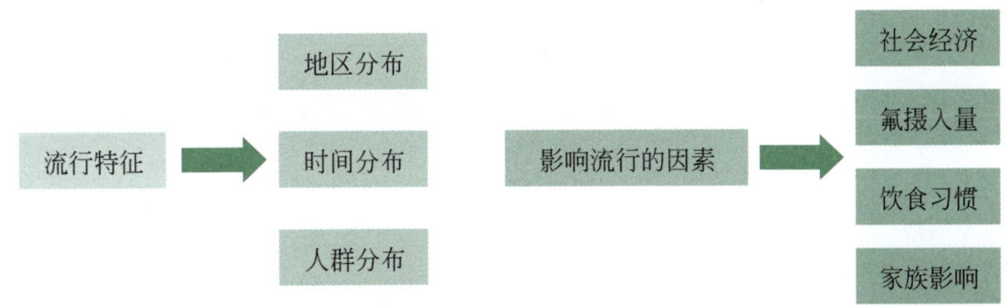

1. 地区分布 世界卫生组织规定龋病的患病水平，**以 12 岁龋均作为衡量标准**（熟记）。

地区	经济水平较低的地区，对龋病流行起较大作用的是碳水化合物，糖类（碳水化合物）摄入越多，龋病患病率越高，当经济发展提高到一定水平时，影响龋病的主要因素是口腔卫生，此时碳水化合物作用明显减弱 水氟含量高的地区，患龋率较低

WHO 龋病流行程度的评价指标（12 岁）

龋均	等级
0.0 ～ 1.1	很低
1.2 ～ 2.6	低
2.7 ～ 4.4	中
4.5 ～ 6.5	高
6.6 以上	很高

2. 时间分布 根据调查发现，西方发达国家，自20世纪70年代患龋率逐渐下降，患龋率的下降跟预防保健工作实施密切相关。例如，氟化物的使用、氟化水源的推广应用都对龋病患病率的下降起了相当重要的作用。而发展中国家，人民的生活水平有所提高，糖的摄入量逐渐增加，预防保健工作跟不上患龋率上升，后期预防保健工作开展比较好，患龋率就会下降，所以是先上升后下降。

3. 人群分布 龋病发病率如下。

年龄	乳牙：3岁上升，5～8岁达到高峰 恒牙：6岁恒牙开始萌出，患龋率下降 12～15岁易感期 25岁趋于稳定 50岁以后根面龋上升
性别	乳牙：男略多于女 恒牙：女略多于男
城乡	发达国家下降，农村高于城市 发展中国家上升，城市高于农村
民族	各不相同，彝族最高，回族最低

（二）影响龋病流行的因素

社会经济因素	龋病流行的重要影响因素
氟摄入量	饮水是人体氟的主要来源，水氟浓度与患龋率一般呈负相关 我国水氟浓度在0.6～0.8mg/L时，龋均及患龋率最低
饮食习惯	流行病学研究表明，糖的摄入量、摄入频率以及加工形式都和龋病的发生关系密切
家族影响	父亲母亲如果是龋病易患者，子女也常是龋病的易感者 可能与遗传、生活习惯导致龋微生物传播有关

命题趋势 多以A1、B1型题出现。重点考查根据龋均范围或数值选择流行等级，或给出流行等级选择龋均范围。

金题直击

A. 很高　　B. 很低

C. 高　　D. 中

E. 低

1. 根据1983年全国中小学生龋病调查资料说明，我国少数民族中患龋率最高的是彝族，患龋率56%，龋均1.52，在WHO龋病流行程度的评价指标中属于

2. 根据1983年全国中小学生龋病调查资料说明，我国少数民族中患龋率最低的是回族，患龋率18.2%，龋均0.3，在WHO龋病流行程度的评价指标中属于

【答案】E、B

第二节 龋病预测与早期诊断（助理不考）

一、龋病预测

（一）易感因素预测

1. 患龋经历 儿童既往的患龋经历，可以作为乳牙或者恒牙未来患龋情况的预测指标，有乳牙龋的儿童患恒牙龋的可能性是无乳牙龋儿童的3倍。

2. 致龋微生物 目前普遍认为发生龋病的主要因素是致龋微生物，所以常常把致病微生物作为龋病发生的预测指标。低龄儿童龋病的预测指标可以用唾液变形链球菌的水平来衡量，常用Dentocult SM试验。患龋人群危险因素的预测常用变形链球菌和乳杆菌数量的变化作为衡量的标准。

3. 唾液 唾液缓冲能力、唾液流率、唾液氟水平（唾液中含有氟离子）。

<table>
<tr><td rowspan="2">唾液的缓冲系统</td><td>非刺激唾液缓冲系统：磷酸盐系统</td></tr>
<tr><td>刺激唾液缓冲系统：碳酸盐系统</td></tr>
<tr><td rowspan="3">唾液的缓冲能力</td><td>缓冲能力高：pH 5 ～ 7 龋危险低</td></tr>
<tr><td>缓冲能力中：pH 4 ～ 5 龋危险中</td></tr>
<tr><td>缓冲能力低：pH <4 龋危险高</td></tr>
<tr><td rowspan="3">唾液的流率</td><td>唾液流率：>1mL/min 龋危险低</td></tr>
<tr><td>唾液流率：0.7 ～ 1mL/min 龋危险中</td></tr>
<tr><td>唾液流率：<0.7mL/min 龋危险高</td></tr>
</table>

4. 全身健康状况　某些全身性疾病改变了机体的抵抗力，可导致龋病。比如：舍格伦综合征或头颈部肿瘤或长期用药导致的唾液分泌量减少。

5. 社会行为　龋病的易感因素还与社会行为有关，尤其是社会经济学因素，比如家庭收入、家庭背景、母亲教育程度、移民背景、口腔保健措施的实施等情况，都会影响龋病的发生。社会行为对儿童和老年人龋病的患病情况影响尤为突出。所以说正确的口腔保健措施可以预防龋病。

（二）实验室预测（龋活性试验）

1. 致龋菌检测　以致龋菌及酸性产物为指标，检测龋发生危险因素的试验称为龋活性试验。变形链球菌具有黏附功能、产酸功能、耐酸性，乳酸杆菌为革兰氏阳性杆菌。

2. 目前较为成熟的致龋菌检测方法　如下：

Dentocult SM 试验（DSM）	观察唾液中每毫升菌落形成单位（CFU/mL）的变形链球菌的数量来判断龋的活性	分四级： 变形链球菌（蓝色） “0 和 1” $<10^5$ “2” $<10^5$ ～ 10^6 “3” $>10^6$ “3”为高龋的活性
Dentocult LB 试验（DLB）	主要观察乳杆菌在唾液的数量	>10000/mL（10^4CFU/mL）为高龋的活性
Cariostat 试验	检测牙表面菌斑内产酸菌的产酸能力	蓝紫色（-）；绿色（+）；黄绿色（++）；黄色（+++）。（++）培养管内 pH5.0 ～ 5.5 为危险龋活性，（+++）为明显龋活性
Dentobuff Strip 试验（DS）	了解唾液的缓冲能力	试条从黄变为蓝色表示 pH>6.0 说明唾液有缓冲能力
刃天青纸片法	用颜色显色法，观察唾液内变形链球菌的数量 以变形链球菌消耗蔗糖的氧化还原反应程度判断细菌数量	纸片：蓝色（-）；紫蓝色（+）；红紫色（++）；粉色（+++）；白色（++++）。粉色（+++）以上为龋活跃
定量 PCR 方法	用定量 PCR 方法检测受检者唾液内变形链球菌的数量来判断龋的活性	—

命题趋势 多以 A1、B1 型题出现。命题方向主要是各类龋活性实验方法，以及各个方法检测的是哪类细菌。

金题直击

A. Dentobuff Strip 试验　　B. Cariostat 试验
C. Dentocult LB 试验　　D. Dentocult SM 试验
E. 刃天青纸片法
1. 用于检测牙表面菌斑内产酸菌产酸能力的龋活性试验是
2. 了解唾液缓冲能力的龋活性试验是
【答案】B、A

3. 刃天青纸片法检测致龋菌的原理是
A. 直接计数培养基上变形链球菌的每毫升菌落数
B. 直接计数培养基上乳酸杆菌的每毫升菌落数
C. 用颜色显色法观察唾液内变形链球菌的数量
D. 以乳酸杆菌消耗蔗糖的氧化还原反应程度判断细菌数量
E. 用定量PCR方法检测受试者唾液内变形链球菌的数量判断龋活性
【答案】C
【解析】A.DSM；B.DLB；C. 刃天青纸片法；D选项描述错误；E. 定量PCR方法。

二、龋病的早期诊断

早期龋的临床诊断方法有三种：常规临床检查（视觉与触觉诊断）、X线诊断、特殊仪器检查。

1. **常规临床检查**（视觉与触觉诊断）

光滑面早期龋	位于光滑面的釉质表面下脱钙表现白垩色斑称龋白斑（包括邻面、颊面）
窝沟早期龋	视诊观察颜色变黑，探诊粗糙感，可初步确定龋坏
邻面早期龋	是容易忽略的部位，多表面粗糙卡探针或X线显示釉质表面脱钙透影表现 用口腔科探针感觉粗糙感，再辅助X线投射

2. **X线诊断**　多用殆翼片、根尖片。
3. **特殊仪器检查**　光纤维透照、电阻法、激光诱发荧光系统。

第三节　龋病的分级预防与方法

1. 龋病的三级预防

分类	内容	举例
一级预防	口腔健康教育与指导 控制及消除危险因素 合理应用防龋方法	宣传教育、氟化物防龋措施，**窝沟封闭、防龋涂料**
二级预防	即“三早” 早发现，早诊断，早治疗 传染病“五早” 早发现、早诊断、早治疗、早报告、早隔离	定期检查，**X线片等辅助诊断**，在检查诊断基础上做早期充填
三级预防	防止龋病的并发症 恢复功能	龋病引起的牙髓炎、根尖周炎、颌骨骨髓炎，不能保留患牙的及时拔除 牙列缺损缺失，及时修复恢复正常的口腔功能，保持身体健康

命题趋势 多以A1型题出现。根据此题回想一级二级三级预防涵盖的具体项目，能够很顺利地区分各级预防的内容。

金题直击

下列不属于口腔二级预防的是
A. 口腔X线片辅助诊断
B. 龋病的早期充填
C. 龋病的早期诊断
D. 定期口腔检查
E. 窝沟封闭
【答案】E

2. 龋病的预防方法

牙菌斑的控制	机械法：刷牙，牙线、牙膏、牙间隙刷等的使用	
	化学方法：氯己定（洗必泰）、三氯羟苯醚、硼砂溶液	
	其他方法	植物提取法：五倍子、金银花、两面针、三七及茶叶等
		生物方法：酶类
		抗菌斑附着剂：茶多酚、甲壳胺
		替代疗法：毒力缺陷株取代野生株的方法
		免疫方法：疫苗是主动免疫
控制糖的摄入量 使用糖的代用品	蔗糖最致龋	
	进食频率，频率越高越容易致龋	
	糖的来源：2/3 的游离糖来源于零食、软饮料、餐桌上的糖	
	糖代用品 如山梨醇、甘露醇、木糖醇等可使致龋菌的葡聚糖产生减少 高甜度代用品：甜叶菊糖（比蔗糖甜 20 ~ 400 倍） 低甜度代用品：山梨醇、木糖醇、甘露醇、麦芽糖、异麦芽酮糖醇	
增强牙抗龋力	加强孕期及婴幼儿、儿童的保健	
	激光防龋：形成玻璃样的物质、减少脱矿、抑制细菌的生长	
定期口腔检查	学龄前儿童 3 ～ 6 个月，学龄儿童 6 个月，成人 6 ～ 12 个月	

3. 牙菌斑　附着于牙面、牙间或修复体表面的软而未矿化的细菌膜，不能被水冲去或漱掉。细菌凭借这种牙菌斑生物膜结构相互黏附紧密很难清除。

命题趋势 多以 A1 型题出现。体现去除难以清除的位置可以使用的工具是牙间隙刷，同时回顾电动牙刷的使用人群。

金题直击

用于清洁矫治器、牙周夹板种植体等的牙刷是

A. 电动牙刷　　B. 通用型牙刷

C. 波浪形牙刷　　D. 半球形牙刷

E. 邻间隙刷

【答案】E

【解析】邻间隙刷也叫牙间隙刷，为单毛刷，又称牙缝牙刷。作用：去除牙颈部和根面的菌斑，比牙线和牙签更有效，更方便。适用：龈乳头丧失的邻间区，以及暴露的根分叉区和排列不整齐的牙列，牙间隙刷可以放入牙齿的邻面。

第四节　氟化物与牙健康

一、人体氟的来源与代谢

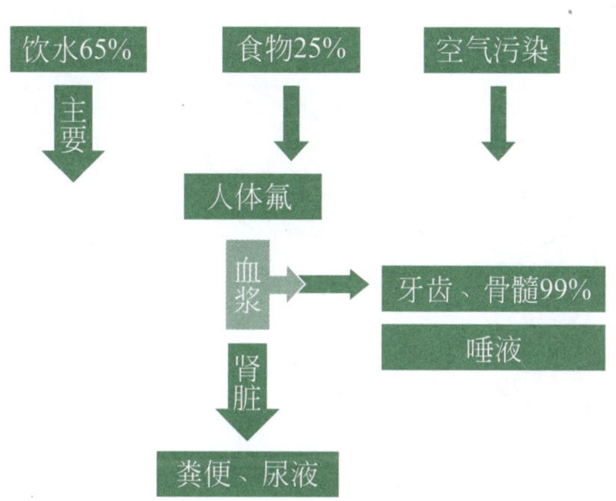

（一）人体氟的来源

来源	饮水：人体氟主要来自饮水，占 65%，成人饮水每日 2500 ～ 3000mL 食物：人体氟 25% 来自食物，食物中含氟量最高的是鱼、植物是茶 空气：燃煤污染等其他可能的氟来源
总摄入量	氟的适用摄入量和安全摄入量：每千克体重每天摄氟量为 0.05 ～ 0.07mg

（二）人体氟的代谢

1. 人体氟的吸收

吸收率和程度	机体能够迅速吸收大多数水溶性氟化物，进入机体的氟化物可以在几分钟内使血浆氟浓度明显上升，30min 为半吸收期，30 ～ 60min 内达到高峰
吸收机制	氟的吸收是一个简单被动扩散过程
食物和其他含氟制品中的氟吸收	食物中的氟吸收取决于膳食中无机氟的溶解度与钙含量，正常时自膳食吸收约 80% 的氟，如果加入钙或铝化合物则明显减少至 50%
影响氟吸收的因素	氟化物的溶解度可决定其吸收率的高低，可溶性氟化物如氟化钠，几乎 100% 被吸收；不溶性的氟化物如氟化钙吸收率只有 37% ～ 54% 胃的 pH 影响吸收的速率，胃酸越多吸收越快

2. 人体氟的分布

血液	人体血浆中通常含有结合氟（非离子氟）与游离氟（离子氟）两种形式的氟 血浆游离氟一般 0.01 ～ 0.02mg/L 75% 的血氟存在于血浆中
乳汁	乳汁氟的含量很低，为血浆氟的 1/2 氟化物可通过胎盘，胎儿血氟水平约为母体血氟的 75% 说明胎盘只有部分屏障作用
软组织	脑的氟含量最低，氟不易通过血脑屏障，指甲氟与发氟与氟摄入有关。指甲氟可用作确定接受过量氟的一个指标，长期沉积一次可以检出
骨骼和牙齿	成人体内含氟量约为 2g。氟是钙化组织的亲和剂 机体内约 99% 的氟沉积在钙化组织中 氟以氟磷灰石或羟基氟磷灰石的形式与骨晶体相结合 氟与骨的结合是可逆的，蓄积在骨松质中的氟还可以释放到血液中 牙釉质氟主要集聚在表层，表层比深层高 5 ～ 10 倍
唾液和菌斑	唾液中的氟浓度低于血浆氟浓度，约为血浆氟的 2/3，发挥防龋作用是十分有效的

3. 人体氟的排泄

① 肾脏是排泄体内氟的主要途径。

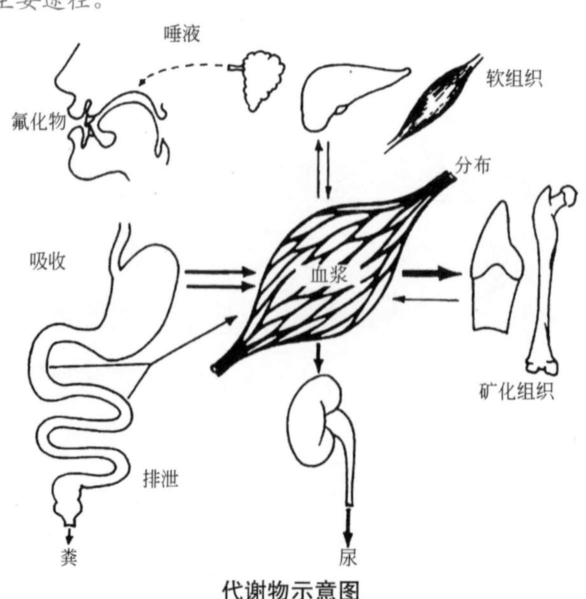

代谢物示意图

② 肾的氟清除率与尿 pH 和流速呈正比，**一般成年人摄氟量的 40% ～ 60% 由尿排出。**

③ **最初 4h 排出最快，3 ～ 4h 可以排出 20% ～ 30% 的氟，**24h 50% 摄入氟可以被机体排出。

④ 其他排氟途径：汗腺排出 7% ～ 10%，粪便排出 12.6% ～ 19.5%，微量的氟可由泪液、头发、指甲排出。

命题趋势 多以 A1 型题出现，考查氟的来源、代谢、分布。

金题直击

1. 下列食品中含氟量最高的是

A. 肉类　　B. 内脏

C. 鱼　　D. 贝类

E. 蛋类

【答案】C

2. 地方性氟中毒的氟源除饮水外，还有

A. 茶　　B. 药物

C. 消毒剂　　D. 洗涤剂

E. 生活燃煤

【答案】E

二、氟化物防龋机制

防龋机制	结果
降低釉质的脱矿促进釉质再矿化，降低釉质的溶解度	增加了牙齿的抗龋能力
对微生物的作用	氟化物可以抑制与糖酵解和细胞氧化有关的酶，如烯醇酶、琥珀酸脱氢酶等。**烯醇酶**是干扰糖酵解的一个重要酶
	抑制细菌摄入葡萄糖，从而影响胞内多糖的贮存、胞外多糖的合成，干扰细菌和菌斑堆积、黏附在牙面上
	抑制细菌产酸

三、氟化物毒性作用

适量有益，过量有害。

（一）氟中毒急诊处理方案

氟化物中毒阈值 5mgF^-/kg。

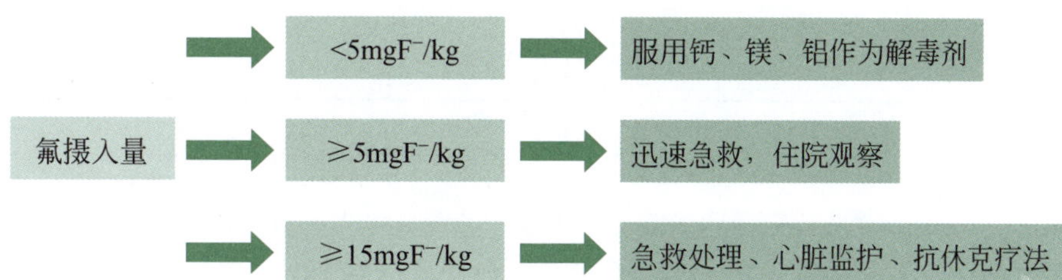

（二）急性氟中毒（进入消化道）

1. 一次大量误服氟化物　**主要症状是恶心、呕吐、腹泻，甚至肠道出血等。**重者引起心、肝、肾器质性损害，以致昏迷。患者通常**在 4h 内死亡或好转，这时期很关键。**

2. 抢救措施　迅速进行催吐、洗胃、口服或静脉注射钙剂、补糖、补液以及对症治疗。**最简单易行的现场抢救措施之一是迅速给患者补充大量牛奶。**

（三）慢性氟中毒

机体长期摄入过量的氟可以引起慢性氟中毒。

	氟骨症	氟牙症
慢性氟中毒	氟骨症主要表现： 饮水氟浓度达 3mg/L 以上可形成氟骨症，骨质硬化、骨旁软组织骨化 地方性氟中毒：包括饮水型氟中毒、生活燃煤污染型氟中毒 氟中毒机体受损程度主要取决于摄入氟的剂量 工业氟中毒：每日达 20 ～ 80mg，持续 10 ～ 20 年，骨中的氟导致骨硬化症	氟牙症是一种特殊的釉质发育不全，是地方性慢性氟中毒最早出现的体征 多发生在恒牙，乳牙较少（胎盘具有部分屏障作用） 出生至出生后在高氟区居住多年，可使全口牙受侵害 2 岁前生活在高氟区仅累及前牙和第一恒磨牙 6 ～ 7 岁以后再去高氟区生活不会出现氟牙症 釉质和牙本质变脆，耐磨性差，耐酸增强

1. 氟牙症　又称斑釉症或氟斑牙，是地方性慢性氟中毒最早出现的特征，是牙齿发育矿化时期机体摄入过量的氟所引起的一种特殊的釉质发育不全。

Dean 氟牙症分类标准

正常 0	有光泽
可疑 0.5	釉质透明度轻度改变，偶见白色斑点
很轻度 1	白色不透明区 <25%
轻度 2	白色不透明区 <50%
中度 3	棕色染色
重度 4	棕染 + 实质缺损

2. Dean 规定社区氟牙症指数公共卫生意义

阴性	0.0 ～ 0.4
边缘性	0.4 ～ 0.6
轻度	0.6 ～ 1.0
中度	1.0 ～ 2.0
重度	2.0 ～ 3.0
极重度	3.0 ～ 4.0

3. 氟牙症的治疗方法

预防	牙齿的生长发育和矿化期避免摄入过量的氟
治疗	无实质性缺损：前牙脱色法，后牙不予处理 有实质性缺损：前牙光固化复合树脂修复，重者贴面、甲冠 后牙影响咀嚼功能者，可采取充填法或金属全冠修复

四、氟化物防龋全身应用

自来水氟化	优点	安全、有效、经济、公平
	原则	饮水氟化：适宜浓度 0.7 ～ 1mg/L。含氟浓度最低水氟浓度在 0.6 ～ 0.8mg/L 时：患龋率和龋均最低，氟牙症发生率也低，低于 0.5mg/L 考虑加氟，超过 1.5mg/L 或氟牙症指数超过 1 时，应采取措施，减少氟的摄入量。学校饮水氟化浓度可以为自来水氟适宜浓度的 4.5 倍
	防龋原则	饮用氟化水越早效果越好 饮水氟化防龋效果恒牙优于乳牙 从儿童开始一直饮用氟化水，效果可持续到中年和老年 对光滑面龋效果优于点隙窝沟龋 错位牙和牙间接触不良减少 牙矿化程度更好，牙釉质更有光泽，釉质矿化不全和非氟斑牙减少
	不足	人群饮用的氟化水的量仅占氟化水总量的 2% ～ 3%，这样可能会造成氟的浪费或者增加供水设备的额外费用；没有自来水供给装置的地区无法实施；不能完全消灭龋病，只是综合防龋措施的一部分。需要通过立法程序，实施难度增加

续表

氟片	主要为氟化钠，0.25mg 和 0.5mg 两种不同的含氟量 口服氟片适用于未能实施其他全身性用氟防龋的低氟区 每次处方氟化钠总剂量不得超过 120mg 可获得全身和局部的双重作用，咀嚼氟片后半小时不能漱口
氟滴剂	每滴含氟离子 0.125mg，适用于 2 岁以下的幼儿，使用氟滴剂半小时不能漱口，使用氟滴剂可使患龋率降低 40%
食盐氟化	适用于没有开展饮水氟化或没有自来水的低氟区，食盐氟化一般 90 ～ 350mg/kg
牛奶氟化	每天饮用氟化牛奶，降低乳牙患龋率 40% ～ 53%；而对恒牙龋可减少 44% ～ 89%

五、氟化物防龋局部应用

含氟牙膏	目前大多数市售牙膏含氟量为 1000 ～ 1100mg/kg 对于 6 岁以上的儿童和成人，每天用含氟浓度高于 1000mg/kg 的牙膏刷牙 2 次，每次用量约 1g 3 ～ 6 岁儿童每次用“豌豆”大小，同时，在家长监督指导下使用 饮水氟含量过高，或地方氟病流行地区，6 岁以下不推荐使用含氟牙膏 用含氟牙膏刷牙可使龋病患病率降低 24%。以前认为含氟牙膏的广泛应用是工业化国家龋病患病率大幅降低的主要原因之一
氟化钠牙膏	含氟化钠浓度 0.24% pH 接近中性，一般比较稳定，没有使牙染色的缺点 氟化钠不能用碳酸钙或磷酸钙
单氟磷酸钠牙膏	含单氟磷酸钠（Na_2PO_3F）的浓度为 0.76% 与多种摩擦剂相容性好 对牙不染色；pH 接近中性比较稳定
氟化亚锡牙膏	防龋同时具有抑菌和抗过敏功能 代表性产品：0.4% 氟化亚锡牙膏，摩擦剂为焦磷酸钙 缺点：有效期短，每次都需要新鲜配制，使牙染色，有金属异味 氟化亚锡不能与磷酸氢钙配方
含氟漱口液	有约 26% 防龋效果。一般使用中性或酸性氟化钠（NaF）、氟化亚锡、氟化胺或氟化铵 1. 0.2% NaF（900mg/L）每周使用一次，0.05% NaF（230mg/L）每天使用一次 2. 5 ～ 6 岁儿童每次用 5mL，6 岁以上儿童每次用 10mL
含氟涂料	含氟涂料需定期使用，一般一年 2 次，易患龋人群，一年可用 2 ～ 4 次 含氟涂料的防龋效果可达 38%，不用严格隔湿 缺点：牙变色，接触性过敏。牙龈出血禁用
含氟凝胶	专业人员使用 APF 凝胶含氟浓度为 1.23%（12300mg/L） 个人使用 APF 凝胶含氟浓度为 0.5%（5000mg/L） 使用方法： 1. 选择合适的托盘 2. 患者身体坐正，不要后仰，以免凝胶流入咽部 3. 装入含氟凝胶 4. 放置托盘 5. 使用吸唾器在口内保留 1 ～ 4min 取出，拭去残留凝胶，以减少吞咽量 6. 半小时不漱口和进食 7. 每年至少使用两次 优点： 1. 可以一次处理全口牙 2. 操作简单，花费时间短 3. 可被大多数儿童接受
	缺点： 1. 对胃肠道刺激，引起恶性呕吐反应 2. 使用后血浆尿氟浓度较高 3. 操作过程需使用吸唾器
含氟泡沫	24% 防龋效果，用量只有含氟凝胶的 1/5 ～ 1/4，使用方法同含氟凝胶

命题趋势 多以A1型题出现。重点考查有关氟的来源、代谢以及氟化物的防龋机制。

金题直击

1. 氟的防龋机制不包括
A. 降低釉质的溶解性
B. 促进再矿化
C. 杀灭致龋菌
D. 抑制细菌酶活性
E. 影响牙齿外形
【答案】C

2. 一般来说，人体氟的主要来源是
A. 空气
B. 食物
C. 饮水
D. 水果
E. 蔬菜
【答案】C

3. 哪一种氟水平被看作监测氟摄入量的最佳指标
A. 发氟水平
B. 尿氟水平
C. 指甲氟水平
D. 唾液氟水平
E. 泪液氟水平
【答案】B

第五节　窝沟封闭术

一、定义

窝沟封闭术又称点隙窝沟封闭术，是一种有效的防龋方法。

此方法是指不去除牙体组织，在殆面、颊面或舌面的点隙裂沟涂布一层粘接性树脂，保护牙釉质不受细菌及代谢产物侵蚀，达到预防龋病发生的一种有效防龋方法。

窝沟封闭术使用的黏性高分子材料，称为窝沟封闭剂。

二、窝沟封闭术的临床应用（必考）

适应证	深的窝沟，特别是能卡住探针的牙（包括可疑龋） 对侧同名牙患龋或有患龋倾向的牙齿 一般牙萌出后4年之内，牙萌出达咬合平面 **乳磨牙在3～4岁；第一恒磨牙在6～7岁；第二恒磨牙在11～13岁**
非适应证	牙面无深的沟裂点隙、自洁作用好 患较多邻面龋损者 **牙萌出4年以上未患龋** 患者不合作，不能配合正常操作 已做充填的牙 牙尚未完全萌出，牙龈覆盖

三、酸蚀剂

主要成分	磷酸
浓度	30%～40%
酸蚀时间	恒牙20～30s；乳牙60s
机制（目的）	使牙釉质表面产生微孔结构，增大牙与树脂的黏附面积，树脂材料即可渗入微孔结构，形成树脂突，与牙釉质机械地锁结起来，形成完整的树脂-牙釉质界面，阻止细菌在沟裂定居、繁殖
酸蚀牙釉质面形态	蜂窝状、鱼鳞状、花斑状

四、窝沟封闭剂

<table>
<tr><td>组成</td><td colspan="3">树脂基质：主要成分，广泛使用双酚 A- 甲基丙烯酸缩水甘油酯
稀释剂：一定量活性单体，降低树脂黏度。一般有甲基丙烯酸甲酯
辅助剂：溶剂、填料、氟化物、涂料等
引发剂：自凝引发剂与光固化引发剂</td></tr>
<tr><td rowspan="2">类型
封闭剂依照固化类型可以分为光固化与自凝固化两种</td><td>第一代紫外光固化</td><td>第二代化学固化</td><td>第三代可见光固化</td></tr>
<tr><td>365 nm 紫外光固化封闭剂，五年保留率 19.3%
深层不易固化，固化时间长</td><td>过氧化苯甲酰（BPO）和芳香胺
一般时间 1 ～ 2min
优点：无需特殊设备，花费少
缺点：调拌技术要求高，涂布时间受控制
化学固化五年保留率 64.7%</td><td>常用光源为 430 ～ 490nm
可见光固化五年保留率 83.8%
保留率最高
优点：操作方便，固化后表面光滑
缺点：需要特殊设备</td></tr>
</table>

五、窝沟封闭的操作步骤（六大步骤）

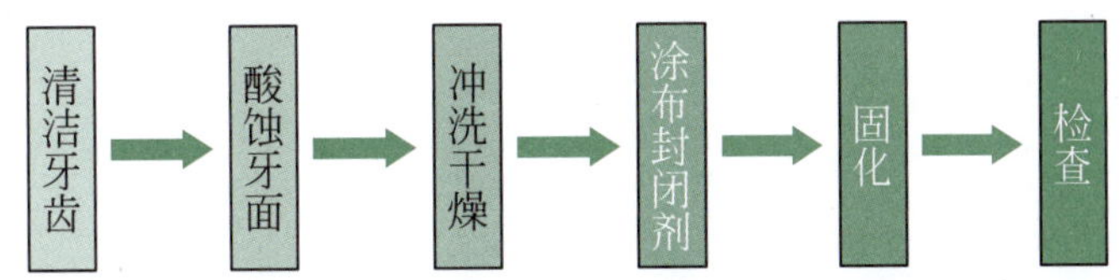

各个步骤重点内容	
清洁牙面	清洁剂不含油质、不含氟、不能过于精细，可用尖锐探针清除窝沟中残余的清洁剂
酸蚀	酸蚀剂 30% ～ 40% 磷酸 酸蚀面积一般为牙尖斜面的 2/3 酸蚀时间：恒牙 20 ～ 30s；乳牙 60s 酸蚀目的：酸蚀后牙面呈白色雾状，镜下可见呈蜂窝状、鱼鳞状、花瓣状，增加了粘接面积 注意事项：酸蚀剂不能涂布到软组织上，酸蚀后不能被唾液污染，不能反复擦拭
冲洗和干燥	不含磷酸的酸蚀剂，冲洗时间：10 ～ 15s 用含磷酸的凝胶状酸蚀剂冲洗时间：20 ～ 30s 酸蚀后呈白色雾状 如果被污染必须重新酸蚀
涂布封闭剂	从深窝沟开始涂布，排出气泡，涂布后不要再污染和搅动
固化	自凝封闭剂涂布 1 ～ 2min 后可自行固化 光固化光源：430 ～ 490nm 可见光 照射距离约离牙尖 1mm 照射时间：20 ～ 40s。照射面积大于涂布面积
检查	用探针全面检查固化程度，粘接情况，有无气泡，有无遗漏，有无高点（无填料不用调𬌗） 定期复查时间（3 个月、半年或 1 年），脱落重做封闭

六、窝沟封闭效果评价

封闭剂保留率 = 封闭剂保留的牙数 / 已封闭的总牙数 ×100%

龋降低相对有效率 =（对照组龋齿数－试验组龋齿数）/ 对照组龋齿数 ×100%

龋降低实际有效率 =（对照组龋齿数－试验组龋齿数）/ 已封闭的总牙数 ×100%

命题趋势 多以 A1 型题出现。重点考查窝沟封闭剂的组成，窝沟封闭操作步骤，窝沟封闭适应证。

金题直击

1. 窝沟封闭操作步骤不需要

A. 清洁牙面　　B. 酸蚀

C. 冲洗、干燥　　D. 涂布粘接剂

E. 涂布封闭剂，光照

【答案】D

2. 关于窝沟封闭剂，以下说法错误的是

A. 光固化封闭花费时间少

B. 光固化封闭可以在合适的时候开始固化

C. 光固化封闭不易产生气泡

D. 光固化封闭剂采用的引发剂不同于自凝固化封闭剂

E. 紫外光固化封闭效果较自凝固化好

【答案】E

3. 牙齿窝沟封闭的适应证是

A. 牙齿部分萌出　　B. 患较多邻面龋

C. 𬌗面无充填物　　D. 窝沟深

E. 窝沟龋损

【答案】D

第六节　预防性树脂充填

预防性树脂充填（PRR）是对小的窝沟龋和窝沟可疑龋进行树脂充填。此方法仅去除窝沟处的病变牙釉质或牙本质，根据龋损的大小，采用酸蚀技术和树脂材料充填龋洞并在牙面上涂一层封闭剂，这是一种窝沟封闭与窝沟龋充填相结合的预防性措施。

预防性树脂充填的特点、适应证、分类如下。

特点	是一种新型的保存修复方法 不采用传统预防性扩展只去除龋损部分 用树脂或玻璃充填加封闭剂封闭，减少了微渗漏 修复早期龋坏保护未预备区免患继发龋
适应证	𬌗面窝沟和点隙有龋损能卡住探针 深的点隙窝沟有患龋倾向，可能发生龋坏 沟裂有早期龋坏迹象，牙釉质浑浊或呈白垩色
分类	类型 A：用最小号圆钻去除脱矿牙釉质，用不含填料的封闭剂充填 类型 B：用小号或中号圆钻去除龋坏组织，用流动树脂材料充填 类型 C：用中号或较大号圆钻去除龋坏组织，垫底加复合树脂材料充填

预防性树脂充填操作步骤：

① 按照龋坏范围选择大小合适的圆钻，去除点隙窝沟龋坏组织，不做预防性扩展。

② 加压彻底冲洗清洁牙面，彻底干燥、严格隔湿。

③ 各个类型的充填方法　A 型：酸蚀𬌗面及窝洞，仅用封闭剂涂布𬌗面窝沟及窝洞。B 型：酸蚀𬌗面及窝洞，用流动树脂材料或加有填料的封闭剂充填，固化后在𬌗面上涂布一层封闭剂。C 型：先用氢氧化钙垫底再酸蚀暴露的牙本质，然后在窝洞内涂布一层牙釉质粘接剂再用复合树脂充填。

④ 术后检查　充填情况、固化情况，有无遗漏、咬合是否有高点等。

命题趋势　多以 A1、B1 型题出现。重点考查预防性树脂充填的适应证、操作步骤。

金题直击

1. 预防性树脂充填没有下列哪一个操作
A. 去除窝沟处的病变牙釉质或牙本质
B. 采用预防性扩展备洞方法
C. 清洁牙面，彻底冲洗干燥、隔湿
D. 采用树脂材料充填
E. 在面上涂一层封闭剂
【答案】B

2. 预防性树脂充填的适应证不包括
A. 窝沟有龋能卡住探针
B. 深的窝沟有患龋倾向
C. 窝沟有早期龋迹象
D. 对侧牙有患龋倾向
E. 𬌗面窝沟有可疑龋
【答案】D

第七节　非创伤性修复治疗

一、定义

非创伤性修复治疗（ART）是用手动器械去除龋坏组织，不用任何电动设备，去除龋坏后用有粘接性、耐压、耐磨性好的新型玻璃离子材料充填龋洞的一种方法。

二、优点

不需电动牙科设备，容易操作，去除牙体组织少，玻璃离子化学粘接可持续释放氟离子起到持续防龋作用。

三、适应证

① 适用于允许最小的挖器进入的恒牙和乳牙的中小龋洞。
② 不能有牙髓暴露或可疑牙髓炎。

四、器械

1. 材料　主要用玻璃离子粉、液，牙本质处理剂。
2. 器械　口镜、镊子、探针、挖匙、牙用斧形器（或称锄形器）、雕刻刀、调拌纸等。
（1）口镜　牵拉口角，反射光线到术区，观察龋坏牙。
（2）探针　探查龋坏牙，但不应直接用于探查暴露的髓腔。
（3）镊子　夹取棉卷或棉球，擦干窝洞。
（4）挖匙　去除软的腐质，清洁窝洞。型号：小号的直径 0.6 ~ 1.0mm，中号的直径 1.5mm，大号的直径 2.0mm。
（5）斧形器或锄形器　扩展洞形或进一步扩大洞口使挖器便于进入。
（6）玻璃板和调拌刀　调拌混合玻璃离子材料。
（7）雕刻刀　扁平的一端将材料放入窝洞，尖锐的一端去除多余的充填材料及修复牙的外形。
（8）树脂条和 T 形带　树脂条用于恢复恒牙邻面外形，T 形带用于恢复乳牙邻面外形。
（9）软木楔子　放入邻面固定树脂条防止牙颈部形成悬突。

五、操作步骤

1. 备洞　确定龋损大小，如龋洞开口小用斧形器扩大入口，部分破碎的无基釉可用小的湿棉球去除再用干棉球擦干，如龋洞大用大挖匙去除腐质，用干棉球擦干。

2. 护髓　接近髓腔的牙本质应保留，避免露髓。

3. 清洁窝洞　可用（10%）弱聚丙烯酸处理剂，用小棉球或小海绵球蘸取一滴涂布全部窝洞 10s，立即冲洗两次。如窝洞被污染，及时止血、冲洗并干燥，用干棉卷隔湿再涂处理剂。

4. 混合与调拌　粉液比例得当，调拌应在 20 ~ 30s 内完成，在材料失去光泽前尽快充填，若材料失去光泽变干，不能使用，应重新调拌。

5. 充填

（1）单面洞　用棉球擦干龋洞，用雕刻刀钝端将调拌好的玻璃离子放入洞内，用挖匙凸面压紧玻璃离子。注意避免空气气泡，充填材料稍高于牙面，包括将余下的点隙窝沟一并充填。在充填材料失去光泽之前，将戴手套的手指涂少许凡士林放在龋洞内紧压，使玻璃离子进入洞内，指压（约 30s）。去除多余材料，用凡士林覆盖玻璃离子表面，维持充填物干燥时间 30s。用咬合纸检查咬合情况，如有高点调整到正常咬合，再涂一层凡士林。最后让患者漱口并嘱患者 1h 内不要进食。

（2）复面洞　复面洞充填与单面洞操作基本相同，一般将复面洞区分为前牙和后牙，通常复面洞龋坏较大并涉及多个牙面。因此，充填时应特别注意确保充填物外形正常。①前牙复面洞充填：去龋、备洞，用棉卷隔湿，用棉球擦；在邻面正确置放成形片、软木楔恢复牙齿邻面外形，将调拌好的玻璃离子稍许超填；用成形片围绕唇面将其裹住使材料进入龋洞，用大拇指紧按约 30s 直到材料固化。然后去除成形片，用雕刻刀去除多余材料，检查咬合后再次涂布一层凡士林。嘱患者漱口后 1h 内不要进食。②后牙复面洞充填：使用成形片保持外形进行充填。为了避免牙齿邻面嵌塞食物，乳牙大的邻面龋损可充填为斜面，可选择 T 形成形片。恒牙则使用条形成形片及木楔修复邻面，安放前先让患者咬合以观察需要充填的程度。

6. 操作步骤　保持牙面干燥、涂处理剂，放置木楔子和成形片以保持接触点；用玻璃离子充填龋洞并涂凡士林，再用雕刻刀去除多余材料，以保证修复体与对殆牙不接触为好。修整邻面牙龈缘再涂凡士林，保持充填物干燥 30s。让患者漱口并嘱患者 1h 内不要进食。

命题趋势　多以 A1、B1 型题出现。

金题直击

1. ART 使用的充填材料是

A. 银汞合金　　B. 玻璃离子

C. 流动树脂　　D. 复合树脂

E. 复合体

【答案】B

【解析】非创伤性修复治疗指使用手用器械清除龋坏组织，然后用有粘接、耐压和耐磨性能较好的新型玻璃离子材料将龋洞充填。故选择 B。

2. ART 洞形准备描述哪项是错误的

A. 使用棉卷隔湿后进行　　B. 牙用手斧扩大入口，以便挖匙进入

C. 将软龋去除干净　　D. 接近髓腔的牙本质应尽量去除

E. 用棉球保持龋洞干燥清洁

【答案】D

第四单元　牙周病的预防

考试分值

专业	2019 年	2020 年	2021 年	2022 年	2023 年
执业	10	9	10	11	9
助理	5	4	6	5	6

第一节　牙周病流行病学

一、牙周健康指数

（一）简化口腔卫生指数（OHI-S）

1. 可用于个人，主要用于人群口腔卫生状况评价

检查部位	16、11、26、31 的唇（颊）面，36、46 的舌面
方法	简查软垢：视诊 简查牙石：探诊
记分	简化软垢指数：软垢面积 简化牙石指数：牙石的量 将每个牙面软垢或牙石记分相加，即为个人简化口腔卫生指数 将个人简化口腔卫生指数相加，除以受检人数，即为人群简化口腔卫生指数

命题趋势 多以 A1、B1 型题出现。可根据各指数的内容和评分标准以及检查内容进行考核。

金题直击

简化口腔卫生指数（OHI-S）需要检查的牙面是

A. 21、11、31、41 的唇（颊）面，36、46 的舌面

B. 16、11、26、21 的唇（颊）面，36、46 的舌面

C. 16、11、26、31 的唇（颊）面，36、46 的舌面

D. 16、26、46、46 的唇（颊）面，11、31 的舌面

E. 16、11、26、31 的唇（颊）面，21、41 的舌面

【答案】C

2. 记分标准

简化软垢指数（DI-S）：

0 = 牙面上无软垢。

1 = 软垢覆盖面积占牙面面积的 1/3 以下。

2 = 软垢覆盖面积占牙面面积的 1/3 到 2/3。

3 = 软垢覆盖面积占牙面面积的 2/3 以上。

简化牙石指数（CI-S）：

0 = 龈上、龈下未见牙石。

1 = 龈上牙石覆盖面积占牙面面积的 1/3 以下。

2 = 龈上牙石覆盖面积在牙面面积的 1/3 到 2/3 之间，或牙颈部有散在龈下牙石。

3 = 龈上牙石覆盖面积占牙面面积的 2/3 以上，或牙颈部有连续而厚的龈下牙石。

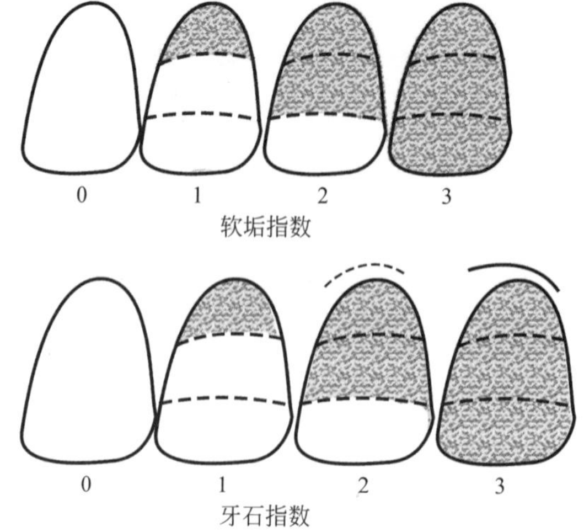

软垢指数

牙石指数

命题趋势 多以 A1、B1 型题出现。可根据各指数的内容和评分标准以及检查内容进行考核。

金题直击

对患者进行口腔检查时发现其某颗指数牙的龈上牙石覆盖面积为牙面的 1/3 ～ 2/3，根据简化牙石指数。应记为

A. 0　　B. 1
C. 2　　D. 3
E. 4

【答案】C

（二）菌斑指数（PLI）

1. 检查牙面　每颗牙检查 4 个牙面（近中颊面、正中颊面、远中颊面和舌面）。

2. 计分　每颗牙的计分为 4 个牙面记分之和除以 4，个人记分是每颗牙记分之和除以受检牙数。

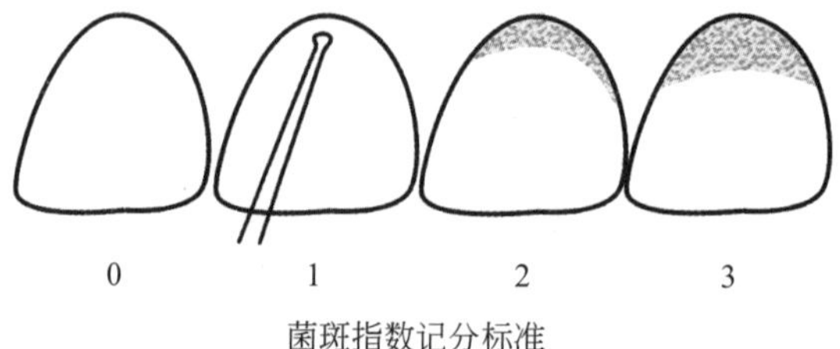

菌斑指数记分标准

3. 记分标准（菌斑量厚度）

0 = 在龈缘区未见菌斑。

1 = 在龈缘区的牙面有薄的菌斑（但视诊不可见，若用探针尖刮牙面可以刮出菌斑）。

2 = 在龈缘区或邻面有中等量菌斑。

3 = 在龈沟内或龈缘区及邻面可见大量软垢。

命题趋势 多以 A1 型题出现。可根据各指数的内容和评分标准以及检查内容进行考核。

金题直击

以下关于菌斑指数（PLI）的叙述中，不正确的是

A. 根据菌斑覆盖面积记分　　B. 用视诊结合探针的方法检查
C. 可检查选定的几颗牙　　D. 每颗牙检查 4 个牙面
E. 用于评价口腔卫生状况和衡量牙周病防治效果

【答案】A

【解析】菌斑指数是根据菌斑量的厚度而不是根据面积。

（三）Turesky 改良的 Q-H 菌斑指数

1. 检查　所有牙的唇舌面（除第三磨牙以外），也可以只检查指定的六颗牙，即 16、21、24、36、41、44。先使用菌斑染色剂让菌斑染色，再依据牙面菌斑面积记分。

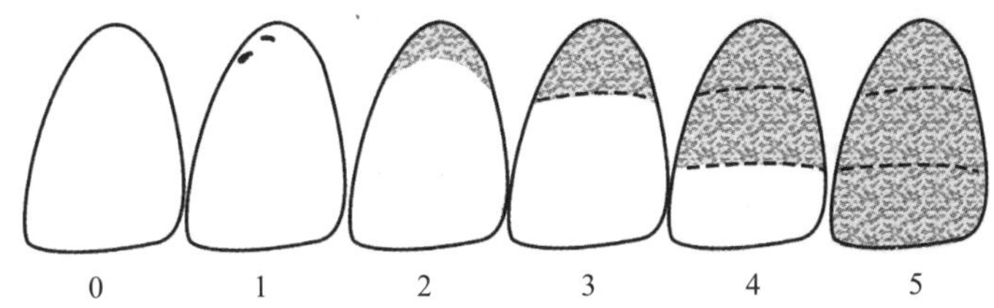

Turesky改良的Q-H的菌斑指数

2. 记分标准（面积）

0 = 牙面未见菌斑。

1 = 牙颈部龈缘处可见散在的点状菌斑。

2 = 牙颈部的菌斑宽度不超过 1mm。

3 = 牙颈部的菌斑覆盖宽度超过 1mm，同时在牙面面积的 1/3 以下。

4 = 菌斑覆盖面积在牙面面积的 1/3 与 2/3 之间。

5 = 菌斑覆盖面积占牙面面积的 2/3 以上。

命题趋势 多以 A1、B1 型题出现。可根据各指数的内容和评分标准以及检查内容进行考核。

金题直击

Turesky 改良的 Q-H 菌斑指数，指定检查的牙是

A. 14、21、26、34、41、46
B. 16、11、24、31、36、44
C. 14、11、26、31、34、46
D. 16、21、24、36、41、44
E. 14、21、26、31、44、46

【答案】D

（四）牙龈指数（GI）

1. 检查　将其周围牙龈分为近中唇（近中颊）乳头、正中唇（正中颊）龈缘、远中唇（远中颊）龈乳头和舌侧龈缘。每颗牙的记分为 4 个牙面记分的平均值，每人记分为全部受检牙记分的平均值。

2. 记分标准（牙龈色质，BOP）

0 = 牙龈表现为健康。

1 = 牙龈表现为轻度炎症：牙龈颜色有轻度改变或轻度水肿，探诊不出血。

2 = 牙龈表现为中等炎症：牙龈色红，质地水肿光亮，探诊出血。

3 = 牙龈表现为严重炎症：牙龈明显红肿或有溃疡，并且有自动出血倾向。

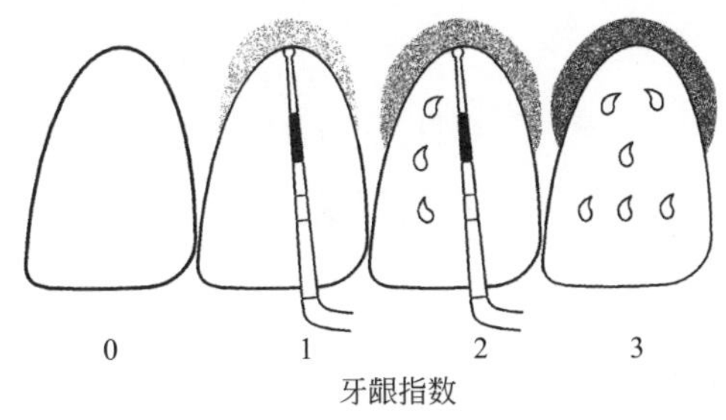

牙龈指数

3. 流行程度估计　对于群体牙龈炎的流行程度，可按以下标准估计。

牙龈指数	牙龈炎流行程度
0	无流行
0.1 ～ 1.0	轻度流行
1.1 ～ 2.0	中度流行
2.1 ～ 3.0	重度流行

命题趋势 多以 A1、B1 型题出现。可根据各指数的内容和评分标准以及检查内容进行考核。

金题直击

牙龈有明显红肿或溃疡并有自动出血倾向 GI 记分为

A. 1
B. 2
C. 3
D. 4
E. 5

【答案】C

（五）龈沟出血指数（SBI）

龈沟出血指数（新版）

龈沟出血是龈炎活动期的表现，Muhleman 和 Son 认为根据龈沟出血情况对牙龈进行评价更能反映龈炎的活动状况，因此，于 1971 年提出了龈沟出血指数（SBI）

（1）检查方法：可以检查全部牙或只检查部分牙，检查用视诊和探诊相结合的方法，所用探针为钝头牙周探针，检查时除观察牙龈颜色和形状外，还需要用牙周探针轻探龈沟，观察出血情况。

（2）记分标准

0 = 龈缘和龈乳头外观健康，探诊龈沟后不出血

1 = 龈缘和龈乳头探诊出血，无颜色改变，无肿胀

2 = 龈缘和龈乳头探诊出血，有颜色改变，无肿胀

3 = 龈缘和龈乳头探诊出血，有颜色改变，轻微肿胀

4 = 龈缘和龈乳头探诊出血，有颜色改变，明显肿胀

5 = 探诊出血，有自发性出血，颜色改变，显著肿胀，有时有溃疡

0 = 龈缘及龈乳头外观健康，轻探龈沟后不出血。

1 = 龈缘及龈乳头表现为轻度炎症，轻探龈沟后不出血。

2 = 牙龈表现为轻度炎症，颜色有改变，无肿胀或血肿，探诊后点状出血。

3 = 牙龈表现为中度炎症，颜色有改变，轻度水肿，探诊后出血，血溢在龈沟内。

4 = 牙龈表现为重度炎症，不但有色的改变，而且有明显肿胀，探诊后出血，血溢出龈沟。

5 = 牙龈表现为颜色的改变，可见明显肿胀，有时出现溃疡，探诊后出血或自动出血。

（六）牙龈出血指数（GBI）

1. 检查　用牙周探针轻探牙龈，注意观察出血情况。每个牙检查唇（颊）面的近中、正中、远中 3 点和舌（腭）侧的正中，共 4 个点。检查牙龈出血指数前，一般不能检查菌斑指数，因使用染色剂后，会影响辨别牙龈出血的情况。

2. 记分标准

0 = 探诊后无牙龈出血。

1 = 探诊后有牙龈出血。

每个受检者的记分为探查后牙龈出血部位的数目占检查部位总数目的百分比。

（七）改良社区牙周指数（改良 CPI）**检查及记录**

改良社区牙周指数是一种操作简便、重复性好、适合大规模口腔流行病学调查的牙周健康状况检查方法。

1. 检查器械

改良社区牙周指数检查器械使用世界卫生组织推荐的 CPI 探针。探针前端为一小球，直径为 0.5mm，在距顶端 3.5 ～ 5.5mm 处为黑色涂抹的区域，距顶端 8.5mm 和 11.5mm 处有两条环线。

CPI 探针的作用：

（1）检查牙龈出血情况　探针小球可避免探针头部过于尖锐刺伤牙龈组织，导致出血而误诊为龈炎。

（2）探测牙龈沟或牙周袋的深度　探针在 3.5mm 和 5.5mm 处的刻度便于测定牙周袋深度。

2. 检查方法

改良 CPI 检查须检查全部牙齿。检查牙龈出血和牙周袋深度两项内容。

改良 CPI 检查以探诊为主，结合视诊。检查时以改良握笔式握持 CPI 探针，以无名指做支点，支于受检牙

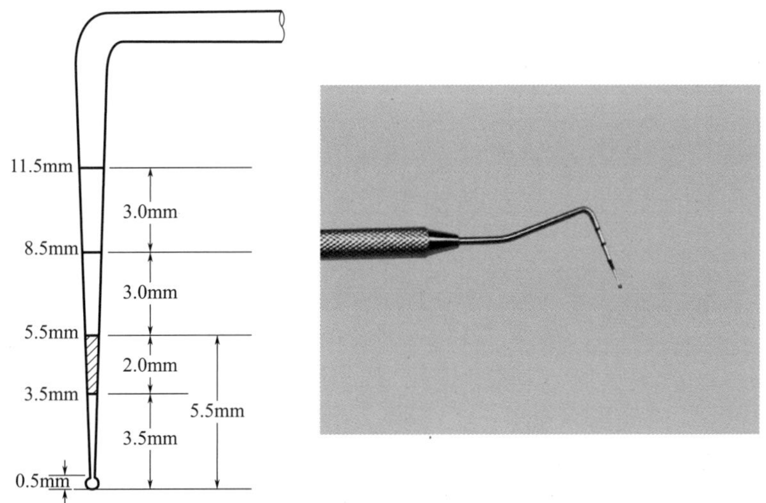

附近的硬组织之上。将探针轻缓地插入龈沟或牙周袋内，探针与牙长轴平行，紧贴牙根。沿牙齿唇（颊）、舌（腭）面龈沟或牙周袋，从远中向近中短距离轻轻上下提插移动探针，查看牙龈出血情况，并根据探针上的刻度观察牙周袋深度。

CPI 探针使用时所用的力不超过 20g，过分用力会引起患者疼痛，有时还会刺破牙龈。未满 15 岁者，为避免萌出过程中产生的假性牙周袋，只检查牙龈出血，不检查牙周袋深度

3. 记分标准

（1）牙龈出血记分

0 = 牙龈健康

1 = 探诊后出血

9 = 除外

X = 牙齿缺失

（2）牙周袋记分

0 = 袋深不超过 3mm

1 = 袋深在 4 ～ 5mm

2 = 袋深在 6mm 或以上

9 = 除外

X = 牙齿缺失

命题趋势 多以 A1、B1 型题出现。可根据各指数的内容和评分标准以及检查内容进行考核。

金题直击

A. 2　　B. 3

C. 4　　D. 9

E. X

1. 检查发现早期牙周病，龈缘覆盖部分探针黑色部分，牙周袋深度在 4 ～ 5mm，CPI 记分为

2. 记录为无法检查（不记录），相应的记分为

3. 检查发现牙石，探诊可发现牙石，但探针黑色部分全部露在龈袋外，CPI 记分为

【答案】B、D、A

二、流行特征及其影响因素

发展中国家的牙龈炎、牙石等的患病程度高于发达国家，农村居民的患病程度高于城市居民。

影响牙周病流行的因素：口腔卫生、吸烟、营养、全身疾病。

第二节　牙周病的分级预防

一级预防		二级预防		三级预防
促进健康	特殊性防护措施	早期诊断治疗	防止功能障碍	康复
健康教育	训练控制菌斑方法	定期X线检查	治疗牙周脓肿	修复丧失的牙槽嵴和缺失牙，改善美观和功能
启发患者的主观能动性	有效的口腔卫生措施，刷牙、牙线、牙间清洁器	促进早期牙周损害的治疗、消除牙周袋	袋内刮治和根面平整	治疗相关的全身性疾病，如糖尿病，增强牙周组织抵抗力
口腔卫生训练	去除不良修复体	促进所有牙周损害的治疗（包括洁治）	牙周手术治疗	—
足够的营养	纠正不良习惯	治疗与牙周病有关的其他口腔病损	牙周固定	—
饮食调节	恢复牙龈组织的正常颜色、形态、韧性	—	拔除不能保留的患牙	—
健康的生活条件	平衡咬合	—	—	—

命题趋势 多以A1型题出现。例如：关于三级预防如下包括或不包括的是。

金题直击

下列项目哪项属于牙周病三级预防

A. 早期发现治疗，减轻已发生的牙周病的严重程度，控制发展

B. 专业性洁治，去除菌斑和牙石

C. 去除导致疾病发展的不良刺激

D. 采用X线检查，定期追踪观察牙槽骨情况

E. 用各种药物和配合牙周手术最大限度地治愈牙周组织的病损，改善功能

【答案】E

【解析】A选项早发现属于牙周病的二级预防；B选项洁治属于牙周病的二级预防；C选项去除不良刺激属于牙周病一级预防中特殊的防护措施；D选项X线检查、定期追踪属于牙周病的二级预防。

第三节　控制菌斑及其他局部相关危险因素

牙周病的主要刺激物是菌斑，而且菌斑被除去之后几小时内还会重新在牙面不断形成，因此，必须坚持每天清洁，有效去除菌斑，才可以预防牙周病的发生和复发。对于已患有牙周病的人群，除了在治疗过程中彻底清除牙面的菌斑、牙石外，还必须掌握自我菌斑控制的方法，才能保证牙周病治疗的顺利进行以及维持疗效、防止复发。

一、显示菌斑

1. 显示菌斑　菌斑属于无色的物质，质地柔软，易黏附于牙面，肉眼不易辨认，可借助菌斑显示剂，使其染色而显现。菌斑显示剂大多由染料制成，有溶液和片剂两种类型。

2. 液体菌斑显示剂的使用方法　将蘸有显示剂的小棉球或棉棒，均匀涂布牙面，显示剂滞留1min后漱口，无菌斑处显示剂会被漱掉，有菌斑处显示剂不易被漱掉，可着色。

3. 片剂显示剂的使用方法　嘱患者将药片放入口中左右侧共咀嚼1min，再用舌舔至所有牙的颊舌面，然后漱口，菌斑可被染色。

4. 常用的菌斑染色剂

（1）2%碱性品红（basic fuchsin）　成分：碱性品红1.5g，乙醇25mL。漱口的浓度是1%水溶液。

（2）2%～5%藻红（erythrosis）片剂　每片15mg。

（3）酒石黄（tartrazine）与广蓝（专利蓝）混合　比例 85∶15，然后制成 4% 的水溶液，局部涂擦使用。
（4）1.0% ～ 2.5% 孔雀绿（malachite green）。
（5）荧光素钠（fluorescein sodium）　需在特殊蓝色光源下，菌斑显出黄色，在日光下不显示颜色。

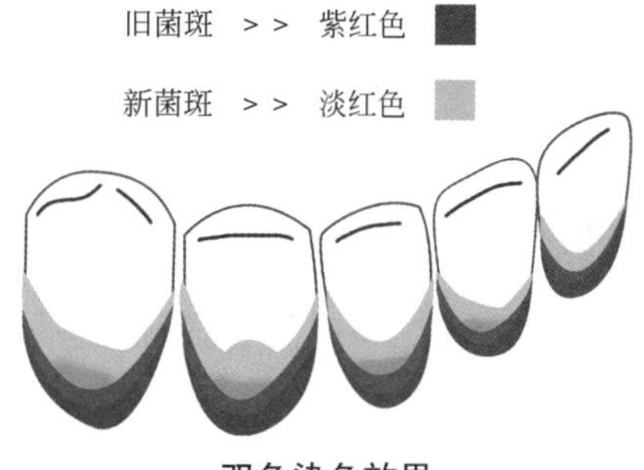

双色染色效果

二、菌斑控制的临床评估

菌斑百分率 =（有菌斑牙面总数 / 受检牙面总数）×100%
受检牙面数 = 受检牙总数 ×4
菌斑基本被控制：菌斑百分率在 20% 以下。
菌斑控制良好：菌斑百分率≤ 10%。

三、机械性控制菌斑措施

刷牙	刷牙虽然是维护口腔卫生的有效方法，但仅凭刷牙难以消除邻面菌斑。邻面菌斑的清除可用一些特殊的牙间清洁器，例如牙线、牙签、牙间隙刷
牙线	牙线可以清除不光滑的根面；口腔维护期需配合使用牙线进行日常清洁，注意牙线使用过程中易遗漏最后一个牙的远中面
牙签	可用于牙龈乳头退缩或牙周治疗后牙间隙增大时 使用方法：手持牙签以 45°进入牙间隙，牙签尖端指向殆面，侧面紧贴邻面牙颈部，向殆方剔起或作颊舌向穿刺动作，以清除邻面菌斑和嵌塞的食物，同时磨光牙面，然后漱口 注意事项：①勿将牙签压入健康的牙龈乳头区，以免造成创伤形成人为的牙间隙；②使用牙签时动作要轻柔，防止损伤龈乳头、刺伤龈沟底或破坏上皮附着
牙间隙刷及橡胶按摩器	牙间隙刷一般用于龈乳头丧失的邻间区和暴露的根分叉区以及排列不整齐的牙邻面 橡胶按摩器的主要作用是按摩牙龈，增强血液循环和上皮组织的角化程度，同时可通过橡胶的机械作用去除邻面颈部的牙菌斑，以维护牙周组织的健康
龈上洁治术和根面平整术	对于牙龈炎患者，每 6 ～ 12 个月做一次洁治 根面平整术是用比较精细的龈下刮治器刮除位于牙周袋内根面上的牙石和菌斑，并刮除牙根表面感染和病变的牙骨质，使根面光滑平整，具备形成牙周新附着所需要的生物学条件。根面平整术不应用于健康牙周部位，以免导致牙周附着丧失

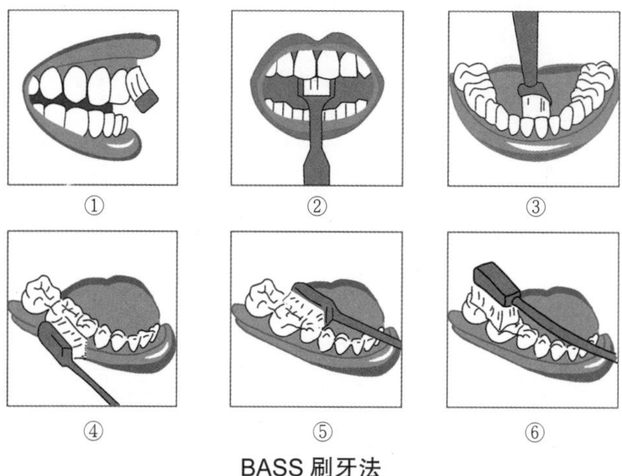

BASS 刷牙法

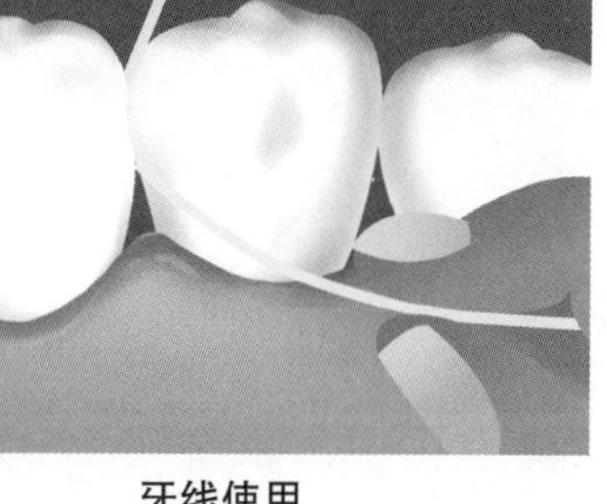
牙线使用

四、化学性控制菌斑措施

在机械性控制菌斑的基础上，配合药物可有效地控制菌斑，达到预防和治疗牙周病的目的。

氯己定	又名洗必泰 化学名称：双氯苯双胍己烷 其表面活性剂为二价阳离子 作用机制：①减少唾液中能吸附到牙面上的细菌数量；②氯己定与唾液酸性糖蛋白的酸性基团结合，抑制获得性膜和菌斑的形成；③氯己定与牙面釉质结合阻碍了细菌对牙面的吸附；④氯己定与 Ca^{2+} 竞争；改变菌斑细菌的内聚力，抑制细菌聚集吸附
	氯己定用途主要是局部含漱、涂擦和冲洗，也可用含氯己定的凝胶、牙膏刷牙或用含氯己定的涂料封闭窝沟 氯己定可以较好地抑制龈上菌斑形成及控制龈炎，平均达到 60%。一般使用 0.12% 或 0.2% 氯己定液含漱，使用方法是每天 2 次，每次 10mL，每次 1min，据调查可减少菌斑 45% ～ 61%，可减少龈炎 27% ～ 67% 副作用：①使牙、修复体或舌背上发生染色；②氯己定味苦；③对口腔黏膜有轻度的刺激作用
酚类化合物	又名：香精油。主要为薄荷醇、麝香草酚和甲基水杨酸盐混合而成的抗菌制剂，主要用作漱口剂。有研究报道显示每天使用 2 次，平均减少菌斑及降低龈炎指数 35%。因其可以清除菌斑中的内毒素，所以可明显降低菌斑的毒性
季铵化合物	季铵化合物为一组阳离子表面活性剂，可杀灭革兰氏阳性、革兰氏阴性细菌，尤其对革兰氏阳性菌有较强的杀灭作用，其机制是与细胞膜作用而影响其渗透性，最终导致细胞内容物丧失。季铵化合物主要包含氯化苄乙氧铵和氯化十六烷基吡啶。作为漱口剂一般以 0.05% 的浓度，可抑制菌斑的形成和龈炎的发生。长期使用可能有牙染色、烧灼感等副作用
氟化亚锡	氟化亚锡属于活性较高的抗菌剂，锡离子进入细菌细胞并滞留，从而影响细胞的生长和代谢，因此能抑制菌斑形成。做龈下冲洗用 1.64% 的 SnF_2，能抑制龈下菌斑并能延缓牙周组织再感染
三氯羟苯醚	又称：三氯生。三氯羟苯醚能够有效抑制多种革兰氏阳性和阴性细菌。其抗微生物的主要作用部位是细菌的胞质膜。口腔领域可用于牙膏、漱口液

命题趋势 多以 A1 型题出现。以记忆性知识点为主。

金题直击

氯己定和氟化亚锡联合用于控制菌斑时，正确的使用方法是

A. 应用氯己定后 15 ～ 20min 再用氟化亚锡

B. 应用氯己定后 90min 再用氟化亚锡

C. 应用氯己定后 5min 再用氟化亚锡

D. 应用氯己定后 6 ～ 10min 再用氟化亚锡

E. 应用氯己定后 30 ～ 60min 再用氟化亚锡

【答案】 E

【解析】 当与氟化亚锡一起用于预防项目时，应在用氯己定含漱后 30 ～ 60min 再用氟化亚锡，以防止作用相互抵消。

五、其他局部相关危险因素控制措施

① 改善食物嵌塞。

② 调𬌗。

③ 破除不良习惯。

④ 预防、矫治错𬌗畸形。

⑤ 制作良好的修复体。

命题趋势 多以 A1 型题出现。以记忆性知识点为主。

金题直击

在自我口腔保健措施中，控制菌斑最常用的有效方法是

A. 早晚刷牙　　B. 使用牙线

C. 药物含漱　　D. 牙周洁治

E. 使用牙签

【答案】A

【解析】首选有效刷牙。

第四节　提高宿主抵抗力

牙周组织对局部刺激因素的反应与全身因素密切相关，会对牙周组织破坏的严重程度和自身修复能力有一定影响。因此，牙周病的预防不仅要消除和控制局部刺激因素，还需要提高机体的抵抗力，增强牙周组织对致病因子的抵抗力和免疫力。

积极治疗和控制与牙周病发生相关的全身疾病，如内分泌紊乱、糖尿病及遗传性疾病等。

加强监测高危人群。青春期和妊娠期属于牙周病特别是龈炎容易发生的高危期，除了积极调整内分泌平衡外，要特别注意对高危人群专业性的口腔卫生护理指导，以及定期口腔检查，进行常规的牙周冲洗和洁治。同时要加强个人的家庭口腔卫生护理，使牙龈组织免于被细菌及其毒性物质所侵袭。

第五节　自我口腔保健方法

一、刷牙

刷牙是去除牙菌斑、软垢和食物残渣，保持口腔清洁的重要自我口腔保健方法，与其他口腔卫生措施相比，刷牙适合于所有人群，因而具有普遍的公共卫生意义。

（一）牙刷

合格的牙刷具有以下特点：

① 小刷头，以方便在口腔内，特别是口腔后部自如地转动清洁。

② 刷毛的排列合理，一般是 10 ～ 12 束长，3 ～ 4 束宽，每束之间有一定间距，便于有效清除牙菌斑，又使牙刷本身容易清洗。

③ 刷毛较软，长度适当，刷毛顶端磨圆钝，防止牙刷对牙齿和牙龈的损伤。

④ 牙刷柄长度（160 ～ 180mm）、宽度适中，同时具有防滑设计，方便握持，感觉舒适。

刷头的设计	刷头的设计包括刷头的形状和刷毛两部分设计 刷头的形状和大小：传统的牙刷刷头是长方形或长圆形，新型的刷头设计成多种样式，比如菱形、钻石形、小圆形、小长方形等。刷头的形状和大小应设计成便于刷头进入口腔内难刷部位 刷毛的设计：刷毛材质多为优质尼龙丝 优点是细软、有适当弹性、回弹力好、表面光滑、易洗涤和干燥、无臭无味，其直径为 0.20mm 及以下 刷毛的硬度由以下几个方面来确定：①刷毛的种类、类型；②刷毛的直径、长度；③毛束的多少、植毛孔径的大小；④每束刷毛的数目和弹性 太硬的刷毛容易造成牙龈损伤，刷毛太软又会影响刷牙的效率。中等软刷毛柔韧易弯，并能进入龈缘下和牙间隙以清除菌斑 刷毛软硬适度，排列平齐，毛束排列不宜过多，一般为 10～12 束长，3～4 束宽，各束之间要有一定间距；特异型牙刷是为了适应口腔的特殊情况和特殊目的 刷毛顶端呈圆形或椭圆形，防止牙龈损伤。软毛牙刷较好；波浪形刷面，有利于牙间隙的清洁
刷柄的设计和材料	足够硬度、强度、能负担刷牙时使用的力量，并不易弯曲与折断，防潮，不吸收水分，容易干燥。刷柄应有适当的长度与宽度，便于握持，不易滑脱或转动

续表

牙刷的选择	影响个人选择牙刷的因素：①个人使用牙刷清洁牙面菌斑而不损伤口腔软硬组织结构的能力；②手的灵巧性和刷牙的意愿和能力；③牙龈、牙周的健康状况和解剖特点；④牙错位和拥挤程度；⑤个人喜好；⑥医师的推荐指导 选择牙刷的基本原则包括：①刷头小；②刷毛软硬程度为中度或软毛；③刷柄便于把握；④适合儿童不同时期阶段使用的牙刷
牙刷的保管	刷牙后，刷毛间容易粘有口腔中的食物残渣，也会在上面附着许多细菌。因此，使用牙刷后要多次用清水冲洗，并甩干刷毛上的水分，置于通风处充分干燥。为防止交叉感染，牙刷应每人一把。尼龙牙刷不可用沸水浸泡，更不能用煮沸法消毒，因为刷毛受高热易弯曲变形。牙刷用旧后刷毛卷曲不仅失去清洁作用而且会擦伤牙龈，应及时更换。建议：至少三个月换一把牙刷

特殊种类的牙刷

指套牙刷	母亲、保育员给婴儿刷牙
电动牙刷	生活不能自理的弱智儿童或手功能障碍，需要别人帮助的刷牙者
牙间隙刷	清除牙邻面菌斑与食物残渣，矫正器、固定修复体、种植牙、牙周夹板、缺隙保持器以及其他常用牙刷难以达到的部位

（二）牙膏

牙膏（toothpaste）的基本成分包括摩擦剂、洁净剂、润湿剂、胶粘剂、防腐剂、甜味剂、芳香剂、色素和水。另外，根据不同的目的加入一些有保健作用的制剂。目前我国市场上的牙膏大致可以分为普通牙膏和功效牙膏两大类。

1. 牙膏的基本成分

成分	比例	作用	成分
摩擦剂	20% ～ 60%（最多）	清洁、磨光，去除色素菌斑	碳酸钙、焦磷酸钙、磷酸氢钙、不溶性偏磷酸钠、二氧化硅、硅酸盐等
洁净剂	1% ～ 2%	又称发泡剂或表面活化剂 降低表面张力 菌斑变软不脱落	*N*- 十二烷基氨酸钠、椰子单酸甘油酯磺酸钠、月桂醇硫酸酯钠盐
润湿剂	20% ～ 40%	保持湿润	甘油（丙三醇）、山梨醇、聚乙二醇
胶粘剂	1% ～ 2%	防止固体与液体成分分离	有机亲水胶体，如藻酸盐、羧甲基纤维素钠、合成纤维素衍生物
防腐剂	0.1% ～ 0.5%	防止细菌生长	乙醇（酒精）、苯甲酸盐、二氯化酚、三氯羟苯醚（又称玉洁纯、三氯生）
甜味剂 芳香剂	2% ～ 3%	人们接受的调味剂	薄荷、山梨醇、甘油（山梨醇、甘油用作润湿剂和甜味剂）
水	20% ～ 40%	溶媒	蒸馏水、去离子水

2. 牙膏的作用 可分为物理作用、化学作用、生物学作用等。

（1）物理作用 是用牙刷蘸取牙膏，使牙膏中的摩擦剂产生的摩擦机械地去除牙齿表面附着物，如食物残渣、牙菌斑、牙垢。

（2）化学作用 是洁净剂在刷牙过程中发泡，乳化、吸附牙面和口腔内的污垢，使黏附物溶解、分解、中和，从而达到清洁目的。

（3）生物学作用 主要是抑菌作用，通过牙膏中有效成分可抑制口腔细菌的生长，抑制菌斑的形成，从而起到维护口腔卫生的作用。

命题趋势 多以 A1、B1 型题出现。根据牙膏的成分进行考核，作用和比例也作为常考点。

金题直击

A. 薄荷　B. 丙三醇
C. 苯甲酸盐　D. 二氧化硅
E. 月桂硫酸钠

1. 属于牙膏中润湿剂的是
2. 属于牙膏中摩擦剂的是
3. 属于牙膏中芳香剂的是
4. 属于牙膏中洁净剂的是
5. 属于牙膏中防腐剂的是

【答案】B、D、A、E、C

6. 牙膏的成分中如下不包括的是
A. 摩擦剂　B. 芳香剂
C. 防腐剂　D. 硬化剂
E. 发泡剂

【答案】D

3. 功效牙膏

功效牙膏是在牙膏膏体中加入其他有效成分，如氟化物、抗菌药物、控制牙石和抗牙本质敏感的化学物质，分别具有防龋、减少牙菌斑、抑制牙石形成和抗牙本质敏感的作用的牙膏。

（1）含氟牙膏。

（2）抗牙本质敏感牙膏　抗牙本质敏感牙膏缓解牙本质敏感主要通过两种机制。第一类在神经细胞外部发生作用，通过去极化抑制神经疼痛信号传导从而减轻外部刺激带来的痛觉。这一类以可溶性钾盐为主，例如硝酸钾和氯化钾。第二类抗牙本质敏感牙膏通过堵塞暴露的牙本质小管口阻隔外界刺激而减轻牙本质敏感。这一类常见的有氟化亚锡或其他亚锡盐类、磷硅酸钙钠、Novamin、乙酸锶和精氨酸等。

（3）增白牙膏　牙着色通常分为外源性着色和内源性着色。外源性着色的主要来源是日常饮食或吸烟带来的颜色改变。比如茶、咖啡、红酒等饮料里的有色化合物（丹宁酸和多元酚等聚合物）；香烟、浆果里的深色素都会吸附在牙釉质表面，遮盖牙釉质并降低其透明度而使牙染色。内源性着色是有色物质沉积在牙本质上，使牙齿外观发黄，有时还包括其他不良色泽。内源性着色主要来源是四环素和饮水中的过量氟。增白牙膏主要通过摩擦剂和化学制剂（氧化物、过氧化氢或过氧化脲）发挥美白作用，以去除外源性色素为主，从而清洁和洁白牙齿。

命题趋势　多以A1型题出现。以记忆性知识为主。

金题直击

美白牙膏的主要成分是
A. 氯己定　B. 六偏磷酸钠
C. 茶多酚　D. 氟化亚锡
E. 三氯生

【答案】B

【解析】增白牙膏主要通过摩擦剂和化学制剂发挥美白作用，以去除外源性色素为主，从而清洁美白牙齿。六偏磷酸钠属于摩擦剂。

4. 刷牙方法（注意适应证）　刷牙是控制菌斑的基本方法。刷牙有利于预防各种口腔疾病，特别是预防牙周病等，具有重要作用。但是，如果刷牙方法不适当，最常见的是引起牙龈组织的萎缩，并由此而引起牙颈部过敏症、牙颈部楔状缺损。主要介绍3种刷牙的基本方法。

水平颤动法（Bass刷牙法）	目的与适应证	去除所有患者龈缘附近与龈沟内的牙菌斑，特别是邻间区，牙颈部与暴露的根面区，以及做过牙周手术的患者
	刷牙要领	手持刷柄，刷毛指向根尖方向（上颌牙向上，下颌牙向下），虽然刷毛呈45°角，但通常对患者较容易和较安全的是先与牙长轴平行，然后稍做旋转，与龈缘呈45°角 刷毛角度：把牙刷刷毛端放在直指龈沟的位置，刷毛约与牙长轴呈45°角

续表

水平颤动法 （Bass 刷牙法）	刷牙要领	轻度加压勿使刷毛屈曲：轻度加压，使刷毛端进入龈沟 颤动牙刷：以短距离拂刷，来回颤动牙刷，勿使毛端离开龈沟 重新放置牙刷：将牙刷移至下一组 2 ～ 3 颗牙，注意重叠放置 重复拂刷：在上、下颌牙弓的唇、舌 / 腭面的每个部位重复拂刷，每个部位至少刷 5 ～ 10 次 刷前牙的舌面、腭侧面位置，将牙刷竖放在前牙舌、腭侧牙面，使刷毛垂直并指向和进入龈沟
	缺点	用力过大会损伤龈缘
圆弧刷牙法 （Fones 刷牙法）	适应证	最易为年幼儿童学习理解和掌握

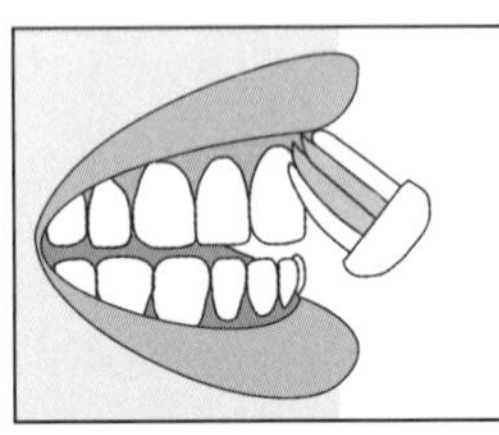

沿着牙龈线以45°角放置刷毛，刷毛应该接触牙齿表面和牙龈

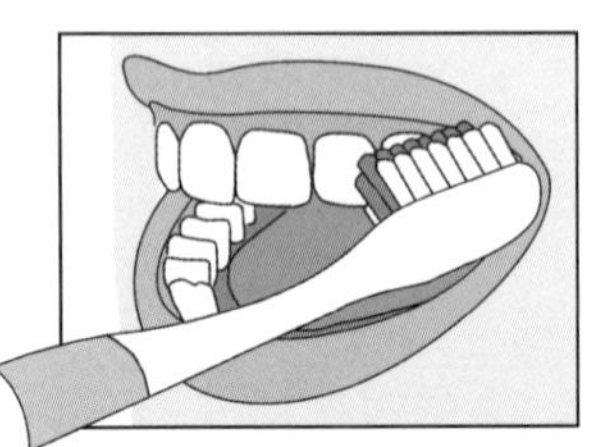

以2~3颗牙为一组水平颤动牙刷刷净牙齿表面，再将牙刷移动到下组2~3颗牙齿并重复

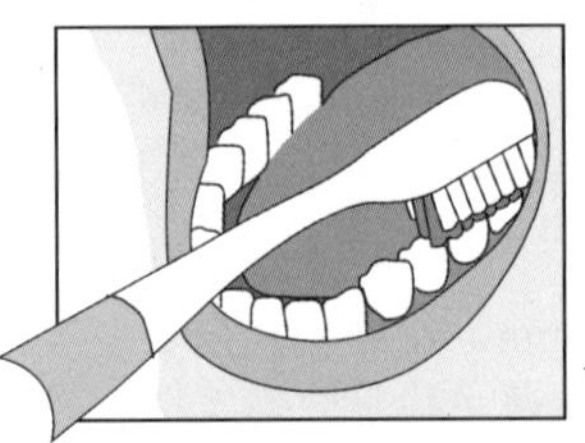

将牙刷靠在后牙智齿区的咬合表面上进行温和的前后刷动

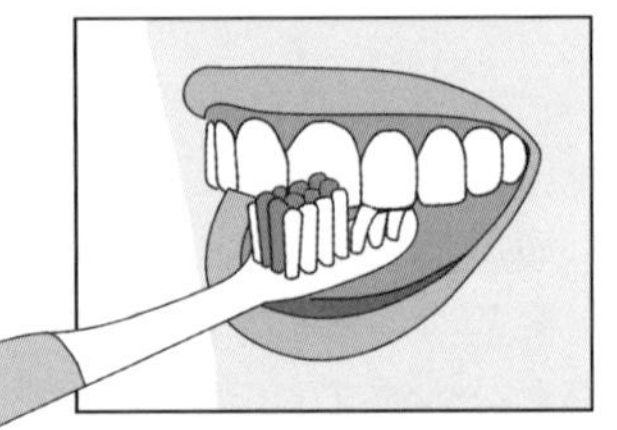

在上下前牙后面，垂直倾斜牙刷，使用刷头的前半部分进行上下刷动

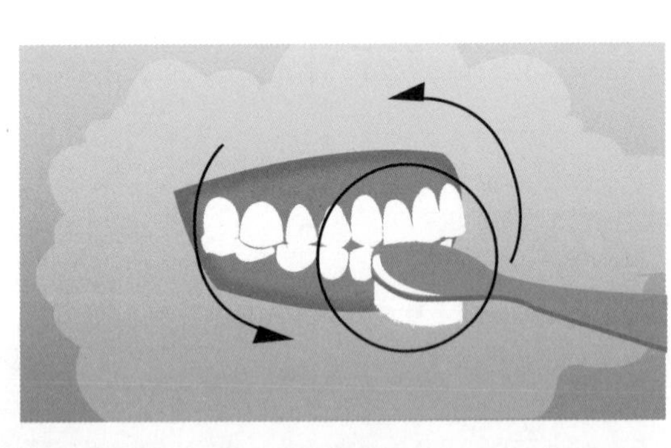

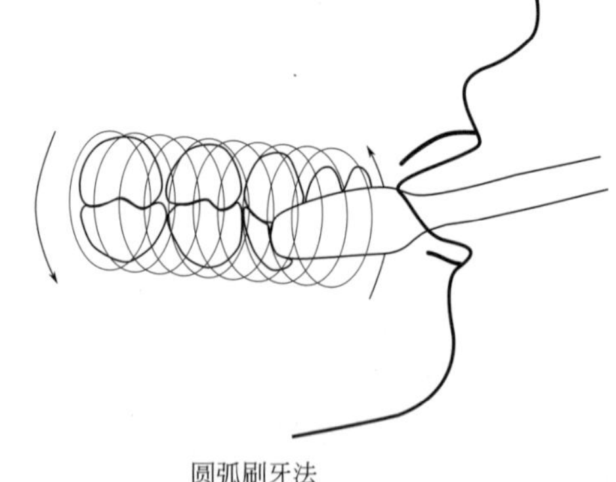

圆弧刷牙法

命题趋势 多以 A1 型题出现。以记忆性知识点为主。

金题直击

小孩最容易掌握的刷牙方法

A. 旋转刷牙法
B. 生理刷牙法
C. 龈沟法
D. Fones 刷牙法
E. Bass 刷牙法

【答案】 D

【解析】 Fones 刷牙法又称为圆弧刷牙法，这种方法最易为年幼儿童学习理解和掌握。

5. 刷牙的注意事项

（1）刷牙的顺序　为保证刷牙时不遗漏某些部位，建议按照一定的顺序刷牙做到面面刷到。每次牙刷放置的位置一般以 2 ～ 3 颗牙面的距离为一组，每组至少刷 5 ～ 10 次，然后移至下一组牙，每两组之间均有重叠。

（2）刷牙的时间　据研究显示，在刷牙的初始 2min 内，牙菌斑去除量超过 80%，2min 后刷牙效率明显降低。所以，建议普通人群每次刷牙时间至少为 2min。

（3）刷牙的次数　牙菌斑清除数小时后，会在牙面上重新附着并不断形成新的菌斑，特别是夜间入睡后，唾液分泌减少，口腔自洁作用差，细菌更易生长。因此，每天至少要刷两次牙，晚上睡前刷牙更为重要。

（4）难刷的部位　刷牙时，有些常被忽视、较难清洁的部位，例如上下颌最后一颗牙的远中面和邻近无牙区的牙面、上颌牙的腭面和下颌牙的舌面、排列不齐的牙、异位萌出的牙等。这些部位容易被忽视或牙刷难以达到，在刷牙时都应给予特殊的关照，需要补充一些刷牙动作或需要用牙线或牙间隙刷加以补充。整个口腔清洁应包括舌的保健。

6. 对刷牙的补充　右手刷牙者常常忽略了上下颌的右侧尖牙与侧切牙，左手刷牙者正好相反，最后牙的远中面，可辅助用牙线。

二、漱口

漱口是最常用的清洁口腔的方法，但是注意漱口不能代替刷牙，使用含某些药物的漱口液虽能抑制菌斑的生长但不能完全替代刷牙时对菌斑的机械清除作用，只能作为刷牙之外的日常口腔护理的辅助手段。

漱口方法	含入口内少量漱口液，紧闭嘴唇，上下牙稍微张开，轻轻加压使液体通过牙间隙区，然后鼓动两颊及唇部，在口腔内充分地接触牙面、牙龈及黏膜表面，同时运动舌，使漱口水能自由地接触牙面与牙间隙区。利用水力前后左右，反复几次冲洗滞留在口腔各处的碎屑和食物残渣，然后将漱口水吐出
目的和用途	用于家庭：漱口一般用于饭后 用于临床：临床进行治疗之前后漱口 若戴有活动义齿应先取下义齿再含漱，同时将义齿洗刷干净
种类	清洁水或淡盐水 防龋作用　0.05% ～ 0.2% 氟化钠含漱液（0.05% 每天一次，0.2% 每周一次） 抑菌作用　含有某些药物如三氯生、精油、西吡氯铵、茶多酚 止痛作用　0.5% 普鲁卡因漱口液 美白作用　含过氧化氢、焦磷酸盐、六偏磷酸钠
应用及其注意事项	漱口时间　一般为饭后漱口，每次含漱 2 ～ 4 口，含漱 1min 每次用量　通常含漱一次用量为 5 ～ 10mL 注意事项　药物漱口液一般用于龈炎洁治后和牙周手术后，但不要作为日常口腔护理用品，不能用作长期漱口。当口腔疾病痊愈后，就应停止使用，以免引起口腔内正常菌群失调和产生抗药性

三、牙间隙清洁

最常使用的有牙签、牙线和牙间隙刷。

四、咀嚼和牙龈按摩

1. 咀嚼　既能刺激唾液分泌帮助消化，又能按摩牙龈，达到清洁牙面及口腔的作用，增强牙周组织健康，促进颌面部的发育。作用：①生理性刺激；②口腔清洁。

2. 牙龈按摩　上皮增厚，角化增强，并有利上皮结缔组织的营养代谢活动，还能增加牙龈组织血液循环，改善营养及氧的供应，有助于组织的代谢，提高牙周组织对外界损伤的抵抗力，减少牙周疾病的发生。

3. 咀嚼口香糖。

第五单元　其他口腔疾病的预防

考试分值

专业	2019 年	2020 年	2021 年	2022 年	2023 年
执业	4	3	4	5	3
助理	2	2	2	2	2

第一节　口腔癌

一、口腔癌

发病率	每年十万分之几
部位差异	我国以舌癌、颊黏膜癌、牙龈癌、腭癌最为常见，其次唇癌和口底癌
流行情况	地区分布　东南亚发病率最高（咀嚼烟草和槟榔） 时间分布　不同国家和地区的口腔癌发病随时间而变化 年龄分布　我国 40 ～ 60 岁为发病的最高峰 性别分布　男性明显高于女性，比例接近 2：1 种族差异
危险因素	不良生活方式　吸烟 嚼槟榔最常发生的部位是颊部 嚼槟榔者患颊癌的危险性是不嚼槟榔的 7 倍 饮酒　饮酒伴吸烟可使口腔癌的风险增加 2.5 倍，饮酒伴咀嚼槟榔者口腔癌的风险增加约 5 倍 饮食和血清中维生素 A 含量低 环境因素　光辐射（波长 320 ～ 400nm）是引起皮肤癌的主要原因；核辐射 生物因素　口腔感染与局部刺激；病毒与梅毒，疱疹病毒和人乳头状瘤病毒，24% 梅毒患者患口腔癌
口腔癌与吸烟危险度	口腔癌的危险度与吸烟量呈正相关，假设不吸烟危险度是 1，则： 每天吸 10 ～ 19 支，危险度上升为 6.0 每天吸 20 支以上，危险度上升为 7.7 每天吸 40 支以上，危险度上升为 12.4 口腔癌的危险度还与吸烟时间的长短呈正相关
高风险人群	对 40 岁以上长期吸烟、吸烟量在 20 支 / 日以上者、既吸烟又有饮酒习惯者、因烟酒刺激口腔已有白斑的患者，以及长期嚼槟榔块者

命题趋势　多以 A1 型题出现。概念类、数字类是考试的重点，应着重记忆。

金题直击

1. 我国口腔癌的一级预防应着重

A. 保持良好口腔卫生　　B. 戒除烟酒不良嗜好

C. 注意平衡膳食　　D. 定期口腔检查

E. 避免嚼槟榔

【答案】B

2. 口腔癌最好发的部位是

A. 唇　　B. 牙龈

C. 口底　　D. 腭

E. 舌

【答案】E

3. 口腔癌的危险与吸烟呈正相关关系，假设不吸烟危险程度是 1，每天吸 10 ～ 19 支危险度是

A. 7.7　　B. 5

C. 12.4　　D. 6.0

E. 8.0

【答案】D

二、预防方法

1. 控制危险因素

① 戒除吸烟、饮酒、嚼槟榔等不良嗜好。

② 注意对光辐射的防护，避免长时间直接日照。

③ 平衡膳食营养。

④ 避免过热饮食。

⑤ 避免口腔不良刺激。

⑥ 保持良好的口腔卫生，拔除残根、残冠，及时调磨锐利牙尖；避免反复咬颊、咬舌。

2. 提高公众对口腔癌警告标志的认识

① 口腔内的溃疡，2 周以上尚未愈合。

② 口腔黏膜有白色、红色和发暗的斑。

③ 口腔与颈部有不正常的肿胀和淋巴结肿大。

④ 口腔反复出血，出血原因不明。

⑤ 面部、口腔、咽部和颈部有不明原因的麻木与疼痛。

3. 其他警告标志

① 口腔持续的疼痛。

② 口腔软组织出现持续的肿块或增厚。

③ 咽部持续的疼痛或异样感。

④ 咀嚼或吞咽困难或疼痛。

⑤ 下颌或舌运动困难。

⑥ 舌或口腔其他部位出现麻木。

⑦ 下颌肿胀导致义齿不适。

⑧ 颌骨或涉及的牙齿周围出现疼痛，牙齿松动。

⑨ 声音嘶哑或改变。

⑩ 耳部疼痛但无听力丧失。

⑪ 开口受限。

⑫ 抗生素治疗后颈部肿块没有消退。

4. 定期口腔检查

① 定期口腔检查的意义。早期发现口腔癌或癌前病变，提高预防和早期治疗率。如果癌瘤为 2cm，同时无转移，将大大增加 5 年生存率；如果癌瘤为 2cm 或以下，5 年生存率可提高 2 倍；如果癌瘤为 1cm 或以下，5 年生存率可以提高 3 倍。因此早发现、早治疗对降低口腔癌的死亡率是十分有意义的。

② 自我检查方法。除了请医师定期进行口腔检查外，还要学会自我检查的方法，以便早期发现，早期就医。自我检查的方法与步骤是在充足的照明下，患者面对镜子：a. 观察头颈部的对称性，注意皮肤颜色的变化。b. 用示指触摸面部，如发现颜色变化、触痛或肿块、疣痣增大，2 周内就医检查。c. 颈部的触摸，从耳后至锁骨，注意触摸疼痛与肿块，检查左右两侧颈部。d. 检查上、下唇，先翻开下唇，观察唇红部与唇内侧黏膜，用示指与拇指从内向外，从左向右触摸下唇（对上唇检查方法相同），触摸是否有肿块，观察是否有创伤。e. 牙龈与颊部，用示指拉开颊部，观察牙龈，并用示指与拇指挟住颊部，进行触摸。f. 舌与口底，伸出舌，观察舌的颜色和质地，用消毒纱布包住舌尖部，然后把舌拉向左或右，观察舌的边缘部位。用示指与拇指，触摸舌体，注意是否有异常肿块。检查口底需用舌舔上腭部，以观察口底颜色与形态的变化，然后用示指触摸口底。g. 上腭部，对上腭部检查有时需用牙刷柄压住舌，头略后仰，观察软腭与硬腭的颜色和形态。

命题趋势　多以 A1 型题出现。重点考查口腔癌的危险因素。

金题直击

下列哪项不是口腔癌警告标志

A. 口腔内溃疡 1 周以下尚未愈合

B. 口腔黏膜有白色、红色和发暗的斑

C. 口腔与颈部有不正常的肿胀和淋巴结肿大

D. 口腔反复出血，出血原因不明

E. 颌面部出现不明原因的麻木与疼痛

【答案】A

【解析】口腔癌的警告标志中口腔溃疡应为 2 周以上尚未愈合。

第二节 酸蚀症（牙体牙髓详述）

牙酸蚀症是指在无细菌参与的情况下，接触牙面的酸或其螯合物的化学侵蚀作用而引起的一种慢性的、病理性的牙体硬组织丧失。

危险因素	内源性酸　胃内容物进入口腔，胃酸长时间定期作用于牙齿硬组织发生酸蚀症 外源性酸　①饮食因素。各种酸性水果（柑橘类水果、苹果等）、果汁（柠檬汁、橘子汁等）、各种碳酸类饮料（可乐、酸性饮料等） ②药物因素。维生素 C 片剂、补铁剂、阿司匹林和一些治疗哮喘的药物 ③环境因素。暴露于酸性工作环境中
预防	加强口腔健康教育 治疗可引起牙酸蚀症的疾病 减少饮食中的酸对牙的侵蚀 避免酸性环境中与酸的接触 增强牙对酸的抵抗力 改变不良的饮食习惯及口腔卫生习惯

命题趋势　多以 A1 型题出现。重点考查酸蚀症的预防。

金题直击

牙酸蚀症的预防方法有

A. 多吃水果

B. 嚼服酸性药物

C. 进食酸性食物

D. 咀嚼口香糖

E. 减少喝碳酸饮料

【答案】E

第三节 牙外伤

牙外伤是指牙齿受到急剧创伤，特别是打击或撞击所引起的牙体硬组织、牙髓或牙周组织发生的急性损伤。

（一）危险因素

有很多原因会导致牙外伤，任何程度的机械外力直接或间接作用于牙都可能造成牙体硬组织或牙周组织的损伤。

1. 摔倒、碰撞　发生牙外伤最常见的原因是摔倒、碰撞以及物体撞击到牙。无意识牙外伤最常发生于家中及附近的地区，一般学龄前及学龄期儿童居多。危险的周围环境和过度拥挤的环境更易使人摔倒或发生碰撞从而产生牙外伤。

2. 交通意外伤害　包括行走时被交通工具撞伤，或骑自行车、驾驶汽车时发生意外，造成牙及颌面部的复合伤。

3. 运动损伤　体育运动是发生牙外伤的主要原因之一。它受下列因素影响：运动的类型、运动场地、运动员的年龄和性别、运动的规模、体育竞赛的水平、是否有教练和口腔科医师指导防护用具的使用等。

4. 暴力　暴力常导致上颌及面部的损伤。

5. 行为因素　喜欢冒险的儿童往往更易发生牙外伤。另外还有很多人经常把牙当作工具，从而造成牙的损伤。

（二）预防

1. 增强保健意识

预防牙外伤，首先要提高公众对牙外伤的认知水平，增强防护意识。应加强健康教育，加强牙外伤危害性的宣传，培养防伤观念，提高自我保护意识。运动中应掌握动作要领，遵守一定的运动规则，有条件的地方应积极采取防护措施。应避免暴力行为，注意遵守交通规则，以减少牙外伤的发生。家长、学校的教师和校医院医师应了解牙外伤急诊处理的基本常识，以便于牙外伤后的应急处理。

2. 加强环境保护

① 学龄前儿童家中可布置一个安全的玩耍区域，减少孩子的牙外伤。将可能造成创伤的坚硬物品清除掉，放置缓冲性强的物品。

② 尽可能进行草坪建设或其他软化地面的方法，用于易发生牙外伤的地点，如学校道路、运动游戏场所，尽量减少不规则的小台阶或障碍物。

③ 建立安全的娱乐场所和人性化的生活交通设施。

④ 提高体育设施和游乐设施的安全性能。

⑤ 加强学校校车的管理，学生上学避免拥挤公交汽车。盲人行走应设置专用扶手和专用盲道，加强其建设和管理。

3. 护牙托

护牙托属于一种片状弹性减震装置，多以乙烯-醋酸乙烯酯共聚物（EVA）制作而成。EVA具有良好的缓冲、抗震、隔热、防潮、抗化学腐蚀等功能，且无毒、无臭、不吸水，韧性良好，能够有效抵抗缓解硬物的撞击应力，目前被广泛应用于制作护牙托。

护牙托的作用：

① 保护牙齿以及口内其他组织，如唇、颊和牙龈。

② 保护颞下颌关节，防止颌骨骨折。

③ 降低脑震荡发生的可能，预防外力对颅脑的冲击伤害。

④ 增强运动员的安全感。

护牙托分为三类：

① 预成类。属于成品护牙托，其固位及防护效果欠佳。

② 口内成型类。属于半成品护牙托，其具有一定固位及防护功能。

③ 个别制作类。是牙医根据需保护者的牙齿模型进行定制加工而成的护牙托，其固位及防护效果最佳，**是目前应用比较多的一种类型。**

护牙托

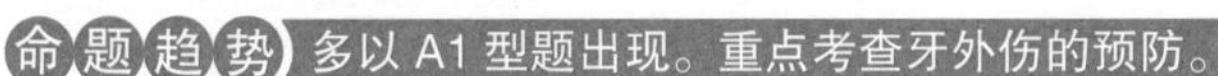

金题直击

护牙托是一种弹性片状减震装置，其主要成分是

A. 甲基丙烯酸甲酯　　B. 氯化亚铁

C. 硫酸铜　　D. 多聚甲醛

E. 乙烯-醋酸乙烯酯共聚物

【答案】E

【解析】甲基丙烯酸甲酯属于树脂的成分，窝沟封闭剂的主要成分是双酚A-甲基丙烯酸缩水甘油酯。护牙托是一种弹性片状减震装置，多用乙烯-醋酸乙烯酯共聚物（EVA）制作而成。

第六单元　口腔健康教育与口腔健康促进

考试分值

专业	2019 年	2020 年	2021 年	2022 年	2023 年
执业	2	2	2	3	3
助理	1	1	1	1	1

一、口腔健康促进的内涵

① 1981 年 WHO 制定的口腔健康标准是“牙齿清洁、无龋洞、无疼痛感，牙龈颜色正常、无出血现象”。

② 2007 年世界卫生组织提出口腔疾病是严重的公共卫生问题，需积极防治。口腔健康包括：无口腔颌面部慢性疼痛、口咽癌、口腔溃疡、先天性缺陷如唇腭裂、牙周（牙龈）病、龋病、牙齿丧失以及影响口腔的其他疾病和功能紊乱。

二、口腔健康教育

任务	提高社会口腔预防保健的知识水平 深化口腔健康教育内容 引起社会人员对口腔健康问题的关注 **争取各级行政领导与卫生行政领导的支持** 传递最新的口腔科学信息
方法	**大众传媒：大众传媒的优点**是覆盖面大，能较快地吸引公众注意力，使之集中到有待解决的口腔健康问题上来 **社区活动：**城市街道、农村乡镇和社会团体与单位（企业、学校、机关）的有组织活动 **小型讨论会：**如开展社区座谈会、专家研讨会、专题讨论会、听取群众意见会等 **个别交谈：**口腔专业人员就口腔健康问题与预防保健问题与就诊患者、单位领导、儿童家长、社区保健人员等进行交谈、讨论，如椅旁教育
计划	确定与口腔健康有关的问题，可以从 5 个方面发现问题并确定问题的性质：①调查有关的社会问题，如个人收入、文化教育率与教育水平等；②分析流行病学调查资料和病案材料，如发病率、患病率；③确定有关的文化背景和社会行为问题，如目标人群的一般状况资料；④确定口腔健康教育的问题；⑤确定有关口腔健康的管理问题 制订口腔健康教育目标 确定实现目标的策略
评价	口腔健康**意识**的变化 **口腔健康知识的变化（促进行为改变不可缺少的因素）** 对口腔健康问题所持**态度**的变化 口腔健康**行为**的变化：**是健康教育**的难点所在。**观察行为的变化**，一般多采用选择式、填空式、答题式的问卷进行调查，设计问卷时应注意准确性

命题趋势 多以 A1、B1 型题出现，方法和评价是常考点。

金题直击

A. 致力于帮助并鼓励人们有达到健康状态的愿望，知道怎样做才能达到这样的目的，促进每个人或集体努力做好本身应做的一切，知道在必要时如何寻求适当的帮助

B. 其目的是使人认识到并能终生保持口腔健康，通过采用教育手段促使人们主动采取利于口腔健康的行为

C. 为改善环境使之适合于保护口腔健康或使行为有利于口腔健康采取的各种行政干预、经济支持和组织保证等措施

D. 就口腔健康问题与预防保健问题与患者、领导、家长、居委会成员、保健人员进行交谈、讨论的方法

E. 属于街道居民区、乡村及社会团体与单位的活动，旨在使人们提高对口腔健康的认识，引起兴趣，产生强烈的口腔健康愿望

1. 组织社区活动是
2. 口腔健康教育是
3. 个别交谈是

【答案】E、B、D

三、口腔健康促进（助理不考）

组成	口腔健康教育（核心部分）、口腔疾病预防和口腔健康保护，三者互相联系相互促进 卫生行政领导起着决定性作用，各级医务人员起主导作用，相辅相成，缺一不可
途径	全民途径：如全民从自来水氟化项目中获得预防龋病的益处 共同危险因素控制途径：许多不利于健康的因素，如不健康的饮食习惯、卫生习惯、吸烟、酗酒以及压力等不仅是口腔健康的危险因素，也是其他慢性病的危险因素 高危人群途径：如对有深窝沟的适龄儿童开展窝沟封闭预防龋齿
任务	制定危险因素预防政策，包括：对相关的科学研究给予更多的支持，加强口腔信息监测系统建设，改善各地网络信息连通渠道 制定有效的、有相关部门承诺的政策，预防有上升趋势的口腔健康高危险因素 加强国际国内和各级部门间的合作，增强控制口腔危险因素的能力，提高公众对口腔健康的认知程度和口腔疾病预防意识 在口腔健康促进行动中协调政府、社会团体和个人的行动 组织社区口腔健康促进示范项目，尤其关注社会弱势群体、儿童和老年人
计划	确立口腔健康目标：口腔健康目标一般包括改进健康状况的目标、减少危险因素的目标、改进服务与防护的目标和提高公众及专业人员认识的目标，如患龋率、含氟牙膏使用率、口腔知识知晓率。口腔健康目标一般包含口腔健康教育目标，在制定目标时应包括四项基本内容，即特定人群、具体指向、可衡量的尺度和实现目标的预期时间

口腔健康教育与促进方法途径对比

教育	促进
大众传媒：通过网络、报刊等传播	行政干预、经济支持、组织保证
社区活动：街道、社会团体、单位的有组织活动	全民途径（水加氟）
小型讨论会：社区座谈、专家研讨	共同危险因素控制途径
个别交谈：与就诊患者、儿童家长交谈。椅旁教育	高危人群途径（窝沟封闭）

口腔健康教育与促进任务对比

教育	促进
提高社会人群口腔预防保健的知识水平	制定危险因素预防政策
深化口腔健康教育内容	制定有效的、有相关部门承诺的政策
引起社会各方人员对口腔健康问题的关注	加强国际国内和各级部门间的合作
争取各级行政领导与卫生行政领导的支持	协调政府、社会团体和个人的行动
传递最新的科学信息	组织社区口腔健康促进示范项目

命题趋势 多以 A1、B1 型题出现，口腔健康促进的方法需要重点掌握（助理不考）。

金题直击

A. 共同危险因素控制途径　　B. 全民途径

C. 高危人群途径　　D. 决策者途径

E. 制定危险因素预防途径

1. 对有深窝沟的适龄儿童开展窝沟封闭预防龋齿属于以上哪种口腔健康促进的途径

2. 许多不利于健康的因素，需要口腔专业人员与全体医务人员一起通过采取控制和改变这些共同危险因素的方法，促进人们的口腔健康和全身健康，此种途径是

3. 自来水氟化防龋是通过调整自来水中氟浓度，使社区中每个人能从中获得预防龋病的效果。此种方法属于口腔健康促进的哪种途径

【答案】 C、A、B

第七单元　特定人群的口腔保健

考试分值

专业	2019 年	2020 年	2021 年	2022 年	2023 年
执业	4	3	4	5	4
助理	3	2	2	2	2

妊娠期妇女	妊娠前：主动接受口腔健康检查，去除始动因素牙菌斑 减少妊娠期龈炎和龋病的发生 妊娠期：①提供口腔健康知识（学习口腔知识，提高保健能力）；②重视口腔健康维护（采用机械或化学方法，去除牙菌斑）；③注重膳食营养平衡 妊娠初期（1～3 个月）：保证乳牙正常发育和矿化 妊娠中期（4～6 个月）：大部分乳牙处于硬组织矿化中，第一恒磨牙牙胚在胚胎第 4 个月开始形成 妊娠后期（7～9 个月）：继续保证充足营养，促使乳牙继续发育矿化，以及部分恒牙胚的形成 避免不良刺激，慎重用药：妊娠 12 周内是药物致畸最敏感的时期 口腔就诊时机：①前 3 个月仅限急症处理，不可 X 线照射，避免致畸；②4～6 个月为治疗最佳时期，可照 X 线，避免照射盆腔、腹部；③后 3 个月尽可能避免口腔治疗，保守治疗为主，避免早产
婴儿期 4 周到 1 岁	婴儿期常见的口腔问题：①鹅口疮；②马牙子 保持口腔清洁： 牙萌出前，哺乳和睡前用纱布或乳胶指套擦洗牙龈和腭部 牙萌出时，可使用硅胶训练器，锻炼颌骨和牙床 牙萌出后，婴儿 6 个月左右第一颗乳牙萌出时，用纱布或指套牙刷，蘸清水轻轻擦（刷）洗牙面 避免致龋菌早期定植：变形链球菌由母亲传播到婴幼儿口腔中的婴儿平均年龄是 19～31 个月之间，医学上称为“感染窗口期” 预防早期婴幼儿龋（ECC）：提倡母乳喂养，定时哺乳，避免随意哺乳 关注颌面部生长发育：注意喂养姿势，经常偏于一侧，长期可导致面部发育不对称；人工喂养时，奶瓶不能紧压下颌或者过高抬起，致下颌过分前伸造成下颌前突畸形 首次口腔检查：第一颗乳牙萌出后 6 个月内
幼儿期	养成良好口腔清洁习惯（2 岁以后帮助刷牙） 培养良好饮食习惯（1 岁以上停止奶瓶喂养及夜奶） 适量补充氟化物（局部用含氟涂料；全身用氟片、氟滴剂） 定期检查与治疗乳牙龋（1 岁以后半年检查一次，熟悉口腔科环境） 预防乳牙外伤（家长加强监护，外伤多松动，处理考虑恒牙胚情况）
学龄前期 3～6 岁， 学龄期 6～12 岁， 青少年期 12～18 岁	3～6 岁，培养良好的口腔卫生习惯，乳牙最佳矫治年龄为 4～5 岁 及时治疗乳牙龋，发挥正常咀嚼功能 保护第一恒磨牙，应终生保持牙列的完整和健康 戒除口腔不良习惯 积极防治错𬌗畸形 积极治疗牙龈炎，有效刷牙去除牙菌斑 预防牙外伤，可佩戴护牙托。7～9 岁是学龄儿童牙外伤的高峰期
老年人	老年人常见口腔问题：一般包括龋病、牙龈退缩和根面龋、牙周病、牙和牙列缺损及缺失、口腔黏膜病和口腔癌、口腔卫生差和治疗率低 老年人提高自我口腔保健能力：预防和及时治疗口腔疾病，养成良好口腔卫生习惯，掌握科学的口腔保健方法 注重个人口腔卫生：①刷牙和漱口；②使用牙间隙刷、牙签、牙线 定期进行口腔检查：6～12 个月检查一次 及时修复缺失牙：修复缺失牙一般在拔牙后 2～3 个月后进行
残疾人	残疾人靠帮助，需要家庭、医务工作者、社会共同配合 帮助残疾儿童根据具体情况，选择合理方法，采用合适的体位，张口困难的可以采用压舌板帮助操作 残疾人应该选择合理的保健用品。可使用电动牙刷，合理使用其他工具 采用合理方法，提高口腔保健服务，应用氟化物，窝沟封闭，减少糖的摄入，定期口腔检查

特定人群	保健特点
婴幼儿期	以无龋及完全保持牙龈健康口腔健康为目标
3～6岁儿童	培养儿童建立口腔卫生习惯，掌握刷牙方法
中小学生	龋病好发阶段，预防第一恒磨牙龋坏
老年人	维持最基本的口腔功能状态，尽可能恢复口腔功能
残疾人	以帮助刷牙、洁牙的方式保持口腔卫生
妊娠期妇女	处理口腔隐患，避免发生口腔急症 使孕妇了解婴幼儿口腔保健的特点

命题趋势 多以A1、B1型题出现。可根据每一类特定人群的预防方法和特点出题。

金题直击

A. 婴儿　　B. 幼儿
C. 老年人　　D. 中年人
E. 学龄前期
1. 做第一恒磨牙窝沟封闭
2. 易患根面龋
3. 首次口腔检查是在
【答案】E、C、A
【解析】第一恒磨牙萌出时间6岁，本题中只可见学龄前期；老年人牙龈退缩，易患根面龋；首次口腔检查在第一颗乳牙萌出后6个月内，即第一颗乳牙萌出时间为出生后6个月，萌出后的6个月内，应属于婴儿期（1岁前）。

4. 培养儿童养成良好的口腔卫生习惯是以下哪个年龄段的儿童口腔保健的目的
A. 0～2岁儿童　　B. 3～6岁儿童
C. 6～8岁儿童　　D. 8～10岁儿童
E. 10～12岁儿童
【答案】B

5. 妊娠期妇女口腔治疗的就诊时机说法中错误的是
A. 妊娠期前3个月口腔治疗一般仅限于处理急症
B. 妊娠期前3个月避免X线照射
C. 妊娠4～6个月不可照射X线
D. 妊娠4～6个月X线不要直接照射盆腔和腹部
E. 妊娠4～6个月是治疗口腔疾病的适宜时期
【答案】C

第八单元　社区口腔卫生服务

考试分值

专业	2019 年	2020 年	2021 年	2022 年	2023 年
执业	2	2	2	2	2
助理	1	1	1	1	1

一、社区口腔卫生服务概述

特点	以健康为中心 以人群为对象 以家庭为单位 以基层卫生保健为主要内容 提供综合服务 提供协调性服务 提供可及性服务
要素	有相对固定的人群 有一定的地域范围 有必需的生活服务设施 特有的文化背景、生活方式和认同意识 相应的生活制度和管理机构
任务	提高人群口腔健康水平，改善生活质量 提供基本口腔卫生服务，满足社区居民日益增长的口腔卫生服务需求 营造口腔健康社区 保证区域卫生规划的实施 完善社区口腔卫生服务机构的功能
基本原则	坚持为社区居民服务的宗旨，把社会效益放首位 坚持政府领导 坚持预防为主 坚持以区域卫生规划为指导 坚持因地制宜
内容	社区口腔健康教育 社区口腔预防 社区口腔医疗 社区口腔保健 社区口腔康复 社区口腔卫生信息管理 社区口腔疾病预防和治疗适宜技术包括局部使用氟化物、窝沟封闭、预防性树脂充填、非创伤性修复治疗、洁牙等。社区口腔卫生服务的基本内容是相互联系、有机结合在一起的，上述内容的综合性、连续性、整体性、协调性的服务

二、社区口腔卫生服务与口腔临床医疗服务的区别（理解）

项目	社区	临床
关系	专业团队对社区人群	个人对个人
重点	预防	治疗
方法	社会与流行病学调查、统计、分析	采集病史、口腔检查、诊断
措施	公共预防与干预	个别处理
人员	专业人员与非专业人员	医师与辅助人员
目标	提高群体口腔健康水平	恢复个别患者口腔健康与功能
投入	以尽可能少的花费，获得尽可能大的社会效益	通常花费昂贵、社会效益最小
理念	符合人人平等，人人健康的理想	难以达到社会平等的要求
态度	人人主动参加，全社会参与	个人被动参加

命题趋势 多以 A1 型题出现，理解整体概念。

金题直击

1. 以下有关社区口腔卫生服务的说法中错误的是

A. 是社区卫生服务的一部分

B. 以改善社区群众的口腔健康状况为目标

C. 实际上就是在基层进行口腔临床医疗服务

D. 为社区居民提供最基本的口腔卫生保健服务

E. 依托于社区卫生服务体系

【答案】C

【解析】社区口腔卫生服务基本原则为坚持预防为主、防治结合的方针，提供综合性口腔卫生服务。社区口腔卫生服务与口腔临床医疗服务有明显区别。

2. 社区口腔疾病预防和治疗适宜技术主要包括

A. 局部用氟　　B. 窝沟封闭

C. 预防性树脂充填　　D. 非创伤性修复治疗

E. 以上均包括

【答案】E

第九单元　口腔医疗保健中的感染与控制

考试分值

专业	2019 年	2020 年	2021 年	2022 年	2023 年
执业	9	5	6	7	9
助理	4	3	4	3	3

第一节　口腔医疗保健中的感染传播及感染控制

一、感染的传播

感染传播需要三个环节：感染源、传播途径、易感人群。

<table>
<tr><td>感染源</td><td colspan="2">患者和病原体的携带者
污染的环境（涡轮手机、洁牙机水雾混有患者血液和唾液形成气溶胶）
污染的口腔医疗器械</td></tr>
<tr><td rowspan="4">传播途径</td><td rowspan="2">接触传播</td><td>直接接触：血液或其他血液污染的体液直接传播</td></tr>
<tr><td>间接接触：通过接触被污染的物品而造成的传播，常见医护人员污染的手</td></tr>
<tr><td colspan="2">飞沫传播：带有病原微生物的飞沫核（＞5um），在空气中短距离移行后移植到上呼吸道导致的传播，是一种近距离（1m 以内）传播</td></tr>
<tr><td colspan="2">空气传播：病原微生物经由悬浮在空气中的微粒如飞沫核（≤5um）、菌尘来传播的方式</td></tr>
<tr><td>易感人群</td><td colspan="2">对某种疾病或传染病缺乏免疫力的人群</td></tr>
</table>

命题趋势 多以 A1 型题出现，记忆性知识点为主。

金题直击

1. 口腔的感染源有

A. 急性传染病患者　　B. 潜伏期感染者

C. 病毒携带者　　D. A+B

E. A+B+C

【答案】E

2. 口腔临床感染的传播途径有

A. 经感染器械伤害传播　　B. 经术者手部伤口传播

C. 飞沫传播　　D. A+B

E. A+B+C

【答案】E

二、口腔医疗保健中的感染

在口腔医疗保健中可能由接触和呼吸传染主要疾病。

经由接触传播的微生物及疾病如表：

微生物	疾病
乙型肝炎病毒	病毒性肝炎
丙型肝炎病毒	病毒性肝炎

续表

微生物	疾病
丁型肝炎病毒	病毒性肝炎
单纯疱疹病毒Ⅰ型	疱疹
单纯疱疹病毒Ⅱ型	疱疹
人类免疫缺陷病毒	艾滋病
淋病双球菌	淋病
梅毒螺旋体	梅毒
铜绿假单胞菌	化脓感染
金黄色 / 白色葡萄球菌	化脓感染
破伤风梭菌	破伤风

经由空气传染的微生物及疾病如表：

微生物	疾病
水痘病毒	水痘
麻疹病毒	麻疹
风疹病毒	风疹
流行性腮腺炎病毒	流行性腮腺炎
流感病毒	流感
腺病毒	儿童呼吸道感染
结核杆菌	结核
化脓性链球菌	化脓性感染
白念珠菌	念珠菌病

AIDS 与 HIV 感染	口腔常见病损	口腔念珠菌病（最常见） 口腔毛状白斑 卡波西肉瘤 非霍奇金淋巴瘤
乙型肝炎（是口腔科医师是最危险，也是最常见的病毒感染）	灭菌特点	一种耐热的病毒，在 95℃时要 5min 这种病毒在工作台表面可存活几周
	传播途径	直接接触：血液、唾液、龈沟液 间接接触：被污染的环境
结核杆菌	传播途径	空气传播：咳嗽、打喷嚏、大声说话形成微滴核
梅毒	传播途径	分为获得性和先天性两类 原发的硬疳和继发的皮肤病损都可成为感染源 接触感染者的血液可引起疾病传染
	灭菌特点	梅毒螺旋体在体外生存时间短，易被消毒剂杀灭

命题趋势 B1 型题为主，每年考试都有考核，记忆性试题。

金题直击

A. 乙肝病毒　　B. 破伤风梭菌
C. 麻疹病毒　　D. HIV
E. 结核杆菌

1. 属于空气传播的细菌感染是
2. 属于空气传播的病毒感染是
3. 对于口腔科医师最危险也是最常见的是
【答案】E、C、A

第二节 感染控制的措施与方法

一、患者健康检查与评估

采集病史主要是通过问卷调查与口头询问方式。
① 采集病史。
② 社会史。
③ 口腔软组织检查。

二、患者防护

治疗前、治疗中、治疗后采取防护措施。

三、医务人员防护

树立职业安全防护意识	评估感染风险及后果 掌握医院感染"标准预防"并能在必要时采取适当隔离措施 发生职业暴露及时登记报告并正确进行相应处理
接种疫苗	所有结核菌素试验阴性以及乙肝血清学指标阴性的口腔医务人员都应该进行疫苗接种 女性医务工作者特别预防风疹病毒，预防受孕后胎儿畸形和流产
使用个人防护用品	手套、口罩、防护眼镜和面罩、工作服和工作帽
采用手卫生措施	包括医务人员洗手、卫生手消毒和外科手消毒 最重要、最简单、最经济的措施
安全使用尖锐器械	传递探针、镊子避免锐端朝向接受者；尖锐器械不可"手对手式传递"，而是由护士准备好放在治疗桌上。手上部位的伤口冲洗后，用消毒液（75% 乙醇或 0.5% 碘伏）进行消毒。HBV 阳性患者血液、体液污染的锐器损伤，应在 24h 内注射高价乙肝免疫球蛋白，同时进行血液乙肝标志物检查，阴性者皮下注射乙肝疫苗 10μg、5μg、5μg（按 0、1、6 个月间隔）

命题趋势 多以 A1、A2 型题出现。"尖锐器械的使用"记忆点较多。

金题直击

1. 关于感染控制中对于患者的评估，需要注意的事项错误的是
A. 患者的信息需要公布，隐私不必保密
B. 患者的信息只能提供给需要信息的治疗人员
C. 没有患者的同意不能将信息披露给第三方
D. 口腔医师不能歧视患有传染性疾病的患者
E. 医护人员有责任采用感染控制措施防止感染传播
【答案】A
【解析】①注意保护患者的隐私。对于一些敏感的问题，要注意场合和方式。患者的信息只能提供给需要信息的治疗人员，没有患者的同意不能披露给第三方。②口腔医师不能歧视患有传染性疾病的患者，拒绝给他们提供治疗是不道德的。③医护人员有责任采用感染控制措施防止感染传播，在自己不被感染又不将感染传播给其他患者的前提下进行治疗。

2. 以下不属于口腔医务人员个人保护措施的是

A. 手套　　B. 口罩

C. 防护镜　　D. 保护性工作服

E. 鞋套

【答案】E

3. 被 HBV 阳性患者血液、体液污染的锐器刺伤后的正确处理，除外的是

A. 跟踪观察，记录刺伤经过

B. 同时进行血液乙肝标志物检查

C. 在 24h 内注射高价乙肝免疫球蛋白

D. 阴性者皮下注射乙肝疫苗 10μg、5μg、5μg（按 0、1、6 个月间隔）

E. 阴性者皮下注射乙肝疫苗 10μg、5μg、5μg（按 0、6、12 个月间隔）

【答案】E

【解析】在 24h 内注射高价乙肝免疫球蛋白，同时进行血液乙肝标志物检查，阴性者皮下注射乙肝疫苗 10μg、5μg、5μg（按 0、1、6 个月间隔）。

四、环境防护

（一）环境分区

1. 口腔诊疗区域

（1）清洁区域　包括容器内的材料、X 线片、患者的病历、牙医助手工作台、材料瓶、医务人员的洗手池等。

（2）污染区域　主要包括综合治疗台的桌面、痰盂、吸唾系统、手机头、灯光手柄和开关等。

2. 器械处理区

按照工作要求分为回收清洗区、保养包装区、灭菌区、物品存放区。各区单向循环，不得逆流或交叉穿梭。

（二）屏障防护技术

采用屏障保护技术的优点在于完成一位患者的治疗后，只要丢弃这些屏障，被覆盖的部分不需要进行清洁消毒（除非有破损），治疗区域其他暴露部分及缺损部位在治疗两位患者之间必须清洁。这样既保持了物体表面的清洁又节省了时间。

（三）环境消毒

空气消毒	臭氧消毒：浓度≥ 20mg/m³，消毒时间≥ 30min，相对湿度（RH）≥ 70% 紫外线消毒：照射时间应> 30min 化学消毒剂、中草药消毒剂进行喷雾或熏蒸消毒方式。常用的有 0.5% ～ 1.0% 的过氧乙酸水溶液熏蒸，或过氧化氢喷雾
地面消毒	当地面没有明显污染情况下，通常采用湿式清扫，可用清水扫除，每日 1 ～ 2 次。当地面受到病原菌污染时，通常采用含有效氯 500mg/L 的消毒液或 0.2% 的过氧乙酸溶液拖地或喷洒地面
墙面消毒	一般不需要。但受到病原菌污染时，可采用化学消毒剂喷雾或擦洗，墙面消毒高度一般为 2 ～ 2.5m 高
其他表面消毒	包括病历夹、门把手、水龙头、门窗、洗手池、卫生间、便池等物体表面

命题趋势　多以 A1 型题出现，数字较多，需重点记忆。

金题直击

1. 以下内容不属于口腔诊疗清洁区域的是

A. 牙医助手工作台　　B. 灯光手柄和开关

C. 医务人员的洗手池　　D. 患者的病历

E. X 线片

【答案】B

2. 下列有关臭氧消毒的说法中，错误的是

A. 主要依靠强大的氧化作用杀菌

B. 臭氧发生器将空气中的氧气转换为臭氧

C. 要求臭氧浓度≤ 20mg/m³

D. 消毒时间应≥ 30min

E. 温度、湿度、pH 值等影响臭氧的杀菌作用

【答案】C

【解析】臭氧消毒：浓度≥ 20mg/m³，消毒时间≥ 30min，相对湿度≥ 70%。

3. 对诊室的空气消毒常用的化学消毒剂为

A. 0.5% ～ 1.0% 的过氧乙酸

B. 0.2% 漂白粉溶液

C. 2% ～ 5% 来苏溶液

D. 0.2% 过氧乙酸

E. 500mg/L 的氯消毒液

【答案】A

【解析】对诊室的空气消毒常用 0.5% ～ 1.0% 的过氧乙酸水溶液熏蒸，或过氧化氢喷雾。在使用中注意所有消毒剂必须在有效期内，消毒时室内不能有人，甲醛因有致癌作用不能用于室内消毒。0.2% 的过氧乙酸溶液拖地或喷洒地面，属于地面消毒。浓度易弄错。

五、口腔器械设备的清洗消毒与灭菌

（一）口腔器械分类

高度危险器械	直接接触患者口腔伤口、血液、破损黏膜或进入口腔无菌组织，或穿破口腔软组织进入骨组织或牙齿内部的各类口腔器械
中度危险器械	仅接触完整的黏膜或破损的皮肤，而不进入无菌组织器官的口腔器械
低度危险器械	不接触患者口腔或间接接触患者口腔

<table>
<tr><th>危险级别</th><th colspan="2">口腔器械分类（重要）</th><th>消毒灭菌水平</th><th>存储要求</th></tr>
<tr><td rowspan="5">高度危险器械</td><td>拔牙器械</td><td>拔牙钳、牙挺、牙龈分离器、牙根分离器械、凿、口腔颌面外科车针</td><td rowspan="5">灭菌</td><td rowspan="5">保持包装及标签完好无损，储存于无菌状态。如有破损或已打开未使用或超过使用期限，须重新进行包装与灭菌处理才能使用</td></tr>
<tr><td>牙周治疗器械</td><td>牙洁治器、刮治器、超声工作尖</td></tr>
<tr><td>根管治疗器械</td><td>根管扩大针、各类根管锉、各类根管扩孔钻、根管充填器等</td></tr>
<tr><td colspan="2">口腔种植牙用手术器械</td></tr>
<tr><td>其他器械</td><td>口腔科手机、口腔科车针、排龈器、加压器、刮匙、电刀头、牙周探针等</td></tr>
<tr><td rowspan="5">中度危险器械</td><td>检查器械</td><td>口镜、镊子、器械盘等</td><td rowspan="5">灭菌或
高水平消毒</td><td rowspan="5">用带盖的容器盛装放于清洁区域，并定期对容器进行消毒</td></tr>
<tr><td>正畸用器械</td><td>正畸钳、带环推子、取带环钳子、全冠剪</td></tr>
<tr><td>修复用器械</td><td>去冠器、拆冠钳、印模托盘、垂直距离测量尺等</td></tr>
<tr><td>各类充填器</td><td>银汞合金输送器</td></tr>
<tr><td>其他器械</td><td>手机、卡局式注射器、舌唇颊牵引器、三用枪头、成形器、开口器、拉钩、橡皮障夹钳、橡皮障夹、金属反光板、拉钩、挂钩等</td></tr>
<tr><td rowspan="2">低度危险器械</td><td>调刀</td><td>模型雕刻刀、蜡刀、钢调刀等</td><td rowspan="2">中低度
水平消毒</td><td rowspan="2">保持清洁、干燥</td></tr>
<tr><td>其他</td><td>橡皮障架、打孔器、曲面体层 X 线摄影机、橡皮调拌碗、牙锤、卡尺、抛光布轮、技工钳等</td></tr>
</table>

命题趋势 多以B1型题出现，属常考点。

金题直击

A. 排龈器　　B. 镊子
C. 橡皮障架　　D. 牙锤
E. 打孔器
1. 以上属于高危器械的是
2. 以上属于中危器械的是
【答案】A、B

（二）清洗、消毒与灭菌

1. 清洗

手工清洗	对于无机器清洗的设备或复杂物品的清洗
清洗机清洗	有全自动、半自动清洗器和专用设备清洗器
超声波清洗	结构复杂、缝隙多的器械应当采用，去除医疗器械内小的碎屑
清洗后干燥温度	金属类 70 ～ 90℃；塑料类 65 ～ 75℃

2. 消毒　指清除或杀灭物品上的致病微生物，使之达到无害化处理。

分类	作用	常用方法
高效消毒方法	可杀灭一切致病性微生物的消毒方法，对芽孢也有一定的杀灭作用	紫外线、含氯消毒剂、臭氧
中效消毒方法	可杀灭和去除细菌芽孢以外的各种致病性微生物的消毒方法	超声波、碘类消毒剂、醇类、酚类消毒剂
低效消毒方法	只能杀灭细菌繁殖体、亲脂病毒的化学消毒剂和通风散气、冲洗等机械除菌法	氯己定，中草药消毒剂和汞、银、铜等金属离子消毒剂

消毒根据消毒原理分为物理消毒法、化学消毒法、综合消毒法。

3. 灭菌　指杀灭物品上的一切致病和非致病微生物，包括芽孢，使之达到无菌程度。

（1）包装　纸塑袋、纸袋等密封包装其密封宽度≥ 6mm，包内器械距包装袋封口处≥ 2.5cm。

（2）灭菌方法　牙科常规使用以下几种灭菌法：①压力蒸汽灭菌；②干热消毒灭菌；③环氧乙烷气体灭菌；④氧化乙烯灭菌系统；⑤低温过氧化氢等离子灭菌系统。其中先进行抽真空的压力蒸汽灭菌法是目前口腔领域首选和最有效的灭菌方法。

预真空高温高压灭菌法（132℃）	适宜	一般器械、布类、纱布、棉花类及橡胶类
	不宜	明胶海绵、凡士林、油脂、液体石蜡和各种粉剂等
	可分 3 级	N 级：灭菌前没有抽真空 S 级：灭菌前抽 1 次真空 B 级：灭菌前抽 3 次真空（效果最好）
干热灭菌法	适宜	玻璃、陶瓷等 明胶海绵、凡士林、油脂、液体石蜡和各种粉剂
	不宜	棉织品、合成纤维、塑料及橡胶制品等

（3）灭菌效果的监测　工艺监测、化学指示监测和生物指示监测三种方法。

4. 选择消毒灭菌方法的原则

（1）根据物品污染后的危害程度选择消毒、灭菌的方法

对受到细菌芽孢、真菌孢子、分枝杆菌和经血传播病原体（乙型肝炎病毒、丙型肝炎病毒、艾滋病病毒等）污染的物品（高度危险的物品）	高水平消毒法或灭菌法
对受到真菌、亲水病毒、螺旋体、支原体、衣原体和病原微生物污染的物品（中度危险性物品）	中水平以上的消毒法

续表

对受到一般细菌和亲脂病毒等污染的物品（低度危险性物品）	中水平或低水平消毒法
污染严重，或杀灭被有机物保护的微生物时	加大消毒药剂剂量或延长消毒时间

（2）根据消毒物品的性质选择消毒方法（理解）

压力蒸汽灭菌	耐高温、耐湿度的物品和器材
干热灭菌	耐高温的玻璃器材、油剂类和干粉类
环氧乙烷或低温蒸气甲醛气体消毒、灭菌	不耐热、不耐湿，以及贵重物品
浸泡灭菌	注意防腐

命题趋势 以A1、A2型题为主，在理解的基础上去记忆。

金题直击

1. 目前国际上把预真空高压蒸汽灭菌器分3个等级，其中B级指的是
A. 灭菌前没有抽真空
B. 灭菌前抽1次真空
C. 灭菌前抽2次真空
D. 灭菌前抽3次真空
E. 灭菌前抽4次真空
【答案】D

2. 器械消毒时要进行封包，下列关于封包叙述错误的是
A. 包外应设有灭菌化学指示物，并标有灭菌器编号、灭菌批次、灭菌日期及失效期
B. 口腔门诊手术包内应放置包内指示物
C. 可使用封闭式的金属盒装载器械灭菌
D. 纸塑袋、纸袋等密封包装其密封宽度≥6mm，包内器械距包装袋封口处≥2.5cm
E. 医用塑封机在每日使用前检查参数的准确性和封闭完好性
【答案】C
【解析】不可使用封闭式的金属盒装载器械灭菌，这样会引起消毒灭菌不全甚至失败。其他均正确。

3. 下列消毒剂中属中效消毒剂的是
A. 戊二醛
B. 过氧乙酸
C. 氯己定
D. 臭氧
E. 碘伏
【答案】E
【解析】碘类消毒剂包括碘伏、碘酊、洗必泰碘等。

（三）特殊仪器设备的消毒与灭菌

1. 手机

（1）手机灭菌方法　预真空高温高压灭菌法是目前对口腔科手机最有效的灭菌方法。

（2）手机灭菌常规程序　清洗消毒、养护注油、打包封口、预真空高温高压灭菌及灭菌效果监测。注油是养护手机的最佳方式。

2. 口腔综合治疗台水路（DUWL）

污染来源	控制污染方法
口腔医疗用水水源本身存在的污染	采用独立水源
	闲置时保持水路干燥：不使用按清除键，冲洗2min，排净水
手机等使用过程中回吸造成的水污染	使用过滤装置
	采用防回吸装置
水路管道内壁形成生物膜引起的水污染	冲洗水路：开诊前冲洗2min，治疗后冲洗30s
	使用消毒液：次氯酸钠、戊二醛等

命题趋势 以A1、A2型题为主，在理解的基础上去记忆。

金题直击

口腔科手机最有效的灭菌方法为

A. 压力蒸汽灭菌
B. 干热灭菌
C. 低温蒸汽甲醛气体消毒、灭菌
D. 浸泡灭菌
E. 预真空高温高压灭菌法

【答案】E

六、医疗废物处理

包括	感染性、病理性、损伤性、药物性、化学性废物
处理	分类收集： 黑色袋，生活废物 黄色袋，除尖锐性物品医疗废物 红色袋，放射性废物 尖锐性损伤性废物应放于专门的利器容器内，容器内的废物不能超过2/3

命题趋势 高频考点，记住表格内容即可。

金题直击

下列关于口腔医疗废物的说法，错误的是

A. 黑色袋装生活废物
B. 黄色袋装除了尖锐性物品外的医疗废物
C. 红色袋装放射性废物
D. 尖锐性损伤性废物应放于专门的利器容器内，容器内的废物不能超过3/4
E. 注意在拍摄X线过程、印模及义齿出入技工室过程、标本转运过程中的感染控制

【答案】D

【解析】容器内的废物不能超过2/3。

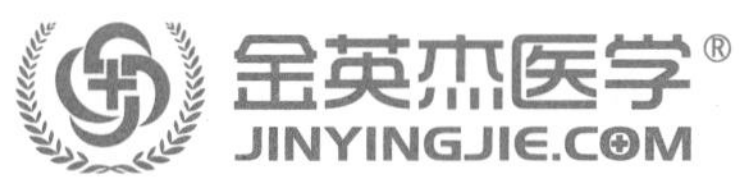

口腔执业（含助理）医师资格考试

命题规律之应试讲义

临床医学综合

赵庆乐 ◎ 主编

金英杰医学教育研究院 ◎ 组织编写

全国百佳图书出版单位

化学工业出版社

·北京·

编写人员名单

主　　编　赵庆乐

副 主 编　杨凯丽　邓　斌　赵　鑫　闫艺文

编　　者　赵庆乐　杨凯丽　邓　斌　赵　鑫　闫艺文

韩凤首　郭晓静　吴泽秀　王继坤　闫琳翘

王文君　韩秀望　郭晓静　黄晓丹　朱　海

张欢欢　徐　维　宋　毅　杨丽艳　成美恩

组织编写　金英杰医学教育研究院

目录

第一单元　呼吸系统

考试分值

2019 年	2020 年	2021 年	2022 年	2023 年
2	3	2	2	3

第一节　慢性支气管炎

一、概述及病因

慢性支气管炎是指气管、支气管黏膜及其周围组织的慢性非特异性炎症。临床上以咳嗽、咳痰为主要症状，或有喘息，每年发病持续 3 个月或更长时间，连续 2 年或 2 年以上，并排除具有咳嗽、咳痰、喘息症状的其他疾病，即可诊断。

二、临床表现

（一）症状

缓慢起病，病程长，反复急性发作而病情加重。主要症状为咳嗽、咳痰或伴喘息。急性加重系指咳嗽、咳痰、喘息等症状突然加重。急性加重的主要原因是呼吸道感染，病原体可以是病毒、细菌、支原体和衣原体等。

1. 咳嗽　一般晨起咳嗽为主，入睡前咳嗽也会加重，睡眠时有阵咳或排痰。

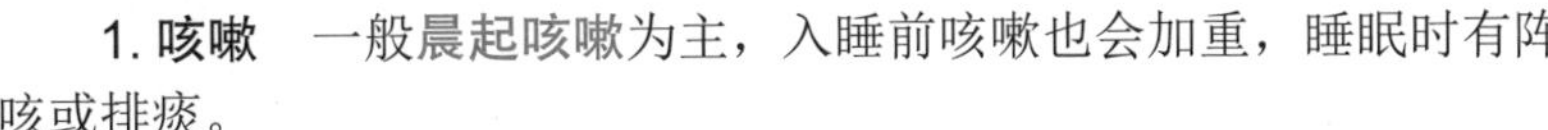

2. 咳痰　一般为白色泡沫样或黏稠痰，偶可带血。清晨排痰较多，体位改变可刺激排痰。

3. 喘息或气急　喘息明显者常称为喘息性支气管炎，部分可能伴发支气管哮喘。伴肺气肿时，可表现为劳动或活动后气急。

（二）体征

早期多无异常体征。急性发作期可在背部和双肺底部听到干、湿啰音，咳嗽后可减少或消失。

命题趋势　慢性支气管炎相关知识点考试多以 A1 型题为主。

金题直击

依据咳嗽、咳痰或伴喘息，每年发病 3 个月，连续 2 年或 2 年以上，排除其他慢性气道疾病即可诊断为

A. 慢性支气管炎　　B. 慢性支气管哮喘

C. 心源性哮喘　　D. 阻塞性肺气肿

E. 肺心病

【答案】A

【解析】慢性支气管炎是气管、支气管黏膜及其周围组织的慢性非特异性炎症。依据咳嗽、咳痰或伴喘息，每年发病 3 个月，连续 2 年或 2 年以上，排除其他慢性气道疾病即可诊断。

三、预防

① 戒烟是防治慢性支气管炎与肺气肿的首要措施。戒烟可防止慢性支气管炎与肺气肿的发生与发展，患者戒烟后可使症状减轻，肺功能改善。

② 注意保暖，避免受凉，预防感冒。

③ 增强机体的防御免疫功能。

④ 改善环境卫生，消除或避免烟雾、粉尘和刺激性气体对呼吸道的影响。

第二节　慢性阻塞性肺疾病

一、概述及病因

慢性阻塞性肺疾病（COPD，慢阻肺）是一组以气流受限为主要特征的肺部疾病，气流受限不完全可逆，呈进行性发展。其病因与气道和肺组织对香烟烟雾等有害气体或有害颗粒的异常慢性炎症反应有关。肺功能检查对确定气流受限有重要意义。在吸入支气管扩张剂后，第一秒用力呼气容积（FEV_1）/ 用力肺活量（FVC）＜ 0.7 表示存在持续气流受限。

本病病因不明，可能与肺部对香烟烟雾等有害气体或有害颗粒的异常炎症反应有关。

二、临床表现

（一）症状

早期慢性咳嗽、咳痰（一般为白色黏液或浆液性泡沫性痰）、气短或呼吸困难（标志性症状）、喘息和胸闷。

（二）体征

早期可无异常，晚期可有肺气肿体征。

1. 视诊　桶状胸。
2. 触诊　双侧语颤减弱。
3. 叩诊　过清音，心浊音界缩小，肺下界和肝浊音界降低。
4. 听诊　呼吸音减弱，呼气延长。

1. 正常肺泡

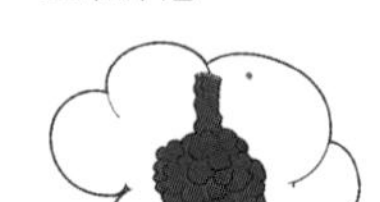

2. 肺气肿的肺泡

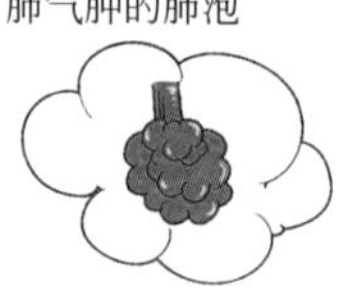

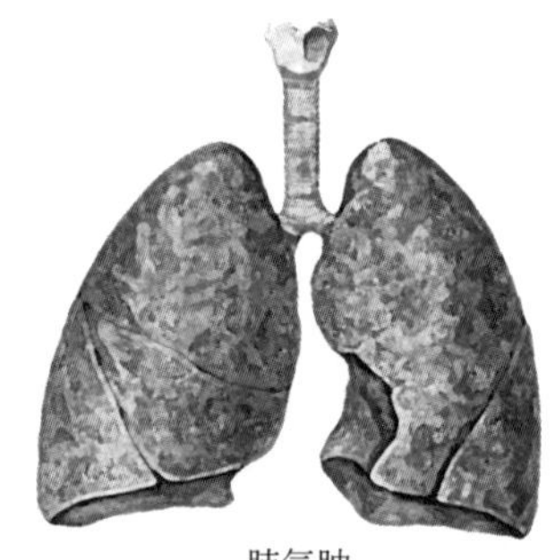

肺气肿

命题趋势 慢阻肺是每年的必考考点，其相关知识点考试多以 A1、A2 型题为主。

金题直击

慢阻肺描述错误的是

A. 呈进行性发展　　B. 尚不可治疗　　C. 高致残率

D. 高发病率　　E. 高死亡率

【答案】B

【解析】慢性阻塞性肺疾病（简称慢阻肺或 COPD），是一种具有不完全可逆气流受限特征的肺部疾病，呈进行性发展，主要表现为肺功能的加速下降。虽然 COPD 是一种高发病率、高死亡率、高致残率的疾病。但是，COPD 仍然是可以预防和可以治疗的疾病。

三、预防

（一）戒烟

戒烟是预防慢阻肺最重要的措施，在疾病的任何阶段戒烟都有助于防止病情进展。

（二）控制环境污染

控制职业和环境污染，减少有害气体或有害颗粒的吸入。

（三）免疫接种

流感疫苗、肺炎链球菌疫苗、细菌溶解物、卡介苗多糖核酸对防止慢阻肺患者反复感染可能有益。积极防治婴幼儿和儿童期呼吸系统感染。

（四）增强体质

加强体育锻炼，增强体质，提高机体免疫力，可帮助改善机体一般状况。

第三节　慢性肺源性心脏病

一、概述

慢性肺源性心脏病又称肺心病，是指由支气管 - 肺组织、胸廓或肺血管病变引起肺组织结构和功能异常，致肺血管阻力增加，肺动脉压力增高，使右心扩张、肥大，结构或功能改变，伴或不伴有右心衰竭的心脏病。发生本病的先决条件是肺动脉高压。根据起病缓急和病程长短，可将肺源性心脏病分为急性和慢性肺源性心脏病两类，临床上以慢性肺源性心脏病多见。以慢性阻塞性肺疾病为最常见的病因。

二、临床表现

（一）肺、心功能代偿期

此期主要是慢阻肺的表现。

1. 症状　慢性咳嗽、咳痰、气急，活动后可感心悸、呼吸困难。

2. 体征　可有明显肺气肿征，听诊干、湿性啰音。肺动脉瓣区可有第二心音亢进，提示有肺动脉高压。若三尖瓣区出现收缩期杂音或剑突下示心脏搏动，多提示有右心室肥大。

（二）肺、心功能失代偿期

1. 症状　呼吸衰竭症状（呼吸困难加重，严重时出现肺性脑病）+ 右心衰竭症状（气促明显、食欲不振等）。

2. 体征　呼吸衰竭体征——明显发绀，球结膜充血、水肿，颅内压增高表现，腱反射减弱，病理反射出现。

右心衰竭体征——颈静脉怒张，剑突下三尖瓣区收缩期杂音，肝大，腹水征阳性，肝颈静脉回流征阳性。

命题趋势 慢性肺源性心脏病相关知识点考试多以 A1、A2 型题为主。

金题直击

慢性肺源性心脏病，肺、心功能失代偿期表现不准确的是

A. 呼吸困难加重　　B. 呼吸困难夜间加重

C. 食欲旺盛　　D. 发绀明显，颈静脉怒张

E. 气促加重

【答案】C

【解析】慢性肺源性心脏病，肺、心功能失代偿期表现如下：

呼吸衰竭：呼吸困难加重是最常见的症状，以夜间为甚，常伴有头痛、失眠、食欲下降；肺性脑病时出现嗜睡、神志恍惚、谵妄、皮肤潮红、多汗等症状，常见体征有明显发绀，球结膜充血、水肿，严重时可有视网膜血管扩张、视盘水肿等；腱反射减弱或消失，可出现病理反射。

右心衰竭：常见症状有气促加重，心悸、食欲缺乏、腹胀、恶心等，常见体征有发绀明显，颈静脉怒张。心率增快，可出现心律失常，剑突下三尖瓣区可闻及收缩期杂音。肝大且有压痛，肝颈静脉回流征阳性，下肢水肿，重者可有腹水。

三、辅助检查

（一）X 线检查

除肺、胸基础疾病及急性肺部感染的特征外，尚有肺动脉高压征。

X 线诊断标准如下：

① 右下肺动脉干扩张，其横径≥ 15mm，或右下肺动脉横径 / 气管横径≥ 1.07。

② 肺动脉段明显突出或其高度≥ 3mm。

③ 中心肺动脉扩张和外周血管纤细，形成“残根”征。

（二）心电图检查

诊断肺心病的参考条件。

主要为右心室肥大的表现：

① 电轴右偏，额面平均电轴≥ +90°。

② 重度顺钟向转位。

③ $R_{V1}+S_{V5} \geq 1.05mV$。

④ 可有肺性 P 波。

⑤ $V_1 \sim V_3$ 可出现酷似陈旧心梗的 QS 波。

⑥ 可有右束支传导阻滞及低电压。

（三）超声心动图

右室大的表现：

① 右室流出道内径≥ 30mm。
② 右室内径≥ 20mm。
③ 右室前壁增厚。
④ 左右室内径比值< 2。
⑤ 右肺动脉内径或肺动脉干及右心房增大。

（四）血液检查

红细胞计数和血红蛋白增高，血细胞比容正常或偏高，全血黏稠度、血浆黏稠度和血小板黏附率以及聚集率常常都是增高的。血细胞沉降率一般增快，动脉血氧饱和度常低于正常，CO_2 分压高于正常，以呼吸衰竭的时候最明显（合并肺性脑病时的首选检查）；合并感染时白细胞粒数增高，中性粒细胞增加。

命题趋势 慢性肺源性心脏病相关知识点考试多以 A1、A2 型题为主。

金题直击

慢性肺源性心脏病血液检查描述正确的是
A. 中性粒细胞降低
B. 白细胞粒数可增高
C. 红细胞降低
D. 血红蛋白降低
E. 血小板增高

【答案】B

【解析】血液检查：红细胞及血红蛋白可升高，全血黏稠度及血浆黏稠度可增加；合并感染时白细胞粒数增高，中性粒细胞增加。

四、治疗

（一）急性加重期治疗

治疗项目		临床要求
控制感染		是急性加重期的关键治疗
氧疗		在保持呼吸道通畅的前提下，纠正缺氧和 CO_2 潴留
利尿剂	作用原理	减少血容量，减轻右心负荷，消除水肿
	用药原则	应选用作用轻的利尿剂，小剂量使用
	副作用	易出现低钾、低氯性碱中毒，使缺氧加重，痰液黏稠不易咳出和血液浓缩
洋地黄	用药原则	宜选用作用快、排泄快的洋地黄制剂
	用药剂量	常用剂量的 1/2 ～ 2/3（以防洋地黄中毒）
	常用药物	毒毛花苷 K、去乙酰毛花苷
	用药指征	感染已控制，呼吸功能已改善，利尿剂无效者；右心衰竭明显且无感染者；急性左心衰竭
	注意事项	用药前应注意纠正缺氧，防治低钾血症；心率快慢不能作为衡量疗效的指征
血管扩张剂		可减轻心脏前后负荷，降低心肌氧耗，增强心肌收缩力，对部分顽固性心力衰竭有效

（二）缓解期治疗

主要是增强患者免疫功能，去除诱发因素，减少或避免急性加重期的发生。

第四节　支气管哮喘

一、概述及病因

支气管哮喘是由多种炎症细胞（如嗜酸性粒细胞、T 淋巴细胞、肥大细胞等）和细胞组分参与的气道慢性炎症（本质）。主要特征包括气道慢性炎症，气道对多种刺激因素呈现的高反应性，广泛多变的可逆性气流受限以及随病程延长而导致的一系列气道结构的改变，即气道重构。

本病病因未明。患者个体过敏体质及外界环境的影响是发病的危险因素。哮喘与多基因遗传有关，同时受遗传因素和环境因素的双重影响。

二、临床表现

（一）典型症状

发作性伴有哮鸣音的呼气性呼吸困难，可在数分钟内发生，并持续数小时至数天，可经平喘药物治疗后缓解或自行缓解。夜间及凌晨发作或加重常是哮喘的重要临床特征。

（二）运动性哮喘

有些患者尤其是青少年，哮喘症状在运动时出现，称为运动性哮喘。

（三）咳嗽变异性哮喘（CVA）

以咳嗽为唯一症状的不典型哮喘。

（四）胸闷变异性哮喘（CTVA）

发作时以胸闷为唯一表现的不典型哮喘。

（五）体征

① 哮喘发作时典型体征是双肺可闻及广泛哮鸣音，呼气相延长。

② 在非常严重的哮喘发作时哮鸣音反而减弱，甚至完全消失，表现为“沉默肺”，是病情危重的表现。严重患者可出现心率增快、奇脉、胸腔反常运动和发绀。

③ 非发作期体检可无异常发现，故未闻及哮鸣音，不能排除哮喘。

命题趋势 支气管哮喘相关知识点考试多以 A1、A2 型题为主。

金题直击

1. 关于支气管哮喘发作体征描述错误的是

A. 非发作期可无异常体征　　B. 哮喘发作时肺部可闻及哮鸣音

C. 危重患者可表现沉默肺　　D. 胸腹矛盾运动

E. 心率降低

【答案】E

【解析】非发作期可无异常体征。哮喘发作时肺部可闻及哮鸣音，呼气延长。危重患者肺部可满布哮鸣音，也可无哮鸣音，这种无哮鸣音体征又称为寂静胸，提示病情严重。中重度哮喘患者还可出现心率增快、奇脉、胸腹矛盾运动和发绀。

2. 患者，男，28 岁。间断喘息 4 年，无明显规律，发作期间无不适，此次因“气喘 5h”来院。查体：体温 36.8℃，端坐呼吸，口唇发绀，双肺呼吸音低，呼气相明显延长，未闻及哮鸣音，血常规 WBC 8.3×10^9/L，N 0.75，该患者最可能的诊断是

A. 慢性支气管炎　　B. 支气管哮喘

C. 心源性哮喘　　D. 过敏性肺炎

E. 肺癌

【答案】B

【解析】此患者间断喘息，可排除肺栓塞，血常规正常可排除慢支，无心脏病史，可排除心源性哮喘，以上症状是典型的支气管哮喘表现。

第五节　支气管扩张

一、概述及病因

支气管扩张是指各种原因导致的支气管结构破坏，引起支气管异常和持久性扩张。主要临床表现为慢性咳嗽，咳大量脓性痰和（或）反复咯血。

1. 原因

支气管扩张大多继发于急、慢性呼吸道感染和支气管阻塞。近年来随着急、慢性呼吸道感染的适当治疗，其发病率有减少趋势。常见原因：婴幼儿期曾经患过麻疹、百日咳、支气管肺炎等。

2. 诱因

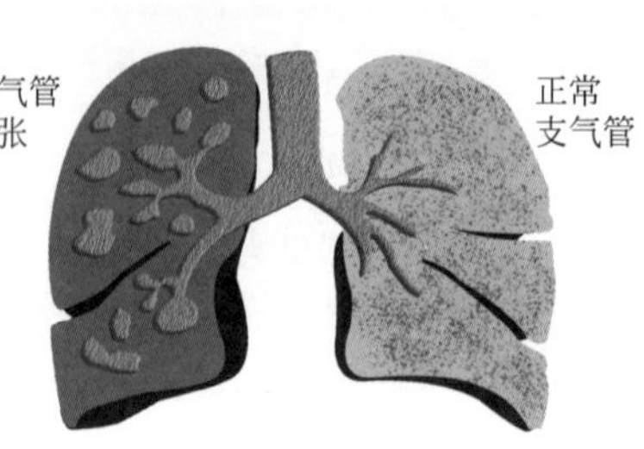

最常见的细菌：铜绿假单胞菌、肺炎克雷伯菌、流感嗜血杆菌、金黄色葡萄球菌等。

真菌：荚膜组织胞浆菌。

分枝杆菌：非结核分枝杆菌。

病毒：流行性感冒病毒、单纯疱疹病毒、腺病毒、麻疹病毒。

二、临床表现

（一）典型症状

① 慢性咳嗽伴大量脓痰，急性感染发作时，可以咳大量脓臭痰。收集患者的痰液于玻璃瓶中静置后可分为三层。上层为泡沫，下悬脓性成分；中层为混浊黏液；底层为坏死组织沉淀物。

② 反复咯血（支气管壁毛细血管扩张导致血管瘤，破裂而致反复咯出鲜红色血液），50%～70%患者出现。

③ 反复肺部感染，同一肺段发生肺炎并迁延不愈。

④ 慢性感染中毒症状，可出现发热、乏力、食欲减退、消瘦、贫血等。

⑤ 干性支气管扩张，部分患者以反复咯血为唯一症状，好发于引流良好的上叶支气管，患者无异常肺部体征。

命题趋势 支气管扩张相关知识点考试多以 A1、A2 型题为主。

金题直击

支气管扩张咯血特点为

A. 铁锈色痰　　B. 砖红色胶冻样痰

C. 鲜红色　　D. 暗红色

E. 黏稠暗红色血痰

【答案】C

【解析】因肺结核、支气管扩张、肺脓肿和出血性疾病所致咯血，其颜色为鲜红色；铁锈色血痰可见于典型的肺炎球菌肺炎，也可见于肺吸虫病和肺泡出血；砖红色胶冻样痰见于典型的肺炎克雷伯菌肺炎。二尖瓣狭窄所致咯血多为暗红色；左心衰竭所致咯血为浆液性粉红色泡沫痰；肺栓塞引起的咯血为黏稠暗红色血痰。

（二）体征

早期无异常肺部体征，病变加重或继发感染时常可在下胸部、背部闻及固定而持久的较粗湿啰音。部分患者可伴有杵状指（趾）。

三、辅助检查

1. X 线　典型的 X 线表现为粗乱肺纹理中有多个不规则的蜂窝状透亮阴影或沿支气管的卷发状阴影，感染时阴影内出现液平面。由于受累肺实质通气不足、萎陷，扩张的气道往往聚拢，纵切面可显示为“双轨征”，横切面显示为“环形阴影”。高分辨 CT（HRCT）更清晰。

2. 纤维支气管镜　可发现部分患者的出血部位或阻塞原因。

四、治疗

（一）药物治疗

① 治疗基础疾病。

② 控制感染是急性感染期的主要治疗措施。

③ 改善气流受限。使用支气管舒张剂，可改善气流受限，并帮助清除分泌物。吸入和体位引流等。

④ 若咯血量少，可口服卡巴克洛（安络血）、云南白药。若出血量中等，可静脉给予垂体后叶素或酚妥拉明。若出血量大，经内科治疗无效者，可考虑介入栓塞或手术治疗。

（二）外科治疗

反复呼吸道急性感染或大咯血患者，若其病变为单侧，病变范围不超过两叶肺，且肺功能损害不重者可考虑手术治疗。

第六节　肺炎

一、概述

（一）病因分类

1. 细菌性肺炎　最常见，如肺炎链球菌、金黄色葡萄球菌、甲型溶血性链球菌、肺炎克雷伯菌、铜绿假单胞菌、流感嗜血杆菌、鲍曼不动杆菌等所致的肺炎。

2. 非典型病原体所致肺炎　如支原体、军团菌、衣原体等所致的肺炎。

3. 病毒性肺炎　如冠状病毒、腺病毒、呼吸道合胞病毒、流感病毒、麻疹病毒等所致的肺炎。

4. 真菌性肺炎　如白念珠菌、曲霉菌、肺孢子菌、隐球菌等所致的肺炎。

5. 病原体所致肺炎　如弓形虫、立克次体、寄生虫等所致的肺炎。

6. 理化因素所致的肺炎　如放射性肺炎、胃酸吸入引起的化学性肺炎等。

（二）患病环境分类

分为社区获得性肺炎和医院获得性肺炎。

1. 院外获得性肺炎（社区获得性肺炎）　致病菌：革兰氏染色阳性菌多见，常见的有肺炎链球菌；其次为支原体、流感嗜血杆菌、衣原体。

2. 院内感染性肺炎　指患者入院前不存在，而是入院 48h 后在医院内获得肺炎，革兰氏染色阴性菌最常见。

（1）无感染高危因素　肺炎链球菌、流感嗜血杆菌、金黄色葡萄球菌、大肠埃希菌、肺炎克雷伯菌。

（2）有感染高危因素　金黄色葡萄球菌、铜绿假单胞菌、肠杆菌属、肺炎克雷伯菌等。

二、肺炎链球菌肺炎

肺炎链球菌肺炎是由肺炎链球菌所引起的肺炎。通常急骤起病，临床上以寒战、高热、咳嗽、血痰、胸痛为特征。X 线影像呈肺段或肺叶急性炎性实变。

（一）临床表现

1. 症状　患者常有受凉、淋雨、醉酒或上呼吸道感染病史。起病急骤，有畏寒、寒战、高热，体温迅速上升到 39 ～ 40℃，下午与傍晚体温达高峰，也可呈稽留热。患者常有脉搏增快，呼吸急促。肺炎累及胸膜时有患侧胸部疼痛，咳嗽或深呼吸时胸痛加剧。痰少，可带血或呈铁锈色。严重感染时可发生神经症状，少数严重败血症或毒血症患者，在数小时内可发生感染性休克。

2. 体征　患者呈急性热病容，呼吸增速，口角或鼻周可出现单纯性疱疹，有败血症者可出现皮肤和黏膜出血点。胸部检查早期肺部可无明显异常体征或仅有病变部位呼吸音减弱和少许湿啰音。肺实变范围较大时才有典型肺实变体征，如叩诊浊音、语颤增强和支气管呼吸音。

命题趋势　肺炎链球菌肺炎相关知识点考试多以 A1、A2 型题为主。

金题直击

稽留热常见于下列哪种疾病

A. 风湿热　　B. 霍奇金淋巴瘤

C. 肺炎球菌肺炎　　D. 疟疾

E. 重症肺结核

【答案】C

【解析】稽留热：体温持续在 39 ～ 40℃及以上达数天或数周，24h 内波动范围不超过 1℃。见于肺炎球菌肺炎和伤寒等。

（二）辅助检查

① 突然起病，有寒战高热、咳嗽、痰中带血或咳铁锈色痰、胸痛等症状。

② 可有肺实变征或细湿啰音等体征。

③ 血白细胞总数和中性粒细胞增高。

④ X 线检查显示叶、段分布的炎性实变阴影。

⑤ 根据以上特征可作出临床诊断，细菌学检查可确定病原体。

（三）治疗

1. 抗菌药物治疗 青霉素 G 为首选，一般患者用量为 80 万单位，每 8h 肌注一次。病情稍重者，宜用青霉素 G 240 万～480 万单位 / 天，分次静脉滴注，每 6～8h 一次；重症及并发脑膜炎者，可增至 1000 万～3000 万单位 / 天，分 4 次静脉滴注。对青霉素过敏者，用呼吸氟喹诺酮类、头孢噻肟或头孢曲松等药物。

2. 支持疗法

痰液引流可保持气道通畅，减少继发感染和减轻全身中毒症状。

（1）祛痰剂 复方甘草合剂或氨溴索。

（2）体位引流 头低脚高位。

（3）纤维支气管镜吸痰。

3. 并发症的处理

经抗生素治疗后，高热常在 24h 内消退，或数日内逐渐下降。若体温降而复升或 3 天后仍不降者，应考虑肺外感染。

4. 手术治疗

局限性支气管扩张或经休息和保守治疗不缓解者应采取手术治疗。

第七节 肺结核

一、概述

1. 主要致病菌 结核分枝杆菌（抗酸染色阳性）。

2. 主要传染源 排菌的肺结核患者（痰菌阳性，开放性肺结核）。

3. 主要传播途径 呼吸道飞沫传染。

二、临床表现

（一）症状

1. 呼吸系统症状

（1）咳嗽、咳痰 是肺结核最常见的症状。咳嗽、咳痰 2 周以上或痰中带血是肺结核的常见可疑症状。

（2）咯血 约 1/3 患者有咯血（我国咯血最常见的原因是结核）。若合并支气管结核，表现为刺激性咳嗽。

（3）胸痛 结核病灶累及胸膜时可表现胸痛。

（4）呼吸困难 多见于干酪样肺炎、大量胸腔积液的患者。

2. 全身症状 发热为最常见的症状，多为午后潮热。部分患者有乏力、盗汗、体重减轻等。育龄期女性可有月经不调。

命题趋势 肺结核相关知识点考试多以 A1、A2 型题为主。

金题直击

在我国，引起咯血的首要原因

A. 慢性阻塞性肺炎

B. 支气管哮喘

C. 肺气肿

D. 肺结核

E. 病毒性肺炎

【答案】D

【解析】在我国，引起咯血的首要原因仍为肺结核。发生咯血的肺结核多为浸润型、空洞型肺结核和干酪样肺炎，急性血行播散型肺结核较少出现咯血。

（二）体征

取决于病变性质和范围。

1. 病变范围较小 可无任何体征。

2. 渗出性病变范围较大或干酪样坏死 肺实变体征：语颤增强、叩诊浊音、支气管呼吸音和细湿啰音。

3. 较大空洞病变 可闻及支气管呼吸音。

4. 较大范围的纤维条索形成 气管移向患侧，患侧胸廓塌陷，叩诊浊音，呼吸音减弱，可闻及湿啰音。

5. 结核性胸膜炎和支气管结核 结核性胸膜炎可有胸腔积液征，支气管结核可闻及局限性哮鸣音。

6. 结核性风湿症　少数患者可以类似风湿热样变性，称为结核性风湿症。多见于青年女性。常累及四肢大关节，在受累关节附近可见结节性红斑或环形红斑，间歇出现。

三、辅助检查

1. X 线检查　胸部 X 线检查是诊断肺结核的重要方法，可发现早期轻微结核病变。肺结核的影像病变多发生在上叶尖后段和下叶背段，密度不均匀，边缘较清晰，变化较慢，易形成空洞和播散病灶。

2. 痰结核分枝杆菌检查　该检查是确诊肺结核的主要方法，也是制订化疗方案和考核治疗效果的主要依据。

（1）痰标本的收集

①肺结核患者的排菌具有间断性和不均匀性的特点，所以要多次查痰。②通常初诊患者至少要送 3 份痰标本，包括清晨痰、夜间痰和即时痰。③复诊患者每次送 2 份痰标本。

（2）痰涂片检查

①简单、快速、易行，但欠敏感。每毫升痰中至少含 5000 ～ 10000 个细菌时可呈阳性结果。②该检查阳性只能说明痰中含有抗酸杆菌，但不能区分是结核分枝杆菌还是非结核分枝杆菌。

（3）痰培养法检查　是结核病诊断的金标准。需时较长，一般为 2 ～ 8 周。

3. 纤维支气管镜检查　该检查主要应用于支气管结核和淋巴结支气管瘘的诊断，可在病灶部位钳取活体组织进行病理学检查和结核分枝杆菌培养。

4. 结核菌素试验

① 常用的结核菌素为 PPD，用于检查结核分枝杆菌的感染，而非检出结核病。

② 该试验对儿童、少年和青年的结核病诊断有参考意义。

③ 结核菌素试验阳性不能区分是结核分枝杆菌的自然感染还是卡介苗接种的免疫反应。

④ 结核分枝杆菌感染后需 4 ～ 8 周才建立充分的变态反应。

硬结大小	结果断定
<5mm	–
5 ～ 9mm	+
10 ～ 19mm	++
>20mm 或不足 20mm 但出现水痕和坏死	+++

5. γ 干扰素释放试验

可以区分结核分枝杆菌自然感染与卡介苗接种和大部分非结核分枝杆菌感染，特异性明显高于 PPD 试验。

金题直击

20 岁男性患者，咳嗽数周。1 个月前开始感到疲劳，食欲减少，发热 2 周后咳痰中带血丝，体重减轻。体温 38℃，非急性面容，右上肺有啰音，WBC11×10^9/L，多形核 63%，临床怀疑患肺结核，取痰做下列处置，哪项是错误的

A. 做结核菌素试验

B. 痰浓缩集菌涂片进行抗酸染色

C. PCR 查结核分枝杆菌核酸

D. 痰结核分枝杆菌培养

E. 痰培养物接种豚鼠进行动物实验

【答案】A

【解析】结核菌素试验（PPD 试验）原理是测定机体对结核杆菌的迟发性超敏反应，一次判断机体有无抗结核免疫力，结核菌素试验可用于：①诊断婴幼儿的结核病；②测定接种卡介苗后的免疫效果；③在未接种卡介苗人群中进行结核分枝杆菌感染的流行病学调查；④用于测定肿瘤患者的传播免疫功能。该患者已经感染结核杆菌引起临床症状，故做结核菌素试验无实际意义。故正确答案为 A。

四、肺结核鉴别诊断

（一）原发型肺结核

好发于少年、儿童，发病较为隐匿，是最易自愈的类型。

① 原发病灶中的结核分枝杆菌沿着肺内引流淋巴管到达肺门淋巴结，引起淋巴结肿大。X 线表现为哑铃型阴影，即原发病灶、引流淋巴管炎和肿大的肺门淋巴结，形成典型的原发综合征。

② 若胸片只有肺门淋巴结肿大，则诊断为胸内淋巴结结核。

命题趋势 肺结核临床类型相关知识点考试多以A1型题为主。

金题直击

原发型肺结核好发人群

A. 婴幼儿
B. 老年人
C. 青壮年
D. 育龄妇女
E. 少年儿童

【答案】E

【解析】原发型肺结核包括原发综合征及胸内淋巴结结核。多见于少年儿童，无症状或症状轻微，多有结核病家庭接触史，结核菌素试验多为强阳性。

（二）血行播散型肺结核

包括急性（急性粟粒型肺结核）、亚急性、慢性血行播散型肺结核。

急性粟粒型肺结核起病急，好发于婴幼儿、青少年，由于患者抵抗力低下，大量结核杆菌经血行入肺部。全身中毒症状明显，常可伴发结核性脑膜炎。胸部X线表现为大小、密度和分布三均匀的播散于两肺的细小如粟粒状阴影。

亚急性和慢性血行播散型肺结核起病较缓，症状较轻，胸片呈双上、中肺野为主的大小不等、密度不同和分布不均的粟粒状或结节状阴影。

（三）继发型肺结核

1. 浸润性肺结核 成人最常见，浸润渗出性结核病变和纤维干酪增殖病变多发生在肺尖和锁骨下，影像学表现为小片状或斑点状阴影，可融合形成空洞。渗出性病变易吸收，而纤维干酪增殖病变吸收很慢。

2. 空洞性肺结核 多有支气管播散病变，临床症状较多，发热、咳嗽、咳痰和咯血等。空洞性肺结核患者痰中经常排菌。

3. 结核球 多由干酪样病变吸收和周边纤维膜包裹或干酪空洞阻塞性愈合而形成。结核球内有钙化灶或液化坏死形成的空洞，大部分结核球有卫星灶。

4. 干酪性肺炎 多发生在机体免疫力低下，又受到大量结核分枝杆菌感染的患者。

5. 纤维空洞性肺结核 X线显示一侧或两侧单个或多个厚壁空洞，多伴有支气管扩散灶和明显胸膜增厚，肺纤维组织收缩，肺门向上牵拉，肺纹理呈垂柳状，纵隔向病侧移位，其余肺组织代偿性肺气肿。结核分枝杆菌长期检查阳性且经常耐药。

（四）结核性胸膜炎

包括结核性干性胸膜炎、结核性渗出性胸膜炎、结核性脓胸。

（五）其他肺外结核

按部位及脏器命名，如骨关节结核、结核性脑膜炎、肾结核、肠结核等。

（六）菌阴肺结核

菌阴肺结核为三次痰涂片及一次培养阴性的肺结核，其诊断标准为：

① 典型肺结核临床症状和胸部X线表现。

② 抗结核治疗有效。

③ 临床可排除其他非结核性肺部疾患。

④ PPD（5U）强阳性，血清抗结核抗体阳性。

⑤ 痰结核菌PCR和探针检测呈阳性。

⑥ 肺外组织病理证实结核病变。

⑦ 支气管肺泡灌洗（BALF）液中检出抗酸分枝杆菌。

⑧支气管或肺部组织病理证实结核病变。

具备①～⑥中3项或⑦～⑧中任何1项可确诊。

（七）鉴别诊断

1. 肺炎 大都起病急，伴有发热、咳嗽、咳痰明显。胸片表现为密度较淡且均匀的片状或斑片状阴影，抗菌治疗后体温迅速下降，1～2周左右阴影有明显吸收。

2. **慢性阻塞性肺疾病（COPD）** 肺功能检查为阻塞性通气功能障碍，胸部影像学检查有助于鉴别。

3. **支气管扩张** 慢性咳嗽、大量脓痰、反复咯血。X线表现为粗乱肺纹中有多个不规则的环状透亮阴影或沿支气管的卷发状阴影。高分辨CT能发现支气管腔扩大，可确诊。

4. **肺癌** 痰脱落细胞和痰细菌检查及病灶组织活检是鉴别的重要方法。

5. **肺脓肿** 高热、咳大量脓臭痰，胸片表现为带有液平面的空洞伴周围浓密的炎性阴影。

6. **纵隔和肺门疾病。**

7. **其他疾病。**

五、治疗与诊断

（一）化学药物治疗

1. 抗结核药的作用机制及副作用

药物	制菌机制	作用部位	特点	副作用
异烟肼（INH，H）	抑制DNA合成	细胞内外	杀菌剂	周围神经炎，偶有肝功能损害
利福平（RFP，R）	抑制mRNA合成	细胞内外	杀菌剂	肝损害（出现黄疸应停药）、过敏反应
链霉素（SM，S）	抑制蛋白质合成	细胞外	杀菌剂	听力障碍、肾功能损害、眩晕
吡嗪酰胺（PZA，Z）	吡嗪酸抑菌	细胞内	杀菌剂	肝功能损害、高尿酸、关节痛
乙胺丁醇（EMB，E）	抑制RNA合成	—	抑菌剂	球后视神经炎
氨基水杨酸（PAS，P）	干扰中间代谢	—	抑菌剂	胃肠不适、肝功能损害、过敏反应

2. **化疗原则** 早期、规律、全程、适量、联合。短程化疗6～9个月。

3. **化疗的主要作用** 杀菌、灭菌、防止耐药菌产生。

4. **间歇化疗** 其理论依据是结核分枝杆菌的延缓生长期。氨硫脲没有延缓生长期，不适于间歇化疗。

（二）其他治疗

1. 对症治疗

（1）痰中带血或小量咯血　对症治疗为主（休息、止咳、镇静、口服止血药）。

（2）中等或大量咯血　患侧卧位，给予**垂体后叶素**，但禁用于高血压、冠状动脉粥样硬化性心脏病、心力衰竭患者和孕妇。

（3）置患者头低足高45°的俯卧位，同时拍击健侧背部，保持充分体位引流。

2. 咯血抢救（头低足高45°俯卧位）

（1）保持呼吸道通畅　立即清除呼吸道内血块，必要时气管插管或气管切开。

（2）糖皮质激素　仅用于结核毒性症状严重者，且必须保持在有效抗结核药物治疗的情况下使用。

3. **手术治疗** 适应证：经合理化学治疗后无效、多重耐药的厚壁空洞、大块干酪灶、结核性脓胸、支气管胸膜瘘和大咯血保守治疗无效者。

第八节　肺癌

一、概述

原发性支气管肺癌简称肺癌，是起源于支气管黏膜、肺泡上皮或腺体的恶性肿瘤。肺癌发病率为肿瘤的首位，并由于早期诊断不足而使预后较差。

二、临床表现

（一）原发肿瘤引起的症状和体征

（1）咳嗽　为早期症状，常为无痰或少痰的刺激性干咳或金属音调咳嗽。

（2）痰中带血或咯血　多见于中央型肺癌。细支气管肺泡癌的弥漫型最明显的临床表现是气急。另一个常见症状是血痰，通常为痰中带血点、血丝或断续地少量咯血；大量咯血少见。

（3）气短或喘鸣。

（4）发热　肿瘤组织坏死可引起发热。多数发热原因是由肿瘤引起的阻塞性肺炎所致。

（5）体重下降。

（6）肺外胸内扩展引起的症状和体征　晚期肺癌压迫、侵犯邻近器官、组织或发生远处转移时，可以产生下列征象：

因素	临床表现
压迫或侵犯膈神经	引起同侧膈肌麻痹
压迫喉返神经	引起声带麻痹，声音嘶哑
侵犯胸膜	可引起胸膜腔积液，往往为血性；大量积液，可以引起气促；有时癌肿侵犯胸膜及胸壁，可以引起持续性剧烈胸痛
压迫食管	可引起吞咽困难
上腔静脉阻塞综合征	表现为头面部和上半身淤血水肿，颈部肿胀、颈静脉扩张，患者常主诉领口进行性变紧，可在前胸壁见到扩张的静脉侧支循环
Horner 综合征	肺尖部肺癌又称肺上沟癌（Pancoast 瘤），易压迫颈部交感神经，引起病侧眼睑下垂、瞳孔缩小、眼球内陷，同侧额部与胸壁少汗或无汗

（二）胸外转移引起的症状和体征以小细胞肺癌居多

1. 转移至中枢神经系统　可引起颅内压增高。

2. 转移至骨骼　可引起骨痛和病理性骨折。

3. 转移至腹部　可转移至胰腺，表现为胰腺炎和阻塞性黄疸。

4. 转移至淋巴结　可转移至锁骨上淋巴结，是肺癌转移的常见部位。

三、诊断

1. X 线检查

（1）中央型肺癌　反复发作的（阻塞性）肺炎、肺不张，X 线表现为肺门肿块影，伴远端大片状阴影，患者一般不发热或仅有低热，血白细胞计数常不增高。

（2）周围型肺癌　圆形或椭圆形块影，轮廓不规则，呈小的分叶或切迹，边缘模糊毛糙，有细短的毛刺。癌肿中心坏死，可见后壁偏心空洞，内壁凹凸不平，一般不出现液平面。

命题趋势　肺癌相关知识点考试多以 A3 型题为主。

金题直击

患者，男，37 岁。因右肺中央型肺癌而行右肺全肺切除术，术后病理结果提示肿瘤对放射治疗非常敏感，该患者最可能的病理类型是

A. 鳞癌　　B. 腺癌

C. 小细胞癌　　D. 大细胞癌

E. 细支气管肺泡肺癌

【答案】 C

【解析】 小细胞癌发病率比鳞癌低，发病年龄较轻，多见于男性，以中心型多见。恶性程度最高，生长快，转移早，对放射和化学药物治疗最敏感，但预后最差。

2. CT　对早期肺癌及判断有无淋巴结转移很有价值。

3. 痰细胞学检查　中央型肺癌，特别是伴有血痰的病例，痰中找到癌细胞即可确诊。

4. 支气管镜检查　适用于中央型肺癌，阳性率比较高，可取病理，是肺癌诊断中最重要的手段之一。

5. 纵隔镜检查　判断纵隔淋巴结有无转移。

6. 放射性核素肺扫描。

7. 经胸壁穿刺活检　适用于周围型肺癌，阳性率较高。

四、治疗

通常小细胞肺癌（SCLC）发现时已转移，难以通过手术根治，主要依赖化疗或放化疗综合治疗。而非小

细胞肺癌（NSCLC）可为局限性，外科手术或放疗可根治，但对化疗的反应较差。

局限性病变

（1）手术　对于可耐受手术的Ⅰ期、Ⅱ期、Ⅲa期患者，首选手术。

（2）根治性放疗　适用于Ⅲ期患者，以及不能耐受手术的Ⅰ期、Ⅱ期患者。

（3）根治性综合治疗　对伴有Horner综合征的肺上沟瘤可采用放疗和手术联合治疗。

第九节　肺血栓栓塞症

一、概述

肺栓塞（PE）是以各种栓子阻塞肺动脉系统为其发病原因的一组疾病或临床综合征的总称，包括：肺血栓栓塞症（PTE）、脂肪栓塞综合征、羊水栓塞、空气栓塞等。以肺循环和呼吸功能障碍为其主要临床和病理生理特征。肺血栓栓塞症为肺栓塞最常见的类型，占肺栓塞中的绝大多数，通常所称的肺栓塞即指肺血栓栓塞症。

肺动脉发生栓塞后，若其支配区的肺组织因血流受阻或中断而发生坏死，称为肺梗死（PI）。

二、临床表现

（一）症状

肺血栓栓塞症的症状多种多样，但均缺乏特异性。症状的严重程度亦有很大差别，可以从无症状、隐匿，到血流动力学不稳定，甚至发生猝死。

1. 呼吸困难　活动后明显，为PTE最多见的症状。

2. 胸膜型胸痛　包括胸膜炎性胸痛或心绞痛样疼痛。

3. 焦虑、惊恐、濒死感。

4. 咳嗽、心悸等。

5. 咯血　常为小量咯血，大咯血少见。

6. 晕厥（13%）　可为其唯一或首发症状，因心排出量下降引起。

各病例可出现以上症状的不同组合，而典型“三联征”为呼吸困难、胸痛及咯血，但仅见于约20%的患者。

（二）体征

1. 呼吸系统体征　呼吸急促最常见；发绀；肺部有时可闻及哮鸣音和（或）细湿啰音。

2. 循环系统体征　心动过速；急性肺动脉高压——肺动脉瓣区第二心音（P_2）亢进或分裂；右心衰竭（颈静脉充盈或异常搏动，三尖瓣区收缩期杂音）；左心搏出量急剧减少（可出现血压下降甚至休克）。

3. 其他　可伴发热（坏死物吸收），多为低热，少数患者有38℃以上的发热。

三、诊断与鉴别诊断

诊断程序一般包括：疑诊、确诊、求因三个步骤。

（一）疑诊

如患者出现上述临床症状、体征，应进行如下检查。

① 血浆D-二聚体（D-dimer）。

② 动脉血气分析。

③ 心电图。

④ X线胸片。

⑤ 超声心动图。

⑥ 下肢深静脉超声检查：下肢为深静脉血栓形成（DVT）最多发部位，超声检查为最简便的诊断方法。

（二）确诊

在临床表现和初步检查提示PTE的情况下，应安排确诊检查，包括以下4项，其中1项阳性即可明确诊断。

（1）螺旋CT　是PTE的一线确诊手段。

（2）放射性核素肺通气/血流灌注扫描　是PTE的重要诊断方法。典型征象是呈肺段分布的肺血流灌注缺损，并与通气显像不匹配。

（3）磁共振成像和磁共振肺动脉造影。

（4）肺动脉造影。

（三）鉴别诊断

1. 冠心病 一部分 PTE 患者可出现冠状动脉供血不足的表现，但冠心病有其自身发病特点，且冠状动脉造影可见冠状动脉粥样硬化、管腔阻塞的证据。

2. 肺炎 当 PTE 有咳嗽、咯血、呼吸困难时，易被误诊为肺炎。但肺炎有全身感染的表现，高热、寒战，外周血白细胞及中性粒细胞比例增高，抗生素治疗有效。

3. 主动脉夹层 有高血压病史，胸痛更剧烈，胸片显示纵隔增宽，心血管超声和胸部 CT 造影检查可见主动脉夹层的征象。

四、治疗方案及原则

（一）一般处理与呼吸循环支持治疗

监测呼吸、心率、血压、静脉压、心电图及动脉血气的变化；卧床休息，保持大便通畅，避免用力，以防深静脉血栓脱落；可适当使用镇静、止痛、镇咳等相应的对症治疗。

（二）抗凝治疗

抗凝治疗可有效防止血栓复发和再形成，是血流动力学稳定肺血栓栓塞症的基础治疗，常用药物有普通肝素、低分子肝素、华法林等。

（三）溶栓治疗

1. 溶栓时机 溶栓的时间窗一般为 14 天以内，但若近期有新发肺血栓栓塞征象者可适当延长。

2. 常用药物 尿激酶、链激酶、重组组织型纤溶酶原激活剂（rt-PA）。

3. 监测指标 每 2 ~ 4h 测定一次凝血酶原时间（PT）或活化部分凝血活酶时间（APTT）。

4. 溶栓治疗的主要并发症 出血，最严重的是颅内出血。

5. 溶栓治疗的绝对禁忌证 有活动性内出血和近期自发性颅内出血。

五、预防

预防深静脉血栓形成需要减少血流缓慢的因素，减少长时间卧床因素，防止血液高凝。已经有静脉血栓形成的患者，禁止对肢体进行按摩。

第十节 呼吸衰竭

一、概述

呼吸衰竭简称呼衰，是指各种原因引起的肺通气和（或）换气功能严重障碍，以致在静息状态下亦不能维持足够的气体交换，导致低氧血症，伴（或不伴）高碳酸血症，进而引起一系列病理生理改变和相应临床表现的综合征。确诊有赖于动脉血气分析：在海平面、静息状态、呼吸空气条件下，动脉血氧分压（PaO_2）<60mmHg，伴或不伴 CO_2 分压（$PaCO_2$）>50mmHg，可诊断为呼吸衰竭。

命题趋势 呼吸衰竭相关知识点考试多以 A3 型题为主。

金题直击

呼吸衰竭描述错误的是

A. 肺换气功能严重障碍

B. 静息状态下能维持足够的气体交换

C. 可出现低氧血症

D. 可不伴发高碳酸血症

E. 伴发高碳酸血症

【答案】B

【解析】呼吸衰竭是指各种原因引起的肺通气和（或）换气功能严重障碍，以致在静息状态下亦不能维持足够的气体交换，导致低氧血症，伴（或不伴）高碳酸血症，进而引起一系列病理生理改变和相应临床表现的综合征。

二、分类

临床按照动脉血气分析分类。

项目	Ⅰ型呼吸衰竭	Ⅱ型呼吸衰竭
别称	低氧血症	高碳酸血症
血气	PaO_2<60mmHg	PaO_2<60mmHg $PaCO_2$>50mmHg
机制	肺换气功能障碍	肺通气功能障碍
常见疾病	严重肺部感染、炎症，急性呼吸窘迫综合征、急性肺栓塞等	COPD 最常见

三、临床表现

临床表现	急性呼吸衰竭	慢性呼吸衰竭
呼吸困难	最早出现的主要表现（呼吸节律、频率和幅度改变）	COPD 所致的呼衰表现为呼气延长→呼吸浅快
精神神经	缺氧引起：精神错乱、昏迷、躁狂、抽搐等	CO_2 潴留引起：先兴奋后抑制→肺性脑病
循环系统	心率↑、周围循环障碍、血压↓、心律失常	CO_2 潴留表现：皮肤充血、温暖多汗、血压↑、心率↑
发绀	缺氧的典型表现消化	—
消化泌尿系统	肝肾功能障碍、上消化道出血慢性呼吸衰竭	—

慢性呼吸衰竭临床表现：

（一）呼吸困难

慢阻肺所致的呼吸困难，病情较轻时表现为呼吸费力伴呼气延长，严重时发展为浅快呼吸。

（二）神经症状

慢性呼吸衰竭伴 CO_2 潴留时，随 CO_2 分压的升高可表现为先兴奋后抑制。

（三）循环系统

表现 CO_2 潴留使外周浅表静脉充盈，皮肤充血多汗。

四、诊断

（一）动脉血气分析（最主要）

血气 PaO_2<60mmHg 和（或）$PaCO_2$>50mmHg。

（二）肺功能检测

能判断通气功能障碍的性质（阻塞性、限制性或混合性）及是否合并有换气功能障碍，并对通气和换气功能障碍的严重程度进行判断。

命题趋势　呼吸衰竭相关知识点考试多以 A1、A2 型题为主。

金题直击

慢性呼吸衰竭最常见的病因是

A. 重症肺结核　　B. 胸廓病变

C. 阻塞性肺疾病　　D. 肺间质纤维化

E. 尘肺

【答案】C

【解析】一些慢性疾病可使呼吸功能的损害逐渐加重，经过较长时间的发展转变为呼吸衰竭。如慢阻肺、肺结核、间质性肺疾病、神经肌肉病变等，其中以慢阻肺最常见。

五、治疗

呼吸衰竭总的治疗原则：加强呼吸支持，包括保持呼吸道通畅、纠正缺氧、改善通气；呼衰的病因和诱发因素（抗感染）的治疗；加强一般支持治疗和对其他重要脏器功能的监测与支持。

① 保持呼吸道通畅是最基本最重要的治疗措施。

② 氧疗（关键看 CO_2、一高一低） 氧疗时要保持低浓度吸氧。

③ 机械通气。

④ 抗感染慢性呼吸衰竭急性加重的常见诱因是感染。

⑤ 呼吸兴奋剂。

第十一节 急性呼吸窘迫综合征

一、概念

急性呼吸窘迫综合征（ARDS）是指由心源性以外的各种肺内和肺外致病因素所导致的急性进行性呼吸衰竭。其主要病理特征是肺水肿及透明膜形成，可伴有肺间质纤维化，进行导致病理生理改变以肺容积减少、肺顺应性降低和严重通气 / 血流比例失调为主。形成这种改变的基础是因为肺微血管通透性增高，肺泡渗出富含蛋白质的液体。

二、病因

引起 ARDS 的原因或高危因素很多，可以分为肺内因素（直接因素：吸入性肺损伤、肺挫伤、重症肺炎）和肺外因素（间接因素：严重休克、感染中毒症状、大面积烧伤）。

三、临床表现

（一）症状

① ARDS 大多数于原发病起病后 24h 内发生，几乎不超过 5 天。

② 除原发病的相应症状和体征外，最早出现的症状是呼吸增快，并呈进行性加重的呼吸困难、发绀，常伴烦躁、焦虑、出汗等。

③ 其呼吸困难特点是呼吸深快、费力，患者常感到胸廓紧束、严重憋气，即呼吸窘迫，不能用常用的吸氧疗法改善，亦不能用其他原发心肺疾病（如气胸、肺气肿、肺不张、肺炎、心力衰竭）解释。

（二）体征

早期体征较少，中晚期双肺闻及湿啰音；后期可闻及水泡音，可有管状呼吸音。

命题趋势 ARDS 相关知识点考试多以 A3 型题为主。

金题直击

患者，女，47 岁，因感染性休克入院，在观察病情时，下列哪项症状提示其发生 ARDS 的可能

A. 严重酸中毒　　B. 心律失常

C. 低钾血症　　D. 动脉血氧分压下降

E. 呼吸困难迅速加重

【答案】 E

【解析】 ARDS 是各种肺内外因素共同导致的呼吸困难迅速加重，常规吸氧不能改善。

四、诊断

诊断根据：ARDS 柏林定义，满足如下 4 项条件方可诊断 ARDS。

① 明确诱因下 1 周内出现的急性或进展性呼吸困难。

② 胸部 X 线平片 / 胸部 CT 显示双肺浸润影，不能完全用胸腔积液、肺叶 / 全肺不张和结节影解释。

③ 呼吸衰竭不能完全用心力衰竭和液体负荷过重来解释。

④ 低氧血症。目前，临床上常用的肺氧合功能指标，是 PaO_2/FiO_2，正常值为 400 ～ 500mmHg，在 ARDS 时，$PaO_2/FiO_2 \leqslant$ 300mmHg。

ARDS 分度（PaO_2/FiO_2）：

轻度 200 ～ 300mmHg（含 300）；中度 100 ～ 200mmHg（含 200）；重度≤ 100mmHg。

五、治疗

1. 原发病的治疗　是治疗 ARDS 的首要原则。而 ARDS 又易并发感染，治疗上宜选择广谱抗生素。

2. 纠正缺氧　高浓度给氧（但避免长时间高浓度给氧）。

3. 机械通气　一旦诊断为 ARDS，应尽早进行机械通气。

（1）PEEP（呼气末正压）的调节　PEEP 可使萎陷的小气道和肺泡再开放，使呼气末肺容量增加，并可减轻肺损伤和肺泡水肿，从而改善肺泡弥散功能和通气 / 血流比例。

（2）小潮气量（即 6 ～ 8mL/kg）　防止肺泡过度扩张。

4. 液体管理　控制补液量，保持肺是一个相对“干”的状态。在保证血容量足够、血压稳定的前提下，要求出入液体量呈轻度负平衡。

5. 营养支持与监护。

6. 其他治疗　糖皮质激素、表面活性物质、鱼油和一氧化氮等在 ARDS 中的治疗价值尚不确定。

第十二节　血胸

一、病因

（一）体循环血管出血

心脏和大血管受损破裂，出血量多而急，如不急救，短期内导致失血性休克。

（二）肺循环血管出血

肺组织损伤，由于肺循环压力低，一般出血较缓慢，出血量少，可以自行停止，常伴血痰或血气胸。

二、临床表现

（一）失血表现

患者会出现不同程度的面色苍白、脉搏细速、血压下降和末梢血管充盈不良等低血容量休克表现。

（二）胸腔积液表现

呼吸急促、肋间隙饱满、气管向健侧移位、患侧叩诊浊音和呼吸音减低或消失的临床表现。

（三）进行性血胸判定标准

① 血压降低、持续脉搏加快，或虽经补充血容量血压仍不稳定。

② 闭式胸腔引流引流量每小时超过 200mL，持续 3h。

③ 血红蛋白、红细胞计数、血细胞比容进行性降低。

④ 胸腔引流液迅速凝固。

三、诊断方法

① 胸部 X 线可见患侧透亮度减低、肋膈角变钝或外高内低的抛物线影。

② CT 可见积液弧形影。

③ B 超可见液性暗区。

④ 胸膜腔穿刺抽出血液可确诊。

四、治疗

（一）非进行性血胸

可根据积血量的多少，采用胸腔穿刺或闭式胸腔引流术治疗。

（二）进行性血胸

抗休克，及时行开胸探查手术止血。

（三）凝固性血胸

应待患者病情稳定后尽早手术，清除血块，并剥除胸膜表面血凝块机化而形成的包膜；开胸手术可提早到伤后 2 ～ 3 天。

（四）感染性血胸

应及时改善胸腔引流，排尽感染性积血积脓；若效果不佳，应尽早手术。

第十三节 脓胸

一、急性脓胸

（一）病因

脓胸的致病菌多来自肺内感染灶，多与未能有效控制肺部感染有关，也有少数来自胸内和纵隔内其他脏器或身体其他部位病灶，直接或经淋巴侵入胸膜引起感染化脓。继发于脓毒血症或败血症，通过血和淋巴系统引起感染。致病菌原来以肺炎球菌、链球菌多见，现在由于抗生素的广泛应用，以葡萄球菌特别是耐药性金黄色葡萄球菌最多见，此外还有大肠埃希菌、铜绿假单胞菌、真菌、厌氧菌等。

脓胸的感染途径有直接进入、淋巴途径和血源性传播三种。

（二）临床表现

患者常有感染症状：高热、脉快、呼吸急促、食欲缺乏、胸痛、白细胞增多等全身感染症状；积脓较多者尚有胸闷、咳嗽、呼吸道症状。

（三）诊断

① 胸部 X 线检查患部显示有积液所致的致密阴影。若有大量积液，患侧呈现大片浓密阴影，纵隔向健侧移位。

② 超声检查有助于脓胸诊断和定位穿刺。

③ 胸腔穿刺抽得脓液是最确切的诊断措施。

命题趋势 脓胸相关知识点考试多以 A3 型题为主。

金题直击

患儿，5 个月。患急性支气管肺炎。1 周来高热持续不退，咳嗽加重，呼吸困难伴口唇青紫。左侧肋间隙饱满，呼吸运动减弱，叩诊呈浊音，听诊呼吸音减弱。该患儿可能并发了

A. 心力衰竭　　B. 呼吸衰竭

C. 脓胸　　D. 气胸

E. 肺大疱

【答案】C

【解析】患儿病情突然加重，出现剧烈咳嗽、烦躁不安、呼吸困难、胸痛、面色青紫、患侧呼吸运动受限、叩诊呈浊音，听诊呼吸音减弱。符合脓胸体征改变。而气胸和肺大疱叩诊为鼓音。

（四）治疗

① 根据致病菌对药物的敏感性选用有效抗生素，足量使用，至体温正常后 2 周以上。

② 彻底排净脓液，使肺早日复张。

方法：可反复穿刺抽出脓液，并向胸膜腔内注入抗生素；无效者尽早行胸膜腔闭式引流。

胸膜腔闭式引流术适应证：

a. 脓液稠厚不易抽出。

b. 经过治疗脓量不见减少。

c. 患者症状无明显改善。

d. 发现有大量气体，疑伴有支气管、食管瘘或腐败性脓胸等，均宜及早施行。

③ 控制原发感染，全身支持治疗。如补充营养和维生素，纠正水、电解质失平衡，矫正贫血。

二、慢性脓胸

（一）病因

急性脓胸未及时治疗，经 6 ～ 8 周逐渐进入慢性期。

（二）临床表现

常有长期低热、食欲减退、消瘦、贫血、低蛋白血症等全身慢性中毒症状（一般无盗汗）。有时尚有气促、咳嗽、咳脓痰等症状。少数患者会发生杵状指（趾）。X 线示纵隔向患侧移位。

（三）治疗原则

原则是改善全身情况，消除中毒症状和营养不良；消灭致病原因；消除脓腔，尽力使受压的肺复张，恢复肺功能。

具体方法有：

1. 改进引流术 用适当粗的管，放在慢性脓胸脓肿壁最低位。

2. 胸膜纤维板剥除术 剥除脓腔壁层和脏层胸膜上的纤维板，是治疗慢性脓胸的主要原则之一。

3. 胸廓成形术 目的是去除胸廓局部的坚硬组织，使胸壁内陷，以消灭脏层壁膜和壁层胸膜两层胸膜间的死腔。在胸膜纤维板剥除术的基础上需切除覆盖在脓腔上的肋骨，但需保留肋间神经管、肋间肌和肋骨骨膜。

4. 胸膜肺切除术 适用于慢性脓胸合并肺内严重病变的患者，可将纤维板剥除术和病肺切除术一次完成。

第十四节 气胸

一、概述

胸膜腔内积气称为气胸，男性多于女性。发生气胸后，胸膜腔内负压可变成正压，致使静脉回心血流受阻，产生不同程度的心肺功能障碍。

二、病因、分类

（一）依据发病原因

1. 自发性气胸

（1）原发性自发性气胸 常发生在无肺内疾病的患者；多见于瘦高体型的青壮年，男性稍多。

（2）继发性自发性气胸 由于病变引起细支气管不完全阻塞，形成肺大疱，肺大疱破裂发生气胸，如肺结核、慢性阻塞性肺疾病（COPD）、肺癌、肺脓肿、肺尘埃沉着病及淋巴管平滑肌瘤病等。

2. 外伤性气胸。

3. 医源性气胸。

4. 其他

① 月经期气胸。

② 妊娠期气胸。

③ 航空、潜水作业引起的气胸。

（二）依据胸腔内压力

1. 闭合性气胸 胸膜裂口较小，随肺萎缩而闭合，空气不再继续进入胸膜腔。抽气后压力下降而不复升，表明其破裂口已不再漏气。

2. 开放性气胸 伤侧胸壁可见伴有气体进出胸腔发出吸吮样声音的伤口，称为胸部吸吮伤口。气体自由进出纵隔扑动。

3. 张力性气胸（气体只进不出——胸膜腔高压——压迫） 气管、支气管或肺损伤处形成活瓣，气体随每次吸气进入胸膜腔并积累增多。压迫伤侧肺使之逐渐萎陷，将纵隔推向健侧，引起呼吸和循环功能的严重障碍。

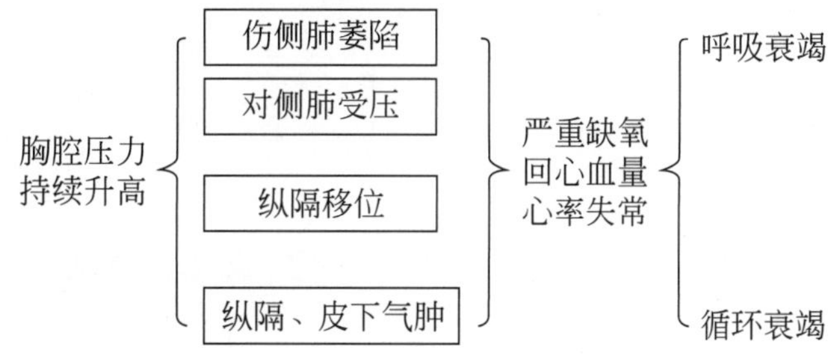

命题趋势 气胸相关知识点考试多以A3型题为主。

金题直击

开放性气胸的主要病理生理变化的是

A. 反常呼吸运动　　B. 纵隔摆动

C. 进行性伤侧肺压缩　　D. 呼吸无效腔增加
E. 血氧分压下降
【答案】B
【解析】开放性气胸有气体进出胸膜腔，可引起纵隔摆动。

三、临床表现

（一）症状与胸膜腔内积气引起的压力大小有关

压力高，症状明显。张力性气胸时胸膜腔内压骤然升高，肺被压缩，纵隔移位；患者表情紧张、胸闷、挣扎坐起、烦躁不安、发绀、冷汗淋漓、脉速、虚脱、心律失常，甚至发生意识不清、窒息、呼吸衰竭，可以引起短时间内死亡。

（二）起病及主要症状

1. 诱因　部分患者可能有持重物、屏气、剧烈体力活动等诱因，但多数患者在正常活动或安静休息时发生。

2. 起病　大多数起病急骤。

3. 胸痛　患者突感一侧胸痛，针刺样或刀割样，持续时间短暂。

4. 呼吸困难　继之胸闷和呼吸困难，可伴有刺激性咳嗽，系气体刺激胸膜所致。少数患者可发生双侧气胸，以呼吸困难为突出表现。积气量大或原来已有较严重的慢性肺部疾病者，呼吸困难明显，患者不能平卧。如果侧卧，则被迫患侧在上，以减轻呼吸困难。

（三）气胸一般体征概要

1. 视诊　患侧胸部隆起。

2. 触诊　语颤减低，气管向健侧移位。

3. 叩诊　鼓音。

4. 听诊　呼吸音低。

（四）特殊体征

（1）左侧少量气胸或纵隔气肿时，有时可在左心缘处听到与心跳一致的气泡破裂音，称Hamman征。液气胸时，胸内有振水声。

（2）开放性气胸　胸壁伤口可闻及气体进出胸腔发出声音。

（3）张力性气胸　患侧肺被压缩萎陷，气管、纵隔向健侧显著移位，使健侧肺同时受压，腔静脉回流障碍，心率快、血压低、颈静脉怒张。

（4）胸腔内的高压，驱使气体进入纵隔或胸壁软组织，形成纵隔气肿及（或）面、颈、胸部甚至全身的皮下气肿。

命题趋势 气胸相关知识点考试多以A3型题为主。

金题直击

患者，男，28岁。胸外伤后出现呼吸困难、发绀、脉快，体检时见胸壁有一约3cm长伤口，呼吸时伤口处有气体进出，伤侧呼吸音消失。首先考虑

A. 闭合性气胸　　B. 开放性气胸
C. 张力性气胸　　D. 损伤性血胸
E. 机化性血胸
【答案】B
【解析】胸壁有一约3cm长伤口，呼吸时伤口处有气体进出，提示胸腔与外界相通，为开放性气胸。

四、诊断

1. 诊断　根据临床症状、体征及影像学诊断。X线胸片表现为外凸弧形的细线条形阴影，称为气胸线。线外透亮度增高，无肺纹理，线内为压缩的肺组织。

2. 鉴别

① 支气管哮喘与慢性阻塞性肺疾病（COPD）。

② 急性心肌梗死。

③ 肺血栓栓塞症。

④ 肺大疱。影像学上，肺大疱气腔呈圆形或卵圆形，疱内有细小的条纹理，为肺小叶或血管的残遗物。

五、治疗

（一）闭合性气胸的处理原则

（1）保守治疗　一般患者，少量气胸，尤其是首次发生的（小量肺萎陷＜ 20%）闭合性气胸无须特殊处理，应严格卧床休息，高浓度吸氧可加快胸腔内气体的吸收。

（2）年龄偏大、合并肺内疾病如 COPD 的患者　其胸膜破口愈合慢，呼吸困难等症状较严重，即使气胸量较小，原则上也不主张采取保守治疗。

（3）胸腔穿刺抽气　适用于小量气胸（20% 以下），呼吸困难较轻，心肺功能尚好的闭合性气胸。通常选择患侧锁骨中线第 2 肋间或腋前线的 4、5 肋间为穿刺点，局限性气胸则要选择相应的穿刺部位，一次抽气量不宜超过 1000mL，每日或隔日抽气 1 次。

（二）开放性气胸急救处理原则：首先封闭胸壁创口

① 给氧，补充血容量，纠正休克。

② 清创、缝合胸壁伤口。

③ 尽快做胸腔闭式引流。气体引流一般在前胸壁锁骨中线第 2 肋上缘（下缘有血管神经）。

④ 给予抗生素，鼓励患者咳嗽排痰，早期活动，预防感染。

⑤ 怀疑有胸腔内脏器损伤或进行性出血时，则需开胸探查手术。

（三）张力性气胸急救处理：穿刺排气

迅速使用粗针头穿刺胸膜腔减压，并外接单向活瓣装置使胸腔内高压气体易于排出，而外界空气不能进入胸腔。进一步处理应安置胸腔闭式引流。持续漏气而肺难以膨胀时需考虑开胸探查手术。

（四）胸腔闭式引流术

1. 适应证

① 不稳定型气胸，呼吸困难明显、肺压缩程度较重。

② 交通性气胸或张力性气胸。

③ 反复发生气胸、胸腔穿刺术治疗后气胸无改善者。

④ 需使用机械通气或人工通气的气胸或血气胸患者。

⑤ 拔除胸腔引流管后气胸或血胸复发患者。

2. 置管位置　气高水低。

① 排气。锁骨中线第 2 肋间（伤侧）。

② 排液。腋中线与腋后线间第 6 至第 8 肋间。

3. 化学性胸膜固定术

① 适应证。适应于不宜手术或拒绝手术的下列患者。持续性或复发性气胸；双侧气胸；合并肺大疱；肺功能不全，不能耐受手术者。

② 方法。可向胸膜腔内注入多西环素、滑石粉等硬化剂，用生理盐水 60 ～ 100mL 稀释后经胸腔导管注入，产生无菌性胸膜炎症，使脏层和壁层胸膜粘连从而消灭胸膜腔间隙。

4. 手术治疗　经内科治疗无效的气胸应该手术治疗。

① 胸腔镜直视下粘连带烙断术等。

② 开胸手术。

第二单元　心血管系统

考试分值

2019 年	2020 年	2021 年	2022 年	2023 年
2	3	2	2	3

第一节　心力衰竭

一、概述

心力衰竭简称心衰，是各种心脏结构或功能性疾病导致心室充盈和（或）射血能力受损，心排血量不能满足机体代谢的需要，以肺循环或体循环淤血，器官、组织血液灌注不足为临床表现的一组综合征。主要表现为呼吸困难、体力活动受限和体液潴留。

（一）基本病因

主要包括原发性心肌损害和心脏负荷过重。

心肌收缩力减弱	冠心病心肌缺血和（或）心肌梗死最为常见
前负荷（容量负荷）增加	瓣膜关闭不全——主闭、二闭、三闭；左右心腔分流——间隔缺损、动脉导管未闭；循环血量增加——慢性贫血、甲状腺功能亢进、围生期心肌病
后负荷（压力负荷）过重	高血压、肺动脉高压、主动脉瓣狭窄、肺动脉瓣狭窄

（二）诱因

有基础心脏病的患者，其心衰症状多由一些增加心脏负荷的因素所诱发。

感染	呼吸道感染是最常见、最重要的诱因，感染性心内膜炎也不少见
心律失常	房颤是器质性心脏病最常见的心律失常之一，也是诱发心衰的最重要因素
血容量增加	食盐摄入过多，静脉输液过多、过快
体力消耗	过度体力消耗或情绪激动，如妊娠后期、分娩过程、暴怒
治疗不当	不恰当停用利尿药、降压药
原有心脏病变加重或并发其他疾病	如冠心病发生心肌梗死、风湿性心瓣膜病出现风湿活动。

（三）心力衰竭的类型

心衰的分类方法很多，如：①左心衰竭、右心衰竭和全心衰竭。②急性心衰和慢性心衰。③收缩性心衰和舒张性心衰。④低排血量型心衰和高排血量型心衰等。

命题趋势 心力衰竭概述相关知识点考试多以 A1 型题为主。

金题直击

下列哪种情况引起左心室后负荷增大

A. 肺动脉狭窄　　B. 肺动脉高压
C. 主动脉瓣狭窄　　D. 主动脉瓣关闭不全
E. 肺动脉瓣关闭不全

【答案】C

【解析】引起心力衰竭的病因很多，其中引起左心室后负荷增大病因有高血压、主动脉瓣狭窄。

二、慢性心力衰竭

（一）左心衰竭

以肺循环淤血及心排血量降低的表现为主。

1. 程度不同的呼吸困难

劳力性呼吸困难	是左心衰竭最早出现的症状
端坐呼吸	肺淤血达一定的程度，不能平卧。高枕卧、半卧位甚至端坐时方可使憋气好转
夜间阵发性呼吸困难	患者已入睡后突然因憋气而惊醒，被迫采取坐位，呼吸深快。重者可有哮鸣音，称之为“心源性哮喘”。主要原因是夜间迷走神经兴奋，引起支气管收缩。大多于端坐休息后可自行缓解
急性肺水肿	是“心源性哮喘”的进一步发展，是左心衰竭呼吸困难最严重的形式。典型特点：咳粉红色泡沫样痰

2. 咳嗽、咳痰、咯血　咳嗽、咳痰是肺泡和支气管黏膜淤血所致，开始常于夜间发生，坐位或立位时咳嗽可减轻，白色浆液性泡沫状痰为其特点。

3. 乏力、疲倦、头晕、心慌　是由心排血量不足，器官、组织灌注不足所致的主要症状。

4. 少尿及肾功能损害症状　严重左心衰竭时血液进行再分配，首先是肾的血流量明显减少导致少尿。

5. 肺部湿性啰音　随着病情的由轻到重，肺部啰音可从局限于肺底部直至全肺。

6. 心脏体征　除基础心脏病的固有体征外，慢性左心衰竭的患者一般均有心脏扩大（单纯舒张性心衰除外）、相对二尖瓣关闭不全的反流性杂音、P_2 亢进及舒张期奔马律。

（二）右心衰竭

1. 以体循环淤血的表现为主。

消化道症状	胃肠道及肝脏淤血引起腹胀、食欲缺乏、恶心、呕吐等
水肿	首先出现于身体最低垂的部位，常为对称性可压陷性。胸腔积液双侧多见
颈静脉征	颈静脉搏动增强、充盈、怒张是右心衰的主要体征，肝颈静脉反流征阳性则更具特征性
肝脏肿大	肝脏淤血肿大，常伴压痛，持续可致心源性肝硬化，晚期肝功能受损及大量腹水
心脏体征	除基础心脏病的相应体征之外，右心衰竭时可因右心室显著扩大而出现三尖瓣关闭不全的反流性杂音

2. 全心衰竭　右心衰竭继发于左心衰竭而形成全心衰竭。右心衰竭时右心排血量减少，因此肺淤血的症状（喘/呼吸困难）反而减轻。

命题趋势 心力衰竭临床表现相关知识点考试多以 A1、A2 型题为主。

金题直击

1. 左心衰竭最早出现的症状是

A. 劳力性呼吸困难　　B. 夜间阵发性呼吸困难

C. 端坐呼吸　　D. 咯血

E. 少尿

【答案】A

【解析】劳力性呼吸困难、夜间阵发性呼吸困难、端坐呼吸、急性肺水肿为慢性左心衰竭最典型的症状。而劳力性呼吸困难是左心衰竭最早出现的症状。

2. 左心衰竭患者合并右心衰竭后，可能减轻左心衰竭时的临床表现是

A. 颈静脉充盈　　B. 恶心

C. 喘憋　　D. 下肢水肿

E. 肝大

【答案】C

【解析】左心衰竭合并右心衰竭而形成全心衰竭。右心衰竭时右心排血量减少，因此肺淤血的症状（喘/呼吸困难）反而减轻。

治疗

一般治疗	去除病因及诱因：消除心力衰竭的诱因（感染是最常见的诱因）
	饮食：减少钠盐摄入有利于减轻上述症状
	休息：避免过劳和精神刺激
药物治疗	利尿剂：是治疗心衰的最常用药物。分 3 类： 1. 袢利尿剂　如呋塞米（速尿），利尿作用最强，应注意补钾。痛风患者不能用！ 2. 噻嗪类利尿剂　如氢氯噻嗪（双氢克尿塞），轻度心衰可首选此药，注意补钾。可引起高尿酸血症，痛风患者禁用！也可能引起高脂、高糖，故糖尿病、高脂血症的人慎用。 3. 保钾利尿剂　如氨苯蝶啶、螺内酯（安体舒通），具有保钾（抑制 Na^+-K^+ 交换）作用，常与其他利尿药物联合使用。注意高血钾
	RAAS 抑制剂： 1. 抑制肾素 - 血管紧张素系统，扩张血管，抑制交感神经兴奋，在改善和延缓心室重塑中起关键作用。 2. 抑制缓激肽的降解，可使具有血管扩张作用的前列腺素生成增多，同时也有抗组织增生作用。 3. 能解除症状，延缓心衰进展，改善预后，降低远期死亡率
	β 受体阻滞剂： 抑制交感神经激活对心力衰竭代偿的不利作用，心力衰竭患者长期应用可改善预后，与 ACEI 联合应用有叠加效应。主要通过减慢心率使舒张期相对延长而改善舒张功能，同时降低血压，减轻心肌肥厚，改善心肌顺应性，一般治疗目标基础心率 50 ～ 60 次 / 分
	正性肌力药物：适应于伴有快速房颤 / 房扑的收缩性心衰

命题趋势 心力衰竭临床表现相关知识点考试多以 A1、A2 型题为主。

金题直击

慢性心力衰竭患者长期使用呋塞米需监测

A. 血电解质　　B. 糖化血红蛋白

C. 血脂　　D. 肝功能

E. 尿渗透压

【答案】A

【解析】呋塞米利尿作用强大、迅速而短暂。易引起低血钾、低盐综合征及低氯性碱中毒。低血钾最常见。故长期使用呋塞米需监测血电解质。

三、急性心力衰竭

（一）病因

急性心力衰竭是指由于急性心脏病变引起心排血量显著、急骤降低，导致组织器官灌注不足和急性淤血综合征。主要原因是急性心肌梗死。

（二）临床表现

最常见的临床表现为急性肺水肿，主要为：

① 突发极度的气急和焦虑，有濒死感。

② 咳嗽，咳粉红色泡沫痰。

③ 呼吸加快，大汗，皮肤冰冷、苍白、发绀。

④ 双肺可闻及干啰音、喘鸣音和细湿啰音。

⑤ P_2 亢进（肺动脉高压），可闻及 S_3。交替脉是左室收缩力强弱交替所致，为左心衰竭的重要体征之一。

（三）诊断

临床表现是重要的诊断依据，BNP 有一定的辅助诊断作用。

（四）治疗

治疗
- 体位：患者取坐位或半卧位，双腿下垂，以减少静脉回流
- 吸氧：高流量氧气吸入，增加肺泡内压
- 镇静：吗啡 3 ～ 5mg，静脉注射可同时舒张小血管减轻心脏前后负荷
- 快速利尿：呋塞米（速尿）20 ～ 40mg 静注，扩张静脉，缓解肺水肿
- 洋地黄类药物：去乙酰毛花苷静脉给药用于有快速心室率心房颤动
- 氨茶碱：解除支气管痉挛，兼有正性肌力及扩张外周血管和利尿作用
- 血管活性药物：可以硝酸甘油、硝普钠静脉点滴
- 机械辅助治疗主动脉内球囊反搏：可用于冠心病急性左心衰竭患者

第二节　急性心肌梗死

一、概述

冠状动脉性心脏病简称冠心病，指由冠状动脉管腔狭窄或闭塞，引起心肌缺血导致的心脏病变，常可引起心绞痛或心肌梗死。

急性心肌梗死（AMI）指在冠状动脉病变基础上，发生冠状动脉血供急剧减少或中断，导致心肌持续性严重缺血缺氧而坏死。最常见病因是不稳定斑块破溃，继发血栓形成阻塞。最常阻塞的血管是左前降支。其供应范围：左室前壁、心尖部、室间隔前 2/3。

临床表现

疼痛	最先出现症状，多发于清晨，疼痛部位和性质与心绞痛相同，且常发于安静时，程度较重，持续时间较长＞ 30min，休息和含硝酸甘油片多不能缓解
全身症状	发热、心动过速、白细胞增高和红细胞沉降率增快等
胃肠道症状	疼痛剧烈常伴有恶心、呕吐和上腹胀痛，与迷走神经受坏死心肌刺激有关
心律失常	多发生在起病 1 ～ 2 天，尤以 24h 内最多见。各种心律失常中以室性心律失常最多，尤其是室性期前收缩。室颤是 AMI 早期，特别是入院前主要的死因（24h 内主要死因）
低血压和休克	为心肌广泛（40% 以上）坏死，心排血量急剧下降所致
心力衰竭	主要是急性左心衰竭；右心室 MI 可一开始即出现右心衰竭表现，伴血压下降
体征	心脏浊音界可正常也可轻度至中度增大；出现心包摩擦音；收缩中晚期喀喇音，为二尖瓣乳头肌功能失调或断裂所致；可有各种心律失常。血压降低

命题趋势　急性心肌梗死临床表现相关知识点考试多以 A1 型题为主。

金题直击

心肌梗死症状中最先出现下列哪一项

A. 发热　　B. 疼痛

C. 恶心呕吐　　D. 呼吸困难

E. 昏厥

【答案】B

【解析】发生心肌梗死时，患者多表现为胸骨后或心前区持续、剧烈压榨样闷痛。可有出汗、恶心、呕吐等伴随症状，部分患者有濒死感。

二、辅助检查

（一）心电图

① ST 段抬高呈弓背向上型，在面向坏死区周围心肌损伤区的导联上出现。

② 宽而深的 Q 波（病理性 Q 波），在面向透壁心肌坏死区的导联上出现。

③ T 波倒置，在面向损伤区周围心肌缺血区的导联上出现。

（二）定位和定范围

$V_{1\sim3}$	前间壁	$V_{5\sim7}$+aVL，I	前侧壁	Ⅱ、Ⅲ、aVF	下壁
$V_{3\sim5}$	局限前壁	$V_{1\sim5}$	广泛前壁	$V_{7\sim9}$	正后壁

（三）心肌坏死标记物

标志物	出现时间 /h	高峰时间 /h	持续时间 /d	备注
肌红蛋白	2	12	24 ～ 48	急诊筛查（最早）
肌钙蛋白 I（cTnI）	3 ～ 4	11 ～ 24	7 ～ 10	特异性最高
肌钙蛋白（cTnT）	3 ～ 4	24 ～ 48	10 ～ 14	特异性最高
肌酸激酶同工酶（CK-MB）	4	16 ～ 24	3 ～ 4	特异性好 溶栓酶峰值前移

三、诊断和鉴别诊断

（一）急性心肌梗死的诊断标准

① 胸痛症状。

② 典型心电图改变。

③ 心肌坏死标记物明显增高。

（二）鉴别诊断

1. **心绞痛** 压榨性或窒息性剧烈疼痛时限短（1 ～ 5min 或 15min 以内），硝酸甘油疗效显著，心肌酶阴性。

2. **急性肺动脉栓塞** 可发生胸痛、咯血、呼吸困难和休克。

3. **急性心包炎** 心电图 ST 弓背向下抬高。

命题趋势 急性心肌梗死与心绞痛的鉴别考试多以 A1 型题为主。

金题直击

急性心肌梗死与心绞痛的主要鉴别点是

A. 疼痛的部位

B. 疼痛的性质

C. 是否伴有多源性期前收缩

D. 是否伴有 ST 段抬高

E. 肌酸磷激酶同工酶升高

【答案】 E

【解析】 急性心肌梗死应首先与心绞痛鉴别，一般情况下前者症状更重，持续时间长，含服硝酸甘油不能缓解，心电图有动态演变，心肌损伤标志物升高，而心绞痛患者心肌损伤标志物不高（部分不稳定心绞痛患者可有 cTn 轻度升高，但未达到心肌梗死的诊断标准）。

四、并发症

并发症	表现
乳头肌功能失调或断裂	并发症中发生率最高，功能失调为心尖区出现收缩中晚期喀喇音和吹风样收缩期杂音。若听到“海鸥叫”代表乳头肌腱索断裂
心脏破裂	常在起病 1 周内出现，多为心室游离壁破裂
室间隔破裂	胸骨左缘第 3 ～ 4 肋间出现响亮的收缩期杂音
栓塞	可为左心室附壁血栓脱落所致，引起脑、肾、脾或四肢等动脉栓塞
心室壁瘤	主要见于左心室。心梗后心电图 ST 段持续抬高
心肌梗死后综合征	表现为心包炎、胸膜炎或肺炎，有发热、胸痛等症状

五、治疗原则

尽早开通梗死相关血管、挽救濒死心肌、缩小梗死面积、保护心功能、防治并发症、改善预后。治疗措施包括休息、吸氧、镇痛、镇静、再灌注心肌、防治并发症、改善心肌重塑、纠正动脉粥样硬化危险因素等。

第三节 二尖瓣狭窄

一、概述

二尖瓣狭窄的最常见病因为风湿热。2/3 的患者为女性。其基本病理变化为瓣叶和腱索的纤维化和挛缩，瓣叶交界面相互粘连。

二、临床表现

（一）症状

一般在二尖瓣中度狭窄（瓣口面积 <1.5cm^2）时开始有明显症状。

1. 呼吸困难 为最常见也是最早期的症状。

2. 咯血 有以下几种情况。

① **突然咯大量鲜血**，通常见于严重二尖瓣狭窄，可为首发症状。

② 痰中带血或血痰。

③ 急性肺水肿时咳大量粉红色泡沫状痰，为毛细血管破裂所致。

④ 肺梗死咳胶冻状暗红色痰。

3. 咳嗽 多在夜间或劳动后出现，为干咳无痰或泡沫样痰，并发感染时咳黏液样或脓痰。

4. 声嘶 较少见，由于扩大的左房和肺动脉压迫左喉返神经所致。

5. 血栓栓塞 为二尖瓣狭窄的严重并发症，多合并房颤。

（二）体征

1. 严重二尖瓣狭窄体征 可呈“*二尖瓣面容*”。右心室扩大时可于剑突下触及收缩期抬举样搏动。右心衰竭时可出现颈静脉怒张、肝颈回流征阳性、肝大、双下肢水肿。

2. 心尖部第一心音亢进，呈拍击样，可闻及*开瓣音*（如瓣叶钙化僵硬，则开瓣音消失）。当出现肺动脉高压时，可闻及 P_2 亢进和分裂。

3. 心脏杂音

① **特征性杂音为心尖区舒张中晚期低调隆隆样杂音**，呈递增型，局限，左侧卧位明显，运动或用力呼气可使其增强，常伴舒张期震颤。

② 严重肺动脉高压时，肺动脉扩张，导致相对肺动脉瓣关闭不全，可于胸骨左缘第 2 肋间闻及递减型高调叹气样舒张早期杂音（即 Graham-Steell *杂音*）。

③ 右心室扩大时，可导致相对性三尖瓣关闭不全，可于胸骨左缘第 4、5 肋间闻及全收缩期吹风样杂音。

命题趋势 二尖瓣狭窄多以 A2 型题为主。

金题直击

女，50 岁。活动后胸闷 1 年，夜间阵发性呼吸困难 4 天。查体：BP 130/80mmHg，P_2 亢进，心尖部可闻及舒张期隆隆样杂音，余瓣膜区未闻及杂音。该患者最可能的诊断是

A. 二尖瓣关闭不全
B. 主动脉瓣关闭不全
C. 主动脉瓣狭窄
D. 室间隔缺损
E. 二尖瓣狭窄

【答案】E

【解析】呼吸困难，P_2 亢进，心尖部可闻及舒张期隆隆样杂音，考虑是二尖瓣狭窄。

（三）治疗

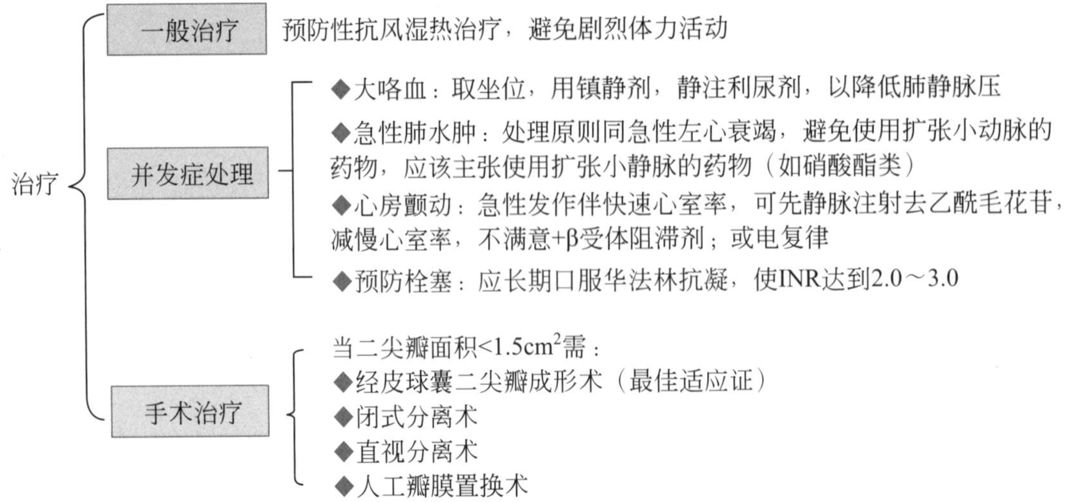

第四节　自体瓣膜感染性心内膜炎

一、概述

感染性心内膜炎（IE）为心脏内膜表面的微生物感染，伴赘生物形成。瓣膜为最常受累部位。根据瓣膜材质可分为自体瓣膜心内膜炎和人工瓣膜心内膜炎。

二、常见致病菌生物

急性者主要由金黄色葡萄球菌引起。亚急性者，草绿色链球菌最常见。

命题趋势 感染性心内膜炎相关知识点考试多以 A1 型题为主。

金题直击

感染性心内膜炎亚急性者最常见的病原菌是

A. 溶血性链球菌　　B. 草绿色链球菌

C. 肠球菌　　D. 金黄色葡萄球菌

E. 白色葡萄球菌

【答案】 B

【解析】 链球菌和葡萄球菌是引起感染性心内膜炎的主要病原微生物。急性者主要有金黄色葡萄球菌引起，亚急性者，草绿色链球菌最常见。

三、临床表现

（一）发热

发热是感染性心内膜炎最常见的症状。亚急性者起病隐匿，可有全身不适、乏力、食欲缺乏等非特异性症状。可有弛张性发热，一般＜ 39℃，午后和晚上高。急性者呈暴发性败血症过程，有高热寒战，突发心力衰竭。

（二）心脏杂音

80% ～ 85% 的患者可闻及心脏杂音，急性者要比亚急性者更易出现杂音强度和性质的变化，或出现新的杂音。瓣膜损害所致的新的或增强的杂音主要为关闭不全的杂音，尤以主动脉瓣关闭不全多见。

（三）周围体征

瘀点	可出现于任何部位，以锁骨以上皮肤、口腔黏膜和睑结膜常见
出血	指和趾甲下线状出血
Janeway 损害	为手掌和足底处直径 1 ～ 4mm 无痛性出血红斑，主要见于急性患者

续表

Osler 结节	为指和趾垫出现的豌豆大的红或紫色痛性结节，较常见于亚急性者
Roth 斑	为视网膜的卵圆形出血斑，其中心呈白色，多见于亚急性感染

（四）动脉栓塞

赘生物引起动脉栓塞占 20% ～ 40%，亚临床型多见。栓塞发生的部位以脑、心脏、脾、肾、肠系膜和四肢多见。

（五）感染的非特异性症状

脾大、贫血、杵状指（趾）。

（六）并发症

1. 心脏　心力衰竭为最常见，主要由瓣膜关闭不全所致。主动脉瓣受损者最常发生。

2. 细菌性动脉瘤　占 3% ～ 5%，多见于亚急性者。

3. 迁移性脓肿　多见于急性患者，亚急性者少见，多发生于肝、脾、骨髓和神经系统。

4. 神经系统　脑栓塞、脑细菌性动脉瘤、脑出血、中毒性脑病、脑脓肿、化脓性脑膜炎。

5. 肾　肾动脉栓塞和肾梗死，多见于急性患者。免疫复合物所致局灶性和弥漫性肾小球肾炎（后者可致肾衰竭），常见于亚急性患者。肾脓肿不多见。

命题趋势 感染性心内膜炎并发症相关知识点考试多以 A1 型题为主。

金题直击

感染性心内膜炎最常见的并发症是

A. 脑栓塞　　B. 细菌性动脉瘤破裂

C. 心力衰竭　　D. 肾功能不全

E. 脾破裂

【答案】 C

【解析】 感染性心内膜炎最常见的并发症是心力衰竭，主要有瓣膜关闭不全所致，主动脉瓣受损者最常发生（75%），其次为二尖瓣（50%）和三尖瓣（19%）；瓣膜穿孔或者腱索断裂导致急性瓣膜关闭不全时可诱发急性左心衰竭。

四、辅助检查

（一）血培养

首选检查，是确诊方法，也是“金标准”。

（二）超声心动图

如果超声心动图发现赘生物、瓣周并发症等，可帮助明确诊断。

五、治疗

（一）抗微生物药物治疗

此为最重要的治疗措施。用药原则：早期、足量、静脉为主；病原微生物不明时，急性者选用针对金黄色葡萄球菌、链球菌和革兰氏阴性杆菌均有效的广谱抗生素，亚急性者选用针对大多数链球菌（包括肠球菌）的抗生素。已分离出病原微生物时，应根据致病微生物对药物的敏感程度选择抗微生物药物。

（二）外科治疗

有严重心内并发症或抗生素治疗无效的患者，应及时考虑手术治疗。

第五节　原发性高血压

一、概述及分类

原发性高血压是以体循环动脉压升高为主要临床表现的心血管综合征。

类别	收缩压 /mmHg	舒张压 /mmHg
正常血压	<120	<80
正常高值	120 ～ 139	80 ～ 89
1 级高血压（轻度）	140 ～ 159	90 ～ 99
2 级高血压（中度）	160 ～ 179	100 ～ 109
3 级高血压（重度）	≥ 180	≥ 110
单纯收缩期高血压	≥ 140	<90

高血压的危险分层

危险因素和病史	1 级高血压	2 级高血压	3 级高血压
无其他危险因素	低危	中危	高危
1 ～ 2 个危险因素	中危	中危	高危
3 个以上危险因素或靶器官损害	高危	高危	很高危
临床并发症或合并糖尿病	很高危	很高危	很高危

注：

1. 凡是 3 级高血压，只要有危险因素（吸烟、男性 >55 岁，女性 >65 岁、糖尿病、高脂血症、家族有心血管病史）就属于很高危。

2. 不论是高血压几级，只要发生脑出血、脑缺血、心肌梗死、心衰、心绞痛、视盘水肿、糖尿病、肾病就属于很高危。

3. 没有其他危险因素的情况下，高血压 1、2、3 级分别对应低危、中危、高危。

二、临床表现

（一）一般表现

常见症状有头晕、头痛、颈项板紧、疲劳、心悸等，也可出现视力模糊、鼻出血等较重症状，典型高血压头痛在血压下降后即可消失。心脏听诊可有主动脉瓣区第二心音亢进。

（二）急性高血压

急进型高血压	少数患者病情急骤发展，舒张压持续≥130mmHg，肾脏损害突出，持续蛋白尿、血尿与管型尿；并有头痛、视力模糊、眼底出血、渗出和视盘水肿
高血压危象	血压突然升高伴心悸。其发病机制是交感神经兴奋及血中儿茶酚胺类物质增多，导致血压升高、心率加快
高血压脑病	脑水肿、严重头痛、呕吐、抽搐、昏迷。其发病机制是脑血管自身调节障碍，导致脑灌注过多形成脑水肿

三、治疗

1. 改善生活行为 控制体重，限盐、限酒、限脂肪，补钾、补叶酸，适当增加运动。

2. 降压药物治疗对象

① 高血压 2 级或以上患者（≥160/100mmHg）。

② 合并糖尿病，或者已经有心、脑、肾靶器官损害和并发症患者。

③ 凡血压持续升高，改善生活方式后仍未获得有效控制的患者。

3. 控制目标值

① 一般主张血压控制目标值至少 <140/90mmHg。

② 糖尿病、慢性肾脏病、心力衰竭或病情稳定的冠心病合并高血压患者，血压控制目标值 <130/80mmHg。

③ 对于老年收缩期高血压患者，收缩压控制于 150mmHg 以下，如果能够耐受可降至 140mmHg 以下。

4. 用降压药物治疗的原则 从小剂量开始、优先选择长效制剂、联合用药和个体化。

降压药物的种类及适应证、禁忌证

降压药	适应证	禁忌证
利尿剂	轻、中度高血压；老年人收缩期高血压	低血钾、痛风、糖尿病、高脂血症
β受体阻滞剂	心率较快；心梗后、心绞痛后	支气管哮喘；严重房室传导阻滞、严重窦性心动过缓
钙通道阻滞剂（CCB）	老年收缩期高血压、伴有变异型心绞痛	心力衰竭
血管紧张素转换酶抑制剂（ACEI）	高血压合并左心室肥厚、心梗、心衰（改善预后，逆转心肌肥厚）	高钾、双肾动脉狭窄、血肌酐＞265μmol/L、妊娠
血管紧张素Ⅱ受体拮抗剂（ARB）		同ACEI

5. 降压治疗方案　大多数无并发症或合并症患者可以单独或者联合使用噻嗪类利尿剂、β受体阻滞剂、CCB、ACEI和ARB，治疗应从小剂量开始，逐步递增剂量。2级高血压（＞160/100mmHg）患者在开始时就可以采用两种降压药物联合治疗。

联合治疗应采用不同降压机制药物。三种降压药合理的联合治疗方案必须包含利尿剂。

命题趋势 原发性高血压治疗相关知识点考试多以A1型题为主。

金题直击

不适于降压治疗原则的是

A. 提高生活质量　　B. 改善生活行为

C. 明确降压药治疗对象　　D. 多重心血管危险因素协同控制

E. 明确降压药物种类

【答案】A

【解析】降压治疗原则：①改善生活行为；②明确降压药治疗对象；③多重心血管危险因素协同控制；④合理使用降压药物。

第六节　休克

一、概论

休克是急性有效循环血量不足、组织低灌流和缺氧、细胞代谢紊乱、功能受损时呈现的一种综合征。

二、临床表现

根据病程发展分为两个阶段：代偿期（轻度）和抑制期（中、重度）。

项目	代偿期	抑制期	
	轻度	中度	重度
精神状态	神志清楚，兴奋或烦躁不安	神志尚清楚，表情淡漠	意识模糊，甚至昏迷
口渴	口渴	很口渴	由于意识模糊可能无主诉
皮肤色泽	可以有苍白	苍白	显著苍白、肢端青紫
皮肤温度	正常或发凉	发冷	厥冷
脉搏	＜100次/min，尚有力	100～200次/min	速而细弱或难触到
血压	收缩压正常或稍高，舒张压增高，脉压缩小	收缩压90～70mmHg，脉压小	收缩压＜70mmHg
尿量	正常	尿少	尿少或无尿
估计失血量	＜20%（＜800mL）	20%～40%（800～1600mL）	＞40%（1600mL）

命题趋势 休克临床表现相关知识点考试多以A1型题为主。

金题直击

1. 成年患者意识模糊，血压测不到，估计失血量至少为

A. 1000 ～ 1500mL　　B. 1500 ～ 2000mL

C. 2000 ～ 2500mL　　D. 2500 ～ 3000mL

E. 3000 ～ 3500mL

【答案】C

【解析】成人每日生理需要液体量的范围是 2000 ～ 2500mL。重度休克时，患者出现意识模糊，重度休克患者的失血量为 >40%，也就是大于 1600mL。

2. 休克期反映器官血流灌注最简单、可靠的指标是

A. 神志　　B. 肢体温度

C. 血压　　D. 脉率

E. 尿量

【答案】E

【解析】尿量最能反映内脏器官尤其是肾的血流灌注。

三、诊断与监测

（一）一般监测

血压	代偿期可正常；收缩压 <90mmHg，脉压 <20mmHg →休克；血压回升脉压增大→休克好转
休克指数	脉压 / 收缩压 =0.5 多提示无休克；1 ～ 1.5 提示有休克；>2 为严重休克。休克指数是判断休克最客观的指标
尿量	是反映肾血流灌注的有效指标。尿量减少，比重高→肾血管收缩或供血量不足；血压正常，尿量少、比重低，提示有急性肾衰竭（ARF）；尿量稳定在 30mL/h 以上→则休克纠正。尿量达 40mL/h，才能补钾

（二）特殊监测

中心静脉压（CVP）	代表了右心房或者胸腔段腔静脉内压力的变化，可反映全身血容量与右心功能之间的关系。正常为 5 ～ 10cmH_2O。<5cmH_2O，提示血容量不足；>15cmH_2O，提示心功能不全；>20cmH_2O，提示心力衰竭
肺毛细血管楔压（PCWP） 肺动脉压（PAP）	PAP 的正常值为 10 ～ 22mmHg；PCWP 的正常值为 6 ～ 15mmHg，与左心房内压接近。PCWP 低于正常值反映血容量不足（较 CVP 敏感）；PCWP 增高可反映左心房压力增高，如急性肺水肿。CVP 不高而 PCWP 增高：慎输液（控制入量和速度），降肺阻力

四、治疗

1. 一般措施　积极处理引起休克的原发病，建立静脉通路，保持呼吸道通畅，头部和躯干抬高 20°～ 30°，下肢抬高 15°～ 20°体位（中凹位），以增加回心血量。

2. 补充血容量　是纠正休克引起的组织低灌注和缺氧的关键。BP、CVP、尿量是需严密观察的指标，根据其变化来调节补液的量和速度。首选晶体，可联合应用人工胶体，必要时输血。补液原则：先快后慢、先晶后胶、先盐后糖。

3. 积极处理原发病。

4. 纠正酸碱平衡失调　酸性环境有利于氧与血红蛋白的解离，从而增加组织供氧，故主张宁酸毋碱。根本措施是改善组织灌注，并适时和适量地给予碱性药物。

5. 血管活性药物的应用

（1）血管收缩剂　①多巴胺是最常用的血管活性药物；②多巴酚丁胺对心脏的正性肌力作用较多巴胺强，其与去甲肾上腺素联合应用是治疗感染性休克最理想的血管活性药物。

（2）血管扩张剂　① α 受体阻滞剂能解除去甲肾上腺素引起的小血管收缩，并增强左室收缩力，包括酚妥拉明、酚苄明等；②抗胆碱能药物主要使用山莨菪碱，可以舒张血管和稳定细胞膜。

（3）强心药　如多巴胺、多巴酚丁胺、去乙酰毛花苷等。

6. 治疗 DIC　改善微循环扩容扩血管，必要时应用肝素或抗纤溶药物。

7. 糖皮质激素　可用于感染性或严重休克。

五、低血容量休克

1. 低血容量休克　是迅速失血超过 20%、严重体液丢失引起，主要临床表现是心排出量下降致血压低、CVP 下降、回心血量减少、脉搏加快等。

2. 治疗　**补充血容量和积极处理原发病**、制止出血两方面，注意要两方面同时抓紧进行。

① 可快速滴注平衡盐溶液或人工胶体液。

② 维持血细胞比容。

③ 若血红蛋白浓度大于 100g/L 可不必输血；低于 70g/L 可输浓缩红细胞；在 70 ～ 100g/L 时，可根据患者的代偿能力、一般情况和其他器官功能来决定是否输红细胞。

六、感染性休克治疗

（1）首先是病因治疗，原则是在休克未纠正前，应着重治疗休克，同时治疗感染；在休克纠正后，应着重治疗感染。

（2）“补感激、慢活乱，重点保护心肺肾”。

①“补”——补充血容量，治疗休克（首选平衡液，配合适量的血浆或全血）。

②“感”——控制感染（抗菌药物——广谱、强力 + 处理原发灶——必需的）。

③“激”——糖皮质激素的应用（能抑制多种炎症介质的释放和稳定溶酶体膜，缓解 SIRS。但应用限于早期，用量宜大，可达正常用量的 10 ～ 20 倍，维持不宜超过 48h，否则可能发生急性胃黏膜损害和免疫抑制等）。

④“慢”——缓慢输液，防止出现心功能不全。

⑤“活”——血管活性物质的应用（经补充血容量、纠正酸中毒而休克未见好转时，应采用血管扩张药物治疗）。

⑥“乱”——纠正水、电解质和酸碱平衡紊乱（一般在纠正、补充血容量的同时，经另一静脉通路滴注 5% 碳酸氢钠 200mL，并根据动脉血气分析结果，再做补充）。

第三单元　消化系统

考试分值

2019 年	2020 年	2021 年	2022 年	2023 年
2	3	2	2	3

第一节　消化性溃疡

一、概述

消化性溃疡指胃肠道黏膜被自身消化而形成的溃疡，可发生于食管、胃、十二指肠、胃 - 空肠吻合口附近以及含有胃黏膜的 Meckel 憩室。胃、十二指肠溃疡最为常见。

十二指肠溃疡（DU）多见于青壮年，胃溃疡（GU）多见于中老年，临床上以十二指肠溃疡更常见。二者均好发于男性。

二、病因及发病机制

溃疡的形成与胃酸 / 胃蛋白酶的消化作用有关。

（一）病因

1. 幽门螺杆菌（Hp）感染　是消化性溃疡的主要病因。Hp 检出率十二指肠溃疡高达 90% ～ 100%，胃溃疡 80% ～ 90%。

2. 药物　长期服用阿司匹林、糖皮质激素等药物的患者可以诱发或加重溃疡。

3. 遗传易感性　部分消化性溃疡有家族史、遗传易感性。

4. 胃排空障碍　胃酸堆积，破坏黏膜防御屏障。

（二）发病机制

1. 消化性溃疡　胃酸、胃蛋白酶的侵袭作用与黏膜的防御能力间失去平衡，胃酸和胃蛋白酶对黏膜产生自身消化。

2. 胃溃疡　以黏膜屏障功能降低为主。

3. 十二指肠球部溃疡　以高胃酸分泌起主导作用。

三、临床表现

（一）上腹痛或不适

此为主要症状，性质可有钝痛、灼痛、胀痛、剧痛、饥饿样不适等。

（二）特点

① 慢性过程呈反复发作。

② 发作呈周期性，与缓解期相互交替。

③ 发作时上腹痛呈节律性，如饥饿痛或餐后痛。

④ 腹痛可被抑酸剂或抗酸剂缓解。

疾病	年龄	部位	疼痛	缓解	疼痛特点	并发症
胃溃疡	中老年	胃窦部、胃小弯幽门部	餐后 1h 疼痛，节律性疼痛少见	下次餐前缓解	进食 疼痛 缓解	癌变常见
十二指肠溃疡	青壮年	十二指肠球部前壁、后壁	餐前痛、饥饿痛、夜间痛，节律性疼痛常见	进餐后缓解	疼痛 进食 缓解	癌变不常见

四、辅助检查

1. 胃镜检查　如见典型溃疡，诊断确立；如鉴别溃疡属良、恶性有困难，应胃镜下活检。

2. 上消化道X线钡餐检查　也可确定诊断。适用于以下情况：

① 胃镜禁忌者。

② 不愿接受胃镜检查者。

③ 了解胃的运动情况。

龛影是消化性溃疡的直接征象而局部压痛、十二指肠球部激惹和球部变形胃大弯侧痉挛性切迹均为间接征象，仅提示有溃疡的可能。

五、治疗

（一）抑制胃酸分泌

首选质子泵抑制剂（奥美拉唑）。此类药物抗酸效果最强，最持久，疗效最好。

（二）手术治疗

手术切除病灶、切除大部分胃体或者切断分布于胃黏膜的迷走神经，从而减少胃酸和胃蛋白酶的分泌。

命题趋势 消化性溃疡相关知识点在消化系统中考试较多见，多以A1、A2型题为主。

金题直击

1. 消化性溃疡发病机制中最重要的攻击因子是

A. 胃酸、胃蛋白酶　　B. 胰酶

C. 胆汁　　D. 精神、心理因素

E. 食物的理化刺激

【答案】 A

【解析】 消化性溃疡的发生机制主要为胃酸、胃蛋白酶的侵袭作用与黏膜的防御能力间失去平衡，胃酸和胃蛋白酶对黏膜产生自身消化。

2. 患者，男，38岁。上腹疼痛6年，餐前痛，伴反酸，近日疼痛加重，且呈持续性向腰背部放射，有时低热。胃肠钡餐示：十二指肠球部变形，血白细胞 11×10^9/L，中性0.78。诊断首先考虑为

A. 慢性胃炎　　B. 胃溃疡

C. 胃癌　　D. 十二指肠穿透性溃疡

E. 胃黏膜脱垂

【答案】 D

【解析】 消化性溃疡可分为两种类型，胃溃疡和十二指肠溃疡，十二指肠溃疡多发生于十二指肠球部，临床钡餐透视检查多可见病变局部变形出现龛影，上腹部疼痛为其主要的临床表现，疼痛多发生于餐后1h，下次餐前缓解，同时可发生反酸、嗳气，可有炎症性改变，白细胞、中性粒细胞增多。易并发穿孔不易癌变，病例符合十二指肠溃疡特征，故D正确。

【易错点】 胃溃疡常发生餐后痛；十二指肠溃疡常发生餐前痛。

第二节　肝硬化

一、概述

肝硬化是由一种或多种原因引起的、以肝组织弥漫性纤维化、假小叶和再生结节为组织学特征的进行性慢性肝病。在我国，目前引起肝硬化的原因以病毒性肝炎为主，乙肝最常见。

命题趋势 肝硬化概述相关知识点考试多以A1型题为主。

金题直击

我国引起肝硬化最常见原因是

A. 酒精中毒　　B. 营养障碍

C. 病毒性肝炎　　D. 胆汁淤积
E. 循环障碍
【答案】C
【解析】引起肝硬化的病因很多，目前我国引起肝硬化的原因以病毒性肝炎为主，乙肝最常见。

二、临床表现

（一）代偿期

症状较轻，缺乏特异性。有乏力，食欲减退，间歇性腹胀不适，上腹隐痛，肝脾轻中度肿大、质地偏硬。

（二）失代偿期

1. 肝功能减退临床表现

（1）全身表现　一般情况差，消瘦，乏力，精神不振，皮肤干枯或水肿。

（2）消化系统症状　食欲减退、厌食、腹胀、荤食后易泻等。

（3）出血和贫血　常有鼻腔、牙龈出血、皮肤黏膜瘀斑瘀点、消化道出血与肝合成凝血因子减少、脾亢、毛细血管脆性增加有关。

（4）内分泌功能紊乱　肝功能减退时，对雌激素灭活减少所致雌激素升高，表现为男性性欲减退、乳房发育；女性月经失调、闭经、不孕；出现蜘蛛痣、肝掌等。

2. 门静脉高压症有三大表现

① 脾肿大，晚期常伴有脾功能亢进，全血细胞减少。

② 侧支循环的建立和开放，**是肝硬化特征性改变**。最重要的侧支有：食管与胃底静脉曲张、腹壁静脉曲张以及痔静脉扩张。

③ 腹水**是失代偿期最常见、最突出的表现**。腹水形成与下列因素有关：门静脉压力增高（**是腹水形成的决定因素**）；低蛋白血症；肝淋巴液生成过多；继发性醛固酮增多；抗利尿激素分泌增多；有效循环血容量不足导致肾血流减少，激活 RAAS，减少排钠排尿。

3. 并发症及表现

（1）上消化道出血　**为最常见并发症**。多突然大量呕血和黑便，易导致失血性休克，诱发肝性脑病，死亡率很高。

（2）肝性脑病　**为本病最严重的并发症**，也是肝硬化最常见的死亡原因。

（3）感染　肝硬化患者机体抵抗力低下，常并发感染。

（4）肝肾综合征　表现为“三低一高”，即少尿或无尿、低尿钠、稀释性低钠血症和氮质血症，肾脏本身无重要病理改变。

（5）原发性肝癌。

三、辅助检查

（一）肝功能试验

失代偿期：人血白蛋白（A）降低，球蛋白（G）升高，A/G 倒置；凝血因子下降；胆红素代谢受损，血清胆红素水平增高。

（二）影像学检查

食管吞钡 X 线检查可出食管静脉曲张的虫蚀样或蚯蚓状充盈缺损及纵行黏膜皱襞增宽。门静脉高压者的门静脉主干内径常 >13mm。

（三）腹水检查

一般为**漏出液**，并发自发性腹膜炎，可为渗出液或介于渗、漏出液之间。

（四）内镜检查

直接确定食管及胃底有无静脉曲张，是诊断门静脉高压最可靠的指标，可了解程度。

（五）腹腔镜检查

见肝表面有大小不等的结节和纤维隔等，可活检，肝脏穿刺活检见**假小叶可确诊**。

（六）超声检查

肝脏表面不光滑，肝实质回声增强，门静脉直径增宽，脾大、腹水。

命题趋势 肝硬化诊断相关知识点考试多以 A1 型题为主。

金题直击

对肝硬化有确诊价值的是

A. 肝大质地偏硬　　B. 脾肿大

C. 丙种球蛋白升高　　D. 肝脏穿刺活检见假小叶形成

E. 食管吞钡 X 线检查有虫蚀样或蚯蚓状充盈缺损

【答案】D

【解析】病理是确诊肝硬化的金标准，在病理肝硬化的表现就是假小叶形成。

第三节　急性胆囊炎

一、概述

急性胆囊炎是胆囊管梗阻和细菌感染引起的炎症。约 95% 以上的患者有胆囊结石，称为结石性胆囊炎。约 5% 的患者无胆囊结石，称为非结石性胆囊炎。

二、临床表现

（一）急性发作

典型过程表现为**突发右上腹阵发性绞痛，常在饱餐、进油腻食物后或在夜间发作**。疼痛常放射至右肩部、肩胛部和背部，伴恶心、呕吐、厌食等。患者常有轻至中度发热，通常无寒战，出现寒战提示合并胆囊坏死、穿孔、急性胆管炎等。

（二）体格检查

右上腹胆囊区可有压痛，炎症波及浆膜时可有腹肌紧张和反跳痛，**Murphy 征阳性**。有些患者可触及肿大胆囊并有触痛。如胆囊被大网膜包裹可形成边界不清、固定压痛的肿块；如病变发展快，并发胆囊坏死、穿孔，可出现弥漫性腹膜炎表现。

命题趋势 急性胆囊炎相关知识点在消化系统中考试较多见，多以 A1、A2 型题为主。

金题直击

患者，女，31 岁。以右上腹痛、寒战就诊，体格检查 Murphy 征阳性，患者可能为

A. 乙型肝炎　　B. 胆囊炎

C. 化脓性阑尾炎　　D. 右侧膈下脓肿

E. 肝包虫病

【答案】B

【解析】胆道系统是细菌性肝脓肿最主要的入侵途径和最常见的病因，故 B 正确。

三、辅助检查

（一）实验室检查

白细胞升高，血清 ALT、胆红素、淀粉酶升高。

（二）超声检查

见胆囊增大、囊壁增厚（>4mm），明显水肿可见“双边征”，囊内结石显示强回声，其后有声影。

四、治疗

（一）非手术治疗

禁食、输液，纠正水、电解质及酸碱代谢失衡，全身支持疗法。

（二）手术治疗

1. 急诊手术

① 发病在 48 ～ 72h 以内者。

② 经非手术治疗无效且病情加重者。

③ 有胆囊穿孔、弥漫性腹膜炎、急性化脓性胆管炎、急性坏死性胰腺炎等并发症者。

2. 手术方法 有胆囊切除术和胆囊造口术。

胆囊造口术一般不宜采用，主要用于局限性腹膜炎，年老不适合大手术者。

第四节　炎症性肠病

一、克罗恩病

（一）概述及病因

克罗恩病（CD）是一种病因尚不十分清楚的胃肠道慢性炎性肉芽肿性疾病。病变多见于末段回肠和邻近结肠，但从口腔至肛门各段均可受累，呈节段性或跳跃式分布。

（二）临床表现

腹痛、腹泻和体重下降三大症状是本病的主要临床表现。

起病大多隐匿，从发病早期症状出现（如腹部隐痛或间歇性腹泻）至确诊往往需数月至数年。病程呈缓慢、长短不等的活动期与缓解期交替，有终生复发的倾向。

1. 消化系统表现

（1）腹痛　为最常见症状。多位于右下腹或脐周，间歇性发作，常为痉挛性阵痛伴腹鸣。常于进餐后加重，排便或肛门排气后缓解。出现持续性腹痛和明显压痛，提示炎症波及腹膜或腹腔内脓肿形成。全腹剧痛和腹肌紧张，提示病变肠段急性穿孔。

（2）腹泻　粪便多糊状，一般无脓血和黏液。病变涉及下段结肠或肛门直肠者，可有黏液血便及里急后重。

（3）腹部包块　多位于右下腹与脐周。固定的腹块提示有粘连，多已有内瘘形成。

（4）瘘管形成　是克罗恩病的特征性临床表现，因透壁性炎性病变穿透肠壁全层至肠外组织或器官而成，包括内瘘和外瘘。

（5）肛门周围病变　包括肛门周围瘘管、脓肿形成及肛裂等病变，有时这些病变可为本病的首发或突出的临床表现。

2. 全身表现

（1）发热　为常见的全身表现之一，与肠道炎症活动及继发感染有关。间歇性低热或中度热常见。

（2）营养障碍　主要表现为体重下降，可有贫血、低蛋白血症。

3. 肠外表现

本病的肠外表现与溃疡性结肠炎相似，但发生率较高，以口腔黏膜溃疡、皮肤结节性红斑、关节炎及眼病为常见。

（三）辅助检查

1. 实验室检查　贫血常见且常与疾病严重程度平行；活动期血细胞沉降率加快、C 反应蛋白和白细胞升高。

2. 影像学检查　胃肠钡剂造影和钡剂灌肠可见黏膜皱襞粗乱、纵行性溃疡或裂沟、鹅卵石征、假息肉、多发性狭窄或肠壁僵硬、瘘管形成等 X 线征象，病变呈节段性分布。

3. 结肠镜检查　结肠镜做全结肠及回肠末段检查。病变呈节段性、非对称性分布，纵行溃疡、鹅卵石样改变，肠腔狭窄或肠壁僵硬，病变之间黏膜外观正常。

4. 活组织检查　对诊断和鉴别诊断有重要价值。本病的典型病理组织学改变是非干酪样肉芽肿。

命题趋势 消化性溃疡相关知识点在消化系统中考试较多见，多以 A1、A2 型题为主。

金题直击

克罗恩病最典型的肠道溃疡形态是

A. 不规则深大溃疡　　B. 多发浅溃疡　　C. 纵行溃疡

D. 环形溃疡　　E. 烧瓶样溃疡

【答案】C

【解析】胃肠钡剂造影和钡剂灌肠可见黏膜皱襞粗乱、纵行性溃疡或裂沟、鹅卵石征、假息肉、多发性狭窄或肠壁僵硬、瘘管形成等X线征象，病变呈节段性分布。

（四）治疗

1. 一般治疗 必须戒烟。强调营养支持，高营养低渣饮食。重症患者酌用要素饮食或全胃肠外营养。腹痛、腹泻必要时可酌情使用抗胆碱能药物或止泻药，合并感染者静脉给予广谱抗生素。

2. 药物治疗

（1）活动期治疗 ①氨基水杨酸制剂。柳氮磺吡啶仅适用于病变局限在结肠的轻度患者；美沙拉嗪适用于轻度回结肠型及轻度结肠型患者。②糖皮质激素。对控制病情活动有较好疗效，适用于各型中至重度患者，常用的药物为布地奈德，主要在肠道局部发生作用，可用于轻中度回结肠患者。③免疫抑制剂。硫唑嘌呤或巯嘌呤适用于对激素治疗无效或对激素依赖的患者，但有骨髓抑制。④抗菌药物。某些抗菌药物如硝基咪唑类、喹诺酮类药物有一定疗效，甲硝唑对肛周病变、环丙沙星对瘘有效。⑤生物制剂。英夫利昔单抗可用于传统治疗无效的CD。

（2）缓解期治疗 用氨基水杨酸制剂或糖皮质激素取得缓解者，可用氨基水杨酸制剂维持缓解，剂量与诱导缓解的剂量相同。

（3）手术治疗。

二、溃疡性结肠炎

（一）概述及病因

溃疡性结肠炎（UC）是一种病因尚不十分清楚的直肠和结肠慢性非特异性炎症性疾病。

（二）临床表现

1. 消化系统表现

（1）腹泻和黏液脓血便 见于绝大多数患者。腹泻主要与炎症导致大肠黏膜对水、钠吸收障碍以及结肠运动功能失常有关，粪便中的黏液脓血则为炎症渗出、黏膜糜烂及溃疡所致。黏液脓血便是本病活动期的重要表现。大便次数及便血的程度反映病情轻重。粪质亦与病情轻重有关，多数为糊状，重可至稀水样。

（2）腹痛 多为左下腹或下腹的阵痛，亦可涉及全腹。常有里急后重，便后缓解。若并发中毒性巨结肠或炎症波及腹膜，有持续性剧烈腹痛。

（3）其他症状 可有腹胀、食欲缺乏、恶心、呕吐。

（4）体征 轻、中型患者仅有左下腹轻压痛，有时可触及痉挛的降结肠或乙状结肠。有腹肌紧张、反跳痛、肠鸣音减弱，应注意中毒性巨结肠、肠穿孔等并发症。

2. 全身表现

（1）发热 中、重型患者活动期常有低度至中度发热，高热多提示并发症或严重感染。

（2）营养不良 多出现在重症或病情持续活动者。

3. 肠外表现

本病可伴有多种肠外表现，包括外周关节炎、结节性红斑、坏疽性脓皮病、巩膜外层炎、前葡萄膜炎、口腔复发性溃疡等，这些肠外表现在结肠炎控制或结肠切除术后可有缓解或恢复。

4. 并发症

（1）中毒性结肠炎 多发生在暴发性或重症溃疡性结肠炎的患者。

（2）直肠结肠癌变 多见于广泛性结肠炎、幼年起病而病程漫长者。

命题趋势 溃疡性结肠炎相关知识点在消化系统中考试较多见，多以A1、A2型题为主。

金题直击

溃疡性结肠炎患者最典型的症状是

A. 腹泻、腹痛、脓血便
B. 排便困难伴腹痛，无便血
C. 腹泻与便秘交替，伴发热
D. 硬结便带鲜血，便与血不混
E. 腹痛，便后可缓解，无便血

【答案】A

【解析】溃疡性结肠炎患者的典型表现为腹泻、腹痛、脓血便。常有里急后重，便后缓解。

（三）辅助检查

1. **实验室检查**　贫血常见且常与疾病严重程度平行，活动期血细胞沉降率加快、C 反应蛋白和白细胞升高。

2. **影像学检查**　胃肠钡剂造影和钡剂灌肠可见黏膜皱襞粗乱、纵行性溃疡或裂沟、鹅卵石征、假息肉、多发性狭窄或肠壁僵硬、瘘管形成等 X 线征象，病变呈节段性分布。

3. **结肠镜检查**　结肠镜做全结肠及回肠末段检查。病变呈节段性、非对称性分布，纵行溃疡、鹅卵石样改变，肠腔狭窄或肠壁僵硬，病变之间黏膜外观正常。

4. **活组织检查**　对诊断和鉴别诊断有重要价值。本病的典型病理组织学改变是非干酪样肉芽肿。

（四）治疗

1. 控制炎症反应

① 糖皮质激素适用于急性发作期患者。

② 氨基水杨酸制剂，如柳氮磺吡啶适用于经糖皮质激素治疗后已有缓解的患者。

③ 免疫抑制剂。

2. 预防并发症

① 中毒性巨结肠：首选 X 线平片。

② 肠道癌变、大出血、穿孔。

第五节　肠易激综合征

一、概述

肠易激综合征（IBS）是一种以腹痛或腹部不适伴排便习惯改变为特征的功能性肠病，该病缺乏可解释症状的形态学改变和生化异常，无器质性病变，是最常见的一种功能性肠道疾病。

二、临床表现

根据排便特点和便的性状可以分为腹泻型、便秘型和混合型。我国腹泻型多见。病程可长达数年或数十年，但全身健康状况却不受影响。精神、饮食等因素常诱使症状复发或加重。其主要临床表现如下。

（一）腹痛

以下腹和左下腹多见，排气或排便后缓解。极少有睡眠中痛醒者。

（二）腹泻

一般每日 3 ～ 5 次，稀糊状，可带有黏液，但无脓血。

（三）便秘

便干燥，量少，呈羊粪状，表面可附黏液。

（四）腹胀

可伴有腹胀，排便不尽感。

（五）其他

相当部分患者可有失眠、焦虑、抑郁、头昏、头痛等。

（六）体征

一般无明显体征。

三、诊断

在过去半年以上且近 3 个月来持续存在腹部不适或腹痛，并伴有下列特点中至少 2 项：

① 症状在排便后缓解。

② 症状发生伴随排便次数改变。

③ 症状发生伴随粪便性状改变。

四、治疗

（一）一般治疗

通过解释和心理辅导以消除患者的顾虑，告知患者树立信心是治疗的最重要的一步，建立良好的生活习惯。

（二）药物治疗

可用解痉剂、止泻剂、导泻剂、肠道动力感觉调节药、抗抑郁药等。

（三）心理行为干预

放松精神。

第六节 急性阑尾炎

一、临床表现

（一）症状

1. 腹痛

（1）转移性右下腹痛 典型的腹痛发作始于上腹，逐渐移向脐部，数小时（6 ～ 8h）后转移并局限在右下腹。70% ～ 80% 急性阑尾炎具有这种典型的转移性腹痛的特点，部分病例发病开始即出现右下腹痛，但压痛点固定。发病早期腹痛尚未转移至右下腹时，右下腹可出现固定压痛。阑尾穿孔时，腹痛和压痛的范围可波及全腹，但仍以麦氏点压痛最明显。

（2）不同类型的阑尾炎其腹痛也有差异 单纯性阑尾炎为轻度隐痛，脓性为阵发性胀痛，坏疽性为持续性剧痛，穿孔性腹痛可暂时减轻，但出现腹膜炎后，腹痛又会持续加剧并扩大范围。

（3）不同位置的阑尾炎腹痛也有差异 盲肠后位阑尾炎疼痛在右侧腰部 - 腰大肌试验阳性（psoas 征），盆位阑尾炎腹痛在耻骨上区 - 闭孔内肌试验阳性（obturator 征）。

2. 胃肠道症状 恶心、呕吐常很早发生，但程度较轻；盆位阑尾炎时炎症刺激直肠和膀胱，可引起里急后重；弥漫性腹膜炎时可致麻痹性肠梗阻。

3. 全身症状 早期乏力。炎症加重时可有出汗、口渴、脉速、发热等全身感染中毒症状。腹膜炎时可出现畏寒、高热。如发生门静脉炎可出现黄疸。

（二）体征

1. 右下腹压痛 是急性阑尾炎最常见的重要体征。压痛一般在麦氏点，可随阑尾位置变异而变动。

2. 腹膜刺激征

① 壁腹膜受炎症刺激时出现防卫性反应，表现为右下腹反跳痛和腹肌紧张，肠鸣音减弱或消失，提示阑尾化脓、坏疽或穿孔。

② 在小儿、老年人、孕妇、肥胖、虚弱或盲肠后位阑尾时，腹膜刺激征可不明显。

③ 右下腹肿块。如查体发现右下腹饱满，扪及一压痛性肿块，边界不清，固定，应考虑阑尾周围脓肿。

命题趋势 急性阑尾炎相关知识点在消化系统中考试较多见，多以 A1、A2 型题为主。

金题直击

诊断急性阑尾炎最有意义的体征是

A. 右下腹固定压痛　　B. 闭孔内肌试验　　C. 腰大肌试验

D. 结肠充气试验　　E. 肛门指检

【答案】A

【解析】诊断急性阑尾炎最有意义的体征是右下腹固定压痛。当盲肠后位阑尾炎疼痛时在右侧腰部 - 腰大肌试验阳性（psoas 征），当盆位阑尾炎腹痛在耻骨上区 - 闭孔内肌试验阳性（obturator 征），这两个不是最有意义的，比较特殊。

二、辅助检查

1. 血常规 白细胞计数及中性粒细胞比例增高；单纯性阑尾炎和老年患者可无明显升高。

2. 尿常规 一般无异常，若炎性阑尾与输尿管或膀胱接近，尿中可出现少量红细胞。

3. B 超 可以明确诊断阑尾炎及阑尾周围脓肿。

三、治疗

1. 非手术治疗

① 仅适用于急性阑尾炎的早期，适当药物治疗可能恢复正常者；患者不接受手术治疗，全身情况差，不耐

受手术者。

② 主要措施是抗生素治疗。

2. 手术治疗 诊断明确后，应早期外科手术治疗。早期手术指阑尾炎症还处于管腔阻塞或仅有充血水肿时就手术切除，此时手术操作简单，术后并发症少。如化脓坏疽或穿孔后再手术，不但操作困难且术后并发症多。术前使用抗生素治疗，有助于防止术后感染的发生。

（1）急性单纯性阑尾炎 **行阑尾切除术，**也可采用腹腔镜阑尾切除术。切口一期缝合。

（2）急性化脓性或坏疽性阑尾炎 行阑尾切除术，如腹腔已有脓液，可清除脓液后关腹。注意保护切口，一期缝合。

（3）穿孔性阑尾炎 宜采用右下腹经腹直肌切口，切除阑尾。术后注意观察切口，有感染时及时引流。

（4）阑尾周围脓肿 病情稳定，宜应用抗生素治疗或联合中药治疗促进脓肿吸收。也可在超声引导下穿刺抽脓或置管引流。如脓肿无局限趋势或脓肿扩大，可手术引流。术后支持治疗，给予抗生素。

第七节 腹部损伤

一、概述

（一）腹部损伤分类

按是否穿透腹膜，腹腔是否与外界相通，分为开放性和闭合性损伤两大类。

1. 开放性损伤 有腹膜破损者为穿透伤，无腹膜破损者为非穿透伤。开放性损伤即使涉及内脏，其诊断常较明确。

2. 闭合性损伤 可能仅限于腹壁，可同时兼有内脏损伤。

（二）医源性损伤

行穿刺、内镜、灌肠、刮宫、腹部手术等诊治措施时导致的腹部损伤。

二、腹部闭合性损伤

（一）临床表现

1. 腹壁损伤 常见表现：受伤部位疼痛是局限性腹壁胀、压痛，有时见皮下瘀斑。

2. 实质性脏器破裂 肝、脾、胰、肾等或大血管损伤主要表现是腹腔内出血。表现为面色苍白、脉率加快，严重时可出现失血性休克。除肝内胆管或胰腺损伤外，一般腹痛和腹膜刺激征并不严重。体征最明显处可能是损伤所在部位。

3. 空腔脏器破裂 如胃肠道是弥漫性腹膜炎。通常是胃液、胆汁、胰液刺激最强，肠液次之，血液最轻。腹膜后十二指肠破裂的患者有时可出现睾丸疼痛、阴囊血肿和阴茎异常勃起等症状和体征。

（二）辅助检查

1. B 超 安全、简便、无创，主要用于诊断实质性脏器的损伤。

2. 诊断性腹腔穿刺术和腹腔灌洗术 在床旁进行，不必搬动伤者，阳性率高（90% 以上）。尤其适用于伤情较重的患者。穿刺点最多选择在脐和髂前上棘连续的中、外 1/3 交界处或经脐水平线与腋前线相交处。

3. 影像学检查 胸腹部 X 线检查，在伤情平稳时进行，情况允许时应采取立位，可观察到膈下积气、腹内积液。选择性动脉造影、CT。

4. 观察期间注意事项

① 不随便搬动伤者，以免加重病情。

② 不注射止痛剂，以免掩盖病情。

③ 暂禁食水，以免万一有胃肠道穿孔而加重腹腔感染。

④ 观察期间应给予的处理：a. 积极补充血容量，并防治休克；b. 注射广谱抗生素以预防或治疗可能存在的腹内感染；c. 疑有空腔脏器破裂或有明显腹胀时，应进行胃肠减压。

5. 急症手术探查指征

① 腹痛和腹膜刺激征有进行性加重或范围扩大者。

② 肠蠕动音逐渐减少、消失或出现明显腹胀者。

③ 全身情况有恶化趋势，出现口渴、烦躁、脉率增快或体温及白细胞计数上升或红细胞计数进行性下降者。

④ 膈下有游离气体表现者。

⑤ 积极救治休克而情况不见好转或继续恶化者。

⑥ 直肠指诊有明显触痛。

⑦ 腹腔穿刺吸出气体、不凝血液、胆汁或胃肠内容物者。

⑧ 消化道出血者，如果没有腹腔内大出血，则应对腹腔脏器进系统、有序的探查。

探查次序原则上应先探查肝、脾等实质性器官，同时探查膈肌、胆囊等有无损伤。接着从胃开始，逐段检查十二指肠第一段、空肠、回肠、大肠以及其系膜。然后探查盆腔脏器，再后则切开胃结肠韧带显露网膜囊，检查胃后壁和胰腺。如有必要，最后还应切开后腹膜探查十二指肠二、三、四段。

三、常见腹部内脏损伤

（一）肝脾损伤

1. 肝破裂

发病率	肝脏损伤在腹部损伤中占 15% ～ 20%
病因	开放伤、闭合伤
类型	2 种：真性破裂、包膜下血肿
临床表现	空腔脏器和实质脏器损伤的双重表现 腹腔内出血；腹膜炎体征（胆汁溢出）；黑便、呕血（胆道出血）
合并症	右下位肋骨骨折
部位	右肝破裂多于左肝
处理	边术前准备，边紧急手术：彻底清创、确切止血、消除胆瘘、通畅引流；如果入肝血流被完全阻断后仍大量出血，说明肝静脉或腔静脉损伤

2. 脾破裂

发病率	脾是腹部脏器最容易受损的器官之一；脾损伤占腹部创伤的 40% ～ 50%；腹部闭合伤的 20% ～ 40%，开放伤的 10%
病因	开放伤、闭合伤
类型	3 种：真性破裂（85%）、被膜下破裂、中央型破裂
临床表现	典型实质性脏器损伤的表现：腹腔内出血
部位	多位于脾上极和膈面，85% 合并包膜、实质破裂处理
合并症	左下位肋骨骨折
处理	边术前准备，边紧急手术：脾切除、脾破裂修补、脾片移植、腹腔镜；保守治疗仅适用于轻度单纯性脾破裂

（二）胰腺损伤的临床特点与治疗

在各种腹部损伤中占 1% ～ 2%，但因其位置深而隐蔽，故容易漏诊，死亡率高达 20% 左右。

（1）胰腺闭合性损伤常系上腹部强力挤压所致，多见车祸方向盘顶伤，自行车把手撞伤上腹部。

（2）胰腺破损或断裂后，胰液可积聚于网膜囊内而表现为上腹部明显压痛和肌紧张；还可膈肌受刺激而出现肩部疼痛。外渗的胰液经网膜孔或破裂的小网膜进入腹腔后，可很快引起弥漫性腹膜炎，如渗液局限在网膜内未及时处理，日久可形成胰腺假性囊肿。

（3）内出血数量一般不大，所致腹膜炎在体征方面也无特异性，血淀粉酶和腹腔穿刺液的淀粉酶升高，有一定的诊断价值。

（4）超声可发现胰腺回声不均和周围积血、积液。

（5）治疗。

① 诊断明确立即手术。

② 手术的目的是止血、合理切除胰腺、控制胰腺外分泌、处理合并伤及充分引流。损伤严重者考虑部分胰腺切除术，而不是全膜腺切除。

（三）小肠损伤的临床特点与治疗

发生机会较高，可在早期即产生明显的腹膜炎，少数患者有气腹。穿孔小或穿孔被堵塞也可能无弥漫性腹膜炎的表现。一旦确诊应手术治疗。手术方式：简单修补（损伤轻、口小，一般采用间断横向缝合以防修补后肠腔发生狭窄）、部分小肠切除吻合术（损伤重、破口大、肠管坏死）。腹膜炎出现早，但较轻。十二指肠水平部为腹膜外位，十二指肠球部为间位。十二指肠或结直肠穿孔，可出现腹膜后积气。

（四）结肠损伤的临床特点与治疗

发病率较小肠低，腹膜炎出现得较晚，但较严重（细菌多）。一部分结肠位于腹膜后，容易漏诊，常导致严重的腹膜后感染。治疗注意以下几点。

① 由于结肠壁薄、血液供应差、含菌量大，故结肠损伤的治疗不同于小肠。

② 少数裂口小、腹腔污染轻、全身情况良好的患者可考虑一期修补或一期切除吻合（尤其是右半结肠）。

③ 大部分患者先采用结肠造口术或肠外置处理，3～4周病情好转后再关闭瘘口。

（五）直肠损伤的临床特点与治疗

1. 损伤

① 损伤在腹膜反折之上，临床表现与结肠破裂基本相同，即腹膜炎出现得较晚，但较严重。

② 损伤在腹膜反折之下，则将引起较严重的直肠周围感染，并不表现为腹膜炎。直肠损伤后，直肠指检可发现直肠内有出血，有时还可摸到直肠破裂口。

2. 治疗

（1）上段破裂　剖腹修补，严重者可切除后端端吻合，同时行乙状结肠双腔造口术，2～3个月后闭合造口。

（2）下段破裂　乙状结肠造口术，同时充分引流直肠周围间隙。

命题趋势 腹部损伤相关知识点在消化系统中考试较多见，多以A1、A2型题为主。

金题直击

空腔脏器破裂肯定出现的症状或体征是

A. 腹部出现移动性浊音　　B. 腹膜炎症状

C. 呕血或便血　　D. 肠鸣音消失

E. 肝浊音界消失

【答案】 B

【解析】 空腔脏器主要为胃、小肠等。当出现破裂时，消化液刺激腹膜，会出现腹膜刺激征的表现。所以肯定会出现腹膜炎症状。

第四单元　泌尿系统

考试分值

2019 年	2020 年	2021 年	2022 年	2023 年
2	1	2	1	2

第一节　慢性肾小球肾炎

一、概述

慢性肾小球肾炎是指以蛋白尿、血尿、水肿、高血压为基本临床表现，起病方式不同，病情迁延，缓慢进展（病程超过 3 个月），终将发展为慢性肾衰竭的一组疾病。病理最终表现为硬化性肾小球肾炎。

二、临床表现

本病可发生于任何年龄，但以青、中年男性较多见。一般起病缓慢、隐匿，但临床表现呈多样性，如系膜毛细血管性肾炎及系膜增生性肾炎有前驱感染时常起病急，甚至呈急性肾炎综合征。

主要表现	蛋白尿：尿蛋白多为 1 ～ 3g/d
	血尿及管型尿：为肾小球源性血尿，镜下血尿多见，晚期可见蜡样管型
	水肿：多为眼睑和（或）下肢轻、中度凹陷性水肿
	高血压：多为轻、中度，重者可出现持续中度以上的血压增高
	肾功能损害：多呈慢性进行性，常伴有贫血（肾性贫血是由 EPO 减少所致）

三、诊断

诊断凡有尿检异常（蛋白尿、血尿、管型尿）、水肿及高血压史 3 个月以上，无论有无肾功能损害均应考虑本病，在排除继发性肾小球肾炎和遗传性肾炎后可诊断此病。

命题趋势 慢性肾小球肾炎临床表现相关知识点考试多以 A1 型题为主。

金题直击

慢性肾小球肾炎的基本临床表现不包括

A. 蛋白尿　　B. 血尿

C. 少尿　　D. 水肿

E. 高血压

【答案】 C

【解析】 慢性肾小球肾炎指以蛋白尿、血尿、水肿、高血压为基本临床表现，起病方式不同，病情迁延，缓慢进展，终将发展为慢性肾衰竭的一组疾病。

第二节　肾病综合征

一、概述

肾病综合征可分为原发性、继发性两大类。任何年龄均可发生，男性患者多于女性。系由多种病因、不同发病机制致多种不同病理类型的肾小球病变引起。

二、临床表现

“三高一低”，其中大量蛋白尿、低白蛋白血症为诊断必需。

主要表现	大量蛋白尿：肾病综合征最主要临床表现；尿蛋白＞3.5g/d（+++ ～ ++++）
	低白蛋白血症：血浆白蛋白＜30g/L
	水肿
	高脂血症

命题趋势 肾病综合征临床表现相关知识点考试多以 A1 型题为主。

金题直击

下列哪项不是肾病综合征临床表现

A. 蛋白尿　　B. 血尿

C. 低白蛋白血症　　D. 水肿

E. 高脂血症

【答案】B

【解析】本题是纯记忆题。

第三节　急性肾盂肾炎

一、概述

急性肾盂肾炎指发生在肾脏、肾盂的急性炎症，多由细菌感染引起。

二、临床表现及诊断

① 育龄女性最多见，最常见致病菌为大肠埃希菌，多由上行感染引起，急性起病。

② 全身感染症状　如寒战、发热（体温>39℃）、头痛、恶心、呕吐、血白细胞升高等。

③ 泌尿系统症状　包括膀胱刺激征（尿频、尿急、尿痛）和下腹部疼痛、腰痛等。

④ 体格检查　可有一侧或两侧肋脊角或输尿管点压痛和（或）肾区叩击痛。

⑤ 血培养可能阳性　清洁中段尿细菌培养菌落计数对确定菌尿有重要意义：$>10^5$/mL 为阳性，$<10^4$/mL 为污染，10^4 ～ 10^5/mL 需复查或结合临床综合考虑。膀胱穿刺培养阳性，即真性菌尿。因球菌繁殖慢，故$>10^3$/mL 即有诊断意义。

命题趋势 急性肾盂肾炎诊断相关知识点考试多以 A2 型题为主。

金题直击

患者，女，30 岁。一周来发热、尿频、尿急、尿痛伴腰痛；既往无类似病史。查体：T 38.5℃，心肺检查（-），腹软，肝脾肋下未及，双肾区叩击痛。实验室检查：尿蛋白（+），白细胞 30 ～ 50/HP，可见白细胞管型。患者最可能的诊断是

A. 急性肾小球肾炎　　B. 急性尿道炎

C. 急性膀胱炎　　D. 急性肾盂肾炎

E. 尿道综合征

【答案】D

【解析】青年女性，膀胱刺激征 + 全身症状（发热）+ 肾区叩痛 + 脓尿及白细胞管型，应诊断为急性肾盂肾炎。

第四节　慢性肾衰竭

一、概述

慢性肾衰竭（CRF）是指各种原因造成慢性进行性肾实质损害，致使肾脏明显萎缩，不能维持基本功能，临床出现以代谢产物潴留，水、电解质和酸碱平衡失调，全身各系统受累为主要表现的临床综合征。慢性肾衰

竭是各种慢性肾脏疾病持续进展的共同结局。

慢性肾脏病临床分期

分期	肌酐清除率
1 期	≥ 90mL/min
2 期	60 ～ 89mL/min
3 期	30 ～ 59mL/min
4 期	15 ～ 29mL/min
5 期	<15mL/min 或透析

二、常见病因

任何泌尿系统疾病能破坏肾脏结构和功能者，最后均可导致慢性肾功能衰竭。我国导致慢性肾功能衰竭的主要病因是慢性肾小球肾炎（原发性肾小球肾炎），其次为糖尿病肾病、高血压肾病等。在国外以糖尿病肾病、高血压肾病、肾小球肾炎和多囊肾为多见。

三、临床表现

水、电解质和酸碱平衡失调	最常见代谢性酸中毒，还有脱水或水过多，低钠、高钾、低血钙、高血磷、高血镁等
消化系统	最早出现的症状，如食欲不振、厌食、腹胀、吐泻
心血管系统	高血压，甚至诱发急性左心衰竭。心力衰竭是尿毒症死亡最常见原因
血液系统	因促红细胞生成素（EPO）减少及红细胞寿命缩短等原因使贫血表现明显，多为正色素、正细胞性贫血，出血倾向和白细胞功能异常
神经肌肉系统	可表现为头晕、乏力、易激惹、记忆力减退、注意力不集中及失眠等；晚期可出现性格和行为改变、定向及综合分析能力减退、幻觉、抽搐、谵妄甚至昏迷。周围神经受损主要表现为感觉异常，可出现不安腿综合征和手套、袜套样分布的感觉缺失，腱反射迟钝或消失等，肌无力

命题趋势 慢性肾衰竭病因相关知识点考试多以 A1 型题为主。

金题直击

我国慢性肾衰竭病因中哪种占首位

A. 高血压肾小球动脉硬化　　B. 慢性肾盂肾炎

C. 小管间质性肾病　　D. 继发性肾小球疾病

E. 原发性肾小球肾炎

【答案】E

【解析】在我国最常见引起慢性肾衰竭的病因按顺序为原发性慢性肾小球肾炎、糖尿病肾病和高血压肾小球动脉硬化。

第五节　尿路结石

一、上尿路结石

上尿路结石主要为肾、输尿管结石（输尿管开口以上的尿路），其中最常见的为草酸钙结石。

（一）临床表现

主要症状是疼痛和血尿。其程度与结石部位、大小、活动与否及有无损伤、感染、梗阻等有关。

1. 疼痛　肾结石可引起肾区疼痛伴肋脊角叩击痛。肾盂内大结石及肾盏结石可无明显临床症状，活动后出现上腹或腰部钝痛。输尿管结石可引起肾绞痛，常见于结石活动并引起输尿管梗阻的情况。典型的表现为疼痛剧烈难忍，阵发性发作，位于腰部或上腹部，并沿输尿管行径放射至同侧腹股沟，还可累及同侧睾丸或阴唇。结石在输尿管膀胱壁段或输尿管口，可伴有膀胱刺激征及尿道和阴茎头部放射痛。

2. **血尿** 通常患者都有肉眼或镜下血尿，镜下血尿更为常见。

3. **恶心、呕吐** 由于输尿管与肠有共同的神经支配而导致恶心、呕吐。

4. **膀胱刺激征** 结石伴感染或输尿管膀胱壁段结石时，可有尿频、尿急、尿痛。

（二）辅助检查

1. **尿常规** 镜下血尿，合并感染时可有脓尿。

2. **B 超（首选的辅助检查）** 能显示结石的特殊声影。

3. **X 线检查** 泌尿系平片能发现 90% 以上的 X 线阳性结石。

4. **放射性核素肾显像** 评价治疗前受损的肾功能和治疗后肾功能恢复状况；确定双侧尿路梗阻患者功能较好的肾。

（三）治疗

非手术治疗	药物治疗：适用于结石＜0.6cm
体外冲击波碎石（ESWL）	适用于肾、输尿管上段≤2cm 的结石。禁忌证：输尿管狭窄、梗阻、妊娠、出血性疾病、严重心脑血管病变、起搏器等
经皮肾镜碎石或取石术（PCNL）	适用于≥2cm 完全性和不完全性肾结石及鹿角形结石。术中出血是最常见并发症
输尿管镜取石术（URL）	适用于中下段输尿管结石及因肥胖不能做 ESWL。输尿管撕脱或撕裂是最严重并发症。输尿管软镜主要用于肾结石（＜2cm）的治疗
腹腔镜输尿管取石（LUL）	适用于输尿管结石＞2cm，一般不做首选
手术治疗	—

二、膀胱结石下尿路结石（输尿管以下的部分）

膀胱结石、尿道结石。

临床表现	典型症状为排尿突然中断，疼痛放射至远端尿道及阴茎头部，伴排尿困难和膀胱刺激症状 小儿常用手搓拉阴茎，跑跳或改变排尿姿势后，能使疼痛缓解，继续排尿
诊断	B 超检查：可以确诊，能发现强光团及声影，还可发现膀胱憩室、良性前列腺增生等
	X 线检查：膀胱区平片能显示绝大多数结石
	膀胱镜检查：能直接见到结石，并可发现膀胱病变
治疗	经尿道膀胱镜取石或碎石适用于结石＜2 ～ 3cm 者。较大的结石需采用液电、超声、激光或气压弹道碎石
	耻骨上膀胱切开取石术适用于结石过大、过硬或膀胱憩室病变时

命题趋势 尿路结石治疗相关知识点考试多以 A1 型题为主。

金题直击

A. 输尿管软镜激光碎石　　B. 体外冲击波碎石

C. 药物排石　　D. 腹腔镜输尿管切开取石

E. 经皮肾镜碎石

1. 左肾盂结石直径 2.8cm，B 超检查肾盂分离 2.3cm，应选择的治疗方法是

2. 左输尿管上段结石 0.4cm×0.5cm，应选择的治疗方法是

【答案】E、C

【解析】左肾盂结石直径 2.8cm，B 超检查肾盂分离 2.3cm，应选择的治疗方法是经皮肾镜碎石。左输尿管上段结石比较小，可以进行药物排石。

第五单元　女性生殖系统

考试分值

2019 年	2020 年	2021 年	2022 年	2023 年
6	5	6	6	5

第一节　女性生殖系统生理

一、女性一生各阶段的生理特点

妇女一生划分为胎儿期、新生儿期、儿童期、青春期、性成熟期、绝经过渡期和绝经后期 7 个阶段。

（一）胎儿期

受精卵是由性染色体 X 与 Y 决定胎儿性别，XX 为女性。

（二）新生儿期

出生后 4 周内称新生儿期。女性胎儿在母体内受到胎盘及母体卵巢产生的雌激素影响，出生时新生儿外阴较丰满，乳房略隆起或少许泌乳。出生后新生儿血中雌激素水平因脱离母体迅速下降，可出现少量阴道流血。均属生理现象，短期内能自然消退。

（三）儿童期

从出生后 4 周至 12 岁左右称儿童期。儿童期早期（8 岁前）下丘 - 脑垂体 - 卵巢轴功能处于抑制状态，卵泡无雌激素分泌。生殖器呈幼稚型。儿童期后期（8 岁后）垂体开始分泌促性腺激素，卵巢发育并分泌少量性激素。

（四）青春期

世界卫生组织规定青春期为 10 ～ 19 岁。此期生理特点有：

1. **第一性征发育**　即生殖器官的发育。生殖器官从幼稚型变为成人型。生殖系统功能尚未完善。

2. **第二性征出现**　包括音调变高，乳房发育，出现阴毛及腋毛，骨盆横径发育大于前后径，胸、肩、髋部皮下脂肪增多，形成女性特有体态。乳房发育（乳房萌育）是女性第二性征的最初特征，为女性青春期发动的标志。

3. **月经初潮**　为青春期的重要标志，通常发生于乳房发育 2.5 年后。此时月经周期常不规律。

命题趋势 女性年龄分期，常以 A1 型题为主。

金题直击

女性青春期开始的重要标志是

A. 卵泡开始发育　　B. 乳房发育

C. 出现第二性征　　D. 月经初潮

E. 出现周期性排卵

【答案】D

（五）性成熟期

性成熟期是卵巢生殖功能与内分泌功能最旺盛时期。18 岁开始，历时约 30 年，此期卵巢功能成熟，出现周期性排卵。生殖器官各部及乳房在卵巢性激素作用下发生周期性变化。

（六）绝经过渡期

绝经过渡期指卵巢功能开始衰退至最后一次月经的时期。始于 40 岁后，历时短 1 ～ 2 年，长 10 ～ 20 年。月经永久性停止，称绝经。世界卫生组织将卵巢功能开始衰退直至绝经后 1 年内时期称围绝经期。

（七）绝经后期

绝经后期指绝经后的生命时期。初期卵巢卵泡耗竭，分泌雌激素功能停止，卵巢间质有分泌雄激素功能，雄激素在外周组织转化为雌酮，成为绝经后期血循环中的主要雌激素。一般 60 岁以后妇女机体逐渐老化进入老年期。

二、卵巢功能与卵巢周期性变化

（一）卵巢的功能

卵巢是女性的性腺，其主要功能为产生卵子并排卵和分泌性激素。

（二）卵巢周期性变化

1. 卵泡的发育及成熟 卵巢的基本生殖单位是始基卵泡。胚胎 16 ～ 20 周时，始基卵泡达 600 万～ 700 万个，以后发生退化闭锁，始基卵泡逐渐减少，新生儿出生时卵泡总数降至 200 万个。至青春期卵泡只剩 30 万个。进入青春期后，卵泡发育成熟的过程依赖促性腺激素的刺激。妇女一生中一般只有 400 ～ 500 个卵泡发育成熟并排卵。根据卵泡的形态、大小、生长速度和组织学特征，可将卵泡生长过程分为始基卵泡、窦前卵泡、窦状卵泡和排卵前卵泡（直径可达 15 ～ 23mm，其结构从外到内依次为：卵泡外膜、卵泡内膜、颗粒细胞、卵泡腔、卵丘、放射冠、透明带）4 个阶段。自月经第 1 日至卵泡发育成熟称卵泡期，需 10 ～ 14 日。

2. 排卵 卵细胞被排出的过程称排卵。排卵前卵泡黄素化，产生少量黄体酮。LH 和 FSH 排卵峰与黄体酮协同作用，激活卵泡液内蛋白溶酶活性，溶解卵泡壁隆起的尖端部分，形成排卵孔。排卵时随卵细胞同时排出的有放射冠、透明带及少量卵丘内的颗粒细胞。排卵多发生在下次月经来潮前 14 日左右。

3. 黄体形成及退化 排卵后卵泡液流出，卵泡壁塌陷，卵泡颗粒细胞和卵泡内膜细胞向内侵入，周围有卵泡外膜包围，共同形成黄体。在 LH 排卵峰作用下进一步黄素化，形成颗粒黄体细胞及卵泡膜黄体细胞。排卵后 7 ～ 8 日（相当于月经周期第 22 日左右），黄体体积和功能达高峰，直径 1 ～ 2cm，外观色黄。若卵子未受精，黄体在排卵后 9 ～ 10 日开始退化。黄体退化时黄体细胞逐渐萎缩变小，周围的结缔组织及成纤维细胞侵入黄体，逐渐被结缔组织取代，组织纤维化，外观色白称白体。排卵日至月经来潮为黄体期，一般为 14 日。黄体功能衰退后月经来潮，此时卵巢中又有新的卵泡发育，开始新的周期。

命题趋势 女性生殖系统生理周期，常以 A1、A2 型题为主。

金题直击

卵子由卵巢排出后未受精，黄体开始萎缩是在排卵后的

A. 5 ～ 7 天
B. 9 ～ 10 天
C. 11 ～ 12 天
D. 13 ～ 14 天
E. 15 ～ 16 天

【答案】B

（三）卵巢性激素的合成及分泌

卵巢合成及分泌的性激素均为甾体激素，主要有雌激素（雌二醇及雌酮）、孕激素和少量雄激素。雌激素由卵泡膜细胞、颗粒细胞、黄体细胞产生；孕激素由黄体细胞产生。雌激素有两个高峰；孕激素有一个高峰。

1. 雌激素的生理作用

① 促进子宫肌细胞增生和肥大，使肌层增厚；增进血运，促使和维持子宫发育；增加子宫平滑肌对缩宫素的敏感性。

② 使子宫内膜腺体和间质增生、修复。

③ 使宫颈口松弛、扩张；宫颈黏液分泌增加，稀薄，易拉成丝状。

④ 促进输卵管肌层发育，加强输卵管平滑肌节律性收缩振幅。

⑤ 使阴道上皮细胞增殖和角化，黏膜变厚；增加细胞内糖原含量，使阴道维持酸性环境。

⑥ 使阴唇发育丰满，色素加深。

⑦ 协同 FSH 促进卵泡发育。

⑧ 通过对下丘脑和垂体的正负反馈调节，控制促性腺激素的分泌。

⑨ 促使乳腺管增殖，乳头、乳晕着色。

⑩ 促进水钠潴留。

2. 孕激素的生理作用

① 降低子宫平滑肌兴奋性及其对缩宫素的敏感性，抑制子宫收缩，有利于胚胎及胎儿在宫内生长发育。

② 使子宫内膜从增殖期转化为分泌期，为受精卵着床做准备。

⑶ 使宫颈口闭合，黏液分泌减少，性状变黏稠。
⑷ 抑制输卵管平滑肌节律性收缩频率和振幅。
⑸ 加快阴道上皮细胞脱落。
⑹ 促进乳腺小叶及腺泡发育。
⑺ 孕激素在月经中期具有增强雌激素对垂体 LH 排卵峰释放的正反馈作用；在黄体期对下丘脑、垂体有负反馈作用，抑制促性腺激素分泌。
⑻ 对下丘脑体温调节中枢有兴奋作用，可使基础体温在排卵后升高 0.3 ~ 0.5℃。临床作为判定排卵日期标志。
⑼ 促进水钠排泄。

命题趋势 女性生殖系统生理周期、激素的作用，常以 A1、A2 型题为主。

金题直击

1. 属于雌激素作用的是
A. 宫颈黏液减少
B. 阴道上皮细胞脱落加快
C. 促进乳腺腺泡发育成熟
D. 促进水钠潴留
E. 抑制输卵管肌收缩的振幅
【答案】D

2. 属于孕激素生理作用的是
A. 使阴道上皮细胞脱落加快
B. 使宫颈黏液变稀薄
C. 使子宫肌层增厚
D. 使子宫内膜增生
E. 使血循环中胆固醇水平降低
【答案】A

3. 能够引起排卵后基础体温升高的激素是
A. 黄体生成素
B. 卵泡雌激素
C. 雌激素
D. 孕激素
E. 催乳素
【答案】D

3. 雌激素与孕激素的拮抗和协同作用

雌激素可协同 FSH 促进卵泡发育，通过对下丘脑和垂体的正负反馈调节，控制促性腺激素的分泌；孕激素在月经中期具有增强雌激素对垂体 LH 排卵峰释放的正反馈作用；在黄体期对下丘脑、垂体有负反馈作用，抑制促性腺激素分泌。

	分类	雌激素	孕激素
拮抗	宫颈口	使宫颈口松弛、扩张	使宫颈口闭合
	宫颈黏液	量多，稀薄，易拉丝，镜下见“羊齿植物叶状结晶”	量少、黏稠、不易拉丝，镜下见“成行排列的椭圆体”
	子宫内膜	使子宫内膜腺体和间质增殖	从增殖期转化为分泌期
	子宫肌	促进子宫肌细胞增生和肥大，肌层增厚；增进血运，促使和维持子宫发育；增加子宫平滑肌对缩宫素的敏感性	降低子宫平滑肌兴奋性及其对缩宫素的敏感性，抑制子宫收缩
	输卵管	促进输卵管肌层发育，加强输卵管平滑肌节律性收缩振幅	抑制输卵管平滑肌节律性收缩频率和振幅
	阴道上皮	增生、角化、富含糖原	加快阴道上皮细胞脱落
	代谢作用	促进水钠潴留	促进水钠排泄
协同	乳腺	促使乳腺管增殖，乳头、乳晕着色	促进乳腺小叶及腺泡发育

4. 雄激素的生理作用 青春期开始，雄激素分泌增加，促使阴蒂、阴唇和阴阜发育，促进阴毛、腋毛生长。雄激素过多会对雌激素产生拮抗作用，可减缓子宫及子宫内膜生长及增殖，抑制阴道上皮增生和角化。雄激素能促进蛋白合成，促进肌肉生长，并刺激骨髓中红细胞增生。

命题趋势 女性生殖系统生理周期、激素的作用，常以 A1、A2 型题为主。

金题直击

宫颈黏液涂片干燥后，镜下见羊齿状结晶，考虑是那种激素引起的

A. 甲状腺素　　B. 催产素

C. 孕激素　　D. 雄激素

E. 雌激素

【答案】E

三、子宫内膜的周期性变化与月经

（一）子宫内膜的组织学变化

子宫内膜分为基底层和功能层。基底层靠近子宫肌层，不受卵巢激素周期性变化的影响，月经期不脱落；功能层由基底层再生而来，受卵巢性激素的影响出现周期性变化，若未受孕功能层坏死脱落形成月经。以月经周期 28 日为例，其组织形态的周期性变化分 3 期。

子宫内膜组织形态在月经周期的周期性变化

增殖期（5～14 日）	早期	5～7 日	内膜薄，小动脉较直、壁薄
	中期	8～10 日	螺旋小动脉发育，管壁变厚，间质水肿
	晚期	11～14 日	螺旋小动脉弯曲状，管腔增大
分泌期（15～28 日）	早期	15～19 日	糖原小泡
	中期	20～23 日	顶浆分泌
	晚期	24～28 日	蜕膜样细胞
月经期（1～4 日）		1～4 日	功能层脱落

（二）月经

月经是指伴随卵巢周期性变化而出现的子宫内膜周期性脱落及出血。规律月经的出现是生殖功能成熟的重要标志。月经初潮年龄多在 13～14 岁，可早至 11 岁或迟至 15 岁。月经初潮早晚主要受遗传因素控制，营养、体重也起重要作用。近年，月经初潮年龄有提前趋势。

1. 月经血的特征　月经血呈暗红色，除血液外，还有子宫内膜碎片、宫颈黏液及脱落的阴道上皮细胞。月经血中含有前列腺素及来自子宫内膜的大量纤维蛋白溶酶。由于纤维蛋白溶酶对纤维蛋白的溶解作用，月经血不凝。

2. 月经的临床表现　正常月经具有周期性。出血第一日为月经周期开始，相邻两次月经第一日的间隔时间，称一个月经周期。一般为 21～35 日，平均 28 日。每次月经持续时间一般为 2～8 日，平均 4～6 日。正常月经量约为 20～60mL，超过 80mL 为月经过多。

命题趋势 女性生殖系统生理周期，常以 A1、A2 型题为主。

金题直击

下列关于月经的描述正确的是

A. 初潮年龄多在 16～18 岁　　B. 经期平均 4～6 日

C. 月经周期一般为 30～35 日　　D. 一次经量约为 60～100mL

E. 月经周期一般为 28～32 日

【答案】B

四、生殖器其他部位的周期性变化

（一）输卵管的周期性变化

输卵管上皮由非纤毛和纤毛细胞组成，月经周期中，雌激素作用下，其形态和功能发生与子宫内膜相似的

变化。雌激素还促进输卵管发育及输卵管**肌层节律性收缩**。孕激素能抑制输卵管的节律性收缩振幅。孕激素与雌激素间有制约作用，孕激素可**抑制输卵管黏膜上皮纤毛细胞的生长**，减低分泌细胞分泌黏液的功能。雌孕激素的协同作用保证受精卵在输卵管内的正常运行。

（二）宫颈黏液的周期性变化

在卵巢性激素影响下，宫颈腺细胞分泌黏液有周期性改变。月经来潮后，体内雌激素浓度降低，宫颈管黏液很少。随雌激素浓度增多，宫颈黏液分泌量不断增多，至排卵期变得稀薄、透明，**拉丝度 10cm**。这时宫颈外口呈“**瞳孔**”样。黏液涂片检查干燥后，镜下见**羊齿植物叶状结晶**，月经周期第 6 ～ 7 日开始出现，到排卵期最典型，排卵后受孕激素影响，黏液分泌量逐渐减少，变黏稠浑浊，拉丝度差易断裂。涂片发现结晶至月经周期第 22 日左右完全消失，代之以排列成行的**椭圆体**。检查宫颈黏液可了解卵巢功能状态。

（三）阴道黏膜的周期性变化

阴道上皮是**复层鳞状上皮**，分为底层、中层和表层。

排卵前，底层细胞增生，逐渐演变为中层细胞与表层细胞，使阴道上皮增厚，表层细胞角化，排卵期最明显。阴道上皮细胞内富含糖原，糖原经乳杆菌分解为乳酸，使阴道保持一定酸度，防止致病菌繁殖。

五、月经周期的调节

卵巢合成及分泌的性激素均为甾体激素，主要有雌激素（ 雌二醇及雌酮）、孕激素和少量雄激素。

月经周期的**调节主要涉及下丘脑、垂体和卵巢**。下丘脑分泌促性腺激素释放激素，调节垂体促性腺激素释放，调控卵巢功能。 卵巢分泌性激素对下丘脑 - 垂体有反馈调节作用。下丘脑、垂体与卵巢间相互调节、相互影响，形成完整、协调的神经内分泌系统，称**下丘脑 - 垂体 - 卵巢轴**。

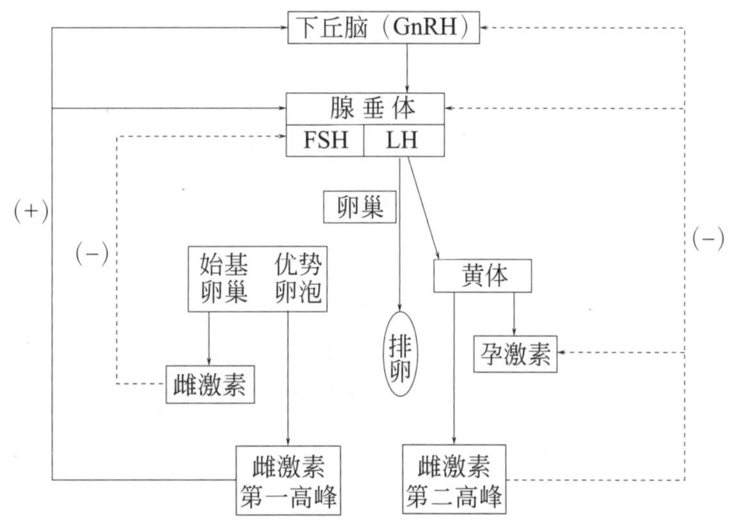

（一）下丘脑促性腺激素释放激素

促性腺激素释放激素（GnRH）分泌呈**脉冲式**，脉冲间隔为 60 ～ 90min。调节垂体促性腺激素的合成和分泌。

下丘脑是**下丘脑 - 垂体 - 卵巢轴**的启动中心。促性腺激素释放激素的分泌受血流的激素信号（特别是垂体促性腺激素和卵巢性激素）的反馈调节；也受神经递质调节。激素的反馈调节分为正反馈和负反馈，**正反馈起促进作用，负反馈起抑制作用**。另外，来自神经中枢的神经递质也影响下丘脑促性腺激素释放激素的分泌。

（二）腺垂体对卵巢功能的调节

腺垂体分泌促性腺激素和催乳素。

1. 促性腺激素　包括卵泡刺激素（ FSH）和黄体生成激素（LH）；FSH 和 LH 均由腺垂体促性腺激素细胞分泌。腺垂体对 GnRH 的脉冲式刺激起反应，呈**脉冲式分泌**。FSH 是卵泡发育必需的激素，直接促进窦前卵泡及窦状卵泡生长发育；促进雌二醇合成与分泌；调节优势卵泡选择和非优势卵泡闭锁；在卵泡期晚期与雌激素协同，诱导颗粒细胞生成 LH 受体，为排卵及黄素化做准备。LH 生理作用是在卵泡期刺激卵泡膜细胞合成雄激素，为雌二醇的合成提供底物；排卵前促使卵母细胞进一步成熟及排卵；在黄体期维持黄体功能，促进孕激素、雌激素合成与分泌。

2. 催乳激素　由腺垂体催乳细胞分泌，有促进乳汁合成功能。其产生主要受下丘脑分泌多巴胺（催乳激素抑制因子）的抑制性控制。促甲状腺激素释放激素也能刺激催乳素分泌。

第二节　妊娠生理

一、妊娠概念

妊娠是胚胎和胎儿在母体内发育成长的过程。成熟卵子受精是妊娠的开始，胎儿及其附属物自母体排出是妊娠的终止。妊娠全过程自受精开始算约为 38 周（266 日），自末次月经开始算约 40 周（280 日）。

二、受精及受精卵发育、输送与着床

（一）受精卵的形成

精子和卵子结合过程称受精；至受精后 72h 分裂为 16 个细胞的“桑葚胚”，随后早期囊胚形成。受精后第 4 日早期囊胚进入宫腔。受精后第 5 ～ 6 日早期囊胚的透明带消失，继续分裂发育成晚期囊胚。

精子获能→顶体反应→透明带反应→受精卵形成。

（二）着床

受精后第 6 ～ 7 日，晚期胚泡透明带消失后逐渐埋入并被子宫内膜覆盖的过程，称受精卵着床。受精卵着床需经过定位、黏附和侵入 3 个过程。

受精卵着床后，子宫内膜迅速发生蜕膜变。按蜕膜与胚泡的部位关系，将蜕膜分为 3 部分。

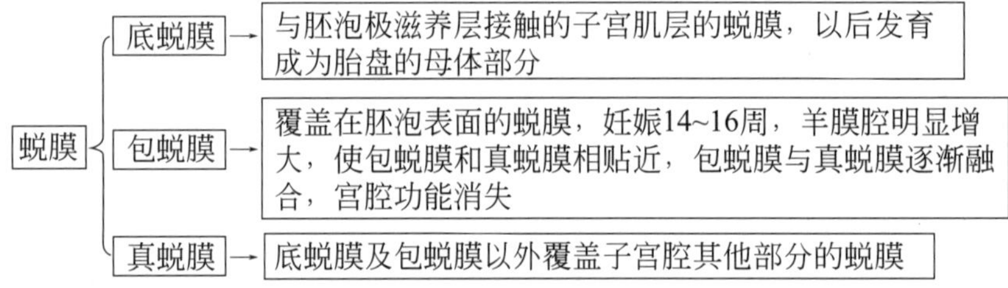

命题趋势 女性妊娠生理周期，常以 A1、A2 型题为主。

金题直击

受精卵着床时间是受精后

A. 10 ～ 11 天　　B. 8 ～ 9 天

C. 5 ～ 6 天　　D. 11 ～ 12 天

E. 6 ～ 7 天

【答案】E

三、胎儿发育分期及生理特点

（一）胎儿发育分期

受精后 8 周称胚胎，是其主要器官结构完成分化时期。受精后 9 周起称胎儿，是其各器官进一步发育渐趋成熟时期。妊娠时间通常以孕妇末次月经第 1 日计算，妊娠全过程约 280 日，以 4 周（28 日）为一个妊娠月，共 10 个妊娠月。

（二）不同孕龄胚胎胎儿发育特征

4 周末　可以辨认出胚胎与胎蒂。

8 周末　胚胎初具人形，头占整个胎体近一半。能分辨出眼、耳、鼻、口、手指及足趾。心脏已形成，B 型超声见心脏搏动。

12 周末　胎儿身长约 9cm，顶臀长 6 ～ 7cm，体重约 14g。外生殖器已发育。胎儿四肢可活动。

16 周末　身长约 16cm，顶臀长 12cm，体重约 110g。可确认胎儿性别。开始出现呼吸运动。皮肤菲薄。经产妇可感胎动。

20 周末　胎儿身长约 25cm，顶臀长 16cm，体重约 320g。开始出现吞咽、排尿功能。能听到胎心。

24 周末　胎儿身长约 30cm，顶臀长 21cm，体重约 630g。各脏器均已发育，出现眉毛。

28 周末　胎儿身长约 35cm，顶臀长 25cm，体重约 1000g。眼睛半张开，出现眼睫毛。有呼吸运动。出生后易患呼吸窘迫综合征。

32 周末　胎儿身长约 40cm，顶臀长 28cm，体重约 1700g。出现脚指甲，睾丸下降，生活力尚可。

36 周末　胎儿身长约 45cm，顶臀长 32cm，体重约 2500g。皮下脂肪较多，指（趾）甲已达指（趾）端。

40 周末　**胎儿身长约 50cm**，顶臀长 36cm，双顶径 >9.0cm，**体重约 3400g**。发育成熟。皮肤粉红，头发长度 >2cm。外观体形丰满。男性睾丸已降至阴囊内，女性大小阴唇发育良好。

（三）胎儿生理特点

1. 循环系统　胎儿的营养供给和代谢产物排出，均需经胎盘脐血管由母体完成。

（1）解剖学特点　**脐静脉一条和脐动脉两条**。动脉导管生后闭锁为动脉韧带。卵圆孔多在生后 6 个月完全闭锁。

（2）血循环特点　胎儿体内无纯动脉血，而是动静脉混合血。

2. 呼吸系统　B 超于妊娠 11 周可见胎儿胸壁运动，妊娠 16 周出现能使羊水进出呼吸道的呼吸运动，每分钟 30 ～ 70 次。胎儿窘迫时出现大喘息样呼吸运动。

3. 消化系统　胃肠道：妊娠 11 周小肠有蠕动，妊娠 16 周胃肠功能基本建立。

4. 泌尿系统　妊娠 11 ～ 14 周胎儿肾有排尿功能。妊娠 14 周胎儿膀胱内有尿液。胎儿通过排尿参与羊水循环。

5. 内分泌系统　胎儿**甲状腺**于妊娠第 6 周开始发育，**是最早发育的内分泌腺**。妊娠 12 周已能合成甲状腺激素。妊娠 12 周胎儿胰腺分泌胰岛素。

6. 生殖系统及性腺分化发育　男性胎儿睾丸妊娠第 9 周分化发育，于临产前降至阴囊内。**女性胎儿卵巢在妊娠 11 ～ 12 周开始分化发育。**

命题趋势 女性妊娠生理周期，常以 A1、A2 型题为主。

金题直击

关于女性胎儿卵巢开始分化发育的时间，正确的是

A. 妊娠 12 ～ 13 周　B. 妊娠 18 ～ 20 周

C. 妊娠 9 ～ 10 周　D. 妊娠 11 ～ 12 周

E. 妊娠 14 ～ 15 周

【答案】D

四、胎儿附属物的形成及其功能

胎儿附属物是指胎儿以外的组织，包括**胎盘、胎膜、脐带和羊水**。

（一）胎盘的形成及其功能

1. 胎盘的形成　**由羊膜、叶状绒毛膜和底蜕膜构成。**

（1）羊膜　构成胎盘的胎儿部分，在胎盘最内层。

（2）叶状绒毛膜　构成胎盘的胎儿部分，占胎盘主要部分。内层为细胞滋养细胞，外层为合体滋养细胞。滋养层内面有一层胚外中胚层，与滋养层共同组成绒毛膜。与底蜕膜相接触的绒毛营养丰富发育良好，称叶状绒毛膜。**母儿间物质交换在绒毛间隙进行，胎儿血和母血不直接相通，绒毛有胎盘屏障作用。**

（3）底蜕膜　**构成胎盘的母体部分**，占胎盘很小部分。

命题趋势 女性妊娠生理周期、胎盘的结构，常以 A1、A2 型题为主。

金题直击

底蜕膜在妊娠过程中将发育为

A. 羊膜　B. 固定绒毛

C. 胎膜　D. 胎盘的母体部分

E. 叶状绒毛膜

【答案】D

2. 胎盘功能　极复杂，有物质交换、代谢、防御以及合成等功能，是维持胎儿在子宫内营养发育的重要器官。

（1）气体交换　维持胎儿生命重要物质是 O_2。在母儿间 O_2 和 CO_2 在胎盘中以**简单扩散方式交换**。可替代

胎儿呼吸系统的功能。CO_2 通过血管合体膜的速率比 O_2 通过快，故胎儿 CO_2 容易通过绒毛间隙直接向母体迅速扩散。

（2）营养物质供应　葡萄糖是胎儿代谢的主要能源，以易化扩散方式通过胎盘。

（3）排出胎儿代谢产物　胎儿代谢产物经胎盘送入母血，由母体排出体外。

（4）防御功能　胎盘屏障作用极有限；母血中免疫抗体如 IgG 能通过胎盘（唯一可以通过胎盘），使胎儿在生后短时间内获得被动免疫力。

（5）合成功能　胎盘具有合成物质能力，主要合成激素和酶。

① 人绒毛膜促性腺激素（HCG）。由合体滋养细胞合成的糖蛋白激素。至妊娠 8 ～ 10 周血清 HCG 浓度达高峰，持续约 10 日迅速下降，持续至分娩。分娩后若无胎盘残留，产后 2 周内消失。

② 人胎盘生乳素（HPL）。由合体滋养细胞合成，为不含糖分子的单链多肽激素。于妊娠 5 ～ 6 周在母血浆中测出，至妊娠 34 ～ 36 周达高峰，并维持至分娩。产后迅速下降，产后 7h 即测不出。

③ 雌激素和孕激素：监测胎盘的功能最有意义是测雌三醇。

HCG功能：
- 维持月经黄体寿命，使月经黄体增大成为妊娠黄体，增加甾体激素的分泌以维持妊娠
- 促进雄性激素芳香化合物转化为雌激素，同时能刺激孕酮的形成
- 抑制植物凝集素对淋巴细胞的刺激作用，HCG能吸附于滋养层细胞
- 刺激胎儿睾丸分泌睾酮，促进男性性分化

命题趋势 女性妊娠生理周期、胎盘的功能常以 A1、A2 型题为主。

金题直击

血清人绒毛膜促性腺激素（HCG）浓度达高峰是在妊娠

A. 6 ～ 8 周　　B. 8 ～ 10 周

C. 12 ～ 13 周　　D. 12 ～ 14 周

E. 18 ～ 19 周

【答案】B

（二）胎膜的构成及其功能

1. 胎膜的构成　胎膜由外层的平滑绒毛膜和内层的羊膜组成。

2. 胎膜的功能　胎膜在分娩发动有一定作用。

（三）脐带的形成及其功能

1. 脐带的形成　脐带是连接胎儿与胎盘的条索状组织。妊娠足月胎儿的脐带长 30 ～ 100cm，平均约 55cm，直径 0.8 ～ 2.0cm，表面有羊膜覆盖呈灰白色。脐带断面中央有一条脐静脉，两侧有两条脐动脉。

2. 脐带的功能　胎儿通过脐带血循环与母体进行营养和代谢物质的交换。

（四）羊水的来源及其功能

1. 羊水的来源　充满在羊膜腔内的液体称羊水。妊娠早期羊水主要来自母体血清经胎膜进入羊膜腔的透析液。妊娠中期以后，胎儿尿液成为羊水的主要来源，使羊水的渗透压逐渐降低。妊娠晚期胎儿肺参与羊水的生成，每日 600 ～ 800mL 从肺泡分泌至羊膜腔；通过胎儿吞咽羊水使羊水量趋于平衡。

妊娠足月胎儿每日吞咽羊水 500 ～ 700mL。母儿间的液体交换，主要通过胎盘，每小时约 3600mL。母体与羊水的交换，主要通过胎膜，每小时约 400mL。羊水量于妊娠 8 周为 5 ～ 10mL，妊娠 10 周约 30mL，妊娠 20 周约 400mL，妊娠 38 周约 1000mL，此后羊水量逐渐减少。妊娠 40 周约 800mL。过期妊娠羊水量明显减少至 300mL 以下。妊娠早期羊水为无色澄清液体。妊娠足月羊水略浑浊、不透明，可见羊水内悬有小片状物（胎脂、胎儿脱落上皮细胞、毳毛等）。

2. 羊水的功能

① 保护胎儿。

② 保护母体。

命题趋势 女性妊娠生理周期，羊水的特点，常以 A1、A2 型题为主。

金题直击

1. 妊娠中期以后，羊水的主要来源是

A. 胎儿肺　　B. 胎儿尿液

C. 母体血清经胎膜进入羊膜腔的透析液　　D. 胎膜

E. 胎儿皮肤

【答案】B

2. 正常妊娠 38 周时的羊水量约为

A. 500mL　　B. 800mL

C. 1000mL　　D. 1200mL

E. 1500mL

【答案】C

五、妊娠期母体变化

（一）生殖系统的变化

1. 子宫

（1）宫体　逐渐增大变软。宫腔容量增加约 1000 倍，子宫重量增加近 20 倍。妊娠早期，子宫略呈球形且不对称，受精卵着床部位的子宫壁明显突出。妊娠 12 周后，增大子宫逐渐均匀对称并超出盆腔。妊娠晚期的子宫右旋。子宫肌壁厚度至妊娠中期逐渐增厚，至妊娠末期又变薄，子宫增大最初受内分泌激素影响，以后的子宫增大系因宫腔内压力增加。

子宫各部增长速度不一。宫底于妊娠后期增长最快，宫体含肌纤维最多，子宫下段次之，宫颈最少，以适应临产后子宫阵缩由宫底向下递减，促使胎儿娩出。**自妊娠 12 ～ 14 周起**，子宫出现**不规律无痛性收缩**，腹部检查时可以触知，孕妇有时也能感觉到。特点为宫缩稀发、不规律和不对称，无疼痛感觉，称 **Braxton Hicks 收缩**。

（2）子宫峡部　位于宫体与宫颈之间最狭窄部位。**非孕时长约 1cm**，妊娠后变软，妊娠 10 周明显变软。妊娠 12 周后，子宫峡部逐渐伸展拉长变薄，扩展成宫腔一部分，**临产后伸展至 7 ～ 10cm，成为产道一部分，此时称子宫下段**。

（3）宫颈　妊娠早期宫颈黏膜充血、水肿、呈紫蓝色可变软；宫颈黏液分泌增加形成黏液栓。

2. 卵巢　于妊娠 6 ～ 10 周前产生大量雌激素及孕激素，以维持妊娠继续。妊娠 10 周后黄体功能由胎盘取代，黄体开始萎缩。

3. 输卵管　输卵管伸长。有时黏膜呈蜕膜样改变。

4. 阴道　黏膜变软，水肿充血呈紫蓝色。皱襞增多，伸展性增加。

5. 外阴　外阴皮肤增厚，大阴唇内血管增多及结缔组织松软，故伸展性增加。

（二）乳房的变化

乳房于妊娠早期开始增大，充血明显。腺泡增生导致乳腺增大并出现结节。**乳头增大变黑**，更易勃起。**乳晕色深**，其外围的皮脂腺肥大形成散在的结节状隆起，称**蒙氏结节**。

命题趋势 女性妊娠生理周期，母体的变化，常以 A1、A2 型题为主。

金题直击

关于妊娠期母体乳房的变化，正确的是

A. 妊娠晚期开始乳汁分泌　　B. 大量雌激素刺激乳腺腺泡发育

C. 大量孕激素刺激乳腺腺管发育　　D. 初乳为白色浓稠液体

E. 乳头增大变黑、乳晕颜色加深

【答案】E

（三）循环系统的变化

1. 心脏　**妊娠后期因膈肌升高，心脏向左、上、前方移位**。心脏容量至妊娠末期约增加 10%，心率于妊娠晚期休息时每分钟**增加 10 ～ 15 次**。

2. 心排血量 心排血量增加对维持胎儿生长发育极重要。心排血量自妊娠 10 周逐渐增加，至妊娠 32 ～ 34 周达高峰，持续至分娩，左侧卧位测量心排血量较未孕时约增加 30%。临产后在第二产程心排血量显著增加。

（四）血液系统的变化

1. 血容量 循环血容量于妊娠 6 ～ 8 周开始增加，至妊娠 32 ～ 34 周达高峰，增加 40% ～ 45%，平均约增加 1450mL，维持此水平直至分娩。血浆增加多于红细胞增加，出现血液稀释。

命题趋势 女性妊娠生理周期，母体的变化，常以 A1、A2 型题为主。

金题直击

1. 妊娠期母体循环血容量叙述正确的是

A. 28 ～ 30 周达高峰　　B. 32 ～ 34 周达高峰

C. 36 ～ 38 周达高峰　　D. 20 ～ 22 周达高峰

E. 24 ～ 26 周达高峰

【答案】 B

2. 初孕妇，26 岁。妊娠 38 周。查体：P90 次 / 分，R18 次 / 分，BP120/80mmHg。叩诊心浊音界稍向左扩大，心尖部闻及 2/6 级收缩期吹风样杂音。踝部轻度水肿。最可能的诊断是

A. 妊娠期高血压疾病性心脏病　　B. 风湿性心脏病合并妊娠

C. 心脏病合并妊娠，性质待查　　D. 正常妊娠改变

E. 围生期心肌病

【答案】 D

2. 血液成分

（1）红细胞　妊娠期骨髓造血增加，网织红细胞轻度增多。为适应红细胞增加和胎儿生长及孕妇各器官生理变化的需要，容易缺铁，应在妊娠中晚期开始补充铁剂，以防血红蛋白值明显降低。

（2）白细胞　从妊娠 7 ～ 8 周开始轻度增加，至妊娠 30 周达高峰，主要为中性粒细胞增多。

（3）凝血因子　妊娠期血液处于高凝状态。

（4）血浆蛋白　妊娠早期开始降低，主要是白蛋白减少，约为 35g/L，以后持续此水平直至分娩。

（五）泌尿系统的变化

妊娠期肾脏略增大，肾血浆流量（RPF）及肾小球滤过率（GFR）在整个妊娠期间维持高水平。

（六）呼吸系统的变化

孕妇耗氧量于妊娠中期增加 10% ～ 20%，而肺通气量约增加 40%，有过度通气现象。

（七）消化系统的变化

齿龈肥厚，易充血、水肿，齿龈易出血，易产生胃烧灼感。肠蠕动减弱，胆道平滑肌松弛。妊娠期间容易诱发胆囊炎及胆石症。

（八）皮肤的变化

腺垂体分泌促黑素细胞激素增加，导致孕妇乳头、乳晕、腹白线、外阴等处出现色素沉着。

（九）内分泌系统的变化

1. 垂体 垂体稍增大，妊娠末期腺垂体增大明显。

（1）促性腺激素　FSH 及 LH 分泌减少，妊娠期间卵巢内的卵泡不再发育成熟，也无排卵。

（2）催乳激素　催乳激素促进乳腺发育，为产后泌乳做准备。

2. 甲状腺 妊娠期甲状腺呈中度增大，血中甲状腺激素虽增多，游离甲状腺激素并未增多，孕妇无甲状腺功能亢进表现。促甲状腺激素（TSH）不能通过胎盘。

（十）新陈代谢的变化

1. 基础代谢率 妊娠早期稍下降，妊娠中期渐增高，至妊娠晚期增高。

2. 体重 妊娠 12 周前体重无变化。妊娠 13 周起体重平均每周增加不超过 350g，直至妊娠足月时体重平均增加 12.5kg。

3. 碳水化合物代谢 妊娠期胰岛功能旺盛，分泌胰岛素增多，血中胰岛素增加，孕妇空腹血糖值稍低于非

孕妇女。

4. 脂肪代谢　妊娠期能量消耗多，母体脂肪积存多，糖原储备少。

5. 蛋白质代谢　孕妇对蛋白质需要量明显增加，呈正氮平衡。

6. 水代谢　妊娠末期组织间液增加 1 ～ 2L 可致水肿。

7. 矿物质代谢　胎儿需要较多的铁，孕妇需补充铁剂，否则会发生缺铁性贫血。

第三节　自然流产

一、概念

妊娠不足 28 周、胎儿体重不足 1000g 而终止称流产。妊娠 12 周前终止称早期流产；妊娠 12 周至不足 28 周终止称晚期流产。流产分为自然流产和人工流产。

二、病因

（一）早期流产

胚胎因素　主要原因是胚胎原因，染色体异常（占 50% ～ 60%)。染色体异常是早期流产最常见的原因，染色体异常包括数目异常和结构异常。

（二）晚期流产

母体因素　宫颈内口松弛。

三、临床表现及临床类型

（一）临床表现

主要是停经后阴道流血和腹痛。

早期流产→ 先出现阴道流血，后出现阵发性下腹痛。

晚期流产→先出现腹痛（阵发性子宫收缩)，而后出现阴道流血。

（二）临床类型

1. 先兆流产　妊娠 28 周前先出现少量阴道流血，无妊娠物排出，随后出现阵发性下腹痛。妇科检查宫口未开，胎膜未破，子宫大小与停经周数相符。治疗后症状消失，可继续妊娠。

2. 难免流产　先兆流产阴道流血增多，阵发性下腹痛加剧，或出现阴道流液（胎膜破裂)。妇科检查宫口扩张，有时可见胚胎组织或胎囊堵塞于宫口内，子宫大小与停经周数基本相符或略小。流产不可避免。

3. 不全流产　难免流产继续发展，部分妊娠物排出宫腔，且部分残留于宫腔内或嵌顿于宫颈口处，或胎儿排出后胎盘滞留宫腔或嵌顿于宫颈口，影响子宫收缩，导致大量出血，甚至发生休克。妇科检查见宫颈口已扩张，宫颈口有妊娠物堵塞及持续性血液流出，子宫小于停经周数。

4. 完全流产　指妊娠物已全部排出、全部流尽，阴道流血逐渐停止，腹痛逐渐消失。妇科检查宫颈口已关闭，子宫接近正常大小。

5. 稽留流产　胎死宫内，尚未排出。早孕反应消失、宫口未开，子宫不仅不增大反而缩小。

四、辅助检查

B 型超声检查（可确诊）→根据妊娠囊形态，有无胎心搏动，确定胚胎或胎儿是否存活。若妊娠囊形态异常或位置下移，预后不良。

五、鉴别诊断

流产类型的鉴别诊断

病史及妇检	先兆流产	难免流产	不全流产	完全流产
阴道出血量、腹痛	少，无或轻	中→多，加剧	少→多，减轻	少→无，无
宫颈口	闭合	扩张	扩张或有组织物堵塞	闭合
组织排出	无	无	部分排出	全部排出
子宫大小	与妊娠周数相符	相符或缩小	小于妊娠周数	正常或略大

六、治疗与预防

1. **先兆流产** 应卧床休息，禁性生活，必要时给予对胎儿危害小的镇静剂。
2. **难免流产** 一旦确诊，应尽早使胚胎及胎盘组织完全排出。
3. **不全流产** 一经确诊，应尽快行刮宫术或钳刮术，清除宫腔内残留组织。
4. **完全流产** B型超声检查证实宫腔内无妊娠物且无感染征象，不需特殊处理。
5. **稽留流产** 处理较困难。

命题趋势 自然流产常以A1、A2型题为主。

金题直击

女性，28岁，停经50天，阴道流血伴下腹隐痛5天。加剧半天，停经后有恶心、食欲缺乏等不适。妇科检查：阴道内有较多血块，宫颈口开大，可见血块及组织块堵塞于宫颈口内，子宫约50天孕大，最可能的诊断是

A. 不全流产
B. 难免流产
C. 先兆流产
D. 完全流产
E. 稽留流产

【答案】B

第四节　异位妊娠

一、概念

受精卵在子宫体腔以外着床称异位妊娠，俗称宫外孕。以输卵管妊娠最常见，占异位妊娠95%，其中壶腹部妊娠约占78%，其次为峡部、伞部，间质部妊娠最少见。

二、病因

输卵管炎症，是异位妊娠的主要病因；输卵管妊娠史或手术史、输卵管发育不良或功能异常、输卵管过长、肌层发育差、黏膜纤毛缺乏、输卵管憩室或有输卵管副伞等，均可造成输卵管妊娠。

（1）输卵管妊娠流产　多见于妊娠8～12周输卵管壶腹部妊娠。

（2）输卵管妊娠破裂　多见于妊娠6周左右输卵管峡部妊娠。输卵管妊娠破裂，短期内可发生大量腹腔内出血，使患者出现休克。破裂常发生于孕12～16周。

三、临床表现

（一）症状

典型症状为停经后腹痛与阴道流血。

1. **停经** 除输卵管间质部妊娠停经时间较长外，多有6～8周停经史。

2. **腹痛** 是输卵管妊娠的主要症状。发生流产或破裂之前，胚胎在输卵管内逐渐增大，常表现为一侧下腹部隐痛或酸胀感。发生输卵管妊娠流产或破裂时，突感一侧下腹部撕裂样疼痛，常伴有恶心、呕吐。若血液局限于病变区，主要表现为下腹部疼痛，当血液积聚于直肠子宫陷凹时，可出现肛门坠胀感。

3. **阴道流血** 胚胎死亡后，常有不规则阴道流血，量少呈点滴状，一般不超过月经量，系子宫蜕膜剥离所致。

4. **晕厥与休克** 腹腔内出血及剧烈腹痛，轻者出现晕厥，重者出现失血性休克。与阴道流血量不成正比。

5. **腹部包块** 形成血肿时间较久，血液凝固并与周围组织或器官（如子宫、输卵管、卵巢、肠管或大网膜等）发生粘连形成包块。

6. **贫血貌** 可出现面色苍白、脉快而细弱、血压下降等休克表现。

输卵管妊娠流产或破裂，阴道后穹隆饱满，宫颈举痛或摇摆痛，为输卵管妊娠的主要体征之一。内出血多时，检查子宫有漂浮感。

（二）诊断

输卵管妊娠未发生流产或破裂时，临床表现不明显，诊断较困难，需采用辅助检查方能确诊。输卵管妊娠

流产或破裂后，诊断多无困难。必要时用下列检查方法协助诊断。

1. 血 β-HCG 测定　是早期诊断异位妊娠的重要方法。

2. 超声诊断　有助于诊断异位妊娠；阴道超声检查准确性高。

3. 阴道后穹隆穿刺　是一种最简单可靠的诊断方法，适用于疑有腹腔内出血的患者。抽出不凝血液，说明有血腹症存在。

4. 腹腔镜检查　为异位妊娠诊断的金标准，既可确诊又有治疗作用。适用于原因不明的急腹症鉴别及输卵管妊娠尚未破裂或流产的早期。

（三）治疗

异位妊娠的治疗包括药物疗法和手术治疗。

1. 化学药物治疗　主要适用于早期输卵管妊娠，要求保存生育能力的年轻患者。

① 无药物治疗的禁忌证。

② 输卵管妊娠未发生破裂或流产。

③ 输卵管妊娠包块直径≤ 4cm。

④ 血 β-HCG<2000U / L。

⑤ 无明显内出血。

2. 若病情无改善，甚至发生急性腹痛或输卵管破裂症状，则应立即进行手术治疗。

命题趋势 异位妊娠常以 A1、A2 型题为主。

金题直击

1. 输卵管妊娠典型的临床症状为

A. 痛经、阴道流血　　B. 腹痛、阴道流血、发热

C. 停经、腹痛、阴道流血　　D. 腹痛、阴道流血、恶心

E. 腹痛、阴道流血、晕厥

【答案】C

2. 28 岁已婚妇女，停经 50 日突觉右下腹剧痛伴休克，面色苍白。为确诊最简便、有效的辅助诊断方法是

A. 阴道后穹隆穿刺　　B. 尿妊娠试验

C.B 超检查　　D. 宫腔镜检查

E. 腹腔镜检查

【答案】A

第五节　妊娠期高血压疾病

一、概念

妊娠期高血压疾病包括妊娠期高血压、子痫前期、子痫、慢性高血压并发子痫前期和妊娠合并慢性高血压。本病多发生在妊娠 20 周以后，临床表现以高血压、蛋白尿为主要特征，严重时出现抽搐、昏迷，甚至母婴死亡。

二、高危因素及病因

（一）高危因素

孕妇年龄大于 40 岁；子痫前期病史或家族史；本次妊娠为多胎妊娠、首次怀孕、妊娠间隔≥10 年；高血压病史、糖尿病、慢性肾炎；抗磷脂抗体阳性；初次产检时 BMI≥35kg/m^2 以及孕早期收缩压≥130mmHg 或舒张压≥80mmHg 等均与该病发生密切相关。

（二）病因

至今病因不明。可能与下列因素有关：①子宫螺旋小动脉过度激活；②炎症免疫过度激活；③血管内皮细胞受损；④遗传因素；⑤营养缺乏；⑥胰岛素抵抗。

三、临床表现

妊娠高血压疾病分类与临床表现

分类		临床表现
妊娠期高血压		BP≥140/90mmHg，妊娠期首次出现，并于产后12周恢复正常；尿蛋白（−）；患者可伴有上腹部不适或血小板减少，产后方可确诊
子痫前期	轻度	BP≥140/90mmHg，妊娠20周以后出现；尿蛋白≥0.3g/24h或随机尿蛋白(＋)，可伴有上腹不适、头痛等症状
	重度	BP≥160/ 110mmHg；尿蛋白≥5.0g/24h或随机尿蛋白（+++）；少尿或血肌酐>106μmol/L；血小板<100×10^9/L
子痫		子痫前期孕妇抽搐不能用其他原因解释

四、治疗

治疗基本原则是休息、镇静、解痉，有指征地降压、利尿，密切监测母胎情况，适时终止妊娠。

（一）妊娠期高血压

可住院也可在家治疗。

（二）子痫前期

应住院治疗，治疗原则为休息、镇静、解痉、降压、合理扩容和必要时利尿、密切监测母胎状态、适时终止妊娠。

1. 休息 同妊娠期高血压。

2. 镇静 适当镇静可消除患者的焦虑和精神紧张，达到降低血压，缓解症状及预防子痫发作的作用。

3. 解痉 首选硫酸镁。

用药指征：

① 控制子痫抽搐及防止再抽搐。

② 预防重度子痫前期发展成为子痫。

③ 子痫前期临产前用药预防抽搐。

4. 降压 目的是预防子痫、心脑血管意外和胎盘早剥等严重母胎并发症。

5. 利尿药物 仅用于全身性水肿、急性心力衰竭、肺水肿、血容量过多且伴有潜在性肺水肿者。常用利尿药有呋塞米、甘露醇等。

6. 适时终止妊娠指征

① 子痫前期患者经积极治疗24～48h仍无明显好转者。

② 子痫前期患者孕周已超过34周。

③ 子痫前期患者孕龄不足34周，胎盘功能减退，胎儿已成熟者。

④ 子痫前期患者，孕龄不足34周，胎盘功能减退，胎儿尚未成熟者，可用地塞米松促胎肺成熟后终止妊娠。

⑤ 子痫控制后2h可考虑终止妊娠。

（三）子痫

应积极处理：立即左侧卧位减少误吸，开放呼吸道，建立静脉通道。

处理原则：控制抽搐，纠正缺氧和酸中毒，控制血压，抽搐控制后终止妊娠。

命题趋势 妊娠期高血压常以A1、A2型题为主。

金题直击

1. 女，27岁。妊娠38周，伴头痛、头晕、视物不清1天。体格检查BP180/110mmHg，尿蛋白（+），浮肿（+），胎心140次/分。肛诊子宫颈管未消失。NST为无反应型。最恰当的处理是

A. 静脉滴注硫酸镁，继续妊娠
B. 降压利尿
C. 治疗4天无好转行剖宫产术
D. 促进胎肺成熟
E. 治疗同时立即剖宫产

【答案】E

2. 初孕妇，28 岁。妊娠 37+4 周。剧烈头痛并呕吐 3 次。查体：BP170/110mmHg，尿蛋白（++），双下肢轻度水肿。无宫缩，枕右前位，胎心率 138 次 /min，估计胎儿体重 2800g，该患者应立即采取的处理措施是

A. 静脉滴注缩宫素　　B. 人工破膜后静滴缩宫素
C. 静滴硫酸镁及快速静滴甘露醇　　D. 立即行剖宫产术
E. 肌注哌替啶

【答案】C

3. 初孕妇，24 岁，妊娠 38 周，既往血压正常。5 天前突觉头痛且逐渐加重。BP166/112mmHg，双下肢水肿（++）。24h 尿蛋白 5g，血细胞比容 0.42，此时首选的处理是

A. 硫酸镁缓慢静脉注射　　B. 呋塞米静脉注射
C. 硝普钠静脉滴注　　D. 头颅 CT 检查
E. 立即行剖宫产术

【答案】A

第六节　前置胎盘

一、概念

前置胎盘是指妊娠 28 周后，胎盘附着于子宫下段，甚至胎盘下缘达到或覆盖宫颈内口，其位置低于胎先露部。是妊娠晚期严重并发症，也是妊娠晚期阴道流血最常见的原因。

二、病因

子宫内膜病变或损伤（多次刮宫、分娩、子宫手术史等）；双胎妊娠时胎盘面积过大；受精卵滋养层发育迟缓等。

三、分类

根据胎盘下缘与宫颈内口的关系分为 3 类。

（一）完全性前置胎盘

又称中央性前置胎盘，胎盘组织完全覆盖宫颈内口。

（二）部分性前置胎盘

胎盘组织部分覆盖宫颈内口。

（三）边缘性前置胎盘

胎盘附着于子宫下段，胎盘边缘到达宫颈内口，未覆盖宫颈内口。

四、临床表现及诊断

（一）症状

妊娠晚期或临产时，发生无诱因、无痛性反复阴道流血。

① 完全性前置胎盘初次出血时间早，多在妊娠 28 周左右，称为“警戒性出血”。
② 边缘性前置胎盘出血多发生在妊娠晚期或临产后，出血量较少。
③ 部分性前置胎盘的初次出血时间、出血量及反复出血次数，介于两者之间。

（二）体征

一般情况与出血量有关，大量出血呈现面色苍白、脉搏增快微弱、血压下降等休克表现。子宫软，无压痛，大小与妊娠周数相符。由于子宫下段有胎盘占据，影响胎先露部入盆，故胎先露高浮，易并发胎位异常。反复出血或一次出血量过多，可使胎儿宫内缺氧，严重者胎死宫内。当前置胎盘附着于子宫前壁时，可在耻骨联合上方听到胎盘杂音。临产时检查见宫缩为阵发性，间歇期子宫完全松弛。

（三）B 型超声检查（可确诊）

胎盘下缘与宫颈内口的关系，确定前置胎盘类型。胎膜破口距胎盘边缘距离 <7cm，可诊断前置胎盘。

五、处理

处理原则是抑制宫缩、止血、纠正贫血和预防感染。根据阴道流血量、有无休克、妊娠周数、产次、胎位、胎儿是否存活、是否临产及前置胎盘类型等进行综合判定。

（一）期待疗法

适用于妊娠 <34 周、胎儿体重 <2000g、胎儿存活、阴道流血量不多、一般情况良好的孕妇。

（二）终止妊娠指征

孕妇发生休克，无论胎儿成熟与否，为了母亲安全应终止妊娠；胎龄达孕 36 周以上；胎肺已成熟；胎龄未达孕 36 周，出现胎儿窘迫征象，或胎儿电子监护发现胎心异常；出血量多，危及胎儿；胎儿已死亡或出现难以存活的畸形，如无脑儿。

命题趋势 前置胎盘常以 A1、A2 型题为主。

金题直击

1. 与前置胎盘的发生无关的是
A. 妊娠期高血压疾病　　B. 双胎妊娠　　C. 多次刮宫
D. 胎盘面积过大　　E. 受精卵滋养层发育迟缓
【答案】A

2. 初孕妇，27 岁。妊娠 29 周，睡眠中发现无痛性阴道流血，流血量与贫血程度成正比。最可能的诊断为
A. Ⅲ度胎盘早剥　　B. 部分性前置胎盘　　C. 完全性前置胎盘
D. 先兆子宫破裂　　E. 子宫破裂
【答案】C

第七节　功能失调性子宫出血

一、概念

功能失调性子宫出血（DUB）简称功血，是由于下丘脑 - 垂体 - 卵巢轴功能失调，而非器质性病变引起的异常子宫出血。根据有无排卵，可分为无排卵性功血和排卵性功血两类。

二、无排卵性功能失调性子宫出血

（一）病因

多发生于青春期和绝经过渡期，亦可见于生育年龄。无排卵性功血仅有单一雌激素刺激而无孕激素对抗，可发生雌激素撤退性出血或雌激素突破性出血。

（二）临床表现

最常见的症状是子宫不规则出血，表现为月经周期紊乱，经期长短不一，且出血量多少不一，时多时少。出血期无下腹疼痛或其他不适，持续时间长或出血多者可导致贫血。

（三）辅助检查

诊断性刮宫为已婚患者首选方法。目的是明确子宫内膜病理改变和止血，必须进行全面的刮宫。基础体温呈单相型提示无排卵。经前检查出现羊齿植物叶状结晶提示无排卵。

（四）无排卵性功能失调性子宫出血与排卵性功能失调性子宫出血的鉴别

项目	无排卵性功能失调性子宫出血	排卵性功能失调性子宫出血	
		黄体功能不足	子宫内膜不规则脱落
好发人群	青春期和绝经过渡期	生育期	生育期
基础体温	单相型	双相型	双相型
临床表现	子宫不规则出血，表现为月经周期紊乱，经期长短不一且出血量多少不一	月经周期缩短，月经频发，不易受孕或易发生流产	月经周期正常，但经期延长

续表

项目	无排卵性功能失调性子宫出血	排卵性功能失调性子宫出血	
		黄体功能不足	子宫内膜不规则脱落
诊刮结果	经前期诊刮显示子宫内膜呈增殖期	经前期诊刮显示子宫内膜分泌不足	月经第5天子宫内膜病理表现为混合型

（五）治疗

1. 支持治疗 贫血患者应加强营养，可补充铁剂、维生素C和蛋白质，严重贫血者需输血。对出血时间长者应给予抗生素预防感染。避免过度劳累。

2. 药物治疗 青春期与生育期患者治疗以止血、调整周期、促排卵为主；绝经过渡期患者治疗以止血、调整周期、减少经血量、防止子宫内膜病变为原则。

（1）止血 对大量出血患者，性激素治疗要求8h内见效，出血在24～48h内基本停止，若治疗后96h以上仍未止血，应考虑非功血原因引起。

（2）调整月经周期 止血后需调整月经周期。

（3）促排卵 适用于生育期功血尤其是不孕症患者。

3. 手术治疗 刮宫术适用于已婚患者，具有诊断和治疗作用。

三、排卵性月经失调

排卵性月经失调较无排卵性功血少见，多发生于生育期妇女，常见类型为有排卵的黄体功能异常。

（一）黄体功能不足

指有卵泡发育及排卵，但黄体期孕激素分泌不足或黄体过早衰退，导致子宫内膜分泌反应不良。

1. 临床表现 通常为月经周期缩短，月经频发。有时月经周期虽在正常范围，但卵泡期延长、黄体期缩短。常表现为不易受孕或易发生流产。

2. 诊断 有月经周期缩短、不孕或早孕流产病史。基础体温双相型，但排卵后体温上升缓慢，上升幅度偏低，维持时间短于11日；子宫内膜活检显示分泌反应不良。

（二）子宫内膜不规则脱落

指在月经周期有排卵，黄体发育良好，但萎缩过程延长，导致子宫内膜不规则脱落，又称黄体萎缩不全。

1. 临床表现 月经周期正常，但经期延长，甚至可达10天以上，且出血量多。

2. 诊断 除典型临床表现外，基础体温双相，但下降缓慢。在月经期第5～6日行诊断性刮宫，病理检查可见分泌期内膜与增生期内膜并存。

命题趋势 功能失调性子宫出血常以A1、A2型题为主。

金题直击

1. 16岁女性，月经紊乱，经期时长时短4月余。肛诊：子宫正常大小，双侧附件（－），最可能的诊断为

A. 黏膜下子宫肌瘤　　B. 黄体萎缩不全
C. 无排卵性功能失调性子宫出血　　D. 黄体功能不全
E. 子宫内膜息肉

【答案】C

2. 女，16岁。月经周期紊乱1年，伴经量多少不一，经期长短不定。基础体温单相。首先考虑的诊断是

A. 无排卵性功能失调性子宫出血　　B. 排卵性功能失调性子宫出血
C. 特纳综合征　　D. 卵巢早衰
E. 子宫内膜异位症

【答案】A

3. 有排卵性月经失调多见于

A. 绝经后期　　B. 青春期　　C. 绝经前期
D. 更年期　　E. 生育期

【答案】E

第八节　子宫肌瘤

一、概念

子宫肌瘤是发生于子宫平滑肌及纤维结缔组织的肿瘤，是女性生殖器官最常见的良性肿瘤，多见于 30 ～ 50 岁妇女。

二、分类

根据子宫肌瘤的生长部位分为宫体肌瘤和宫颈肌瘤。宫体肌瘤按其与子宫肌壁的关系分为下列 3 种。

（一）肌壁间肌瘤

最常见，占 60% ～ 70%，肌瘤位于子宫肌壁间。

（二）浆膜下肌瘤

占 20%，肌瘤向子宫浆膜下生长，突出于子宫表面，部分可形成明显量的瘤蒂，易扭转。

（三）黏膜下肌瘤

占 10% ～ 15%，肌瘤突向宫腔，表面覆盖子宫内膜。容易出血，故月经量多。

若不同类型的子宫肌瘤同时发生或肌瘤数超过 2 个，称多发性子宫肌瘤。

三、临床表现

（一）症状

多数患者无症状。子宫肌瘤的临床症状取决于肌瘤的部位、大小、生长速度、有无继发性改变等因素，与肿瘤数目关系不大。

1. 月经改变　是子宫肌瘤最常见的症状，多见于较大的肌壁间肌瘤和黏膜下肌瘤。主要表现为经量增多、经期延长，严重时可致缺铁性贫血。

2. 下腹部包块　当子宫增大超过 12 周妊娠大小时，于下腹正中可触及不规则质硬包块。

3. 白带增多　黏膜下肌瘤合并感染可致脓性白带。

4. 疼痛　肌瘤一般不引起疼痛。肌瘤增大压迫邻近器官、血管、神经，可出现下腹胀痛或隐痛。带蒂肌瘤扭转、红色变性可致急腹痛。黏膜下肌瘤刺激子宫收缩，可致痉挛性疼痛。

5. 压迫症状　尿频、尿急、排尿困难、尿潴留等。

（二）体征

体积较大的肌瘤可在下腹部触及肿块。妇科检查时，肌壁间肌瘤表现为子宫增大，活动，质硬，外形不规则，有单个或多个结节突起；浆膜下肌瘤可游离于子宫外，活动度大，易与附件肿瘤混淆；黏膜下肌瘤时子宫呈均匀性增大，带蒂的黏膜下肌瘤或宫颈肌瘤可自宫颈口脱出至阴道内。

命题趋势 子宫肌瘤常以 A1、A2 型题为主。

金题直击

1. 女性生殖器官最常见的良性肿瘤为

A. 卵巢畸胎瘤　　B. 卵巢纤维瘤
C. 卵巢囊腺瘤　　D. 阔韧带肌瘤
E. 子宫肌瘤

【答案】E

2. 女，31 岁。月经量增多 1 年。妇科检查：子宫增大，如 11 周妊娠大小，形态不规则、质硬。该患者最可能的诊断是

A. 子宫畸形　　B. 早期妊娠
C. 弥漫型子宫腺肌病　　D. 子宫内膜癌
E. 子宫肌瘤

【答案】E

四、诊断与鉴别诊断

（一）B 型超声

可较准确地评估子宫大小和肌瘤大小、位置及数目，尤其适用于肥胖患者或肌瘤较小时。

（二）MRI（核磁共振成像）

可清楚显示子宫浆膜层、肌层及子宫内膜的结构，准确，但费用高。

（三）宫腔镜检查

可协助诊断黏膜下肌瘤，确定黏膜下肌瘤大小、位置。

（四）诊断性刮宫

通过探针探测宫腔大小、宫腔形态及宫腔内有无突起。对有异常出血症状的患者应行诊断性刮宫，将刮取的宫颈管内膜和子宫内膜分别送病理检查，以排除子宫内膜病变。

五、处理

对子宫肌瘤的处理应根据患者年龄、症状、生育要求、肌瘤的部位、大小、增长速度、有无合并贫血等情况进行个体化治疗。

（一）随访观察

肌瘤较小、无症状者，特别是近绝经期患者。每 3 ～ 6 个月行妇科检查及 B 型超声检查，如出现症状可考虑进一步治疗。

（二）药物治疗

近绝经期，症状较轻或不能耐受手术者，也用于术前减小肌瘤体积。

（三）手术治疗

1. 手术指征

① 子宫超过 10 周妊娠大小。

② 重度继发性贫血经保守治疗无效，特别是黏膜下肌瘤致重度贫血者。

③ 出现膀胱和（或）直肠压迫症状。

④ 肌瘤生长迅速，疑恶变者。

⑤ 肌瘤致反复流产和不孕。

⑥ 肌瘤引起腹痛、性交痛或肌瘤蒂扭转引起急性腹痛者。

2. 手术方式

（1）肌瘤切除术　适用于年轻或有生育要求的患者。

（2）全子宫切除术　适用于肌瘤多而大，症状明显，无生育要求的患者。50 岁以下或未绝经者，若卵巢外观正常，应予保留。

第九节　激素避孕

激素避孕是指女性甾体激素避孕，是一种高效避孕方法。激素成分是雌激素和孕激素。

一、避孕机制

主要有抑制排卵、改变宫颈黏液性状、改变子宫内膜形态与功能、改变输卵管的功能。（抗排卵、抗穿透、抗受精、抗着床。）

二、适应证及禁忌证

（一）适应证

生育年龄的健康妇女均可用。

（二）禁忌证

① 严重心血管疾病、血栓性疾病不宜应用，如高血压病、冠心病、静脉栓塞等。

② 急、慢性肝炎或肾炎。

③ 恶性肿瘤，癌前病变。

④ 内分泌疾病（糖尿病、甲状腺功能亢进症）。
⑤ 哺乳期不宜使用复方口服避孕药。
⑥ 年龄 >35 岁吸烟妇女服用避孕药，增加心血管疾病发病率，不宜长期服用；严重吸烟者不宜服用。
⑦ 精神病长期服药。
⑧ 有严重偏头痛，反复发作。

三、常用类型及用法

（一）口服避孕药

包括复方长效及短效口服避孕药。

（二）长效避孕针

雌、孕激素复合制剂肌内注射 1 次，可避孕 1 个月。

（三）探亲避孕药

现已很少使用。（服用方法于探亲前一日或当日中午起服用一片，此后每晚服一片，至少连服 10 ～ 14 日。）

（四）缓释避孕药

目前常用的有皮下埋植剂、阴道药环、避孕贴片等。

四、药物不良反应及处理

（一）类早孕反应

服药初期出现食欲缺乏、恶心、呕吐、乏力、头晕等类似妊娠早期的反应，不需特殊处理，服药数个周期后不良反应自然消失。

（二）阴道不规则流血（突破性出血）

多数发生在漏服避孕药后。

（三）闭经

常发生于月经不规则妇女。

（四）体重

雌激素使体内水钠潴留，导致体重增加。

（五）皮肤变化

面部出现淡褐色色素沉着，停药后多能恢复。

第十节　子宫颈癌

子宫颈癌是最常见的妇科恶性肿瘤；高发年龄为 50 ～ 55 岁。

一、病因

流行学调查研究发现高危型人乳头瘤病毒持续感染是子宫颈癌的主要发病因素。子宫颈癌多与 HPV16、18 等亚型感染有关。与过早性生活、多个性伴侣、吸烟、性传播疾病、经济状况低下和免疫抑制等因素也有关。

命题趋势 子宫颈癌常以 A1、A2 型题为主。

金题直击

子宫颈上皮肉瘤变与子宫颈癌的发病因素密切相关的病原体是

A. 单纯疱疹病毒　　B. 人乳头瘤病毒　　C. 乙肝病毒
D. 柯萨奇病毒　　E. 腺病毒

【答案】B

二、组织发生及病理

（一）组织发生

子宫颈原始鳞柱交界和生理性鳞柱交界之间所形成的区域称移行带区，为子宫颈癌好发部位。

（二）病理

1. 宫颈上皮内瘤变（CIN） 分为 3 级。

（1）CIN Ⅰ　即宫颈上皮轻度不典型增生。病变局限于上皮层的下 1/3，细胞略大，核大深染，核分裂象少见，细胞极性正常。

（2）CIN Ⅱ　即宫颈上皮中度不典型增生。病变局限于上皮层的下 2/3，细胞核明显大，异型明显，染色质加深，核分裂象多见；细胞数量明显增多，细胞极性尚存。

（3）CIN Ⅲ　包括宫颈上皮重度不典型增生及原位癌。宫颈重度不典型增生病变几乎累及全部上皮层。细胞异型显著，核大、深染、染色质分布不均，有核分裂象；上皮极性几乎均消失。原位癌又称上皮内癌，上皮全层极性消失，细胞显著异型性，但基底膜完整，无间质浸润。

2. 宫颈浸润癌　是指宫颈上皮内癌细胞突破基底层向间质浸润的状态，分为微小浸润癌和浸润癌。癌灶浸润间质的范围已超出可测量的早期浸润癌，呈网状或团块状融合浸润间质。根据细胞分化程度一般分为 3 级：**Ⅰ级，即角化性大细胞型，分化较好；Ⅱ级，即非角化性大细胞型，中度分化；Ⅲ级，即小细胞型，多为未分化的小细胞，无角化现象。**

三、转移途径

子宫颈癌转移主要为直接蔓延和淋巴转移，血行转移极少见。

（一）直接蔓延

最常见，肿瘤可向宫旁组织局部浸润，并向邻近组织器官扩散。

（二）淋巴转移

较常见，常转移至子宫旁、宫颈旁或输尿管旁、髂内、髂外、腹股沟深浅及腹主动脉旁淋巴结。

（三）血行转移

多发生在晚期。肝是血行转移的最常见部位。

命题趋势 子宫颈癌常以 A1、A2 型题为主。

金题直击

1. 下列哪项是子宫颈癌的主要播散方式

A. 淋巴转移和种植　　B. 血行转移和淋巴转移

C. 直接蔓延和种植　　D. 直接蔓延和淋巴转移

E. 血行转移和直接蔓延

【答案】D

2. 子宫颈癌最常见的转移途径为

A. 淋巴转移　　B. 种植转移

C. 直接蔓延　　D. 血行转移

E. 以上都不是

【答案】C

四、临床分期

子宫颈癌的临床分期

分期	内容
0 期	原位癌（浸润前癌）
Ⅰ期	癌灶局限在宫颈（扩展至宫体将被忽略）
$Ⅰ_A$ 期	镜下浸润癌浸润深度＜ 5mm
$Ⅰ_{A1}$ 期	间质浸润深度＜ 3mm
$Ⅰ_{A2}$ 期	间质浸润深度 3 ～＜ 5mm
$Ⅰ_B$ 期	临床癌灶局限于宫颈，显微镜下最大浸润深度≥5cm
$Ⅰ_{B1}$ 期	临床癌灶浸润深度≥5mm，最大径线＜ 2cm

续表

$Ⅰ_{B2}$期	临床癌灶最大径线 2 ～＜ 4cm
$Ⅰ_{B3}$期	临床癌灶最大径线≥4cm
Ⅱ期	肿瘤超越子宫，但未达盆壁或未达阴道下 1/3
$Ⅱ_{A}$期	肿瘤侵犯阴道上 2/3，无宫旁浸润
$Ⅱ_{A1}$期	临床可见癌灶最大直径＜ 4cm
$Ⅱ_{A2}$期	临床可见癌灶最大直径≥ 4cm
$Ⅱ_{B}$期	有宫旁浸润，但未达盆壁
Ⅲ期	肿瘤累及阴道下 1/3，和 / 或扩展到骨盆壁和 / 或引起肾盂积水或肾无功能和 / 或累积盆腔和 / 或主动脉旁淋巴结
$Ⅲ_{A}$期	癌累及阴道下 1/3，但未达盆壁
$Ⅲ_{B}$期	癌已达盆壁，或有肾盂积水或肾无功能
$Ⅲ_{C}$期	不论肿瘤大小和扩散程度，累及盆腔和 / 或主动脉旁淋巴结
$Ⅲ_{C1}$期	仅累及盆腔淋巴结
$Ⅲ_{C2}$期	主动脉旁淋巴结转移
Ⅳ期	肿瘤超出真骨盆范围或侵犯膀胱和 / 或直肠黏膜
$Ⅳ_{A}$期	肿瘤侵犯邻近的盆腔器官
$Ⅳ_{B}$期	远处转移

命题趋势 子宫颈癌常以 A1、A2 型题为主。

金题直击

1. 子宫颈癌的临床分期依据

A. 盆腔检查

B. 术中探查结果

C. 有无淋巴结转移

D. 临床表

E. 病理检查

【答案】B

2. 下列表现属于子宫颈癌Ⅱ期的是

A. 有宫旁浸润，但未达盆壁

B. 肿瘤累及阴道下 1/3，但未达到盆腔

C. 超出宫颈，未及盆壁，侵及阴道上 2/3

D. 肿瘤超越子宫，但未达盆壁或未达阴道下 1/3

E. 癌超越骨盆，或累及直肠、膀胱

【答案】D

五、临床表现

（一）症状

1. 阴道流血 患者常表现为接触性出血，出血量的多少视病灶大小、浸润间质血管的情况而定。

2. 阴道分泌物增多 多数宫颈浸润癌患者常主诉阴道分泌物增多，白色或血性，稀薄如水样，有腥臭。

3. 晚期癌的症状 膀胱或直肠相应症状；下肢肿痛；输尿管梗阻、肾盂积水，尿毒症；消瘦、发热、全身衰竭等。

（二）体征

宫颈上皮内瘤变及早期浸润癌的宫颈可呈光滑或糜烂或宫颈息肉样改变。随着宫颈浸润癌的发展，可表现为息肉状、菜花状赘生物，常伴感染，质脆易出血。侵及宫旁时可扪及宫旁组织增厚，结节状，若浸润达盆壁，则形成冰冻骨盆。

命题趋势 子宫颈癌常以 A1、A2 型题为主。

金题直击

子宫颈癌最早出现的症状是

A. 大量米泔样白带　　B. 下腹持续性疼痛

C. 接触性出血　　D. 绝经后阴道流血

E. 尿频、尿急、尿痛

【答案】C

六、诊断与治疗

（一）诊断

应根据症状、体征、全身检查、三合诊检查及以下辅助检查进行诊断。CIN 及早期子宫颈癌的诊断宜采用三阶梯技术，即细胞学检查→阴道镜检查→病理学检查。

1. 宫颈刮片细胞学检查　此法是简便易行的子宫颈癌筛查方法。

2. 阴道镜检查　细胞学检查异常者，应在阴道镜观察下取材活检。

3. 宫颈及宫颈管活组织检查　是确诊 CIN 和子宫颈癌的方法。

4. 宫颈锥形切除术　细胞学多次阳性，而阴道镜检查和宫颈活检阴性或活检为高级别 CIN 但不排除浸润癌时，应行诊断性宫颈锥形切除术。

命题趋势 子宫颈癌常以 A1、A2 型题为主。

金题直击

对早期确诊子宫颈癌最有价值的检查方法是

A. 宫颈刮片细胞学检查　　B. 阴道镜

C. 宫颈活组织检查　　D 妇科三合诊检查

E. 宫颈碘试验

【答案】C

（二）治疗

1. 宫颈上皮内瘤变（CIN）

（1）CIN Ⅰ　阴道镜检查满意者，首选定期随访观察，亦可物理治疗。

（2）CIN Ⅱ～Ⅲ　应行宫颈锥切术，可用冷刀宫颈锥切术（CKC）或宫颈电热圈切除术（LEEP）。在特定情况下，经宫颈锥切确诊、年龄较大、无生育要求的 CIN Ⅲ也可行全子宫切除术。

2. 宫颈浸润癌

应行手术治疗和放射治疗，化学治疗为辅助治疗方法。

手术治疗适用于 $Ⅰ_{A}$ 期和 $Ⅱ_{A}$ 期；$Ⅱ_{B}$ ～ $Ⅳ_{A}$ 期患者，或不能耐受手术的早期宫颈癌患者应行放射治疗或同步放化疗。放射治疗包括盆腔外照射和近距离腔内照射。化学治疗包括放疗前或手术前的新辅助化疗和与放射治疗并行的同步化疗。

（1）$Ⅰ_{A1}$ 期　对无生育要求者应选用筋膜外子宫切除术；对有生育要求者可行宫颈锥形切除术。对脉管间隙浸润者宜采用改良式根治性子宫切除加盆腔淋巴结切除术。

（2）$Ⅰ_{A2}$ 期　宜采用改良式根治性子宫切除加盆腔淋巴结切除术。对要求保留生育功能者可采用宫颈冷刀大锥切或根治性宫颈切除加盆腔淋巴结切除术。

（3）$Ⅰ_{B1}$ 期、$Ⅱ_{A1}$ 期　宜采用改良式根治性子宫切除或根治性子宫切除加盆腔淋巴结切除术。对要求保留生育功能而癌瘤小于 2cm 的 $Ⅰ_{B1}$、$Ⅱ_{A}$ 期鳞癌患者可行根治性子宫颈切除加盆腔淋巴结切除术。

（4）$Ⅰ_{B2}$ 期、$Ⅱ_{A2}$ 期　可采用新辅助化疗加根治性子宫切除和盆腔淋巴结切除术，加用或不加用术后辅助放疗或放化疗；可采用根治性子宫切除和盆腔淋巴结切除术加术后辅助放疗；亦可采用根治性放化疗。

（5）$Ⅱ_{B}$ 期、Ⅲ期、$Ⅳ_{A}$ 期　应采用根治性放疗或放化疗。

命题趋势 子宫颈癌常以 A1、A2 型题为主。

金题直击

女，45岁，接触性出血半年。妇科检查发现宫颈约3cm×4cm × 3cm菜花状肿物，累及阴道上2/3，无宫旁浸润。宫颈活检提示鳞状细胞癌。该患者应行的治疗为

A. 子宫切除术及盆腔淋巴结清扫术　　B. 放疗

C. 子宫颈癌根治术　　D. 宫颈锥切术

E. 手术加化疗

【答案】A

七、预防

随着人们对子宫颈癌发生与发展认识的加深及子宫颈癌筛查系统的普及，使子宫颈癌的预防及早期诊断、早期治疗成为可能。预防子宫颈癌应普及子宫颈癌相关科普知识；避免不洁性行为；早期治疗慢性宫颈病变及性伴侣包皮疾病；对育龄期妇女，定期行宫颈细胞学检查，有条件时可行高危型HPV检测；提倡屏障式避孕和应用HPV预防性疫苗等。

第六单元　血液系统

考试分值

2019 年	2020 年	2021 年	2022 年	2023 年
2	1	2	1	2

第一节　贫血概论

一、概念

贫血是指外周血红细胞容量减少，低于正常范围的下限，不能运输足够的氧至组织而产生的综合征。我国规定海平面地区，血红蛋白测定值：成年男性 <120g/L、成年女性（非妊娠）<110g/L、妊娠期 <100g/L 可诊断为贫血。

二、分类

1. 按贫血进展速度分类　分为急性贫血和慢性贫血。

2. 按贫血发病机制和病因分类

红细胞生成减少	（1）造血干细胞异常：包括再生障碍性贫血、先天性红细胞生成异常性贫血、骨髓增生异常综合征及各种白血病。 （2）造血调节异常：骨髓基质细胞受损引起的骨髓坏死、骨髓纤维化、骨髓硬化症及大理石病；T 淋巴细胞功能亢进所致的再生障碍性贫血和 B 淋巴细胞功能亢进的免疫相关性全血细胞减少；EPO 生成不足的肾功能不全及慢性病贫血；造血细胞凋亡亢进的阵发性血红蛋白尿（PNH） （3）造血原料不足或利用障碍：如缺铁性贫血、巨幼细胞贫血
红细胞破坏过多	溶血性贫血
失血性贫血	缺铁性贫血

3. 按红细胞形态学分类

类型	MCV/fL	MCHC/%	MCH/pg	常见疾病
大细胞性贫血	>100	32 ～ 35	>34	巨幼细胞贫血、骨髓增生异常综合征
正常细胞性贫血	80 ～ 100	32 ～ 35	27 ～ 34	再生障碍性贫血、急性失血性贫血
小细胞低色素性贫血	<80	<32	<27	缺铁性贫血、地中海贫血

4. 根据血红蛋白浓度划分

血红蛋白浓度	＜30g/L	30 ～ 59g/L	60 ～ 90g/L	＞90g/L
贫血严重程度	极重度	重度	中度	轻度

三、临床表现

贫血最常见的症状是疲乏无力，最常见的体征是皮肤黏膜苍白。心血管最常见的表现为心悸气短。

四、诊断

贫血的诊断步骤可分为三步。

1. 确立诊断　血红蛋白和红细胞计数是确定贫血的可靠指标。血红蛋白还可判定贫血的严重程度。

2. 明确贫血类型　包括细胞形态学分类、骨髓增生程度分类、病因和发病机制分类等。

3. 病因诊断　贫血诊断最重要。

五、治疗原则

1. **对症治疗** 目的是减轻重度血细胞减少对患者的致命影响，为对因治疗发挥作用赢得时间。
2. **对因治疗** 针对贫血发病机制进行治疗（最关键）。

命题趋势 贫血相关知识点考试多以 A1 型题为主。

金题直击

贫血是外周血单位体积中
A. 红细胞数低于正常低限
B. 血细胞比容低于正常低限
C. 红细胞数及血细胞比容低于正常低限
D. 红细胞数，血红蛋白和血细胞比容低于正常低限
E. 循环血量较正常者减少

【答案】D

【解析】贫血是指外周血液在单位体积中的血红蛋白浓度、红细胞计数和（或）血细胞比容低于正常低限，以血红蛋白浓度较为重要。

第二节 缺铁性贫血

一、铁代谢

来源	外源性铁：主要来源于食物。内源性铁：主要来自衰老和破坏的红细胞
吸收	食物中铁必须在酸性环境中（如维生素 C）还原成二价铁才便于吸收（维生素 C 和铁搭档——黄金搭档）。牛奶、咖啡、蛋类、茶、植物纤维等可抑制铁的吸收。十二指肠和空肠上段肠黏膜是吸收铁的主要部位（叶酸的吸收部位与铁一致，维生素 B_{12} 的吸收部位为回肠末端）
转运	二价铁进入身体后必须被铜蓝蛋白转化为三价铁方能转运。1 分子的转铁蛋白能结合 2 分子的三价铁
分布和贮存	体内铁主要贮存在肝、脾和骨髓。贮存形式有两种：铁蛋白和含铁血黄素。前者能溶于水，主要在细胞质中；后者不溶于水，可能是变性的铁蛋白

命题趋势 缺铁性贫血铁代谢相关知识点考试多以 A1 型题为主。

金题直击

有关铁的描述正确的是
A. 食物中的铁以二价铁为主
B. 肠黏膜吸收的铁为二价铁
C. 转铁蛋白结合的铁为二价铁
D. 体内铁蛋白中结合的铁为二价铁
E. 血红蛋白中的铁为三价铁

【答案】B

【解析】有关铁的代谢是一个比较复杂问题，食物中的铁以三价铁为主，转铁蛋白结合的铁及体内铁蛋白中结合的铁均为三价铁，而肠黏膜吸收的铁和血红蛋白中的铁为二价铁。

二、病因

摄入不足而需要量增加	多见于小儿生长发育期及妊娠和哺乳妇女（儿童缺铁性贫血的主要原因）
丢失过多	主要见于月经过多、反复鼻出血、消化道出血、痔出血、血红蛋白尿（成人缺铁性贫血的主要原因）
吸收不良	胃及十二指肠切除、慢性胃肠炎、慢性萎缩性胃炎等

三、临床表现

除有贫血的临床表现外，尚有因含铁酶和铁依赖酶活性降低引起的临床表现。常见表现有黏膜损害，有口

角炎、舌炎、咽下困难及组织铁缺乏的表现，如皮肤干燥、发白、毛发干枯、反甲等。还可出现神经、精神系统表现，如异食癖（钩虫病引起的缺铁性贫血所致）。

第三节　再生障碍性贫血

一、概述

再生障碍性贫血简称再障，是多种原因致造血干细胞的数量减少和（或）功能异常（骨髓造血衰竭），引起全血细胞减少的一个综合病症。

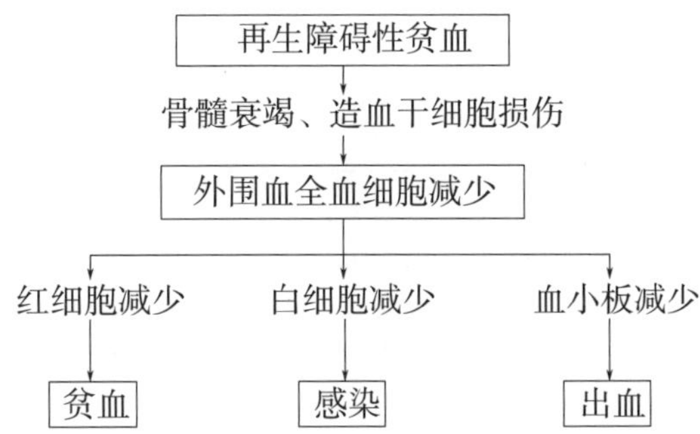

二、临床表现及实验室检查

项目	重型再障	非重型再障
贫血	苍白，头晕，乏力，心悸	发病慢、贫血为主
出血	皮肤紫癜，齿龈出血，鼻出血，严重者可有颅内出血危及生命	轻
感染	发热，皮肤感染，口腔炎，咽炎，肺炎，败血症	轻
血象	全血细胞减少，网织红细胞绝对减少	
骨髓象	多部位增生重度减低，三系造血细胞明显减少，巨核细胞减少	

命题趋势 再生障碍性贫血临床表现相关知识点考试多以 A1 型题为主。

金题直击

再生障碍性贫血患者常出现的体征应除外

A. 面色苍白　　B. 肺部感染

C. 口咽，肛周感染　　D. 肝、脾大

E. 皮肤黏膜出血

【答案】D

【解析】再障主要表现为进行性贫血、出血、反复感染，而肝、脾、淋巴结多无肿大。

三、诊断标准

① 全血细胞减少，网织红细胞百分数 <0.01，淋巴细胞比例增高。

② 一般无肝、脾肿大。

③ 骨髓多部位增生减低（< 正常 50%）或重度增生减低（< 正常 25%），造血细胞减少，非造血细胞比例增高，骨髓小粒空虚。有条件者做骨髓活检，可见造血组织均匀减少。无明显病态造血现象。

④ 除外引起全血细胞减少的其他疾病。

四、治疗

再障的治疗包括去除病因、支持疗法和恢复造血功能的治疗。重型再障应尽早进行造血干细胞移植（年龄小于 40 岁）或抗淋巴细胞球蛋白等免疫抑制治疗。环孢素和雄激素可用于各种再障。常用的雄激素制剂：丙酸睾酮、司坦唑醇、达那唑等。

第四节　急性白血病

一、概述

急性白血病是造血干细胞的恶性克隆性疾病，发病时骨髓中异常的原始细胞及幼稚细胞（白血病细胞）大量增殖并抑制正常造血，可广泛浸润肝、脾、淋巴结等各种脏器，表现为贫血、出血、感染和浸润等征象。

二、临床表现

贫血	常为首发表现，进行加重
发热	半数患者以高热为早期表现，G^- 杆菌感染多见，较高发热往往提示有继发感染
出血	全身或局部出血。急性早幼粒细胞白血病易并发弥散性血管内凝血（DIC）；颅内出血是最常见致死原因
器官和组织浸润	1. 淋巴结和肝脾肿大：淋巴结肿大以急淋较多见。 2. 骨和关节疼痛和压痛患者常有胸骨下端局部压痛，提示白血病的意义重大。 3. 眼部浸润：粒细胞白血病可形成粒细胞肉瘤或绿色瘤；侵犯眼眶引起突眼。 4. 口腔和皮肤浸润 - 齿龈增生多见于急单（M_5）或急粒 - 单白血病（M_4）。 5. 中枢神经系统白血病以急淋最常见。 6. 睾丸浸润多为一侧睾丸无痛性肿大，多见于急淋化疗缓解后的幼儿及青年

三、实验室检查及诊断

血象	1. 大多数患者白细胞 $>10\times10^9/L$，称白细胞增多性白血病。亦可在正常水平或减少，称白细胞不增多型急性白血病。 2. 血片分类可见相当数量的原始和（早）幼细胞。 3. 贫血和血小板减少
骨髓象	1. 诊断急性白血病的主要依据和必要检查。 2. FAB 分型将骨髓中原始细胞≥骨髓有核细胞的 30% 作为诊断急性白血病的标准；Auer 小体可见于急粒（M_1、M_2、M_3）、急单和急粒单白血病细胞质内，但不见于急淋白血病

四、治疗

（一）一般治疗

维持营养、治疗原发症、预防高尿酸血症。

（二）化疗原则

早期、联合、足量、分阶段。

急性淋巴细胞（ALL）白血病	诱导缓解治疗	1. VP 方案：长春新碱（VCR）和泼尼松（P）。 2. VDLP 方案：VP+ 柔红霉素（DNR）+ 左旋门冬酰胺酶（L-ASP）
急性髓系（AML）白血病	—	1. AML（非 APL）：最常用的是 IA 方案（I 为 IDA，即去甲氧柔红霉素）和 DA 方案（柔红霉素 + 阿糖胞苷）。 2. M_3(APL)：多采用全反式维 A 酸（ATRA）+ 蒽环类药物。小剂量的砷剂作用于 PML 能诱导 APL 细胞分化，大剂量能诱导其凋亡。全反式维 A 酸（ATRA）+ 蒽环类的基础上加用砷剂（如三氧化二砷，ATO），能缩短达 CR 时间

（三）中枢神经系统白血病防治方法

包括颅脊椎照射、鞘内注射化疗药物（如 MTX、Ara-C 糖皮质激素）和（或）高剂量的全身化疗药（如 HDMTX、Ara-C）。

（四）骨髓移植

它是目前治疗白血病最好的方式。

命题趋势 急性白血病相关知识点考试多以 A1 型题为主。

金题直击

1. 有关急性白血病的说法，正确的是

A. 全血细胞减少
B. 红细胞及血小板正常
C. 幼红细胞和巨核细胞增多
D. 粒系、红系细胞及巨核细胞系统均显著减少
E. 仅红系细胞及巨核细胞系统显著减少

【答案】D

【解析】白血病主要细胞为白血病原始细胞和幼稚细胞，正常粒系、红系细胞及巨核细胞系统均显著减少。

2. 有助于确诊急性白血病的体征是

A. 肝、脾大
B. 四肢关节痛
C. 胸骨疼痛
D. 皮肤瘀斑
E. 皮肤黏膜出血

【答案】C

【解析】胸骨疼痛是急性白血病的特征性症状。

第五节　淋巴瘤

一、概述

淋巴瘤起源于淋巴结和淋巴组织，其发生大多与免疫应答过程中淋巴细胞增殖分化产生的某种免疫细胞恶变有关。根据组织病理学，可将淋巴瘤分为两大类，即霍奇金淋巴瘤（HL）和非霍奇金淋巴瘤（NHL）。

霍奇金淋巴瘤（R-S 细胞对 HL 诊断有重要意义）	结节性淋巴细胞为主
	经典型霍奇金淋巴瘤：淋巴细胞型、结节硬化型、混合细胞型和淋巴细胞消减型，其中混合细胞型最常见
非霍奇金淋巴瘤	T 细胞淋巴瘤：扭曲淋巴瘤、间接性大细胞淋巴瘤、外周 T 细胞淋巴瘤、Seary
	B 细胞淋巴瘤：滤泡淋巴瘤、套细胞淋巴瘤、浆细胞骨髓瘤、弥漫性大 B 淋巴瘤

二、临床表现及分期

（一）临床表现

1. 淋巴结肿大　首发症状是无痛性颈部或锁骨上淋巴结进行性肿大，其次为腋下淋巴结肿大；肿大的淋巴结可以活动，也可以互相粘连、融合成块，触诊时有软骨样感觉。

2. 淋巴结外器官受累　表现为 HL 患者可因浸润器官、组织和深部淋巴结肿大压迫而引起各种相应症状。

3. 全身症状　发热、消瘦、盗汗，可有皮肤瘙痒等全身症状。另外，部分 HL 患者可表现为周期性发热。

（二）临床分期

分期	侵犯情况
Ⅰ期	Ⅰ期病变仅限于 1 个淋巴结区（Ⅰ）或单个淋巴结外器官局部受累（ⅠE）
Ⅱ期	膈肌同侧 2 组或多组淋巴结；病变局限侵犯淋巴结外器官及横膈同侧 1 个以上淋巴结区
Ⅲ期	横膈上下均有侵犯或脾受累
Ⅳ期	1 个或多个淋巴结外器官受到广泛性或播散性侵犯；肝或骨髓受到累及
A 组无症状 B 组症状包括：不明原因发热达 38℃以上；6 个月内体重减轻 10% 以上；盗汗	

命题趋势 淋巴瘤临床表现相关知识点考试多以 A1 型题为主。

金题直击

淋巴瘤最有诊断意义的临床表现

A. 肝脾肿大
B. 长期周期性发热
C. 盗汗、体重减轻
D. 无痛性淋巴结肿大
E. 局限性淋巴结肿大并有粘连

【答案】D

【解析】淋巴瘤是一组起源于淋巴结和淋巴组织的恶性肿瘤，可分为霍奇金淋巴瘤（简称 HL）和非霍奇金淋巴瘤（简称 NHL）两大类，组织学可见淋巴细胞和（或）组织细胞的肿瘤性增生，临床以无痛性淋巴结肿大最为典型。

第六节　过敏性紫癜

一、概述

过敏性紫癜是一种常见的血管变态反应性出血性疾病。它是机体对某些致敏物质发生的变态反应，引起广泛的小血管炎，使毛细血管通透性、脆性增加，伴渗出性出血、水肿。本病以青少年多见。春、秋季发病居多。

二、临床表现

分型	临床表现
单纯型（紫癜型）	最常见，表现双下肢、臀部对称性紫癜
腹型（Henoch 型）	皮肤紫癜＋腹痛、恶心、呕吐、腹泻、便血。以腹痛最常见
关节型（Schonlein 型）	皮肤紫癜＋关节肿胀、疼痛、压痛、功能障碍，呈游走性，反复发作，数日痊愈，不遗留关节畸形
肾型	皮肤紫癜＋血尿、蛋白尿、管型尿。紫癜性肾炎的病情最为严重
混合型	皮肤紫癜合并两项或以上其他临床表现

三、诊断

① 发病前 1 ～ 3 周有上呼吸道感染病史。
② 典型四肢皮肤紫癜，可伴腹痛、关节肿痛、血尿。
③ 血小板计数、功能及凝血相关检查正常。
④ 排除其他原因所致的血管炎及紫癜。

四、治疗

1. **去除致病因素**　清除局部病灶、防治感染。
2. **一般治疗**　可给予抗组胺类药物及改善毛细血管通透性药物。
3. **对症治疗**　腹痛等可用解痉剂，关节痛可给予止痛药，伴发呕血、血便者可给予奥美拉唑等。
4. **其他**　酌情选用肾上腺皮质激素或免疫抑制剂。

命题趋势 过敏性紫癜临床表现相关知识点考试多以 A2 型题为主。

金题直击

男，32 岁。反复皮肤紫癜 1 个月，加重并腹痛 2 天。查体：四肢皮肤散在紫癜，心肺未见异常，腹平软，脐周轻压痛，无反跳痛和肌紧张，肝脾肋下未触及，肠鸣音 6 次 / 分。临床诊断为过敏性紫癜。根据目前的临床资料，首选考虑最可能的临床类型是

A. 单纯型
B. 肾型
C. 混合型
D. Schonlein 型
E. Henoch 型

【答案】E

【解析】过敏性紫癜临床表现分五型，符合题意要求要求的是腹型（Henoch 型）。

第七节　特发性血小板减少性紫癜

一、概述

特发性血小板减少性紫癜（ITP）是多种机制共同参与的获得性自身免疫性疾病。该病的发病机制主要包括：体液免疫和细胞免疫介导的血小板过度破坏；巨核细胞数量和质量异常导致血小板生成不足。出现血小板减少，伴或不伴皮肤黏膜出血的临床表现。

二、临床表现

成人一般起病隐匿，可无出血症状而通过血常规检查发现血小板减少；可表现为皮肤、黏膜出血（紫癜不对称分布）、鼻出血、牙龈出血、月经过多；关节、肌肉血肿少见，内脏出血少见；感染可加重病情。

实验室检查

血小板检查	计数减少，平均体积偏大，出血时间延长，功能一般正常
骨髓象	骨髓巨核细胞数量正常或增加，伴骨髓巨核细胞成熟障碍，幼稚型增加，有血小板形成的巨核细胞显著减少（＜30%）；红系及粒、单核系正常
血小板抗体检查	PAIg（血小板相关抗体）阳性 +PAC_3（血小板补体）阳性

三、诊断与鉴别诊断

（一）诊断

① 至少两次化验血小板计数减少，<100×10^9/L 血细胞形态无异常。

② 脾脏一般不增大。

③ 骨髓巨核细胞增多或正常，有成熟障碍。

④ 排除其他继发性血小板减少症。

（二）分型与分期

1. 新诊断的 ITP　指确诊后 3 个月内的 ITP 患者。

2. 持续性 ITP　指确诊后 3 ～ 12 个月内血小板减少的 ITP 患者。

3. 慢性 ITP　指血小板减少持续超过 12 个月的 ITP 患者。

4. 重症 ITP　指血小板 <10×10^9/L，且就诊时存在需要治疗的出血症状或常规治疗中发生了新的出血症状，需要用其他升高血小板药物治疗或增加现有治疗的药物剂量。

5. 难治 ITP　满足以下所有三个条件：①脾切除后无效或者复发；②仍需要治疗以降低出血的危险；③除外其他引起血小板减少症的原因，确诊为 ITP。

（三）鉴别诊断

本病要与再障、脾亢、MDS、白血病等鉴别。症状特殊，易于鉴别。

命题趋势 特发性血小板减少性紫癜的相关知识点考试多以 A1 型题为主。

金题直击

鉴别过敏性紫癜与特发性血小板减少性紫癜的关键点是

A. 发病年龄与性别不同　　B. 紫癜的部位、性质与特点不同

C. 合并症不同　　D. 骨髓结果不同

E. 血小板计数结果不同

【答案】E

【解析】过敏性紫癜是一种常见的血管变态反应性出血性疾病，血小板计数、功能及凝血相关检查正常。

第八节　弥散性血管内凝血

一、概述

弥散性血管内凝血（DIC）是许多疾病发展过程中的一种复杂的病理过程，是一组严重的出血综合征。临床表现为出血、栓塞、微循环障碍及微血管病性溶血等。

二、临床表现

出血倾向	是 DIC 最突出的临床表现，通常为广泛、多部位、自发性出血。可表现为皮肤黏膜出血，片状瘀斑，伤口及注射部位渗血，内脏出血等。颅内出血是致死的主要原因之一
微血管栓塞	可发生在浅层的皮肤、消化道黏膜等，但很少出现局部坏死等；而深部器官微血管栓塞导致的器官衰竭在临床上更常见，表现为顽固性休克、呼吸衰竭、意识障碍、颅内高压和肾衰竭等
休克或微循环障碍	由于广泛微血管栓塞，使回心血量减少，心排血量下降，导致一过性或持久性低血压或休克。休克发生早、快，也不能用原发病来解释。顽固性休克是 DIC 病情严重、预后不良的主要征兆
微血管病性溶血	主要是血管内溶血，可发生进行性贫血（贫血的程度和出血量不成正比）

三、诊断

1. 存在易引起 DIC 的基础疾病。

2. 有下列两项以上临床表现。

① 多发性出血倾向。

② 不易用原发病解释的微循环衰竭或休克。

③ 多发性微血管栓塞的症状或体征，如皮肤、皮下组织、黏膜栓塞坏死及早期出现的肾、肺、脑等脏器功能不全。

3. 实验室检查　同时有下列三项以上异常。

① 血小板计数 <100×10⁹/L 或呈进行性下降。

② 血浆纤维蛋白原含量 <1.5g/L 或进行性下降，或 >4g/L，白血病及其他恶性肿瘤＜1.8g/L，肝病＜1.0g/L。

③ 3P 试验阳性或血浆 FDP>20mg/L，肝病、白血病 FDP＞60mg/L，或 D- 二聚体水平升高或阳性。

④ PT 缩短或延长 3s 以上，肝病、白血病延长 5s 以上，或 APTT 缩短或延长 10s 以上。

四、治疗

1. 消除诱因　治疗原发病。

2. 抗凝治疗　使用肝素、普通肝素。

（1）使用的适应证　① DIC 早期（高凝期）；②微血管栓塞表现（如器官功能衰竭）明显的患者；③消耗性低凝期但病因短期内不能去除者，在补充凝血因子情况下使用。

（2）禁忌证　①手术后或损伤创面未经良好止血者；②近期有大咯血的结核病或有大量出血的活动性消化性溃疡；③蛇毒所致的弥散性血管内凝血；④ DIC 晚期，患者有多种凝血因子缺乏及明显纤溶亢进。

（3）监测　普通肝素治疗监测最常用的指标为 APTT，正常值为（40±5）s，肝素治疗使其延长为正常值的 1.5 ～ 2.0 倍为合适剂量。肝素过量可用鱼精蛋白中和。低分子肝素常规剂量下无需严格血液学监测。

3. 替代治疗　新鲜冷冻血浆、血小板悬液、纤维蛋白原、凝血因子Ⅷ及凝血酶原复合物。

第九节　血友病

一、概述

血友病是一组遗传性凝血因子缺乏引起的出血性疾病。包括血友病 A、血友病 B 及遗传性 FXI 缺乏症。

二、临床表现

1. 出血　出血的轻重与血友病类型及相关因子缺乏程度有关。血友病 A 出血较重，血友病 B 则较轻。其出血特点为：出血不止，多为轻度外伤、小手术后；与生俱来，伴随终身；常表现为软组织或深部肌肉内血肿；负重关节如膝、踝关节等反复出血甚为突出，最终可致关节畸形，可伴骨质疏松、关节骨化及相应肌肉萎缩

（血友病关节）。

2. 血肿压迫症状及体征　血肿压迫周围神经可致局部疼痛、麻木及肌肉萎缩；压迫血管可致相应供血部位缺血性坏死或淤血、水肿；口腔底部、咽后壁、喉及颈部出血可致呼吸困难甚至窒息；压迫输尿管致排尿障碍；腹膜后出血可引起麻痹性肠梗阻。

三、诊断与鉴别诊断

血友病 A	男性患者，有或无家族史，有家族史者符合 X 连锁隐性遗传规律
	关节、肌肉、深部组织出血，可呈自发性，或发生于轻度损伤、小型手术后，易引起血肿及关节畸形
血友病 B	基本同血友病 A，但程度较轻
实验室检查：出血时间、血小板计数及 PT 正常；APTT 重型延长，轻型可正常；FIX 抗原及活性减低或缺乏	

鉴别诊断主要应与血管性血友病及循环中有抗凝物质存在相鉴别。

命题趋势 血友病相关知识点考试多以 A1 型题为主。

金题直击

下列关于血友病的说法错误的是

A. 血友病是一组因遗传性凝血活酶生成障碍引起的出血性疾病

B. 包括血友病 A、血友病 B 及遗传性 FXI 缺乏症

C. 以血友病 A 最为常见

D. 出血轻重仅与血友病类型有关

E. 血友病出血多为自发性或轻度外伤后出血不止

【答案】D

【解析】出血轻重与血友病类型及相关因子缺乏程度有关。

第七单元 代谢、内分泌系统

考试分值

2019 年	2020 年	2021 年	2022 年	2023 年
2	3	2	2	3

第一节 水和钠的代谢紊乱

一、概述

在细胞外液中，Na^+是主要的阳离子，水和钠的关系非常密切，一旦发生代谢紊乱，缺水和失钠常相互影响。不同原因引起的水和钠的代谢紊乱，在缺水和失钠的程度上会有所不同。

二、等渗性缺水

又称急性或混合性缺水。由于此时水和钠等比例地丢失，因此血清钠仍在正常范围（135 ～ 145mmol/L），细胞外液的渗透压也可保持正常。但等渗性缺水可造成细胞外液量（包括循环血量）的迅速减少。

（一）病因

① 消化液的急性丧失，如肠外瘘、大量呕吐等。

② 体液丧失在感染区或软组织内，如腹腔内或腹膜后感染、肠梗阻、烧伤等。

③ 胸腹腔炎性渗出液的引流，反复大量放胸、腹水等。

（二）临床表现

恶心、厌食、乏力、少尿等，但不口渴。舌干燥，眼窝凹陷，皮肤干燥、松弛。若在短期内体液丧失量达到体重的 5%，患者则会出现脉搏细速、肢端湿冷、血压不稳定或下降等血容量不足之症状。当体液继续丧失达体重的 6% ～ 7% 时，则可有严重的休克表现，必然导致酸性代谢产物的大量产生和积聚，因此常伴发代谢性酸中毒。如果患者丧失的体液主要为胃液，因有 H^+ 的大量丧失，则可伴发代谢性碱中毒。

（三）诊断

依据病史中有消化液或其他体液的大量丧失及表现。每日的失液量越大，失液持续时间越长，症状就越明显。实验室检查可发现有血液浓缩现象，包括红细胞计数、血红蛋白量和血细胞比容均明显增高。血清 Na^+、Cl^- 等一般无明显降低。尿比重增高。做动脉血气分析可判别是否有酸（碱）中毒存在。

（四）治疗

① 积极治疗原发病，消除病因。

② 对等渗性缺水的具体治疗，是针对性地纠正其细胞外液的减少，静脉滴注平衡盐溶液（首选）或等渗盐水，使血容量得到尽快补充。对已有脉搏细速和血压下降等症状者，表示细胞外液的丧失量已达体重的 5%，需从静脉快速滴注上述溶液约 3000mL（按体重 60kg 计算），以恢复其血容量。

③ 补充每日基本需要量水，2000mL 再加 4.5g 氯化钠。

④ 预防低钾，补液后血液稀释，更易发生低钾。

命题趋势 等渗性缺水的临床表现相关知识点考试多以 A1 型题为主。

金题直击

等渗性缺水的临床表现是

A. 短期内体液的丧失达体重 3% 时有休克

B. 休克常伴有代谢性酸中毒

C. 明显口渴

D. 化验检查见血清 Na^+ 减低

E. 化验检查见尿比重在 1.010 以下

【答案】B

【解析】由于休克时血容量减少，细胞缺氧，代谢产生的酸性物质增多，不能及时排除，产生代谢性酸中毒。

三、低渗性缺水

又称慢性或继发性缺水。此时水和钠同时缺失，但失钠多于缺水，故血清钠低于正常范围（血钠 <135mmol/L），细胞外液呈低渗状态。

（一）病因

① **胃肠道消化液持续性丢失**，例如反复呕吐、长期胃肠减压引流或慢性肠梗阻，以致大量钠随消化液而排出。

② 大创面慢性渗液。

③ 应用排钠利尿剂如氯噻酮、依他尼酸（利尿酸）等时，未注意补给适量的钠盐，以致体内缺钠程度多于缺水。

④ 等渗性缺水治疗时补充水分过多。

（二）临床表现

低渗性缺水的临床表现随缺钠程度而不同。

低渗性缺水的特征：

① 水从细胞外进入细胞内，**休克出现早**。

② 水进入细胞内，**易发生脑水肿**。一般均无口渴感。根据缺钠程度，低渗性缺水可分为三度。

轻度	血钠 130 ～ 135mmol/L	疲乏、头晕、手足麻木，尿中 Na^+ 减少
中度	血钠 120 ～ 130mmol/L	脉速，血压不稳或下降，脉压小，浅静脉萎陷，尿中几乎不含钠和氯
重度	血钠 <120mmol/L	神志不清、腱反射减弱或消失、昏迷，易发生休克

（三）诊断

依据体液丢失病史（脑水肿表现）和临床表现，可初步诊断为低渗性缺水。进一步的检查包括：

1. **尿液检查**　尿比重 <1.010，尿 Na^+ 和 Cl^- 常明显减少。

2. **血钠测定**　血钠浓度 <135mmol/L，表明有低钠血症。

3. 红细胞计数、血红蛋白量、血细胞比容及血尿素氮值均有增高。

（四）治疗

应积极处理致病原因。应静脉输注**含盐溶液或高渗盐水**，以纠正细胞外液的低钠状态。静脉输液原则是输注速度应先快后慢，总输入量应分次完成。每 8 ～ 12h 根据临床表现及检测血 Na^+、Cl^- 浓度、动脉血气分析和中心静脉压等结果，随时调整输液计划。低渗性缺水的补钠量可参考下列公式计算：**需补充的钠量（mmol）=［血钠的正常值（mmol/L）－血钠测得值（mmol/L）］× 体重（kg）×0.6（女性为 0.5）**。

如：女性患者，体重 60kg，血钠浓度为 130mmol/L。

补钠量 =（142−130）×60×0.5=360mmol。以 17mmol Na^+ 相当于 1g 钠盐计算，补氯化钠量约为 21g。当天先补 1/2 量，即 10.5g，加每天正常需要量 4.5g，共计 15g。以输注 5% 葡萄糖盐水 1500mL 即可基本完成。此外还应补给日需液体量 2000mL。其余的一半钠，可在第二天补给。临床上完全依靠任何公式决定补钠量是不可取的，公式仅作为补钠安全剂量的估计。

重度缺钠出现休克者，应先补足血容量，以改善微循环和组织器官的灌注。晶体液的用量一般要比胶体液用量大 2 ～ 3 倍。然后可静脉滴注高渗盐水（一般为 5% 氯化钠溶液）200 ～ 300mL，尽快纠正血钠过低，以进一步恢复细胞外液量和渗透压，使水从水肿的细胞中外移。但输注高渗盐水时应严格控制滴速，每小时不应超过 100 ～ 150mL。以后根据病情及血钠浓度再调整治疗方案。同样要注意钾盐的补充，尿量在 40mL/h 以上，方可补钾。

四、高渗性缺水

又称原发性缺水。虽有水和钠的同时丢失，但因缺水更多，故血清钠高于正常范围（血钠 >150mmol/L），细胞外液的渗透压升高。

（一）病因

1. **摄入水分不够**　如食管癌致吞咽困难，重危患者的给水不足，经鼻胃管或空肠造口管给予高浓度肠内营养溶液等。

2. **水分丧失过多**　如高热大量出汗（汗中含氯化钠 0.25%）、大面积烧伤暴露疗法、糖尿病未控制致大量尿液排出、尿崩症、溶质性利尿药利尿等。

（二）临床表现

高渗性缺水分为三度。

轻度	缺水量为体重的 2% ～ 4%	口渴
中度	缺水量为体重的 4% ～ 6%	极度口渴、乏力、尿少和尿比重增高，皮肤弹性差，眼窝下陷，烦躁不安
重度	缺水量超过体重的 6%	躁狂、幻觉、谵妄，甚至昏迷

（三）诊断

依据病史、临床表现和实验室检查的异常诊断。

检查包括：

① 尿比重高。

② 红细胞计数、血红蛋白量、血细胞比容轻度升高。

③ 血钠浓度升高，>150mmol/L。

（四）治疗

解除病因为重要措施。无法口服的患者，可静脉滴注 5% 葡萄糖溶液或低渗的 0.45% 氯化钠溶液，补充已丧失的液体。所需补充液体量可先根据临床表现，估计丧失水量占体重的百分比。然后按每丧失体重的 1% 补液 400 ～ 500mL 计算。此外，补液量中还应包括每天正常需要量 2000mL。

命题趋势 高渗性缺水的临床表现相关知识点考试多以 A2 型题为主。

金题直击

男性，35 岁，矿工，体重 60kg，被困井下 8 日，获救后口渴、躁狂，体重降至 55kg，血清钠 155mmol/L，应初步诊断为

A. 等渗性缺水　　B. 轻度缺水

C. 中度缺水　　D. 重度缺水

E. 低渗性缺水

【答案】D

【解析】口渴、躁狂提示重度缺水。

第二节　低钾血症

一、概述

钾代谢异常在临床十分常见。每日需钾 75 ～ 100mmol（3 ～ 4g）。钾的总含量 98% 在细胞内，是细胞内最主要的电解质。钾的总含量 2% 在细胞外液中，具有重要的生理作用。正常血钾浓度为 3.5 ～ 5.5mmol/L。病因有：长期进食不足；应用呋塞米、依他尼酸等利尿剂；补液患者长期接受不含钾盐的液体，或静脉营养液中钾盐补充不足等。

二、临床表现

早期的临床表现是肌无力，先是四肢软弱无力，以后可延及躯干和呼吸肌，可致呼吸困难甚至窒息。还可有软瘫、腱反射减退或消失。患者有厌食、恶心、呕吐和腹胀、肠蠕动消失等肠麻痹表现。心脏受累主要表现为传导阻滞和节律异常。此外，低钾血症可致代谢性碱中毒，尿却呈酸性（反常性酸性尿）。

三、诊断

依据病史、临床表现及检查诊断。血钾浓度 <3.5mmol/L 有确诊意义。典型的心电图改变为早期出现 T 波降低、变平或倒 U 波。

四、治疗

补钾后病情仍无改善考虑补镁。应遵循下列原则：

治疗
- 1.积极处理病因，以免继续失钾。
- 2.补钾是采用总量控制，分次补给。
- 3.能口服者可口服钾剂补钾，禁用静脉注射法。
- 4.静脉补充钾有浓度及速度的限制。
- （1）每升液中含钾量不宜超过40 mmol（相当于氯化钾3 g），溶液应缓慢滴注。输入钾量应控制在20 mmol/h以下。
- （2）每天补钾一般<100 mmol。

命题趋势 低血钾症治疗相关知识点考试多以A1型题为主。

金题直击

补钾一般每小时不宜超过

A. 10mmol　　B. 20mmol

C. 30mmol　　D. 40mmol

E. 50mmol

【答案】B

【解析】补钾一般每小时不宜超过20mmol。不宜超过40mmol/L，不宜超过100mmol/天。补钾浓度<0.3%。

第三节　代谢性酸中毒

一、临床表现

代谢性酸中毒是临床最常见的酸碱平衡失调。

轻度代谢性酸中毒可无明显症状。重症患者可有疲乏、眩晕、嗜睡，可有感觉迟钝或烦躁。**最突出的表现是呼吸变得深而快**，呼吸频率有时可高达每分钟40～50次。呼出气带有酮味。患者面颊潮红，心率加快，血压常偏低。可出现腱反射减弱或消失、神志不清或昏迷。患者常可伴有缺水的症状。代谢性酸中毒可降低心肌收缩力和周围血管对儿茶酚胺的敏感性，患者容易发生心律不齐和休克。一旦产生则很难治疗。

二、诊断

依据患者有严重腹泻、肠瘘、胆瘘或休克等病史，又有深而快的呼吸，即应怀疑有代谢中毒。做血气分析可以明确诊断，**血液pH和HCO_3^-明显下降**。代偿期的血pH可在正常范围，但HCO_3^-、BE（碱剩余）和$PaCO_2$均有一定程度的降低。

三、治疗

病因治疗最为重要。在处理时主张**宁酸勿碱**，利于氧与血红蛋白的解离，向组织释氧。因此只要能消除病因，再辅以补充液体，则较轻的代谢性酸中毒常可自行纠正，不必应用碱性药物。对血浆HCO_3^-<10mmol/L的**重症酸中毒**患者，**应立即输液和用碱剂进行治疗**。常用的碱性药物是**碳酸氢钠溶液**。该溶液进入体液后即解离为Na^+和HCO_3^-。

临床上是根据酸中毒严重程度，补给5%$NaHCO_3$溶液的，首次剂量可为100～250mL不等。在用后2～4h复查动脉血气分析及血浆电解质浓度，根据测定结果再决定是否需继续输给及输给用量。**治疗原则是边治疗边观察，逐步纠正酸中毒。**

命题趋势 代谢性酸中毒诊断相关知识点考试多以A2型题为主。

金题直击

对于急腹症合并腹膜炎患者，如出现呼吸深而快，神志恍惚，血压下降，测定血浆碳酸氢为7mmol/L，应首先考虑的诊断是

A. 呼吸性碱中毒　　B. 呼吸性酸中毒

C. 中度代谢性酸中毒　　D. 重度代谢性碱中毒
E. 重度代谢性酸中毒
【答案】E
【解析】①是一个严重感染患者；②血浆 HCO_3^- 减少；③重症酸中毒表现。在代谢性酸中毒时，由于 HCO_3^- 减少，H_2CO_3 相对增多，$PaCO_2$ 增高，刺激呼吸中枢，使呼吸加深加快，以加速呼出 CO_2。患者同时出现精神症状和血压低，说明酸中毒程度比较重。

第四节　甲状腺功能亢进症

一、概述

当血循环中甲状腺激素水平过多时，临床出现以神经、循环、消化等系统兴奋性增高和代谢亢进为主要表现的临床综合征称为甲状腺毒症。血循环中甲状腺自身合成和分泌甲状腺激素过多（FT_3、FT_4 增高，TSH 降低）引起的甲状腺毒症称为甲状腺功能亢进症，简称甲亢。

二、临床表现

甲状腺功能亢进症临床上约 80% 是 Graves 病。Graves 病的主要临床表现为代谢亢进及神经、循环等多系统兴奋性增高的甲状腺毒症，甲状腺肿大，甲状腺眼征及一些并发症。

典型临床表现		
代谢亢进及多系统兴奋性增高	代谢亢进	易饿、多食、消瘦、怕热、多汗等
	消化系统	食欲亢进，肠蠕动亢进、排便次数增加，体重显著下降
	心血管系统	心悸气短，心动过速，脉压增大、水冲脉。心脏增大和心衰（甲亢心）。以房颤等房性心律失常常见
	精神神经系统	多言好动，紧张焦虑，焦躁易怒，失眠不安，手震颤
	造血系统	循环血淋巴细胞和单核细胞数增多，WBC 和 PLT 降低
	生殖系统	女性月经量减少、不易受孕
	肌肉骨骼系统	低血钾性周期性瘫痪、重症肌无力、骨质疏松等
甲状腺肿大	弥漫性、对称性、随吞咽动作上下移动，可闻及血管杂音和扪及震颤（是甲亢最特异性体征）	
眼征	单纯性突眼和浸润性突眼	

命题趋势 甲亢临床表现相关知识点考试多以 A1 型题为主。

金题直击

1. 甲亢时最具有诊断意义的体征
A. 心率加快，第一心音亢进　　B. 弥漫性甲状腺肿伴血管杂音
C. 突眼　　D. 脉压差大
E. 心脏增大
【答案】B
【解析】甲亢时最具有诊断意义的体征是弥漫性甲状腺肿伴血管杂音。

2. 甲亢患者的脉搏
A. 细速脉　　B. 无脉
C. 交替脉　　D. 水冲脉
E. 奇脉
【答案】D

【解析】水冲脉是指脉搏迅速上升又突然下降，有如潮水冲涌。主要见于主动脉瓣关闭不全，也可见于甲状腺功能亢进症、严重贫血、动脉导管未闭等。

第五节　甲状腺腺瘤

一、概述

甲状腺腺瘤是起源于甲状腺滤泡细胞的良性肿瘤，是甲状腺最常见的良性肿瘤。好发于甲状腺功能的活动期。临床分滤泡状和乳头状实性腺瘤两种，前者多见。常为甲状腺囊内单个边界清楚的结节，有完整的包膜，大小为 1 ～ 10cm。此病在全国散发性存在，于地方性甲状腺肿流行区稍多见。

二、临床表现

患者多为女性，年龄常在 40 岁以下，一般均为甲状腺体内的单发结节。病程缓慢，多数在数月到数年甚至更长时间，患者因稍有不适而发现或无任何症状而**被发现颈部肿物**。多数为单发，圆形或椭圆形，表面光滑，边界清楚，质地韧实，与周围组织无粘连，无压痛，**可随吞咽上下移动**。肿瘤直径一般在数厘米，巨大者少见。巨大瘤体可产生邻近器官受压征象，但不侵犯这些器官。有少数患者因瘤内出血瘤体会突然增大，伴胀痛，如乳头状囊性腺瘤；有些肿块会逐渐吸收而缩小；有些可发生囊性变。病史较长者，往往因钙化而使瘤体坚硬；有些可发展为功能自主性腺瘤，而引起甲状腺功能亢进。部分甲状腺腺瘤可发生癌变。具有下列情况者，应当考虑恶变的可能性：

① 肿瘤近期迅速增大。

② 瘤体活动受限或固定。

③ 出现声音嘶哑、呼吸困难等压迫症状。

④ 肿瘤硬实、表面粗糙不平。

⑤ 出现颈淋巴结肿大。

三、诊断

依据临床表现、B 超检查及病理检查。

四、治疗

根据临床表现和患者意愿进行治疗选择，可选择密切观察或手术治疗。

第六节　甲状腺癌

一、病理类型

（一）乳头状癌

最常见，成人发病率约占 60%。多见于 30 ～ 45 岁女性，分化好，恶性程度较低，发展缓慢，肿瘤可为多中心性，累及双侧腺叶。较早便出现颈淋巴结转移，但预后较好。40% 的病例可见**同心圆的钙盐沉积是本癌的诊断特征之一**。

（二）滤泡状腺癌

发病率约占 20%，常见于 50 岁左右中年人，肿瘤生长较快属中度恶性，且有侵犯血管倾向，可经血运转移到肺、肝、骨及中枢神经系统，颈淋巴结侵犯仅占 10%，因此患者预后不如乳头状癌。

（三）未分化癌

发病率约占 15%，多见于 70 岁左右老年人。发展迅速，且约 50% 早期有颈淋巴结转移，**高度恶性**。除侵犯气管和（或）喉返神经或食管外，还能经血运向肺、骨远处转移。预后很差。

（四）髓样癌

发病率约占 5%。来源于**滤泡旁细胞（C 细胞），分泌降钙素**，细胞排列呈巢状或囊状，无乳头或滤泡结构，呈未分化状。可兼有颈淋巴结侵犯和血行转移。可为家族性发病。恶性程度较高。预后较差。

病理类型	发病率 /%	恶性程度	生长速度	转移方式	预后
乳头状腺癌	80（最高）	低	慢	淋巴为主	好
滤泡状腺癌	10	中	较快	血行为主	较好
未分化癌	5	最高	快	血行为主	最差（死亡率最高）
髓样癌	5	中	较快	淋巴为主	较差（分泌降钙素致腹泻）

二、临床表现

甲状腺内发现肿块，质地硬而固定、表面不平是各型癌的共同表现。腺体在吞咽时上下移动性小。未分化癌可在短期内出现上述症状，除肿块增长明显外，还伴有侵犯周围组织的特性。

晚期可产生声音嘶哑、呼吸困难、吞咽困难和交感神经受压引起 Horner 综合征，侵犯颈丛出现耳、枕、肩等处疼痛和局部淋巴结及远处器官转移等表现。有的患者甲状腺肿块不明显，因发现转移灶而就医。髓样癌患者应排除Ⅱ型多发性内分泌腺瘤综合征（MEN-Ⅱ）的可能，往往合并家族史和出现腹泻、颜面潮红和低血钙。

放射核素检查显示冷结节提示甲状腺癌。甲状腺腺瘤可表现为温结节。热结节多为高功能腺瘤。

命题趋势 甲状腺癌病理类型相关知识点考试多以 A1 型题为主。

金题直击

在下列甲状腺癌中，恶性程度最高的是

A. 乳头状腺癌

B. 巨细胞癌

C. 未分化癌

D. 滤泡状腺癌

E. 髓样癌

【答案】C

【解析】甲状腺癌病理类型分四种，发病率最高是乳头状腺癌，恶性程度最高的是未分化癌。

第七节　甲状腺结节

一、概述

甲状腺结节是指在甲状腺内的肿块，可随吞咽动作随甲状腺而上下移动，是临床常见的病症，可由多种病因引起。临床上有多种甲状腺疾病，如甲状腺退行性变、炎症、自身免疫以及新生物等都可以表现为结节。甲状腺结节可以单发，也可以多发，多发结节比单发结节的发病率高，但单发结节甲状腺癌的发生率较高。

二、诊断

血清促甲状腺素（TSH）和甲状腺激素	所有甲状腺结节患者均应进行血清 TSH 和甲状腺激素水平测定。血清甲状腺激素水平增高，TSH 降低，提示甲状腺结节为自主高功能性结节，绝大多数为良性结节。甲状腺恶性肿瘤患者甲状腺功能绝大多数正常
血清降钙素水平测定	有甲状腺髓样癌家族史或多发性内分泌腺瘤病家族史者，应检测基础或刺激状态下血清降钙素水平。如血清降钙素水平明显升高提示结节为甲状腺髓样癌
甲状腺超声	高清晰甲状腺超声检查是评价甲状腺结节最敏感的方法。可判别甲状腺结节的位置、形态、大小、数目、边缘状态、内部结构、回声形式、血流状况和颈部淋巴结情况。对甲状腺囊肿性结节具有可靠诊断价值。也可用于超声引导下 FNAC（甲状腺细针穿刺细胞学检查）检查
甲状腺核素显像	对甲状腺结节的诊断敏感性并不强，但此检查方法的特点是能够评价结节的功能。依据结节对放射性核素摄取能力将结节分为“热结节”“温结节”和“冷结节”

三、治疗

实质性单结节	核素扫描为热结节的甲状腺单发结节，癌变可能性较小。冷结节多需手术治疗。凡发展快、质地硬的单发结节，或伴有颈部淋巴结肿大者或儿童的单发结节，因恶性可能大，应早日手术

续表

多结节甲状腺肿（MNG）	传统认为MNG发生癌的机会要比单发结节少。而用高分辨率的超声检查发现许多扪诊为单发结节者实际上是多发结节，现在认为两者之间癌的发生率没有多少差别。因此，对MNG的处理首先要排除恶性。若TSH降低提示为甲亢。若FNA细胞学诊断为恶性或可疑恶性者，应予手术治疗
摸不到的结节	近年来由于B超、CT、MRI的发展，在做其他检查时，可意外地发现小的摸不到的甲状腺结节。多见于老年人，一般无甲状腺病史，也无甲状腺癌的危险因素，结节<1.5cm，只需随访观察，若结节>1.5cm，可在超声指导下做FNA，然后根据结果，再进一步处理
放射结节	头颈部接受放射治疗者易发生甲状腺癌，放射后早至5年，晚至30年。凡头颈部接受放疗后甲状腺出现结节者，应做FNA确诊

命题趋势 甲状腺结节鉴别诊断相关知识点考试多以A1型题为主。

金题直击

能够明确甲状腺单发结节性质的最可靠方法是

A. ECT　　B. 颈部X线摄片

C. 细针穿刺细胞学检查　　D. 甲状腺B超扫描

E. 颈部CT

【答案】C

【解析】活组织病理检查，迄今是确定肿块性质的最可靠方法。包括：肿块整块切除送病理和细针吸取活组织细胞学检查。前者应在做根治术准备的同时进行。

第八节　原发性慢性肾上腺皮质功能减退症

一、概述

原发性慢性肾上腺皮质功能减退症，又称Addison病，由于双侧肾上腺皮质大部分被毁损所致。继发性肾上腺皮质功能减退症主要是下丘脑-垂体病变引起。

二、临床表现

1. **最具特征的表现**　全身皮肤色素加深，以暴露部位、皮肤皱褶处、瘢痕处和易摩擦部位更明显，口腔内齿龈、舌尖及颊黏膜也有色素沉着，系垂体ACTH、黑素细胞刺激分泌增多所致。

2. **其他症状**

项目	病理生理	临床表现
ACTH ↑	促黑素 ↑	典型体征全身皮肤色素沉着（也可沉着于齿龈、舌部、颊黏膜等处）
醛固酮 ↓	保钠保水排钾 ↓	低血钠、血容量减少——低血压、直立性晕厥 高血钾——各系统反应性降低的表现（包括消化系统、中枢神经系统等）
皮质醇 ↓	抗感染	抗感染能力减弱
	类固醇性糖尿病	低血糖（糖异生 ↓ 、肝糖原消耗）
	刺激骨髓造血	正细胞正色素性贫血、中性粒细胞 ↓ 、淋巴细胞 ↑ 、嗜酸性细胞 ↑
性激素 ↓	内分泌失调	女性月经失调，男性性功能减退

命题趋势 原发性慢性肾上腺皮质功能减退症临床表现相关知识点考试多以A1型题为主。

金题直击

原发性慢性肾上腺皮质功能减退症最典型的体征为

A. 皮肤紫纹　　B. 肥胖、体重指数大于30

C. 皮肤黏膜色素沉着　　D. 皮肤多汗、低热

E. 脉率增快大于 100 次 / 分
【答案】C
【解析】原发性慢性肾上腺皮质功能减退症最具特征的表现是全身皮肤色素加深。

第九节　糖尿病

一、概述

糖尿病是一组由多病因引起的，以慢性高血糖为特征的代谢性疾病。因胰岛素分泌和（或）胰岛素作用的缺陷，引起碳水化合物、蛋白质和脂肪等代谢异常。久病可引起多系统损害，导致血管、心脏、神经、肾脏、眼等组织器官的慢性并发症，病情严重或应激时可发生糖尿病酮症酸中毒和糖尿病非酮症性高渗性昏迷等急性并发症。

二、临床表现

（一）一般症状

典型“三多一少”。为多尿、多饮、多食和体重减轻，常伴有软弱、乏力，许多患者有皮肤瘙痒，尤其是外阴瘙痒。1 型糖尿病起病较急，病情较重，症状明显；2 型糖尿病起病缓慢，病情较轻，症状不明显，甚至无任何症状。

（二）代谢综合征

代谢综合征是一组以肥胖、高血糖、血脂异常和高血压等聚集发病，严重影响机体健康的临床综合征。

（三）并发症表现

一些患者以并发症为主诉而就医。糖尿病并发症包括急性并发症和慢性并发症。

急性并发症	糖尿病酮症酸中毒（DKA）：是 1 型糖尿病最常见并发症；其最常见的诱因是感染；临床表现为呼吸深大、呼气中有烂苹果味
	感染等
慢性并发症	大血管病变：心脑血管疾病是 2 型糖尿病最主要死亡原因
	微血管病变：糖尿病肾病，是 1 型糖尿病最主要死亡原因；糖尿病性视网膜病变；糖尿病心肌病
	神经病变：以周围神经炎最常见；呈手套、袜子样感觉障碍
	眼的其他病变
	糖尿病足：因末梢神经病变，下肢供血不足及细菌感染等引起足部溃疡和肢端坏疽等病变

三、糖尿病诊断和分型

（一）诊断

血糖升高是诊断糖尿病的主要根据，应注意单纯空腹血糖正常不能排除糖尿病的可能性，应加测餐后血糖，必要时应做葡萄糖耐量试验（OGTT）。血糖应取静脉血浆用葡萄糖氧化酶法测定，静脉血浆葡萄糖浓度比全血血糖高约 15%。OGTT 的葡萄糖负荷量成人为 75g，儿童 1.75g/kg，总量不超过 75g。服糖前及服糖后 30min、60min、120min、180min 测定血糖。尿糖阳性是诊断糖尿病的重要线索，但尿糖不作为糖尿病诊断指标。

1. 空腹血浆葡萄糖（FPG） FPG3.9 ～ 6.0mmol/L 为正常；6.1 ～ 6.9mmol/L 为空腹血糖受损（IFG）；≥7.0mmol/L 为糖尿病，且需另一天再次证实。

2. OGTT 中 2h 血浆葡萄糖（2hPG） 2hPG<7.8mmol/L 为正常；7.8 ～ <11.1mmol/L 为糖耐量减低（IGT）；≥11.1mmol/L 为糖尿病，且需另一天再次证实。适合血糖高于正常而又未达到糖尿病的诊断标准的，必须做 OGTT。

3. 诊断标准 糖尿病症状 + 任意时间静脉血浆葡萄糖≥11.1mmol/L 或空腹血浆葡萄糖≥7.0mmol/L 或 OGTT2h 血糖≥11.1mmol/L。需重复一次确认，诊断才能成立。糖尿病症状指多尿、烦渴、多饮和难以解释的体重减轻。

诊断	空腹血糖 /（mmol/L）	任意时间血糖 /（mmol/L）	OGTT2h 血糖 /（mmol/L）
正常	3.9 ～ 6.0	—	<7.8
空腹血糖调节受损（IFG）	6.1 ～ 6.9	—	<7.8
糖耐量减低（IGT）	<7.0	—	7.8 ～ 11.0
糖尿病（DM）	≥7.0	≥11.1	≥11.1

4. **糖化血红蛋白 HbA1c≥6.5%**，作为诊断糖尿病的标准，反映 8 ～ 12 周，**血糖控制情况**（红细胞的半衰期 120 天）。

5. **糖化血浆白蛋白测定**　反映取血前 2 ～ 3 周血糖控制水平（白蛋白的半衰期是 19 天）。

命题趋势 糖尿病的诊断标准相关知识点考试多以 A1 型题为主。

金题直击

糖尿病的诊断标准是糖尿病症状加随机血糖，血糖值

A. ≥7.1mmol/L

B. ≥8.1mmol/L

C. ≥11.1mmol/L

D. ≥6.1mmol/L

E. ≥12.1mmol/L

【答案】C

【解析】记忆题。

（二）糖尿病分型

糖尿病分为四种类型，即 1 型糖尿病、2 型糖尿病、其他特殊类型和妊娠糖尿病。

1. **1 型糖尿病**　患者有**胰岛 β 细胞破坏，引起胰岛素绝对缺乏**，有酮症酸中毒倾向。可发生于任何年龄，但多见于青少年。起病急，代谢紊乱症状明显，患者需注射胰岛素以维持生命。包括免疫介导和特发性两种亚型。免疫介导糖尿病常有一种或多种自身抗体存在，例如胰岛细胞抗体（ICA）、胰岛素自身抗体（IAA）和谷氨酸脱羧酶抗体（GADA）等。

2. **2 型糖尿病**　患者大部分超重或肥胖，也可发生于任何年龄，但多见于成年人。**以胰岛素抵抗为主伴胰岛素分泌不足**，逐渐发展至胰岛素分泌不足为主伴或不伴胰岛素抵抗。患者在疾病初期大多不需要胰岛素治疗。通常无酮症酸中毒倾向，但在感染等应激情况下，也可诱发酮症酸中毒。

分型	病因	症状特点
1 型糖尿病（胰岛素依赖型）	胰岛 β 细胞破坏，常导致胰岛素绝对缺乏	多见于青少年
		起病急，多有典型“三多一少”
		血糖显著升高，经常反复出现酮症
		血中胰岛素和 C 肽水平很低甚至检测不出
		需终生应用胰岛素替代治疗
2 型糖尿病（非胰岛素依赖型）	占总数的 90%	起病隐匿、缓慢，无症状时间可达数年至数十年
		多数人肥胖、体重重、食欲好
		患者多在检查身体中被发现
		随着病程延长，血糖逐渐升高，可出现糖尿病慢性并发症

四、治疗

（一）综合防治原则

强调早期治疗、长期治疗、综合治疗和治疗措施个体化的原则。治疗目标是保持良好的代谢控制，维持胰岛 β 细胞功能，使血糖、血脂、血压和体重等指标达到或接近正常水平，做到早期达标、持久达标和安全达

标，消除或减轻症状，提高患者的生活质量，防止或延缓各种并发症的发生，延长生命，降低死亡率。

治疗措施包括控制饮食（首要），减轻和避免肥胖，适当运动，戒烟，合理应用降糖、降压、调脂、抗凝等药物。

糖尿病治疗管理的“五驾马车”：糖尿病教育、医学营养治疗、运动治疗、血糖监测和药物治疗。综合控制目标：空腹血糖 3.9 ～ 7.2mmol/L；非空腹≤10.0mmol/L；HbA1c＜7.0%。

（二）口服降血糖药物治疗

2 型糖尿病在单纯饮食控制后血糖水平仍高时，可加用口服降糖药。目前常用口服降糖药有磺酰脲类药物、双胍类药物、α- 葡萄糖苷酶抑制剂和胰岛素增敏剂等。

1. 双胍类药物 双胍类药物主要通过减少肝脏葡萄糖的输出、改善外周组织对胰岛素的敏感性、增加对葡萄糖的摄取和利用而降低血糖。双胍类药物不增加体重，并可改善血脂谱、降低血小板聚集，有助于改善糖尿病血管并发症。目前主张对新诊断的 2 型肥胖的糖尿病首先应用双胍类药物，如二甲双胍，常用剂量每日 500 ～ 1500mg，分 2 ～ 3 次口服。

适应证：作为 T_2DM 治疗一线用药，可单用或联合其他药物；T_1DM 与胰岛素联合应用有可能减少胰岛素用量和血糖波动。

不良反应：消化道反应最主要，乳酸性酸中毒最严重。

2. 磺酰脲类药物 磺酰脲类药物与胰岛 β 细胞表面的受体结合，促进胰岛素分泌，其降血糖作用有赖于尚存在一定数量有功能的胰岛 β 细胞组织。磺酰脲类药物是非肥胖的 2 型糖尿病的第一线药物。磺酰脲类药物不适用于 1 型糖尿病和 2 型糖尿病中合并严重感染、酮症酸中毒、高渗性昏迷、进行大手术、妊娠、伴有肝肾功能不全者。

不良反应：低血糖反应（最常见且最重要）、体重增加、皮肤过敏等。

常用药物有格列本脲（作用强、价廉、易引起低血糖）、格列齐特、格列吡嗪、格列喹酮（糖尿病肾病首选 - 肝肾双通道排泄）和格列美脲（长效，降糖作用最强，经常出差患者可选用）等。

3. 格列奈类药物 为非磺酰脲类促胰岛素分泌剂，其特点为吸收快、起效快、作用时间短，主要通过刺激胰岛素的早时相分泌而降低餐后血糖。常用药物有瑞格列奈和那格列奈。常见不良反应与磺酰脲类药物相同，主要也是低血糖和体重增加，但低血糖的发生率低和严重程度较磺酰脲类药物轻。

4.α- 葡萄糖苷酶抑制剂 通过抑制小肠黏膜上皮细胞表面的 α- 葡萄糖苷酶（如麦芽糖酶、淀粉酶、蔗糖酶）而延缓碳水化合物的吸收，降低餐后高血糖，适用于空腹血糖正常（或不太高）而餐后高血糖为主要表现的患者。常用药物有阿卡波糖和伏格列波糖，在开始进餐时服药。常见不良反应为胃肠反应，如腹胀、腹泻、排气过多。

5. 噻唑烷二酮类药物 常用药物有罗格列酮、吡格列酮等。此类药主要作用于过氧化物酶增殖体激活受体 γ，增加靶组织对胰岛素的敏感性而降低血糖。适用于以胰岛素抵抗为主的 2 型糖尿病患者。常用剂量罗格列酮 4 ～ 8mg/d，吡格列酮 15 ～ 30mg/d。不良反应为体重增加和水肿。

项目	磺酰脲类	双胍类	葡萄糖苷酶抑制剂	噻唑烷二酮（格列酮类）
代表药物	格列本脲	二甲双胍	阿卡波糖	罗格列酮
作用机制	刺激 β 细胞分泌胰岛素	抑制肝糖输出，增加外周组织对葡萄糖的利用，增加胰岛素的敏感性	抑制小肠黏膜的 α- 葡萄糖苷酶，延缓糖吸收，降低餐后血糖	增强靶组织对胰岛素的敏感性，减轻胰岛素抵抗
适用范围	2 型糖尿病非肥胖者	2 型糖尿病肥胖	2 型糖尿病，尤其是餐后高血糖	2 型糖尿病，尤其胰岛素抵抗明显者
禁忌证	1 型糖尿病，有严重并发症，儿童、孕妇、哺乳期糖尿病，全胰切除后	1 型糖尿病，有严重并发症，孕妇、哺乳期糖尿病，酗酒，肌酐清除率＜60mL/min	胃肠道功能紊乱，儿童、孕妇、哺乳期肝肾功能不全慎用	1 型糖尿病，儿童、孕妇、哺乳期，心衰，肝病者
副作用	低血糖反应（主要）	消化道反应（常见）	胃肠反应（主要）	水肿、体重增加

（三）胰岛素治疗

胰岛素是控制高血糖的重要和有效的手段。

1. 适应证

特殊人	1 型糖尿病、妊娠糖尿病及某些特殊类型糖尿病；2 型糖尿病 β 细胞功能明显减退者；2 型糖尿病饮食、运动、口服药效果不好时
特殊事	手术、妊娠和分娩、全胰切除后继发性糖尿病
并发症	急性代谢并发症及严重慢性并发症者；合并严重感染，消耗性疾病，心、脑、肝、肾疾病者。新诊断 2 型糖尿病伴有明显高血糖；或在糖尿病病程中无明显诱因出现体重显著下降者

2. 胰岛素制剂 按作用起效快慢和维持时间，胰岛素可分为短效、中效、长效和预混胰岛素。短效胰岛素静脉注射可用于抢救 DKA 等。

3. 不良反应 低血糖，表现为心悸、出汗、手抖、头晕、饥饿感、软弱，严重者出现精神症状和昏迷。少见不良反应有脂肪萎缩和过敏反应。

命题趋势 糖尿病的治疗相关知识点考试多以 A2 型题为主。

金题直击

1. 男，50 岁。乏力、口干、多饮、多尿 4 个月，BP 140/94mmHg，身高 168cm，体重 88kg。运动和饮食控制并口服二甲双胍，空腹血糖 6.6mmol/L，餐后 2h 血糖 12.6mol/L。首选的治疗药物

A. 应用胰岛素
B. 应用磺酰脲类降糖药
C. 应用双胍类降糖药
D. 应用 α- 葡萄糖苷酶抑制剂
E. 单纯饮食控制

【答案】D

【解析】α- 葡萄糖苷酶抑制剂主要用于降低餐后血糖。

2. 55 岁。糖尿病病史 1 年，服用二甲双胍治疗出现明显胃肠道反应，改为格列齐特缓释片 30mg/d 治疗 6 个月，复查空腹血糖 6.5mmol/L，餐后 2h 血糖 10mmol/L，HbA1c 7.5%，时有午餐前心慌、出汗。查体：BP 150/90mmHg，双下肢水肿，BMI 30。该患者心慌、出汗的原因最可能是

A. 低血糖
B. 过敏反应
C. 高血压
D. 焦虑
E. 心律失常

【答案】A

【解析】格列齐特是磺酰脲类药物，治疗 2 型糖尿病，最常见且最重要不良反应是低血糖，表现为心悸、出汗、手抖、头晕、饥饿感、软弱，严重者出现精神症状和昏迷。

第八单元　精神、神经系统

考试分值

2019 年	2020 年	2021 年	2022 年	2023 年
2	3	2	2	3

第一节　精神障碍概述

一、精神障碍和精神病的概念

1. **精神障碍**　又称精神疾病，是指在各种生物学、心理学以及社会环境因素影响下，造成中枢神经系统功能失调，进而导致以认知、情感、意志和行为等各种精神活动异常为主要临床表现的一类疾病的总称。

2. **精神病**　特指具有幻觉、妄想和明显的精神运动兴奋或抑制等“精神病性症状”的精神障碍，包括精神分裂症、重性躁狂症和抑郁症。因此精神病只是精神障碍中的一小部分。

二、精神障碍的病因学

1. 生物学因素（内因）

① 遗传与表现遗传。遗传是最重要的致病因素之一。遗传方式最可能的是多基因遗传。

② 感染。

③ 神经发育异常。

2. 心理 - 社会因素（外因）

① 应激。应激一般只是精神障碍的诱因，只有少数情况下才是直接病因。

② 人格。人格障碍本身就是一种精神障碍。

命题趋势 精神障碍多以临床表现出相关考题，多以 A1、A2 型题为主。

金题直击

精神分裂症的遗传方式最可能的是

A. 共显性遗传　　B. 单基因遗传

C. 多基因遗传　　D. 性染色体遗传

E. 完全显性遗传

【答案】C

【解析】精神分裂症的遗传方式最可能的是多基因遗传。

第二节　精神障碍症状学

一、症状学定义

人脑部受到各种不良因素的影响，发生病理生理变化和功能损害，出现认知、意志和行为等精神活动异常。上述精神活动的异常通过人的外显行为，如言语、书写、表情、动作等行为表现出来。

二、常见的精神症状

（一）认知障碍

1. 感知觉障碍

（1）感觉障碍

项目	感觉减退	感觉过敏	内感性不适
定义	对外界强烈刺激产生轻微的感觉或不能感觉，感觉阈值增高	对外界一般刺激即产生强烈感觉，感觉阈值降低	机体内部产生的异常不适感和难以忍受的痛苦
临床意义	抑郁、分离障碍	更年期综合征	疑难病症及精神分裂症

（2）知觉障碍　包括错觉、幻觉和感知综合障碍。

① 错觉。指对客观事物歪曲的知觉。

② 幻觉。指没有现实刺激作用于感觉器官时出现的知觉体验，是一种虚幻的知觉。

根据其涉及的感官分为：

分类	定义	实例	意义
幻听	最常见，是一种缥缈虚幻的听觉，听到了并不存在的声音	如：经常听到门铃响，家人却没有听到	议论性幻听多见于精神分裂症
幻视	看到了并不存在的事物	如：房间内有鲨鱼在游	精神分裂症
幻味	尝到食物或饮品中不存在的某些特殊味道	如：喝饮品有“异味”，感觉有人要害自己，拒饮	精神分裂症
幻触	没有任何刺激时，皮肤感觉到的异常不适	如：被针刺感，但并没有针的刺激	精神分裂症、器质性精神障碍
幻嗅	闻到环境中并不存在的气味	如：嗅到屋子有尸体的气味，感觉自己要被藏尸这里，常会伴随幻味一起出现	精神分裂症、抑郁症、器质性精神障碍
内脏性幻觉	身体内的某一器官虚幻的体验	如：感觉自己的肺部要爆炸	精神分裂症和抑郁症

根据体验的来源分为：

真性幻觉：来源于客观空间，通过感觉器官而获得的。事物内容与真实存在一样生动。

假性幻觉：来源于主观空间，通过自我想象而获得的。事物内容模糊，不完整。

③ 感知综合障碍：患者对客观事物整体可正确感知，但对大小、形状、颜色、距离等产生错误感知。多见于癫痫。

命题趋势　精神障碍多以临床表现出相关考题，多以 A1、A2 型题为主。

金题直击

幻觉是精神分裂症患者最常见的感知障碍，最常见的幻觉是

A. 幻听　　B. 幻视

C. 幻嗅　　D. 幻味

E. 内脏性幻觉

【答案】A

【解析】最常见的幻觉是幻听。

常见感知综合障碍如下：

分类	定义	实例	意义
视物变形症	患者看到的人或物体在形态、大小等方面发生变化	看玩具小熊像熊猫，高楼感觉为平房	多见于癫痫
自身感知综合障碍	患者感觉自身的某一部分在形态、大小等方面发生变化	手指变得粗大，脚可以踢到屋顶	精神分裂症、癫痫
时间感知综合障碍	患者在时间的变化上出现不确定的感知	时间飞逝或停止	正常人，情感性精神障碍
空间感知综合障碍	患者对距离与空间位置出现的错误感知	在距门很长的距离就开始插钥匙或推门	癫痫和精神分裂症
非真实感（现实解体）	患者对周围事物及环境感觉不真实	感觉电脑是纸做的、人像木偶	抑郁症、精神分裂症

2. 思维障碍

（1）思维形式障碍

分类	临床特点	临床意义
思维迟缓	言语缓慢、语量减少、语声变低、反应迟缓	抑郁症
思维奔逸	联想加快，患者表现话多，速度快，内容十分丰富	躁狂症
思维贫乏	联想数量减少，概念与词汇贫乏	精神分裂症、器质性精神障碍、精神发育迟缓
思维散漫	指思维的目的性、连贯性和逻辑性障碍	精神分裂症
思维破裂	指概念之间联想断裂，建立联想的各种概念内容之间缺乏内在联系。表现为患者的言语或书写内容有结构完整的句子，但各句含意互不相关，变成语句堆积，整段内容令人不能理解	精神分裂症
思维中断	患者在意识清晰、无外界干扰等情况下，思维过程突然中断	精神分裂症
思维被夺、思维插入	前者感到自己思想被某种外力突然抽走，而后者则表现为患者感到有某种不属于自己的思想被强行塞入	精神分裂症
强制性思维	指患者体验到强制性涌现大量无现实意义的联想	强迫症
强迫性思维	表现为反复出现某些想法，总是怀疑自己的言行是否正确，反复回忆做过的事情或说过的话，反复出现一些对立的思想和反复考虑毫无意义的问题	强迫症
思维化声	患者思考时体验到自己的思想同时变成了言语声，自己和他人均能听到	精神分裂症
病理性赘述	思维活动停滞不前，迂回曲折，做不必要的过分详尽的描述，以致一些无意义的繁文缛节掩盖了主要的内容，但最终能够回答有关问题	思路障碍，见于癫痫、器质性精神障碍及阿尔茨海默病
象征性思维	无关的具体概念来代表某一抽象概念，不经患者自己解释，别人无法理解。如患者有将衣服反穿表示表里如一	精神分裂症
语词新作	指概念的融合、浓缩以及无关概念的拼凑，患者自创一些新的符号、图形、文字或语言并赋予特殊的概念	精神分裂症青春型
逻辑倒错性思维	是指推理缺乏逻辑性，既无前提也无根据，或因果倒置，推理离奇古怪	精神分裂症、偏执狂

（2）思维内容障碍

其主要表现为妄想，它是在病态推理和判断基础上形成的一种病理性歪曲的信念。其特征包括：

① 妄想的内容与事实不符，缺乏客观现实基础，但患者仍坚信不疑。

② 妄想内容均涉及患者本人，且与个人有利害关系。

③ 妄想内容具有个人独特性，是个体的心理现象，并非集体信念。

④ 妄想内容与患者的文化背景和个人经历有关，且通常有浓厚的时代色彩。

妄想是精神科临床上常见且重要的精神病症状之一，可以根据其起源、结构、内容进行分类。

根据妄想的起源：分为原发性妄想和继发性妄想。

分类	临床特点	临床意义
原发性妄想	是没有发生基础的妄想，表现为内容不可理解，不能用既往经历、当前处境及其他心理活动等加以解释	精神分裂症（典型症状）
继发性妄想	是发生在其他病理心理基础上的妄想，或与某些经历、情境等有关的妄想；因亲人死于某种疾病后过分关注自己身体健康，而逐渐产生疑病妄想等	见于多种精神障碍

根据妄想的结构：分为系统性妄想和非系统性妄想。

分类	临床特点	临床意义
系统性妄想	是指内容前后相互联系、结构严密的妄想。此类妄想过程较漫长，逻辑性较强，与现实具有一定的联系	偏执型精神障碍
非系统性妄想	是一些片段、零散、内容不固定、结构不严密的妄想。此类妄想往往产生很快，缺乏逻辑性，内容明显脱离现实	精神分裂症

根据妄想的内容：分为以下类型。

分类	临床特点	临床意义
被害妄想	最常见。患者坚信他被跟踪、被监视、被诽谤、被隔离等	精神分裂症和偏执型精神病
关系妄想	患者将环境中与他无关的事物都认为与他有关	精神分裂症
物理影响妄想	又称被控制感。患者觉得他自己的思想、情感和意志活动都受到外界某种力量（超声波、电波等）的控制，而不能自主	精神分裂症
夸大妄想	患者认为自己有非凡的才智、至高无上的权利和地位、大量的财富和发明创造，或是名人孙悟空的后裔	躁狂症和精神分裂症
疑病妄想	患者毫无根据地坚信自己患有某种严重的躯体疾病或不治之症，因而到处求医，即使一系列详细检查和多次反复的医学验证都不能纠正	精神分裂症、更年期及老年精神障碍
罪恶妄想	患者毫无根据地坚信自己犯了严重的错误，应受到严厉的惩罚	抑郁症和精神分裂症
嫉妒妄想	患者无中生有地坚信自己的配偶对自己不忠实，另有外遇	精神分裂症和更年期精神障碍
钟情妄想	患者坚信自己被异性钟情	精神分裂症
内心被揭露	患者认为自己所想的事已被人知道，但是是通过什么方式被人知道的则不一定能描述清楚	精神分裂症

命题趋势 精神障碍多以临床表现出相关考题，多以A1、A2型题为主。

金题直击

1. 患者，男，29岁。表现为口若悬河，滔滔不绝，从一个话题未完又转入另一个话题，此患者的精神症状属于

A. 感觉过敏　　B. 思维奔逸
C. 妄想　　D. 思维散漫
E. 语词新作

【答案】 B

【解析】 思维奔逸：主要是指联想加快，患者表现话多，速度快，内容十分丰富，多见于躁狂症。

2. 患者，女，34岁，未婚。每晚都关注电视台一著名男主持人，并告诉家人，此男主持人每晚主持节目时都对她含情脉脉，其错误想法虽经很多人纠正，但她仍深信不疑。此患者表现为

A. 被害妄想　　B. 关系妄想
C. 夸大妄想　　D. 钟情妄想
E. 嫉妒妄想

【答案】 B

【解析】 考查思维内容障碍的分类以及表现。

（二）情感障碍

分类	临床特点	临床意义
情绪高涨	是正性情感活动的明显增强。表现为不同程度的，与周围环境不相称的病态喜悦，患者自我感觉良好，整日喜笑颜开，谈话时语音高昂，眉飞色舞，兴高采烈，表情丰富	躁狂症
情绪低落	是负性情感活动的明显增强。表现为忧愁、唉声叹气、苦闷，有时感到前途灰暗，没有希望。严重时可因悲观绝望而出现自杀行为	抑郁症
欣快	是在智能障碍基础上出现的与周围环境不协调的愉快体验。表现为自得其乐，十分幸福，开心。但因智能障碍的影响，表情单调刻板，给人以呆傻、愚蠢的感觉	脑器质性精神障碍
焦虑	指在缺乏相应客观刺激情况下，出现的内心不安状态。表现为顾虑重重，紧张恐惧，坐立不安，严重时搓手顿足，惶惶不可终日，似大祸临头	焦虑症
恐惧	指面临某种事物或处境时出现的紧张不安反应。病态恐惧指与现实威胁不相符的恐惧反应，表现为过分害怕，提心吊胆，常伴明显自主神经功能紊乱症状	恐惧症

续表

分类	临床特点	临床意义
情感淡漠	是指对外界刺激缺乏相应的情感反应。表现为面部表情呆板、对周围发生的事情漠不关心，即使对自身有密切利害关系的事情也是如此	晚期精神分裂症
情感不稳	是情感活动的稳定障碍，表现为患者的情感反应极易发生变化，从一个极端波动至另一个极端，显得喜怒无常，变幻莫测	脑器质性精神障碍
情感倒错	是指情感表现与其内心体验或处境明显不相协调，甚至截然相反	精神分裂症
易激怒	是情感活动的激惹性增高，表现为极易因一般小事而引起强烈的不愉快感，如暴怒发作	疲劳状态人格障碍
情感矛盾	指患者在同一时间对同一人或事物产生两种截然不同的情感反应，但患者并不感到这两种情感的矛盾和对立，没有痛苦和不安	精神分裂症

（三）意志行为障碍

1. 意志 是指人们自觉地确定目标，并克服困难用自己的行动去实现目标的心理过程。常见的意志障碍有意志增强、意志减弱、意志缺乏和矛盾意向。

分类	临床特点	临床意义
意志增强	指意志活动增多。表现为在病态情感或妄想的支配下，患者持续地坚持某些行为，具有极大的顽固性	偏执型精神分裂症、躁狂症
意志减弱	是指意志活动减少。表现为动机不足，缺乏积极主动性及进取心，对周围一切事物缺乏兴趣，不愿活动。严重时整日呆坐或卧床不起，日常生活也懒于料理	抑郁症、精神分裂症
意志缺乏	是指意志活动缺乏，表现为对任何活动都缺乏动机、要求，生活处于被动状态，处处需要别人督促和管理	精神分裂症、痴呆、精神发育迟滞
矛盾意向	表现为对同一事物，同时出现两种完全相反的意向，但患者并不感到这两种意向间的矛盾和对立，没有痛苦和不安	精神分裂症

2. 行为 有动机、有目的而进行的复杂随意运动称为行为。

行为障碍包括精神运动性兴奋（协调性和不协调性）、精神运动性抑制（主要包括木僵、蜡样屈曲、缄默症和违拗症）、模仿动作、刻板动作、作态和强迫动作。

（1）精神运动性抑制　主要包括以下几类。

分类	临床特点	临床意义
木僵	指动作行为和言语活动被完全抑制，表现为患者不语、不动、不饮、不食，肌张力增高，面部表情固定，对刺激缺乏反应，经常保持一种固定姿势 症状较轻者，可表现为少语、少动、表情呆滞，无人时能自动进食，可自行大小便，称为亚木僵状态	精神分裂症、严重抑郁发作、应激障碍、脑器质性精神障碍
蜡样屈曲	是在木僵基础上出现的，患者出现肢体任人摆布，即使是不舒服的姿势，也较长时间似蜡塑一样维持不动	紧张型精神分裂症
缄默症	是言语活动的明显抑制，表现为患者缄默不语，不回答任何问题，有时仅以手示意或者书写交流	分离（转换）障碍、精神分裂症
违拗症	是指患者对他人的要求加以抗拒，主动违拗表现为不但拒绝执行他人的要求，而且还做出与要求相反的行为，被动违拗表现为对他人的各种要求一概拒绝执行	紧张型精神分裂症

（2）精神运动性兴奋　是指患者的动作行为及言语活动明显增多。包括协调性和不协调性两类。

分类	临床特点	临床意义
协调性精神运动性兴奋	表现为患者增多的动作行为及言语与思维、情感、意志等精神活动协调一致，并与环境保持较密切的联系。患者的整个精神活动比较协调，行为具有目的性，可以被周围人理解	躁狂发作
不协调性精神运动性兴奋	表现为患者增多的动作行为及言语与思维、情感、意志等精神活动不协调，脱离周围现实环境。患者的整个精神活动不协调，动作行为杂乱无章，缺乏动机和目的，使人难以理解	精神分裂症、谵妄状态

（3）刻板动作、模仿动作、作态与强迫动作

分类	临床特点	临床意义
刻板动作	是指患者机械刻板地重复某一单调的动作，常与刻板言语同时出现	精神分裂症、孤独症
模仿动作	是指患者无目的地模仿别人的动作，常与模仿言语同时存在	精神分裂症
作态	是指患者做出古怪、愚蠢、幼稚做作的动作、姿势、步态与表情，如做怪相、扮鬼脸	精神分裂症
强迫动作	指患者明知没有必要，却难以克制地去重复做某种动作行为，如果不重复，患者往往焦虑不安，如强迫性洗涤、强迫性检查等。强迫动作多与强迫思维有关	强迫症

（四）常见的综合征

在临床上，通常将具有一定内在联系、且往往同时出现的一组精神症状称为精神疾病综合征。常见的精神疾病综合征包括幻觉妄想综合征、躁狂综合征、抑郁综合征、慢性脑综合征和遗忘综合征。

1. 幻觉妄想综合征　以幻觉和妄想为主要表现，可伴发情绪和意志行为异常。幻觉以听幻觉和视幻觉最常见。妄想以被害妄想和关系妄想最常见。多见于偏执型精神分裂症、慢性酒精中毒、CNS 病变。

2. 慢性脑综合征　主要表现为痴呆、慢性精神病症状，如抑郁状态、类躁狂状态、类精神分裂症，伴明显的人格改变和记忆障碍。多见于严重躯体疾病、慢性躯体疾病。

3. 遗忘综合征　以近事遗忘、虚构和定向障碍三点为特征。无意识障碍，智能完好。多见于慢性酒精中毒、感染、脑外伤。

4. 躁狂综合征　是指在心境持续高涨的情况下，出现联想加快、言语增多、自我评价过高、睡眠需要量减少、活动增多等现象的综合征。多见于脑器质性病变和躯体疾病、情感性精神障碍。

5. 抑郁综合征　主要表现为情绪低落、思维迟缓和意志活动减退等三低症状。多见于情感性精神障碍、脑器质性病变和躯体疾病。

6. 脑衰弱综合征　主要表现为精神活动易兴奋、易疲劳等特点，情绪不稳定、情感脆弱。是最缺乏特异性的综合征。多见于躯体疾病、中枢神经系统病变。

第三节　精神障碍的检查和诊断

一、概述

在临床上明确精神障碍诊断的基本步骤为：病史采集、躯体检查和神经系统检查、精神检查、必要的实验室和辅助检查，以及精神病理学评估。这一过程与临床各科的疾病诊断步骤类似，但具有精神科的特殊性。

二、病史采集的原则和内容

（一）精神症状病史采集的特点与内容

病史主要来源于患者和知情者。由于精神病患者自知力缺如，难以正确认识和评价其症状和疾病，并且对其客观言行难以感知，故其病史一般由知情者提供。然而，知情者所提供的病史多是反映疾病中患者的外在表现，对其内心体验知之不多；故仍需通过面谈检查获取有关病史资料。

在检查具有精神症状的患者时：

① 应确定患者是否存在精神症状，且确定存在哪些症状。

② 应了解其症状的强度、持续时间的长短，并评定其严重程度。

③ 要分析各症状之间的关系，确定哪些症状是原发的，与病因直接有关，哪些症状是继发的，有可能与原发症状存在因果关系。

④ 应重视各症状之间的鉴别。

⑤ 分析和探讨各种症状发生的可能诱因或原因及影响因素。

实际上，精神科病史的内容应是二者所提供资料的结合。为书写病历方便，将知情者提供的资料作为病史书写，而将患者所谈内容则记录在精神检查之中。在病史采集中包括一般资料、主诉、现病史、既往史、个人史和家族史。

（二）采集病史的注意事项

采取病史应尽量做到客观、全面和准确。可从不同的知情者处了解患者不同时期、不同侧面的情况，相互

核实，相互补充。同时要注意重点内容要突出，依据患者的年龄、性别、精神症状特点和就诊环境等因素，有的放矢地采集重点病史。记录病史应条理清楚，简明扼要。能清楚地反映疾病的发生发展过程以及各种精神症状特点。对一些重要的症状可将患者原话记录。记录时要避免用医学术语。对病史资料医护人员应保密，勿做闲谈资料，这也是医德的重要内容。

三、精神检查的原则和内容

精神检查与病史收集对精神障碍的诊断具有同等重要的意义。精神检查主要是通过与患者交谈和观察来发现患者精神活动是否异常，存在哪些精神症状，为精神障碍的诊断提供依据。

（一）精神检查的一般原则

建立良好医患关系是精神检查的基础，只有建立良好的医患关系才能进行有效的精神检查。检查时先问一般性问题，后问特殊性问题，即由一般到特殊、由非情绪反应到情绪反应、由躯体到心理。

先提开放式问题，后提封闭式问题。先通过开放性问题了解病情，然后用封闭式问题核实病情或症状内容。在检查过程中除了言语性交流外，还注意非言语性交流，如眼神、手势、身体的姿态等。把握好接谈的节奏和主导谈话的要点与中心内容，兼顾一般又要突出重点。在与患者交谈过程中对患者的症状不要纠正，更不要予以反驳或辩驳。

（二）精神检查的主要内容

对于合作的患者，精神检查的主要内容包括：

1. **一般情况**　定向力、意识状态、面容、仪表服饰、面部表情、姿势行为、动作、同环境的接触、生活能否自理、睡眠状况、自知力。

2. **认识活动**　感知觉障碍、思维障碍、注意障碍、记忆障碍和智能障碍。

3. **情感活动障碍**　通过患者自发表达的情感，询问和观察情绪反应来判断患者有无心境与情绪障碍。

4. **意志和行为障碍**　常见意志障碍有意志增强、意志减弱、意志缺乏。常见行为障碍有精神运动性兴奋、精神运动性抑制等。

四、精神障碍诊断

（一）精神障碍诊断的临床思路

对精神障碍的诊断首先是通过对关键症状认定并以一个或多个主要症状为核心总结出患者所存在的临床综合征，然后判断临床综合征对患者社会功能的影响程度以及个人痛苦程度，同时需要考虑这一临床综合征持续存在时间，最后根据体格检查、神经系统检查以及实验检查的结果，对患者所存在的临床综合征的病理生理及心理机制进行判断或推断，通过鉴别诊断做出最后的诊断。

（二）常见的精神障碍诊断

临床上常见的精神障碍诊断有脑器质性疾病所致精神障碍、躯体疾病所致精神障碍、精神活性物质所致精神障碍（如酒精所致精神障碍）、精神分裂症、心境障碍（抑郁症、双相障碍）、神经症性及分离（转换）性障碍（如恐惧症、惊恐障碍、广泛性焦虑症、强迫障碍、躯体形式障碍）等。

第四节　脑卒中

一、概述

脑卒中是指由脑血管病变导致的急性脑功能缺损，是我国人群死亡和残疾的首要原因，导致严重的社会经济负担。按照病因和病理机制，可以将脑卒中分为缺血性卒中和出血性卒中。

二、病因及诱因

（一）病因

1. **缺血性卒中的主要发病机制**　大动脉粥样硬化（颅内、外动脉粥样硬化性狭窄，粥样硬化斑块易损导致局部血栓形成）、小动脉硬化（所谓腔隙性梗死）、心源性栓塞（如心房颤动引起栓塞闭塞颅内动脉）。

2. **脑出血的主要原因**　高血压（出血主要位于基底节区和脑干、小脑）和增龄（老年人脑叶出血多因脑淀粉样血管病所致）。

（二）常见危险因素

通常将脑卒中的危险因素分为两大类：

1. 不可控制的危险因素　包括年龄、性别、种族、社会经济状况、受教育程度、个人遗传疾病史、心脑血管病的家族史等。

2. 可控制的危险因素

（1）不良生活方式　如吸烟、酗酒、不健康饮食（高盐、多油、多糖、高热量、缺乏蔬菜水果和谷类）、缺乏运动、紧张压力等。

（2）血管性危险因素　如高血压、糖代谢异常、高脂血症、心房颤动及心脏病、慢性炎症、肿瘤、血液系统疾病等。

三、临床表现

出血性脑血管疾病

分类	发病年龄	发病时间	发病急缓	临床表现
脑出血	50岁以上	白天多见	迅速，症状多在数小时内达高峰	脑出血颅内压增高，迅速出现意识障碍，鼾声，抽搐或大小便失禁，部分有上消化道出血，短期内形成脑疝而致死亡。内囊出血最多见，可出现对侧偏瘫、偏身感觉障碍、对侧同向偏盲，即“三偏征”
蛛网膜下腔出血	青壮年多见	活动或情绪激动时	起病急骤	剧烈头痛、喷射性呕吐，脑膜刺激征阳性，一般无肢体瘫痪
脑桥出血	轻者仅有头痛、呕吐，重者表现为出血灶侧周围性面瘫，对侧肢体中枢性瘫痪，称交叉瘫。当出血波及两侧时可出现四肢瘫，瞳孔呈针尖样			
小脑出血	表现为眩晕、呕吐、枕部头痛、眼球震颤、共济失调			

缺血性脑血管疾病

分类	发病年龄	发病时间	发病急缓	临床表现
短暂性脑缺血（TIA）	—	数秒钟或数分钟，不超过24h	起病突然，历时短暂	偏身感觉障碍、偏瘫或单瘫、单眼失明、眩晕、眼震、共济失调、恶心、呕吐等症状。在24h内恢复正常
脑血栓形成	多见中老年	常在睡眠或安静休息时	进展缓慢	前驱症状如头痛、头晕等，梗死后出现偏瘫性、偏身感觉障碍、失语等，多无意识障碍
脑栓塞	—	多发生于静止期或活动时	发病急骤，多无前驱症状	同脑血栓形成
颈内动脉系统	—	突然发生	起病速度快，数秒或数分钟内达高峰	症状取决于栓塞的位置，一般表现为突然失语，偏瘫及局部性抽搐等

命题趋势 脑血栓多以临床表现及治疗出相关考题，多以A1、A2型题为主。

金题直击

1. 形成的最常见原因是

A. 高血压　　B. 脑动脉粥样硬化

C. 各种脑动脉炎　　D. 血压偏低

E. 红细胞增多症

【答案】B

【解析】脑血栓形成最常见的病因为动脉粥样硬化，且常伴有高血压。

2. 患者，男性，49岁。高血压5年，吸烟史30年。突然出现单眼黑蒙，一侧肢体软弱无力，约20min后症状消失，诊断为短暂脑缺血发作。患者询问护士这种疾病最常见的病因是什么，护士回答正确的是

A. 情绪激动　　B. 血压升高

C. 血液黏稠度低　　D. 脑动脉粥样硬化

E. 降压药使用不当

【答案】D

【解析】情绪激动会引起血压升高，为脑出血的常见病因；血液黏稠度高易形成血栓；降压药使用不当，会引起血压波动大，易引发脑出血；脑动脉粥样硬化是短暂脑缺血发作最主要的病因。

四、辅助检查

1. CT　能够对脑血管疾病做出早期诊断。

2. MRI 检查　能进一步明确诊断。

3. **脑血管造影**　清楚显示异常血管和造影剂外的破裂血管及部位。

4. **脑脊液检查**　脑出血为均匀血性液体，压力增高至 200mmH_2O 以上。

五、防治原则

80% 的脑卒中是可以预防的，因此发现各种危险因素并予以控制是最重要的预防措施。改变不良生活方式是最基本的预防措施。一级预防的药物治疗和干预应循证。

（一）出血性脑血管疾病

对脑出血患者首先需要明确病因，排除肿瘤、炎症、药物及血管畸形等少见情况后，确定是高血压性或脑淀粉样血管病病因。

在降低颅内压和控制血压的同时应用止血药。脑出血急性期一般不用降压药物。降颅内压的首选药为 20% 甘露醇快速静滴，15 ～ 30min 滴完。蛛网膜下腔出血，应尽快手术治疗。头痛剧烈者给予脱水剂、镇静止痛剂，禁用吗啡与哌替啶，因其可抑制呼吸中枢及降低血压。对高血压性脑出血，严格控制血压、戒烟、戒酒是最重要的预防复发的措施。

命题趋势 脑出血多以临床表现及治疗出相关考题，多以 A1、A2 型题为主。

金题直击

1. 脑出血的最重要的内科治疗是

A. 控制脑水肿　　B. 给止血剂

C. 降低血压　　D. 抗生素治疗

E. 给氧

【答案】A

【解析】急性期治疗总体原则是保持安静，防止继续出血，积极抗脑水肿；减低颅内压，调整血压改善循环，加强护理，防治并发症。脑水肿可使颅内压增高和导致脑疝，是脑出血主要死因，故最重要的内科治疗应为控制脑水肿。

2. 关于脑出血，最确切的诊断依据是

A. 60 岁以上发病　　B. 均有偏瘫

C. 脑脊液血性　　D. 突然偏瘫，头部 CT 见底节附近高密度影

E. 均有脑膜刺激征

【答案】D

【解析】脑出血诊断要点：

① 多有高血压病史。

② 常于体力活动或情绪激动时发病。

③ 发作时常有反复呕吐、头痛和血压升高。

④ 病情进展迅速，常出现意识障碍、偏瘫和其他神经系统局灶症状。

⑤ 有条件可首先 CT 或 MRI 检查。急性期脑 CT 中见高密度血肿，周围有少许水肿，有占位效应和（或）脑组织移位，MRI 对小脑和脑干能显出 T_1 加权和 T_2 加权，有出血的高信号区。

⑥ 腰穿脑脊液多含血和压力增高（其中 20% 左右可不含血）。

（二）缺血性脑血管病

急性缺血性卒中在起病 4.5h 内可以通过溶栓治疗降低残疾，在起病 6h 内对合适的患者，可以通过血管病治疗（机械取栓等）实现早期血管再通，降低死亡和残疾。所有患者均应接受抗血小板治疗和早期他汀治疗，恰当控制血压。收住卒中单元可以明显降低死亡率和残疾率。对急性脑出血的治疗主要是对症处理（保持生命体征稳定、降低颅内高压、控制高血压、预防各种并发症等），目前尚缺乏特异的有效治疗方法。

有过缺血性脑卒中的患者，即使是轻卒中或短暂性缺血发作（TIA）者，也有高的复发风险（尤其是卒中发病后早期）。因此，应尽早予以抗血小板（如阿司匹林每日 75 ～ 100mg 或氯吡格雷每日 75mg）或抗凝治疗（心源性者予以华法林口服，定期检测 INR，保持在 2 ～ 3 水平，或使用新型口服抗凝剂）、他汀治疗（使 LDL-C 水平下降 50% 或达到 1.8mmol/L 以下）及控制血压（维持在 140/90mmHg 以下）。

第五节　三叉神经痛

一、概述

三叉神经痛是一种原因未明的三叉神经分布区内闪电样反复发作的剧痛，而不伴三叉神经功能破坏的症状。多数 40 岁起病，多发于中老年人，女性尤多。

二、临床表现

（一）好发部位

以面部三叉神经一支或几支分布区内突发的短暂剧痛为特点。可长期固定在某一分支，尤以上颌神经、下颌神经多见，亦可两支同时受累。以面颊、上下颌及舌疼痛最明显。

（二）扳机点

以口角、鼻翼、颊部和舌等处最为敏感，轻触即可诱发，故有“触发点”“扳机点”之称。

（三）痛性抽搐

严重病例可因疼痛可引起反射性面肌抽搐，口角偏向患侧，并有面红、流泪和流涎，称痛性抽搐。严重者正常生活起居（如：洗面、刷牙、说话、咀嚼等）都可诱发，以致不能做这些动作。

（四）疼痛

每次发作时间仅数秒钟至 1 ～ 2min，突发突止。间歇期间完全正常。病初次数较少，以后增加并加重。病程可呈周期性，每次发作期可数天、数周或数月不等。缓解期亦可数天至数年不等。随着病程延长，发作次数增多，间歇期缩短。较少自愈。一般神经系统检查无三叉神经损害体征。

三、诊断和鉴别诊断

依据疼痛的部位和性质、面部扳机点及无三叉神经系统损害体征，一般诊断不难。但需与下列疾病鉴别。

（一）继发性三叉神经痛

常表现为三叉神经麻痹并持续性疼痛；有面部感觉减退、角膜反射迟钝等，且常合并其他脑神经麻痹，可由多发性硬化、原发性或转移性颅底肿瘤等所致。

（二）牙痛

一般牙痛呈持续性钝痛，多局限于牙龈部，刺激性食物可加剧，局部和 X 线检查有助于鉴别。

（三）舌咽神经痛

较少见，常见于年轻妇女。局限于扁桃体、舌根、咽及耳道深部，即舌咽神经分布区的阵发性疼痛，性质类似三叉神经痛。吞咽、讲话、呵欠、咳嗽常可诱发。在咽喉、舌根扁桃体窝等触发点用 4% 可卡因或 1% 丁卡因喷涂可阻止发作。

四、处理原则

① 药物治疗卡马西平为首选，有效率 70% ～ 80%，苯妥英钠次选。

② 射频热凝术适用于年老体衰，不能耐受手术的患者。

③ 手术治疗，三叉神经显微血管减压术为常用的最安全有效的手术方法。

命题趋势 三叉神经痛多以临床表现及治疗出相关考题，多以 A1、A2 型题为主。

金题直击

患者，女性，42 岁。近日在刷牙时出现左侧面部突然剧痛，入院诊断为三叉神经痛。护士给患者介绍关于三叉神经痛时，下列描述不正确的是

A. 多发于中老年 B. 多为单侧发病

C. 特征表现为骤然发生的闪电式剧烈面部疼痛 D. 神经系统检查无阳性体征

E. 治疗首选药物为泼尼松

【答案】E

【解析】迅速有效地止痛是治疗的关键，首选药物治疗，首选的药物是卡马西平。

第六节 偏头痛

一、概述

偏头痛是临床常见的原发性头痛，其特征是发作性、多为偏侧、中重度、搏动性头痛，一般持续 4 ～ 72h，可伴恶心呕吐、光声刺激或日常活动可加重头痛，安静环境、休息可缓解头痛。偏头痛是一种慢性神经血管性疾病，患病率为 5% ～ 10%。

二、临床表现

（一）有先兆偏头痛（典型偏头痛）

1. 前驱症状 在先兆发生数小时至数日前，患者感到头部不适、嗜睡、烦躁、抑郁或小便减少。

2. 先兆 以视觉先兆最为常见。可出现暗点、亮光或较复杂的幻觉，先兆持续 5 ～ 60min，然后迅速消失。

3. 头痛 先兆消退后，很快发生头痛。多在先兆症状对侧的眶后部或额颞部开始，逐渐加剧，扩展至半侧头部或整个头部。头痛常为搏动性，伴恶心、呕吐。患者面色苍白，精神萎靡，畏光、畏声。持续 4 ～ 72h，进入睡眠后次日恢复正常。

（二）无先兆偏头痛（普通偏头痛）

最常见的类型，头痛性质与有先兆偏头痛表现相似但发作频率更高，严重影响日常生活。头痛时程一般较长，可持续 1 ～ 3 日。

三、诊断

（一）有先兆偏头痛诊断标准

（1）至少有 2 次发作符合第（2）～（4）项标准。

（2）先兆至少有下列的一种表现，但没有运动无力症状。

① 完全可逆的视觉症状，包括阳性表现（如闪光、亮点或亮线）和阴性表现（如视野缺损）。

② 完全可逆的感觉异常，包括阳性表现（如针刺感）和阴性表现（如麻木）。

③ 完全可逆的言语功能障碍。

（3）至少满足以下 2 条。

① 同向视觉症状和单侧感觉症状。

② 至少一个先兆症状逐渐发展的过程≥5min，和不同的先兆症状接连发生，过程≥5min。

③ 每个先兆症状持续 5 ～ 60min。

（4）在先兆症状同时或在先兆发生后 60min 内出现头痛，头痛符合无先兆偏头痛诊断标准中的 2 ～ 4 项。

（5）不能归因于其他疾病。

（二）无先兆偏头痛诊断标准

（1）至少有 5 次发作符合第（2）～（4）项标准。

（2）头痛持续 4 ～ 72h（未经治疗或无效的治疗）。

（3）头痛至少具备下列特征中的 2 条。

① 单侧性。

② 搏动性。
③ 中度或重度（影响日常生活）。
④ 上楼梯或其他类似的日常体力活动而加重。
（4）头痛期间至少具备下列 1 条。
① 恶心和（或）呕吐。
② 畏光和畏声。
（5）不能归因于其他疾病。

四、治疗

（一）预防发作

避免促发因素，如紧张，睡眠不足，精神压力，喧闹声。饮食要有节制，不宜过饱或过饥，也不要摄入高脂肪食物和饮酒。发作时需静卧，保持安静。

（二）发作时治疗

① 对发作时不很强烈的偏头痛可选用非甾体抗炎药（NSAID），如对乙酰复基酚、吲哚美辛（消炎痛）25 ～ 50mg，甲芬那酸（甲灭酸）250 ～ 500mg。

② 对不常发作但很强烈的偏头痛，可在发作早期给咖啡因麦角胺（含麦角胺 1mg 和咖啡因 100mg）两片（儿童减半）。若未制止发作，隔半小时或 1h 追加 1 ～ 2 片。每日服量不得超过 6 片，每周服量不得超过 12 片。有严重心血管、肝、肾疾病者禁用。

（三）预防性用药

对发作频繁或急性期治疗无效者，可选用下列药物：
① 普萘洛尔（心得安）。
② 硝苯地平，或选用其他钙离子通道阻滞剂。
③ 抗癫痫药，如丙戊酸钠、托吡酯。

第七节　蛛网膜下腔出血

一、概述

蛛网膜下腔出血（SAH）是各种原因引起的脑血管突然破裂，血液流至蛛网膜下腔的统称。

二、病因

（一）颅内动脉瘤

为最常见的原因。

（二）血管畸形

约占 SAH 病因的 10%，其中动静脉畸形约占血管畸形的 80%，多见于青年人。

（三）少见病因

烟雾病、血液系统疾病等。

（四）不明原因

约占 10%。

三、临床表现

（一）好发人群

以中青年发病多见，起病突然，常在数秒或数分钟内发生。

（二）发病诱因

发病前多数患者有剧烈活动诱因，如情绪激动、用力排便、咳嗽、过度疲劳等。

（三）三主征

10% ～ 20% 患者可有剧烈头痛、恶心呕吐、视盘水肿颅压增高的三主征。

（四）脑膜刺激征

表现为颈项强直、Kernig 征和 Brudzinski 征阳性。脑膜刺激征常在发病后数小时出现。

（五）视力视野障碍

蛛网膜下腔出血可沿视神经鞘延伸，眼底检查可见玻璃体膜下片块状出血，发病 1h 内即可出现，引起视力障碍。这个为诊断蛛网腔下隙出血的有力证据。当视交叉、视束或视放射受累时，可产生双侧偏盲或同向偏盲。

（六）精神症状

约 25% 的患者可出现精神症状，如欣快、谵妄、幻觉等。

（七）偏瘫

占 20%，是由病变或出血累及运动区皮质和其传导束所致。

（八）脑神经损害

以一侧动眼神经麻痹常见，提示同侧颈内动脉-后交通动脉动脉瘤或大脑后动脉瘤。

四、诊断

诊断根据上述临床表现，再结合下列特殊检查即可做出临床诊断。

1. **头颅 CT** 临床疑诊蛛网膜下腔出血首选头颅 CT 平扫，显示脑沟、脑池密度增高。

2. **头颅 MRI** 当蛛网膜下腔出血发病数天 CT 检查的敏感性降低时，MRI 可发挥较大的作用，可用于亚急性期出血的检查。

3. **DSA** 一般在出血 3 天内或 3 周后进行，以确定有无动脉瘤等。

4. **腰椎穿刺** 如果 CT 扫描结果阴性，强烈建议行腰穿 CSF 检查，均匀血性 CSF 是蛛网膜下腔出血的特征性表现。

五、治疗原则

1. **一般治疗** 出血急性期，患者应绝对卧床休息（4 ～ 6 周），可应用止血剂。头痛剧烈者可给止痛、镇静剂，并应保持大便通畅。当伴颅内压增高时，应用甘露醇溶液脱水治疗。

2. **病因治疗** 尽早病因治疗，如开颅动脉瘤夹闭，动静脉畸形或脑肿瘤切除或血管内介入治疗等。

第八节 颅内肿瘤

一、临床表现

（一）一般表现

颅内压增高症状在大多数颅内肿瘤病例中都会出现，症状的发展通常呈慢性进行性加重过程，少数可有中间缓解期；当肿瘤囊性变和瘤内出血时，可表现为急性颅内压增高，严重者或肿瘤晚期者常有脑疝形成。这常是导致患者死亡的直接原因。

（二）局部症状和体征

位于大脑半球功能区附近的肿瘤可表现有神经系统定位体征，是由肿瘤压迫或侵犯邻近脑神经组织所引起。常见的临床症状有以下几种。

症状	表现
精神症状	主要是人格改变和记忆力减退，最常见于额叶肿瘤
癫痫发作	额叶肿瘤常为癫痫大发作，中央部肿瘤为局灶性发作，颞叶肿瘤为伴幻嗅的精神运动性发作
锥体束损害症状	中央前回肿瘤引起进行性运动功能障碍，一个或多个肢体的无力、瘫痪、肌张力增高、反射亢进等
失语	分为运动性和感觉性失语两种基本类型，见于优势大脑半球肿瘤，通常右利者为左半球，顶叶下部角回和缘上回肿瘤可有失算、失读、失用、命名性失语
视野改变	颞叶深部和枕叶肿瘤影响视辐射神经纤维，可出现视野缺损、同向偏盲等改变

二、诊断

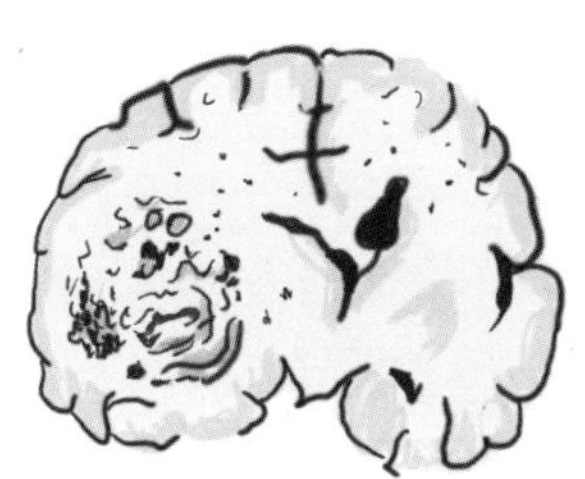
颅内肿瘤

对于颅内肿瘤最具有诊断价值的是CT及MRI检查，核磁是诊断颅内肿瘤的首选。

三、治疗

颅内肿瘤多数将导致颅内压增高而产生临床症状。因此，降低颅内压在颅内肿瘤的治疗中是第一步，也是最重要的。其中，切除肿瘤是降低颅内压的根本措施。此外，为了争取手术时机以及手术后的继续治疗还包括脱水治疗、放射治疗、化学治疗以及基因治疗等。

第九单元　儿科疾病

考试分值

2019 年	2020 年	2021 年	2022 年	2023 年
6	6	6	7	6

第一节　小儿年龄分期

根据生长发育不同阶段的特点，将小儿年龄划分为 7 个年龄期。

一、胎儿期

从受精卵形成至小儿出生为止，约 40 周。最初 12 周（前 3 个月，胚胎期）是器官原基分化的关键时期，此期易受外界因素（感染、药物、接触毒物）影响，出现流产或先天畸形、遗传性疾病。

二、新生儿期

自胎儿娩出脐带结扎至生后 28 天内（在婴儿期内）。出生后不满 7 天者称新生儿早期，此期发病率高，死亡率高。

三、婴儿期

出生后至满 1 周岁之前（包含新生儿期）。此期生长发育最迅速，是生长发育最快的第一个时期，是代谢极其旺盛的阶段，因此对营养的需求量较大。此期易患消化紊乱、营养不良和感染性疾病。其特点为：

① 生长发育极其旺盛（第一个生长高峰，最快），营养需求量较高。

② 各器官系统发育持续进行，但不够成熟完善，尤其消化吸收功能较弱，易发生营养不良和消化紊乱。

③ 来自母体的抗体减少，自身免疫功能尚未成熟，抗感染能力较弱，易发生各种感染、传染性疾病。

四、幼儿期

自 1 岁至满 3 周岁之前。此期生长速度减慢，而智能发育迅速，但自我保护能力有限，故意外事故和中毒较多见，应该注意防护。此期消化系统功能仍不完善，断乳和转乳在此期进行，故营养性疾病及腹泻亦较多见。

五、学龄前期

自 3 周岁至 6 ～ 7 岁。生长发育变慢，进入稳步增长阶段，而此期智能发育加速，是性格形成的关键期。其特点为：

① 生长发育速度减慢，处于稳步增长状态。

② 智能发展更加迅速，知识面扩大。

③ 自理能力和初步社交能力得到锻炼。

④ 性格可塑性大。

⑤ 易患免疫疾病。

六、学龄期

自入小学起（6 ～ 7 岁）至青春期前。此期除生殖系统外，各系统器官外形基本接近成人，但功能不及成人。智能发育更加成熟，是学习的重要时期。此期发病率相对低，但免疫性疾病增多。其特点为：

① 体格生长速度相对缓慢，除生殖系统外，各系统器官外形接近成人。

② 智能发育更加成熟，可接受系统的科学文化教育，求知能力加强。

③ 感染疾病降低。

七、青春期

从第二性征出现到生殖功能发育成熟、身高停止增长。一般为 10 ～ 20 岁。女孩从 11 ～ 12 岁开始到 17 ～ 18 岁。

男孩从 13 ～ 14 岁到 19 ～ 20 岁。此期体格生长呈现第二个高峰，生殖系统迅速发育，易出现心理、生理、精神等方面问题。

命题趋势 小儿年龄分期相关知识点在儿科学考试中较多见，多以 A1、B1 型题为主。

金题直击

1. 小儿年龄分期，出生后至满 1 周岁前为

A. 学龄期

B. 幼儿期

C. 新生儿期

D. 婴儿期

E. 学龄前期

【答案】D

【解析】① 胎儿期：从受精卵至胎儿出生，约 40 周（280 天）。

② 围生期（围产期）：自胎龄满 28 周至出生后 7 足天内。

③ 新生儿期：自胎儿娩出脐带结扎开始至生后 28 天内；发病率及死亡率高。

④ 婴儿期：出生后至满 1 周岁之前；是第一个体格生长高峰。

⑤ 幼儿期：1 周岁后到满 3 周岁之前。

⑥ 学龄前期：3 周岁后到 6 周岁入小学前。

⑦ 学龄期：从 6 ～ 7 岁到进入青春期前。

⑧ 青春期：从第二性征出现到生殖功能基本发育成熟、身高停止增长的时期称为青春期；是第二个体格生长高峰。

2. 小儿生理性免疫功能低下的时期最主要是

A. 学龄期

B. 围生期

C. 学龄期

D. 青春期

E. 婴幼儿期

【答案】E

【解析】小儿免疫系统随年龄增长逐渐达到成人水平，故婴幼儿出生后最幼小，免疫低下。

第二节　小儿生长发育规律

一、生长发育是连续的、有阶段性的过程

生长发育是一个连续过程，但各个年龄阶段速度不同，生长和发育是儿童不同于成人的重要特点；体格发育的两个高峰期分别在**婴儿期**和**青春期**。

二、生长发育的一般规律

生长发育，不论总的速度还是各器官、系统的发育，都遵循一定的规律。一般遵循由上到下（先抬头，再抬胸，后会坐）、由近到远（从手臂到手，从腿到足）、由粗到细（从抓到拾）、由低级到高级、由简单到复杂的规律。

命题趋势 小儿的生长发育规律在儿科学考试中多以 A1 型题为主。

金题直击

不符合小儿生长发育的一般规律的是

A. 由上到下

B. 由远至近

C. 由粗到细

D. 由低级到高级

E. 由简单到复杂

【答案】B

【解析】一般遵循由上到下、由近到远、由粗到细、由低级到高级、由简单到复杂的规律。

三、各系统、器官的生长发育不平衡

各器官、系统的发育

各系统	发育特点	发育规律
神经系统	发育最早（脑在出生2年内发育最快）	快慢
生殖系统	发育最晚（青春期才发育）	慢快
体格发育	新生儿期和青春期为生长发育两个高峰	快慢快
淋巴系统	儿童期迅速生长，青春期达高峰，以后逐渐下降	先快后回缩

金题直击

小儿生长发育速度呈先快后慢的是

A. 体格　　B. 心血管系统

C. 神经系统　　D. 生殖系统

E. 骨骼

【答案】C

【解析】各器官系统的发育快慢不同，如神经系统发育最早，生殖系统发育最晚，体格发育是快慢快，淋巴系统的发育则是先快后慢（儿童期迅速生长，青春期达高峰，以后逐渐下降），心血管发育一般。

四、生长发育的个体差异

一般随年龄增长而显著，青春期差异较大。个体差异受两个因素影响明显：一是遗传因素；二是环境因素。与青春期开始的早晚无关。

第三节　体格生长的常用指标

反映体格生长的常用形态指标：体重、身高（长）、头围、胸围、上臀围、皮下脂肪等。

一、体重

体重为身体各器官、组织和体液的总重量，是反映体格发育与近期营养状况的灵敏指标，计算药量、静脉输液量的依据。

（一）正常新生儿

① 初生体重平均3.25kg。

② 生后3～4个月达出生时2倍。

③ 1岁时约达3倍（10kg），出生后第二年体重增加2.5～3.5kg。

④ 2岁至青春期前体重平均每年增长2kg。

（二）临床可用以下公式估计体重

3～12月龄：体重（kg）=［年龄（月）＋9］/2

1～6岁：体重（kg）= 年龄（岁）×2＋8

7～12岁：体重（kg）=［年龄（岁）×7－5］/2

依据公式：

① 出生后前3个月，每月增长700～800g。

② 4～6个月，每月增长500～600g。

③ 后半年（7～12个月）每月增长300～400g。

④ 个体差异在10%左右。约在生后第3～4日达最低点，下降范围为3%～9%，7～10天恢复至出生体重。当体重下降超过10%，或10天未恢复，则为病理性体重下降。

命题趋势 小儿体格生长的常用指标在儿科学考试中较多见，需注意小儿身高体重的计算，多以A1、A2型题为主。

金题直击

1. 小儿体重后半年每月平均增长

A. 200 ～ 300g　　B. 300 ～ 400g
C. 400 ～ 500g　　D. 600 ～ 800g
E. 500 ～ 600g

【答案】B

2. 新生儿生理性体重下降发生的时期是在出生后

A. 1 ～ 2 日内　　B. 3 ～ 4 日内
C. 5 ～ 7 日内　　D. 8 ～ 10 日内
E. 11 ～ 15 日内

【答案】B

【解析】由于生后一周内摄入不足、胎粪排出、体表水分丢失等原因，会出现暂时生理性体重下降，体重生后第 3 ～ 4 日达最低点。

二、身高

身高指头顶至足底的长度，是反映骨骼发育的重要指标。

（一）正常新生儿

① 出生→身长约 50cm。
② 1 岁→ 75cm，第一年长 25cm 最快，前 3 个月增长 11 ～ 13cm。
③ 2 岁→ 87cm，第二年生长缓慢 10 ～ 12cm。
④ 2 岁后～ 12 岁→平均每年增长 6 ～ 7cm（低于 5cm 就属于生长发育迟缓）。

（二）身高公式

2 ～ 6 岁：身高（cm）= 年龄（岁）×7 ＋ 75
7 ～ 10 岁：身高（cm）= 年龄（岁）×6 ＋ 80

三、头围、胸围

（一）头围

测量方法：经眉弓上缘到枕后结节左右对称环绕一圈。

年龄	出生	1 岁	2 岁	5 岁	15 岁
头围	34cm	46cm	48cm	50cm	54 ～ 58cm
胸围	32cm	46cm	1 ～ 10 岁胸围预估公式：头围＋年龄 −1cm		

反映脑和颅骨发育情况的生长指标。2 岁内测量最有价值。

（二）胸围

测量方法：平乳头下缘经肩胛下缘环绕一圈。反映肺、胸廓、胸背肌肉发育。

命题趋势 小儿生长的头围在儿科学考试中需注意其数值和测量方式，多以 A1、A2 型题为主。

金题直击

1 岁时小儿的头围和身高分别是

A. 头围 34cm；身高 50cm　　B. 头围 46cm；身高 75cm
C. 头围 48cm；身高 85cm　　D. 头围 50cm；身高 105cm
E. 头围 35cm；身高 140cm

【答案】B

【解析】小儿出生时头围 34cm，身高 50cm；三个月时头围 40cm，身高 62.5cm；一岁时头围 46cm，身高 75cm；两岁时头围 48cm，身高 87cm。

第四节　骨骼发育

一、颅骨发育

（一）囟门

1. 前囟　菱形间隙，大小以两个对边中点连线的长短表示；出生时为 1.0 ～ 2.0cm，1 ～ 2 岁闭合。最迟 2 岁闭合。

2. 后囟　三角形间隙，出生时很小或已闭合，一般 6 ～ 8 周闭合。

3. 颅骨缝　生后 3 ～ 4 个月闭合。

（二）临床意义

早闭或过小见于小头畸形，迟闭或过大见于佝偻病、先天性甲状腺功能减退症。前囟饱满表示颅压增高；前囟凹陷见于脱水或极度消瘦。

命题趋势　小儿骨骼发育的常用指标需注意其常见测量方法和闭合时间，多以 A1 型题为主。

金题直击

小儿前囟闭合的时间约在

A. 3 ～ 4 个月　　B. 4 ～ 6 个月

C. 6 ～ 12 个月　　D. 1 ～ 2 岁

E. 2 岁

【答案】D

【解析】小儿前囟闭合于 1 ～ 2 岁；后囟闭合于 6 ～ 8 周；颅缝闭合于 3 ～ 4 个月。

二、脊柱发育

月龄或年龄	发育特点	生理弯曲
3 个月	抬头时出现颈椎前凸	第 1 个生理弯曲
6 个月	会坐时出现胸椎后凸	第 2 个生理弯曲
1 岁	站立行走时出现腰椎前凸	第 3 个生理弯曲
6 ～ 7 岁	3 个脊柱自然弯曲随韧带发育而固定	

三、骨化中心发育

（一）临床意义

骨化中心反映长骨的生长成熟程度，判断骨骼发育年龄。

先天性甲状腺功能减退症、生长激素缺乏症时出现骨龄落后。真性性早熟、先天性肾上腺皮质增生症骨龄超前。

（二）检查部位

左手及腕部（最常用）、正位 X 光片（婴儿早期膝部拍片）。

出生时腕部尚无骨化中心，股骨远端及胫骨近端已出现骨化中心。

（三）骨龄简易计算法

1 ～ 9 岁腕部骨化中心的数目 = 年龄 +1，10 岁出齐，共 10 个。

命题趋势　小儿骨化中心发育主要注意骨化中心和年龄之间的关系，多以 A1 型题为主。

金题直击

小儿腕骨骨化中心出全的年龄是

A. 5 岁　　B. 6 岁

C. 8 岁　　D. 10 岁

E. 12 岁

【答案】D
【解析】小儿骨化中心 1 岁出 2 个，之后每年出 1 个，一共 10 个，10 岁出齐。

第五节　运动和语言发育

一、运动发育

运动发育的一般规律：由上而下、由近及远、由不协调到协调，由简单、粗糙、笨拙到精细、准确、灵巧。运动发育分为大运动和细运动两类。

（一）大运动

年龄	2 个月	3 个月	4 个月	6 个月	7 个月	8 个月	11 个月
运动特点	抬头	抬得较稳	抬得很稳	独坐一会	有意识地翻身，独坐长	会爬	独站片刻
年龄	1 周岁	15 个月	18 个月	2 岁	30 个月	3 岁	
运动特点	逐渐会走	走稳	爬台阶	双足跳	单足跳	会跑，骑三轮车	

（二）细运动

时间	4 个月	6 个月	7 个月	9 ~ 10 个月
运动特点	握持玩具	摇玩具	将玩具换手	拇、示指对指取物

二、语言的发育

语言发育要经过发音、理解、表达 3 个阶段。

时间	新生儿	2 个月	3 ~ 4 个月	5 ~ 6 个月	7 ~ 8 个月	9 个月	12 个月	2 岁	3 岁
语言特点	哭叫	发喉音	咿呀发音	发单音	无意识发“爸爸”“妈妈”复音	听懂“再见”	简单单词	用简单句子表达需求	说话渐流利

年龄	运动发育	语言发育
新生儿	无规律、不协调动作，紧握拳	能哭叫
2 个月	直立及俯卧位时能抬头	发出和谐的喉音
3 个月	仰卧位变侧卧位，用手摸东西	咿呀发音
4 个月	扶着髋部能坐，可在俯卧时用两手支撑抬起胸部，手能握持玩具	笑出声
5 个月	扶腋下能站得直，可两手各持一玩具	能喃喃地发出单词音节
6 个月	能独坐一会儿，用手摇玩具	能听懂自己的名字
7 个月	能翻身，独坐很久，将玩具换手	无意识发复音，如“爸爸”“妈妈”
8 个月	会爬，会自己坐起来、躺下去，会拍手，能扶栏杆站起	重复大人所发简单音节
9 个月	试独站，会从抽屉中取出玩具	能听懂几个较复杂的词句，如“再见”
10～11 个月	可独站片刻，可推车走几步，可用拇、示指对指捏东西	开始用单词，一个单词表示很多意义能模仿成人动作，如“再见”
12 个月	独走，会弯腰拾东西，会将圆圈套在木棍上	能说出物品的名字（如灯、碗）；指出自己手、眼等部位
15 个月	能走得好，能蹲着玩，能叠一块儿方木	能说出几个词及自己的名字
1.5 岁	爬台阶，有目标地扔皮球	能认出和指出身体各部位

续表

年龄	运动发育	语言发育
2 岁	能双脚跳，会用勺子吃饭，手的动作	更准确会说 2 ～ 3 个字的短语，用简单语言表达自己的需要，对人、事有喜乐之分
3 岁	会跑，骑三轮车，会洗手、洗脸，穿、脱简单衣服	会数数，说短歌谣
4 岁	能爬梯子、会穿鞋	能唱歌
5 岁	能单足跳，会系鞋带	开始识字
6 ～ 7 岁	参加简单劳动，如扫地擦桌子，剪纸泥塑，结绳等	能讲故事开始学字

命题趋势 小儿运动语言发育在儿科学考试中较多见，需注意小儿身高、体重、头围综合的计算，多以 A1、A2 型题为主。

金题直击

1. 小儿有牙齿 18 颗，会用汤匙吃饭，能说 2 ～ 3 字拼成的短语，其年龄为

A. 1 岁　　B. 1 岁半　　C. 2 岁
D. 2 岁半　　E. 3 岁

【答案】C

【解析】1 岁半孩子：爬台阶，有目标地扔皮球，能认识和指出身体各部分。2 岁：双脚跳，12 ～ 15 个月用勺子吃饭，会翻书；说出自己熟悉的物品名称，会说自己的名字，会说简单的句子，能够使用动词和代词，且说话时具有音调变化；乳牙 20 颗，2 ～ 5 岁萌出。

2. 一健康女婴，体重 8kg，身长 68cm，以能抓物、换手、独坐久，能发复音。其符合的最早月龄是

A. 4 ～ 6 个月　　B. 7 ～ 8 个月　　C. 9 ～ 10 个月
D. 11 ～ 12 个月　　E. 13 ～ 15 个月

【答案】B

第六节　儿童保健原则

一、计划免疫种类

按照我国原卫生部的规定，婴儿必须在 1 岁内完成的基础免疫有卡介苗、乙型肝炎病毒疫苗、脊髓灰质炎三价混合疫苗、百白破混合制剂、麻疹减毒疫苗（简称五苗防七病）；1 岁后必须完成计划免疫的复种（加强免疫）。

二、儿童计划免疫接种程序

预防接种实验程序表

接种起始月（年）龄	接种疫苗名称
刚出生	卡介苗，乙肝疫苗（第 1 次）
1 个月	乙肝疫苗（第 2 次）
2 个月	脊髓灰质炎三价混合疫苗（第 1 次）
3 个月	脊髓灰质炎三价混合疫苗（第 2 次）、百白破混合制剂（第 1 次）
4 个月	脊髓灰质炎三价混合疫苗（第 3 次）、百白破混合制剂（第 2 次）
5 个月	百白破混合制剂（第 3 次）
6 个月	乙肝疫苗（第 3 次）
8 个月	麻疹疫苗
1.5 ～ 2 岁	百白破混合制剂（复种）
4 岁	脊髓灰质炎三价混合疫苗（复种）
6 岁	麻疹疫苗（复种）、百白破混合制剂（复种）

命题趋势 儿童保健原则相关知识点考试多以 A1、A2 型题为主。

金题直击

1. 我国规定出生 2 个月内必须完成的计划免疫是

A. 甲肝疫苗　　B. 乙脑疫苗　　C. 流脑疫苗

D. 流感疫苗　　E. 卡介苗

【答案】E

【解析】小儿两个月内必须完成的计划免疫是卡介苗、乙型肝炎病毒疫苗的接种。

2. 婴儿期计划免疫，正确的接种时间是

A. 脊髓灰质炎疫苗 2 个月以上　　B. 卡介苗 2 ～ 3 个月

C. 麻疹疫苗 4 ～ 5 个月　　D. 牛痘 6 ～ 8 个月

E. 乙型脑炎疫苗 9 ～ 10 个月

【答案】A

【解析】我国规定生后 2 个月脊髓灰质炎疫苗开始接种；卡介苗初种年龄为生后至 2 个月内。婴儿 8 月龄后接种麻疹减毒疫苗。天花消灭，全世界已停止接种牛痘。

第七节　儿童营养基础

营养是指人体获得和利用食物维持生命活动的整个过程。食物中经过消化、吸收和代谢能够维持生命活动的物质，称为营养素。

一、能量代谢

（一）儿童每日机体总能量需要

1 岁以内婴儿总能量需 100kcal/（kg・d）→年龄越小相对的总能量需要越大→每 3 岁减去 10kcal，15 岁时 = 成人需要量 50 ～ 60kcal（250kJ）/（kg・d）。

（二）正常小儿能量需要包括 5 个方面

1. 基础代谢所需　在婴儿期占总能量的 50%，1 岁以内婴儿约需 55kcal（230.12kJ）/（kg・d）；7 岁时约需 44kcal（184.10kJ）/（kg・d）；12 岁时约 30kcal（125.52kJ）/（kg・d）。

2. 生长发育所需　此为小儿所特有，婴儿期占总能量的 25% ～ 30%。生长所需能量随年龄增长逐渐减少。

3. 食物热效应　婴儿进食蛋白质多，此项能量所需占总能量的 7% ～ 8%。是指由于进餐后几小时内发生的超过 BMR 的能量消耗，主要用于体内营养素的代谢。

4. 活动所需　此项所需个体差异大，随年龄增长而增加。

5. 排泄丢失　婴幼儿此部分损失约占总能量的 10%。腹泻时增加。

基础代谢所需 + 生长发育所需 + 食物热效应 + 活动所需 + 排泄丢失 = 机体所需的每日总能量。

命题趋势 小儿营养内容多，其中以小儿能量计算为常考内容，在儿科学考试中以 A1、A2、A3 型题为主。

金题直击

1 岁以内婴儿每天每公斤所需总能量约为

A. 70kcal　　B. 90kcal

C. 100kcal　　D. 130kcal

E. 150kcal

【答案】C

【解析】1 岁以内婴儿估算为每日 100kcal（460kJ）/（kg・d）。

（三）小儿能量来源

年龄越小，蛋白质和脂肪供给量相对越多。

主要来源	糖类	脂类	蛋白质
每克提供能量	4kcal	9kcal	4kcal
营养素供能比例	50%	35%	15%
	40% ～ 50%（婴儿期）	45% ～ 50%（<6 个月）	8% ～ 15%
	55% ～ 65%（2 岁以上）	35% ～ 40%（6 个月～ 2 岁）	8% ～ 15%

金题直击

3 个月婴儿，每日供给的热量为 0.42kJ/kg（100kcal/kg），需要蛋白质，脂肪，碳水化合物分别占总热量为

A. 蛋白质 35%，脂肪 15%，碳水化合物 50%
B. 蛋白质 15%，脂肪 50%，碳水化合物 35%
C. 蛋白质 15%，脂肪 35%，碳水化合物 50%
D. 蛋白质 50%，脂肪 15%，碳水化合物 35%
E. 蛋白质 35%，脂肪 50%，碳水化合物 15%

【答案】C

【解析】安排婴儿饮食时尚应考虑主要供能营养素蛋白质、脂肪和碳水化合物之间的比例必须适宜，一般以总能量的 8% ～ 15% 来自蛋白质，35% ～ 50% 来自脂肪，40% ～ 50% 来自碳水化合物最为合适。

二、营养素和水的需要

（一）宏量营养素

1. 碳水化合物 糖类最重要供能物质，糖类供能在婴儿期占总能量的 40% ～ 50%，>2 岁占 55% ～ 65%。糖类主要来源于谷类食物。

2. 脂类 次要供能营养素，脂肪供能在半岁内婴儿占总能量的 45% ～ 50%。构成脂肪的基本单位是脂肪酸，身体里有两种脂肪酸，其中必须靠食物供给的是必需脂肪酸。如亚油酸、亚麻酸、花生四烯酸、其中最重要的是亚油酸。必需脂肪酸主要来源于植物油、母乳。

3. 蛋白质 构成人体组织细胞的重要成分，亦可供能，占总能量的8%～15%，婴儿需要量约1.5～3g/(kg•d)。

构成人体蛋白质的氨基酸有 20 种，其中有 9 种是必需氨基酸：亮氨酸、异亮氨酸、缬氨酸、苏氨酸、苯丙氨酸、色氨酸、赖氨酸、组氨酸、蛋氨酸，需要食物供给。优质蛋白质主要来源于动物和大豆蛋白质。

（二）微量营养素

1. 维生素 水溶性维生素有 B 族维生素、维生素 C；脂溶性维生素有维生素 A、维生素 D、维生素 K、维生素 E。

2. 矿物质

（1）常量元素（人体含量>体重 0.01%） 钙、磷、钠、钾等。

（2）微量元素（人体含量<体重 0.01%） 铁、铜、锌、碘、硒、钼、镁、铬、钴等。

3. 膳食纤维 不产能、不被吸收、软化大便并增加粪便体积，谷类、蔬菜、水果中可获得。

（三）水

1. 水的作用 可改善肠道功能和肝脏代谢，可软化大便并增大其体积。

2. 需水量 婴儿需水量为 150mL/(kg•d)，以后每增加 3 岁减去 25mL/(kg•d)，12 岁后及成人约为 50mL/(kg • d)。

命题趋势 小儿营养内容多，其中以小儿能量计算为常考内容，在儿科学考试中以 A1、A2、A3 型题为主。

金题直击

母乳喂养每日水的需要量是

A. 170mL/kg
B. 150mL/kg
C. 120mL/kg
D. 100mL/kg
E. 80mL/kg

【答案】B

【解析】每日水需要量婴儿为 150mL/kg，以后每 3 岁减去 25mL/kg，9 岁时为 75mL/kg，成人为 50mL/kg。

三、小儿体液平衡特点和液体疗法

（一）小儿体液平衡特点

1. 小儿体液总量及其分布 不同年龄小儿体液总量及其分布（占体重的 %）如下表。

年龄	细胞内液量	细胞外液量		体液总量
		间质液量	血浆量	
足月新生儿	35%	37%	6%	78%
1 岁婴儿	40%	25%	5%	70%
2 ～ 14 岁	40%	20%	5%	65%
成人	40% ～ 45%	10% ～ 15%	5%	55% ～ 60%

从上表可看出，年龄愈小，体液总量占体重的百分比愈大，且主要是间质液比例较高，而血浆与细胞内液量比例与成人相近，年长儿体液量及组成亦与成人较为接近。

2. 体液的电解质组成

① 细胞外液以 Na^+、Cl^-、HCO_3^- 为主，其中 Na^+ 占外液阳离子总量 90% 以上。

② 细胞内液以 K^+、Mg^{2+}、HPO_4^{2-} 为主，体内总钾量的 98% 在细胞内。

（二）水、电解质、酸碱平衡紊乱的定义和临床表现

1. 脱水 指体液总量，尤其是细胞外液量的减少，因水的丢失量过多和（或）摄入量不足所致，除失水外，还同时伴有钠、钾等电解质成分的丢失及酸碱平衡紊乱。

（1）脱水程度 根据体液累积损失量的多少及临床表现，将脱水程度分为轻度脱水、中度脱水、重度脱水。

脱水的症状、体征指标	轻度脱水	中度脱水	重度脱水
失水量	30 ～ 50mL/kg	50 ～ 100mL/kg	100 ～ 120mL/kg
占体重	3% ～ 5%	5% ～ 10%	>10%
精神状态	稍差 / 略烦躁	萎靡 / 烦躁	淡漠 / 昏睡
皮肤 / 黏膜	稍干燥 / 弹性好	明显干燥 / 弹性差 / 苍白	极干燥 / 弹性极差、花纹
前囟 / 眼窝	稍凹陷	明显凹陷	深度凹陷
眼泪	有泪	泪少	无泪
尿量	稍减少	明显减少	极少或无尿
末梢循环、四肢	温暖	凉厥	冷
血压、休克征	正常 / 无	正常 / 无	下降 / 有

（2）脱水性质 根据脱水时血浆渗透压（主要是血钠浓度）的高低，可分为等渗性脱水、低渗性脱水、高渗性脱水。

等渗性脱水：血清钠为 130 ～ 150mmol/L。

低渗性脱水：血清钠 <130mmol/L。

高渗性脱水：血清钠 >150mmol/L。

不同性质脱水的诊断标准

脱水性质	血浆渗透压 /（mmol/L）	血钠浓度 /（mmol/L）
等渗性	280 ～ 310	130 ～ 150
低渗性	<280	<130
高渗性	>310	>150

命题趋势 小儿补液内容较难，其中脱水程度和类型考试常见，在儿科学考试中以 A1、A2、A3 型题为主。

金题直击

女婴，8个月。发热呕吐、腹泻、少尿2天。查体：哭无泪、眼窝前囟明显凹陷，皮肤弹性差，呈花纹状。心音低钝，四肢末梢凉。实验室检查：粪常规未见红细胞、白细胞，可见脂肪滴。血清钠135mmol/L。患儿的脱水程度属于

A. 重度等渗性脱水　　B. 中度等渗性脱水
C. 重度低渗性脱水　　D. 中度低渗性脱水
E. 中度高渗性脱水

【答案】A

【解析】少尿、眼窝、前囟明显凹陷，皮肤弹性差，四肢末梢凉为中度脱水特征，哭无泪为重度脱水特征，正常血清钠浓度为130～150mmol/L，患者血清钠浓度为正常血清钠浓度，故为等渗性脱水。

2. 代谢性酸中毒　表现为唇周灰暗或口唇呈樱桃红色，精神萎靡，呼吸深长等。

（1）轻度酸中毒　HCO_3^-为13～18mmol/L。

（2）中度酸中毒　HCO_3^-为9～13mmol/L。

（3）重度酸中毒　HCO_3^-<9mmol/L。

3. 低钾血症　血清钾<3.5mmol/L；表现为精神萎靡，肌张力减低，腱反射减弱或消失，腹胀，肠鸣音减少或消失，心音低钝，心律失常，心电图出现T波低平、倒置、ST段下移、QT间期延长，U波增大。

4. 低钙、低镁血症　血钙<1.85mmol/L，血镁<0.58mmol/L，两者常同时存在，表现为神经肌肉兴奋性增强、手足抽搐、惊厥或口唇痉挛。

（三）小儿液体疗法常用混合溶液的名称、张力与组成成分

几种常用混合溶液的名称、张力与组成成分见下表。

溶液名称	溶液张力	溶液的组成成分
2∶1含钠液	1张	2份0.9%氯化钠，1份1.4%碳酸氢钠或1.87%乳酸钠 （2∶1等张含钠溶液不含葡萄糖液）
4∶3∶2含钠液	2/3张	4份0.9%氯化钠，3份5%或10%葡萄糖，2份1.4%碳酸氢钠或1.87%乳酸钠
2∶3∶1含钠液	1/2张	2份0.9%氯化钠，3份5%或10%葡萄糖，1份1.4%碳酸氢钠或1.87%乳酸钠
2∶6∶1含钠液	1/3张	2份0.9%氯化钠，6份5%或10%葡萄糖，1份1.4%碳酸氢钠或1.87%乳酸钠
1∶1含钠液	1/2张	1份0.9%氯化钠，1份5%或10%葡萄糖
1∶2含钠液	1/3张	1份0.9%氯化钠，2份5%或10%葡萄糖
1∶4含钠液	2/5张	1份0.9%氯化钠，4份5%或10%葡萄糖

命题趋势　小儿补液内容较难，其中脱水程度和类型考试常见，在儿科学考试中以A1、A2、A3型题为主。

金题直击

1. 男婴，8个月，腹泻伴呕吐3天，无尿6h。大便呈蛋花汤样，有腥臭味。查体T37.8℃，表情淡漠，前囟、眼窝明显凹陷，皮肤弹性差，可见花纹，可闻及双肺呼吸音，心率120次/分，腹软，无明显压痛，实验室检查粪便检查偶见白细胞，患儿脱水的程度和性质是

A. 中度等渗性脱水　　B. 重度等渗性脱水
C. 中度低渗性脱水　　D. 重度低渗性脱水
E. 重度高渗性脱水

【答案】B

【解析】患者眼窝明显凹陷、皮肤弹性差，为中度脱水的临床表现；表情淡漠、无尿，为重度脱水的临床特征，故该患者为重度脱水；而患儿腹泻呕吐3天，无尿6h为急性病因，故为等渗性脱水。

2. 首批快速扩容静脉输液应给予

A. 1/3张含钠液　　B. 等张含钠液
C. 2/3张含钠液　　D. 1/2张含钠液
E. 1/5张含钠液

【答案】B

【解析】当患者重度等渗性脱水时，补液时使用等张盐溶液。等渗性脱水为 1/2 张含钠液；低渗性脱水为 2/3 张含钠液；高渗性脱水为 1/3 张含钠液。

（四）小儿液体疗法的实施方案

1. 口服补液实施方案　目前有多种口服补液盐（ORS）配方，WHO 2002 年推荐的低渗透压口服补液盐的配方与传统的配方比较同样有效，但更为安全。该配方中各种电解质浓度为：Na^+ 75mmol/L，K^+ 20mmol/L，Cl^- 65mmol/L，枸橼酸钠 10mmol/L，葡萄糖 75mmol/L。可用 NaCl 2.6g，枸橼酸钠 2.9g，氯化钾 1.5g，葡萄糖 13.5g，加水到 1000mL 配成。总渗透压为 245mOsm/L。

脱水程度	ORS 补液量	备注
轻度脱水	50 ～ 80mL/kg	
中度脱水	80 ～ 100mL/kg	约在 8 ～ 12h 内用完；继续补充量根据腹泻的继续丢失量而定，一般每次大便后给 10mL/kg
患儿极度疲劳、昏迷或昏睡、腹胀者不适宜用 ORS		

在用于补充继续损失量和生理需要量时，ORS 需适当稀释。

2. 第 1 天静脉补液实施方案

补液阶段	补液量 /（mL/kg）			补液性质（液体张力）	补液速度		
	轻度脱水	中度脱水	重度脱水		微量注射泵	普通一次性输液器	补液时间 /h
首日补液总量	90 ～ 120	120 ～ 150	150 ～ 180	—	—	—	24
扩容阶段	0	0	20	等张	20 ～ 40	6 ～ 12	0.5 ～ 1
快速补液阶段	总量的 1/2 去扩容量			1/3 ～ 2/3 张	10	3	8 ～ 10
维持补液阶段	余下的 1/2 总量，酌减			1/5 ～ 1/3 张	5	1.5	14 ～ 16

（1）补液总量　包括补充累积损失量、继续损失量和生理需要量，一般轻度脱水为 90 ～ 120mL/kg、中度脱水为 120 ～ 150mL/kg、重度脱水为 150 ～ 180mL/kg，对少数营养不良，肺炎和心、肾功能不全者尚应根据具体病情分别做较详细的计算。

（2）补液种类　溶液中电解质溶液与非电解质溶液的比例应根据脱水性质（等渗、低渗、高渗）分别选用。

脱水程度	补液种类
等渗性脱水	1/2 张含钠液
低渗性脱水	2/3 张含钠液
高渗性脱水	1/3 张含钠液

（3）补液速度　主要取决于脱水程度和继续损失的量和速度。

对重度脱水有明显周围循环障碍者应先快速扩容，20mL/kg 等张含钠液，30 ～ 60min 内快速输入。累积损失量（扣除扩容液量）一般在 8 ～ 12h 内补完，约每小时 8 ～ 10mL/kg。脱水纠正后，补充继续损失量和生理需要量时速度宜减慢，于 12 ～ 16h 内补完，约每小时 5mL/kg。若吐泻缓解，可酌情减少补液量或改为口服补液。

由于患儿年龄越大，相应体液总量占体重的百分比越小，补液总量亦应相应减少，故婴儿期以后的儿童实际补液总量应在上述基础上相应减少 1/4 ～ 1/3；营养不良、肺炎、心功能不全、肾衰竭患者实际补液总量亦应减少 1/4 ～ 1/3。

当患儿能饮水进食后，应尽可能通过口服补液，静脉补液量即为每日补液总量减去每日口服补液量的差值。

3. 第 2 天及以后的补液　经第 1 天补液后，脱水及电解质、酸碱平衡紊乱已基本纠正，第 2 天及以后的补液主要是补充生理需要量和继续损失量，还需继续补钾，并供给适当的热量。一般可改为口服补液，若口服量不足或口服困难者仍需静脉补液，补液量根据继续丢失及进食情况估算。

4. 纠正酸中毒 因输入的混合溶液中已含有一部分碱性溶液，输液后循环和肾功能改善，酸中毒可随即纠正。也可根据临床症状和血气分析结果，另加碱性液纠酸，对重度酸中毒可用1.4%碳酸氢钠扩容，兼有扩充血容量及纠正酸中毒的作用。

5. 纠正低钾、低钙、低镁

（1）低钾 见尿后（有尿或来院前6h内有尿）应及时补钾。

按每日3～4mmol/kg（相当于氯化钾200～300mg/kg），缺钾症状明显者可增至4～6mmol/kg（相当于氯化钾300～450mg/kg）。轻度脱水可分次口服；中、重度脱水可给予静脉滴注。

氯化钾静脉滴注浓度不得超过0.3%（40mmol/L）。

每日静脉补钾时间不应少于8h。一般静脉补钾要持续4～6天，严重缺钾者应适当延长。

切忌将钾盐静脉推入，否则可危及生命。

（2）低钙 一般脱水患儿无须常规补钙；对腹泻脱水合并营养不良、佝偻病患儿，或在补液过程中出现抽搐者，可静脉给予10%葡萄糖酸钙，每次5～10mL，稀释后缓慢静脉注射或静脉滴注，必要时重复使用，每6～12h一次。

（3）低镁 若腹泻时间较长，出现抽搐且钙剂治疗无效时，应考虑低镁血症可能，可给予25%硫酸镁，每次0.1～0.2mL/kg，深部肌内注射，每日2～3次，每6h 1次，可持续2～4日，症状缓解后停用；或用25%硫酸镁0.3～0.5mL/（kg·次），稀释25倍成1%浓度，于2h以上缓慢静脉滴注，每日一次，共2～4天，酌情停用。静脉滴注过快可引起血压下降或呼吸暂停。

第八节 婴儿喂养方法

一、母乳喂养

母乳是婴儿（尤其是6个月以下的婴儿）最适宜的食物。

（一）母乳喂养的优点

1. 营养丰富，比例适宜，易于吸收

（1）蛋白质 人乳含必需氨基酸比例适宜，为必需氨基酸模式。人乳所含酪蛋白为β-酪蛋白，含磷少，凝块小；人乳所含白蛋白为乳清蛋白，促乳糖蛋白形成；人乳中酪蛋白与乳清蛋白的比例为1∶4，与牛乳（4∶1）有明显差别，易被消化吸收。人乳中宏量营养素产能比例适宜。人乳喂养的婴儿很少产生过敏。

（2）脂肪 脂肪酸，含不饱和脂肪酸多（有利于脑的发育）和较多解脂酶，易消化。

（3）糖类 乳糖量多，主要是乙型乳糖（β-双糖），促进肠道双歧杆菌、乳酸杆菌生长（不利于大肠埃希菌生长，喝母乳不宜腹泻）。

（4）矿物质 吸收率高，含微量元素多，如锌、铜、碘。

① 铁吸收率高（母乳为49%，牛乳仅4%）。

② 钙磷比例适宜（2∶1），较少发生佝偻病。母乳中矿物质（钙、磷）虽然不如牛乳多，但比例适宜，容易吸收。

（5）维生素 母乳中维生素D、维生素K含量低（唯一不如牛乳点），因此母乳喂养的婴儿应鼓励多做户外活动。

2. 增进免疫 含丰富免疫成分。

① 初乳含有丰富SIgA和少量IgG、IgM抗体。

② 大量乳铁蛋白，抑制大肠埃希菌和白念珠菌生长。

③ 双歧因子、溶菌酶、补体、免疫活性细胞均高于牛乳。

3. 利于婴儿脑发育 母乳含优质蛋白质、必需氨基酸及乳糖较多。

4. 良好心理-社会反应 促进母子感情，随时照顾护理。

5. 喂哺简便易行 经济、方便、无菌、温度适宜。

6. 促进母亲恢复 促进子宫收缩；减少乳腺癌和卵巢癌发生。

7. 缓冲力小 人乳pH值为3.6，对酸碱缓冲力小，对胃酸中和力弱，有利于消化酶发挥作用。

母乳和牛奶的区别

成分	母乳	牛奶
蛋白质	白蛋白多而酪蛋白少，胃内凝块小，易吸收	酪蛋白多而白蛋白少，胃内凝块大
脂肪	含不饱和脂肪酸的脂肪较多，有利于脑的发育	以饱和脂肪酸为多，脂肪球大，又无溶脂酶
糖类	乳糖量多，利于乳酸杆菌生长（乙型乳糖）	乳糖含量低，有利于大肠埃希菌生长（甲型乳糖）
微量元素	锌、铜、碘等较多	锌、铜、碘等较少
铁	含量相同，但吸收率高	吸收率低
维生素 K、维生素 D 含量	/	缺乏
免疫因子含量	高	/

（二）母乳成分变化

母乳分为初乳、过渡乳、成熟乳，其分期时间及各期特点见下表。

母乳分期及各期成分特点

项目	初乳	过渡乳	成熟乳
定义	孕后期与产后 5 天以内的乳汁	产后 5 ～ 14 天的乳汁	产后 14 天以后的乳汁
量	量少，每日约 15 ～ 45mL	总量有所增加	量多，可达 700 ～ 1000mL/d
所含物质	含脂肪少，蛋白质含量丰富，免疫活性物质 SIgA、维生素 A、牛磺酸、矿物质的含量丰富	脂肪含量高，蛋白质及矿物质含量渐低，乳铁蛋白和溶菌酶保持稳定，而 SIgA 迅速下降	蛋白质约为 1.1%，脂肪 3.8%，碳水化合物 7.0%，矿物质 0.2%
主要功能	有利于新生儿发育和抗感染	婴幼儿能量来源	婴幼儿能量来源

（三）母乳喂养方法

1. 时间　尽早开奶（产后 15min ～ 2h 内），按需哺乳，不宜过早加喂牛奶或乳制品。

2. 方法　每次喂时应吸空一侧乳房，再吸另一侧，下次喂哺从未吸空的一侧开始，使每侧乳房轮流吸空。

3. 断奶时间　12 个月可断奶，如遇患病或母奶量多可延至 1.5 ～ 2 岁。

（四）不宜哺乳的情况

① 母亲感染 HIV、患有严重疾病（慢性肾炎、糖尿病、恶性肿瘤、精神病、癫痫、心衰）、放化疗期间、肺结核正规治疗 2 周内。

② 乳母患急性传染病时，可将乳汁挤出，经消毒后哺乳。

③ 母亲 HBsAg 阳性，在婴儿常规注射乙肝免疫蛋白和乙肝疫苗后，并非母乳喂养的禁忌证。

④ 丙肝感染者不是禁忌证。

⑤ CMV 感染在足月婴儿一般不引起有症状的疾病，可进行母乳喂养。

二、人工喂养

4 ～ 6 个月以内的婴儿母亲因各种原因不能喂哺时，可选用牛、羊乳或其他兽乳，称为人工喂养。应尽量鼓励母乳喂哺至少到 4 个月，特别强调让新生儿吃到最初 1 周内的初乳。人工喂养中以牛乳为最常用。

（一）牛乳

1. 牛乳成分特点　牛乳是最常用的代乳品，但其成分并不适合婴儿。

（1）乳糖含量低　牛乳所含乳糖较人乳少，且主要为甲型乳糖，有利于大肠埃希菌的生长（易产生腹泻）。

（2）宏量营养素比例不当　牛乳蛋白质含量虽较人乳为高，但以酪蛋白为主，在胃内形成凝块较大，不易消化；氨基酸比例不当，不宜吸收；牛乳脂肪颗粒大，缺乏脂肪酶，难消化；不饱和脂肪酸含量低（亚麻酸 2%，低于人乳 8%）。含磷高，影响钙的吸收（比例不适宜，不宜吸收）。

（3）微量营养素比例不当　牛乳含锌、铜较少，含铁量虽与人乳相仿，但其吸收率仅为人乳的 1/5。

（4）肾负荷重　矿物质成分较高，比人乳多 3 ～ 3.5 倍，不仅使胃酸下降，且加重肾溶质负荷，不利于新生儿、早产儿及肾功能较差的婴儿。

（5）牛乳缺乏各种免疫因子是与人乳的最大区别，故单纯喝牛乳的孩子易患感染性疾病。

命题趋势 小儿营养中母乳的特点和母乳、牛乳的区别为常见考查点，在儿科学考试中以A1型题为主。

金题直击

与牛乳相比，母乳营养丰富，易于消化。是因为母乳中

A. 蛋白质含量高

B. 含酪蛋白多

C. 含白蛋白、球蛋白较多

D. 含饱和脂肪酸多

E. 含甲型乳糖高

【答案】C

【解析】母乳优点：白蛋白多，乙型乳糖高，不饱和脂肪酸多，钙磷比例适宜，免疫球蛋白高。

2. **婴儿配方奶粉** 为0～6个月婴儿人工喂养和婴儿断母乳时的首选。

3. **奶量计算法** 一平勺配方奶粉（4.4g）+温开水30mL（即重量比为1∶7），1g供能5kcal，婴儿每日能量需要约100kcal/kg，即需配方奶粉20g/（kg·d）。

100mL全牛奶供能67kcal，糖8g供能32kcal，即8%糖奶100mL供能100kcal。

全牛奶两次喂哺之间喂水，使8%糖牛乳+水=总液量达150mL/(kg·d)。

婴儿每日能量需要约100kcal/kg，故需8%糖牛奶100mL/（kg·d）。

（二）羊乳

成分与牛乳相仿。因其叶酸含量极低，维生素B_{12}也少，故羊乳喂养者应添加叶酸和维生素B_{12}，否则可引起巨幼细胞性贫血。

三、过渡期食物（辅食）添加

（一）添加过渡期食物（辅食）原则

由少到多，由稀到稠，由细到粗，由一种到多种，应在婴儿健康、消化功能正常时添加。

（二）添加过渡期食物（辅食）的时间和步骤

1. 1～3月 添加汁状食物，如水果汁、青菜汤、鱼肝油和钙剂。

2. 4～6月 添加泥状食物，如含强化铁的米粉（首先添加的食物）、菜泥、水果泥、蛋黄、配方奶等。

3. 7～9月 添加末状食物，如稀饭、烂面条、蛋、鱼、豆腐、肉末、肝泥、熟土豆、芋头、水果等。

4. 10～12月 添加碎食物，如软饭、烂面条、碎菜、碎肉、豆制品、带馅食品等。

命题趋势 小儿喂养辅食的添加，在儿科学考试中以A1题为主。

金题直击

4～6个月婴儿不 宜添加的食物

A. 菜泥

B. 水果泥

C. 配方奶

D. 肉末

E. 蛋黄

【答案】D

【解析】4～6月，添加泥状食物，如含强化铁的米粉（首先添加的食物）、菜泥、水果泥、蛋黄、配方奶等。

第九节 维生素D缺乏性佝偻病

维生素D缺乏性佝偻病是由维生素D不足所致的一种全身慢性营养缺乏病，主要见于2岁以下婴幼儿。

一、病因

（一）围生期维生素D不足

母亲妊娠后期维生素D不足、早产、双胎使婴儿体内贮存不足。

（二）日光照射不足（主要病因）

体内维生素 D 主要为皮肤内 7- 脱氢胆固醇经紫外线照射生成，故本病冬季易发生（日照短，活动少）。

（三）维生素 D 摄入不足

日照不足又未补充鱼肝油、蛋黄、肝等富含维生素 D 食物。

（四）钙、磷比例不当

牛乳钙磷比例不当（1.2∶1），钙吸收率低，人工喂养者易发病。

（五）维生素 D 需要增加

早产及双胎婴儿生后生长发育快，婴儿早期生长发育快。

（六）疾病或药物影响

胃肠、肝胆、肾脏疾病影响维生素 D 及钙磷的吸收和利用；抗惊厥药加速维生素 D 分解；激素拮抗维生素 D 对钙的转运。

命题趋势 维生素 D 缺乏性佝偻病在儿科学考试中很常见，其病因需注意，以 A1 型题为主。

金题直击

维生素 D 缺乏性佝偻病不正确的预防措施是

A. 适当多晒太阳　　B. 提倡母乳喂养

C. 孕母补充维生素 D 及钙剂　　D. 及时添加辅食

E. 早产儿 2 个月开始补充维生素 D

【答案】E

【解析】维生素 D 缺乏性佝偻病的预防：新生儿生后两周给予预防剂量的维生素 D 至 2 岁。早产儿、低出生体重儿或双胎生后应给予维生素 D。

二、临床表现

本病好发于 3 个月～ 2 岁小儿，主要表现为生长中的骨骼改变、肌肉松弛和神经兴奋性症状。临床上分为初期、激期、恢复期和后遗症期。

（一）初期（早期）

1. 症状　多见于 6 个月以内，特别是 <3 个月婴儿，多为非特异性神经兴奋性增高症状，主要表现为小儿性格改变，如易激惹，烦躁，夜惊，多汗，枕秃，此期常无骨骼改变。

2. 血生化　血钙一过性下降，血磷降低，碱性磷酸酶（AKP）正常或稍高，血清 25-(OH)D_3 下降。

3. 骨骼 X 线检查　正常或临时钙化带模糊。

（二）活动期（激期）

除初期症状外，出现典型骨骼改变和运动功能发育迟缓。

1. 头部

（1）颅骨软化　多见于 3 ～ 6 个月患儿，重者出现压乒乓球样感觉（最早的体征）。

（2）方颅　多见 7 ～ 8 个月患儿。

（3）前囟　增宽及闭合延迟。

（4）出牙延迟、牙釉质缺乏易患龋齿。

2. 胸部　胸廓畸形多见于 1 岁左右小儿，表现肋骨串珠、肋膈沟（郝氏沟）、鸡胸、漏斗胸。

3. 四肢

（1）手镯或脚镯　多见于 6 个月以上小儿。

（2）下肢畸形　见于 1 岁后站立、行走的小儿，在立、走的重力影响下可出现“O”形腿或“X”形腿，有少数患者表现为“K”形腿。

4. 其他　会坐和站立后引起脊柱后凸或侧弯，重症者骨盆畸形，形成扁平骨盆。肌张力低下，抬头、坐、立、行等落后，腹肌张力低下形成蛙腹。

5. 血生化　血钙稍降低，血磷明显降低，碱性磷酸酶明显增高。

6. 骨骼 X 线检查　长骨钙化带消失，干骺端呈毛刷样，并有杯口状改变；骨骺与干骺端距离加大；骨质普遍稀疏，可有骨干弯曲或骨折。

佝偻病活动期骨骼畸形与好发年龄（八版）

部位	名称	好发年龄
头部	颅骨软化	3～6个月
	方颅	8～9个月
前囟	增宽及闭合延迟	迟于1.5岁
出牙	延迟	1岁出牙，2.5岁仍未出齐
胸部	肋骨串珠	1岁左右
	肋膈沟	—
	鸡胸、漏斗胸	—
四肢	手镯或脚镯	>6个月
	“O”形腿或“X”形腿	>1岁

（三）恢复期

经治疗和日照后，患儿症状和体征减轻或消失，精神活泼，肌张力恢复。

1. 血生化　血钙磷浓度逐渐恢复正常，碱性磷酸酶约1～2个月恢复正常。

2. 骨骼X线检查　临时钙化带重新出现，骨质密度增浓，逐步恢复正常。

（四）后遗症期

多见3岁后小儿，临床症状消失，血生化及骨骼X线检查正常，仅遗留不同程度的骨骼畸形，见于重度佝偻病患儿。

命题趋势 维生素D缺乏性佝偻病在发生时各时期的特点在儿科学考试中很常见，以A1型题为主。

金题直击

1. 患儿，女，11个月。多汗，烦躁，睡眠不安，可见肋膈沟，下肢轻度“O”形腿，血清钙稍低，血磷降低，碱性磷酸酶增高，其佝偻病应处于

A. 前驱期　　B. 初期
C. 激期　　D. 恢复期
E. 后遗症期

【答案】C

【解析】佝偻病的初期主要表现为神经兴奋性增高。

激期主要表现为骨骼改变和运动发育迟缓，钙降低，碱性磷酸酶升高显著，颅骨软化、方颅、肋膈沟、鸡胸、漏斗胸、X形腿、O形腿。

恢复期临床症状或特征减轻或消失，血清钙磷浓度恢复正常。

后遗症期多见于3岁以后的婴儿，残留不同程度的骨骼畸形或运动功能障碍。

2. 3～6个月婴儿维生素D缺乏性佝偻病激期骨骼改变最常见的表现为

A. 颅骨软化　　B. 方颅
C. 前囟增大　　D. 腕踝部膨大
E. 肋骨串珠和肋膈沟

【答案】A

【解析】佝偻病体征如下。

6个月以内婴儿：颅骨软化。

6个月以上婴儿：腕踝部膨大，即佝偻病手、足镯。

7～8个月以上婴儿：方颅。

1岁左右婴儿：肋骨串珠和肋膈沟。

1.5岁以上的婴儿：前囟未闭合。

三、诊断

根据病因、症状和体征，结合血生化和骨骼X线改变可做出正确诊断。但佝偻病初期患儿骨骼改变不明显，神经精神症状又无特异性，此时，血清25-$(OH)_2D_3$（正常值10～60μg/L）和1,25-$(OH)_2D_3$（正常值0.03～0.06μg/L）水平已明显降低，可作为可靠的早期诊断指标。血生化与骨骼X线改变是诊断佝偻病的金标准。

命题趋势 维生素D缺乏性佝偻病很常见，其诊断指标需注意，以A1型题为主。

金题直击

维生素D缺乏性佝偻病可靠的早期诊断指标是

A. 血清钙浓度降低
B. 血清磷浓度降低
C. 血清碱性磷酸酶增高
D. 血1, 25-$(OH)_2D_3$降低
E. 血PTH降低

【答案】D

【解析】血1,25-$(OH)_2D_3$是维生素D_3在血浆中的主要存在形式，其正常值为25～125mmol/L，佝偻病早期1,25-$(OH)_2D_3$明显降低。

四、治疗

控制活动期，防止骨骼畸形。

1. 补充维生素D

（1）口服法　每日给维生素D 2000～4000U（50～125μg），或1, 25-$(OH)_2D_3$（罗盖全）0.5～2.0μg，连服2～4周后改为预防量（小于1岁婴儿改为400U/d，大于1岁婴儿改为600U/d，同时给予多种维生素）。

（2）突击疗法　适用于有并发症或不能口服者，或重症佝偻病者。肌注维生素$D_3$20万～30万U，1个月后改预防量口服维持。

2. 补充钙剂　主张从膳食的牛奶、配方奶和豆制品中补充钙剂和磷，只要牛奶足够（500mL/d）不需要补充钙剂。仅在有低钙表现、严重佝偻病、营养不足时才需补充钙剂。

3. 一般治疗　坚持母乳喂养，按时添加辅食，多晒太阳；激期勿使患儿多坐、多站。

命题趋势 维生素D缺乏性佝偻病为常考考点，其治疗用药及治疗时间需特别注意，常以A1型题为主。

金题直击

患儿，4个月，生后牛乳喂养。突发四肢抽搐，面肌颤动，两眼上翻，持续数秒至数分钟后自然缓解。一天可发作4～5次，每次缓解后一切活动正常，急诊处理应给予

A. 止惊剂＋钙剂
B. 止惊剂＋脱水剂
C. 止惊剂＋抗生素
D. 止惊剂＋维生素D
E. 脱水剂＋钙剂

【答案】A

【解析】4个月，生后牛乳喂养，故考虑存在维生素D不足，导致低钙惊厥，急诊应控制惊厥和补充钙剂。

第十节　川崎病

川崎病又称皮肤黏膜淋巴结综合征，是一种急性全身性中、小动脉炎，好发于冠状动脉。婴幼儿多见，临床以发热、皮疹、球结合膜充血、口腔黏膜充血、手足红斑和硬性水肿以及颈部淋巴肿大为特征。

一、临床表现

（一）主要表现

发热	持续7～14天或更长，抗生素治疗无效，体温呈稽留热或弛张热
皮肤	多形性红斑或猩红热样皮疹；肛周红、脱皮；卡介苗接种处见结痂

续表

黏膜	球结合膜充血，起病 3 ～ 4 天出现，无脓性分泌物，热退后消散
口唇	潮红，有皲裂或出血，见草莓舌
手足	急性期：呈硬性水肿，手掌和足底红斑
	恢复期：指趾端膜状脱皮（具特征性，甲床与皮肤交界处）
淋巴结	颈部淋巴结呈急性非化脓性，一过性肿大（单侧或双侧），有触痛

（二）心脏表现

起病后 1 ～ 6 周可出现心肌炎、心包炎、心内膜炎和心律失常。冠状动脉病变最重要，多发生于病程第 2 ～ 4 周，有冠状动脉炎、冠状动脉扩张、冠状动脉瘤，冠状动脉狭窄、闭塞，缺血性心脏病，甚至心肌梗死。心肌梗死和冠状动脉瘤破裂可致心源性休克。

（三）其他系统表现

1. 消化系统　腹泻、呕吐、腹痛，胆囊肿大，血清转氨酶增高。

2. 呼吸系统　咳嗽、流涕，肺部异常阴影。

3. 关节　疼痛、肿胀。

4. 神经系统　易激惹，无菌性脑膜炎。

5. 尿改变　蛋白尿，沉渣中白细胞增多。

二、辅助检查

（一）血液检查

血白细胞增高，以中性粒细胞为主，伴核左移；轻度贫血；血小板第 2 ～ 3 周时增多；血细胞沉降率、C 反应蛋白等增高；血浆纤维蛋白原增高等。

（二）免疫学检查

血清 IgG、IgM、IgA、IgE 和血循环免疫复合物升高；Ts 细胞数减少而 Th 细胞数增多；总补体和 C_3 正常或增高。

（三）ECG

非特异性 ST-T 变化；心肌梗死时相应导联 ST 段抬高，T 波倒置及异常 Q 波。

（四）胸部平片

心影可扩大。

（五）超声心动图

可表现冠状动脉扩张（直径＞3mm，≤ 4mm 为轻度，4 ～ 7mm 为中度）、冠状动脉瘤（≥8mm）、冠状动脉狭窄。

（六）冠状动脉造影

适于超声心动图提示多发性冠状动脉瘤或心电图有心肌缺血表现者。

（七）多层螺旋 CT

在检测冠状动脉狭窄、血栓、钙化方面的能力明显优于超声心动图，可部分取代传统的冠状动脉造影。

三、诊断标准（临床表现＋超声）

发热 5 天以上，伴以下 4 条以上，并排除其他疾病，可以诊断为川崎病。若 5 项临床表现不足 4 项，但超声心动图有冠状动脉损害，亦可诊断为川崎病。

（一）四肢变化

急性期手足硬性水肿和掌跖红斑；恢复期膜状脱皮。

（二）皮肤表现

多形性红斑、猩红热样皮疹。

（三）结合膜充血

双球结合膜非化脓性充血。

（四）口唇表现

唇皲裂出血，口腔黏膜充血，舌乳头突起呈“草莓舌”。

（五）颈部淋巴结肿大

单侧或双侧非化脓性肿大，坚硬有触痛。

四、治疗

（一）静注丙种球蛋白（IVIG）敏感型川崎病治疗

1. 阿司匹林　为首选药物，具有抗炎、抗凝作用，疗程 6 ～ 8 周。

2. 静注丙种球蛋白（IVIG）　1 ～ 2g/kg，8 ～ 12h 内静脉滴入，发病 10 天内应用可迅速退热，并预防冠状动脉病变，同时应用阿司匹林效果更佳。

3. 糖皮质激素适应证　丙种球蛋白耐药、合并全心炎或无法得到丙种球蛋白时。

副作用：易并发冠状动脉瘤并影响冠脉病变的修复，不宜单独应用抗凝治疗加用双嘧达莫（潘生丁）。

4. 对症治疗　补液、护肝、控制心衰、纠正心律失常；心肌梗死时及时溶栓治疗。

5. 心脏手术适应证　严重冠状动脉病变者需做冠状动脉搭桥术。

（二）静注丙种球蛋白（IVIG）非敏感型川崎病治疗

川崎病患儿在发病 10 天内已接受 IVIG 2.0g/kg 治疗，无论一次或分次输注，若 48h 后仍发热（高于 38℃），或给药 2 ～ 7 天（甚至 2 周）后再次发热，并符合至少一项川崎病诊断标准者为 IVIG 非敏感型川崎病。

1. 重复 IVIG 治疗　首剂 IVIG 后仍发热者，建议尽早再次应用 IVIG 2.0g/kg 一次性输注。

2. 三联治疗　在 IVIG 使用基础上，联合使用肾上腺皮质激素与阿司匹林治疗。

川崎病是皮肤、黏膜、淋巴结有损害，最严重的是心脏损害。治疗首选阿司匹林，最佳的治疗是阿司匹林 + 丙种球蛋白。

第十一节　急性上呼吸道感染

急性上呼吸道感染简称“上感”，是小儿最常见的疾病，它主要侵犯鼻、鼻咽和咽部，根据感染部位不同，常诊断为“急性鼻咽炎”“急性咽炎”“急性扁桃体炎”等。

一、病因

病毒所致者占 90% 以上，主要有鼻病毒、合胞病毒、流感病毒、副流感病毒、腺病毒、柯萨奇病毒、冠状病毒等。病毒感染后，亦可继发细菌感染，最常见为溶血性链球菌。

二、临床表现

（一）一般类型“上感”

1. 症状

轻重与年龄、病原体及机体抵抗力不同有关，年长儿症状较轻，以局部表现为主（鼻塞、喷嚏、流涕、干咳、咽部不适、发热等）；婴幼儿则较重，以全身症状为主，可骤然高热、纳差、咳嗽，可伴有呕吐、腹泻、腹痛、烦躁，甚至高热惊厥。脐周阵痛与发热引起的反射性肠蠕动增强或肠系膜淋巴结炎有关。病程 3 ～ 5 天。

2. 体检

可见咽部充血，扁桃体肿大，颌下淋巴结肿大、触痛。肺部呼吸音正常，没有湿啰音。肠道病毒所致者，常伴不同形态的皮疹。

（二）两种特殊类型的“上感”

项目	疱疹性咽峡炎	咽结合膜热
病原体	柯萨奇 A 组	病毒腺病毒 3、7 型
好发季节	夏秋季	春夏季

续表

项目	疱疹性咽峡炎	咽结合膜热
症状	急起、高热、咽痛、流涎、呕吐等	是一种以发热、咽炎、结膜炎为特征，高热、咽痛、眼部刺痛，有时伴消化道症状
体征	咽部充血，咽腭弓、悬雍垂、软腭等处有 2 ～ 4mm 大小的疱疹，周围有红晕，一旦破溃形成小溃疡	咽部充血，白色点状分泌物，周边无红晕，易于剥离；颈及耳后淋巴结肿大
病程	病程 1 周左右	病程 1 ～ 2 周

命题趋势 急性上呼吸道感染的病因及临床特点需了解掌握，考试以 A1 型题为主。

金题直击

1 岁女孩，急起高热、流涎、厌食。查体：可见咽部充血，咽腭弓、悬雍垂、软腭等处可见 2 ～ 4mm 大小的疱疹，心、肺（–）。最可能的诊断是

A. 疱疹性口炎　　B. 鹅口疮

C. 咽结合膜热　　D. 猩红热

E. 疱疹性咽峡炎

【答案】E

【解析】疱疹性咽峡炎：咽峡部可见疱疹，多为柯萨奇 A 组病毒引起。

三、诊断与鉴别诊断

（一）诊断

根据病史、临床症状与体征以及某些特殊临床表现即可诊断。

（二）鉴别诊断

鉴别疾病	临床特点
流行性感冒	为流感病毒、副流感病毒所致。有明显流行病史。全身症状重，如发热、头痛、咽痛、肌肉酸痛等，上呼吸道卡他症状轻，病程长
急性阑尾炎	上感伴腹痛者应与急性阑尾炎鉴别 后者腹痛常先于发热，腹痛部位以右下腹为主，呈持续性，有腹肌紧张及固定压痛点等。白细胞及中性粒细胞增多
过敏性鼻炎	某些学龄前和年长儿童“感冒”症状，如鼻塞、流涕、打喷嚏、鼻痒等持续超过 2 周或反复发作，而全身症状较轻，则应考虑过敏性鼻炎的可能
手足口病	只有咽腭弓、悬雍垂、软腭处疱疹者，为疱疹性咽峡炎；若手、足、口、臀侧出现疱疹者，为手足口病

四、并发症

1.“上感” 可继发中耳炎、鼻窦炎、咽后壁脓肿、扁桃体周围脓肿、颈淋巴结炎、喉炎、气管支气管炎、肺炎及热性惊厥等，以婴幼儿多见。

2. 病毒感染　可并发急性病毒性心肌炎。

3. A 组 β 溶血性链球菌感染　可继发急性肾小球肾炎和风湿热。

五、治疗

（一）一般治疗

休息、多饮水；注意呼吸道隔离；预防并发症。

（二）病因治疗

常用抗病毒药物。主张早期使用，如利巴韦林（病毒唑）具有广谱抗病毒作用，疗程为 3 ～ 5 天。若为流感病毒感染可口服磷酸奥司他韦（达菲）。如证实为细菌感染或有并发症者，选用抗生素。局部可用 1% 利巴韦林滴鼻液、0.1% 阿昔洛韦滴眼液，每 1 ～ 2h 1 次。

（三）对症治疗

物理或药物降温；高热惊厥者给予镇静、止惊等处理；咽痛者可口服咽喉片。

命题趋势 上呼吸道感染的病因及临床特点需了解掌握，考试以 A1 型题为主。

金题直击

婴幼儿易患呼吸道感染的主要原因是

A. 呼吸浅表

B. 呼吸频率快

C. 呈腹式呼吸

D. 呼吸道黏膜缺少 SIgA

E. 鼻腔短小，狭窄，黏膜血管丰富

【答案】E

【解析】小儿鼻腔相对短小，鼻道狭窄，婴幼儿黏膜柔嫩并富于血管，感染时黏膜肿胀，易造成堵塞，导致呼吸困难和张口呼吸。

第十单元　传染病

考试分值

2019 年	2020 年	2021 年	2022 年	2023 年
3	3	2	2	3

第一节　总论

一、概述

传染病是指由病原微生物，如朊粒、病毒、衣原体、立克次体、支原体、细菌、真菌、螺旋体、寄生虫等，感染人体后产生的有传染性、在一定条件下可造成流行的疾病。

感染性疾病是指由病原体感染所致的疾病，包括传染病和非传染性感染性疾病。

二、传染病感染过程的 5 种表现

病原体通过各种途径进入人体，就开始了感染过程，在病原体和人体相互作用过程中，形成不同感染谱，包括病原体被清除、隐性感染（亚临床感染）、显性感染（临床感染）、病原携带状态、潜伏性感染。

分类	特点
病原体被清除	病原体进入人体后，被机体的非特异免疫或特异性免疫系统所清除
隐性感染	又称亚临床型感染。病原体侵入人体后，不引起或仅引起轻微的组织损伤，故临床上无明显症状、体征及生化检测异常。仅引起机体产生特异性的免疫应答，诊断依赖免疫学检查检出特异性抗体。在大多数传染病中，隐性感染是最常见的表现
显性感染	又称临床型感染，指病原体侵入人体后，不但引起机体免疫应答，且由于病原体本身和（或）机体的变态反应，导致组织损伤，引起病理改变，出现临床表现而发病
病原携带状态	1. 按病原体的不同可分为病毒携带者、细菌携带者及原虫携带者 2. 按其发生于隐性感染或显性感染之后，分别称为健康或恢复期携带者。如携带病原体的时间<3 个月，则称为急性携带者；如携带病原体时间持续 3 个月以上，则称为慢性携带者。病原携带者是许多传染病的重要传染源
潜伏性感染	指病原体感染人体后，由于机体的免疫功能不足以清除病原体，而将其局限化，但不引起显性感染，病原体长期潜伏于机体内，一旦人体免疫功能下降，才引起显性感染，如单纯疱疹、带状疱疹、疟疾、结核等。潜伏性感染一般不排出病原体，因此与病原携带状态不同

三、传染病流行过程中的 3 个基本条件

传染病流行过程的 3 个基本条件：传染源、传播途径和易感人群。

（一）传染源

体内有病原体生存、繁殖并能将其排出体外的人或动物。包括患者、隐性感染者、病原携带者和受感染的动物（患病和携带病原体的动物）。携带者由于无临床症状，容易漏诊或忽视，在某些疾病的传播上意义更大。

（二）传播途径

传播途径是指病原体离开传染源到达另一个易感者的途径，主要有以下几种：

传播途径	定义	传播过程	举例
呼吸道传播	病原体存在于空气中的飞沫或气溶胶中，易感者吸入时获得感染	空气、飞沫或尘埃	麻疹、百日咳、肺结核、人感染高致病性禽流感、严重急性呼吸综合征、非典型病原体肺炎

续表

传播途径	定义	传播过程	举例
消化道传播	病原体污染食物、水源、食具，易感者于进食时获得感染	经水、食物等	伤寒、霍乱、细菌性痢疾
接触传播	易感者与被病原体污染的水或土壤接触时获得感染	与传染源直接接触	炭疽、钩端螺旋体病、血吸虫
虫媒传播	被病原体感染的吸血节肢动物，于叮咬时把病原体传给易感者	通过节肢动物叮咬吸血	流行性乙型脑炎、疟疾
血液、体液传播	病原体存在于携带者或患者的血液或体液中，通过应用血制品、分娩或性交等传播	性传播、输血注射或母婴垂直传播	慢性乙型肝炎、艾滋病
母婴传播	指母亲通过胎盘传播给胎儿，属于垂直传播	通过胎盘传播	梅毒 、弓形虫病

（三）人群易感性及免疫性

对某种传染病缺乏特异性免疫力的人为易感者，一般而言，人群对传染病普遍易感。

四、影响流行过程的因素

（一）自然因素

地域性	我国疟疾多见于南方地区，北方有黑热病的地方流行
季节性	流行性乙型脑炎有明显的季节性（夏）；流行性脑脊髓膜炎好发于冬春
自然疫源性疾病	某些自然生态环境为传染病在野生动物间的传播创造了良好条件，如鼠疫、立克次体病及肾综合征出血热等，人类进入这些地区可感染及发病

（二）社会因素

包括社会制度、经济发达程度、生活条件、卫生设施及文化水平等，对传染病发生及流行有决定性的影响。

五、传染病的基本 4 特征

（一）有病原体

每个传染病都是由其各自的病原体引起，包括细菌、病毒、立克次体、螺旋体、原虫及蠕虫等。因此，检出病原体是确诊传染病的重要依据。

（二）有传染性

这是传染病与其他疾病的主要区别。传染病可通过多种途径在人群中传播，可散发，亦可暴发及流行。

（三）有流行病学特征

流行性	传染病散发系指其发病率为该地区的一般水平，如其发病率高于一般水平，则称为流行
地方性	由于社会因素和自然因素的不同，有些传染病仅局限在某些地区内发生
季节性	有的传染病的发生及流行受季节的影响，如我国流行性乙型脑炎，流行季节多为 7、8、9 月
外来性	指在国内或地区内原来不存在，而从国外或外地通过外来人口或物品传入的传染源，如霍乱

（四）有感染后免疫

指人感染病原体后，能产生针对病原体及其产物（如毒素）的特异性免疫，从而可阻止病原体的侵入或限制其在体内生长繁殖或中和病原体。

病毒性传染病（如麻疹、乙型脑炎等）	感染后免疫持续时间较长，可持续终生，但也有例外（如流行性感冒）
细菌、螺旋体、原虫性感染	感染后免疫持续时间短
蠕虫感染（如血吸虫病、蛔虫病等）	一般不产生保护性免疫，因而可出现重复感染

六、治疗原则

1. **一般治疗**　包括隔离患者、护理患者和支持疗法。

2. 病原治疗　针对不同的病原体予以相应治疗，以杀灭消除病原体，控制病情及彻底治愈患者，达到控制传染源，防止该病继续传播的目的。常用药物种类包括抗生素、抗病毒药、化学制剂、抗毒素等。

3. 对症治疗　根据患者的症状给予相应的对症处理。

七、传染病的预防

1. 管理传染源

传染病的报告制度是早期发现传染病的重要措施，法定传染病分为三类：甲类（鼠疫和霍乱）、乙类和丙类。严重急性呼吸综合征（SARS）、肺炭疽列入乙类传染病并按照甲类传染病管理。

命题趋势 传染病的总论相关知识点考试多以 A1、A2 型题为主。

金题直击

1. 下列乙类传染病应按甲类传染病处理的是

A. 流行性出血热　　B. 流行性乙型脑炎

C. 肺炭疽　　D. 流行性脑脊髓膜炎

E. 布氏杆菌病

【答案】 C

【解析】《传染病防治法》第四条，对乙类传染病中 SARS、炭疽中的肺炭疽，采取乙类甲管的预防、控制措施。

2. 2004 年修订的《传染病防治法》中新增加的乙类传染病是

A. 艾滋病与钩端螺旋体病　　B. 登革热与炭疽

C. 布氏杆菌病与梅毒　　D. SARS

E. 黑热病与流行性感冒

【答案】 D

【解析】 新修订的《传染病防治法》较原 1989 年版《传染病防治法》的变化之处在于增加了 SARS。

2. 切断传播途径。

3. 提高人群的免疫力。

第二节　病毒性肝炎

一、概述

病毒性肝炎是由多种肝炎病毒引起的，以肝脏损害为主的一组全身性传染病。目前按病因学明确分类的有甲型、乙型、丙型、丁型、戊型五型病毒性肝炎。甲型和戊型主要为急性感染，经粪 - 口途径传播；乙型、丙型、丁型多呈慢性感染，主要经血液、体液等途径传播。

二、病原学

（一）甲型肝炎病毒（HAV）

感染后血清中抗 HAV IgM 很快出现，是 HAV 近期感染的血清学证据；IgG（ - ）代表过去感染的标志。

（二）乙型肝炎病毒（HBV）

1. 包膜　乙型肝炎表面抗原（HBsAg），本身无传染性，但有抗原性。

2. 核心部分　为病毒复制的主体，内含环状双股 DNA、DNA 聚合酶（DNAP）、核心抗原（HBcAg）和 e 抗原（HBeAg）。

① HBcAg 存在病毒颗粒，具有传染性。也是 HBV 复制标志，但 HBcAg 主要存在于受感染的肝细胞内，血液中的 HBV 颗粒含有 HBcAg，但一般不易被检出。

② HBeAg 在血清中出现与 HBV-DNA、DNAP 密切相关，是 HBV 活动性复制的标志。

③ 乙型肝炎病毒脱氧核糖核酸（HBV DNA）。最说明问题，位于 HBV 核心部分，是感染最直接、特异和灵敏的指标。

④ 乙型肝炎病毒 DNA 聚合酶（HBV DNAP）。亦位于 HBV 核心部分，具有逆转录酶活性，是直接反映 HBV

复制能力的指标。

3. 乙肝五项常见检查结果

分类	HBsAg	抗 HBs	HBeAg	抗 HBe	抗 HBc
大三阳	+	–	+	–	+
小三阳	+	–	–	+	+

①（1-3-5）大三阳。即乙肝表面抗原，e 抗原和核心抗体同时阳性。

②（1-4-5）小三阳。即乙肝表面抗原，e 抗体和核心抗体同时阳性。

（三）丙型肝炎病毒（HCV）

是一种具有脂质外壳的 RNA 病毒。

（四）丁型肝炎病毒（HDV）

是一种免疫缺陷的嗜肝单链 RNA 病毒，有高度的传染性及很强的致病力。

（五）戊型肝炎病毒（HEV）

为直径 32 ～ 34nm 的小 RNA 病毒。

五种肝炎病毒的比较

项目	甲型肝炎病毒	乙型肝炎病毒	丙型肝炎病毒	丁型肝炎病毒	戊型肝炎病毒
缩写	HAV	HBV	HCV	HDV	HEV
基因组	单链 RNA	双链 DNA	正单链 RNA	负单链 RNA	正单链 RNA
抗原	HAV Ag	HBsAg、HBeAg、HBcAg	HCV Ag	HDV Ag	HEV Ag
抗体	抗 HAV	抗 HBs、抗 HBe、抗 HBc	抗 HCV	抗 HDV	抗 HEV

三、流行病学

甲型、乙型、丙型、丁型和戊型病毒性肝炎的传染源、传播途径及人群易感性总结如下。

项目	甲型肝炎	乙型肝炎	丙型肝炎	丁型肝炎	戊型肝炎
传染源	急性患者少见；隐性感染者多见	急慢性患者；病毒携带者	急慢性患者；无症状病毒携带者	急慢性患者；病毒携带者	类似于甲肝
传播途径	主要为粪 - 口传播；密切接触；输血感染	输血最常见；体液传播；母婴传播；破损消化道、黏膜	输血及血制品常见注射、针刺、移植、血液透析、密切接触、性传播、母婴传播	与乙肝类似，常与 HBV 重叠感染或同时感染	类似于甲肝
易感人群	抗 HAV 阴性者<6 月婴儿不易感；>6 月幼儿易感	抗 -HBs 阴性者新生儿普遍易感；输血者、医务人员	人类普遍易感，抗 -HCV 并非保护性抗体	人类普遍易感	显性感染多见于成年人，隐性感染多见于儿童

命题趋势 病毒性肝炎相关知识点考试多以 A1、A2 型题为主。

金题直击

1. 下述何项不属乙型病毒性肝炎母婴传播途径

A. 粪 - 口传播

B. 娩出时接触母亲产道分泌液或血污染

C. 母婴垂直传播

D. 乳汁传染

E. 密切生活接触传染

【答案】A

【解析】乙型、丙型、丁型肝炎病毒母婴传播是传播的主要途径。其方式有以下几种。①宫内传播：可能由胎盘屏障受损或通透性增强引起母血渗漏造成。②产时传播：是母婴传播的主要途径，占 40%～60%，胎儿通过软产道时传播。③产后传播：与接触母乳及母亲唾液有关。

2. 下列哪项是戊型肝炎病毒的主要传播途径

A. 注射、输血　　B. 蚊虫叮咬传播

C. 唾液传播　　D. 垂直传播

E. 粪 - 口传播

【答案】E

【解析】甲型、戊型肝炎以粪 - 口传播为主；乙型肝炎主要通过血液和血制品传播、接触（日常生活密切接触和性接触）传播和母婴传播。丙型肝炎亦主要经血液和血制品传播。

四、临床表现

（一）急性肝炎

1. 急性黄疸型肝炎　病程短于半年，各型肝炎病毒均可引起。可以分以下三期。

项目	黄疸前期	黄疸期	恢复期
临床表现	全身乏力、恶心呕吐、厌油，腹胀、肝区疼痛、尿色加深等	发热消退，尿黄加深，黄疸，可有一过性阻塞性黄疸，肝脾大，肝区叩痛	症状逐渐消失 黄疸消退 肝脾回缩
肝功能	主要为 ALT、AST 升高	ALT 和胆红素升高，尿胆红素阳性	肝功能逐渐恢复正常
持续时间	5～7 天	2～6 周	1～2 个月

2. 急性无黄疸型肝炎　病程短于半年，除无黄疸外，其他临床表现与黄疸型相似。起病较缓慢，症状较轻，恢复较快，病程多在 3 个月内。

（二）慢性肝炎

1. 慢性活动性肝炎

① 病程长，超过一年，可持续几年至几十年不愈。

② 乏力，肝区疼痛，食欲不振等症状持续存在，出现肝脾肿大，质地变硬，消瘦，面色萎黄或灰暗无光等肝病面容及肝掌、蜘蛛痣等体征。

③ 肝功能检测可有谷丙转氨酶（GPT）反复异常，浊度和絮状试验持续升高，血浆白蛋白减少，球蛋白增加，蛋白比值异常，血清蛋白电泳 γ- 球蛋白明显增加，血细胞沉降率也可加快。

2. 慢性迁延性肝炎　是指病程超过半年，仍然迁延不愈，症状、体征和肝功能异常较轻，无自身免疫系统及其他系统表现的肝炎。患者经常出现轻度乏力、肝区痛、食欲差、腹胀等，亦可无明显症状。常伴有肝脏稍大，脾脏有时亦可肿大，但无进行性肿大。一般无黄疸，转氨酶持续或间歇升高，血浆白蛋白与球蛋白数值基本正常，硫酸锌浊度正常。

（三）重型肝炎

1. 急性重型肝炎　起病后 14 天以内迅速出现精神、神经症状（按Ⅴ度分，肝性脑病Ⅱ度以上）、凝血酶原活动度（PTA）低于 40% 而排除其他原因者，同时患者常有肝浊音界进行性缩小，黄疸急剧加深、肝功能明显异常（特别是血清胆红素≥17.1μmol/L），大量肝细胞坏死。应重视昏迷前驱症状（行为反常、性格改变、意识障碍、精神异常）以便做出早期诊断。因此，急性黄疸型肝炎患者如有严重的消化道症状（如食欲缺乏、频繁呕吐、腹胀或呃逆）、极度乏力，同时出现昏迷前驱症状者，即应考虑本病，即或黄疸很轻，甚至尚未出现黄疸，又具有上述诸症状者，亦应考虑本病。

2. 亚急性重型肝炎　起病较急，发病 15 天～24 周内出现肝衰竭症候群：

① 伴或不伴肝性脑病。

② 黄疸迅速上升（数日内血清胆红素上升＞17.1μmol/L），肝功能严重损害（血清 ALT 升高或胆酶分离、白 / 球蛋白倒置、丙种球蛋白升高）。

③ 高度乏力及明显食欲减退或恶心呕吐，重度腹胀及腹水，可有明显出血现象（对无腹水及明显出血现

象者，应注意是否为本型的早期）。

3. 慢性重型肝炎 又称慢加急性肝衰竭，是在慢性肝病基础上出现的急性亚急性肝功能失代偿。

4. 慢性肝衰竭 是在肝硬化的基础上，肝功能进行性减退导致的以腹水或门脉高压、凝血功能障碍和肝性脑病等为主要表现的慢性肝功能失代偿。

（四）淤胆型肝炎

常有明显肝大，皮肤瘙痒，大便灰白。肝功能检查血胆红素明显升高，以直接胆红素为主，表现为梗阻性黄疸，梗阻性黄疸持续3周以上，并除外其他肝内外梗阻性黄疸（包括药源性等）者，可诊断急性淤胆型肝炎。在慢性肝炎的基础上发生上述临床表现者可诊断为慢性淤胆型肝炎。

五、诊断

（一）流行病学资料

1. 甲型和戊型肝炎 秋冬季节或夏秋季节出现肝炎流行高峰。食物和水呈暴发流行资料。

2. 乙型肝炎 与患者密切接触史，特别是HBV感染的母亲所生婴儿及有注射、输血、使用血制品等历史。

3. 丙型肝炎 患者密切接触史和有输血、注射、使用血制品等历史。

（二）各型肝炎的临床诊断标准

1. 急性肝炎

① 有与确诊病毒性肝炎患者密切接触史。

② 指近期内出现如乏力、食欲减退、恶心等症状；体征有肝大并有压痛和叩痛，轻度脾大。

③ 化验血清ALT升高。血清胆红素＞17.1μmol/L，诊为急性黄疸型肝炎；否则为急性无黄疸型肝炎。

2. 慢性肝炎 诊断标准同前临床表现所述，病程超过半年未愈者。

3. 急性重型肝炎

① 既往无同型病原的肝炎病史。

② 起病14日内迅速出现精神、神经症状，昏迷Ⅱ度以上而能排除其他原因。

③ 有肝浊音界缩小和皮肤、黏膜或穿刺部位出血点和瘀斑等体征和出血倾向。

④ 黄疸迅速加深，胆红素每日上升≥17.1μmol/L（1mg/dL）以上。

⑤ PTA降至40%以下。

4. 亚急性重型肝炎 以急性黄疸型肝炎起病，15天至24周出现极度乏力，消化道症状明显，黄疸迅速加深，每天上升≥17.1μmol/L，同时凝血酶原活动度低于40%，并排除其他原因者。

5. 慢性重型肝炎 具备以下三点中的两点可以诊断：

① 有慢性肝炎、肝硬化病史，包括慢性乙、丙型肝炎病毒携带半年以上。

② 无临床肝病史（隐匿发病的慢性肝炎），但具有慢性肝病体征和（或）慢性肝炎的实验室检查、影像学检查结果。

③ 出现亚急性重型肝炎的临床表现。

（三）病原学诊断

1. 甲型肝炎

① 常用于诊断的是血清抗-HAV IgM阳性，为目前临床最常用的诊断方法。

② 抗-HAV滴度（或抗-HAVIgG）有4倍以上增长。

③ 粪便经电镜找到HAV颗粒或用ELISA法检出HAVAg。

④ 血清或粪便中检出HAV RNA。

2. 乙型肝炎 有以下HBV感染指标任何一项阳性可诊断为HBV感染：

① 血清HBsAg阳性。

② 血清HBV DNA阳性。

③ 血清抗-HBc IgM阳性。

④ 肝内HBcAg阳性或HBsAg阳性，或HBV DNA阳性。

慢性HBsAg携带者指无任何症状和体征，肝功能正常，HBsAg持续阳性6个月以上。

慢性HBV携带者指血清HBsAg、HBV DNA（+），一年内随访3次以上，ALT、AST均在正常范围。

3. 丙型肝炎 临床表现为急性和慢性肝炎，血清HCV RNA和抗HCV阳性。

4. 丁型肝炎 必须有乙肝病毒存在。

急性丁型肝炎的诊断：

① 急性 HDV、HBV 同时感染。急性肝炎者，除 HBV 感染标志阳性外，血清抗 -HDV IgM 阳性。

② HDV、HBV 重叠感染。慢性乙型肝炎患者和慢性 HBsAg 携带者，血清 HDV RNA 和（或）HDVAg 阳性，或抗 HDV IgM 阳性。

慢性丁型肝炎的诊断：慢性乙型肝炎患者和慢性 HBsAg 携带者，血清抗 HDV IgG 持续高滴度；HDV RNA 持续阳性。

5. 戊型肝炎　急性肝炎患者抗 -HEV IgG 高滴度，或由阴性转为阳性，或由低滴度到高滴度，或由高滴度到低滴度甚至阴转，或血 HEV RNA 阳性，或粪便 HEV RNA 阳性或检出 HEV 颗粒，均可诊断为戊型肝炎。抗 -HEV IgM 阳性可作为诊断参考，但须排除假阳性。或斑点杂交法 / 逆转录 - 聚合酶链反应法（RT-PCR）检测血清和（或）粪便 HEV RNA 阳性。

命题趋势 病原学诊断相关知识点考试多以 A1 型题为主。

金题直击

下列哪项是乙肝病毒复制指标

A. HBsAg　　B. 抗 -HBe

C. 抗 -HBs　　D. HBeAg

E. 抗 -HBeIgG

【答案】 D

【解析】 乙型肝炎病毒（HBV）有三个抗原抗体系统，即表面抗原与抗体、核心抗原与抗体、e 抗原与抗体。

① 乙型肝炎病毒表面抗原和抗体即 HBsAg 与抗 -HBs，还包括前 S_1 和前 S_2 抗原与其抗体。

② 乙型肝炎病毒核心抗原和抗体乙型肝炎核心抗原（HBcAg）存在于肝细胞核内，不易检出；抗 -HBc 是 HBcAg 相应的抗体，有抗 -HBcIgM 和抗 -HBcIgG 两型，前者存在于乙型肝炎的急性期（一般持续 6 个月）或慢性乙型肝炎的急性发作期。

③ 乙型肝炎病毒 e 抗原和 e 抗体 HBeAg 稍后（或同时）于 HBsAg 在血中出现，与 Dane 颗粒及 DNAP 密切相关，为 HBV 活动性复制和传染性强的标志。

六、预防

（一）控制传染源

包括对患者和病毒携带者的隔离、治疗和管理，以及观察接触者和管理献血员。

（二）切断传播途径

提倡使用一次性注射器，对医疗器械实行“一人一用一消毒制”等。

（三）保护易感染人群

1. 主动免疫

（1）甲型肝炎　甲型肝炎疫苗有减毒活疫苗和灭活疫苗两种疫苗种。

（2）乙型肝炎　高危人群可每次 10 ～ 20μg，按 0、1、6 个月注射；新生儿在首次接种（必须在出生后 24h 内完成）后 1 个月和 6 个月再分别接种 1 次疫苗，乙肝母亲的新生儿需联合用乙型肝炎免疫球蛋白（HBIG）及乙肝疫苗用于阻断乙肝病毒围生期母婴的传播。

2. 被动免疫　暴露于病毒之前或在潜伏期的最初两周内，肌内注射正常人免疫球蛋白。意外接触 HBV 感染者的血液和体液（如精液、阴道分泌物等）后，注射一针 HBIG（乙型肝炎免疫球蛋白 200U 或 400U）。

第三节　细菌性痢疾

一、概述

细菌性痢疾简称菌痢，是由志贺菌（也称痢疾杆菌）引起的肠道传染病，主要经消化道传播，其主要病理变化为直肠、乙状结肠的炎症与溃疡，主要表现为腹痛腹泻、排黏液脓血便及里急后重等。

二、病原体

痢疾杆菌为肠杆菌科志贺菌属，为革兰氏阴性无鞭毛杆菌。我国以 B 群（福氏菌群）为主，各群、型痢疾杆菌均可产生内毒素，内毒素是致病的主要因素。

命题趋势 细菌性痢疾相关知识点考试多以 A1 型题为主。

金题直击

关于志贺菌属细菌的描述，不正确的是

A. 对抗菌药物不敏感
B. 无鞭毛、芽孢及荚膜
C. 均能产生内毒素
D. 分为 4 个群
E. 革兰氏染色阴性

【答案】A

【解析】志贺菌属引起细菌性痢疾，俗称痢疾杆菌，属于杆菌，无鞭毛，有菌毛，无芽孢，无荚膜，所有菌株都有强烈的内毒素，部分可产生外毒素，分四个群，多种抗生素可以治疗，但容易耐药。

三、流行病学

（一）传染源

传染源为菌痢患者和带菌者，通过消化道传播，发病年龄以儿童发病率最高。痢疾杆菌随粪便排出，直接或间接（苍蝇、蟑螂）污染食物、水源、手及生活用品，经口感染。

（二）人群易感性

人群普遍易感，病后可获得的免疫力短暂，不同群、型之间无交叉免疫，故易重复感染。

（三）流行季节

一年四季均可发病，但以夏秋季多见。

四、临床表现

1. 潜伏期 数小时至 7 日，一般 1 ～ 2 日。

2. 急性菌痢普通型（典型） 起病急，高热可伴有发冷寒战，继之出现腹痛、腹泻、里急后重，大便每天十余次到数十次，量少，脱水少见。开始为稀便，可迅速转变为黏液脓血便，左下腹压痛，肠鸣音亢进。

五、诊断及确诊依据

（一）流行病学资料

夏秋季发病，有菌痢患者接触史或不洁饮食史。

（二）临床表现

有上述各型的临床表现。

（三）粪便检查

中毒型需及时采便检查。镜检有大量白细胞（≥15 个 /HP），少量红细胞可临床诊断，确诊需要靠粪便细菌培养痢疾杆菌阳性。慢性患者可做乙状结肠镜检查以助诊断。

六、鉴别诊断

（一）中毒性菌痢应与下列病症相鉴别

1. 高热惊厥 此症多见婴幼儿，既往多有高热惊厥且反复发作史，常可寻找出引起高热惊厥的病因及诱发因素。一经退热处理后惊厥即随之消退。

2. 流行性乙型脑炎（简称乙脑） 夏秋季节发生的中毒性菌痢需同乙脑相鉴别。乙脑的中枢神经系统症状出现有个过程，极重型亦需 2 ～ 3 天，较中毒性菌痢为晚。粪便（包括肛拭与灌肠）镜检无异常；细菌培养阴性。脑脊液检查呈病毒性脑膜炎改变；乙脑病毒特异性抗体 IgM 阳性有诊断价值。

3. 中毒性肺炎 此种肺炎病前多有受凉史，多伴感染性休克，有肺炎症状与体征，出现较早，胸部 X 线片提示肺部感染证据。无典型肠道感染的临床表现。粪便（包括肛拭）检查无特殊发现。

（二）细菌性痢疾和急性阿米巴痢疾的鉴别

鉴别要点	细菌性痢疾	阿米巴痢疾
病原	志贺菌	溶组织内阿米巴虫
潜伏期	数小时至 7 日	数周至数月
临床表现	起病急，多有发热等毒血症，腹痛、腹泻较重，便次频繁，里急后重明显，左下腹压痛明显	缓起，多无发热，腹痛轻，便次少，右下腹轻度压痛
粪便检查	外观多呈黏液脓血便，量少，镜检可见大量的白细胞、少量红细胞及巨噬细胞	量多，呈暗红色果酱样，有特殊臭味，红细胞多于白细胞，可见夏科 - 莱登晶体，可找到溶组织阿米巴滋养体
乙状结肠镜检	主要为肠黏膜弥漫性充血、水肿、浅表溃疡	散发性、潜形溃疡，周围红晕，溃疡间肠黏膜大多正常

（三）细菌性痢疾和伤寒的鉴别

病种	伤寒	细菌性痢疾
病原体	伤寒杆菌	痢疾杆菌
表现	腹泻	黏液脓血便和里急后重
部位	回肠末段	直肠、乙状结肠
特征性	玫瑰疹	黏液脓血便
检查	血培养	大便找细菌
治疗	喹诺酮类	喹诺酮类

七、预防

管理传染源，切断传播途径，保护易感人群。

命题趋势 细菌性痢疾相关知识点考试多以 A1 型题为主。

金题直击

预防细菌性痢疾综合措施的不包括

A. 切断传播途径

B. 应尽早发现并治疗患者

C. 改善环境及搞好个人卫生

D. 服用痢疾减毒活菌苗

E. 肌注抗菌疫苗

【答案】 E

【解析】 细菌性痢疾预防措施：①管理传染源，应尽早发现并治疗患者，隔离治疗至症状消失后 1 周或粪便培养两次阴性。从事饮食、供水等服务行业人员应定期做粪便培养，发现带菌者应积极治疗并暂时调离工作岗位。②切断传播途径，加强饮水、食品、粪便的卫生管理和消灭苍蝇，改善环境及搞好个人卫生。③保护易感人群，口服多价痢疾减毒活菌苗，可刺激肠黏膜产生特异性分泌型抗体 IgA，免疫力可维持 6 ～ 12 个月。

第十一单元　其他

考试分值

2019 年	2020 年	2021 年	2022 年	2023 年
2	3	2	2	3

第一节　系统性红斑狼疮

一、概述

系统性红斑狼疮（SLE）是一种有多系统损害的慢性自身免疫性疾病，其血清具有以抗核抗体为代表的多种自身抗体。好发于女性，常为 20 ～ 40 岁的育龄妇女。

二、临床表现

（一）一般情况

患者在病程中出现多种类型的发热，低中度热常见，此外尚有发热、乏力、消瘦等全身症状。

（二）皮肤与黏膜

80% 有皮肤病损，如面颊部蝶形红斑、盘状红斑，光过敏，下肢网状青斑，口腔溃疡、脱发或雷诺现象。

（三）关节与肌肉

多数有关节痛，部分伴关节炎。常见部位近端指间关节、腕、足、膝、踝等对称分布，多无骨质破坏与畸形。部分病例有肌痛，有时出现肌炎。

（四）浆膜

半数以上病例在急性发作期出现多发性浆膜炎，包括双侧中小量胸腔积液，中小量心包积液。

（五）肾

60% 的患者会出现肾脏受累，表现有蛋白尿、血尿、管型尿、肾性高血压。因肾脏损伤造成尿毒症是 SLE 的常见死因。

（六）心血管

心包炎，心肌损害，疣状心内膜炎，冠状动脉受累等。

（七）肺胸腔

积液，肺间质性病变。

（八）神经系统

神经精神狼疮（NP-SLE）。

（九）消化系统

食欲不振、腹痛、呕吐、腹泻、腹水等，血清转氨酶升高，少数可并发急腹症，如胰腺炎、肠坏死、肠梗阻。

（十）血液系统

贫血，溶血性贫血（Coombs 阳性），白细胞减少或淋巴细胞绝对数减少，血小板减少，无痛性轻或中度淋巴结肿大，脾大。

（十一）抗磷脂抗体综合征（APS）

动脉和（或）静脉的血栓形成，习惯性自发性流产，血小板减少，可出现抗磷脂抗体阳性。

（十二）干燥综合征（SS）

与继发性干燥综合征并存，有唾液腺和泪腺功能不全。

（十三）眼

眼底出血、视盘水肿、视网膜渗出物等，可累及视神经。

三、诊断

（一）免疫学检查

1. 自身抗体

（1）抗核抗体（ANA） 筛查指标，阳性率 95%，特异性不高。

（2）抗双链 DNA（dsDNA） 特异性 95%，敏感性 70%，与病情轻重相关。

（3）抗 Sm 抗体 标志性抗体，特异性 99%，敏感性 30%。

2. 补体 C3、C4 成分，提示狼疮活动。

（二）诊断标准

国际上多采用美国风湿病学会 1997 年推荐的 SLE 分类标准。

四、治疗

SLE 目前尚不能根治，但恰当的治疗可以使疾病得到长期缓解。治疗包括控制疾病活动和维持缓解两个阶段。

1. 一般治疗 急性期应休息，避免阳光照射，积极控制感染，治疗并发症。

2. 药物治疗

（1）糖皮质激素 目前治疗 SLE 的主药，常用泼尼松 0.5 ～ 1mg/（kg・d），病情稳定后 2 周或疗程 6 周内，缓慢减量。存在重要脏器急性进行性损伤时，激素冲击治疗，即用甲基泼尼松龙 500 ～ 1000mg/d 静脉冲击治疗，连续 3 ～ 5 天为一个疗程。

（2）免疫抑制剂 活动程度较严重的 SLE，应给予大剂量激素和免疫抑制剂。诱导缓解期首选环磷酰胺（CTX）或霉酚酸酯（MMF）治疗。若有狼疮肾炎用激素 + 环磷酰胺（CTX）会明显减少肾脏衰竭的发生。

（3）抗疟药 羟喹酮应作为 SLE 的背景治疗，可在诱导缓解和维持治疗中长期应用。

命题趋势 SLE 多以临床表现及治疗出相关考题，多以 A1、A2 型题为主。

金题直击

患者，女性，27 岁。近 1 月来面部出现蝶形红斑，实验室检查：尿蛋白（+++），抗 Sm 抗体（+），抗双链 DNA 抗体（+）。对该患者进行健康指导时，不正确的是

A. 禁忌日光浴　　B. 忌用碱性肥皂　　C. 用清水洗脸

D. 适当使用化妆品　　E. 注意避孕

【答案】D

【解析】避免在烈日下活动，必要时穿长袖衣裤，戴遮阳帽、打伞，禁忌日光浴。保持皮肤的清洁卫生，可用清水冲洗皮损处，每日 3 次；用 30℃左右温水湿敷红斑处，每次 30min。忌用碱性肥皂，避免用化妆品及化学药品，防止刺激皮肤。保持口腔清洁及黏膜完整，坚持晨起、睡前、餐后用消毒液漱口，防止感染。脱发的患者应减少洗头次数，每周洗 2 次为宜，边洗边按摩；忌染发、烫发、卷发；可戴帽子、假发等遮盖脱发。

第二节　外科感染

一、概述

感染是指病原体侵入机体引起的局部或者全身炎症反应。病原体主要有细菌和真菌等。外科感染是指发生在组织损伤、空腔器官梗阻和术后的感染。外科感染的特点：常为多种细菌的混合感染；局部症状明显；多为器质性病变，常有组织化脓坏死而需外科处理。

二、病因

（一）病菌的致病因素

① 病菌有黏附因子、荚膜或微荚膜而侵入组织内生存繁殖。

② 病菌的胞外酶、外毒素、内毒素等分解组织，使感染扩散，造成全身性反应。

③ 侵入人体组织内病菌的数量也是致病条件之一。

（二）人体易感因素

① 局部因素，如皮肤黏膜的疾病与损害；空腔脏器与某些管道的阻塞而使内容物淤积；局部组织的缺血等因素，使病菌增殖，造成侵入门户而又丧失抗菌与修复的能力。

② 全身性抗感染能力降低，常见于严重损伤或休克、糖尿病、尿毒症、肝功能不良、严重营养不良的人，艾滋病患者、白血病或白细胞过少者以及大量使用肾上腺皮质激素、抗癌化疗药和放射化疗的患者。

三、感染发生的病理

（一）非特异性感染

病理改变：炎症介质、细胞因子释放；血管通透性增加；血浆成分渗出。

① 局限化、吸收或形成脓肿　人体抵抗力占优势。

② 转为慢性感染　人体抵抗力和病原菌毒力相持。

③ 扩散　病原菌毒力超过人体抵抗力。

（二）特异性感染

① **结核病**的局部病变可表现为浸润性结节、肉芽肿、干酪样坏死、冷脓肿等。

② **破伤风与气性坏疽**，各自致病菌可释出毒素，引起强烈的全身中毒症状。气性坏疽是由梭状芽孢杆菌引起的一种严重急性特异性感染。

③ **真菌侵入黏膜或深部组织**，发生局部炎症，形成肉芽肿含巨细胞和菌丝，也可出现溃疡、脓肿或空洞。

（三）诊断

（1）局部症状　红、肿、热、痛和功能障碍是急性炎症的典型症状。

细菌	脓液特点
大肠埃希菌	大稠厚，有恶臭
溶血性链球菌	稀薄、淡红色
铜绿假单胞菌	淡绿色，特殊腥臭味
金黄色葡萄球菌	稠厚，黄色，无臭味

（2）全身症状　发热、头痛、全身不适、乏力、食欲减退。白细胞计数增加与核左移。病程长者可出现贫血、水肿、营养不良等。严重者可发生感染性休克。

（3）根据典型的局部症状和体征，位置表浅的外科化脓性感染的诊断一般不困难。

（4）**波动征是诊断脓肿的主要依据**，但应注意与血肿、动脉瘤或动静脉瘘区别。

（5）**局部压痛是深部化脓性感染**，特别是软组织深部化脓性感染的重要体征之一。

（6）必要时可在**压痛最剧烈处做局部诊断性穿刺**。

（7）辅助检查　化验、X 线、超声、CT、MRI，疑有全身感染者应做血液细菌培养。

（四）治疗

消除感染的病因，清除脓液、坏死组织，增加患者的抗感染与修复能力，是治疗外科感染的原则。

1. 局部治疗

（1）患部制动与休息　有利于炎症局限化和消肿，减轻疼痛。**制动的目的是防止炎症扩散**。

（2）外敷药物　消肿、止痛（脓肿尚未形成）。

（3）热敷、理疗或放射疗法　消肿、止痛、杀菌、消炎。

（4）外科疗法　包括脓肿的切开引流和发炎脏器的切除（**脓肿已形成**）。

命题趋势 外科感染相关知识点考试多以 A1 型题为主。

金题直击

外科感染的局部治疗方法中错误的是

A. 散瘀消肿　　B. 患部适当活动，促进循环

C. 伴有严重中毒症状时切开减压　　D. 必要时切除发炎脏器

E. 加强营养支持

【答案】B

【解析】外科感染的局部治疗：

①患部制动与休息，有利于炎症局限化和消肿，减轻疼痛。②外用药以改善局部血液循环，散瘀消肿，加速感染局限化，促进肉芽生长。③物理疗法有改善局部血液循环，增加抵抗力，促进炎症的吸收、局限化作用。④手术治疗包括脓肿的切开引流，伴有严重中毒症状的感染部位的切开减压，以及发炎脏器的切除。

2. 全身治疗 用于感染较重，特别是全身性感染者，目的在于改善患者的一般情况，增强其抵抗力，促使感染好转和消失。包括支持疗法和抗菌药物治疗。

（1）抗菌药物治疗 正确处理局部感染灶的前提下应用正确有效的抗生素。如能做细菌培养与敏感试验，则可更合理选择药物。2～3天后疗效不显著时应更换药物。

（2）支持疗法

① 保证患者充分休息，缓解疼痛、发热等症状，维持体液平衡。②供给高热量、富含维生素的饮食。不能进食者经静脉输液和营养。③贫血、低蛋白血症时应予输血、白蛋白等改善患者状况，败血症时宜多次适量输入新鲜血。④体温过高时需要用物理降温疗法或退热的西药或中成药；体温过低时需要保暖。⑤抢救危重感染患者，可在使用有效抗菌药物时适量应用肾上腺皮质激素。

第三节 软组织急性感染

一、疖

（一）病因

疖是单个毛囊及其所属皮脂腺的急性化脓性感染，炎症常扩展到皮下组织。大多数为金黄色葡萄球菌感染，偶可因表皮葡萄球菌或其他病菌致病。

（二）临床表现

初期局部皮肤有红、肿、痛的小硬结。数日后肿痛范围扩大，硬结中央组织坏死、软化，出现黄白色脓栓，触之稍有波动感。继而，脓栓自行脱落、破溃。脓液流尽后炎症逐步消退。

上唇和鼻部周围的疖（危险三角区），处理不当可引起颅内感染（不能挤压，处理不当会引起化脓性海绵状静脉窦炎）。出现颜面部进行性肿胀，寒战高热，头痛，呕吐，昏迷甚至死亡。

（三）治疗

以局部治疗为主，但有时（若有发热、头痛、全身不适等全身症状）也需全身应用抗菌药物；而疖一般均需辅以抗菌药物。疖在早期未溃时切忌挤压，可做热敷或外敷药膏。已有脓头尚未破溃者或有波动感时应及时切开引流，但面部疖应尽量避免做切开。

二、痈

（一）病因

痈是多个相邻的毛囊和皮脂腺或汗腺的急性化脓性感染。痈的病因与疖相似，多由金黄色葡萄球菌感染所致。好发于皮肤韧厚的项背部，有时也见于上唇和腹壁。常见于身体比较衰弱者或糖尿病患者。

（二）临床表现

早期呈大片酱红色炎症浸润区，高出体表约1cm，坚硬、水肿，与正常组织界限不清。接着中央区皮肤坏死，形成粟粒状脓栓，脱落很慢；中心部塌陷，状似蜂窝，溢出脓血样分泌物，患处剧痛。患者常有轻度寒战、发热、全身不适、恶心。唇痈也有导致海绵窦血栓形成的危险。

（三）治疗

① 充分休息，加强营养，使用镇静剂，合理选用敏感的抗菌药物。

② 局部早期可用金黄膏、50%硫酸镁或70%乙醇湿敷。

③ 较小的痈在早期经上述处理后，坏死组织脱落，伤口可逐渐愈合；大部分痈都因病变范围较大，引流不畅，中央部坏死组织多，全身症状重者，感染不易控制而需做切开引流术。切开一般用“+”“++”或“川”形切口（无“井”字切口）。切口应超出炎症范围少许，深达筋膜，尽量剪除坏死组织。唇痈不宜切开。

命题趋势 软组织急性感染的相关知识点考试多以 A1、A2 型题为主。

金题直击

有关痈处理方法错误的是

A. 中央部坏死组织多，全身症状重者，应手术治疗

B. 切口应超出炎症范围

C. 切开至皮肤全层

D. 尽量切除坏死组织

E. 唇痈不宜切开

【答案】C

【解析】痈是多个相邻的毛囊及其所属皮脂腺或汗腺的急性化脓性感染，或由多个疖融合而成。局部治疗与疖相同。如红肿范围大、中央部坏死组织多，或全身症状重，应及时做手术治疗，一般用“+”“++”或“川”形切口。切口应超出炎症范围少许，深达筋膜，尽量剪除坏死组织，亦有直接做痈切除术者，伤口以纱布或碘仿纱布填塞，充分引流，如创面过大，待肉芽组织健康时，可考虑植皮。

三、急性蜂窝织炎

（一）病因

急性蜂窝织炎是皮下、筋膜下、肌间隙或深部蜂窝织的急性弥漫性化脓性感染。致病菌主要是溶血性链球菌，其次为金黄色葡萄球菌或大肠埃希菌，也可为厌氧性细菌。由于溶血性链球菌感染后可释放溶血素、链激酶、透明质酸酶等，故其炎症不易局限，与正常组织分界不清、扩散迅速。

（二）临床表现

深在的急性蜂窝织炎，局部红肿不明显，常有局部水肿和深部压痛；但病情重，可有高热、寒战、头痛、全身无力、白细胞计数增加等全身症状。

口底、颌下和颈部的急性蜂窝织炎可侵及喉、气管与纵隔，造成呼吸困难（故一旦发现，尽早切开引流，防止窒息死亡）。

特殊的蜂窝织炎是厌氧性链球菌、拟杆菌和多种肠道杆菌引起的蜂窝织炎，局部可检出捻发音，伴有皮肤、筋膜、蜂窝组织的进行性坏死，脓液恶臭，全身症状重。

（三）治疗

① 可局部用物理外敷治疗。

② 一般需同时应用磺胺药或抗生素，首选新青霉素或头孢类抗生素，怀疑有厌氧菌感染时，加用甲硝唑。

③ 一旦形成脓肿，应行切开引流（口底、颌下者尽早切开）。

四、丹毒

（一）病因

丹毒也称流火，是由乙型溶血性链球菌从皮肤、黏膜细小伤口侵入而引起的皮肤及其网状淋巴管的急性炎症。很少扩展至真皮层下。好发于下肢和面部。蔓延很快，一般不化脓，很少有组织坏死。

（二）临床表现

起病急，常有头痛、畏寒与发热，局部表现为片状红疹，颜色鲜红，中间较淡，边缘清楚且略隆起。有时发生水疱，呈烧灼样痛，所属淋巴结肿大、疼痛。很少化脓。足癣或血丝虫感染可引起下肢丹毒的反复发作，可导致淋巴水肿，甚至发展为“象皮肿”。

（三）治疗

休息，抬高患肢。局部以 50% 硫酸镁湿热敷或用抗菌药物软膏外敷。全身应用抗菌药物，首选青霉素、头孢菌素等。

命题趋势 软组织急性感染的相关知识点考试多以 A1、A2 型题为主。

金题直击

丹毒的致病菌是

A. 梭状芽孢杆菌　　B. β-溶血性链球菌
C. 金黄色葡萄球菌　　D. 白念珠菌
E. 表皮葡萄球菌
【答案】B
【解析】丹毒是皮肤淋巴管网的急性炎症感染，为溶血性链球菌侵袭所致。

第四节　全身化脓性感染

一、分类

全身化脓性感染的种类主要有脓毒症，有明显临床症状，可发展为感染性休克。另有菌血症，血细菌培养阳性，症状不明显者。

二、病原菌种类

病原菌

革兰氏阴性杆菌	革兰氏阳性球菌	无芽孢厌氧菌	真菌
大肠埃希菌、铜绿假单胞菌、变形杆菌、克雷伯菌	金黄色葡萄球菌表皮葡萄球菌、肠球菌	拟杆菌、厌氧葡萄球菌梭状杆菌、厌氧链球菌	白念珠菌、曲霉菌、毛霉菌、新型隐球菌

三、临床表现

典型脓毒症的表现为：

① 起病急，病情重，发展迅速，体温可高达 40 ～ 41℃。
② 头痛、头晕、食欲缺乏、恶心、呕吐、腹胀、腹泻、大量出汗和贫血，神志淡漠、烦躁、谵妄和昏迷。
③ 脉搏细速、呼吸急促或困难。
④ 肝、脾可肿大，严重者出现黄疸、皮下淤血。

四、诊断

可根据原发感染灶的性质及脓液性状，结合一些特征性的临床表现和实验室检查结果综合分析。

血培养可确定致病菌。

实验室检查表现为白细胞计数明显增高，核左移、幼稚型增多，出现中毒颗粒；代谢失调和肝、肾损害，尿中常出现蛋白、管型和酮体；**寒战高热时抽血进行细菌培养，较易发现细菌**。

五、治疗

提高患者抵抗力，消灭细菌感染。

1. 感染病灶的处理　为关键性的治疗措施，切除坏死组织，去除异物，切开引流，截除坏疽肢体，拔除留置体内的导管。

2. 抗生素的应用　早期大剂量联合应用，及时做抗生素敏感试验。发现真菌性败血症时，停用广谱抗生素，改换有效的窄谱抗生素，并全身应用抗真菌药物。

3. 提高抵抗力　反复、多次输新鲜血，纠正水和电解质平衡失调，给予足量的热量，适量补充维生素。

4. 对症处理　药物或物理降温；使用激素或人工冬眠。

第五节　骨与关节化脓性感染

急性化脓性骨髓炎

（一）病因

急性化脓性骨髓炎一般为血源性感染，病原菌以金黄色葡萄球菌为最多（占 80% ～ 90%），乙型溶血性链球菌占第二位，其他细菌有大肠埃希菌、流感嗜血杆菌和产气荚膜杆菌，亦可是肺炎球菌和白色葡萄球菌。

一般的感染途径有　①血源性；②创伤性；③蔓延性。

（二）临床表现及诊断

1. 好发部位　儿童多见，好发于胫骨上段和股骨下段，其次为肱骨与髂骨。发病前常有外伤史。

2. 全身症状　起病急骤，有寒战，继而出现高热至 39℃以上，有明显的毒血症症状。儿童可有烦躁不安、食欲不振、呕吐与惊厥，严重者可发生昏迷或感染性休克。

3. 局部症状　早期患区剧痛，肢体半屈曲状，周围肌肉痉挛，因疼痛抗拒做主动与被动活动，局部皮温高，有局限性压痛，肿胀并不明显。数天后可出现局部肿胀，压痛更加明显，说明已形成骨膜下脓肿。脓肿穿破骨膜后成为软组织深部脓肿，此时疼痛反可减轻，但局部红、肿、热、压痛却更为明显，严重时可发生病理性骨折。

4. 急性骨髓炎病程　自然病程可以维持 3 ～ 4 周，脓肿破溃后疼痛即刻缓解，体温逐渐下降，脓肿可穿破皮肤形成窦道，病变转入慢性阶段。

5. 实验室检查　早期血培养阳性率较高。白细胞计数和中性粒细胞数增高。局部分层穿刺具有重要的诊断价值，即在压痛明显处进行穿刺，边抽吸边深入，不要一次穿入骨内，抽出混浊液体或血性液做涂片检查与细菌培养，涂片中发现大量脓细胞或细菌，即可明确诊断。

6. 影像学表现

（1）X 线检查　由于急性骨髓炎起病后 2 周内的 X 线检查往往无异常发现，因此早期 X 线检查对诊断无大帮助。

（2）CT 检查　可提前发现骨膜下脓肿，对细小的骨脓肿仍难以显示。

（3）核素骨扫描　具有早期间接辅助诊断的价值。

（4）MRI 检查　可以早期发现局限于骨内的炎性病灶，具有早期诊断价值。

（三）治疗

1. 药物治疗　对疑有骨髓炎的病例应早期联合应用大剂量有效抗生素治疗，以后依据细菌培养和药敏实验的结果及治疗效果进行调整。抗生素应持续应用至体温正常、症状消失后 2 周左右。

2. 手术治疗

（1）目的　引流脓液，减少毒血症；阻止急性骨髓炎转变为慢性骨髓炎。

（2）时机　手术治疗宜早，最好在抗生素治疗后 48 ～ 72h 仍不能控制症状时进行手术。

（3）方法　在压痛最明显处行骨皮质钻孔引流和开窗减压冲洗。

3. 全身辅助治疗　包括充分休息、良好护理，给予易消化、高蛋白和维生素饮食，物理或药物降温，补液、补充热量，同时间断补给少量新鲜血液以增加患者抵抗力。

4. 局部辅助治疗　患肢可做皮肤牵引或石膏托固定，可以起到下列作用：①止痛；②防止关节挛缩畸形；③防止病理性骨折。

第六节　特殊性感染

一、破伤风

（一）概念

破伤风是破伤风梭菌侵入人体伤口，生长繁殖，产生毒素而引起的急性特异性感染。破伤风梭菌是一种革兰氏染色阳性的梭状芽孢杆菌，为厌氧菌，故只能在狭深伤口的无氧环境中繁殖生长。在缺氧环境中，破伤风梭菌的芽孢发育成增殖体，迅速繁殖并产生大量外毒素（痉挛毒素）和溶血毒素。主要是痉挛毒素引起患者产生一系列的临床症状和体征。所以，破伤风是一种毒血症。

（二）诊断

主要根据外伤史和临床表现进行诊断。实验室检查很难诊断破伤风（毒血症）。

（三）临床表现

1. 潜伏期　一般为 6 ～ 12 天，个别患者可在伤后 1 ～ 2 天；潜伏期越短者，预后越差。

2. 前驱期　乏力、头晕、头痛、咬肌紧张酸胀、烦躁不安等。

3. 发作期　症状为破伤风杆菌产生的外毒素引起。12 ～ 24h 后出现典型的肌强烈收缩，初为咬肌，以后依次为面肌、颈项肌、背腹肌、四肢肌群、膈肌和肋间肌。持续性呼吸肌群和膈肌痉挛，可造成呼吸停止（累及呼吸肌），直至死亡。累及肌肉及顺序出现症状：

抽搐肌肉及顺序	临床症状
咀嚼肌（最先）	张口困难（牙关紧闭）
面部表情肌	苦笑面容
颈项肌	颈项强直
背腹肌	角弓反张
四肢肌	屈膝半握拳
膈肌	呼吸停止、窒息死亡

（四）治疗

伤口处理	改变破伤风梭菌的厌氧环境，使其不能生长繁殖（过氧化氢溶液冲洗）
大剂量破伤风抗毒素	可中和游离毒素，只在早期有效，对已与神经组织结合的毒素无效
破伤风人体免疫球蛋白	早期应用有效，一般只用一次
避免刺激	避免光、声等刺激，避免骚扰患者，可减少抽搐次数
镇静解痉药物	10% 水合氯醛保留灌肠，冬眠 1 号合剂静脉滴注等
防治并发症	防止窒息——窒息是破伤风的主要死因（最重要的治疗措施）
营养支持	保证能量供应，纠正水电解质失衡
抗生素	青霉素和甲硝唑可抑制厌氧菌生长

命题趋势 破伤风的相关知识点考试多以 A1、A2 型题为主。

金题直击

患者，男，18 岁。右手背部深Ⅱ度烧伤 10 天，近一天出现乏力、头痛及张口困难，不恰当的诊治措施是

A. 手背部烧伤部位清创
B. TAT 2 万单位静脉注射
C. 腰穿脑脊液检查
D. 白蛋白 20g 静脉注射
E. 10% 水合氯醛 30mL 保留灌肠

【答案】C

【解析】患者手部有较深伤口，近一天出现乏力、头痛及张口困难，考虑破伤风，故应给予针对破伤风治疗：手背部烧伤部位清创；TAT 2 万单位静脉注射（中和游离毒素）；白蛋白 20g 静脉注射（中和破伤风毒素）；10% 水合氯醛 30mL 保留灌肠（镇静催眠抗惊厥）。尽量避免不必要的操作以免刺激患者，引起抽搐及痉挛。

二、气性坏疽

（一）概念

气性坏疽是厌氧菌感染的一种，即梭状芽孢杆菌所致的肌坏死或肌炎。

（二）诊断

因病情发展急剧，重在早期诊断。早期诊断的重要依据是局部表现。伤口内分泌物涂片检查有革兰氏阳性染色粗大杆菌和 X 线检查显示患处软组织间积气，有助于确诊。

（三）临床表现

起病迅猛，急剧恶化，全身情况可在 12 ～ 24h 内全面迅速恶化。起初，自觉患部沉重，有包扎过紧感。随后突然出现患部剧痛，患部明显肿胀，有剧烈压痛。伤口周围皮肤水肿、紧张、苍白、发亮，很快变为紫红色，进而呈紫黑色，并出现水疱。皮肤表面可出现如**大理石斑纹**。伤口内肌肉坏死而呈**暗红色或土灰色**，失去弹性，刀割时不收缩也不出血，犹如煮熟的肉。伤口周围常扪到**捻发音**，轻轻挤压患部，常有气泡从伤口逸出，并有稀薄、恶臭的浆液样血性分泌物流出。

（四）治疗

（1）紧急手术处理（急症处理） **是气性坏疽最关键的治疗措施**。在病变区做广泛、多处切开，切除已无

活力的组织。不用止血带，伤口敞开，用氧化剂冲洗、湿敷。必要时可做截肢术。

（2）高压氧疗法　控制气性坏疽杆菌的生长繁殖。

（3）抗生素　大剂量（每天应在1000万单位以上）使用青霉素（首选）或四环素类等。

（4）全身支持疗法　少量多次输血，纠正水、电解质代谢失调，营养和对症治疗，改善全身状态。

命题趋势 气性坏疽的相关知识点考试多以A1、A2型题为主。

金题直击

气性坏疽最关键的治疗措施是

A. 大剂量青霉素　　B. 高压氧疗法

C. 输血、输液　　D. 紧急手术处理

E. 补充足够的营养

【答案】D

【解析】气性坏疽是厌氧菌感染，发病急，可引起严重全身中毒反应，治疗时应及时手术切开，使病灶变成有氧环境。

第七节　创伤和战伤

一、概念及分类

创伤是指机械性致伤因素作用于人体所造成的组织结构完整性的破坏或功能障碍。

（一）按致伤因素分类

可分为烧伤、冻伤、挤压伤、刃器伤、火器伤、冲击伤、复合伤等。

（二）按受伤部位分类

分为颅脑伤、颌面部伤、颈部伤、胸部伤、腹部伤、多发伤等。

（三）按伤后皮肤完整性分类

1. 闭合伤　指皮肤保持完整无开放性伤口者，如挫伤、挤压伤、扭伤、震荡伤、关节脱位和半脱位、闭合性骨折、闭合性内脏伤等。

2. 开放伤　指皮肤破损者，如擦伤、撕裂伤、切割伤、砍伤、刺伤等。

（四）按伤情轻重分类

轻伤	主要是局部软组织伤，暂时失去作业能力，但仍可坚持工作，无生命危险，或只需小手术者
中等伤	主要是广泛组织伤、上下肢开放性骨折、肢体挤压伤、机械性呼吸道阻塞、创伤性截肢及一般的腹腔脏器伤等，丧失作业能力和生活能力，需手术，但一般无生命危险
重伤	是指危及生命或治愈后有严重残疾者

二、创伤的诊断、创口的判断

（一）病史询问

① 致伤原因、作用部位、受伤时姿势，如老年人跌倒，臀部着地，可能发生股骨颈骨折。

② 伤后出现的症状及演变过程，如颅脑伤后曾出现中间清醒期，可考虑硬膜外血肿形成。

③ 经过何种处理及处理时间，如止血带使用时间。

④ 既往健康状况，如原有高血压病的创伤病员，应根据原有水平估计伤后血压的改变。

（二）体格检查

1. 全身　BP、P、R、T、意识、面容、体位，尤应注意有无窒息、休克等表现。

2. 局部　根据受伤史及突出体征进行，如腹部伤应检查触痛、腹肌紧张、反跳痛、移动性浊音、肝浊音区、肠鸣音等。

3. 对于开放性损伤　必须认真查看伤口或创面，并注意其形状、出血、污染、渗出物及伤道位置等情况。

（三）辅助检查

1. 化验 血常规、HCT、尿常规、血生化、肝功能。

2. 穿刺和导管检查 胸穿、腹穿、腹腔置管灌洗、导尿管插入或灌注试验等。

3. 影像学检查 X 线、CT、超声、选择性动脉造影等。

4. 其他特殊检查 对严重创伤，尤其是并发休克的患者，可采用血气分析及各种电子仪器进行检查。

5. 检查注意事项

① 检查中发现危重情况，立即抢救。

② 检查步骤尽量简捷，动作谨慎轻巧。

③ 重视症状明显的部位，同时也要想到查找隐蔽的损伤。

④ 处理成批伤员时，不可忽视不出声的伤员。

⑤ 一时难以诊断者，应在对症处理过程中严密观察病情变化。

三、清创术

（一）目的

将污染伤口变成清洁伤口，为组织愈合创造良好条件。清创时间越早越好，伤后 6 ～ 8h 内清创一般都可达到一期愈合。

（二）清创步骤

① 先用无菌敷料覆盖伤口，用无菌刷和肥皂液清洗周围皮肤。

② 去除伤口敷料后可取出明显可见的异物、血块及脱落的组织碎片，用生理盐水反复冲洗。

③ 常规消毒铺巾。

④ 沿原伤口切除创缘皮肤 1 ～ 2mm，必要时可扩大伤口，但肢体部位应沿纵轴切开，经关节的切口应做 S 形切开。

⑤ 由浅至深，切除失活的组织，清除血肿、凝血块和异物，对损伤的肌肉和神经可酌情进行修复或仅用周围组织掩盖。

⑥ 彻底止血。

⑦ 再次用生理盐水反复冲洗伤腔，污染重者可用 3% 过氧化氢溶液清洗后再以生理盐水冲洗。

⑧ 彻底清创后，伤后时间短和污染轻的伤口可予缝合，但缝合不宜过密、过紧，以伤口边缘对合为度。缝合后消毒皮肤，外加包扎，必要时固定制动。

⑨ 如果伤口污染较重或处理时间已超过伤后 8 ～ 12h，但尚未发生明显的感染，皮肤的缝线暂不结扎，伤口内留置盐水纱条引流。24 ～ 48h 后伤口仍无明显感染者，可将缝线结扎使创缘对合（延期缝合）。如果伤口已感染，则取下缝线按感染伤口处理。

四、急救

首要的目的是抢救生命。

优先抢救的急症有心搏骤停、窒息、大出血、开放性和张力性气胸、休克、腹部内脏脱出等。

1. 复苏 心跳、呼吸暂停时，应立即采取针对心、肺、脑的复苏措施，迅速行初步生命支持。

2. 通气 抢救时必须争分夺秒地解除各种阻塞原因，维持呼吸道的通畅（如气管切开、气管插管）。

3. 止血 大出血可使伤员迅速陷入休克，甚至致死，所以及时止血。常用的止血方法有指压法、加压包扎法（最常用）、填塞法和止血带法（每小时放松 1 ～ 2min，最长不超过 4h）等。

4. 包扎 目的是保护伤口、减少污染、压迫止血、固定骨折、关节和敷料并止痛。

5. 固定 骨关节损伤时必须固定制动，以减轻疼痛，避免骨折端损伤血管和神经，并有利于防止休克和搬运后送。

6. 搬运 正确的搬运可减少伤员痛苦，并获得及时治疗，脊柱损伤使用硬质担架转运 3 人以上平托法，且用四条绷带将患者固定在担架上，迅速转运。

五、治疗

（一）一般处理

1. 判断伤情 根据创伤分类方法及指标进行伤情判断和分类。

第一类：致命性创伤，如危及生命的大出血、窒息、开放性或张力性气胸。应做短时紧急复苏后手术治疗。

第二类：生命体征尚平稳的伤员，可观察或复苏 1 ～ 2h。应做好交叉配血、必要检查及手术准备。

第三类：潜在性创伤，性质尚未明确，有可能手术治疗者，应密切观察，并做进一步检查。

2. 预防和治疗感染　清创、应用抗生素（一般在伤后 2 ～ 6h 内使用，起到预防作用）及破伤风抗毒素。

3. 维持体液平衡和营养代谢　补足容量，维持酸碱平衡，给予要素饮食或静脉高营养。

4. 镇痛镇静和心理治疗。

5. 维持呼吸道通畅，积极抗休克治疗。

6. 严密注视伤情变化。

（二）闭合伤的处理

1. 软组织挫伤　早期局部冷敷，后期温敷和理疗。

2. 骨折和脱位　复位、固定。复位分手法复位和手术复位。

3. 胸腔和腹腔内脏器伤　血气胸可先行穿刺或引流。较轻的腹腔脏器伤，若无明显腹膜炎者，可暂予支持疗法，并密切观察。

4. 头部伤　头皮血肿先行加压包扎，血肿液化后可穿刺抽吸并继续加压包扎。脑震荡和脑挫伤，需用脱水剂治疗，如有意识障碍可行头部降温。颅内血肿和颅内压增高脱水无效时，则需紧急开颅手术处理。

（三）开放伤的处理

1. 清洁伤口　清洁伤口（清洁伤口通常是指“无菌手术”的切口）和污染程度轻的伤口经处理，使其成为清洁伤口，可以当即缝合。

2. 污染伤口　指沾有细菌但尚未感染的伤口，一般认为伤后 8h 以内的伤口属此类。经过清创处理使其转变成接近于清洁伤口，当即缝合或延期缝合，争取达到一期愈合。

3. 感染伤口　包括延迟处理的开放性创伤、脓肿切开、手术感染等，有渗液、浓液、坏死组织等。伤口需经过换药，逐渐达到二期愈合。

4. 存留异物　原则上取出，某些深部的异物，或数量多而分散者，如不损及重要组织器官，可以保留和观察。应用抗生素和破伤风抗毒素。

第八节　火器伤

一、概述

火器伤是以火（炸）药为动力发射的投射物所引起的损伤，是战时最常见的损伤，一般由高速弹丸或弹片等投射物击中人体造成。通常情况下，组织损伤重、范围大、易感染。

二、治疗

火器伤的全身治疗与一般创伤相同。

① 全面了解伤情，积极防治休克，维持呼吸、循环的稳定。

② 尽早清创。

③ 充分显露伤道，清除坏死和失活的组织。

④ 清创后不宜一期缝合。此时应保持伤口引流通畅 3 ～ 5 天。

⑤ 酌情行延期缝合，应积极抗感染和支持治疗。

⑥ 保守治疗。

⑦ 注意隐匿损伤。

第九节　热烧伤

一、概念

烧伤是热力（火焰、灼热气体、液体或固体等）所引起的损伤。由电能、化学物质、放射线等所致的组织损伤的病理和临床过程与热力烧伤很相近，因此临床习惯上将它们都归在烧伤一类。

二、烧伤面积计算

目前多采用中国新九分法和手掌法相结合估计烧伤面积。

（一）中国新九分法

部位	占成人（男性）体表 /%			占 12 岁以下儿童体表 /%
头颈	发部	3	9	9+（12− 年龄）
	面部	3		
	颈部	3		
双上肢	双上臂	7	9×2	9×2
	双前臂	6		
	双手	5		
躯干	躯干前	13	9×3	9×3
	躯干后	13		
	会阴	1		
双下肢	双臀	5	9×5+1	9×5+1−（12− 年龄）
	双大腿	21		
	双小腿	13		
	双足	7		

注：成人女性臀部和双足各占 6%。

（二）手掌估计法

并指的掌面约占体表面积的 1%。

（三）深度的判断

分度	损伤深度	水疱	创面	感觉	愈合时间	愈合情况
Ⅰ度烧伤	表皮	无	红斑状	烧灼感	3 ～ 7 天	脱屑愈合，无瘢痕
浅Ⅱ度烧伤	真皮乳头层	大小不一的水疱	红润	感觉过敏	1 ～ 2 周	无瘢痕，色素沉着
深Ⅱ度烧伤	真皮深层	可有小水疱	红白相间	感觉迟钝	3 ～ 4 周	瘢痕愈合
Ⅲ度烧伤	皮肤全层	无	焦黄、焦痂	感觉消失	>4 周	植皮

命题趋势 烧伤的相关知识点是每年的考点，多以 A1、A2 型题为主。

金题直击

1. 深Ⅱ度烧伤损伤深度已达

A. 皮下脂肪层　　B. 表皮浅层

C. 表皮生发层和真皮乳头层　　D. 皮肤全层及肌肉

E. 真皮深层

【答案】E

【解析】深Ⅱ度烧伤：伤及真皮深层，水疱较小或较扁等，感觉稍迟钝，创面呈浅红或红白相间，或可见网状栓塞血管，底部肿胀明显。若无感染等并发症，3 ～ 4 周可愈，愈后留有瘢痕。

2. 浅Ⅱ度烧伤创面的特征是

A. 局部红肿　　B. 局部水疱

C. 红白相间　　D. 可见网状栓塞血管

E. 焦黄、水疱

【答案】B

【解析】浅Ⅱ度烧伤创面的特征是局部水疱。局部红肿，有大小不一水疱，内含黄色或淡红色血浆样液体或蛋白凝固的胶冻物。若无感染等并发症，约 2 周可愈。愈后短期内可有色素沉着，不留瘢痕，皮肤功能良好。

（四）烧伤分度

烧伤面积	轻度	中度	重度	特重
Ⅲ度面积	—	＜10%	10% ～ 19%	＞20%
Ⅱ度 /（Ⅱ度 + Ⅲ度）面积	<10%	10% ～ 29%	30% ～ 49%	＞50%

1. **轻度烧伤**　Ⅱ度以下烧伤总面积在 10% 以下。

2. **中度烧伤**　Ⅱ度烧伤面积 10% ～ 29% 或Ⅲ度烧伤面积不足 10%。

3. **重度烧伤**　总面积 30% ～ 49% 或Ⅲ度烧伤面积 10% ～ 19% 或Ⅱ度、Ⅲ度烧伤面积虽不达上述百分比，但已发生休克等并发症、呼吸道烧伤或有较重的复合伤。

4. **特重烧伤**　总面积 50% 以上或Ⅲ度烧伤 20% 以上。

三、现场急救与治疗

（一）现场急救

目的是迅速消除致伤原因，脱离现场，及时适当治疗，尽可能减轻伤情。

1. **保护受伤部位**　迅速脱离热源，降低局部温度（用冷水冲），避免再损伤，剪开取下衣裤袜，伤处向上避免受压，简单包扎以减轻污染。

2. **镇静止痛**　稳定情绪，酌情使用镇静剂；可用冷浸法减少手足烧伤的剧痛。

3. **呼吸道护理**　呼吸道受损者要十分重视呼吸道通畅，要及时行气管切开，并给氧。

4. **对有大出血、开放性气胸、骨折等合并伤者**　应先施行相应的急救处理。

（二）治疗原则

① 保护烧伤区，防止和尽量清除外源性污染。

② 预防和治疗低血容量性休克。

③ 治疗局部和全身感染。

④ 用非手术和手术方法促使创面早日愈合，并尽量减少瘢痕所造成的功能障碍和畸形。

⑤ 预防和治疗多系统器官衰竭。

四、初期处理与补液方法

（一）初期处理

Ⅰ度烧伤创面一般只需保持清洁和防止再损伤。

Ⅱ度以上烧伤需做创面清创术。创面处理可用 1∶1000 苯扎溴铵或 1∶2000 氯己定清洗，移除异物。

浅Ⅱ度水疱应予保留，水疱大者，可用消毒空针抽去水疱液。

深Ⅱ度烧伤的水疱皮应予清除。如果用包扎疗法，内层用油质纱布（可添加适量抗生素），外层用吸水敷料均匀包扎，包扎范围应超过创周 5cm。面颈部烧伤与会阴部烧伤不适合包扎，则予暴露。

Ⅲ度创面采取焦痂切除，对于中小面积越早越好，而大面积烧伤则在防治休克平稳后，尽早切痂。使用抗生素和破伤风抗毒素。

命题趋势 烧伤的相关知识点是每年的考点，多以 A1、A2 型题为主。

金题直击

1. 在烧伤急救原则中，错误的是

A. 立即消除烧伤的原因

B. 热液烫伤者宜迅速冷水浸浴

C. 就地简单保护创面

D. 凡有呼吸道烧伤时，一律做气管切开

E. 给伤员适当镇静、止痛

【答案】 D

【解析】 呼吸道烧伤有轻、有重，如烧伤不重、无呼吸道通气障碍，患者无呼吸困难表现，就不一定做气管切开。

2. 烧伤现场急救时，下列哪种做法不正确
A. 迅速脱离热源，用凉水浸泡或冲淋局部
B. 剪去伤处衣、袜，用清洁被单覆盖
C. 酌情使用地西泮（安定）、哌替啶等药镇静止痛
D. 有呼吸道灼伤者，应在严重呼吸困难时方行切开气管、吸氧
E. 有严重复合伤时，应先施行相应的急救处理
【答案】D
【解析】有呼吸道灼伤的伤者，要保持呼吸道的通畅，及时行气管切开，不应等呼吸严重困难时才施行。
烧伤现场急救，首先应迅速脱离热源，冲淋或浸泡局部降低温度。剪去伤处衣、袜，盖上清洁被单，不要强力剥脱，避免再损伤。可酌情使用镇静止痛药物。如发现有大出血、气胸、骨折等复合伤时，应先施行相应的急救处理。

（二）补液方法

Ⅱ度、Ⅲ度烧伤的补液量的计算见下表。

项目		第一个 24h 内	第二个 24h 内
每 1% 面积、千克体重补液量（为额外丢失）		成人 1.5mL	第一个 24h 的 1/2
晶体液∶胶体液	中、重度	2∶1	同左
	广泛深度及小儿	1∶1	同左
基础需水量		2000mL	同左

Ⅱ度、Ⅲ度成人烧伤补液量的计算：
第一个 24h 补液量 = 体重（kg）× 烧伤面积 ×1.5（成人）+ 基础需水量 2000mL
第二个 24h 补液量 =（体重 × 烧伤面积 ×1.5）÷2+ 基础水量 2000mL
前 8h 输入总量的一半，以后 16h 输入总量的另一半。面积大、症状重者需快速输注，但对原有心肺功能不全者应避免过快而引起心衰和肺水肿。第二个 24h 输液总量除基础水分量不变外，胶体液和电解质溶液量为第一个 24h 输注的半量。第 3 日静脉补液可减少或仅用口服补液，以维持体液平衡为目的。低渗糖不宜过快；重症患有酸中毒和血红蛋白尿，可补充碳酸氢钠。
例：一位烧伤深Ⅱ度 30%，体重 50kg 患者的补液。
第一个 24h 的总液体量 =30×50×1.5+2000mL=4250mL。胶体为 30×50×0.5=750mL，晶体为 30×50×1=1500mL。基础水量 2000mL。前 8h 输入 2125mL，以后 16h 输入 2125mL。
第二个 24h 的总液体量 =（30×50×1.5）÷2+2000mL=3125mL。胶体 30×50×0.5÷2=375mL，晶体 30×50×1÷2=750mL，水分 2000mL。

命题趋势 烧伤的相关知识点是每年的考点，多以 A1、A2 型题为主。

金题直击

患者，男，体重 50kg，躯干部、双臀及双大腿Ⅱ度烧伤，双小腿及双足Ⅲ度烧伤，会阴部Ⅰ度烧伤，第一个 24h 应补充的胶体量约为
A. 1500mL
B. 1800mL
C. 2700mL
D. 3200mL
E. 3600mL
【答案】C
【解析】根据题目中给出的烧伤部位计算烧伤面积，躯干部＋双臀＋双大腿＋双小腿＋双足 =26%+5%+21%+13%+7%=72%，所以患者总烧伤面积为 72%，为特重度烧伤。故第一个 24h 补液量＝体重 × 烧伤面积 ×1.5 ＋基础需水量 2000mL=50×72×1.5+2000=7400mL。由于为特重度烧伤（广泛深度烧伤），晶体量和胶体量为 1∶1，故应补胶体量＝ 50×72×1.5×0.5=2700mL。

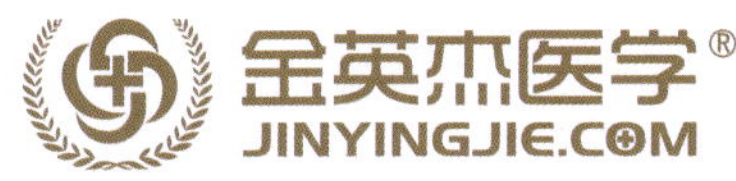

口腔执业（含助理）医师资格考试

命题规律之应试讲义

牙体牙髓病学　牙周病学
儿童口腔医学　口腔黏膜病学

赵庆乐 ◎ 主编
金英杰医学教育研究院 ◎ 组织编写

全国百佳图书出版单位
化学工业出版社
·北京·

编写人员名单

主　　编　赵庆乐

副 主 编　郭晓华　郭　楠

编　　者　赵庆乐　郭晓华　郭　楠　李　宁　乔　颖
赵博儿　薛佳昕　詹　星　安　欣　张　翠
许　丽　刘一锦　李　梅

组织编写　金英杰医学教育研究院

目录

儿童口腔医学 / 111

口腔黏膜病学 / 131

牙体牙髓病学

第一单元　龋病

考试分值

专业	2019 年	2020 年	2021 年	2022 年	2023 年
执业	15	15	14	17	15
助理	6	8	5	9	7

第一节　定义

一、龋病的定义

龋病是在以细菌为主的多种因素作用下，牙齿硬组织发生的慢性、进行性破坏的一种疾病。

1. **病因学角度**　龋病属于牙齿硬组织的细菌感染性疾病。

2. **龋病基本变化**　无机物脱矿和有机物分解。

二、龋病的临床特征

龋病的临床特征可以概括为牙齿硬组织色、形、质的改变。

颜色	透明度下降——白垩色——色素沉着——黄褐色或棕褐色
形态	无机物脱矿，有机物分解——牙体缺损形成
质地	由硬——软

注意：龋洞一旦形成，则缺乏自身修复能力。

三、龋病的危害性（理解）

① 引起牙髓炎、根尖周炎和颌骨骨髓炎。

② 导致牙列的缺损和缺失，影响机体的消化功能。

③ 影响儿童的牙颌发育。

④ 可引起远隔脏器的病灶感染。

第二节　龋病的病因和发病机制

一、龋病病因

· 牙菌斑和致龋细菌	· 宿主	· 饮食因素	· 时间

（一）牙菌斑和致龋细菌

1. **牙菌斑**　由细菌（菌斑容量的 60% ～ 70%）、基质和水组成。

基质→由唾液糖蛋白和细菌的胞外聚合物组成。

平滑面菌斑：
- 菌斑 - 牙界面层
- 中间层
- 菌斑表层

牙菌斑的形成分为三个阶段：

① 获得性膜的形成和细菌初期聚集。

② 细菌迅速生长繁殖。

③ 菌斑繁殖（菌斑成熟）。

2. 致龋细菌

致龋机制：

① 对牙面有较强的黏附力，易形成菌斑。

② 具有产酸性和耐酸性，使牙面的 pH 值降至 5.5 以下。

③ 具有合成细胞内多糖与细胞外多糖的能力。

常见的致龋细菌：

菌属	致病性
变异链球菌	冠部龋和根部龋最主要的致龋菌
血链球菌	最早在牙面定居
轻链球菌	牙菌斑中最常分离到的细菌
乳杆菌属	加速龋病的发展，乳杆菌数量增加是龋病进展的结果
放线菌属	黏性放线菌促进变异链球菌定植于根面 龈下菌群和根面龋的牙菌斑中最常分离到的细菌

（二）饮食因素（碳水化合物、氟化物、磷酸盐）

致龋	特点
碳水化合物（糖）	致龋力从高到低：蔗糖 > 葡萄糖 > 果糖 > 麦芽糖 > 乳糖 > 淀粉 > 山梨醇 > 木糖醇
	进食频率越高，致龋力越强
	物理性状和摄入方式：经口摄入才能致龋。精细的、黏稠的含糖食物更致龋
防龋	**特点**
氟化物	抗酸不抗磨 促进脱矿物质的再矿化
磷酸盐	抑菌、缓冲菌斑内的有机酸

（三）宿主

主要包括牙、唾液和机体全身状态。

1. 牙

（1）好发牙位

乳牙列	下颌第二乳磨牙（最易患龋）、下颌乳前牙（患龋最少）
恒牙列	下颌第一磨牙（患龋最多）、下颌前牙（患龋最少）

（2）好发部位

牙位	龋病好发部位
下颌第一磨牙	咬合面（O）、颊面（B）、近中面（M）、远中面（D）和舌面（L）
上颌第一磨牙	咬合面（O）、近中面（M）、腭面（P）、颊面（B）和远中面（D）
上颌侧切牙	舌面（L）、唇面（La）

2. 唾液

作用：①维持口腔正常的 pH 值；②促进牙硬组织再矿化。

唾液腺分泌减少（舍格伦综合征和头颈部放疗后）的患者易发生猖獗龋和急性龋。

3. 机体全身状态 儿童时期全身营养不足，钙、磷、维生素、蛋白质缺乏及代谢紊乱，可以影响牙齿的发育和矿化，增加龋病的易感性。

（四）时间

龋病发病的每一过程都需要一定的时间才能完成。

总结：

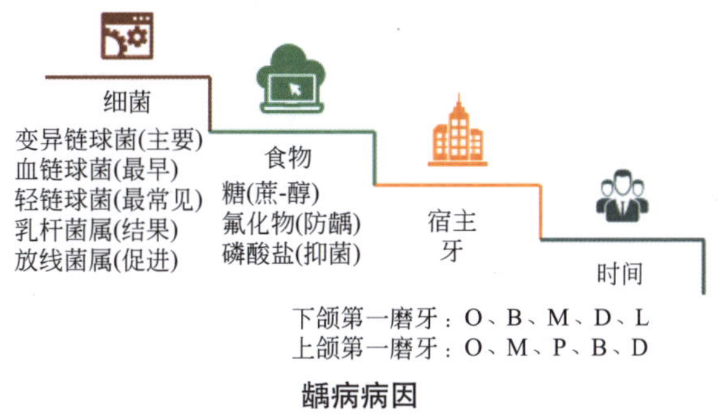

龋病病因

二、发病机制

① 牙菌斑的形成。

② 牙菌斑环境内的糖代谢。

③ 牙齿硬组织的脱矿机制。

龋病最重要、最具有实际意义的步骤：脱矿或溶解。

早期龋的形成是动态的脱矿与再矿化交替出现的过程，并非连续脱矿的过程。

三、龋病的病因学说

（一）化学细菌学说

由 Miller 首次明确提出龋病的发生与口腔致龋细菌、致龋食物糖及酸溶解的关系，为龋病病因的现代理论奠定了基础。

（二）蛋白溶解学说

细菌产生蛋白水解酶使牙体有机物分解。

（三）蛋白溶解－螯合学说

通过蛋白溶解释放出各种螯合剂。

（四）龋病病因的四联因素理论

20世纪60年代Keyes补充了化学细菌学说，认为龋病是由细菌、宿主、食物（三联因素）共同作用产生的。20 世纪 70 年代在“三联因素”理论中加入时间因素发展成“四联因素”。

（五）广义龋病生态学假说

内源性疾病，包括以下三个阶段：

- 动态稳定阶段
- 产酸阶段
- 耐酸阶段

四、牙髓牙本质复合体对龋病的反应

在接近牙釉质牙本质界的外周牙本质，小管总面积占牙本质表面积的 4%。牙髓牙本质复合体对外界刺激的反应还取决于洞底剩余牙本质厚度。

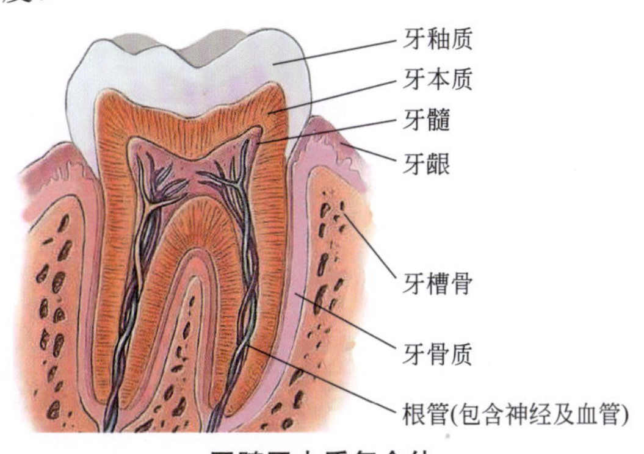

牙髓牙本质复合体

洞底剩余牙本质厚度（RDT）	牙髓反应
RDT ≥ 2mm	牙髓无不良反应
0.5 < RDT ≤ 1mm	牙髓轻度反应，少许反应性牙本质形成
0.25 < RDT ≤ 0.5mm	牙髓反应明显，较多反应性牙本质形成
RDT ≤ 0.25mm	牙髓炎症严重并出现化脓性病灶且能找到细菌，局部的反应性牙本质少，刺激性牙本质较多

第三节　龋病的分类

一、按发病情况和进展速度分类（熟记）

- 急性龋(湿性龋) → 快、浅、软、湿润、易挖除
- 猖獗龋 → 不易患龋的下前牙也患龋。常见于放疗患者和舍格伦综合征患者等
- 慢性龋(干性龋) → 慢，呈黄褐色，病变组织较干
- 静止龋 → 龋病生长环境受到破坏，龋病不再发展，探诊光滑坚硬

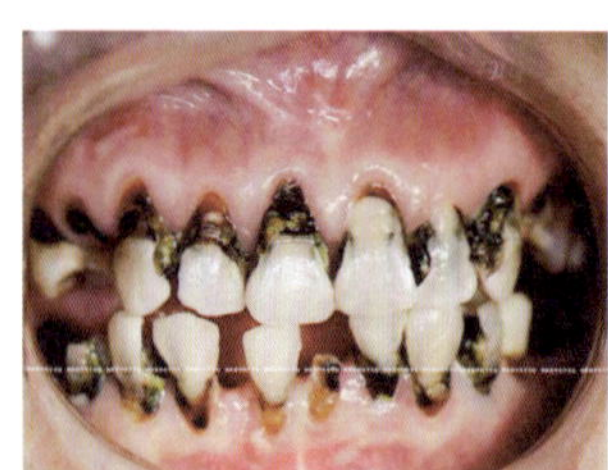

龋病

二、按损害的解剖部位分类

- 点隙窝沟龋 → 发生在牙的点隙、沟裂处的龋(临床最多见)
- 平滑面龋 → 邻面是其最好发部位
- 根龋(根面龋) → 主要发生在中老年人和牙周病患者。龋损部位多围绕牙颈部

三、按病变深度分类（临床最常用的分类方法）

根据病变深度可分为浅龋、中龋和深龋。

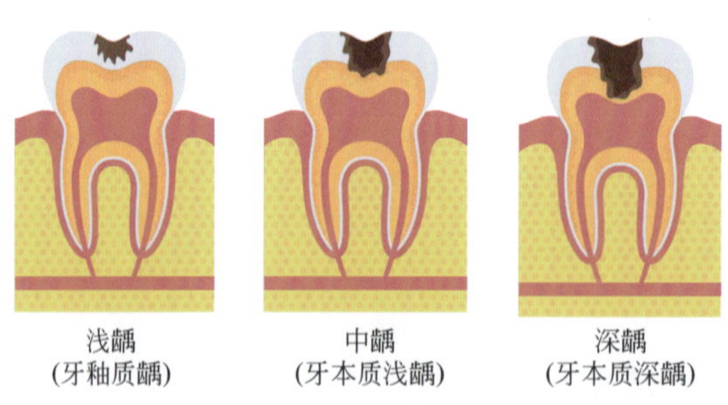

龋病按病变深度的分类

四、根据病变的发生与既往牙体治疗的关系分类

1. 原发龋　未经治疗的牙齿上发生的龋。
2. 继发龋　治疗后，充填物或修复体边缘的牙体组织上或材料接触的洞壁、洞底发生的龋。检查：X 线片。

形成继发龋的原因有以下几方面：

① 充填体或修复体边缘与牙体组织不密合。

② 充填体或修复体边缘或洞缘牙体组织破损。

③ 龋腐未去净。

3. 再发龋　经过治疗的牙齿其他部位新发生的龋。

命题趋势 龋病的分类内容多以简单 A1 型题出现，要求考生既要记住龋病分类的大体框架，还需熟悉各个类别的独立特征，属记忆性内容。

金题直击

1. 患者，女，50岁。左上第二磨牙（殆）面龋深达牙本质中层。备洞时发现洞内软化牙本质少而干，呈棕色，不易被挖除，挖除时呈粉状。该患牙应诊断为

A. 浅龋　　B. 中龋
C. 急性龋　　D. 慢性龋
E. 静止龋

【答案】 D

【解析】 慢性龋一般均进展缓慢，尤其是成人，因病程较长，质地较干而软龋较少，此类患者有较长的修复过程，通常洞底均有硬化牙本质层，龋坏组织质地较硬，干燥而染色较深。该患者软化牙本质少而干且呈棕色，挖除时呈粉状，可诊断为慢性龋，故选D。

2. 按龋坏程度可将龋病分为

A. 静止性龋　　B. 浅龋、中龋、深龋
C. 窝沟龋、平滑面龋　　D. 牙釉质龋、牙本质龋和牙骨质龋
E. 干性龋、湿性龋

【答案】 B

【解析】 按龋病病变深度可分为浅龋、中龋、深龋，按发病情况和进展速度分为急性龋、慢性龋、静止龋、猖獗龋故答案B正确。

第四节　浅龋、中龋和深龋的临床表现

注意：所有龋病的牙髓活力温度测验结果一定正常。

名称	病变部位	临床表现
浅龋	平滑面（釉质）	浅龋无明显自觉症状 白垩色或棕褐色、探诊粗糙、质软 邻面龋：早期诊断用殆翼片
	窝沟（釉质）	卡探针，最早期白垩色，逐渐发展到墨浸状
	根面浅龋（牙骨质）	棕色、探诊粗糙、质软
中龋	牙本质浅层	对冷热酸甜刺激敏感，刺激去除后症状立即消失 X线显示为远髓
深龋	牙本质中层或深层	食物嵌塞痛，刺激入洞痛，无自发性疼痛 X线显示为近髓

浅龋：
釉质或牙骨质龋
无自觉症状
中龋：
牙本质浅层
冷热酸甜刺激痛
刺激入洞一过性敏感
刺激去除后疼痛立刻消失
X线显示距离髓腔较远
深龋：
牙本质中层或深层
X线显示距离髓腔较近

浅龋、中龋、深龋总结

第五节　诊断和鉴别诊断

一、诊断方法

1. **问诊**　现病史、全身状况、既往病史及家族史。

2. **视诊**　主要观察牙齿表面有无色泽变化和形态缺损。

3. **探诊** 使用锐利的尖头探针。探查视诊所见的异常牙面或视线不易达到的隐蔽部位。

4. **牙髓活力测验** 中龋 / 深龋刺激入洞疼痛。温度测试正常。

5. **X 线检查** 多用于邻面龋、继发龋或隐匿龋不易用探针查出的龋病。

二、鉴别诊断

（一）浅龋鉴别

异同	浅龋	釉质发育不全	氟牙症
相同点	牙面呈白垩色或黄褐色		
不同点	好发部位：后牙窝沟 质地与光滑度：软而粗糙	好发部位：同一时期发育的牙的唇颊面 质地与光滑度：硬而光滑	好发部位：多数牙，全口牙 特征：高氟地区生活史

金题直击

浅龋与轻度釉质发育不全的鉴别要点，除外

A. 好发牙位不同

B. 好发部位不同

C. 患区质地不同

D. 患区光滑度不同

E. 患牙牙体形态不同

【答案】E

【解析】浅龋好发于后牙的窝沟，探诊软而粗糙。釉质发育不全好发于同一时期发育的牙上，探诊硬而光滑。和牙体形态无关，因此选 E。

（二）深龋鉴别

异同	深龋	可复性牙髓炎	慢性闭锁性牙髓炎
相同点	对冷、热刺激敏感		
不同点（自发痛）	无	无	有自发痛史
不同点（牙髓活力温度测验）	正常	一过性敏感	反应程度重，持续时间长
不同点（叩痛）	无	无	可有轻度叩痛

第六节　治疗

一、龋病的治疗原则和最终目的

① 终止病变的进展。

② 恢复牙齿的外形和生理功能。

③ 保留牙髓的正常活力。

（注意：考题里会出现偷梁换柱的情况。）

金题直击

下列哪项不是龋病治疗的原则

A. 去净腐质

B. 终止病变进展

C. 恢复牙体外形

D. 恢复生理功能

E. 保存根髓正常的活力

【答案】E

【解析】此题考查的点比较细，龋病治疗的原则为保存牙髓正常的活力，而非根髓。保存根髓的活力是活髓切断的治疗原则。

二、非手术治疗

（一）药物疗法

适应证
恒牙早期牙釉质龋
乳磨牙咬合面广泛性浅龋（大而浅），1年内将被恒牙替换者 （注意：此题考查适应证的时候会出现偷天换日的概念，比如把大而浅换成小而浅，或者把广泛性浅龋换成广泛性的龋。需看清题目）
乳前牙环状浅龋
静止龋

药物分类	主要药物	特点
非腐蚀性	氟化物： 2% 氟化钠 75% 氟化钠甘油糊剂 8% 氟化亚锡溶液 酸性磷酸氟化钠（APF）溶液、含氟凝胶及含氟涂料等	对软组织无腐蚀性，不使牙变色，前后牙均可使用
腐蚀性	硝酸银：10% 硝酸银和氨硝酸银	① 前牙不可用 ② 牙颈部不可用 ③ 不配合儿童不可用

（二）再矿化疗法

1. 适应证

① 光滑面早期牙釉质龋，即龋斑（白垩斑或褐斑）。

② 龋易感者的龋病预防。

2. 再矿化液组成　主要含有不同比例的钙、磷和氟。再矿化液的 pH 值一般调至 7。

三、银汞合金充填术

（一）窝洞的设计及制备原则

1. 窝洞分类（注意：此类题型变异较大，不能轻视）

（1）G. V. Black 分类法　根据龋损所在牙面的部位，从治疗的观点出发（考虑的材料是银汞充填），将窝洞分为以下几类。

Ⅰ类洞：发生在所有牙面发育点隙裂沟的龋损所制备的窝洞。包括后牙𬌗面洞、上前牙腭面洞、下磨牙颊面 2/3 的颊面洞和颊𬌗面洞、上磨牙腭面𬌗 2/3 的腭面洞和腭𬌗面洞。磨牙𬌗面洞最具典型性。（注意：最常考上前牙腭面洞。）

Ⅱ类洞：发生在后牙邻面的龋损所制备的窝洞。

Ⅲ类洞：发生在前牙邻面但未累及切角的龋损所制备的窝洞。

Ⅳ类洞：发生在前牙邻面并累及切角的龋损所制备的窝洞。

Ⅴ类洞：发生在所有牙齿的颊（唇）、舌（腭）面近龈 1/3 牙面的龋损所制备的窝洞。

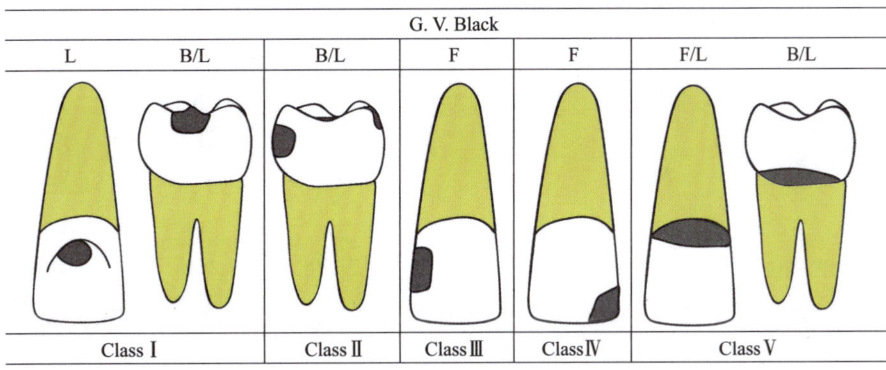

G. V. Black 分类

（2）窝洞命名　以英文字母命名：颊面 B；舌面 L；𬌗面 O；远中面 D；近中面 M；唇面 La；切端 I（简写必须熟记）。

2. 窝洞结构

（1）洞壁　分为侧壁和髓壁。洞底覆盖牙髓的洞壁称髓壁，与牙体长轴平行的髓壁称轴壁。

（2）洞角　两壁相交构成线角；三壁相交构成点角。

（3）洞缘　窝洞侧壁与牙面相交所形成的线角，又称为洞缘角或洞面角。

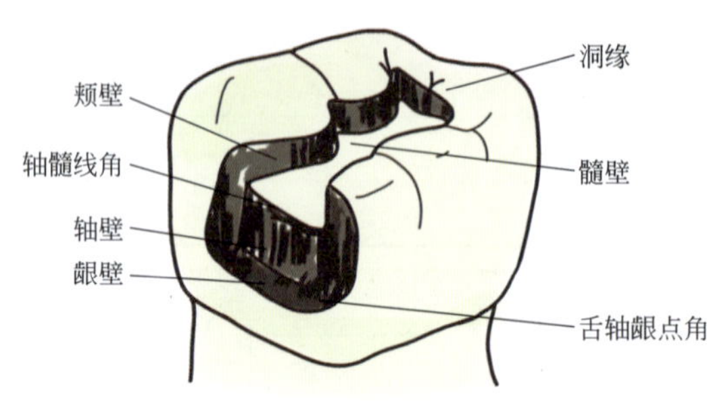

窝洞结构

3. 窝洞制备

窝洞制备的基本原则：

① 去净龋坏组织。临床上很难确定细菌的侵入范围，一般根据牙本质的硬度和着色两个标准判断是否去净龋坏组织。主要以硬度判断。

② 保护牙髓组织。用锋利器械间断操作，并用水冷却；勿向髓腔方向加压。清楚了解牙体组织结构、髓腔解剖形态及增龄性变化；防止意外穿髓。

③ 尽量保留健康牙体组织。

④ 无痛操作。

⑤ 兼顾固位形与抗力形（尤其银汞合金充填时）。

⑥ 注意患者全身状况。

4. 抗力形设计　抗力形是使充填体和余留牙承受正常咬合力而不破裂的特定形态。

① 窝洞的深度。一般要求窝洞的洞底位于牙釉质牙本质界下 0.2 ～ 0.5mm 的牙本质上；银汞合金最小厚度 1.5mm；𬌗面洞深一般要求 1.5 ～ 2.0mm，邻面洞深要求为 1.0 ～ 1.5mm。

② 盒状洞形。是窝洞最基本的抗力形。要求窝洞底平，侧壁平面与洞底垂直，点、线角圆钝。

③ 阶梯结构。制备邻𬌗面洞时，𬌗面洞底与邻面轴壁形成阶梯。邻面龈壁在制备时与牙长轴垂直，深度不小于 1mm。

④ 窝洞外形。呈圆缓曲线。

⑤ 降低薄壁弱尖。备洞时应去除无机釉或悬釉，并降低薄壁弱尖高度。

5. 固位形的设计　固位形是使充填体不移位、不脱落的特定形状。

① 侧壁固位。最基本的固位形。要求窝洞底平，侧壁相互平行与洞底垂直。

② 倒凹固位。防止充填体垂直向脱位。倒凹一般制作在牙尖下方，深度以 0.2mm 为宜。

③ 鸠尾固位。防止充填体水平向脱位，鸠尾峡位于轴髓线角的内侧（或轴髓线角的中线侧）。鸠尾峡宽度一般在后牙为所在颊舌尖间距的 1/4 ～ 1/3，在前牙为邻面洞舌方宽度的 1/3 ～ 1/2。

④ 梯形固位。防止充填体𬌗向脱位。是邻𬌗双面洞，邻面部分制备的固位形，其龈方大于𬌗方。

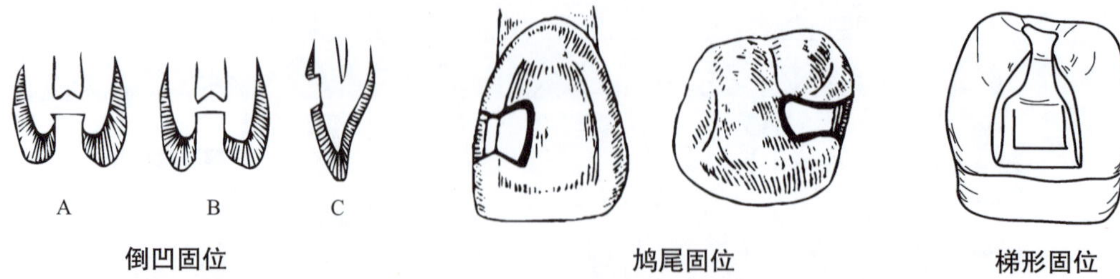

倒凹固位　　鸠尾固位　　梯形固位

命题趋势　固位形、抗力形为每年考试的重点内容，多以简单 A1 型题目出现，固位形和抗力形互为干扰项，要求考生熟记各自分类下的大框，同时熟悉每种洞形的特点。

金题直击

患者，男，55岁。主诉左下后牙嵌塞食物，有时遇冷热刺激敏感。查：左下第一磨牙见深龋，去腐后未见穿髓，拟制备成远中𬌗洞充填，修复时邻面部分应设计的主要固位形是

A. 侧壁固位　　B. 牙本质钉固位

C. 倒凹固位　　D. 梯形固位

E. 鸠尾固位

【答案】 D

【解析】 由题目可知，最后形成的预备洞形应该是Ⅱ类洞，该类洞邻面部分设计的主要固位形是梯形固位，以防止充填体𬌗向脱位，所以D正确。侧壁固位为基本固位形，用于所有牙面，所以A错误。牙本质钉固位多用于复杂洞形，所以B错误。倒凹固位多用于𬌗面，所以C错误。鸠尾固位一般在𬌗面，而不在邻面，所以E错误。故此题选D。

（二）窝洞隔湿和干燥

最常用的为棉卷隔湿；最理想的为橡皮障隔湿。

（三）垫底

（1）适应证：洞深超过窝洞标准深度和洞底不平的活髓牙；经过完善牙髓治疗后的无髓牙，在永久性修复材料充填前，通过垫底使窝洞达到标准要求。

（2）浅的窝洞：洞底距髓腔的牙本质厚度大于1.5～2mm，不需垫底。

中等深度的窝洞：洞底距髓腔的牙本质厚度大于1mm，单层垫底。

深的窝洞：洞底距髓腔很近，双层垫底。

（3）单层垫底：聚羧酸锌粘固粉为首选单层垫底材料。磷酸锌粘固粉因其有牙髓刺激性，一般不用于活髓牙垫底。

（4）双层垫底：氧化锌丁香油粘固粉（第一层，厚度小于1mm）+ 磷酸锌粘固粉。

命题趋势 垫底内容的考查多与龋病的临床特点及诊断相结合，有时亦与材料内容相关联，要求考生熟记各材料的特点及垫底的适应证。

金题直击

患者，女，27岁。左上第一磨牙深龋，去腐质后未穿髓，垫底做银汞合金充填，最适合的垫底材料是

A. 聚羧酸锌粘固粉　　B. 磷酸锌粘固粉

C. 氧化锌丁香油粘固粉　　D. EDTA

E. 氢氧化钙

【答案】 A

【解析】 由题目可知，窝洞近髓未穿髓，聚羧酸锌粘固粉因对牙髓刺激性小，为首选的单层垫底材料，所以A正确。

（四）银汞合金充填

1. 适应证　主要用于后牙Ⅰ类洞，Ⅱ类洞的充填。

2. 禁忌证　牙冠有劈裂可能的牙体缺损（如隐裂）；汞过敏者。

3. 银汞充填步骤

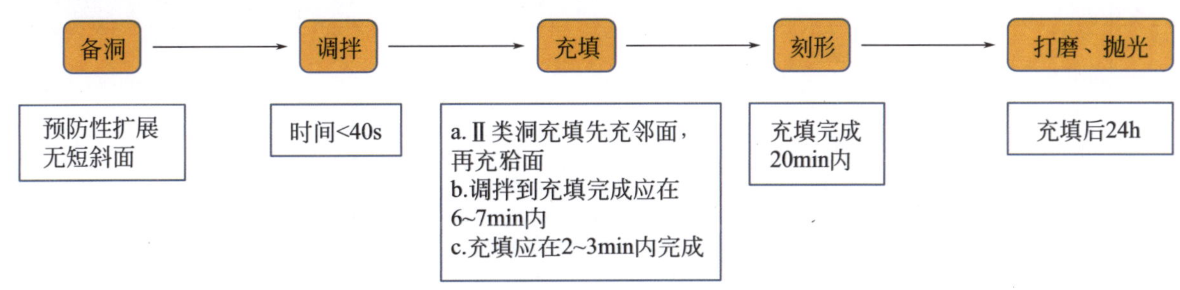

四、牙体缺损直接粘接修复术

（一）粘接修复术的概念

牙齿硬组织表面处理后，借助于粘接剂的使用，完成材料与牙硬组织的粘接，该技术称为牙体粘接修复术。

（二）粘接剂与牙体之间的粘接力

1. **物理粘接**　范德华力或其他静电作用。
2. **化学粘接**　化学键。
3. **机械粘接**　锁扣作用。

（三）粘接剂与粘接机制

1. 牙釉质的粘接

酸蚀剂	30% ～ 50% 的磷酸
粘接剂	低黏度疏水性树脂，如双酚 A- 甲基丙烯酸缩水甘油酯（Bis-GMA）
酸蚀作用	酸蚀刻的作用： A. 除去釉质表面的玷污层增加通透性　B. 增加釉质表面自由能 C. 增加釉质表面粘接面积和粗糙度　D. 使釉质表层活化，极性增加
粘接过程与机制	磷酸酸蚀（20 ～ 40s）→釉质表面脱矿形成微孔→粘接树脂渗入微孔形成树脂突（主要为微树脂突）

2. 牙本质的粘接

（1）牙本质粘接存在的问题

① 化学组成上，牙本质含有更多水和有机物，矿化程度低，酸蚀效果较釉质减低。

② 组织结构上，充满液体的牙本质小管经切割后，牙本质液外溢，使牙本质表面处于湿润状态。

③ 经酸蚀脱矿后，牙本质胶原纤维失去矿物质支持易塌陷。

④ 牙本质玷污层的存在：在制备洞形过程中，高温磨削，使牙本质微屑中有机物变性，与牙本质小管的溢出液、口腔中唾液、微生物相混合，黏附于洞壁，不能被水冲掉，又称微屑层或涂层，厚度为 1 ～ 5μm。玷污层的存在，大大干扰了粘接材料与牙本质直接密合，影响对牙本质的粘接。

（2）牙本质粘接剂和粘接机制　酸蚀剂作用下，管周牙本质脱矿，牙本质小管扩张，同时包含疏水基团和亲水基团的预处理剂作为中间介质连接牙本质与粘接树脂，从而使牙本质胶原纤维、预处理剂和粘接树脂一起形成混合层。

> 牙本质经酸蚀后，湿润状态下间牙本质脱矿，牙本质小管扩大，形成微孔。过于干燥的环境，胶原纤维塌陷，不利于粘接

（3）牙本质粘接系统

		酸蚀－冲洗粘接系统（全酸蚀粘接系统）	自酸蚀粘接系统
组成		酸蚀剂：10% ～ 37% 的磷酸凝胶 预处理剂（底胶） 粘接树脂	（1）预处理剂： 酸性功能单体：MDP/4-MET 双性功能单体：HEMA/HPMA/BPDM 溶剂：水、乙醇、丙酮 （2）粘接树脂
区别	酸蚀剂	无机酸、强酸	有机酸、弱酸
	酸蚀方法	需要冲洗	不需冲洗
	机制	去除玷污层	溶解玷污层或改性
	特点	操作步骤较多，技术敏感性高	操作简便、技术敏感性低、刺激性小、隔绝性良好，但粘接强度较低

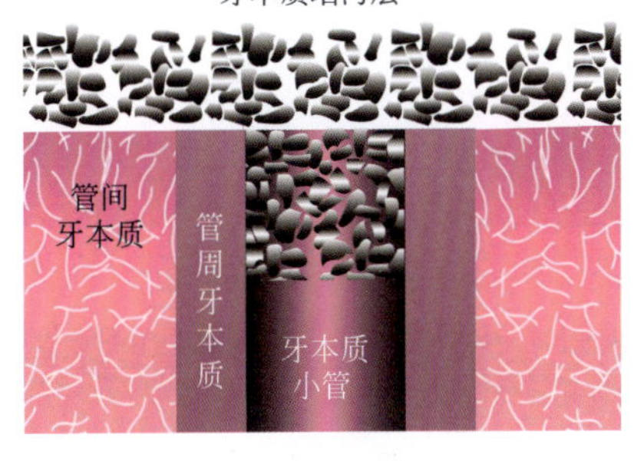

玷污层

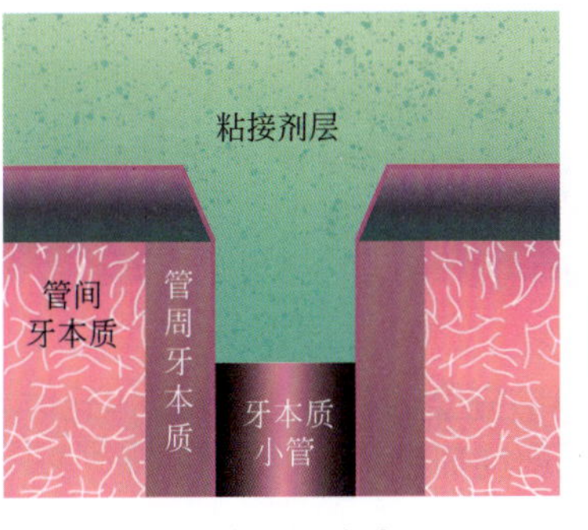

玷污层冲洗

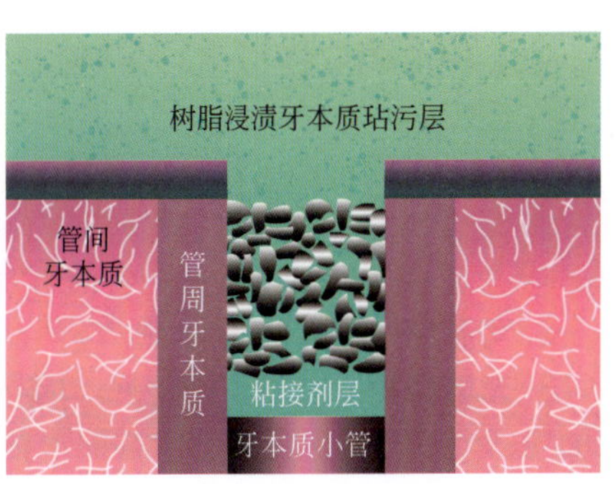

玷污层改性

（四）复合树脂粘接修复术

1. 禁忌证

① 不能有效隔离治疗区者。

② 所有的咬合都位于修复体上时。

③ 深度磨耗或磨牙症患者。

④ 修复体延伸到根面时。

2. 复合树脂粘接修复术的基本步骤

1. 术前

复合树脂色度选择

2. 窝洞预备、隔湿

a. 隔湿：橡皮障最佳
b. 备洞：不做预防性扩展

3. 垫底、盖髓

a. 树脂充填通常不需要垫底
b. 洞底近髓透红需行间接盖髓
c. 不能用氧化锌丁香油粘固粉及含有酒精、氯仿、乙醚类材料垫底

4. 洞壁粘接面的处理

a. 酸蚀剂：30%~50%磷酸
b. 酸蚀-冲洗
- 一次酸蚀(只涉及釉质或釉质面积较大的修复)；酸蚀30s
- 二次酸蚀(同时涉及釉质和本质的窝洞)：先酸蚀釉质15s，再酸蚀牙本质15s

棉球吸去窝洞水分或用气枪轻吹窝洞
预处理剂、粘接
c. 自酸蚀粘接：包括一步法/两步法
d. 预酸蚀+自酸蚀粘接：先磷酸酸蚀洞缘釉质15s，冲洗吹干后采用自酸蚀粘接技术

5. 固化、充填

固化时间：粘接剂10s；每层树脂20s
充填：a. 整块充填，一次厚度不超过4mm
b. 分层充填，每一层<1mm，以后每层<2mm

6. 调𬌗、修形、抛光

调高点
修悬突

命题趋势 复合树脂粘接修复术为目前龋病充填最常用的充填方法，出题趋于增多。该部分多以简单 A1 型题目出现，或作为 A3、A4 型题目的一问。要求考生熟悉树脂充填的各个细节，尤其熟记每个数值。

金题直击

牙体粘接修复术洞形制备的特点是

A. 前牙切角缺损不必磨除正常釉质
B. 洞缘的釉质壁不必做短斜面
C. 可不做预防性扩展
D. 不承受𬌗力处，可形成盒状洞形
E. 垫底时可过多覆盖牙本质

【答案】 C

【解析】 牙体粘接修复术洞形制备的特点是洞缘的釉质壁做45°角短斜面，承受𬌗力的部分应修整为底平壁直的盒状洞形，不承受𬌗力的部分，可不形成标准盒状洞形。如果洞形需垫底，应衬垫必须保护的部分，不应过多覆盖牙本质。

（五）玻璃离子水门汀粘接修复术

1. 适应证

① Ⅲ、Ⅴ类洞和未累及咬合面的邻面龋、根面龋和乳牙各类洞的修复。

② 复合树脂修复术的垫底材料。

③ 患牙因故暂时不能做冠者的暂时充填。

2. 窝洞制备要点　不主张制备洞缘斜面，也不需要预防性扩展。

3. 充填修复　一般无须垫底，因材料的完全固化需 24h，且固化时要求隔水和不脱水，故充填后的修复体表面应涂一层隔水剂，如凡士林油、釉质粘接剂等。

4. 修形与抛光　在充填 24h 后进行。

第七节　常用材料的性质及其选择

一、牙体充填与材料选择的原则

1. 充填材料的性能要求（理解）

① 物理和机械性能。

② 化学性能。

③ 生物学性能。

2. 充填材料的选择要点（理解）

（1）牙齿的部位　前牙修复材料重点考虑美观。后牙首先保证足够的机械强度和耐磨性，可选用银汞合金或复合树脂。

（2）窝洞所在的部位和承受的咬合力。

（3）患者的具体情况。

（4）其他因素　防止不同金属修复体接触时产生微电流刺激牙髓。

二、垫底材料（记大体成分和用途，以及禁忌）

磷酸锌粘固粉	游离磷酸可对牙髓产生刺激
聚羧酸锌粘固粉	粉：由经过煅烧的氧化锌和氧化镁的混合物，再经过研磨而成 液体：为聚丙烯酸水溶液 对牙髓的刺激性很小，不能刺激修复性牙本质形成
氧化锌丁香油粘固粉（ZOE） pH 值：7 ～ 8 固化时呈酸性	呈微碱性，对牙髓的刺激性极小，有止痛、安抚和轻度的防腐作用，能促进修复性牙本质的形成 丁香酚对聚合物有阻解聚作用，故自凝塑料、树脂类、聚羧酸锌、玻璃离子均不能直接接触
氢氧化钙 pH 值：9 ～ 12	对牙髓的刺激性小，可促进修复性牙本质的生成 强碱性，有一定的抗菌、抗炎性能 溶于唾液（最易），不能隔绝电的传导

三、充填材料

1. 银汞合金　作为传统充填材料。

合金粉：银、锡、铜、锌。

汞和合金粉的重量比是 8∶5 或 9∶6。汞多，成球性大；汞少，硬而脆。

2. 汞污染的预防

（1）环境设施　诊疗室通风良好。

（2）使用操作　不可随意丢弃，应收集并装入盛有 15cm 深、过饱和盐水的容器中。

（3）定期检测。

四、粘接修复材料

1. 复合树脂

组成	树脂基质：双酚 A- 二甲基丙烯酸缩水甘油酯（Bis-GMA）、二甲基丙烯酸二异氰酸酯（UDMA） 无机物填料 硅耦联剂 引发体系	
分类	根据填料粒度不同分类	传统型、超微填料型、混合型和纳米填料型
	根据填料 / 基质比例和操作性能分类	通用型、流动型、可压型
	根据固化方式分类	光固化、化学固化、双重固化
性能	抗压强度较高，仅次于银汞合金，耐磨性不高，有 X 线阻射性	

2. 玻璃离子水门汀（玻璃离子体）

组成	粉剂：复合硅酸铝玻璃、氟化物，粒度为 20 ～ 50μm。 液体：丙烯酸、衣康酸或马来酸、3- 丁烯 -1, 2, 3- 三羧酸共聚物水溶液
性质	良好的粘接性、生物相容性、释放氟离子和耐溶解性
用途	1. 根面龋、急性龋和猖獗龋的修复 2. 乳牙各类洞的修复 3. 垫底、暂封、粘固修复体

第八节 治疗中和治疗后的问题及其处理

一、意外穿髓

原因：① 对患牙髓腔解剖知识掌握不足。
② 操作不当。
③ 髓腔解剖结构变异。

处理：

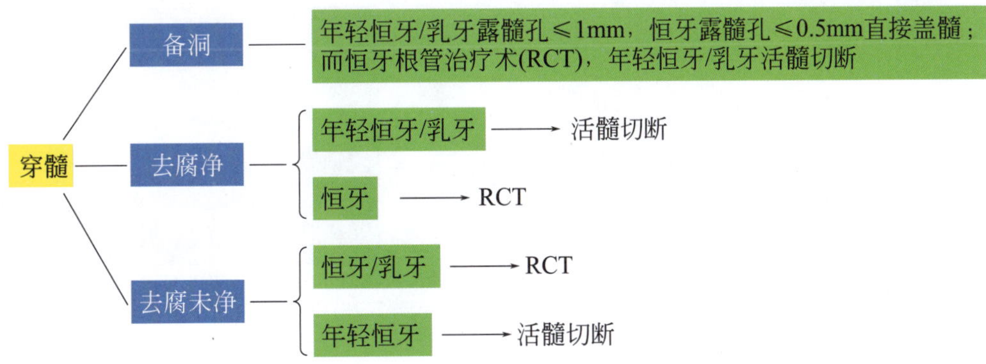

二、充填后疼痛

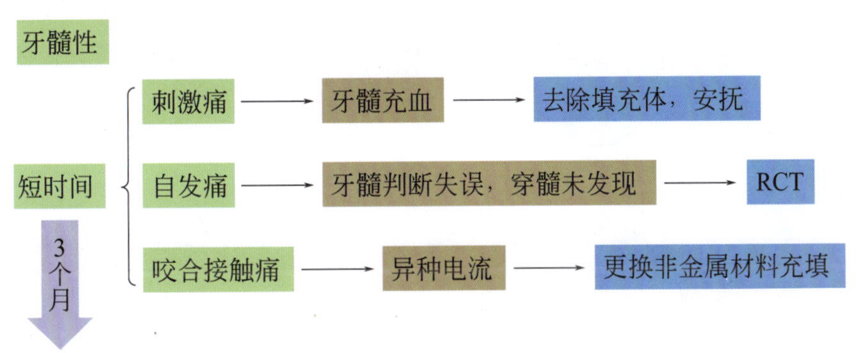

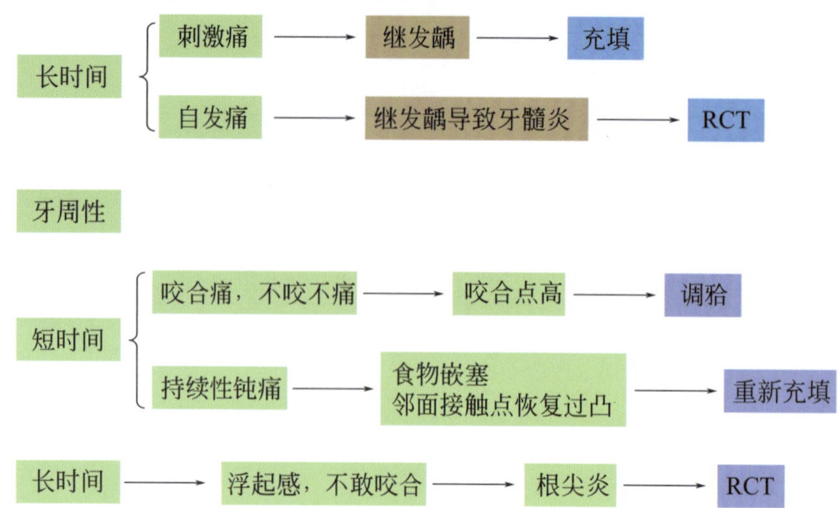

三、继发龋（理解）

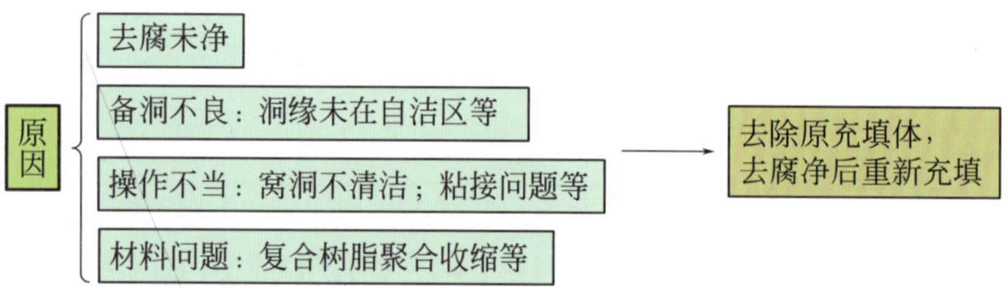

四、充填物折裂、松脱

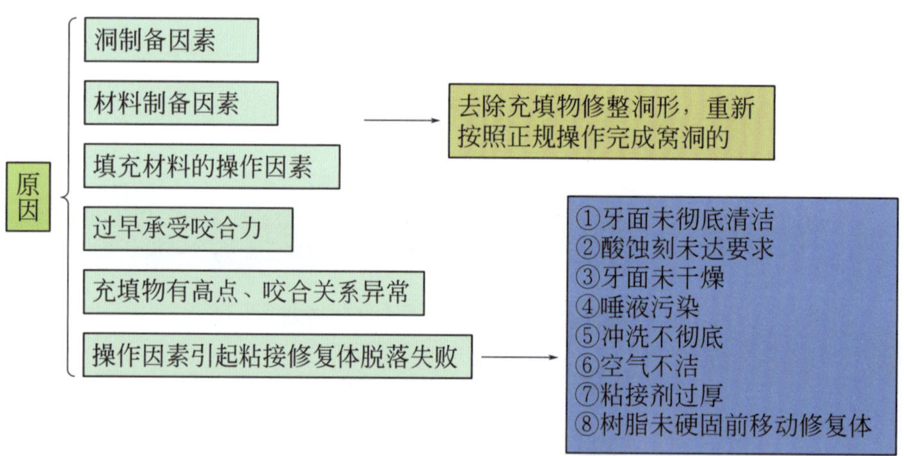

五、牙体折裂

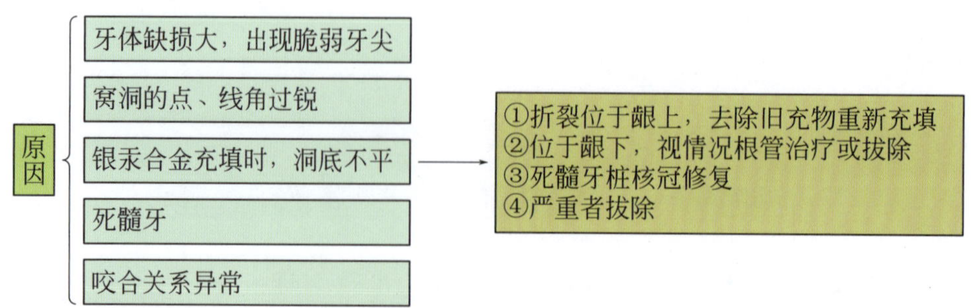

命题趋势 充填后出现的问题及处理，该部分内容多以 A2、A3、A4 型病例题形式出现，此部分内容要求考生以熟悉、理解为主，做题时有一定的灵活性。

金题直击

1. 患者，12 岁。左上 6 验面龋洞，备洞时意外露髓，针尖大小，临床处理应选择

A. 直接盖髓术　　B. 间接盖髓术

C. 活髓切断术　　D. 干髓术

E. 根管治疗

【答案】 A

【解析】 直接盖髓术的适应证为：①意外穿髓，穿髓孔直径≤ 0.5mm 的恒牙；②年轻恒牙外伤，冠折露髓。该患儿备洞时意外露髓，针尖大小，应选用直接盖髓术，故选 A。

2. 患者，男，50 岁。半年前右上后牙龋病做了充填治疗后一直食物嵌塞，近一周来出现持续性自发性钝痛并有牙龈出血，最可能的原因是

A. 充填时未垫底　　B. 备洞时产热过多

C. 深龋使用刺激性较强的消毒药物　　D. 充填时接触点恢复不良

E. 备洞时意外穿髓

【答案】 D

【解析】 该患者做了充填治疗后一直食物嵌塞，并出现疼痛和牙龈出血，首先考虑充填体与邻牙接触点恢复不良，在牙齿之间形成缝隙，或接触点位置不对，这样造成的垂直嵌塞，食物嵌塞压迫刺激牙龈。故选 D。

第二单元　牙发育异常

考试分值

专业	2019 年	2020 年	2021 年	2022 年	2023 年
执业	4	5	4	3	5
助理	2	3	2	2	3

牙发育异常导致牙齿在结构、形态、数目和萌出方面有异常表现。牙发育异常较为复杂，大体可分为以下类型：

结构发育异常	牙釉质发育不全、遗传性牙本质发育不全、氟牙症、四环素牙
形态发育异常	大小异常：过小牙、过大牙
	外形异常：双生牙、结合牙、融合牙、牙内陷、畸形中央尖
数目异常	先天性缺牙、多生牙
萌出异常	早萌、迟萌、埋伏和阻生牙、乳牙固着粘连

命题趋势 主要以 B 型题为主，考查发育异常的分类。

金题直击

A. 四环素牙　　B. 畸形中央尖

C. 多生牙　　D. 乳牙固着粘连

E. 以上都是

1. 以上属于形态异常的是
2. 以上属于结构异常的是
3. 以上属于萌出异常的是
4. 以上属于发育异常的是
5. 以上属于数目异常的是

【答案】 B、A、D、E、C

【解析】 牙发育异常导致牙齿在结构、形态、数目和萌出方面有异常表现。

第一节　釉质发育不全

在牙齿发育期间，全身因素（全身疾病、营养障碍）或局部因素（严重的乳牙根尖周感染），导致的釉质结构异常称为釉质发育不全。

病因	内分泌失调：甲状旁腺与钙、磷代谢密切相关。甲状旁腺功能降低，牙齿可能出现发育异常 严重营养障碍：维生素 A、维生素 C、维生素 D 以及钙、磷的缺乏 婴儿和母体的疾病：小儿：水痘、猩红热 孕妇：风疹、毒血症 局部因素：乳牙根尖周严重感染，导致继承恒牙牙釉质发育不全。这种情况往往见于个别牙，以前磨牙居多，又称特纳（Turner）牙
临床表现	在乳、恒牙列均可发生，乳牙受累较少见，龋病发生进展速度较快

续表

诊断	同一时期发育的牙齿成组对称地发生病损、与发育线相吻合、界限清楚 出生后第一年（1岁以内）：上颌136，下颌1236 出生后第二年：上颌2 3岁以后：4578
防治	注意妇幼保健，患牙萌出以后，再补充维生素D和矿物质毫无意义 对症治疗，可做复合树脂充填修复、复合树脂贴面、烤瓷贴面修复及冠修复

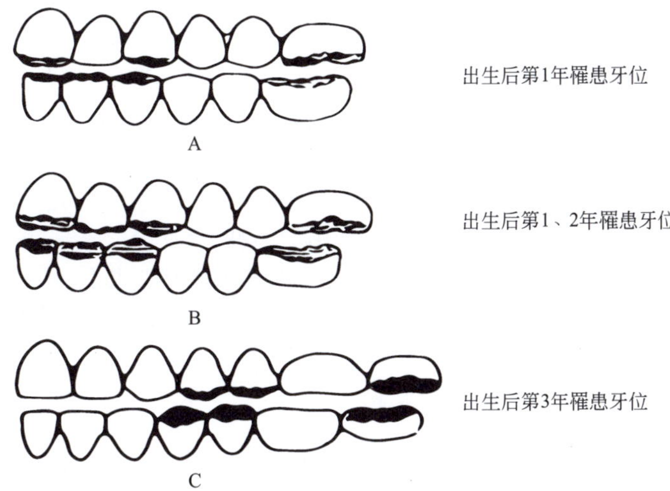

命题趋势 主要以A2、A3型题出现。

金题直击

患者，女性，25岁，上颌754|457釉质表面蜂窝状缺损，呈棕褐色，无松动，探坚硬粗涩感。患者幼儿期曾患高热性疾病

1. 该患者拟诊断为

A. 氟牙症

B. 四环素牙

C. 釉质发育不全

D. 先天性梅毒牙

E. 遗传性乳光牙本质

【答案】C

2. 最有可能引起该疾病的时期在

A. 母亲怀孕后期

B. 母亲生产期

C. 患儿出生以后

D. 患儿1岁以后

E. 患儿2～3岁以后

【答案】E

3. 防治方面应注意

A. 补充维生素和钙片

B. 早期彻底地治疗母亲梅毒

C. 口腔卫生与防龋措施

D. 改变水源含氟量

E. 用殆垫防止过度磨损

【答案】C

【解析】牙釉质表面蜂窝状缺损，呈棕褐色，指向是龋坏或者釉质发育不全，探坚硬粗涩感，证明不是龋坏。由于患牙发育矿化较差，容易磨耗，患龋后发展较快，所以要注意口腔卫生与防龋措施。

牙位	上136、下1236	上2	4、5、7、8
发生阶段	1岁	2岁	3岁以后

第二节　氟牙症

一、定义

氟牙症又称氟斑牙或斑釉牙。氟牙症在釉质发育期，氟摄入量过高，仅表现为釉质上出现着色斑块或缺损，是一种特殊类型的釉质发育不全。氟牙症的发生具有地区性，为慢性氟中毒疾病早期最常见而突出的症状。严重者表现为骨病变，称为氟骨症，应引起高度重视。

二、病因

影响人体氟摄入量的因素有以下方面：

① 氟进入人体的时期，只有在釉质发育矿化期进入体内，才能引起氟牙症。

② 饮用水含氟是人体摄入氟的主要来源。水中氟含量以 1mg/L 为宜。我国现行水质标准氟浓度：0.5 ～ 1mg/L。2 岁前生活在高氟区，恒牙萌出后仅表现在前牙和第一恒磨牙。如果 6 ～ 7 岁后迁入高氟区，则不出现氟牙症。

③ 食物中无机氟化物的溶解度和钙的含量影响食物中氟化物的吸收。

④ 个体差异，如个体的全身情况及生活习惯不同，对氟化物的敏感性也不一样。

⑤ 其他因素，某些含氟量高的燃料如石煤燃烧后进入空气中，可通过呼吸进入人体，从而影响氟的总摄入量。

三、临床表现

（1）侵犯的牙列和牙齿：恒牙多见，乳牙很少。因为乳牙釉质形成和钙化大多在胚胎时期和哺乳期。胚胎期胎盘对氟有一定的屏障作用。但如氟摄入量过多，超过胎盘筛除功能的限度时，也能不规则地表现在乳牙上。母亲乳汁中氟含量较少且稳定。

（2）牙釉质表面表现

① 轻度改变。牙釉质上有白垩斑点、斑块或色素沉着斑块。

② 中度改变。牙釉质凹陷和棕黄色着色。

③ 重度改变。釉质出现实质缺损，甚至呈蜂窝状缺损。

（3）耐酸不耐摩擦。

（4）严重的慢性氟中毒患者，可出现氟骨症。

四、诊断和鉴别诊断（熟识）

本症主要应与牙釉质发育不全相鉴别。

鉴别要点	牙釉质发育不全	氟牙症
形态	纹线与釉质的生长发育线相吻合	为长期性的损伤，周界不明确，并与生长线不吻合
发生牙位	发生在单个牙或一组牙	多数牙
病史	有病损牙发育阶段的感染或疾病史	有在高氟区的生活史

五、预防和治疗

氟牙症最理想的预防方法是选择新的含氟量适宜的水源，也可应用活性矾土（Al_2O_3）或活性炭去除水源中过量的氟，但后者费用昂贵，难以推广。

对已形成的氟牙症可用以下方法处理：

① 对于无实质性缺损的氟牙症，可用脱色法治疗，脱色法（外脱色用 30% H_2O_2 溶液）亦称磨除加酸蚀涂层法。

② 对于有实质性缺损的氟牙症，可见光复合树脂修复。

③ 对于大实质性缺损的氟牙症，可烤瓷冠修复。

命题趋势 主要以 A2、A3 型题出现。

金题直击

某男性患者，17 岁。上前牙唇面有白色斑块合并缺损，求治。10 岁前一直住在东北地区。口腔检查：釉质严重发育不全，牙表面有带状和窝状的棕色凹陷，叩诊（−），无松动。最可能的诊断是

A. 白斑　　B. 氟牙症

C. 四环素牙　　D. 遗传性牙本质发育不全

E. 先天性梅毒牙

【答案】B

【解析】氟主要损害釉质发育期牙胚的造釉细胞，因此，过多的氟只有在牙齿发育矿化期进入机体，才能发生氟牙症。若在 6、7 岁之前，长期居住在饮水中氟含量高的流行区，即使日后迁往他处，也不能避免以后萌出的恒牙受累；反之，如 7 岁后才迁入高氟区者，则不出现氟牙症。

第三节　四环素牙

一、定义

在牙齿发育、矿化期间服用四环素族药物，牙齿的颜色和结构发生改变的疾病称为四环素牙。

二、病因

（一）服用正常量的四环素族药物就可以发生四环素牙

四环素族药物包括四环素、土霉素、金霉素、地美环素和多西环素等。

（二）影响四环素牙染色的程度的因素

1. **药物种类**　四环素和地美环素所致着色深；土霉素和金霉素所致着色浅。

2. **用药总剂量和次数**　一般的用药量就可以致牙着色，一次大剂量的四环素足以造成四环素牙。服药的疗程与着色程度成正比，加深颜色，而不是成条纹状改变。

三、临床表现

1. **牙齿染色**　牙齿初萌时表现为荧光黄，后因日光照射荧光消失。牙齿颜色逐渐由黄变为棕色或褐色、黄褐色；最先发生颜色转变的是前牙，严重者呈棕色、蓝紫色，影响美观。

2. 伴有不同程度的釉质发育不全。

四、诊断

诊断要点：

1. **发病年代**　20 世纪 70 年代，患病率为 4.9% ～ 31.3%。

2. **染色特点**　恒牙列全口均发生，牙本质永久性帽状染色，骨组织染色可随代谢逐渐消失。

3. 有四环素族药物用药史。

五、预防和治疗

（一）预防

妊娠和哺乳期，7 岁以内儿童禁用四环素类药物。

（二）治疗

复合树脂贴面，30% 过氧化氢脱色。

① 患牙浅染色可不处理。

② 外脱色法。浸过 30% 过氧化氢液的吸药纸片贴敷于前牙唇面，与龈缘保留少许距离；红外线或白炽灯照射 10min。一疗程共 5 ～ 8 次，半年至一年牙色又可复原。

③ 内脱色。按常规行牙髓摘除术后，根管充填物降低至颈下 2 ～ 3mm。并用玻璃离子水门汀充填。脱色时髓室中封入 30% 过氧化氢液 + 硼酸钠调成的糊剂。

命题趋势　主要以 A2、A3 型题出现。

金题直击

男，45岁。因全口牙自幼呈灰黄色，后似有加重为灰褐色，要求诊治。检查见全口牙均为黄褐色，表面光滑无缺损。为明确诊断，医师应重点询问的是

A. 牙病治疗史　　B. 幼时患病史

C. 母亲患病史　　D. 幼时居住地

E. 幼时用药史

【答案】E

【解析】自幼灰黄色，后似加重为灰褐色，现全口牙均为黄褐色，说明累及的是恒牙呈加重趋势，所以要追问患者幼时服用四环素族药物史，故此题选择E。

第四节　遗传性牙本质发育不全（助理不考）

牙本质发育缺陷可分为遗传性牙本质发育不全（DGI，DI）和遗传性牙本质发育不良（DD）。遗传性牙本质发育不全是一组常染色体遗传病，多为显性遗传。

牙本质发育不全在临床上表现可分为三型：

项目	Ⅰ型	Ⅱ型（最常见）	Ⅲ型
临床表现	牙＋全身的骨发育不全	遗传性乳光牙本质	发生在美国马里兰州，被称为壳牙的一种牙本质发育不全类型 乳牙多发生牙髓暴露
受累程度	乳牙受累较恒牙更严重	乳、恒牙受累程度均等	乳、恒牙均受累，程度不同
X线表现	髓腔和根管过早地部分或完全堵塞、闭锁		牙本质萎缩而中空
治疗	前牙：冠修复。后牙：铸造金属冠，必要时做活动义齿和殆垫修复 接受全面牙齿护理，预防患牙折裂		

命题趋势　主要以A2、A3型题出现。

金题直击

遗传性牙本质发育不全Ⅰ型牙齿受累的程度

A. 乳、恒牙受累程度均等　　B. 恒牙受累程度比乳牙更严重

C. 乳牙受累较恒牙更严重　　D. 乳牙不受累

E. 恒牙不受累

【答案】C

【解析】Ⅰ型：乳牙受累较恒牙更严重；Ⅱ型：乳恒牙受累程度均等。故此题选C。

第五节　畸形中央尖

畸形中央尖是牙齿在发育期间，成釉器形态分化异常，导致牙的形态发育异常。

临床表现	下颌前磨牙多见，下颌第二前磨牙最多见
	咬合面颊、舌两尖之间呈副尖或釉质小球。基底部直径约2mm，尖高为1～3mm，有半数的中央尖有髓角伸入，折断后表现为圆形或椭圆形黑环
X线片	有由髓室顶中心向咬合面的突起，未发育完成的根尖部呈喇叭口状

续表

<table>
<tr><td rowspan="5">治疗</td><td>圆钝和咬合接触无碍</td><td>不处理、观察</td></tr>
<tr><td rowspan="3">细而尖</td><td>强粘接剂和复合树脂加固防折</td></tr>
<tr><td>调整对颌牙，多次少量调磨</td></tr>
<tr><td>一次磨除，常规盖髓治疗</td></tr>
<tr><td colspan="2">牙根形成过短而又发生根尖周围严重感染，或根尖周病变与龈沟相通：拔除</td></tr>
</table>

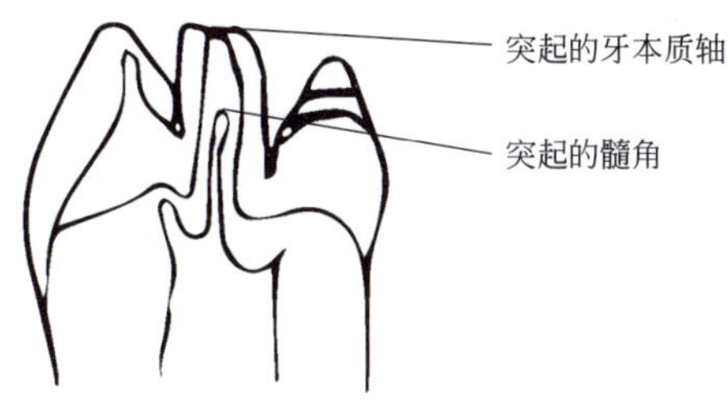

畸形中央尖

命题趋势 主要以 B1 型题出现，考查畸形中央尖的诊断、治疗。

金题直击

A. 不处理　B. 少量多次磨除
C. 干髓术　D. 根管治疗术
E. 根尖诱导成形术

1. 圆而钝的畸形中央尖可
2. 长而尖的畸形中央尖可
3. 畸形中央尖已折断伴有根尖周病变的年轻恒牙可做

【答案】A、B、E

【解析】对圆而钝无妨碍的畸形中央尖可不做处理，故 1 题选 A；尖而长的畸形中央尖易折断或被磨损而漏髓，若刚萌出就发现，可在麻醉和严格的消毒下，将此尖一次磨除，制备洞形，进行盖髓治疗，另一种办法是在适当调整对颌牙的同时，多次少量调磨此尖，避免中央尖折断或过度磨损，故 2 题选 B；畸形中央尖已折断引起牙髓或根尖周病变时，年轻恒牙可采用根尖诱导成形术以促进牙根继续发育，故 3 题选 E。

第六节　牙内陷

牙内陷是在牙齿钙化发生前，牙冠（成釉器）表面向内卷叠而引起的发育性的形态分化异常。常见于上颌侧切牙，经常对称发生。

临床表现	治疗
畸形舌侧窝（最轻）	早期按照深龋处理、间接盖髓 若去腐质露髓，对症治疗
畸形根面沟 易患牙周病，双根管	1. 牙髓活力正常，腭侧有牙周袋，翻瓣，沟浅磨除，沟深粘接修复 2. 牙髓无活力伴腭侧有牙周袋，根管治疗后翻瓣处理沟裂
畸形舌侧尖	—
牙中牙（最严重）	—

命题趋势 主要以 A1 型题出现。

金题直击

牙内陷最好发的牙位

A. 第一磨牙
B. 上颌中切牙
C. 下颌侧切牙
D. 上颌侧切牙
E. 下颌前磨牙

【答案】D

命题趋势 主要以B1型题出现。浅龋、釉质发育不全以及氟牙症症状相似，区分困难，要谨记临床表现。

金题直击

A. 四环素牙
B. 氟牙症
C. 釉质发育不全
D. 浅龋
E. 遗传性乳光牙本质

根据下列临床表现，可诊断为

1. 牙冠呈微黄色半透明，光照下呈现乳光

【答案】E

2. 前牙邻面白垩色或黄褐色，探诊有粗糙感

【答案】D

3. 全口牙釉质呈现灰黄色，表面光滑，前牙着色重于后牙

【答案】A

4. 同一时期发育的牙面上，云雾状白垩色或黄褐色斑块

【答案】B

5. 釉质表面呈白垩色，并出现带状凹陷

【答案】C

【解析】遗传性乳光牙本质临床表现为牙冠呈微黄色半透明，光照下呈现乳光，釉质易从牙本质表面分离脱落使牙本质暴露，故1题选E；浅龋位于釉质内，早期龋损部位呈白垩色，继续发展可变成黄褐色，用探针检查时有粗糙感或者能钩住探针尖端，故2题选D；四环素牙表现为牙着色，初呈黄色，在阳光照射下则呈明亮的黄色荧光，并逐渐变棕褐色或深灰色，这种转变能被阳光促进，所以前牙重于后牙，故3题选A；氟牙症表现为同一时期萌出牙的釉质上有白垩色或褐色的斑块，严重者还并发釉质的实质缺损，故4题选B；釉质发育不全，轻度只有颜色及透明度的改变，为白垩色，中度牙面有实质性缺损，釉质表面出现带状或窝状的棕色凹陷，故5题答案为C。

第三单元　牙急性损伤

考试分值

专业	2019 年	2020 年	2021 年	2022 年	2023 年
执业	5	4	4	6	4
助理	3	2	2	3	2

第一节　牙震荡

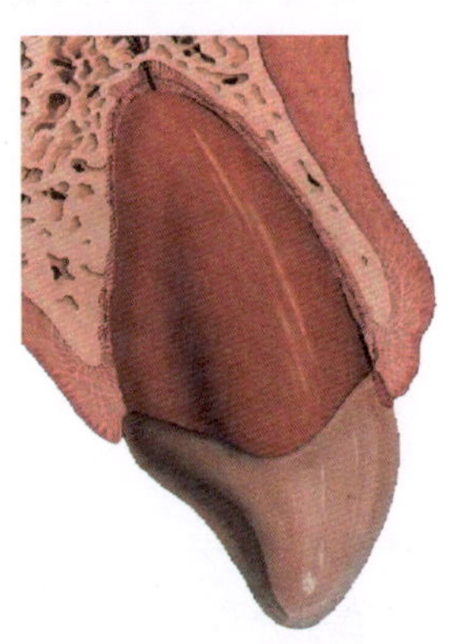

牙震荡

一、定义

牙外伤（轻微外力或骤然咀嚼硬物所致）时，牙周膜的轻度损伤称为牙震荡，又称为牙挫伤或创伤性根周膜炎。

命题趋势 定义以 A1、A2 型题为主。

金题直击

患者，男，12 岁。2 天前吃硬物后右上 1 自觉有伸长感，检查右上 1 轻度松动，牙髓活力试验同正常牙，轻叩痛。诊断为

A. 牙震荡　　B. 牙周炎

C. 牙隐裂　　D. 牙轻度脱位

E. 根折

【答案】 A

【解析】 患牙 2 天前碰伤，自觉牙有伸长感，轻度松动和叩痛，牙髓活力测验同正常牙。上述临床表现都是牙震荡的诊断指标，因此 A 正确。

二、临床表现

① 患牙牙齿轻微酸痛，冷刺激可引起一过性敏感症状。

② 通常不伴有牙体组织的缺损，牙冠完整。龈缘还可有少量出血，表明有牙周膜损伤。

③ 轻微松动或不松动，无移位，叩痛（±）～（+）。

④ 牙髓活力测试反应不一。如果检查结果为无反应，不能诊断为牙髓坏死，应为牙髓休克。

⑤ X 线片表现正常或根尖牙周膜增宽。

三、诊断

根据外伤史和临床表现可以作出诊断。

命题趋势 定义以A1、A2型题为主。

金题直击

关于牙震荡的描述，正确的是

A. 对牙震荡的患牙做牙髓活力测试，其反应不一

B. 年轻恒牙在受震荡后，牙髓不会丧失活力

C. 年轻恒牙在受震荡后，活力很快丧失

D. 牙齿受震荡后，一般会有移位

E. 牙震荡一般都伴有牙体组织的缺损

【答案】 A

【解析】 牙震荡是牙周膜的轻度损伤，牙冠不能有缺损。牙髓活力测试任何结果都可能会出现，因此电活力测试的时间最好在伤后6～8周。故选A。

四、治疗

①1～2周内应使患牙休息，必要时降低咬合减轻患牙的咬合负担。

② 定期复查。

③ 外伤后的牙临床做电活力测试的时间在6～8周后。

（重点注意）在年轻恒牙，其活力可在受伤1年后才丧失。

命题趋势 定义以A1、A2型题为主。

金题直击

牙震荡的牙牙髓活力恢复正常的时间一般在受伤后多久

A. 2～4周　　B. 4～6周

C. 6～8周　　D. 8～10周

E. 3个月

【答案】 C

【解析】 牙震荡的牙牙髓活力恢复正常的时间一般在受伤后6～8周，因此外伤后的牙临床做电活力测试的时间在6～8周后，故选C。

第二节　牙折

一、病因

外力直接撞击是牙折的常见病因，也可因咀嚼时咬到砂石、碎骨等硬物而偶有发生。

二、类型、临床表现、诊断和治疗

所有外伤的诊断必须依靠临床表现+X线片。

按牙齿的解剖部位可分为冠折、根折和冠根折三型。

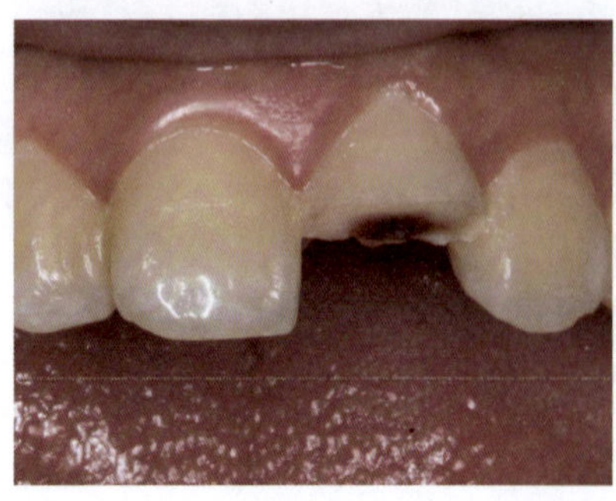

冠折

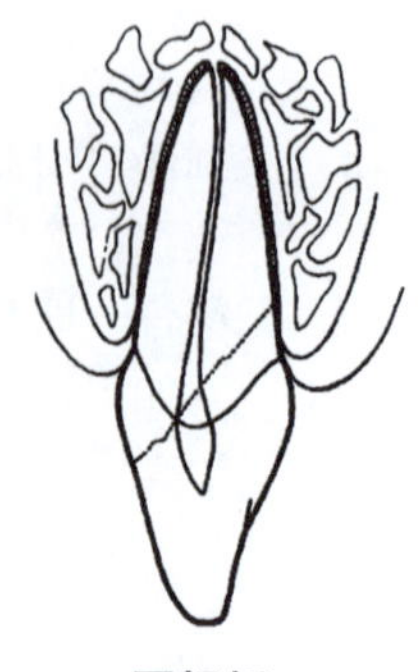

冠根折

1. 冠折

临床表现	治疗
冠折 未露髓	1. 少量釉质折断无症状：磨光锐缘 2. 少量牙本质折断：玻璃离子水门汀覆盖，6～8 周后无症状，用复合树脂修复 3. 牙本质折断近髓：间接盖髓或 RCT
冠折 露髓	恒牙：RCT 后冠修复 年轻恒牙：≤ 1mm，直接盖髓术 >1mm，活髓切断术 出血暗红或不易止住：根尖诱导成形术

2. 根折

根折部位	叩痛	松动度	治疗
根尖 1/3	无或轻度	无或轻度	1. 测定并记录牙髓活力情况 2. 根尖 1/3 处折断：调𬌗后观察 3. 其他部位：未与龈沟相通者，立即复位，弹性固定 4 周，定期复查；折断线与口腔相通者，去除牙冠后断根有一定长度，可切龈、正畸方法牵引牙根后桩冠修复。牙根过短可拔除
根中 1/3	明显叩痛，叩诊浊音	Ⅱ～Ⅲ度	
近龈 1/3			

根尖 1/3 折断牙髓坏死率：20% ～ 24%

命题趋势 定义以 A1、A2 型题为主。

金题直击

根尖 1/3 处折断的患牙处理为

A. 固定并定期观察

B. 牙髓状况良好，可调𬌗后观察

C. 不治疗

D. 牙髓治疗

E. 定期观察

【答案】B

【解析】根尖 1/3 处根折的患牙，如牙髓状况良好，可调𬌗后观察，故选 B。

根折的愈合：根折的愈合有四种情况。

① 硬组织愈合。最理想愈合。

② 结缔组织愈合。

③ 骨和结缔组织愈合。即成年之前的病例可出现该类型愈合。

④ 折断线感染不能愈合。

3. 冠根折

临床表现	折断线累及牙冠和根部，以斜行冠根折多见。均与口腔相通，牙髓往往暴露
治疗	多数需拔除 少数近龈或牙根较长，可桩冠修复

第三节　牙脱位

一、定义

牙齿受外力作用而偏离，以致部分或全部脱离牙槽窝者，称为牙脱位。

二、临床表现及治疗

脱位可分为部分脱位和完全脱位。

类型		临床表现	治疗
部分脱位	脱出性	松动Ⅲ度，患牙伸长 X 线：根尖周间隙明显增宽	局麻下复位，结扎固定 2 周
	侧向性	侧向移位 X 线：一侧根尖周膜间隙增宽	
	嵌入性	临床牙冠变短 X 线：根尖周膜间隙消失	复位后 2 周做 RCT，年轻恒牙：不可强行拉出复位，半年内可萌出
完全脱位（牙槽窝内空虚）		牙齿完全脱出牙槽窝，探查牙槽窝内空虚，可伴牙槽窝骨壁骨折，常见牙龈撕裂、出血，多累及单颗牙 牙脱位后，可发生牙髓坏死、根管闭锁、牙根内外吸收及牙根固连、牙槽突吸收等并发症	① 在 0.5h 内再植，90% 患牙牙根可避免吸收 ② 湿润环境 2h 以后再就诊者，体外完成 RCT ③ 可将患牙置于患者的舌下或口腔前庭处，也可放在盛有牛奶（较好易得）、生理盐水（最好）或自来水的杯子内。切忌干藏 ④ 湿润环境 2h 之内：年轻恒牙，不要贸然拔髓 ⑤ 湿润环境 2h 之内：恒牙：清理，复位后 3～4 周进行 RCT

金题直击

1. 关于完全脱位牙的叙述正确的是

A. 在 1 小时内进行再植，90% 的患牙可避免发生牙根吸收

B. 脱位在 2 小时以后再就诊，牙周膜有可能重建

C. 年轻完全脱位的恒牙，若拖延就诊时间，也可以获得较好预后

D. 根尖发育完全的脱位牙，及时复位 3～4 周后再进行根管治疗术

E. 被污染的完全脱位牙，可以进行干藏

【答案】D

【解析】完全脱位牙在 0.5h 内进行再植，90% 的患牙可避免发生牙根吸收。如牙齿已落地污染，不能即刻复位，可将患牙置于患者的舌下或口腔前庭处，也可放在盛有牛奶、生理盐水或自来水的杯子内，切忌干藏。根尖发育完全的脱位牙，若就诊迅速或复位及时，应在术后 3～4 周再做根管治疗术。如果脱位在 2h 以后再就诊者，牙髓和牙周膜内细胞已坏死，不可能期望牙周膜重建。年轻恒牙完全脱位，若就诊迅速或自行复位及时者，牙髓常能继续生存，不要贸然拔髓，一般疗效是良好的。故选 D。

2. 患者，男，7 岁，左上颌中切牙因外伤致牙齿嵌入牙槽窝，最恰当的处理是

A. 拔除患牙择期修复

B. 拉出嵌入的乳牙复位

C. 复位后固定

D. 拔出后再植

E. 不处理，定期复诊

【答案】E

【解析】为了避免根尖周组织包括恒牙胚再次损伤，不宜将牙齿拉出复位，应观察牙齿自行萌出。

三、牙脱位后的并发症

① 牙髓坏死。占牙脱位的 52%，占嵌入性脱位的 96%。

② 牙髓腔变窄或消失。

③ 牙根外吸收。最早在受伤 2 个月后发生。约有 2% 的病例并发牙内吸收。

④ 边缘性牙槽突吸收。

金题直击

牙脱位后可以发生各种并发症，除下列哪项外

A. 牙髓坏死

B. 髓腔变窄或消失

C. 牙根外吸收

D. 边缘性牙槽突吸收

E. 颞下颌关节紊乱病

【答案】E

【解析】牙脱位后可以发生各种并发症：牙髓坏死、髓腔变窄或消失、牙根外吸收、边缘性牙槽突吸收。

四、牙再植后的愈合方式（注意）

（1）牙周膜愈合：最理想。

（2）骨性粘连：发生在伤后 6 ～ 8 周。

（3）炎症性吸收。

第四单元　牙慢性损伤

考试分值

专业	2019 年	2020 年	2021 年	2022 年	2023 年
执业	3	3	2	4	3
助理	1	3	2	2	2

第一节　楔状缺损

一、定义

楔状缺损是指牙齿的牙颈部硬组织在某些因素长期作用下逐渐丧失，形成的缺损常呈楔形。

二、病因

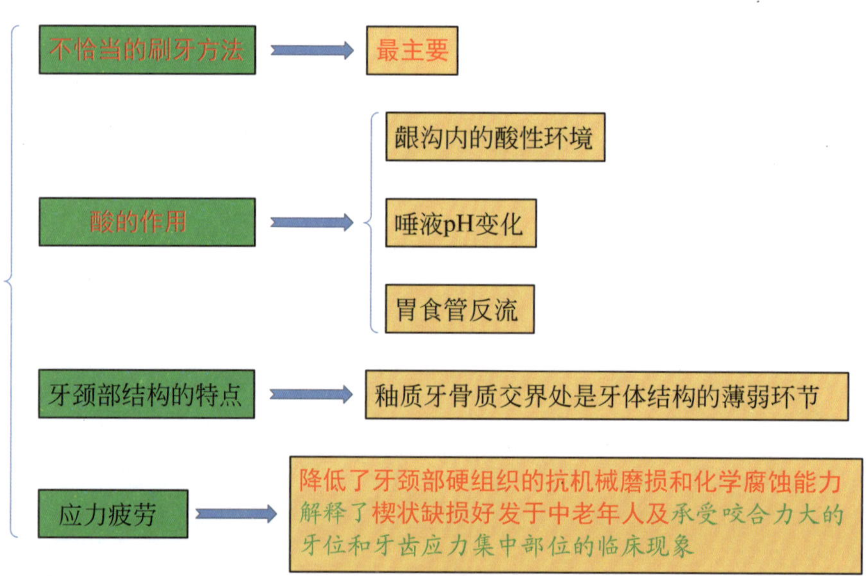

命题趋势　楔状缺损的病因常以 A1 或 B1 型题较为多见。考生们需要重点掌握。

金题直击

以下哪项是楔状缺损的主要病因

A. 不恰当的刷牙　　B. 牙颈部的结构

C. 酸的作用　　D. 牙体组织的疲劳

E. 殆力

【答案】A

【解析】楔状缺损的病因有不恰当的刷牙方法、酸的作用、牙颈部结构及应力疲劳。其中最常见的是不恰当的刷牙方法；最容易发生在中老年人的病因是应力疲劳。

三、临床表现

① 多见于中年以上患者的前磨牙，其次是尖牙和第一恒磨牙。最不好发于中切牙。

② 缺损程度由浅入深，可出现不同的并发症。最早发生的是牙本质敏感症。随着缺损的加深，可相继出现牙髓及根尖周疾病，甚至是牙冠折断。

③ 年龄越大，楔状缺损越严重。

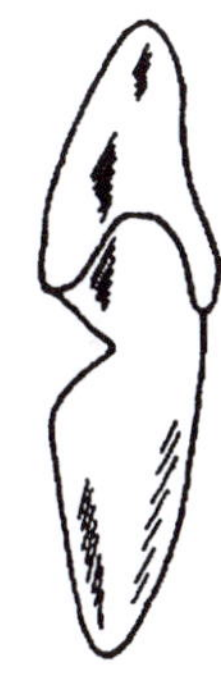
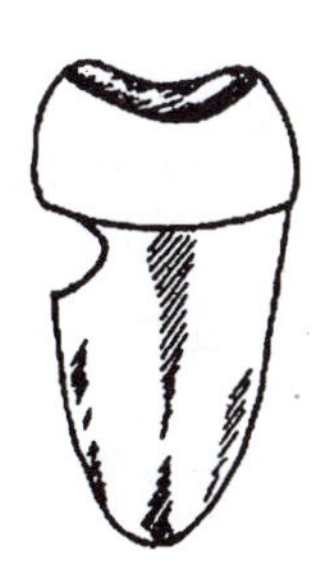

楔状缺损

金题直击

最不易发生牙齿楔状缺损的牙位是

A. 上颌第一磨牙　　B. 下颌第一磨牙

C. 上颌前磨牙　　D. 下颌前磨牙

E. 中切牙

【答案】E

【解析】最易发生牙齿楔状缺损的牙位是前磨牙，其次是尖牙和第一恒磨牙。最不好发于中切牙，故答案选择E。最易发生牙齿隐裂的牙位是上颌第一磨牙。最易发生牙根纵裂的牙位是下颌第一磨牙。

四、诊断

根据临床表现进行相应诊断。同时考虑并发症的存在，以便制订合适的治疗计划。

五、防治原则

① 消除病因。使用正确的刷牙方法，纠正口腔内的酸性环境。

② 颈部缺损应尽早粘接修复材料改善该处的应力集中状况。

③ 患牙出现并发症时，应及时对症治疗。

金题直击

前磨牙楔状缺损应选用的最佳充填材料是

A. 玻璃离子粘固粉　　B. 光固化复合树脂

C. 磷酸锌粘固粉　　D. 银汞合金

E. 聚羧酸锌粘固粉

【答案】B

【解析】楔状缺损者，可用光固化复合树脂进行充填，有敏感症状者，须先垫底。如答案中有复合体的选项，首选复合体，其次是复合树脂、玻璃离子。

第二节　磨损

一、定义

磨损是指主要由机械摩擦作用造成的牙体硬组织渐进性丧失的疾病。

- 生理性磨耗 → 正常生理咀嚼过程中，牙体硬组织的缓慢丧失
- 病理性磨损 → 正常的咀嚼运动之外，高强度、反复的机械摩擦造成牙体硬组织的快速丧失

二、病因

牙齿组织结构不完善	牙釉质与牙本质发育和矿化不良，易出现磨损
咬合关系不良，咬合力负担过重	存在深覆殆、对刃殆或有殆干扰
硬食习惯	多吃粗糙、坚硬食物的人
不良习惯	咬紧牙或夜磨牙等可以造成局部或全口牙齿的严重磨损
全身系统性疾病	胃肠功能紊乱、神经症或内分泌紊乱等 唾液少或唾液内蛋白含量减少，降低对牙齿的润滑作用 磨牙症患者不分昼夜磨牙或咬紧牙

金题直击

牙齿磨耗程度取决于除外

A. 食物种类

B. 牙齿硬度

C. 咀嚼习惯

D. 年龄增长

E. 牙体疲劳

【答案】E

【解析】牙齿磨耗程度取决于食物种类、牙齿硬度、咀嚼习惯、年龄的增长，与牙体疲劳无关。

三、临床表现

牙齿磨损从表层向深层推进，牙齿外表发生变化的同时会出现不同的并发症，表现为：

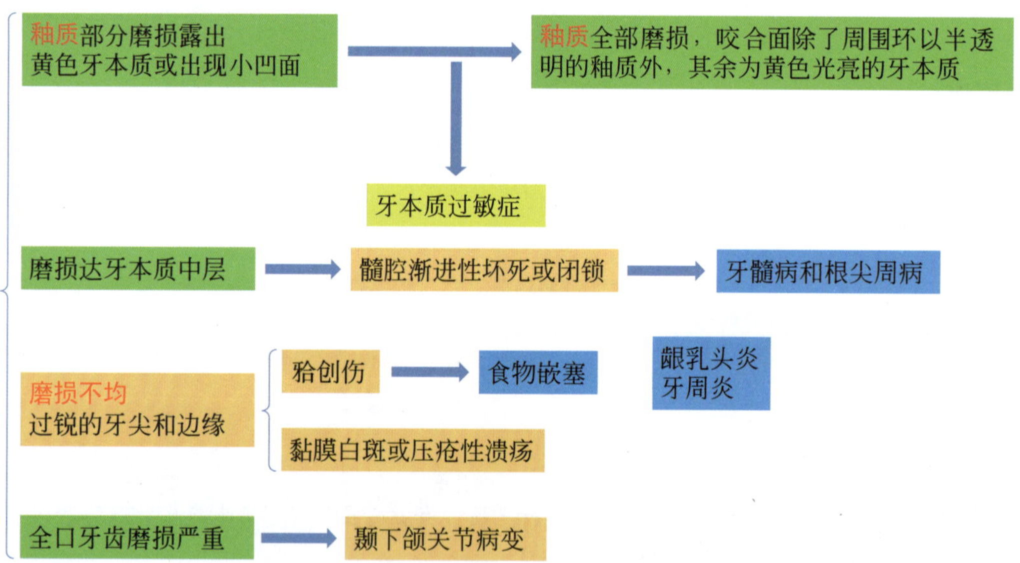

四、防疗原则

（1）去除病因　改变不良习惯，调整咬合，修复缺失牙，治疗系统疾病。

（2）对症治疗　脱敏治疗、充填治疗方法恢复咬合接触、调磨高陡牙尖、治疗相应的牙髓疾病或根尖疾病。

（3）牙齿组织缺损严重者　可在牙髓治疗后用修复方式进行治疗，如高嵌体或全冠修复。多颗牙齿重度磨损可用殆垫适当恢复颌间距离。

第三节　酸蚀症

一、定义

酸蚀症又称牙侵蚀症，由于牙齿受到酸的侵蚀，牙体硬组织发生进行性丧失的一种疾病。20 世纪，酸蚀症主要指长期与酸雾或酸酐接触的工作人员的职业病。近十几年来，饮食酸导致的青少年患病率不断增高。

二、病因

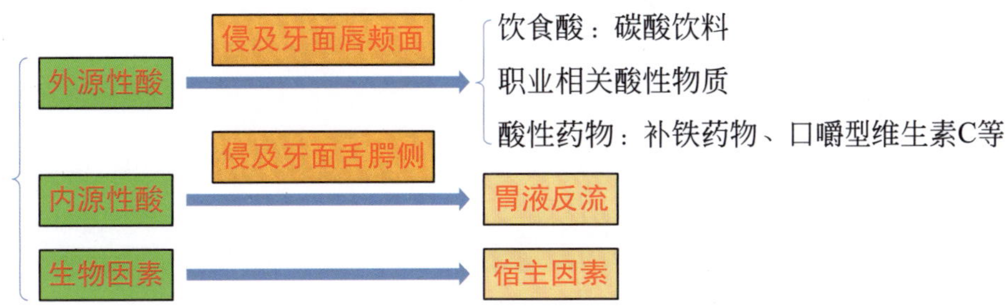

命题趋势 可以以 A2 型或 A3 题出现，做此类题需仔细审题，仔细辨别。

金题直击

患者，女，30 岁，喜酸食，左下前牙胀痛，伸长感 3 天，来诊。检查：前牙开𬌗，左下中切牙牙体未见明显龋坏，牙体变色，切缘磨耗重，唇舌侧牙齿表面呈熔融状外观，叩（++），X 线片示根尖区暗影，龈正常，未探及牙周袋。可能的病因是

A. 创伤　　B. 酸蚀症
C. 牙菌斑　　D. 夜磨牙
E. 牙周逆行感染

【答案】B

【解析】最有可能的诊断是急性根尖周炎。牙齿外观呈熔融状属于酸蚀症的临床表现。题中问及该题的病因，故选择酸蚀症。

三、临床表现

酸蚀指数	0 度：釉质无外形缺损、发育性结构完整、表面呈丝绸样光泽 1 度：仅牙釉质受累。牙体表面呈熔融状，无明显实质缺失 2 度：仅牙釉质丧失。切端沟槽样病损，𬌗面牙尖或沟窝的杯口状病损 3 度：牙釉质和牙本质丧失，且牙本质丧失面积小于牙表面积的 1/2。唇、腭面牙釉质牙本质丧失，颈部呈肩台状，或病损区呈刀削状；切端沟槽样病损明显，或呈薄片状；𬌗面牙尖或沟窝的杯口状病损呈“银汞岛”样 4 度：牙釉质和牙本质丧失，且牙本质丧失面积大于牙表面积的 1/2。各牙面的表现同 3 度，范围扩大加深，但无继发牙本质和牙髓的暴露 5 度：牙釉质大部丧失，继发牙本质暴露或牙髓暴露，牙髓受累
临床表现	2 度酸蚀症以上可出现牙本质过敏症 3～4 度已近髓腔或牙髓暴露，可继发牙髓炎和根尖周病

四、诊断

根据临床表现及病史可作出相应的诊断。

五、防治原则

对因治疗	1. 调整喜酸性饮食习惯和频繁刷牙习惯 2. 改进生产设备，防止空气酸雾或酸酐浓度过高 3. 治疗有关的全身疾病 4. 注意酸性药物的使用
对症治疗	对牙齿敏感症采取脱敏治疗，牙髓炎和根尖周病采取根管治疗 牙体缺损用复合树脂修复或桩冠修复
个人防护	吃酸食后及时漱口，定期用 3% 的碳酸氢钠溶液漱口，用含氟牙膏刷牙等 在酸性环境中工作的人群应该戴防酸口罩

第四节　牙隐裂

一、定义

牙隐裂是指某种因素长期作用使牙齿表面出现的细微裂纹，临床不易发现，又称牙微裂。裂纹向深部延展，可致牙裂。

二、病因

① 牙齿结构的薄弱部位。
② 牙尖斜面。牙尖斜面愈大，所产生的水平分力作用愈大。
③ 创伤性𬌗力。是牙隐裂发生的重要致裂因素。
④ 温度作用。在长期的冷热温度刺激下，釉质表面可出现裂纹。

三、临床表现

（1）牙隐裂　以上颌第一磨牙最常见，好发于中老年患者的后牙咬合面。
（2）最常见的主诉　较长时间的咀嚼不适或咬合痛。特征性的症状为咬在某一特殊部位可引起剧烈疼痛。
（3）隐裂的位置　起自磨牙和前磨牙𬌗面的中央窝沟，并与这些窝沟重叠，向一侧或两侧延伸，越过边缘嵴。
（4）隐裂患牙检查　常见明显磨损和高陡牙尖；叩诊不适，侧向叩诊反应明显。
（5）隐裂纹达牙本质并逐渐加深　并可先后出现牙本质过敏症、根周膜炎、牙髓和根尖周病。甚至引起牙髓-牙周联合病变，最终可导致牙齿完全劈裂。
（6）X线片　对应部位的牙周膜间隙加宽，及硬骨板增宽或牙槽骨出现X线透射影像，也可以无任何表现。

命题趋势 常以 A1 型题或 B1 型题多见。

金题直击

牙隐裂好发于
A. 下颌第一磨牙　　B. 上颌第一磨牙
C. 下颌第二磨牙　　D. 上颌第二磨牙
E. 上颌前磨牙
【答案】B
【解析】牙隐裂好发于中年患者的后牙咬合面，以上颌第一磨牙最常见，因此B正确。下颌第一磨牙、下颌第二磨牙、上颌第二磨牙及上颌前磨牙也可发生隐裂，但不如上颌第一磨牙常见。

四、诊断

1. **病史和症状**　定点的咬合不适或剧烈疼痛。
2. **叩诊**　叩痛明显即为隐裂所在位置，可帮助定位患牙。
3. **牙髓活力温度测试**　隐裂纹处对冷敏感最明显。
4. **裂纹的染色检查**　2.5% 碘酊或其他染料类药物染色可见裂纹。
5. **咬楔法**　将棉签或小橡皮轮放在可疑隐裂处做咀嚼运动时，可以引起疼痛。

命题趋势 常以 A2 型题出现。

金题直击

患者，50岁。因左侧上后牙咬物痛3个月就诊。自述咬在某一特定位置时引起较强烈的痛。查：右上6咬合面磨损，可见牙本质暴露，颊尖高陡，近中边缘嵴至舌尖方向似有隐裂。进一步确定隐裂的检查方法是
A. 叩诊检查　　B. 温度检测
C. 碘酊染色　　D. 电活力测验
E. X线片检查
【答案】C

【解析】牙隐裂为一种细微不易发现的牙齿裂缝，多见于恒磨牙，其次为前磨牙。在怀疑隐裂的部位涂上2%～2.5%碘酊染色，用酒精擦拭，然后进行观察，如果观察到染色的裂纹，可以初步诊断为牙隐裂。局部叩诊疼痛可以帮助诊断，或者也可以用可疑的牙齿咬棉签，出现短暂的撕裂样疼痛，表示牙已有隐裂。X线检查无明显异常表现，所以在牙隐裂时拍摄X线片意义不是很大。

五、治疗原则

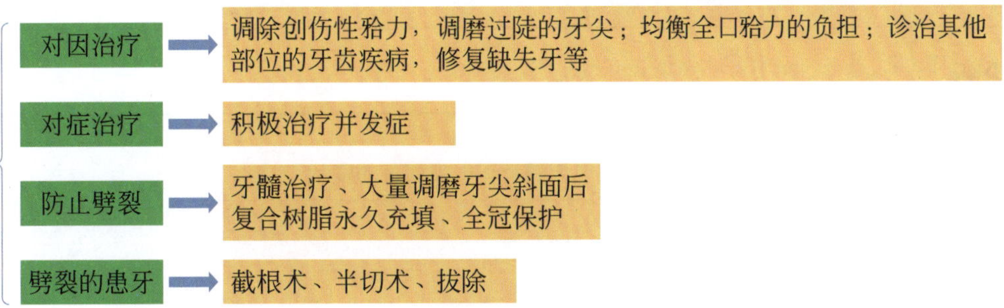

第五节　牙根纵裂（助理不考）

一、定义

牙根纵裂指在某些致病因素作用下发生于牙根的、平行于牙长轴的、由根尖向冠方的纵行裂纹。

二、病因

类型	病因	
原发性牙根纵裂 发生于活髓牙 （我国学者报道）	① 创伤性𬌗力是最主要的致病因素 （下颌第一磨牙近中根和上颌第一磨牙近中颊根多见） ② 牙根发育缺陷和解剖因素 ③ 牙周组织局部的慢性炎症	
继发性牙根纵裂 牙髓治疗后的牙 （国外学者报道）	医源性因素	① 根管预备时去除牙体组织过多 ② 长时间使用高浓度的冲洗剂 ③ 根管充填时加压过大 ④ 钉、桩的粘固和戴入

三、临床表现和诊断

（一）临床表现

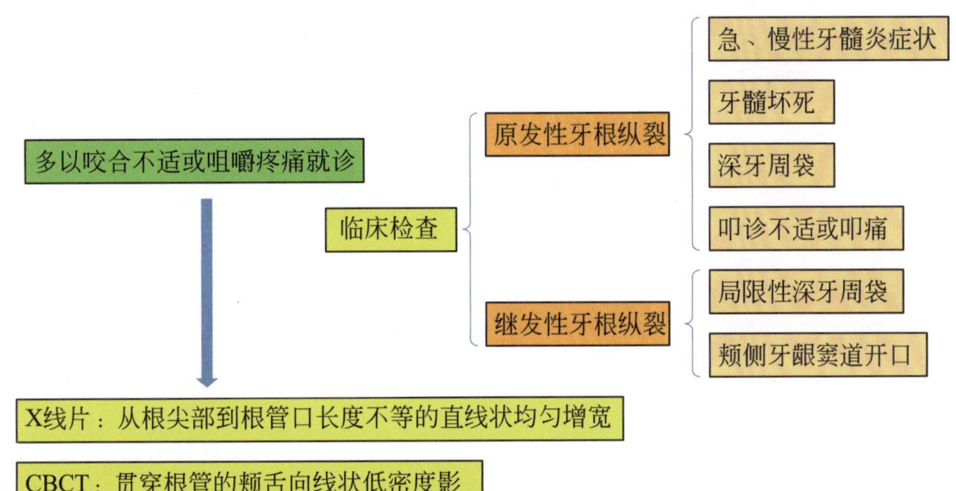

命题趋势 主要考查病因、典型临床表现及X线片表现。

金题直击

原发性牙根纵裂发生的主要因素是

A. 磨损　　　　B. 牙隐裂

C. 创伤性𬌗力　　　　D. 牙周炎

E. 牙根过短

【答案】C

【解析】原发性牙根纵裂发生的原因有创伤性𬌗力、牙根发育缺陷和解剖因素及牙周组织局部的慢性炎症，其中创伤性𬌗力是最主要的致病因素。

（二）诊断

病史和症状	① 磨牙有长期咬合痛 ② 未经牙髓治疗的牙齿出现牙髓炎和根尖周炎的症状
口腔检查	① 叩诊疼痛且呈浊音 ② 探诊有深及根尖的细窄牙周袋 ③ 患牙多有𬌗力负担过重
X 线检查	是诊断牙根纵裂的主要依据
术中探查	在开髓后利用根尖定位仪协助诊断

四、治疗

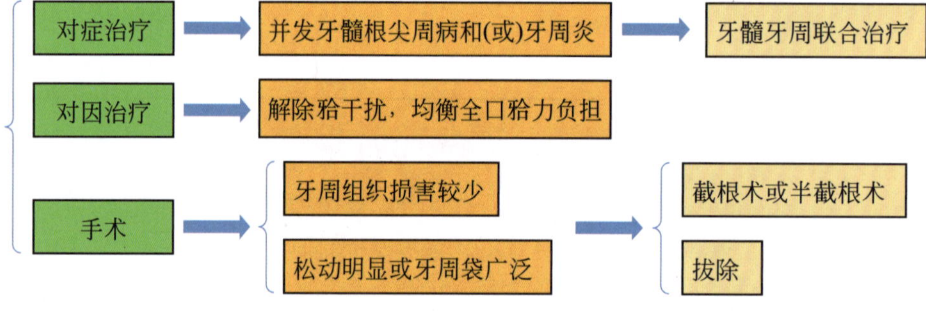

第五单元 牙本质敏感症

考试分值

专业	2019 年	2020 年	2021 年	2022 年	2023 年
执业	1	1	2	2	2
助理	1	2	1	1	1

一、定义

牙本质敏感症（牙本质过敏症）是牙齿上暴露的牙本质部分在受到外界温度（冷、热）、化学物质（酸、甜）以及机械作用（摩擦或咬硬物）等刺激，所出现的酸、软、痛症状，其特点为发作迅速、疼痛尖锐、时间短暂。

牙本质敏感症不是一种独立的疾病，而是各种牙体疾病共有的症状。

二、病因及发病机制

① 牙本质的迅速暴露。

② 全身应激性增高。

③ 牙本质敏感症的发病机制尚不十分清楚，目前有以下三种假说（熟记）。

• 神经传导学说。

• 牙本质细胞传导学说。

• 液体动力学理论。空气、高渗溶液或温度刺激引起牙本质小管内的液体移动，可以引起成牙本质细胞的伴随移动，使游离神经末梢兴奋，传入冲动，产生痛觉。

金题直击

牙本质过敏症的发病机制被认为是

A. 体液学说　　B. 化学细菌学说

C. 活体学说　　D. 液体动力学说

E. 蛋白溶解学说

【答案】D

【解析】液体动力学说是目前较公认的一种学说。化学细菌学说及蛋白溶解学说讲述的是龋病的机制。

三、临床表现和诊断

（一）临床表现

① 表现为激发痛，以机械刺激最敏感，其次为冷、酸、甜等刺激。除去刺激后疼痛立即消失。

② 探针尖可在牙面上寻找到特殊的酸、软、痛症状的一个或数个敏感点或敏感区。

③ 敏感点多在咬合面、釉质牙本质界、牙本质暴露处或牙颈部釉质牙骨质界处。

（二）诊断

① 首先进行临床检查，排除实体性疾病（龋病、楔状缺损、酸蚀、磨损）等，更要排除牙髓病变。

② 临床特点。机械刺激最为显著的激发痛。

③ 临床检查。探针探及敏感点或敏感区。

金题直击

牙本质过敏症最可靠的诊断方法是

A. 咬诊　　B. 温度诊

C. 探诊　　D. 叩诊

E. 化学诊

【答案】C

【解析】牙本质敏感症对机械刺激最为敏感，探针是检查牙本质敏感症最常用的方法之一。

四、治疗

根据液体动力学理论，对过敏者有效治疗必须封闭牙本质小管，以减少或避免牙本质内的液体流动。由于本症存在着自发性的脱敏过程，对任何药物疗效的评价都是极其困难的。

<table>
<tr><td>症状较轻者</td><td colspan="2">患者家中自行使用脱敏剂，如：抗牙本质敏感牙膏或漱口液等</td></tr>
<tr><td rowspan="2">中重度患者</td><td colspan="2">医师使用药物脱敏治疗或激光治疗</td></tr>
<tr><td>药物（机械阻塞）
氟化物或氯化锶</td><td>Nd：YAG 激光
（高温熔融牙本质，封闭牙本质小管）</td></tr>
<tr><td>重症患者</td><td colspan="2">必要时采取有创性的治疗，如根管治疗</td></tr>
</table>

金题直击

A. 盖髓治疗　　B. 脱敏治疗

C. 75% 氯化锶甘油　　D. 外染色

E. 根管治疗

1. 牙本质敏感症首选治疗方法为

2. 治疗牙本质敏感症的常用药物有

【答案】B、C

【解析】出现牙本质敏感症时应从轻度治疗方法逐渐进行治疗，分别有脱敏治疗、药物治疗、激光治疗及根管治疗。盖髓治疗分为直接盖髓和间接盖髓，直接盖髓用于牙髓暴露的患牙，间接盖髓用于牙髓未暴露的患牙，如：深龋的患牙。牙本质敏感症的常用药物有氟化物及氯化锶，牙本质敏感症的治疗还可用 Nd：YAG 激光来进行治疗，激光治疗的机制：高温瞬间熔融牙本质，封闭牙本质小管。

第六单元　牙髓疾病

考试分值

专业	2019 年	2020 年	2021 年	2022 年	2023 年
执业	21	24	23	25	24
助理	11	10	10	12	12

第一节　概述

牙髓病是指发生于牙髓组织的一系列疾病。牙髓组织因病原刺激物的性质、强度、作用时间及机体抵抗力的大小不同，可以经历充血、炎症、变性、坏死和牙内吸收等各种病理过程，临床上以牙髓炎最为常见，是口腔中最为多发和常见的疾病之一。

一、病因

感染因素	由冠方经牙体感染（最多、最主要）	深龋：牙本质内细菌距牙髓 <1.1mm 时，牙髓可出现轻度炎症；<0.5mm 时，牙髓可发生明显的炎症；≤ 0.2mm 时，牙髓内可找到细菌
		非龋性牙体硬组织疾病：楔状缺损、隐裂、发育异常等
	从牙根逆向感染	经牙周袋感染：牙周炎患牙的牙周袋深达根尖部，袋内的细菌及其毒素可通过根尖孔和（或）侧支根管进入牙髓。磨牙根分叉病变处的感染物也可从髓室底的侧、副根管进入髓腔。细菌由根方侵入后，牙髓炎症由根髓开始，临床上又称为逆行性牙髓炎
		血源感染：菌血症或败血症时，细菌、毒素可随血行进入牙髓
	细菌种类：龋源性牙髓感染的细菌主要为兼性厌氧球菌和专性厌氧杆菌 髓腔开放的感染牙髓中，可检出口腔多种细菌和真菌，但少有厌氧菌	
创伤因素	急性损伤：外伤冠折、牙震荡	
	慢性损伤：生理磨耗、磨损、酸蚀症、磨牙症等	
物理因素	温度、电流、过度干燥	
化学因素	窝洞消毒剂：酚类、硝酸银、乙醇	
	充填材料：磷酸锌水门汀、复合树脂	
其他原因	增龄变化、特发因素、系统性疾病、气压骤变	

命题趋势 病因内容主要以 A1 型题表现。

金题直击

牙髓感染的主要途径是

A. 暴露的牙本质小管　　B. 暴露的牙髓

C. 侧副根管　　D. 根尖孔

E. 血源感染

【答案】A

【解析】引发牙髓的感染途径包括牙本质小管，牙髓暴露，牙周袋途径及血源性感染。

二、牙髓病的分类

（一）根据组织病理学的表现分类

牙髓充血	生理性牙髓充血 病理性牙髓充血
急性牙髓炎	急性浆液性牙髓炎 急性化脓性牙髓炎
慢性牙髓炎	慢性闭锁性牙髓炎 慢性增生性牙髓炎 慢性溃疡性牙髓炎
牙髓坏死	坏死、坏疽
牙髓退变	空泡性变、纤维性变、网状萎缩、钙化
牙内吸收	

（二）根据牙髓病的临床表现和治疗预后分类

可复性牙髓炎	
不可复性牙髓炎	急性牙髓炎：包括慢性牙髓炎急性发作 慢性牙髓炎：包括残髓炎 逆行性牙髓炎
牙髓钙化	髓石、弥漫性钙化
牙髓坏死	
牙内吸收	

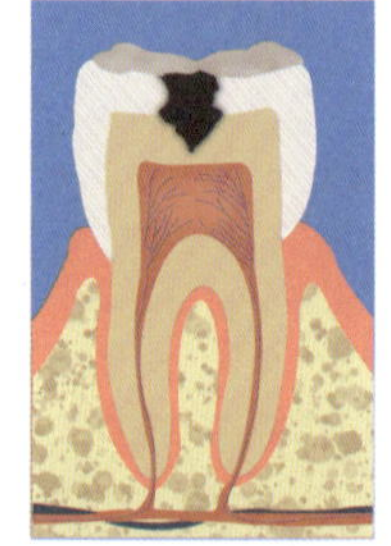
可复性牙髓炎

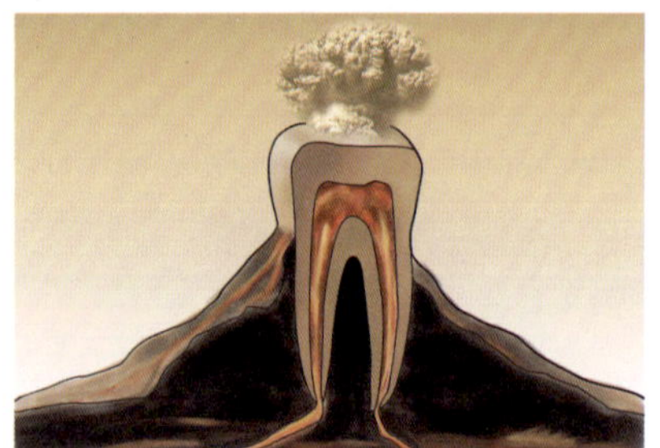
急性牙髓炎

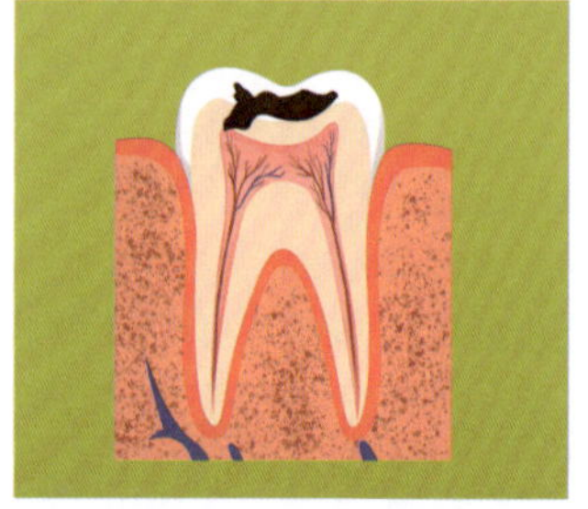
慢性溃疡性牙髓炎

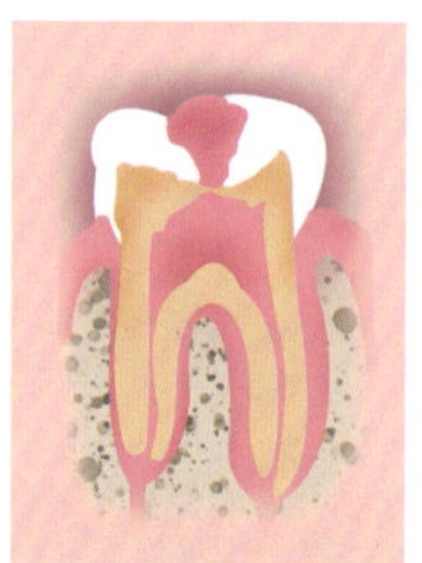
慢性增生性牙髓炎

第二节　牙髓炎

一、可复性牙髓炎

症状	冷热酸甜刺激时，出现瞬间疼痛反应 刺激去除后，症状仅持续数秒钟即缓解，无自发痛					
检查	患牙有接近髓腔的牙体硬组织病损，如深龋、深楔缺、深牙周袋					
	牙髓活力温度测验：一过性敏感（冷测），去除刺激后症状持续数秒钟即缓解					
	叩诊：（-）					
鉴别诊断	疾病	自发痛	刺激痛	刺激去除后	牙髓活力温度测验	治疗
	深龋	无	刺激仅入洞引起痛	痛立即消失	正常	充填
	不可复性牙髓炎	有或曾有	冷、热刺激引起剧痛	痛持续较久	剧痛或迟缓痛	牙髓治疗
	牙本质敏感	无	机械刺激、酸甜引起疼痛	痛立即消失	正常	对因对症
	可复发性牙髓炎	无	冷刺激引起痛	痛很快消失	一过性敏感	间接盖髓（安抚）有效

命题趋势 主要考查临床表现，以A2型题出现。

金题直击

男性，22岁。上前牙冷水刷牙时酸痛明显1个月余，无自发痛。口腔检查：侧切牙近中邻面深龋洞，冷刺激疼痛明显，刺激去除后疼痛数秒钟即消失。牙髓活力电测验为一过性敏感反应，探诊无穿髓孔，叩诊（-），无松动，牙周检查（-）。最可能的诊断是

A. 可复性牙髓炎　　B. 不可复性牙髓炎

C. 牙本质过敏症　　D. 牙髓钙化

E. 牙髓坏死

【答案】A

【解析】邻面深龋，冷刺激疼痛明显，刺激去除后，症状仅持续数秒钟即缓解，无自发痛。牙髓活力温度测验：一过性敏感（冷测），探诊无穿髓孔，叩诊：（-），诊断为可复性牙髓炎。

二、急性牙髓炎

大多为慢性牙髓炎急性发作。

病理表现	急性浆液性、急性化脓性
临床表现	① 阵发性的自发性痛 ② 温度刺激引起或加重疼痛，化脓或部分坏死 ③ 有放散性痛，疼痛不能定位 ④ 疼痛常在夜间发作或加重
检查	① 极近髓腔的深龋或其他牙体硬组织疾患 ② 探诊　可引起剧烈疼痛。有时探及微小穿髓孔可见少许脓血 ③ 牙髓活力温度测验　极其敏感，刺激去除后持续一段时间，出现“热痛冷缓解” ④ 累及根髓波及根尖周牙周膜，可出现垂直方向轻度叩痛

鉴别诊断要点	三叉神经痛	龈乳头炎	上颌窦炎	急性牙髓炎
疼痛性质	电击、针扎、撕裂痛，程度剧烈	持续的胀痛	持续的胀痛	尖锐疼痛
疼痛部位	定位并沿三叉神经放散痛	个别牙龈乳头，能定位	上颌456区胀痛 上颌窦前壁压痛	不能定位
特点	有“扳机点”，突然发作 使用神经止痛药（卡马西平）有效	食物嵌塞 牙间乳头探痛，出血	头痛、鼻塞及流脓鼻涕	阵发性自发性痛，冷热刺激加剧疼痛，夜间痛

命题趋势 主要考查急性牙髓炎的临床表现和诊断方法。

金题直击

1. 急性牙髓炎患牙疼痛部位的特点是

A. 患者能指出患牙部位　　B. 下颌疼痛患牙为下牙

C. 上颌疼痛患牙为上牙　　D. 患牙疼痛多无放射性

E. 上颌疼痛患牙可为下牙

【答案】E

【解析】急性牙髓炎典型的疼痛特点为阵发性自发性痛，温度刺激引起或加重疼痛，化脓或部分坏死，“热痛冷缓解”，有放散性痛，疼痛不能定位，夜间发作加重。故选项为E。

2. 急性化脓性牙髓炎有特点的症状是

A. 自发痛阵发性加重　　B. 冷刺激可缓解疼痛

C. 热刺激可缓解疼痛　　D. 痛向对侧面部放散

E. 刺激除去痛立即消失

【答案】B

【解析】急性牙髓炎化脓或部分坏死时，牙髓活力温度测验结果为“热痛冷缓解”，故选项为B。

三、慢性牙髓炎

（一）慢性牙髓炎

慢性牙髓炎根据病理变化可分为慢性闭锁性牙髓炎、慢性溃疡性牙髓炎和慢性增生性牙髓炎，临床还有一种特殊的表现，即残髓炎。

鉴别点	慢性闭锁性牙髓炎	慢性溃疡性牙髓炎	慢性增生性牙髓炎
特点	长期的冷热刺激痛、阵发性隐痛、定时钝痛。可定位患牙		
穿髓孔	去净腐质不可见	去净腐质可见	红色的肉芽组织增生 探之无痛，极易出血
牙髓活力温度测验	迟缓痛或迟钝	敏感或迟钝	迟钝或敏感
叩诊	（+）或（±）	（-）	—
X线	可有根尖周牙周膜影像模糊、增宽		

需要注意的是当无典型临床症状的深龋患牙，在去净腐质时发现有露髓孔，或在去腐未净时已经露髓，则也应诊断为“慢性牙髓炎”。

慢性牙髓炎需与以下三种疾病进行鉴别：

深龋	牙髓活力温度测验：正常 温度刺激入洞出现敏感症状、刺激去除后症状立即消失
可复性牙髓炎	牙髓活力温度测验：一过性敏感 刺激去除后疼痛持续数秒钟
干槽症	近期有拔牙史，牙槽窝空虚，出现臭味。邻牙可有冷热刺激敏感及叩痛

牙髓息肉需要与牙周膜息肉和牙龈息肉鉴别。

牙髓息肉：大而深的龋洞中有红色的肉芽组织充满龋洞。

牙周膜息肉：①探查息肉来源于根分叉处；②可从根分叉处深及髓室底已穿通；③X线照片可辅助诊断；④必要时应在局麻下刮除息肉鉴别。

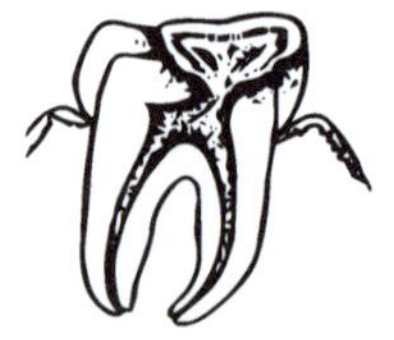
A牙髓息肉

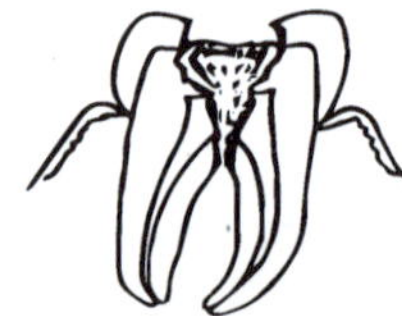
B牙周膜息肉

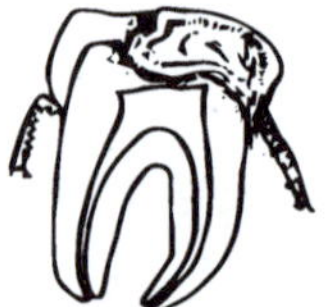
C牙龈息肉

命题趋势 主要考查典型临床表现。

金题直击

1. 慢性闭锁性牙髓炎的临床表现如下，除外

A. 不定时的自发痛　　B. 热测引起迟缓痛

C. 洞内探及穿髓孔　　D. 叩诊多有不适感

E. 有过自发痛病史

【答案】C

【解析】慢性牙髓炎根据髓腔是否开放，将其分为慢性闭锁性、慢性溃疡性、慢性增生性牙髓炎。去除腐质后探及穿髓孔属于慢性溃疡性牙髓炎，故正确选项是C。

2. 女，18岁。左下后牙进食痛已半年，平时食物进洞后痛。查左下第一磨牙咬合面龋深，洞内粉红色息肉状物，探略敏感，叩痛（+），冷测迟钝，可探及牙周袋。患牙诊断最可能是

A. 深龋　　B. 牙周息肉

C. 慢性根尖周炎　　D. 慢性增生性牙髓炎

E. 慢性溃疡性牙髓炎

【答案】D

【解析】本题的题眼是“患者为18岁青少年，食物进洞后痛，左下第一磨牙咬合面龋深，洞内粉红色息肉状物，探略敏感，叩痛（+），冷测迟钝”，为慢性增生性牙髓炎的临床表现，故选D。

（二）残髓炎

发生在经牙髓治疗后的患牙，由于在牙髓治疗中残留了少量炎症根髓或多根牙遗漏未做处理的根管，进而在治疗后又出现慢性牙髓炎的症状，故称为残髓炎。

临床表现和诊断要点：

① 有牙髓治疗史，患牙牙冠可见做过牙髓治疗的充填体或暂封材料。

② 患牙治疗后近期或远期又出现慢性牙髓炎的症状。

③ 强温度刺激可引起患牙迟缓性痛。

④ 叩痛（+）或（±）。

⑤ 再治疗时探查根管内有疼痛感觉，并在完善处理后症状消失方可确诊。

命题趋势 主要考查诊断依据。

金题直击

残髓炎的临床表现如下，除外

A. 无牙病治疗史

B. 自发性钝痛

C. 热水引起钝痛

D. 叩诊引起轻痛

E. 根管深部探痛

【答案】A

【解析】残髓炎是指发生在经牙髓治疗后的患牙，由于在牙髓治疗中残留了少量炎症根髓或多根牙遗漏未做处理的根管，进而在治疗后又出现慢性牙髓炎的症状，再治疗时探查根管内有疼痛感觉。正确选项是A。

四、逆行性牙髓炎

1. 症状　长期的牙周炎病史，近期出现自发痛、冷热痛症状。

2. 检查　患牙未及可引发牙髓炎的牙体硬组织疾病。探及深牙周袋、牙周袋溢脓、牙齿松动；X线片显示牙槽骨吸收近根尖或根分叉病变；牙髓活力温度测试可为激发痛、迟钝或无反应。

五、其他牙髓病

疾病	症状	检查
牙髓坏死	无自觉症状 牙冠变色 （血红蛋白分解产物和细菌）	牙髓诊断性测验无反应 叩诊（-）或（±） X线片根尖周无异常
牙内吸收	无自觉症状 肉芽组织透出牙冠呈现粉红色	牙髓活力温度测验正常或迟钝 叩诊（-）或（±） X线片对称不规则透射影
牙髓钙化	一般不引起临床症状 个别出现与体位变化有关的自发痛	X线片见阻射性的钙化物 弥漫性阻射影像

命题趋势 主要以A1型题出现。

金题直击

1. 牙髓坏死的临床表现是

A. 牙齿颜色正常

B. 患牙叩诊剧痛

C. 牙冠变粉红色

D. 电活力测试无反应

E. 牙髓冷热测试正常

【答案】D

【解析】牙髓坏死时患者无自觉症状，牙冠由于血红蛋白分解产物进入牙本质小管而导致牙冠变色。牙髓活力电测试无反应，故选项为D。牙内吸收时肉芽组织透出变薄的牙冠呈现粉红色。

2. X线片上，髓室及根管影像完全消失，不能分辨出髓腔界线表示有

A. 牙髓充血

B. 牙髓炎

C. 弥散性牙髓钙化

D. 牙髓坏死

E. 牙内吸收

【答案】C

【解析】X线片表现为髓腔内局限阻射性的钙化物，可能引起与体位变化有关的疼痛，诊断为髓石。髓室及根管弥漫性阻射影像，导致影像完全消失不能分辨出髓腔界线，诊断为弥散性牙髓钙化，故选项为C。

第七单元　根尖周疾病

考试分值

专业	2019 年	2020 年	2021 年	2022 年	2023 年
执业	21	21	20	19	21
助理	11	12	10	10	11

第一节　概述

一、病因

主要是感染因素，其次有创伤和化学因素。

感染因素	感染根管内的细菌：最主要是厌氧菌，尤其是专性厌氧菌（类杆菌、梭杆菌、真杆菌） 感染途径：大多数由牙髓途径造成
创伤因素	急性外伤、咬合创伤、RCT 时器械超出根尖孔
化学因素	1. 不恰当的根管内封药 2. 失活剂封药不当或过多 3. 根管充填材料超填、塑化液被压出或导出根尖孔

二、分类

根据临床症状的急缓，根尖周炎可分为急性和慢性两大类。

急性根尖周炎	急性浆液性根尖周炎 急性化脓性根尖周炎：1.急性根尖周脓肿；2.骨膜下脓肿；3.黏膜下脓肿
慢性根尖周炎	① 根尖周肉芽肿 ② 根尖周脓肿 ③ 根尖周囊肿 ④ 根尖周致密性骨炎（根尖周骨硬化症）

第二节　急性根尖周炎

一、临床表现

（一）急性浆液性根尖周炎

1. 自觉症状

初期：患牙咬合痛，轻微的钝痛，患牙的根尖部不适、木胀浮出感，用力将患牙咬紧时，疼痛还可暂时缓解（注意）。

原因：咬合压力可暂时缓解局部血管的充血状态。

后期：自发持续性的疼痛，咬合痛重，影响进食，浮出和伸长感也逐渐加重，疼痛范围局限，不放散，患者能明确指出患牙部位。

2. 临床检查

① 患牙可见龋损、充填体、牙体硬组织其他疾病，或有深牙周袋。

② 牙髓对诊断性试验无反应。

③ 叩痛（＋＋），有扪痛。

（二）急性化脓性根尖周炎（急性牙槽脓肿）

1. **自觉症状** 疼痛很剧烈，呈持续性、搏动性痛，患牙伸长感加重，不敢咬合，严重者还伴有乏力、发热、烦躁和便秘等全身症状。

2. **临床检查** 牙髓无活力，牙髓活力温度测验和电测验无反应，叩痛（＋＋＋）、Ⅲ度松动，相应部位牙龈红肿、扪痛。

3. **分类** 根据脓液所在的部位不同，分为以下三种情况：

分类	疼痛性质	叩痛	松动度	扪诊	其他
急性根尖周脓肿	自发持续性剧烈跳痛	(++ ～ +++)	Ⅱ～Ⅲ度	有扪痛、肿胀不明显	根尖部牙龈潮红
骨膜下脓肿（最疼）	跳痛剧烈，伸长感明显，轻触可引起剧烈疼痛	(+++)	Ⅲ度	深部波动感	牙龈红肿，移行沟变平，压痛明显，严重者相应颌面部可出现蜂窝织炎，全身反应最重
黏膜下脓肿（最肿）	减轻	(+ ～ ++)	Ⅰ度	波动感明显	肿胀已局限，呈半球形隆起

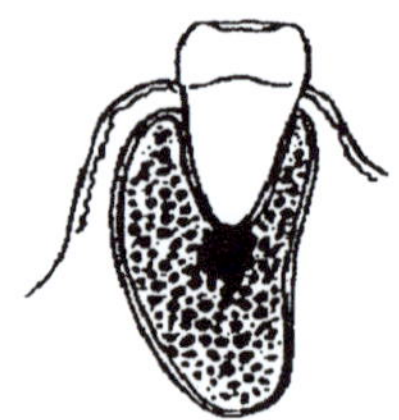
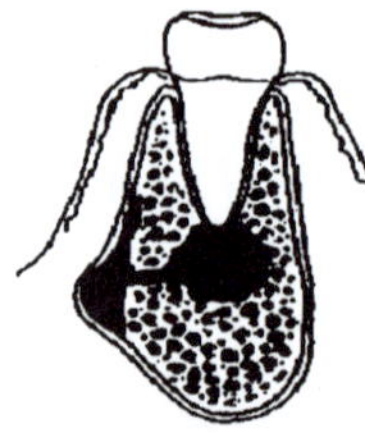
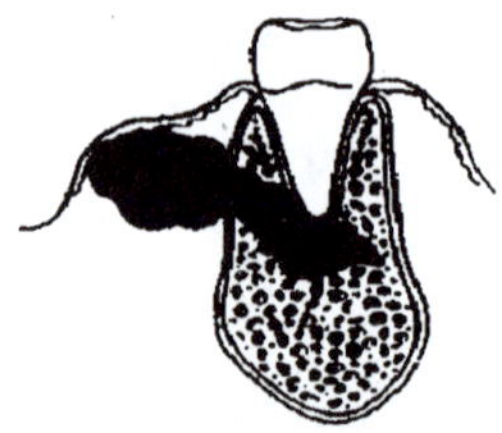
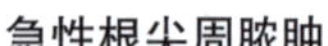

急性根尖周脓肿　　骨膜下脓肿　　黏膜下脓肿

二、诊断及鉴别诊断

（一）诊断要点

① 自发持续性剧烈跳痛，定位明确。

② 叩诊（＋＋＋），松动Ⅲ°，患牙根尖部牙龈红肿，扪痛或有波动感。

③ 患牙有牙体疾病、深牙周袋、咬合创伤等致病因素存在，牙髓多无活力。

④ X 线片检查无明显改变或仅有牙周间隙增宽。若为慢性根尖周炎急性发作者，则可见根尖部牙槽骨破坏的透射影像。

注意：此知识点考查的题型一般都是 A2 型题居多，典型的临床表现，需要大家找到题目里面的题眼，如见到深部波动感，前庭沟变浅或者变平诊断为骨膜下脓肿；见到波动感以及半球形隆起则诊断为黏膜下脓肿。

命题趋势 以 A3 型题为主，主要考查急性根尖周炎的分类和诊断。

金题直击

患者男性，35 岁，近 3 天因右上后牙肿痛前来就诊。查 16 远中颈部龋深及髓，无探痛，Ⅲ度松动，叩痛明显，牙龈红肿，叩痛，有深波动感，前庭沟移平。右面颊部轻度水肿，体温 38℃。最可能的诊断为

A. 慢性根尖周脓肿　　B. 急性根尖周脓肿

C. 急性蜂窝织炎　　D. 急性化脓性牙髓炎

E. 急性骨膜下脓肿

【答案】E

【解析】此题考点相对比较明确，患者主诉为牙肿痛，检查 16 牙有龋（病因），牙龈深部波动感，前庭沟移平（题眼）。因此诊断为 16 牙的急性骨膜下脓肿。

根尖周脓肿排脓的三种方式：

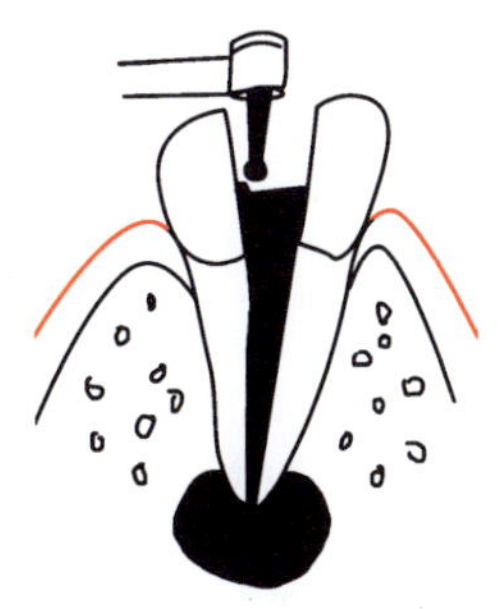

最佳：根管—龋洞

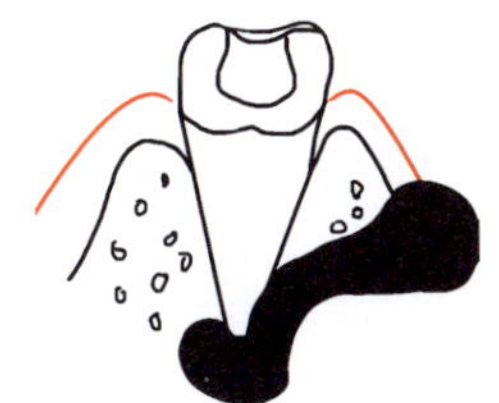

最常见：根尖周—骨膜下—黏膜下

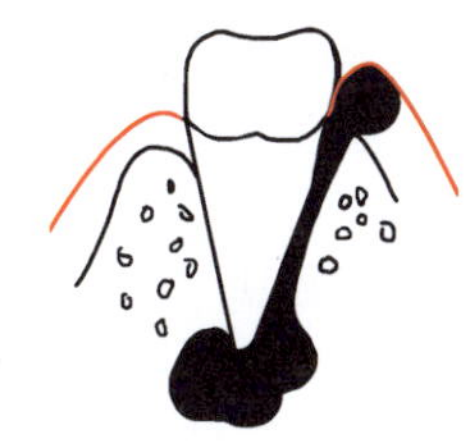

对牙周组织破坏最大：牙周膜—龈沟

金题直击

在急性化脓性根尖周炎中，由医师建立的最佳的排脓方式为

A. 从根尖周到骨膜下到黏膜下

B. 从根尖孔到根管到冠部缺损

C. 从牙周膜掀起牙龈黏膜

D. 从邻牙的根尖周组织

E. 从皮肤

【答案】B

【解析】此题考查的点是几种排脓方式，题干中的题眼是最佳，因此选B。

（二）鉴别诊断

急性根尖周脓肿后期应与急性牙周脓肿相鉴别。

鉴别点	急性根尖周脓肿	急性牙周脓肿
感染来源	感染根管	牙周袋
病史	牙体牙髓病史	牙周炎病史
疼痛疾病	重	较轻
牙髓活力	多无	多有
牙周袋	无	深及根尖或根分叉
脓肿部位	近根尖部	较近龈缘
叩痛程度	很重	较轻
X线片表现	无明显改变，较轻或仅有牙周间隙增宽，若为慢性根尖周炎急性发作，可见根尖部牙槽骨破坏，有透射区	有牙槽骨吸收

总结

急性根尖周炎 （诊断主要依靠临床表现）	急性浆液性根尖周炎（初期咬紧牙疼痛缓解） 　　　　　　　　　　1. 急性根尖周脓肿 急性化脓性根尖周炎 2. 骨膜下脓肿（最疼，变平，深波动） 　　　　　　　　　　3. 黏膜下脓肿（最肿，半球形，明显的波动感） 急性化脓性根尖周炎排脓方式： 最佳：根管—龋洞 最常见：根尖周—骨膜下—黏膜下 对牙周组织破坏最大：牙周膜—龈沟

第三节　慢性根尖周炎

慢性根尖周炎临床有根尖周肉芽肿、慢性根尖周脓肿、根尖周囊肿和根尖周致密性骨炎四种类型，其中根尖周肉芽肿是慢性根尖周炎的主要病变类型（熟记此知识点）。

一、临床表现

1. 自觉症状

① 一般无疼痛症状，有时有咀嚼乏力或不适，有瘘型者有牙龈肿包反复发作。

② 多有牙髓病史、治疗史或患牙反复肿痛史。

2. 临床检查（理解记忆）

① 患牙多有深龋、充填体或牙体硬组织其他疾病。

② 牙髓多已坏死，牙冠变色，对牙髓诊断性试验无反应。

③ 叩诊不痛，有时有异样感，不松动。

④ 有瘘型者患牙相应部位有龈瘘，少见有皮瘘。

⑤ 根尖周囊肿发展较大时，根尖部相应的组织膨隆，扪诊有乒乓球感。

⑥ X 线检查见围绕患牙根尖部的透射区（指向性特点）。

注意：考查慢性根尖周炎的题中，如果根据题干里的临床表现初步诊断为慢性根尖周炎，则必须要进行的检查是 X 线片检查。如果拍片发现根尖周阴影包含相邻的几颗牙，为了确诊患牙，则需要进行的检查为牙髓活力测验。

不同类型的慢性根尖周炎 X 线片表现特点不同（熟记）：

病变	形态	范围	边界	周围骨质
根尖周肉芽肿	圆形	较小、直径 <1cm	清楚	正常或稍微致密
慢性根尖周脓肿	不规则	大小不一，较弥散	不清楚	呈云雾状
根尖周囊肿	圆或椭圆	大小不一 豌豆大到鸡蛋大	清晰	致密骨白线围绕
根尖周致密性骨炎				围绕根尖周的一团致密骨（好发于青壮年的下 6）

金题直击

1. 患者，女，26 岁。3 年前曾受外伤，未经任何治疗，近 1 个月来发现唇侧略有膨隆，无明显疼痛。专科检查：牙冠色泽变暗，Ⅰ°松动，叩痛（+）；扪诊唇侧乒乓球感，无波动感；牙髓活力测验无反应。首选的诊断是

A. 牙槽脓肿　　B. 角化囊肿

C. 根尖周炎　　D. 根尖周囊肿

E. 牙瘤

【答案】D

【解析】此病例题的题眼在于外伤，未治疗，牙冠变色，扪诊乒乓球感，但是没有波动感（排除脓肿），牙髓活力测验无反应说明属于牙髓源性（排除角化囊肿），因此诊断为根尖周囊肿。

2. 根尖周囊肿的诊断依据如下，除外

A. 牙髓电测无活力　　B. 无叩诊和扪诊异常

C. 根管内浅黄透明液体　　D. 囊液中见到胆固醇结晶

E. 根尖周 X 线透射区周边白线

【答案】B

【解析】此题考查的点是根尖周囊肿的诊断依据，可以有根尖区的扪诊和叩诊异常，因此选 B。

二、诊断及鉴别诊断

（一）诊断要点

① X 线检查见围绕患牙根尖部的透射区是诊断慢性根尖周炎的关键依据。

② 患牙牙髓无活力是重要的诊断依据。

③ 其他临床表现可作为参考依据。

④ 根尖周致密性骨炎无自觉症状，拍 X 线时偶尔发现。

金题直击

X线片根尖周透射区包括数牙时确诊病源牙的主要依据是患牙

A. 有无龋洞

B. 是否有牙周疾病

C. 牙髓有无活力

D. 有无窦道

E. 有无叩痛

【答案】 C

【解析】 如果拍片发现根尖周阴影包含相邻的几颗牙，为了确诊患牙，则需要进行的检查为牙髓活力测试。

（二）鉴别诊断

不同类型的慢性根尖周炎的鉴别诊断：

① 主要依靠X线检查的不同表现进行鉴别。

② 相应的牙龈或皮肤瘘口，以及插入瘘口的诊断丝直达根尖病变可以诊断慢性根尖周脓肿患牙（熟记。检查瘘管的来源用此方法）。

③ 根管治疗时根管内流出淡黄色清亮囊液，其涂片镜下见胆固醇结晶是根尖周囊肿的诊断依据。

总结：

根尖周肉芽肿	最主要最常见的类型，边界清（无骨白线）
慢性根尖周脓肿	边界不清楚呈云雾状
根尖周囊肿	边界清楚，有骨白线
根尖周致密性骨炎	密度增高，好发青壮年下颌第一磨牙

第八单元　牙髓病、根尖周病的诊断方法

考试分值

专业	2019 年	2020 年	2021 年	2022 年	2023 年
执业	1	2	3	2	3
助理	1	1	1	2	2

一、牙髓病的诊断程序（诊断三部曲）

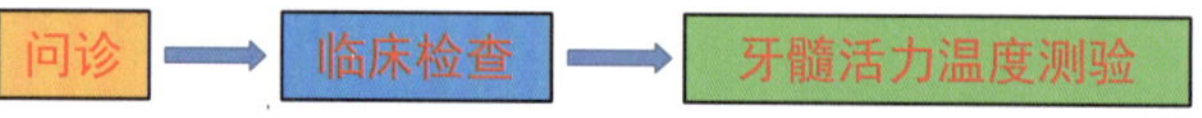

二、牙髓病的检查方法（了解，实践技能已详细讲述，但不是不考）

（一）问诊

疾病诊断的第一步，经问诊收集病史。

（二）视诊

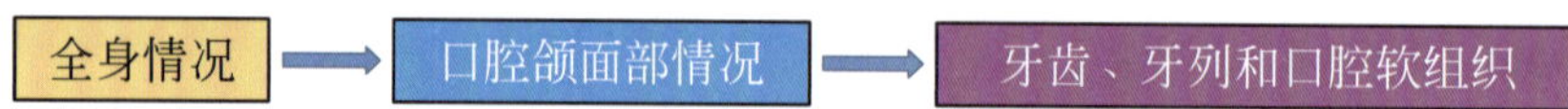

首先检查主诉部位，然后再按一定顺序检查其他部位。

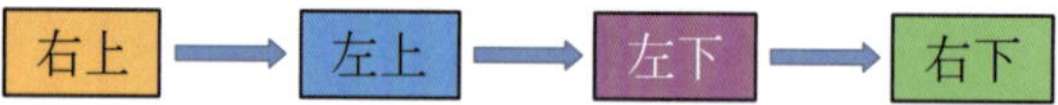

（三）探诊

1. 内容　牙体缺损部位、充填体边缘、牙面的敏感点、皮肤或黏膜瘘管及牙周袋探诊。

2. 方法

尖探针：动作轻巧有支点，可疑穿髓孔处，不可用力探入。

钝头探针：探诊瘘管时应顺势推进，不可用力过猛。

（四）叩诊

1. 叩诊检查的内容

侧向叩诊：反映牙周组织。

垂直叩诊：反映根尖周牙周膜的状况。

2. 叩诊的器械　金属手持器械的平端。

3. 叩诊方向　垂直叩和侧方叩。先叩正常对照牙（邻牙），后叩患牙。

4. 叩诊的结果

叩痛按患牙与正常牙反应的比较，分为五级：

叩痛（-）：用适宜力量叩诊反应同正常牙。

叩痛（±）：用适宜力量叩诊引起不适或异样感。

叩痛（+）：重叩引起轻痛。

叩痛（++）：叩痛反应介于（+）和（+++）之间。

叩痛（+++）：轻叩引起剧烈疼痛。

（五）扪诊

口内双指触叩脓肿有波动感，唇颊部的双指扪诊；口外扪诊常用双手扪诊法。

（六）牙齿松动度检查法

牙齿松动度	牙松动方向	颊舌向水平移位幅度
Ⅰ度	仅有颊舌向	1mm 以内
Ⅱ度	颊（唇）舌向及近远中向	1～2mm
Ⅲ度	颊（唇）舌、近中远中和垂直	2mm 以上

（七）牙髓诊断性试验

包括牙髓活力温度测验（牙髓活力冷测验、牙髓活力热测验）和牙髓活力电测验。

1. 牙髓活力温度测验（判断牙髓状态）

（1）正常牙髓可耐受温度　20～50℃，故以低于 10℃为冷刺激，高于 60℃为热刺激。

（2）对照牙选择顺序　①同颌同名牙；②对颌对侧同名牙；③对侧体积相近的牙。

（3）测试部位　唇颊或舌腭面的中 1/3 处。

（4）牙髓活力温度测验结果的表示及临床意义

正常	被测牙与对照牙反应程度和时间相同
敏感	一过性敏感：一过性疼痛反应，刺激去除后持续数秒——可复性炎症 敏感：疼痛程度较重，反应较快，刺激去除后持续一段时间——不可复性牙髓炎 激发痛：剧烈疼痛，甚至放散痛——急性牙髓炎 热痛冷缓解：热刺激极敏感，冷刺激可缓解疼痛——急性化脓性牙髓炎
迟钝	较正常对照牙的感觉反应较轻而慢 迟缓性反应或迟缓性痛：温度刺激离开牙面片刻后才出现疼痛 患牙可能为慢性牙髓炎或牙髓大部分坏死
无反应	表示牙髓可能坏死或牙髓变性

命题趋势 主要以 A1、A2 型题的形式考查。

金题直击

1. 用温度测验牙髓活力时，应利用

A. 低于 10℃或高于 30℃的温度　　B. 低于 10℃或高于 40℃的温度
C. 低于 10℃或高于 60℃的温度　　D. 低于 20℃或高于 40℃的温度
E. 低于 30℃或高于 60℃的温度

【答案】 C

【解析】 正常牙髓可耐受温度为 20～50℃，故以低于 10℃为冷刺激，高于 60℃为热刺激。

2. 牙髓活力温度测验的结果表示为

A. 正常、敏感、迟钝、无反应　　B. 0°、1°、2°、3°、4°
C. (-)、(±)、(+)、(++)　　D. 0°、Ⅰ°、Ⅱ°、Ⅲ°、Ⅳ°
E. 10、20、30、60、80

【答案】 A

【解析】 牙髓活力温度测验用于判断牙髓状态，结果表示为正常、敏感、迟钝、无反应，故选 A。选项 C 为叩诊结果。

3. 患者，右侧牙剧痛来急诊。查见右上第一磨牙𬌗面龋深，叩痛（+）。检查发现患者左上第一磨牙缺失，要做温度测验时，最好的对照牙应选

A. 右下第一磨牙　　B. 左上第一磨牙
C. 左下第一磨牙　　D. 右上第二磨牙
E. 左上第二磨牙

【答案】 C

【解析】 温度测验对照牙选择顺序为：①同颌同名牙；②对颌对侧同名牙；③对侧及相近的牙。优先选择同颌同名牙，即左上第一磨牙，但该患者左上第一磨牙缺失，就需要选择对颌对侧同名牙作为温度测验的对照牙，即左下第一磨牙，故本题选 C。

2. 牙髓活力电测验

① 用于反映患牙牙髓活力的有无，而不能指示不同的病理状态。

② 牙髓活力与正常有差异：在相同的电流输出挡位下，测试牙与对照牙的电测值之差大于10。牙髓已无活力：电测值到达最大时测试牙仍无反应。因此，临床上对牙髓活力电测验反应的描述仅为“正常”和“无反应”。

③ 禁忌证。禁用于心脏安装有起搏器的患者。

④ 引起假性反应的原因。

引起假阳性反应的原因	引起假阴性反应的原因
探头或电极接触大面积的金属修复体或牙龈	患者事先用过镇痛剂、麻醉剂或酒精饮料
未充分隔湿或干燥受试牙	探头或电极未能有效地接触牙面
液化坏死的牙髓有可能传导电流至根尖周	根尖尚未发育完全的新萌出牙
患者过度紧张和焦虑	根管内过度钙化的牙
—	才受过外伤的患牙可对电刺激无反应

（八）试验性备洞

试验性备洞是判断牙髓活力最可靠的检查方法。

（九）选择性麻醉

适用于两颗可疑患牙不能做出最后鉴别，且两颗牙分别位于上、下颌或该两颗牙均在上颌但不相邻时。

命题趋势 主要以A1型题的形式考查。

金题直击

引起牙髓活力电测验假阴性的原因不包括

A. 测试前使用过麻醉剂

B. 根尖尚未形成的牙齿

C. 刚受过外伤的牙齿

D. 干髓治疗的牙齿

E. 根管内过度钙化的牙齿

【答案】D

【解析】患者事先用过镇痛剂、麻醉剂或酒精饮料，探头或电极未能有效地接触牙面，根尖尚未发育完全的新萌出牙，根管内过度钙化的牙，才受过外伤的患牙可对电刺激无反应均可以引起牙髓活力电测验假阴性结果。干髓治疗后的牙髓活力电测验结果为阴性。

（十）影像学检查

1. X线片检查 临床多用根尖片，要求患牙位于片子中央，牙冠部分和根尖以外部分至少2mm的范围；早期邻面龋、继发龋和充填体邻面悬突，首选咬合翼片。

2. 锥形束CT（CBCT）检查 临床上对髓腔位置、根管数目和通畅程度、牙根弯曲度和弯曲方向、根折、根裂、根尖周骨病损、牙根的完整性等可提供更准确的诊断信息。

（十一）咬诊

1. 咬诊的内容 检查根尖牙周膜的压痛，牙齿的咬合接触，咬合干扰及早接触点的部位。

2. 咬诊的方法 空咬法、咬实物法、咬合纸法或咬蜡片法。

（十二）染色法

用于检查牙隐裂，一般用2.5%碘酊、1%甲紫液等。

第九单元　牙髓病、根尖周病的治疗

考试分值

专业	2019 年	2020 年	2021 年	2022 年	2023 年
执业	15	15	14	17	15
助理	6	8	5	9	7

一、总论

（一）治疗原则

1. 保存活髓　牙髓病变处于早期阶段，注意保存活髓，维护牙髓功能。

2. 保存患牙　对于无法保留活髓的患牙，应尽量保留患牙，维持牙列的完整性。包括：

（1）缓解急症　建立引流，消炎止痛。

（2）控制感染　消除感染源，杜绝再感染。

（3）修复牙体缺损，恢复患牙的形态和功能。

（二）无痛术

治疗牙髓病时，无痛操作的方法包括麻醉法或失活法。

1. 麻醉法　不同的牙位采用不同的麻醉方法，见“口腔颌面外科学”部分。

2. 失活法　是利用化学药物封于牙髓创面上，使牙髓组织发生化学性坏死，失去活力，达到无痛的目的。用于麻醉效果不佳，或对麻药过敏的患者。

（1）常用的失活剂

失活剂	特点	封药时间
多聚甲醛	牙髓组织无菌性干化	2 周左右
金属砷	作用缓慢	10 ～ 12 天
亚砷酸（三氧化二砷）	毒性大，失活快，没有自限性	24 ～ 48h

（2）使用失活剂注意事项　严格掌握封药的量和时间，失活剂直接接触牙髓组织，将其严密地封于窝洞内。

（三）无菌术

（1）术区隔离　隔离唾液（消毒棉卷隔湿、橡皮障隔湿、吸唾器）、去净腐质。

（2）术者掌握严格的无菌操作。

（3）器械的清洗、消毒和灭菌　手机及牙髓治疗器械常用预真空压力蒸汽灭菌。

二、盖髓术

（一）原理

盖髓术是一种保存活髓的方法，在接近牙髓的牙本质表面或已经暴露的牙髓创面上，覆盖能促进牙髓组织恢复的药物，以保护牙髓，消除病变，包括间接盖髓术和直接盖髓术。

（二）适应证

盖髓术	适应证
间接盖髓术	1. 深龋引起的可复性牙髓炎 2. 外伤冠折或牙体预备后的大面积牙本质暴露
直接盖髓术	1. 根尖孔未形成，因机械性或外伤性因素暴露的年轻恒牙 2. 意外穿髓，穿髓孔直径不超过 0.5mm 的恒牙

（三）常用的盖髓剂

氢氧化钙	呈碱性，pH 为 9 ～ 12，可中和炎症产生的酸性产物，有助于消除炎症和减轻疼痛，具有一定的抗菌作用，还可以诱导未分化间充质细胞分化为牙本质细胞，形成牙本质桥
MTA（无机三氧化物聚合物）	具有良好的密闭性、生物相容性、诱导成骨性和 X 线阻射性，还有与氢氧化钙类似的强碱性及一定的抑菌作用。除盖髓外，MTA 还广泛用于髓室底穿孔修补、根管侧穿修补、根尖诱导成形和根尖倒充填

（四）操作步骤

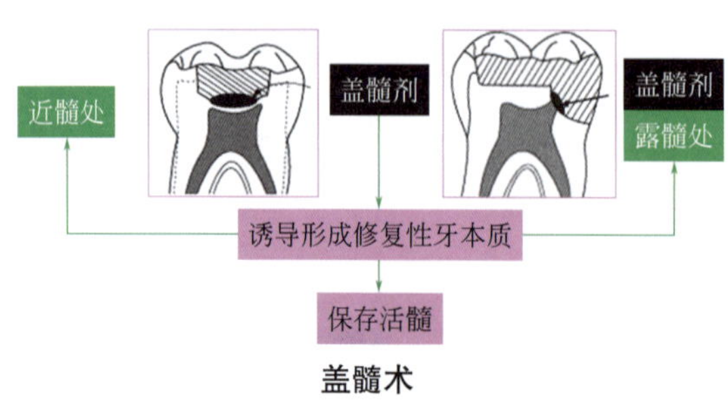

盖髓术

命题趋势 主要以 A1 型题为主，盖髓术的适应证是高频考点。

金题直击

下列关于间接盖髓术的适应证不正确的是

A. 可复性牙髓炎　　B. 慢性闭锁性牙髓炎

C. 牙髓充血　　D. 外伤冠折未露髓

E. 深龋

【答案】B

【解析】间接盖髓术的适应证有可复性牙髓炎（牙髓充血）、外伤冠折未露髓及深龋的患牙，慢性闭锁性牙髓炎需要进行牙髓治疗，不能做间接盖髓术，故选 B。

三、急症处理

（一）牙髓摘除术

急性牙髓炎急症处理的基本原则：开髓减压、摘除牙髓。

（二）开髓引流术

急性根尖周炎，开髓后无明显脓液流出，可直接髓腔内封药，暂封物封闭开髓洞，待急性炎症缓解后再完成根管治疗术；持续有脓液流出，可髓腔内放置无菌小棉球，开放髓腔 1 ～ 2 天，再进行进一步治疗；同时伴随切开引流，则不必开放髓腔。

（三）切开排脓术

急性根尖周炎进展至骨膜下脓肿或黏膜下脓肿期时，除开髓引流外，还应局麻下切开排脓。切开排脓的时机是急性炎症的第 4 ～ 5 天，局部有波动感。

（四）消炎止痛、适当调殆

急性根尖周炎早期可不用抗生素，对于系统性疾病患者，感染弥散或有全身症状，无法建立根管引流通路者可考虑应用抗生素。

命题趋势 以 A1、A2 型题为主，考急性牙髓炎或急性根尖周炎的应急治疗措施。

金题直击

患者，男，35 岁。因下前牙急性根尖周炎行根管治疗，第一次的处理应进行的操作是

A. 开髓开放　　B. 局部麻醉

C. 开髓拔髓、刺破根尖孔　　D. 开髓封失活剂

E. 麻醉下拔除

【答案】C

【解析】急性根尖周炎行根管治疗，第一次的处理应进行的操作是开髓拔髓，根尖渗出物得以引流，故选C。开髓开放，可使细菌感染变得复杂，增加治疗难度，仅在根管内脓液较多时应用。

四、根管治疗术

（一）原理

彻底除去根管内感染源，杜绝再感染。

（二）适应证和非适应证

1. 适应证　不能保存活髓的牙髓炎、牙髓坏死、牙内吸收、根尖周病、外伤牙、牙周 - 牙髓联合病变、意向性摘除牙髓的患牙。

2. 非适应证　牙在牙列中没有功能也没有其他修复的价值；患牙牙周情况不佳；患者全身情况不佳，无法完成治疗；患牙可疑为病灶感染的病原牙；患者不愿意接受根管治疗。

根据根管感染的程度，临床上可将适合做根管治疗术的患牙分为三类：

（1）活髓患牙　对活髓患牙进行根管治疗又称为牙髓摘除术。

（2）死髓患牙　牙髓坏死和根尖周病患牙，髓腔呈感染状态，称感染根管。有三种感染形式：①髓腔和根管内充满坏死分解的牙髓和大量悬浮的细菌；②根管内黏附细菌生物膜；③细菌及代谢产物、毒素侵入牙本质小管，深度为200～500μm。对于感染根管的清创，要清除全部的感染。还应注意，如果髓腔在口腔内开放，可使细菌感染变得复杂，临床上应慎用髓腔开放，以免增加治疗难度。

（3）牙髓经治患牙　牙髓治疗失败，需要重新进行根管治疗，称根管再治疗。

命题趋势 A1型题主要为记忆性的题，A2型题主要考牙髓根尖周病治疗方法的选择。

金题直击

引起根尖周炎的细菌进入根管壁牙本质小管的平均深度范围是

A. 1000～1500μm　　B. 800～1000μm

C. 500～800μm　　D. 200～500μm

E. 200～100μm

【答案】D

【解析】牙髓坏死和根尖周炎的患牙，细菌及代谢产物、毒素侵入牙本质小管，深度为200～500μm，故选D。

（三）根管治疗术前的准备

① 拍摄根尖X线片，包括全部牙冠和根尖以外至少2mm范围的区域。

② 术前全面的口腔检查和全口治疗的整体设计。

③ 对治疗难度的分析和成功可能性的评估。

④ 术前谈话，签署知情同意书。

⑤ 器械准备，包括所有材料、器械及设备的准备。

（四）髓腔的进入和初预备

1. 各组牙齿髓腔形态及入口洞形

（1）上颌切牙

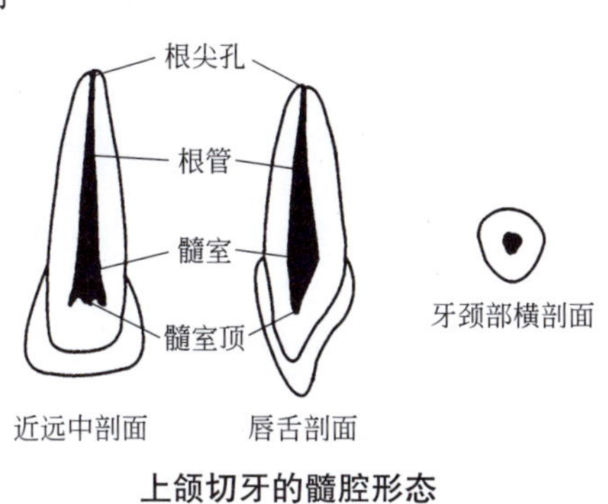

上颌切牙的髓腔形态

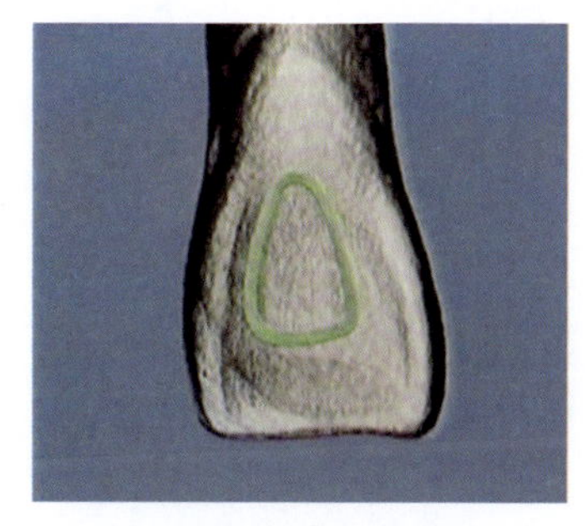

上颌切牙入口洞形

（2）上颌尖牙

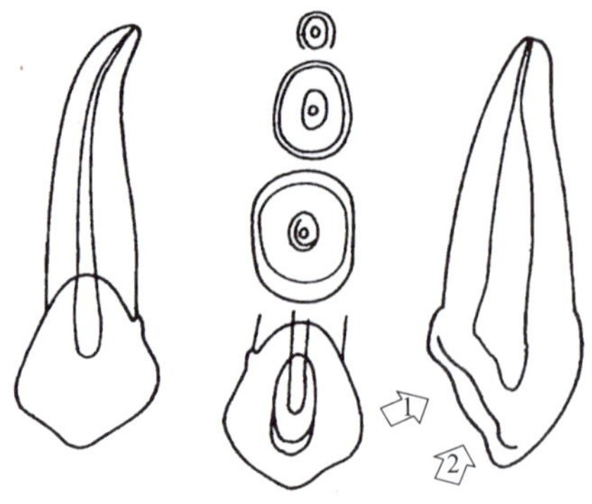

上颌尖牙的髓腔形态

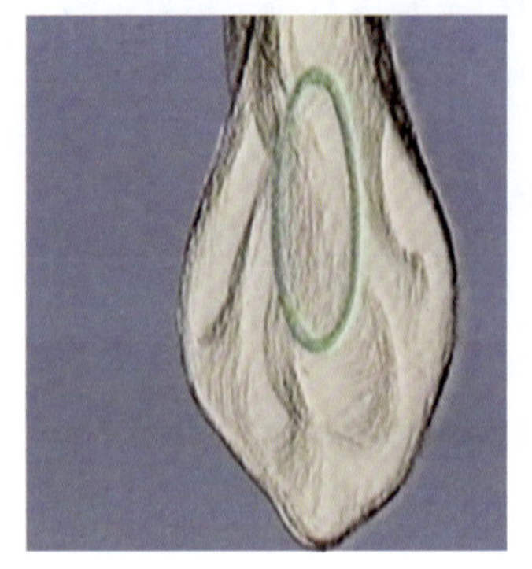

上颌尖牙的入口洞形

（3）上颌前磨牙

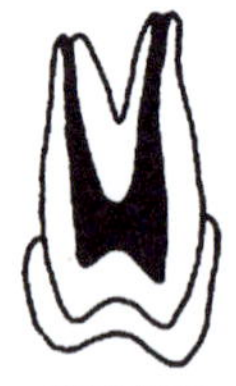
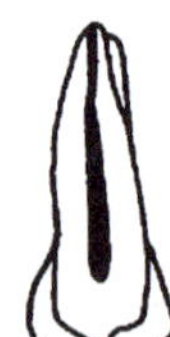
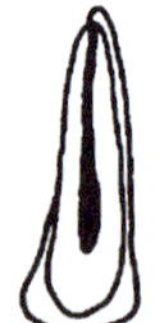
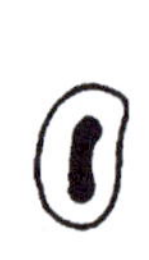

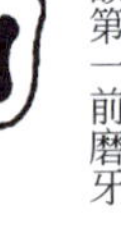
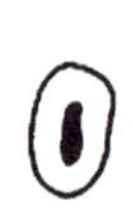

上颌前磨牙的髓腔形态

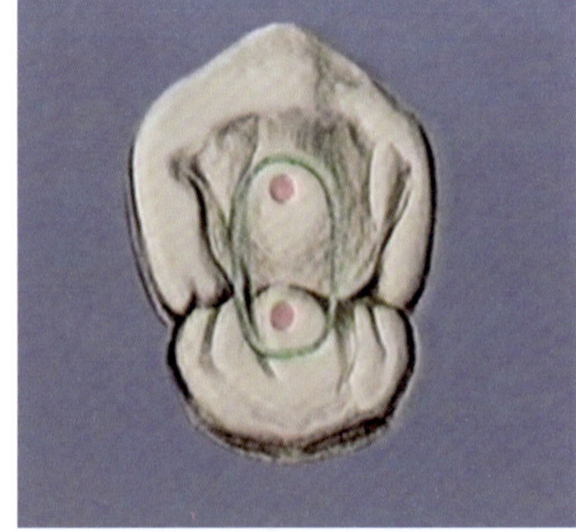

上颌前磨牙的入口洞形

（4）上颌磨牙

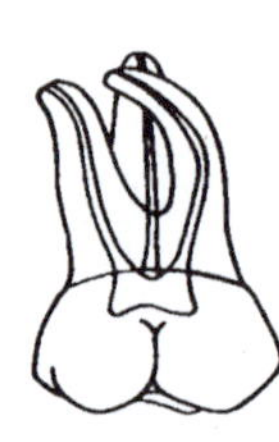
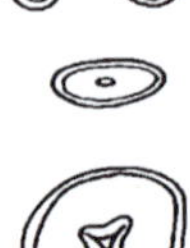

上颌磨牙的髓腔形态

上颌磨牙的入口洞形

（5）下颌前牙

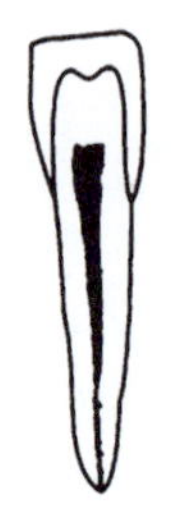
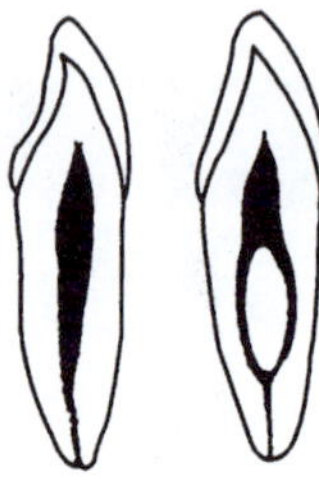

下颌前牙髓腔形态

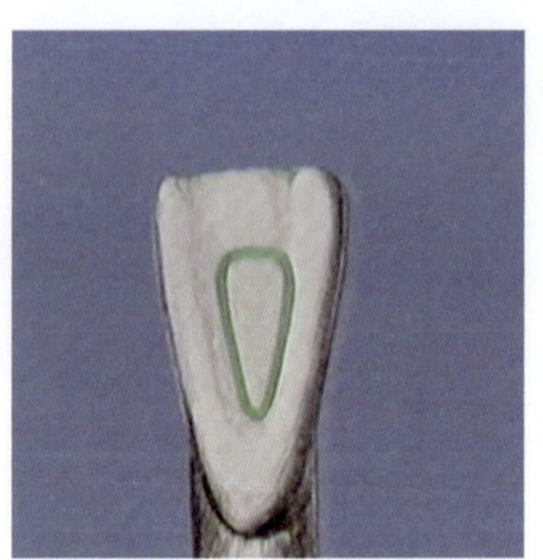

下颌前牙的入口洞形

（6）下颌前磨牙

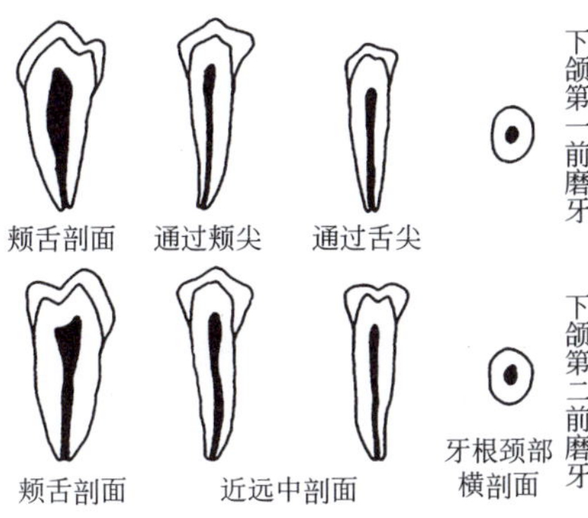

下颌前磨牙髓腔形态

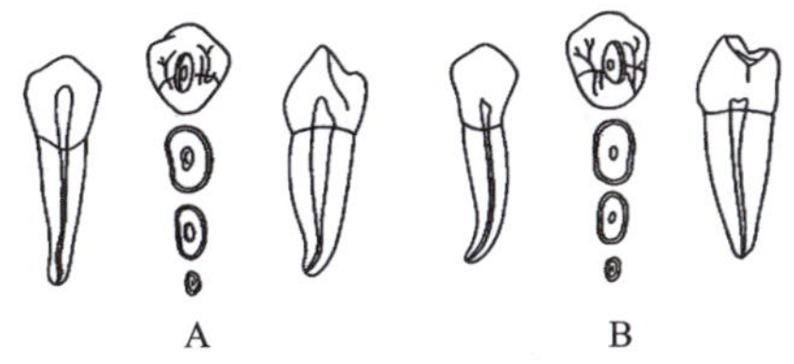

下颌前磨牙髓腔形态及髓腔入口洞形

A—下颌第一前磨牙；B—下颌第二前磨牙

（7）下颌磨牙

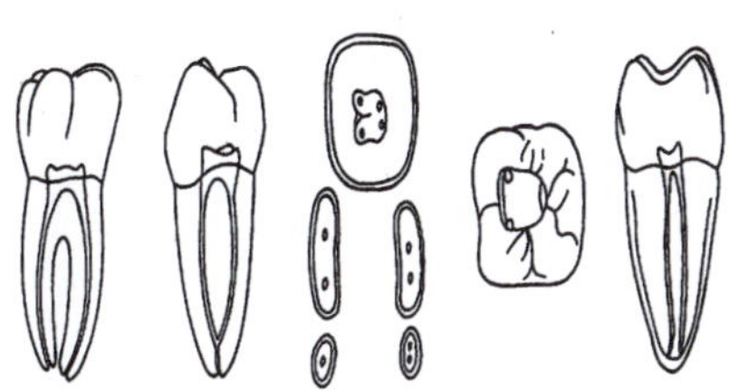

下颌磨牙髓腔形态

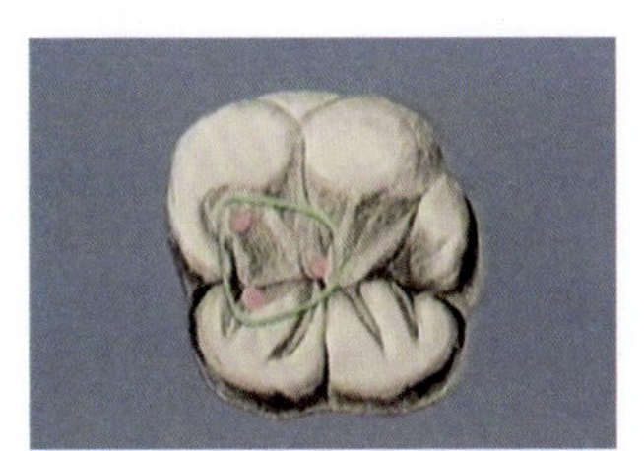

下颌磨牙的入口洞形

2. 髓腔进入和初预备的操作步骤

①确定患牙冠、根、髓腔的解剖位置。

②设计入口洞形，穿通髓腔，揭净髓室顶。

③修整髓室侧壁，形成便宜形。

④定位根管口，去除根髓。

⑤探测、通畅根管，建立根管通路。

⑥预敞根管上段，重塑根管口的形态或朝向，将其做成漏斗形状，以利后期治疗操作的顺利进行。

命题趋势 以B1型题为主，开髓洞口外形及常用器械为高频考点。

金题直击

A. 钝三角形　　B. 椭圆形

C. 钝圆角梯形　　D. 四边形

E. 圆形

1. 上颌切牙的入口洞形

2. 前磨牙的入口洞形

3. 上颌磨牙的入口洞形

4. 下颌磨牙的入口洞形

【答案】A、B、A、C

【解析】该题考各类牙开髓入口的洞形，上颌切牙开髓在舌侧窝进行，洞口的外形呈钝三角形，1题选A。前磨牙的入口洞形呈椭圆形，上颌前磨牙在𬌗面中央窝偏腭侧进行，呈长椭圆形。下颌前磨牙在𬌗面偏颊尖进行，呈椭圆形。2题选B。上颌磨牙的开髓部位在𬌗面，入口洞形呈钝三角形，3题选A。下颌磨牙的开髓部位在𬌗面，入口洞形呈钝圆角梯形，4题选C。

3. 髓腔入口的合格标准

①去净全部龋坏组织。

②揭净全部髓室顶。

③全部根管口暴露，由洞口可直视见到。

④通畅锉可直线进入根管，到达根尖部。

⑤ 进入器械仅尖端接触根管壁，洞缘和髓室侧壁不与器械接触。

⑥ 最大程度保存牙体组织，无操作缺陷。

4. 髓腔进入和冠部预备的常用器械

① 高速和慢速手机。

② 车针

a. 高速裂钻。用于开髓最初阶段和修整髓腔壁。

b. 高速球钻。用于去除髓腔上方的牙本质。前牙、前磨牙用 2 号；磨牙用 4 号。

c. 慢速球钻。去除髓腔内容物，揭净髓室顶。

d. 金刚砂球钻。快速进入烤瓷冠、金属全冠。

③ 根管口探针（DG-16 探针） 探查根管口的部位和方向。

命题趋势 以 B1 型题为主，髓腔进入常用器械的选择为高频考点。

金题直击

A. 去除腐质和修复体，穿通髓腔　　B. 揭净髓室顶

C. 修整髓室侧壁　　D. 定位根管口

E. 建立根管通路

1. 根管探针主要作用是

2. 8# 或 10#K 锉主要用于

3. 金刚砂球钻主要作用是

【答案】 D、E、A

【解析】 该题考髓腔进入常用器械的选择，根管探针主要用于定位根管口，1 题选 D。8# 或 10#K 锉，在距锉尖端 2 ～ 3mm 处预弯，慢慢抵达根尖部，建立根管通路，2 题选 E。金刚砂球钻主要用于去除腐质和修复体，穿通髓腔，3 题选 A。

（五）根管清理和成形

1. 目的（理解）

① 清理根管内的感染物质和感染的牙本质。

② 扩大根管，形成由根管口至根尖的连续的锥状形态，有利于充填。

③ 保持根尖狭窄部的原始位置，在近牙本质牙骨质界的牙本质一侧形成一个底托样结构，即根尖挡（根尖止点）。

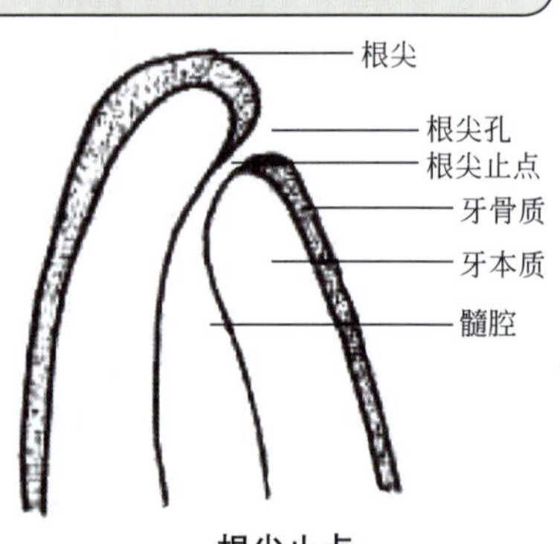

根尖止点

2. 时机 根管预备必须在急性炎症控制之后方可进行。

3. 根管机械预备的方法

（1）根管预备技术中的名词概念

① 通畅锉。一般采用 08 号或 10 号预弯的 K 锉进行根管通畅。

② 初锉。能深入根管达到根尖狭窄处，并在抽出时有紧缩感的最大号锉。

③ 主锉。完成根尖预备的最大号锉。应比初锉大 3 个 ISO 标准号，至少扩大至 25 号（熟记）。

④ 回锉。根管预备过程中，在换下一号锉预备之前，应使用小号锉再次到达全工作长度，以达到消除台阶、保持根管通畅、带出残屑的作用。

⑤ 工作长度（WL）。从牙冠部参照点到根尖牙本质牙骨质界（距根尖部 0.5 ～ 2mm）的距离。一般选择切端、牙尖或洞缘作为冠部参照点。

临床上确定操作止点通常采用的指标是：

活髓患牙距 X 线片根尖顶端 2 ～ 3mm 处
死髓患牙距根尖 2 mm 范围内
再治疗患牙应控制在距根尖 1 ～ 2mm 处

方法：

电测法：最常用，准确率可达 94%
X 线片估测法
根管器械探测法（手感法）

注意：根管预备之前应该先测量工作长度。

（2）根管的机械预备的方法（理解）

注意：几乎所有的根管都有不同程度的弯曲。

- ＜5°算作直根管
- ＞20°视为重度弯曲根管
- 10°～20°则为中度弯曲根管

① 标准法。每根器械均要完全达到工作长度。适用于直的或较直的根管，不宜在弯曲根管使用。

② 逐步后退法。适用于直或轻度弯曲根管。

a. 根尖区预备。初锉→主锉。每只锉均达工作长度。

b. 根管中部预备。每增大一号根管锉，进入根管的长度较原工作长度减少 1mm。

c. 根管中上段敞开。顺序使用 1～3 号G钻，每换大一号，工作长度减少 2mm。

③ 冠向下预备技术

a. 根管冠 2/3 的预备。手用器械通畅根管预备至 15#+ 机用镍钛器械。

b. 根尖区的预备。

④ 逐步深入技术。主要适用于弯曲根管的预备。

a. 冠部预备。H 或 K 锉预备至 25#+GG2# ～ 4#。

b. 根尖区的预备。

命题趋势 名词概念是考试的高频考点，以概念型题多见。

金题直击

1～2 题共用备选答案

A. 主锉　　B. 初锉

C. 最大锉　　D. 最小锉

E. 通畅锉

1. 能到达根尖的最大号锉

2. 能疏通根管最小号锉

【答案】 B、E

【解析】 完成根尖预备的最大锉为主锉。能到达根尖狭窄部的最大号的锉为初锉。能疏通根管最小号锉为通畅锉。因此选择 B、E。

4. 常用治疗器械的规格和使用

（1）根管探测和拔髓器械

- 根管探针（DG16）
- 光滑髓针（长 52mm）
- 根管口开扩器
- 拔髓针：拔髓针不适用于钙化根管

（2）根管切削器械的标准化

手用不锈钢器械：主要是 K 型和 H 型器械以及它们的改良产品。

其 ISO 规格尺寸规定如下（熟记，高频考点）：

① 工作端切割刃的长度为 16mm（恒定不变）。

② 器械的长度。从尖端到柄的距离可分别为 21mm、25mm、28mm、31mm。

③ 锥度。标准器械刃部的锥度是一致的，为 0.02，即长度每增加 1mm 直径增加 0.02mm。

刃部末端直径（D_2）= 尖端直径（D_1）+0.32mm。

④ 器械编号。标准化号码 = 器械尖端直径 ×100。

⑤ 手柄颜色。从 15# 起分别以白、黄、红、蓝、绿、黑六种颜色标记为一组。45～80 号和 90～140 号则为另外两组。分别重复上述六种颜色标记。06 号、08 号、10 号颜色分别为粉色、灰色和紫色，用于探查扩通狭窄细小的根管。

（3）手用根管预备器械

① K 型根管器械。使用最广泛，横截面为方形或三角形。

K 型扩大器：刃部螺纹较稀疏，螺旋密度为 0.5 ～ 1 圈 /mm，螺旋角 10° ～ 30°。旋转角度一般不超过 30°。主要用于探查、通畅根管。

K 型锉：螺纹较 K 型扩大器密。螺旋密度为 1.5 ～ 2.5 圈 /mm，螺旋角 25° ～ 40°。主要用于去除根管壁上的牙本质和钙化物。

② H 型锉。其截面呈逗点状，刃部锐利，切削能力强，适用于根管中上段较直部分的预备。不能做旋转运动，原因为容易折断。

③ 非 ISO 标准手用根管挫。K-flex 锉，Flex-R 锉，C+ 锉等。

命题趋势 关于器械考查的知识点以 A1 型题多见。

金题直击

根管预备器械中旋转运动易导致折断的是

A. 拔髓针　　B. H 锉

C. C 锉　　D. K 型扩大器

E. K 锉

【答案】B

【解析】最容易折断的是 H 锉，因此 H 锉在根管预备中不能做旋转运动。

5. 根管冲洗

（1）根管冲洗目的　清理，消毒，润滑。

（2）根管冲洗液　0.5% ～ 5.25% 次氯酸钠液；

17%EDTA（乙二胺四乙酸）；

2% 氯己定：根管再治疗的末次冲洗，螯合到根管壁上可产生缓释作用。

（3）根管冲洗器　使用 27 号或 30 号侧方开口的根管冲洗器。

（4）注意事项　冲洗时切忌将针头卡紧并加压注入。

（5）超声冲洗　超声流效应、空穴效应、化学效应和热效应。

6. 根管消毒　方法：药物消毒、超声消毒、电解治疗和高频电疗，其中以药物消毒最常用。

根管消毒药物	临床应用
氢氧化钙	目前最常用，杀菌力强，刺激性小，封药一周
甲醛甲酚（FC）	用以消毒坏疽或感染严重的根管，根管内有少量残髓时 杀菌力最强，对根尖刺激性大，封药 5 ～ 7 天，可作为半抗原
樟脑酚（CP）	用于感染较轻根管的消毒
木馏油	用于消毒化脓和腐败坏死根管、年轻恒牙，可将药捻放入根管内
抗生素 + 激素	应用于感染严重，久治不愈。封入根管 7 ～ 14 天
碘仿糊剂	用于根尖渗出较多叩痛久不消失时，砷制剂外漏的。封药 2 周

命题趋势 考题以 A1 型题多见，知识点考查的方向为什么类型的根管适合的封药。

金题直击

临床上对于感染根管的消毒首选的药物是

A. 樟脑酚棉球髓腔封药　　B. 甲醛甲酚棉球髓腔封药

C. 甲醛甲酚棉捻根管封药　　D. 氢氧化钙棉球髓腔封药

E. 氢氧化钙糊剂根管封药

【答案】E

【解析】临床上最为推荐的一般根管内封药为氢氧化钙，而氢氧化钙作为根管消毒药物一般是以糊剂多见，因此选 E。

7. 根管清理和成形操作易发生的问题及其处理（理解、熟知会发生什么，怎么解决）

问题	处理
髓腔壁穿孔 根管壁穿孔	发现穿孔应及时修补（MTA 或氢氧化钙）
器械分离	临床上可结合应用超声、H 型锉、套管、根尖手术等取出遗留的器械
软组织化学损伤	高浓度次氯酸钠冲洗时，使用橡皮障 出现烧伤后用大量流水冲洗、皮肤或眼科就诊
诊间急症 （急性根尖周炎）	轻微者：止痛药 + 调𬌗 较重：去除封药、通畅根管、严密暂封窝洞 严重出现脓肿者：切开引流 + 全身抗生素
皮下气肿	皮下气肿不需特殊治疗，可给予抗生素以防止感染，如扩展至纵隔，应住院观察

（六）根管的充填

1. 根管充填的时机

① 已经过严格的根管预备和消毒。
② 患牙无疼痛或其他不适。
③ 暂封材料完整。
④ 根管无异味、无明显渗出物。
⑤ 根管充填必须在严格隔湿条件下进行。
注意：不看 X 线根尖阴影。

2. 根管充填的基本步骤

① 隔湿，取出根管中的棉捻，干燥根管。
② 核实工作长度。
③ 试主牙胶尖。
注意：合适的主牙胶尖在取出时根尖部有回拉阻力，表明主牙胶尖刚好卡在根尖狭窄部。
④ 调制根管充填糊剂：糊剂调制的稠度可呈拉丝状。

3. 根管充填方法

（1）冷牙胶侧方加压
缺点：不规则的根管形态、内吸收和重度弯曲的根管充填不充分。

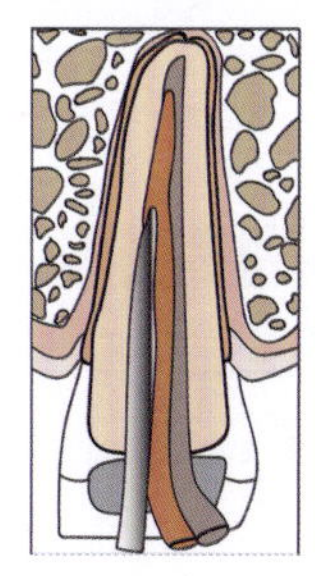
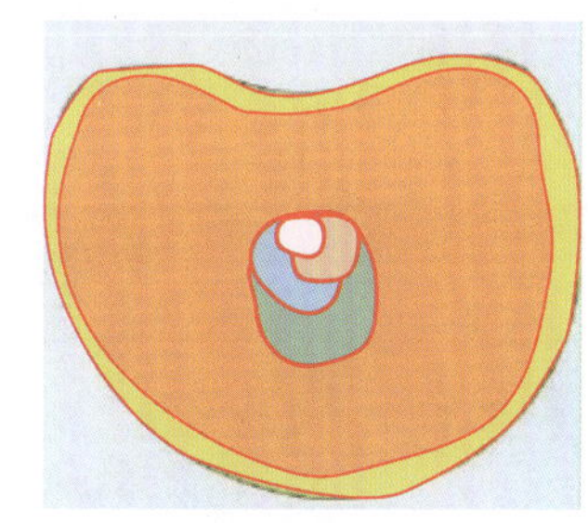

冷牙胶侧方加压充填

选择主牙胶尖：到达工作长度或稍短 0.5mm，回拉时略有阻力。
侧压器的选择：与主尖锉匹配，插入主尖和管壁之间的理想深度比工作长度少 1 ～ 3mm。

（2）热牙胶垂直加压法　不适于细小根管的充填。根据根管的形态和长度选择大锥度非标准牙胶尖为主牙胶尖，距工作长度 0.5mm。

（七）X 线片检查根管充填情况（注意）

1. **恰填**　恰好严密填满，充填物距根尖端 0.5 ～ 2mm，根尖部根管内无任何 X 线透射影像。
2. **欠填**　根管内充填物距根尖端 2mm 以上，或根尖部根管内仍遗留有 X 线透射影像。
3. **超填**　一是根管内充填致密，根充物超出了根尖孔；二是根管内充填不致密，根充物超出根尖孔。

命题趋势　关于根管充填的考题一般以 A1 型题和 B 型题多见，出题的知识点围绕概念展开。

金题直击

根管治疗后恰填影像充填物距根尖

A. 1mm
B. 2mm
C. 3mm
D. 5mm
E. 10mm

【答案】B

（八）疗效评定标准及方法

临床对牙髓根尖周疾病治疗疗效评定多联合应用以下两种指标：

1. 疗效评价的时间 我国中华口腔医学会牙体牙髓病学会建议初步疗效判断可以在治疗后2年。WHO规定的观察期为术后2年。（注意）

2. 疗效评价标准 分为痊愈、有效和无效。

（1）痊愈。无自觉症状、临床检查无异常，功能良好，X线片显示根尖周组织影像无异常。（都好）

（2）有效。无自觉症状、临床检查无异常，功能良好，X线片显示根尖周透射区明显减小。（感觉好，X线片不好）

（3）无效。有自觉症状、临床检查异常，功能不好，X线片显示根尖周透射区不变或增大，或术前无根尖病变，术后出现根尖透射区。（都不好）

五、根管再治疗

（一）适应证

① RCT后出现临床症状和体征的患牙。X线片检查患牙根管充填不良。
② 由根管感染引起的根尖周新发病损、原病损未愈，或病损扩大的根管治疗牙。
③ 冠部修复体出现破损和裂隙的，尽管原根充良好，重新修复前需再治疗。
④ 根管欠填的患牙，虽无临床症状和体征，做新修复体前应考虑根管再治疗。
⑤ 塑化治疗失败或虽成功但需进行桩核冠修复的患牙。

（二）根管再治疗步骤

① 冠部入口的建立。
② 根管入口的建立。
③ 到达根管工作长度通道的建立。
④ 根管再预备：次氯酸钠冲洗。
⑤ 根管诊间封药：氢氧化钙+2%氯己定，封药1～2周。
⑥ 根管充填。

命题趋势 对于根管再治疗一般考查的是A2型题，考查的知识点为适应证。

金题直击

25岁，右下后牙充填体部分脱落1周，咬物不适，无肿痛，2年前曾做过根管治疗。检查：6DO银汞充填体大部分脱落，剩余牙体组织较少，洞内探软，冷测无反应，叩痛（±）。X线片示：右下6根管内阻射影，远中根充物距根尖4mm，根尖周有高密度影，右下6首选的治疗方案是

A. 玻璃离子暂封观察
B. 根尖手术
C. 重新充填
D. 根管再治疗
E. 全冠修复

【答案】D

【解析】患牙慢性根尖周炎进行根管治疗术，X线片显示根管内阻射影，远中根充物距根尖4mm，根尖周有高密度影，说明根充不完善，应该行根管再治疗，故选D。

六、根尖手术（助理不考）

1. 适应证（熟记）

① 根管治疗失败或再治疗失败。

② 严重的根管解剖变异。

③ 需要通过探查手术明确诊断。

2. 禁忌证（理解）

① 患牙位置邻近有重要解剖结构，有损伤危险或带来严重后果者。

② 严重的全身疾病。

③ 根尖周炎的急性期。

④ 严重的牙周病变，如牙周支持组织过少，牙周袋深或牙齿松动明显。

3. 显微镜在根管再治疗中的应用

① 遗漏根管口的定位。

② 钙化根管的疏通。

③ 变异根管的治疗。

④ 根管内充填物的去除。

⑤ 根管内折断器械和根管桩的取出。

⑥ 根管内台阶以及根尖偏移的处理。

⑦ 根管壁或髓室底穿孔的显微治疗。

口腔科手术显微镜的结构：

① 支架系统
② 光学放大系统
③ 照明系统
④ 附件摄像机或照相机

显微根管治疗器械：

① 面反射口镜
② DG-16 探针
③ 微敞开器械（Micro-Opener）
④ 显微充填器

4. 手术步骤（了解）

① 局部麻醉。

② 切口和瓣膜设计。

最常见：龈沟内全厚瓣（三角形瓣和矩形瓣）。

扇形瓣：优点是不破坏龈缘；缺点是易切断垂直向的血管。附着龈较短、牙根较短或根尖周病变较大的患牙，禁用该瓣。

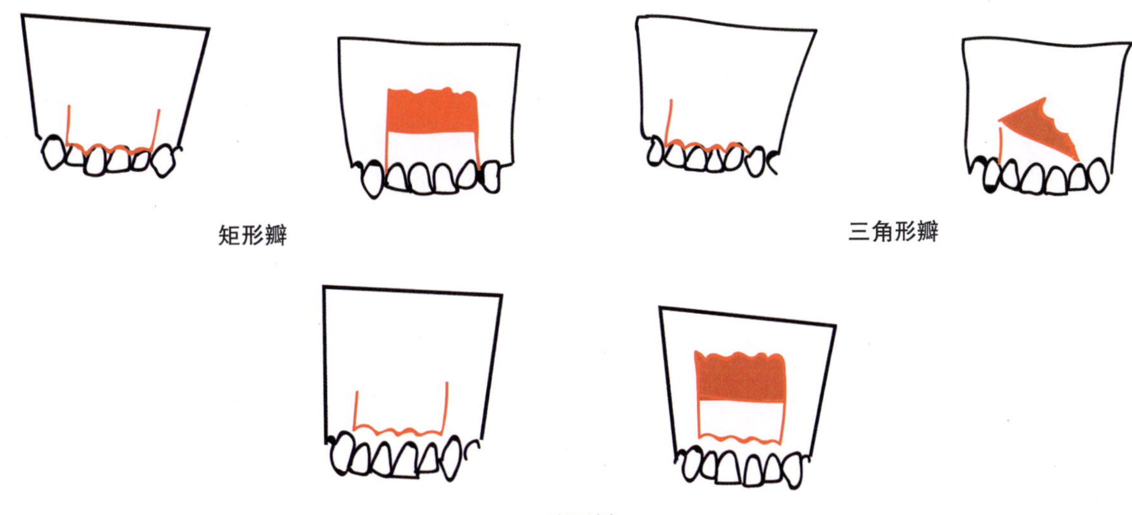

矩形瓣　　三角形瓣

扇形瓣

③ 翻瓣。

④ 去骨。传统根尖手术去骨范围在 10mm 以上；显微外科只需 4 ～ 5mm。

⑤ 刮除根尖周病变组织。刮匙去除病变组织，置于 10% 的缓冲福尔马林溶液中，进行组织病理学检查。

⑥ 根尖切除。根尖切除 3mm 时，93% 的侧支根管和 98% 的根尖分叉被去除。

⑦ 根尖倒预备。利用超声倒预备技术，清理和成形根尖 3mm。

⑧ 根尖倒充填。首选 MTA。

⑨ 瓣的复位与缝合。间断缝合法，连续垫式、连续褥式和连续悬吊缝合法。

5. 疗效评价

RCT 后 6 个月、1 年和 2 年进行复查。

评判标准：

（1）成功　患牙无临床症状和体征，功能良好，X 线片显示骨缺损开始修复和牙周膜形成。

（2）失败　患牙出现疼痛、肿胀而无法行使功能，临床检查有叩痛、松动、牙龈窦道等体征，X 线片示骨缺损范围扩大。

（3）继续观察　患牙未出现临床症状，X 线片显示骨缺损较治疗前无明显变化。

牙周病学

第一单元　概述

考试分值

专业	2019 年	2020 年	2021 年	2022 年	2023 年
执业	2	2	3	3	2
助理	2	2	2	3	2

牙周组织的正常结构：牙周组织由牙龈、牙周膜、牙槽骨和牙骨质组成。

牙龈	指覆盖于牙槽突表面和牙颈部周围的口腔黏膜上皮及其下方的结缔组织
	游离龈：又称边缘龈，宽约 1mm。健康呈粉红色，菲薄而紧贴牙面
	附着龈：与游离龈相连续，均为角化上皮。临床上常将附着龈与游离龈合称角化龈
	龈乳头：又称牙间乳头。充满于相邻两牙接触区根方的楔形隙中，与邻牙接触区的形状相吻合
牙周膜	又称牙周韧带，是围绕牙根周围并连接牙根和牙槽骨内壁的致密结缔组织 牙周膜的宽度一般为 0.15 ～ 0.38mm
牙槽骨	是上下颌骨包绕和支持牙根的部分
牙骨质	覆盖牙根表面，硬度与骨相似。牙骨质在近牙颈部最薄，向根尖方逐渐增厚 在牙颈部的牙骨质与牙釉质交界处即釉质牙骨质界

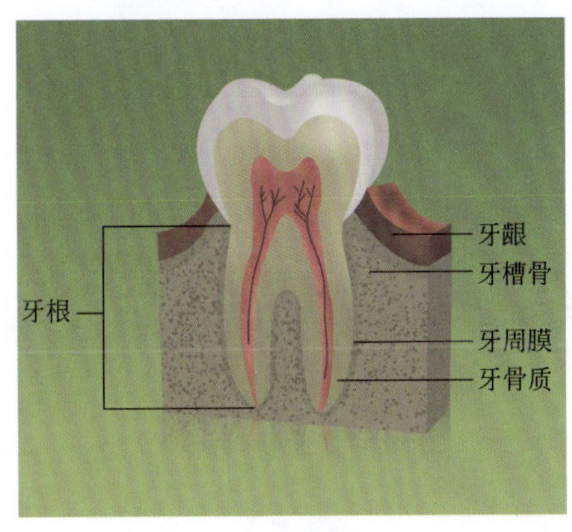

牙周组织

第一节　牙周疾病的病因学

一、牙周病的始动因子——牙菌斑

牙菌斑生物膜：口腔中由基质包裹的软而未矿化的细菌性群体。互相黏附或黏附于牙面、牙间或修复体表面，不能被水冲去或漱掉。

命题趋势　此知识点以 A1 题型考查为主，考查牙菌斑的概念。

金题直击

下面关于牙菌斑生物膜的概念理解不正确的是

A. 整体生存的微生物生态群体

B. 凭借膜的结构黏附在一起生长，附着很紧，难以清除

C. 它的形成是一种适应性过程，使细菌能抵抗宿主的防御功能、表面活性剂的杀灭和抗生素的杀灭作用

D. 各种细菌随着时间的延长不断分化增殖，数量愈来愈多，堆积在一起，毒性增大发挥致病作用
E. 形成过程中各种细菌长期生存，能在合适的微环境中发挥不同的致病作用

【答案】D

【解析】牙菌斑生物膜是口腔中不能被水冲去或漱掉的细菌性斑块，是由基质包裹的相互黏附或黏附于牙面、牙间或修复体表面的软而未矿化的细菌性群体。它是整体生存的微生物生态群体，凭借膜的结构黏附在一起生长，附着很紧，难以清除，它的形成是一种适应性过程，使细菌能抵抗宿主的防御功能、表面活性剂的杀灭和抗生素的杀灭作用，使各种细菌长期生存，能在合适的微环境中发挥不同的致病作用。故本题答案为D。

（一）牙菌斑生物膜的形成

1. 获得性膜的形成 最初是由唾液蛋白或糖蛋白吸附至牙面，形成一层无结构无细胞的薄膜。形成速度很快，1～2h迅速成层增厚，厚度为1～20μm。能为细菌黏附提供特殊受体，亦能决定细菌附着的顺序，又可作为细菌的营养。

2. 细菌的黏附和聚集 最初附着的主要是一些革兰氏阳性球菌。

3. 菌斑的成熟

① 12h的菌斑便可被菌斑显示剂着色。

② 9天后便形成各种细菌的复杂生态群体。

③ 10～30天菌斑成熟达高峰。

命题趋势 此类题以A1题型出题为主，考查菌斑的成熟期。

金题直击

牙菌斑成熟，细菌数量、种类稳定需要的时间范围是

A. 0.5～1天　　B. 1～2天
C. 2～3天　　D. 3～4天
E. 9天

【答案】E

【解析】菌斑的成熟：12h可被菌斑染色剂着色，9天形成生态群体，10～30天成熟达高峰。

（二）牙菌斑微生物作为牙周病始动因子的证据（了解）

① 实验性龈炎的证明。

② 流行病学调查。

③ 机械除菌或抗菌治疗有效。

④ 动物实验研究。

⑤ 宿主免疫反应。

（三）牙菌斑生物膜的分类

以龈缘为界，分为龈上菌斑和龈下菌斑。

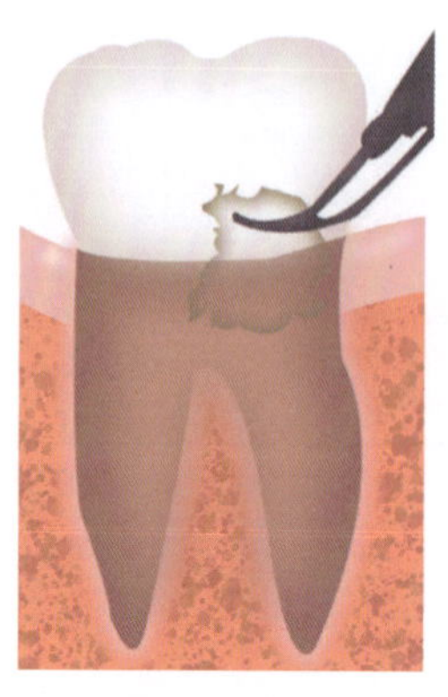
龈上菌斑

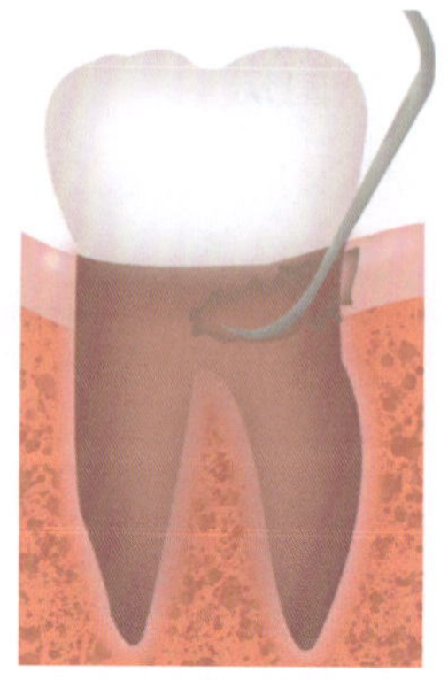
龈下菌斑

分类		分布部位	主要菌群	致病性
龈上菌斑		釉质或龈缘处	G^+ 需氧菌和兼性菌	与龋病发生、龈炎、龈上牙石形成有关
龈下菌斑	附着性龈下菌斑	暴露在牙周袋内的根面牙骨质	G^+ 兼性菌和厌氧菌	与龈下牙石的形成、根面龋、根面吸收及牙周炎有关
	非附着性龈下菌斑	龈沟上皮、结合上皮、袋内上皮	G^- 厌氧菌、能动菌和螺旋体	与牙槽骨的快速破坏有关 牙周炎的“进展前沿”

命题趋势 此知识点以 A1 型和 A2 型题考查为主。

金题直击

非附着菌斑中的细菌大多是

A. G^- 厌氧菌和能动菌　　B. G^+ 球菌和可动菌

C. 螺旋体　　D. G^+ 杆菌和球菌

E. 阿米巴、短杆菌和可动菌

【答案】A

【解析】非附着性龈下菌斑是龈下菌斑的一种分型，主要是 G^- 厌氧菌和能动菌，常与牙槽骨的快速破坏有关，也叫作牙周炎的“进展前沿”。

（四）牙菌斑生物膜的生态学

1999 年 Socransky 等观察到龈下菌斑的聚集有一定规律，按照它们的聚集特性以及与牙周状况的关系，分为 6 种主要微生物复合体，以红、橙、黄、绿、紫、蓝表示。

复合体	构成
第一复合体(红)	齿垢密螺旋体、牙龈卟啉单胞菌、福赛坦菌
第二复合体(橙)	具核梭杆菌、中间普氏菌、变黑普氏菌和微小微单胞菌等
第三复合体(黄)	由血链球菌、口腔链球菌、轻链球菌、格登链球菌、中间链球菌等组成
第四复合体(绿)	二氧化碳嗜纤维菌、简明弯曲菌、侵蚀艾肯菌、伴放线聚集杆菌
第五复合体(紫)	由小韦荣菌和溶齿放线菌构成
第六复合体(蓝)	由放线菌构成

（五）牙周微生物的致病机制

① 牙周微生物的直接作用。

② 由微生物引发的宿主免疫反应的作用。

（六）常见的牙周致病菌（高频考点）

疾病名称	致病菌
慢性龈炎	放线菌
妊娠期龈炎	中间普氏菌（*Pi*）
坏死性溃疡性龈炎	具核酸杆菌（*Fn*）、中间普氏菌（*Pi*）、齿垢密螺旋体（*Td*）
慢性牙周炎	牙龈卟啉单胞菌（*Pg*）、中间普氏菌（*Pi*）、福赛坦菌（*Tf*）
局限型侵袭性牙周炎	伴放线聚集杆菌（*Aa*）

证据充分的致病菌	中等证据的致病菌
伴放线聚集杆菌 牙龈卟啉单胞菌 福赛坦菌	直肠弯曲杆菌 缠结优杆菌 具核酸杆菌 中间普氏菌 变黑普氏菌 中间链球菌 齿垢密螺旋体 微小微单胞菌

二、局部和全身促进因素

（一）局部促进因素

<table>
<tr><td rowspan="2">牙石</td><td colspan="2">龈上牙石：沉积在临床牙冠，直接可以看到的牙石，牙石一般体积较大。常在上颌第一磨牙颊侧和下颌前牙的舌面沉积</td></tr>
<tr><td colspan="2">龈下牙石：肉眼看不到，需探诊才能查到。颜色呈褐色或黑色，较龈上牙石体积小。龈下牙石分布较均匀，以邻面和舌腭面沉积较多</td></tr>
<tr><td rowspan="4">解剖因素</td><td colspan="2">牙解剖因素：①根分叉；②根面凹陷；③颈部釉突和釉珠：釉珠好发于上 8，釉突好发于下 7；④腭侧沟；⑤牙根形态异常；⑥冠根比例失调</td></tr>
<tr><td colspan="2">骨开裂：根面骨的缺损延伸至牙槽嵴边缘，形如“V”形
骨开窗：骨嵴顶尚完整，而根面牙槽骨缺损形成圆形或椭圆形的小裂孔</td></tr>
<tr><td rowspan="2">膜龈异常</td><td>系带附着异常</td></tr>
<tr><td>附着龈宽度：修复体边缘在龈下以及角化龈较窄（2mm）的牙齿更易患龈炎</td></tr>
<tr><td>牙齿位置异常、拥挤和错𬌗畸形</td><td colspan="2">易造成接触区位置改变或边缘嵴高度不一致，导致菌斑堆积，食物嵌塞，因而好发牙周疾病</td></tr>
<tr><td>其他诱病因素（医源性因素）</td><td colspan="2">充填体悬突；修复体的设计；修复体材料；正畸治疗</td></tr>
<tr><td>𬌗创伤（垂直型骨吸收）</td><td colspan="2">① 原发性𬌗创伤：异常的𬌗力作用于健康的牙周组织（以扭转力对牙周组织的损伤最大）
② 继发性𬌗创伤：正常的𬌗力作用于病变的牙周组织
③ 原发性和继发性𬌗创伤并存：异常的咬合力作用于病变的牙周支持组织
④ 单纯、短期的𬌗创伤不会引起牙周袋，也不会引起或加重牙龈的炎症
⑤ 长期的𬌗创伤伴随严重的牙周炎或明显的局部刺激因素时，会加重牙周袋和牙槽骨吸收</td></tr>
<tr><td>食物嵌塞</td><td colspan="2">（1）垂直性嵌塞　①两邻牙；②失去正常的接触关系；③来自对颌的楔力成异常的𬌗力；④食物外溢道消失
（2）水平性嵌塞　牙间乳头退缩和支持组织的高度降低</td></tr>
<tr><td>不良习惯</td><td colspan="2">口呼吸；吐舌习惯；刷牙创伤；其他如吮指或紧咬牙等</td></tr>
<tr><td>牙面着色</td><td colspan="2">与食物和化学物质、烟草等有关</td></tr>
</table>

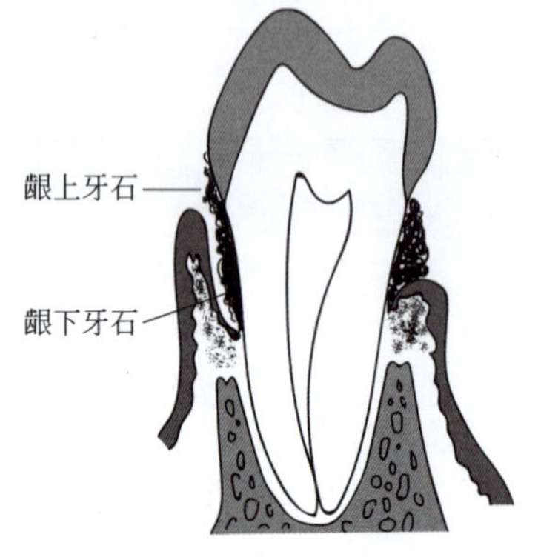

龈上、龈下结石

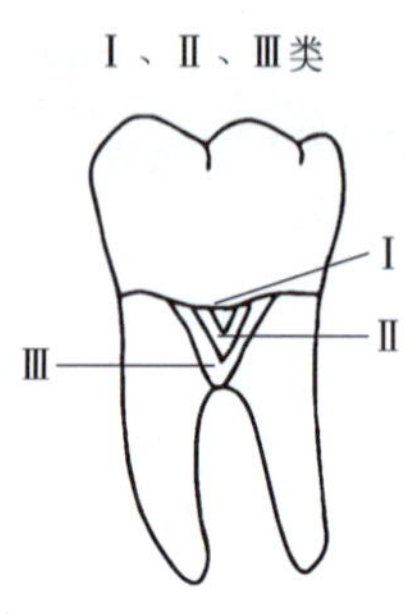

颈部釉突分型

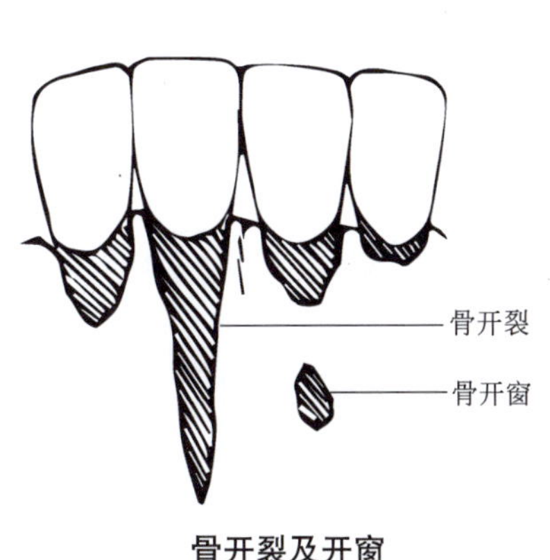

骨开裂及开窗

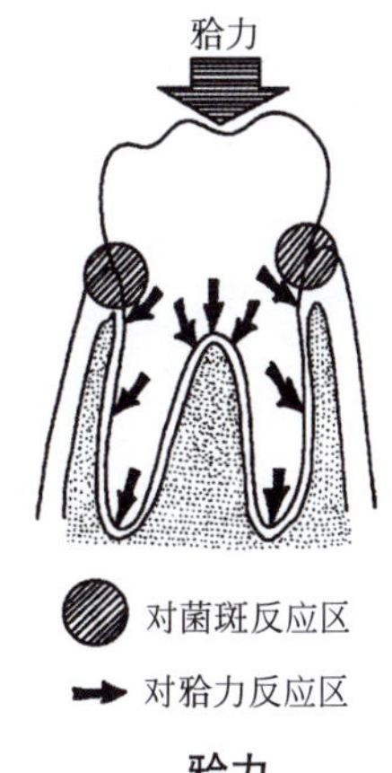

𬌗力

（二）全身促进因素

遗传因素	单纯遗传因素不会引起牙周疾病，但某些遗传因素可增加宿主对牙周病的易感性
性激素	① 牙周组织是一些性激素的靶器官 ② 性激素水平改变和牙周炎症程度有密切关系 ③ 女性激素水平升高使牙龈组织对菌斑生物膜等局部刺激物的反应性增强
吸烟	吸烟能增加附着丧失和骨吸收的危险性。吸烟的危险程度与吸烟量呈正比。重度吸烟者（> 10 支 / 天），疾病进展较快。吸烟者口腔卫生一般较差，牙面菌斑沉积多
有关的系统疾病	糖尿病：是一类常见的内分泌代谢病，是牙周病的重要危险因素之一。糖尿病患者发生牙周病的风险比非糖尿病者增加了 2 ～ 3 倍
有关的系统疾病	吞噬细胞数目的减少和功能的异常：维护牙周组织健康的中性粒细胞是至关重要的防御细胞，无论其量减少还是其功能的缺陷都与牙周组织的重度破坏有关
	艾滋病：此类疾病患者的免疫功能存在缺陷，HIV 阳性患者的慢性牙周炎进程要比未感染者快
	骨质疏松症：此类疾病特点是骨量的减少和骨的脆性增加
精神压力	早期有关精神压力与牙周病关系的研究集中在急性坏死性溃疡性龈炎（ANUG）

三、牙周组织的防御机制（助理不考）

上皮屏障	① 龈牙结合部的牙龈组织借结合上皮与牙齿表面连接封闭了软硬组织的交界处 结合上皮的更新时间约为 5 天，比牙龈表面上皮的更新约快一倍 ② 结合上皮细胞本身等产生有效的抗菌物质，包括防御素和酶体酶
吞噬细胞	① 龈沟内的中性多形核白细胞（PMN）是抗牙周致病菌的第一道防线，而且具有致炎的双重作用 ② 单核 / 巨噬细胞是宿主防御系统的重要组成部分
龈沟液	龈沟液的液体成分主要来源于血清。白细胞是龈沟液中的重要防御细胞，龈沟液中的大多数白细胞均有活性，具有吞噬和杀菌能力
唾液	具有润滑、缓冲、清洁、消化等多种功能，唾液的缓冲作用对保持牙釉质的动态平衡是非常关键的

命题趋势 此知识点属于高频考点，以 A1 型题出现为主。

金题直击

不属于牙周组织防御机制的是

A. 上皮附着的封闭作用　　B. 釉质牙骨质交界的三种形式

C. 龈沟液　　D. 吞噬细胞

E. 上皮的快速更新和修复

【答案】B

【解析】牙周组织防御机制包括上皮屏障、龈沟液、唾液、吞噬细胞四种。釉质牙骨质交界处属于薄弱区，不属于防御机制中的一种。

第二节　牙周病的主要症状和检查

一、牙周病主要症状

牙周病的主要症状
- 牙龈炎症
- 牙周袋的形成
- 牙槽骨吸收
- 牙齿松动和移位

（一）牙龈炎症

牙龈炎症	
牙龈出血	常为牙周病患者的主诉症状。牙龈炎症的临床最初表现是龈沟液量的增多和龈沟探诊出血。它比牙龈颜色的改变出现得早些，牙龈探诊后出血可作为牙周组织炎症的临床标志之一
牙龈颜色	正常牙龈呈粉红色；有炎症时牙龈呈暗红色或鲜红色；牙龈增生时牙龈颜色变浅或苍白
牙龈外形	正常的龈缘菲薄而紧贴牙面，附着龈有点彩。当牙龈有炎症时，龈缘变厚、牙间乳头圆钝，不再紧贴牙面。有的正常牙龈无点彩，故不能单以点彩的有无来判断牙龈有无炎症
牙龈质地	正常的牙龈质地致密坚韧，当牙龈出现炎症时牙龈变得松软脆弱
探诊深度及附着水平	探诊深度（PD）：指龈缘到袋底或龈沟底的距离，健康牙龈的探诊深度不超过 2 ～ 3mm 附着水平（AL）：指袋（沟）底至釉质牙骨质界的距离
龈沟液	龈沟液量的增多是牙龈炎症的重要指征之一

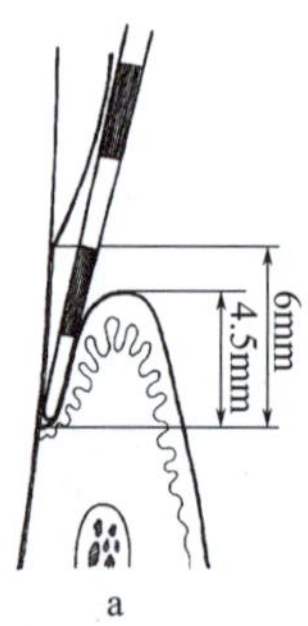

a

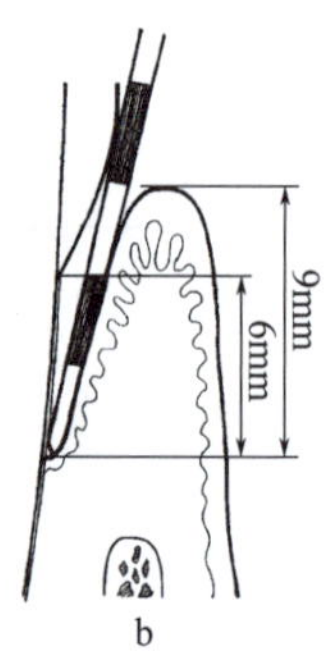

b

探诊深度和附着水平：
a. 牙龈有退缩，探诊深度为4.5mm，附着水平(釉牙骨质界质至袋底距离)为6mm
b. 探诊深度9mm，附着水平为6mm

（二）牙周袋的形成

<table>
<tr><td>牙周袋形成的机制</td><td colspan="2">牙龈边缘部的慢性炎症扩展到深部牙支持组织，形成牙周炎。最先发生的主要病理改变是结合上皮增生和根向移位，导致牙周袋的形成</td></tr>
<tr><td rowspan="6">牙周袋的类型</td><td colspan="2">真性牙周袋：有附着丧失
假性牙周袋：无附着丧失</td></tr>
<tr><td colspan="2">骨上袋：牙槽骨一般呈水平型吸收</td></tr>
<tr><td colspan="2">骨下袋：牙槽骨呈垂直型吸收</td></tr>
<tr><td rowspan="3">根据累及牙面的情况分为三型</td><td>单面袋：只累及一个牙面</td></tr>
<tr><td>复合袋：累及两个以上牙面</td></tr>
<tr><td>复杂袋：是一种螺旋形袋，起源于一个牙面，但扭曲回旋于一个以上的牙面或根分叉区</td></tr>
</table>

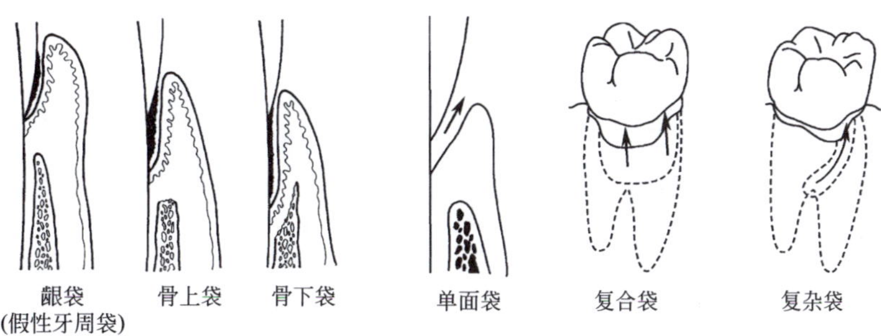

牙周袋的类型

（三）牙槽骨吸收

<table>
<tr><td rowspan="7">牙槽骨吸收的形式</td><td colspan="2">水平型吸收：最常见的吸收方式</td></tr>
<tr><td rowspan="4">垂直型吸收（也称角型吸收）
垂直吸收大多形成骨下袋</td><td>一壁骨袋：仅存一侧骨壁</td></tr>
<tr><td>二壁骨袋：仅存两侧骨壁</td></tr>
<tr><td>三壁骨袋：存三侧骨壁</td></tr>
<tr><td>四壁骨袋：牙根四周均为垂直吸收所形成的骨下袋，虽称四壁骨袋，实质上相当于 4 个一壁骨袋，治疗效果最差</td></tr>
<tr><td colspan="2">凹坑状吸收：牙槽间隔的骨嵴顶吸收，中央破坏，颊舌侧骨质仍保留，形成弹坑状或火山口状缺损
相邻两牙间的食物嵌塞或不良修复体等也是凹坑状吸收的常见原因</td></tr>
<tr><td colspan="2">反波浪吸收：牙槽间隔破坏而下凹，而颊舌面骨嵴未吸收时，呈现出反波浪状</td></tr>
<tr><td>牙槽骨吸收的临床表现</td><td colspan="2">牙周炎的骨吸收最初表现为牙槽嵴顶的硬骨板消失，或嵴顶模糊呈虫蚀状。正常情况下，牙槽嵴顶到釉质牙骨质界的距离为 1 ～ 2mm。若超过 2mm 则可视为有牙槽骨吸收</td></tr>
</table>

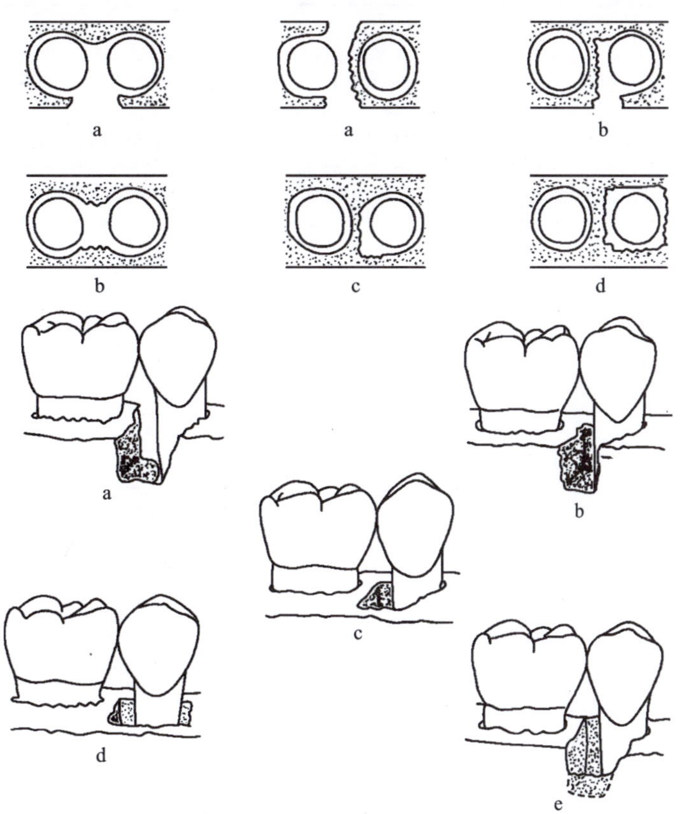

骨下袋的类型

a. 一壁骨袋；b. 二壁骨袋；c. 三壁骨袋；d. 四壁骨袋；e. 混合壁袋

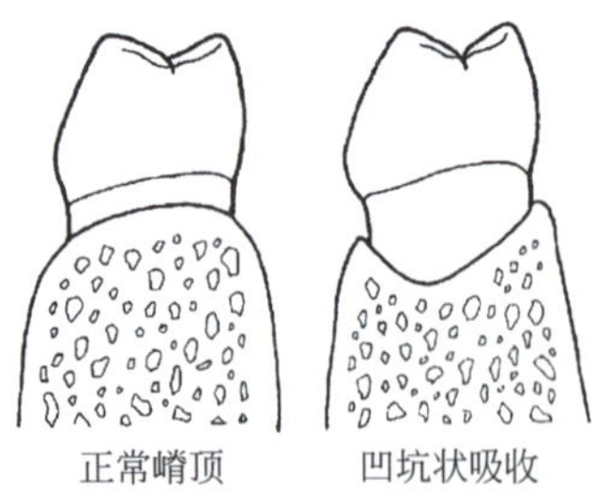

凹坑状吸收

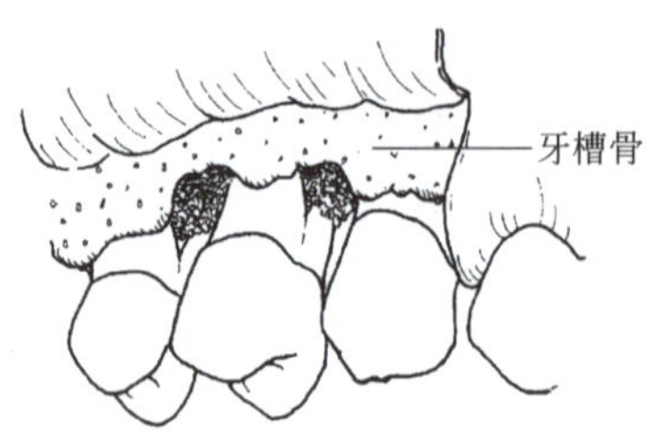

反波浪吸收

命题趋势 此类题常以 A2 型多见，考查牙槽骨吸收的形式。

金题直击

某牙根四周均为垂直吸收的骨下袋，牙根位于骨下袋中央，骨壁与牙根不相贴合，此牙周袋称为

A. 一壁骨袋　　B. 二壁骨袋

C. 三壁骨袋　　D. 四壁骨袋

E. 混合骨袋

【答案】D

【解析】四壁骨袋是指牙根四周均为垂直吸收所形成的骨下袋，虽在颊、舌、近中、远中均有牙槽骨，但是与牙根并不贴合，实质上相当于 4 个一壁骨袋，治疗效果最差。

（四）牙齿松动和移位

牙齿松动	牙槽嵴吸收：是牙松动最主要的原因
	㕮创伤：咬合创伤可使牙槽骨发生垂直吸收，牙周膜间隙增宽，牙齿松动
	牙周膜的急性炎症：如急性根尖周炎或牙周脓肿等使牙齿明显松动
	牙周翻瓣手术后，牙齿暂时性动度增加。术后牙周即能逐渐恢复稳固
	女性激素水平变化：妊娠期、月经期及长期口服激素类避孕药的妇女有牙齿动度增加的可能性
牙齿病理性移位	牙周支持组织的破坏：当牙周炎使牙槽骨吸收，支持组织减少时，牙齿受力后发生移位
	㕮力的改变：牙齿受到过大㕮力时，都会引起牙齿发生病理性移位

二、牙周病检查

牙周病检查
- 病史采集
- 牙周组织检查
- 㕮与咬合功能的检查
- 影像学等其他检查

（一）病史采集

全身病史	出血性疾病、心血管疾病、感染性疾病、过敏史等
口腔病史	询问除牙周组织以外的口腔疾病情况
牙周病史	主诉、现病史
家族史	与遗传关系密切，如侵袭性牙周炎

（二）牙周组织检查

口腔卫生状况	菌斑检查	目测观察（计分）	0：龈缘区无菌斑
			1：少量菌斑
			2：中等量菌斑
			3：大量菌斑
	菌斑检查	菌斑染色剂	菌斑百分率＜20%，基本控制
			菌斑百分率＜10%，控制良好
	牙石及软垢的检查（临床上常用 +、++、+++ 表示）		"+"表示牙石或软垢附着在颈部不足牙面的 1/3 "++"表示附着超过牙面的 1/3，但不足 2/3 "+++"表示附着超过牙面的 2/3

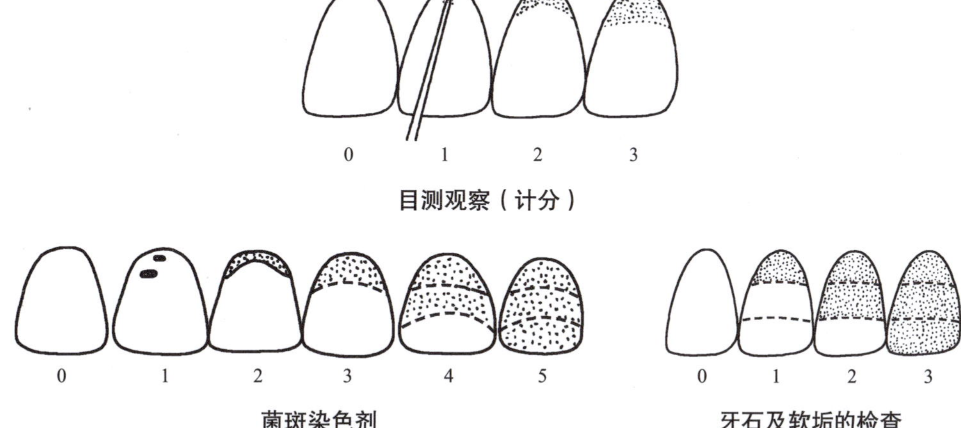

目测观察（计分）

菌斑染色剂　　牙石及软垢的检查

牙龈状况检查	主要检查牙龈的色、形、质，唇、颊系带附着位置以及附着龈的宽度，龈缘的位置，探诊后出血、溢脓		
	附着龈的宽度：在各个牙位不同，宽度可从 1 ～ 9mm 不等		
牙周探诊	是牙周炎诊断中最重要的检查方法		
	探诊方法	工具：尖端为钝头的牙周探针，顶端直径为 0.5mm	
		探诊方法：改良握笔式握持探针；以相邻牙𬌗面或近切缘处唇面作支点；探诊力量 20 ～ 25g；探针与牙长轴平行；提插方式移动探针；探诊按照一定顺序	
	牙周探诊检查内容		探诊深度（PD）：龈缘至袋底或龈沟底的距离 健康的牙龈探诊深度不超过 2 ～ 3mm
			附着水平（AL）：指袋（沟）底至牙釉质牙骨质界的距离，也称临床附着水平（CAL）
			探诊后出血：探诊出血不能作为病情进展的指标，但探诊后不出血却可以作为牙周组织处于稳定阶段的较好指标
			根分叉病变的检查：用普通的弯探诊或专门设计的 Nabers 探针探查多根牙的分叉区
			龈下牙石

牙齿动度	分度	牙松动方向	颊舌向水平移位幅度
	Ⅰ度	仅有颊舌向	1mm 以内
	Ⅱ度	颊（唇）舌向及近远中向	1 ～ 2mm
	Ⅲ度	颊（唇）舌、近中远中和垂直	2mm 以上

命题趋势 此知识点属于高频考点，往往以B型或A1型题出现。

金题直击

Ⅲ度松动牙的松动幅度是

A. 不超过1mm B. 1～1.5mm

C. 1.5～2mm D. 大于2mm

E. 以上均不对

【答案】D

【解析】牙齿松动的分度，有两种计量方法，①以牙齿松动方向：Ⅰ度仅有颊舌向；Ⅱ度颊（唇）舌向及近远中向；Ⅲ度颊（唇）舌、近中远中和垂直。②以颊舌向水平移位幅度：Ⅰ度1mm以内；Ⅱ度1～2mm间；Ⅲ度2mm以上。

（三）影像学等其他检查

<table>
<tr><td rowspan="6">X线片检查</td><td>根尖片：最常用，在我国应用最广的是分角线投照技术</td></tr>
<tr><td>（殆）翼片：适用于早期发现牙槽嵴顶的吸收及早期牙周炎与龈炎的鉴别诊断</td></tr>
<tr><td>曲面体层片：可观察全口牙槽骨吸收方式和程度，以及根周牙槽骨的骨密度情况，还能显示颌骨、髁突的情况等</td></tr>
<tr><td>在标准根尖片上，当牙槽嵴顶到釉质牙骨质界的距离大于2mm时，则可认为有牙槽骨吸收</td></tr>
<tr><td>骨吸收类型
水平型吸收：前牙多呈水平型。骨吸收面呈水平状或杯状凹陷
垂直型吸收：也称角形吸收。多发生于牙槽间隔较宽的后牙</td></tr>
<tr><td>骨吸收程度
Ⅰ度：牙槽骨吸收在牙根的颈1/3以内
Ⅱ度：牙槽骨吸收超过牙根长1/3，但在根长2/3以内，或吸收达根长的1/2
Ⅲ度：牙槽骨吸收占根长2/3以上</td></tr>
<tr><td>其他检查</td><td>口腔黏膜检查、牙及其周围组织检查、颞下颌关节检查、其他检查：如血液检查</td></tr>
</table>

第二单元　牙龈疾病

考试分值

专业	2019 年	2020 年	2021 年	2022 年	2023 年
执业	8	10	8	7	9
助理	4	5	5	4	5

分类	相关因素	牙龈疾病
菌斑性牙龈病	与牙菌斑有关	慢性龈炎、坏死性溃疡性龈炎、急性龈乳头炎
	受全身因素影响	青春期龈炎、妊娠期龈炎
	与血液病有关	白血病的龈病损
	受药物影响	药物性牙龈肥大
非菌斑性牙龈病	遗传性牙龈病损	遗传性牙龈纤维瘤病
	真菌性牙龈病	线形牙龈红斑

第一节　慢性龈炎

慢性龈炎是菌斑性牙龈病中最常见的疾病，在 1999 年新分类法中，它属于“仅与牙菌斑有关的牙龈炎”又称边缘性龈炎和单纯性龈炎。

病因	牙菌斑是慢性龈炎的始动因子，G^- 厌氧菌明显增多
临床表现	牙龈的炎症一般局限于游离龈和龈乳头，严重时也可波及附着龈 牙龈的炎症一般以前牙区为主，尤其以下前牙区最为显著 ① 自觉症状：患者就诊的主诉症状为刷牙或咬硬物时牙龈出血，口腔异味 ② 牙龈色泽：游离龈和龈乳头因牙龈结缔组织的血管增生、充血，由正常的粉红色变为鲜红或暗红色 ③ 牙龈外形：龈缘因组织水肿变厚，不再紧贴牙面，附着龈水肿时，点彩消失 ④ 牙龈质地：牙龈因结缔组织的水肿和胶原的破坏，由正常的致密坚硬变得松软脆弱，缺乏弹性 ⑤ 龈沟深度：健康的龈沟探针深度一般不超过 2 ～ 3mm，发生炎症时可超过 3mm，无附着丧失 ⑥ 龈沟探诊出血：探诊后出血 ⑦ 龈沟液量增多：评估牙龈炎的客观指标

鉴别诊断	临床表现	诊断
慢性龈炎	见上述临床表现	主要依据 7 点临床表现，龈缘附近牙面有明显菌斑，牙石等进行诊断
早期牙周炎	出现附着丧失和牙槽骨的吸收	殆翼片以确定诊断
HIV 相关性龈炎	火红色线状充血带位于游离龈缘，称作线形牙龈红斑（LGE），附着龈可有点状红斑。去除局部刺激，牙龈的充血仍不消退，口腔内还可出现毛状白斑、卡波西肉瘤等表现	血清学检测有助于确诊

治疗原则	去除病因：洁治术，配合局部药物治疗，常用局部药物有 1% ～ 3% 过氧化氢、0.12% ～ 0.2% 氯已定以及碘制剂 手术治疗：少数牙龈纤维增生明显，炎症消退后牙龈形态不能恢复者，行牙龈成形术 防止复发：开展口腔卫生宣教工作，每 6 ～ 12 个月进行复查和维护，才能保持疗效，防止复发
预后	慢性龈炎是一种可复性病变，预后良好，牙龈的炎症约在去除局部刺激因素 1 周后消退
预防	最关键的是要坚持做好菌斑控制工作，对慢性龈炎的预防属于一级预防，推广正确的刷牙和正确使用牙线、牙签的方法

第二节 青春期龈炎（助理不考）

青春期龈炎是受内分泌影响的牙龈炎之一。男女均可患病，但女性患者稍多于男性。

病因	局部因素：菌斑仍是青春期龈炎的主要病因
	全身因素：青春期少年体内性激素水平较高，使原有的慢性龈炎加重
临床表现	好发部位：前牙唇侧的牙龈乳头和龈缘，舌侧牙龈较少发生 牙龈肿胀较明显，轻刺激即可引起出血（常见的主诉症状） 龈乳头常呈球状突起，色、形、质改变与慢性龈炎相同
诊断	患者处于青春期；口腔卫生较差；可有牙龈增生
	牙龈组织的炎症反应较强，超过局部刺激物所能引起的程度
治疗	① 去除局部刺激因素仍是青春期龈炎治疗的关键 ② 口腔卫生指导 ③ 通过洁治术去除菌斑、牙石，必要时可配合局部的药物治疗 ④ 纠正不良习惯，改正不良修复体及不良矫治器 ⑤ 基础治疗后个别病程长且牙龈过度肥大增生者，可采用牙龈切除术 ⑥ 定期复查和维护，防止复发 ⑦ 正畸治疗的青少年，开始之前应先治愈原有的牙龈炎，并教会他们正确的控制菌斑的方法。治疗过程中，定期做牙周检查和预防性洁治

第三节 妊娠期龈炎

妊娠期龈炎指妇女在妊娠期间，由于女性激素（黄体酮）水平升高，使原有的牙龈慢性炎症加重，牙龈肿胀或形成瘤样改变，分娩后病损可自行减轻或消退。

一、病因

相关致病菌	中间普氏菌（*Pi*）
局部因素	菌斑微生物仍然是妊娠期龈炎的始动因子
全身因素	妊娠时性激素特别是黄体酮水平增高，加重牙龈慢性炎症

二、临床表现

（一）妊娠期龈炎

常见主诉	吮吸或进食时易出血
时间	妊娠 2 ～ 3 个月后开始出现明显症状，8 个月时达到高峰，分娩后约 2 个月时恢复
龈炎表现	可发生于个别牙龈或全口牙龈，以前牙区为重 龈缘和龈乳头呈鲜红或暗红色，松软而光亮 显著的炎性肿胀、肥大，有龈袋形成，轻触之即易出血 一般无疼痛，严重时龈缘可有溃疡和假膜形成，此时有轻度疼痛

（二）特殊表现：妊娠期龈瘤（孕瘤）

部位	多发生于个别牙排列不齐的、菌斑容易堆积部位的龈乳头。前牙尤其是下前牙唇侧龈乳头较多见
发病时间	妊娠第 3 个月
龈瘤特点	有的呈小的分叶状，有蒂或无蒂。一般直径不超过 2cm
转归	妊娠期龈瘤分娩后能逐渐自行缩小，去除局部刺激因素才能完全消失；如不能完全消失，有的患者还需手术切除

三、诊断

① 妊娠妇女在妊娠期间牙龈炎症明显加重且易出血。

② 临床表现为牙龈鲜红、松软、易出血，并有菌斑等刺激物的存在。

③ 妊娠瘤易发生在妊娠期的第四个月到第九个月。

四、鉴别诊断

化脓性肉芽肿	发生于非妊娠妇女，多数病变表面有溃疡和脓性渗出物，一般多可找到局部刺激因素。病理变化为血管瘤样的肉芽性病变，血管内皮细胞和新生毛细血管的大量增殖，并有炎症细胞浸润，上皮可萎缩或增厚，表面常有溃疡和渗出。本病治疗为消除局部刺激，并切除病损。有时易复发
牙龈瘤	可发生于非妊娠的妇女和男性患者。一般多可找到局部刺激因素，如残根、牙石、不良修复体等。表现为个别牙龈乳头的无痛性肿胀、突起的瘤样物，有蒂或无蒂，表面光滑，质地松软极易出血
慢性龈炎	牙龈的炎症一般局限于游离龈和龈乳头，严重时也可波及附着龈 牙龈的炎症一般以前牙区为主，尤其以下前牙区最为显著
青春期龈炎	患者处于青春期，口腔卫生较差，可有牙龈增生 牙龈组织的炎症反应较强，超过局部刺激物所能引起的程度

五、治疗

① 控制菌斑（洁治），去除一切局部刺激因素，操作轻柔。

② 对于较严重的患者，可配合使用局部药物治疗，应尽量避免全身用药，以免影响胎儿发育。

③ 体积较大已妨碍进食的妊娠期龈瘤，则可考虑手术切除。手术时机为妊娠期的 4 ～ 6 个月内，以免引起流产或早产。手术中避免流血过多，术后应严格控制菌斑，以防复发。

④ 进行细致认真的口腔卫生指导。

六、预防

妊娠前健康体检，及时治疗原有的慢性龈炎，妊娠期间严格控制菌斑。

第四节 白血病的龈病损（助理不考）

白血病是造血系统的恶性疾病，大量增殖的不成熟血细胞取代了正常的骨髓组织，并可浸润至身体各器官和组织，牙龈是最易侵犯的组织之一。

病因	白血病患者末梢血中的幼稚血细胞、牙龈组织内大量浸润积聚，致使牙龈肿大。并非牙龈结缔组织本身的增生
病理改变	末梢血中的幼稚白细胞大量浸润积聚在牙龈组织内，致使牙龈肿大，而并非牙龈结缔组织本身的增生
临床表现	白血病的牙龈病损可波及牙龈乳头、龈缘和附着龈。主要表现为以下方面： 大多为儿童及青年患者。起病较急，全身反应重，表现为乏力、不同程度发热、贫血、局部淋巴结肿大 外形不规则呈结节状，牙龈肿大，颜色暗红发绀或苍白。组织松软脆弱或中等硬度，表面光亮 龈缘处发生组织坏死、溃疡和假膜形成，有自发痛、口臭、牙齿松动 牙龈有明显的出血倾向，龈缘常有渗血，且不易止住，牙龈和口腔黏膜上可见出血点或瘀斑 由于牙龈肿胀，出血，口内自洁作用差，菌斑大量堆积，加重牙龈炎症 严重患者还可出现口腔黏膜的坏死或剧烈的牙痛（牙髓腔内有大量幼稚血细胞浸润引起）
诊断	血细胞分析：白细胞数目异常 血涂片检查：大量幼稚细胞 骨髓检查可明确诊断

续表

治疗	及时转诊至内科，并与血液科医生密切配合治疗 牙龈出血以保守治疗为主，遇出血不止时，可采用肾上腺素小棉球局部压迫或药物止血，必要时可放牙周塞治剂、云南白药等暂时止血 切忌牙龈手术或活组织检查，以免发生出血不止或感染、坏死 在有牙龈坏死时，在无出血情况下，用过氧化氢轻轻擦去坏死物质，然后敷以消炎药或碘制剂 漱口液含漱有助于减少菌斑、消除炎症 对急性白血病患者一般不做洁治，若全身情况允许，必要时可进行简单的洁治术，动作应轻柔避免组织损伤 伴有脓肿时，在脓肿初期禁忌切开，为减轻症状，可局部穿刺、抽吸脓液；仅脓液多时切开，手术时，避免过度挤压，切口过大 对患者进行口腔卫生指导，加强口腔护理

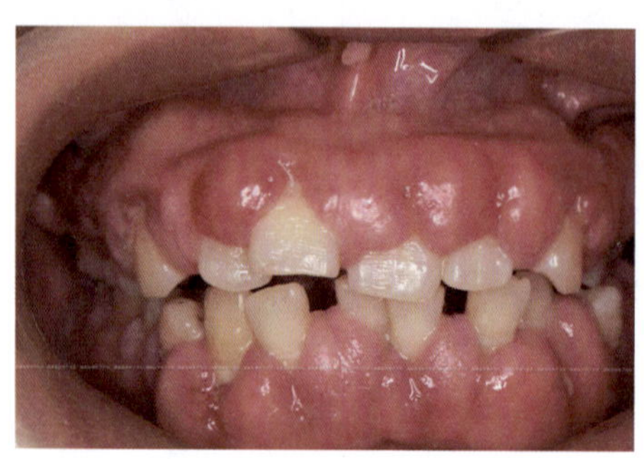

白血病引起的牙龈肿大

第五节　药物性牙龈肥大

药物性牙龈肥大又称药物性牙龈增生，是指长期服用某类药物而引起牙龈的纤维性增生和体积增大。

一、病因（熟记对应的药物）

（一）药物

抗癫痫药	苯妥英钠（大仑丁）
钙通道阻滞剂	硝苯地平（心痛定）、维拉帕米（异搏定）
免疫抑制剂	环孢素

（二）菌斑

菌斑引起的牙龈炎症可能促进药物性牙龈肥大的发生。

二、临床表现

部位	发生于全口牙龈，但以上、下前牙区为重，特别是下颌（参考北医版教材）
大小	牙龈增生有时可覆盖牙冠大部但不超过 2/3，严重时波及附着龈
形状	起始于龈乳头，呈小球状突起于牙龈表面。随后波及龈缘，表面呈小球状、结节状、桑葚状或分叶状，质地坚韧略有弹性
特点	增生的牙龈还可将牙齿挤压移位，多见于上前牙（参考人卫版教材） 一般呈淡粉红色，质地坚韧，略有弹性，一般不易出血。多数患者无自觉症状，无疼痛，拔牙后增生的牙龈组织可自行消退

三、诊断

① 苯妥英钠所致的牙龈增生一般开始于服药后的 1 ～ 6 个月内（人卫版教材），苯妥英钠、环孢素、硝苯地平一般在用药后的 3 个月即发病（北医版教材）。

② 增生起始于唇颊侧或舌腭侧龈乳头，随后波及龈缘，表面呈小球状、分叶状或桑葚状，质地坚实，略有弹性。牙龈色泽多为淡粉色。

③ 若合并感染则有龈炎的临床表现，存在局部刺激因素。

四、鉴别诊断

疾病	药物性牙龈肥大	慢性龈炎	遗传性牙龈纤维瘤病
症状	发生于全口牙龈，但以上、下前牙区为重，特别是下颌，有时可覆盖牙冠大部但不超过 2/3，严重时波及附着龈	以牙龈增生为主要表现的慢性炎症，增生覆盖牙冠一般不超过 1/3	可有家族史，而无长期服药史。牙龈增生较广泛，可累及全口的牙龈缘、龈乳头和附着龈，甚至达到膜龈联合处，以上颌磨牙腭侧最为严重，常覆盖牙面的 2/3 以上，以纤维增生为主
治疗	酌情更换引起牙龈增生的药物，去除局部刺激因素	洁治术彻底清除菌斑、牙石	控制菌斑 手术切除肥大的菌斑

五、治疗原则

1. **酌情更换引起牙龈增生的药物**　以往认为停止使用或更换引起牙龈肥大的药物是对药物性牙龈肥大的最根本的治疗，但是许多临床资料显示患者不停药，经认真细致的牙周基础治疗可获得牙龈肥大消失的效果。

2. **去除局部刺激因素**　通过洁治、刮治去除菌斑及牙石，并消除其他可导致菌斑滞留的因素，指导患者切实掌握菌斑控制的方法。症状轻者经治疗后牙龈增生可明显好转甚至消退。

3. **局部药物治疗**　可用 3% 过氧化氢液冲洗龈袋，并在袋内放药，待炎症减轻后再做进一步的治疗。

4. **手术治疗**　经上述治疗后增生的牙龈如仍不能完全消退者，可采用牙龈切除术和牙龈成形术治疗，对于重度增生的患者为避免角化龈切除过多，可采用翻瓣加龈切除术的方法。容易复发。

5. 对患者进行口腔卫生指导。

第六节　遗传性牙龈纤维瘤病（助理不考）

遗传性牙龈纤维瘤病是一种罕见的家族性疾病，表现为牙龈组织的弥漫性纤维结缔组织增生。

病因	常染色体显性或隐性遗传。有的患者有家族史，亦有的患者并无家族史
病理	牙龈上皮的棘层增厚，上皮钉突明显增长，结缔组织体积增大，点彩明显，血管相对较少，炎症不明显，炎症细胞少，仅见于龈沟附近
临床表现	多见于儿童，也可见于成人。最早可发生在乳牙萌出后 牙龈增生严重，可波及全口。以上颌磨牙腭侧最为严重，常覆盖牙面 2/3 以上，不易出血 替牙期儿童可因牙龈的增厚而出现牙齿萌出困难 牙齿常因增生的牙龈挤压而发生移位
治疗	控制菌斑，消除炎症 牙龈成形术切除增生的牙龈并修整外形，恢复牙龈的生理功能和外观 术后保持良好的口腔卫生，防止复发或延缓复发 本病为良性增生，复发后仍可再次手术治疗

第七节　急性坏死性溃疡性龈炎

急性坏死性溃疡性龈炎（ANUG）是指发生于龈缘和龈乳头的急性坏死性炎症和坏死。

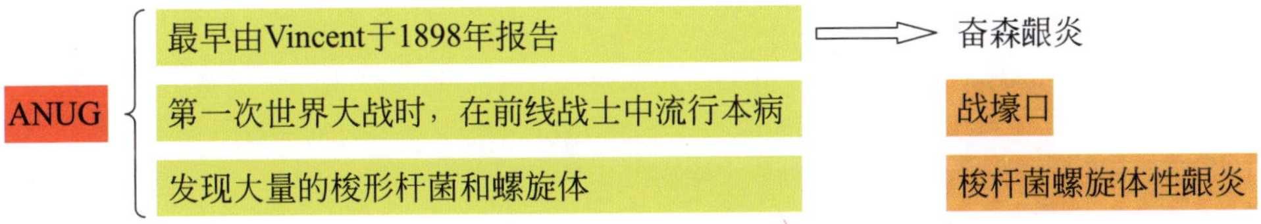

ANUG
- 最早由Vincent于1898年报告 ⟹ 奋森龈炎
- 第一次世界大战时，在前线战士中流行本病 — 战壕口
- 发现大量的梭形杆菌和螺旋体 — 梭杆菌螺旋体性龈炎

病因	微生物：梭形杆菌和螺旋体，并发现中间普氏菌也是此病的优势菌 已有慢性龈炎或牙周炎 心理因素 吸烟的影响 免疫功能低下
病理	牙龈的非特异性急性坏死性炎症
临床表现	好发人群：常发生于青壮年，吸烟男性多见 起病急，病程较短（数天至 1 ～ 2 周） 以龈乳头和龈缘的坏死为其特征性损害，病损以下前牙多见，龈缘可出现火山口状、刀切状、虫蚀状，一般不波及附着龈 患处牙龈极易出血，甚至有自发性出血 疼痛明显，这是本病非常特征性的表现 有典型的腐败性口臭，由于组织的坏死，患者常有特殊的腐败性恶臭 重症患者可有低热、疲乏等全身症状，部分患者下颌下淋巴结肿大，有压痛 坏死物涂片检查，可见大量梭形杆菌和螺旋体
诊断	根据上述临床表现可作出诊断。病变区的细菌学涂片检查可见大量梭形杆菌和螺旋体，这有助于本病的诊断
鉴别诊断	慢性龈炎：慢性过程，无坏死病损，一般不痛，无自发性出血 疱疹性龈（口）炎：为单纯疱疹病毒感染所致，多发生于幼儿，典型病变为牙龈和口腔黏膜发生成簇的小水泡，破溃后形成小溃疡或溃疡互相融合，但无组织坏死 急性白血病：可由于抵抗力的降低而伴发本病，二者并存，血象检查有助于诊断基础疾病即白血病 艾滋病：由于细胞免疫和体液免疫功能低下，可合并坏死性溃疡性牙龈炎（NUG）和坏死性溃疡性牙周炎（NUP）
治疗	急性期：首先轻轻去除牙龈乳头及龈缘的坏死组织，并初步去除大块的龈上牙石 局部使用 3% 过氧化氢，以助于去除残余的坏死组织。重症患者可口服甲硝唑或替硝唑等抗厌氧菌药物 全身给予维生素 C、蛋白质等支持疗法 进行口腔卫生指导，更换牙刷，保持口腔清洁 对全身性因素进行矫正和治疗 急性期过后，彻底地进行牙周治疗，保持口腔卫生

第八节　急性龈乳头炎

急性龈乳头炎是伴有局部促进因素的菌斑性龈炎，个别牙龈乳头受到机械刺激或化学刺激引起的急性非特异性炎症。

病因	牙龈乳头受到机械或化学的刺激，是引起急性龈乳头炎的直接原因 食物嵌塞 不适当地使用牙签或其他器具剔牙 充填体的悬突、不良修复体的边缘、义齿的卡环臂尖以及不良的松牙固定
临床表现	局部牙龈乳头发红肿胀，探触和吸吮时易出血，有自发性的胀痛和明显的探触痛，冷热刺激痛 检查可见龈乳头鲜红肿胀，探触痛明显，易出血，有时局部可查到刺激物，牙可有轻度叩痛，这是因为龈乳头下方的牙周膜也有炎症和水肿
治疗	去除局部刺激因素 消除急性炎症，去除邻面的菌斑、牙石，局部使用抗菌消炎药物，用 3% 过氧化氢溶液、0.12% 氯己定或 0.1% 依沙吖啶（利凡诺）等局部冲洗，局部涂敷复方碘液。必要时局部封闭 待龈乳头的急性炎症消退后，应彻底去除病因

各疾病鉴别

疾病	特点	治疗
慢性龈炎	色鲜红＋菌斑＋放线菌	洁治＋口腔卫生指导
妊娠期龈炎	色鲜红＋菌斑＋黄体酮水平升高＋中间普氏菌	洁治＋妊娠 4～6 个月可进行手术治疗
药物性牙龈肥大	色淡粉＋菌斑＋药物＋增生不超过牙面的 2/3	洁治＋牙龈切除术和牙龈成形术
急性坏死性溃疡性龈炎	色红＋菌斑＋坏死物＋口臭＋中间普氏菌、梭形杆菌和螺旋体	初步洁治＋药物治疗＋急性期过后洁治
急性龈乳头炎	色红＋菌斑＋机械或化学刺激	除去局部刺激因素＋控制炎症后治疗龈炎
青春期龈炎	色红＋菌斑＋内分泌影响	洁治＋口腔卫生指导
白血病龈病损	色白＋菌斑＋幼稚白细胞数目增多＋出血不易止住	配合内科医生＋切忌活检
遗传性龈纤维瘤病	色粉红＋染色体异常＋覆盖牙面 2/3 以上	洁治＋牙龈切除术＋翻瓣术

第三单元　牙周炎

考试分值

专业	2019 年	2020 年	2021 年	2022 年	2023 年
执业	8	7	9	9	7
助理	4	5	5	4	5

第一节　慢性牙周炎

慢性牙周炎约占牙周炎患者的 95%，是最常见的一类牙周炎。

一、病因

微生物是引发慢性牙周炎的始动因子，主要致病菌有牙龈卟啉单胞菌（Pg）、福赛坦菌（Tf）、齿垢密螺旋体（Td）等。

二、临床表现

1. 主要表现

病程	起病缓慢，一般无明显不适，不受重视，可有刷牙或进食时牙龈出血或口内异味
年龄	多见于成人，35 岁以后患病率明显增高，也可见于青少年和儿童
牙位	侵犯全口多数牙或一组牙，有对称性
主要表征	牙龈炎症：颜色鲜红色或暗红色，可有肿胀甚至增生，探诊极易出血，甚至溢脓
	牙周袋形成：探针深度可≥ 3mm
	附着丧失：袋底位于牙釉质牙骨质界根方
	牙槽骨吸收：可引起牙齿松动移位
X 线片	可见牙槽嵴顶高度降低，有水平或垂直骨吸收
伴发病变	根分叉病变、牙周 - 牙髓联合病变、牙周脓肿、口臭等

2. 分型

（1）根据附着丧失和骨吸收波及的范围（患牙数） 可将慢性牙周炎分为局限型和广泛型。

分型	附着丧失和骨吸收的位点数
局限型	≤ 30%
广泛型	＞ 30%

（2）根据牙周袋深度、结缔组织附着丧失和骨吸收的程度 将慢性牙周炎分为轻、中、重度。

程度	牙周袋	附着丧失	X 线片牙槽骨吸收	临床特点
轻度	≤ 4mm	1 ～ 2mm	不超过根长的 1/3	探诊出血
中度	≤ 6mm	3 ～ 4mm	超过根长的 1/3，但不超过 1/2	可有脓
重度	＞ 6mm	≥ 5mm	超过根长的 1/2 甚至根尖 2/3	可发生牙周脓肿

三、诊断

根据上述临床表现，可以明确诊断。总结如下：

牙周袋＞3mm	附着丧失＞1mm	牙周袋探诊后有出血
牙槽骨有水平或垂直型吸收	晚期牙齿松动或移位	根分叉病变、牙周脓肿、牙周-牙髓联合病变等

四、预后判断

牙周炎的预后，要根据局部检查结果并结合全身状况以综合判断。

（1）对牙列整体预后的判断主要依据以下几方面（知道相关性即可，理解）

类型	轻、中度慢性牙周炎治疗后较重度慢性牙周炎疗效好，预后好
牙周支持组织破坏程度	若牙槽骨普遍吸收且严重则预后差
	复合袋或复杂袋比简单袋预后差
局部因素的消除情况	菌斑和牙石是牙周病始动因子，预后好坏主要在于能否彻底清除并长期有效控制菌斑和牙石
	咬合创伤、重度深覆𬌗、错𬌗、夜磨牙等均会影响疗效
牙松动情况	基础治疗后控制炎症和消除创伤，一些松动牙的动度可减轻甚至变稳固 牙槽骨吸收严重者，则较难恢复稳固
余留牙数量	余留牙的数目太少，或解剖形态和分布不利于支持局部义齿，反而会加重基牙的负担而影响基牙的健康
患者的依从性	自我控制菌斑，定期复查、复治是成功治疗和防止疾病复发的关键
环境因素	吸烟：是牙周炎的重要危险因素
	精神压力：可改变患者的依从性从而影响预后
全身状况	有系统性疾病（糖尿病、营养不良或免疫功能异常等）、有家族遗传背景、年龄大者，预后较差

（2）个别患牙的预后，从以下几个方面来评估（理解）

探诊深度	牙周袋的深浅程度与预后有关，浅袋内的病原刺激物较易清除干净
附着丧失	单侧（或单根牙）附着丧失比多侧（多根牙）附着丧失的疗效及预后均要好
牙槽骨吸收程度和类型	程度：一般牙槽骨吸收愈多，牙齿就愈难保留
	类型：垂直型吸收一般比水平型吸收的疗效及远期效果为好，因为垂直型吸收处骨的修复较水平吸收处容易些
牙松动度	牙周支持破坏严重 → 牙难以保留
	急性炎症所致 → 炎症消除，牙可稳固
	创伤所致 → 消除干扰，松动度减小
	牙周治疗后松动度仍加剧 → 牙周夹板固定有利于病变恢复
牙解剖形态	牙根短而细小、冠根比例不协调、磨牙融合根呈锥形者、上颌侧切牙的畸形舌侧沟处有深袋、磨牙颊面的牙颈部釉突等，均会增加治疗的难度，甚至治疗失败

总之，对于牙周炎的预后判断是多方面的，主要是根据上述情况综合判断。若病情复杂可先做基础治疗后进行观察。

第二节　侵袭性牙周炎

一、命名的变迁

侵袭性牙周炎发生于全身健康者，具有家族聚集性，疾病进展迅速。

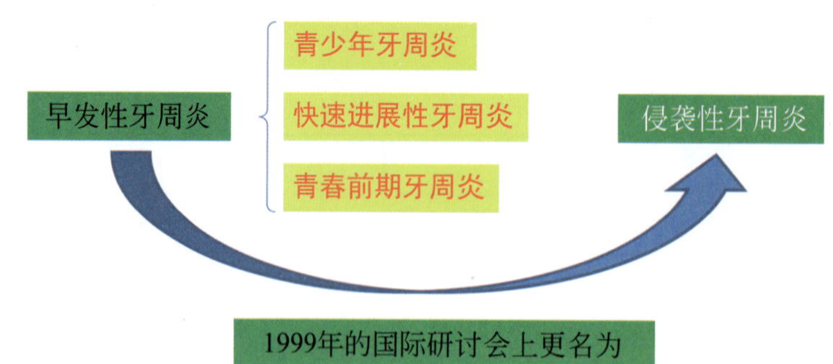

二、病因及危险因素

1. **微生物的感染**（熟记致病菌）

① 侵袭性牙周炎的主要致病菌是伴放线聚集杆菌（Aa）。

② 伴放线聚集杆菌对牙周组织有毒性和破坏作用。具体表现如下：

产生一种叫白细胞毒素的外毒素，杀伤白细胞使其产生溶酶体酶，对牙周组织造成损伤
产生内毒素
产生胶原酶，破坏结缔组织和骨的胶原纤维
产生成纤维细胞抑制因子、破骨细胞激活因子等
抑制中性粒细胞的趋化

2. **防御能力缺陷**

• 白细胞功能缺陷和产生特异抗体	• 牙骨质发育异常
• 遗传背景	• 环境和行为因素

三、类型及临床特点

侵袭性牙周炎按其患牙的分布可分为局限型和广泛型。

1. **局限型侵袭性牙周炎临床特点** 有以下几个方面：

年龄	发病可始发于青春期前后，因早期无明显症状，患者就诊时常已 20 岁左右
口腔卫生情况	牙周组织破坏程度与局部刺激物的量不成比例 患者的菌斑、牙石量很少，牙龈表面的炎症轻微，但却已有深牙周袋
好发牙位	局限型侵袭性牙周炎的特征（1999 年国际新分类）是“局限于第一恒磨牙或切牙的邻面有附着丧失，至少波及两个恒牙，其中一个为第一磨牙。其他患牙（非第一磨牙和切牙）不超过两个”。简言之，典型的患牙局限于第一恒磨牙和上下切牙，多为左右对称。但早期的患者不一定波及所有的切牙和第一磨牙
X 线片	第一磨牙的邻面有垂直型骨吸收，若近远中均有垂直型骨吸收则形成典型的“弧形吸收” 切牙区多为水平型骨吸收
进展速度	病程进展快，牙周破坏速度比慢性牙周炎快 3 ～ 4 倍，早期就会出现牙齿松动和移位
家族聚集性	家族中常有多人患本病

2. **广泛型侵袭性牙周炎临床特点** 有以下几个方面：

年龄	通常发生于 35 岁以下者
口腔卫生情况	菌斑、牙石的沉积量因人而异，多数患者有大量的菌斑和牙石，也可很少
好发牙位	广泛的邻面附着丧失，累及除切牙和第一磨牙以外的牙数在 3 颗以上

续表

临床表现	活动期：牙龈炎症明显，呈鲜红色，并可伴有龈缘区肉芽性增殖，易出血，可有溢脓
	静止期：有深牙周袋，牙龈表面炎症却不明显
进展速度	附着丧失和牙槽骨破坏严重而快速，呈明显的阵发性
系统性疾病	中性粒细胞及（或）单核细胞的功能缺陷
全身症状	体重减轻、抑郁及全身不适等

四、诊断及鉴别诊断

1. 侵袭性牙周炎诊断特点

年龄一般在35岁以下，但也可超过35岁以上
无明显全身疾病
快速的骨吸收和附着丧失
家族聚集性
牙周组织破坏程度与菌斑及局部刺激量不一致

2. 鉴别诊断

慢性牙周炎、局限型侵袭性牙周炎、广泛型侵袭性牙周炎三者的比较，具体见下表。

慢性牙周炎（CP）	局限型侵袭性牙周炎（LAgP）	广泛型侵袭性牙周炎（GAgP）
牙龈卟啉单胞菌（Pg）	伴放线聚集杆菌（Aa）	伴放线聚集杆菌（Aa）
主要见于成人	通常发生在青少年	多数在35岁以下，也可更大
慢性病程	快速进展	快速进展，可呈阶段性
菌斑量与破坏程度一致	菌斑量与破坏程度不一致	不定，有时一致，病变分布不定
病变分布不定，无固定类型	局限于切牙、第一磨牙，其他牙不超过2颗	除切牙、磨牙外，累及其他牙超过3颗
无明显的家族聚集性	明显的家族聚集性	明显的家族聚集性
多有龈下牙石	一般无或少龈下牙石	可有或无龈下牙石

五、预后判断

由于侵袭性牙周炎病情进展迅速而广泛，且常伴有某些全身易感因素，因此它的预后比慢性牙周炎的预后要差，也易复发。

六、治疗原则

早期治疗，消除感染	主要是通过基础治疗消除感染，包括口腔卫生指导、龈上洁治、龈下刮治、根面平整等，有时还需行翻瓣术
抗菌药物应用	国外：四环素族药物
	我国：甲硝唑和阿莫西林配伍使用
调整机体防御功能	小剂量多西环素、非甾体抗炎药
综合治疗	在控制感染和炎症基础上，对于其他不利因素进行治疗
定期复查	每1～2个月一次，多次之后若病情稳定，间隔期可逐渐延长

第四单元　反映全身疾病的牙周炎（助理不考）

考试分值

专业	2019 年	2020 年	2021 年	2022 年	2023 年
执业	3	2	2	2	2

第一节　掌跖角化 - 牙周破坏综合征

掌跖角化 - 牙周破坏综合征又名 Papillon-Lefèvre（PLS）综合征，属于常染色体隐性遗传病。其特点是手掌和脚掌部位的皮肤过度角化、皲裂和脱屑，牙周组织破坏严重。

一、临床表现

牙周病损在乳牙萌出不久即可发生，有深牙周袋，炎症较严重，溢脓、口臭，牙槽骨迅速吸收
4 岁前：手掌、足底、膝部及肘部局限性的过度角化及鳞屑、皲裂，有多汗和臭汗
5 ～ 6 岁时：乳牙即相继脱落
10 多岁：待恒牙萌出后又按萌出的顺序相继发生牙周破坏，继而脱落或拔除
约有 1/4 患者易有身体其他处感染。患儿智力及身体发育正常

二、诊断

① 典型的皮肤损害。
② 重度的牙周病损。

三、治疗原则

本病对常规的牙周治疗效果不佳，患牙的病情继续加重，往往导致全口拔牙。目前尚无有效的治疗方法。

第二节　Down 综合征

一、概念

Down 综合征又名先天愚型，或染色体 21- 三体综合征，为染色体异常所引起的先天性疾病。

二、临床表现

患者有发育迟缓和智力低下
典型面部特征：面部扁平，眶距增宽，鼻梁低宽，颈部短粗，常有上颌发育不足，萌牙较迟
约 50% 患者有先天性心脏病，约 15% 的患儿于 1 岁前夭折
几乎所有患者均有严重的牙周炎，且牙周破坏程度远超过菌斑、牙石等局部刺激的量
乳牙和恒牙均可受累

掌跖角化 - 牙周破坏综合征和 Down 综合征的对比记忆

项目	掌跖角化 – 牙周破坏综合征	Down 综合征
全身情况	发育正常、智力正常	发育迟缓、智力低下，50% 患者伴有先天性心脏病
细菌	螺旋体	产黑色素拟杆菌

续表

项目	掌跖角化－牙周破坏综合征	Down 综合征
典型特征	手掌、足底、膝部及肘部局限性的过度角化、皲裂、鳞屑，有多汗、臭汗，也可能出现硬脑膜的异位钙化	面部扁平、眶距增宽、鼻梁低平、颈部短粗、萌牙迟、错𬌗畸形、坏死性龈炎
相同点	遗传因素，乳恒牙均可受损。有明显的牙龈炎症，骨吸收进展迅速，牙周袋深，牙松动，脱落	
治疗原则	控制菌斑	

第三节　艾滋病

艾滋病的全称为获得性免疫缺陷综合征（AIDS），是感染人类免疫缺陷病毒（HIV）而得。约有 30% 的艾滋病患者首先在口腔出现症状，其中不少症状位于牙周组织。

一、病因

HIV 感染者由于全身免疫功能的降低，容易发生口腔内的机遇性感染，包括真菌、病毒、细菌等。龈下菌斑中白念珠菌的检出率显著高于非 HIV 感染的牙周炎患者。

二、牙周组织的临床表现

目前认为与 HIV 有关的牙周病损有三种：

线形牙龈红斑（LGE）	此阶段一般无牙槽骨吸收。对常规治疗反应不佳
坏死性溃疡性牙龈炎（NUG）	艾滋病患者所发生的 NUG 临床表现较非 HIV 感染者病情较重，病势较凶
坏死性溃疡性牙周炎（NUP）	局部因素和炎症并不太重，但骨吸收和附着丧失特别重，甚至有死骨形成

三、牙周病损的治疗

按常规进行牙周治疗，如：

① 清除局部牙石和菌斑。

② 全身给予抗菌药，首选甲硝唑。

③ 0.12% ～ 0.2% 氯己定局部含漱。

线形牙龈红斑（LGE）对常规牙周治疗的反应较差，难以消失，常须全身使用抗生素。

第五单元　牙周炎的伴发病变

考试分值

专业	2019 年	2020 年	2021 年	2022 年	2023 年
执业	2	1	1	2	2
助理	1	1	1	2	2

第一节　根分叉病变（助理不考）

一、定义

根分叉病变（FI）又称根分叉缺损，是指牙周炎的病变波及多根牙的根分叉区，并在该处出现牙周袋、附着丧失和牙槽骨破坏，可发生于任何类型的牙周炎。

牙位：下颌第一磨牙的发生率最高，上颌前磨牙最低。

特点：发生率随年龄增大而上升。

二、发病因素

<table>
<tr><th>菌斑微生物</th><th colspan="2">主要病因</th></tr>
<tr><td>殆创伤</td><td colspan="2">促进因素。根分叉区是对殆力敏感的部位，殆创伤会加重根分叉区原有的炎症。一旦牙龈的炎症进入该区，常造成凹坑状或垂直骨吸收</td></tr>
<tr><td rowspan="8">解剖因素</td><td rowspan="2">根柱长度</td><td>长：不易发生根分叉病变，但一旦发生则治疗较困难</td></tr>
<tr><td>短：一旦发生牙周炎，较易发生根分叉病变</td></tr>
<tr><td rowspan="2">根分叉开口处的宽度及分叉角度</td><td>牙根分叉角度：第一磨牙＞第二磨牙＞第三磨牙</td></tr>
<tr><td>分叉角度和开口处的宽度越小，刮治器越难以进入分叉区内，病变越难控制</td></tr>
<tr><td>根面外形</td><td>扁根（上颌磨牙近中颊根和下颌磨牙近中根）一旦发生根分叉病变，牙根上的沟状凹陷处难以清洁</td></tr>
<tr><td rowspan="2">釉突釉珠</td><td>釉突好发于下颌第二磨牙，釉珠好发于上颌第三磨牙</td></tr>
<tr><td>颈部釉突釉珠使得该处滞留的菌斑不易清除</td></tr>
<tr><td>副根管</td><td>髓室底处的副根管可将磨牙牙髓的感染和炎症扩散蔓延到根分叉区，造成该处的骨吸收和牙周袋</td></tr>
</table>

三、临床表现

牙周袋和骨吸收波及根分叉区时，临床上主要根据探诊和 X 线片来判断病变的程度。Glickman 将其分为四度：

分度	临床表现	X 线片
Ⅰ度	探针从牙周袋内能探到根分叉的外形，但尚不能水平探入分叉内	看不到分叉区牙槽骨的吸收
Ⅱ度	探针可从水平方向部分地进入分叉区内，但与对侧不相通	根分叉区的牙周膜增宽，或骨质密度有小范围的降低
Ⅲ度	根分叉区的牙槽骨全部吸收，形成“贯通性”病变，探针能水平通过分叉区，但被牙周袋软组织覆盖而未直接暴露于口腔	可见完全的透影区
Ⅳ度	根间骨隔完全破坏，且牙龈退缩使病变的根分叉区完全暴露于口腔	与Ⅲ度病变相似

四、治疗原则

根分叉区病变的治疗目标有三点：

① 清除根分叉病变区内牙根面上的牙石、菌斑，控制炎症。

② 通过手术等方法，形成一个有利于患者自我控制菌斑并长期保持疗效的局部解剖外形，阻止病变加重。

③ 对早期病变，争取有一定程度的牙周组织再生。

下面根据病变的分度来分别介绍一下治疗方法（熟记）：

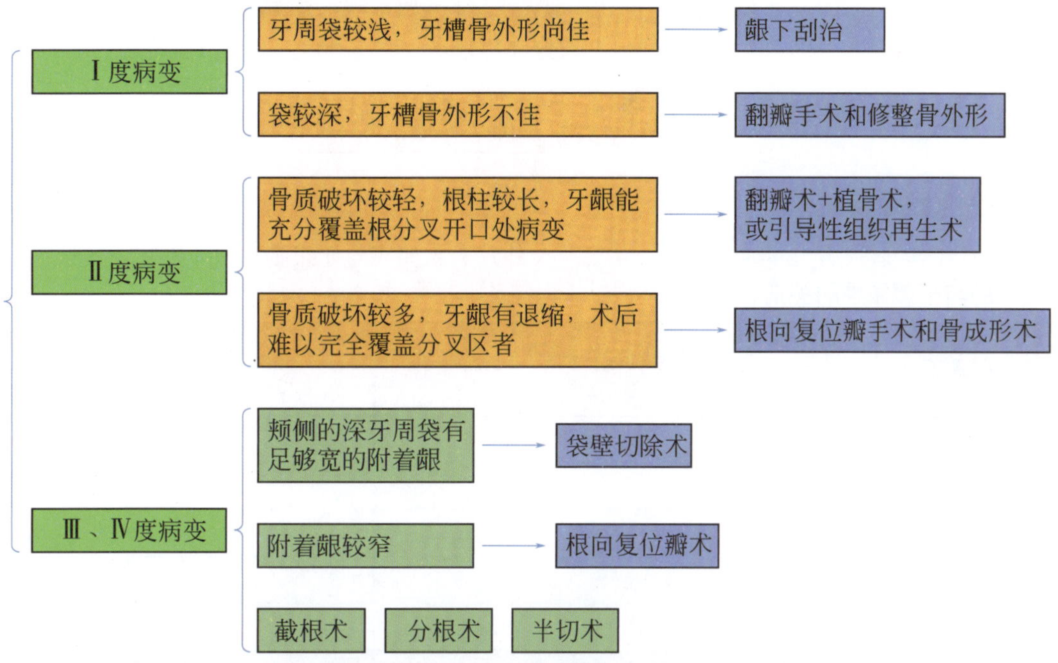

术式	适应证
截根术	① 多根牙的某个或两个根（上颌磨牙）的牙周组织破坏严重，且有Ⅲ或Ⅳ度根分叉病变，余牙根松动不明显者 ② 磨牙的一个根发生纵裂或横折，而其他根完好者 ③ 磨牙的一个根有严重根尖病变，根管不通或器械折断不能取出，影响根尖病变的治愈者 ④ 牙周 - 牙髓联合病变，有一根明显受累，患牙可以进行彻底的根管治疗
分根术	① 下颌磨牙根分叉区Ⅲ或Ⅳ度病变，局部深牙周袋不能消除者 ② 患牙两个根周围有充分的支持骨，牙无明显松动
半切术	① 下颌磨牙有一根受累，另一根有支持骨的根分叉病变，不松动，可进行 RCT ② 需要利用保留的半个牙作为基牙的患者

第二节　牙周脓肿

牙周脓肿并非独立的疾病，而是牙周炎发展到晚期，出现深牙周袋后的一个较常见的伴发症状。

一、发病因素（理解）

自身	深牙周袋内壁的化脓性炎症不能向袋内排出时
	复杂型深牙周袋，脓性渗出物不能顺利引流
	机体抵抗力下降或有严重全身疾患，如糖尿病等，易发生牙周脓肿
医源性	洁治或刮治时，动作粗暴，将牙石碎片推入牙周袋深部组织，或损伤牙龈组织
	深牙周袋的龈下刮治术不彻底，袋口虽然紧缩，但袋底仍然存在炎症，得不到引流
	牙髓治疗时根管及髓室底侧穿、牙根纵裂等，有时也可引起牙周脓肿

二、临床表现

牙周脓肿一般为急性过程，在患牙的唇颊侧或舌腭侧牙龈形成半球状隆起。脓肿可自行破溃排脓和消退。

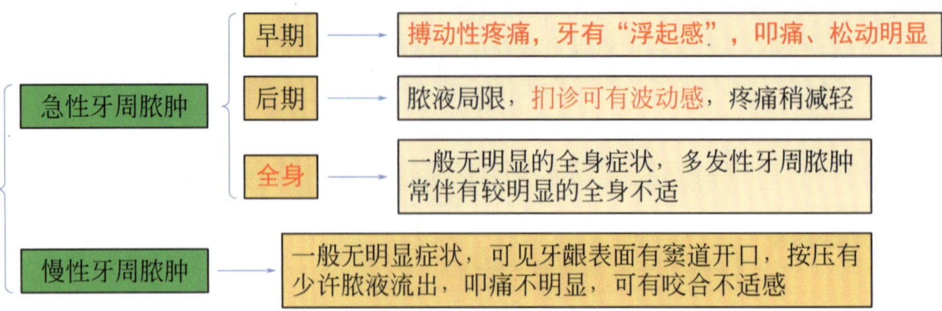

三、诊断和鉴别诊断

牙周脓肿的诊断应联系病史和临床表现，并参考 X 线片。主要应与牙龈脓肿和牙槽脓肿相鉴别。

1. 牙周脓肿与牙龈脓肿的鉴别

鉴别要点	牙龈脓肿	牙周脓肿
病变部位	龈乳头及龈缘	牙周支持组织
病史	无牙周炎的病史	牙周病伴发病变
牙周袋	无牙周袋	有较深的牙周袋
X 线片	无牙槽骨吸收	慢性可显示牙槽骨吸收
牙齿松动	一般无	松动明显
叩痛	一般无	叩痛较重
治疗	在除去异物、排脓引流后无须其他处理	切开排脓引流，牙周治疗

2. 牙周脓肿与牙槽脓肿的鉴别

鉴别要点	牙周脓肿	牙槽脓肿
感染来源	牙周袋	牙髓病或根尖周病
牙周袋	有	一般无
牙体情况	一般无龋	有龋或非龋性疾病，或修复体
牙髓活力	有	无
脓肿部位	局限于牙周袋壁，较近龈缘	范围较弥漫，中心位于龈颊沟附近
疼痛程度	相对较轻	相对较重
牙松动度	松动明显，消肿后仍松动	一般松动较轻，治愈后牙齿恢复稳固
叩痛	相对较轻	很重
X 线片	牙槽骨嵴有破坏，可有骨下袋	根尖周可有骨质破坏，也可无
病程	相对较短，一般 3 ～ 4 天可自溃	相对较长，脓液排出需 5 ～ 6 天

四、治疗（理解记忆，知道什么情况怎么解决）

急性牙周脓肿的治疗原则：消炎止痛、使脓液引流、防止感染扩散。

脓肿形成初期	清除大块牙石，冲洗牙周袋，袋内放药，必要时全身给予抗生素或支持疗法
脓液形成	脓液局限，出现波动时，可进行切开引流。切开引流后的数日应嘱患者用盐水或氯己定等含漱
调	患牙挺出而咬合接触疼痛者，调磨早接触点
手术	慢性牙周脓肿洁治的基础上直接进行牙周手术（脓肿切除术或翻瓣术）

第三节　牙周 – 牙髓联合病变

牙周 - 牙髓联合病变：同一个牙同时出现牙周病变和牙髓病变，且互相融合连通。

一、牙周组织与牙髓的解剖通道

侧支根管以根尖 1/3 处最多，占总牙数的 17%
多根牙的根分叉区约 20% ～ 60% 的牙有侧支（或称副根管）

两者之间存在着以下的交通途径：

① 根尖孔（最多）。

② 侧支根管。

③ 牙本质小管（牙龈退缩）。

④ 其他某些解剖异常或病理情况如牙根纵裂、牙骨质发育不良等。

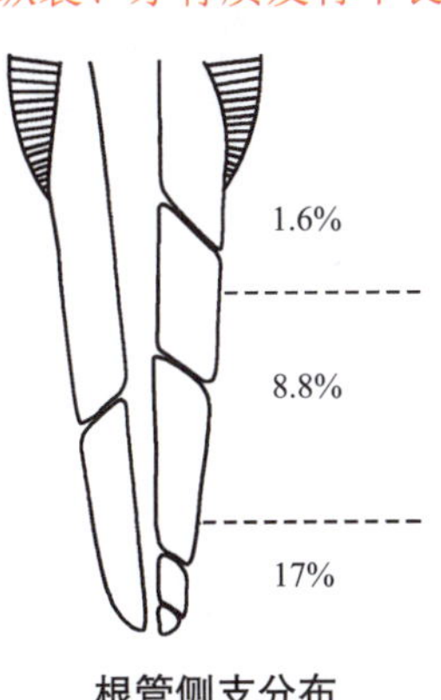

根管侧支分布

二、临床类型及表现

分为三型：牙髓病和根尖周病对牙周组织的影响、牙周病变引起牙髓的病变、牙周病变与牙髓病变并存。

感染类型	感染方式	特点
牙髓病和根尖周病对牙周组织的影响	牙槽脓肿沿牙周膜间隙多次向龈沟（袋）排脓	牙髓无活力，或活力异常；牙周袋和根分叉区病变局限于个别牙或牙的局限部位；与根尖病变相连的牙周骨质破坏，呈烧瓶型
	脓液由根尖周组织穿透附近的皮质骨到达骨膜下，掀起软组织向龈沟排出	
	牙髓治疗、根管治疗过程中或治疗后造成的牙周病变（药物等）	
牙周病变引起牙髓的病变	逆行性牙髓炎	患牙有深达根尖区的牙周袋或严重牙龈退缩 牙髓明显的激发痛 牙体无明显缺损
	牙周病变长期刺激引起牙髓的慢性炎症、变性、钙化甚至坏死	
	牙周治疗对牙髓也可产生一定影响	
牙周病变与牙髓病变并存	原本各自独立的牙髓和牙周病变发生于同一个牙齿上。当病变发展到严重阶段时，两者互相融合和影响	

三、治疗原则

原则	尽量找出原发病变，积极地处理牙周、牙髓两方面的病灶，彻底消除感染源
预后	牙周病损的预后很大程度上决定了牙周 - 牙髓联合病变的预后
牙髓病和根尖周病引起牙周病变	病程短，仅通过牙周排脓的根尖周病，根管治疗后牙周病变即可愈合 病程长，陈旧牙周袋，根管治疗＋牙周治疗
髓室底穿孔或根管侧穿	尽早修补，严密封闭
逆行性牙髓炎	如果牙周袋能消除，先做牙髓治疗，同时开始牙周炎治疗 对一些病程长且反复急性发作、袋很深、根分叉区受累的患牙效果不佳，可拔除

第六单元　牙周病的治疗

考试分值

专业	2019 年	2020 年	2021 年	2022 年	2023 年
执业	5	7	6	8	6
助理	3	5	4	4	4

第一节　牙周病的治疗计划

一、牙周病治疗的总体目标

（1）控制菌斑和消除炎症　去除菌斑是消除炎症的关键，贯穿于治疗的各个阶段。

（2）恢复牙周组织的生理形态

①牙龈和骨组织；②牙齿及邻接关系。

（3）恢复牙周组织的功能

①修复缺牙；②调整咬合关系；③纠正不良咬合习惯。

（4）维持长期疗效，防止复发。

二、治疗程序

再评估	手术期	修复期
治疗结束后 4～12 周	基础治疗后 6～12 周	基础治疗后 6～8 周 手术后 2～3 个月

治疗程序一般分 4 个阶段（熟记归属于哪个阶段）。

第一阶段 基础治疗	目的在于运用牙周病常规的治疗方法消除致病因素，控制牙龈炎症 1. 教育并指导患者自我控制菌斑 2. 施行洁治术、根面平整术，以消除龈上和龈下的菌斑、牙石 3. 消除菌斑滞留因素及其他局部刺激因素 4. 拔除无保留价值的或预后极差的患牙 5. 在炎症控制后进行适当的咬合调整，使其建立平衡的咬合关系 6. 辅以必要的药物治疗 7. 发现和尽可能纠正全身性或环境因素
第二阶段 牙周手术治疗	一般在基础治疗后 6～12 周，此时如果仍有 5mm 以上的牙周袋，且探诊仍有出血，或牙龈及骨形态不良、膜龈关系不正常时，则一般均须进行手术治疗，手术包括翻瓣术、植骨术、引导性组织再生术（GTR）等
第三阶段 修复治疗阶段	一般在牙周手术后 2～3 个月开始进行
第四阶段 牙周支持治疗	也称维护期，它是牙周疗效得以长期保持的先决条件。在第一阶段治疗结束后，无论是否需要手术和修复治疗，维护期即应开始

第二节　牙周病的基础治疗

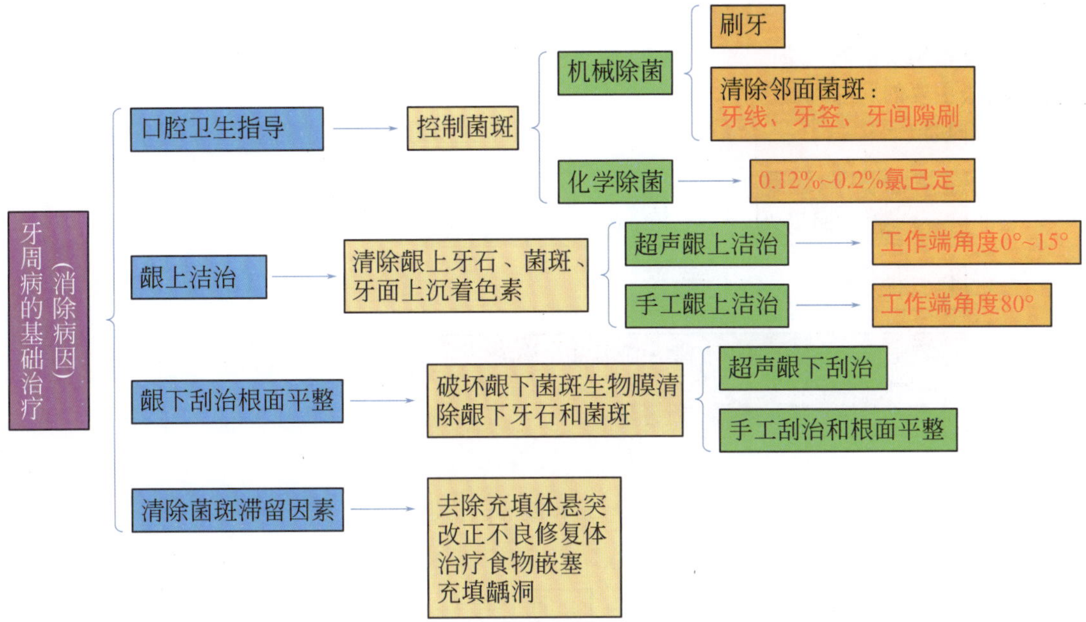

一、菌斑控制

菌斑控制是治疗和预防牙周疾病的重要方法，也是保持牙周组织终生健康必需措施。国际上广泛采用菌斑记录卡来记录菌斑的量，从而检查患者自我控制菌斑的效果。记录方法为：每个牙分 4 个牙面，计算有菌斑牙面占全部受检牙面的百分率，计算方法为：

$$菌斑百分率=\frac{有菌斑的牙面数}{总受检牙面数}\times100\%$$

菌斑百分率值小于 20%，则认为菌斑基本被控制。

菌斑控制的方法较多，有机械的方法和化学的方法。但目前仍以机械清除菌斑的效果最为确切。

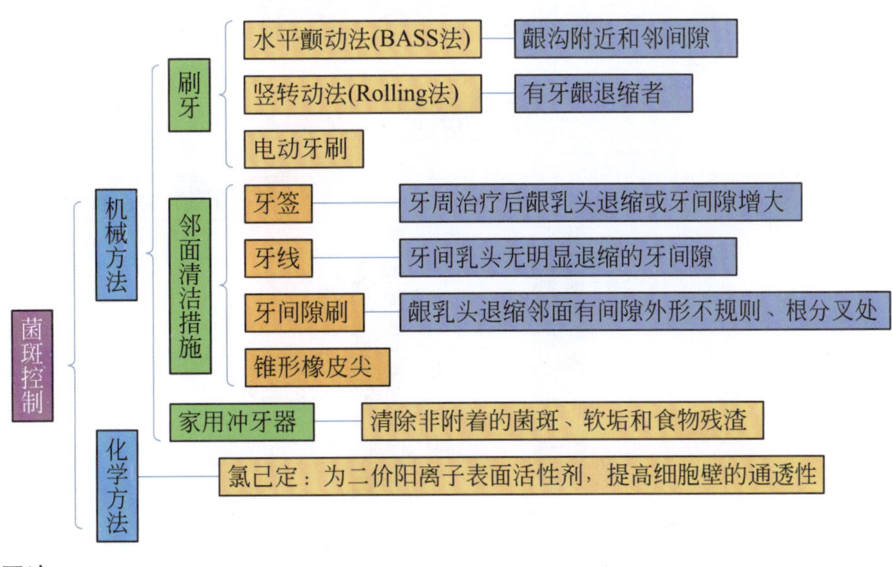

1. Bass 刷牙法

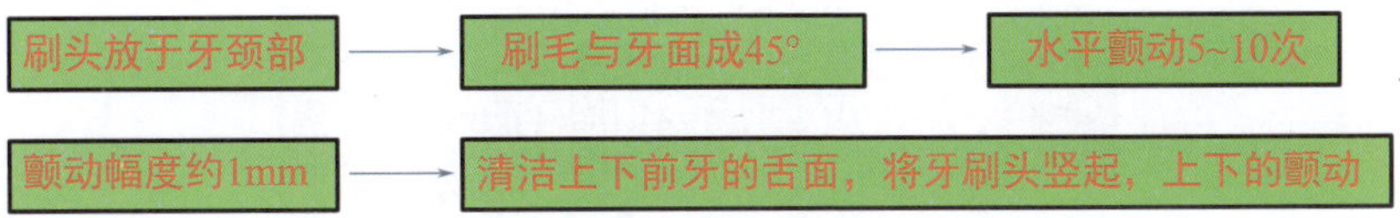

2. 邻面清洁措施 一般的刷牙方法只能清除70%左右的菌斑，在牙齿的邻面常余留菌斑，这时需要用邻面清洁措施来辅助清除。

3. 化学药物控制菌斑 比较成熟的为氯己定溶液（以前称洗必泰溶液），它是一种广谱抗菌剂。

二、龈上洁治术

龈上洁治术是指用洁治器械去除龈上牙石、菌斑和色渍，并磨光牙面，以延迟菌斑和牙石再沉积。牙菌斑和牙石是牙周病最主要的局部刺激因素，洁治术是去除龈上菌斑和牙石的最有效方法。

1. 超声波洁牙机洁治

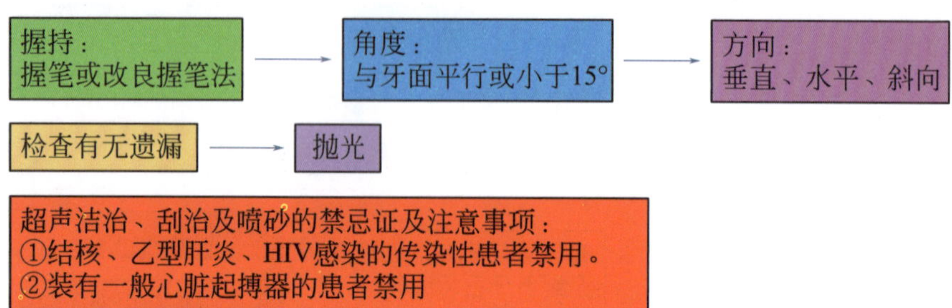

2. 手用器械洁治

（1）洁治器 包括镰形洁治器（断面为三角形）和锄形洁治器。

（2）手用器械洁治术操作步骤

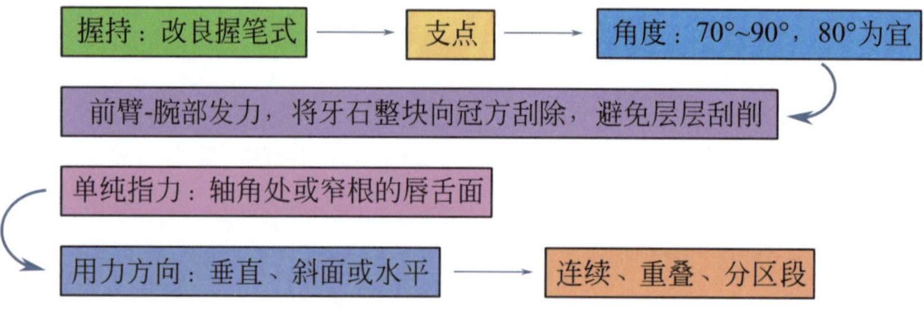

三、龈下刮治术及根面平整术

龈下刮治术：是用龈下刮治器械除去附着于牙周袋内根面上的龈下牙石和菌斑。

根面平整术：刮除牙根表面受到毒素污染的病变牙骨质，从而形成光滑、坚硬且清洁的根面，形成具有生物相容性的表面，从而有利于牙周组织的附着和新生。

1. 龈下刮治和根面平整的器械

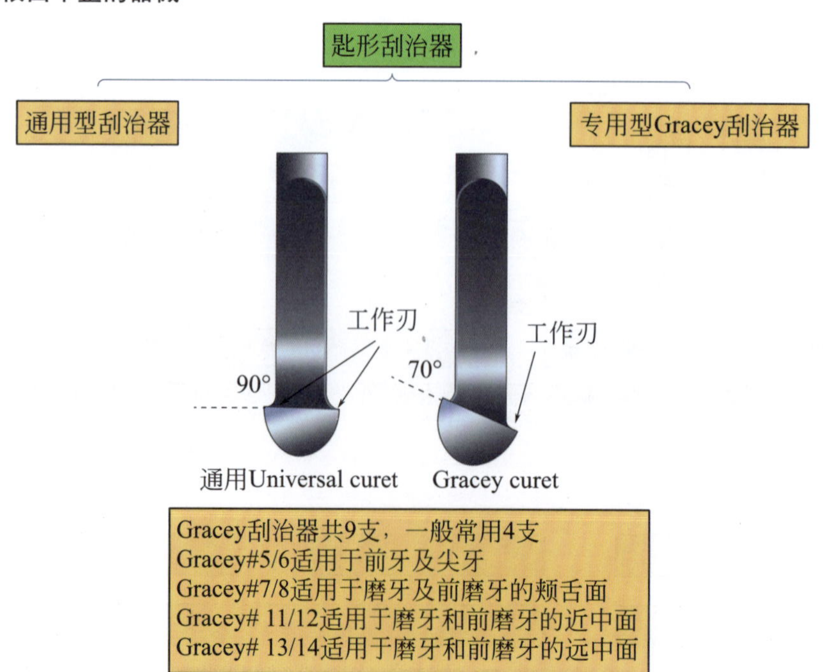

2. 操作要点

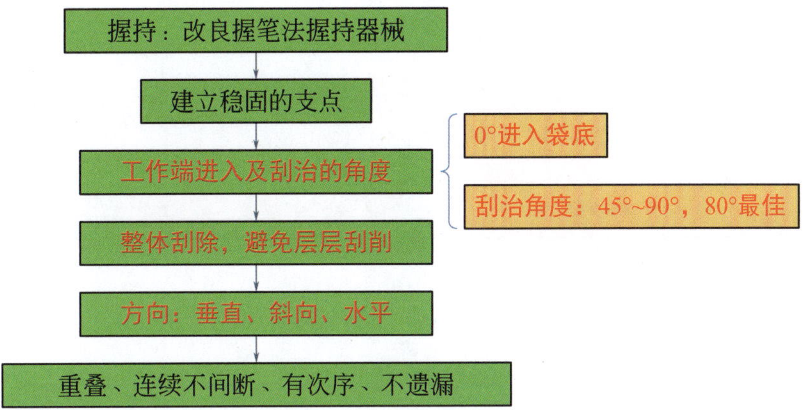

四、殆的治疗（修复）

同口腔修复学，详见口腔修复学对应章节。

五、松牙固定术

1. **松牙固定的时机**　软组织炎症得到控制，咬合干扰已消除。

2. **松牙固定指征**　松动牙妨碍咀嚼或有不适；进行性松动的牙齿。

3. **注意事项**

① 在松牙固定时应保持牙齿原来的位置，不可有牵拉移位等力量，松动牙固定后应通过调殆消除早接触。

② 加强口腔卫生指导，嘱患者不用松牙固定的牙齿咬过硬的食物等。

第三节　牙周病的药物治疗

一、药物治疗的目的和原则（了解）

（一）目的

① 药物治疗作为牙周病机械治疗的辅助手段，可杀灭或控制病原微生物，加强疗效，防止复发。

② 为预防或减少菌斑的形成，巩固疗效，防止复发。

③ 控制牙周组织的急性感染。

④ 调节宿主的防御机能，阻断疾病的发展，促进组织愈合。

（二）基本原则

① 遵照循证医学的原则，合理使用药物。

② 用药前应清除菌斑、牙石。

③ 有针对性地用药，用药前应尽量做细菌学检查及药敏试验。

④尽量采用局部给药途径以避免耐药菌的产生。

二、牙周炎的全身药物治疗

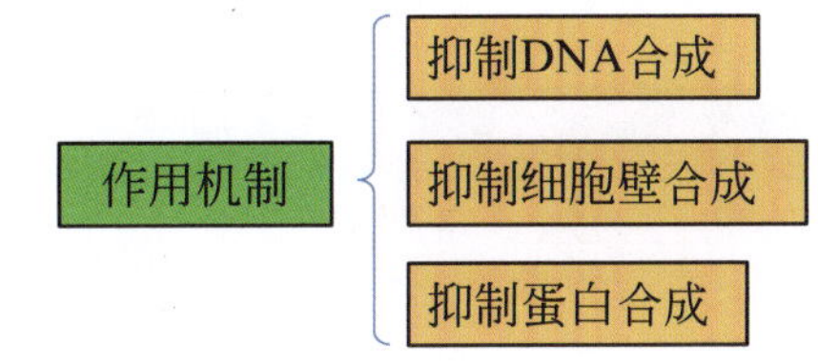

全身应用抗菌药物是作为机械性清除菌斑细菌的辅助疗法。

常用的全身抗菌药物：

（一）硝基咪唑类药物

硝基咪唑类药物是常用的治疗厌氧菌感染的药物。

药物名	特点	用法用量	不良反应
甲硝唑	能杀灭专性厌氧菌	每次口服 200mg，每日 3 ～ 4 次，连续服用 5 ～ 7 天为一个疗程	恶心、胃肠道不适，偶有腹泻、皮疹、口内金属异味等
替硝唑	疗效更高、半衰期更长、疗程更短	口服首日顿服 2g，以后每日 2 次，每次 0.5g，连续服用 3 ～ 4 天为一个疗程	胃肠道不适、头痛等
奥硝唑	对甲硝唑的耐药菌株有较好的抗菌作用	成人 500mg / 次，每日 1 次，连服 3 天为一个疗程	诱发肝损害及生殖毒性

（二）四环素族药物

① 为广谱抗生素，尤其是对伴放线聚集杆菌（Aa）具有较强的抑制作用。

② 在龈沟液中的浓度为血药浓度的 2 ～ 10 倍。

③ 能抑制胶原酶及其他基质金属蛋白酶的活性，可抑制结缔组织的破坏，阻断骨的吸收，促进牙周组织再生。

④ 酸性，且具有金属螯合作用，可用于根面处理。

（三）青霉素类药物

阿莫西林（羟氨苄青霉素）对 G^+ 菌及部分 G^- 菌有强力杀菌作用。

（四）大环内酯类药物

大环内酯类药物对 G^+ 菌抑菌力强，对 G^- 菌有一定的抑制作用。龈沟液的浓度是血清和唾液中浓度的 7 ～ 10 倍。可储集在唾液腺中 3 ～ 4 周，缓慢释放。

三、调节宿主防御反应的药物治疗

① 小剂量的多西环素。

② 非甾体抗炎药。

四、牙周病的局部药物治疗

局部用药是牙周病药物治疗的重要方面，其主要目的有两点：①作为牙周病的辅助治疗；②预防或减少菌斑的形成。

局部药物治疗疗效取决于：药物能否到达病变区域、药物浓度是否够高、作用的时间是否够长。

分类	药物	用法	特点
含漱药物	氯己定液（洗必泰）	0.12% ～ 0.2% 氯己定液每日含漱 2 次，每次 10mL，1min	味苦、着色、黏膜烧灼感
	过氧化氢	1% ～ 3% 过氧化氢。超声波洁治术前含漱 1min	释放出新生态氧
涂布药物	碘甘油、复方碘液	有较强的消毒防腐作用，在炎症很重、有肉芽增生或急性脓肿等时可以使用该药物	灭菌、除脓、止痛、收敛
冲洗药物	过氧化氢	3% 过氧化氢：用于治疗急性牙周感染、洁治术及根面平整术后辅助冲洗	清创、止血、灭菌、除臭
	氯己定	0.12% ～ 0.2% 的氯己定冲洗龈沟，牙周袋	有脓血时影响其作用发挥
	聚维酮碘	0.5% 聚维酮碘冲洗牙周袋	刺激性小，着色轻

缓释及控释抗菌药物（了解优点）：

优点	缺点
牙周袋内药物浓度高 药物作用时间延长 显著减少用药剂量，避免或减少毒副作用 减少给药频率，减少患者复诊次数 由医师给药，依从性好	对已侵入牙周袋壁组织中的病原微生物无效 对舌背、扁桃体及颊黏膜等处的致病菌无作用 有多个患牙，需逐一放置药物，较费时 可能诱导袋内耐药菌株的产生

常用的缓释抗菌制剂：2% 的盐酸米诺环素软膏和不可吸收的 5% 米诺环素薄片、25% 的甲硝唑凝胶和甲硝唑药棒、氯己定薄片等。

第四节　牙周病的手术治疗

- 手术目的
  - 改正解剖形态学缺陷
  - 改善美观
- 手术时机
  - 患者经过牙周基础治疗，6~12周后需进行全面的牙周检查和必要的X线检查
  - 基础治疗，牙周软组织的炎症状况得到一定的控制

牙周病手术适应证
牙周病基础治疗后牙周袋≥ 5mm，探诊后有出血或溢脓
基础治疗不能彻底清除根面刺激物者
牙槽骨外形不规则，有深的凹坑状吸收、骨下袋等
后牙的根分叉病变达Ⅱ度或Ⅲ度者，手术有利于使病损修复
最后一个磨牙的远中骨袋，需手术治疗
存在附着龈过窄、个别牙牙龈退缩等问题
龋坏或牙折断达龈下而影响牙体、冠的修复或修复体破坏了生物学宽度

一、切除性手术

切除性手术是用手术方法切除增生肥大的牙龈组织或后牙某些部位的中等深度的牙周袋，重建牙龈的生理外形及正常的龈沟。在临床上实施过程中，常合并使用牙龈切除术和牙龈成形术，无法将它们彻底区分开。

（一）牙龈切除术和牙龈成形术

适应证	牙龈纤维性增生、药物性增生等牙龈增生性病损，经牙周病基础治疗后牙龈仍肥大、增生
	后牙区中等深度的骨上袋，袋底不超过膜龈联合，附着龈宽度足够者
	牙龈瘤和妨碍进食的妊娠瘤
	垂直阻生牙𬌗面上的龈片
禁忌证	未进行牙周病基础治疗，牙周炎症未消除者
	深牙周袋，袋底超过膜龈联合
	牙槽骨缺损及牙槽骨形态不佳，需行骨手术者
	前牙的牙周袋，牙龈切除术会导致牙根暴露，影响美观

（二）手术方法

（1）术前准备　局麻、消毒。

（2）切口位置的标定　可用印记镊法或探针法在术区每个牙的唇面或舌面的近中、中央、远中处分别做标记点，各点连线就是龈沟底或袋底位置，切口位置位于这一连线的根方 1 ～ 2mm 处。

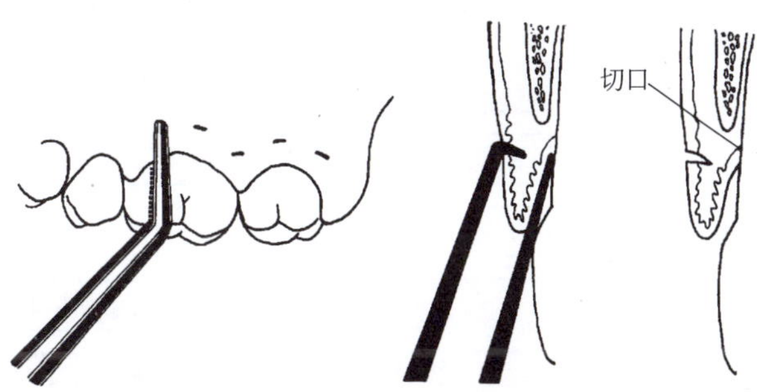

牙龈切除术的定点：印记镊法

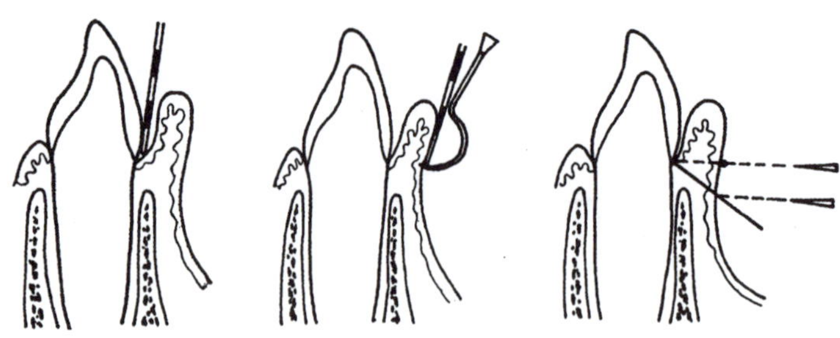

牙龈切除术的定点：探诊法

（3）切口　使用15号刀片或斧形龈刀，在已定好的切口位置上，将刀刃斜向冠方，与牙长轴呈45°切入牙龈，直达袋底下方的根面。

（4）清创　用龈上洁治器刮除切下的边缘龈组织和邻面牙间龈组织，然后彻底刮净残留在牙面上的牙石以及病理性肉芽组织。

（5）修整牙龈，建立正常的牙龈外形；生理盐水冲洗创面、纱布压迫止血、检查创面。

（6）完全止血后外敷牙周塞治剂。

（7）术后处理　24h内手术区不刷牙，可进软食。可用0.12%氯己定含漱剂，每天2次，每次15mL含漱，以达到术后控制菌斑的目的。5～7日复诊，去除牙周塞治剂。

（三）术后的愈合

① 在5～7天时形成新的游离龈和龈沟。

② 约在术后2周时牙龈外观正常。

③ 4～5周时形成新的结合上皮。

④ 组织学上的完全愈合需6～7周。

二、牙周翻瓣术

翻瓣术的主要治疗对象之一是牙周袋，是应用最广泛的牙周手术，也是骨成形术和骨切除术、引导性组织再生术、截根术等其他手术的基础。

（一）翻瓣术的适应证

翻瓣术的适应证
经基础治疗后仍有5mm以上的深牙周袋或有复杂型牙周袋，袋壁有炎症，牙周探诊后有出血
袋底超过膜龈联合的深牙周袋
牙槽骨缺损需做骨修整或进行植骨、牙周组织再生性治疗
根分叉病变伴深牙周袋或牙周-牙髓联合病变患者，需采用翻瓣术，在直视下进行根面平整，暴露根分叉或截除某一患根，从而达到治疗根分叉病变的目的

（二）翻瓣术的基本步骤和方法

以改良的Widman翻瓣术为例介绍方法。

1. 翻瓣术的切口设计

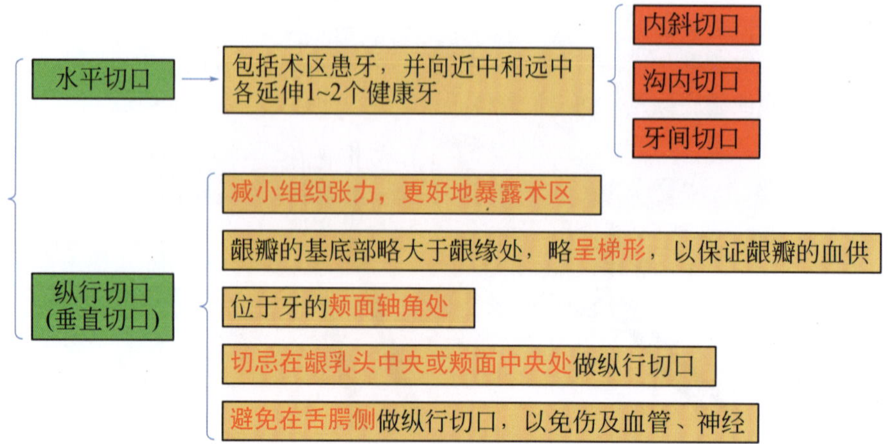

<table>
<tr><td rowspan="6">水平切口</td><td rowspan="3">内斜切口</td><td>是翻瓣术中首先进行的切口，是翻瓣术的基础，也是最关键的切口</td></tr>
<tr><td>方法：一般在距龈缘 1 ～ 2mm 进刀，刀片与牙面成 10°左右，以提插方式移动切向根方，直达牙槽嵴顶或其附近</td></tr>
<tr><td>优点：将牙周袋内壁的上皮和炎症组织切除
保留了相对完好的袋外侧面的角化龈
形成的龈瓣边缘薄，易于贴附牙面和骨面，愈合后外形良好</td></tr>
<tr><td rowspan="2">沟内切口</td><td>刀片从袋底切至牙槽嵴顶或其附近，将袋壁组织与根面分离。围绕牙齿的一周均做此切口</td></tr>
<tr><td>作用：切断领圈组织与根面的连接，以便清除袋壁组织</td></tr>
<tr><td>牙间切口</td><td>又称牙间水平切口。刀片与牙面垂直，在骨嵴顶的冠方水平地切断袋壁组织与骨嵴顶的连接
作用：彻底断离感染组织</td></tr>
</table>

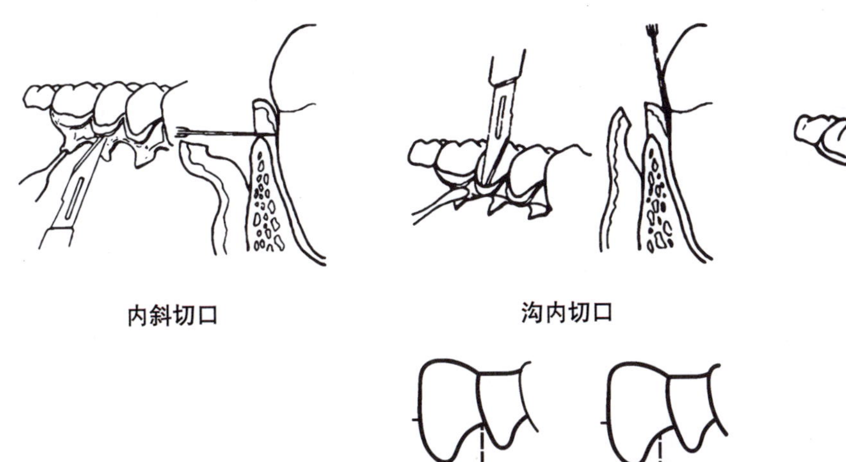

内斜切口　　沟内切口　　牙间切口

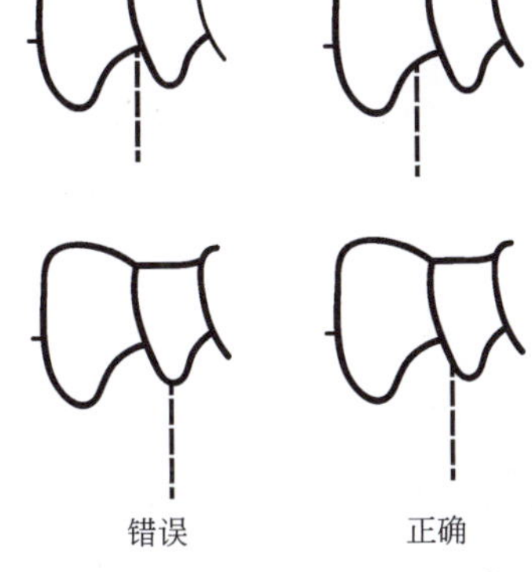

纵行切口

保留龈乳头切口：此切口可将整个牙龈乳头保持在颊或舌（腭）侧的龈瓣上。

优点：龈瓣复位后可将邻面植骨处严密覆盖，避免植入物脱落或感染，且可减少术后龈乳头的退缩，有利于美观。

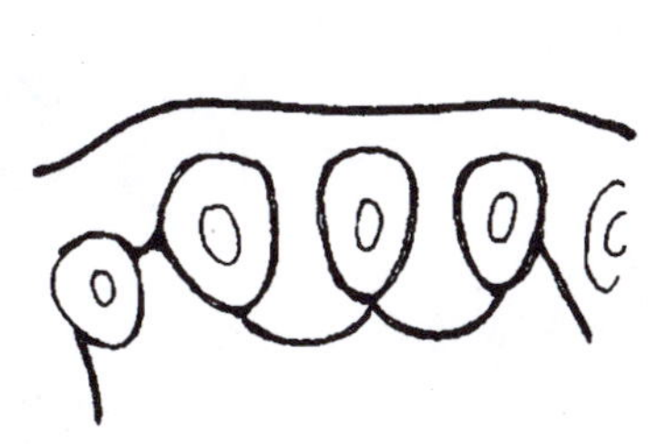

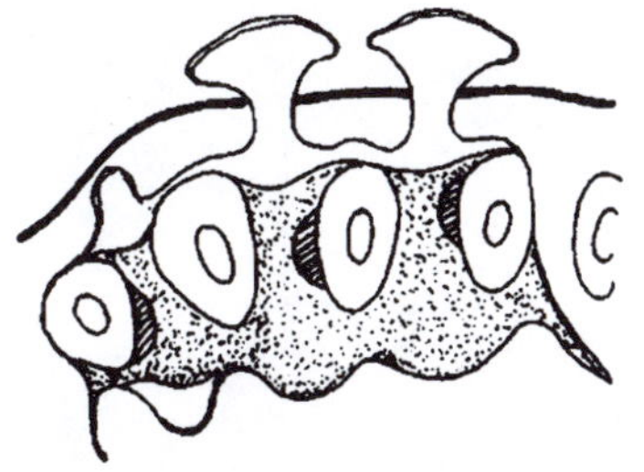

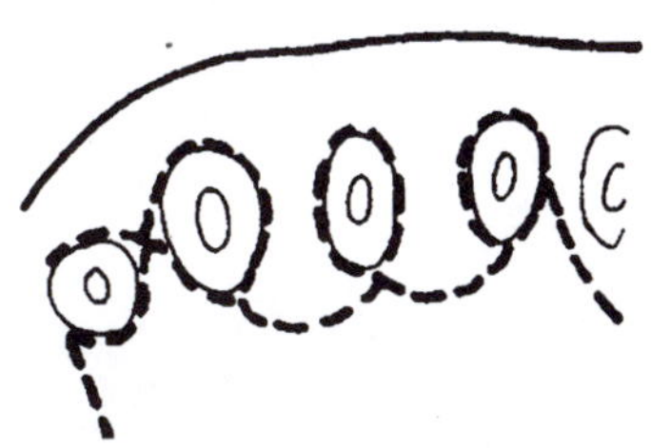

保留龈乳头切口

2. 龈瓣的种类

全厚瓣	为黏骨膜瓣，将骨膜和龈瓣一同翻起，以暴露病变区
半厚瓣	龈瓣只包括表面上皮及下方的一部分结缔组织，而深部的结缔组织连同其下方的骨膜仍覆盖于牙槽骨上

3. 刮治和根面平整 是用刮治器刮除暴露于根面和病变处的肉芽组织。可用手工刮治器，也可手工和超声器械联合使用，提高效率。

4. 龈瓣的复位

<table>
<tr><td rowspan="5">原位复位瓣</td><td rowspan="2">复位于牙颈部</td><td>水平第一切口位于龈缘处，术后龈瓣仍复位于原来的位置，位于牙颈部，可避免术后牙龈退缩、牙根暴露，有利于美观</td></tr>
<tr><td>目的：可以消除袋壁的炎症，使牙周袋变浅</td></tr>
<tr><td rowspan="3">复位于牙槽嵴顶处</td><td>切除了部分袋壁组织，使龈瓣的高度降低，龈瓣复位后位于刚覆盖牙槽嵴顶处的水平</td></tr>
<tr><td>目的：可尽量消除牙周袋</td></tr>
<tr><td>适用于舌、腭侧或后牙区附着龈有足够宽度</td></tr>
<tr><td rowspan="2">根向复位瓣</td><td colspan="2">术后龈瓣复位时，不是在原来水平上，而是向根方移位，复位在刚刚覆盖牙槽嵴顶处的水平</td></tr>
<tr><td colspan="2">目的：既消除了牙周袋，又保留了角化龈
适用于袋底超过膜龈联合的深牙周袋以及附着龈窄的牙周袋</td></tr>
</table>

5. 龈瓣的缝合 在翻瓣术中，龈瓣复位后要进行缝合。缝合全厚瓣时通常使用三角针；缝合半厚瓣时常使用细的圆针，以减小对较薄龈瓣组织的损伤。其中悬吊缝合和牙间间断缝合是翻瓣术中最常用的缝合方法。

（1）牙间间断缝合 是在牙齿邻间隙处将颊、舌侧龈乳头直接拉拢缝合。适用于唇、舌两侧龈瓣的张力相等、高低一致时。

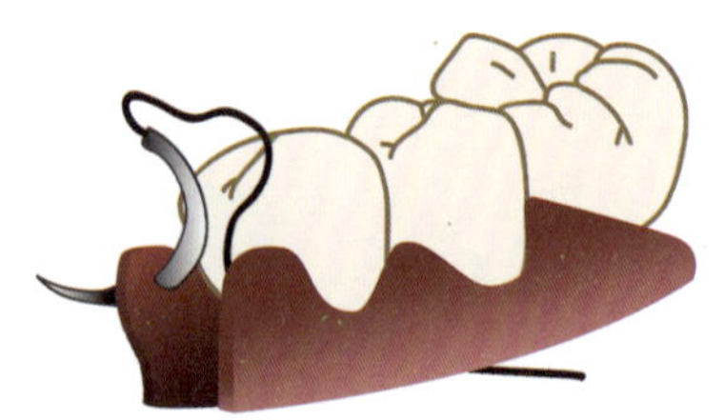
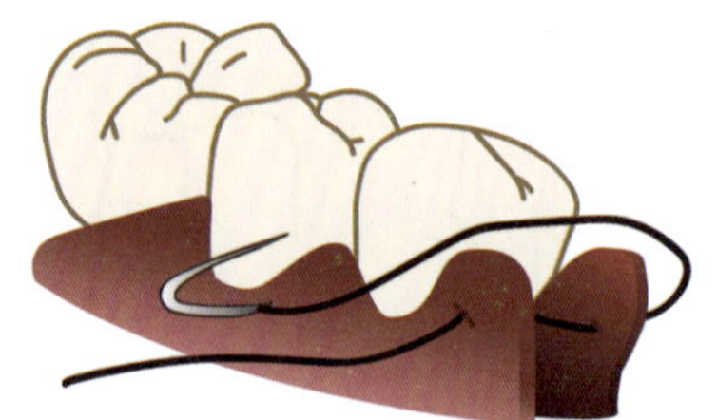
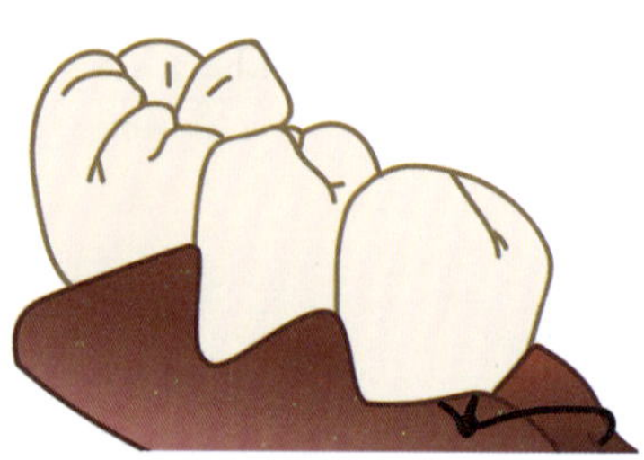

牙间间断缝合

（2）悬吊缝合 是在缝合时利用术区的牙齿来悬吊、固定龈瓣。悬吊缝合不易发生松脱，龈瓣的张力也不会过大。适用于颊、舌两侧龈瓣高度不一致时。

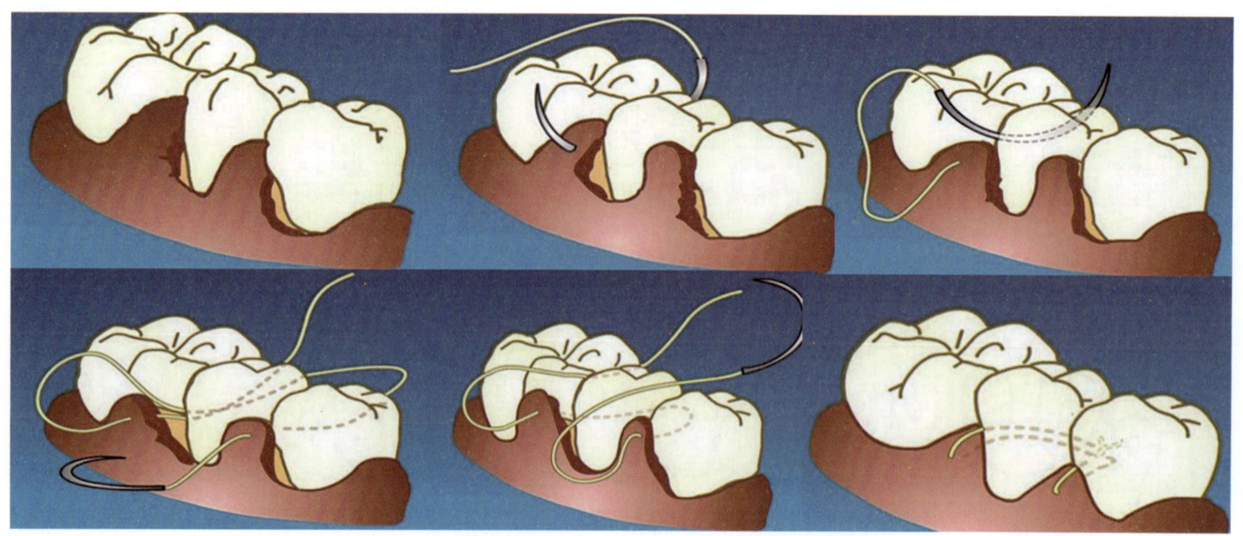

悬吊缝合

（3）褥式缝合 适用于两牙之间有较大缝隙或龈乳头较宽时，为了使龈瓣能更好地贴合骨面，可在该乳头处做一水平褥式缝合。

（4）锚式缝合 将最后一个磨牙远中的龈瓣或缺牙间隙处的龈瓣以锚样的固定方式固定在邻近的牙齿上。适用于最后一个磨牙远中楔形瓣的缝合，或与缺牙间隙相邻处的龈瓣闭合。

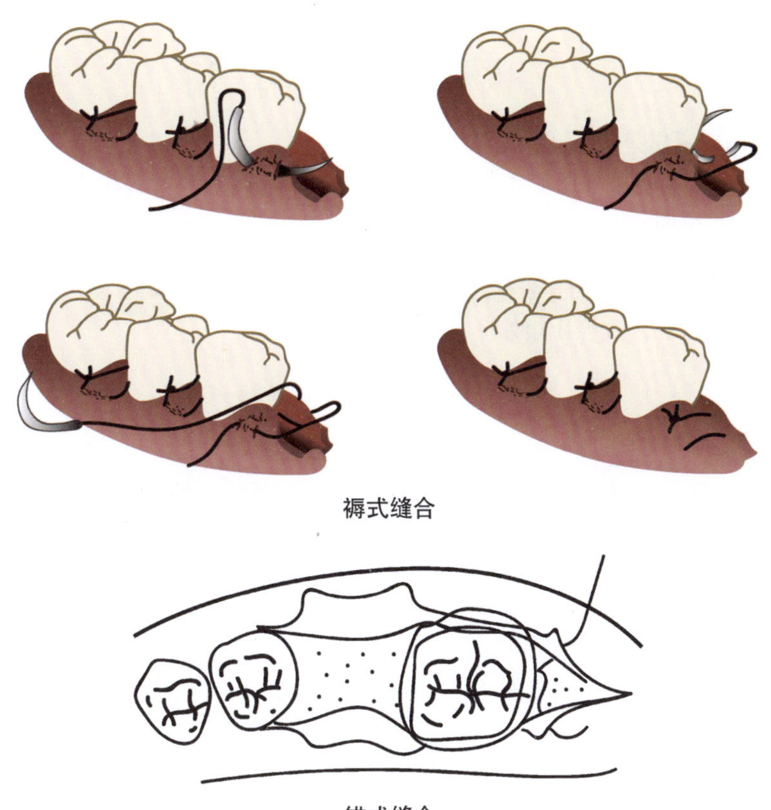

褥式缝合

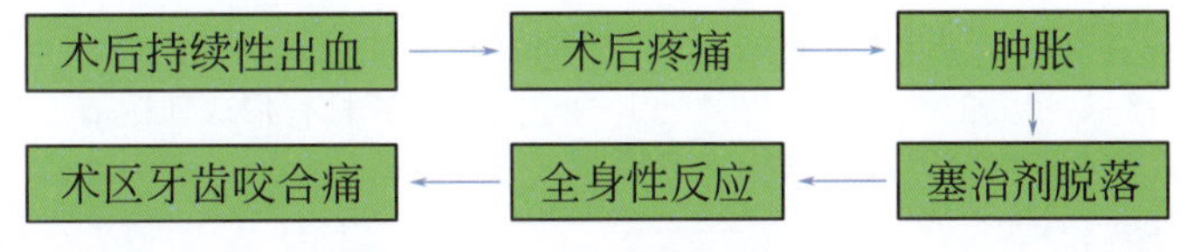

锚式缝合

6. 术后护理

① 术后 24h 内在与手术区相应的面部尽量冷敷；不剧烈运动。

② 可预防性口服抗生素 4 ～ 5 日。

③ 术后一周复诊，除去塞治剂并拆线。

④ 手术当天可刷牙，但不刷手术区。

⑤ 局部用 0.12% 或 0.2% 氯己定含漱。

（三）翻瓣术术后并发症及组织愈合

1. 并发症

术后持续性出血 → 术后疼痛 → 肿胀 → 塞治剂脱落 → 全身性反应 → 术区牙齿咬合痛

2. 术后的组织愈合

长结合上皮愈合	原来暴露于牙周袋内的牙根表面有一层长而薄的结合上皮，直达原来的袋底上皮附着位置。这是翻瓣术和龈下刮治术术后最常见的愈合方式
牙周组织再生	在原来已暴露于牙周袋内的病变牙根面上有新的牙骨质形成，新的牙骨质中有新的牙周膜纤维埋入。新形成的结合上皮位于治疗前牙周袋底的冠方。这是理想的愈合方式

三、磨牙远中楔形瓣切除术

该术适用于治疗最后一个磨牙远中的牙周袋。适应证：适用于最后一个磨牙的远中牙周袋，也适用于缺牙区间隙的近、远中牙周袋，尤其伴有骨下袋者。对于第二磨牙远中深袋，必须在术前拍摄 X 线片，以确定其远中无低位阻生的第三磨牙。

四、切除性骨手术

该术是利用手术方法修整病变区的牙槽骨，使之恢复正常的形态和生理功能。包括骨成形术和骨切除术。骨成形术和骨切除术的目的都是修整牙槽骨的边缘部分，使之恢复或接近其生理外形，骨成形术强调修整骨外形而不去除支持骨，而骨切除术则是切除一部分起支持作用的牙槽骨。

适应证：

① 浅的一壁骨袋或宽而浅的二壁骨袋难以有新骨修复者。

② 邻面骨凹坑状吸收。

③ 牙槽骨嵴圆钝肥厚或突出呈壁架状，需修整成形。

④ 向邻近缺牙区倾斜的牙齿，常在缺牙侧形成窄而深的骨下袋，如无条件通过正畸方法将倾斜牙竖直，可将骨修整成逐渐移行的长斜面。

⑤ 骨边缘线高低不齐或邻面骨低于颊、舌面而使骨缘线呈反波浪形者。

⑥ Ⅱ度、Ⅲ度根分叉病变牙龈退缩且附着龈宽度较窄。

优点是能有效地消除牙周袋，改善牙龈外形；缺点是牺牲骨质。

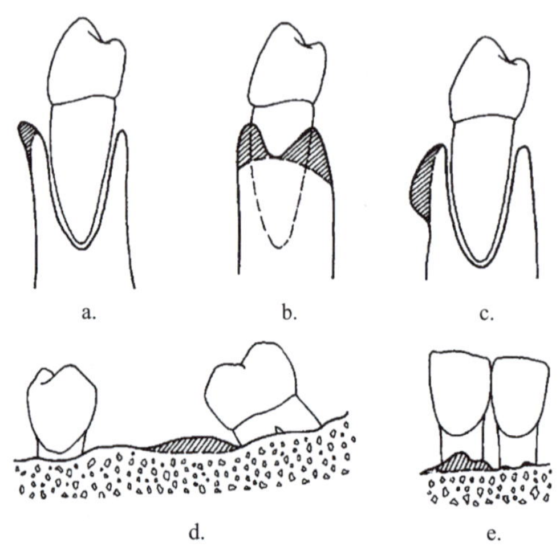

骨成形术和骨切除术

a. 浅的一壁骨袋或宽而浅的二壁骨袋，通过手术消除骨袋；
b. 邻面凹状骨缺损的修整；
c. 骨嵴顶肥厚呈壁架状，需修整；
d. 倾斜牙的深骨下袋的修整；
e. 高低不平的骨缘，需作骨切除术

五、再生性手术

（一）引导性组织再生术

引导性组织再生术（GTR）	GTR 是在牙周手术中利用膜性材料作为屏障，阻挡牙龈上皮在愈合过程中沿根面生长，阻挡牙龈结缔组织与根面的接触，并提供一定的空间，引导具有形成新附着能力的牙周膜细胞优先占领根面，从而在原已暴露于牙周袋内的根面上形成新的牙骨质，并有牙周膜纤维埋入，形成牙周组织的再生
	用于 GTR 的膜性材料分为两类：不可吸收性膜和可吸收性膜
	不可吸收性膜：在人体内不能降解吸收，需要手术后 6 ～ 8 周时第二次手术将膜取出
	可吸收性膜：可在 6 ～ 12 周被逐渐降解吸收，无须二次手术取出

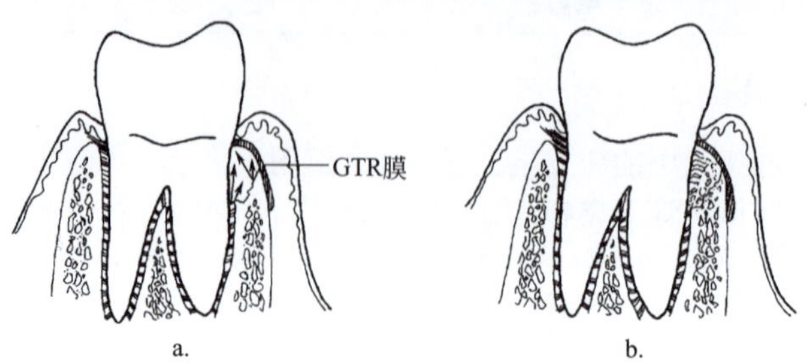

引导性组织再生术

a. 在术区放置屏障膜，引导具有形成新附着能力的牙周膜细胞优先占邻根面；
b. 愈合后形成牙周组织的再生

1. 适应证

骨内袋	窄而深的骨内袋
	三壁骨袋和窄而深的二壁骨袋。三壁骨袋因牙周膜细胞来源丰富且易于提供牙周膜细胞生长的空间，效果最好，是比较好的适应证
根分叉病变	Ⅱ度根分叉病变，牙龈能够完全覆盖术区
局限性牙龈退缩	仅涉及唇面的牙龈退缩，邻面无牙槽骨吸收且龈乳头完好者

2. 手术方法

麻醉、消毒：术前患者用 0.12% 氯己定含漱 1min
切口
翻瓣：翻起全厚瓣，充分暴露骨缺损及邻近骨质 3 ～ 4mm 为度
清创及根面平整
膜的选择和放置{不可吸收性膜：聚四氟乙烯膜（PTFE），6 ～ 8 周后取出；可吸收膜：胶原膜、聚乳酸膜，6 ～ 12 周逐渐降解} 将骨缺损全部覆盖，并超过骨缺损边缘至少 2 ～ 3mm
瓣的复位和缝合
牙周塞治剂的使用：可使用牙周塞治剂，也可不使用，术后 10 ～ 14 天拆线
取屏障膜手术

（二）牙周植骨术或骨替代品的植入术

牙周植骨术或骨替代品的植入术是采用骨或骨的替代品等移植材料来修复因牙周炎造成的牙槽骨缺损的方法。

1. 骨或骨替代品植入用材料

自体骨	植骨材料取自患者本身
异体骨	来自同一物种的不同个体
异种骨	来自不同的物种
非骨移植材料	作为骨替代品。如：羟基磷灰石

2. 手术方法

消毒与麻醉
切口：为保留邻面牙龈组织，可考虑采用保留龈乳头切口
翻瓣
清创及根面平整
骨或骨替代品的植入
软组织瓣复位、缝合
牙周塞治
术后护理：术后可给予抗生素口服一周，并用 0.12% 氯己定含漱，至少 4 周。术后 10 ～ 14 天拆线，每 1 ～ 2 周复查

第五节　牙周病的疗效维持

牙周治疗效果的取得，是医师和患者共同合作的结果，一般在治疗效果已达到目的之后，有些患者自身护理的概念开始淡薄，菌斑控制工作也放松了，从而大大增加了疾病复发的机会。

如果医师和患者能继续保持联系，共同维护牙周组织的健康，就能获得长久的疗效。

牙周维护治疗的主要内容包括以下方面：

（1）定期复查　根据患者剩余牙的病情以及菌斑控制的好坏，确定复查的间隔期。一般每 3 ～ 6 个月复查一次，约 1 年拍 X 线片，监测和比较牙槽骨的变化。

（2）复查内容　检查患者菌斑控制情况及软垢、牙石量，牙龈炎症（探诊后有无出血）及牙周袋深度、附着水平，牙槽骨高度、密度及形态，咬合情况及功能、牙松动度，危险因素（如吸烟、全身疾病）的控制情况等。

（3）复治　根据复查发现的问题制订治疗计划并进行治疗，针对患者在执行口腔卫生措施中存在的问题给予指导。

第七单元　种植体周围组织疾病

考试分值

专业	2019 年	2020 年	2021 年	2022 年	2023 年
执业	1	1	1	0	2

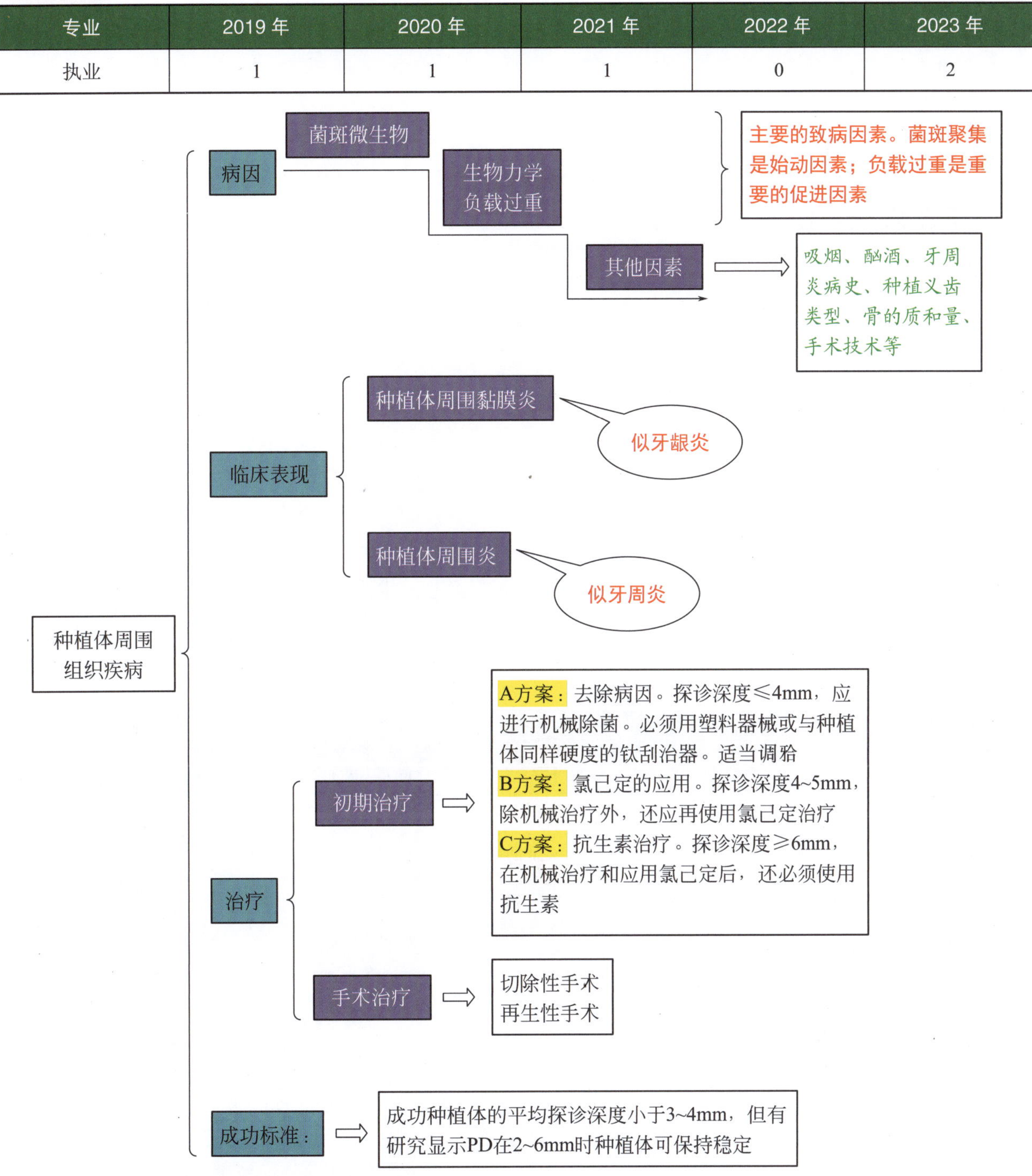

根据 X 线片显示的骨组织破坏的严重程度，将骨吸收分为以下四期：

Ⅰ期：骨中度水平吸收伴轻度垂直吸收。

Ⅱ期：中到重度水平吸收伴轻度垂直吸收。

Ⅲ期：轻到中度水平吸收并有重度环状骨袋病损。

Ⅳ期：中到重度水平吸收伴重度环状骨袋病损，且种植体的颊侧和（或）舌侧骨壁完全丧失。

种植体周大量溢脓，探诊出血，牙周袋达 10mm 以上，种植体松动，X 线显示骨吸收已达整个种植体长度。

第八单元　牙周医学（助理不考）

考试分值

专业	2019 年	2020 年	2021 年	2022 年	2023 年
执业	2	1	0	0	1

一、基本概念

牙周医学是一个新术语，意旨牙周病与全身健康或疾病的双向关系，是牙周病学近年正在发展的一个新分支。

二、牙周疾病与全身疾病和健康的关系

心脑血管疾病	口腔感染引起急性或亚急性感染性心内膜炎，是牙周病与全身健康有关的最明显和肯定的例子
	牙周炎与急性心肌梗死和慢性冠心病的关系近年来也得到证实
糖尿病（双向相关性）	牙周治疗反应欠佳的患者，应考虑其是否有合并糖尿病的可能性
	血糖控制后，牙周炎的情况会有所好转
	彻底有效的牙周治疗也可使糖尿病患者胰岛素的用量减少
早产和低出生体重儿（怀孕期少于 37 周和新生儿体重小于 2500g）	证据表明，早产和低体重儿的出生与产妇患重症牙周炎有密切关系
口腔幽门螺杆菌和胃幽门螺杆菌	牙龈出血部位幽门螺杆菌检出率高于不出血处
类风湿关节炎	有许多证据表明，牙周疾病的范围和严重程度与类风湿关节炎密切相关

三、伴全身疾病患者的牙周治疗

疾病	情况	处置
糖尿病	糖代谢控制不佳或有严重并发症的患者	只进行应急的牙周治疗
	经过积极治疗已控制血糖的患者	可按常规施以牙周治疗
心血管疾病	曾在过去 6 个月内发生心肌梗死、脑血管意外或处于不稳定型心绞痛状态的患者	只做应急处理
	高血压、冠心病患者，经过服药和病情比较稳定的情况下	一些复杂的治疗以安排在下午为宜
	风湿性心脏病、先天性心脏病和有人工心脏瓣膜者	应预防性使用抗生素防感染，在接受牙周检查或治疗的当天应服药
心血管疾病	安装心脏起搏器的患者	不得使用超声洁牙机
凝血机制异常者	长期服用抗凝剂者，常有出血倾向	创伤性治疗前先检查出、凝血时间和凝血酶原时间，动作应轻柔
传染性疾病	活动性传染病	不做常规牙周治疗，只在严格防交叉感染的条件下，做应急处理
	患者不知道或不说自己患有传染性疾病	临床按“一致对待”的原则处理每位患者，防感染

第九单元　牙周健康与修复治疗的关系（助理不考）

考试分值

专业	2019 年	2020 年	2021 年	2022 年	2023 年
执业	1	1	1	1	1

牙周病发展到晚期时，会有病理性牙移位或松动，甚至拔牙，以致影响咀嚼功能、语言功能和美观。牙周健康与修复治疗的关系：一方面在修复的过程中要考虑牙周维护期的牙周监测；另一方面成功的牙周治疗是良好修复的基础。

一、修复学治疗的时机及前提

修复治疗一般在牙周治疗后的 4 ～ 6 周进行，在牙周手术治疗后 2 ～ 3 个月后进行。

二、与牙周健康有关的修复体设计要求

修复体边缘的位置	尽量放在龈上（龈上肩台）。必须将冠缘放在龈下时，冠缘距龈沟底至少 1mm	
	勿侵犯生物学宽度	
冠部的外形应有利于清除菌斑	颊、舌面应较平缓，避免过突	在牙颈部的突起应比釉质牙骨质界突出 0.5mm，烤瓷全冠牙体预备在釉质牙骨质界处应给冠留出 1.5mm 的厚度，以免造成过度的修复体外形
	接触区的位置和形状	后牙邻面的接触区位于中央沟的颊侧，腭侧还要加大外展隙，防止嵌塞
根分叉区	有利于根分叉处和邻面的菌斑控制	外形要与牙体一致
冠缘的密合	冠缘不密合超过 0.2mm 者局部均发生牙槽骨吸收	
修复体材料及表面光洁度	修复材料金、烤瓷、热固化树脂一般对牙周无刺激，但要求表面充分光洁，不至于菌斑聚集	

三、牙冠延长术的适应证和方法

适应证（牙根有一定的长度）	牙折裂到达龈下，影响牙体预备、取印模及修复
	龋坏到龈下；根管侧穿或牙根外吸收在颈 1/3 处，该牙尚有保留价值
	修复体破坏了生物学宽度，需重新修复者
	露龈笑，需改善美观者
禁忌证	牙根过短，冠根比失调者
	牙根折断达龈下过多，剩余的牙槽骨高度不足以支持牙齿行使功能
	切除牙槽骨过多会导致与邻牙的不协调或损伤邻牙
	全身情况差
手术原理	手术过程中保持生物学宽度 2mm，基本原理是翻瓣术和骨切除术
术后修复时机	术后 1 ～ 2 周时先戴临时冠，永久性修复在术后 6 周，美容修复要 2 个月后开始

手术方法
- 控制菌斑
- 检查设定手术计划
- 根据术后的龈缘位置，确定切口，如附着龈宽度不够，则采用根向复位瓣术
- 翻瓣去骨
- 进行骨修整
- 根面平整，防止术后形成再附着
- 缝合
- 冲洗、压迫、止血，放置牙周塞治剂
- 术后护理

上前牙龈缘位置关系（中切牙与尖牙的牙龈缘位置相同，而侧切牙的龈缘位置偏向冠方 1mm）。

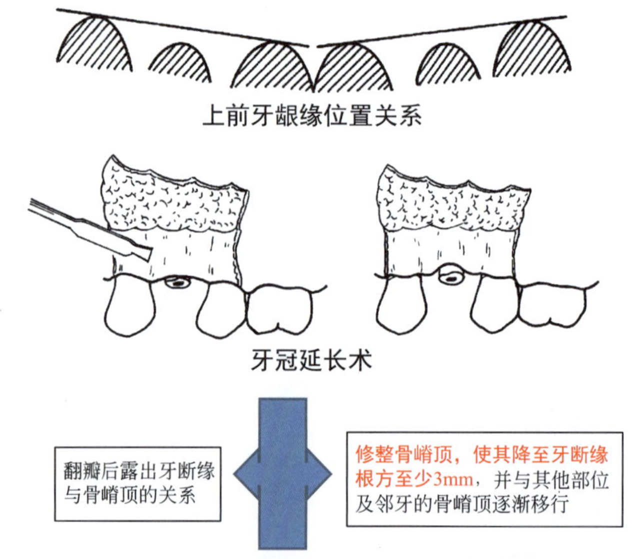

上前牙龈缘位置关系

牙冠延长术

儿童口腔医学

第一单元　龋病

考试分值

专业	2019 年	2020 年	2021 年	2022 年	2023 年
执业	3	5	4	5	6
助理	2	5	2	3	3

第一节　乳牙龋

一、乳牙容易患龋的因素（理解）

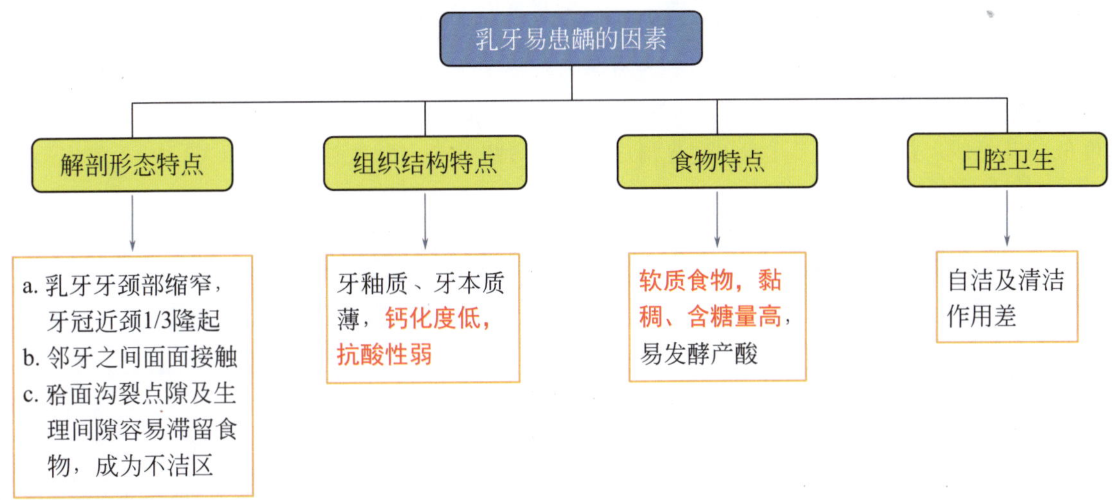

命题趋势 乳牙易患龋原因考点多以 A1 型题方式考查，要求考生对原因理解记忆。

金题直击

乳牙容易发龋的因素是

A. 乳牙解剖形态　　B. 乳牙钙化度低、抗酸力弱

C. 食用软质、黏稠、含糖量高的食物　　D. 口腔自洁和清洁作用差

E. 以上都是

【答案】E

【解析】乳牙容易患继发龋的原因包括：解剖形态特点、组织结构特点（牙釉质、牙本质薄，钙化度低，抗酸性弱）、食物特点（软质食物，黏稠、含糖量高，易发酵产酸）、自洁及清洁作用差。

二、临床表现特点和常用分类

（一）临床表现特点

（1）乳牙龋病好发牙位（乳牙患龋呈对称性，左右同名牙可同时患龋）：

- 上颌乳切牙、下颌乳磨牙最多
- 下颌乳前牙最少

（2）乳牙龋病好发牙面：

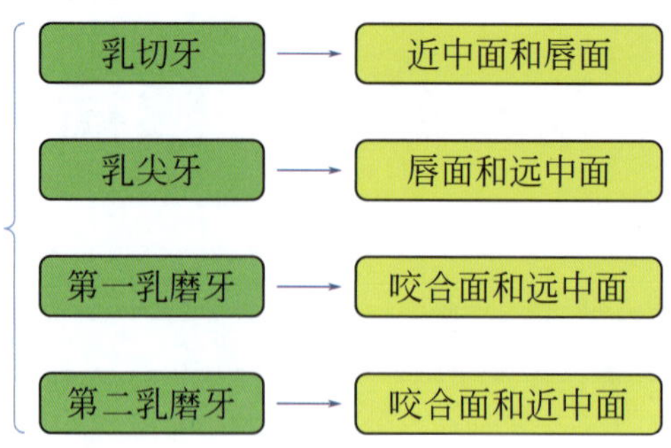

（3）各个年龄段的乳牙龋病的发生部位有明显特点：

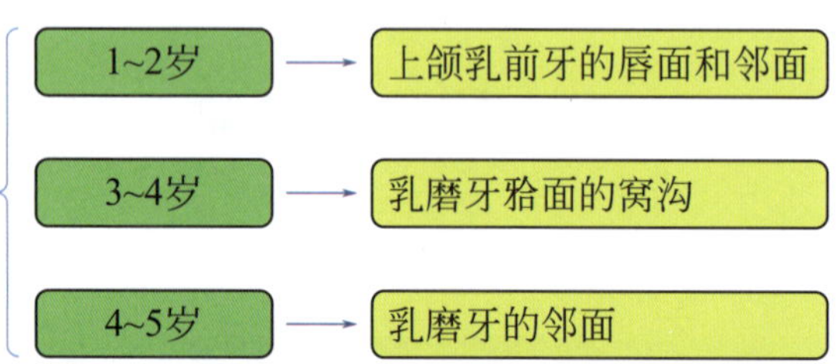

（二）乳牙龋病常用分类（乳牙以急性龋和湿性龋多见）

低龄儿童龋：小于6岁的儿童任何一颗乳牙出现龋齿（无论是否成洞），或因龋齿丧失，或充填。

重度低龄儿童龋：指3岁以下儿童出现光滑面龋；或者患儿口内龋失补牙面≥4（3岁）；龋失补牙面≥5（4岁）；龋失补牙面≥6（5岁）。

分类	病因	临床表现
静止性龋	龋病环境发生变化	表面硬化、光洁，呈暗褐色
奶瓶龋（喂养龋）	长期使用奶瓶	上颌乳切牙的唇面常见，下颌乳切牙一般无龋齿
猛性龋	口腔卫生差	多数牙，甚至侵及不易患龋的下颌乳前牙
环状龋	局部食物容易滞留及自洁作用较差	乳前牙唇面、邻面龋迅速发展形成围绕牙颈部，环绕牙冠中部1/3至颈1/3处的广泛性龋齿

命题趋势 该考点多以A1题形式考查定义，要求考生理解记忆知识点。

金题直击

奶瓶龋最常见于

A. 上颌乳切牙　　B. 下颌乳切牙

C. 上颌乳磨牙　　D. 下颌乳磨牙

E. 全部乳牙

【答案】A

【解析】奶瓶龋又称喂养龋，为长期使用奶瓶所致，好发于上颌乳切牙的唇面，而在下颌乳切牙却无龋齿。

三、龋病的患病情况及危害性（理解）

（一）乳牙龋齿的特点

（1）发病早，患龋率高，龋蚀进展快，龋齿多发，范围广泛。自觉症状不明显，修复性牙本质形成活跃。

（2）与恒牙相比乳牙龋病发生早。乳牙在萌出后不久即可患龋，1岁左右直线上升，5～8岁时达到高峰。

（二）龋病危害

1. 局部影响

① 影响咀嚼功能。

② 对恒牙及恒牙列的影响。影响新萌出的恒牙使其容易发生龋坏；发展为根尖周炎后，恒牙形成特纳牙；

破坏骨质后影响恒牙正常萌出；乳牙早失，造成继承恒牙间隙缩小，造成错位萌出。

③ 损伤口腔黏膜软组织。

2. 全身影响

① 乳牙龋齿严重时可造成咀嚼功能降低，影响儿童营养摄入。

② 对颌面部和全身的生长发育造成影响。

③ 龋病转成的慢性根尖周炎可以作为病灶牙。

④ 乳前牙的龋齿不仅影响美观，还会给儿童心理造成一定影响。

⑤ 乳前牙早失还会影响儿童的正确发音。

四、治疗及治疗中应注意的问题

（一）治疗原则

① 早发现早治疗。

② 先治乳磨牙，再治乳前牙。

③ 近髓深龋不必过于考虑活髓。

（二）治疗方法

治疗方法		适应证
药物治疗		龋损面广泛，不易制备洞形的浅龋或环状龋
充填治疗	玻璃离子水门汀充填	乳前牙Ⅰ类、Ⅲ类和Ⅴ类洞形，乳磨牙颊、舌面Ⅰ类和Ⅴ类洞（不承担咬合力的地方）
	复合树脂充填	各类洞形均可
	银汞合金充填	不用于前牙，应用越来越少
嵌体修复		乳磨牙Ⅰ类、Ⅱ类复合洞
金属预成冠修复		1. 牙体缺损广泛，难以获得抗力形和固位形者 2. 牙颈部龋蚀致窝洞无法制备龈壁者 3. 一个牙同时多个牙面龋坏 4. 牙髓治疗后有冠折危险的乳牙和年轻恒牙修复 5. 釉质发育不全或冠折牙 6. 龋病活跃性强，易发生继发龋者 7. 间隙保持器中做固位体等

1. 药物治疗常用药物　2% 氟化钠，8% 氟化亚锡，1.23% 酸性氟磷酸钠溶液，10% 氨硝酸银，38% 氟化氨银，氟保护漆，75% 氟化钠甘油糊剂等。氨硝酸银、氟化氨银有腐蚀性，不用于不合作的患儿。

2. 金属预成冠修复缺点

① 需要操作者用冠钳处理使牙颈部密合，易受人为因素的影响。

② 成品冠薄容易磨损；乳牙牙冠高度不足，外形花蕾状时预成冠容易脱落。

（三）治疗中及治疗后应注意的问题

① 取得家长的认同和患儿的配合。

② 避免药物的腐蚀与刺激。

③ 避免意外露髓。

④ 乳牙充填后易发生继生龋，继发龋原因：

a. 乳牙的钙化程度较低。

b. 制备洞形时儿童不合作。

c. 过早咀嚼。

d. 备洞形时不易达到预防性扩展、抗力形和固位形应有的要求。

e. 颈部明显缩窄，成形片和木楔难以达到理想的要求。

f. 牙龈乳头位置较高，操作时局部易因唾液、出血而污染。

g. 乳牙充填后易发生继发龋。

命题趋势 乳牙龋病的治疗出题方式多样，可 A1 型题考查细节，亦可 A2 或 A3 型题考查临床应用，要求考生对知识点理解记忆。

金题直击

1. 对于特别不配合的儿童，乳牙龋坏治疗可酌情采用的药物治疗，不包括下面哪一项

A. 2% 氟化钠
B. 8% 氟化亚锡
C. 氟化氨银
D. 酸性氟磷酸盐
E. 10% 氟化钼酸铵

【答案】C

【解析】氟化氨银、氨硝酸银具有腐蚀性，不用于不配合的儿童。

2. 嵌体修复乳牙窝洞的缺点是

A. 牙体制备时去除牙体组织多
B. 牙间接触点恢复差
C. 易形成修复体继发龋
D. 患牙解剖形态不易恢复
E. 修复体硬度低

【答案】A

【解析】乳牙嵌体修复可以很好地恢复牙齿外形，恢复邻面接触。缺点为：去除牙体组织较多。

第二节 年轻恒牙龋

一、年轻恒牙

① 年轻恒牙。指虽然已经萌出但是在形态和结构上尚未完全形成和成熟的恒牙。

② 特征。髓腔大，髓角高，根管壁薄，根尖孔尚未发育完全，有发育和萌出潜力。

③ 年轻恒牙牙根发育完成在萌出后 3 ～ 5 年。

二、年轻恒牙龋病特点

① 第一恒磨牙萌出最早，龋齿发生早，患龋率最高。

② 耐酸性差，易患龋。

③ 龋坏进展速度快。

④ 受第二乳磨牙龋坏影响，第一恒磨牙近中容易形成龋坏。

⑤ 第一恒磨牙常出现潜行性龋。

三、修复治疗特点

① 牙体硬组织硬度比成熟恒牙差，减速切削可减少釉质裂纹的产生。

② 备洞去腐用慢速球钻或挖器避免意外穿髓。

③ 注意保护牙髓，注意无痛性操作。

④ 年轻恒牙萌出不全时：

a. 龋洞位于龈瓣下，推开或切除龈瓣，去腐备洞。

b. 龋洞与龈瓣边缘平齐，去腐备洞后玻璃离子充填。

⑤ 年轻恒牙深龋治疗时可考虑二次去腐法修复，接近露髓的龋齿，首次去除腐质，有意保留部分软化牙本质，覆盖氢氧化钙 10 ～ 12 周，洞底脱矿牙本质再矿化。10 ～ 12 周后再次去除残留软化牙本质，间接盖髓、垫底及永久充填。

⑥ 修复时以恢复牙冠的解剖外形为目的，不强调恢复牙齿间的接触点。

四、修复方法

银汞合金充填法适用于后牙Ⅰ类和Ⅱ类复合洞。

复合树脂适用于所有类型。

嵌体临床应用较少，可用于Ⅰ类洞或Ⅱ类复合洞。

冠修复选用不锈钢预成冠，缺损大。

第二单元　牙髓病与根尖周病

考试分值

专业	2019 年	2020 年	2021 年	2022 年	2023 年
执业	5	5	5	4	4
助理	4	5	4	5	4

第一节　乳牙牙髓病与根尖周病

一、乳牙牙髓状态判断的方法

1. **疼痛史**　乳牙的牙髓感染早期症状不明显，这是由于乳牙牙髓的神经系统结构不完善，对各种感觉反应不敏感，加上儿童自知能力较差，故有无疼痛史不能作为诊断乳牙牙髓感染的绝对标准。一旦出现自发痛，说明牙髓有广泛的炎症，甚至牙髓坏死。无自发痛不能肯定牙髓无感染，医师需结合其他临床检查结果进行综合分析。

2. **露髓和出血**　一般露髓处出血的量和颜色，对判断牙髓的感染程度有参考价值。如露髓处有较多暗红色出血，且不易止血时，常说明牙髓感染较重；反之，牙髓感染较轻且局限。此方法在牙髓切断术中判断牙髓状态时，很有参考价值。

3. **乳牙牙髓活力测验**　因为乳牙的根尖孔较大，又常因为生理性吸收而呈开放状态，不能形成根尖的高电阻回路，牙髓电测量仪不适用乳牙。

4. **叩痛和牙齿松动**　牙齿有叩痛和异常动度，常说明牙根周围组织处于充血、炎症状态，在没有其他非龋因素存在时，说明牙髓存在感染，且牙髓感染已通过根分歧或根尖孔扩散到牙根周围组织，故叩诊和牙齿动度检查对牙髓状态的判断是很有意义的。

5. **牙龈肿胀和瘘管**　牙龈出现肿胀和瘘管是诊断牙根周围组织存在炎症的可靠指标。由于乳牙牙槽骨疏松，血运丰富，骨皮质薄，牙根周围组织感染可迅速扩展达骨膜下，感染在骨膜下持续时间较长，不易局限化，处理不及时可导致间隙感染。

6. **X 线检查**　X 线检查是一项很重要的检查方法，对牙髓病和根尖周病的诊断和疗效的判断有重要意义。乳牙根尖片可检查根分歧和根周围组织中有无病变及与其下方恒牙胚的关系，有无牙根吸收及程度。

二、乳牙牙髓病和根尖周病的特点

乳牙牙髓病的特点	① 乳牙硬组织薄、牙本质小管粗大，渗透性强，龋损中的细菌及其毒素易侵犯牙髓，临床上慢性闭锁性牙髓炎多见 ② 乳牙牙髓炎多为慢性过程，出现急性症状时，常为慢性炎症急性发作 ③ 乳牙牙髓炎早期症状多不明显。临床上无自发痛史不能说明牙髓没有炎症；出现自发痛，说明牙髓有广泛炎症，甚至牙髓坏死 ④ 乳牙牙髓炎时 X 线片上应无异常
乳牙根尖周病的特点	① 乳牙牙髓感染扩散到根周围组织时，首先侵犯的部位常在根分歧部，其次是根尖周组织 ② 乳牙根尖周炎易导致根吸收。当牙根处在根不稳定期，生理性吸收与炎症引起的病理性吸收叠加，根吸收速度快，根吸收程度重，治疗困难。同样，由于乳牙自身特点，再生能力强，如果及时治疗，治疗效果好 ③ 乳牙根尖周组织的炎症易从牙周膜扩散，经龈沟袋排脓引流 ④ 乳牙根的下方是继承恒牙胚，乳牙根尖周病变可侵犯恒牙胚周围的骨板，甚至影响恒牙胚发育。一般来说乳牙根尖周病变侵犯恒牙胚是拔除该乳牙的指征，之后做间隙保持器

三、乳牙牙髓病的治疗

1. **间接牙髓治疗**　深龋治疗时为避免露髓，保留洞底近髓部分龋坏牙本质，应用氢氧化钙制剂间接盖髓，抑制龋齿进展，促进修复性牙本质形成，保存牙髓活力。

适应证：深龋近髓患牙。

2. 直接盖髓术

适应证	外伤露髓和临床治疗中的意外穿髓，且露髓孔直径小于 1mm 的患牙 常用的盖髓剂为氢氧化钙
治疗步骤	隔湿；消毒；盖髓；充填：可在盖髓后，充填
术后观察	定期复查，一般每 3 ～ 6 个月进行一次临床 X 线检查，术后 1 ～ 3 个月可在盖髓处观察到牙本质桥的出现

3. 乳牙牙髓切断术　乳牙牙髓切断术是在局麻下去除冠部牙髓组织，保存根部健康牙髓组织的治疗方法。常用药物如甲醛甲酚（FC）、硫酸铁、氢氧化钙、MTA 等。

乳牙牙髓切断术	氢氧化钙牙髓切断术	FC（戊二醛）牙髓切断术	MTA
适应证	1. 乳牙深龋露髓或外伤露髓，不能进行直接盖髓者 2. 部分冠髓牙髓炎		
盖髓的区别	厚度约 1mm 氢氧化钙糊剂盖于断面	将蘸有 1∶5FC 的棉球或 2% 戊二醛置于牙髓断面，使之与牙髓组织接触 1min，断面覆以厚度 1mm 氧化锌丁香油水门汀	MTA 盖于牙髓断面厚度约 2mm
步骤	①局麻；②制备洞形；③切除冠髓；④止血；⑤盖髓（不加压）；⑥严密垫底、充填		
注意事项	① 牙根吸收 1/2 时不宜做牙髓切断术 ② 断髓后出血暗红，不易止血或髓室内有坏死、化脓现象时，术后观察如有炎症反应或叩痛，应改做根管治疗		

四、乳牙根尖周炎的治疗

1. 乳牙急性根尖周炎的应急处理

① 建立髓腔引流：开髓，清除髓室和根管内感染坏死组织。

② 切开排脓：形成黏膜下脓肿者进行局部切开排脓。

③ 给予抗菌药物的全身治疗：可采用口腔或注射途径给予抗菌药，加速炎症消退。

2. 乳牙根管治疗术（乳牙牙髓摘除术）　是乳牙牙髓治疗的重要方法，通常也是保留牙齿的最后治疗手段。

适应证	① 牙髓炎症涉及根髓，不宜行牙髓切断术的患牙 ② 牙髓坏死而应保留的乳牙 ③ 根尖周炎症而具有保留价值的乳牙
禁忌证	① 根吸收 1/3 以上，接近替换的牙齿 ② 根尖周广泛病变，病变波及恒牙胚 ③ 髓室底较大穿孔 ④ 牙源性囊肿和滤泡囊肿 ⑤ 根管弯曲、不通或无法修复的牙齿
步骤	① 术前 X 线片 ② 牙髓失活和摘除 ③ 制备洞形，根管预备 ④ 根管冲洗和根管消毒 ⑤ 根管充填（乳牙根管充填药物） ⑥ 牙体修复
术后复查	术后需定期复查，间隔期一般为 3 ～ 6 个月 X 线片上如原有根尖周组织病变扩大，恒牙胚周围的骨硬板不完整，则提示需拔除病灶牙，以免影响恒牙胚的发育。乳磨牙拔除后，应根据齿龄发育阶段和咬合情况，决定是否需做间隙保持器来保持牙弓长度

第二节　年轻恒牙的牙髓病和根尖周病

一、年轻恒牙牙髓病和根尖周病的临床特点

① 年轻恒牙牙髓炎多由龋病引起。

② 龋病引起的牙髓炎症以慢性炎症为主，急性牙髓炎往往是慢性牙髓炎急性发作。

③ 年轻恒牙的根尖周病多是牙髓炎症或牙髓坏死的继发病。

④ 年轻恒牙牙髓组织和根尖周组织疏松，血运丰富。一方面炎症感染易于扩散，一方面如治疗及时，炎症也易控制和恢复。

年轻恒牙在萌出后3～5年牙根才能发育完成，在此之前，保存活髓，尤其是活的牙乳头是使牙根继续发育的关键。

命题趋势 以A1型题为主，主要考查牙齿萌出后牙根发育完成的时间。

金题直击

恒牙根尖发育完成的时间是

A. 萌出时　　B. 萌出后半年

C. 萌出后1～2年　　D. 萌出后3～5年

E. 萌出后6～8个月

【答案】D

【解析】年轻恒牙在萌出后3～5年牙根才能发育完成。

二、年轻恒牙的牙髓状态判断

1. 疼痛史　当患牙出现激惹性疼痛时，常说明牙髓处于充血状态；一旦出现自发痛，说明牙髓有广泛的炎症，甚至牙髓坏死。

2. 叩痛和牙齿动度　牙齿的叩痛和过大动度常说明牙根周围组织处于充血、炎症状态。年轻恒牙的生理动度比成熟恒牙大，且每个牙萌出时间不同，生理动度可能存在差异。

3. 露髓和出血。

4. 牙髓活力测验。

5. 牙龈肿胀和瘘管。

6. X线片检查。

三、年轻恒牙的牙髓病和根尖周病的治疗

（一）治疗原则

治疗原则是尽量多地保存活髓，尤其是保存活的根尖牙乳头使牙根继续发育完成。

年轻恒牙活髓保存成功的因素是诊断明确；治疗中无菌操作，尽量减少创伤；严密充填窝洞，预防微渗漏的发生；定期复查。

（二）治疗方法

1. 年轻恒牙活髓保存治疗

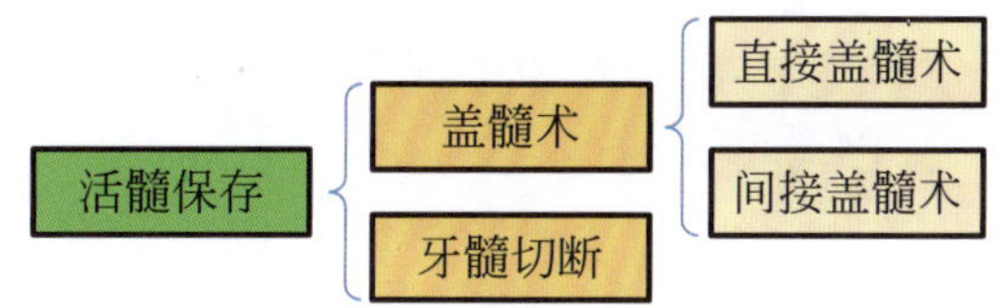

2. 年轻恒牙牙髓感染的治疗　根尖诱导成形术：年轻恒牙发生牙髓严重感染、坏死或根尖周炎症时，在控制感染的基础上，用药物及手术方法保存根尖部的牙髓或使根尖周硬组织沉积，促使牙根继续发育和根尖形成的治疗方法。

（1）适应证　牙髓炎症已波及根髓，而不能保留或不能全部保留根髓的年轻恒牙。牙髓坏死或并发根尖周

炎症的年轻恒牙。

（2）操作步骤　常规根尖诱导成形术包括两个阶段。

第一阶段：消除感染和根尖周病变，诱导牙根继续发育或诱导根尖钙化屏障形成。第二阶段：永久性根管充填和患牙修复。两个阶段之间的间隔时间或牙根继续发育所需时间不等，为 6 个月至 2 年。

（3）治疗步骤

① 术前 X 线片、常规麻醉、备洞开髓、拔髓，应避免损伤牙乳头。如为活髓可在局麻下进行。

② 根管预备。局麻下摘除牙髓，3% 过氧化氢溶液或 2% ～ 5.25% 次氯酸钠溶液冲洗根管。

③ 根管消毒。干燥根管，根管内暂封氢氧化钙糊剂。

④ 药物诱导。临床无症状，根管内无渗出后，根管内导入氢氧化钙制剂。

⑤ 暂时充填窝洞，随访观察。首次复查在第一次封入氢氧化钙制剂后 1 ～ 3 个月，以后每 3 ～ 6 个月拍摄 X 线片复查一次。定期换药，直至根尖形成或根端闭合。

⑥ 常规根管充填。根尖周病变愈合，根尖孔形成或根尖有硬组织屏障形成后取出氢氧化钙制剂。

（4）根尖诱导成形术标准　根尖周病变消失，牙根延长，根尖形成或根端闭合。

根尖诱导成形术牙根发育类型分为 4 类。

a. 根尖继续发育，管腔缩窄，根尖封闭。

b. 根管腔无变化，根尖封闭。

c. 未见发育，根管内探测有硬组织屏障形成。

d. 根端 1/3 处形成钙化屏障。

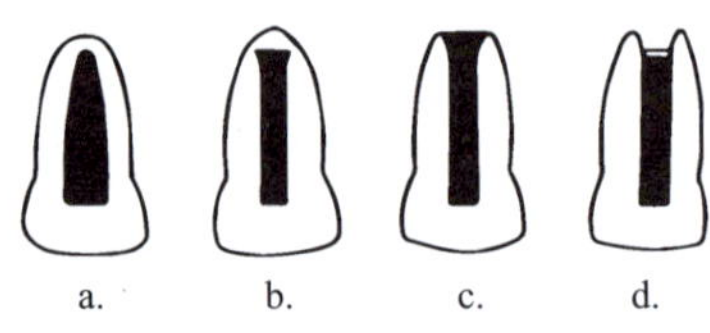

根尖诱导成形术牙根发育类型

根尖诱导成形术复诊次数多，容易出现根折。有条件可以选择 MTA 根尖屏障术，或尝试牙髓血管再生术。

命题趋势 此类题常以病例题为多，考查治疗方法的选择。

金题直击

女孩，14 岁。偶然发现右下后牙颊侧牙龈有小脓包前来就诊。查：右下第二前磨牙畸形中央尖折断，Ⅰ度松动，颊侧牙龈有窦道口，X 线片见根长为 9mm，根尖呈燕尾状敞开，根尖周 X 线透射区 4 ～ 5mm，边界模糊不清，该主诉牙的治疗应选用

A. 拔除

B. 干髓治疗

C. 塑化治疗

D. 根管治疗

E. 根尖诱导形成术

【答案】E

【解析】年轻恒牙应保守治疗，保存活髓，尤其是活的牙乳头是使牙根继续发育的关键。根据此题病史诊断为年轻恒牙的慢性根尖周脓肿，治疗方法首选根尖诱导成形术。

第三单元　咬合发育问题

考试分值

专业	2019 年	2020 年	2021 年	2022 年	2023 年
执业	4	3	2	1	2
助理	3	2	2	1	2

儿童牙齿发育期间，许多因素可以影响咬合发育。乳牙早失会造成明显的间隙变化，而龋坏的影响则更为常见，间隙的变化常常在牙齿早失前就已发生。

一、乳牙早失的原因及间隙变化

乳恒牙的替换遵循一定的时间和规律。乳牙由于各种原因，未到正常替换时间而过早脱落称为乳牙早失。

乳牙早失的原因
- 严重龋病、牙髓病及根尖周病
- 恒牙异位萌出，造成乳牙根过早吸收脱落
- 乳牙外伤
- 先天性的牙齿缺失

乳牙早失后的间隙变化
- 缺牙间隙变小或消失
- 对殆牙会伸长

命题趋势 以 A1 型题为主，主要考查乳牙早失的原因。

金题直击

乳牙早失的原因是

A. 严重龋病、牙髓病及根尖周病　　B. 恒牙异位萌出，造成乳牙根过早吸收脱落

C. 乳牙外伤　　D. 先天性的牙齿缺失

E. 以上全是

【答案】E

【解析】乳牙早失的原因有很多，包括严重龋病、牙髓病及根尖周病；恒牙异位萌出，造成乳牙根过早吸收脱落；乳牙外伤；先天性的牙齿缺失。故此题选择 E。

二、乳牙早失的治疗

乳牙早失后，临床常采用制作间隙保持器的方法保持间隙。

（一）保持间隙应考虑的有关因素

1. 儿童的年龄和牙龄　乳牙早失后，牙齿间隙缩窄最快发生在拔牙后 6 个月内。

2. 恒牙胚发育情况　通过 X 线片了解继承恒牙胚有无缺失及发育情况。

3. 牙齿萌出的先后顺序（理解）。

丧失牙	未萌牙	已萌牙	间隙变化
第一乳磨牙（Ⅳ）	第一恒磨牙	—	受第一恒磨牙萌出时的近中压力而容易变小
第一乳磨牙（Ⅳ）	—	第一恒磨牙	受侧切牙的萌出压力而有所减小
第二乳磨牙（Ⅴ）	第二恒磨牙早于第二前磨牙萌出		推动第一恒磨牙近中移位占据第二前磨牙的位置

续表

丧失牙	未萌牙	已萌牙	间隙变化
第二乳磨牙（Ⅴ）	第一恒磨牙	—	第一恒磨牙萌出之前就近中移位
第二乳磨牙（Ⅴ）	—	第一恒磨牙	第一恒磨牙也会向近中移位

4. 乳牙早失的部位。

5. 牙量和骨量的关系 如果牙量明显大于骨量时，患儿有明显的牙列拥挤时，需认真评估是否保持或关闭间隙。如果骨量明显大于牙量时，牙列中有散在间隙，无拥挤，乳牙虽早失可不佩戴保持器。

6. 年轻恒牙早失的间隙处理 外伤等原因导致的恒前牙的早失，第一恒磨牙的早失应尽快采取措施。

第一恒磨牙是恒牙患龋率最高的牙齿，临床上因龋丧失的情况比较常见。从牙列的形成及功能等方面考虑，可选择拔除损坏严重的第一恒磨牙，让第二恒磨牙移位替代第一恒磨牙，但是适应证的掌握非常重要。患儿年龄宜在 8～9 岁，第二恒磨牙尚未萌出，牙冠虽已形成而牙根尚未形成，牙胚位于第一恒磨牙颈线以下。若第三恒磨牙先天缺失，则不宜采用此法。

命题趋势 以 A3 型题为主，主要考查对于儿童第一恒磨牙拔除的适应证。

金题直击

患儿，男性，8 岁，左下颌牙反复肿痛前来就诊。检查发现左下颌第一恒磨牙广泛龋坏、残冠，若选择拔除损坏严重的左下颌第一恒磨牙，让左下颌第二恒磨牙移位替代左下颌第一恒磨牙，需满足

A. 在左下颌，恒 7 尚未萌出，且有恒 8 牙胚

B. 在左下颌，恒 7 尚未萌出，牙冠已形成而牙根尚未形成，牙胚位于恒 6 牙颈线以下

C. 左下颌第二恒磨牙虽已萌出，但牙根尚未完全形成

D. 在左下颌，恒 7 虽已萌出，但牙根尚未完全形成，且有恒 8 牙胚

E. 在左下颌，恒 7 尚未萌出，牙冠已形成而牙根尚未形成，牙胚位于恒 6 牙颈线以下，且有恒 8 牙胚

【答案】E

早失牙	间隙变化
乳切牙	由于恒切牙的发育，间隙很少丧失
乳尖牙	受侧切牙萌出的压迫造成牙根吸收而早失，间隙极易变小甚至消失
第二乳磨牙	如果第一恒磨牙正在活动萌出时，磨牙间隙很容易缩小和消失

【解析】选择拔除损坏严重的左下颌第一恒磨牙，让左下颌第二恒磨牙移位替代左下颌第一恒磨牙，需满足：恒 7 尚未萌出，牙冠已形成而牙根尚未形成，牙胚位于恒 6 牙颈线以下，且有恒 8 牙胚，故此题选择 E。

（二）间隙保持器的设计

间隙保持器的设计应具备的条件：
- 保持缺牙间隙的近远中长度
- 不妨碍牙齿萌出及牙槽骨高度的增长
- 多数乳牙缺失时，能够恢复咀嚼功能
- 对牙体组织及口腔软组织无伤害
- 不影响颌骨及牙弓长度的增加

乳牙早失后，一般 2 周左右制作间隙保持器，保持器还要定期复查，及时更换。

命题趋势 以 A1 型题为主，主要考查制作间隙保持的时间。

金题直击

乳牙早失后，什么时间做间隙保持器

A. 1 周　　B. 2 周

C. 4 周　　D. 6 周

E. 3 个月

【答案】B

【解析】乳牙早失后，一般 2 周左右制作间隙保持器，保持器还要定期复查，及时更换。故此题选 B。

（三）间隙保持器的种类和适应证

1. 间隙保持器的种类

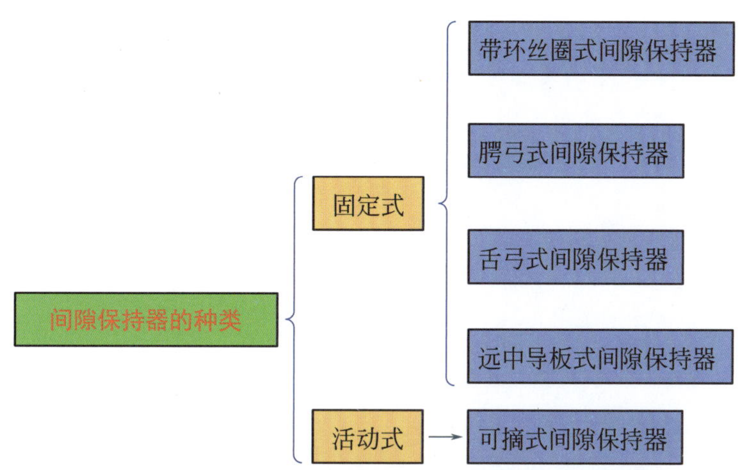

2. 间隙保持器适应证

种类	适应证
带环（全冠）丝圈式间隙保持器	单侧或双侧单个乳磨牙早失 第二乳磨牙早失，第一恒磨牙完全萌出
舌弓式间隙保持器（下颌） 腭弓式间隙保持器（上颌）	1. 同一牙弓两个象限都有牙齿缺失，双侧第二乳磨牙或第一恒磨牙存在，全口多个牙齿缺失 2. 近期内继承恒牙即将萌出 3. 不能配合佩戴活动保持器者
远中导板式间隙保持器	第二乳磨牙早失、第一恒磨牙尚未萌出或萌出不足
可摘式间隙保持器	多颗牙齿缺失，以及前牙缺失 单侧或双侧多颗乳磨牙缺失 乳前牙因龋或外伤缺失 恒前牙外伤或先天缺失

命题趋势 以 B 型题为主，主要考查保持器的适应证。

金题直击

（1～3 题共用选项）

A. 远中导板保持器　　B. 功能性活动保持器

C. 丝圈保持器　　D. 舌弓保持器

E. 间隙扩展装置

1. 乳磨牙缺失两个以上者，应选择

2. 第一乳磨牙早失，应选择

3. 第二乳磨牙早失，第一恒磨牙尚未萌出或萌出不足者，应选择

【答案】B、C、A

【解析】远中导板保持器适用于第二乳磨牙早失、第一恒磨牙尚未萌出或萌出不足。功能性活动保持器适用于缺牙多于两个乳磨牙，两侧缺失多于一个乳磨牙，或伴有前牙缺失。功能性活动保持器相当于局部义齿，它不仅保持缺牙的近远中长度，还能保持垂直高度和恢复咬合功能。丝圈式保持器适用于单侧或双侧单个乳磨牙早失，第二乳磨牙早失，第一恒磨牙完全萌出。舌弓式保持器适用于两侧都存在第二乳磨牙或第一恒磨牙，全口多个牙缺失。间隙扩展装置适用于缺牙间隙的近远中邻牙均向缺牙间隙移动的病例。

第四单元　牙发育异常

考试分值

专业	2019 年	2020 年	2021 年	2022 年	2023 年
执业	4	1	2	3	2
助理	2	1	2	2	2

第一节　乳牙滞留

定义	继承恒牙已经萌出，未能按时脱落的乳牙 恒牙先天缺失未萌出，保留在恒牙列中的乳牙
病因	继承恒牙萌出方向异常 先天缺失继承恒牙 继承恒牙萌出无力 遗传因素 全身因素：如佝偻病、侏儒症、外胚叶发育不良、颅骨锁骨发育不全
临床表现	常见下颌乳中切牙滞留，致使恒中切牙萌出于舌侧，呈现双排牙。第二乳磨牙滞留多因继承恒牙的先天缺失或埋伏阻生
治疗	先天缺失继承恒牙导致的滞留乳牙可不予处理 继承恒牙已经萌出，滞留的乳牙应该拔除

第二节　早萌

分型	早萌定义	临床表现	治疗
乳牙早萌	牙根发育不足根长 1/3 的牙齿且萌出的时间早于正常萌出的时间	诞生牙和新生牙多见于下颌乳中切牙。诞生牙多数是正常牙，少数是多生牙。早萌牙极度松动，摩擦系带，影响吸吮 诞生牙：是生下来就有 新生牙：指出生后 30 天内萌出的牙齿	极度松动：拔除 松动不严重，形成创伤性溃疡：改变喂养方式，溃疡处涂药
恒牙早萌		早萌牙多见于下颌前磨牙，即特纳牙。松动多伴有釉质发育不全	控制早萌牙周围的感染 局部涂氟和预防性树脂充填预防龋齿 功能性保持器或阻萌器防止对颌牙伸长

第三节　迟萌

分型	迟萌定义	病因	治疗
乳牙迟萌	1 周岁后仍未见乳牙萌出 3 周岁乳牙尚未全部萌齐	先天无牙畸形，全身因素如佝偻病、甲状腺功能低下、营养缺乏、良性脆骨症	拍 X 线片确定有无恒牙，对因治疗
恒牙迟萌	牙齿萌出时间滞后正常时间，最常见上颌中切牙萌出迟缓	1. 局部因素：局部牙龈角化增生、恒牙牙根弯曲、间隙缩窄 2. 全身因素：颅骨锁骨发育不全、先天性甲状腺分泌减少症	

第四节　多生牙

定义	多于正常牙类、牙数以外的额外牙
病因	1. 返祖现象 2. 牙源性上皮活性亢进，牙板过度增殖而发生的第三次牙蕾 3. 牙板断裂时，脱落的上皮细胞过度增殖 4. 恒牙胚分裂 5. 发育缺陷或遗传
临床表现	混合牙列＞恒牙列＞乳牙列 好发部位：上前牙区，两颗中切牙之间（称“正中牙”） 多生牙可以萌出于口腔内，也可以埋伏阻生，其形态变异较大
治疗	拍摄 X 线片确定多生牙的数目和位置 1. 已经萌出的额外牙应拔除 2. 未对恒牙产生影响且不产生病理变化的埋伏多生牙可不处理 3. 影响恒牙萌出的多生牙可以手术拔除

第五节　融合牙

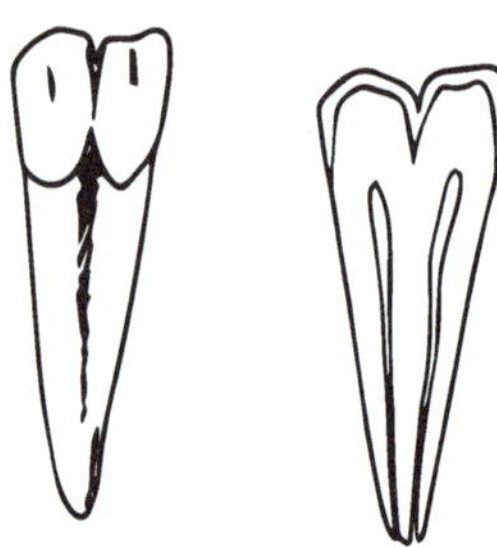

融合牙为两个牙的牙釉质或牙本质融合

定义	由两个正常牙胚借助于牙釉质或牙本质融合在一起而成的
病因	遗传倾向和机械压力两个因素
临床表现	乳牙列＞恒牙列 下颌乳中切牙和乳侧切牙，或乳侧切牙和乳尖牙融合最多见 乳牙融合常并发继承恒牙先天缺失现象 恒牙多见于多生牙和正常牙融合（容易龋病）
治疗	定期观察，对牙列无影响者，不做处理 融合线处进行窝沟封闭或预防性充填以预防龋齿

第六节　结合牙

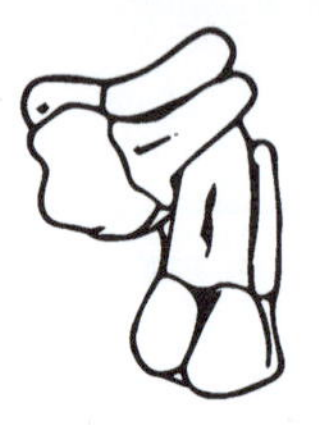

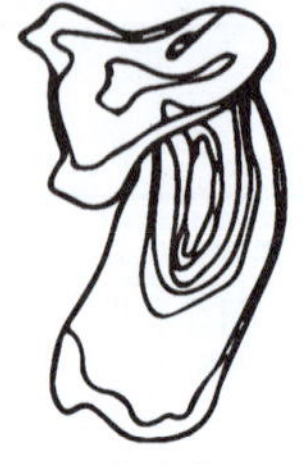

结合牙为两个牙的牙骨质结合

定义	2个或2个以上基本发育完成的牙齿，由于牙齿拥挤或创伤，使两个牙根靠拢，由增生的牙骨质将其结合在一起而成
病因	牙齿拥挤或创伤
临床表现	任何两个相邻的牙均可发生结合，通常为2个牙的结合，也有3个牙的结合。易导致菌斑滞留，引起龋病或牙周炎症
治疗	必要时进行切割分离、拔除非功能牙

第七节　双生牙

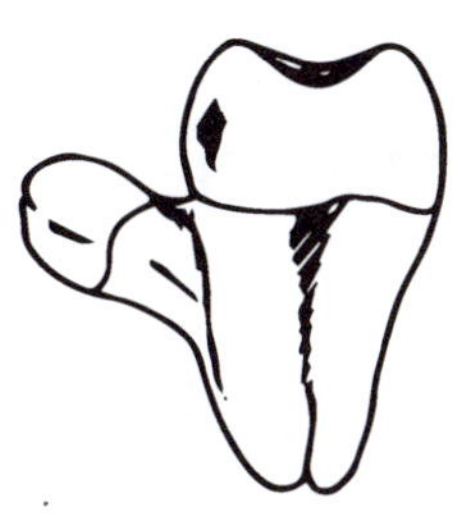
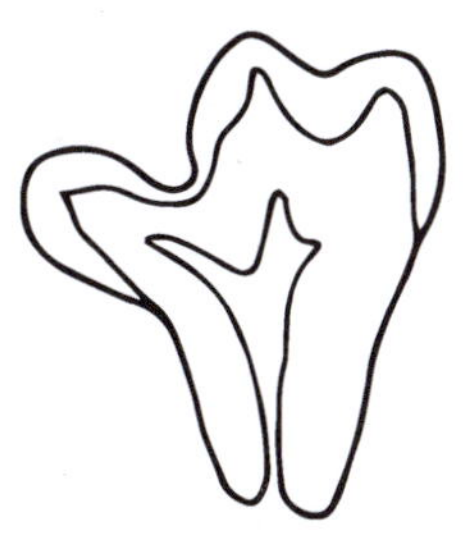

双生牙一个牙胚两个牙冠（一套根管系统）

定义	牙胚在发育期间，成釉器内陷将牙胚分开而形成的畸形牙，表现为牙冠的完全或不完全分开，但有一个共同牙根和根管（一个牙根，两个牙冠）
病因	牙胚发育期间成釉器内陷将牙胚分开
临床表现	乳牙列恒牙列均可发生，双生乳牙常伴有继承恒牙的先天缺失
治疗	引起功能障碍时可做根管治疗并调改外形

命题趋势 该考点多以A1型题形式考查，要求考生理解记忆。

金题直击

（1～3题共用选项）

A. 乳牙滞留　　B. 牙齿迟萌

C. 乳牙早萌　　D. 乳牙早失

E. 融合牙

1. 乳牙松动不脱落，继承恒牙从其舌侧萌出的现象是

2. 婴儿出生时口腔内有一颗小牙齿属于

3. 萌出间隙变小，邻牙缺隙处倾斜，恒牙不能正常萌出的原因是

【答案】 A、C、D

【解析】 乳牙松动不脱落，继承恒牙从其舌侧萌出为乳牙滞留；婴儿出生时口腔内有一颗小牙齿为诞生牙，属于乳牙早萌；类似的，婴儿出生30天内萌出的牙为新生牙，也属于乳牙早萌；萌出间隙变小，邻牙缺隙处倾斜，恒牙不能正常萌出的原因多为乳牙早失。

第五单元　牙外伤

考试分值

专业	2019 年	2020 年	2021 年	2022 年	2023 年
执业	2	2	2	3	1
助理	2	2	1	2	1

牙外伤是指牙齿受急剧创伤，特别是打击或撞击所引起的牙体硬组织、牙髓组织和牙周支持组织的损伤。

第一节　乳牙外伤

一、乳牙外伤的发病情况和危害

发病情况	多发于 1 ～ 2 岁儿童
	常见牙齿移位（约占 80%），主要表现为嵌入、脱出、唇舌向移位及不完全脱出等
主要危害	对继承恒牙胚的影响程度：乳牙挫入对儿童危害最大
	乳牙挫入和伴发的牙槽骨骨折，可直接损伤继承恒牙胚
	婴幼儿期严重牙齿脱出会使牙齿极度松动或全脱出，处理不当可能造成误吞或误吸
	牙体组织折断和牙周组织损伤可继发牙髓、牙周组织感染，可能危害恒牙胚正常发育

命题趋势 以 A1 型题为主，主要考查乳牙外伤的发病情况以及危害。

金题直击

乳牙列牙齿外伤更容易造成

A. 牙根折断　　B. 牙冠折断

C. 牙根和牙冠联合折断　　D. 牙齿移位

E. 牙根吸收

【答案】D

【解析】乳牙列期牙槽骨骨质较疏松，乳牙外伤造成牙根或者牙冠折断的较少，更容易造成牙齿移位或脱出。

二、临床表现和治疗

临床表现		治疗
牙齿折断	牙震荡	休息，观察，若牙髓坏死进行根管治疗
	冠折	简单冠折：调磨观察 露髓时间短（24h 以内）的牙齿：冠髓切断术 露髓孔小于 1mm 且外伤时间 1 ～ 2h 内，可行直接盖髓治疗 牙冠缺损大，漏髓时间长：牙髓摘除术或牙齿拔除
	冠根折	多数情况下都选择拔除
	根折	近冠 1/3 折断：拔除 根中 1/3 折断：冠方牙齿松动，拔除上方牙齿，若松动小，复位固定 4 周 根尖 1/3 折断：调殆，观察

续表

临床表现		治疗
脱位	挫入	影响了恒牙胚：立即拔除 不影响恒牙胚：观察，不应拉出复位
	半脱出，侧方移位	牙齿极度松动，移位严重，考虑拔除 乳牙侧向性脱位时，牙冠偏向唇侧，则拔除
	全脱位	不再植

命题趋势 以A2型题为主，主要考查乳牙外伤后治疗方法。

金题直击

儿童，2岁，前牙外伤半小时就诊。右上乳中切牙挫入，牙冠向唇侧倾斜，不松动，牙龈淤血。患儿哭闹，无法拍摄根尖片。下一步的处理方法是

A. 观察　　B. 根管治疗

C. 局麻下复位固定　　D. 3个月后牵引复位

E. 拔除

【答案】E

【解析】若牙齿挫入的方向表现为牙根向恒牙胚方向，有可能对恒牙造成影响，因此应该拔除患牙。如果牙冠向舌侧倾斜，牙根有可能远离恒牙胚，可以观察自行萌出，不主张复位，以免造成二次创伤。

第二节　年轻恒牙外伤

一、年轻恒牙外伤的发病情况和危害

发病情况	7～9岁多发
	上颌中切牙多发，其次为上颌侧切牙，下颌切牙较少见；牙齿折断常见，约占恒牙外伤40%～60%
主要危害	造成牙齿折断或牙齿松动、移位，影响咀嚼功能
	牙体缺损过多可能造成牙本质或牙髓暴露
	牙齿松动、移位严重时可造成根尖牙髓和血管的损伤
	牙齿缺损严重或外伤导致牙齿缺失时，可能导致牙齿三维间隙丧失，造成牙殆畸形，成年后永久修复困难
	伴发牙齿支持骨和牙龈黏膜组织损伤，可能引起感染、瘢痕和组织畸形等不良后果
	心理不良影响

二、临床表现和治疗

年轻恒牙外伤	临床表现	治疗
釉质	釉质折断	小面积折断可不处理。边缘较锐利者可以将边缘磨光
	釉质-牙本质折断	间接盖髓术保护牙髓，稳定后再修复
	复杂冠折	1. 外伤时间短（1～2h内）、露髓孔小（1mm以内），直接盖髓术 2. 临床上直接盖髓术不易成功，一般采取牙髓切断术 3. 有牙髓炎症或牙髓坏死的年轻恒牙可采取根尖诱导成形术
冠-根折	牙本质、牙釉质和牙骨质同时折断，在牙冠牙根部均有折断	1. 评估残留牙根的保留价值，可否永久修复 2. 对于需要保留的牙齿进行治疗，成年后永久修复 3. 不能保留的进行拔除，并采取相应的间隙保持措施

续表

年轻恒牙外伤	临床表现	治疗
根折	近冠 1/3 根折	1. 若冠部能保留，弹性固定 3～4 个月 2. 若冠部不能保留，拔除冠部断端，行根管治疗 - 正畸牵引术或冠延长术后桩冠修复 3. 若剩余牙根不能支撑桩冠修复，拔除患牙行义齿修复
	根中 1/3 根折	弹性固定 4 周并观察牙髓状态，若坏死行根管治疗术
	根尖 1/3 根折	调𬌗，观察
牙震荡	自觉牙齿酸痛，咬合不适，无异常松动或移位，X 线片无异常	免咬硬物 2 周，定期观察
牙脱位	自觉牙齿松动，咬合可有痛感，牙齿有明显松动，但无位置改变	
脱位	挫入	观察
	半脱出，侧方移位	及时复位并固定，消除咬合创伤，观察
	全脱位	再植（上颌中切牙多发）

口腔黏膜病学

第一单元　口腔黏膜感染性疾病

考试分值

专业	2019 年	2020 年	2021 年	2022 年	2023 年
执业	4	4	5	3	4
助理	3	4	3	4	3

第一节　口腔单纯疱疹

一、病因

单纯疱疹病毒(HSV)
- Ⅰ型：口腔黏膜、咽、口周皮肤、面部、腰以上皮肤黏膜及脑的感染
- Ⅱ型：腰以下皮肤黏膜及生殖器的感染

单纯疱疹特点：簇集样小水疱、自限性、复发性

命题趋势 主要以 A1 型题出现。

金题直击

口腔单纯疱疹的病原体是

A. HIV　　B. HPV

C. HSV-Ⅰ　　D. HSV-Ⅱ

E. HBV

【答案】C

【解析】HSV：单纯疱疹病毒。

HSV-Ⅰ：侵犯皮肤黏膜——唇癌。

HSV-Ⅱ：侵犯肛门、生殖器——宫颈癌。

HIV：人类免疫缺陷性病毒——人类免疫缺陷性疾病 AIDS。

HBV：乙型肝炎病毒。

HPV：人类乳头瘤病毒——尖锐湿疣。

二、临床表现

（一）原发性疱疹性龈口炎（急性疱疹性龈口炎）

6 岁以下儿童较多见，尤其是 6 个月～2 岁婴幼儿最易发生。

临床分期	特征表现
前驱期	潜伏期为 4～7 天，之后出现发热、头痛、疲乏不适、全身肌肉疼痛，甚至咽喉肿痛等急性症状（类似感冒症状），下颌下和颈上淋巴结肿大，触痛。患儿流涎、拒食、烦躁不安
水疱期	口腔黏膜任何部位皆可发生成簇小水疱，似针头大小，特别是邻近乳磨牙（成人是前磨牙）的上腭和龈缘处更明显。水疱的疱壁薄、透明，不久溃破，形成浅表溃疡
糜烂期	水疱破溃后可形成大面积糜烂，并能造成继发感染，上覆黄色假膜。除口腔内的损害外，唇和口周皮肤也有类似病损，疱破溃后形成痂壳
愈合期	糜烂面缩小，愈合，整个病程需 7～10 天

（二）复发性疱疹性口炎（复发性唇疱疹）

30% ～ 50% 可复发。复发的诱因有阳光、局部机械损伤、感冒发热、情绪因素，不包括微量元素缺乏。

部位：唇红、唇红缘及唇周皮肤好发。

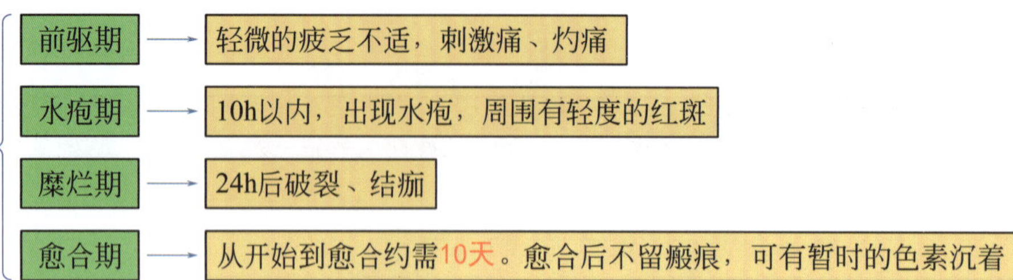

命题趋势 主要考查临床表现。

金题直击

患者，男，23 岁，一周来熬夜备考，前日出现乏力不适，开始并没有在意，觉左口角区有烧灼感、痒感、张力增加。晚上出现成簇的小水疱 7 ～ 8 个，周围发红，不适感明显。今日疱破后糜烂结浅黄痂，触之有清亮液体流出。回忆几年前口角曾有类似病损出现。拟诊断为

A. 天疱疮　　B. 疱疮样口炎

C. 原发性疱疹性口炎　　D. 复发性疱疹性口炎

E. 手足口病

【答案】D

【解析】原发性疱疹感染愈合以后，不管其病损的程度如何，有 30% ～ 50% 的病例可能发生复发性损害。一般复发感染的部位在口唇或接近口唇处，故又称复发性唇疱疹。

三、实验室检查

血常规、水疱组织涂片、病毒分离培养、免疫学检查、组织病理学检查。

四、鉴别诊断

鉴别要点	口腔单纯疱疹	疱疹样阿弗他溃疡	三叉神经带状疱疹	手足口病	疱疹性咽峡炎	多形性红斑
病因	HSV-Ⅰ	病因不明	水痘-带状疱疹病毒（VZV）	肠道病毒	A 组柯萨奇病毒	过敏因素
好发部位	口腔黏膜，可发生在皮肤	口腔无角化黏膜	沿三叉神经带状排列	分布于口腔黏膜、手掌、足底	口腔后部	皮肤和黏膜
病损特点	好发于婴幼儿，成簇小水疱，疱破后成浅溃疡	散在小溃疡，无水疱期	沿神经分布呈带状水疱，不超过中线	口内疱疹破溃成糜烂面，上覆灰黄色假膜	软腭、悬雍垂、扁桃体处，丛集成簇的小水疱	靶形或虹膜状红斑

五、治疗

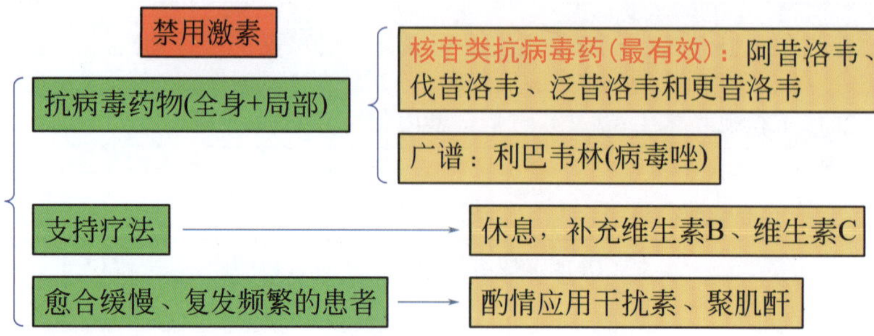

命题趋势 主要考查口腔单纯疱疹用药。

金题直击

常规情况下，不可用糖皮质激素治疗的疾病是

A. 天疱疮　　B. 类天疱疮

C. 单纯疱疹　　D. 复发性口腔溃疡

E. 多形红斑

【答案】C

【解析】常规情况下，糖皮质激素可以治疗自身免疫性疾病和变态反应类疾病，天疱疮、类天疱疮、复发性口腔溃疡、多形红斑等，但不能用于病毒和真菌感染。单纯疱疹为感染单纯疱疹病毒（HSV）所引发，不可用糖皮质激素治疗，因此选C。

第二节　带状疱疹（助理不考）

一、病因

病因：水痘-带状疱疹病毒（VZV）感染（夏秋季高发）。VZV侵犯儿童可引起水痘，在成年人则引起带状疱疹。

二、临床表现

水疱+神经痛。最常见为胸部带状疱疹（50%～56%），其次为三叉神经带状疱疹（20%）、腰腹部带状疱疹（15%）。

1. 三叉神经带状疱疹

（1）第一支　额部、眼角黏膜。

（2）第二支　唇、腭及颞下部、颧部、眶下皮肤。

（3）第三支　舌、下唇、颊及颏部皮肤。

2. Ramsay-Hunt综合征

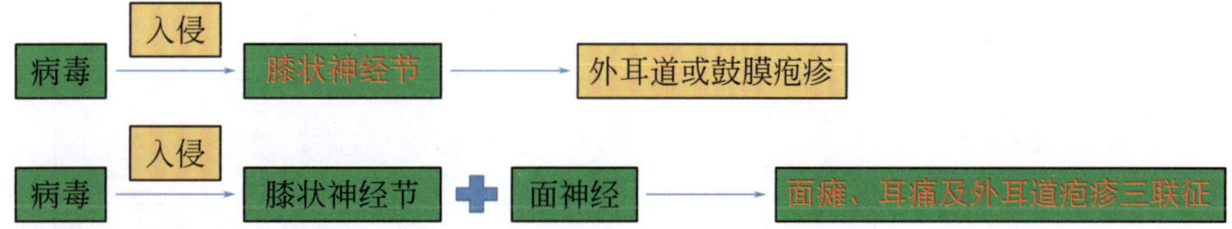

3. 带状疱疹后遗神经痛　疱疹愈合后疼痛持续1个月以上，数月或者更长，称为带状疱疹后遗神经痛。

命题趋势　主要A2型题为主。

金题直击

颏部皮肤发生带状疱疹，损害累及的三叉神经分支是

A. 第一支　　B. 第二支

C. 第三支　　D. 第一支及第二支

E. 第二支及第三支

【答案】C

【解析】三叉神经带状疱疹第一支：额部、眼角黏膜。第二支：唇、腭及颞下部、颧部、眶下皮肤。第三支：舌、下唇、颊及颏部皮肤。

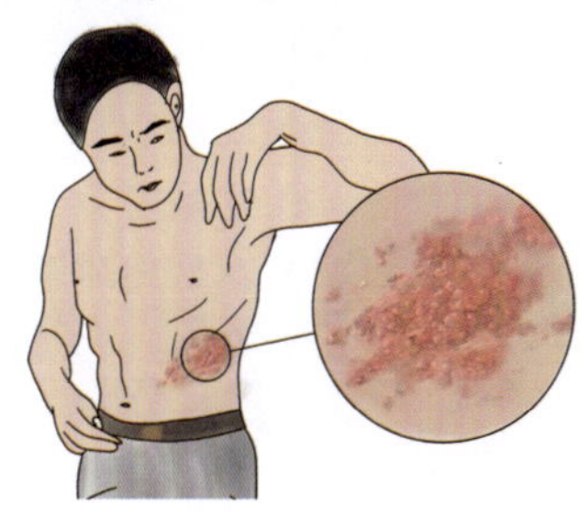

腰部带状疱疹

三、诊断

① 单侧发生的沿神经支分布的成簇疱疹。
② 面部皮肤、口内黏膜较大疱疹。
③ 愈合后很少复发。

命题趋势 主要A2型题为主。

金题直击

男性，46岁。左侧颜面部起疱，左侧口腔溃疡2天，检查左颊部皮肤发红可见成簇小水疱，呈带状排列。左侧下唇内侧黏膜和颊黏膜广泛糜烂，右颊部皮肤黏膜未见病损。本病的致病微生物是

A. 单纯疱疹病毒
B. 柯萨奇病毒
C. 水痘-带状疱疹病毒
D. 人乳头瘤病毒
E. 巨细胞病毒

【答案】C

【解析】患者典型临床表现是沿着单侧神经分布，不超过中线，所以诊断为带状疱疹，其病毒为水痘-带状疱疹病毒（VZV）。

四、治疗

1. **抗病毒药物** 阿昔洛韦、泛昔洛韦。
2. **免疫调节药物** 转移因子、胸腺肽。
3. **非甾体镇痛剂** 对乙酰氨基酚、曲马多、可待因、卡马西平、加巴喷丁。
4. **神经营养药物** 维生素 B_1、维生素 B_{12}。
5. **糖皮质激素治疗**

第三节 球菌性口炎（助理不考）

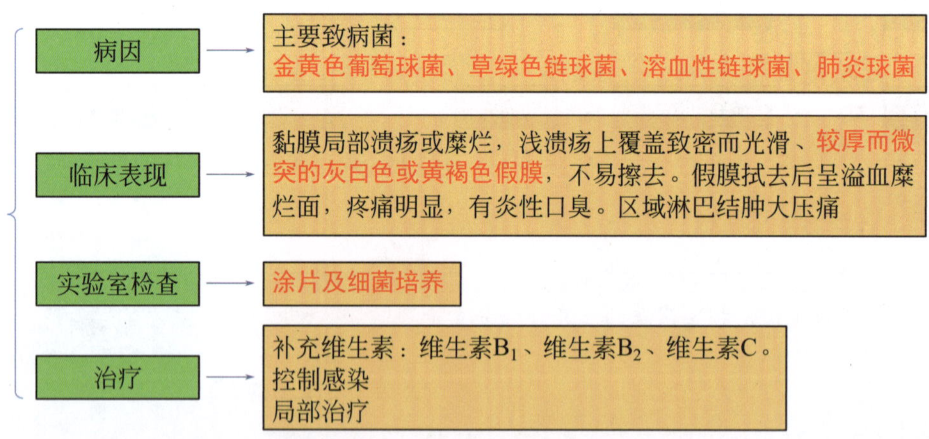

命题趋势 主要考查病因、临床表现，A1、A2型题均可出现。重点掌握关键词。

金题直击

球菌性口炎的主要致病菌是

A. 金黄色葡萄球菌、草绿色链球菌、肺炎球菌、乳酸链球菌
B. 金黄色葡萄球菌、草绿色链球菌、肺炎球菌、淋球菌
C. 脑膜炎球菌、草绿色链球菌、肺炎球菌、溶血性链球菌
D. 金黄色葡萄球菌、草绿色链球菌、肺炎球菌、溶血性链球菌
E. 溶血性链球菌、草绿色链球菌、肺炎球菌、淋球菌

【答案】D

【解析】主要致病菌有金黄色葡萄球菌、草绿色链球菌、溶血性链球菌、肺炎球菌等。口腔黏膜球菌感染往往是几种球菌同时致病，引起口腔黏膜的急性损害。

女，35岁。4天来口腔黏膜破溃肿胀，疼痛剧烈，检查：下唇近移行黏膜处有厚而扁平的黄褐色假膜。表面光滑，周围明显充血，擦去假膜出现糜烂面。有口臭，双侧颌下淋巴结压痛。该病应诊断为

A. 口腔结核
B. 带状疱疹
C. 球菌性口炎
D. 口腔念珠菌病
E. 复发性阿弗他溃疡

【答案】C

【解析】球菌性口炎是由致病性球菌引起的急性感染性口炎，临床上以形成较厚均匀致密的假膜性损害为特征，故又称为假膜性口炎。链球菌感染多见于唇、颊、软腭、口底等部位黏膜。本病可发生于口腔黏膜任何部位，口腔黏膜充血，局部形成糜烂或溃疡。在溃疡或糜烂的表面覆盖着一层灰白色或黄褐色假膜，擦去假膜，可见溢血的糜烂面。周围黏膜充血水肿。患者唾液增多，疼痛明显，有炎性口臭，区域淋巴结肿大压痛。

第四节 口腔念珠菌病

一、病因

1. 主要的病原菌 白念珠菌、热带念珠菌、光滑念珠菌。
2. 致病力最强 白念珠菌、热带念珠菌。

命题趋势 以A1型题为主。

金题直击

口腔念珠菌病致病菌中最主要、致病力最强的病原菌为

A. 白念珠菌、高里念珠菌
B. 白念珠菌、热带念珠菌
C. 白念珠菌、假热带念珠菌
D. 热带念珠菌、假热带念珠菌
E. 克柔念珠菌、近平滑念珠菌

【答案】B

【解析】口腔念珠菌病主要的病原菌是白念珠菌、热带念珠菌、光滑念珠菌。其中致病力最强的是白念珠菌、热带念珠菌。

二、临床表现（重点记忆分型及各型的特征）

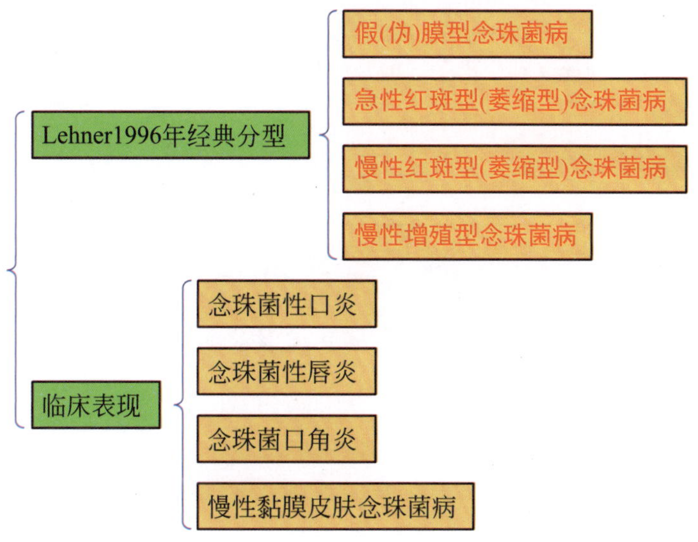

（一）念珠菌性口炎

分类	发病特征	临床特征
急性假膜型（鹅口疮）	新生儿最多见，发病率为4% 色白如雪	可相互融合成白色和蓝白色丝绒状斑片，全身反应较轻
急性红斑型（萎缩型）	长期应用抗生素（抗生素口炎）	舌黏膜弥散性红斑、鲜红色、舌乳头萎缩、口干、味觉改变
慢性红斑型（萎缩型）	戴义齿的患者（义齿性口炎）	上颌义齿承托区黏膜广泛发红，亮红色水肿，多见于女性
慢性增殖型（肥厚型）	对称地位于口角内侧三角区	呈结节状或颗粒状增生 恶变率高于4%

命题趋势 以A2型题为主。

金题直击

男，75岁。全口无牙，戴全口义齿近10年，因黏膜不适就诊。检查可见黏膜呈红亮色、水肿、有黄白色假膜，直接镜检见菌丝和芽孢。该患者的诊断为

A. 急性假膜型
B. 急性红斑型
C. 慢性红斑型
D. 慢性增殖型
E. 念珠菌口角炎

【答案】C

【解析】患者佩戴义齿，义齿覆盖的黏膜呈红亮色水肿，镜检见菌丝和芽孢，诊断为慢性红斑型。

（二）念珠菌性唇炎

下唇多见，可同时有念珠菌性口炎或口角炎。

（三）念珠菌口角炎

双侧罹患、湿白糜烂为特征。

（四）慢性黏膜皮肤念珠菌病（CMCC）

CMCC是一种自身免疫调节基因缺陷相关的疾病，涉及口腔黏膜、皮肤及指甲。

（五）艾滋病相关性口腔念珠菌病

艾滋病患者的口腔念珠菌感染甚为常见，多表现为假膜型和红斑型，可急性或慢性，且具有重要的诊断意义。

三、诊断（熟记，高频考点）

1. **涂片及染色** 镜下可见假菌丝、芽生孢子（PAS阳性，革兰氏染色阳性，氢氧化钾溶液固定）。
2. **组织病检** 上皮内微小脓肿。

命题趋势 以A1型题为主。

金题直击

白念珠菌的致病形式是

A. 酵母
B. 假菌丝
C. 真菌丝
D. 芽生孢子
E. 厚壁孢子

【答案】B

【解析】白念珠菌的致病形式是假菌丝。

四、治疗（理解记忆）

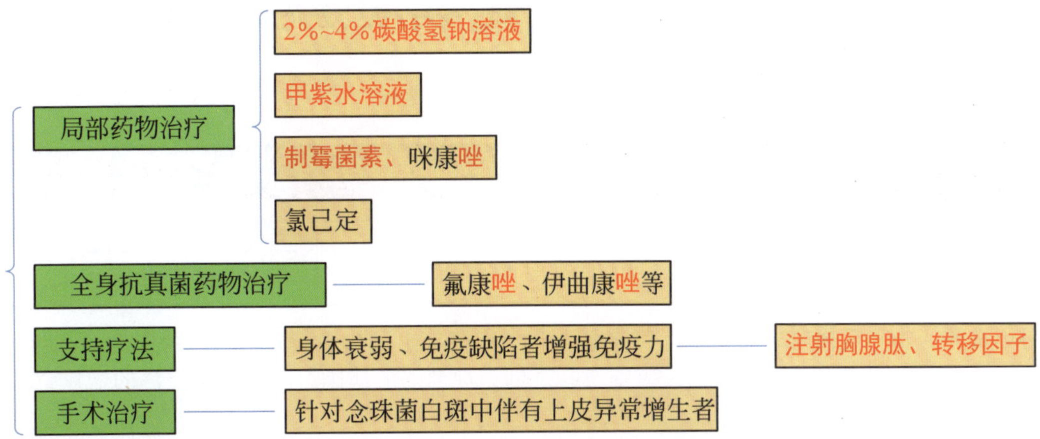

命题趋势 以B型题为主。

金题直击

（1～3题共用备选答案）

A. 细菌感染　　B. 真菌感染

C. 自身免疫功能缺陷　　D. 变态反应

E. 病毒感染

1. 球菌性口炎的病因是

2. 带状疱疹的发病原因是

3. 义齿性口炎病因是

【答案】A、E、B

【解析】球菌性口炎是急性感染性口炎的一种，主要致病菌有金黄色葡萄球菌、草绿色链球菌、溶血性链球菌、肺炎球菌等，故1题选择A。带状疱疹由水痘-带状疱疹病毒所引起，故2题选择E。义齿性口炎就是慢性红斑型念珠菌病，为念珠菌感染即是真菌感染，故3题选B。

第二单元　口腔黏膜溃疡类疾病

考试分值

专业	2019 年	2020 年	2021 年	2022 年	2023 年
执业	4	5	5	4	5
助理	3	3	4	4	4

分析历年真题，本单元内容非常重要，每年必考，平均每年出题执业 3 ～ 4 题，助理 1 ～ 2 题，大纲强调重点内容是复发性口腔溃疡的分型、诊断及鉴别诊断，创伤性溃疡的病因。熟悉口腔溃疡的治疗方法。

第一节　复发性阿弗他溃疡

复发性阿弗他溃疡（RAU）又称为复发性口腔溃疡（ROU）或复发性口疮。患病率居口腔黏膜病之首（20%），是最常见的口腔黏膜溃疡类疾病。女性发病高于男性。

特征：溃疡发作仅限于口腔黏膜，具有周期性、复发性和自限性等特点。溃疡多为圆形或椭圆形，边缘整齐，周围绕以窄的红晕，疼痛明显，一般 7 ～ 10 天可自行愈合。

命题趋势 以 A1 型题为主。

金题直击

复发性阿弗他溃疡是最常见的口腔黏膜病，其患病率高达多少左右

A. 10%　　B. 30%

C. 20%　　D. 40%

E. 50%

【答案】C

【解析】复发性阿弗他溃疡的病因目前尚不清楚，为常见病多发病，其患病率高达 20%（北医指导用书数值为 10% ～ 30%）。

一、病因

复发性阿弗他溃疡的病因目前尚不清楚。该病是由多种因素综合作用的结果。

二、临床表现

反复发作的溃疡，具有“黄、红、凹、痛”的临床特征。临床上多采用 1968 年 Lehner 分型，将本病分为轻型、重型及疱疹样阿弗他溃疡。

分型	轻型阿弗他溃疡（轻型口疮）	疱疹样阿弗他溃疡（疱疹样口疮、口炎型口疮）	重型阿弗他溃疡（复发性坏死性黏膜腺周围炎，简称腺周口疮）
所占比例	75% ～ 85%	5% ～ 10%	10% ～ 15%
好发部位	唇、舌、颊、软腭等无角化或角化较差的黏膜		初始好发于口角，其后发生于舌腭弓、软硬腭交界处
病损特点	溃疡直径 5 ～ 10mm，3 ～ 5 个散在分布	溃疡直径小，约 2mm、数目多，似“满天星”，疼痛最重	溃疡大而深，似“弹坑”，直径大于 10mm，1 ～ 2 个，疼痛剧烈
愈合时间	10 ～ 14 天愈合		1 ～ 2 个月或更长
愈后瘢痕	愈后无瘢痕		可留瘢痕

命题趋势 主要考查各类型溃疡的分类及典型临床表现。

金题直击

1. 复发性口腔溃疡较少发生的部位是

A. 颊　　B. 腭弓

C. 硬腭　　D. 软腭

E. 舌缘

【答案】C

【解析】复发性口腔溃疡发作仅限于口腔黏膜，尤其是唇、舌、颊、软腭等无角化或角化较差的黏膜，具有周期性、复发性和自限性等特点。唇红、硬腭、牙龈、舌背角化黏膜不好发。

2. 口炎型口疮的特征是

A. 一般 1 ～ 5 个溃疡，直径 2 ～ 4mm，多发生于唇颊黏膜

B. 多为单个大溃疡，直径超过 1cm，多发于颊、软腭等处

C. 数目多少、直径大小变化很大，可见明显的局部刺激因素

D. 溃疡单发，病程长，呈潜掘状

E. 多发溃疡可达几十个，直径 1 ～ 2mm 似“满天星”，亦可融合成片，黏膜充血

【答案】E

【解析】口炎型口疮亦称疱疹样阿弗他溃疡，约占 RAU 患者的 5% ～ 10%，口炎型口疮多发于成年女性，好发部位及病程与轻型口疮相似。但溃疡直径较小，约 2mm，溃疡数目多，可达十几个或几十个，散在分布，似“满天星”。相邻的溃疡可融合成片，黏膜充血发红，疼痛最重，唾液分泌增加。可伴有头痛、低热等全身不适、病损局部的淋巴结肿痛等症状。

三、诊断及鉴别诊断

（一）诊断

根据病史（周期性、复发性和自限性）和临床体征（黄、红、凹、痛）即可诊断。

（二）鉴别诊断

1. 疱疹样阿弗他溃疡与疱疹性龈口炎鉴别

鉴别要点	疱疹样阿弗他溃疡	疱疹性龈口炎
好发年龄	中青年	婴幼儿
病损特点	十余个至几十个散在小溃疡，无发疱期	成簇小水疱，破后成表浅溃疡，可融合
病损部位	非角化黏膜多见	牙龈、硬腭等角化黏膜
发病特点及全身反应	反复发作，全身反应较轻	急性发作，全身反应较重，可出现低热、淋巴结肿大
皮肤损害	仅局限口腔黏膜、无皮肤损害	可伴皮肤损害

2. 白塞病（口、眼、生殖器三联征） 除口腔溃疡外，有生殖器黏膜溃疡和眼部病变。皮肤损害：结节性红斑，毛囊炎及针刺反应阳性。

3. 重型阿弗他溃疡 与创伤性溃疡、恶性肿瘤溃疡、结核性溃疡相鉴别。

重型阿弗他溃疡	溃疡反复发作，形状规则，有自限性，愈后可留瘢痕
创伤性溃疡	形状不规则，与损伤因素契合
恶性肿瘤溃疡	边缘不齐，溃疡深，呈菜花状，质硬，周围有浸润，无自限性
结核性溃疡	肺结核体征，溃疡边缘呈鼠啮状，潜掘状边缘，基底有桑葚样肉芽组织增生，无自限性。确诊：组织病检，可查到朗格汉斯巨细胞

命题趋势 主要考查临床表现。

金题直击

1. 结核性口腔溃疡的溃疡特点为

A. 溃疡孤立存在，表面微凹，少量黄色渗出，周缘充血

B. 溃疡深达黏膜下，边缘高起，咽部及口角可见瘢痕

C. 溃疡与刺激物相邻，周缘白色水肿及角化

D. 溃疡较深，边缘不整，基底有浸润

E. 溃疡浅表，基底暗红色桑葚样肉芽肿，边缘鼠啮状

【答案】E

【解析】结核性溃疡为口腔中最常见的继发性结核损害。可发生于口腔黏膜任何部位，但常见于舌部，为慢性持久性溃疡。通常溃疡边界清楚或呈线形，表现为浅表、微凹而平坦的溃疡，其底覆有少许脓性渗出物，除去渗出物后，可见暗红色的桑葚样肉芽肿。溃疡边缘微隆，呈鼠啮状，并向中央卷曲，形成潜掘状边缘。溃疡基底的质地可能与周围正常黏膜组织近似。

2. 男，50 岁。反复发作口腔溃疡 30 余年，多见于唇、颊、舌等部位，近 3 年来发作频繁，几乎无间歇期。溃疡较大，愈合时间长，舌部有瘢痕形成。此次悬雍垂出现一大面积的溃疡已 4 周，疼痛影响进食来诊。察外阴、生殖器无病损。该病所属类型是

A. 轻型口疮

B. 口炎型口疮

C. 腺周口疮

D. 白塞病

E. 唇疱疹

【答案】C

【解析】腺周口疮常单个发生，2 个或 2 个以上者少见，好发于唇内侧及口角区黏膜，亦可发生在舌腭弓、软腭等部位，初起时溃疡与轻型口疮相同，但其直径逐渐扩大至 1 ～ 2cm，并向深层发展至黏膜层。腺周口疮为紫红色或暗红色，边缘不规则，呈瓣状隆起，中央凹陷，状似“弹坑”。底不平、微硬、呈小结节状，腺周口疮周围红晕明显。局部有剧烈疼痛及可伴局部淋巴结肿大、发热等全身症状。病程常在月余以上，长者可达 1 年。愈合遗留瘢痕，严重者可形成组织缺损或畸形。复发性口疮同时或先后交替出现眼、外生殖器及皮肤病变，称白塞综合征。

四、治疗

（一）局部治疗

① 主要是消炎止痛、防止继发感染、促进溃疡愈合。

② 深大的腺周口疮经久不愈，可用曲安奈德混悬液或醋酸泼尼松龙混悬液加等量的 2% 利多卡因液，每 1 ～ 2 周局部封闭 1 次。

（二）全身治疗

目的是对因治疗，减少复发，争取缓解。对于复发频繁且病情较重者或长期不愈的溃疡，可考虑全身治疗，以减少复发并促进愈合。

（1）糖皮质激素　泼尼松、泼尼松龙和地塞米松等。

（2）免疫抑制剂　环磷酰胺，环孢素等。

（3）免疫增强剂　转移因子，胸腺肽等。

（4）其他药物　沙利度胺、秋水仙碱等。

（三）中医中药

昆明山海棠片、冰硼散等中成药。局部可用锡类散、珠黄散、冰硼散、西瓜霜等。

（四）物理治疗

激光疗法、超声微波雾化疗法（散在多发，病情较重者，地塞米松 + 庆大霉素 + 生理盐水雾化吸入）。

第二节　创伤性溃疡

一、病因

（一）机械刺激

1. 非自伤性刺激　残根、残冠、尖锐边缘嵴，不良修复物、婴幼儿吸吮拇指、橡胶乳头、玩具，刚萌出的中切牙边缘过锐利或舌系带过短。

2. 自伤性刺激　下意识咬唇、咬颊或咬铅笔尖等尖锐物。

（二）化学性灼伤

误服强酸强碱或三氧化二砷、硝酸银等灼伤黏膜。

（三）热冷刺激

食用过烫或过冰的食物。

二、临床表现

压（褥）疮性溃疡	残根、残冠、不良修复体长期刺激，溃疡深及黏膜下层，边缘轻度隆起水肿，被覆灰白色伪膜且可见组织增生，疼痛常不明显
Bednar 溃疡（贝氏口疮）	因婴儿吸吮拇指、用过硬的橡皮奶头，上腭翼钩处双侧黏膜易发生溃疡
Riga-Fede 溃疡	因过短的舌系带和较锐的新萌出乳下切牙切嵴摩擦，舌系带、舌腹发生溃疡

命题趋势　主要考查临床表现。

金题直击

1. 关于 Bednar 溃疡发病位置描述正确的是

A. 上颌软硬腭交汇处　　B. 双侧上腭翼钩处

C. 膜舌腹、舌尖、舌侧缘　　D. 舌侧缘、舌系带、舌根

E. 上下颌牙槽嵴顶及对应口腔前庭区

【答案】B

【解析】在婴儿上腭翼钩处双侧黏膜，有时因用过硬的橡皮奶嘴人工喂养，经常在该处摩擦，容易发生溃疡，称 Bednar 溃疡。

2. 关于 Bednar 溃疡、Riga-Fede 溃疡形成过程及治疗方法描述正确的是

A. 溃疡未愈合时可用汤匙喂养

B. Riga-Fede 溃疡好发于上腭翼钩处双侧黏膜

C. Bednar 溃疡常见于舌系带、舌腹部发生溃疡

D. Bednar 溃疡发生时应磨钝乳切牙嵴，避免刺激

E. 不宜使用过硬的橡皮奶头人工喂养，避免引发 Riga-Fede 溃疡

【答案】A

【解析】在婴儿上腭翼钩处双侧黏膜，有时因用过硬的橡皮奶嘴人工喂养，经常在该处摩擦，容易发生溃疡，称 Bednar 溃疡。若有乳切牙萌出后切缘较锐，吸奶时间长，舌系带、舌腹与牙切嵴摩擦也会发生溃疡，初起时仅局部充血，继之出现小溃疡，不断刺激的结果是溃疡扩大，疼痛加重甚至可见组织增生，称 Riga-Fede 溃疡。此时需磨钝乳切牙嵴，溃疡未愈合时可用汤匙喂养，更换橡皮奶嘴。

三、诊断及鉴别诊断

有致伤因素出现的溃疡，即可做出诊断。

鉴别诊断：去除局部刺激因素后仍长期不愈的深溃疡应与腺周口疮、结核性溃疡、癌性溃疡相鉴别。

腺周口疮	溃疡反复发作，口腔多部位溃疡，疼痛明显，愈合后留有瘢痕
癌性溃疡	持久不愈的深大溃疡，底部菜花状或颗粒样突起，基底有硬结
结核性溃疡	肺结核体征，边缘呈鼠啮状，潜掘状边缘，基底有桑葚样肉芽组织增生，无自限性

四、治疗

1. **首要措施** 去除局部刺激因素。
2. **局部治疗** 消炎止痛，促进愈合和预防继发性感染。
3. **自伤性溃疡** 同时给予心理干预和治疗。

命题趋势 主要考查临床表现、诊断及治疗措施。

金题直击

（1～3题共用题干）

男性患者，68岁，口腔溃疡一个月左右不见好转，疼痛明显，影响咀嚼及说话等活动。检查见牙周情况尚可，牙齿排列基本整齐，右下第二磨牙残冠边缘锐利，牙体中心可见大块牙龈息肉，相对舌缘见一深在溃疡，直径1.2cm左右，边缘轻度隆起，色泽灰白，触痛并不明显。

1. 拟诊断为

A. 轻型口疮　　B. 癌性溃疡

C. 天疱疮　　D. 腺周口疮

E. 创伤性溃疡

2. 拟采取的主要措施为

A. 口服抗生素　　B. 迅速活检

C. 拔除残冠　　D. 氯己定含漱

E. 局部涂消炎防腐药

3. 本病的病因为

A. 化学性灼伤　　B. 自伤性刺激

C. 冷热刺激伤　　D. 非自伤性刺激

E. 机械刺激引起

【答案】E、C、E

【解析】患者口腔溃疡1个月，检查发现残根边缘锋利，相对舌缘有一深在溃疡，考虑创伤性溃疡，故1题选E。对于创伤性溃疡采取的主要措施是去除刺激因素，拔除残冠，故2题选C。本病病因是残冠刺激引起的，为机械性刺激，故3题选E。

第三单元　口腔斑纹类疾病

考试分值

专业	2019 年	2020 年	2021 年	2022 年	2023 年
执业	3	2	2	1	1
助理	3	2	2	3	4

第一节　口腔白斑病

口腔白斑病（OLK）是指口腔黏膜上以白色为主的斑块或斑片，临床和组织病理学的方法不能诊断为其他任何疾病者，属于癌前病变。

临床上可将口腔白斑病分为临时性诊断和肯定性诊断两个阶段：

临时性诊断：发现白色的黏膜斑块，又不能诊断为其他疾病时。

肯定性诊断：去除某些局部因素后，经 1 ～ 3 个月（2 ～ 4 周，北医教材）的观察损害仍持续存在。

命题趋势 主要以 A1 型题呈现。

金题直击

属于癌前病变的是

A. 白色水肿　　B. 白色角化症

C. 白皱褶病　　D. 结核性溃疡

E. 白斑

【答案】E

【解析】癌前病变是指某些具有癌变潜能的良性病变，长期不治疗，有的可转变为癌。常见癌前病变有白斑、红斑。白色水肿、白皱褶病、白色角化症属于癌前状态。

一、病因（理解）

① 吸烟、喝酒等理化刺激　每日吸烟支数 × 吸烟年数＞吸烟 400 支 / 年，发生口腔白斑病的危险度增加。饮酒、食过烫或辛辣食物、嚼槟榔等理化刺激也与口腔白斑病发生有关。

② 念珠菌感染。

③ 人乳头瘤病毒（HPV）感染。

④ 全身因素　微量元素、微循环改变、易感的遗传素质、脂溶性维生素缺乏等。

二、临床表现

可根据临床表现不同，分为均质型和非均质型。

均质型	斑块状	白色或者灰白色均质型斑块，边界清楚，周围黏膜多正常，无症状或有粗糙感
	皱纸状	多发生于口底及舌腹，边界清楚、表面粗糙有刺激痛
非均质型	颗粒型	白色损害呈颗粒状突起，红白相间，多数可查到白念珠菌感染
	疣状型	厚而高起，毛刺状或乳头状突起。质较硬，有粗糙感
	溃疡型	增厚的白色斑块上有溃疡形成

命题趋势 主要考查白斑的分型、典型临床表现。

金题直击

1. 下列哪项不是白斑的分型

A. 均质状　　B. 颗粒状

C. 萎缩状　　D. 疣状

E. 溃疡状

【答案】C

【解析】白斑可根据临床表现不同，分为均质型和非均质型；非均质型又可分为疣状型、溃疡型和颗粒型。

2. 口腔黏膜白斑临床上可有下述表现，除了

A. 白色或灰白色的均质斑块或呈皱纸状斑块

B. 白色不规则隆起伴有乳头状突起

C. 呈颗粒状红白间杂病损

D. 在白色斑块的基础上有溃疡形成

E. 白色凝乳状假膜

【答案】E

【解析】白色凝乳状假膜为真菌性口炎。

三、诊断

1. **白色斑块**　不能擦去＋组织病理表现。

2. **组织病检**　上皮过度正角化或过度不全角化。上皮单纯增生或异常增生。固有层和黏膜下层淋巴细胞散在分布。

3. **辅助诊断**　甲苯胺蓝染色，脱落细胞检查。

四、鉴别诊断

白色水肿	颊黏膜，柔软，透明的灰白色光滑的“面纱样”膜，牵拉变浅
异位皮脂腺	又称迷脂症、福代斯病 颊部及唇部黏膜，粟粒大小淡黄色小斑点
白色角化症	机械或化学因素长期刺激所致。斑块边界不清，平滑无结节、柔软
白色海绵状斑痣（白皱褶病）	为常染色体显性遗传病。触诊柔软，有弹性，状如海绵，口腔、鼻腔、肛门都可以出现皱褶
扁平苔藓	白色线状花纹，充血糜烂，可伴有皮肤病损（多角形丘疹）
黏膜下纤维化	为癌前状态。病损似云雾状，黏膜下纤维状条索，颊部多见，后期舌运动和张口受限，吞咽困难
梅毒黏膜斑	Ⅱ期梅毒患者颊部黏膜可出现“梅毒斑” 可伴有皮肤梅毒疹——玫瑰疹

癌病倾向问题：口腔白斑属于癌前病变，据 WHO 发表的资料，口腔白斑病患者 3%～5% 发生癌变。口腔白斑患者伴有以下情况者癌变倾向较大，应严密随访观察，必要时可进行多次活体组织活检。

（1）病理　伴有上皮异常增生者，程度越重者越易恶变。

（2）类型　疣状、颗粒型、溃疡型或糜烂型及伴有念珠菌感染、HPV 感染者。

（3）部位　白斑位于舌缘、舌腹、口底及口角部位者。

（4）时间　病程越长者。

（5）吸烟　不吸烟患者。

（6）性别　女性，特别是不吸烟的年轻女性患者。

（7）面积　白斑病损面积大于 200mm^2 的患者。

命题趋势　主要以 A1 型题呈现。

金题直击

不易癌变的白斑类别是

A. 疣状型白斑

B. 白斑呈白皱纸状

C. 白斑基底有浸润

D. 发生在左侧舌腹部的白斑

E. 无明确原因的白斑

【答案】B

【解析】易癌变的白斑类型：位于舌缘、舌腹、口底以及口角等危险部位，疣状型、颗粒型、溃疡型或糜烂型，具有上皮异常增生者；有白念珠菌感染者；病变时间较长者；有刺激痛或自发痛者，无明确原因者。

五、治疗

尚无根治方法。

治疗原则：卫生宣教、消除局部刺激因素、监测和预防癌变。

1. **卫生宣教**　早期预防的重点。
2. **去除刺激因素**　例如戒烟和去除不良修复体。
3. **药物治疗**　维生素 A 及维生素 A 酸、维生素 E。
4. **手术治疗**　上皮重度异常增生、癌变危险区的白斑、非均质型白斑需及时采取手术治疗。具有癌前改变的损害，应及早予以手术切除。
5. **随访**。

第二节　口腔扁平苔藓

口腔扁平苔藓（OLP）是一种皮肤 - 黏膜慢性炎症性疾病，属于癌前状态，中年女性多见。皮肤与黏膜可单发，亦可同时发病。

命题趋势 主要以 A1 型题出现。

金题直击

口腔扁平苔藓属于

A. 急性感染性疾病

B. 免疫缺陷性疾病

C. 过敏性疾病

D. 自身免疫性疾病

E. 慢性炎症性疾病

【答案】E

【解析】口腔扁平苔藓（OLP）是一种皮肤 - 黏膜慢性炎症性疾病，属于癌前状态。

一、病因

病因和发病机制尚不明确。

目前公认 T 细胞介导的免疫反应在疾病的发展中发挥重要作用。

（1）精神因素　50% 左右的 OLP 患者有精神创伤史，生活压力大。

（2）感染因素　HSV-1、HHV-6、HHV-7、HPV、HCV。

（3）免疫因素　上皮固有层内出现 T 淋巴细胞为主的淋巴细胞浸润带。

（4）系统病、内分泌失调、遗传因素、微量元素缺乏等。

二、临床表现

皮肤损害	边界清楚，质地坚硬干燥，状如苔藓，如绿豆大小，紫红色多角形扁平丘疹，散在或融合呈斑片损害区粗糙，由于瘙痒故多有搔痕 在丘疹表面涂以液体石蜡，在放大镜下观察可看到有细白纹，称 Wickham 纹。头皮损害：破坏毛囊可致脱发
指（趾）甲病损	甲床变薄，指甲纵嵴或发生甲板纵裂。甲翼状胬肉是特征性表现

续表

口腔黏膜损害	颊部最为多见（87.5%），其次为舌、唇、牙龈、前庭、腭、口底 珠光白色丘疹、条纹，对称、柔软、但有刺激感和粗涩感 1. 糜烂型：淡黄色假膜、边缘充血发红，轻度水肿，围绕灰白色网纹 2. 非糜烂型：网状、环状、斑块、水疱多种病损
生殖器黏膜损害	不规则灰白色环状花纹、网纹，严重时可出现充血、糜烂

命题趋势 主要考查临床表现、诊断及治疗。

金题直击

1. 扁平苔藓的皮肤损害表面常有

A. 边缘扩展阳性　　B. 尼氏征阳性

C. 雷诺征阳性　　D. 针刺反应阳性

E. Wickham 纹

【答案】E

【解析】扁平苔藓是一种非常常见的皮肤性疾病，它的发病位置一般出现在口腔、外阴。丘疹上覆细小鳞屑，有的丘疹中央畸形微凹，扁平苔藓的症状表现为表面有一层光滑发亮的蜡样角质薄膜，亦可见到白色小斑点或细线的网状白色条纹，称为 Wickham 纹。

2. 患者，男，36 岁。口腔内双颊处白斑。检查：口内双侧颊黏膜白色针状小丘疹，呈网状花纹样，有烧灼感，手背皮肤紫红色扁平丘疹。近期未服用过任何药物。该病应诊断为

A. 盘状红斑狼疮　　B. 药物过敏性口炎

C. 口腔扁平苔藓　　D. 多形性红斑

E. 口腔白斑

【答案】C

【解析】患者双侧颊黏膜出现呈网状小丘疹，手背皮肤紫红色扁平丘疹，是典型的扁平苔藓临床表现，故选 C。

三、诊断

1. **组织病理学检查** ①上皮下疱、胶样小体；②基底细胞液化变性；③固有层淋巴细胞浸润带。

2. **直接免疫荧光法** 基底膜区网状荧光，主要为 IgM。

四、鉴别诊断

口腔红斑病 （癌前病变）	好发于：口底、舌腹、口角、软腭复合体 女性多见、红色光亮类似"天鹅绒"样斑块，界限清楚
盘状红斑狼疮 （DLE） （癌前状态）	女性多见，好发于下唇 皮肤损害：多见于头面部，角质栓、蝴蝶斑 黏膜损害：中央萎缩，外周白色放射状条纹 组织病理：基底细胞液化变性，血管周围淋巴细胞浸润 直接免疫荧光：基底膜翠绿色狼疮带

命题趋势 主要考查特征性临床表现。

金题直击

（1～2 题共用备选答案）

A. 成簇的小水疱，可发生于口腔黏膜的任何部位　　B. 口腔寻常狼疮

C. 珠光白色条纹　　D. 唇红黏膜出现放射状或平行排列的细白纹

E. 靶状红斑

1. 慢性盘状红斑狼疮的临床表现有

2. 扁平苔藓的临床表现有

【答案】D、C

五、治疗

心理治疗	调整心理状态
局部治疗	1. 去除局部刺激因素，消除感染性炎症 2. 局部药物：糖皮质激素、免疫抑制剂（环孢菌素 A）、维 A 酸类 角化程度高：维 A 酸类 局限性糜烂：泼尼松龙 0.5mL+ 利多卡因 0.3 ～ 0.5mL
全身治疗	1. 免疫抑制剂 （1）糖皮质激素：小剂量，短疗程，成人口服泼尼松 20 ～ 30mg/d，服用 1 ～ 4 周 （2）羟氯喹：100 ～ 200mg，每日 2 次 （3）雷公藤与昆明山海棠 2. 免疫调节剂：硫唑嘌呤或环磷酰胺 3. 其他：灰黄霉素、维 A 酸类 4. 中医辨证治疗

命题趋势 主要考查特征性临床表现、诊断、治疗。

金题直击

（1 ～ 3 题共用题干）

某女，48 岁，有口腔黏膜粗涩感，进刺激食物感疼痛半年，检查发现其舌背左右各一黄豆大小白色病损，浅淡，表面乳头消失，质软。双颊自口角至颊脂垫尖处广泛白色角化网纹，基底充血发红。双舌缘舌腹也可见类似病损。

1. 询问病史及临床检查时应注意以下几点，除了

A. 皮肤有无损害
B. 指（趾）甲有无病损
C. 外生殖器有无病损
D. 有无肺结核史
E. 发病前有无精神因素

2. 对该患者的诊断最可能是

A. 增殖性念珠菌病
B. 假膜型念珠菌病
C. 皮脂腺异位
D. 扁平苔藓
E. 白斑

3. 最恰当的治疗方案为

A. 手术切除
B. 长期抗真菌治疗，定期复查
C. 不需治疗及随访
D. 全身长期大剂量激素治疗
E. 消除可能的诱因，局部激素治疗，定期复查

【答案】 D、D、E

【解析】 女性患者，口腔黏膜粗涩感，双颊自口角至颊脂垫尖处广泛白色角化网纹，基底充血发红。双舌缘舌腹也可见类似病损。诊断最可能是扁平苔藓。扁平苔藓可以单独发生于口腔或皮肤，也可见于生殖器、指甲与（或）趾甲。治疗应该是调整其心理状态，去除局部刺激因素，消除感染性炎症。局部药物可以选择小剂量、短疗程糖皮质激素，羟氯喹及雷公藤多苷。

第四单元　唇、舌疾病

考试分值

专业	2019 年	2020 年	2021 年	2022 年	2023 年
执业	1	3	1	2	1
助理	1	3	2	2	2

第一节　慢性非特异性唇炎

慢性非特异性唇炎（慢性唇炎）是唇部慢性、非特异性、炎症性病变。

一、病因

慢性刺激，如干燥、寒冷，舔唇、咬唇、撕皮等不良习惯，日晒、吸烟、化妆品刺激等，也可能与烦躁、焦虑等精神因素有关。

二、临床表现

慢性脱屑性唇炎（干燥脱屑型）	常累及上下唇红部，但以下唇为重，唇红部干燥、皲裂，有黄白色或褐色脱屑、脱皮或细鳞屑
慢性糜烂性唇炎（湿疹糜烂型）	上下唇红糜烂，渗出明显，结痂剥脱。痂皮脱落后形成出血性创面，灼热疼痛，或发胀发痒

三、诊断

寒冷干燥季节好发 + 典型临床表现。

四、鉴别诊断

（一）慢性脱屑性唇炎

慢性脱屑性唇炎需与干燥综合征、慢性光化性唇炎和念珠菌性唇炎相鉴别。

干燥综合征	有唇红干燥、皲裂，还伴有口干、眼干，合并结缔组织病等表现
慢性光化性唇炎	与光照有关，好发于下唇，脱屑呈秕糠状，痒感不明显
念珠菌性唇炎	唇部干燥脱屑，无假膜、红斑、糜烂等特征性表现，常伴有念珠菌性口炎和口角炎，涂片有菌丝或孢子

（二）慢性糜烂性唇炎

慢性糜烂性唇炎需与盘状红斑狼疮、扁平苔藓和多形性红斑相鉴别。

盘状红斑狼疮	好发于下唇红缘处，损害中央萎缩，病损外围为白色放射状条纹
扁平苔藓	唇病损是周围多见白色网状条纹，颊部也可见对称性白色网状条纹
多形性红斑	发病急剧，有自限性。唇部易形成厚的血痂，伴有口内黏膜的水疱、糜烂、渗出。皮肤典型损害：靶状红斑

命题趋势 主要以 A1 型题出现。

金题直击

1. 慢性光化性唇炎的主要特征是

A. 双唇水肿，唇红部外翻　　B. 干燥，脱屑

C. 以下唇唇红部糜烂为主要特征　　D. 唇红上皮萎缩
E. 唇红部白色条纹
【答案】B
【解析】光化性唇炎的诊断：①急性型发病突然，唇红部水肿、充血、出现成簇小水疱，瘢痕结痂或糜烂渗血。自觉灼热刺痛。愈合后可留有瘢痕或色素沉着。②慢性型唇红部反复持续干燥、皲裂、脱屑、增厚。日久后有唇周皮肤脱色，灰白色角化条纹或肿胀。

2. 慢性唇炎发病的主要病因是
A. 因干燥而有舔唇不良习惯　　B. 心理障碍
C. 饮食不当　　D. 高血压
E. 以上都不是
【答案】A
【解析】慢性唇炎的发病原因不明，可能与急性炎症如外伤、感染等治疗不当有关，也可能与舔唇、撕皮等不良习惯，日晒、烟酒、化妆品刺激有关。真菌性唇炎主要是由念珠菌感染所致。

五、治疗

首要的治疗措施：避免各种刺激因素如改变咬唇、舔唇、撕皮等不良习惯，戒烟戒酒，忌食辛辣刺激食物，保持唇部湿润等。

（一）慢性脱屑性唇炎

可用抗生素软膏或激素类软膏。进食前应用温水将残留的软膏洗净，然后涂布医用甘油或涂少量护唇膏。

（二）慢性糜烂性唇炎

唇部湿敷为主要治疗手段。湿敷至结痂消除，渗出停止，皲裂愈合，才能涂布软膏类药物。糜烂严重者：局部注射曲安奈德、泼尼松等糖皮质激素减少渗出、促进愈合，每周 1 次，每次 0.5mL 为宜。

第二节　口角炎（助理不考）

口角炎是指多种因素导致上下唇联合处发生炎症，主要症状为皲裂、口角糜烂和结痂。

一、病因

本病由细菌、真菌等微生物感染引起，多数情况下与念珠菌感染或细菌联合感染有关，以下诱因可以导致感染发生：

① 颌面部垂直距离降低。
② 营养缺乏。缺铁性贫血，叶酸或维生素 B_{12} 缺乏。
③ 免疫因素。中性粒细胞缺乏、艾滋病等免疫功能降低性疾病。
④ 特发性。皮肤干燥。

二、临床表现

项目	营养不良性口角炎	感染性口角炎	创伤性口角炎	接触性口角炎
病因	维生素 B 缺乏	病毒、真菌、细菌感染	医源性损伤、物理刺激、不良习惯	接触变应原或毒物
特点	双侧口角湿白糜烂，伴有唇炎、舌炎	急性期：口角区充血、红肿，血性或脓性分泌物，血痂或脓痂，疼痛明显 慢性期：口角区皮肤黏膜增厚呈灰白色，伴细小裂纹，唇红干裂，但疼痛不明显	单侧、长短不一新鲜创口	口角区充血、水肿、糜烂、皲裂，渗出增多，疼痛剧烈。伴有皮疹、荨麻疹等皮肤表现
治疗	补充营养及维生素	抗病毒、抗菌、抗真菌药物治疗	局部处理为主	去除过敏原，停止服用可疑药物

命题趋势　主要以 A1 型题出现。

金题直击

1. 口角炎的治疗原则为

A. 局部激素治疗，全身抗生素治疗
B. 全身激素治疗，局部抗生素治疗
C. 局部激素治疗，口服维生素
D. 全身激素治疗，局部维生素外用
E. 根据不同的病因选择抗菌、抗霉或补充营养的治疗

【答案】E

【解析】治疗：①营养不良性口角炎：应针对性地补充营养及维生素；②球菌性口角炎：局部选用广谱抗生素为主，局部用药前应将口角区清洗净，必要时全身用药；③真菌性口角炎：首先应提高机体抵抗力，局部以 2% ～ 4% 碳酸氢钠溶液清洗，擦干后涂以制霉菌素或克霉唑、咪康唑制剂。

2. 维生素 B 缺乏除有口角炎外，还表现为

A. 鼻炎、唇炎
B. 鼻炎、舌炎
C. 舌炎、唇炎
D. 咽炎、唇炎
E. 鼻炎、咽炎

【答案】C

【解析】维生素 B 缺乏，表现为双侧口角湿白糜烂，可伴有唇炎、舌炎的发生。

第三节　地图舌

地图舌是一种浅层的慢性剥脱性舌炎，主要出现在舌背，有时也见于舌缘、舌腹、舌尖。单个或多个圆或椭圆的红斑病损，很快扩大或融合，融合后类似地图的边界，故称地图舌。由于其形态和位置多变，故又名游走性舌炎。任何年龄均可发生，但多见于学龄前儿童，成年人常伴有沟纹舌。

病因	多认为与遗传因素有关，常与沟纹舌同时发生 儿童：消化不良、肠寄生虫、维生素 B 缺乏 成人：贫血、胃肠功能紊乱、情绪、病灶感染
临床表现	舌背丝状乳头片状剥脱，边缘丝状乳头增厚呈微隆起的边缘 约 3/4 的患者无自觉不适，偶有烧灼感。可自愈，常复发
治疗	① 多无明显不适，一般不需要特殊治疗 ② 心理疏导消除患者的恐惧心理 ③ 保持口腔卫生 ④ 麻刺感和灼烧感：弱碱性液含漱（2% 的碳酸氢钠，2% 硼酸钠含漱剂、0.1% 依沙吖啶，氯己定含漱剂）

命题趋势　主要以 A1 型题呈现。

金题直击

1. 地图舌又可名为

A. 裂纹舌
B. 贫血性舌炎
C. 剥脱性舌炎
D. 沟纹舌
E. 消化不良性舌炎

【答案】C

【解析】地图舌表现为舌背丝状乳头呈片状剥脱，微凹陷，形成光滑的红色剥脱区，故也称剥脱性舌炎。

2. 地图舌任何年龄均可发生，但多见于

A. 儿童
B. 青年
C. 中年
D. 老年
E. 成人

【答案】A

【解析】地图舌任何年龄均可发生，但多见于儿童，成年人较少，男女均可发病，无季节性，一般无自觉症状，合并感染时，可出现局部刺激痛。

第四节　沟纹舌（助理不考）

沟纹舌又名裂纹舌，主要表现为发生在舌背的深浅、长短不一的纵、横沟纹，随着年龄的增长而加重。常与地图舌同时存在。

病因	病因不明，多认为是先天性发育异常 遗传、地理环境、食物种类、B 族维生素缺乏 全身疾病：脓疱性银屑病、梅 - 罗综合征 其他：病毒感染、迟发型超敏反应、苔藓样变等
临床表现	舌背纵横裂沟，形似脑回、叶脉和树枝样 患者多无自觉症状，沟内残存食物残渣，继发感染时疼痛不适 舌体较肥大可随年龄增长而加重。可与地图舌伴发
治疗	无症状，不治疗 消除患者恐慌心理 保持口腔清洁。炎症时用消炎防腐止痛的含漱液漱口

命题趋势　主要以 A1 型题呈现。

金题直击

1. 以下哪一项属于梅 - 罗氏综合征的临床表现

A. 沟纹舌、肉芽肿性唇炎、面神经麻痹　B. 沟纹舌、巨舌、面肌抽搐

C. 面瘫、巨舌、口角炎　D. 肉芽肿性唇炎、巨舌、面肌抽搐

E. 地图舌、肉芽肿性唇炎、面肌抽搐

【答案】A

【解析】沟纹舌，同时出现肉芽肿性唇炎、面神经麻痹或有面神经麻痹史，则诊断为梅 - 罗综合征。

2. 最不需要治疗的疾病是

A. 无症状沟纹舌　B. 白斑

C. 创伤性溃疡　D. 腺周口疮

E. 多形红斑

【答案】A

【解析】沟纹舌又名裂纹舌，主要表现为舌背的纵、横沟纹，沟纹的深浅、长短不一，随着年龄的增长可逐渐加重。常与地图舌同时存在。该病原因不明，常认为是先天性的。此外，地理条件、维生素缺乏、食物的种类或与之有关。无症状者不需要治疗。

第五节　舌乳头炎

舌乳头炎
- 丝状乳头炎 → 主要表现为萎缩
- 菌状乳头炎、叶状乳头炎、轮廓乳头炎 → 充血、红肿、疼痛为主

病因	全身因素：维生素 B 缺乏、贫血、真菌感染 局部因素：残根、残冠、牙石、过锐牙尖、不良修复体等刺激
临床表现	1. 丝状乳头炎：舌乳头萎缩，舌背光滑呈火红色，有灼热、灼痛感 2. 菌状乳头炎：好发于舌前部、舌尖部，充血、肿胀，呈草莓样改变 3. 叶状乳头炎（可能发生恶性肿瘤）：皱褶加深，红肿。位于舌后部侧缘，与恶性肿瘤需要鉴别 4. 轮廓乳头炎（易误认为肿瘤）：舌后 1/3，人字沟附近乳头肿大突起，轮廓清晰，发红
治疗	1. 内科医师治疗贫血，补充维生素 B_2、维生素 E、烟酸、叶酸 2. 除去局部刺激因素，治疗咽炎 3. 念珠菌感染者要进行抗真菌治疗

镜面舌：丝状乳头和菌状乳头同时萎缩，形成剥脱性红斑。

命题趋势 主要考查典型的临床表现。

金题直击

患者，女，56 岁。舌背后 1/3 处存在散在肿大突起，轮廓清晰，发红。疼痛不明显，患者无意间发现，恐慌来诊。患者的诊断为

A. 叶状乳头炎
B. 菌状乳头炎
C. 轮廓乳头炎
D. 舌癌
E. 丝状乳头炎

【答案】 C

【解析】 丝状乳头表现为萎缩，舌背光滑，有灼热、灼痛感。菌状乳头炎：菌状乳头水肿，充血，呈草莓样改变，疼痛明显。叶状乳头炎：表现为皱褶加深，红肿，舌运动时局部疼痛、刺激性痛，患者偶感局部灼痛。轮廓乳头炎：轮廓乳头很少有炎症，但偶有患者感局部不适，肿大；在炎症时乳头肿大，发红，由于乳头肿大常误认为肿瘤，应注意区分。

第五单元　口腔黏膜超敏反应性疾病（助理不考）

考试分值

专业	2019 年	2020 年	2021 年	2022 年	2023 年
执业	1	2	1	2	2

超敏反应又称变态反应，是指抗原或半抗原作用于机体细胞或器官后，机体通过免疫学机制对其产生的异常免疫反应，常表现为免疫反应性增强，多在机体受同一种抗原物质再次刺激后发生，使组织损伤或生理功能紊乱。

常见的口腔黏膜超敏反应性疾病
- 血管神经性水肿
- 药物过敏性口炎
- 多形渗出性红斑

第一节　血管神经性水肿

血管神经性水肿又称巨型荨麻疹，亦称奎英克水肿，是一种急性局部反应性黏膜或皮肤水肿，是Ⅰ型变态反应类疾病（IgE 抗体）。其特点是突然发作的无痛性、暂时性、局限性、无凹陷性水肿，好发于上唇，消退亦较迅速。可分为获得性和遗传性两种类型。

命题趋势　以 A1 型题为主，主要考查血管神经性水肿的名称。

金题直击

血管神经性水肿又称

A. 固定型药疹　　B. 巨型荨麻疹

C. 斯 - 约综合征　　D. 接触性口炎

E. 莱氏综合征

【答案】B

【解析】血管神经性水肿又称巨型荨麻疹，是一种急性局部反应性黏膜或皮肤水肿，是Ⅰ型变态反应类疾病。固定型药疹是服用药物出现过敏症状的皮肤病损，好发于口唇周围，最常见的病损为圆形红斑，疼痛不明显。病损出现在比较固定的位置，称固定型药疹。斯 - 约综合征是指重型多形性红斑，是身体多腔孔糜烂性外胚叶病。接触性口炎因接触有强烈刺激作用的药物所致。莱氏综合征是重型药物超敏反应，可发生全身广泛性的大疱，类似烫伤，并波及全身的体窍、黏膜和内脏，又称中毒性表皮坏死松解症。

一、病因

食物、药物、感染、物理因素、动物及植物等可能是本病的过敏原，也可能是常染色体的显性遗传。

二、临床表现

患者表现为突然发作的黏膜或皮肤肿胀，症状持续数小时或数天后消失。病变好发部位为头面部疏松结缔组织处，唇部损害可单独累及上唇或下唇，也可同时累及双唇，上唇较为好发。

如果肿胀发生于舌部可致巨舌，波及软腭、咽喉、气管等处引起组织水肿则影响呼吸，甚至导致窒息，需立即行气管切开，否则可导致死亡。

三、诊断

① 发病突然迅速。
② 病变为局限性水肿，界限不清，触之韧有弹性。
③ 好发于皮下结缔组织疏松处。
④ 病损消失迅速且不留痕迹。
⑤ 可反复发作。

命题趋势 以 A3 型题为主，主要考查血管神经性水肿的病因及临床表现。

金题直击

患者，女，20 岁。昨天晚上进食一种新品种芒果后，口唇部尤其是上唇突然肿胀，有痒痛、发紧的感觉。检查可见肿胀区界限不清，按之柔软有弹性，无指凹性水肿，经适当治疗后转天症状完全消失，病损区恢复如初。该患者应诊断为

A. 多形性红斑　　B. 血管神经性水肿
C. 唇疱疹　　D. 盘状红斑狼疮
E. 慢性唇炎

【答案】B

【解析】患者吃芒果后，突然出现上唇肿胀，能够消退。接触过敏原后突然出现水肿，治疗后症状完全消失。B 正确。多形性红斑也是接触过敏原，但表现为红斑，最常见的是虹膜状红斑。唇疱疹是口唇、唇红与皮肤交界处簇集成小水疱。盘状红斑狼疮多见于下唇，盘状溃疡，有放射状短条纹。慢性唇炎临床表现为唇红干燥、脱屑或糜烂、渗出。

四、治疗

① 避开过敏原，可缓解症状，防止复发。
② 补充大量维生素 C 500 ～ 1000mg。重症者：氢化可的松 100 ～ 200mg，加入 5% ～ 10% 的葡萄糖溶液 1000 ～ 2000mL 中静脉滴注。
③ 口服抗组胺药物。
④ 当出现喉头水肿、呼吸困难时可进行肾上腺素皮下注射；氢化可的松静脉滴注；必要时要进行气管切开。

第二节　药物过敏性口炎

药物过敏性口炎是指某种药物通过口服、注射、吸入、敷贴或局部涂擦、含漱等不同途径进入机体内，使超敏体质者出现变态反应性疾病。该病属于 I 型变态反应性疾病（IgE 抗体）。

一、病因（熟记）

超敏反应是引起药物过敏的主要原因，常见的药物有：

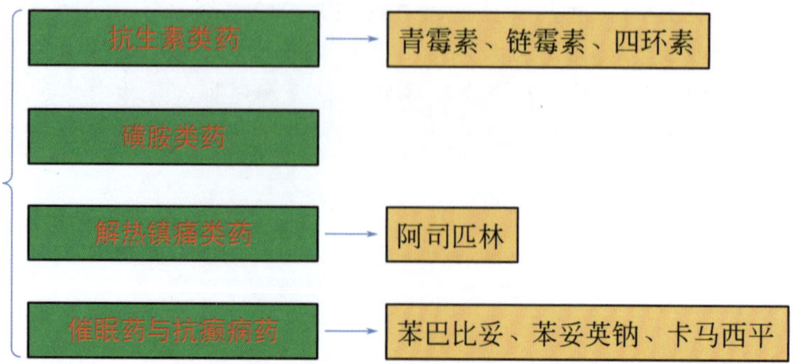

命题趋势 以 A1 型题为主，主要考查能引起过敏的药物。

金题直击

不引起药物过敏性口炎的药物是

A. 中草药类　　B. 抗生素类

C. 维生素类　　D. 安眠镇静药

E. 抗病毒类

【答案】C

【解析】超敏反应是引起药物过敏的主要原因，常见的药物有抗生素类、解热镇痛药、催眠与抗癫痫药等。维生素和氨基酸一般不引起药物过敏性口炎。

二、临床表现（熟记特征）

药物引起变态反应需要一定的潜伏期。

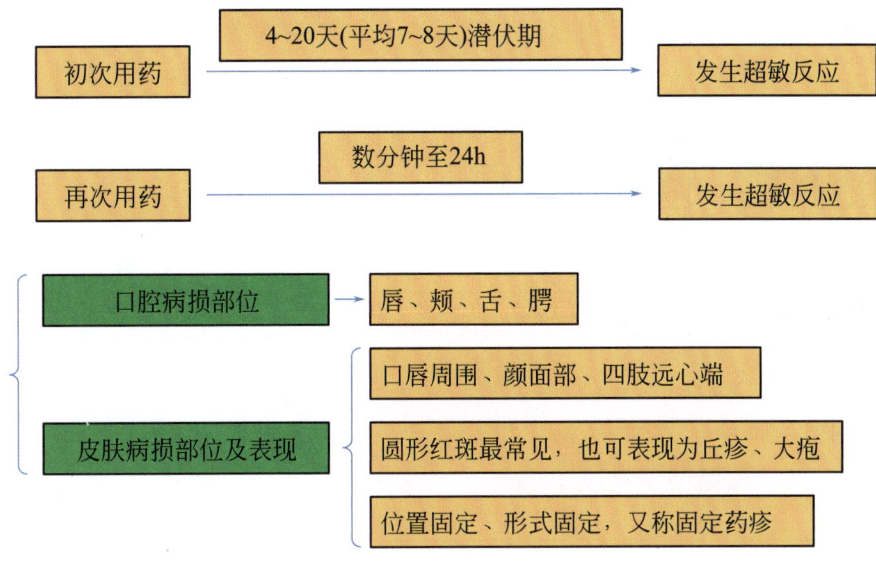

重型超敏反应（莱氏综合征）又称为中毒性表皮坏死松解症。

三、诊断

① 依靠病史及临床损害、发病部位等。

② 发病前有较明确的用药史，用药和发病时间有时间关联和因果关系。

③ 口腔黏膜出现红肿、红斑、起疱及大面积糜烂等病损。

④ 停用可疑致敏药物后病损愈合。

四、鉴别诊断

1. **多形性红斑**　以靶形或虹膜状红斑为典型皮损，多见于春、秋两季。

2. **疱疹性口炎**　原发性感染多见于6个月至2岁婴幼儿，前驱期全身反应较重，出现成簇小水疱是典型特征。

五、治疗

① 寻找并立刻停用一切可疑致敏药物。

② 支持治疗。10% 葡萄糖酸钙注射液或维生素 C 静脉滴注。

③ 抗组胺药物抗过敏治疗，如马来酸氯苯那敏，氯雷他定等。

④ 糜烂面局部消炎、止痛、预防感染。

⑤ 糜烂面积广泛，糜烂和渗出较多时，可给予糖皮质激素。

六、预防

① 不滥用药物，尤其是易引起过敏的磺胺类药、解热镇痛药等。

② 询问药物过敏史，有过敏史者不用结构类似的药物。

③ 建立药物过敏卡，让患者牢记过敏药物。

第六单元 口腔黏膜大疱类疾病（助理不考）

考试分值

专业	2019年	2020年	2021年	2022年	2023年
执业	1	2	2	1	2

天疱疮

天疱疮是一组严重的、累及皮肤黏膜的慢性自身免疫性疾病。病理特点是表皮内水疱及棘层细胞松解。临床上最多见于40～60岁的人群，无性别差异。

一、病因

天疱疮的病因至今不明，目前多趋向于自身免疫性疾病，其可能病因是：

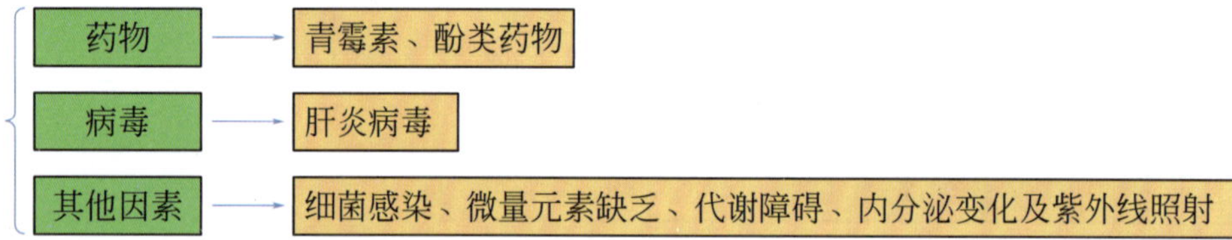

二、临床表现

天疱疮可分为四型，即寻常型、增殖型、落叶型和红斑型。

命题趋势 考查天疱疮分型，主要A1型题为主。

金题直击

下列哪项不属于天疱疮的临床分型

A. 落叶型天疱疮
B. 寻常型天疱疮
C. 颗粒型天疱疮
D. 增殖型天疱疮
E. 红斑型天疱疮

【答案】C

【解析】天疱疮可分为四型：寻常型、增殖型、落叶型和红斑型天疱疮。

口腔内常见的是寻常型天疱疮，增殖型也有发生。落叶型和红斑型口腔病损少见。

（一）寻常型天疱疮特点

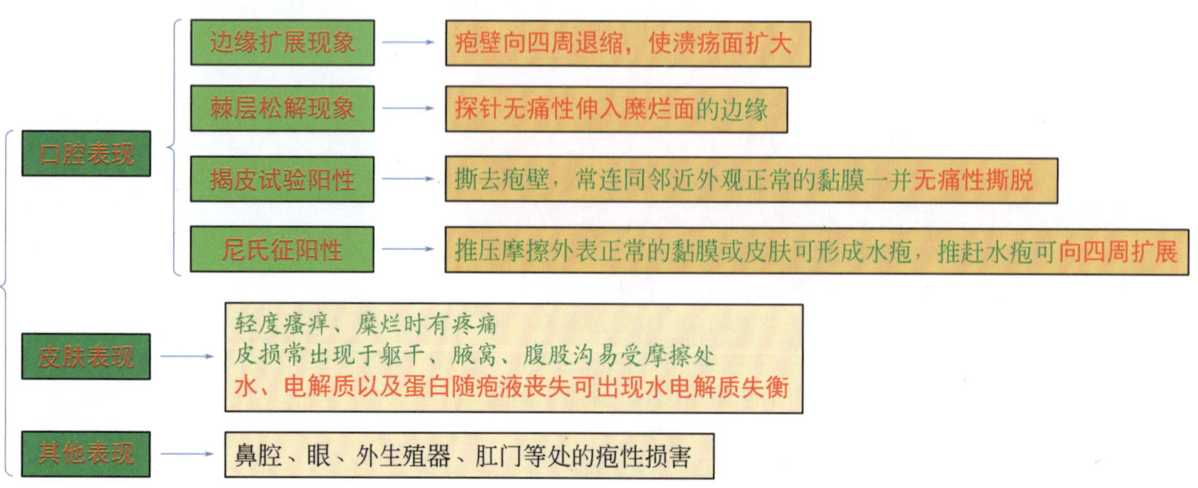

命题趋势　考查天疱疮临床特点。

金题直击

天疱疮发病机制的核心在于

A. 变态反应　　B. 棘层松解

C. 异常增生　　D. 感染因素

E. 创伤因素

【答案】B

【解析】天疱疮发病机制的核心是棘层松解的出现。

（二）增殖型天疱疮特点

1. 口腔表现　与寻常型基本相同，表现为糜烂面上乳头状或疣状增生性病损。唇红缘常有显著的增殖。

2. 皮肤病损　常见于腋窝、乳房下、肛门周围、会阴、腹股沟和黏膜交界处，仍为大疱，尼氏征阳性，疱破后基底部发生乳头状增殖，其上覆以黄色厚痂以及渗出物，有腥臭味。

（三）落叶型天疱疮

疱破后黄色鳞屑痂皮脱落如落叶。

（四）红斑型天疱疮

好发于头面、躯干上部与上肢等暴露的皮脂腺丰富部位，一般不累及下肢。红斑基础上的鳞屑性损害，伴有角化过度。

三、诊断及鉴别诊断

（一）诊断

临床表现为边缘扩展阳性、尼氏征阳性，可结合全身情况诊断。

下列方法有助于正确诊断：

（1）活体组织检查　在病损附近，锋锐手术刀切取上皮与其下方组织，若在棘层或棘层以上出现棘层松解、上皮内疱或裂隙改变，对天疱疮具有诊断价值。

（2）细胞学检查　Tzanck 细胞检查法，可见典型的上皮细胞没有细胞间桥，细胞肿胀成圆形，这种游离为单个或数个成团的棘细胞，又称天疱疮细胞。

（3）免疫荧光检查　早期用直接免疫荧光检查（DIF）可检测到沉积在上皮细胞间天疱疮抗体，主要是 IgG 抗体。

（二）鉴别诊断

瘢痕性类天疱疮	尼氏征阴性 揭皮试验阴性 无棘层松解现象	自身免疫性疾病，好发在中年及中年以上女性口腔、眼结膜 口腔最常见的部位是牙龈 发生在口角区则因瘢痕粘连而致张口受限或小口畸形 病理表现为表皮（上皮）下疱
多形红斑（多形渗出性红斑）		急性渗出性炎症。皮肤表现为靶形红斑 病理表现：上皮下疱
剥脱性龈炎		牙龈非特异性炎症。牙龈缘和附着龈呈弥散性红斑，亮红色，上皮易剥脱
大疱性表皮松解症		先天性弹性纤维不全导致皮肤脆弱而引起，外伤、摩擦及温度刺激处糜烂，愈合后色素沉着。患者发育较差，毛发稀疏，指甲变形，甚至脱落

四、治疗

1. 支持治疗　较多的水疱及不易愈合的糜烂面会使大量体液丢失。要注意患者营养，给予高蛋白、高热量饮食，并定期补充钙、钾和各种维生素。

2. 激素

（1）糖皮质激素　为本病的首选药物。

（2）激素用药过程　可动态分为起始、控制、巩固、维持四个阶段。

（3）激素用药原则　足量、从速、渐减、忌躁。

轻者	泼尼松起始量可为 30 ～ 40mg/d（北医，60 ～ 80mg/d）
重者	起始量可为 60 ～ 100mg/d

使用糖皮质激素，要注意防止和减轻各种并发症，常见的并发症有消化道溃疡、糖尿病、高血压、骨质疏松、各种感染和中枢神经系统的毒性等。为预防和减轻激素治疗的并发症应适当给予一些辅助用药，如给予维生素 A、维生素 D、钙制剂预防骨质疏松；给予抗酸和胃黏膜保护剂；适当补钾；给予碱性液漱口，防止念珠菌感染。

3. 局部治疗 口腔糜烂而影响进食者，可在进食前使用 1% ～ 2% 利多卡因液涂抹；用 0.25% 四环素液或复方氯己定液含漱保持口腔卫生，防止继发感染。

4. 免疫抑制剂 硫唑嘌呤、环磷酰胺。

5. 其他药物 四环素和烟酰胺、氨苯砜、羟氯喹。

6. 大剂量免疫球蛋白静脉滴注。

命题趋势 考查天疱疮治疗。

金题直击

1. 治疗天疱疮首选药物是

A. 肾上腺皮质激素　　B. 抗生素

C. 维生素　　D. 免疫增强剂

E. 中药治疗为主

【答案】A

【解析】天疱疮属于自身免疫性疾病。临床上采用以糖皮质激素为主，辅以免疫抑制剂、血浆置换法等综合治疗方法，糖皮质激素作为天疱疮的首选药物，作用的主要机制在于抗炎和抑制免疫。所以选择 A 选项。

2. 天疱疮的激素治疗特点是

A. 急上急下　　B. 口腔局部含化即奏效

C. 分为起始、控制、巩固、维持等阶段　　D. 可以被中药代替

E. 停药后病情不复发

【答案】C

【解析】糖皮质激素的全身应用强调严格的用药原则，使用时可动态分为起始、控制、巩固、维持四个阶段。故选 C。

第七单元　艾滋病、性传播疾病的口腔表征
（助理不考）

考试分值

专业	2019 年	2020 年	2021 年	2022 年	2023 年
执业	2	2	2	1	2

第一节　艾滋病

艾滋病又称获得性免疫缺陷综合征（AIDS），是因为感染人类免疫缺陷病毒（HIV）后导致免疫缺陷的传染病。其特点是辅助性 $CD4^+$ T 细胞免疫功能被 HIV 严重破坏。

传播途径：性接触传播、血液传播和母婴传播。

高危人群：男同性恋者，与 HIV 感染者性接触人员，静脉吸毒人员，血友病和多次输血者。

命题趋势 以 A1 型题为主。

金题直击

艾滋病的病原体是

A. 巨细胞病毒　　B. EB 病毒
C. 人乳头瘤病毒　　D. 人类免疫缺陷病毒
E. 单纯疱疹病毒

【答案】D

【解析】艾滋病是获得性免疫缺陷综合征（AIDS）的简称，是由人类免疫缺陷病毒（HIV）引起的可通过性传播及血液传播的传染病。

一、病因

艾滋病由 HIV 引起。HIV 属一种逆转录病毒。HIV 病毒对 $CD4^+$ T 淋巴细胞有特殊的趋向性，对热敏感，对紫外线不敏感。

二、临床表现

（一）艾滋病的临床分期

分期	表现
急性 HIV 感染期	通常发生在初次感染 HIV 2～4 周后。表现为发热、咽痛、盗汗、恶心、呕吐、腹泻、皮疹、关节痛、淋巴结肿大及神经系统症状 实验室检查：CD4/CD8 大于 1。人体感染 HIV 后，一般需要 2～12 周（平均 45 天左右，窗口期）血液中才可检测到 HIV 抗体
无症状 HIV 感染期	艾滋病潜伏期，一般 6～8 年，但亦可短至数月，长至 20 年 常无任何症状及体征，部分感染者可出现持续性的全身淋巴结肿大 实验室检查：抗 HIV 抗体阳性；CD4/CD8 大于 1
艾滋病（AIDS）期	主要表现为持续 1 个月以上的发热、盗汗、腹泻；3 个月内体重减轻常超过 10%。CD4/CD8 小于 1

（二）艾滋病的口腔表征

与HIV相关的口腔疾病
- 口腔念珠菌感染、口腔毛状白斑、卡波西肉瘤
- 线形牙龈红斑、急性坏死性龈口炎、急性坏死性牙周炎
- 单纯疱疹性口炎、带状疱疹病毒感染
- 非霍奇金淋巴瘤

1. **口腔念珠菌感染**　是艾滋病相关的口腔疾病中最为常见的一种疾病。常表现为红斑型（萎缩型）或假膜型念珠菌感染。致病菌以白念珠菌为主。

2. **口腔毛状白斑**　是 HIV 感染者的一种特殊口腔损害。病损特征为双侧舌侧缘呈白色或灰白斑块。有的可蔓延至舌背和舌腹，在舌缘呈垂直皱褶外观。如过度增生则呈毛茸状，不能被擦去（EB 病毒引起）。

3. **卡波西（kaposi）肉瘤**　是 HIV 感染者中常见的肿瘤。最常见的部位为上腭，其次是舌部和牙龈。肿瘤呈深红色或紫红色的结节或斑块，指压不褪色。

4. **线形牙龈红斑**　表现为沿游离龈界限清楚，宽 2 ～ 3mm 火红色的充血带，极易出血。无牙周袋及牙周附着丧失，对常规治疗无效。

5. **非霍奇金淋巴瘤**　常以无痛性颈、锁骨上淋巴结节肿大为首要表现，病情发展迅速，易发生远处扩散。口内好发于软腭、牙龈、舌根等部位，表现为固定而有弹性的红色或紫色肿块，伴有或不伴有溃疡。有研究显示非霍奇金淋巴瘤患者中发现了 EB 病毒。

6. **单纯疱疹性口炎、带状疱疹病毒感染等。**

命题趋势 以 A1 型题为主。

金题直击

以下是艾滋病患者常有的表现，除了

A. 多形性红斑　　B. 线形红斑

C. 急性坏死性龈口炎　　D. Kaposi 肉瘤

E. 毛状白斑

【答案】A

【解析】①艾滋病患者多有线形红斑。②约 30%HIV 感染者在病程中出现口腔毛状白斑。③ Kaposi 肉瘤：是 HIV 感染者中常见的肿瘤。④艾滋病患者也可以伴有急性坏死性龈口炎、急性坏死性牙周炎。

三、诊断

确诊必须根据流行病学接触史、临床表现和实验室检查结果综合分析诊断。

1. **初筛试验**　酶联免疫吸附试验（ELISA）、明胶颗粒凝集试验（PA）等。
2. **确诊试验**　常用蛋白印迹法（WB）。
3. **机体免疫功能检查。**
4. **PCR 技术检测 HIV 病毒。**

四、治疗（理解）

治疗原则：根据其所处感染的不同病期，采用针对病原体和各种合并症的治疗。包括支持、免疫调节和心理治疗。

① 抗逆转录病毒联合治疗。

② 免疫调节治疗。

③ 合并症的治疗

a. 口腔念珠菌感染：局部和全身使用抗真菌药物。

b. 口腔毛状白斑：采用高效抗逆转录病毒治疗后，口腔毛状白斑也可消失。

c. Kaposi 肉瘤：采用手术切除、烧灼刮除或冷冻治疗，注意预防继发感染，同时配合放疗、局部化疗。化疗常选的药物：长春新碱、长春碱、博来霉素等。

五、预防

目前临床尚无有效的HIV疫苗，预防HIV感染应采取综合预防措施，开展宣传教育。

① 控制传染源。

② 切断传播途径。

③ 保护易感人群。

④ 医护人员的职业感染多数由针具刺伤所致，少数从黏膜感染。如果皮肤无破损则没有感染HIV的危险，但是深刺伤、器械上有可视性血迹、刺伤动脉或静脉、污染源来自晚期AIDS患者均增加了HIV感染的危险性。

如有意外职业性暴露，应立即用肥皂水和清水清洗皮肤，或用清水冲洗黏膜。

污染源HIV阴性，在当日、4周、8周、3个月和6个月进行血清HIV抗体检测，直到6个月后血清学检查证实HIV抗体阴性为止。若污染源HIV阳性，应尽快进行预防性治疗。可采用抗逆转录酶抑制剂拉米夫定（3TC）150mg，2次/日，洛匹那韦，替诺福韦，利托那韦治疗，并在暴露后即刻、4周、8周、3个月、6个月多次进行HIV抗体检测。

第二节　梅毒

梅毒是由苍白密螺旋体（梅毒螺旋体）感染引起的慢性性传播疾病。梅毒、麻风、结核曾并列称为世界三大慢性传染病。

一、病因

梅毒病原体为苍白密螺旋体。

二、临床表现

先天梅毒	早期先天梅毒	容易出现死胎或早产
	晚期先天梅毒	哈钦森牙：切缘中央有半月形缺陷
		桑葚牙：牙尖向中央靠拢
后天梅毒	一期梅毒	潜伏期平均2～4周 硬下疳：直径1～2cm圆形或椭圆形的单个无痛性溃疡，触诊有软骨样硬度
	二期梅毒	多在感染后2年内相继或同时出现 皮肤症状：梅毒疹，铜红色的鳞屑斑 黏膜症状：黏膜斑，灰白色光亮而微隆的斑块，传染性很强
	三期梅毒（晚期梅毒）	主要是树胶肿，舌炎和舌白斑、黏膜白斑 树胶肿可发生在口腔任何部位，舌、硬腭、软腭常受侵犯。树胶肿是三期梅毒所产生的肉芽组织，表现为有弹性的肿块，中心坏死，可有波动感，然后溃破，故上腭的树胶肿可导致硬组织穿孔

命题趋势　以A1型题为主。

金题直击

三期梅毒的标志性表现是

A. 梅毒性舌炎　　B. 梅毒性舌白斑

C. 结节性梅毒疹　　D. 树胶样肿

E. 梅毒性口炎

【答案】D

【解析】一期梅毒又称口唇下疳；二期梅毒又称黏膜斑、玫瑰疹、梅毒疹；三期梅毒又称树胶样肿。

三、诊断

梅毒的诊断应根据病史、梅毒各期典型的临床表现，还要有可靠的实验室检查。

实验室检查：

1. 梅毒螺旋体检查 免疫荧光检查，适用于早期梅毒皮肤黏膜损害。

2. 梅毒血清试验

（1）非梅毒螺旋体抗原血清试验 常用的有反应素试验（USR）、快速血浆反应素环状卡片试验（RPR）。

（2）梅毒螺旋体抗原血清试验 常用的有梅毒螺旋体血凝试验（TPHA）、梅毒螺旋体明胶凝集试验（TP-PA）。

（3）脑脊液检查。

四、治疗

（1）治疗原则 早期、足量、规则用药治疗，治疗后定期随访。治疗期间不应有性生活，性伴侣应同时接受治疗。

（2）首选苄星青霉素 对青霉素过敏者选择红霉素、多西环素或四环素。

（3）治愈的主要指标 病损及症状消退，血清反应一般在 1 ～ 2 年转为阴性。

（4）驱梅治疗前一天应用激素，防止反跳性发热。

命题趋势 以 A3 型题为主。

金题直击

男，50 岁。口腔内起白斑。检查：口腔内左侧黏膜及上腭灰白色光滑而微隆起的斑块，双侧前臂散在性玫瑰样红色斑疹。低热，头痛。患者自述阴茎部曾有过溃疡，已痊愈。进一步确诊需检测的项目是

A. 快速血凝反应

B. Tzanck 细胞检查

C. 类风湿因子

D. 结核菌素试验

E. HIV 抗体检测

【答案】A

【解析】口腔内左侧黏膜及上腭灰白色光滑而微隆起的斑块怀疑是梅毒，梅毒血清试验包括反应素试验（USR）、快速血浆反应素环状卡片试验（RPR）、梅毒螺旋体血凝试验（TPHA）、梅毒螺旋体明胶凝集试验（TP-PA）。

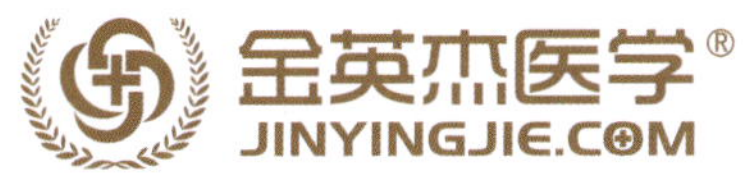

口腔执业（含助理）医师资格考试

命题规律之应试讲义

口腔颌面外科学
口腔颌面医学影像诊断学

赵庆乐 ◎ 主编

金英杰医学教育研究院 ◎ 组织编写

全国百佳图书出版单位

化学工业出版社

·北京·

编写人员名单

主　　编　赵庆乐

副 主 编　苏　静　张　健

编　　者　赵庆乐　苏　静　张　健　翟丹妮　乔　颖
刘宇飞　汪　洋　王　恺　张国良　武梦洁
元子路

组织编写　金英杰医学教育研究院

目录

口腔颌面外科学

第一单元　口腔颌面外科基本知识及基本技术

考试分值

专业	2019 年	2020 年	2021 年	2022 年	2023 年
执业	10	10	11	10	9
助理	5	5	5	7	6

第一节　口腔颌面外科病史记录

病案（病历、病史记录）是指患者在门诊、急诊、留院观察及住院期间全部医疗资料的总称，包括门（急）诊病历和住院病历。

其作用如下：

① 患者病情及医师进行医疗过程的如实反映。

② 医、教、研、防工作的重要医学信息资源。

③ 为医师进行医疗工作提供依据。

④ 体现撰写医师的学术水平和工作态度。

⑤ 代表科室、医院科学管理的水平。

一、入院病史记录（助理不考）

定义	通常是指患者被收治入院后，其主管医师通过询问病史、临床检查等手段获得相关资料，并对其进行分析书写下来的记录	
分类	患者入院的次数	一般入院记录、再次或多次入院记录
	患者入院的时间	24h 内入出院记录、24h 内入院死亡记录等
内容	一般项目（姓名、性别、年龄等）、主诉、病史（现病史、既往史）、个人史、婚育史、月经史、家族史、体格检查（全身检查与专科检查）、实验室与影像学检查、诊断、治疗计划、小结和签名	
注意（考点）	需在 24h 内完成的内容：入院记录、再次或多次入院记录、24h 内入出院记录、24h 内入院死亡记录	

命题趋势 病历记录书写时间，考试多以 A1 型题为主。

金题直击

今日上午收一患者入院，病历记录医师必须多久写完

A. 5h　　B. 12h

C. 24h　　D. 6h

E. 48h

【答案】C

【解析】病历记录需要 24h 内完成的有：入院记录、再次或多次入院记录、24h 内入出院记录、24h 内入院死亡记录。

1. 入院病史一般项目（了解即可）包括如下内容：

基本信息	姓名、性别、年龄、籍贯、民族、婚姻状况、职业、入院日期、居住地址和电话、工作单位
病史采集	门（急）诊诊断、日期、时间、供史者（患者本人或家属，明确信息的可靠程度）、入院诊断、病史记录
特殊人群	小儿患者需记录父母姓名、职业、工作单位及电话等

2. 病史撰写要求（考试会涉及一些细节性问题，尤其既往史和个人史）

（1）主诉　患者本次就诊的原因，应包括患病部位、主要症状和时间三部分。简洁明了，一般不超过20个字。

（2）现病史　是指本次疾病的发生、进展、治疗等方面的详细情况，具体内容应包括发病情况、主要症状、疾病发展变化情况以及诊疗经过等（按时间顺序书写），特别注意与鉴别诊断相关的阳性或阴性结论。

（3）既往史　指患者以往的健康和疾病状况。内容包括既往一般健康状况、疾病史、传染病史、预防接种史、手术外伤史、输血史、食物或药物过敏史等。

（4）个人史　记录出生地及长期居留地，生活习惯及有无烟、酒、药物等嗜好，职业与工作条件及有无工业毒物、粉尘、放射性物质接触史，有无冶游史。

（5）婚育史、月经史　初婚年龄、婚姻状况、配偶健康情况、有无子女等。

（6）家族史　父母、兄弟、姐妹健康状况，有无与患者类似疾病，有无家族遗传倾向的疾病。

3. 体格检查　可分为全身检查和专科检查两部分。

（1）全身检查

一般项目	营养发育状态、体位、神志、体重、血压、心、肺、肝、脾、四肢、脊柱、神经系统等	
口腔颌面外科疾病检查	内容	皮肤、淋巴结、头部、五官等情况的检查和记录
	要求	着重检查和记录

（2）口腔颌面部专科检查　检查内容同门诊检查，要求更为详尽，必要时应以图示意。

4. 实验室检查和特殊检查

5. 小结　将主要资料归纳摘录，提出诊断依据。

6. 讨论　就患者及其家属提供的资料和各种检查结果，作诊断和鉴别诊断的讨论。

7. 初步诊断　诊断用语要规范，初步诊断应由经治医师根据资料，综合分析而作出。多项诊断时，要主次分明。对待查病例，需注明待查。

8. 治疗计划　按顺序提示必要的检查和治疗措施。

9. 签名　书写入院记录的医师签名。

二、门诊病史记录

1. 门诊病案项目要求　姓名、性别、年龄、婚姻、职业、出生地、民族（国籍）、户口/居住地址、电话、工作单位与电话、过敏药物名称及就诊日期与诊断。

① 门诊病案封面必须逐项填写。

② 每次应诊必须完整填明就诊日期（危急患者更须加注时、分）和就诊科室，若患者先后就诊两个以上科室，则各科分别填写就诊日期和科别。

③ 完整的门诊病史均应包括以下各项内容：主诉、病史、体格检查、实验室检查、初步诊断、处理意见、医师完整签名等。以上内容可不必逐项列题。

2. 撰写基本要求

（1）初诊病史记录

① 主诉。患者就诊要求解决的主要问题。字数一般不超过20字，记录应包括发病的时间、性质、部位及程度，但对某些疾病，例如要求行整复术者则不一定强求以上形式，可直述其要求。患者如有两种以上的主诉，应记录其最主要者，选择性地简单记述次要主诉。

② 病史。包括现病史、既往史、个人史、月经史及婚育史、家族史。既往史：药物不良反应和过敏史（常考）、预防接种史等。个人史：社会经历及个人习惯、嗜好等。

③ 体格检查。以口腔颌面部检查为主。

④ 实验室检查。

⑤ 诊断。应按主次排列，力求完整全面，要严格区分确定的或待证实的诊断。

⑥ 处理意见。包括下列内容之一或数项，如提出进一步检查的项目（及其理由）、治疗用药、急会诊或约定会诊申请或建议、其他医疗性嘱咐、病休医嘱。

⑦ 医师签名。要求签署与处方权留迹相一致的全名。实习医师必须有上级医师签名，以示负责。

（2）复诊病史记录（时间要熟记）

<table>
<tr><td>撰写要求</td><td colspan="2">复诊病史的必需项目原则上同初诊病史</td></tr>
<tr><td>同一疾病相隔 3 个月以上复诊患者</td><td colspan="2">原则上按初诊患者处理（可适当简化）</td></tr>
<tr><td rowspan="3">一般复诊病史书写内容</td><td>• 上次处理后病情变化</td><td>• 初诊时检查结果的反馈</td></tr>
<tr><td>• 新出现的症状或体征</td><td>• 进一步的处理意见</td></tr>
<tr><td>• 再次诊断</td><td>• 医师签名</td></tr>
<tr><td rowspan="4">慢性病患者（诊断已十分明确，治疗方法已相对固定，病情已基本稳定）复诊病史内容</td><td colspan="2">以前已明确的主要诊断</td></tr>
<tr><td colspan="2">本次就诊的主要临床情况</td></tr>
<tr><td colspan="2">重要实验室检查结果</td></tr>
<tr><td colspan="2">处方记录及医师签名</td></tr>
</table>

金题直击

病历记录时，主诉应简明扼要，一般不超过

A. 10 字　　B. 20 字

C. 30 字　　D. 40 字

E. 50 字

【答案】B

【解析】病历记录时，主诉应简明扼要，一般不超过 20 字。故本题答案是 B。数据要牢记。

三、急诊病史记录

1. 急诊病史　包括初诊病历记录和复诊病历记录，后者可适当简化（如一开始即可提及原先确定的诊断）。同一疾病相隔 3 个月以上复诊者，原则上应按照初诊处理。

2. 急诊病史撰写要求　客观、真实、及时、准确、完整、重点突出、文字清晰易辨、药名拼写无误。若书写过程中出现错字，应在错字上划双线，不得用刮、粘、涂等方法来掩盖或去除原来的字迹。

3. 急诊病历记录　由接诊医师在患者就诊时完成，就诊时间应具体到分钟。

4. 急诊病史记录　主要包括以下内容：

① 病史。

② 体格检查。

③ 实验室检查。

④ 诊断。应主次排列，力求完整全面。严格区分确定、不确定或尚待证实的诊断。

⑤ 处理意见。如涉及多科室的患者，在病史记录中应有会诊意见或同时处理（抢救）记录，严格按首诊负责制有关规定执行。

第二节　口腔颌面外科临床检查

对就诊于口腔颌面外科的患者，除做全身系统的检查外，还应做全面的专科检查。通过详细地询问病史和全面、正确地检查，大部分疾病均可获得正确的诊断。

一、一般检查

（一）口腔检查

口腔检查应遵循由外到内、由前到后、由浅入深的顺序进行。必要时进行健、患侧的对比检查。

1. 口腔前庭检查

检查部位：唇（颊）、牙龈黏膜、唇颊沟以及唇（颊）系带情况。

检查内容：有无色泽异常、瘘管、溃疡或新生物，腮腺导管乳头有无红肿、溢脓。例如：①重金属（铅、汞）中毒者牙龈边缘可有色素沉着，常表现为

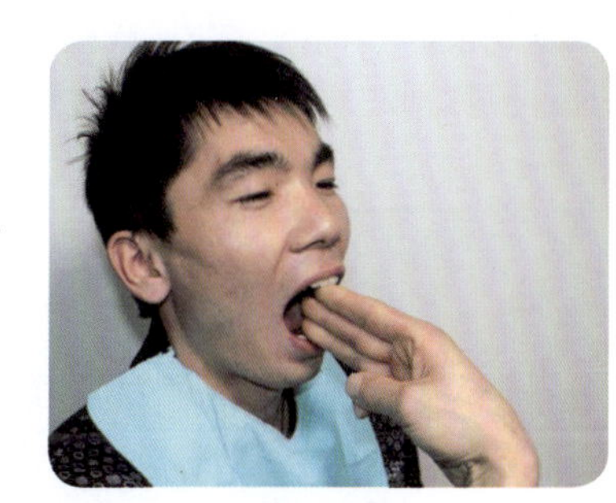

开口度检查

蓝黑色线状色素。②艾滋病患者牙龈可表现为线形红斑。③慢性骨髓炎或根尖周炎患者可见瘘管。④溃疡性龈炎患者可出现龈乳头消失。⑤化脓性腮腺炎患者可表现为腮腺导管乳头红肿及溢脓。

2. 牙齿及咬合检查

① 牙齿检查。

② 咬合关系检查。

③ 开口度检查：

<table>
<tr><td>测量部位</td><td colspan="2">以上下中切牙切缘之间的距离为标准</td></tr>
<tr><td>正常张口度</td><td colspan="2">自身的示、中、无名三指合拢时三指末节的宽度，正常区间为 3.7 ～ 4.5cm，平均张口度为 3.7cm，大于 5.0cm 为开口过大，小于 3.7cm 为开口受限</td></tr>
<tr><td rowspan="4">张口受限（四度）</td><td>轻度</td><td>仅可置二横指，2 ～ 2.5cm</td></tr>
<tr><td>中度</td><td>仅可置一横指，1 ～ 2cm</td></tr>
<tr><td>重度</td><td>不足一横指，约小于 1cm</td></tr>
<tr><td>完全性张口受限</td><td>牙关紧闭</td></tr>
</table>

命题趋势 张口度的检查。

金题直击

1. 张口度是指

A. 上、下唇之间的距离

B. 上、下前牙切缘之间的距离

C. 上、下、中切牙切缘之间的距离

D. 上、下切牙之间的距离

E. 上、下颌骨之间的距离

【答案】C

【解析】检查张口度以上下中切牙切缘之间的距离为准，正常人张口度约为自身示指、中指、无名指三指末节的宽度，为 3.7 ～ 4.5cm，平均张口度为 3.7cm，大于 5.0cm 为开口过大。

2. 中度张口受限是指

A. 开口度不足 1cm

B. 上下中切牙之间可置入一横指

C. 开口度 2 ～ 2.5cm

D. 上下中切牙之间可置入不足一横指

E. 牙关紧闭

【答案】B

【解析】张口受限分四度，即：轻度，两指，2 ～ 2.5cm；中度，一指，1 ～ 2cm；重度，不足一指，＜ 1cm；完全性张口受限，牙关紧闭。平均开口度为 3.7cm，＜ 3.7cm 为开口受限，＞ 5.0cm 为开口过大。

3. 舌、腭、口底及口咽检查

（1）检查部位 舌、腭、口咽、口底等部位。

（2）检查内容 ①黏膜色泽、质地、形态和大小。特别注意有无溃疡、新生物和缺损畸形。②舌部检查时注意观察舌质和舌苔变化。③特别注意舌、软腭、腭垂（悬雍垂）、舌腭弓、咽腭弓的运动有无异常；必要时检查舌的味觉功能，咽侧壁、咽后壁以及腭咽闭合情况是否异常。④对口底进行检查时，应特别注意舌系带和下颌下腺导管开口的情况。

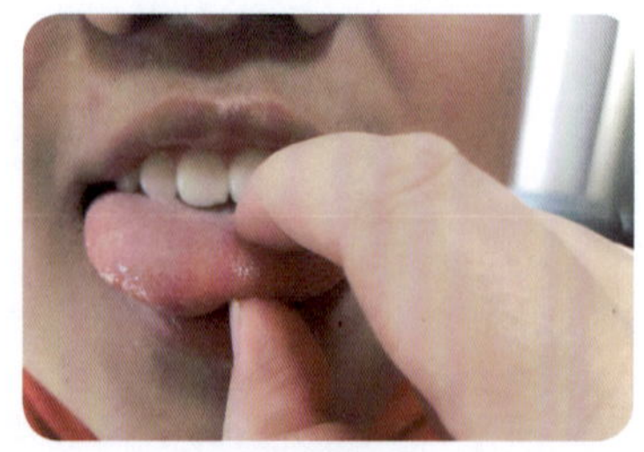

舌的检查

<table>
<tr><td rowspan="4">基本手法</td><td rowspan="2">双指双合诊</td><td>方法</td><td>一手的拇、示指置于病变部位的上下或两侧</td></tr>
<tr><td>部位</td><td>唇、颊、舌部检查</td></tr>
<tr><td rowspan="2">双手双合诊</td><td>方法</td><td>双手置于病变部位的上下或两侧进行</td></tr>
<tr><td>部位</td><td>口底、下颌下检查（由后向前）</td></tr>
</table>

命题趋势 舌、腭、口底及口咽的检查，考试多以 A1 型题为主。

金题直击

1. 为了更准确地了解唇、舌部位的病变范围和性质，临床检查时一般用

A. 口镜和敷料镊　　B 口镜和一手的拇指

C. 敷料镊和一手的示指　　D. 一手的拇指和示指

E. 分别用双手的拇指和示指

【答案】D

【解析】对于唇、颊、舌部的病变，可行双指双合诊，检查时以一手的拇指和示指置于病变部位上下或两侧进行。故 E 选项错误，正确选项为 D。本题需分清双指双合诊和双手双合诊。

2. 进行口底、下颌下检查时常采用的触诊方式为

A. 由口内触诊　　B. 由口外触诊

C. 在可能张口时触诊　　D. 双手口内外合诊

E. 用一手的拇指、示指分别置于病变两侧触诊

【答案】D

【解析】对于口底、下颌下区的病变，可行双手双合诊，双手置于病变部位的上下或两侧行口内外合诊，故 D 选项正确，E 选项为唇、颊、舌部病变的检查方法，即双指双合诊。双手双合诊应按“由后向前”的顺序进行。

（二）颌面部检查

1. 表情与意识神态检查

2. 外形与色泽检查

3. 面部器官（眼、耳、鼻等）检查

（1）眼　瞳孔的变化是颅脑损伤的一个重要体征。

（2）鼻　颌面部伤口，要注意有无脑脊液鼻漏，这是前颅底骨折的临床体征之一。

（3）耳　颌面部伤员如有外耳道流血或渗液，应注意有无因中颅底骨折而致的脑脊液耳漏。

4. 病变部位和性质

5. 语音及听诊检查　语音检查对某些疾病的诊断具有重要意义。

（1）腭裂患者　可出现很重的鼻音，临床上称之为“腭裂语音”。

（2）舌根部肿块患者　可出现“含橄榄语音”。

（3）动静脉畸形患者　听诊可出现明显的吹风样杂音。

（4）颞下颌关节紊乱综合征患者　可在关节区听诊，根据弹响发生的时间和性质，来协助该病的确诊和临床分型。

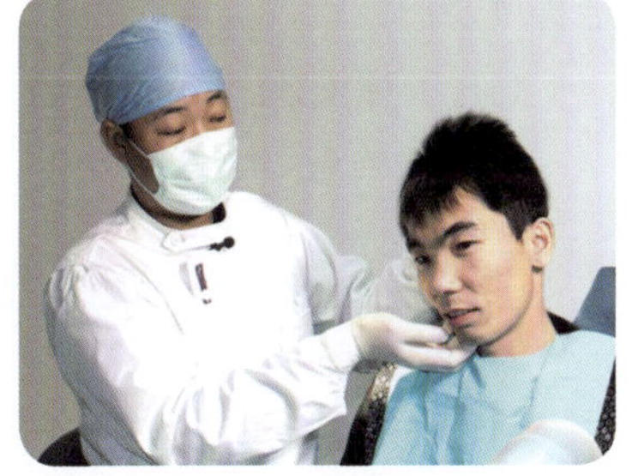

颈部检查

（三）颈部检查

1. 一般检查　观察颈部外形、色泽、轮廓、活动度是否异常，有无肿胀、畸形、斜颈、溃疡及瘘管。位于颈前正中的肿块或瘘管常与发育畸形有关，应做吞咽动作检查，如甲状舌管囊肿即可随吞咽动作上下移动。

2. 淋巴结检查　临床意义：颌面、颈部淋巴结的检查，对口腔颌面部炎症及肿瘤的诊断和治疗具有重要意义。

体位	患者	坐位，头稍低、略偏向检查侧，目的：使皮肤、肌肉松弛便于触诊
	检查者	被检查者右方（前或后）
方法	检查者手指紧贴检查部位，按一定顺序，由浅入深，滑动触诊	
顺序	枕部→耳后→耳前→腮腺区→颊→下颌下→颏下→顺胸锁乳突肌前后缘→颈前后三角→锁骨上窝	
内容	颈深、浅淋巴结，颈部淋巴结的部位和引流方向	
	若有肿大淋巴结应注意淋巴结所在的部位、大小、数目、硬度、活动度、有无压痛或波动感及与皮肤或基底部有无粘连等	
	注意健、患侧的对比检查	

命题趋势 颈部淋巴结的检查。

金题直击

关于颈部淋巴结检查，哪一项是错误的

A. 患者应取坐位

B. 检查者应站在其右侧

C. 患者头稍低，略偏向被检查侧

D. 淋巴结触诊仅对浅表淋巴结有意义

E. 检查者按一定顺序，由浅入深，滑动触诊

【答案】D

【解析】颈部淋巴结检查，对口腔颌面部炎症及肿瘤患者的诊断和治疗具有重要意义。一般的顺序为：枕部、耳后、耳前、腮腺区、颊、下颌下、颏下、沿胸锁乳突肌前后缘、颈前后三角，直至锁骨上凹，仔细检查颈深、浅淋巴结，颈部淋巴结的所在部位和引流方向。触诊检查淋巴结时，应注意肿大淋巴结所在的部位、大小、数目、硬度、活动度、有无压痛或波动感及与皮肤或基底部有无粘连等情况。

（四）颞下颌关节检查

1. 外形与关节活动度检查 检查外形包括面部左右是否对称，关节区、下颌角、下颌支和下颌体的大小和长度有无异常，面部两侧是否协调一致，面部有无压痛和髁突活动度是否正常。

髁突活动度的两种检查方法：

（1）耳屏前扪诊法 以双手示指或中指分别置于两侧耳屏前（髁突外侧），患者做张闭口运动时，感触髁突的活动度。

（2）外耳道指诊法 将两手小指伸入外耳道内，贴外耳道前触诊，以了解髁突的活动度及冲击感，协助关节疾病的诊断。

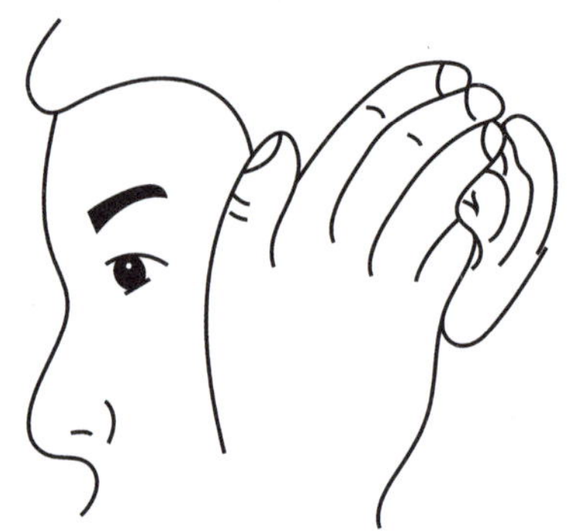

外耳道指诊法

此外，还应检查颏部中点是否居中、颜面下1/3部分有无明显增长或缩短。

2. 咀嚼肌检查 扪触颞肌前份（下颌支前缘向上）、翼外肌下头（上颌结节后上方）、翼内肌下部（下颌磨牙舌侧的后下方及下颌支的内侧面），检查有无压痛等异常。

3. 下颌运动检查 患者在进行开闭颌运动、前伸运动和侧方运动时，检查其颞下颌关节功能是否正常，有无疼痛、弹响或杂音；同时检查患者开口度及开口型有无异常。

4. 咬合关系检查 咬合异常是颞下颌关节病的病因之一。检查患者咬合关系是否正常、有无紊乱，覆殆覆盖程度及曲线是否正常，磨耗情况是否均匀一致、程度如何。

（五）唾液腺检查

1. 一般检查 唾液腺检查的重点是三对大唾液腺。唾液腺检查应采用两侧对比的方法。

腮腺触诊一般以示、中、无名三指平触为宜，切忌用手指提拉触摸。

下颌下腺及舌下腺的触诊则常用双手双合诊法检查。

2. 分泌功能检查

（1）定性检查 临床常用2%枸橼酸、维生素C和1%柠檬酸等置于舌背或舌缘，即给患者以酸性物质，促使腺体分泌反射性增加。根据腺体本身变化及分泌情况，来判断腺体的分泌功能是否正常和导管的通畅程度。

（2）定量检查 正常人唾液总量为1000～1500mL/d。90%为腮腺和下颌下腺所分泌，其中又以下颌下腺最多（60%～65%），腮腺其次（25%～30%），舌下腺约占3%～5%，小唾液腺分泌更少。通过对唾液腺分泌功能的定量检查，即在相同程度刺激的条件（临床上常用2%枸橼酸或1%柠檬酸）下，腮腺和下颌下腺的唾液分泌量来协助诊断某些唾液腺疾病。

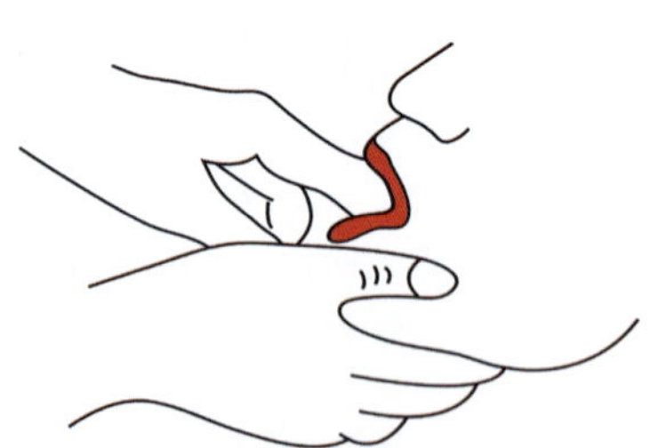

下颌下腺及舌下腺的触诊

二、辅助检查

（一）病理学检查

1. 穿刺检查

（1）适用于 囊性肿块，对于有波动感或非实质性含液体的肿块可用穿刺检查。静脉畸形可抽出血液；舌下腺囊肿可抽出蛋清样黏液；脓肿则可见脓液抽出。

（2）方法 穿刺应保证在严格消毒的条件下进行，并选用适宜的针头。①脓肿穿刺常选用8号或9号针头。

②血管瘤常选用 7 号针头。③唾液腺肿瘤和深部肿瘤则多用 6 号的细针穿刺行细胞学检查，故又称为“细针吸取活检”。

（3）注意事项　穿刺时应注意进针深度和方向，以免造成重要组织结构的损伤。

（4）禁忌　如临床上怀疑是颈动脉体瘤或动脉瘤，则禁忌穿刺；怀疑是结核性病变或恶性肿瘤时，进针时要注意避免因穿刺造成经久不愈的窦道或肿瘤细胞种植。

命题趋势 关于穿刺针头的选择。

金题直击

对唾液腺深部肿瘤进行穿刺细胞学检查时通常使用

A. 5 号针头　　B. 6 号针头

C. 12 号针头　　D. 8 号针头

E. 9 号针头

【答案】B

【解析】穿刺检查，要选用适宜的针头。对唾液腺肿瘤和某些深部肿瘤通常使用 6 号针头行穿刺细胞学检查，称“细针吸取活检”。临床上脓肿穿刺多选用 8 号或 9 号粗针；血管性病变（血管畸形）选用 7 号针。临床上如怀疑是颈动脉体瘤或动脉瘤，则禁忌穿刺；怀疑是结核性病变时，进针时要注意避免因穿刺形成经久不愈的窦道；怀疑是恶性肿瘤时，进针时要避免肿瘤细胞种植。

2. 活体组织检查

从原则上讲，应争取诊断和治疗一期完成；必须先行活检者，活检时间和治疗时间应尽可能接近。常用活体组织检查方法如下（熟记适应证和操作注意事项）：

（1）切取活体组织检查

① 适用于表浅或有溃疡的肿瘤。可以不用麻醉或在局部阻滞麻醉下进行，浸润麻醉不宜采用。切取部位：用 11 号手术刀，最好在肿瘤边缘与正常组织交界处切取。

② 切取大小。0.5 ～ 1cm 的一块楔形组织，黏膜病变取材标本不小于 0.2cm×0.6cm。

③ 固定液。切取后立即放入 10% 福尔马林溶液（4% 甲醛）中固定，以备病理检查。

④ 操作中的注意事项。勿使用染料类消毒剂消毒，以免影响组织染色；勿用电刀取材，以免蛋白质变性；勿钳夹挤压组织块，以免组织、细胞变形；勿在坏死组织及表浅处切取。

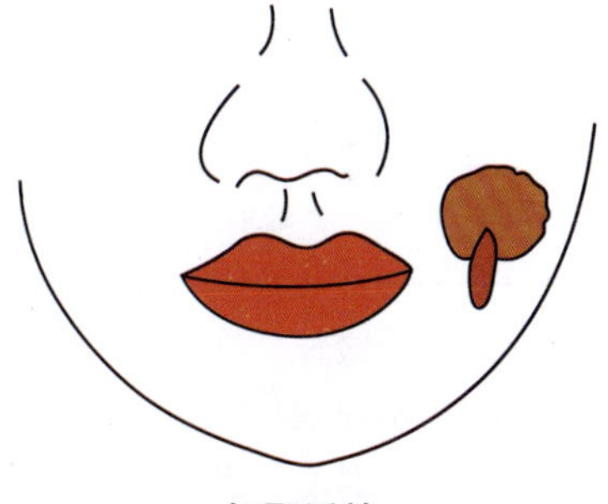
切取活检

不适合做活体组织检查的有血管性肿瘤或血管畸形和恶性黑色素瘤，以免造成大出血或肿瘤快速转移。

（2）吸取活体组织检查

① 适用于深部肿瘤或表面完整、较大的肿瘤及颈部大的淋巴结。

② 优点。痛苦小，可协助诊断。

③ 缺点。吸取组织过少，又可引起出血或肿瘤扩散。

④ 操作方法。皮肤消毒，局部麻醉后用尖刀将黏膜或皮肤刺开 0.2cm 的破口，用带芯的穿刺针接上 50mL 针筒，自破口处刺入肿瘤，注意避开重要神经血管，进入肿瘤后，抽针筒栓子，保持针内负压，然后将穿刺针向各个方向穿刺两到三次，切断吸入穿刺针管内的组织，缓慢拔除针头后方可去除负压。穿刺后如需手术应将穿刺点皮肤一并切除。

（3）切除活体组织检查　适用于皮肤黏膜完整，位于深部的、可切除的小型肿瘤或淋巴结。切除边界应包括一部分正常组织。

（4）冷冻（冰冻）活体组织检查

① 适用于已决定手术治疗的病变，应争取冷冻检查和手术一期完成。

② 特点。冷冻活体组织检查是一种能迅速确诊的病理检查方法。但由于切片较厚，对肿瘤的性质及类型不易完全确定。目前确诊率在 95% 以上。

③ 注意事项。冷冻标本需要新鲜，送检前无须进行固定。

命题趋势 活体组织检查方法、适应证等。

金题直击

1. 男性，65 岁，左舌缘溃疡两个月余不愈合，为明确诊断需先进行活检，此时切取活检组织的部位最好是

A. 表面渗出物　　B. 边缘与正常组织交界处

C. 边缘处　　D. 深层组织

E. 表面组织

【答案】B

【解析】切取活检适用于表浅或有溃疡的肿瘤。切取部位为肿瘤边缘与正常组织交界处，取 0.5 ~ 1cm 楔状组织。注意事项：①勿用染料类消毒剂；②勿取坏死部位；③勿钳夹挤压；④勿电刀取材；⑤勿浸润麻醉，可不用麻醉或局部阻滞麻醉；⑥随即 4% 甲醛（10% 福尔马林）固定；⑦血管畸形、恶性黑色素瘤不做活检。

2. 不宜行组织活检术的肿瘤为

A. 舌癌　　B. 骨肉瘤

C. 黏液瘤　　D. 颈动脉体瘤

E. 恶性淋巴瘤

【答案】D

【解析】怀疑是血管性肿瘤或血管畸形、恶性黑色素瘤不宜做活检。活检方法包括：切取活检、切除活检、吸取活检及冷冻活检。

3. 切除活检的标本切取后

A. 立即放入 10% 甲醛固定液中　　B. 立即放入 10% 福尔马林固定液中

C. 立即放入 75% 酒精中固定　　D. 立即放入 4% 福尔马林固定液中

E. 不作任何处理，尽快送病理科

【答案】B

【解析】切除或切取活检的标本应立即放入 10% 福尔马林（4% 甲醛）固定液中固定，冷冻活检不需固定而应立即直接送检。

3. 涂片检查　确定分泌物的性质及感染菌种，必要时还可做细菌培养及抗生素敏感试验，以指导临床用药。

4. 手术探查　经过上述各项检查还不能确定疾病的性质、确切的诊断时，可做手术探查。

（二）影像学检查

1. 超声检查（B 超）　能确定深部肿瘤和邻近重要血管的关系。（唾液腺肿瘤首选检查方法）

2. X 线检查

3. 放射性核素检查

① 通过 ^{131}I、^{125}I 扫描可以区分甲状腺癌和口腔内异位甲状腺，^{125}I 分辨率较好。

② 近年来，常用 ^{99m}Tc 诊断颌骨恶性肿瘤。

4. 电子计算机 X 线断层摄影（computerized tomography，CT）　CT 对颌面部肿瘤，特别是面深部肿瘤的早期诊断，及其与周围重要组织的关系，能提供较准确的信息，对指导手术有重要意义。

5. 磁共振成像（magnetic resonance imaging，MRI）检查　MRI 在颌面外科可用于炎症、囊肿及良性肿瘤、恶性肿瘤，特别是颅内和舌根部肿瘤的诊断和定位。

6. 数字减影血管造影（digital subtraction angiography，DSA）检查　DSA 是新一代血管造影成像技术，较常规血管造影具有诊断敏感性高的优点，对了解颌面部肿瘤的供养和回流血管及其与周围大血管的关系有重要价值。其缺点是不能显示肿瘤与其周围组织的关系，故尚需与其他检查配合使用。

7. 核素发射计算机体层摄影（emission computed tomography，ECT）检查　ECT 检查是目前性能最先进、最全面的核医学显影检查。根据其所使用核素和成像原理的不同，核素发射计算机体层摄影又可分为正电子发射计算机体层摄影（PET）和单光子发射计算机体层摄影（SPECT）。由于 SPECT 应用较 PET 更广，因此通常所说的 ECT 均指 SPECT。ECT 优点为：（1）信息采集量大、示踪剂适应面广。（2）特异性高，物理、化学及放射性负荷低，且不会干扰机体内环境的稳定，具有定性和定量双重功效，是唯一的活体生理、生化、功能、代谢信息的四维显像方式，对一些疾病的诊断和人体重要脏器的功能测定具有很好的优越性。ECT 在口腔颌面外科中的应用主要为诊断唾液腺疾病，肿瘤良、恶性的鉴别，肿瘤有无全身转移病灶等，特别适用于检查口腔

颌面部肿瘤是否有骨转移和颈淋巴结转移，且SPECT检出时间较X线早。ECT还可用于检查组织移植后骨或软组织瓣的血运情况，并对颈部血管性疾病的诊断具有一定的协助作用。

（三）实验室检查

1. 血常规检查

（1）主要检查项目　最常用的包括红细胞（RBC）计数及血红蛋白（Hb）测定、白细胞（WBC）计数和白细胞分类计数（DC）以及血小板（PLT）计数。

（2）血细胞主要功能

① 红细胞（RBC）及血红蛋白（Hb）。红细胞是循环血液中的重要组成成分。其功能是通过细胞内的血红蛋白（占红细胞干重的96%）结合或解离氧气和二氧化碳的能力，将肺组织中的氧气输送至全身各组织，并将组织中的二氧化碳运送到肺部呼出体外。红细胞中来自骨髓的造血干细胞，首先分化成红系定向祖细胞，再陆续分化成原红细胞、早幼红细胞、中幼红细胞、晚幼红细胞等，最后进入血液成为红细胞。

② 白细胞（WBC）和分类。循环血液中除了红细胞外，另一个重要的成分就是白细胞，分成中性粒细胞（N）、嗜酸性粒细胞（E）、嗜碱性粒细胞（B）、淋巴细胞（L）和单核细胞（M）等种类。白细胞计数指的是血液常规检查中测定的各种白细胞的总和数，分类计数则是分别测定的各种类型白细胞所占的百分比。

③ 血小板（PLT）。血小板是盘状无核细胞，由骨髓中巨核细胞分化成熟而来。主要功能是止血、促凝血。

项目名称	正常参考值	临床意义
红细胞（RBC）计数	成年男性（4.0～5.5）×10^{12}/L 成年女性（3.5～5.0）×10^{12}/L 儿童（4.0～5.3）×10^{12}/L	红细胞、血红蛋白减少多见于各种贫血，如急、慢性再生障碍性贫血，缺铁性贫血等 红细胞、血红蛋白增多多见于身体缺氧、血液浓缩、真性红细胞增多症、肺气肿等
血红蛋白（Hb）	成年男性120～160g/L 成年女性110～150g/L 儿童120～140g/L	
白细胞（WBC）计数和白细胞分类计数（DC）	成人（4.0～10.0）×10^9/L 6月至2岁儿童（11.0～12.0）×10^9/L 新生儿（15.0～20.0）×10^9/L 中性杆状核粒细胞1%～5% 中性分叶核粒细胞50%～70% 嗜酸性粒细胞0.5%～5% 嗜碱性粒细胞0%～1% 淋巴细胞20%～40% 单核细胞3%～8%	中性粒细胞病理性增多：细菌感染、急性创伤 淋巴细胞增多：病毒感染 嗜酸性粒细胞增多：过敏性疾病 嗜碱性粒细胞增多：白血病、真性红细胞增多症等 单核细胞增多：结核、伤寒、疟疾、心内膜炎、血液病、急性传染病恢复期等
血小板（PLT）计数	（100～300）×10^9/L（10万～30万/mm^3）	增多：骨髓增生性疾病、原发性血小板增多症、大出血、脾切除后（一过性） 减少：生成障碍（白血病等）、破坏过度（脾功能亢进等）、消耗过多（DIC等）

2. 尿液常规检查

（1）常用的尿液标本收集和保存的方法（了解）

① 晨尿。清晨首次尿液做尿常规检查和化学检验可获较多信息，能反映肾浓缩功能（尿比重），也可检测细胞及管型。

② 餐后尿。适用于门诊患者的临时检查，一般餐后2h留尿，对病理性糖尿、蛋白尿检查较敏感。

③ 24h尿。用于肌酐、尿糖、尿蛋白、尿酸、尿17-羟皮质类固醇、尿17-酮皮质类固醇、电解质等定量检查。

④ 清洁中段尿。用于尿细菌培养等检查。

（2）尿常规的检查分类（了解）

① 物理学检查（一般检查）。尿量、气味、颜色、透明度、比重测定等。

② 化学检查。尿酸碱度、尿蛋白、尿糖、尿酮体、尿血红蛋白、尿胆红素、尿胆原等。

③ 尿沉渣检查（显微镜检查）。尿液细胞、管型、结晶等。

（3）尿量、尿色及管型检查（熟记尿量，其余了解）

① 尿量检查。正常尿量 1000 ～ 2000mL/24h，平均 1500mL。24h 尿量 <400mL 或每小时尿量持续 <17mL 称少尿。24h 尿量 <100mL 称无尿。诊断少尿或无尿首先要排除尿潴留、前列腺肥大或神经源性膀胱导致的假性少尿。24h 尿量 >2500mL 称多尿。

常见的少尿原因分为 3 类。a. 肾前性：为各种原因所致的有效循环血容量减少。b. 肾性：见于各种疾病导致的肾脏本身的损害。c. 肾后性：各种原因引起的尿路梗阻，如肿瘤、结石、尿路狭窄等。

常见的多尿原因：肾脏疾病如慢性肾盂肾炎、慢性间质性肾炎、慢性肾衰竭早期、急性肾衰竭多尿期、低钾血症肾病、高钙性肾病等；病理性多尿如内分泌疾病的糖尿病、尿崩症；还有精神性多尿。

② 尿色与透明度检查。正常新鲜尿液多透明、澄清，为淡黄色或琥珀色液体。常见的异常尿液包括以下几类。a. 浑浊尿：如新鲜尿液发生浑浊，常见于尿酸盐、磷酸盐和碳酸盐沉淀；如排出的新鲜尿液浑浊，并有颗粒、絮状物等沉淀称为脓尿或菌尿，为尿液内含有大量的脓细胞或细菌等炎性渗出物，多见于泌尿系统感染性疾病。b. 血尿：尿液经离心沉淀后，镜检时高倍视野中红细胞平均 >3 个称为镜下血尿。如果每升尿液中含血量超过 1mL，尿液出现淡红色云雾状、洗肉水样或混有血凝块称为肉眼血尿。多见于肾脏或泌尿系统疾病，如结石、肿瘤、损伤、重症肾小球疾病、肾盂肾炎、膀胱炎、肾结核、多囊肾等；还有血液系统疾病，如血小板减少性紫癜、血友病等。c. 血红蛋白尿：尿液呈浓茶色或酱油色，隐血试验阳性。见于阵发性睡眠性血红蛋白尿、蚕豆病、血型不合的输血反应等。d. 乳糜尿：尿液呈不同程度的乳白色，如含有较多的血液则称乳糜血尿。多见于丝虫病，亦可见于结核、肿瘤、腹部创伤或手术后。e. 胆红素尿：尿液内含有大量结合胆红素，振荡后泡沫呈黄色。主要见于阻塞性黄疸及肝细胞性黄疸。

③ 显微镜管型与结晶检查。a. 细胞管型：以蛋白为基质，嵌入细胞和细胞碎片等物质，所含细胞量超过管型体积的 1/3 时称为细胞管型。按主要所含细胞种类分为 3 种：上皮细胞管型，见于急性肾小管坏死、肾淀粉样变性、急性肾小球肾炎、慢性肾炎、间质性肾炎、肾病综合征、肾移植排斥反应、金属及其他化学物质中毒。红细胞管型，主要见于肾小球疾病，如急进性肾小球肾炎、急性肾小球肾炎、慢性肾炎急性发作、肾移植术后急性排斥反应、狼疮肾炎等。白细胞管型，常提示肾实质有活动性感染，见于肾盂肾炎、间质性肾炎。b. 颗粒管型：由肾实质性病变的变性细胞分解产物或由血浆蛋白及其他物质崩解的大小不等颗粒聚集于蛋白基质中形成，其颗粒量超过 1/3，称为颗粒管型。分为粗颗粒及细颗粒两种。c. 透明管型：由蛋白基质构成，有少量清蛋白与氯化物参与。健康人可无或偶见透明管型，老年人清晨浓缩尿中也可见到。在运动、重体力劳动、麻醉、利尿药、发热时可一过性增多。在肾病综合征、慢性肾炎、恶性高血压及心力衰竭时可见增多。d. 蜡样管型：提示局部肾单位有长期梗阻或肾小管病变严重，预后较差。见于慢性肾小球肾炎晚期、慢性肾衰竭及肾淀粉样变性，偶见于肾移植排斥反应。e. 脂肪管型：常见于肾病综合征、慢性肾炎急性发作、中毒性肾病等，偶见于长骨骨折。f. 色素管型：见于肌红蛋白尿、血红蛋白尿。g. 肾衰管型：在急性肾衰竭患者多尿早期，此管型可大量出现。慢性肾衰竭出现此管型，提示预后不良。h. 结晶：尿液中常见的结晶如尿酸、草酸钙、磷酸盐等一般无临床意义。若经常出现于新鲜尿液中并伴有较多红细胞，应怀疑有结石的可能。在尿中出现磺胺药物结晶，对临床用药有参考价值。在暴发性肝衰竭患者的尿液中，可出现亮氨酸和酪氨酸结晶。

除上述各项外，临床还可以通过测定尿液的酸碱度、比重、蛋白、糖、酮体等进一步协助疾病的诊断治疗。

项目名称	正常参考值
尿量	1000 ～ 2000mL/24h，平均 1500mL
酸碱度（pH）	5.0 ～ 7.0
比重（SG）	1.003 ～ 1.030
尿蛋白（Pro）定性定量	Pro 定性：阴性 Pro 定量：20 ～ 80mg/24h（了解）
葡萄糖（GLU）	定性：阴性 定量：0.56 ～ 5.0mmol/24h（100 ～ 900mg/24h）（了解）
酮体（KET）	阴性
胆红素（BIL）	阴性
尿胆素原（URO）	阴性
亚硝酸盐（NIT）	阴性
白细胞（LEU）	0 ～ 10/μL

续表

项目名称	正常参考值
红细胞（ERY）	0 ～ 5/μL
尿沉渣镜检	白细胞＜ 5 个 / 高倍镜视野 红细胞＜ 3 个 / 高倍镜视野

3. 粪便常规检查　粪便常规检查对诊断肠道传染病、肠道寄生虫病、胃肠道及附属腺体的消化吸收功能、消化道肿瘤的筛选检查及黄疸的诊断与鉴别均有一定应用价值。正常人大多每天排便 1 次，量为 100 ～ 300g。通过对粪便颜色及性状、细胞、隐血试验的检查可以判断临床许多问题。

项目名称		正常情况
颜色及形状		黄褐色圆柱形软便
镜检（熟记）	白细胞	无或偶见
	红细胞	无
	细菌	大肠埃希菌和肠球菌
	虫卵	无
粪便隐血实验（FOBT）		阴性

4. 基本生化常规检查　口腔科常用的基本项目是血清电解质、血糖、二氧化碳结合力及血沉的测定。

（1）血清中主要电解质的功能

① 血清钾。对调节水与电解质、渗透压与酸碱平衡，维持神经肌肉的应激性、心肌活动都有重要意义。

② 血清钠。保持细胞外液容量，维持渗透压及酸碱平衡，并具有维持肌肉、神经应激性的作用。

③ 血清氯化物。氯是细胞外液的主要阴离子。主要功能是调节机体的酸碱平衡，渗透压及水、电解质平衡，参与胃液中胃酸的生成。

（2）血糖　主要是指血液中的葡萄糖，是体内最重要、也是最大的能源储备原料。肝是调节糖代谢的重要器官。在正常情况下，体内糖的分解代谢与合成代谢保持动态平衡，故血糖浓度也相对稳定。

项目检查	正常参考值	临床意义（了解）
血清钾	3.5 ～ 5.3mmol/L	低钾血症：摄入不足，肾排钾增加，补液患者长期接受不含钾盐的液体，丢失过多，向组织内转移 高钾血症：摄入过多，排出减少，分布异常
血清钠	135 ～ 145mmol/L	低钠血症：摄入不足，丢失过多 高钠血症：摄入水分不足，肾性失水，体表失水，肾小管钠重吸收增加
血清氯化物	96.0 ～ 110.0mmol/L（以氯化钠计）	低氯血症：摄入不足，丢失过多，摄入水分过多，呼吸性酸中毒 高氯血症：高钠血症，低蛋白血症，呼吸性碱中毒
空腹血糖	血清或血浆 3.9 ～ 6.1mmol/L（70 ～ 115mg/dL） 全血 4.4 ～ 6.6mmol/L （80 ～ 120mg/dL）	增高：糖尿病，其他内分泌疾病，应激性和药物性高血糖 降低：胰岛素分泌过多，对抗胰岛素的激素分泌不足，严重的肝脏疾病，生理性血糖降低
血沉	魏氏法 （Westergren）： 成年男性 0 ～ 15mm/h 成年女性 0 ～ 20mm/h	生理性增高：12 岁以下的儿童、月经期妇女、妊娠 3 个月至分娩后 3 周之间的妇女，老年人也可因血浆纤维蛋白原含量逐渐增加而血沉加快 生理性减慢：新生儿因纤维蛋白原含量低，血沉较慢；高原地区居民因有代偿性红细胞增多，故血沉低于平原地区居民 病理性增高：炎症性疾病，如肺炎、结核活动期；结缔组织病，如 SLE（系统性红斑狼疮）、风湿热、类风湿关节炎；组织损伤及坏死，如手术、心肌梗死、肺梗死；恶性肿瘤；贫血；高胆固醇血症；各种原因所致的高球蛋白血症，如恶性淋巴瘤、类风湿性疾病、亚急性感染性心内膜炎、慢性肾炎、肝硬化 病理性减慢：各种原因所致脱水，真性红细胞增多症，纤维蛋白原含量严重减低

（3）二氧化碳结合力（CO_2-CP） 静脉血标本检测采血比较简便，但准确度不够。它可以用来了解血中碳酸氢钠的含量，作为判断有无代谢性酸碱失衡及其程度的依据。

（4）红细胞沉降率（ESR，简称血沉） 是指红细胞在一定条件下沉降的速率。正常情况下，红细胞表面带负电荷，彼此互相排斥，在血浆中具有相对的悬浮稳定性，沉降极其缓慢。而在很多病理情况下，血沉可明显增快。

5. 肝功能检查

（1）肝脏是人体重要的代谢器官。基本功能有：

① 物质代谢功能。蛋白质、脂类、糖代谢，胆红素代谢，维生素和激素代谢，核酸代谢，某些微量元素代谢。

② 生物转化或解毒功能。对来自体内外各种活性物质、代谢终产物、毒物进行生物转化。

③ 分泌排泄功能。分泌胆汁。

（2）肝脏的检查项目 肝脏血清酶学检查包括丙氨酸氨基转移酶（ALT）和天冬氨酸氨基转移酶（AST）。

分类	丙氨酸氨基转移酶（ALT）	天冬氨酸氨基转移酶（AST）
存在部位	主要分布在肝脏，其次是骨骼肌、肾脏、心肌等组织中	主要分布在心肌，其次是肝脏、骨骼肌和肾脏等组织中
细胞内部位	肝细胞胞质	线粒体内
意义	当肝细胞受损，肝细胞膜通透性增加，胞质内的 ALT 释放入血，血清中 ALT 增加，因此 ALT 增加可判断肝细胞受损的严重程度	—

（3）血清蛋白检查 包括总蛋白、清蛋白、球蛋白检查。90% 以上的血清总蛋白（STP）和全部的清蛋白（A）是由肝脏合成，因此该两项检查是反映肝脏功能的重要指标。总蛋白量减去清蛋白量，即为球蛋白（G）量，它与机体免疫功能及血浆黏度密切相关。根据清蛋白与球蛋白的量，可计算出清蛋白与球蛋白的比值（A/G）。

（4）胆红素测定 包括血清总胆红素（STB）、血清结合胆红素（CB）、血清非结合胆红素（UCB）、尿内胆红素与尿胆原的测定。通过这些结果可以判断有无黄疸、黄疸种类、严重程度及演变过程。

黄疸程度	STB 浓度 /（μmol/L）
隐性黄疸或亚临床黄疸	17.1 ～ 34.2
轻度黄疸	34.2 ～ 171
中度黄疸	171 ～ 342
重度黄疸	>342

项目检查	正常参考值	临床意义（了解）
血清总胆红素（STB）	3.4 ～ 17.1μmol/L	STB 17.1 ～ 34.2μmol/L 为隐性黄疸或亚临床黄疸，溶血性黄疸通常 <85.5μmol/L，肝细胞黄疸通常 <171μmol/L，阻塞性黄疸通常 >171μmol/L CB/STB<20% 提示溶血性黄疸，20% ～ 50% 为肝细胞性黄疸，>50% 为阻塞性黄疸
结合胆红素（CB）	0 ～ 6.8μmol/L	
丙氨酸氨基转移酶（ALT）	5 ～ 25 卡门单位（赖氏法） 5 ～ 40U/L（连续监测法）	肝胆疾病：急、慢性病毒性肝炎，肝硬化活动期，肝癌，脂肪肝，胆囊炎等 心肌损伤：急性心肌梗死和心肌炎 骨骼肌损伤：多发性肌炎 其他：药物及中毒性肝损害
天冬氨酸氨基转移酶（AST）	8 ～ 28 卡门单位（赖氏法） 8 ～ 40U/L（连续监测法）	
血清碱性磷酸酶（ALP）	连续监测法： 成人 40 ～ 110U/L 儿童 <250U/L	病理性升高：见于肝胆疾病、骨髓疾病 生理性升高：见于生长期儿童和妊娠中晚期
γ- 谷氨酰转移酶（GGT）	硝基苯酚速率法： 0 ～ 50U/L	胆道梗阻性疾病；肌肉、外胆管梗阻性疾病，如原发性胆汁性肝硬化，急、慢性病毒性肝炎，肝硬化 药物及中毒性肝脏损害

续表

项目检查	正常参考值	临床意义（了解）
血清总蛋白	60 ～ 80g/L	总蛋白和清蛋白升高：血清水分减少 总蛋白和清蛋白减低：肝细胞损害、营养不良、蛋白丢失过多、消耗增加 总蛋白和球蛋白升高：M 球蛋白血症 球蛋白减低：生理性，见于小于 3 岁幼儿；免疫功能抑制；先天性低 γ 球蛋白血症
血清清蛋白	40 ～ 55g/L	
血清球蛋白	20 ～ 30g/L	
A/G 比值	（1.5 ～ 2.5）∶1	

6. 肾功能检查 肾功能检查是判断肾脏疾病严重程度和预测预后、确定疗效、调整某些药物剂量的重要依据，但没有早期诊断价值。主要检测项目有：

（1）血清肌酐（Cr） 血清中的肌酐主要由肾小球滤过排出体外，肾小管基本不重吸收且排泌量也较少，在外源性肌酐摄入量稳定的情况下，血清中的浓度取决于肾小球滤过能力。当肾实质损害，肾小球滤过率（GFR）降低到临界点（GFR 下降至正常人的 1/3）后，血清肌酐浓度就会急剧上升，故测定血清肌酐浓度可作为 GFR 受损的指标。敏感性较血尿素氮（BUN）好，但并非早期诊断指标。

（2）血尿素氮（BUN） 血尿素氮主要经肾小球滤过，随尿排出，肾小管也有少量排泌。当肾实质受损害时，肾小球滤过率降低，致使血尿素浓度增加，因此目前临床上多通过测定 BUN，以粗略观察肾小球的滤过功能。

（3）尿酸（UA） 尿酸是体内嘌呤代谢的终产物，血 UA 小部分由肝分解破坏，大部分经肾小球滤过，在近端小管中 98% ～ 100% 被重吸收，故正常情况下 UA 的清除率较低（11 ～ 15mL/min）。

项目检查	正常参考值	临床意义（了解）
血清肌酐（Cr）	44 ～ 133μmol/L	升高具有临床意义，见于任何导致肾小球滤过率降低的疾病
血尿素氮（BUN）	1.79 ～ 7.14mmol/L	升高具有临床意义，包括： 肾前性：蛋白质代谢增加和肾血流量下降 肾性：如急、慢性肾衰竭 肾后性：肾脏以下的尿路梗阻性疾病
血清尿酸（UA）	磷钨酸还原比色法： 男 268 ～ 488μmol/L 女 178 ～ 387μmol/L 尿酸酶法： 男 208 ～ 428μmol/L 女 155 ～ 357μmol/L	升高具有临床意义，见于原发性痛风、核酸代谢增加、肾功能损害、中毒和子痫

7. 乙型肝炎病毒免疫标志物（了解）

乙型肝炎病毒免疫标志物检查主要包括乙肝表面抗原（HBsAg）、乙肝表面抗体（HBsAb、抗 -HBs）、乙肝 e 抗原（HBeAg）、乙肝 e 抗体（HBeAb、抗 -HBe）、乙肝核心抗体（HBcAb、抗 -HBc）。

HBsAg	HBeAg	抗 -HBc	抗 -HBe	抗 -HBs	临床意义
阳性	阳性	阳性	阴性	阳性	不同亚型 HBV 再感染
阳性	阳性	阳性	阴性	阴性	急性或慢性肝炎，HBV 复制活跃（大三阳）
阳性	阳性	阴性	阴性	阴性	急性 HBV 感染早期，HBV 复制活跃
阳性	阴性	阳性	阳性	阴性	急性或慢性肝炎，HBV 复制减弱或停止（小三阳）
阳性	阴性	阳性	阴性	阴性	急性或慢性肝炎，HBV 复制减弱
阳性	阴性	阴性	阳性	阳性	非典型性感染
阳性	阴性	阴性	阴性	阴性	HBV-DNA 处于整合状态
阴性	阳性	阳性	阴性	阴性	HBsAg 变异的结果
阴性	阴性	阳性	阳性	阳性	HBV 感染恢复阶段

续表

HBsAg	HBeAg	抗 -HBc	抗 -HBe	抗 -HBs	临床意义
阴性	阴性	阳性	阳性	阴性	抗 -HBV 出现前的阶段，HBV 低度复制
阴性	阴性	阳性	阴性	阳性	HBV 感染恢复阶段
阴性	阴性	阳性	阴性	阴性	无症状 HBsAg 携带者或恢复期抗 -HBs 未出现或既往感染未测出抗 -HBs
阴性	阴性	阴性	阴性	阳性	病后或注射乙肝疫苗后获得免疫

8. 凝血功能检查（助理不考。时间需熟记，临床意义了解）

（1）出血时间（BT）测定

① 正常参考值。纸片法，1 ～ 5min。

② 临床意义。出血时间延长见于血小板大量减少和血小板功能缺陷、急性白血病、坏血病等。

（2）凝血时间（CT）测定

① 正常参考值。活化法，1.14 ～ 2.05min；试管法，4 ～ 12min。

② 临床意义。延长见于凝血因子缺乏、血液循环中有抗凝物质、纤溶活性增强、凝血活酶生成不良等；缩短见于高血脂、高血糖、脑血栓形成、静脉血栓等。

（3）血浆凝血酶原时间（PT）

① 正常参考值。12 ～ 16s。患者测定值超过对照值 3s 以上为异常。

② 临床意义。延长见于广泛而严重的肝脏实质性损伤，如急性重型肝炎及肝硬化；先天性外源凝血因子Ⅱ、Ⅴ、Ⅶ、Ⅹ减少及纤维蛋白原的缺乏；获得性凝血因子缺乏，如急性 DIC 消耗性低凝期、原发性纤溶亢进、阻塞性黄疸、维生素 K 缺乏；血循环中有抗凝物质存在，如服用口服抗凝剂、肝素、FDP 和香豆素等。缩短见于 DIC 早期，呈高凝状态；血栓栓塞性疾病和其他血栓前状态（凝血因子和血小板活性增高及血管损伤等）；口服避孕药；先天性凝血因子Ⅴ增多。

（4）活化部分凝血活酶时间（APTT）

① 正常参考值。24 ～ 36s。测定值超过正常对照值 10s 以上为异常。

② 临床意义。延长见于凝血因子Ⅷ、Ⅺ、Ⅻ缺乏症；血友病甲、血友病乙（Ⅸ）部分血管性假血友病；严重的凝血酶原（因子Ⅱ）及凝血因子Ⅴ、Ⅹ减少和纤维蛋白原缺乏，如肝脏疾病、阻塞性黄疸、新生儿出血症、肠道灭菌综合征、吸收不良综合征、口服抗凝剂及低（无）纤维蛋白原血症等；血循环中有抗凝药物存在，如抗凝因子Ⅷ或因子Ⅸ抗体等；系统性红斑狼疮及一些免疫性疾病。缩短见于凝血因子Ⅷ、Ⅹ活性增高；血小板增多症；高凝状态、促凝物质进入血液及凝血因子的活性增高等情况，如 DIC 高凝期、不稳定型心绞痛、脑血管病变、糖尿病血管病变、脑梗死；妊娠高血压综合征和肾炎综合征，静脉穿刺不顺利混入组织液；血栓前状态和血栓性疾病，如心肌梗死、不稳定型心绞痛、脑血管病变、糖尿病伴血管病变、肺梗死、深静脉血栓形成。

（5）凝血酶时间（TT）

① 正常参考值。11 ～ 18s。超过正常值 3s 为异常。

② 临床意义。延长见于纤维增多或肝素、类肝素抗凝物质存在（SLE、肝素、肾病）以及 AT- Ⅲ显著提高；纤维蛋白原降解物（FDP）的增加（如 DIC 纤溶期）；纤维蛋白原减少；纤维蛋白原功能障碍；纤维蛋白原分子异常；尿毒症。缩短见于高纤维蛋白原血症；钙离子存在时或标本有微小凝结块及 pH 呈酸性。

（6）纤维蛋白原（FG）

① 正常参考值。2 ～ 4g/L。

② 临床意义。增加见于机体感染，如毒血症、肝炎、轻度肝炎、胆囊炎及长期局部炎症；无菌性炎症，如糖尿病、肾病综合征、尿毒症、风湿热、恶性肿瘤、风湿关节炎；糖尿病酮症酸中毒；心血管疾病，如动脉硬化症、脑血栓、血栓静脉炎、心肌梗死、放射治疗；妇女经期、妊娠晚期、妊娠期高血压疾病及剧烈运动后；放疗后、灼伤、休克、外科大手术后、恶性肿瘤等。减少见于肝脏疾病，如慢性肝炎、肝硬化、急性肝萎缩；砷、氯仿、四氯化碳中毒；DIC，因纤维蛋白原消耗及继发性纤溶活性亢进，纤维蛋白原呈进行性下降；原发性纤维蛋白原缺乏症；原发性纤溶活性亢进；恶性贫血及肺、甲状腺、子宫、前列腺手术；门冬酰胺酶治疗白血病。

命题趋势 实验室检查。

金题直击

1. 下列说法正确的是

A. 成年男性正常红细胞值为（3.0～5.0）$\times 10^{12}$/L

B. 成年女性正常血红蛋白值为 120～160g/L

C. 血小板计数低于 100×10^{9}/L 为异常

D. 正常血清钠为 96.0～110.0mmol/L

E. 丙氨酸氨基转移酶（ALT）正常参考值为 0～50U/L

【答案】C

2. 关于乙肝病毒实验室检查下列说法正确的是

A. 乙型肝炎病毒免疫标志物为：乙肝表面抗原、乙肝表面抗体、乙肝 e 抗原、乙肝核心抗原、乙肝核心抗体

B. 俗称“大三阳”是指：乙肝表面抗原（+）、乙肝 e 抗原（+）、乙肝核心抗体（+）

C. 俗称“大三阳”是指：乙肝表面抗体（+）、乙肝 e 抗原（+）、乙肝核心抗体（+）

D. 俗称“小三阳”是指：乙肝表面抗原（+）、乙肝 e 抗原（+）、乙肝核心抗体（+）

E. 俗称“小三阳”是指：乙肝表面抗原（+）、乙肝 e 抗原（+）、乙肝表面抗体（+）

【答案】B

【解析】乙型肝炎病毒免疫标志物检查（又称乙肝“两对半”检查）为：

乙肝表面抗原（HBsAg）、乙肝表面抗体（HBsAb）、乙肝 e 抗原（HBeAg）、乙肝 e 抗体（HBeAb）、乙肝核心抗体（HBcAb）。

“大三阳”是指：乙肝表面抗原（+）、乙肝 e 抗原（+）、乙肝核心抗体（+）

“小三阳”是指：乙肝表面抗原（+）、乙肝 e 抗体（+）、乙肝核心抗体（+）

（3～4 题共用备选答案）

A. HBsAg　　B. 抗 -HBs（HBsAb）

C. 抗 -HBc（HBcAb）　　D. HBeAg

E. 抗 -HBe（HBeAb）

下述情况的血清标志物是

3. 保护性抗体是

4. 代表传染性较强的是

【答案】B、D

第三节　消毒和灭菌

一、手术室与手术器械的消毒和灭菌

口腔颌面外科手术室及手术器械的消毒灭菌的要求、原则以及使用的药品和方法和一般手术室是相同的。门诊手术室与治疗室或拔牙室应分开，在进行连续手术时，应遵循先无菌、次污染、后感染的原则，避免交叉感染。手术室应定期空气消毒，一般 1 次 / 天，常用的方法有紫外线灯照射、电子灭菌灯消毒或化学药物加热蒸汽消毒，常用药物有过氧乙酸（0.75～1g/m^3）、甲醛溶液（甲醛溶液 10mL/m^3 加高锰酸钾 5g/m^3）等。

（一）手术器械、敷料的消毒和灭菌

（重点记忆：消毒方法对应的消毒灭菌物品及时间）

1. 高压蒸汽灭菌　压力灭菌器有下排气式及预真空压力灭菌器两种。一般物品均可使用。不宜用高压蒸汽灭菌的是明胶海绵、凡士林、油脂、液体石蜡和各种粉剂等物品。灭菌效果可靠。

2. 煮沸消毒法　耐热、耐温物品可用此法，但刀等器械不用（刀刃锋利性受损）。时间自水煮沸后开始计算，一般物品需 15～20min。对于肝炎患者污染的器械与物品，应延长至 30min。加入 2% 小苏打（碳酸氢钠）作用：①可防锈。②可提高沸点至 105℃，缩短消毒时间，金属器械只需煮沸 5min 即可达到灭菌要求。

3. 干热灭菌法 适用于玻璃、陶瓷、吸收性明胶海绵、凡士林、油脂、液状石蜡和各种粉剂。但棉织品、合成纤维、塑料及橡胶制品等，不可用此法灭菌。

温度 /℃	时间 /min
160	120
170	90
180	60

4. 化学消毒（冷消毒）法 优良的化学消毒剂应具备杀菌谱广、毒性低、无刺激性、性能稳定、无腐蚀性、作用速度快等优点。按照化学消毒剂杀灭微生物作用的水平可分为高、中、低三种类型，使用时可根据不同的消毒目的来选用，常用的化学消毒剂如下：

（1）乙醇（醇类中最常用） 可用 70% ～ 80% 的乙醇浸泡来消毒医疗器械，时间一般为 30min，但不可用于进入无菌组织的器械灭菌。亦是良好的皮肤消毒剂。

（2）戊二醛 为一种优良广谱消毒剂，能杀灭各种细菌繁殖体、细菌芽孢以及真菌与病毒。制剂为 2% 碱性戊二醛，用其浸泡器械。

灭菌种类	时间
细菌繁殖体	2min
真菌、结核分枝杆菌	10min
乙型肝炎病毒	15 ～ 30min
芽孢	4 ～ 12h

（3）碘伏 是碘和表面活性剂的不定型结合物。可配水或乙醇溶液使用，后者杀菌作用更强。碘伏可杀灭细菌繁殖体与芽孢，以及真菌和病毒。消毒器械时常用浓度为 1 ～ 2mg/mL 的有效碘溶液浸泡 1 ～ 2h。

（4）甲醛 杀菌作用良好，可杀灭各种细菌繁殖体与芽孢，以及真菌和病毒等。使用浓度为 10% 的溶液，浸泡 1 ～ 2h，用于外科器械灭菌，使用前应以灭菌蒸馏水冲净残留消毒剂。

（5）含氯消毒剂 含氯消毒剂是指消毒剂溶于水中可产生次氯酸者。其特点为杀菌谱广，对细菌繁殖体、细菌芽孢、病毒、真菌孢子均有杀灭作用。

（6）过氧乙酸 其气体和溶液均有较强的杀菌作用。1% 过氧乙酸 5min 可杀灭细菌芽孢；0.01% ～ 0.5% 过氧乙酸 30s ～ 10min 即可杀灭繁殖体型微生物。对杀灭乙型肝炎病毒也有效。

注：除醇类没有杀菌作用外，其余均可杀菌，过氧乙酸最强。

命题趋势 手术室与手术器械的消毒灭菌。考试多以 A1 型题为主。

金题直击

1. 用 2% 碱性戊二醛杀灭手术器械上的结核分枝杆菌，需浸泡

A. 20min 以上　　B. 15min

C. 10min　　D. 2min

E. 1min

【答案】C

【解析】戊二醛：2min——细菌繁殖体；10min——真菌、结核分枝杆菌；15 ～ 30min——乙型肝炎病毒；4 ～ 12h——芽孢。

2. 下列除哪一类物品外不适用高压蒸汽灭菌

A. 棉织品　　B. 明胶海绵

C. 凡士林和油脂　　D. 各种粉制品

E. 液体石蜡

【答案】A

【解析】高压蒸汽灭菌适用于一般器械、棉织品（布类、纱布、棉花）及橡胶，不适用于明胶海绵、凡士林、油脂、液体石蜡和各种粉剂。干热灭菌法适用于明胶海绵、凡士林、油脂、液体石蜡、各种粉剂及玻璃、陶瓷，不适用于棉织品、合成纤维、塑料及橡胶制品。

3. 煮沸消毒法的应用，错误的是

A. 可用来消毒组织剪

B. 适用于耐热、耐温物品

C. 杀灭乙肝病毒，应煮沸 30min

D. 消毒时间自沸腾计算，一般 15 ～ 20min

E. 加入 2% 碳酸氢钠，可缩短消毒时间

【答案】 A

【解析】 煮沸消毒法可使刀刃的锋利性受损，不可用来消毒组织剪等锐利器械。消毒应自水煮沸后开始计算，一般 15 ～ 20min，肝炎者 30min。加 2% 碳酸氢钠，沸点即达 105 ℃，可缩短消毒时间，效果更佳，并可防锈（金属器械煮沸 5min 即可达到灭菌要求）。

（二）特殊器械的消毒

电钻直机头和电动或风动骨钻机头均可采用高压蒸汽或甲醛蒸气消毒灭菌。甲醛蒸气消毒的方法是：将器械放入内盛 36% ～ 40% 的甲醛密闭消毒器中，40min 后即可达到消毒目的。甲醛蒸气或浸泡消毒法可用来消毒钻针，对其不宜消毒部分，如电机三节臂、电源线等可套以消毒布套隔离。

二、手术者的消毒

手术者的消毒包括更换手术室的衣、裤、鞋、帽及口罩等清洁准备，手的洗刷浸泡，穿手术衣及戴橡皮手套等步骤，其原则、方法及消毒剂与外科手术的要求完全相同。近年来有一种新的高效复合型消毒剂——灭菌王，除可用于手术前的手臂消毒外，还可用于皮肤及手术器械的消毒。在门诊进行牙和牙槽手术也应洗手或戴橡皮手套，以防感染和交叉感染。

三、手术区的消毒灭菌

（一）术前准备（熟记）

患者在术前应理发、沐浴和备皮。与口腔相通的大手术，特别是需植骨、植皮者，应先做口腔洁治、龋齿充填和残根拔除，并用 3% 过氧化氢液、1∶5000 ～ 1∶3000 高锰酸钾液或 0.1%（1∶1000）氯己定（洗必泰）液含漱。取皮区或取骨区，除洗净皮肤污垢外，须刮净切口周围至少 15cm 区内的毛发。取皮区用乙醇消毒包扎；取骨区应在术前 2 天开始准备，每天 1 次，用乙醇消毒包扎，并在手术日早晨再消毒 1 次。不能用染料类消毒剂（碘伏、碘酊、碘酒）。

命题趋势 手术前术前准备。考试多以 A1 型题为主。

金题直击

关于手术区的术前准备，哪种说法是不正确的

A. 患者在术前应行理发、沐浴和备皮

B. 与口腔相通的大手术，特别是需植骨、植皮者，应作洁治、充填等

C. 术前应使用 1 : 5000 高锰酸钾或 1 : 1000 氯己定液含漱

D. 取皮和取骨区应在术前 1 日彻底清洁备皮，以碘酒、酒精消毒后用无菌敷料包扎

E. 若具有强有效的消毒条件或整容手术时可免去剃发

【答案】 D

【解析】 取皮区用乙醇消毒包扎；取骨区应在术前 2 天开始准备，每天 1 次，用乙醇消毒包扎，并在手术日晨再消毒 1 次。不能用染料类消毒剂（碘伏、碘酊、碘酒）。

（二）手术区常用消毒药物

1. 碘酊 杀菌力强，但刺激性大，故在不同部位使用浓度不同：口腔内为 1%，颌面颈部为 2%，头皮部为 3%。使用后应予脱碘，碘过敏者禁用。

2. 氯己定（洗必泰）液 为广谱消毒剂，刺激性小，故使用广泛。皮肤消毒浓度为 0.5%，加入乙醇（70% 乙醇）消毒效果更佳。口腔内及创口消毒浓度为 0.1%。

3. 碘伏 含有效碘 0.5% 的碘伏水溶液用于皮肤和手的消毒，同样也可用于口腔黏膜的术前消毒，其作用优于碘酊。具有消毒彻底、刺激性小、着色浅的优点。

4. 75% 乙醇 最常应用，其消毒力较弱，故常与碘酊先后使用，起脱碘作用。

命题趋势 手术区常用消毒药物。考试多以B1型题为主。

金题直击

A. 0.1%　　B. 0.5%　　C. 1%
D. 2%　　E. 3%

1. 用于消毒颌面、颈部的碘酊浓度为
2. 用于消毒口腔黏膜的碘酊浓度为
3. 用于消毒口腔及创口的洗必泰液浓度为
4. 用于消毒皮肤的洗必泰液浓度为
5. 用于消毒口腔及皮肤的碘伏含有效碘的浓度为
6. 用于消毒头皮部的碘酊浓度为

【答案】D、C、A、B、B、E

（三）消毒方法及范围

1. 消毒方法 非感染创口应从术区中心开始，逐步向四周环绕涂布，但感染创口相反。涂药时不可留有空白，并避免药液流入呼吸道和眼内。与口腔相通的手术及多个术区的手术应分别消毒，先消毒口内再消毒面颈部。

2. 消毒范围 头颈部手术消毒范围应至术区外10cm，四肢、躯干则需扩大至20cm。

（四）消毒巾铺置法（熟记适用的手术）

常用的铺巾法有以下几种：

1. 无菌巾包头法 主动或被动抬头，将重叠的2块无菌巾置于头颈下手术台上，常以巾钳固定。

2. 手术野铺巾法

（1）孔巾铺置法 门诊小手术常用此法。

（2）三角形手术野铺巾法 铺置3块无菌巾，用巾钳固定，口腔、鼻、唇及颊部手术常用此法。

（3）四边形手术野铺巾法 铺置4块无菌巾，以巾钳或缝合法固定，腮腺区、下颌下区、颈部和涉及多部位的大型手术常用。

注：术区周围最少3～4层，外周至少2层。

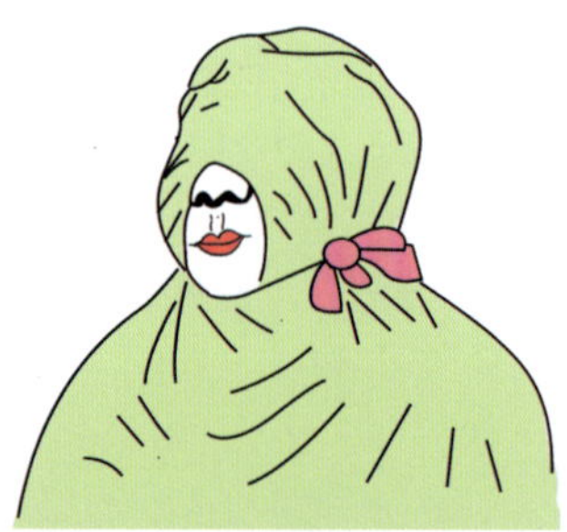
孔巾铺置法

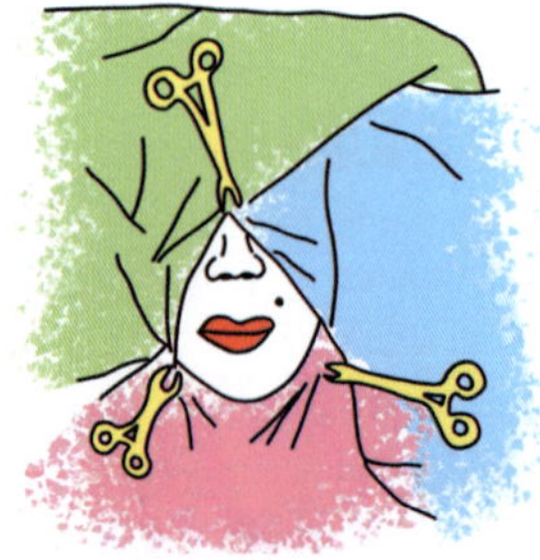
三角形手术野铺巾法

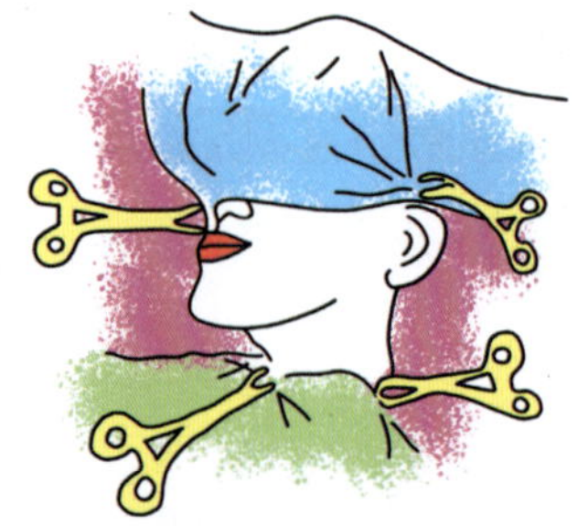
四边形手术野铺巾法

命题趋势 消毒巾铺置法。考试多以A1型题为主。

金题直击

关于手术区的消毒和铺巾，哪项是错误的

A. 正常皮肤消毒应从中心开始，逐步向四周环绕涂布，感染创口相反
B. 三角形铺巾法适用于口腔、鼻、唇及颊部手术
C. 孔巾铺置法适用于门诊小手术
D. 与口腔相通的手术及多个术区手术可一并消毒
E. 四边形铺巾法适用于腮腺区、下颌下区、面部及涉及多部位的大型手术

【答案】D

【解析】非感染创口由中心向四周，感染创口由四周向中心。

口腔或与口腔相通的手术，应先消毒口内再消毒面颈部，多个术区的手术应分别消毒。

头颈部手术消毒范围应至术区外10cm，四肢、躯干则需扩大至20cm。

术区周围铺巾最少3～4层，外周至少2层。

第四节 基本手术操作

口腔颌面部手术的常用器械和其他外科手术器械基本相同，其使用方法也基本相同。口腔颌面部手术的基本操作包括六个方面，分别为显露、止血、解剖分离、打结、缝合和引流。口腔颌面部手术操作又鉴于口腔颌面部的解剖生理特点有其特殊的要求。

一、显露

手术野的充分显露是保证手术顺利进行的先决条件，在良好的显露情况下，可使手术野内解剖关系清楚，不但操作容易、方便，也更安全。

（一）切口设计

为保证手术效果和减少术后瘢痕畸形，口腔颌面部手术的切口选择，必须全面、综合的加以考虑。

1. 解剖 切口设计要充分考虑手术区的神经、血管、腮腺导管等重要解剖结构的位置和行径，切口应尽量与之平行，避免意外损伤。如：面神经下颌缘支位于下颌骨下缘下 0.3 ～ 1.4cm 处，故下颌下切口应在下颌骨下缘下 1.5cm 左右，以免损伤面神经下颌缘支。

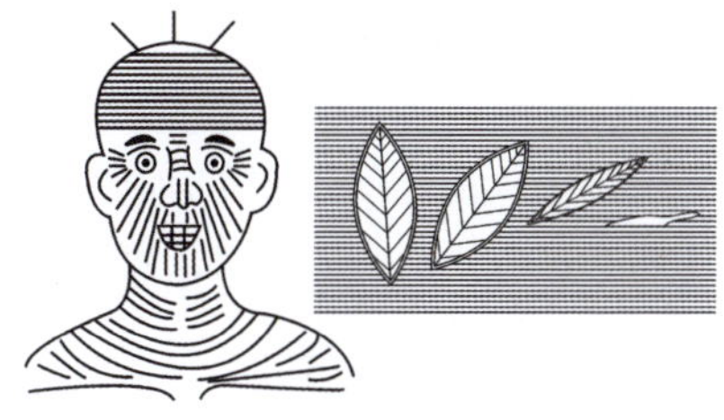

面颈部皮纹方向

2. 部位

① 由于颌面部功能和美观的要求，切口应选择比较隐藏的部位和天然褶皱处。

② 切口的方向要尽量与皮纹方向一致（因皮肤张力方向与皮纹方向一致），以期获得最小、最轻的瘢痕。

③ 活检手术的切口应力求与再次手术的切口一致。

3. 长短

切口的长短原则上以能充分显露为宜，切口设计应考虑形状（弧形和 S 形为好）和延长切口的可能性。

（二）切开

切口选择、确定后，应以亚甲蓝划线标记。切开时，皮肤用手绷紧或固定，手术刀与组织面垂直（起刀时垂直将刀尖刺入，移动时转至 45° 斜角切开皮肤，切完时又使刀呈垂直位），准确、敏捷、整齐、深度一致地一次切开。要注意层次并逐层切开（少数整复手术例外）。肿瘤手术宜使用电刀或光刀（皮肤层应使用钢刀切开），而整复手术不宜使用电刀、光刀，应用钢刀，以期减少瘢痕。

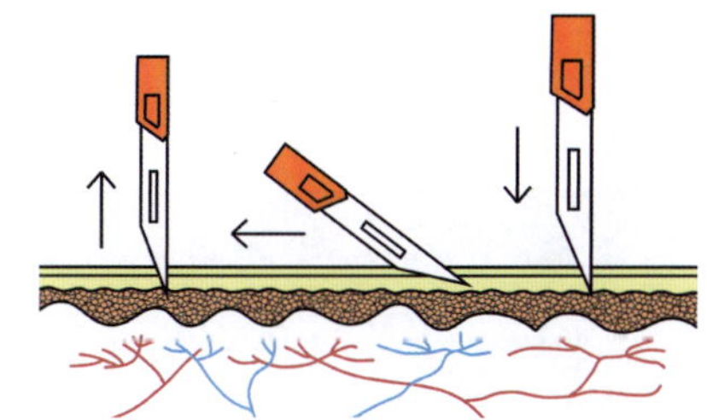

皮肤切开方法

命题趋势 考试多以 A1 型题为主。

金题直击

以下关于手术切口的叙述中，哪项是错误的

A. 切口方向尽量与皮纹方向一致

B. 切口应选择在较隐蔽部位和天然皱褶处

C. 切口应尽量与术区内重要解剖结构的行径相平行

D. 活检手术的切口力求与再次手术的切口一致

E. 肿瘤手术宜使用电刀，而面部整复手术宜使用光刀

【答案】E

【解析】肿瘤手术宜使用电刀或光刀，以免破坏残留瘤细胞，而面部整复手术应用钢刀，不宜使用电刀及光刀，以免损伤过大，影响美观。切口长短以充分显露为宜，切开方法为垂直进入→ 45° 行刀→切完再垂直。

（三）体位

应选择利于术野显露的体位。

凡涉及颈部手术应常规垫高肩部，头侧位。

腭部手术采用平卧仰头位。

唇部手术采用平卧头正位。

（四）照明

良好的照明可增加术野的清晰度，利于准确操作和避免意外损伤，这在有重要组织结构和口、咽部位手术时尤为必要。

二、止血

止血对术中减少失血、保持术野清晰、防止重要组织损伤、保证手术安全以及术后创口愈合等均具有重要意义。手术中常用的止血方法有下列几种：

（一）钳夹、结扎止血

此法为术中最基本、最常用的止血方法，即用血管钳将看得见的出血点进行快速、准确地钳夹止血。

表浅出血点，钳夹即可。

较大出血点，钳夹后结扎（或电凝）。

对于大块的肌束应采取先钳夹，再剪断，最后缝扎的方法，才能安全可靠。常用的缝扎方法为贯穿缝合法。

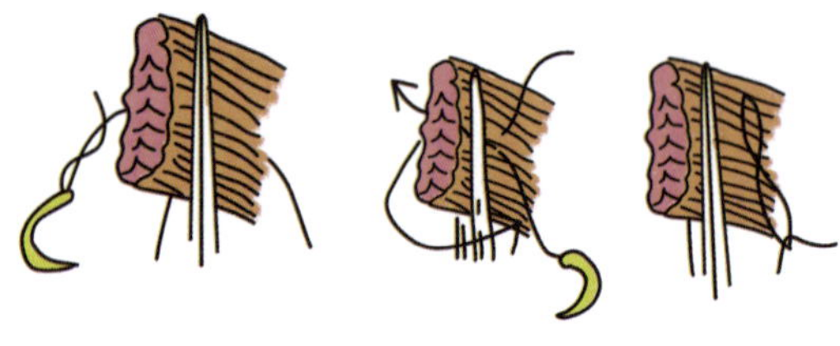
肌束缝扎方法

（二）阻断止血

此法为临床上止血效果最明显、最可靠的方法，即用钳夹、结扎和缝扎的方法阻断知名血管或术区中较粗大血管的血流，达到区域止血的目的。

1. 知名或较粗血管的阻断止血 此类血管术中处理方法为，顺血管长轴，将其从血管鞘中解剖分离出来，两侧以钳夹或结扎后剪断，从而达到防止和减少出血的目的。注意血管结扎切断后所留下的断端长度，至少应为该血管管径的 2 倍，为防止滑脱应行双重甚至三重结扎。对较大动脉的第二次结扎，使用贯穿缝合法，则更为稳妥、牢靠。

2. 颈外动脉结扎 口腔颌面部血液供应的主要来源为颈外动脉，其在颌面颈部有较多侧支循环，在临床上为达到更佳的止血效果应行双侧颈外动脉结扎，但要正确选择适应证。

3. 区域缝扎止血 在切口周围或在切除肿物血供的近心端，先行圈式或栅栏式缝扎，即可达到明显减少出血的目的。

（三）压迫止血

类型	止血方法
较大面积的静脉渗血或瘢痕组织及某些肿瘤	温热盐水纱布压迫止血
局限性出血又查不到明显出血点的疏松组织出血	荷包式缝合或多圈式缝扎压迫止血
组织基底移动性差，不能缝合或缝合效果不佳时	转移邻近肌肉或组织覆盖、填塞加压止血
骨髓腔或骨孔内的出血	骨蜡填充止血
窦腔内出血及颈静脉破裂出血而又不能缝合结扎时	碘仿纱条填塞压迫止血，再分期逐渐抽除
急性动脉出血	压迫供应此区知名动脉的近心端

金题直击

口腔颌面外科手术中最基本、最常用的止血方法为

A. 压迫止血　　B. 阻断止血

C. 热凝止血　　D. 钳夹、结扎止血

E. 降压止血

【答案】D

【解析】口腔颌面止血方法包括钳夹、结扎止血，压迫止血，阻断止血，药物止血，热凝止血，低温止血，降压止血，其中钳夹、结扎止血为最基本、最常用（使用最多、最普遍）的止血方法。阻断止血是最明显、最可靠的止血方法。

（四）药物止血

使用药物止血，可分为全身和局部用药两类。

1. 全身用药止血　常用的药物有氨甲苯酸（止血芳酸）、酚磺乙胺（止血敏）等。

2. 局部用药止血　术中渗血可使用明胶海绵、淀粉海绵、止血粉等。为减少术中出血，还可局部注射含有1∶100000肾上腺素的普鲁卡因或生理盐水，也可用肾上腺素纱条直接压迫止血。

（五）热凝止血

使用电刀或光刀手术，可显著减少术中出血量，减少线扎，缩短手术时间。

（六）低温止血

低温麻醉（体温降至32℃左右）可减少机体周围组织的血容量，从而有效地减少术中出血。局部冷冻降温（通常使用液氮）后再行手术，也可明显地减少出血。

（七）降压止血

术中降低收缩压可有效地减少出血量，一般应将收缩压降至80mmHg左右。时间为30min左右为宜，不宜过长，心血管疾患的患者禁用。

三、组织分离

组织分离是显露组织的解剖部位、保护正常的重要组织、切除病变组织从而完成手术的重要手段。解剖分离应在正常组织层次中进行，做到手术层次清楚、逐层剖入。解剖分离的方法主要分为钝性和锐性分离，在术中常交替和结合使用，但无论使用哪种方法，均应防止粗暴和意外损伤，且应注意手术的快慢节奏和保护创面，避免在空气中长时间的暴露。

分类	锐性分离	钝性分离
工具	手术刀和手术剪	血管钳，也可使用刀柄、手指、纱布
是否直视	是	否
特点	组织损伤小	组织损伤较大
应用	精细的层次解剖或分离粘连坚实的瘢痕组织	正常肌肉和疏松结缔组织的分离和良性肿瘤的摘除

四、打结

打结是外科手术中不可缺少的重要基本功，是最基本的技术操作之一，主要用于结扎血管和缝合。打结的速度和质量决定着手术时间的长短和效果的好坏。

临床上可分为单结、方结、三重结或多重结、外科结、假结和滑结等。口腔颌面外科手术中的打结与其他外科手术打结一样，要求打方结、外科结，防止打滑结，以保证质量，避免返工重打和术后脱结出血。

口腔颌面外科手术以单手打结和持针钳打结最为常用。

口腔内打结应打三重结，以防松脱。

组织内结扎线头留长1mm。

大的血管或者大块肌肉束结扎的粗线以及肠线留长3～4mm。

皮肤、黏膜缝线留长5mm以上。

方法	适用于
单手打结	一般缝合时使用
持针钳打结	用于口腔内及深部缝合，在缝线过短和缝扎时也常使用

五、缝合

缝合的目的是使手术解剖分离开的组织或切除病变后的剩余组织重新对位，促进创口一期愈合。除某些口内手术后的裸露骨面以及感染创口等特殊情况外，所有创口均应行初期缝合。

（一）缝合的原则和基本要求

1. 原则　在彻底止血的基础上，自深而浅逐层进行严密而正确的对位缝合，以期达到一期愈合的目的。

2. 基本要求

基本要求	不当结果
严密缝合，避免留有无效腔	有无效腔易感染

续表

基本要求	不当结果
缝合应在无张力或最小张力下进行	术后创口裂开和愈后瘢痕过粗
缝合的组织之间不能夹有其他组织	影响愈合
缝合后打结的松紧要适度	—
一般整复手术以缝合边距 2 ～ 3mm、针距 3 ～ 5mm 为宜 颈部手术以缝合边距 3mm、针距 5mm 为宜	—
缝合时应垂直进针，进出针间距应等于或略小于皮下间距（稍外翻）	—

3. 特殊情况

特殊情况		处理方法或不当结果
沿凹陷皱纹的切口		内卷缝合
一侧游离，一侧固定		先游离侧，后固定侧，相反易撕裂组织
进出针间距大于皮下间距		造成皮肤创缘内卷
进出针间距小于皮下间距		造成皮肤创缘外翻
舌组织		缝合时，边距和针距均应增至 5mm 以上
功能部位		避免过长的直线缝合，临床上常以对偶三角瓣法作附加切口，换位呈“Z”曲线缝合
张力过大的创口缝合		潜行分离、减张缝合，附加切口减张法
组织内无效腔缝合		分层次地把相同组织对位缝合。组织缺损过多者，为了消灭无效腔，就近转移一块组织填充缝合
两侧创缘厚薄不均或高低不等		薄、低侧组织要多而深缝，而厚、高侧组织要少而浅缝
两侧创缘长度不等的缝合		造成正常缝合后形成“猫耳朵”。处理方法为剪除，或者做附加切口
三角形皮瓣尖端缝合	角在 90°以上	直接间断缝合
	角在 90°以下	从对侧创缘皮肤进针，再穿过尖端的皮下组织，最后从对侧创缘另一侧出针打结，即可使尖端嵌入对侧创缘中（不能直接缝）

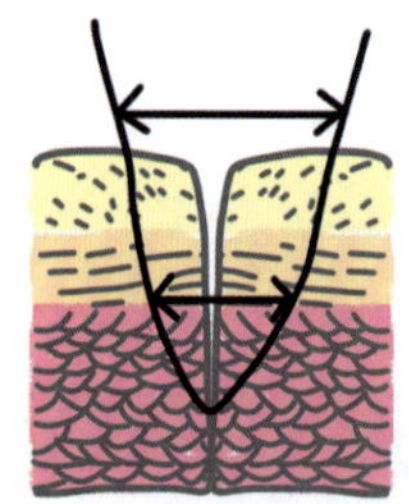
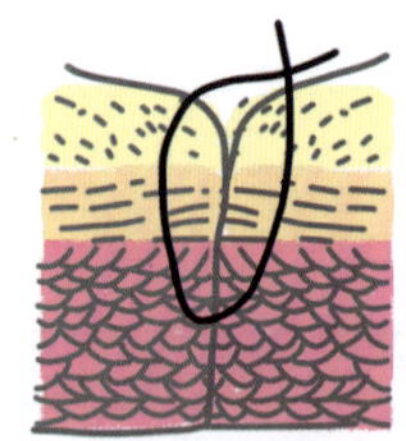

皮肤间距大于皮下间距——创缘内卷

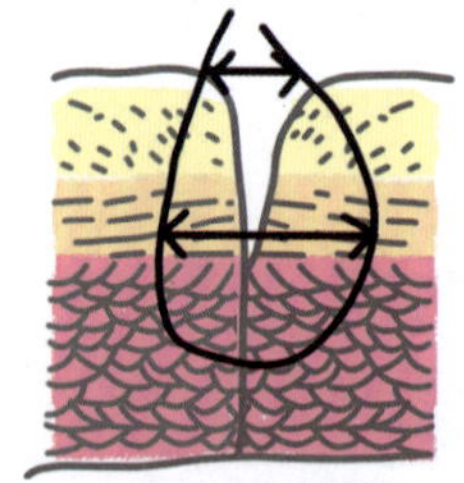
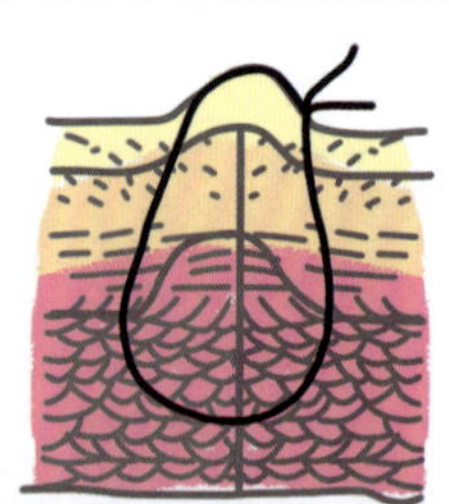

皮肤间距小于皮下间距——创缘外卷

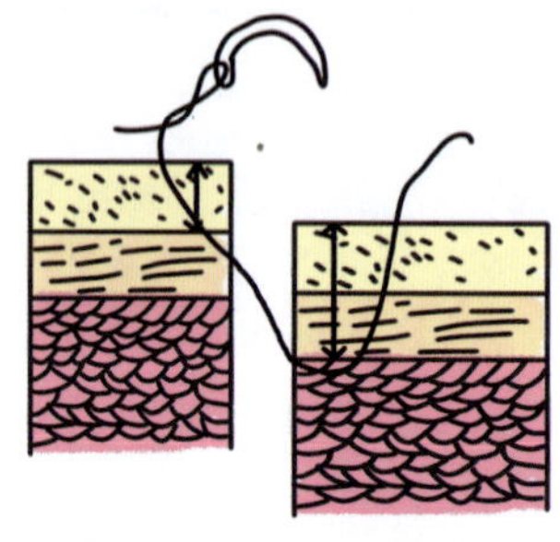

两侧创缘不齐的缝合法

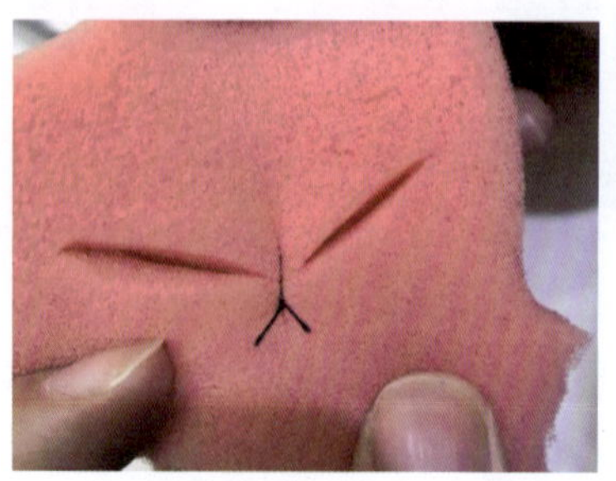
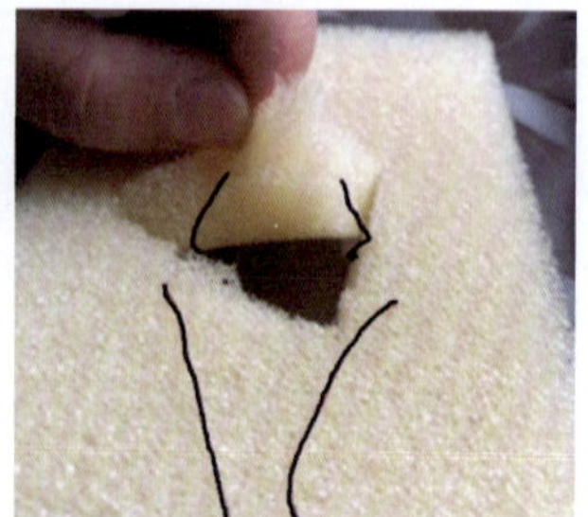

三角形创面缝合法

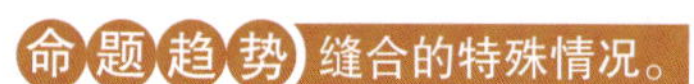

金题直击

1. 以下关于一般伤口缝合的叙述中，哪项是错误的

A. 缝线包括的切口两侧组织应等量、对称

B. 缝合顺序应是先固定侧，后游离侧

C. 缝针应垂直进入组织，避免创缘过度外翻或内卷

D. 缝合应在无张力或最小张力下进行

E. 在口角、眼睑等功能部位应避免过长的直线缝合

【答案】B

【解析】①缝合顺序应是先游离侧，后固定侧，否则易撕裂组织。②张力过大的创口缝合，切忌拉拢缝合（宜作潜行分离、减张缝合，附加切口减张法）。③沿凹陷皱纹的切口，内卷缝合。④两侧创缘厚薄或高低不等，高——浅缝、低——深缝、厚——少缝、薄——多缝。⑤三角形尖端缝合法，三角形尖端＞90°者，直接间断缝合，三角形尖端＜90°者，经尖端皮下组织缝合。

2. 缝合时出现皮肤创缘内卷的主要原因是

A. 进针过深　　B. 打结过松

C. 组织过少　　D. 皮肤切口两侧进出针间距小于皮下间距

E. 皮肤切口两侧进出针间距大于皮下间距

【答案】E

【解析】进针应与皮肤垂直；切口两侧进出针间距等于或略小于皮下间距（稍外翻）。进出针间距＞皮下间距→内卷；进出针间距＜皮下间距→外翻。整复手术，缝合边距2～3mm、针距3～5mm；颈部手术，边距3mm、针距5mm；舌组织，边距和针距均5mm以上。

3. 下列说法中错误的是

A. 张力创口缝合时需减张　　B. 三角形皮瓣尖端大于90°时间断缝合

C. 创缘两侧组织厚薄不均时，厚的一侧多缝些　　D. 可用做附加切口的方法来减张

E. 连续缝合优点为缝合较快

【答案】C

【解析】两侧创缘厚薄不均或高低不等时，薄、低侧组织要多而深缝，而厚、高侧组织要少而浅缝。

（二）缝合的基本方法

创口原位缝合法：适用于无组织缺损，整齐、无张力的创口复位缝合。

1. 单纯缝合　单纯缝合包括间断缝合和连续缝合两种，连续缝合又可分为单纯连续缝合和连续锁边缝合。

分类	间断缝合	连续缝合
优点	一针断线或松脱时不致影响全局	速度快
缺点	缝合速度较慢	断线引起缝线松脱，且创口对位较差

2. 外翻缝合（褥式缝合）

适用于创缘较薄的黏膜、松弛的皮肤以及有内卷现象的创缘缝合，其特点是能有更多的创缘组织面外翻接触，以保证创口愈合。

外翻缝合又有纵式和横式之分，选择时应考虑创缘血供方向，使其与缝线方向一致。一针横式外翻缝合之进出针点间距不宜过宽（一般不超过3～4mm）。

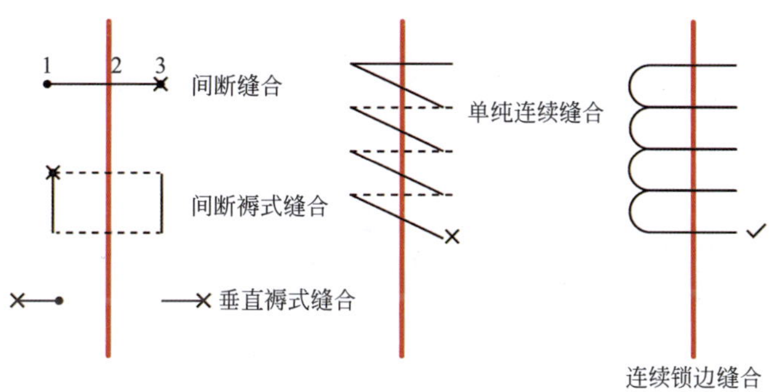

金题直击

纵式或横式外翻缝合的选择根据是

A. 术者的习惯
B. 创缘血供方向
C. 创口区域皮纹方向
D. 创口内翻倾向的严重程度
E. 创口周围是否存在重要的解剖结构

【答案】 B

【解析】 纵式或横式外翻缝合的选择根据是创缘血供方向，故本题答案是B。易误选E。

3. 皮内缝合 系指真皮层内的缝合，也分为间断和连续两种，其优点是术后瘢痕小，但要技巧很高才能达到正确对位，故仅用于整复小手术。

六、引流

引流的目的是使创口及术区组织间隙内的渗出物、血液、分泌物或脓液（感染创口）及时排出体外，从而保证创口的愈合。外科引流应遵循的5项基本原则：通畅、彻底、对组织损伤或干扰最小、顺应解剖和生理要求、确定病原菌。

（一）引流的适应证（有非引不行的物质）

• 感染或污染创口	• 渗液多的创口
• 留有无效腔的创口	• 止血不全的创口

（二）引流方法

分类	引流名称	应用	优点
开放引流（被动引流）	片状引流	主要用于口外创口小量渗液的引流，有时口内创口引流也用	—
	纱条引流	油纱条用于脓腔引流 碘仿纱条用于重度和混合感染的创口引流	—
	管状引流	多用于颌面颈部较大创口和脓腔的引流，临床上亦常应用半管引流	引流作用强、便于冲洗及可注药
闭式引流（主动引流）	负压引流	用于颌面颈部较大手术的术后引流	具有较强的引流作用，而且不需加压包扎伤口，患者感觉舒适；因创口内是负压，组织间贴合紧密，利于创口愈合，也不易继发感染

金题直击

一般脓肿切开引流不用

A. 橡皮片引流
B. 盐水纱条引流
C. 乳胶管引流
D. 负压引流
E. 碘仿纱条引流

【答案】 D

【解析】 一般脓肿切开引流不用负压引流。①片状引流：适用口外创口小量渗出者或口内创口。②纱条引流：油纱条→脓腔引流，碘仿纱条→重度和混合感染。③管状引流：多用于面颈部较大创口（如颈淋巴结清扫术）和脓腔的引流。④闭式引流：即负压引流，多用于颌面颈部较大手术（不需加压包扎）。

（三）引流应注意的事项

1. 引流的时间 引流物为异物，在达到引流目的后，应尽早去除。

特定情况	污染创口	脓肿或无效腔	负压引流
引流的时间	多在24～48h后去除	脓液及渗出液完全消除	24h内引流量不超过20～30mL时去除

命题趋势 引流物去除时间。

金题直击

脓肿或无效腔的引流物的去除应根据

A. 放置 24 ～ 48h 后

B. 引流物放置的深浅

C.24h 内引流量未超过 20 ～ 30mL

D. 脓液及渗出液完全消除

E. 引流物为异物，应尽早去除

【答案】D

【解析】引流物为异物，在达到引流目的后，应尽早去除。污染创口多在 24 ～ 48h 后去除；脓肿或无效腔应放置至脓液及渗出液完全消除；负压引流在 24h 内引流量不超过 20 ～ 30mL 时去除。

2. 引流的部位 开放引流的引流物内端应放置在创口内深处，其外端则应依体位放在创口最低处，以利重力低位引流。负压引流管应避免放在大神经血管的附近，其创口也应封闭，才能收到负压效应。

3. 引流物的固定 引流物固定最常用、最牢靠的方法是利用引流口附近的缝线加以缝扎固定，也可在引流物外端穿以别针，以防被推入创口内。

4. 负压引流的装接 注意接触患者一端的管子应位于液瓶内水面下，与外界相通的管子位于水面之上，就是所谓的“低进高出”。

第五节 创口的处理

一、创口愈合的过程（无肉芽为一期，有肉芽为二期）

缝合的创口，在 7 ～ 10 天内全部愈合者，称为初期或一期愈合。未经缝合的创口，其愈合往往经过肉芽组织增生、周围上皮爬行覆盖的过程，在临床上称为二期或延期愈合（拔牙创口的愈合即属此类），部位往往形成明显的瘢痕。

二、临床创口分类（一期、二期 / 甲、乙、丙级）

分类	标准	常见于
无菌（清洁）创口	未经细菌侵入	外科无菌切口，早期灼伤和某些化学性损伤已经及时处理者
污染创口	细菌侵入，但尚未引起化脓性炎症	与口鼻腔相通或口腔内手术的创口
感染创口	细菌侵入，引起化脓性炎症	化脓性炎症情况下进行手术的创口

三、各类创口的处理原则

（一）无菌创口的处理原则

① 无菌创口均应严密缝合，有组织缺损者可采取皮瓣转移和植皮的方法解决。

② 无菌创口除未拔除引流物及怀疑已有感染者外，一般不轻易打开敷料观察，以避免污染。对确需打开者，也应遵循无菌原则。

③ 面部严密缝合的创口可早期暴露，并及时以 3% 过氧化氢及 95% 乙醇混合液清除渗出物。

④ 面部的无菌创口可行早期拆线，由于血液循环丰富，生长力强，可在术后 5 天拆线；颈部缝线可在 7 天左右拆除；光刀手术创口拆线应推迟至术后 14 天。

（二）污染创口的处理原则

① 污染创口也应行初期缝合，对不能进行缝合的创口可用碘仿纱条或凡士林纱条填塞覆盖，并随肉芽组织生长而更换或去除。

② 除高度怀疑或已确诊感染者外，一般也不宜打开敷料观察。

③ 面部的污染创口也可早期暴露。

④ 面颈间污染创口的拆线时间与无菌创口相同，但已化脓感染者应及早拆除缝线，放置引流物。口内创口应在术后 7 ～ 10 天拆线，腭裂术后的创口缝线应延长至 10 天以上拆除。

⑤ 为争取污染创口一期愈合，应采取抗感染预防措施，给予抗生素、磺胺类药物或中草药；对污染较重且创口深者，应给予破伤风抗毒素（TAT）。

⑥ 口腔内有创口者应保持口腔卫生，选用漱口剂含漱。

（三）感染创口的处理原则

① 感染创口不做初期缝合，而应在感染控制后或病灶清除后进行，且缝合不宜过紧并做可靠的引流，其引流物应在感染完全控制、已无脓液排出 48h 后去除，脓肿切开后不应缝合，而需放置引流物。

② 感染创口应覆盖和更换敷料，换药应定时，一般 1 日 1 次，分泌物多者可 1 日 2 次。

③ 有肉芽组织生长并有大量脓性分泌物的创口，应予以湿敷，湿敷药物应根据细菌培养和药物敏感试验的结果选择。对高出创面的不健康肉芽组织应剪除，肉芽组织水肿可选用高渗盐水湿敷，健康的肉芽创面可早期植皮，使其早期愈合。

④ 脓腔引流宜通畅，并可进行药物冲洗。若有炎性肉芽组织堵塞瘘管，应行刮治或烧灼。

⑤ 对处理后的缝合创口，尚应放置引流物，缝线应延期至 1 周后拆除，以免创口裂开。

⑥ 在感染创口的处理过程中，应酌情使用抗菌药物。对污染较重且创口深者应给予破伤风抗毒素（TAT）。对全身情况差、病程长的患者应考虑支持疗法，以促使创口的早期愈合。

四、换药的目的

换药的主要目的是保证和促进创口的正常愈合。

五、换药的注意事项

换药应严格遵守无菌操作原则，即使是感染创口也应如此，否则将造成创口感染、加重感染和混合感染。

① 换药的动作要准确、轻巧、细致，切忌粗暴。应用棉球清洁暴露创面时是“蘸”而不应“揩”“擦”。暴露创面不用刺激性的药物，动作要迅速，尽量缩短时间，创面暴露时间不宜过长。

② 持镊应在上 1/3 处，并勿使镊子碰及非换药区，应掌握并使用双手持镊，保持一“脏”一“净”，即一镊接触创面，一镊接触药碗和消毒敷料。使用过的棉球和纱布等物不可再置入消毒的换药碗内，而应置于另一个药碗中，两碗要严格区分。对特异性感染创口，其换药用过的敷料更不可随便弃置，要集中焚烧。

③ 多个患者换药时，应遵循先无菌创口，再污染创口，后感染创口的顺序，并且每换一人后必须重新洗手，避免交叉感染。

六、绷带包扎技术

（一）绷带包扎的作用

绷带包扎技术对保证颌面、颈部手术创口的顺利愈合和损伤救治的质量具有重要意义，正确地使用绷带包扎技术可获得下列功效：

① 保护术区和创部，防止继发感染，避免再度受损。

② 止血并防止或减轻水肿。

③ 防止或减轻骨折错位。

④ 保温，减轻疼痛。

⑤ 固定敷料。

绷带多用纱布或棉布制成，也可加用丝类制成弹性绷带，加石膏粉制成石膏绷带，临床上根据需要选用。

（二）绷带包扎的基本原则

① 包扎绷带应力求严密、稳定、美观、清洁。

② 压力均匀，并应富有弹性。

③ 松紧适度，利于引流。

④ 注意消灭无效腔，防止出血。

⑤ 经常检查，发现绷带松动、脱落时，应及时予以加固或更换。如有脓血外溢或渗出，应酌情加厚或更换。

（三）绷带包扎的注意事项

颌面、颈部创口的包扎，应根据创口所在部位的解剖特点，结合创口的性质和手术的要求，综合考虑以下几点：

情况类型	处理方法
无菌创口	注意无菌操作，覆盖的无菌纱布应有一定的厚度和范围
颌下区和颈部的包绕	注意保持呼吸道通畅，防止压迫喉头和气管

续表

情况类型	处理方法
所施压力	应均匀适度，防止组织因过度受压而坏死
腮腺区创口	施以一定压力，并应富有弹性，以免发生涎瘘
切开引流的创口	第一次包扎应加以适当压力，以利止血，以后换药包扎时，应注意引流通畅
整形手术	压力不宜过重
骨折	防止错位

（四）绷带的选择

绷带类型	基本情况或适用于
卷带	宽 8 ～ 10cm、长 5m 左右，最常使用
四头带（四尾带）	长约 70cm，用于鼻、颏部创口的包扎固定，以压迫术后创口
石膏绷带	石膏帽，以利颌骨骨折的牵引复位、固定
颅颌弹性绷带（弹性吊颌帽）	各类颌骨骨折及术后颌骨的制动
交叉十字绷带	颌面和上颈部
单眼交叉绷带	上颌骨、面、颊部
颈腋“8”字绷带	颈淋巴结清扫术后

（五）绷带应用技术

常用的缠绕法有：

1. 交叉十字绷带（亦称环绕法） 用绷带先由额至枕部环绕两周，继而反折经一侧耳前腮腺区向下，再经颌下、颏部至对侧耳后向上，再经顶部向下至同侧耳后，绕下颌下、颏部至对侧耳前，如此反复缠绕，最后再如前作额枕部的环绕，以防止绷带滑脱，止端以胶布固定。缠绕时应注意勿使耳郭受压，以防止疼痛或局部坏死。此法广泛适用于颌面部和上颈部术后和损伤的创口包扎。

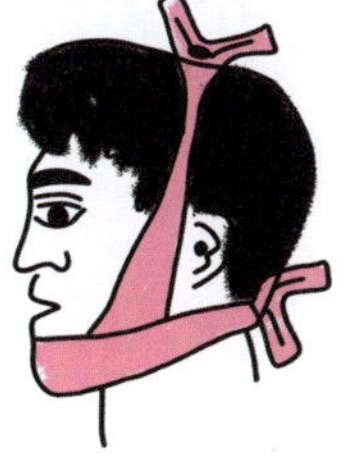
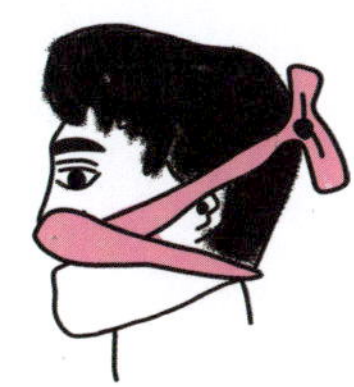

四头带

2. 面部绷带（亦称单眼交叉绷带） 于健侧鼻根部先置一块上下斜行的短绷带或纱布条，并在患侧耳周垫以棉垫或纱布，以免包扎时压迫耳廓。绷带自额部开始，先环绕额枕两圈，继而斜经头后绕至患侧耳下并斜行向上，经同侧颊部、眶下至鼻背、健侧眶上，如此环绕数圈，每圈覆盖前一层绷带的 1/3 ～ 1/2，直至包扎妥善为止，最后再绕头周一圈，以胶布固定，将留置的短绷带或纱布条打结收紧，以裸露健眼。面部绷带常用于上颌骨、面、颊部手术后的创口包扎。

命题趋势 术后绷带的选择。

金题直击

一患者行下颌前部根尖下囊肿刮治术后，应该采用的绷带包扎方法是

A. 四头带　　B. 单眼交叉绷带

C. 三角巾　　D. 交叉十字绷带

E. 弹性绷带

【答案】A

【解析】四头带（四尾带）用于鼻、颏部创口的包扎固定，以压迫术后创口；交叉十字绷带（环绕法）适用于颌面部和上颈部术后和损伤的创口包扎；面部绷带（单眼交叉绷带）常用于上颌骨、面、颊部手术后的创口包扎。

第二单元　麻醉与镇痛

考试分值

专业	2019 年	2020 年	2021 年	2022 年	2023 年
执业	9	8	9	8	8
助理	4	4	5	5	4

第一节　常用局部麻醉药物

一、局部麻醉药物

局麻药物的种类很多，按其化学结构可分为酯类和酰胺类。

国内常用的酯类药物：普鲁卡因、丁卡因。

酰胺类药物：利多卡因、布比卡因、阿替卡因。

普鲁卡因（奴佛卡因）	
优点	毒性和副作用小
缺点	不适用于表面麻醉 作用时间较短，需与肾上腺素共用 偶能产生过敏反应 不与磺胺类抗生素共用
一次最大剂量	1000mg（6.0mg/kg）
适用于	大面积软组织
持续时间	45 ～ 60min

命题趋势 常考点：最大剂量、药物缺点。考试多以 A1 型题为主。

金题直击

普鲁卡因穿透力较弱，不宜用于

A. 硬膜外麻醉　　B. 浸润麻醉

C. 传导麻醉　　D. 表面麻醉

E. 蛛网膜下腔麻醉

【答案】D

【解析】普鲁卡因穿透力较弱，不宜用于表面麻醉。故本题答案是 D。

利多卡因（赛洛卡因）	
优点	局麻作用较普鲁卡因强 可用作表面麻醉 具有迅速而安全的抗室性心律失常作用
缺点	毒性较普鲁卡因大
一次最大剂量	300 ～ 400mg（4.4mg/kg），宜分次小量注射
适用于	心律失常患者常作为首选
持续时间	90 ～ 120min

命题趋势 利多卡因常考查知识点为一次最大剂量、浓度及抗室性心律失常的作用。考试多以 A1、A2 型题为主。

金题直击

利多卡因一次最大用量为

A. 10 ～ 50mg
B. 80 ～ 100mg
C. 300 ～ 400mg
D. 800 ～ 1000mg
E. 1500mg

【答案】C

【解析】利多卡因为酰胺类麻醉药物，其一次最大剂量为 300 ～ 400mg 或 4.4mg/kg，特点是具有迅速而安全的抗室性心律失常的作用，故选 C。选项 D 为普鲁卡因一次最大剂量。

布比卡因（麻卡因）	
优点	效能强度最大，持续时间为利多卡因的 2 倍
适用于	费时较长的手术和术后镇痛
持续时间	6h 以上

命题趋势 布比卡因常考查知识点为维持时间。

金题直击

布比卡因麻醉时间可达

A. 1h
B. 2h
C. 4h
D. 5h
E. 6h

【答案】E

【解析】布比卡因为酰胺类局部麻醉药物，特点是维持时间较长，可达 6h。适合费时久的手术。

丁卡因（地卡因、潘托卡因）	
优点	穿透力强
缺点	毒性大，一般不作浸润麻醉
一次最大剂量	40 ～ 60mg
适用于	主要用作表面麻醉

命题趋势 常考查可用于的麻醉方式、毒性、最大剂量。

金题直击

毒性最强的局麻药是

A. 普鲁卡因
B. 甲哌卡因
C. 利多卡因
D. 丁卡因
E. 布比卡因

【答案】D

【解析】丁卡因麻醉效能和毒性较大，常用于表面麻醉。

阿替卡因（碧兰麻）	
一次最大剂量	7mg/kg
适用于	成人和 4 岁以上儿童

特殊注意：皮试将 1% 普鲁卡因或 2% 利多卡因溶液 0.1mL 稀释至 1mL，皮内注射 0.1mL，观察 20min；黏膜用上述液体涂布到鼻腔黏膜。

阳性特点：皮肤红晕直径大于 1cm；黏膜充血肿胀，甚至鼻孔完全阻塞。

命题趋势 常考查观察时间及阳性指征。

金题直击

普鲁卡因皮内过敏试验阳性的标准是

A. 局部红晕直径 <3cm　　B. 局部红晕直径 <2.5cm

C. 局部红晕直径 >2cm　　D. 局部红晕直径 <1cm

E. 局部红晕直径 >1cm

【答案】E

【解析】普鲁卡因属于酯类药物，易致过敏，皮试后观察 20min，若红晕直径大于 1cm 为阳性反应。

二、血管收缩剂

临床用于局部麻醉时常在局麻药溶液中加入血管收缩剂，作用是：

① 延缓局麻药物吸收。

② 加强镇痛效果。

③ 延长局麻时间。

④ 降低毒性反应。

⑤ 减少术区出血，使术野清晰。

临床上常用肾上腺素以 1：50000 ～ 1：200000 的浓度加入局麻药溶液中，用作局部浸润麻醉和阻滞麻醉。

1：100000 肾上腺素浓度的利多卡因每次最大量 20mL（0.2mg 肾上腺素）。

肾上腺素可引起心悸、头痛、紧张、恐惧、颤抖、失眠，称肾上腺素反应。

命题趋势 常考查肾上腺素的作用及浓度。

金题直击

加入局麻药中的肾上腺素浓度一般是

A. 1：5000　　B. 1：5000 ～ 1：10000

C. 1：10000 ～ 1：30000　　D. 1：50000 ～ 1：200000

E. 1：500000 ～ 1：600000

【答案】D

【解析】临床应用时常将血管收缩剂加入局麻药溶液中，以延缓吸收、降低毒性反应、延长局麻时间以及减少注射部位的出血，以使术野清晰，一般是肾上腺素以 1：50000～1：200000 的浓度加入局麻药溶液中，故 D 选项正确。

第二节　常用局部麻醉方法

本节讲述以下几种麻醉方法：表面麻醉、浸润麻醉、阻滞麻醉、冷冻麻醉。（适应证为重点）

一、表面麻醉

表面麻醉亦称涂布麻醉，是将麻醉剂涂布或喷射于手术区表面，麻醉药物被吸收而使末梢神经麻痹，以达到镇痛的效果。

适用于	表浅的黏膜下脓肿切开引流 拔除松动的乳恒牙 行气管内插管前的黏膜表面麻醉
药物浓度	丁卡因 0.25% ～ 0.5%，利多卡因 2% ～ 5%

二、浸润麻醉

（一）定义

浸润麻醉是将局麻药液注入组织内，以作用于神经末梢，使之失去传导痛觉的能力而产生麻醉效果的方法。

（二）方法

1. 口腔颌面部软组织浸润麻醉

（1）适应证　口腔颌面部软组织范围较大的手术。

（2）药物　0.5%～1%普鲁卡因或0.25%～0.5%利多卡因。

2. 骨膜上浸润麻醉法

（1）适应证　在牙及牙槽外科手术中，一般多应用于上颌或下颌前牙区的牙槽突的手术。

（2）方法

进针点	术区的唇颊侧前庭沟
深度	触及根尖平面骨膜上
剂量	0.5～1mL
注意事项	避免直接刺入骨膜下。触抵骨面后退针2mm

3. 牙周膜注射法（牙周韧带注射法）

适用于	血友病等有出血倾向疾病的患者（损伤小） 浸润或阻滞麻醉效果不好时（追加麻醉）	
方法	进针点	自牙的近中和远中侧刺入牙周膜
	深度	0.5cm
	剂量	0.2mL
缺点	比较痛	

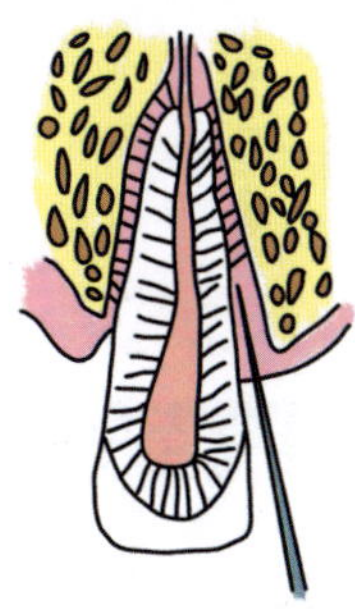

牙周膜注射法

命题趋势 常考查软组织浸润麻醉的适应证和方法；骨膜上浸润麻醉的药物浓度、方法及牙周膜注射法的适应证。

金题直击

牙周膜注射法适用于血友病患者的原因

A. 注射时不痛

B. 注射所致的损伤很小

C. 注射用药量较大故止血好

D. 麻醉效能强度高

E. 麻醉作用时间长

【答案】B

【解析】牙周膜注射法最大优点：损伤小，不易形成深部血肿。故B正确，C错。注射时疼痛。故A错。

三、阻滞麻醉（记住注射点）

阻滞麻醉是将局麻药液注射到神经干或其主要分支附近，以阻断神经末梢传入的刺激，使被阻断的该神经分布区域产生麻醉效果的麻醉方法。

1. 下牙槽神经阻滞麻醉

下牙槽神经阻滞麻醉（翼下颌注射法）	
体位	患者大张口，下颌牙平面与地面平行
进针点	翼下颌皱襞中点外侧3～4mm处 颊脂垫尖
进针方向、角度	注射器放在对侧口角，即第一、第二前磨牙之间，与中线成45°。注射针应高于下颌牙平面1cm并与之平行
深度	2～2.5cm回抽无血
剂量	1～1.5mL，下唇麻木为注射成功的主要标志
麻醉区域	同侧下颌骨、下颌牙、牙周膜、前磨牙至中切牙唇（颊）侧的牙龈、黏骨膜以及下唇部
注意事项	注意无菌操作，避免翼下颌间隙感染

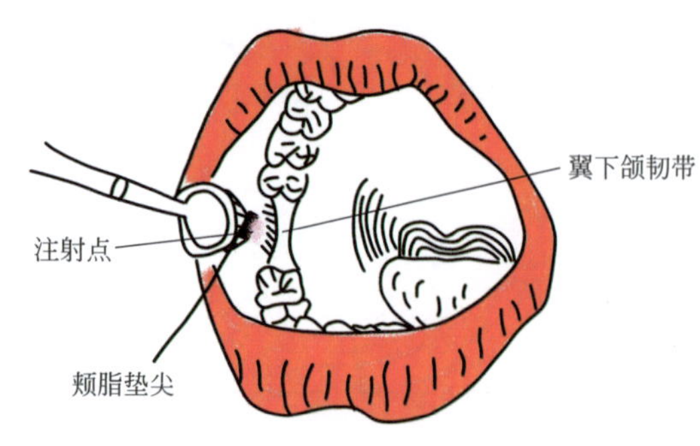

下牙槽神经阻滞麻醉口内法进针标志点

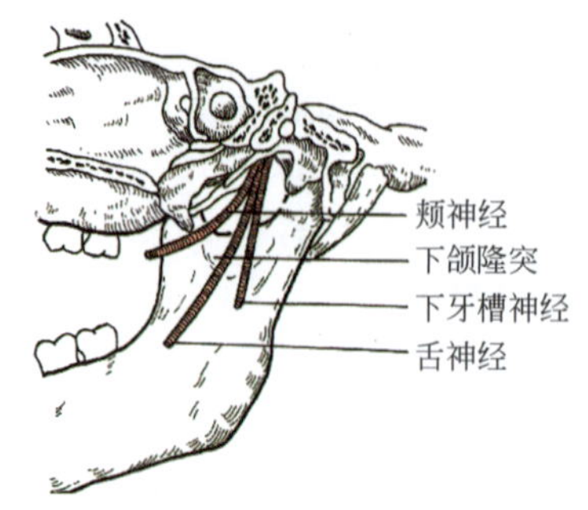

下颌隆突处下牙槽神经、舌神经、颊神经位置

下牙槽神经阻滞麻醉行口内注射法时，为了防止注射失败，在注射麻药之前，应注意观察下颌形态，考虑可能影响下颌孔位置的因素：

① 下颌支的宽度愈大，下颌孔到下颌支前缘的距离愈大，进针深度应增加。（支宽进针深）

② 下颌骨弓愈宽，注射针尖应尽量往对侧的磨牙区后靠，即加大与中线所成夹角的角度，以使针头避开下颌骨内斜嵴的阻挡，容易准确到达下颌孔。（弓宽角加大）

③ 下颌角的角度愈大，下颌孔的位置相应变高，注射时进针位置应适当抬高。（角大手抬高）

命题趋势 下牙槽神经阻滞麻醉为高频考点。

金题直击

下牙槽神经阻滞麻醉时，针尖深入组织 3.0cm 未触及骨面，应

A. 拔出注射针，重新注射
B. 退出 1.0cm，加大进针角度
C. 退出 1.0cm，减小进针角度
D. 退至黏膜下，加大进针角度
E. 退至黏膜下，减小进针角度

【答案】D

【解析】改变进针方向应先退至黏膜下，故 A、B、C 错。下牙槽神经阻滞麻醉进针深度为 2 ～ 2.5cm，题目中进针 3cm 仍未触及骨壁，说明注射针与中线所成角度过小，故 D 正确。

2. 舌神经阻滞麻醉

舌神经阻滞麻醉	
体位	同下牙槽神经阻滞麻醉
进针点	
进针方向、角度	
深度	进 2.5cm，退回 1cm 回抽无血
剂量	0.5 ～ 1mL
麻醉区域	同侧下颌舌侧牙龈、黏骨膜、口底黏膜及舌前 2/3 部分

3. 颊（长）神经阻滞麻醉

颊（长）神经阻滞麻醉	
体位	同下牙槽神经阻滞麻醉
进针点	
进针方向、角度	
深度	进 2.5cm，退回 2cm 回抽无血
剂量	0.5 ～ 1mL
麻醉区域	同侧下颌第二前磨牙及磨牙颊侧牙龈、黏骨膜、颊部黏膜、颊肌和皮肤

4. 腭前神经阻滞麻醉

腭前神经阻滞麻醉（腭大孔注射法）	
体位	大张口，上颌牙平面与地面成 60°
进针点	上颌第三磨牙腭侧龈缘至腭中线弓形凹面连线的中点，覆盖其上的黏膜可见小凹陷，即为进针的标志。如第三磨牙尚未萌出则应在第二磨牙腭侧 如从平面观，则腭大孔的位置应在腭侧龈缘至腭中线连线的中外 1/3 交界处
进针方向、角度	对侧口角，向后上外进针
剂量	0.3 ～ 0.5mL
麻醉区域	同侧磨牙、前磨牙腭侧的黏骨膜、牙龈和牙槽骨
注意事项	注射麻药不可过多、注射点不可偏后，以免同时麻醉腭中、腭后神经，引起软腭、悬雍垂麻痹而致恶心或呕吐

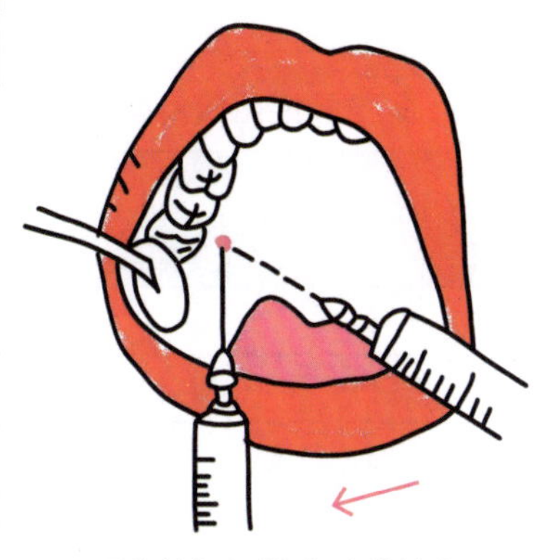
腭前神经阻滞麻醉进针点

5. 鼻腭神经阻滞麻醉

鼻腭神经阻滞麻醉（腭前孔注射法）	
体位	大张口，头尽量后仰
进针点	切牙乳头的一侧，解剖位置在左右尖牙连线与腭中线的交点上，前牙缺失者，以唇系带为准，越过牙槽嵴往后 0.5cm 即为腭乳头
进针方向、角度	从牙乳头的一侧进入，进入后与中切牙的牙长轴平行。向后上方推进
深度	0.5cm 回抽无血
剂量	0.25 ～ 0.5mL
麻醉区域	两侧尖牙腭侧连线前方的牙龈、腭侧黏骨膜和牙槽骨

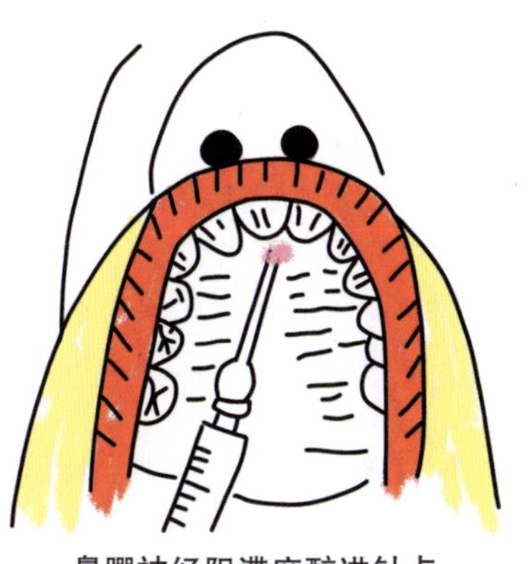
鼻腭神经阻滞麻醉进针点

6. 上牙槽后神经阻滞麻醉

上牙槽后神经阻滞麻醉（上颌结节注射法）	
体位	上颌平面与地平面成 45°，半张口
进针点	上颌第二磨牙远中颊侧根部前庭沟作为进针点 对于上颌第二磨牙尚未萌出的儿童，则以第一磨牙的远中颊侧根部的前庭沟作为进针点 上颌磨牙已缺失的患者，则以颧牙槽嵴部的前庭沟为进针点
进针方向、角度	注射针与上颌牙的长轴成 40°，向上后内方刺入
深度	1.5 ～ 1.6cm 回抽无血
剂量	1.5 ～ 2mL
麻醉区域	同侧除第一磨牙近中颊根外的同侧磨牙的牙髓、牙周膜、牙槽突及其颊侧的骨膜和牙龈黏膜
注意事项	刺入不宜过深，以免刺破上颌结节后方的翼静脉丛，引起血肿

命题趋势 上牙槽后神经阻滞麻醉为高频考点。

金题直击

年轻患者在行右上颌第三磨牙麻醉后，颊部区域迅速膨大，患者自觉局部轻微胀感不适，触诊软，无压痛，边界不清。术后予以抗炎、冷敷，数日后肿胀逐渐消退，皮肤呈现黄绿色瘀斑。出现上述症状的可能原因是

A. 注射区水肿
B. 注射区血肿
C. 注射区组织的应激反应
D. 刺破眶下神经血管束所致
E. 刺破下牙槽神经血管束所致

【答案】B
【解析】上牙槽后神经，针尖刺入过深，刺破上颌结节后方的翼静脉丛，可引起血肿。

7. 眶下神经阻滞麻醉

眶下神经阻滞麻醉		
方法	口外法	口内法
体位	坐位	坐位
进针点	同侧鼻翼旁 1cm	上颌侧切牙相应前庭沟
进针方向、角度	注射针与皮肤成 45°，向上、后、外方刺入	注射针与上颌中线成 45°，向上、后、外进针
深度	进针 1.5cm	—
剂量	1mL	—
麻醉区域	同侧下眼睑、鼻、眶下区、上唇、上颌前牙、前磨牙以及这些牙的唇侧或颊侧的牙槽骨、骨膜、牙龈和黏膜	

命题趋势 眶下神经阻滞麻醉常考查口外法进针点、方向、角度。口内法掌握进针点。

金题直击

眶下神经阻滞麻醉口外注射法进针方向为

A. 注射针与皮肤成 45°，向下、后、外进针
B. 注射针与皮肤成 60°，向上、后、外进针
C. 注射针与皮肤成 45°，向上、后、外进针
D. 注射针与皮肤成 45°，向上、后、内进针
E. 注射针与皮肤成 60°，向上、后、内进针

【答案】C
【解析】眶下神经阻滞麻醉口外法进针点为同侧鼻翼旁 1cm，与皮肤成 45°，向上后外进针 1.5cm。故 C 正确。

四、冷冻麻醉

冷冻麻醉是应用药物使局部组织迅速散热、温度骤然降低，以至局部感觉首先是痛觉消失，从而达到暂时性麻醉的效果的麻醉方法。

常用药物	氯乙烷
持续时间	3 ～ 5min
适应证	黏膜下和皮下浅表脓肿的切开引流 松动牙的拔除
注意事项	麻醉区周围的皮肤、黏膜应涂布凡士林加以保护

五、各类牙拔除术的麻醉

（一）上颌牙拔除术的麻醉选择

牙位	麻醉神经	方法
上颌 1、2	上牙槽前神经	浸润麻醉
	鼻腭神经	浸润麻醉 / 阻滞麻醉
上颌 3	上牙槽前神经	浸润麻醉
	鼻腭神经、腭前神经	浸润麻醉
上颌 4、5	上牙槽中神经	浸润麻醉
	腭前神经	阻滞麻醉

续表

牙位	麻醉神经	方法
上颌 6	上牙槽后神经（上颌结节注射法）	阻滞麻醉
	上牙槽中神经（注：支配近中颊根）	浸润麻醉
	腭前神经（腭大孔注射法）	阻滞麻醉
上颌 7、8	上牙槽后神经	阻滞麻醉
	腭前神经	阻滞麻醉

注意：上颌尖牙腭侧存在鼻腭神经和腭前神经交叉支配。

（二）下颌牙拔除术的麻醉选择

牙位	麻醉神经	方法
下颌 1～4（下颌 1 另加唇舌侧浸润麻醉）	下牙槽神经	阻滞麻醉
	舌神经	阻滞麻醉
下颌 5～8	下牙槽神经	阻滞麻醉
	舌神经	阻滞麻醉
	颊（长）神经	阻滞麻醉

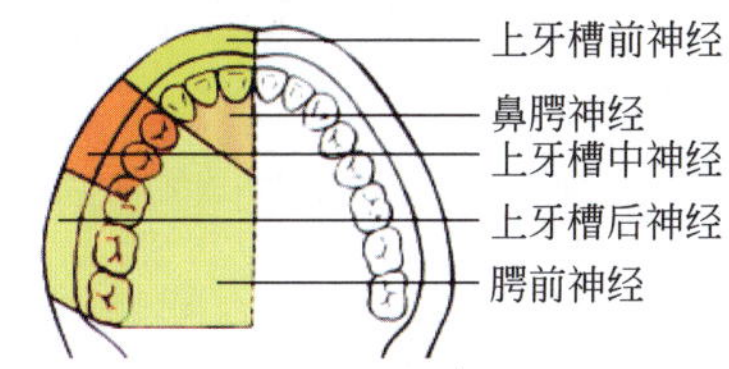

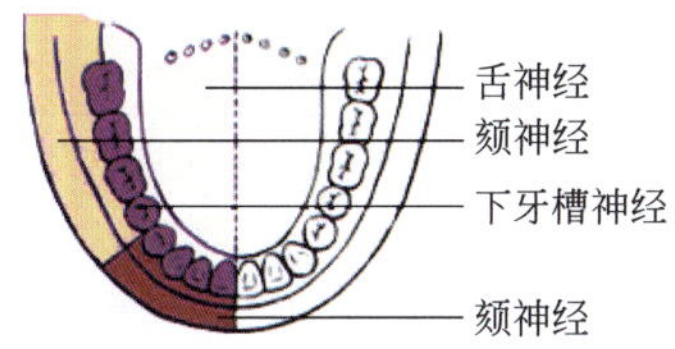

上、下颌神经在口腔的分布

命题趋势 上下颌牙齿分别由那些神经支配为必考点，必须熟悉掌握。

金题直击

拔除左下第一前磨牙残冠时用什么阻滞麻醉

A. 下牙槽神经＋舌神经＋颊神经
B. 下牙槽神经＋舌神经＋颊支
C. 下牙槽神经＋舌神经
D. 下牙槽神经＋颊神经
E. 颏神经＋舌神经

【答案】C

【解析】下颌 1～4 为两个神经支配，分别为下牙槽神经和舌神经。下颌 5～8 为三条神经支配，分别为下牙槽神经、舌神经和颊长神经。故 C 正确。

第三节　局部麻醉的并发症及其防治

一、晕厥（常考）

晕厥是一种突发性、暂时性的意识丧失。

晕厥	
病因	内在因素：恐惧、饥饿、疲劳及全身健康状况较差等 外在因素：疼痛、体位不良等
临床表现	头晕、面色苍白、胸闷、全身冷汗、四肢厥冷无力、脉搏快而弱、恶心、呼吸困难；严重者心率减慢、血压急剧下降，甚至出现短暂的意识丧失
防治原则	做好术前检查及思想工作，消除紧张情绪，避免在空腹时进行手术 一旦发生晕厥，应立即停止注射，迅速放平座椅，置患者于头低位 松解衣领，保持呼吸通畅 芳香氨酒精或氨水刺激呼吸 针刺人中穴 氧气吸入和静脉注射高渗葡萄糖液

命题趋势 晕厥的临床表现和治疗原则以及与肾上腺素反应、中毒和过敏的鉴别诊断。

金题直击

患者注射局麻药后出现头晕、胸闷、面色苍白、全身冷汗、四肢厥冷无力、脉搏快而弱、恶心、呼吸困难，甚至意识丧失，多为

A. 过敏反应
B. 晕厥
C. 中毒
D. 休克
E. 全脊髓麻醉

【答案】B

【解析】晕厥临床表现即为头晕、胸闷、面色苍白、全身冷汗、四肢厥冷无力、脉搏快而弱、恶心、呼吸困难；重者甚至有短暂的意识丧失，故 B 正确。

二、过敏反应（超敏反应）（常考）

过敏反应可出现在酯类局麻药物注射后，可分为延迟反应和即刻反应。

延迟反应	常见		血管神经性水肿
	偶见		荨麻疹、药疹、哮喘和过敏性紫癜
即刻反应	用极少量药物后，立即发生极严重的类似中毒症状，患者突然惊厥，昏迷，呼吸、心搏骤停而死亡		
防治原则	防		术前详细询问有无酯类局麻药如普鲁卡因过敏史，对酯类局麻药过敏及过敏体质的患者，均改用酰胺类药物
	治	轻症	脱敏药物如钙剂、异丙嗪、激素肌内注射或静脉注射及吸氧
		重症	出现抽搐或惊厥时，应迅速静脉注射地西泮（安定）10 ～ 20mg 或分次静脉注射 2.5% 硫喷妥钠，每次 3 ～ 5mL，直至惊厥停止。注射硫喷妥钠过程中，若发生呼吸抑制，应立即面罩加压吸氧或气管插管做人工呼吸。对循环衰竭的患者应给予升压药、补液；如呼吸、心跳停止，则按心肺复苏方法迅速抢救

命题趋势 过敏与肾上腺素反应、中毒和晕厥的鉴别诊断；延迟反应的临床表现。

金题直击

局部麻醉药物过敏反应中延迟反应的常见表现是，除外

A. 荨麻疹
B. 药疹
C. 哮喘
D. 过敏性紫癜
E. 抽搐惊厥

【答案】E

【解析】过敏常发生于酯类药物注射后。延迟反应常发生血管神经性水肿（巨唇、巨舌）；即刻反应类似中毒，可出现抽搐和惊厥，可致命。治疗上给予脱敏药物，需对症治疗。故 E 正确。

三、中毒（过量反应）（常考）

当单位时间内进入血循环的局麻药物速度超过分解速度时，血内局麻药浓度升高，达到一定的浓度时就会出现中毒症状。

原因	常因用药量或单位时间内注射药量过大，以及直接快速注入血管而造成		
临床表现	兴奋型		烦躁不安、多话、颤抖、恶心、呕吐、气急、多汗、血压上升，严重者出现全身抽搐、缺氧、发绀
	抑制型		迅速出现脉搏细弱、血压下降、神志不清，随即呼吸、心跳停止
防治	防		坚持回抽无血，不超过最大用量
	治	轻症	平卧解衣扣，保持呼吸通畅，待麻药自行分解
		重症	给氧、补液、抗惊厥、应用激素及升压药等抢救措施

四、注射区疼痛和水肿（助理不考）

原因	注射药物变质或混有杂质或未配等渗溶液 注射针头钝或弯曲 未执行无菌操作
预防	检查药品和器械；避免同部位反复操作；注意消毒隔离
治疗	消炎止痛

五、血肿

原因	注射针刺破血管所致，常见于上牙槽后神经阻滞麻醉中针尖刺破翼静脉丛及眶下神经阻滞麻醉时
预防	注射针尖不能粗钝及有倒钩 注射时不要反复穿刺以免增加穿破血管的机会
治疗	出现血肿，可立即压迫止血，并予冷敷；48h 后改用热敷，酌情给予抗生素

六、感染

原因	注射针被污染，局部或麻药消毒不严，或注射针穿过感染灶（1 ～ 5 天后红肿热痛）
预防	注射器械及注射区的消毒一定要严格 注射时防止注射针的污染 避免穿过或直接在炎症区注射
治疗	抗感染治疗

七、神经损伤

原因	注射针穿刺或撕拉，或注入混有乙醇的溶液
预防	注射器械不要有倒钩 注射时不要反复穿刺 严格控制药品的污染
治疗	早期给予积极处理（营养神经），促进神经功能的完全恢复

八、注射针折断

注射针质量差是断针的主要原因，操作时使用暴力、技术不当或患者躁动也可造成断针。

防治：注射前检查注射针质量，进针后针头至少在组织外保留 1cm，操作时针头不可过分弯曲，遇阻力时不应强力推进。发生断针后患者保持注射时状态，减少颌骨运动，用镊子夹出。若针完全在组织内，切勿盲目检查，需在 X 线片定位后再行手术取出。

九、暂时性面瘫

原因	下牙槽神经口内阻滞麻醉时，由于注射针偏向后不能触及骨面，或偏上越过下颌切迹，而致麻药注入腮腺内麻醉面神经而发生暂时性面瘫
预防	认清解剖关系
治疗	无须特殊处理

十、暂时性牙关紧闭

可发生于下牙槽神经口内阻滞麻醉时，但比较罕见。由于注射不准确，麻醉药注入翼内肌或咬肌内，使肌肉失去收缩与舒张的功能，并停滞于收缩状态，因而出现牙关紧闭。一般都是暂时性的，无须特殊处理。

十一、暂时性复视或失明（助理不考）

下牙槽神经阻滞麻醉时未回抽进入下牙槽动脉，逆行进入脑膜中动脉或眼动脉所致。无须处理，坚决回抽预防。

十二、颈丛神经阻滞麻醉的并发症（助理不考）

1. 颈交感神经综合征 又名霍纳（Horner）征。原因：颈深神经阻滞麻醉时，麻药浸润使交感神经麻痹。临床表现：同侧瞳孔缩小、上睑下垂、眼裂变小、结膜充血、面色潮红、耳郭红润、面部皮肤干燥无汗、鼻黏膜充血、鼻塞等。治疗：无须处理。

2. 声音嘶哑 原因：由于迷走神经被浸润麻醉而喉返神经传导受阻。

3. 全脊髓麻醉 原因：麻药误入颈椎椎管蛛网膜下腔。临床罕见。

第四节 口腔颌面外科手术全身麻醉（助理不考）

一、常用的全麻方法

口腔颌面外科手术的全麻方法可分为：吸入麻醉、静脉麻醉、基础麻醉、静脉吸入复合麻醉和全凭静脉麻醉。

（一）吸入麻醉

1. 定义 是指挥发性麻醉药物经呼吸道吸入，通过肺、脑、血液循环，抑制中枢神经而产生的麻醉作用。

2. 常用的吸入麻醉药物 乙醚、氟烷、异氟烷、安氟烷、七氟烷和氧化亚氮等。

3. 应用 目前常用的吸入麻醉药物一般用于全身麻醉的维持，较少用于全身麻醉的诱导。将几种麻醉方法或麻醉药物同时使用，统称为复合麻醉。

为了保持患者在麻醉过程中有效通气，防止手术创口的血液、分泌物进入呼吸道，引起气道梗阻，口腔颌面部手术行全身麻醉时，一般都要求经鼻腔或口腔插入气管导管，再与麻醉装置连接，实施机械呼吸及吸入麻醉。

（二）静脉麻醉

1. 定义 麻醉药物经静脉注射进入体内，通过血液循环作用于中枢神经产生的全身麻醉称为静脉麻醉。

2. 优点 诱导快，对呼吸道无刺激，不污染环境等。

（三）全身麻醉的实施准备和诱导

目前全麻的诱导通常选择静脉诱导法。

1. 气管内插管 是口腔颌面外科手术全麻过程中呼吸管理的主要手段之一，由于口腔颌面外科疾病的特点，临床上常需要经鼻盲探插管。

2. 麻醉维持 麻醉维持期间需要麻醉至一定的深度，既要避免麻醉过浅，要有效地抑制体内各种应激反应，还要防止麻醉过深。

3. 麻醉苏醒和气管拔管 手术完毕前 5 ～ 10min 停止麻醉，患者随之进入麻醉苏醒期。待患者恢复呼吸道反射、神志基本清醒后方可拔除气管内导管。

4. 控制性降压麻醉 是指麻醉期间主动将患者的血压做有限度降低的一种方法。其主要目的在于减少术中出血，避免输血或大量输液。口腔颌面外科手术采用控制性降压的适应证包括口腔颌面血管瘤切除术、正颌外科手术、颅颌面恶性肿瘤根治性切除术等。严重的心脑血管疾病、肝肾功能不全、严重低血容量的患者应视为禁忌证。

5. 低温麻醉 低温是指在全身麻醉的基础上，用物理降温的方法使患者的体温下降到一定程度，使机体代谢率降低，以适应复杂手术治疗需要的一种麻醉方法。

二、全身麻醉的特点及全麻后的处理

（一）口腔颌面外科手术全身麻醉的特点

① 麻醉与手术互相干扰。

② 保持气道通畅比较困难。

③ 小儿与老年患者比例高，出现情况及时处理。

④ 手术失血较多。

⑤ 麻醉的深度和麻醉恢复期的要求：口腔颌面麻醉要求适度麻醉，其指征是患者安静不动，呼吸、脉搏、血压稳定在正常范围，其深度相当于乙醚吸入麻醉的三期一级。

口腔颌面外科手术由于位于面颈部，会对呼吸有影响，故确定拔除气管导管的时机很重要，必要时可用药物催醒，待咳嗽、吞咽反射、肌张力恢复后再行拔管。

（二）口腔颌面外科手术全身麻醉后的处理

① 维持气道畅通。

② 注意观察患者的意识状态。

③ 某些麻醉剂和辅助麻醉剂对中枢及外周神经可产生抑制作用，故术后应严密观察，酌情处理，必要时应用对抗剂或利尿剂以加快药物排泄。

④ 口腔颌面部血管丰富，手术出血较多，应根据血压、脉搏、尿量的变化，准确估计失血量，最好以测定中心静脉压来指导血容量的补充。

⑤ 全身麻醉苏醒期患者可发生恶心、呕吐，呕吐物可能导致误吸，可给予必要的药物以拮抗麻醉药物的不良反应。

三、镇静与镇痛

（一）镇静

镇静是指通过药物作用使患者的紧张情绪、恐惧心理得到改善或消除，达到精神放松、生命体征平稳，有利于配合诊疗的方法。

1. 镇静的特点

• 患者意识存在，能服从各种指令	• 呼吸、循环等生命体征变化小
• 几乎没有镇痛作用	• 深度镇静可达到全麻的程度，生理反射受到明显干扰

2. 镇静的方法

方法	适应证
口服给药	适用于精神紧张、轻度焦虑的患者
肌内注射给药	仅适用于短小手术、轻度焦虑不安的患者
静脉给药	适用于对诊疗操作极度恐惧不安，配合能力差以及精神紧张、血压升高的患者
氧化亚氮吸入（含氧不低于 30%）	操作简单、镇静深度易调节、安全。但对气胸、肠梗阻和中耳疾病的患者禁用

（二）镇痛

（1）药物镇痛　主要的镇痛药物为对乙酰氨基酚、非甾体抗炎药和阿片类镇痛药。

应用镇痛药治疗癌性疼痛，许多学者采用 WHO 推荐的“三阶梯”镇痛疗法。即

第一阶梯：非甾体抗炎药（非类固醇）。

第二阶梯：可待因或其他弱阿片类药物。

第三阶梯：强阿片类镇痛药。

口腔颌面部大手术后或癌性疼痛，阿片类制剂常作为首选药物；慢性疼痛尤其是癌症患者的镇痛，宜辅用抗抑郁用药（苯二氮䓬类药物）；中度及重度疼痛应选用阿片类镇痛药。

（2）放疗或化疗　放疗可减轻或缓解因肿瘤引起的疼痛。化疗药物也可用于治疗癌性疼痛。

（3）针刺镇痛。

（4）电刺激　是提高痛阈、缓解疼痛的一种方法。常用于缓解术后疼痛、神经痛、关节痛等。

（5）神经阻滞　是通过阻断疼痛的传导途径实现镇痛的方法，可采用局部麻醉药物或神经破坏性药物。

（6）神经切断术。

（7）射频温控热凝术。

（8）其他　口腔颌面部疼痛，尤其是慢性疼痛，还可采用物理疗法、心理疗法等。

四、重症监护

1. 口腔颌面外科重症监护病房（ICU）收治的主要对象

① 各类大手术后的患者，特别是手术前合并冠心病、糖尿病、呼吸功能不全的患者。

② 手术过程不平稳，术后又出现心功能不全、严重的心律失常、颅内压升高的患者。

③ 手术后的高龄患者。

④ 需呼吸支持的患者。
⑤ 严重创伤、休克的患者。
⑥ 心肺复苏后的患者。
⑦ 败血症患者。

ICU 只对某些急症或危重病的治疗有意义，即只能帮助病情程度中等或中等偏重的患者，对某些慢性疾病晚期、恶性肿瘤晚期、病因不能纠正的濒死患者，ICU 是不收治的。

2. 口腔颌面外科重症监护要点

口腔颌面外科常见的重症病情有：
① 肿瘤切除并行带蒂或游离组织瓣修复术后、双侧根治性颈淋巴结清扫术后。
② 复杂的颌面创伤、颅颌面复合创伤后呼吸功能不稳定。
③ 术前各种原因引起的感染性急诊手术、糖尿病患者手术后。
④ 失血性和感染性休克、严重电解质或酸碱平衡紊乱。
⑤ 围手术期急性肺水肿。
⑥ 心脑血管疾病患者。
⑦ 心肺复苏的后续治疗、血流动力学不稳定等。

3. 口腔颌面外科重症监护的内容

① 呼吸功能监测。
② 脉搏血氧饱和度监测。
③ 心电图监测。
④ 血压监测。
⑤ 中心静脉压监测。
⑥ 酸碱及水、电解质平衡监测。
⑦ 血糖监测。
⑧ 肝肾功能监测。
⑨ 神经系统监测。
⑩ 预防感染。

命题趋势 口腔颌面外科全身麻醉与颌面外科手术的特点。

金题直击

口腔颌面外科手术全身麻醉特点中不正确的是

A. 麻醉与手术互相干扰　　B. 易于保持气道通畅
C. 小儿与老年患者多　　D. 手术失血多
E. 麻醉深度要求三期一级

【答案】B

【解析】口腔颌面外科手术全身麻醉的特点：麻醉与手术互相干扰，故 A 不选；保持气道通畅比较困难，故 B 选项正确；小儿与老年患者比例高，故 C 不选；手术失血较多，故 D 不选；麻醉要求应达到三期一级，故 E 不选。

第三单元　牙及牙槽外科

考试分值

专业	2019 年	2020 年	2021 年	2022 年	2023 年
执业	5	5	7	8	6
助理	3	3	5	5	4

第一节　牙拔除术的基本知识

牙拔除术是治疗某些牙病和由其引起的局部或全身疾病的手段，是口腔颌面外科最常用的手术。

一、适应证

牙拔除术的适应证是相对的，应根据医疗水平及患者自身条件进行选择。

不能治好也不能修复的	特殊原因的
牙体病损	阻生牙：反复引起冠周炎或引起邻牙龋坏者
根尖周病	额外牙：形状异常，影响美观；位置不正或妨碍功能
晚期牙周病	治疗需要：正畸治疗或义齿修复
创伤牙	滞留乳牙：滞留的乳牙影响恒牙正常萌出者
	病灶牙：可疑为某些疾病的病灶牙，在有关科室医师要求下，可予拔除
	移位或错位牙：影响功能及美观，引起疾病或创伤，妨碍义齿修复

不需要拔除的牙（不属于适应证）：

（1）无症状的骨阻生牙。

（2）乳牙滞留、不松动、位置正常且无恒牙胚。

（3）额外牙，没有萌出、对其他牙无影响者。

二、禁忌证

拔牙的禁忌证也是相对的（记准绝对禁忌证和具体数值）。

禁忌证	问题、拔牙时机和处理
心脏病	6 个月内发生过心肌梗死；不稳定的或近期才开始的心绞痛；充血性心力衰竭；未控制的心律不齐，三度或二度Ⅱ型房室传导阻滞，双侧束支传导阻滞或阿斯综合征（突然神志丧失合并心传导阻滞） 心脏病合并高血压者，先治疗其高血压后拔牙；心功能Ⅲ～Ⅳ级者，应视为拔牙禁忌证，而对较重之心功能Ⅱ级患者，拔牙亦应慎重并有适宜的对策 牙拔除术及口腔手术能引起暂时性菌血症：先天性心脏病、风湿热引起瓣膜损害、曾做过心脏修补手术的患者，在有菌血症发生时，皆有导致亚急性细菌性心内膜炎的可能。引起发病的最重要因素之一是草绿色链球菌（甲型溶血性链球菌）菌血症。草绿色链球菌在正常情况下对青霉素高度敏感，但使用青霉素 24h 后，即产生耐药菌株 青霉素是预防亚急性细菌性心内膜炎的首选药物。草绿色链球菌的耐药菌株产生快，但消失慢，使用青霉素后 2 周仍然存在。故近 2 周内曾使用过青霉素者，不得使用青霉素预防心内膜炎，建议术前 1h 口服阿莫西林胶囊作为预防用药。对青霉素过敏的患者，可使用大环内酯类抗生素（红霉素）预防。部分患者可在术后继续使用药物 3 天 如有多个牙需拔除，较安全的方法是在青霉素正确使用控制下，一次全部拔除应拔的牙
高血压	拔牙时机：低于 180/100mmHg（24/13.3kPa）；高龄患者控制在 160/90mmHg 以下；如合并血脂异常，血压应≤ 130/80mmHg 局麻药用利多卡因为宜

续表

禁忌证	问题、拔牙时机和处理
炎症和肿瘤	急性炎症：可引起感染扩散 恶性肿瘤：可引起肿瘤扩散。拔牙时机，放疗前 7 ～ 10 天拔牙，放疗 3 ～ 5 年后拔牙 必须拔牙时，术前、术后应给大剂量抗生素，以预防感染
糖尿病	拔牙时机：空腹血糖在 8.88mmol/L（160mg/dL）以内（接受胰岛素治疗者，拔牙最好在早餐后 1 ～ 2h 进行）
造血系统疾病	拔牙时机：贫血者应血红蛋白在 80g/L 以上，红细胞比容（压积）在 30% 以上；白细胞减少者中性粒细胞（2 ～ 2.5）$\times10^9$/L 或白细胞总数在 4×10^9/L 以上，中性粒细胞＜ 1×10^9/L 避免手术；出血性疾病中，原发性血小板减少性紫癜患者血小板至少应在 50×10^9/L 以上进行，最好达到 100×10^9/L 以上；急性白血病为拔牙绝对禁忌证；血友病（Ⅷ因子达正常 30% 以上）应尽量缩小创口，拔牙创内填塞止血药物
甲状腺功能亢进症	拔牙时机：基础代谢率控制在＋ 20% 以下，静息脉搏不超过 100 次 / 分时进行，局麻药中不应加肾上腺素
肾炎	肾功能衰竭或肾病严重者，均不宜行拔牙手术
肝炎	问题：可引起出血（与感染无关） 乙型肝炎防止交叉感染，凝血异常者术前 2 ～ 3 天补充维生素 C、维生素 K
妊娠	拔牙时机：怀孕的第 4、5、6 个月期间进行较为安全
月经期	处理：暂缓拔牙，防止出血
长期抗凝药物治疗	对长期服用小剂量阿司匹林者，拔牙前通常可以不停药，如需停药应在术前 3 ～ 5 天开始，术后拔牙床内可置放碘仿海绵等止血药，并密切观察，无活动性出血即可离开
精神疾患	问题：合作问题

命题趋势 拔牙的禁忌证以 A1 型题为主。

金题直击

1. 下述哪种情况下可以拔牙

A. 充血性心力衰竭

B. 右束支传导阻滞，心功能Ⅰ级

C. 前壁心梗 5 个月

D. 频发的室性期前收缩未治疗

E. 近期心绞痛频繁发作

【答案】B

【解析】拔牙的禁忌证：①6 个月内发生过心肌梗死。②不稳定的或最近开始的心绞痛。③充血性心力衰竭。④未控制的心律不齐。⑤未控制的高血压。⑥心功能Ⅲ级患者禁拔，Ⅱ级患者慎拔。⑦三度或二度Ⅱ型房室传导阻滞，双侧束支传导支阻滞或阿斯综合征。

2. 应暂缓拔牙的情况是

A. 妊娠 4、5、6 个月

B. 糖尿病患者的血糖 150mg/dL

C. 急性智齿冠周炎伴咬肌间隙感染

D. 甲状腺功能亢进治疗后心率低于 100 次 / 分

E. 高血压患者血压控制在 160/100mmHg

【答案】C

【解析】急性炎症不能拔牙。

三、术前准备

（一）患者术前的思想准备

牙拔除术多在局部麻醉下进行，术前应对患者进行必要的解释工作，以取得患者的主动配合。

（二）术前检查

简要询问病史，特别注意有无拔牙适应证和禁忌证。

（三）医患体位

<table>
<tr><td rowspan="5">患者</td><td>体位</td><td>半坐位，头部应稍后仰</td></tr>
<tr><td rowspan="2">上颌</td><td>上颌牙平面约与地面成 45°</td></tr>
<tr><td>上颌和术者的肩部约在同一水平</td></tr>
<tr><td rowspan="2">下颌</td><td>下颌牙平面与地面平行</td></tr>
<tr><td>下颌与术者的肘关节在同一高度或稍低</td></tr>
<tr><td>术者</td><td colspan="2">术者位于患者右前方，拔下前牙时位于患者右后方</td></tr>
</table>

（四）手术区处理

口腔内很难达到无菌程度，口内术区及麻醉区以 1% 的碘酊消毒。

（五）器械准备

主要器械为拔牙钳，其次为牙挺。常用的辅助器械有牙龈分离器、刮匙以及分离骨膜、去除牙槽骨、修整牙槽嵴、缝合等所需用的器械。

命题趋势 拔牙时医患体位要求。

金题直击

行牙齿拔除术时，对患者体位描述错误的是

A. 多采用半坐位

B. 头后仰，使张口时上颌牙的平面与地平面成 45°

C. 拔除上颌牙时，患者的高度大约为上颌与术者的肩部在同一水平

D. 拔除下颌牙时，应使患者在张口时，上颌的平面与地平面平行，下颌与术者的肘关节在同一高度或更低

E. 术者一般应位于患者的右前方，拔下前牙时应立于患者的右后方

【答案】D

【解析】拔除下颌牙时，下颌牙平面与地面平行，下颌与术者的肘关节在同一高度或稍低。

四、拔牙器械及用法

（一）牙钳

牙钳由钳喙、关节及钳柄三部分构成。

操作时应以右手握持钳柄，以钳喙夹紧牙颈部，然后进行摇动、扭转和牵引等运动。

（二）牙挺

牙挺由挺刃、挺柄和挺杆三部分组成。

牙挺作用的原理有杠杆原理、楔的原理和轮轴原理（拔牙主要力量）。

三种力量可以单独使用，亦可互相结合。

牙挺使用的注意事项：

① 绝不能以邻牙为支点，除非邻牙要同时拔除。

② 除拔除阻生牙或颊侧需去骨者外，龈缘水平处的颊侧骨板一般不应作为支点。

③ 龈缘水平处的舌侧骨板，也不应作为支点。

④ 必须以手指保护，以防牙挺滑脱。

⑤ 用力必须有控制，挺刃的用力方向必须正确。

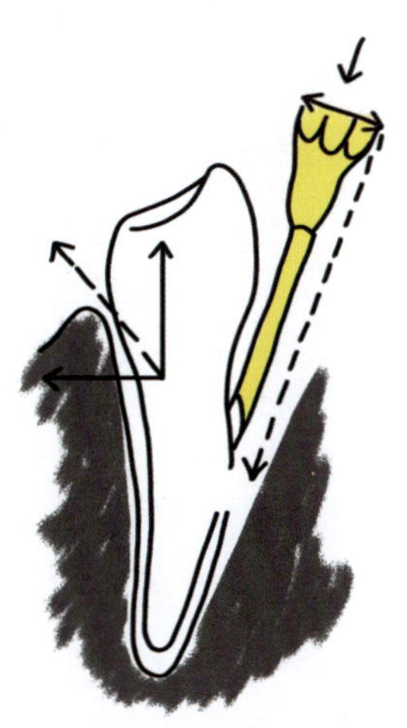

牙挺使用楔力原理

（三）刮匙

刮匙可用作探查（主要）、除去异物、刮除病变组织。急性炎症、有脓、拔除乳牙均不能用刮匙。

命题趋势 牙挺的使用原则。

金题直击

牙挺使用的原则中不包括

A. 不可以邻牙作支点，除非邻牙一并拔除

B. 龈缘水平的颊、舌骨板侧均不能作支点，除非拔除智齿或颊舌侧需去骨

C. 必须以手指作保护，以防牙挺滑脱

D. 用力必须有控制，用力方向必须正确

E. 可兼作骨凿，用于增隙和去骨

【答案】E

【解析】较薄的牙挺可以用于增隙，但牙挺刃部相比骨凿的刃部，不够锐利，所以不能用于去骨。

第二节 牙拔除术的基本方法和步骤

一、分离牙龈（牙龈分离器直抵牙槽嵴顶）

目的是防止牙龈与牙体的不分离导致牙龈撕裂。

二、安放拔牙钳

（1）必须正确选用拔牙钳。

（2）握钳 应握钳柄接近末端处。

（3）方向 钳喙的长轴必须与牙长轴平行。

（4）位置 钳喙的位置必须在牙根部，并尽可能插向根方。

（5）夹持力度 夹紧病牙，使在用力时，钳喙不会在牙骨质上滑动，否则易断根。

（6）注意邻牙 确定钳喙未侵犯邻牙，预防邻牙损伤（原因：方向未平行或器械选择有误）。

（7）再次核对牙位 以免发生误拔。

三、拔除病牙

牙钳夹紧后，拔除时主要有三种力，分别为摇动力、扭转力和牵引力（即拔除）。

摇动：扁根的下前牙、前磨牙及多根的磨牙适用。摇动顺序一般应先向弹性大、阻力小的一侧进行。

扭转：用于圆锥形根的牙，撕裂牙周膜纤维并扩大牙槽窝。可以使用扭转力拔除的牙包括上颌 1、2、3，下颌 3、4、5。

牵引（拔除）：是上述摇动、扭转两种动作之后，最后将牙拔除的动作。牵引方向应为阻力最小的方向，是牙齿的脱位方向。

四、拔除牙的检查及拔牙创的处理（熟记）

① 检查牙根是否完整。

② 检查牙龈有无撕裂。

③ 检查拔牙创内有无残留物。

④ 牙槽窝应做压迫复位。

⑤ 修整过高的牙槽中隔、骨嵴或牙槽骨壁。

⑥ 棉卷压迫止血。

五、拔牙术后注意事项

① 24h 内不要刷牙漱口。

② 2h 后进食。

③ 勿用舌头舔创口，更不能吸吮。

④ 术后应避免进食过热食物及剧烈运动。

⑤ 不能用拔牙侧咀嚼。

⑥ 术后几天唾液有血丝属于正常，应注意保持口腔卫生。

命题趋势 拔牙钳的使用原则。

金题直击

关于下颌切牙拔除描述哪项是正确的

A. 下颌切牙与上颌切牙牙根外形类似，可使用扭转力

B. 下颌切牙牙根较细易折断，不可使用扭转力

C. 下颌切牙牙根较细易折断，可稍加扭转力

D. 下颌切牙牙根较细但不易折断，故摇动力和扭转力可同时使用

E. B+D

【答案】B

【解析】上颌4、5，下颌1、2以及上下颌6、7、8都不能使用扭转力。

第三节　各类牙的拔除法

一、上颌中切牙

拔除步骤：向唇、腭侧摇动（唇侧幅度大），向远中及近中扭转，松动后沿牙根原有的纵轴方向牵引脱位。

二、上颌侧切牙

解剖形态似中切牙，但牙根稍细且根尖微弯向远中，近远中面略扁平，唇侧骨板较厚。拔除方法基本同中切牙，但扭转的角度要小，向下前并稍向远中牵引脱位，防根尖折断（断根原因就是根尖偏远中）。

三、上颌尖牙

拔除方法基本同中切牙，但应加强唇腭侧，特别是向唇侧的摇动。可适当应用扭转力。

四、上颌前磨牙

上颌前磨牙为扁根，颊侧骨板较腭侧薄，拔除时先向颊侧（骨板薄）后向腭侧摇动，逐渐加大向颊侧的摇动力量，并与牵引力结合，将其拔除。勿用扭转力量。

五、上颌第一、二磨牙

拔除时，一般应先用牙挺挺松，再向颊腭侧反复摇动，最后向阻力小的方向牵引，颊侧骨板较薄，一般向下、向颊侧方向牵引即可拔除。

六、上颌第三磨牙

牙根变异较大，多数是三根融合，略呈圆锥形，一般向远中弯曲，此牙周围骨质较疏松，且较薄。拔除时应先向颊、腭侧摇松，再向下、远中颊侧牵引脱位，即可拔除，也可用牙挺向下后方挺出。

七、下颌切牙

牙槽骨壁唇侧较薄，拔牙时向唇舌向摇动，以向唇侧为主，松动后向上前方牵引，勿扭转。

八、下颌尖牙

唇侧牙槽骨板较薄，用力方向为向唇舌向摇动，主要向唇侧。向上和唇侧牵引，可稍加扭转力。

九、下颌前磨牙

牙槽骨壁均较厚，骨质弹性较上颌小。拔牙时主要为颊舌向摇动，稍可扭转，最后向上、向颊侧、向远中拔除。

十、下颌第一磨牙

拔除时，对牢固的牙先用牙挺挺松，然后用颊舌向的摇动力量，最后向上、向颊侧牵引拔除。

十一、下颌第二磨牙

多为两根，但根较小，分叉也较小，有时两根融合。拔牙的方法同第一磨牙。

十二、下颌第三磨牙

此牙变异较大，拔除的难易程度不一。正常萌出者拔除较易，方法同第一、二磨牙。

十三、乳牙拔除

拔除与同名恒牙相同。因乳牙根常已发生不同程度的吸收而更易拔除，但应注意勿遗漏残片，禁忌搔刮拔牙创以免损伤恒牙胚。

第四节 牙根拔除术

一、残根和断根的概念

1. **残根** 遗留牙槽窝中时间较久的牙根。
2. **断根** 是指牙拔除术中折断的牙根，拔除较为复杂。

二、牙根拔除术的手术原则

原则上残根、断根皆应在术中取出，但也必须全面考虑，如患者身体状况差，而手术又很复杂或时间较长时，可延期拔除。有的断根短小（5mm 以下），且根尖周组织并无炎症存在，也可不予拔除。

三、牙根拔除术的方法（适应证为重点）

（一）根钳拔除法

适用于高位残根，颈部折断的断根或虽折断部位低于牙槽嵴，但在去除少许牙槽骨壁后，仍能用根钳夹住的断根。

（二）牙挺取根法（主要为楔力，支点为牙槽间隔和牙槽骨壁）

折断部位比较低的牙根，根钳无法夹持住时，可使用牙挺将其挺出。选用能进入牙槽窝且能达一定深度的牙挺，挺刃的大小、宽窄要与牙根相适应。其支点应为牙槽间隔、牙槽窝壁或腭侧骨板。断端有高有低，要从离牙龈近处的断端插入根挺（斜形断根根挺从离牙龈近处进入）。支点为牙槽间隔、牙槽窝壁、腭侧骨板。

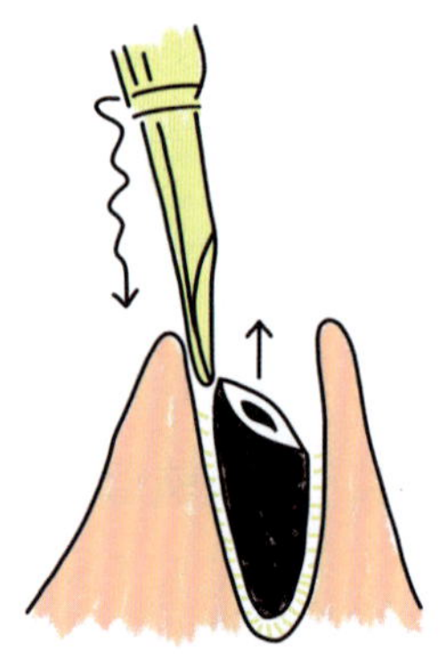
牙挺取根法

命题趋势 牙根拔除术的注意事项。

金题直击

关于牙根拔除术的说法，错误的是
A. 根钳拔除法为牙根拔除术时首选的方法
B. 根钳和牙挺均不能拔除的牙根，可考虑用翻瓣去骨法拔除
C. 拔除牙根时要良好的照明
D. 应用牙挺拔除牙根时，要注意挺刃大小、宽度应与牙根相适应
E. 利用牙挺的楔力挺牙根时，应从牙根断面的最低点楔入

【答案】E

【解析】从牙根断面离牙龈近处楔入。

（三）翻瓣去骨法

翻瓣术是运用外科手法切开、分离、掀起牙根表面的黏骨膜瓣，显露其下方的骨组织并将骨除去，从而显露牙根及病变组织的一种方法。

（四）进入上颌窦的牙根拔除法

常见于上颌第一磨牙腭根和上颌第二磨牙近中颊根。首先拍 X 线片确认，术中可用鼻腔鼓气法检查。有气体溢出——牙根进入上颌窦内；无气体溢出——牙根进入上颌窦黏膜下。

① 已有穿孔时，小的穿孔（直径 2mm 左右），可按拔牙后常规处理，待其自然愈合。

② 中等大小的穿孔（直径 2 ～ 6mm）也可按上述方法处理，后将两侧牙龈拉拢后缝合。

③ 穿孔大于 7mm，需用邻位组织瓣关闭创口（上颌窦瘘修补术）。

取出方法：①翻瓣去骨法（牙根未进入上颌窦）。②冲洗法（牙根进入上颌窦）。

命题趋势 牙根进入上颌窦时的处理原则。

金题直击

拔除上颌第一磨牙时腭根进入上颌窦，经去除牙槽间隔后扩大牙槽窝将其冲出，此时上颌窦底黏膜破裂口约7mm，此时应

A. 立即行上颌窦瘘修补术　　B. 牙槽窝填塞碘仿纱条

C. 可不予处理　　D. 给予抗生素，延期行上颌窦瘘修补术

E. 术后牙槽窝内放置碘仿海绵

【答案】A

【解析】穿孔直径小于2mm，按拔牙后常规处理；穿孔直径2～6mm，将两侧牙龈拉拢后缝合；穿孔大于7mm时行上颌窦瘘修补术。

第五节　阻生牙拔除术

一、阻生牙的概念

由于邻牙、骨或软组织的阻碍而只能部分萌出或完全不能萌出，且以后也不可能萌出的牙，称为阻生牙。临床以下颌第三磨牙、上颌第三磨牙及上颌尖牙常见。

二、下颌阻生第三磨牙的临床分类（几种分类综合起来诊断）

（一）根据牙与下颌支及第二磨牙的关系分类

第Ⅰ类	下颌支和第二磨牙远中面之间，有足够的间隙容纳阻生第三磨牙牙冠的近远中径
第Ⅱ类	下颌支前缘与第二磨牙远中面间的间隙小，不能容纳阻生第三磨牙牙冠的近远中径
第Ⅲ类	阻生第三磨牙的全部或大部位于下颌支内

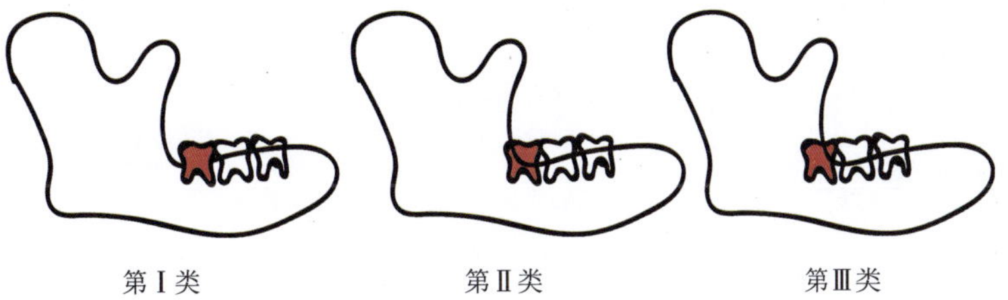

第Ⅰ类　第Ⅱ类　第Ⅲ类

（二）根据牙在颌骨内的深度分类

高位	牙的最高部位平行或高于牙弓咬合平面
中位	牙的最高部位低于牙弓咬合平面，但高于第二磨牙的牙颈部
低位	牙的最高部位低于第二磨牙的牙颈部，骨埋伏阻生也属于此类

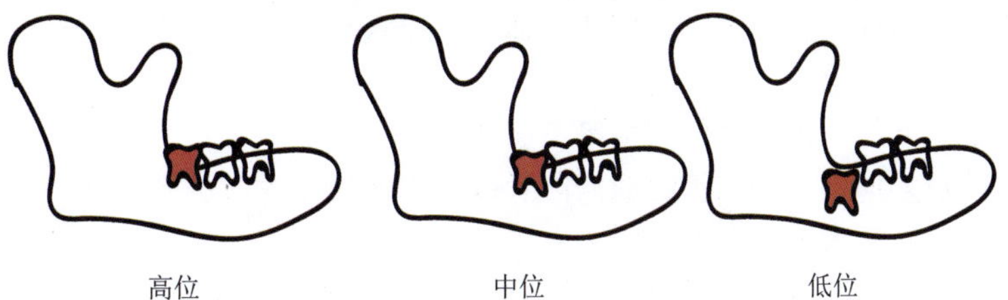

高位　中位　低位

（三）根据阻生第三磨牙的长轴与第二磨牙的长轴关系分类

垂直阻生；水平阻生；倒置阻生；近中阻生；远中阻生；颊向阻生；舌向阻生。

（四）根据牙在正常牙列中的位置分类

可分为颊侧移位（错位）、舌侧移位及正中位三种。

描述一个阻生的下颌第三磨牙的正确诊断，应包括以上各项。

命题趋势 阻生牙的分类。

金题直击

患者，男，31岁。右下智齿反复肿痛，临床检查未见智牙冠。X线片显示近中冠完全骨埋伏，牙冠最高部位低于第二磨牙颈部，且此智齿几乎全部位于下颌支内，此患者的诊断是

A. Ⅱ类近中低位阻生

B. Ⅲ类近中中位阻生

C. Ⅲ类近中低位阻生

D. Ⅱ类近中中位阻生

E. 埋伏牙

【答案】C

【解析】近中冠完全骨埋伏是近中阻生，牙冠最高部位低于第二磨牙颈部是低位阻生，且此智齿几乎全部位于下颌支内是Ⅲ类阻生。

三、上颌阻生第三磨牙分类

（一）按照在颌骨内的深度分类

① 低位阻生牙牙冠的最低部位与第二磨牙面平行。

② 中位阻生牙牙冠的最低部位在第二磨牙面与颈部之间。

③ 高位阻生牙牙冠的最低部位高于第二磨牙的颈部或与之平行。

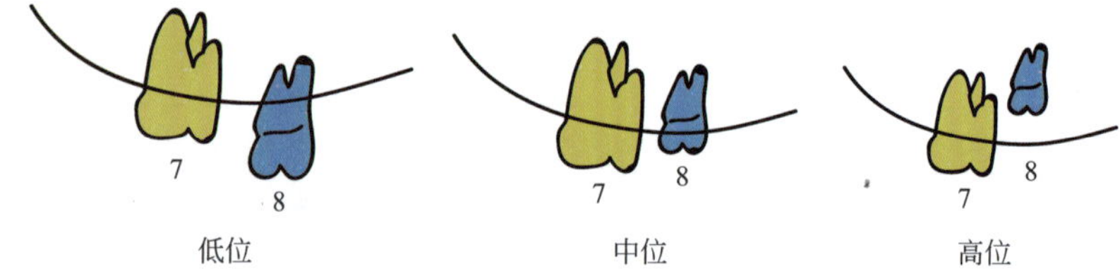

低位　　中位　　高位

（二）按照阻生牙与上颌窦的关系分类

① 与窦底接近（SA）。阻生牙与上颌窦之间无骨质或仅有一薄层组织。

② 不与窦底接近（NSA）。阻生牙与上颌窦之间有2mm以上的骨质。

四、上颌阻生尖牙的分类

① 第Ⅰ类阻生尖牙位于腭侧，可呈水平位、垂直位或半垂直位。

② 第Ⅱ类阻生尖牙位于唇侧，可呈水平位、垂直位或半垂直位。

③ 第Ⅲ类阻生尖牙位于唇及腭侧，如牙冠在腭侧而牙根在唇侧。

④ 第Ⅳ类阻生尖牙位于牙槽突，多为垂直位，在侧切牙和第一前磨牙之间。

⑤ 第Ⅴ类无牙颌之阻生尖牙。

五、下颌阻生牙拔除适应证

① 阻生第三磨牙反复引起冠周炎症者，应予拔除。

② 阻生第三磨牙本身有龋坏，或引起第二磨牙牙体、牙周病变时，应予拔除。

③ 因正畸需要时，可考虑拔除。

④ 可能为颞下颌关节紊乱综合征诱因的阻生第三磨牙，应该拔除。

⑤ 因完全骨阻生而被疑为原因不明的神经痛病因者或疑为病灶牙者，也应拔除。

⑥ 已引起牙源性囊肿或肿瘤者。

⑦ 因压迫导致第二磨牙牙根或远中骨吸收。

⑧ 引起第二磨牙与第三磨牙之间食物嵌塞。

六、术前检查

应按常规详细地询问病史，进行全身和局部检查，包括萌出情况，周围组织有无炎症，开口度，以及下颌第一、第二磨牙的情况。拍摄X线片了解阻生情况、牙根形态、牙根与下颌管的关系、周围骨质情况等。

七、阻力分析

阻生牙拔除的阻力通常有冠部阻力（即软组织阻力，切开）、牙冠部骨阻力（去骨）、牙根部骨阻力（分根、去骨、增隙）、邻牙阻力（分冠、去骨）。

八、手术步骤和注意事项

1. 标准的手术步骤

① 麻醉。

② 切开、翻瓣，即掀起软组织瓣暴露骨面以显露手术野。

③ 去除足够骨质，或分牙，或二者结合。

④ 使用牙挺、牙钳拔除。

⑤ 处理拔牙创。

⑥ 缝合切口并压迫止血。

2. 术中注意事项

① 远中切口勿偏舌侧，以免损伤舌神经。

② 颊侧切口与远中切口的末端成45°向下，不能超过前庭沟，否则将引起颊部肿胀。

③ 应切开黏骨膜全层，紧贴骨面将瓣翻起。

④ 用锤凿法去骨时，应首先在第二磨牙颊侧远中角之后，与牙槽嵴垂直，凿透密质骨形成一个沟，以避免暴露第二磨牙牙根。

⑤ 用锤凿法劈开时，要求牙冠足够的显露，且牙不松动，在颊面近中发育沟处，用锐利而合适的器械劈开。

⑥ 涡轮钻拔牙法是近年来较常使用的方法，其优点是振动小、创伤小、术野清楚、手术时间短、术后并发症减少等。

⑦ 颊侧切口不能切在牙齿龈缘的中间（张力过大）、不能切在龈乳头（引起坏死）。

3. 特殊牙位拔除　正位阻生牙用牙挺挺出，近中阻生牙需分牙拔除，舌向阻生牙用冲击法拔牙。

命题趋势 阻生牙拔除方法及注意事项。

金题直击

关于拔除下颌智齿的步骤或方法，正确的说法是

A. 远中切口应偏舌侧

B. 颊侧切口与远中切口的末端90°向下

C. 只翻起黏膜瓣，将骨膜留在骨表面

D. 劈开牙冠时，牙冠应充分显露，且牙不松动

E. 涡轮钻拔牙术后反应较大

【答案】D

【解析】远中切口应为远中牙龈正中向后外侧延伸，勿偏舌侧；翻瓣需从骨面剥离，翻起全层黏骨膜瓣；颊侧切口与远中切口的末端呈45°；涡轮钻拔牙法创伤更小，更容易掌握，已逐步代替传统的骨凿和劈冠器。

第六节　牙拔除术的并发症及其防治

一、术中并发症及其防治

并发症	原因和防治
牙根折断（最常见）	钳喙夹持位置和方向错误；牙钳选择不当；牙冠广泛龋坏；牙体过脆；牙根外形变异；周围骨质过度致密或粘连；暴力拔牙
邻牙或对颌牙损伤	邻牙：牙钳选择有误或方向不平行；牙挺用力方向不当 对颌牙：牙钳撞击；术中未保护（拔下颌前牙时常见）
下颌骨骨折	用力过大或不正确的力；下颌骨解剖上就比较薄弱
牙龈损伤	多为撕裂伤，由分离牙龈不彻底，或安放牙钳时夹住牙龈所致

续表

并发症	原因和防治
下牙槽神经损伤	原因：术前未仔细观察X线片，未了解牙根与下颌管的关系，术中向神经管用力 处理：给予预防水肿、减压及促神经恢复的药物或理疗
舌神经损伤	原因：下颌阻生牙远中切口过于偏舌
出血	术中出血常见于五类药物引起，称为5A。5A：阿司匹林；抗凝药物；广谱抗生素；大量饮酒；抗癌药物
颞下颌关节损伤	原因：因开口过大、时间过长而发生脱位 处理：术中固定、保护下颌

命题趋势 拔牙的术中并发症。

金题直击

下列牙拔除术的并发症中不属于术中并发症的是

A. 下牙槽神经受损

B. 邻牙及对颌牙损伤

C. 牙折断

D. 干槽症

E. 牙龈撕裂

【答案】D

【解析】干槽症属于术后并发症。下牙槽神经受损、邻牙及对颌牙损伤、牙折断、牙龈撕裂均属于术中并发症。

二、术后并发症及其防治

术后并发症	原因和主要症状	防治
拔牙后出血（半小时后仍有明显出血）	局部因素：牙槽窝内炎性肉芽组织残留、软组织撕裂、牙槽骨骨折、牙槽内小血管破裂、较大知名血管破损 创口感染：血块分解后产生，多发生在拔牙48h以后，称为继发性出血，所以术后几小时内不可能是创口感染 全身因素：较少见，如应用抗凝药物等	处理应同时从局部及全身两方面着手，必要时应会同内科医师协同诊治
术后感染	多由异物在拔牙后未被清除所引起 特殊病例：拔除下颌阻生第三磨牙后，可伴发咽峡前间隙感染，主要症状为开口困难及吞咽疼痛	局麻下彻底刮除，形成新血凝块，可痊愈 特殊病例处置：穿刺有脓后，即应从口内切开引流，切开时应注意避免舌神经的损伤
干槽症（好发牙位：下颌第三磨牙、第一磨牙、第二磨牙。常考诊断标准和处理方法）	病因：感染学说；创伤学说：创伤和感染为主要病因；解剖因素学说；纤维蛋白溶解学说 主要症状：发生在术后2～3天后的持续性疼痛，可向耳颞部、下颌区或头顶放射。一般镇痛药不能止痛；拔牙窝空虚或有腐败血凝块，棉球蘸取有恶臭味	局麻下彻底清创，3%过氧化氢棉球反复擦拭至无臭味，再用生理盐水冲洗后填入碘仿纱条。愈合过程大约1～2周

金题直击

1. 患者，男，24岁。左下颌第三磨牙拔除后3h，仍出血不止，否认既往全身疾病史。可能的出血原因不可能是

A. 牙龈撕裂

B. 牙槽骨骨折

C. 拔牙创感染后出血

D. 损伤下牙槽血管

E. 患者自行漱口，血块脱落

【答案】C

【解析】拔牙创感染出现于术后48h，不可能在术后3h就出现感染问题。

2. 关于干槽症的治疗，不正确的是

A. 给予抗感染、止痛治疗

B. 彻底清创

C. 隔离外界刺激

D. 给予措施促进肉芽组织生长

E. 局部使用止血药物

【答案】E

【解析】干槽症的治疗：局麻下彻底清创，过氧化氢棉球反复擦拭，再用生理盐水冲洗后填入碘仿纱条，不需要使用止血药物。

第七节　拔牙创的愈合

拔牙创愈合过程可分为：

（1）拔牙创出血及血块形成　1～30min 形成血凝块，有保护创口、防止感染、促进创口正常愈合的功能。

（2）血块机化、肉芽组织形成　约 24h 开始机化（最早表现），大约 7 天后完成。

（3）结缔组织和上皮组织替代肉芽组织　拔牙后 3～4 天开始，20 天基本完成。5～8 天开始形成新骨。

（4）原始的纤维样骨替代结缔组织　3 天后拔牙窝的 2/3 被纤维样骨充填，3 个月后才能完全形成骨组织。

（5）成熟的骨组织替代不成熟骨质　牙槽突功能性改建于术后 3 天开始，3～6 个月重建完成。

命题趋势　考试主要考时间，以 A1 型题为主。

金题直击

拔牙术后拔牙创内血块机化开始的时间是

A. 15min

B. 6h

C. 12h

D. 24h

E. 48h

【答案】D

第八节　牙槽外科手术

一、牙槽骨修整术

适应证	时机
拔牙后牙槽骨吸收不全，骨尖、嵴有压痛者	拔牙后 2～3 个月

二、系带矫正术

适应证	时机
影响义齿就位或语言功能时，可行系带矫正术。行舌系带矫正术时，应切开至舌尖在开口时能接触到上前牙的舌面为止，如有必要可剪断颏舌肌	1～2 岁时进行

第四单元　牙种植术

考试分值

专业	2019 年	2020 年	2021 年	2022 年	2023 年
执业	4	5	6	4	5
助理	3	3	2	3	3

第一节　概论

一、概念

牙种植术是将人工牙（通常指人工牙根）植入牙槽骨内的手术。

二、种植体的分类

目前种植体的分类还没有一个统一的标准，一般按照植入部位及种植体形状进行分类。

按植入部位	骨内种植体、骨膜下种植体、牙内骨内种植体、黏膜内种植体以及穿下颌种植体和下颌支支架种植体等
按结构	一段式和两段式种植体
按不同外形	螺旋形、叶状、桶状、柱状及根形等

目前临床主要应用的是骨内种植体，外形多为柱状或螺旋柱状及根形锥状，表面均进行了粗化处理。

三、种植材料

钛及钛合金由于具有良好的生物学性能和理想的力学性能，成为目前应用最广、最受青睐的种植体金属材料。

命题趋势 牙种植术概念和常用种植体种类。

金题直击

关于牙种植术的概念，正确的是

A. 将未发育完成的牙胚植入牙槽骨内的手术
B. 将人工牙植入牙槽骨内的手术
C. 将异体牙植入牙槽骨内的手术
D. 将自体牙植入牙槽骨内的手术
E. 将脱位牙植入牙槽骨内的手术

【答案】B

第二节　生物学基础

一、种植体与骨组织间的界面

（一）纤维骨性结合

种植体与骨组织之间存在着一层非矿化的纤维结缔组织。过去，曾经有人把种植体周围被纤维膜包绕的这种软组织界面称为“拟牙周膜”，然而从病理学的角度分析，这不过是一种异物反应。

（二）骨结合

种植体与骨界面的直接结合即骨结合。其在骨内的组织反应分三个阶段：

第一阶段	种植体植入后表面被血块包绕，进一步有骨髓内生物高分子吸附，形成适应层
第二阶段	术后 1 个月为组织破坏与增生同时发生的修复期。钻骨切削引起的骨损伤多成为松动原因
第三阶段	至术后 3 个月，种植体周围开始有胶原纤维形成，后形成网状纤维结构，逐步完成骨结合

（三）骨结合状态的确认

① 临床检查种植体无松动，用金属杆叩击时发出清脆声音。

② X 线片显示种植体与骨组织紧密贴合无透射间隙。

③ 动物实验的组织学显示，成骨细胞的突起包绕附着于种植体表面，骨细胞成熟，界面无结缔组织。

命题趋势　种植体生物学基础。

金题直击

口腔种植学的指导理论是

A. 骨结合理论　　B. 纤维结合理论

C. 骨牵张理论　　D. 微创理论

E. 骨粘连理论

【答案】A

【解析】牙种植的理论基础为骨结合理论，亦称为骨整合，故此题选 A。

二、种植体与牙龈软组织间的界面

龈界面是指牙龈软组织与种植体接触而形成的界面。上皮细胞黏附在种植体表面而形成生物学封闭，又称为袖口。种植体接龈部分（基桩 / 基台）的物质表面微形态与龈附着有很大关系。一般认为，此处要求非常光洁。

三、影响种植体骨结合的因素

① 手术创伤。种植手术时，由于钻孔时产热过高导致细胞坏死，故钻孔时产热不能大于 47℃（主要原因），转速不能超过 2000r/min。

② 患者自身条件。

③ 种植体材料的生物相容性。

④ 种植体外形设计（表面的粗化处理）。

⑤ 种植体的应力分布。

⑥ 种植体的早期负载。

四、颌骨质量分级

Ⅰ级：颌骨几乎完全由均质的密质骨构成。

Ⅱ级：厚层的密质骨包绕骨小梁密集排列的松质骨。

Ⅲ级：薄层的密质骨包绕骨小梁密集排列的松质骨。

Ⅳ级：薄层的密质骨包绕骨小梁疏松排列的松质骨。

第三节　牙种植手术

一、适应证

除禁忌证以外均为适应证。

二、禁忌证

• 不能承受手术者	• 严重糖尿病患者	• 口腔内有急、慢性炎症者	• 颌骨内有良、恶性肿瘤者
• 口腔卫生不良者	• 严重习惯性磨牙症	• 骨质疏松症、骨软化症、骨硬化症患者	• 精神病患者

命题趋势　牙种植术禁忌证为高频考点。

金题直击

患有下述疾病则不能进行牙种植术，除外

A. 严重糖尿病有明显并发症

B. 口腔颌骨有良、恶性肿瘤

C. 骨质疏松、软化、硬化症

D. 活动义齿固位形差，无功能，黏膜不耐受

E. 严重习惯性磨牙症

【答案】D

【解析】A、B、C、E 均为种植手术禁忌证。故 D 正确。另精神疾病、口腔卫生不良等亦是种植的禁忌证。

三、治疗程序

以两段式两次法为例：

（1）第一期手术　种植体固位钉植入缺牙部位的牙槽骨内。

（2）第二期手术　一期手术后 3 ～ 4 个月（上颌 4 个月，下颌 3 个月），种植体完成骨结合后，即可安装与龈衔接的愈合基桩。二期手术后 14 ～ 30 天即可取模，制作义齿。

（3）复诊　种植义齿修复后，第一年每隔 3 个月复查一次，以后每年至少复查 2 次。

命题趋势 牙种植术一期、二期手术的时间间隔，二期术后取模时间，种植修复后复查时间。

金题直击

两段式两次法种植术第 1 次和第 2 次手术间隔时间为

A. 1 个月

B. 2 个月

C. 2 ～ 3 个月

D. 3 ～ 4 个月

E. 7 ～ 9 个月

【答案】D

【解析】牙种植术一期术后上颌 4 个月，下颌 3 个月安装愈合基台。14 ～ 30 天取模。

四、种植体植入原则及并发症

（一）种植体植入原则

① 手术的微创性。制备种植窝时骨床温度不应超过 47℃。

② 牙种植体表面无污染（血渍不是）。

③ 牙种植体的早期稳定性（种植体旋入扭力≥ 35N・cm）。

④ 牙种植体愈合无干扰性。

⑤ 受植区的要求。缺牙间隙近远中径至少 6mm，龈距离 7mm。

种植体唇颊、舌腭侧骨质	厚度不能少于 1.5mm
种植体之间	不能少于 3mm
种植体与天然牙之间	不能少于 2mm
种植体末端距离上颌窦底	不能少于 1 ～ 2mm
种植体末端距离下颌管或颏孔	不能少于 2mm
一般种植体长度	不应少于 8 ～ 10mm

⑥ 上颌窦提升

骨凿冲顶法（内提升）	窦底剩余骨＞ 5mm，需提升高度＜ 5mm
开窗法（外提升）	上颌窦底至牙槽嵴之间骨量不足 3mm，术后 8 个月再种植

命题趋势 受植区的要求常考。

金题直击

下列关于种植体理想植入位置的描述哪个是不合适的

A. 保留颊侧骨板至少 2.5mm　　B. 保留舌侧骨板至少 1.5mm

C. 距上颌窦底 3mm　　D. 距下颌神经管 3mm

E. 种植体之间保留 3mm

【答案】A

【解析】保留颊、舌侧骨板至少 1.5mm，B 选项说法正确，A 选项说法错误。距上颌窦底至少 1～2mm，故选项 C 说法正确。距下颌神经管至少 2mm，故选项 D 说法正确。种植体之间保留 3mm，故选项 E 说法正确。

（二）种植体植入术的并发症

创口裂开	原因：缝合过紧或过松 处理：应及时清创，再次缝合
出血	原因：术后压迫不够 处理：充分压迫，术后早期冷敷，晚期热敷
下唇麻木	原因：术中损伤颏神经或下牙槽神经 处理：前者多可恢复；后者应去除植体，避开神经重新植入
窦腔黏膜穿通	原因：骨量不足（窦底到骨面不足 10mm） 处理：应及时去除种植体
感染	原因：无菌没做好 处理：抗炎
牙龈炎	原因：口腔卫生不良或清洁方法不当
牙龈增生	原因：基桩穿龈过少或与桥架连接不良
进行性边缘性骨吸收	原因：多发生在种植体颈部的骨组织，与牙龈炎、种植体周围炎、种植体应力过于集中以及种植体机械折断长时间未纠正有关
种植体创伤	原因：种植体义齿被意外撞击
种植体机械折断	原因：主要因机械因素或应力分布不合理所致

特别注意：若题目中出现关于牙种植术中不包括的并发症首选牙龈坏死；若无牙龈坏死则选择邻牙损伤（北医版教材中邻牙损伤为牙种植术并发症）。

命题趋势 牙种植术并发症都有哪些。

金题直击

下列描述不属于种植术的并发症的是

A. 上颌窦或鼻腔损伤　　B. 种植体植入位置不佳

C. 邻牙损伤　　D. 创口裂开及黏膜穿孔

E. 神经损伤

【答案】C

【解析】种植体植入的并发症包括创口裂开、出血、下唇麻木、窦腔黏膜穿通、感染、牙龈炎、牙龈增生、进行性边缘性骨吸收、种植体创伤、种植体机械折断。邻牙损伤属于种植手术失败，不是并发症，故本题选 C。

第四节　效果评估

一、1995 年中华口腔医学杂志社在珠海制定的种植成功标准

• 功能好	• 无麻木、疼痛等不适
• 自我感觉良好	• 种植体周围 X 线无透射区；横行骨吸收不超过 1/3，种植体不松动
• 无与种植体相关的感染	• 龈炎可控制（可以有龈炎）
• 对邻牙支持组织无损害	• 美观
• 咀嚼效率大于 70%	• 符合上述要求者，5 年成功率应达到 85% 以上；10 年达 80% 以上

二、1986 年瑞典 Albrektsson 和 Zarb 等提出的口腔种植成功标准

种植体无动度
X 线片显示种植体周围无透射区
种植体功能负载 1 年后，垂直方向骨吸收小于 0.2mm/ 年
种植体无持续性或不可逆的症状，如疼痛、感染、麻木、坏死、感觉异常及下颌管损伤
符合上述要求者，5 年成功率应达到 85% 以上；10 年达 80% 以上

命题趋势 瑞典和我国评价种植体成功的标准。

金题直击

下列关于瑞典 Albrektsson 种植成功评价标准（1986 年）的描述哪个是正确的

A. 临床检查单个的种植体无动度

B. 种植体在任何方向上的动度小于 1mm

C. 骨吸收不超过种植体垂直高度的 1/3

D. 种植体有持续性或不可逆的症状，如疼痛、感染、麻木等

E. 5 年成功率达 90%

【答案】 A

【解析】 Albrektsson 种植成功标准：种植体无动度；X 线片显示种植体周围无透射区；种植体功能负载 1 年后，垂直方向骨吸收小于 0.2mm/ 年；种植体无持续性或不可逆的症状，如疼痛、感染、麻木、坏死、感觉异常及下颌管损伤；达上述要求者，5 年成功率 85% 以上，10 年成功率 80% 以上为最低标准，故此题选 A。

第五单元　口腔颌面部感染

考试分值

专业	2019年	2020年	2021年	2022年	2023年
执业	10	11	10	11	11
助理	6	5	6	7	6

第一节　概论

一、感染定义

感染是指由各种生物性因子在宿主体内繁殖及侵袭，生物因子和宿主相互作用，导致机体产生以防御为主的一系列全身及局部组织反应的疾患。

二、解剖生理特点与感染的关系

（一）口腔颌面部直接与外界相通

口腔颌面部通过口腔、鼻腔直接与外界相通，其特殊解剖结构（口腔、鼻窦、牙、牙龈等）、温度、湿度均适宜细菌的滋生与繁殖，颜面皮肤的毛囊、汗腺与皮脂腺也是细菌易寄居的部位，在局部遭受创伤、手术或全身抵抗力下降等因素影响下，均可导致感染的发生。

（二）颌面部存在较多间隙

在颜面及颌骨周围有较多互相通连的潜在性筋膜间隙，感染易沿着间隙蔓延。

（三）颜面部血液循环丰富

颜面部血运丰富，鼻唇部静脉常无瓣膜，因此鼻根向两侧口角区域内发生的感染易向颅内扩散而被称为面部的“危险三角区”。

（四）面颈部具有丰富的淋巴结

口腔、颜面及上呼吸道感染，可沿相应淋巴引流途径扩散，发生区域性淋巴结炎，尤其是儿童淋巴结发育尚未完善，感染易穿破淋巴结被膜，而引起结外蜂窝织炎。面颈部感染可通过颈深筋膜沿气管前间隙、内脏血管隙和内脏血管后隙向颈部和纵隔扩散，形成更为广泛和严重的颈部和纵隔脓肿。

命题趋势 口腔颌面部感染的特点。

金题直击

下列关于口腔颌面部感染，错误的是

A. 口腔颌面部血运丰富，有利于炎症的吸收和愈合

B. 口腔颌面部血运丰富，感染易向颅内扩散引起严重并发症

C. 口腔颌面部有众多的潜在筋膜间隙，是控制感染发展的有效屏障

D. 口腔颌面部有多数体腔与外界相通，其表面的常驻菌是感染的易发因素

E. 口腔颌面部感染最常见的原因是牙源性感染

【答案】C

【解析】口腔颌面部位于呼吸道与消化道的起端，口腔及鼻腔与外界相通，颌面部血运丰富，窦腔众多，颈部具有丰富的淋巴引流途径，因此易发生感染，感染后易扩散，同时也有利于炎症的吸收。牙源性感染是口腔颌面部感染最常见的因素。此外，颌面部存在许多相互连通的潜在性筋膜间隙，其间疏松的口腔颌面部间隙是感染扩散的常见途径而非屏障，因此本题选C。

三、常见致病菌

口腔颌面部感染主要致病菌有金黄色葡萄球菌、溶血性链球菌、大肠埃希菌等。目前，口腔颌面部感染最常见的是需氧菌与厌氧菌的混合感染。

根据病原菌的不同，口腔颌面部感染可分为化脓性和特异性两大类，后者指结核分枝杆菌、放线菌、梅毒螺旋体、破伤风梭菌、产气荚膜梭菌等引起的特定病变。

命题趋势 特异性和非特异性感染菌各有哪些。

金题直击

属于非特异性感染的病原菌有

A. 结核分枝杆菌
B. 梅毒螺旋体
C. 放线菌
D. 大肠埃希菌
E. 破伤风梭菌

【答案】D

【解析】口腔颌面部特异性感染是指由结核分枝杆菌、梅毒螺旋体、放线菌、破伤风梭菌等引起的感染性疾病。大肠埃希菌感染属于非特异性感染，故本题答案是D。

四、感染途径

（1）牙源性　牙源性途径为口腔颌面部感染的主要途径。

（2）腺源性　是指由面颈部淋巴结感染扩散而导致的感染。儿童的扁桃体炎或上呼吸道感染引起的淋巴结感染。最常见的腺源性感染是颌下间隙感染。

（3）损伤性　继发于损伤后的感染。

（4）血源性　新生儿颌骨骨髓炎常见。

（5）医源性　医务人员行局部麻醉、手术、穿刺等操作未严格遵守无菌技术造成的继发性感染称医源性感染。

五、临床表现

（一）局部症状

分期	急性期	慢性期
症状	局部表现为红、肿、热、痛、功能障碍、引流区淋巴结肿痛等典型症状，也是诊断局部感染的基本依据	炎性浸润块，并出现不同程度的功能障碍，或形成长期排脓的窦（瘘）口

由于主要感染菌种的不同，其脓液性状也有差异。

（1）化脓性菌

金黄色葡萄球菌：黄色黏稠脓液。

链球菌：淡黄（淡红）稀薄脓液，有时由于溶血而呈褐色。

铜绿假单胞菌：翠绿色，稍黏稠，有酸臭味。

混合细菌：灰白或灰褐色脓液，有明显的腐败坏死臭味。

（2）特异性菌

结核分枝杆菌：干酪样坏死似米汤的冷脓肿。

放线菌：硫黄样颗粒。

命题趋势 脓液性状与相应细菌。

金题直击

金黄色葡萄球菌感染形成的脓液为

A. 黄色黏稠脓液
B. 淡黄色稀薄脓液
C. 翠绿色、稍黏稠、有酸臭味的脓液
D. 灰白或灰褐色、有明显腐败坏死臭味的脓液
E. 稀薄污浊、暗灰色米汤样、夹杂干酪样坏死物的脓液

【答案】A

（二）全身症状

分期	急性期	慢性期
症状	包括畏寒、发热、头痛、全身不适、乏力、食欲减退、尿量减少、舌质红、苔黄、脉速等；化验检查白细胞总数增高，中性粒细胞比例上升，核左移	因长期处于慢性消耗状态，患者可表现为全身衰弱和营养不良，以及出现不同程度的贫血

六、特点与诊断方法

急性期		局部表现为红、肿、热、痛、功能障碍、引流区淋巴结肿痛等典型症状
慢性期	浅部脓肿	波动试验是临床上诊断浅部脓肿的主要方法
	深部脓肿	压痛点、凹陷性水肿，用穿刺法以协助诊断

命题趋势　深部和浅部脓肿的特征表现。

金题直击

深部脓肿的特征性表现是

A. 发热　　B. 波动感

C. 局部淋巴结肿大　　D. 凹陷性水肿

E. 白细胞总数增高，中性粒细胞比例上升

【答案】D

【解析】炎症初期，感染区的红、肿、热、痛是主要表现。波动感试验是临床上诊断浅部脓肿的主要方法。深部脓肿，尤其位于筋膜下层的脓肿，一般很难查到波动感，但压痛点比较清楚，按压脓肿区的表面皮肤常出现不能很快恢复的凹陷性水肿。故本题选择D。

七、治疗原则

口腔颌面部感染的治疗要从全身和局部两个方面考虑，但对轻度感染，一般仅用局部疗法即能治愈。

（一）局部治疗

1. 非手术治疗

• 保持清洁，减少活动	• 面部疖、痈应严禁挤压，防扩散
• 急性期外敷中草药可起到散瘀、消肿、止痛或促进炎症局限的作用	• 已有局限倾向时，促使炎症消散或加速形成脓肿及排脓

2. 手术治疗　口腔颌面部感染的手术治疗应达到脓肿切开排脓及清除病灶两个目的。

（1）脓肿切开引流术　炎性病灶已形成脓肿或脓肿已自溃而引流不畅时，应行切开引流或扩大引流术。

① 切开引流的目的。

• 使坏死物迅速排出，以达消炎解毒的目的	• 解除局部疼痛、肿胀，以防发生窒息
• 颌骨周围脓肿引流，以免并发边缘性骨髓炎	• 预防感染向颅内和胸腔扩散或侵入血液循环

② 切开引流的指征（常考）。

• 搏动性跳痛、波动感、凹陷性水肿、穿刺有脓	• 经抗生素控制感染无效，出现全身中毒症状
• 颌周蜂窝织炎，累及多间隙感染，出现呼吸困难及吞咽困难者	• 结核性淋巴结炎，全身抗结核治疗无效，皮肤发红已近自溃

③ 切开引流的要求（常考）。

• 重力低位	• 美观原则和勿损伤重要结构原则
• 避免二次分离原则	• 保证引流通畅原则
• 操作应准确轻柔	

命题趋势 切开引流的目的、要求、指征。

金题直击

关于脓肿切开引流的指征描述正确的是

A. 口腔颌面部急性化脓性炎症，抗生素治疗无效，同时出现明显的全身中毒症状者

B. 儿童颌周蜂窝织炎累及多间隙，出现呼吸困难，及早切开

C. 局部呈搏动性跳痛，呈凹陷性水肿，穿刺有脓

D. 结核性淋巴结炎，经局部及全身抗结核治疗无效，已近自溃的寒性脓肿

E. 以上说法均正确

【答案】E

【解析】切开引流的指征为：搏动性跳痛、波动感、凹陷性水肿、穿刺有脓者；经抗生素控制感染无效，出现全身中毒症状者；儿童颌周蜂窝织炎，累及多间隙感染，出现呼吸困难及吞咽困难者；结核性淋巴结炎，全身抗结核治疗无效，皮肤发红已近自溃者。

（2）清除病灶　口腔颌面部由牙源性感染引起的炎症治疗好转后，去除病灶牙是一个重要问题，亦是一个容易被忽略的问题，临床上在炎症治愈后，往往忽略清除病灶。

（二）全身治疗

使用抗菌药物时，应避免大量广谱抗菌药物预防性的滥用，以免引起耐药菌株的增加，导致更为棘手的二重感染。此外，还应指出，抗生素的应用并不能完全代替外科的基本治疗，如有脓肿应及时切开和彻底地引流。

临床应用抗菌药物的基本原则：

•用药前应尽可能进行药敏试验	•能用窄谱者不用广谱
•遵循口服、肌注、静脉的顺序	•适当的用药指征和剂量
•严格遵守联合应用指征，能单一就不联合	•恰当地预防性用药

感染治疗以局部为主，全身为辅。

第二节　智齿冠周炎

一、概念

智齿冠周炎是指第三磨牙（智齿）萌出不全或阻生时，牙冠周围软组织发生的炎症。临床上以下颌智齿冠周炎最常见。

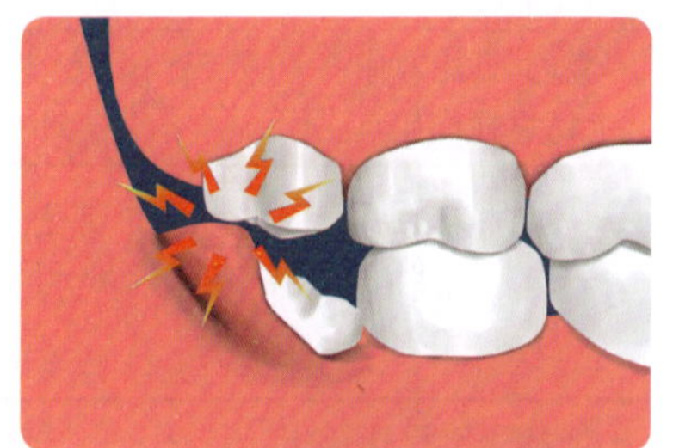
下颌智齿冠周炎

二、病因

在人类种系发生和演化过程中，咀嚼器官发生退化，导致颌骨长度与牙列所需长度的不协调。下颌第三磨牙因萌出晚、萌出位置不足，出现阻生而导致部分牙冠被龈瓣覆盖形成较深的盲袋，食物及细菌极易嵌塞于盲袋内，加之冠部牙龈在咀嚼食物时易损伤而形成溃疡，当全身抵抗力下降、局部细菌毒力增强时即可导致冠周炎的急性发作，因此智齿冠周炎主要发生于18～30岁智齿萌出期的青年和伴有萌出不全的阻生智齿的患者。

三、临床表现

（一）急性期

局部症状	初期，患者自觉患侧磨牙后区胀痛不适，咀嚼、吞咽、开口活动时疼痛加重，当炎症波及咀嚼肌时出现张口受限，相邻第二磨牙可有叩击痛、龋坏，通常有患侧下颌下淋巴结的肿胀、压痛
全身症状	不同程度的畏寒、发热、乏力、头痛、全身不适、食欲减退及大便秘结，白细胞总数稍有增高，中性粒细胞比例上升

（二）慢性期

慢性冠周炎在临床上症状多不明显，仅局部有轻度压痛、不适。

（三）扩散途径

冠周炎症可直接蔓延或经由淋巴管扩散，引起邻近组织器官或筋膜间隙的感染。

向磨牙后区扩散	在咬肌前缘与颊肌后缘间的薄弱处发生皮下脓肿，当穿破皮肤后可形成经久不愈的面颊瘘
沿下颌骨外斜线向前	于下颌第一磨牙颊侧黏膜转折处的骨膜下形成脓肿或破溃成瘘，形成黏膜瘘
沿下颌支外侧或内侧向后扩散	外侧引起咬肌间隙感染，内侧引起翼下颌间隙感染；亦可导致颊间隙、下颌下间隙、口底间隙和咽旁间隙感染的发生

四、治疗

早期诊断、及时治疗对于智齿冠周炎是非常重要的。

智齿冠周炎的治疗原则：在急性期应以消炎、镇痛、切开引流、增强全身抵抗力为主；当炎症转入慢性期后，对不可能萌出的阻生牙应尽早拔除，以免再次发生感染。

智齿冠周炎的治疗以局部冲洗、上药为主
形成脓肿的，切开，放置引流条
有足够萌出位置，牙位正常，有对颌牙，有龈瓣的，急性炎症消退后行冠周龈瓣切除术
慢性期，需要拔除的牙，拔除
有瘘管的，拔牙的同时应切除瘘管、刮净肉芽、缝合瘘口
全身症状重的，给予抗生素和支持疗法

第三节　口腔颌面部间隙感染

一、概述

感染部位	潜在间隙（不是空的，是潜在性的）
部位分类	眶下间隙、咬肌间隙、翼下颌间隙、颞下间隙、下颌下间隙、口底多间隙、颞间隙（助理不考）、咽旁间隙（助理不考）、颊间隙（助理不考）
感染来源	常见为牙源性或腺源性感染扩散所致，损伤性、医源性、血源性较少见
感染特点	化脓性炎症可局限于一个间隙内，也可波及相邻的间隙，甚至可沿神经、血管扩散，引发海绵窦血栓性静脉炎、脑脓肿、败血症、纵隔炎等严重并发症

命题趋势 间隙的概述，常见的感染来源。

金题直击

以下关于口腔颌面部间隙感染的叙述中，哪项是错误的

A. 主要为化脓性感染，也可为腐败坏死性感染

B. 可沿神经、血管扩散

C. 常见为牙源性或腺源性感染扩散所致

D. 初期表现为蜂窝织炎，以后可形成脓肿

E. 化脓性炎症一般只局限于一个间隙内，不会波及相邻间隙

【答案】E

【解析】感染可以局限于一个间隙内，也可波及相邻的几个间隙，可沿神经、血管扩散，故选项 E 说法错误。

二、各间隙感染

（一）眶下间隙感染

位置	眼眶下方 上界为眶下缘；下界为上颌骨牙槽突；内界为鼻侧缘；外界为颧骨
感染来源	上颌尖牙及第一前磨牙或上颌切牙（上颌 1 ～ 4）的根尖化脓性炎症或牙槽脓肿（主要） 上颌骨骨髓炎 上唇底部与鼻侧的化脓性炎症
临床特点	眶下区可触及波动感 激惹眶下神经，可引起不同程度的疼痛 沿面静脉→内眦静脉→眼静脉扩散，可并发海绵窦血栓性静脉炎；亦可直接向眶内扩散引发眶内蜂窝织炎
治疗	切口位置：在口内上颌尖牙及前磨牙区口腔前庭黏膜转折处做横行切口（留置橡皮引流条）

命题趋势 眶下间隙感染来源、肿胀部位、扩散静脉、切口位置。常以 A2、A3、A4 型题出现。

金题直击

眶下间隙感染向颅内扩散，并发海绵窦血栓性静脉炎，其扩散途径通常是

A. 面前静脉、眼静脉、内眦静脉
B. 颞浅静脉、内眦静脉、眼静脉
C. 面前静脉、颞浅静脉、颈内静脉
D. 面前静脉、内眦静脉、眼静脉
E. 眶内静脉、面前静脉、内眦静脉

【答案】D

【解析】沿面静脉、内眦静脉、眼静脉扩散（注意静脉顺序），可并发海绵窦血栓性静脉炎；亦可直接向眶内扩散引发眶内蜂窝织炎。

（二）咬肌间隙感染

位置	咬肌与下颌支外侧骨壁之间（最常见）
感染来源	下颌智齿冠周炎及下颌磨牙的根尖周炎（主要） 磨牙后三角区黏膜的感染 相邻间隙感染的扩散 化脓性腮腺炎的波及
临床特点	以下颌支及下颌角为中心的咬肌区肿胀、充血、压痛，伴明显张口受限 不易触到波动感（穿刺诊断） 易形成下颌骨升支边缘性骨髓炎
治疗	切口位置：以下颌角为中心，距下颌下缘 2cm 处切开，切口长 3 ～ 5cm

命题趋势 咬肌间隙感染的临床特征、切口的位置。常以 A2、A3、A4 型题出现。

金题直击

如患者出现重度开口受限，以下颌角为中心的肿胀，皮肤潮红、压痛，此时应怀疑存在

A. 颞下间隙感染
B. 颞间隙感染
C. 下颌下间隙感染
D. 咬肌间隙感染
E. 翼下颌间隙感染

【答案】D

【解析】咬肌间隙感染：下颌支及下颌角为中心的咬肌区肿胀，故根据题意正确答案为 D。颞下间隙感染为颧弓上下肿胀。颞间隙感染为颞部肿胀。下颌下间隙感染为颌下三角肿胀，下颌骨下缘轮廓消失。翼下颌间隙感染为下颌支后缘稍肿胀，翼下颌皱襞处肿胀。

（三）翼下颌间隙感染

位置	下颌支内侧骨壁与翼内肌外侧面之间 前界：颞肌及颊肌 后界：腮腺鞘 上界：翼外肌的下缘 下界：翼内肌附着于下颌支处 呈底在上、尖向下的三角形
感染来源	下颌智齿冠周炎及下颌磨牙根尖周炎（主要） 下牙槽神经阻滞麻醉时消毒不严 相邻间隙
临床特点	先有牙痛史，继而出现张口受限，咀嚼、吞咽疼痛 下颌支后缘稍内侧轻度肿胀、深压痛，翼下颌皱襞处黏膜水肿 不易触到波动感（穿刺诊断）
治疗	切口位置：口内于翼下颌皱襞稍外侧纵行切开 2～3cm；口外同咬肌间隙感染

命题趋势 翼下颌间隙感染的感染来源、临床特征、切口的位置。

金题直击

患者，男，30岁，右下颌肿痛伴开口受限1周，吞咽疼痛。检查：开口度10mm，翼下颌皱襞处黏膜水肿，智牙部分萌出，周围软组织红肿，右下颌后区压痛。最可能的诊断是

A. 颞间隙感染　　B. 下颌智齿根尖周脓肿

C. 下颌智齿冠周炎合并咽旁隙感染　　D. 下颌智齿冠周炎合并咬肌间隙感染

E. 下颌智齿冠周炎合并翼下颌间隙感染

【答案】E

【解析】翼下颌间隙感染为下颌支后缘稍肿胀，翼下颌皱襞处肿胀。该题题干中出现翼下颌皱襞处黏膜水肿，故E选项正确。

（四）颞下间隙感染

位置	颅中窝底
感染来源	相邻间隙 上颌结节、卵圆孔、圆孔阻滞麻醉时带入 上颌磨牙的根尖周感染或拔牙后感染引起
临床特点	颧弓上、下及下颌支后方微肿 张口受限 不易触到波动感（穿刺诊断） 警惕海绵窦血栓性静脉炎
治疗	应用大剂量抗生素 切口位置：以下颌角为中心，距下颌下缘2cm处切开，切口长3～5cm 如间隙贯通，一并引流

命题趋势 颞下间隙感染的临床特征、切口的位置。

金题直击

（1～2题共用题干）

患者，女，40岁。右面部开口痛伴开口受限15天，右面部肿胀2天，无牙痛史，检查：右颧弓上方膨隆，中度压痛，开口度5mm。

1. 如需补充病史，应询问有无

A. 右下颌智齿反复肿胀史　　B. 右上颌后牙拔牙史

C. 右上颌前牙治疗史　　D. 关节响史

E. 进食肿胀史

2. 最适宜的诊断是
A. 急性化脓性颞下颌关节炎
B. 翼下颌间隙感染
C. 颞下间隙感染
D. 眶下间隙感染
E. 阻塞性腮腺炎
【答案】B、C
【解析】题中描述临床表现为开口受限、肿胀，故首先考虑出现感染性疾病，且无牙痛史，考虑感染来源为非牙源性，又因肿胀部位在右颧弓上方，可考虑为颞下间隙感染，而该间隙可由医源性引起故正确答案分别为B、C。

（五）下颌下间隙感染

位置	下颌下三角内
感染来源	下颌智齿冠周炎、下颌后牙根尖周炎、牙槽脓肿等牙源性炎症（多见） 下颌下淋巴结炎 化脓性下颌下腺炎
临床特点	多数下颌下间隙感染是以下颌下淋巴结炎为早期表现 触及明显波动感 下颌下三角区肿胀，下颌骨下缘轮廓消失
治疗	切口位置：在下颌骨体部下缘以下2cm作与下颌下缘平行之切口 避免损伤面神经（下颌缘支）

命题趋势 下颌下间隙感染的临床特征、切口的位置。

金题直击

婴幼儿下颌下间隙感染的来源多为
A. 化脓性下颌下腺炎
B. 淋巴结核
C. 下颌下淋巴结炎
D. 颏下间隙感染所波及
E. 血源性感染
【答案】C
【解析】成人下颌下间隙感染多见于下颌智齿冠周炎、下颌后牙根尖周炎、牙槽脓肿等牙源性感染或下颌下淋巴结炎的扩散。但儿童的颌面部感染多非牙源性，而是腺源性，由扁桃体炎或上呼吸道感染引起的淋巴结炎，且儿童淋巴结发育尚不完全，感染易穿破淋巴结被膜，形成淋巴结外蜂窝织炎，引发间隙感染，综上所述，本题选C。

（六）颊间隙感染（助理不考）

位置	广义：颊部皮肤和颊黏膜之间、颊肌周围的间隙 狭义：咬肌和颊肌之间存在的一个狭小筋膜间隙 上界：颧骨下缘 下界：下颌骨下缘 前界：颧骨下缘至鼻唇沟经口角至下颌下缘的连线 后界：浅面相当于咬肌前缘；深面为翼下颌韧带
感染来源	上、下颌磨牙的根尖周脓肿或牙槽脓肿穿破骨膜 颊部皮肤损伤、颊黏膜溃疡继发感染扩散 颊、颌上淋巴结的炎症扩散
临床特点	皮下或黏膜下的脓肿，病程进展缓慢 波及颊脂垫时，病情发展迅速，形成多间隙感染皮下脓肿
治疗	浅表处沿皮肤皱褶线切开 广泛的颊间隙感染：作平行于下颌骨下缘以下1～2cm的切口 口内切口位置：下颌龈颊沟之上

命题趋势 颊间隙感染的来源、肿胀部位、切口的位置。

金题直击

颊间隙感染常见于

A. 上下颌磨牙

B. 上下颌前磨牙

C. 上下颌尖牙

D. 上下颌切牙

E. A+B

【答案】A

【解析】颊间隙感染可来源于上、下颌磨牙的根尖周脓肿或牙槽脓肿穿破骨膜，故选 A。

（七）颞间隙感染（助理不考）

位置	位于颧弓上方的颞区，颞浅与颞深两间隙
感染来源	间隙感染扩散 耳源性感染、颞部疖及颞部损伤继发感染
临床特点	颞浅间隙脓肿可触及波动感 颞深间隙脓肿则需借助穿刺 张口受限
治疗	单纯颞浅间隙：发际内做单个皮肤切口 单纯颞深间隙：两个以上与颞肌纤维方向一致的直切口 多间隙感染：贯通式引流

命题趋势 颞（深 / 浅）间隙感染的来源、肿胀部位、切口的位置。

金题直击

患者，男，30 岁。因右下颌智齿冠周炎，造成下颌下间隙、颞下间隙、翼下颌间隙脓肿。切开引流的最佳方法为

A. 于上颌结节外侧前庭沟切开

B. 于翼下颌韧带稍内侧切开

C. 于下颌角下方切开

D. 于下颌支后缘切开

E. 下颌角下方切开并行贯通引流

【答案】E

【解析】冠周炎症可直接蔓延或经由淋巴管扩散，引起邻近组织器官或筋膜间隙的感染。该题中出现多个间隙感染，应贯通引流，故选 E。

（八）咽旁间隙感染（助理不考）

位置	咽旁间隙位于咽腔侧方的咽上缩肌与翼内肌和腮腺深叶之间
感染来源	下颌智齿冠周炎 腭扁桃体、相邻间隙感染的扩散 腮腺炎、耳源性炎症和颈深上淋巴结炎
临床特点	患者自觉吞咽疼痛、进食困难、张口受限；若伴有喉水肿，可出现声音嘶哑、不同程度呼吸困难和进食呛咳 咽侧壁红肿、悬雍垂被推向健侧 需借助穿刺确诊 血管丰富，极易扩散 感染可到纵隔
治疗	口内切口：翼下颌皱襞稍内侧纵行切开黏膜层（首选） 口外切口：以患侧下颌角为中心，距下颌骨下缘 2cm 做长约 5cm 的弧形切口

命题趋势 咽旁间隙感染的肿胀部位、切口的位置。

金题直击

患者，男，22 岁。4 天前劳累后出现右下后牙区胀痛，进食、吞咽时加重。昨日起出现局部自发性跳痛，张口受限，低热，头痛，检查可见：右下颌角区颊部稍肿胀，无压痛，张口度两指，右下智齿近中阻生，牙龈红肿充血，挤压可见远中盲袋内少量脓液溢出，颊侧前庭沟丰满、充血，压痛明显、叩诊（-），无松动，咽侧壁红肿，悬雍垂偏左。此患者的诊断为

A. 根尖周脓肿
B. 急性冠周炎
C. 急性根尖周炎
D. 左咽旁间隙感染
E. 右咽旁间隙感染

【答案】E

【解析】该题题眼：咽侧壁红肿，悬雍垂偏左，说明右侧为患侧，故选 E。

（九）口底多间隙感染

腐败坏死性口底蜂窝织炎称为路德维希咽峡炎。

位置	双侧下颌下、舌下以及颏下间隙同时受累
感染来源	下颌牙各种炎症 下颌下腺炎、淋巴结炎 急性扁桃体炎、口底软组织和颌骨的损伤
临床特点	初期肿胀多在一侧下颌下间隙或舌下间隙 后期双侧下颌下、舌下及颏部均有弥漫性肿胀、凹陷性水肿 如有腐败坏死性病原菌，肿胀区皮肤呈紫红色，压痛，凹陷性水肿明显，皮下因有气体产生，可扪及捻发音，切开后有大量咖啡色、稀薄、恶臭、混有气泡的液体，并可见肌组织呈棕黑色、结缔组织为灰白色，无明显出血 严重者出现“三凹”征，有发生窒息的危险，个别患者的感染可向纵隔扩散 全身症状常很严重
治疗	大量应用广谱抗菌药物 可在双侧下颌下、颏下作与下颌骨相平行的“衣领”形或倒“T”形切口

命题趋势 口底多间隙感染的位置、肿胀部位、切口的位置，化脓性口底蜂窝织炎和腐败坏死性口底蜂窝织炎的不同，切口的位置。

金题直击

患者，男，58 岁。5 天前开始出现下颌前部牙痛，急剧加重，因医疗条件有限，未予治疗。3 天前开始出现舌上抬，颈前部剧烈疼痛、肿胀，迅速蔓延至双侧颌下区，患者明显感到憋气，急诊求治。查体：患者端坐呼吸，双侧颈部肿胀明显，皮肤色暗红，可扪及捻发音。该患者的正确诊断是

A. 化脓性舌下腺炎
B. 下颌下间隙感染
C. 化脓性口底蜂窝织炎
D. 腐败坏死性口底蜂窝织炎
E. 腐败坏死性牙龈炎

【答案】D

【解析】腐败坏死性口底蜂窝织炎表现为软组织的广泛性水肿，肿胀区皮肤呈紫红色、压痛、明显凹陷性水肿、无弹性，皮下因有气体产生，可扪及捻发音，当肿胀向舌根发展，则可出现呼吸困难，以致患者不能平卧。

第四节　颌骨骨髓炎

一、概念

颌骨骨髓炎是由细菌感染以及物理或化学因素使颌骨产生的炎性病变。颌骨骨髓炎的含义，并不单纯限于骨髓腔内的炎症，而是指包括骨膜、骨密质和骨髓以及骨髓腔内的血管、神经等整个骨组织的炎症过程。

二、化脓性颌骨骨髓炎

化脓性颌骨骨髓炎好发人群为青壮年，一般16～30岁发生率最高。男性多于女性，约为2∶1。化脓性颌骨骨髓炎占各类型颌骨骨髓炎的90%以上。主要发生于下颌骨。

（一）病因与分类

1. 病因　主要致病菌为金黄色葡萄球菌，其次为溶血性链球菌，以及肺炎链球菌、大肠埃希菌、变形杆菌等，其他化脓菌也可引起颌骨骨髓炎。临床上混合性细菌感染多见。

2. 感染途径

（1）牙源性感染　临床上最多见，约占化脓性颌骨骨髓炎的90%。

（2）损伤性感染。

（3）血行性感染　临床上多见于儿童，成人较少见。

3. 分类　根据感染的原因及病变特点，临床上将化脓性骨髓炎又分为两种类型，即中央性颌骨骨髓炎及边缘性颌骨骨髓炎。

（二）临床表现

1. 颌骨骨髓炎的临床发展过程

可分为急性期和慢性期两个阶段。

（1）急性期的特点　全身发热、寒战、疲倦无力、食欲缺乏；白细胞总数增高、中性粒细胞增多；局部剧烈跳痛，口腔黏膜及颊部软组织肿胀、充血，可继发急性蜂窝织炎；病源牙有明显叩痛及伸长感。

（2）慢性期的特点　全身症状轻。体温正常或仅有低热；全身消瘦、贫血，机体慢性中毒消耗症状；病情进展缓慢，局部肿胀，皮肤微红，口腔内或面颊部可出现多个瘘孔溢脓；肿胀区牙齿松动。

2. 中央性颌骨骨髓炎

多在急性化脓性根尖周炎及根尖周脓肿的基础上发生。按临床发展过程又分为急性期和慢性期。

（1）急性期　①全身症状：初期，全身寒战、发热，体温可高达40℃；白细胞计数可达20×10^9/L以上；食欲减退，嗜睡。化脓期，患者全身抵抗力下降，常出现中毒症状及局部症状加重；如经血行扩散，可引起败血症。②局部症状（肿痛，淋巴结肿大）：骨髓炎发病的初期，因为炎症被致密骨板包围，不易向外扩散，患者自觉病变区牙有剧烈疼痛，并可向半侧颌骨或三叉神经分布区放射；受累牙出现牙松动，有伸长感，不能咀嚼。

下颌骨中央性颌骨骨髓炎可沿下牙槽神经管扩散，波及一侧下颌骨，甚至超过中线而累及对侧下颌骨；下颌牙部分或全部松动，龈袋溢脓，牙龈充血水肿。下牙槽神经受损时，可出现下唇麻木。若病变波及下颌支、髁突及喙突时，翼内肌、咬肌等受炎症激惹而出现不同程度的张口受限。少数患者，炎症还可能向颅底或中耳蔓延。

上颌骨中央性颌骨骨髓炎罕见，很少形成广泛的骨质破坏。这是由于上颌骨组织疏松，血供丰富。

（2）慢性期　常是因为在急性颌骨骨髓炎阶段治疗不及时、方法不正确、治疗不彻底所致。

颌骨骨髓炎常在发病两周以后由急性期转为慢性期。

全身	体温正常，或仍有低热，饮食、睡眠逐渐恢复正常，但长期消耗会造成中毒、消瘦、贫血等
局部	局部肿胀及疼痛症状也明显减轻，多个瘘孔长期排脓，如有大块死骨或多数死骨形成，在下颌骨可发生病理性骨折，出现咬合错乱与面部畸形
儿童	可破坏颌骨内的牙胚组织，致恒牙不能正常萌出或缺失，产生咬合错乱

3. 边缘性颌骨骨髓炎　系指发于骨膜炎或骨膜下脓肿的骨密质外板的炎性病变。常在颌周间隙感染基础上发生，下颌骨为好发部位；其中又以下颌支及下颌角部居多。

根据骨质损害的病理特点，边缘性颌骨骨髓炎可分为骨质增生型与骨质溶解破坏型两种类型。

分型	发生条件	症状	X线
骨质增生型	青年人，患者身体抵抗力较强，病原菌毒力相对较弱	一般全身症状不明显，局部的病变进展缓慢	有明显的骨密质增生，骨质呈致密影像
骨质溶解破坏型	患者身体抵抗力较弱，致病的病原菌毒力相对较强	常形成骨膜或黏膜下脓肿，自溃或切开引流则遗留瘘孔，常常久治不愈，长期从瘘孔溢脓	病变区骨密质破坏，骨质稀疏脱钙，形成不均匀的骨粗糙面，很少有大块死骨形成

（三）诊断

根据病史、病因、临床表现及X线片检查等，对化脓性颌骨骨髓炎一般不难得出较正确的诊断。

急性中央性颌骨骨髓炎的主要诊断依据是全身及局部症状明显，与间隙感染急性期表现相似。病原牙以及相邻的多数牙出现叩痛、松动，甚至牙槽溢脓。患侧下唇麻木是诊断的有力证据。上颌骨骨髓炎波及上颌窦时，可有上颌窦炎的症状，有时从患侧的鼻腔溢脓。

慢性中央性颌骨骨髓炎的主要诊断依据是瘘管形成和溢脓。全身症状不明显，进食、睡眠正常。

边缘性颌骨骨髓炎的X线片检查可表现为骨质破坏与骨质增生，前者的典型变化是骨小梁排列紊乱与死骨形成；后者主要表现为骨膜反应性增生。

急性边缘性颌骨骨髓炎的早期难以确诊，多数是在脓肿形成后进行切开引流时，发现骨面粗糙，经X线片检查后方予确诊。

分类	中央性颌骨骨髓炎	边缘性颌骨骨髓炎
感染来源	以龋病继发病、牙周膜炎、根尖周炎为主	下颌智齿冠周炎
感染途径	先破坏骨髓、松质骨，后破坏密质骨	先形成骨膜下脓肿，主要破坏密质骨，很少破坏松质骨
临床表现	弥漫型较多	局限型较多
累及牙是否松动	是	否
病变部位	多在颌骨体，也可波及下颌支	多在下颌角及下颌支，很少波及颌骨体
X线	大块死骨形成，与周围骨质分界清楚或伴有病理性骨折	骨质增生型：骨密质增生（骨膜反应） 骨质溶解破坏型：形成不均匀小块的骨粗糙面
急性转慢性时间	2周	无
骨质破坏时间	一般在发病2～4周，儿童颌骨骨髓炎一般是7～10天	
手术时间	病变局限者：3～4周后 病变弥散者：5～6周后	慢性期：2～4周后

（四）治疗

1. 急性颌骨骨髓炎的治疗　在炎症初期，即应采取积极有效的治疗，以控制炎症的发展，迅速治愈。若延迟治疗，则常形成广泛的死骨，导致颌骨体或下颌支骨质缺损。

（1）治疗原则　治疗原则与一般急性炎症相同，但急性化脓性颌骨骨髓炎一般来势迅猛，病情重，并常有引起血行感染的可能。因此，在治疗过程中应首先注意全身治疗，防止病情恶化，同时应配合外科手术治疗。

（2）治疗方法　①药物治疗。②外科治疗：外科手术治疗的目的是引流排脓及去除病灶。在急性中央性颌骨骨髓炎中，一旦判定骨髓腔内有化脓性病灶，即应及早拔除病灶牙及相邻的松动牙（甚至骨板），使脓液从拔牙窝内排出，不但可防止脓液向骨髓腔内扩散、加重病情，还可以减轻剧烈的疼痛。

2. 慢性颌骨骨髓炎的治疗　当颌骨骨髓炎进入慢性期有死骨形成时，则必须手术去除已形成的死骨和病灶后才能痊愈。

慢性中央性颌骨骨髓炎：病灶清除应以摘除死骨为主。

慢性边缘性颌骨骨髓炎：受累区骨密质变软，仅有散在的浅表性死骨形成，故常用刮除方式清除。有死骨者刮死骨；没死骨者，以刮除病理性肉芽组织为主。

3. 死骨摘除及病灶清除术

（1）手术指征　①经药物治疗、拔牙或切开引流以后，仍遗留久治不愈的瘘管，长期流脓，或从瘘管可探得粗糙骨面，甚至发现已有活动的死骨，或虽无瘘管，但炎症仍反复发作者。②X线片显示已有颌骨骨质破坏者。③患者全身条件能耐受手术者。

（2）手术时间　①慢性中央性颌骨骨髓炎病变比较局限者，死骨与周围组织分离的时间在发病后3～4周；病变呈广泛弥漫者，则需5～6周或更长一段时间。最好在死骨与周围骨质分离后施行手术。②慢性边缘性颌骨骨髓炎一般在病程2～4周后，即可施行病灶清除术。

（3）麻醉　死骨片较小，手术范围不大及手术时间较短者，可采用局部阻滞麻醉；死骨片大，手术时间较长，采用全麻较为适宜。

（4）手术切口　根据死骨所在部位、大小，以及瘘孔在口腔黏膜或面部皮肤而选择口内或面部切口。

（5）术中注意事项

波及上颌窦的	行上颌窦根治术
下颌骨手术	勿损伤下牙槽神经
儿童患者手术	勿损伤健康牙胚（牙胚已感染化脓者，需去除）
术中去骨见到肉芽组织	彻底去除

（6）术后处理　术后依据手术情况给予抗生素。

出现问题	解决办法
引流条	2 日抽出或更换
上颌窦内填塞的碘仿纱条	分期抽出
颌骨体缺失而引起舌后坠	行气管切开术
颌骨缺损过多，影响功能	行骨移植术及义颌修复
缝线	术后 5 ～ 7 天拆除
有骨折	及时处理

命题趋势 化脓性骨髓炎分类、感染途径，中央性和边缘性鉴别，死骨摘除时间。常以 A2、A3、A4 型题出现。

金题直击

1. 化脓性中央性颌骨骨髓炎绝大多数发生于下颌骨的原因是

A. 下颌骨与上颌骨比较，无腔窦，骨外板厚、致密

B. 炎症发生时不易穿破引流

C. 单一血管供应，侧支循环少

D. 血管栓塞后可造成大块骨组织营养障碍及死骨形成

E. 以上原因共同作用的结果

【答案】 E

【解析】 化脓性中央性颌骨骨髓炎绝大多数发生于下颌骨，上颌骨罕见，与颌骨局部解剖有关。由于上颌骨组织疏松，血供丰富，很少形成广泛的骨质破坏；而下颌骨骨密质厚而致密，单一血管供应，侧支循环少，炎症发生时被致密骨板包围，不易向外扩散和引流，可造成大块骨组织营养障碍及死骨形成。

2. 化脓性颌骨骨髓炎临床表现中下列哪项是正确的

A. 疼痛不明显　　B. 多为血源性

C. 常形成广泛的骨质破坏　　D. 常在发病 5 周后由急性期转为慢性期

E. 占各类颌骨骨髓炎的比例为 90% 以上

【答案】 E

【解析】 化脓性颌骨骨髓炎感染途径临床上以牙源性多见，约占 90%，故 B 错误；发病急性期局部有剧烈跳痛及病原牙明显叩痛，故 A 错误；炎症一般较为局限，较少形成广泛的骨质破坏，故 C 错误；发病后 2 周由急性期转为慢性期，慢性期时全身症状较轻，故 D 错误；化脓性颌骨骨髓炎占各类型颌骨骨髓炎的 90% 以上，故 E 正确。

3. 化脓性颌骨骨髓炎急性期的 X 线片表现是

A. 骨小梁有斑点状吸收　　B. 有骨膜反应

C. 有死骨形成　　D. 破坏区周围有骨质增生

E. 颌骨未见明显改变

【答案】 E

【解析】 颌骨骨髓炎早期病变无明显死骨形成，故在 X 线片检查上看不到明显的骨质破坏，因此本题选 E。发病 2 ～ 4 周后，死骨形成（儿童颌骨骨髓炎一般在 7 ～ 10 天后开始形成死骨）。慢性颌骨骨髓炎的 X 线片检查可表现为骨质破坏或骨质增生，骨质破坏体现为骨小梁排列紊乱并有斑点状吸收与死骨形成；骨质形成表现为骨膜反应性增生。

三、新生儿颌骨骨髓炎（助理不考）

（一）概念

新生儿颌骨骨髓炎一般指发生在出生后3个月以内的化脓性中央性颌骨骨髓炎。主要发生部位在上颌骨，下颌骨极为罕见。

（二）病因

新生儿颌骨骨髓炎的感染来源多为血源性。

常见病因：牙龈损伤或母亲患化脓性乳腺炎，哺乳时病原菌直接侵入而引起。患泪囊炎或鼻泪管炎时也可伴发上颌骨骨髓炎。

致病菌：主要为金黄色葡萄球菌。

（三）临床表现与诊断要点

全身症状：有高热、寒战、脉速、哭啼、烦躁不安，甚至呕吐表现；严重者可出现昏睡、意识不清等中毒症状。

局部症状：主要在面部，起始眶下及内眦部皮肤红肿。后病变迅速向眼睑周围扩散，出现眼睑肿胀、睑裂变窄甚至完全闭合。结膜外翻或眼球外突，提示已发展成为眶周蜂窝织炎。

新生儿上颌骨骨髓炎一般很少形成大块死骨，主要原因是上颌骨骨质松软，骨密质较薄而又富有营养孔，化脓性炎症容易突破骨板向外发展，但常有眶下缘或颧骨的骨质破坏，形成颗粒状死骨从瘘管排出。

由于很少有大块死骨形成、新生儿骨质钙化程度低及不能合作等因素，X线片在诊断死骨形成上帮助不大。

（四）治疗原则（保守）

① 首先应用大量有效抗生素，根据细菌培养及药物敏感试验结果调整抗生素。

② 一旦眶周、牙槽骨或腭部形成脓肿，及早切开引流。

③ 瘘孔换药时，最好用青霉素等抗生素溶液冲洗，效果较好。

④ 口内有瘘孔者应注意防止脓液误吸引起肺部并发症。

⑤ 如病情转入慢性期：

a. 已有死骨形成，但全身症状好转，局部肿胀基本消退，则不急于进行死骨清除术，因为新生儿或婴幼儿上颌骨骨壁较薄，骨质松软，死骨片均较小，往往可随脓液从瘘孔排出而自愈。

b. 如果牙胚受炎症侵及而坏死，不能从瘘管排出时，可略扩大创口取出坏死牙胚，但未感染的牙胚要尽量保留。

c. 如死骨较大不能排出，手术摘除时也要尽量保守，仅摘除已分离的死骨，否则会加重颌骨破坏，影响颌骨发育，造成遗留颌面及牙颌系统畸形或咬合功能紊乱。

命题趋势 新生儿颌骨骨髓炎感染途径、好发部位、治疗原则。常以A1、A2型题出现。

金题直击

瘘孔中排出颗粒状死骨的颌骨骨髓炎是

A. 中央性颌骨骨髓炎急性期

B. 中央性颌骨骨髓炎慢性期

C. 边缘性颌骨骨髓炎增生型

D. 边缘性颌骨骨髓炎溶解破坏型

E. 新生儿颌骨骨髓炎

【答案】E

【解析】新生儿颌骨骨髓炎主要感染途径为血源性。因上颌骨血供丰富，新生儿骨髓炎好发于上颌骨；因上颌骨骨质疏松，形成的死骨为颗粒状。

四、放射性颌骨坏死

（一）概念

放射性颌骨坏死指由射线引起的颌骨坏死及其继发的颌骨骨髓炎。

（二）病因

现代对放射性颌骨坏死的病因及发病机制的认识为“三低”学说，即：低细胞活性、低血管密度和低氧含量。

放射性颌骨坏死的发生与射线种类、个体耐受性、照射方式、局部防护，特别是照射剂量和分次照射方案有关。口腔组织对射线平均耐受量为 6 ～ 8 周内给予 60 ～ 80Gy。

（三）临床表现与诊断要点

发病时间	放射治疗后，数月乃至十余年
局部症状	初期呈持续性针刺样剧痛，颌骨骨面外露，呈黑褐色；继发感染后在暴露出骨面的部位长期溢脓，久治而不愈。软组织可形成口腔和面颊部的洞穿缺损畸形 主要特征：死骨与正常骨常界限不清
全身症状	慢性消耗性衰竭，常表现为消瘦及贫血

（四）治疗原则

放射性颌骨坏死不同于化脓性骨髓炎，虽已形成死骨，却无明显界限，而且是慢性进行性发展。因此，治疗应考虑全身及局部两个方面。

全身治疗	应用抗菌药物控制感染 疼痛剧烈时，对症给予镇痛剂 必要时给予输血、高压氧等治疗，以促进死骨分离
局部治疗	死骨在未分离前，为控制感染每天应使用低浓度过氧化氢或抗生素液进行冲洗 露出的死骨用骨钳分次逐步咬除，减轻对局部软组织的刺激 在健康骨质范围内施行死骨切除术

（五）预防

放射性颌骨坏死的预防中，剂量的正确掌握是最主要的因素。放射治疗应采取相应的预防措施。

放疗前准备工作（7 ～ 10 天）	牙周洁治，注意口腔卫生 治疗能保留的牙，对无法治愈的病牙应予以拔除 放射前应去除口腔内已有的金属义齿；放射疗程中停止佩戴活动义齿，经过一段时期后再行佩戴，以免损伤黏膜
放疗过程中	若口腔内出现溃疡，可局部涂抗生素软膏同时加强口腔护理，以防发生感染 局部应用氟化物预防放射后继发性龋 对非照射区应用屏障物予以隔离保护
放疗后（3 ～ 5 年）	必须进行手术或拔牙时，应尽量减少手术损伤 术前、术后均应使用有效的抗生素，以避免可能发生的继发感染 应充足的认识到：放疗前对病牙的处理远胜于术后发生牙病再行处理
“精确”放疗的概念	与常规放疗相比，其放射性颌骨坏死发生的概率，将大大降低，应是今后预防该病发生的最好的措施

命题趋势 放射剂量、临床表现、放疗前的准备。常以 A1、A2 型题出现。

金题直击

不属于放射性颌骨骨髓炎临床特征性表现的是

A. 发病初期呈持续性针刺样剧痛，多数患者唾液分泌减少

B. 病程进展缓慢，有时数月到十余年后才出现症状

C. 继发感染后，骨面暴露并长期溢脓，经久不愈

D. 由于肌肉组织瘢痕化，使软组织僵硬，会出现明显的张口受限

E. 死骨与正常骨分界清楚，口腔颌面部软组织可形成洞穿性缺损畸形

【答案】E

【解析】放射性骨坏死一般在放射治疗剂量过大后数月至十余年出现，局部症状初期呈持续性针刺样剧痛，颌骨骨面外露，密质骨破坏，呈黑褐色，继发感染后在露出骨面的部位长期溢脓，经久不愈，可形成软组织洞穿缺损畸形，主要特征为死骨与正常骨常分界不清，故本题选 E。化脓性中央性颌骨骨髓炎形成的死骨与正常骨分界清楚。

第五节　面部疖痈

一、概念

疖	单一毛囊及其附件的急性化脓性炎症，其病变局限于皮肤浅层组织
痈	相邻多数毛囊及其附件同时发生急性化脓性炎症，其病变波及皮肤深层毛囊间组织时，可沿筋膜浅面扩散波及皮下脂肪层，造成较大范围的炎性浸润或组织坏死

二、临床表现

分类	局部症状	全身症状
疖	红、肿、热、痛的小硬结，成锥形隆起，有触痛	无，"危险三角区"可并发海绵窦血栓性静脉炎、败血症或脓毒血症
痈 （上唇多见，男性多）	初期肿胀的唇部皮肤与黏膜上出现多数的黄白色脓头，破溃后溢出脓血样分泌物，脓头周围组织亦有坏死，坏死组织溶解排出后，可形成多数蜂窝状腔洞。局部区域淋巴结肿大、压痛	全身中毒症状明显 （重点考虑有无糖尿病）

三、并发症

面部疖痈在口腔颌面部感染中最易发生全身并发症。由于位于"危险三角区"，区域静脉无瓣膜，可并发海绵窦血栓性静脉炎、败血症或脓毒血症。

四、治疗（常考）

理论原则	局部与全身治疗相结合，炎症早期以局部治疗为主
禁忌	挤压、挑刺、热敷或用苯酚、硝酸银烧灼（防感染扩散） 痈切开脓肿后，切忌分离脓腔 未分离的脓栓或坏死组织，不可勉强牵拉，以防撕伤促使感染扩散
治疗方法	疖：2% 碘酊涂擦局部，保持清洁 痈：高渗盐水或含抗生素的盐水纱布局部持续湿敷 伴有局部蜂窝织炎和面部痈患者：应全身给予抗菌药物，注意脓头取脓，做细菌培养及药敏试验 脓肿已形成，切开引流后：局部仍应以高渗盐水纱布持续湿敷，可收到良好的提脓效果（仍不能挤压） 重症患者：全身支持疗法

命题趋势 疖痈好发部位、治疗原则、方法。常以 A1、A2 型题出现。

金题直击

下列治疗颜面部疖痈的方法错误的是

A. 禁忌挤压
B. 10% 高渗盐水纱布湿敷
C. 及早切开引流
D. 全身运用大剂量有效抗生素
E. 全身支持治疗

【答案】C

【解析】疖痈治疗禁忌挤压、挑刺、热敷或用苯酚、硝酸银烧灼（防感染扩散），故 A 正确；痈用高渗盐水或含抗生素的盐水纱布局部持续湿敷，故 B 正确；脓肿快溃破时，切开引流，故 C 错误；全身治疗包括给予营养支持加合理用药，故 D、E 正确，此题选 C。

第六节　面颈部淋巴结炎

一、病因

面颈部淋巴结炎最多见的是继发于牙源性及口腔感染，也可来源于颜面皮肤的损伤、疖、痈等。小儿患者大多数由上呼吸道感染及扁桃体炎引起。由金黄色葡萄球菌及链球菌等化脓性细菌引起的称为化脓性淋巴结炎；由结核分枝杆菌感染的为结核性淋巴结炎。

二、临床表现

（一）化脓性淋巴结炎

临床上一般分为急性和慢性两类。

（1）急性化脓性淋巴结炎　进展主要表现为由浆液性逐渐向化脓性转化。

分类	局部症状	全身症状
浆液性炎症	局部淋巴结肿大变硬，自觉疼痛或有压痛，淋巴结可移动，边界清楚，与周围组织无粘连	全身反应甚微或有低热
化脓性炎症	局部疼痛加重，淋巴结化脓溶解；破溃后，侵及周围软组织则出现炎性浸润块；皮肤充血、肿、硬，此时淋巴结与周围组织粘连，不能移动	全身反应加重，高热、寒战、头痛、全身无力、食欲减退，小儿可烦躁不安

（2）慢性淋巴结炎　常发生在患者抵抗力强而细菌毒力较弱的情况下，病变常表现为慢性增殖性炎症。临床特征是淋巴结内结缔组织增生形成微痛的硬结，全身症状不明显，如此可持续较长时间，一旦机体抵抗力下降，可以突然转变为急性发作。

（二）结核性淋巴结炎

发病人群	常见于儿童及青年
临床表现	最初：缓慢肿大、较硬，但无痛，与周围组织也无粘连 淋巴结中心有干酪样坏死，似米汤，淋巴结可彼此粘连成团，或与皮肤粘连 形成无红、热及明显压痛，扪之有波动感的冷脓肿，破溃经久不愈

三、诊断

根据病史、临床表现可以确定诊断。

根据抽吸出的脓液进行鉴别诊断。结核性淋巴结炎特征性特点是冷脓肿的脓液稀薄污浊，暗灰色似米汤，夹杂有干酪样坏死物。

四、治疗

急性淋巴结炎多见于幼儿。

炎症初期	患者需要安静休息，全身给予抗生素，局部用物理疗法，或外敷中药六合丹等治疗
已化脓者	切开引流，同时处理原发灶
慢性淋巴结炎	一般不需治疗
反复急性发作	寻找病灶，并清除之
对于局限的、可移动的结核性淋巴结，或经药物治疗效果不明显者，均应及早手术摘除	
常用抗结核药物包括异烟肼、利福平、链霉素、乙胺丁醇、吡嗪酰胺	

命题趋势 结核性淋巴结炎的好发年龄、临床表现。常以 A1、A2 型题出现。

金题直击

以下关于结核性颈淋巴结炎的叙述中不正确的是

A. 多见于儿童和青年，轻者仅有淋巴结肿大而无全身症状

B. 淋巴结较硬，可单个或多个成串或彼此粘连，与周围组织无粘连

C. 脓肿破溃后可形成经久不愈的瘘或窦

D. 可同时有肺、肾等器官的结核病变或病史

E. 皮肤表面常有红、热及明显压痛，扪之可有波动感

【答案】E

【解析】结核性淋巴结炎常见于儿童及青年，早期表现为缓慢肿大、较硬的无痛性包块，与周围组织无粘连；逐渐发展可出现淋巴结中心干酪样坏死，似米汤，组织溶解变软，淋巴结可彼此粘连成团，或与皮肤粘连；皮肤表面无红、热及明显压痛，扪之有波动感，此种现象称为冷脓肿，脓肿破溃后形成经久不愈的窦或瘘。

第七节　颌面部特异性感染（助理不考）

分类	颌面骨结核	颌面部放线菌病
感染来源	血行播散、肺结核经牙龈创口感染、口腔黏膜及牙龈结核直接累及	Wolff-Israel 型放线菌进入深层组织
发病人群	儿童、青少年	以 20～45 岁的男性多见
好发部位	上颌骨颧骨结合部和下颌支	腮腺咬肌区
临床特征	无症状的渐进性发展，干酪样坏死物，冷脓肿，继发化脓性感染可出现红、肿、热、痛	早期：无自觉症状，无痛性硬结，表面皮肤呈棕红色，炎症侵及咬肌，触诊似板状硬 成脓性状：黄色黏稠脓液，可查出硫黄样颗粒
诊断	临床表现和脓液涂片可查见抗酸杆菌	临床表现和脓液涂片可发现革兰氏阳性、呈放射状的菌丝
治疗	全身支持、营养疗法和抗结核治疗	药物治疗：青霉素首选；碘制剂；免疫疗法 手术疗法：切开引流；死骨刮除术；病灶切除术

命题趋势 颌面部放线菌病好发部位、特有硫磺样颗粒、青霉素治疗有效。常以 A1、A2 型题出现。

金题直击

患者男性，41 岁，右侧面部有瘘管，并排出浅黄色的黏稠脓液，患区皮肤呈紫红色，有不同程度的疼痛，确诊为放线菌病，此时何种治疗最佳

A. 高压氧加口服碘化钾

B. 抗生素治疗，首选青霉素

C. 抗生素治疗加免疫治疗

D. 脓肿形成后切开引流

E. 病灶切除术

【答案】E

【解析】颌面部放线菌病的治疗有三种：第一，药物治疗，如抗生素治疗（首选青霉素）、碘剂、免疫疗法；第二，高压氧，杀菌抑菌消除窦道，防止骨组织感染与坏死；第三，手术治疗，当脓肿形成后应及时切开引流，有死骨形成时应刮除死骨或视病情行病灶切除术。因该患者已形成瘘管，则可以行病灶切除术。

分类	颌面部先天梅毒	颌面部后天梅毒
感染来源	母体	性行为多见
临床分期	4 岁以内发病者为早期 4 岁以后发病者为晚期	一、二期属早期，三期属晚期
临床特征	营养障碍，貌似老人 哈钦森牙和桑葚状磨牙 梅毒性间质性角膜炎致角膜混浊、第Ⅷ对脑神经损害所致神经性耳聋以及哈钦森牙，被称为先天性梅毒的哈钦森三征	一期：口唇下疳 二期：梅毒疹 三期：树胶样肿（梅毒瘤）
诊断	临床表现和实验室检查有苍白密螺旋体（梅毒螺旋体）	
治疗	青霉素首选（防反跳加用激素）	

命题趋势 哈钦森三征。常以 A1、A2 型题出现。

金题直击

关于颌面部梅毒描述不正确的是

A. 可检查出苍白密螺旋体

B. 可有哈钦森牙

C. 桑葚状磨牙

D. 哈钦森三征是指梅毒性间质性角膜炎致角膜混浊、第Ⅶ对脑神经损害所致神经聋以及哈钦森牙

E. 治疗青霉素首选

【答案】D

【解析】哈钦森三征是指梅毒性间质性角膜炎致角膜混浊、第Ⅷ对脑神经损害所致神经性耳聋以及哈钦森牙，故选 D。

第六单元　口腔颌面部创伤

考试分值

专业	2019 年	2020 年	2021 年	2022 年	2023 年
执业	11	10	12	12	10
助理	7	6	7	6	6

第一节　概论

口腔颌面部损伤多因交通事故、意外伤害而导致。口腔颌面部损伤时，可能会同时伴发其他部位的损伤甚至出现危及生命的并发症。在诊疗过程中，应做全面详细地检查，迅速判断患者伤情，根据伤情的轻重缓急，来决定救治的先后步骤。

一、口腔颌面部损伤特点

1. 口腔颌面部血运丰富

利	组织抗感染与修复再生能力较强，创口易于愈合
弊	伤后出血较多，易形成血肿，可发生窒息

2. 常伴有牙损伤

利	牙列的移位或咬合关系错乱，是诊断颌骨骨折的重要体征 恢复原有的咬合关系是治疗颌骨骨折的重要标准
弊	外伤时，牙碎块可向邻近组织内飞溅，引起创口感染，影响骨折愈合（二次弹片伤）

3. 易并发颅脑损伤　颅底骨折时可有脑脊液从鼻孔（前颅底）或外耳道（中颅底）流出。

4. 有时伴有颈部伤　颈部有大血管和颈椎，下颌骨损伤时易并发颈部伤，因此特别要注意有无颈部血肿、颈椎损伤或高位截瘫。颈部大血管受损时，还可能发生颈动脉瘤。

5. 易发生窒息　口腔颌面部位于呼吸道上端，当损伤出现组织移位、肿胀、舌后坠、血凝块和分泌物时，可堵塞气道而影响呼吸或发生窒息。救治患者时，应特别注意保持呼吸道通畅，防止发生窒息。

6. 影响进食和口腔卫生　口腔是消化道的起始端，颌面部损伤后可能会影响张口、咀嚼和吞咽功能而妨碍正常进食，需根据伤情选择适当的食物及喂食方法，来维持患者的营养。进食后要及时清洁口腔，注意口腔卫生，避免创口感染。

7. 易发生感染　口腔颌面部有很多腔窦，如口腔、鼻腔、上颌窦等。而腔窦内存在大量的细菌，创口如与腔窦相通，则易发生感染。在清创处理时，应尽早关闭和这些腔窦相通的创口，以减少感染的机会。

8. 易伴其他解剖结构的损伤　口腔颌面部有涎腺、面神经及三叉神经等重要解剖结构，如涎腺受损可出现涎瘘；面神经受损可出现面瘫；三叉神经受损可出现相应分布区域的麻木感等。

9. 面部畸形　颌面部受损伤后，常伴发不同程度的面部畸形，对患者心理影响较大，应尽早恢复患者容貌和功能，减小对患者的心理影响。

二、口腔颌面部损伤类型

多处伤	是指同一解剖部位或脏器的两处或两处以上的损伤，如面部多处软组织伤、下颌骨两处以上的骨折、全面部骨折等（同一部位多个损伤）
多发伤	是指除口腔颌面部以外，尚有颅脑伤、胸腹伤或四肢伤等（颌面部＋其他部位损伤）
复合伤	是指两个或两个以上的不同致伤因子引起的创伤，如撞击伤与灼伤或辐射伤并存（致伤因子两种或以上）

命题趋势 颌面部创伤概述以考 A1 型题为主。

金题直击

1. 颌骨骨折最常见的重要临床体征是

A. 咬合错乱　　B. 张口受限

C. 常伴有软组织损伤　　D. 局部肿痛

E. 流涎

【答案】 A

【解析】 咬合错乱是颌骨骨折最常见的体征，对颌骨骨折的诊断与治疗有重要意义，即使骨折段仅有轻度移位，也可出现咬合错乱而影响功能。

2. 口腔颌面部损伤的“二次弹片伤”是指

A. 多于2块的弹片损伤口腔颌面部

B. 颌面损伤伴牙损伤，折断的牙碎片向邻近组织内飞散

C. 口腔颌面部受到2次弹片打击所造成的损伤

D. 弹片损伤涉及2个部位

E. 骨折致牙列变形、咬合错乱、面部畸形

【答案】 B

【解析】 口腔颌面部损伤的“二次弹片伤”是指颌面损伤伴牙损伤，折断的牙碎片向邻近组织内飞散。二次弹片伤是外伤时牙齿损伤不利一面。

3. 颌面部损伤类型中，多发伤是指

A. 一个部位多个损伤　　B. 多个部位损伤

C. 两种以上的原因致伤　　D. 以上都是

E. 以上都不是

【答案】 B

【解析】 多处伤是同一部位多个损伤，多发伤是颌面部＋其他部位损伤，复合伤是指两种或以上致伤因子。

第二节　口腔颌面部创伤的急救

一、窒息

<table>
<tr><th>分类</th><th colspan="2">病因</th><th>处理（治疗关键是及早发现、及时处理）</th><th>临床表现</th></tr>
<tr><td rowspan="4">阻塞性窒息</td><td colspan="2">异物阻塞咽喉</td><td>及早清除口、鼻腔及咽喉部异物</td><td rowspan="5">前驱症状：烦躁不安、出汗、口唇发绀、鼻翼翕动和呼吸困难，严重者呼吸时出现“三凹征”（锁骨上窝、胸骨上窝及肋间隙明显凹陷），若未及时抢救，可发生脉弱、脉速、血压下降及瞳孔散大等危象以致死亡</td></tr>
<tr><td rowspan="2">组织移位</td><td>上颌骨横断骨折时，骨块向下后方移位可堵塞咽腔，压迫舌根引起窒息</td><td>悬吊下坠的上颌骨骨块：筷子横放于上颌双侧前磨牙区，将骨折端固定于头部</td></tr>
<tr><td>下颌骨颏部粉碎性或双发骨折时，可出现舌后坠而阻塞呼吸道</td><td>可在舌尖后约2cm处用大圆针和7号线穿过舌组织全层，将舌牵出口外，并使患者头侧位或俯卧位，便于唾液或呕吐物外流</td></tr>
<tr><td colspan="2">肿胀与血肿：口底、舌根、咽侧及颈部等部位损伤后，可发生血肿或组织水肿，压迫气道引起窒息</td><td>插入通气导管保持呼吸道通畅
紧急情况下，且无适当导管时，行环甲膜穿刺（1～2根粗针头），随后行气管切开术
需紧急抢救的患者，可行环甲膜切开术，插管不宜超过48h，及时行常规气管切开术，避免导致环状软骨损伤</td></tr>
<tr><td>吸入性窒息</td><td colspan="2">昏迷伤员直接将血液、唾液、呕吐物或其他异物吸入气管、支气管或肺泡内而引起</td><td>立即行气管切开术，通过通气导管吸出下呼吸道异物，解除窒息，注意控制肺部感染</td></tr>
</table>

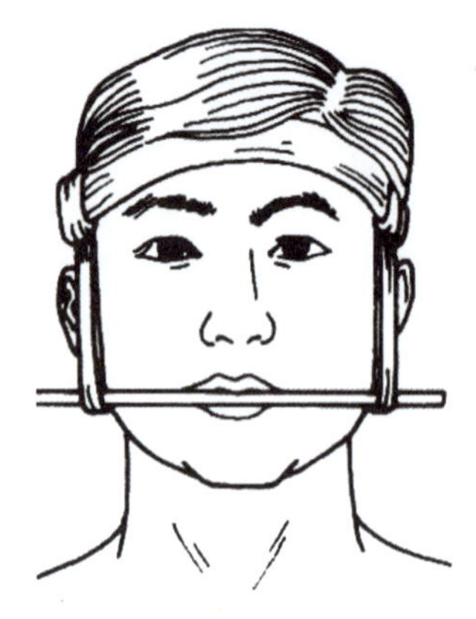
阻塞性窒息急救——悬吊上颌骨

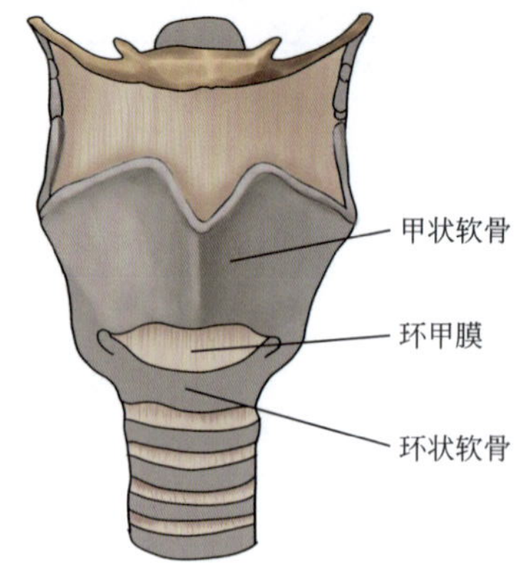

环甲膜解剖示意图

命题趋势 窒息的急救处理。

金题直击

1. 颏部正中粉碎性骨折造成窒息，首选的急救方法为

A. 环甲膜切开　　B. 气管切开

C. 牵引舌体至口外　　D. 吸氧

E. 骨折复位

【答案】C

【解析】颏部正中粉碎性骨折造成的窒息，实际上是由于口底降颌肌群的牵拉，使下颌骨前部向后下移位，引起舌后坠而发生的阻塞性窒息，所以将后坠的舌牵引出口外即可。

2. 判断窒息最有力的依据是

A. 烦躁不安　　B. 呼吸急促

C. 锁骨上窝、肋间隙、胸骨上窝出现凹陷　　D. 出冷汗、脉搏加速

E. 血压下降

【答案】C

【解析】窒息的前驱症状为患者的烦躁不安、出汗、口唇发绀、鼻翼翕动和呼吸困难。严重时在呼吸时出现“三凹”体征，即锁骨上窝、胸骨上窝、肋间隙出现凹陷。如抢救不及时，随之发生脉搏减弱、加快、血压下降及瞳孔散大等危象以致死亡。

二、出血

止血方法		适用于	注意事项
压迫止血	指压止血	出血较多的紧急情况，是暂时止血措施	用手指压迫出血部位供应动脉的近心端 面部出血在咬肌止端前缘的下颌骨骨面上压迫面动脉 额颞部出血在耳屏前压迫颞浅动脉 颌面部大面积出血时在第6颈椎横突上压闭颈总动脉，时间一般不超过5min，也禁止双侧同时压迫，否则会导致脑缺血
压迫止血	包扎止血	毛细血管、小静脉及小动脉的出血或创面渗血	包扎的压力要合适，以免造成局部皮肤受压缺血，或加重骨折块移位和影响呼吸道通畅。颈部不宜做环形包扎
	填塞止血	开放性和洞穿性创口、窦腔出血	在颈部或口底创口填塞纱布时，应注意保持呼吸道通畅，防止发生窒息 鼻腔、外耳道出血，在确定无脑脊液漏后才可填塞
结扎止血		是常用而可靠的止血方法	颌面部出血严重可考虑结扎双侧颈外动脉，由于它有侧支循环，不会造成缺血
药物止血		创面渗血、小静脉和小动脉出血	局部常用的止血药包括止血纱布及止血海绵 全身可辅助使用

命题趋势 各种止血方法的适用于。

金题直击

面部软组织出血采用压迫止血时，可供压迫相应区域的知名动脉是

A. 舌动脉
B. 面动脉
C. 甲状腺上动脉
D. 颌内动脉
E. 上下唇动脉

【答案】B

【解析】面部出血压迫面动脉；颞部出血压迫颞浅动脉；口腔、咽及颈部严重出血时压迫颈总动脉。

三、休克

分类	主要为创伤性休克和失血性休克两种，颌面外科遇到的多为失血性休克
临床判断休克的主要指征	血压、脉搏、皮肤色泽与温度、尿量等，判断早期休克的重要指征是心率的变化 正常成人的心率如达到 120 次 /min，结合四肢皮肤的变化，是早期诊断休克较可靠的指征
抗休克目的	恢复组织灌流量
治疗	治疗失血性休克的根本措施：补充有效血容量、彻底消除出血原因、制止血容量继续丢失 创伤性休克处理原则：安静、镇痛、止血、补液、用药物恢复和维持血压
补液方法	休克早期或代偿期：可输入晶体液和胶体液，成人首剂量一般为 2000mL 中度休克者：以输全血为主，第 1h 可输血 1000mL 左右 收缩压低于 70mmHg 的重度休克者：10 ～ 30min 内输全血 1500mL

命题趋势 休克的急救处理。

金题直击

颌面部创伤患者伴发休克时，处理原则中错误的是

A. 保持伤员安静，保暖
B. 禁止随意搬动
C. 使用吗啡类药物
D. 迅速采取有效的止血措施
E. 补液和维持血压在正常水平

【答案】C

【解析】颌面部创伤患者伴发休克时，禁止使用吗啡，因其有抑制呼吸的作用。

四、颅脑损伤

由于口腔颌面部邻近颅脑，约 40% 颌面伤伴发颅脑损伤。颅脑损伤包括脑震荡、脑挫裂伤、颅内血肿、颅骨骨折和脑脊液漏等。对伤情的全面判断是正确处理颅脑损伤的关键，应充分估计并判断颅脑损伤的可能性。对于颅脑损伤患者，镇静禁用吗啡，以免抑制呼吸、影响瞳孔变化的观察以及引起呕吐、增高颅内压。

鼻孔或外耳道有脑脊液漏出	原因	颅前窝或颅中窝有骨折
	判定	将流出的液体滴在吸水纸或纱布上，血迹周围出现一圈被水湿润的环形红晕
	处理	禁止作耳道与鼻腔填塞与冲洗，以减少引起颅内感染的可能
脑挫裂伤、脑水肿、颅内压增高	判定	喷射状呕吐
	处理	脱水治疗，常用 20% 甘露醇，还可用呋塞米（速尿）
昏迷	处理	严禁作颌间结扎固定
脑震荡	判定	一过性意识障碍，不超过半小时，逆行性遗忘
颅内血肿	判定	昏迷——清醒——再昏迷
硬脑膜外血肿	判定	呼吸、脉搏变慢，血压升高（两慢一高）

命题趋势 颅脑损伤的特点。

金题直击

男，25岁。4h前被人用钝器打伤，即刻意识丧失约20min，现清醒，眼部肿胀、头晕、恶心和呕吐，不能回忆当时情形，初步诊断为

A. 脑震荡　　B. 脾脏裂伤

C. 硬膜外血肿　　D. 蛛网膜下腔出血

E. 颌骨骨折

【答案】A

【解析】脑震荡患者有明确的外伤史（钝器打伤），伤后立即出现短暂的意识障碍，持续数分钟至十几分钟，一般不超过半小时。意识恢复后，大多不能回忆受伤当时和伤前一段时间。伤后可出现头痛、头晕、疲乏无力、失眠、耳鸣、心悸、畏光、情绪不稳、记忆力减退等症状。

五、感染

口腔颌面部损伤的创口常被细菌和尘土等污染，易致感染而增加损伤的复杂性和严重性，颌面战伤创口的感染率更高（不能缝合），可高达20%。防治感染是初期急救中的重要问题。为防治感染应尽早进行清创术，在有条件时，尽早进行清创缝合；无清创条件时，应尽早包扎创口，防止细菌侵入。伤后及早应用广谱抗生素、及时注射破伤风抗毒素；动物咬伤应注射狂犬病疫苗以预防狂犬病的发生。

六、包扎运送

（一）包扎

1. 包扎的作用

① 压迫止血。

② 暂时性固定，减少骨折段活动，防止进一步移位。

③ 保护并缩小创口，减少污染或唾液外流。

2. 常用的包扎法　单眼包扎法、四尾带包扎法和十字绷带包扎法。

（二）运送

运送伤者时应注意保持气道通畅。

昏迷患者	俯卧位，额部垫高，使口鼻悬空，有利于唾液外流和防止舌后坠
一般患者	侧卧位或头偏向一侧，避免血凝块及分泌物堆积在口咽部
疑有颈椎损伤的患者	应多人同时搬运，一人稳定头部并加以牵引，其他人则以协调的力量将患者平直整体移动，抬到担架上，颈部放小枕以固定头部两侧，防止头的摆动

命题趋势 外伤患者包扎运送的注意事项。

金题直击

一外伤昏迷病员准备运送，不应采用的措施是

A. 采取俯卧位　　B. 采取侧卧位

C. 额部垫高　　D. 随时观察伤情变化，防止窒息和休克发生

E. 疑有颈椎损伤的伤员，颈下应放置小枕，头部左右两侧用小枕固定

【答案】B

【解析】昏迷患者应采用俯卧位，额部垫高，使口鼻悬空，有利于唾液外流和防止舌后坠。

第三节　口腔颌面部软组织创伤

一、口腔颌面部软组织创伤类型、临床表现和处理原则

口腔颌面部软组织损伤根据伤因和伤情不同可分为擦伤、挫伤、切割伤、刺伤、挫裂伤、撕裂伤、咬伤及火器伤等。上述组织损伤既可单独发生，又可以和颌骨骨折同时发生。各类损伤的临床症状不尽相同，处理方法

也各有其特点。

创伤类型	临床表现	处理原则
擦伤	皮肤表层破损，创面常可见泥沙或其他异物附着，创面上或可见少量点片状出血，因皮肤感觉神经末梢暴露，痛感明显	原则：清洗创面，去异物，防止感染 处理：干燥结痂，自行愈合；无菌凡士林纱布覆盖
挫伤（闭合性）	无开放创口，因皮下及深部组织遭受力的挤压而伤，损伤处小血管和淋巴管破裂，组织内渗血而形成瘀斑，甚至发生血肿	止血、止痛、预防感染、促进血肿吸收和恢复功能 较大血肿，无菌条件下，用粗针头穿刺抽出淤血 早期即 24h 内冷敷，减轻肿胀；若已形成血肿，2 天后热敷，促进其吸收和消散 若感染，则应切开引流，清除脓液及腐败血凝块
刺、切割伤	刺伤多为创口小而伤道深的盲管伤，切割伤特点是创缘整齐	应行早期清创术。面颊部和腮腺咬肌区的损伤应注意探查面神经主干、分支有无损伤以及腮腺导管有无断裂
撕裂或撕脱伤	为较大的机械力将组织撕裂或撕脱，如长发被卷入机器中，创缘多不整齐，皮下及肌肉组织均有挫伤，常有骨面裸露	在伤后 6h 内，可将撕脱的皮肤在清创后，切削成全厚或中厚层皮片做再植术 已超过 6h，组织已不能利用时，则在清创后，切取健康皮片游离移植消灭创面
咬伤	可为动物或人咬伤	处理时应根据伤情、残缺的程度和范围作相应处理。狗咬伤患者应预防狂犬病

命题趋势 口腔颌面部软组织损伤的处理原则。

金题直击

口腔颌面部挫伤形成较大血肿时，应进行以下哪一项处理

A. 尽早进行热敷，促进血肿吸收或消散

B. 尽早进行理疗，促进血肿吸收或消散

C. 早期切开，建立引流，应用抗菌药物控制感染

D. 无菌条件下，用粗针头将血液抽出，然后加压包扎，应用抗菌药物

E. 直接加压包扎，然后应用抗菌药物控制感染

【答案】D

【解析】挫伤的治疗主要是止血、止痛、预防感染、促进血肿吸收和恢复功能。已形成血肿者，24h 内冷敷，减轻肿胀，2 天后可用热敷。血肿较大，可在无菌条件下，用粗针头将淤血抽出。

二、各部位软组织清创术特点

1. 口腔颌面部创伤清创术　清创术是预防创口感染和促进愈合的基本方法。因此只要口腔颌面部创伤患者全身状况允许，或经过急救好转，条件具备，即应尽早对局部创口行清创术。清创术越早进行越好，总的原则是应在 6 ～ 8h 内进行。由于颌面部血循环丰富、组织抗感染能力强，超出这个时间仍可做清创处理和早期缝合创口。清创术主要分以下三步：冲洗创口、清理创口、缝合。

（1）冲洗创口　细菌在最初 6 ～ 12h 以内进入创口时，多停留在损伤处的表浅部位，且尚未大量繁殖，容易通过机械的冲洗予以清除。方法步骤：①消毒纱布覆盖创口。②肥皂水、外用盐水洗净创口四周的皮肤，可用汽油或洗洁剂清洗油垢。③麻醉下用大量生理盐水或 1% ～ 3% 的过氧化氢冲洗创口，或用低浓度的碘伏擦洗或浸泡创口，同时用纱布反复擦洗创面，尽可能清除创口内的细菌、泥沙、组织碎片或其他异物。在冲洗创口的同时，进一步检查组织损伤的情况。

（2）清理创口　冲洗创口后，只要没有感染和坏死，应尽量保留颌面部受伤组织，争取缝回原位，仍有可能成活。清理创口应尽可能去除异物，可使用刮匙、刀尖或止血钳清除之。组织内如有金属异物，位于表浅者可借助于磁铁吸出；位于深部者则应通过 X 线片或插针 X 线定位后取出。以下几种情况可暂不摘除异物：①创口有急性炎症。②异物位于大血管旁。③定位不准确。④术前准备不充分或异物与伤情无关。

（3）缝合　口腔颌面部血运丰富，组织修复再生力强，故在伤后 24 ～ 48h 之内，均可在清创后行严密缝合；即便超过 48h，只要创口没有明显化脓感染或组织坏死，均可在充分清创后，严密缝合。对有可能发生感染者，可在创口内放置引流物；已发生明显感染的创口，可采用局部湿敷，待感染控制后，再行处理，而不可初期缝合。

缝合时首先要缝合关闭与口、鼻腔和上颌窦等腔窦相通的创口。对裸露的骨面应争取用软组织覆盖。创口较深者要分层缝合，消灭无效腔。对面部创口的缝合要用小针细线，创缘要对位平整，尤其在唇、鼻及眼睑等部位，更要细致地缝合。如有组织缺损、移位或因水肿、感染，清创后不能作严密缝合者，可先行定向拉拢缝合法（常用纽扣褥式减张缝合或金属丝、铅丸定向缝合法）使组织尽可能恢复或接近正常位置，待控制感染和消肿后再做进一步缝合。

命题趋势 口腔颌面部软组织清创术特点。

金题直击

1. 细菌进入创口几小时内尚未大量繁殖而易于清除

A. 6～12h 内　　B. 14h 内

C. 20h 内　　D. 24h 内

E. 32h 内

【答案】A

【解析】细菌在进入创口 6～12h 以内，多停留在损伤组织的表浅部位，且尚未大量繁殖，容易通过机械的冲洗予以清除。

2. 颌面创伤清创术中，异物必须摘除的情况是

A. 创口有急性炎症　　B. 异物位于大血管旁

C. 深部异物　　D. 异物与伤情无关

E. 定位不准确

【答案】C

【解析】颌面创伤清创术中，创口有急性炎症、异物位于大血管旁、定位不准确、术前准备不充分或异物与伤情无关者，可暂不摘除，深部异物必须摘除。

2. 各部位软组织清创术特点

损伤部位	修复方法
舌损伤	原则：尽量保持舌的长度，将创口按前后纵行方向缝合 缝合顺序：如舌的侧面与邻近牙龈或舌腹与口底黏膜均有创面时，应分别缝合各自创口，以免日后发生粘连，影响舌活动；若不能封闭所有的创面时，应先缝合舌的创口 缝合方法：较粗的丝线（4 号以上缝线），最好加用褥式缝合
颊部贯通伤	无组织缺损或缺损较少者，可将口腔黏膜、肌和皮肤分层缝合 口腔黏膜无缺损或缺损较少而皮肤缺损较多者，应严密缝合口腔黏膜，关闭穿通创口。皮肤缺损应立即行植皮术，如遗留缺损，以后再行整复治疗 较大的面颊部全层洞穿型缺损，可直接将创缘的口腔黏膜与皮肤相对缝合，消灭创面。遗留的洞形缺损，日后再行整复
腭损伤	硬腭软组织撕裂伤作黏骨膜缝合即可 腭部缺损太大，无法立即修复者，可作暂时腭护板
唇、舌、耳、鼻及眼睑断裂伤	离体组织尚完整，伤后时间不超过 6h，应尽量设法缝回原处 有条件可加用高压氧和高氧液治疗。以增加成活的概率
腮腺、腮腺导管和面神经损伤	单纯腮腺腺体损伤，清创后缝扎暴露的腺体组织，再分层缝合创口，术后绷带加压包扎 7 天左右，期间可辅以抑制唾液腺分泌药物 腮腺导管和面神经损伤，根据情况分别采取导管吻合或重建、神经吻合或移植

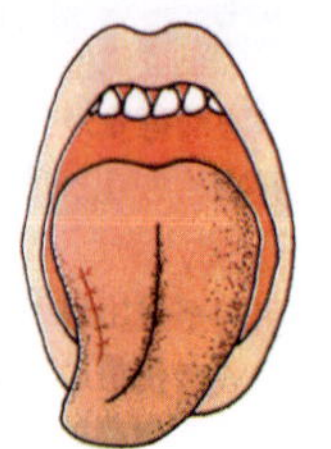
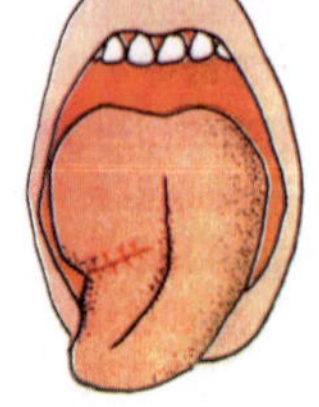

舌损伤的缝合

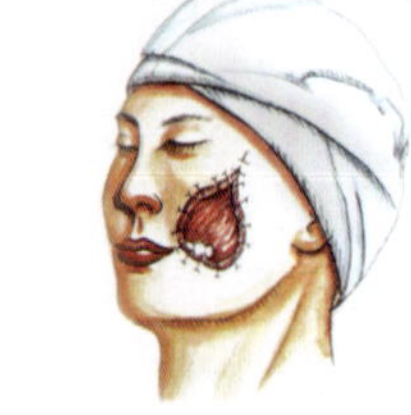

颊部贯通伤的缝合

命题趋势 口腔颌面部软组织清创术特点。

金题直击

1. 舌损伤缝合时下列哪项不符合要求

A. 尽量保持舌的长度

B. 采用小针细线缝合

C. 距创缘稍远进针

D. 最好加用褥式缝合

E. 进针要深些

【答案】B

【解析】舌组织有损伤时，缝合创口应尽量保持舌的长度。舌组织较脆，活动度大，损伤后肿胀明显，缝合处易撕裂，故进针距创缘要>5mm，深度要深，最好加用褥式缝合，且要采用较粗的丝线进行缝合，而非较细的。

2. 患者，男，40岁。24h前颊部外伤，全层组织缺损约3.5cm×4cm。清创后适合的缝合方式是

A. 严密缝合口腔黏膜

B. 严密缝合颊部皮肤

C. 黏膜、肌、皮肤逐层缝合

D. 定向拉拢缝合

E. 将皮肤与黏膜缝合

【答案】E

【解析】对于颊部缺损较大的洞穿性损伤，可直接将皮肤与黏膜对位缝合，消灭创面，遗留的洞穿缺损待后期进行修复。

第四节　口腔颌面部硬组织创伤

一、牙槽突骨折

伤因	外力（如碰撞）直接作用于牙槽突所致
好发部位	上颌前部
诊断标准	临床上摇动损伤区某一牙时，可见邻近数牙及骨折片随之移动
治疗方法	局麻复位，选用两侧稳固的邻牙作固位体，注意应跨过骨折线至少3个正常牙位，才能固定可靠。可采用单颌牙弓夹板金属结扎丝固定方法，时间一般是4周

命题趋势 牙槽突骨折的治疗方法。

金题直击

一外伤患者经X线检查证实为上颌前部牙槽突骨折，伴牙龈撕裂和左上1脱位。以下处理措施中，哪项是不必要的

A. 缝合撕裂牙龈

B. 复位左上1和牙槽突

C. 调𬌗

D. 颌间结扎固定

E. 单颌结扎固定

【答案】D

【解析】复位左上1和牙槽突后缝合撕裂牙龈，对于牙槽突骨折可行上颌牙弓夹板固定，并调𬌗防止𬌗创伤，脱位的患牙在复位后的第3、6、12个月定期复查，若牙髓坏死，应行根管治疗。

二、颌骨骨折

颌骨骨折的主要原因为交通事故，颌骨骨折的发生率约占颌面损伤的35%。它与一般骨折最大的不同是上下颌骨之间借助牙列形成咬合关系，若骨折时处理不当，会影响咀嚼功能。

1. 解剖特点　下颌骨易发生骨折的薄弱区为正中联合部、颏孔区、下颌角区及髁突颈部。

直接打击髁突部可发生直接骨折，当颏部或体部受打击时，髁突部由于应力集中形成间接骨折。

下颌骨受肌肉牵拉和外力作用，使骨折块发生移位，导致各种形式的咬合错乱。

上颌骨是颌面中部最大的骨骼，其通过骨缝与周围骨骼构成支柱结构，如颧上颌支柱、鼻上颌支柱、翼上颌支柱等，故受外力时常形成高、中、低位骨折。骨折时常常影响眼、鼻、咬合与容貌，严重时可并发颅脑损伤和颅底骨折。

金题直击

下列下颌骨骨折的好发部位中，发生比率最低的是

A. 下颌体　　B. 正中联合

C. 颏孔区　　D. 下颌角

E. 髁突颈部

【答案】A

【解析】正中联合部、颏孔区、下颌角区及髁突颈部为下颌骨骨折的四个好发部位。

2. 临床表现

（1）下颌骨骨折（最常见）

① 骨折段移位。影响下颌骨骨折后骨折段移位的因素有附着肌肉的牵拉作用、骨折的部位、外力的大小和方向、骨折线方向和倾斜度以及骨折段是否有牙等，其中各咀嚼肌的牵拉作用又是主要因素。

分类	骨折部位	移位方向
正中联合部骨折	单发骨折	无明显移位
	两侧双发骨折	正中骨折段因降颌肌群的作用而向下后方退缩（舌后坠）
	粉碎性骨折或有骨质缺损	两侧骨折段受下颌舌骨肌的牵拉可向中线移位，使下颌牙弓变窄
	后两种骨折都可使舌后坠，可引起呼吸困难，甚至有窒息的危险	
颏孔区骨折	一侧颏孔区骨折	前（近中）骨折段因所附降颌肌群的牵拉而向下方移位，并稍偏向外侧 后（远中）骨折段则因升颌肌群的牵引，向上前方移位，且稍偏向内侧
	双侧颏孔区骨折	两侧后骨折段因升颌肌群牵拉而向上前方移位 前骨折段则因降颌肌群的作用而向下后方移位，致颏部后缩及舌后坠
下颌角骨折	正位于下颌角	不发生移位
	咬肌、翼内肌附着处之前	前骨折段因降颌肌群的牵拉而向下内移位 后骨折段则因升颌肌群的牵引而向上前移位
髁突骨折	翼外肌附着下方	折断的髁突由于受翼外肌牵拉而向前、内移位
		单侧髁突颈部骨折：患侧下颌向外侧及后方移位，不能向对侧作侧向运动，骨折端（患侧）后牙早接触，前牙及对（健）侧牙可出现开殆
		双侧髁突颈部骨折：下颌不能做前伸运动，下颌支向后上移位，双侧后牙早接触，前牙开殆更明显，侧向运动受限
	翼外肌附着上方	不发生移位。又称为囊内骨折或脱帽骨折
	髁突内的纵劈型（矢状）骨折	不发生移位
	关节囊以外	翼外肌附着的以下部位骨折称为髁突颈部骨折。位于下颌切迹水平的骨折称为髁突基部骨折，症状同翼外肌附着下方

② 咬合错乱。为颌骨骨折最常见的体征，即便骨折段只有轻度移位，也可能出现咬合错乱。对诊断与治疗颌骨骨折具有重要意义。

③ 骨折段异常动度。生理情况下，下颌骨在运动时是整体活动，而在发生骨折时才会出现异常活动。

④ 下唇麻木。当下颌骨骨折导致下牙槽神经受损时，则会出现下唇麻木。

⑤ 张口受限。骨折时出现疼痛以及升颌肌群痉挛，故多数下颌骨骨折会出现张口受限。

⑥ 牙龈撕裂。骨折处常伴发牙龈撕裂、变色和水肿。

命题趋势 颌骨骨折的特点。

金题直击

当出现双侧后牙早接触，前牙开𬌗，侧颌运动受限时表示

A. 颏部骨折　　B. 单侧髁状突骨折

C. 双侧髁状突骨折　　D. 颏孔区骨折

E. 下颌角部骨折

【答案】C

【解析】单侧髁突颈部骨折，患侧后牙早接触，患者不能向对侧作侧向运动。双侧髁突颈部骨折，下颌不能做前伸运动，侧向运动受限。

（2）上颌骨骨折

① 骨折线。上颌骨与一些颅面骨如鼻骨、颧骨等相连，其发生骨折时骨折线易发生在骨缝和薄弱的骨壁处，临床上以横断形、分离性骨折最为常见。Le Fort 按骨折线的高低位置，将其分为三型。

骨折分型	骨折线
Le Fort Ⅰ型骨折（上颌骨低位骨折或水平骨折）	从梨状孔水平、牙槽突上方向两侧水平延伸至上颌翼突缝
Le Fort Ⅱ型骨折（上颌骨中位骨折或锥形骨折）	自鼻额缝向两侧横过鼻梁、眶内侧壁、眶底、颧上颌缝，再沿上颌骨侧壁至翼突。有时可波及筛窦达颅前凹，出现脑脊液鼻漏（位于眶底）
Le Fort Ⅲ型骨折（上颌骨高位骨折或颅面分离骨折）	骨折线自鼻额缝向两侧横过鼻梁、眶部，经颧额缝向后达翼突，形成颅面分离，常使面中部凹陷、变长。此型骨折多伴有颅底骨折或颅脑损伤，出现耳、鼻出血或脑脊液漏（位于眶部）

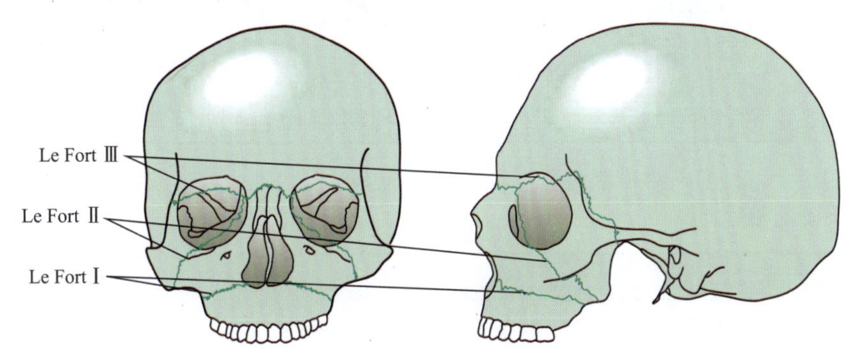

上颌骨骨折分型

② 骨折块移位。上颌骨上未附着强大的咀嚼肌，故骨折块移位的方向多与外力的方向有关，或因重力而下垂，一般常出现向后下方向移位。

③ 咬合关系错乱。上颌骨折块移位必会引起咬合关系紊乱。如一侧上颌骨向下移位较多，该侧就出现咬合早接触。若上颌骨与翼突同时骨折，因翼内肌向下牵拉，导致后牙早接触，前牙开𬌗。

④ 眶及眶周变化。上颌骨骨折时可形成特有的“眼镜症状”（眶内及眶周常伴有组织内出血水肿），表现为眶周瘀斑，睑、球结膜下出血，或因眼球移位而出现复视等。

⑤ 颅脑损伤。上颌骨骨折特别是 Le Fort Ⅱ、Ⅲ型骨折，常伴发颅脑损伤或颅底骨折，而出现脑脊液鼻（耳）漏。

金题直击

最易并发颅脑损伤的上颌骨骨折是

A. Le Fort Ⅰ型骨折　　B. Le Fort Ⅱ型骨折

C. Le Fort Ⅲ型骨折　　D. 髁状突骨折

E. 下颌骨正中骨折

【答案】C

【解析】Le Fort Ⅲ型骨折为上颌骨高位骨折或颅面分离骨折，易伴有颅底骨折或颅脑损伤，出现耳、鼻出血或脑脊液漏。

3. 颌骨骨折的诊断 根据临床表现结合 X 线片不难诊断，咬合错乱是专科检查最重要的骨折体征。需要注意的是：颏部闭合性骨折时，常在打击力相反方向伴有髁突颈部和下颌角的间接性骨折。

4. 颌骨骨折的治疗

（1）颌骨骨折的治疗原则 ①治疗时机。颌骨骨折应及早进行治疗。②骨折治疗原则。正确的骨折复位和稳定可靠的固定。③骨折线上牙的处理。牙应尽量保留，骨折线上的牙也可考虑保存，但如骨折线上的牙已松动、折断、龋坏、牙根裸露过多或有炎症时，为防骨创感染或并发颌骨骨髓炎，则应予拔除。儿童期颌骨骨折后，如恒牙胚已暴露并有感染可能时，也应去除。

（2）颌骨骨折的复位方法 恢复患者原有的咬合关系是颌骨骨折复位的标准。骨折的情况不同，可选用不同的复位方法。

复位方法		适应证	方法和注意事项
手法复位		新鲜的并且移位不大的线形骨折	复位后应作颌间固定
牵引复位	颌间牵引	用于下颌骨骨折的牵引固定（靠上颌骨牵引）	在上、下颌牙列安置有挂钩的牙弓夹板套上，橡皮圈作牵引
	颅颌牵引	用于上颌骨骨折（靠颅骨牵引）	外牵引支架
手术切开复位		用于有软组织伤口的开放性骨折、闭合性颌骨复杂性骨折或已有错位愈合的陈旧性骨折	

（3）颌骨骨折的固定方法 为保证骨折块复位后在正常位置上愈合，防止发生再移位，必须采用稳定可靠的固定方法。

单颌固定	常用于牙槽突骨折和移位不大的颏部线形骨折
颌间固定	颌面外科最常使用的固定方法，下颌骨一般固定 4 ～ 6 周，上颌骨 3 ～ 4 周
坚固内固定	目前在多数情况下已成为颌骨骨折的首选方法 适应证：多发性或粉碎性上、下颌骨骨折；全面部骨折；有骨缺损的骨折；大的开放性骨折；明显移位的上、下颌骨骨折；无牙颌及牙槽突萎缩的下颌骨骨折；感染的下颌骨骨折

（4）髁突骨折的治疗 目前，对于髁突骨折治疗的方法尚存在一定争议，应视损伤情况、患者年龄等因素综合决定，以选择正确的治疗方式。

方法	适应证
保守治疗	大多数髁突骨折，可在手法复位并恢复咬合关系后行颌间固定 轻度开殆者：患侧磨牙区垫上 2 ～ 3mm 厚的橡皮垫，用颌间弹性牵引复位固定，使下颌支下降，髁突复位，恢复咬合关系；然后撤除橡皮垫，继续颌间固定 3 ～ 4 周 保守治疗时应重视早期开口训练，以防止关节内、外纤维增生，导致颞下颌关节强直
手术治疗	适用于髁突移位明显、成角畸形大于 45°、下颌支高度明显变短 5mm、闭合复位不能获得良好咬合关系、髁突骨折片向颅中窝移位、髁突外侧移位并突破关节囊者 内固定后，一般不需辅助颌间牵引固定或仅固定 10 天

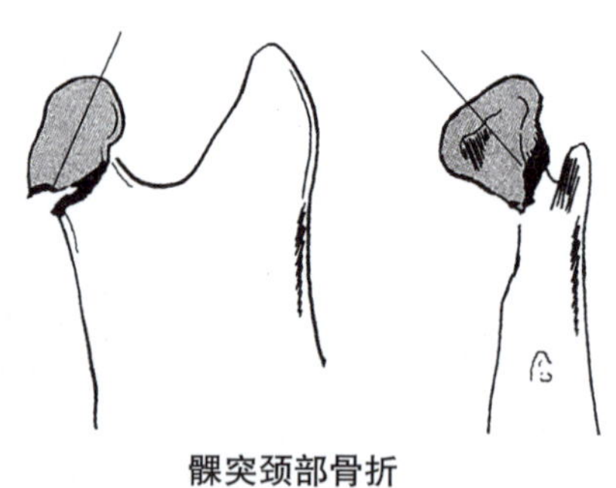
髁突颈部骨折

（5）无牙颌及儿童颌骨骨折的治疗

分类	常见于	方法（恢复颌位即可，咬合关系可靠义齿和自行恢复）
无牙颌骨折	老年人，经常见于下颌骨	移位较小的骨折，利用原有修复的义齿，结扎，恢复咬合关系 移位较大的骨折，也可以考虑切开行复位坚固内固定
儿童颌骨骨折	儿童	多采用保守治疗，如颅颌绷带 对于严重开放性创伤，骨折移位大或不合作的患儿，也可选择手术复位固定；固定可采用金属丝，钛板固定时应远离牙胚。固定最好选用单皮质钉，防止损伤牙胚

命题趋势 颌骨骨折固定的时间。

金题直击

下颌骨体部骨折固定时间应为

A. 5～10天
B. 2～3周
C. 4～6周
D. 7～8周
E. 9～10周

【答案】 C

【解析】 下颌骨的血运较上颌骨差，骨折固定的时间相对长一些。下颌骨体部骨折颌间固定4～6周，上颌骨3～4周。

三、颧骨及颧弓骨折

颧骨和颧弓是颌面部比较突出的部分，易受外力撞击而发生骨折。颧骨与上颌骨、额骨、蝶骨和颞骨相连接，其中与上颌骨的连接面最大，故颧骨骨折常伴发上颌骨骨折。颧骨的颞突与颞骨的颧突连接构成颧弓。颧弓较细窄，更易发生骨折。

（一）颧骨颧弓骨折分类

一般可分为颧骨骨折、颧弓骨折、颧骨颧弓联合骨折及颧、上颌骨复杂骨折等，而颧弓骨折又可分为双线型及三线型（M型）骨折。

Knight和North根据解剖移位的角度提出6型分类法：

Ⅰ型：颧骨无移位骨折。

Ⅱ型：单纯颧弓骨折。

Ⅲ型：颧骨体骨折向后内下移位，不伴转位。

Ⅳ型：向内转位的颧骨体骨折。

Ⅴ型：向外转位的颧骨体骨折。

Ⅵ型：颧骨体粉碎性骨折。

其中Ⅱ、Ⅴ型骨折复位后稳定，无须固定；而Ⅲ、Ⅳ、Ⅵ型骨折复位后不稳定，需要固定。

金题直击

下列颧骨颧弓骨折中，复位后不需固定的是

A. 颧骨体骨折向后下内移位，不伴有转位
B. 内转位颧骨体骨折
C. 颧弓骨折
D. 复杂性骨折
E. 颧骨体粉碎性骨折

【答案】 C

【解析】 对于颧弓骨折仅有轻度移位、畸形不明显、无张口受限、复视及神经受压等功能障碍者，可作保守治疗。

（二）临床表现

临床表现	原因和特点
颧面部塌陷	早期，可见颧面部塌陷；随后，由于局部肿胀，塌陷不明显；消肿后，又塌陷
张口受限	骨折块发生内陷移位，压迫颞肌和咬肌，阻碍喙突运动
复视	颧骨骨折移位后，眼球移位、眼球运动受限
瘀斑	眶周皮下、眼睑和结膜下可有出血性瘀斑（熊猫眼）
神经症状	造成眶下神经损伤，有麻木感 损伤面神经颧支，则发生眼睑闭合不全

（三）诊断

颧骨、颧弓骨折诊断应根据病史、临床特点和X线片。

X线片检查常用鼻颏位（华氏位）和颧弓切线位。颧弓骨折X线特征性表现是呈“M”或“V”形。

（四）治疗

治疗	适用于
保守治疗	有轻度移位，畸形不明显，无张口受限、复视及神经受压等功能障碍者
手术治疗	凡有塌陷畸形、张口受限、复视者均为手术适应证
巾钳牵拉复位法	单纯颧弓骨折（尖端刺入皮肤）
颧弓部单齿钩切开复位法	单纯颧弓骨折（皮肤要切口）
口内切开复位法	颧骨颧弓骨折
颞部切开复位法	颧骨颧弓骨折
面部小切口切开复位法	有开放性创口或骨折局部有瘢痕者，可利用创口和原瘢痕进路
头皮冠状切口复位内固定法	额、鼻、眶、颧区多发性、陈旧性骨折

四、眼眶骨折（助理不考）

眼眶骨折是指累及眶缘和眶腔骨壁的骨折。单纯眼眶骨折较少见，而易与颌面部其他骨骼合并骨折，颧骨、额骨、鼻骨和上颌骨 Le Fort Ⅲ型骨折均易累及眼眶，甚至导致眼球损伤。如治疗不及时，常遗留明显畸形。

（一）解剖特点及病因

眼眶骨由向前突出的眶缘和围绕眶内容物的眶腔组成，呈圆锥形并略向外展。眼眶的骨性特点是：眶缘骨质粗大，强度高，而眶腔骨壁薄而易碎，眶腔后部围绕视神经孔的骨质又变厚，以保护视神经。这些特点决定面中部骨折常累及眼眶，尤其在 Le Fort Ⅲ型骨折时。

来自正前方的钝性打击力可造成眶内压力急剧增加，致使眶腔下壁向下塌陷到上颌窦，发生特征性的单纯眶底骨折，亦称爆裂性骨折。

来自侧外方对眶内侧缘的打击，可造成鼻眶筛骨折，内眦韧带失去附着引起眼内眦不对称、眦距增宽、鼻根塌陷等畸形，严重影响面中部外形。

（二）临床表现

临床表现	病因或特征性表现
骨折移位	眼眶骨折常可在眶下缘和颧额缝触及台阶感 鼻眶筛骨折的重要特征：鼻根区塌陷、内眦距变宽、内眦角下垂
眼球内陷	是眶底和鼻眶筛骨折的重要体征
复视	眼外肌出现垂直方向运动受限、动眼神经受伤而产生复视
眶周淤血、肿胀	可有眶周皮下及结膜下出血
眶下区麻木	挫伤或挤压眶下神经

（三）诊断

根据病史、临床表现以及 X 线片不难诊断，X 线辅助检查可选用华氏位或 X 线体层摄片。

（四）治疗

手术时机	伤后 1 周左右为宜，过早手术，伤区组织肿胀未消退；过晚手术，伤区可能错位愈合或形成瘢痕，难以达到满意效果
手术复位的目的	恢复眶下壁骨质的连续性，使嵌顿的眼球下直肌和眶脂肪复位，恢复眶腔容积和眼球活动，改善眼球内陷和复视

五、骨折愈合过程

骨折愈合与其他组织的修复不同，类似于恢复原有骨结构，而非形成瘢痕。传统的骨折愈合（二期骨愈合）模式可分为以下 4 个阶段。

（一）血肿形成

通常在骨折后 4 ～ 8h，在两断端间形成血肿。骨折时，骨折部位骨髓、骨膜及周围软组织中的血管断裂出血，形成血凝块。

（二）血肿机化

骨折后的 24 ～ 72h 内，骨折周围软组织出现血管扩张、血浆渗出、炎细胞浸润，出现中性粒细胞、组织细胞和肥大细胞，开始吞噬和清除坏死组织，即急性炎性反应不断加重；同时，骨折断端的骨外膜出现增生、肥厚，成纤维细胞增殖，骨外膜内层即生发层，增殖成骨细胞，与毛细血管一起向血肿内生长，使血肿逐渐机化。

（三）骨痂形成

骨折后 1 ～ 2 周，纤维血管组织替代机化的血块，胶原纤维和钙盐沉积，通过成骨细胞和多种内源性生长因子的作用，逐渐形成骨样组织和新骨，形成骨痂。

（四）骨痂改建

骨折 2 周后，钙盐不断沉积在骨样组织内，并逐渐钙化为坚实的骨组织，与骨折断端的骨组织连接、融合在一起。新形成的骨小梁排列很不规则，以后通过较长时间对应力作用的功能适应和骨质的吸收与重建，逐渐调整、改建，恢复到和原来骨组织一样的结构。

分类	定义	时间
临床愈合	在骨内、外骨痂和桥梁骨痂完全骨化、愈合后，其强度已能承受因肌收缩或外力引起的应变力量	下颌骨骨折的临床愈合所需时间：6 ～ 8 周
骨性愈合	在 X 线片上骨痂与密质骨界限消失，看不到骨折线	一般需 5 ～ 6 个月后

在处理骨折时应注意保护骨膜，避免其再受损伤，以利骨折愈合。这是因为在骨折愈合过程中，骨膜中成骨细胞增殖起着重要的作用。

一期愈合又叫直接愈合，即当骨折达到解剖复位、骨折固位稳定，或在骨折间施加一定的轴向压力，使骨折线对合紧密时，骨折的修复仅限于骨内，而不需要外骨痂参与，在骨折部位直接发生改建，成骨与破骨活动均活跃，然后迅速成骨钙化，修复骨折区。

随着引入坚强内固定尤其是加压内固定形式后，在组织学上观察到了骨折一期愈合。骨折的一期愈合速度比传统的骨折愈合要快，其原因是骨折的间隙变小，缩短了愈合时间；此外没有血肿形成和机化以及骨痂形成期。其临床特点是 X 线没有外骨痂形成，6 周时骨折线基本消失，临床愈合时间比传统固定方法提前 2 周左右，患者可早期行使咀嚼功能。

命题趋势 骨折的愈合过程以考时间为主。

金题直击

传统骨折愈合过程中，骨痂形成时间一般在骨折后

A. 1 ～ 6 天　　B. 7 ～ 14 天

C. 15 ～ 20 天　　D. 21 ～ 28 天

E. 29 ～ 35 天

【答案】B

【解析】①血肿形成：4 ～ 8h。②血肿机化：24 ～ 72h。③骨痂形成：骨折后 1 ～ 2 周。④骨痂改建：骨折 2 周后。

第七单元 口腔颌面部肿瘤及瘤样病变

考试分值

专业	2019 年	2020 年	2021 年	2022 年	2023 年
执业	12	12	12	11	13
助理	7	8	7	7	6

第一节 概论

一、概念

肿瘤是指人体组织细胞由于内在和外界致病因素长时间的作用，使细胞的遗传物质——脱氧核糖核酸（DNA）产生突变，对细胞的生长和分裂失去控制而发生异常增生和功能失调所造成的一种疾病。

二、口腔颌面部肿瘤的分类及命名

口腔颌面部肿瘤的分类和命名通常是按其生长部位、组织来源和生物学特性来进行的。通常分为良性肿瘤和恶性肿瘤两大类。

分类	命名与概念	
良性肿瘤	瘤	一般指良性肿瘤，如沃辛瘤、血管瘤、牙源性角化囊性瘤等 以瘤命名的恶性肿瘤均需加定语“恶性”，如恶性黑色素瘤、恶性淋巴瘤
恶性肿瘤	癌	来源于上皮组织的恶性肿瘤。如舌癌、腺样囊性癌、中央性颌骨癌
	肉瘤	来源于间叶组织的恶性肿瘤。如骨肉瘤、纤维肉瘤
临界瘤	生物学形态属良性，生物学行为介于良、恶性之间，有恶变倾向。如成釉细胞瘤、多形性腺瘤、乳头状瘤	
囊肿和瘤样病变	不是真性肿瘤，但常具有肿瘤的某些生物学特性和临床表现 如皮脂腺囊肿、牙龈瘤、脉管畸形	

命题趋势 哪些肿瘤属于临界瘤。考试多以 A1 型题为主。

金题直击

属于临界瘤的是

A. 牙龈瘤

B. 血管瘤

C. 脂肪瘤

D. 淋巴管瘤

E. 成釉细胞瘤

【答案】E

【解析】临界瘤：成釉细胞瘤、乳头状瘤、多形性腺瘤。

分类	来源		举例
良性	牙源性及上皮源性肿瘤（多见）		成釉细胞瘤、多形性腺瘤
	间叶组织肿瘤（其次）		管型瘤、纤维瘤
恶性	癌	上皮组织来源最多 约占口腔颌面部恶性肿瘤 80%（口腔恶性肿瘤约 90%）	鳞状上皮细胞癌最为常见
		腺源性上皮癌及未分化癌	—
		口腔癌的发病率 1∶100000	—
	肉瘤	口腔颌面部者较少	纤维肉瘤、骨肉瘤等

三、口腔颌面部肿瘤的致病因素

肿瘤病因至今尚未明了，一般认为是外来和内在多种致病因素综合作用的结果。

（一）外来因素（环境的原因）

因素分类	举例	疾病与其影响因素
物理因素	热、损伤、紫外线、X线及其他放射性物质，以及长期慢性刺激等因素	舌、颊癌：残根、不良修复体的长期刺激
		唇癌：长期吸雪茄烟和烟斗
		皮肤癌：灼伤
		唇癌及皮肤癌：紫外线辐射
		皮肤癌及骨肉瘤：X线
化学因素	煤焦油、吸烟及酒精等均可致癌	
生物因素	某些恶性肿瘤可由病毒引起	Burkitt淋巴瘤与EB病毒有关；人乳头瘤病毒，特别是HPV_{16}是诱发人口腔黏膜鳞癌的相关病毒
营养因素	维生素、微量元素均与癌瘤的发生、发展有一定关系	

（二）内在因素（自身的原因）

分类	特征
神经精神因素	肿瘤发生发展的有利因素
内分泌因素	内分泌功能紊乱可引起某些肿瘤
机体免疫状态	无论在早期或晚期，患者免疫都有下降
遗传因素	癌症患者可有家族史
基因突变	人类染色体中存在着癌基因

此外，年龄、地区、民族、环境、风俗、生活习惯等内外因素与肿瘤的发生也有密切的关系。

命题趋势 口腔颌面部肿瘤的致病因素。考试多以A1型题为主。

金题直击

下述因素中，不是肿瘤病因中外在因素的是

A. 化学因素　　B. 物理因素

C. 神经精神因素　　D. 生物因素

E. 营养因素

【答案】C

【解析】外来因素：物理因素、化学因素、生物因素、营养因素。内在因素：神经精神因素、内分泌因素、机体免疫状态、遗传因素、基因突变。

四、口腔颌面部肿瘤的临床表现

（一）良性肿瘤与恶性肿瘤的鉴别

良性肿瘤与恶性肿瘤的结构、生长方式、临床表现、治疗原则及预后均有很大差异。因此，在临床上鉴别良、恶性肿瘤具有非常重要的意义。

鉴别要点	良性肿瘤	恶性肿瘤
发病年龄	任何年龄	癌：老年多见 肉瘤：青壮年多见
生长速度	一般较慢	一般较快
生长方式	膨胀性生长	浸润性生长
与周围组织的关系	有包膜，不侵犯周围组织，界限较清楚，可移动	侵犯、破坏周围组织，界限不清，活动受限

续表

鉴别要点	良性肿瘤	恶性肿瘤
症状	一般无症状	常有局部疼痛、麻木、头痛、张口受限、面瘫、出血等症状
转移	无	常发生转移
对机体的影响	一般对机体无影响，如生长在要害部位或发生并发症时，也可危及生命	对机体影响大，常因迅速发展、转移和侵及重要脏器及发生恶病质而死亡
组织学结构	细胞分化良好，细胞形态和结构与正常组织相似	细胞分化差，细胞形态和结构呈异型性，有异常核分裂象

命题趋势 良恶性肿瘤的鉴别。考试多以 A1 型题为主。

金题直击

以下哪项属于恶性肿瘤的特征

A. 多呈膨胀性生长

B. 一般不发生转移

C. 对机体影响较小，一般不会导致患者死亡

D. 多对周围组织产生破坏较小，界限清楚

E. 细胞多分化较差

【答案】E

【解析】ABCD 是良性肿瘤。

（二）与恶性肿瘤相关的概念

1. 原位癌 癌初起局限于黏膜内或表层中（不突破基底膜），称原位癌。

2. 临床上癌的分型

（1）溃疡型 肿瘤多发生于皮肤或黏膜浅部，表面坏死脱落并向周围扩展，形成中间凹陷、边缘隆起的火山口状溃疡。

（2）外生型 肿瘤迅速向表面增生，形成菜花样，常合并感染、坏死。

（3）浸润型 肿瘤表面稍隆起而粗糙不平，深部可扪及不易移动的硬块。

3. 肉瘤 儿童及年轻人多见，起自深部间叶组织。

五、口腔颌面部肿瘤的诊断

早期发现、正确诊断是根治恶性肿瘤的关键。

特殊性指向性检查可帮助诊断。

检查手段	疾病	诊断方法或特征表现
核医学	甲状腺癌及口腔内异位甲状腺	^{131}I 或 ^{125}I 诊断，^{125}I 分辨较好
	颌骨恶性肿瘤	^{99m}Tc
穿刺液涂片检查	囊肿	有时有胆固醇晶体
	血管瘤	血性液体
	囊性淋巴管瘤	淋巴液
肿瘤标志物	恶性肿瘤的血液、尿液或其他体液中运用现代医学监测技术可发现一些特殊的化学物质，这类物质通常以抗原、激素、受体、酶、蛋白以及各种癌基因等的形式出现，这些产物多由肿瘤细胞产生、分泌和释放	

六、口腔颌面部肿瘤的治疗

对肿瘤要进行综合治疗。应注意第一次治疗常是治愈的关键。

（一）治疗原则

1. 良性肿瘤 外科治疗为主。临界瘤应切除肿瘤周围部分正常组织，并进行冷冻切片病理检查，若有恶变时还应扩大切除范围。

2. 恶性肿瘤　应根据肿瘤的组织来源、生长部位、分化程度、发展速度、临床分期、患者机体状况等进行全面研究后再选择适当的治疗方法。

（1）组织来源　肿瘤的组织来源不同，对不同治疗方法的敏感性不同，故治疗方法也不同。

（2）细胞分化程度　肿瘤细胞分化程度与治疗有一定关系。①细胞分化程度较好的肿瘤。对放射线不敏感，故常采用手术治疗。②细胞分化程度较差或未分化的肿瘤。对放射线较敏感，应采用放射与化学药物治疗。③若肿瘤发展迅速，出现广泛浸润时，应考虑先进行术前放射或化学药物治疗。

（3）生长部位　肿瘤的生长部位对治疗也有一定关系。①颌面深部或近颅底的肿瘤：手术治疗比较困难，术后往往出现严重功能障碍，故首先考虑能否应用放射治疗或化疗，必要时再考虑手术治疗。②唇癌：手术切除较容易，整复效果也好，故多采用手术切除。③颌骨肿瘤：一般以手术治疗为主。

（4）临床分期　临床分期对治疗方案的选择和预后估计有一定的参考价值。早期患者不论应用何种疗法均可获效，而晚期患者则以采用综合治疗的效果为好。

临床上根据癌瘤侵犯的范围，国际抗癌联盟（UICC）设计了 TNM 分类法。

T 原发肿瘤；N 区域性淋巴结；M 远处转移

临床分类

Tx——原发肿瘤不能评估

T0——原发灶隐匿

Tis——原位癌

T1——肿瘤最大直径≤ 2cm

T2——肿瘤最大直径> 2cm，≤ 4cm

T3——肿瘤最大直径> 4cm

T4a——局部中度浸润的疾病

　　唇：肿瘤侵犯邻近解剖结构，穿破骨皮质，侵犯下牙槽神经、口底或面部皮肤

　　口腔：肿瘤侵犯邻近组织，穿破骨皮质，侵犯舌深部肌层及舌外肌、上颌窦、皮肤

T4b——局部非常广泛浸润的疾病

　　肿瘤侵犯咀嚼肌间隙、翼板、颅底和（或）包绕颈内动脉

（牙龈原发肿瘤仅浅表地侵蚀骨或牙槽突，不归纳为 T4）

Nx——不能评估有无区域性淋巴结转移

N0——无区域性淋巴结转移

N1——同侧单个淋巴结转移，直径≤ 3cm

N2——淋巴结转移

　　N2a——同侧单个淋巴结转移，直径> 3cm，≤ 6cm

　　N2b——同侧多个淋巴结转移，其中最大直径≤ 6cm

　　N2c——双侧或对侧淋巴结转移，其中最大直径≤ 6cm

N3——转移淋巴结最大直径> 6cm

（中线部位转移淋巴结应列为同侧转移）

Mx——不能评估有无远处转移

M0——无远处转移

M1——有远处转移，代号如下

肺 PUL	淋巴结 LYM	皮肤 SKI	骨 OSS	骨髓 MAR
肝 HEP	胸膜 PLE	脑 BRA	腹膜 PER	其他部位 OTH

临床分期

0 期	Tis	N0	M0
Ⅰ期	T1	N0	M0
Ⅱ期	T2	N0	M0
Ⅲ期	T3	N0	M0
	T1	N1	M0
	T2	N1	M0
	T3	N1	M0

续表

T 原发肿瘤；N 区域性淋巴结；M 远处转移			
ⅣA 期	T4a	N0	M0
	T4a	N1	M0
	T1	N2	M0
	T2	N2	M0
	T3	N2	M0
	T4a	N2	M0
ⅣB 期	任何 T	N3	M0
	T4b	任何 N	M0
ⅣC 期	任何 T	任何 N	M1

命题趋势 TNM 分类分期。考试多以 A1 型题为主。

金题直击

患者，男，65 岁，右侧舌侧缘可见一“溃疡”，病理检查结果为“舌部鳞状细胞癌”，肿瘤大小为 3cm×4cm，可扪及右侧颌下区两个肿大淋巴结分别为 2cm×4cm 和 5cm×7cm 大小，未发现远处转移，试问该病的 TNM 分期

A. $T_1N_1M_0$
B. $T_1N_2M_0$
C. $T_2N_2M_0$
D. $T_2N_3M_0$
E. $T_3N_3M_0$

【答案】D

（二）治疗方法（助理不考）

1. 手术治疗

目前治疗口腔颌面部肿瘤主要的方法仍是手术，良性肿瘤或放疗及化疗不能治愈的恶性肿瘤可考虑手术治疗。

手术时必须遵循肿瘤外科原则。对于恶性肿瘤必须完全、彻底切除，因此治愈肿瘤的关键是第一次手术，如切除不彻底，容易复发，再次手术则疗效常不够满意。

在手术中应严格遵守“无瘤”操作原则：

① 保证切除手术在正常组织内进行。
② 避免切破肿瘤，污染手术野。
③ 防止挤压瘤体，以免播散。
④ 应作整体切除，不宜分块挖出，对肿瘤外露部分应以纱布覆盖、缝包。
⑤ 表面溃疡者，可采用电灼或化学药物处理，避免手术过程中污染种植。
⑥ 缝合时应用大量盐水及化学药物（5% 氮芥）作冲洗湿敷，创口缝合时必须更换手套及器械。
⑦ 为了防止肿瘤扩散。还可采用电刀，也可于术中及术后应用静脉或区域性动脉注射化学药物。
⑧ 对可疑肿瘤残存组织或未能切除的肿瘤，可辅以电灼、冷冻、激光、局部注射抗癌药物或放射等治疗。

注：正常组织内切除，防止切破、分块、挤压瘤体，缝合时换器械、手套，术中冲洗给药，术后放化疗。

命题趋势 手术“无瘤”操作原则。考试多以 A1 型题为主。

金题直击

不属于口腔癌“无瘤”手术要求的是

A. 保证手术在正常组织内进行
B. 避免切破肿瘤，勿挤压瘤体
C. 不宜整块挖出，暴露的肿瘤面覆以纱布、缝包
D. 创口缝合前大量盐水冲洗，化疗药物湿敷
E. 创口缝合时更换手套及器械

【答案】C

【解析】正常组织内切除，防止切破、分块、挤压瘤体，缝合时换器械、手套，术中冲洗给药，术后放化疗。

2. 放射治疗 绝大部分良性肿瘤不适于放射治疗。

对放射线敏感	恶性淋巴瘤、淋巴上皮癌、浆细胞肉瘤、尤文（Ewing）肉瘤、未分化癌等
对放射线中度敏感	鳞状细胞癌及基底细胞癌
对放射线不敏感	腺癌、恶性黑色素瘤、骨肉瘤、纤维肉瘤、肌肉瘤（胚胎性横纹肌肉瘤除外）、脂肪肉瘤、神经源性肿瘤

放射治疗前的准备：放射治疗前，应拔除口内病灶牙及肿瘤邻近的牙，拆除金属套冠及固定桥。此外要注意口腔卫生。

放射治疗处理：对症治疗。如果白细胞低于 4×10^9/L、血小板低于 100×10^9/L（警戒数），应考虑减少放射剂量。如果白细胞低于 3×10^9/L、血小板低于 80×10^9/L，应暂停放射治疗，并用抗生素，辅以输鲜血。

命题趋势 放射治疗。考试多以 A1 型题为主。

金题直击

1. 对放射线敏感的肿瘤是

A. 脂肪肉瘤
B. 腺癌
C. 恶性黑色素瘤
D. 浆细胞肉瘤
E. 骨肉瘤

【答案】D

【解析】对放射线敏感：恶性淋巴瘤、淋巴上皮癌、浆细胞肉瘤、尤文（Ewing）肉瘤、未分化癌等。对放射线中度敏感：鳞状细胞癌及基底细胞癌。对放射线不敏感：腺癌、恶性黑色素瘤、骨肉瘤、纤维肉瘤、肌肉瘤（胚胎性横纹肌肉瘤除外）、脂肪肉瘤等。

2. 当白细胞和血小板下降到什么状态时，应考虑停用化疗药

A. 白细胞 4.0×10^9/L，血小板 100×10^9/L
B. 白细胞 3.0×10^9/L，血小板 100×10^9/L
C. 白细胞 4.0×10^9/L，血小板 80×10^9/L
D. 白细胞 3.0×10^9/L，血小板 80×10^9/L
E. 白细胞 3.0×10^9/L，血小板 60×10^9/L

【答案】D

【解析】白细胞 4.0×10^9/L、血小板 100×10^9/L 为警戒数，低于此数时，应考虑减少放射剂量。当白细胞下降到 3.0×10^9/L，血小板降到 80×10^9/L，应予停药并应用升白细胞药物。白细胞严重减少时，应给予抗生素或丙种球蛋白以预防感染，必要时应输入鲜血，或进行成分输血。故本题选 D。

3. 化学药物治疗

（1）药物分类

① 按照化学性质分类。细胞毒素类（烷化剂）主要药物是氮芥及其衍化物，例如氮芥、环磷酰胺。抗代谢类主要包括甲氨蝶呤、5- 氟尿嘧啶。抗生素类包括博来霉素、平阳霉素。激素类如肾上腺皮质激素类、丙酸睾酮。植物类包括长春新碱、羟喜树碱、紫杉醇。其他包括有丙卡巴肼（甲基苄肼）、羟基脲、顺铂等。

命题趋势 化学药物治疗的分类。考试多以 A1 型题为主。

金题直击

下列药物属于细胞毒素类抗癌药的是

A. 平阳霉素
B. 环磷酰胺
C. 氟尿嘧啶
D. 长春新碱
E. 肾上腺皮质激素

【答案】B

【解析】细胞毒素类：氮芥、环磷酰胺。抗代谢类：甲氨蝶呤、氟尿嘧啶。抗生素类：博来霉素、平阳霉素。激素类：肾上腺皮质激素类、丙酸睾酮。植物类：长春新碱、羟喜树碱、紫杉醇。其他：丙卡巴肼、羟基脲、顺铂。

②按照对细胞周期的作用分类。细胞增殖周期可以分为有丝分裂（M 期）和间期。现有抗癌化学药物根据其对细胞周期的作用及对增殖细胞和休止细胞的敏感性不同，分为两大类。细胞周期非特异性药物：主要是一

些细胞毒素类和抗生素类药物。此类药物可作用于细胞增殖周期的各期。细胞周期特异性药物：药物只影响已进行细胞周期或处于增殖状态的细胞，主要是一些代谢类和植物类药物。

（2）治疗方案　临床上常用的治疗方案有以下两种。①单一化学药物治疗：原则上应用选择性比较强的药物。如鳞状细胞癌应用平阳霉素；腺癌应用喜树碱或5-氟尿嘧啶治疗。②联合化学药物治疗：对于无明确敏感化学药物的患者，可选用作用于不同细胞周期、不同毒性的药物进行合并，以便产生协同作用，避免对抗，提高疗效。

（3）给药方法

① 序贯疗法。常用于较晚期的恶性肿瘤。首先使用较大剂量细胞周期非特异性药物杀伤大量肿瘤细胞，使增殖的癌细胞总数减少，促使休止期的癌细胞进入增殖周期，再用细胞周期特异性药物杀伤增殖细胞，可以提高疗效。另一种序贯疗法亦称同步治疗，先用M期抑制剂（长春新碱或长春碱），经过一定时间后，再用细胞周期特异性或非特异性药物治疗，也可以增加疗效。长春新碱能将细胞阻滞在M期，造成部分同步化，经过一段时间，长春新碱的作用解除后，这些细胞将同步化地进入甲氨蝶呤或环磷酰胺最敏感的时相，增加药物的杀癌细胞能力。

② 冲击疗法。通常指给药间隔在3周以上者。优点：该方案利用药物的最大杀伤能力，较每日小剂量给药疗效显著。且该疗法的毒性，特别是对骨髓的抑制并不比小剂量给药大，且不易出现耐药性，对免疫功能的影响亦较小。缺点：对老年、体弱的患者应慎重使用，而且应在有解毒药的条件下配合应用。

③中剂量脉冲治疗。通常每周给药1～2次。临床上多用甲氨蝶呤、喜树碱、放线菌素等细胞周期特异性药物，可以较多地杀伤处于增殖状态的癌细胞，而对休止的生血干细胞损伤较小。

④小剂量每天给药。适用于药物毒性较小，排泄较快者。如平阳霉素、丙卡巴肼（甲基苄肼）。

⑤ 分次给药。指每隔数小时给药1次。如阿糖胞苷，对增殖细胞非常敏感，但在体内存留时间短，因而必须采用分次给药的方法，才能使血中药物浓度持续一定时间。

（4）给药途径　静脉推注或滴注、颈外动脉分支插管推注或滴注（亦称区域性动脉化疗）、口服、肿瘤内注射、肌内注射以及外用涂敷等。

（5）化疗的不良反应　主要的不良反应是骨髓抑制。其他的不良反应有消化道反应，表现为食欲减退等。

命题趋势 化疗最主要的不良反应。考试多以A1型题为主。

金题直击

化疗药物最严重的不良反应是

A. 恶心呕吐　　B. 厌食

C. 皮肤瘙痒　　D. 骨髓抑制

E. 脱发

【答案】D

【解析】骨髓抑制是化疗药物最严重的不良反应，其他的不良反应有消化道反应。

4. 生物治疗　治疗的基础是调动机体自身的抗癌功能，以自身功能调节的方式消灭残余癌瘤（亚临床灶），并达到临床治愈的目的。该疗法包括免疫治疗、细胞因子治疗、基因治疗等。

5. 低温治疗　亦称冷冻治疗，是指肿瘤经过反复的、迅速深低温冻结和缓慢融化，引起细胞和细胞膜的破裂死亡。其原理是细胞内外结晶失水、电解质浓缩、酸碱度改变、尿素浓度升高、细胞脂蛋白变性以及温度休克而使细胞膜破裂死亡。

低温治疗适应证：血管瘤、毛细淋巴管瘤、黏液囊肿、乳头状瘤等良性肿瘤；鳞癌、恶性黑色素瘤等恶性肿瘤；还可用于复发性恶性肿瘤。冷冻对海绵状血管瘤及早期牙龈癌、腭癌、舌癌、恶性黑色素瘤疗效可能较好。

冷冻治疗后，创面一般在4～6周可完全愈合，但骨组织暴露时，愈合时间甚至可长达1年以上。

6. 激光治疗　激光在肿瘤的应用上，可作为手术的工具，即光刀。另一种方法则是通过凝固、气化等原理，作为治疗的手段。

7. 高温治疗　又称加热治疗，简称热疗。目前，高温治疗恶性肿瘤虽然取得一定的疗效，但还存在一些问题需要进一步探索。

8. 营养治疗　对于癌瘤患者给予合理的营养治疗甚为重要。

9. 综合序列治疗　目前对头颈部恶性肿瘤比较强调以手术为主的综合治疗，特别是三联疗法，即手术+放疗+化疗。

七、口腔颌面部肿瘤的预防（助理不考）

目前，口腔颌面部癌症患者的5年生存率在60%左右，效果尚不能令人满意。是因为现在癌症的治疗都是在癌症已形成之后治疗，即一种“癌后治疗”。

癌症的预防可分为三级：

Ⅰ级预防	病因学预防，是降低发病率的最根本措施
Ⅱ级预防	贯彻三早，即“早发现、早诊断、早治疗”，以提高治愈率
Ⅲ级预防	以处理和治疗患者为主，其目标是根治肿瘤，延长寿命，减轻病痛以及防止复发

口腔颌面部癌瘤的预防应包括以下内容：

① 消除或减少致癌因素。

② 及时处理癌前病损。

白斑和红斑是口腔颌面部最常见的癌前病损（变）。

癌前状态：口腔扁平苔藓、口腔黏膜下纤维性变、盘状红斑狼疮、上皮过度角化、先天性角化不良以及梅毒、着色性干皮病是口腔面颊部常见的癌前状态。对于扁平苔藓，尤其是糜烂型及萎缩型扁平苔藓久治不愈者，应充分提高警惕，据文献报告，扁平苔藓的恶变率在1%～10%。

③ 加强防癌宣传。

④ 开展防癌普查或易感人群的监测。

命题趋势　口腔颌面部肿瘤的预防分级。考试多以A1型题为主。

金题直击

1. 属于口腔癌瘤一级预防的是

A. 早发现　　B. 早诊断

C. 早治疗　　D. 病因预防

E. 防止复发

【答案】D

【解析】病因预防是降低口腔癌瘤发病率的最根本措施。故本题答案是D。易误选C。

2. 以下哪种不是癌前状态

A. 白斑　　B. 口腔扁平苔藓

C. 口腔黏膜下纤维性变　　D. 盘状红斑狼疮

E. 着色性干皮病

【答案】A

【解析】白斑和红斑属于癌前病损（变）。癌前状态：口腔面颊部常见的癌前状态被认为有口腔扁平苔藓、口腔黏膜下纤维性变、盘状红斑狼疮、上皮过度角化、先天性角化不良以及梅毒、着色性干皮病等，对于扁平苔藓，尤其是糜烂型及萎缩型扁平苔藓久治不愈者，应充分提高警惕，据文献报告，扁平苔藓的恶变率在1%～10%。

第二节　口腔颌面部囊肿

一、软组织囊肿

常见的有皮脂腺囊肿、皮样或表皮样囊肿、甲状舌管囊肿、鳃裂囊肿。

（一）皮脂腺囊肿

1. 概念　皮脂腺囊肿，中医称“粉瘤”。由皮脂腺排泄管阻塞而导致，为潴留性囊肿。囊内容物为白色凝乳状皮脂腺分泌物。

2. 临床表现　常见于面部，囊壁和皮肤粘连紧密，中央可见一“小色素点”，可通过该特征性表现与表皮样囊肿作鉴别。

此类囊肿可能恶变成皮脂腺癌。

3. 治疗 在局麻下手术切除。沿颜面部皮纹方向做梭形切口，应切除包括与囊壁粘连的皮肤。

命题趋势 皮脂腺囊肿特征性表现。考试多以A1型题为主。

金题直击

皮脂腺囊肿的特征性表现是

A. 生长缓慢，时大时小
B. 大小不一，多为圆形
C. 与皮肤粘连，病变中央有小色素点
D. 质软，无压痛，有波动感
E. 边界清楚，无浸润

【答案】C

【解析】皮脂腺囊肿的特征性表现是与皮肤粘连，病变中央有小色素点。囊壁中无皮肤附件的为表皮样囊肿；皮脂腺囊肿内为潴留的皮脂；甲状舌管囊肿、始基囊肿内为囊壁上皮分泌的液体样物质。其他几项虽是皮脂腺囊肿的表现，但C为特征性表现。故本题答案是C。易误选D。

（二）皮样或表皮样囊肿

1. 概念 皮样囊肿或表皮样囊肿是胚胎发育时期遗留在组织中的上皮细胞发展而形成的囊肿，后者也可以因损伤、手术使上皮细胞植入而形成。

皮样囊肿囊壁较厚，由皮肤和皮肤附件所构成。囊腔内可见脱落的上皮细胞、皮脂腺、汗腺和毛发等结构，中医称之为“发瘤”。而表皮样囊肿，其囊壁中则无皮肤附件。

2. 临床表现 多见于儿童及青年。皮样囊肿好发部位为口底、颏下，表皮样囊肿好发于眼睑、额、鼻、眶外侧、耳下等部位。触诊时囊肿“似面团样”、坚韧而有弹性。

皮样或表皮样囊肿一般无自觉症状，若囊肿位于口底正中，下颌舌骨肌、颏舌骨肌或颏舌肌以上者，多向口内发展，囊肿体积增大时可以将舌推向上方，使舌体抬高，影响语言，甚至发生吞咽和呼吸功能障碍；位于下颌舌骨肌或颏舌骨肌以下者，则主要向颏部发展。

3. 诊断 除根据病史及临床表现进行诊断外，皮样囊肿穿刺检查可抽出乳白色豆渣样分泌物，有时大体标本可见毛发。

4. 治疗 手术摘除。

命题趋势 皮样囊肿的特征性表现。考试多以A1型题为主。

金题直击

1. 以下哪一项是皮样囊肿和表皮样囊肿所独有的特征

A. 生长缓慢
B. 多见于儿童、年轻人
C. 触诊坚韧而有弹性，似面团样
D. 边界清楚
E. 一般无自觉症状

【答案】C

【解析】该题强调独有特征，皮样、表皮样囊肿即为“面团状”。剩余A、B、D、E则为良性肿瘤常见表现。

2. 皮样囊肿和表皮样囊肿的主要区别是

A. 皮样囊肿内不含角化物
B. 表皮样囊肿内不含角化物
C. 皮样囊肿的囊壁不含皮肤附属结构
D. 表皮样囊肿的囊壁含皮肤附属结构
E. 皮样囊肿含一种或多种皮肤附属结构

【答案】E

【解析】皮样囊肿或表皮样囊肿为胚胎发育时期遗留于组织中的上皮细胞发展而形成的囊肿，后者也可因损伤、手术使上皮细胞植入而形成。囊壁中无皮肤附件者，为表皮样囊肿，皮样囊肿和表皮样囊肿的主要区别为囊壁中有无皮肤附件，故本题选E。

（三）甲状舌管囊肿

1. 概念 胚胎发育第4周时，第一对咽囊之间，咽腔腹侧壁的内胚层向下方陷入，形成一个憩室状结构，即甲状腺始基；以后逐渐向下面的间质内伸展，借甲状舌管和咽表面的上皮粘连。第6周时，甲状舌管自行消失，在起始点处仅留一浅凹即舌盲孔。若甲状舌管不消失时，则残存上皮分泌物聚积可形成先天性甲状舌管囊肿。若甲状腺下移过程发生障碍，则可异位于此下降路线上的任何一点。

2. 临床表现

10 岁以下的儿童多见，成年人亦可见。

好发部位是颈正中线，自舌盲孔至胸骨切迹间的任何部位，但以舌骨上下部为最常见。囊肿生长缓慢，呈圆形，质软，界清，与表面皮肤及周围组织无粘连。位于舌骨以下的囊肿，舌骨体与囊肿之间可能扪到坚韧的索条与舌骨体粘连，故可随吞咽及伸舌等动作而移动。患者多无自觉症状。若囊肿发生于舌盲孔下面或前后部，可使舌根部肿胀，发生吞咽、语言及呼吸功能障碍。囊肿可以经过舌盲孔与口腔相通而继发感染。囊肿感染自行破溃或误诊为脓肿行切开引流，则形成甲状舌管瘘。亦可见出生后即存在的原发瘘。甲状舌管瘘如长期不治，还可以发生癌变。

3. 诊断　可根据其部位和随吞咽移动等而作出诊断。有时穿刺检查可抽出透明、微混浊的黄色稀薄或黏稠性液体。

4. 鉴别诊断　应与舌异位甲状腺鉴别。舌异位甲状腺简称舌甲状腺，常位于舌根部或舌盲孔的咽部，呈瘤状突起，表面紫蓝色，质地柔软，周围界限清楚。患者常有语言不清，呈典型的“含橄榄”语音；较大时可出现吞咽困难和不同程度的入睡后呼吸困难等梗阻症状。在婴幼儿期，可由于巨大甲状腺异位导致呼吸困难；在成人还可发生舌甲状腺腺瘤。当甲状腺异位时，可有两种情况：一种为迷走甲状腺，即完全异位于舌根部，颈部无任何甲状腺组织；另一种是副甲状腺，即除舌根有异位甲状腺体外，颈部还有残留的甲状腺。用核素 ^{131}I 扫描时，可见异位甲状腺部位有核素浓聚。在甲状舌管囊肿中，有时可伴有下降不全的甲状腺组织，即甲状舌管囊肿与异位甲状腺同时存在。

5. 治疗　应手术切除囊肿或瘘管，而且应彻底，否则容易复发。手术的关键是，除囊肿或瘘管外，一般应将舌骨中份一并切除。若仅切除囊肿或瘘管，由于舌骨中可能存在微细的副管，可能导致复发。

命题趋势 甲状舌管囊肿好发部位。考试多以 A1 型题为主。

金题直击

甲状舌管囊肿好发在颈中线的

A. 舌骨上部　　B. 舌骨下部

C. 舌根部　　D. 舌骨上、下部

E. 胸骨切迹上

【答案】D

【解析】甲状舌管囊肿可发生于颈正中线，自舌盲孔至胸骨切迹间的任何部位，但以舌骨上下部最为常见，故本题选 D。

（四）鳃裂囊肿

1. 概述　鳃裂囊肿属于鳃裂畸形之一。胚胎发育第 3 周时，头部两侧各有 5 对斜形突起、平行的鳃弓。鳃弓之间，外侧为凹进的沟形鳃裂所分离；内侧则为凸出的咽囊。多数学者认为鳃裂囊肿系由胚胎鳃裂残余组织所形成。囊壁厚薄不等，含有淋巴样组织，通常多覆有复层鳞状上皮，少数则被以柱状上皮。常因壁内淋巴结炎产生纤维化，使囊壁增厚。

2. 临床表现（感冒后增大）

来源	发生率	部位
第一鳃裂	仅次于第二鳃裂来源	下颌角以上及腮腺区
第二鳃裂	最常见	肩胛舌骨肌水平以上者为中份
第三鳃裂（胸腺咽管囊肿）	较少见	颈根区者
第四鳃裂		

第二鳃裂囊肿好发部位为颈上部，舌骨水平，胸锁乳突肌上 1/3 前缘处。有时附着于颈动脉鞘的后部，或自颈内、外动脉分叉之间突向咽侧壁。囊肿表面光滑，但有时呈分叶状。肿物大小不定，生长缓慢，患者常无自觉症状，如发生上呼吸道感染后可以骤然增大，且感觉不适。若有继发感染，可伴发疼痛，并放射至腮腺区。触诊时肿块质地软，有波动感，但无搏动，此可与颈动脉体瘤相区别。鳃裂囊肿穿破后，可以长期不愈，形成鳃裂瘘，一般为不完全瘘，即有外口无内口；先天未闭合者，称原发性鳃裂瘘，常为完全瘘，即有内口也有外口。

来源	内口部位	外口部位
第一鳃裂	外耳道	耳垂之下颌角之间
第二鳃裂	咽侧壁	颈中、下 1/3
第三、四鳃裂	梨状隐窝或食管入口	颈根部、锁骨上区

3. 诊断 可根据病史、临床表现及穿刺检查作出诊断。囊内容物可见有黄色或棕色、清亮、含或不含胆固醇的液体。鳃裂瘘时可有黏液样分泌物（第一鳃裂瘘可伴有皮脂样分泌物）溢出。行造影检查可以明确其瘘管走向，协助诊断。

4. 治疗 根治的方法是外科手术彻底切除。做第二鳃裂囊肿或瘘手术时勿损伤副神经。

5. 预后 鳃裂囊肿可以恶变，或在囊壁上查到原位癌。原发性鳃裂癌极罕见，故应先排除任何转移癌的可能性后，方能作出鳃裂癌的诊断。

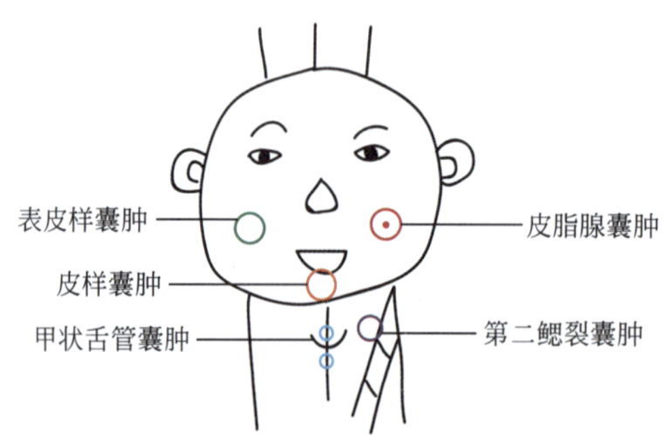

常见软组织囊肿

命题趋势 第二鳃裂瘘口位置。考试多以 A1、A2 型题为主。

金题直击

第二鳃裂瘘的外口常见于

A. 耳垂周围

B. 下颌角处

C. 胸锁乳突肌前缘，颈中、上 1/3 交界处

D. 胸锁乳突肌前缘，颈中、下 1/3 交界处

E. 胸锁乳突肌前缘下 1/3 处

【答案】D

【解析】第一鳃裂内口位于外耳道，外口位于耳垂；第二鳃裂内口位于咽侧壁，外口位于颈中下 1/3；第三、四鳃裂内口位于梨状隐窝或食管入口部，外口位于颈根部、锁骨上区。故本题答案为 D。

名称	性质	别称	临床特征	囊内容物	治疗
皮脂腺囊肿	潴留性	粉瘤	小色素点	白色凝乳状皮脂腺分泌物	手术切除
皮样囊肿	发育性	发瘤	“似面团样”	乳白色豆渣样分泌物	手术切除
表皮样囊肿	发育性	—	好发于眼睑、额、耳下	乳白色豆渣样分泌物	手术切除
甲状舌管囊肿	发育性	—	随吞咽移动	透明、微混浊的黄色稀薄或黏稠性液体	切除囊肿、瘘管及舌骨中份
鳃裂囊肿	发育性	—	第二鳃裂来源最多，感冒后增大	黄色或棕色的、清亮的、含或不含胆固醇的液体	手术切除

二、颌骨囊肿

（一）牙源性颌骨囊肿

1. 牙源性颌骨囊肿的病理病因与突出特征

分类	病理病因	好发部位	突出特征
根尖囊肿	根尖炎症刺激，引起牙周膜内残余上皮增生	前牙	可见深龋、残根、残冠 肯定有死髓牙根尖位于囊内

续表

分类	病理病因	好发部位	突出特征
始基囊肿	炎症和损伤刺激后，成釉器星形网状层变性、液化	下颌第三磨牙和下颌支	囊肿可含牙
含牙囊肿	缩余釉上皮与牙冠之间液体渗出	下颌第三磨牙和上颌尖牙	牙冠位于囊内，囊肿包绕牙冠釉牙骨质界

命题趋势 根尖囊肿特征性表现。考试多以A1型题为主。

金题直击

口腔颌面部因炎症而引起的囊肿主要是

A. 根尖囊肿
B. 黏液囊肿
C. 舌下囊肿
D. 始基囊肿
E. 牙龈囊肿

【答案】A

【解析】根尖囊肿是由慢性炎症引起的。

命题趋势 含牙囊肿的别称。考试多以A1型题为主。

金题直击

被称为“滤泡囊肿”的是

A. 始基囊肿
B. 含牙囊肿
C. 角化囊肿
D. 根尖囊肿
E. 鳃裂囊肿

【答案】B

【解析】含牙囊肿又称滤泡囊肿。

命题趋势 始基囊肿特征性表现。考试多以A1型题为主。

金题直击

由成釉器星形网状层变性发展而来的颌骨囊肿是

A. 始基囊肿
B. 含牙囊肿
C. 根尖周囊肿
D. 球上颌囊肿
E. 牙源性角化囊性瘤

【答案】A

【解析】始基囊肿发生于成釉器发育早期，成釉器受刺激后其星网层发生变性并有液体渗出蓄积形成囊肿。含牙囊肿是由于在牙冠形成后，牙冠面和缩余釉上皮之间有液体渗出而形成。根尖囊肿主要是由根尖周肉芽肿发展而来。球上颌囊肿属于非牙源性囊肿。牙源性角化囊性瘤来源于原始的牙胚或残余牙板。故选A。

2. 牙源性颌骨囊肿的临床表现、诊断与治疗要点

临床表现	多见青壮年，可单发或多发，单发常见 早期无症状→骨质膨胀（颊侧），形成面部畸形→触诊乒乓球样感，羊皮纸样脆裂声→波动感→病理骨折 上颌骨囊肿：鼻腔、上颌窦→影响视力，甚至产生复视，牙齿松动、移位及倾斜 始基、含牙囊肿可伴先天缺牙或多余牙 除根尖囊肿外其余均可转成或伴有成釉细胞瘤	
诊断要点	穿刺	穿刺是一种比较可靠的诊断方法；可抽出草黄色或草绿色清亮囊液，镜下可见胆固醇结晶
	X线	清晰圆形或卵圆形的透明阴影，边缘整齐，周围常呈现一明显白色骨质反应线
治疗要点	手术摘除	

（二）非牙源性颌骨囊肿

分类	部位	来源	X线特点
球上颌囊肿	上颌侧切牙和尖牙之间	发育，位于球状突和上颌突之间肿物	囊肿阴影在牙根之间，不在根尖部位
鼻腭囊肿（鼻腭管囊肿）	切牙管内或附近	来自切牙管残余上皮	切牙管扩大的囊肿影像
正中囊肿	切牙孔后，腭中缝的任何部位	两个继发腭联合时的肿物	圆形囊肿影像，也可发下颌正中线处
鼻唇囊肿	鼻底和鼻前庭内	鼻泪管上皮残余，囊肿在骨质表面	骨质无破坏现象

命题趋势 牙源性囊肿和非牙源性囊肿。考试多以A1型题为主。

金题直击

下列囊肿属于牙源性囊肿的是

A. 球上颌囊肿　　B. 始基囊肿

C. 鼻唇囊肿　　D. 含牙囊肿

E. 鼻腭囊肿

【答案】B

【解析】牙源性囊肿包括根尖囊肿（根端囊肿）、始基囊肿、含牙囊肿（滤泡囊肿）；非牙源性囊肿包括球上颌囊肿、鼻腭囊肿（鼻腭管囊肿）、正中囊肿、鼻唇囊肿。

第三节　良性肿瘤和瘤样病变

一、色素痣（助理不考）

来源	表皮基底层产生黑色素的色素细胞
好发部位	面颈部皮肤，偶见于口腔黏膜
病理表现	皮内痣：由小痣细胞构成
	交界痣：由大痣细胞构成，痣细胞在表皮和真皮交界（可发展为恶性黑色素瘤）
	复合痣：两者都有
临床表现	交界痣一般为淡棕色或深棕色斑疹、丘疹或结节，较小，表面光滑、无毛，平坦或稍高于皮表，一旦受刺激后，可出现痣的体积迅速增大，色泽加深，表面出现感染、破溃、出血，或痣周围皮肤出现卫星小点、放射黑线、黑色素环，以及痣所在部位的引流区淋巴结肿大等恶性症状
治疗	无恶变证据的面部较大的痣，可考虑分期部分切除，以便较好保存容貌、功能；怀疑有恶变的一次手术全部切除活检

毛痣、雀斑样色素痣均为皮内痣或复合痣，这类痣极少恶变。

命题趋势 色素痣最容易恶变的类型。考试多以A1型题为主。

金题直击

最容易发生恶变的色素痣是

A. 雀斑样色素痣　　B. 复合痣

C. 交界痣　　D. 皮内痣

E. 毛痣

【答案】C

【解析】最容易发生恶变的色素痣是交界痣，其次是复合痣中的交界痣，恶变为恶性黑色素瘤。

二、牙龈瘤（局部刺激所致）

概念	牙龈瘤是一个以形态及部位命名的诊断学名词，是机械刺激、损伤及慢性炎症刺激形成的反应性增生物，因其无肿瘤特有的结构，故非真性肿瘤
组织病理学分类	血管性（肉芽肿性）牙龈瘤主要是肉芽组织所构成，易出血（如妊娠性龈瘤，与内分泌有关）
	纤维性牙龈瘤含有较多的纤维组织和成纤维细胞，不易出血
	巨细胞性牙龈瘤（巨细胞肉芽肿）病变内可见少许骨小梁或骨样组织
临床特点	牙龈瘤女性较多，青年及中年人常见。多发于牙龈乳头部。最常见的部位是前磨牙区 X 线片可见骨质吸收牙周膜增宽的阴影。牙可能松动、移位
治疗	可在局麻下手术切除。切除必须彻底，否则易复发。一般应将病变所波及的牙同时去除（来自牙周膜和牙槽突的结缔组织）

命题趋势 牙龈瘤病因。考试多以 A1 型题为主。

金题直击

牙龈瘤的起因多为

A. 激素代谢紊乱　　B. 过勤的刷牙

C. 机械及慢性炎症刺激　　D. 家族遗传史

E. 自发性病变，无明确原因

【答案】C

【解析】牙龈瘤一般由残根、牙石、不良修复体等局部因素引起，与机械刺激或慢性炎症刺激有关。此外还与内分泌因素有关，如妇女怀孕期间容易发生牙龈瘤，分娩后则牙龈瘤缩小或停止生长。

三、牙源性角化囊肿（牙源性角化囊性瘤）

（一）临床表现

牙源性角化囊肿好发于青壮年，可发生于颌骨任何部位，下颌第三磨牙区及下颌支部多发。

肿瘤生长速度缓慢，初期无自觉症状。若肿瘤继续生长，骨质逐渐向周围膨隆，则可形成面部畸形。如果肿瘤发展到更大，表面骨质变为极薄之骨板，扪诊时可有乒乓球样感，以及发出所谓羊皮纸样脆裂声；若此层极薄的骨板也被吸收，则可有波动感。

角化囊肿大多向颊侧膨胀，但有 1/3 病例向舌侧膨胀，并穿破舌侧骨壁。下颌肿瘤发展过大，骨质破坏过多时，则可引起病理性骨折。上颌骨角化囊肿可侵入鼻腔及上颌窦，将眶下缘上推，而使眼球受到压迫，影响视力，甚或产生复视。如邻近牙受压，根周骨质吸收，则可使牙发生移位、松动与倾斜。

角化囊肿可伴缺牙或有多余牙。如因拔牙、损伤使囊肿破裂，可见似皮脂样物质。肿瘤若继发感染，也可出现炎症现象，患者感觉胀痛、发热、全身不适等。

角化囊肿可转变为或同时伴有成釉细胞瘤，其还有显著的复发性和癌变能力。

牙源性角化囊肿可为单发，亦可为多发性。一般以单发多见。

“痣样基底细胞癌综合征”或“多发性基底细胞痣综合征”是指多发性角化囊肿同时伴发皮肤基底细胞痣（或基底细胞癌）、分叉肋、眶距增宽、颅骨异常、小脑镰钙化等症状的类疾病。如临床上仅为多发性角化囊肿而并无基底细胞痣（癌）等症状时，亦可称为角化囊肿综合征。

基底细胞痣（癌）或角化囊肿综合征有时可有阳性家族史，一般认为是常染色体 9q22.3 位点突变所致。

（二）诊断

可根据病史及临床表现。穿刺是一种比较可靠的诊断方法，大多可见黄、白色角蛋白样（皮脂样）物质混杂其中。将抽出物做角蛋白染色检查有助于对角化囊肿的诊断。

X 线检查对诊断有很大帮助。X 线片上表现为一清晰圆形或卵圆形的透明阴影，边缘整齐，周围常呈现一明显白色骨质反应线，有时边缘可不整齐。

临床上牙源性角化囊肿与成釉细胞瘤，尤其是两者同时存在的病例，须借助病理检查方能最后确诊。

（三）治疗

角化囊肿易复发（文献报道其复发率为 3% ～ 60%），角化囊肿也可发生恶变，因此要求手术刮除彻底。

在刮除囊壁后可用苯酚或硝酸银等腐蚀剂涂抹骨创，或加用冷冻疗法，以消灭子囊，防止复发。必要时还可考虑在肿瘤外围切除部分骨质。如病变范围太大或多次复发的角化囊肿，应考虑将颌骨连同病变的软组织一起切除，立即植骨。

命题趋势 痣样基底细胞癌综合征的临床表现。

金题直击

痣样基底细胞癌综合征的临床表现不包括

A. 多发性角化囊性瘤

B. 皮肤基底细胞痣（癌）

C. 分叉肋，颅骨异常

D. 小脑镰钙化

E. 眶距缩窄

【答案】E

【解析】多发性角化囊肿同时伴发皮肤基底细胞痣（或基底细胞癌）、分叉肋、眶距增宽、颅骨异常、小脑镰钙化等症状时，称为“痣样基底细胞癌综合征”或“多发性基底细胞痣综合征”。

四、成釉细胞瘤

（一）概述

成釉细胞瘤为颌骨中心性上皮肿瘤，在牙源性肿瘤中较为常见。多发生于成年人，男女发病无明显差别，下颌骨比上颌骨多。成釉细胞瘤除发生于颌骨外，极少数发生在胫骨或脑垂体内。

（二）组织发生及病理表现

大多数认为由釉质器或牙板上皮发生而来。

长期以来，成釉细胞瘤一直被视为易复发、易恶变，应属“临界瘤”，具有高度局部侵袭性。

（三）临床表现

成釉细胞瘤好发人群为青壮年。以下颌体及下颌角部为常见。生长缓慢，初期无自觉症状；逐渐发展可使颌骨膨隆，造成畸形，左右面部不对称。若肿瘤侵犯牙槽突，可使牙出现松动、移位或脱落；肿瘤继续增大时，使颌骨外板变薄或甚至吸收，此时肿瘤可以侵入软组织内。由于肿瘤的侵犯，可以影响下颌骨的运动度，甚至可能发生吞咽、咀嚼和呼吸障碍。肿瘤表面常见有被对颌牙造成的压痕，如果咀嚼时发生溃疡，则可能造成继发性感染而化脓、溃烂、疼痛。当肿瘤压迫下牙槽神经时，患侧下唇及颊部可感觉麻木不适。如肿瘤发展很大，骨质破坏较多，还可能发生病理性骨折。

（四）诊断

可根据病史、临床表现、X线特点，进行初步诊断。

X线表现：早期呈蜂房状，以后形成多房性囊肿样阴影，单房比较少。成釉细胞瘤因为多房性及有一定程度的局部浸润性，故周围囊壁边缘常不整齐，呈半月形切迹。在囊内的牙根尖有不规则吸收现象。（罕见钙化）

成釉细胞瘤大多为实质性，如囊性成分较多时，则可穿刺抽出褐色液体，此点可与多为淡黄色囊液的颌骨囊肿相区别。

牙源性腺样瘤曾被认为属成釉细胞瘤的一种，故曾称为腺样成釉细胞瘤。目前认为是一种独立的类型，已从成釉细胞瘤中独立分化出来。牙源性腺样瘤好发于上颌尖牙区，青少年多见。X线常表现为单房性阴影伴有钙化小点或含牙。最后诊断仍需依靠病理检查。

（五）治疗

主要为外科手术治疗。传统的观点认为：因成釉细胞瘤有局部浸润周围骨质的特点，故手术治疗时不应施行刮除术，而须将肿瘤周围的骨质至少在0.5cm处切除。对较小的肿瘤行下颌骨方块切除，对较大的肿瘤应将病变的颌骨整块切除，并立即植骨。术中做冷冻切片检查，以明确诊断。如有恶变时，按恶性肿瘤手术原则处理。

注：未累及下颌骨下缘的肿瘤，方块切除（矩形切除），保留颌骨完整性。

累及下颌骨下缘的肿瘤，下颌骨部分切除（节段性切除）+同期植骨。

命题趋势 成釉细胞瘤的特点。

金题直击

1. 患者，男，28岁。右侧下额骨膨隆半年，偶有胀痛。检查：右侧下颌骨体部膨隆，可触及囊性感。曲面体层片示右下颌尖牙至下颌支前缘多房透射性病变，病变膨隆明显，前磨牙和磨牙牙根锯齿状吸收，边缘可见切迹。最可能的诊断是

A. 根尖周囊肿　　B. 含牙囊肿
C. 始基囊肿　　D. 牙源性角化囊性瘤
E. 成釉细胞瘤

【答案】E

【解析】成釉细胞瘤好发于成年人，下颌体及下颌角部常见，可造成颌骨膨大畸形，乒乓球样感。曲面体层片常见多房透射性病变，囊内的牙根锯齿状吸收，边缘可见半月形切迹。题中28岁成年男性，临床检查和X线片表现符合成釉细胞瘤的诊断。

2. 患者，男，28岁。诊断为下颌成釉细胞瘤，其穿刺液可能为

A. 褐色液体　　B. 血性液体不凝固
C. 微混浊的黄色黏稠性液体　　D. 蛋清样液体
E. 乳白色豆渣样物

【答案】A

【解析】成釉细胞瘤穿刺液为褐色液体。神经鞘瘤穿刺液为血性不凝固液体。透明、微混浊的黄色稀薄或黏稠性液体见于甲状舌管囊肿的穿刺物。舌下腺囊肿的穿刺检查可见蛋清样液体。乳白色豆渣样物多见于皮样囊肿或表皮样囊肿。

五、骨化性纤维瘤（助理不考）

（一）概述

骨化性纤维瘤为颌面骨比较常见的良性肿瘤。临床上骨化性纤维瘤与骨纤维异样增殖症（或称骨纤维结构不良）很难鉴别，后者一般认为不是真性肿瘤。

（二）病理表现

骨化性纤维瘤由大量的、排列成束和漩涡状的纤维组织所构成，其中含有一些大小不等、排列不规则的骨小梁和钙化团块，骨小梁周围有少数成骨细胞，并含有骨样组织。此瘤多为实质性，囊性较少见。

（三）临床表现

骨化性纤维瘤多见于年轻人，多为单发性，上、下颌骨均可发生，但下颌多见。女性多于男性。此瘤生长缓慢，早期无自觉症状，不易发现；肿瘤逐渐增大后，可造成颌骨膨隆，引起面部畸形及牙移位。

（四）诊断及鉴别诊断

骨化性纤维瘤易与骨纤维异样增殖症相混淆，应结合临床、病理和X线表现明确诊断。

骨化性纤维瘤	骨纤维异样增殖症
良性肿瘤	发育畸形
青年人多见	发病年龄较早
常为单发性	常为多发性
下颌骨多	上颌骨多
在X线片上表现为颌骨局限性膨胀，病变向四周发展，界限清楚，圆形或卵圆形，密度减低，病变内可见不等量的和不规则的钙化阴影（高低密度混合影像）	在X线片上表现为颌面骨广泛性或局限性沿骨长轴方向发展，呈不同程度的弥散性膨胀，病变与正常骨之间无明显界限。其密度根据病变中含骨量多少而异，有的呈密度高低不等阴影，有的呈毛玻璃状（磨砂玻璃）阴影，少数表现为多房性囊状阴影

骨化性纤维瘤的临床及X线表现与另外两种纤维骨病变化——牙骨质纤维瘤和纤维骨瘤亦很难鉴别，往往需要通过病理确诊。

（五）治疗

原则上应行手术切除。小的或局限性骨化性纤维瘤更应早期手术彻底切除。大的弥散性的或多发性的骨纤维异样增殖症，一般在青春期后进行手术。

金题直击

骨纤维异常增殖症常见的典型X线表现是

A. 呈日光放射状排列的骨刺
B. 大小不等的圆形齿状阴影
C. 不规则骨质破坏
D. 单囊状阴影
E. 毛玻璃样阴影

【答案】E

【解析】骨纤维异常增殖症是比较具有特征性的骨病变，其X线表现也有一定的特点，多为边界不甚清的毛玻璃状阴影。而呈日光放射状排列的骨刺是成骨性骨肉瘤的表现。

六、神经源性肿瘤（助理不考）

（一）神经鞘瘤

1. 临床表现 好发于头部、面部和舌部，生长缓慢，包膜完整，属良性肿瘤，也可有恶性者，质地坚韧，来自感觉神经者常有压痛或放射样痛，可沿神经轴侧向两侧移动，但不易沿神经长轴活动，穿刺抽出褐色血样液体但不凝结是其特点。

2. 治疗 手术摘除。

（二）神经纤维瘤

口腔颌面部神经纤维瘤常来自第Ⅴ或第Ⅶ对颅神经。

1. 临床表现与诊断

神经纤维瘤多见于青年人，生长缓慢，口腔内较少见。颜面部神经纤维瘤的特征性表现主要是皮肤呈大小不一的棕色斑，或呈灰黑色小点状或片状病损。肿瘤常为多发性瘤结节，沿皮下神经分布，呈念珠状，也可呈丛状，如来自感觉神经，可有明显触痛。沿着神经分布的区域内，有时结缔组织呈异样增生，致皮肤松弛或折叠下垂，造成功能障碍和面部畸形。肿瘤质地柔软，虽瘤内血运丰富，但一般不能压缩，这点可和海绵状血管瘤区别。邻近的骨受侵犯时，可引起骨发育畸形。头面部多发性神经纤维瘤还可伴先天性颅骨缺损。

神经纤维瘤有遗传倾向，为常染色体显性遗传病。当皮肤上存在5～6个以上，直径大于1.5cm的咖啡色或棕色斑块时，即可确定为神经纤维瘤。

2. 治疗 手术切除。

金题直击

患者，女性，13岁，左面部肿大、畸形，随年龄而增长。查：左鼻及唇颊增大、下坠、质软，面部及躯干皮肤有多处棕色斑。最可能的临床诊断是

A. 嗜酸性粒细胞增生性淋巴肉芽肿
B. 囊性淋巴管瘤
C. 神经纤维瘤病
D. 放线菌病
E. 海绵状血管瘤

【答案】C

【解析】神经纤维瘤多见于青年人，生长缓慢，口腔内较少见。颜面部神经纤维瘤的特征性表现主要是皮肤呈大小不一的棕色斑，或呈灰黑色小点状或片状病损。肿瘤常为多发性瘤结节，沿皮下神经分布，呈念珠状，也可呈丛状，如来自感觉神经，可有明显触痛。沿着神经分布的区域内，有时结缔组织呈异样增生，致皮肤松弛或折叠下垂，造成功能障碍和面部畸形。神经纤维瘤有遗传倾向，为常染色体显性遗传病。当皮肤上存在5～6个以上，直径大于1.5cm的咖啡色或棕色斑块时，即可确定为神经纤维瘤。

七、血管瘤与脉管畸形

（一）分类及命名

脉管瘤亦称管型瘤、血管瘤、淋巴管瘤，但有的脉管病变并非真性肿瘤故只能称脉管畸形。系来源于血管

或淋巴管的肿瘤或畸形。

1. 血管瘤

2. 脉管畸形

（1）微静脉畸形　包括中线型微静脉畸形与微静脉畸形两类。

（2）静脉畸形。

（3）动静脉畸形。

（4）淋巴管畸形　又分为微囊型与大囊型两类。

（5）混合畸形　包括静脉 - 淋巴管畸形和静脉 - 微静脉畸形两型。

如将以上的分类与旧的分类法对照大致有以下特点：

① 旧分类中的草莓样血管瘤应为血管瘤，属于真性肿瘤，其他均属脉管畸形。

② 从组织病理学角度增加了微静脉畸形，微静脉的管径应比毛细管静脉还要细（50 ～ 200μm）。临床上的葡萄酒色斑应属微静脉畸形而不属于毛细血管型。静脉畸形应为旧分类中的海绵状血管瘤。

③ 淋巴管畸形的微囊型包括旧分类中的毛细血管型和海绵状淋巴管瘤；旧分类中的囊肿型或囊性水瘤应为大囊型。

④ 混合型中的静脉 - 淋巴管畸形应指旧分类中及临床常见的海绵状淋巴血管瘤；而微静脉 - 淋巴管畸形则是指旧分类中的毛细血管型淋巴血管瘤或淋巴管血管瘤。

（二）血管瘤（草莓状血管瘤）

血管瘤多见于婴儿出生时（约 1/3）或出生后不久（1 个月之内）。

1. 组织发生及病理学特征　它起源于残余的胚胎成血管细胞。组织病理学特点是瘤内富含增生活跃的血管内皮细胞，并有成血管现象和肥大细胞的聚集。

2. 分期及临床表现　血管瘤的生物学特征是可以自发性消退。其病程可分为增生期、消退期及消退完成期三期。

（1）增生期　最初表现为毛细血管扩张，四周为晕状白色区域；迅即变为红斑并高出皮肤表面，高低不平类似杨梅（草莓）状。随婴儿第一生长发育期，约在 4 周以后快速生长，此时常是家长最迫切求治的时期。如生长在面部，不仅导致畸形，还可影响闭眼、张口等运动功能。有的病例还可在瘤体并发继发感染。快速增生还可伴发于婴儿的第二生长发育期，即 4 ～ 5 个月时。

（2）消退期　一般 1 年以后即进入静止消退期。消退是缓慢的，约 10% ～ 30% 的患者可持续消退至 10 岁左右，但可为不完全消退。

（3）消退完成期　一般在 10 ～ 12 岁。大面积的血管瘤完全消退后可遗留局部色素沉着，出现浅瘢痕、皮肤萎缩下垂等。

（三）脉管畸形

1. 血管畸形

分类	好发部位	本质	临床特点
静脉畸形（海绵状血管瘤）	颊、颈、眼睑、唇、舌或口底	由衬有内皮细胞的无数血窦所组成	边界不太清楚，扪之柔软，可以被压缩，有时可扪到静脉石。体位移动试验阳性
微静脉畸形（葡萄酒色斑）	颜面部皮肤，常沿三叉神经分布区分布	微静脉畸形（充血）	呈鲜红或紫红色，与皮肤表面相平，界清。其外形不规则，大小不一。指压试验阳性：以手指压迫病损，表面颜色退去；解除压力后，血液立即又充满病损区，恢复原有大小和色泽 中线型微静脉畸形主要是病损位于中线部位，项部最常见，可自行消退
动静脉畸形（蔓状血管瘤或葡萄状血管瘤）	由血管壁显著扩张的动脉与静脉直接吻合而成	常发生于颞浅动脉所在的颞部或头皮下组织中	一种迂回弯曲、极不规则而有搏动性的血管畸形，呈念珠状，表面温度较正常皮肤为高。患者可能自己感觉到搏动；扪诊有震颤感，听诊有吹风样杂音

2. 淋巴管畸形

分类	好发部位	本质	临床特点
微囊型，旧分类中称为毛细管型及海绵状淋巴管瘤	唇、下颌下及颊部，有时可使患处肥大畸形，发生于舌部者常呈巨舌症	由衬有内皮细胞的淋巴管扩张而成	在皮肤或黏膜上呈现孤立的或多发性散在的小圆形囊性结节状或点状病损，无色、柔软，一般无压缩性，病损边界不清楚
大囊型，旧分类中称为囊肿型或囊性水瘤	颈部锁骨上区多见，亦可发生于下颌下区及上颈部	一般为多房性囊腔，彼此间隔，内有透明、淡黄色水样液体，含有淋巴细胞	透光试验为阳性

3. 混合型畸形

名称	临床特点
混合型脉管畸形	淋巴血管瘤：口腔黏膜的淋巴管畸形有时与微静脉畸形同时存在，出现黄、红色小疱状突起

命题趋势 脉管畸形考试多以 A1 型题为主。

金题直击

以下关于静脉畸形的叙述哪项是错误的

A. 表浅肿瘤呈现蓝色或紫色

B. 扪之柔软，可被压缩

C. 有时可扪到静脉石

D. 透光试验阳性

E. 由衬有内皮细胞的无数血窦构成

【答案】D

【解析】静脉畸形又称海绵状血管瘤，由衬有内皮细胞的无数血窦所组成，边界不太清楚，扪之柔软，可以被压缩，有时可扪到静脉石。体位移动试验阳性。

命题趋势 脉管畸形的别称。

金题直击

葡萄酒斑状血管瘤属于

A. 微静脉畸形

B. 静脉畸形

C. 淋巴血管瘤

D. 动静脉畸形

E. 囊性水瘤

【答案】A

【解析】静脉畸形又称海绵状血管瘤；微静脉畸形又称葡萄酒色斑；动静脉畸形又称蔓状血管瘤或葡萄状血管瘤；微囊型，旧分类中称为毛细管型及海绵状淋巴管瘤；大囊型，旧分类中称为囊肿型或囊性水瘤。

（四）血管瘤与脉管畸形的诊断

表浅血管瘤或脉管畸形的诊断并不困难。位置较深的血管瘤或脉管畸形应行体位移动试验和靠穿刺来确定。对动静脉畸形以及深层组织内的静脉畸形、大囊型淋巴管畸形等，可以采用超声、动脉造影、瘤腔造影或磁共振血管成像（MRI 或 MRA）来协助诊断，以便确定其部位、大小、范围及其吻合支的情况。

（五）血管瘤与脉管畸形的治疗

类型	治疗方法
血管瘤	首选口服普萘洛尔（一线药物）
静脉畸形	硬化剂治疗为主，硬化剂首选平阳霉素。5% 鱼肝油酸钠或其他血管硬化剂（平阳霉素、无水乙醇）行病损腔内注射
微静脉畸形	脉冲染料激光治疗，铜蒸汽或氪（Kr）离子激光光动力治疗
动静脉畸形	首选无水乙醇介入栓塞治疗，必要时配合手术治疗
淋巴管畸形	硬化剂治疗为主，儿童微囊型淋巴管畸形用平阳霉素治疗

命题趋势 脉管畸形的特点及治疗。

金题直击

A. 毛细血管瘤　　B. 海绵状血管瘤
C. 蔓状血管瘤　　D. 囊性水瘤
E. 海绵型淋巴管瘤

1. 主要采用手术治疗，也可介入行动脉栓塞治疗的是
2. 体位移动试验阳性的是
3. 好发于颈部锁骨上区，穿刺可抽出透明、淡黄色水样液体的是

【答案】C、B、D

【解析】1. 蔓状血管瘤脉管畸形属于动静脉畸形，也叫葡萄状血管瘤，是一种迂回弯曲、极不规则而有搏动性的血管畸形，主要是由血管壁显著扩张的动脉与静脉直接吻合而成，故亦有人称为先天性动静脉畸形。目前治疗方法：超导介入治疗、激素治疗、激光治疗、冷冻治疗、手术切除、硬化剂治疗、电化学治疗（高频电极治疗）、介入栓塞治疗。

2. 静脉畸形好发于颊、颈、眼睑、唇、舌或口底部。位置深浅不一，如果位置较深，则皮肤或黏膜颜色正常；表浅病损则呈现蓝色或紫色。边界不太清楚，扪之柔软，可以被压缩，有时可扪到静脉石。当头低位时，病损区则充血膨大；恢复正常位置后，肿胀亦随之缩小，恢复原状，此称为体位移动试验阳性。

3. 大囊型淋巴管畸形又称为囊性水瘤。主要发生于颈侧区。一般为多房型囊腔，彼此间隔，内有透明、淡黄色水样液体，肿瘤大小不一，表面皮肤色泽正常，呈充盈状态，扪诊柔软，有波动感，透光试验阳性。穿刺检查可抽出淡黄色透明淋巴液。

第四节　恶性肿瘤

一、鳞状细胞癌

（一）概述

在我国，口腔颌面部的恶性肿瘤最常见是癌，肉瘤则较少。在癌瘤中又以鳞状细胞癌最常见（占 80% 以上）。

1. 发病人群与发病部位　我国口腔颌面部鳞状细胞癌的好发人群为 40 ～ 60 岁的成人，男性多于女性。部位以舌（第一）、颊、牙龈、腭、上颌窦为常见。

2. 生物学行为　鳞癌常可向区域淋巴结转移，晚期则可发生远处转移。早期可表现为黏膜白斑，表面粗糙；以后发展为乳头状或溃疡型，或两者混合出现，其中又以溃疡型为最多见；有时呈菜花状，边缘外翻。

3. 组织病理学特点　细胞、结构异形性，细胞间桥变少，出现癌珠等为本病的主要表现。按照病理分化程度，鳞癌一般可分为三级：Ⅰ级分化较好，Ⅲ级分化最差；恶性程度最高的是未分化癌。由于鳞癌发生的部位不同，故其组织结构、恶性程度、转移部位及治疗方法等方面也均有所不同。

（二）舌癌

1. 概述　舌癌是最常见的口腔癌，多数是鳞癌。按 UICC 的分类，舌前 2/3 癌（舌体）属于口腔癌范畴，舌后 1/3（舌根）属于口咽癌范畴。舌癌男性多于女性，但近年来有女性增多以及发病年龄更年轻化的趋势。

2. 临床表现　舌癌多发生于舌缘，其次为舌尖、舌背。溃疡型或浸润型多见。恶性程度较高，生长快，浸润性较强，常波及舌肌，致舌运动受限。有时说话、进食及吞咽均发生困难。晚期可蔓延至口底及下颌骨，出现全舌固定；若肿瘤向后发展可侵及腭舌弓及扁桃体。如有继发感染或侵犯舌根，可引起剧烈疼痛，疼痛可反射至耳颞部及整个同侧的头面部。

舌癌早期即可发生颈淋巴结转移，且转移率最高，这是因为舌体具有丰富的淋巴管和血液循环，加之舌的机械运动频繁，这些均可促使舌癌转移。

舌癌常转移至一侧颈淋巴结，但发生于舌背或越过舌体中线的舌癌则可向对侧颈淋巴结转移；位于舌前部的癌多向下颌下及颈深淋巴结上、中群转移；舌尖部癌可以转移至颏下或直接至颈深中群淋巴结。

此外，舌癌远处转移，多转移至肺部（不是最容易，仍以淋巴转移为主）。

3. 治疗　应以综合疗法为主。

（三）牙龈癌

1. 概述 牙龈癌在口腔鳞癌构成比中居第二或第三位。下牙龈癌较上牙龈癌为多见，若分开计算，则下牙龈癌居第三位，上牙龈癌居第五位。男性多于女性。

2. 生物学行为及临床表现 牙龈癌一般为分化度较高的鳞状细胞癌，生长较慢，最多见的是溃疡型。早期向牙槽突及颌骨浸润，破坏骨质，引起牙松动和疼痛。上牙龈癌可侵入上颌窦及腭部；下牙龈癌可侵及口底及颊部，如向后波及至磨牙后区及咽部时，可引起张口困难。下牙龈癌比上牙龈癌淋巴结转移早，且多见。下牙龈癌多转移到患侧下颌下及颏下淋巴结，以后到颈深淋巴结；上牙龈癌则转移到患侧下颌下及颈深淋巴结。远处转移比较少见。

3. 治疗 以外科手术治疗为主。对放射治疗不敏感，且如采用大剂量放射治疗，容易发生放射性骨坏死，故放射治疗一般仅适用于未分化的牙龈癌。

早期下牙龈癌只波及牙槽突时，将原发灶及下颌骨作方块切除，以保持颌骨的连续性及功能。如癌瘤范围较广侵入颌骨时，则应将原发灶及下颌骨部分或一侧切除。

由于下颌牙龈癌淋巴结转移率较高，一般应同期行选择性颈淋巴结清扫术。

上牙龈癌应作上颌骨次全切除。但对于已波及上颌窦内者，可考虑一侧上颌骨全切除，切除后的缺损可用赝复体修复。

上牙龈癌一般不同期行选择性颈淋巴结清扫术，应加强术后随访观察，待有临床转移征象时，再行颈淋巴结清扫术；但如已有淋巴结转移，也可以行同期原发灶及转移淋巴结根治性切除术。

（四）颊黏膜癌

1. 概述 颊黏膜癌在口腔癌中居第二或第三位，也是常见的口腔癌之一。中等分化的鳞状细胞癌较多见，少数则是腺癌及恶性多形性腺瘤。

2. 临床表现 颊黏膜癌好发部位为磨牙区附近，呈溃疡型或外生型，生长较快，向深层浸润。穿过颊肌及皮肤，可发生溃破，亦可蔓延至上、下牙龈及颌骨。如向后发展可波及软腭及翼下颌韧带，可出现张口困难。

颊黏膜鳞癌常转移至下颌下及颈深上淋巴结，有时也可转移至腮腺淋巴结，远处转移较少见。

3. 治疗 小的颊黏膜鳞癌可采用放射治疗。如对放射治疗不敏感以及较大的肿瘤，应行外科手术。

（五）腭癌（助理不考）

1. 概述 腭癌按 UICC 分类是指仅限于硬腭的原发性癌肿。软腭癌应列入口咽癌范畴。

2. 生物学行为及临床特点 硬腭癌以来自唾液腺者为多，鳞癌少见。发生于硬腭的鳞癌，多为高度分化，进展一般比较缓慢，常侵犯腭部骨质，引起腭穿孔。向上蔓延可至鼻腔及上颌窦，向两侧发展可侵蚀牙龈。硬腭癌的转移主要是向颈深上淋巴结，有时双侧颈淋巴结均可累及。

3. 治疗 因硬腭鳞癌的细胞分化较好，故适宜手术切除或低温治疗，组织缺损可用赝复体修复。颈淋巴结一般行选择性手术，有转移时才同期行颈淋巴结清扫术。

（六）口底癌

1. 概述 口底癌是指原发于口底黏膜的癌。和西方国家比较我国较为少见，居口腔及唇癌的第六位。应与来自舌下腺的癌区分。

2. 生物学行为及临床特点 早期常发生于舌系带的一侧或中线两侧，中度分化的鳞状细胞癌多见。生长于口底前部者，其恶性程度较后部为低。早期鳞癌常为溃疡型，继而向深层组织浸润，出现疼痛、唾液增多、舌运动受限，并有吞咽困难及语言障碍。口底癌可向周围邻近组织蔓延，侵犯舌体、咽前柱、牙龈、下颌骨、舌下腺、下颌下腺导管及下颌下腺，或穿过肌层进入颏下及下颌下区。口底癌早期即可发生淋巴结转移，转移率仅次于舌癌，一般转移至颏下、下颌下及颈深淋巴结，但大都先向下颌下区转移，继而转移到颈深淋巴结，且常发生双侧颈淋巴结转移。

3. 治疗 早期浅表的口底鳞癌可用放射治疗。较晚期的病例，如肿瘤侵及下颌骨或有颈部淋巴转移时，应施行口底部、下颌骨、颈淋巴联合根治术。对双侧颈淋巴结转移的病例，可同时或分期行颈淋巴结清扫术。晚期患者可用放射治疗或化学药物行姑息性治疗。

（七）唇癌

1. 概述 唇癌是指发生于唇红缘黏膜的癌。UICC 的分类中，唇内侧黏膜属于颊黏膜癌；唇部皮肤来源者属于皮肤癌；唇癌是指仅限于唇红黏膜原发的癌。

2. 生物学行为及临床特点 唇癌多为鳞癌，腺癌很少见。下唇多发，常发生于下唇中外 1/3 间的唇红缘部黏膜。早期表现为疱疹状结痂的肿块或局部黏膜增厚，继而出现火山口状溃疡或菜花状肿块。唇癌生长较慢，一般无自觉症状，以后肿瘤向周围皮肤及黏膜扩散，同时向深部肌组织浸润；晚期可波及口腔前庭及颌骨。下唇癌常向颏下及下颌下淋巴结转移；而上唇癌则向耳前、下颌下及颈淋巴结转移。上唇癌的转移较下唇早，且较多见。唇癌的转移一般较其他口腔癌少见，且转移时间较晚。

3. 治疗　早期病例无论外科手术治疗、放疗、激光治疗或低温治疗，均有良好的疗效；但对晚期病例及有淋巴结转移者则应用外科治疗。临床无转移的唇癌也可行选择性一侧或双侧肩胛舌骨上颈淋巴结清扫术；临床已证实转移者，则需行颈淋巴结清扫术。原发灶切除后，可用邻近组织瓣立即整复。

（八）上颌窦癌（助理不考）

1. 概述　上颌窦癌最常见的是鳞状细胞癌，偶可见腺源性上皮癌。

2. 临床表现　因癌瘤位于上颌窦内，故早期无症状，不容易被发现；当肿瘤发展到一定程度时，根据肿瘤发生的部位，临床上可出现以下不同的症状：

发生自上颌窦内壁时	出现鼻塞、鼻出血、一侧鼻腔分泌物增多，并因鼻泪管阻塞而出现流泪现象（内上方）
发生自上颌窦上壁时	常先使眼球突出、向上移位，可能引起复视
发生自上颌窦外壁时	面部及唇颊沟肿胀，以后皮肤破溃、肿瘤外露；侵犯眶下神经可出现面颊部感觉迟钝或麻木
发生自上颌窦后壁时	侵及翼腭窝而引起张口困难
发生自上颌窦下壁时	先引起牙松动、疼痛、龈颊沟肿胀

上颌窦癌常转移至下颌下及颈上淋巴结，也可转移至耳前及咽后淋巴结。远处转移则较少见。

3. 诊断　上颌窦癌的早期诊断十分重要，也是治疗的关键。临床医师应有高度的警惕性，可借助于 X 线体层摄片、CT 等检查方法明确诊断。必要时应行上颌窦探查术，以便早期发现，及时治疗。体层摄片以及 CT 检查对确定病变波及范围甚为重要。

4. 治疗　最好采用综合疗法，而以外科治疗为主。

（九）中央性颌骨癌（助理不考）

1. 概述　中央性颌骨癌主要来源于牙胚成釉上皮的剩余细胞。该上皮细胞可残存于牙周膜、囊肿衬里以及来自成釉细胞瘤恶变。在组织类型上既可以是鳞癌也可以是腺性上皮癌，以后者为多见。

2. 临床表现　好发部位为下颌骨，尤以下颌磨牙区多见。患者早期无自觉症状，继而可以出现牙疼、局部疼痛，并相继出现下唇麻木。肿瘤自骨髓内向骨密质浸润，穿破骨密质后，则在相应部位颊舌侧出现肿块，或侵犯牙槽突后出现多数牙松动甚至脱落，肿瘤自牙槽突穿出。肿瘤可沿下颌神经管传播，甚至超越中线至对侧；或自下牙槽神经孔穿出而侵犯翼下颌间隙。晚期可浸润皮肤，波及咀嚼肌而致张口受限。

中央性颌骨癌可向区域性淋巴结（下颌下、颈深上群）及经血液循环转移，预后较差。

中央性颌骨癌的早期确诊较困难，临床上易与根尖周脓肿、下颌骨骨髓炎及神经炎相混淆，因此要求临床医师一定要高度警惕。

3. 诊断　早期诊断十分重要，若误诊会拖延病程，影响治疗及预后。下唇麻木常是中央性颌骨癌的首要症状，此时应及时行 X 线片检查。如临床、X 线不能完全鉴别时，可于手术时冰冻活检，来排除中央性颌骨癌。

4. 治疗　中央性颌骨癌治疗的主要方法是手术。根据其病变扩散特点，下颌骨的切除范围应更加广泛。局限于一侧者一般行半侧下颌骨切除；如邻近中线或超越中线者，应根据解剖特点于对侧下颌骨颏孔或下颌孔处截骨，或甚至行全下颌骨切除。

中央性颌骨癌一般应行选择性颈淋巴结清扫术。为了防止远处转移，还应配合化疗。

命题趋势 口腔癌的特点。

金题直击

1. 关于舌癌下列哪种说法是错误的

A. 舌癌是最常见的口腔癌　　B. 男性多于女性

C. 近年来女性增多及年龄更年轻化　　D. 常为外生型

E. 晚期可蔓延至口底或下颌角

【答案】 D

【解析】 常为溃疡型或浸润型。

2. 关于牙龈癌的叙述，哪项是错误的

A. 多为鳞癌

B. 男性多于女性，以溃疡型最多见

C. 早期向牙槽突及颌骨浸润

D. 下牙龈发病率高于上牙龈且转移早

E. 上牙龈癌若侵犯到上颌窦则行上颌骨次全切除术

【答案】E

【解析】上牙龈癌若侵犯到上颌窦行一侧上颌骨全部切除术。

3. 最多发生双侧颈淋巴结转移的肿瘤是

A. 舌癌

B. 口底癌

C. 颊癌

D. 腭癌

E. 上颌窦癌

【答案】B

【解析】舌癌的颈淋巴结转移常发生于一侧，故A排除；颊黏膜癌常转移至面淋巴结、下颌下及颈深上淋巴结，有时也可转移至腮腺淋巴结，并未有关于其单双侧的叙述，故C排除；硬腭癌的转移主要是向颈深上淋巴结，有时双侧淋巴结可累及，但较口底癌少见，故D排除；上颌窦癌常转移至下颌下及颈深上淋巴结，有时可转移至耳前及咽后淋巴结，并未有关于其单双侧的叙述，E排除；而口底癌常早期发生淋巴结转移，转移率仅次于舌癌，一般转移至颏下、下颌下及颈深淋巴结，但大多先有下颌下区转移，以后转移至颈深淋巴结，并常发生双侧颈淋巴结转移，故选B。

4. 关于唇癌的描述错误的是

A. 唇癌主要是鳞癌

B. 唇癌多发于下唇

C. 唇癌一般以手术治疗为主

D. 下唇癌常向颏下及下颌下淋巴结转移

E. 唇癌较其他口腔癌易发生颈淋巴结转移

【答案】E

【解析】唇红部发生的癌几乎都为鳞癌，所以A正确；唇癌上下唇均可发生，以下唇多见，所以B正确；早期唇癌可采用外科手术治疗，所以C正确；上唇癌转移率高于下唇，转移淋巴结多为颏下、颌下及颈深上淋巴结，所以D正确；唇癌的颈淋巴结转移率较低，所以E错误，故此题选E。

5. 以下关于上颌窦癌的叙述，哪项是错误的

A. 以鳞癌为最常见

B. 早期无症状而不易发觉

C. 肿瘤发生部位不同可出现不同临床症状（如鼻塞、复视、张口受限等）

D. 早期即有明显的骨质破坏

E. 远处转移较少见

【答案】D

【解析】上颌窦癌为鼻旁鳞癌中的最常见者。因位于上颌窦内，故早期无症状不容易发觉。当肿瘤发展到一定程度，出现各种不同的症状：位于上颌窦内壁，鼻塞、鼻出血、单侧鼻腔分泌物增多、鼻泪管堵塞流泪；位于上颌窦上壁，眼球突出、向上移位，引起复视；位于上颌窦外壁，唇颊沟肿胀，破溃后肿瘤外露，眶下神经受损引起面颊部感觉迟钝；位于上颌窦后壁，侵入翼腭窝造成张口困难；位于上颌窦下壁，牙松动、疼痛、龈颊沟肿胀等症状。晚期可转移至上颌窦的任何部位，引起相应的临床症状。远处转移较少见。

6. 患者，49岁。因左下牙疼痛2个月，下唇麻木3周就诊。曲面断层片示左下颌骨体区2cm×3cm的低密度溶骨破坏区，边界不清呈虫蚀状，无死骨形成及新骨增生，最可能的诊断是

A. 下颌骨骨髓炎

B. 成釉细胞瘤

C. 角化囊性瘤

D. 含牙囊肿

E. 中央性颌骨癌

【答案】E

【解析】中央性颌骨癌患者早期无自觉症状，以后可以出现牙痛、局部疼痛，并相继出现下唇麻木。X线片检查，颌骨内出现虫蚀状骨质破坏区。

二、恶性黑色素瘤（助理不考）

（一）概述

恶性黑色素瘤来源于成黑色素细胞，皮肤好发，但在我国与东亚地区发生于口腔黏膜者反较面部皮肤者多，约占 80% 以上。好发年龄为 40 岁左右，青春期发生者极为少见。男女无大差别，但其预后以女性较好。

（二）组织发生及病因

颜面部的恶性黑色素瘤，主要是由交界痣或复合痣中的交界痣成分恶变而来，即常在色素痣的基础上发生而来。故预防恶性黑色素瘤最有效的措施即为早期处理颜面皮肤痣及口腔内黏膜黑斑。

（三）临床表现

恶性黑色素瘤的早期表现绝大多数为皮肤痣及黏膜黑斑；发生恶变时，则迅速长大，色素增多，为黑色或深褐色，呈放射状扩展；在肿瘤周围及基底有色素沉着加剧的增生浸润现象，病变内或周围出现结节（卫星结节），表面可见溃疡，易出血和疼痛，并有所属区域的淋巴结突然增大。

口腔内恶性黑色素瘤多发生于牙龈、腭及颊部的黏膜。肿瘤呈蓝黑色，为扁平结节状或乳突状的肿块，生长迅速，常向四周扩散，并浸润至黏膜下及骨组织内，引起牙槽突及颌骨破坏，导致牙发生松动。如肿瘤向后侵袭，可造成吞咽困难及张口受限。

恶性黑色素瘤常发生广泛转移，约 70% 早期转移至区域性淋巴结。肿瘤又可经血流转移至肺、肝、骨、脑等器官，其远处转移率可高达 40%。

（四）诊断

主要根据临床表现及症状，不宜进行活检，即使是转移性淋巴结亦不应做吸取组织检查，因活检可促使其加速生长，并使肿瘤播散而发生远处转移。对无色素性黑色素瘤，临床诊断常有困难，有时只能在病理检查后，方能确诊。

临床上不能区别是否为恶性黑色素瘤时，可行原发灶冷冻活检，并争取一期完成治疗。

（五）治疗

以外科手术切除为主。对放疗不敏感。手术原则是必须作广泛彻底切除，切除范围要比其他恶性肿瘤更广、更深。由于恶性黑色素瘤早期就发生区域性淋巴结转移，且转移率较高，因此应施行选择性颈淋巴结清扫术。

根据经验推荐下列方案：原发灶首选冷冻治疗→化学治疗→颈部选择性或治疗性清扫术→免疫治疗。

（六）预后

皮肤恶性黑色素瘤的总 5 年生存率为 50%，黏膜者为 20%。

三、口腔颌面部肉瘤（血液转移）（助理不考）

肉瘤是来源于间叶组织的一类恶性肿瘤，口腔颌面部肉瘤也不例外，通常可分为软组织和骨组织肉瘤两大类。

（一）软组织肉瘤

常见纤维肉瘤。

对来自深部的软组织肉瘤，如颞下窝、咽旁及舌根应行 CT 检查并采用吸取活检以明确病理诊断。

（二）骨源性肉瘤

1. 概述　骨源性肉瘤病因尚不清楚。一般认为与创伤，包括外伤及放射性损伤有关，特别是后者还专有放射后骨肉瘤的特定名称。

按病理组织学表现，口腔颌面部以骨肉瘤为最常见。

2. 临床表现　骨源性肉瘤可发生于任何颌面骨，上、下颌骨最常见。骨源性肉瘤的共同临床表现是：好发人群为青年及儿童，发病年龄轻；病程进展较快，颌面骨呈进行性的膨胀性生长，皮肤表面常可见血管扩张及充血；影像学检查中均可见颌面骨不同程度、不同性质的骨质破坏，且呈中央（心）性，由内向外发展；后期肿块破溃，可伴发溢液或出血；颌骨破坏可导致牙松动甚至脱落，巨型肿块可导致患者咀嚼、呼吸障碍。

3. 诊断与鉴别诊断　骨源性肉瘤的诊断主要靠 X 线、CT，应列为诊断的基本信息。

类别	X 线的基本特征
骨源性肉瘤	软组织阴影伴有骨破坏，呈不规则透射阴影；有时有骨质反应性增生及钙化斑块出现；牙在肿瘤中多呈漂浮状
成骨性骨肉瘤	可呈典型的日光放射状排列
溶骨性骨肉瘤	骨质呈不规则破坏，由内向外。由于破坏迅速，使骨膜反应性新生骨不易产生，X线表现为不规则、囊样
软骨肉瘤	日光放射状，在透射区内有时可含有一定数量的钙化斑点，其周缘不甚规则
骨纤维肉瘤	溶骨性病损
骨髓炎	除骨质破坏有死骨外常有骨膜反应性增生

4. 预后 口腔颌面部肉瘤的预后较癌为差。

四、恶性淋巴瘤（助理不考）

（一）概念

发生于口腔颌面头颈部的恶性淋巴瘤实质上是恶性淋巴瘤在这些部位的临床表现，均是起源于淋巴系统的恶性肿瘤。在病理上可分为霍奇金淋巴瘤（HL）与非霍奇金淋巴瘤（NHL）两大类。

临床以非霍奇金淋巴瘤多见。

（二）病因、病理及其生物学行为

恶性淋巴瘤可发生于任何年龄，但儿童与青壮年多发。肿瘤可发生于任何淋巴组织，其中以颈部淋巴结最好发。口腔颌面部恶性淋巴瘤可发生于牙龈、腭、颊、口咽以及颌骨等部位。

发生于淋巴结者称结内型；发生于淋巴结外者称结外型。我国的恶性淋巴瘤中大多属结外型，其病理类型以B 细胞型为主，约占 2/3，其中约 95% 为弥散型。

（三）临床表现

分型	结内型	结外型
性质	多发	单发
临床表现	早期淋巴结肿大。初起表现为颈部、腋下、腹股沟等处的淋巴结肿大。肿大的淋巴结尚可移动，表面皮肤正常，质地坚实而具有弹性，比较饱满，无压痛，大小不等。继而互相融合成团，失去移动性。肿瘤长大后，方才引起患者的注意 临床上易误诊为淋巴结核或慢性淋巴结炎	可发生于牙龈、腭部、舌根部、扁桃体、颊部、颌骨、上颌窦、鼻咽部以及颏部等处。临床表现呈多样性，有炎症、坏死以及肿块等各型。肿瘤生长迅速可引起相应的症状，如局部出血、疼痛、鼻阻塞、咀嚼困难、咽痛、吞咽受阻、气短及面颈肿大等症状 恶性淋巴瘤常沿淋巴管扩散，如侵入血流时，可成为淋巴性白血病

（四）诊断及鉴别诊断

恶性淋巴瘤在临床表现上呈多型性，因此，确诊主要靠活体组织检查。侵犯骨质者，X 线检查可作为辅助诊断。软组织发生的恶性淋巴瘤常与肉瘤表现相似，但也可呈溃疡型或坏死型。颈部发生的恶性淋巴瘤常表现为淋巴结肿大；颌骨原发的恶性淋巴瘤早期在颌骨松质骨内可有不规则破坏，以后很快穿破密质骨侵入软组织，而引起面部肿胀；发生于口腔内的恶性淋巴瘤也常侵及颌骨，使其产生不规则破坏。对无表浅淋巴结肿大的患者进行化验检查，如血象、血沉、血清碱性磷酸酶、骨髓穿刺等有一定的辅助诊断价值。但最后确诊，特别是分类，还需借助病理检查，特别是免疫病理学检查。

恶性淋巴瘤患者应行 CT 或 B 超检查来明确腹膜后淋巴结有无肿大及侵犯，这对确定临床分期十分重要。

值得提出的是非洲淋巴瘤（African lymphoma），亦称 Burkitt 淋巴瘤，好发于颌骨的牙槽突，也可波及肝、脾及其他内脏。病理上主要由分化差的淋巴细胞构成，夹杂吞噬性组织细胞，从而出现典型的“满天星”图像。与恶性淋巴瘤不同的是其不侵犯浅表淋巴结也不发生白血病。

临床上，恶性淋巴瘤，特别是 NHL 需与朗格汉斯细胞组织细胞增生症加以区别。

（五）治疗原则

恶性淋巴瘤对放疗和化疗都比较敏感。

1. 霍奇金淋巴瘤　早期 HL 以放疗为主。对于晚期 HL，多采用化疗，常用的化疗方案为 MOPP（氮芥、长春新碱、丙卡巴肼、泼尼松），有较好的疗效。但目前仍以放疗与化疗合用为好。

2. 非霍奇金淋巴瘤　NHL 由于容易全身播散，故一般应以化疗为主，放疗为辅。其次，它的组织学亚型更多，治疗效果也不如 HL。目前大都采用的化疗方案是 CHOP（环磷酰胺、阿霉素、长春新碱、泼尼松）。对恶性程度低、预后好的 NHL，完全缓解率可达 80% 以上，5 年生存率约为 70% ～ 80%。因阿霉素有心脏毒性，故对已有心脏疾病患者可采用 COP（环磷酰胺、长春新碱、泼尼松）化疗方案，也可取得良好效果。

第八单元　唾液腺疾病

考试分值

专业	2019 年	2020 年	2021 年	2022 年	2023 年
执业	9	9	9	10	10
助理	7	6	5	7	6

第一节　急性化脓性腮腺炎

一、概述

急性化脓性腮腺炎因其常发生于腹部大手术以后，故以前称之为手术后腮腺炎，是术后严重并发症之一。由于抗生素应用的发展，并注意维护正常出入量及水、电解质平衡，目前已少见。

二、病因

急性化脓性腮腺炎的病原菌主要是金黄色葡萄球菌，链球菌及肺炎双球菌较少见。其发病的基本因素是机体严重脱水导致唾液分泌减少或停止。腮腺区的创伤和邻近组织急性炎症的扩展，也可继发腮腺的急性炎症。

三、临床表现

常为单侧受累，也可双侧同时发生，但少见。

起病急，早期症状轻微或不明显，特别是发生在全身疾病及腹部外科手术后者，这些症状易被全身的严重病情所掩盖而被忽视。

以耳垂为中心肿胀，局部皮肤出现显著红热，呈硬性浸润，触痛明显。有轻度开口困难，腮腺导管口红肿，轻轻按摩腺体有脓液自导管口溢出，有时甚至有脓栓堵塞于导管口。患者全身中毒症状明显，伴有高热、脉率和呼吸加快、白细胞总数增加、中性粒细胞比例显著上升、核左移，并可出现中毒颗粒。

命题趋势 感染来源和主要致病菌。考试多以 A1 型题为主。

金题直击

急性化脓性腮腺炎的主要病因是

A. 腮腺导管结石

B. 严重的全身疾病如脓毒血症、急性传染病、腹部大手术等

C. 腮腺外伤

D. 口腔溃疡

E. 牙槽脓肿

【答案】B

【解析】急性化脓性腮腺炎多发生于长期住院或免疫力低下的患者。

四、诊断及鉴别诊断

因造影剂可通过薄弱的导管壁进入导管周围组织使炎症扩散，故急性化脓性腮腺炎不宜做腮腺造影。

鉴别诊断：

咬肌间隙感染	有感染源，有张口受限，无唾液腺分泌异常
腮腺区淋巴结炎	有原发病灶，无唾液腺分泌异常
流行性腮腺炎	有发热史，淀粉酶明显增高

五、预防

本病主要系脱水及逆行感染所致。故对接受腹部大手术及患严重全身性疾病的患者，应加强护理，保持体液平衡，加强营养及抗感染，同时应加强口腔卫生，食后漱口、刷牙，并可用过氧化氢液或氯己定溶液清洗口腔。

六、治疗原则

① 维持正确出入量及体液平衡，纠正机体脱水和电解质紊乱。

② 选用有效抗生素及早使用广谱、抗革兰阳性球菌抗生素，同时从导管口取脓性分泌物作细菌培养，根据药物敏感试验结果再予以调整。

③ 加强口腔卫生护理。

④ 切开引流（无波动感）。

切开引流指征	局部有明显的凹陷性水肿 局部有跳痛并有局限性压痛点，穿刺抽出脓液 腮腺导管口有脓液排出，全身感染中毒症状明显
切口部位	耳前及下颌支后缘处从耳屏前往下至下颌角到下颌骨下缘
注意事项	常为多发性脓肿，应向不同方向分离脓腔

命题趋势 以耳垂为中心肿胀、导管口红肿，鉴别诊断，不做造影，治疗原则。

金题直击

下列有关急性化脓性腮腺炎说法错误的是

A. 脓肿形成时应切开引流

B. 切开引流的部位是下颌支后缘绕过下角到下颌骨下缘

C. 临床可见以耳垂为中心的肿胀，导管口可有红肿

D. 需全身支持治疗

E. 化脓性腮腺炎分离脓腔时要向不同的方向分离

【答案】B

【解析】急性化脓性腮腺炎典型表现是以耳垂为中心肿胀，故 C 说法正确。常为多发性脓肿，应向不同方向分离脓腔，故 E 说法正确。切口：耳前及下颌支后缘处从耳屏前往下至下颌角到下颌骨下缘，故 B 说法错误，本题正确答案 B。

第二节　慢性复发性腮腺炎

一、概述

慢性复发性腮腺炎旧时统称为慢性化脓性腮腺炎（其中包括慢性阻塞性腮腺炎），临床上较常见，儿童和成人均可发生，但其转归很不相同。

二、病因

儿童复发性腮腺炎的病因较复杂，发病机制尚不十分明确，可能是多方面因素综合作用的结果。一般认为与以下因素有关：

① 腮腺发育不全。

② 免疫功能低下。

③ 细菌逆行感染。

成人复发性腮腺炎为儿童复发性腮腺炎迁延未愈而来。

三、临床表现

发病年龄自婴幼儿至 15 岁均可发生，以 5 岁左右最常见。男性稍多于女性，可突发，也可逐渐发生。

腮腺反复肿胀，伴不适，其肿胀程度不如流行性腮腺炎明显，仅表现为轻度水肿，皮肤可潮红。个别患儿表现为腮腺肿块，多为炎性浸润块。

挤压腺体可见导管口有脓液或胶冻状液体溢出，少数有脓肿形成。

病程一般持续1周左右。静止期多无不适，检查腮腺分泌液偶有浑浊。间隔数周或数月发作一次不等。年龄越小，间隔时间越短，越易复发。随着年龄的增长，间歇时间延长，持续时间缩短。

四、诊断及鉴别诊断

临床表现及腮腺造影是主要诊断依据。临床表现为单侧腮腺肿胀者，作双侧腮腺造影，约占半数患者可见双侧腮腺末梢导管点状扩张，故应常规作双侧腮腺造影。

流行性腮腺炎	有发热史，双侧发生，肿胀明显，无反复发作史
舍格伦综合征（干燥综合征）继发感染	有眼干、口干，造影显示主导管扩张不整呈葱皮样

五、治疗原则

复发性腮腺炎具有自愈性，治疗原则为增强抵抗力、防止继发感染、减少发作。

命题趋势 好发年龄、导管口分泌物、造影表现。

金题直击

1. 儿童复发性腮腺炎最常见的发病年龄是

A. 7岁左右　　B. 5岁左右

C. 3岁左右　　D. 2岁左右

E. 1岁左右

【答案】B

【解析】儿童复发性腮腺炎发病年龄自婴幼儿到15岁，以5岁左右最常见。

2. 男孩，10岁。双腮腺反复肿胀3年，每年肿胀4～5次，每次持续1周，无口干、眼干症状，腮腺造影有点球状扩张，合适的处理为

A. 理疗

B. 多饮水、按摩腺体，保持口腔卫生，必要时抗感染治疗

C. 应进行双腮腺手术切除

D. 腮腺内注入甲紫致腺体萎缩

E. 主导管结扎治疗

【答案】B

【解析】根据题意：双腮腺反复肿胀，腮腺造影有点球状扩张，该病可诊断为复发性腮腺炎，该病特点具有自愈性，治疗以增强抵抗力、防止继发感染、减少发作为原则。

第三节　慢性阻塞性腮腺炎

一、概述

慢性阻塞性腮腺炎又称腮腺管炎，以前和复发性腮腺炎一起统称为慢性化脓性腮腺炎。

二、病因病理

多数患者由局部原因引起，少数可由导管结石或异物引起。由于导管狭窄或异物阻塞，使阻塞部位远端导管扩张，唾液淤滞。腮腺导管系统较长、较窄，唾液易于淤滞，也是造成阻塞性腮腺炎的原因之一。

导管扩张、腺泡萎缩、导管腔内分泌物潴留是慢性阻塞性腮腺炎的主要病理特征。

三、临床表现

中年多发，男性略多于女性。

多单侧受累，也可双侧受累。患者常不明确起病时间，多因腮腺反复肿胀而就诊。约半数患者肿胀与进食有关；发作次数变异较大，多者每次进食都肿胀，少者1年内很少发作，大多平均每月发作一次以上。发作时伴有轻微疼痛，这是因为进食时唾液分泌增加并黏稠，排出受阻。有的患者腮腺肿胀与进食无明确关系，晨起

感觉腮腺区发胀，自己稍加按摩后即有“咸味”液体自导管口流出，随之局部感到轻松。

临床检查腮腺稍增大，能扪到肿大的腮腺轮廓，质地中等硬度，轻压痛。导管口轻微红肿，挤压腮腺可见导管口流出浑浊的“雪花样”或黏稠的蛋清样唾液，有时可见黏液栓子。病程较久者，可在颊黏膜下扪及粗硬、呈索条状的腮腺导管。

四、诊断及鉴别诊断

主要根据临床表现及腮腺造影作出诊断。患者有进食肿胀史，挤压腺体可见腮腺导管口有浑浊液体流出。有时在颊部可触及索条状导管。腮腺造影显示主导管、叶间、小叶间导管部分狭窄、部分扩张，呈腊肠样改变。部分病例伴有“点状扩张”，但均为先有主导管扩张，延及叶间、小叶间导管后，才出现“点状扩张”。

鉴别诊断：

慢性阻塞性腮腺炎	造影示主导管腊肠样改变
成人复发性腮腺炎	造影示末端导管点球状扩张

五、治疗原则

阻塞性腮腺炎多因局部原因引起，故以去除病因为主。

① 导管内注入碘化油、抗生素等药物，具有一定的抑菌或抗菌作用。

② 其他的保守治疗，如自后向前按摩腮腺，促使分泌物排出；咀嚼无糖口香糖或含维生素 C 片，促使唾液分泌；用温热盐水漱口有抑菌作用，减少腺体逆行性感染。

经上述治疗无效者，可考虑手术治疗。

命题趋势 好发年龄、导管口分泌物、造影表现。

金题直击

1. 慢性阻塞性腮腺炎腮腺造影的 X 线表现特点是

A. 腮腺腺体有破坏而出现碘油池
B. 导管系统无明显变化
C. 分支导管呈抱球状表现
D. 主导管扩张不整呈腊肠样变
E. 末梢导管呈点状、球状扩张

【答案】D

【解析】慢性复发性腮腺炎和慢性阻塞性腮腺炎造影的 X 线表现区别是前者主要表现为末梢导管的点球状扩张及排空迟缓，而后者主要表现为主导管的扩张不整，呈腊肠样变。

2. 慢性阻塞性腮腺炎挤压腮腺时导管口分泌情况是

A. 未见明显分泌物
B. 为黄稠脓性分泌物
C. 分泌物清亮
D. 为雪花样分泌物
E. 脓血性分泌物

【答案】D

【解析】慢性阻塞性腮腺炎导管口轻微红肿，挤压腮腺可从导管口流出浑浊的雪花样唾液。

第四节 涎石病及下颌下腺炎

一、概述

涎石病是在腺体或导管内发生钙化性团块而引起的一系列病变。85% 左右发生于下颌下腺，其次是腮腺，上唇及唇颊部的小唾液腺偶见，舌下腺很少见。

涎石常使唾液排出受阻，并继发感染，造成腺体急性或反复发作的炎症。

二、病因

涎石多发于下颌下腺，与下列因素有关：

① 下颌下腺是混合性腺体，分泌的唾液富含黏蛋白，较腮腺分泌液黏滞，钙的含量也高出 2 倍，钙盐容易沉积。

② 下颌下腺导管自下向上走行，腺体分泌液逆重力方向流动，导管长，在口底后部有一弯曲部，导管全程较曲折，这些解剖结构均使唾液易于淤滞，导致涎石形成。

命题趋势 涎石病好发腺体及原因。

金题直击

涎石病好发于

A. 下颌下腺　　B. 舌下腺

C. 腮腺　　D. 小涎腺

E. 唇腺

【答案】A

【解析】①下颌下腺为混合性腺体，分泌的唾液富含黏蛋白，较腮腺分泌液黏滞，钙的含量也高出2倍，钙盐容易沉积。②下颌下腺导管自下向上走行，腺体分泌液逆重力方向流动，导管长，在口底后部有一弯曲部，导管全程较曲折，这些解剖结构均使唾液易于淤滞，导致涎石形成。

三、临床表现

（1）涎石病　中青年患者为多见，无明显性别差异。病期短者数日，长者数年甚至数十年。小的涎石一般不造成唾液腺导管阻塞，无任何症状。导管阻塞时则可出现排唾障碍及继发感染的一系列症状及体征：

① 进食时，腺体肿大、疼痛，可伴同侧舌或舌尖痛，并放射至耳颞部或颈部。停止进食后不久，腺体自行复原，疼痛亦随之消失。

② 导管口黏膜红肿，挤压腺体可见导管口少许脓性分泌物溢出。

③ 导管内的涎石，双手合诊常可触及硬块，并有压痛。压痛部的口腔黏膜下有炎性浸润。

④ 涎石阻塞引起腺体继发感染，并反复发作。

（2）下颌下腺　包膜不完整，组织疏松，若炎症扩散到邻近组织，则可引起下颌下间隙感染。有的病例导管阻塞症状不明显，一开始即表现为下颌下或舌下区的急性炎症。

（3）慢性下颌下腺炎患者的临床症状较轻，患者一般因进食时的反复肿胀而就诊，疼痛症状并不重。检查腺体呈硬结性肿块，导管口可有脓性或黏液脓性唾液流出。

命题趋势 涎石病临床特点。

金题直击

涎石病的临床特点

A. 以20～40岁中青年多见　　B. 病程长短不一

C. 进食时腺体肿胀并伴有疼痛　　D. 导管口溢脓

E. 以上特点均对

【答案】E

【解析】涎石病临床特点：进食肿大伴疼痛，导管口黏膜红肿有脓性液体流出，触诊可触及硬块并有压痛，涎石阻塞可引起腺体继发感染。

四、诊断及鉴别诊断

根据进食时下颌下腺肿胀及伴发疼痛的特点，导管口溢脓以及双手触诊可扪及导管内结石等，临床可诊断下颌下腺涎石并发下颌下腺炎。

确诊应做X线检查：

阳性涎石	下颌横断𬌗片	适用于下颌下腺导管较前部的涎石
	下颌下腺侧位片	适用于下颌下腺导管后部及腺体内的涎石
阴性涎石	下颌下腺造影	

在急性炎症消退后，可用唾液腺造影检查，涎石所在部位表现为圆形、卵圆形或梭形充盈缺损。对于已确诊为涎石病者，不作唾液腺造影，以免将涎石推向导管后部或腺体内。

典型的涎石病诊断不难，有时需和下列疾病相鉴别：

舌下腺肿瘤	无导管阻塞症状，无进食肿大，X线未见结石
下颌下腺肿瘤	无进食肿大和下颌下腺炎症发作史
慢性硬化性下颌下腺炎	呈硬结性肿块，可有进食肿胀或排出涎石的病史，其肿块虽硬但一般不大，无进行性增大的表现
下颌下淋巴结炎	下颌下腺分泌正常，下颌下淋巴结较表浅，可触到
下颌下间隙感染	有牙痛史，无进食肿胀

命题趋势 涎石病X线诊断。

金题直击

怀疑下颌下腺导管较前部的涎石，应该首选以下哪种检查方法

A. CT
B. B超
C. 下颌横断殆片
D. 下颌全景片
E. 下颌下腺侧位片

【答案】C

【解析】阳性涎石用X线平片即可检出，下颌横断殆片适用于下颌下腺导管较前部的涎石，下颌下腺侧位片适用于下颌下腺导管后部及腺体内的涎石。阴性涎石需用涎腺造影术检查。

五、治疗

（一）原则

目的是去除结石、消除阻塞因素，最大可能地保留下颌下腺
腺体功能丧失或腺体功能不可能逆转时，将病灶清除

（二）方法

治疗方法	适用于	操作方法
保守治疗	很小的涎石	嘱患者口含蘸有柠檬酸的棉签或维生素C片，也可进食酸性水果或其他食物，促使唾液分泌，有望自行排出
切开取石术	能扪及相当于下颌第二磨牙以前部位的涎石 无下颌下腺反复感染史，腺体尚未纤维化 ^{99m}Tc测定腺体功能存在	对于体积较大的下颌下腺导管结石，行导管再通术，使唾液从正常导管口排出，利于术后腺体功能恢复
腺体切除术	涎石位于下颌下腺内或下颌下腺导管后部、腺门部的涎石 注：下颌下腺导管切开取石术后6个月，行^{99m}Tc下颌下腺功能测定，功能明显低下者，结合临床表现，亦可考虑行腺体切除术	
其他治疗方法：碎石、纤维内镜或气囊进入下颌下腺导管取石		

命题趋势 涎石病治疗原则。

金题直击

单纯涎石摘除术适用于

A. 涎石发生在导管内
B. 涎石发生在导管与腺体交界处
C. 涎石发生在腺体内
D. 涎石发生在导管内，腺体尚未纤维化者
E. 涎石发生在导管内，腺体已纤维化者

【答案】D

【解析】单纯涎石摘除术适用于能扪及相当于下颌第二磨牙以前部位的涎石且无下颌下腺反复感染史，腺体尚未纤维化。

第五节　舍格伦综合征（助理不考）

一、概述

舍格伦综合征（又称干燥综合征）是一种自身免疫性疾病。

原发性舍格伦综合征	病变限于外分泌腺本身
继发性舍格伦综合征	外分泌腺破坏同时还伴有其他自身免疫性疾病，如类风湿关节炎等

二、病因病理

舍格伦综合征的病因及发病机制尚不十分清楚。

三、临床表现

中年以上女性多见，出现症状至就诊时间长短不一。

患者的主要症状有：眼干、口干、唾液腺及泪腺肿大、类风湿关节炎等结缔组织疾病。

1. 眼部表现　泪腺受侵，泪液分泌停止或减少，角膜及球结膜上皮破坏，引起干燥性角、结膜炎。患者自觉眼有异物感、摩擦感或烧灼感，畏光，疼痛，视物疲劳。

2. 口腔表现　唾液腺腺泡细胞萎缩，唾液分泌减少，出现口干。轻者无明显自觉症状，较重者感舌、颊及咽喉部灼热，口腔发黏，味觉异常。严重者言语、咀嚼及吞咽均困难。干性食物难以咽下，进食时需饮水。说话久时，舌运动不灵活。如患者戴有全口义齿，常影响其固位。

口腔检查可见口腔黏膜干燥，口镜与口腔黏膜黏着而不能滑动。口底唾液池消失。唇舌黏膜发红，舌表面干燥并出现裂纹，舌背丝状乳头萎缩，舌表面光滑潮红呈“镜面舌”。部分患者出现口腔黏膜病，由于失去唾液的清洁、稀释及缓冲作用，龋病的发生率明显增加，且常为猖獗龋。

3. 唾液腺肿大　以腮腺为最常见，也可伴下颌下腺、舌下腺及小唾液腺肿大。多为双侧，也可单侧发生。腮腺呈弥漫性肿大，边界不明显，表面光滑，与周围组织无粘连。少数病例在腺体内可触及一个或多个结节状肿块，或呈单个较大肿块，质地中等偏软，界线常不甚清楚，无压痛，此为类肿瘤型舍格伦综合征。

4. 其他外分泌腺受累　除唾液腺和泪腺外，尚可有上、下呼吸道分泌腺及皮肤外分泌腺受累。

5. 结缔组织疾病　约 50% 的患者伴有类风湿关节炎，约 10% 的患者伴系统性红斑狼疮。此外，尚可有硬皮病、多发性肌炎等。

6. 其他并发症　肾间质淋巴细胞浸润可致肾小管功能不全；耳咽管阻塞可引起中耳炎。病变也可累及神经、肌及血管，出现感觉神经的末梢神经炎，肌病变表现为多发性肌炎或重症肌无力。血管病变有小动脉炎、手足发绀、雷诺现象等。甲状腺也可出现桥本甲状腺炎。

命题趋势 舍格伦综合征临床表现。

金题直击

舍格伦综合征的症状不包括

A. 多发性关节炎　　B. 腮腺肿大

C. 口干　　D. 干燥性结膜炎

E. 睾丸慢性炎症

【答案】E

【解析】舍格伦综合征临床表现：眼干、口干、唾液腺及泪腺肿大，继发性还伴有类风湿关节炎等结缔组织病。不伴发睾丸慢性炎症，故本题选 E。

四、诊断

除询问病史及一般体检外，可做下列检查以帮助诊断。

检查方法	操作方法	异常表现
希尔墨（Schirmer）试验	用 5mm×35mm 的滤纸两条，置于睑裂内 1/3 和中 1/3 交界处，闭眼夹持 5min 后检查滤纸湿润长度	滤纸湿润长度低于 5mm，表明泪液分泌减少

续表

检查方法	操作方法	异常表现
四碘四氯荧光素染色（玫瑰红染色）	用 1 滴 1% 四碘四氯荧光素滴入眼结膜囊内，随即以生理盐水冲洗	在暴露的睑裂角膜部位发现鲜红的染色，是角膜上皮干燥状态的典型表现
唾液流量测定	一般用 5g 白蜡咀嚼 3min	全唾液量低于 3mL 为分泌减少
唾液腺造影	打入造影剂	主导管呈葱皮状或腊肠状，末梢导管呈点球状，末梢唾液腺导管扩张，排空功能减退
唇腺活检	切取活检	主要表现为腺小叶内淋巴、浆细胞浸润，腺实质萎缩，导管扩张，导管细胞化生
实验室检查	—	可有血沉加快，自身抗体可能阳性

命题趋势 舍格伦综合征实验室检查：希尔墨试验、四碘四氯荧光素染色（玫瑰红染色）。

金题直击

Schirmer 试验滤纸夹持时间是

A. 1min　　B. 2min

C. 3min　　D. 4min

E. 5min

【答案】E

【解析】舍格伦综合征由于泪腺受侵，泪液分泌减少，表现为眼干症状，可以用 Schimier 试验检测，用 5mm×35mm 的滤纸 2 条置于睑裂内 1/3 和中 1/3 处，闭眼夹持 5min 后检查滤纸湿润程度，低于 5mm 则表明泪液分泌减少。

五、治疗原则

1. 对症治疗

眼干：0.5% 甲基纤维素滴眼，以缓解眼干症状。

口干：①人工唾液湿润口腔，缓解不适感。②催唾剂，刺激唾液分泌。③针刺治疗，促进唾液分泌，缓解口干症状。

2. 应用免疫调节剂　如胸腺素，可增强细胞免疫功能，使其与体液免疫相平衡。注意口腔卫生，减少逆行性感染的机会。伴发急性炎症时用抗生素治疗。积极预防和治疗龋病。

3. 手术治疗　结节型舍格伦综合征，切除受累腺体，防止恶变。若为单发性病变腺体破坏严重，或继发感染明显者，也可考虑手术切除患侧腮腺。

4. 中药治疗　亦可缓解症状，阻止病变进展。

5. 应用免疫抑制剂　继发性舍格伦综合征有类风湿关节炎或类肿瘤型舍格伦综合征患者可考虑应用氯喹、泼尼松、雷公藤等，但病情时有反复，且不良反应大。

六、预后

舍格伦综合征一般呈良性过程，极少数患者可发生恶变。

第六节　涎瘘

一、概述

涎瘘是指唾液不经导管系统排入口腔而流向面颊皮肤表面。最常见的部位是腮腺，损伤是主要的原因。

二、临床表现

根据瘘口所在的位置，涎瘘可分为腺体瘘及导管瘘。

部位	特点	
腺体瘘	腺体区皮肤可见小的点状瘘孔，其周围有瘢痕，瘘管的腺端通向一个或多个腺小叶的分泌管。从瘘口经常有少量的清亮唾液流出，浑浊的少见。进食、咀嚼、嗅到或想到美味食品时，唾液的流出量显著增加。口腔内由导管口流出的唾液尚正常	
导管瘘	完全瘘	唾液经瘘口全部流向面部，口腔内导管口无唾液分泌；每日流出量可达2000mL 以上
	不完全瘘	导管破裂，但未完全断离，仍有部分唾液流入口腔内
	由瘘口流出的唾液清亮，若合并感染者则为浑浊液体	

三、诊断

根据病史和临床表现，特别是饮食、咀嚼时流出量增多这一典型表现，涎瘘的诊断并不困难。

定性法	流出的液体作生化定性分析，其中含有淀粉酶
腮腺造影	腮腺腺瘘者可见腺体某处有造影剂外溢，而导管系统显示良好 导管瘘则可见主导管上瘘口处有造影剂外溢

四、治疗原则

情况	处理
腺体瘘唾液分泌量少	新鲜创口直接加压包扎。陈旧者加压包扎，同时用阿托品，限制唾液分泌。如果失败，则需行瘘管封闭术
新鲜的腮腺导管断裂伤	作导管端端吻合术
断裂处接近口腔	行导管改道术，变外瘘为内瘘
瘘口接近口腔	可行导管改道术，改变瘘口位置
瘘口靠近腺门且为不完全瘘者	可作瘘管封闭术
腮腺导管完全瘘且缺损较多，残留导管较短，既不能作导管吻合，又不能作导管改道者	利用口腔黏膜行导管再造术
同时伴有局部广泛而深的瘢痕组织	可在控制炎症后作腮腺导管结扎，令腺体自行萎缩
腺体有慢性炎症，其他手术方法失败	作腮腺切除术

命题趋势 涎瘘好发腺体、分类。

金题直击

涎瘘最常发生的部位是

A. 腮腺　　B. 下颌下腺

C. 舌下腺　　D. 腭腺

E. 唇腺

【答案】A

【解析】涎瘘是指唾液不经导管系统排入口腔而流向面颊皮肤表面。腮腺是最常见的部位，外伤是主要原因。手术损伤腮腺或其导管也可致涎瘘的发生，化脓性感染或其他疾病也可能破坏腺体或导管而产生涎瘘，但少见。

第七节　舌下腺囊肿

一、分类及临床表现

最常见于青少年，临床上可分为三种类型：

分类	临床表现
单纯型（口内型）	典型的舌下腺囊肿表现。囊肿位于舌下区（下颌舌骨肌以上），囊肿呈浅紫蓝色，囊肿常位于口底的一侧，有时可扩展至对侧，较大的囊肿可将舌抬起，状似"重舌"
口外型（潜突型）	囊肿主要表现为下颌下区肿物，而口底囊肿表现不明显。穿刺可抽出蛋清样黏稠液体
哑铃型（混合型）	口内舌下区及口外下颌下区均可见囊性肿物

二、诊断及鉴别诊断

根据临床表现和检查即可作出诊断。应与口底皮样囊肿及下颌下区囊性水瘤相鉴别。

三、治疗原则

舌下腺囊肿根治的方法是切除舌下腺，残留部分囊壁不致造成复发。

对于口外型舌下腺囊肿，可舌下腺全部切除后，吸净囊腔内的囊液，在下颌下区加压包扎，而不必在下颌下区做切口摘除囊肿。

对全身情况不能耐受舌下腺切除的患者及婴儿，可作简单的成形性囊肿切开术，即袋形缝合术，切除覆盖囊肿的部分黏膜和囊壁，放尽液体，填入碘仿纱条。待全身情况好转或婴儿长至 4 ～ 5 岁后再行舌下腺切除。

命题趋势 舌下腺囊肿分类、囊液性状、手术原则。

金题直击

舌下腺囊肿穿刺液的特点是

A. 血性液体　　B. 棕褐色清亮液

C. 白色絮状物　　D. 草黄色清亮液

E. 蛋清样黏稠液

【答案】E

【解析】舌下腺囊肿穿刺液，即腺体分泌的黏液的特点是蛋清样黏稠液体。故本题答案是 E。A 为血管性病变内容物。

第八节　黏液囊肿

分类	外渗性黏液囊肿（占 80% 以上）	潴留性黏液囊肿
病因	创伤	导管系统的部分阻塞
病理	无上皮衬里	有上皮衬里、潴留的黏液团块及结缔组织被膜
临床表现	下唇及舌尖腹侧好发，位于黏膜下，表面仅有一薄层黏膜覆盖，呈半透明、浅蓝色的小泡，状似水疱。囊肿易被咬伤而破裂，流出蛋清样透明黏稠液体，囊肿消失。破裂处愈合后，又被黏液充满，再次形成囊肿。反复破损后表现为白色瘢痕状突起	
治疗	保守：吸尽囊液后，2% 碘酊 0.2 ～ 0.5mL 注入囊腔内，停留 2 ～ 3min，再将碘酊抽出 手术切除仍是最常用的治疗方法	

唾液腺肿瘤发病情况：腮腺肿瘤的发生率最高，约占 80%。80% 位于腮腺浅叶（良性肿瘤占大多数，约 75%）；下颌下腺肿瘤占 10%（良性肿瘤约占 60%）；舌下腺肿瘤占 1%（恶性肿瘤的比例高达 90%）；小唾液腺肿瘤占 9%。在小唾液腺肿瘤中，最常见腭腺（约占 50%）。磨牙后腺肿瘤以黏液表皮样癌多见；舌下腺肿瘤多位于舌根部，以恶性肿瘤多见，临床不易发现；唇腺肿瘤较少见，上唇明显多于下唇，多为良性肿瘤。

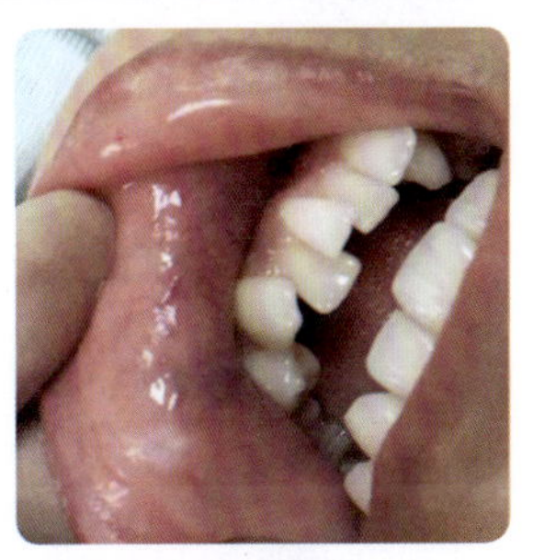

黏液囊肿

第九节 多形性腺瘤

多形性腺瘤又称混合瘤，属临界瘤，是唾液腺肿瘤中最常见者。

<table>
<tr><td>组成</td><td colspan="2">由肿瘤性上皮组织和黏液样或软骨样间质所组成</td></tr>
<tr><td>复发原因</td><td colspan="2">包膜常不完整，甚至腺体组织中也可有瘤细胞
肿瘤的包膜与瘤体之间黏着性较差，手术中肿瘤破裂，往往造成种植性复发</td></tr>
<tr><td rowspan="4">临床表现</td><td>好发部位</td><td>大唾液腺中，最常见于腮腺。小唾液腺中，以腭部最为常见</td></tr>
<tr><td>年龄、性别</td><td>30～50岁为多见，女性多于男性</td></tr>
<tr><td>良性信号</td><td>生长缓慢，常无自觉症状，病史较长。肿瘤界限清楚，质地中等，一般可活动，硬腭处可不活动，肿瘤长大后除表现畸形外，一般不引起功能障碍</td></tr>
<tr><td>恶变信号</td><td>突然出现生长加速，并伴有疼痛、面神经麻痹等症状</td></tr>
<tr><td>治疗</td><td colspan="2">手术切除
切除范围：不能作单纯肿瘤摘除，而应作肿瘤包膜外正常组织处切除，同时切除部分或整个腺体
肿瘤位于腮腺浅叶：保留面神经＋腮腺浅叶摘除术
肿瘤位于腮腺深叶：保留面神经＋腮腺全叶摘除术
下颌下腺肿瘤应包括下颌下腺一并切除</td></tr>
</table>

命题趋势 多形性腺瘤肿瘤性质、好发年龄、手术原则。

金题直击

哪项描述与多形性腺瘤的临床表现不符

A. 可发生于任何年龄，以30～50岁多见，女性多见

B. 一般呈圆形或椭圆形肿块

C. 肿瘤质地硬，呈结节状

D. 单纯肿瘤摘除术

E. 多形性腺瘤常发生于腮腺，小唾液腺则常发生在腭腺

【答案】D

【解析】多形性腺瘤属临界瘤。故手术摘除不能作单纯肿瘤摘除，而应作肿瘤包膜外正常组织处切除。腮腺肿瘤应保留面神经，下颌下腺肿瘤应包括下颌下腺一并切除。30～50岁女性多见。

第十节 沃辛瘤（助理不考）

<table>
<tr><td>概述</td><td colspan="2">沃辛瘤（Warthin tumor）又名腺淋巴瘤或乳头状淋巴囊腺瘤</td></tr>
<tr><td>组织发生及病理特征</td><td colspan="2">沃辛瘤的组织发生与淋巴结有关
组织病理可见肿瘤由腺上皮细胞和淋巴细胞构成</td></tr>
<tr><td rowspan="5">临床特点</td><td>男性多见，男女比例6∶1</td><td>40～70岁的中老年多发</td></tr>
<tr><td>患者常有吸烟史</td><td>可有消长史</td></tr>
<tr><td>绝大多数肿瘤位于腮腺后下极</td><td>扪诊肿瘤呈圆形或卵圆形，表面光滑，质地较软，有时有弹性感</td></tr>
<tr><td>肿瘤常呈多发性</td><td>术中可见肿瘤呈紫褐色，内含干酪样或黏稠液体</td></tr>
<tr><td colspan="2">^{99m}Tc 核素显像呈“热结节”，具有特征性</td></tr>
<tr><td>治疗</td><td colspan="2">手术切除。由于肿瘤常位于腮腺后下极，可考虑做连同肿瘤以及周围0.5cm以上正常腮腺切除的腮腺部分切除术
术中应切除腮腺后下部及其周围淋巴结，以免出现新的肿瘤</td></tr>
</table>

命题趋势 沃辛瘤的临床特点（好发人群、部位）、手术原则。

金题直击

患者，男，55 岁。每日吸烟 20 支。右耳垂下肿物 5 年，生长缓慢，无痛。界限清楚，活动，呈椭圆形，有消长史。最可能的临床诊断是右侧腮腺

A. 混合瘤

B. 腺淋巴瘤

C. 血管瘤

D. 黏液表皮样癌

E. 淋巴结炎

【答案】B

【解析】每日吸烟 20 支提示吸烟史。肿物 5 年，生长缓慢，无痛，界限清楚提示良性肿瘤。有消长史，符合腺淋巴瘤（沃辛瘤）特点。

第十一节　腺样囊性癌（助理不考）

概述	过去曾称“圆柱瘤”
病理分型	根据其组织学形态可以分为腺样型（也称筛状型）、管状型及实性型，实性型恶性程度最高
临床表现	好发部位：最常见于腭部小唾液腺及腮腺
	肿瘤易沿神经扩散、可出现面瘫、疼痛、麻木 肿瘤浸润性极强，与周围组织无界限 肿瘤易侵入血管，发生血行性转移，以肺部最多见 淋巴转移率很低 肿瘤细胞沿骨髓腔浸润、X 线片上常无明显骨质破坏
治疗	手术治疗为主，单纯放疗不能达到根治。即使出现肺部转移，仍考虑手术 除实性型以外，一般生长缓慢，肺部转移灶也缓慢，患者可长期带瘤生存

命题趋势 腺样囊性癌的临床特点、治疗原则。

金题直击

以下哪项不是腺样囊性癌的特征

A. 生长速度较快

B. 肿瘤沿神经血管束生长

C. 浸润性极强

D. 易发生早期转移

E. 肿瘤易侵入血管

【答案】A

【解析】腺样囊性癌生长速度较慢，故 A 选项说法错误。其余 B、C、D、E 均为腺样囊性癌的临床表现。故本题选项为 A。

第十二节　黏液表皮样癌（助理不考）

概述	是唾液腺恶性肿瘤中最常见者	
生物学行为	由黏液细胞、表皮样细胞和中间细胞构成，根据黏液细胞的比例分为高分化、中分化、低分化三种，越是低度分化恶性程度越高。黏液细胞高于 50% 是高分化，低于 10% 是低分化	
临床表现	好发部位	腮腺者居多，其次是腭部
	高分化黏液表皮样癌（恶性低）	呈无痛性肿块、生长缓慢。肿瘤体积大小不等，边界可清或不清，质地中等偏硬，表面可呈结节状
		位于腭部及磨牙后区的，有时可呈囊性，表面黏膜呈浅蓝色
		术中可见：肿瘤常无包膜或包膜不完整，与周围腺体组织无明显界限，有时可见面神经与肿瘤粘连，但很少出现面瘫症状

续表

临床表现	低分化黏液表皮样癌	生长较快，可有疼痛，边界不清，与周围组织粘连，腮腺肿瘤常累及面神经，淋巴结转移率较高，且可出现血行性转移
治疗原则	治疗以手术为主 高分化者应用综合治疗，尽量保留面神经。高分化者不必做选择性颈淋巴结清扫术 低分化者则可考虑选择性颈淋巴结清扫术	
转归、预后	高分化黏液表皮样癌	如手术切除不彻底，术后可以复发，但发生颈淋巴结转移者很少，血行性转移更为少见患者术后生存率较高，预后较好
	低分化黏液表皮样癌	术后易于复发，患者预后较差

命题趋势 黏液表皮样癌的分化和治疗原则。

金题直击

关于腮腺区低分化黏液表皮样癌的治疗，错误的是

A. 面神经保留不能勉强

B. 一般不做颈淋巴清扫术

C. 术后辅助放疗

D. 疑有血行转移可辅以化疗

E. 涉及下颌骨时，应行下颌骨部分切除

【答案】B

【解析】黏液表皮样癌根据黏液细胞、表皮样细胞和中间细胞构成比例分为高分化、中分化、低分化三种，越是低度分化恶性程度越高，恶性程度高易出现淋巴结转移，故术中应做淋巴结清扫。

第九单元　颞下颌关节疾病

考试分值

专业	2019 年	2020 年	2021 年	2022 年	2023 年
执业	9	9	8	8	8
助理	6	5	5	6	5

第一节　颞下颌关节紊乱病

一、概述

概念	不是单一疾病，而是一类病因尚未完全清楚而又有相同或相似临床症状的一组疾病的总称
病因	殆因素、精神心理因素、创伤因素、关节负荷过重、免疫因素、关节解剖因素、其他
	主要病因：关节内微小创伤＋精神心理因素
特点	本病有自限性，一般不发生关节强直，预后良好

命题趋势 颞下颌关节紊乱病概述考试多以 A1 型题为主。

金题直击

关于颞下颌关节紊乱病特点的叙述错误的是

A. 病期较长

B. 关节内微小创伤是主要致病因素

C. 经常反复发作

D. 有自限性

E. 长期不愈，可能发生关节强直

【答案】E

【解析】颞下颌关节紊乱病有自限性，一般不会发生关节强直。

临床表现	好发年龄	青壮年，以 20 ～ 30 岁患病率最高
	临床分类	咀嚼肌紊乱疾病；关节结构紊乱疾病；关节炎性疾病；骨关节病
	阶段	功能紊乱阶段；结构紊乱阶段；关节器质性破坏阶段
	三个主要症状	下颌运动异常
		疼痛：开闭口运动疼痛，一般无自发痛
		弹响及杂音：常有弹响音、摩擦音、破碎音
	其他症状	头痛、耳症、眼症

命题趋势 颞下颌关节紊乱病临床特点。

金题直击

颞下颌关节紊乱病的患病率最高的年龄组是

A. 10 ～ 19 岁

B. 20 ～ 30 岁

C. 31 ～ 40 岁

D. 41 ～ 50 岁

E. 51 ～ 60 岁

【答案】B

【解析】颞下颌关节紊乱病好发于青壮年，以 20 ～ 30 岁患病率最高。

诊断	X 线平片（许勒位和经咽侧位），可发现有关节间隙改变和骨质改变	
	关节造影可发现关节盘移位、穿孔及关节盘附着的改变	
鉴别诊断	颞下颌关节急性化脓性关节炎	有明显红肿热痛，穿刺可有脓
	肿瘤	需要穿刺进行组织学检查
	耳源性疾病	外耳道疖或中耳炎疼痛可放射至关节区，耳科常规检查可鉴别
	颈椎病	疼痛与咀嚼无关
	茎突过长症	影像学可确诊
	癔病牙关紧闭	伴全身肌肉痉挛，心理暗示可治愈
	破伤风牙关紧闭	有外伤史
防治原则	以保守治疗为主	
	治疗关节局部症状的同时应改进全身状况和患者的精神状态	
	遵循一个合理的、合乎逻辑的治疗程序，逐步升级	先采用可逆性保守治疗，如药物、理疗、封闭及咬合板
		然后使用不可逆性保守治疗，如调𬌗、正畸治疗
		最后选用手术治疗，如关节镜治疗、开放手术治疗

金题直击

属于颞下颌关节紊乱病不可逆性保守治疗的是

A. 药物治疗　　B. 物理治疗

C. 封闭治疗　　D. 咬合导板治疗

E. 正畸治疗

【答案】E

【解析】颞下颌关节紊乱病的治疗遵循一个合理、合乎逻辑的治疗程序。治疗程序应先采用可逆性保守治疗，如服药、理疗、封闭和咬合板治疗等；然后用不可逆性保守治疗，如调𬌗、正畸治疗等；最后采取关节镜和各种手术治疗。

二、临床分类

颞下颌关节紊乱病可分为：咀嚼肌群功能紊乱类、关节结构紊乱类（最常见）、关节炎性疾病类、骨关节病类。

相互关系可以理解为：髁突开口时向前运动，达到前方关节窝和前方关节结节的位置。如果开口过大就会出现越过关节结节的情况，出现弹响，如越过关节结节就会出现关节脱位，就不能自我恢复。

（一）咀嚼肌群功能紊乱类

翼外肌的作用：翼外肌是一个开口的肌肉，牵拉髁突向前进，从而达到张口。

翼外肌功能亢进	临床特征	主要症状	开口度过大及最大开口位关节弹响，常呈关节半脱位状态（无痛）
		开口型	在开口末期偏向健侧
		弹响	开口末、闭口初清脆弹响
	治疗原则	主要为调整翼外肌功能。翼外肌封闭（0.5% ~ 1% 利多卡因 5mL）	
翼外肌痉挛	临床特征	主要症状	开口中度受限（无自发痛，关节深部压痛）
		开口型	偏向患侧，被动开口度大于自然开口度
		弹响	无
	治疗原则	主要为解除肌肉痉挛，可局部理疗（15% 氯化钙溶液作两侧关节区及咀嚼区钙离子导入）、中药局部热敷、翼外肌封闭（2% 利多卡因）	
咀嚼肌群痉挛	临床特征	主要是闭口肌，有时是单一闭口肌痉挛，更多见的是闭口肌群的痉挛，可见不自主肌肉抽搐、肌痛和严重的开口受限，不少患者还伴有头痛。病期长，反复发作	
	治疗原则	可采用理疗，稳定𬌗板，服用镇静、肌松弛剂等治疗。必要时可在痉挛肌肉内局部注射肉瘤毒素	

续表

肌筋膜痛	临床特征	主要症状	疼痛性质为持久性钝痛，有压痛点，压痛点敏感时称扳机点。开口轻度受限
		开口型	偏向患侧，被动开口度大于自然开口度
		弹响	无
	治疗原则	非甾体类抗炎镇痛药物（如双氯芬酸钠）、理疗等治疗。必要时2%利多卡因对压痛点进行封闭治疗	

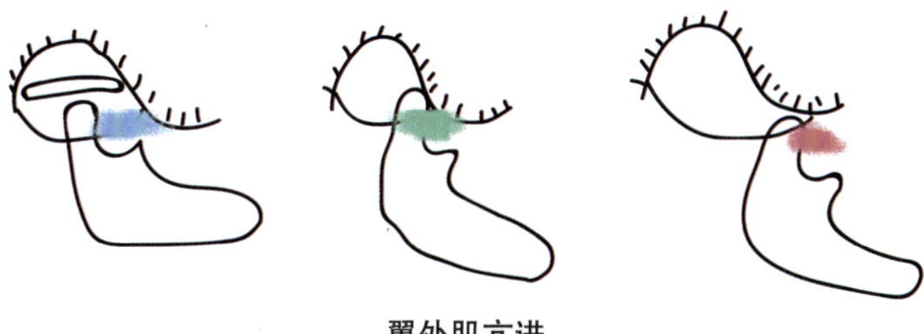

翼外肌亢进

金题直击

开口末，闭口初的弹响是

A. 翼内肌减弱

B. 翼外肌痉挛

C. 下颌关节亢进

D. 翼外肌亢进

E. 翼内肌亢进

【答案】 D

【解析】 翼外肌功能亢进主要的临床特点是开口度过大呈半脱位，开口型偏向健侧，开口末、闭口初弹响。

（二）关节结构紊乱类（TMD 中构成比例最高一类）

关节关系可以理解为：关节盘就像一层垫，在关节窝和髁突之间起缓冲作用，当张口时，髁突会往前运动，闭口时往后运动，关节囊就是束缚关节的袋子。

关节盘的前移位就是指：关节盘往前移动，挡住了髁突的路，髁突出门就碰到了一个移位的关节盘。

可复和不可复之分：可复就是髁突勉强可以把错位的关节盘来回挤动，但关节盘位置还是在错位的地方。不可复就是挤不动。

可复性关节盘前移位	临床特征	主要症状	开口型异常，一般无疼痛
		开口型	呈闪电状
		弹响	开口初、闭口末弹响
	治疗原则	对无功能障碍的关节弹响，可嘱以关节保护措施，如避免食用坚果等不易咀嚼的食物、局部湿热敷等。采用再定位咬合板治疗可减轻或消除关节弹响。如伴有翼外肌痉挛或滑膜炎，则应进行相关对症治疗 对于无开口障碍的可复性前移位，无须进行外科手术治疗	
不可复性关节盘前移位	临床特征	主要症状	有典型的关节弹响病史，继而有间断性关节绞锁史，进而弹响消失、开口受限，并可伴有关节区疼痛
		开口型	开口时下颌偏向患侧。被动开口检查，开口度不能增大
		弹响	无
	治疗原则	时间较短时，可在局部麻醉（2%利多卡因）下行手法复位，转变为可复性关节盘前移位，此时可再按可复性前移位处理。同时可采用1%透明质酸钠作关节腔内注射（上腔）。时间长、症状重需开放手术治疗	
关节囊扩张伴关节盘附着松弛	临床特征	主要症状	开口度过大，可伴有慢性滑膜炎
		开口型	开口型偏向健侧
		弹响	开口末闭口初
	治疗原则	可用硬化剂5%鱼肝油酸钠0.25～0.5mL作关节腔内注射，由于硬化剂对组织刺激较大，注射前应先用2%利多卡因1mL行关节囊内注射	

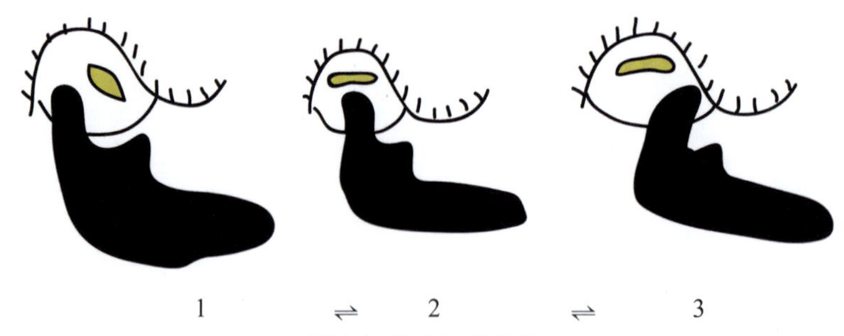

可复性关节盘前移位

金题直击

可复性关节盘前移位的主要症状是

A. 疼痛和张口受限

B. 弹响和开口过大呈半脱位

C. 疼痛可有扳机点

D. 开口初、闭口末有弹响

E. 开闭、前伸、侧方运动的任何阶段有多声破碎音；开口型歪曲

【答案】D

【解析】主要症状：开口型异常，一般无疼痛；开口型呈闪电状；开口初、闭口末弹响。

（三）骨关节病类（以前称为关节器质性改变类）

关节盘穿孔、破裂	临床症状	下颌运动的任何阶段有多声破碎音，开口型歪曲，关节区疼痛。开口型：闪电状
	诊断	X 线无变化，关节造影可见造影液关节上下腔相通
	治疗	减轻疼痛，最大限度地恢复关节功能，以保守治疗为主，无效者，可选择关节镜或开放手术治疗
髁突骨质破坏	临床症状	连续摩擦音，开口型歪曲，关节区及关节周围区疼痛
	诊断	X 线可见骨质破坏
	治疗	减轻疼痛，最大限度地恢复关节功能，以保守治疗为主，无效者，可选择关节镜或开放手术治疗

金题直击

关节盘穿孔破裂时的弹响杂音

A. 开口初期、闭口末期清脆单声弹响

B. 多声破碎杂音

C. 无弹响

D. 连续摩擦音

E. 开口末期、闭口初期清脆单声弹响

【答案】B

【解析】关节盘穿孔、破裂：多声破碎音，关节造影可见造影液关节上下腔相通。髁突骨质退行性变：连续摩擦音，X 线可见骨质破坏。

（四）炎性疾病类

由创伤引起的炎症，无红肿热，但关节后区有压痛。

炎性疾病类	定义		不是由细菌引起的感染性疾病，而是指由各种原因造成的过大开口或外伤，引起滑膜或关节囊的急性炎症；也可指由轻创伤因素等引起滑膜或关节囊的慢性炎症
	临床特征	主要症状	髁突后方、关节囊外压痛，下颌运动时疼痛，咀嚼时加重，不敢咬后牙，出现张口受限
		开口型	开口型偏患侧，被动开口时关节痛加重
		弹响	无弹响
	治疗原则		首先采用非甾体类抗炎镇痛药物（如双氯芬酸钠），同时辅以理疗。如无效，可关节封闭治疗（泼尼松加 2% 利多卡因）

第二节　颞下颌关节脱位

颞下颌关节脱位指髁突脱出关节窝之外而不能自行复位。

关节脱位按部位可分为单侧脱位和双侧脱位；按性质可分为急性脱位、复发性脱位和陈旧性脱位；按髁突脱出的方向、位置又可分为前方、后方、上方及侧方脱位。临床上以急性前脱位和复发性脱位较常见，后方脱位、上方脱位和侧方脱位比较少见，其脱位的方向、位置由打击的力量和方向决定，并常伴有下颌骨骨折和颅脑损伤症状。

临床上以急性前脱位最为常见。

急性前脱位	病因	外伤；突然大张口；口腔及咽喉治疗时；长时间开口过度或滥用暴力
	临床表现	关节前脱位时，髁突脱位于关节结节前上方，患者呈开口状，不能闭合，耳屏前空虚 双侧关节脱位则前牙明显开𬌗，后牙通常无接触，反𬌗；下颌前伸，两颊变平，颏部前突，脸形变长
		单侧关节脱位，颏点及牙齿中线偏向健侧，健侧后牙呈反𬌗
		许勒位片显示病变侧关节窝空虚，髁突位于关节结节前上方
	治疗	颞下颌关节急性前脱位后应及时复位 （复位方向：下、后、上；用力方向：下、后）
		复位：以口内法最实用
		限制下颌运动：用颅颌绷带或颌间橡皮圈牵引限制下颌运动 2 ～ 3 周，最大开口度小于 1cm
复发性脱位（习惯性脱位）	病因	急性前脱位治疗不当引起
		长期翼外肌功能亢进者、老年人、慢性长期消耗性疾病患者、韧带松弛者常见
	临床表现	与急性前脱位相同
		发生时间：患者大开口时；进食、打哈欠及治疗牙齿时
	治疗	硬化剂注射或采用手术治疗
陈旧性脱位（少见）	病因	急性前脱位或复发性脱位未能复位时间达数周以上（一般为三周）
	临床表现	同前脱位。只是下颌可做一定程度的开口运动（形成假关节）
	治疗	手法复位相当困难，一般应以手法复位为主，必要时应切除髁突，复位后下颌应制动 20 天左右

鉴别诊断：

髁突骨折	前牙开𬌗或单侧开𬌗而后牙有接触且后缩，则高度怀疑髁突骨折
	临床检查还可发现耳前区肿胀而不是空虚，下颌运动时可有骨擦音

金题直击

颞下颌关节前脱位时，髁突的位置在关节结节的

A. 前上方

B. 前下方

C. 前方

D. 后方

E. 下方

【答案】A

【解析】在发生颞下颌关节前脱位时，髁突被向前拉过关节结节，使髁突位于关节结节之前上方而无法自行复原。

第三节 颞下颌关节强直

定义	因器质性病变导致长期开口困难或完全不能开口者，称为颞下颌关节强直	
临床分类	关节内强直简称关节强直，也叫真性关节强直	关节外强直也称为颌间挛缩或假性关节强直
年龄	多发生在 15 岁以前的儿童	—
病因	常见的原因是关节创伤 另一个常见原因是，邻近器官的化脓性炎症扩散而来，以化脓性中耳炎多见 血源性化脓性关节炎及类风湿关节炎所致的关节强直比较少见	常见病因为软组织或肌肉损伤所产生的瘢痕
临床表现（对比理解记忆）	开口困难	开口困难
	面下部发育畸形 双侧强直：小颌畸形面容 单侧强直：面部不对称，颏部偏患侧，患侧下颌体小，患侧面部丰满，健侧狭长	口腔或颌面部瘢痕挛缩或缺损畸形
	殆关系错乱（Ⅱ类错殆）	—
	髁突活动减弱或消失	髁突活动减弱或消失
X 线检查	骨性强直：关节间隙消失，关节部融合呈骨球状 纤维性强直：关节间隙存在但模糊	关节骨性结构及关节间隙无重要异常征象
治疗原则	髁突切除术（关节松解术）适用于纤维性强直	手术治疗：切断和切除颌间挛缩的瘢痕；凿开颌间粘连的骨质，恢复患者开口度，用皮片或皮瓣消灭创面。如同时伴有唇颊组织缺损畸形，也应同时予以修复
	颞下颌关节成形术适用于骨性强直	
特殊注意	两种强直的区别重点是 X 线，拍片选择是许勒位片	

混合性强直：有些病例关节内强直和关节外强直同时存在，其症状为二者表现的综合。

金题直击

1. 单侧颞下颌关节强直患者可出现

A. 颏点偏向健侧　　B. 颏点偏向患侧

C. 患侧面部狭长　　D. 健侧面部丰满

E. 下前牙反殆

【答案】B

【解析】单侧颞下颌关节强直患者面下部发育障碍畸形，表现为面容两侧不对称，颏部偏向患侧；患侧下颌体、下颌支短小，相应面部反而丰满；健侧下颌由于生长发育正常，相应面部反而扁平、狭长。

2. 颞下颌关节内强直的病因中哪一项是错误的

A. 化脓性中耳炎　　B. 颞下颌关节紊乱

C. 颏部对冲性损伤　　D. 外伤直接损伤颞下颌关节

E. 血源性化脓性关节炎和类风湿性关节炎

【答案】B

【解析】关节内强直多数发生在 15 岁之前的儿童。常见的原因是关节创伤。另一个常见原因是，邻近器官的化脓性炎症扩散而来，以化脓性中耳炎最常见。血源性化脓性关节炎及类风湿关节炎所致的关节强直比较少见。颞下颌关节紊乱具有自限性，一般不会发展到关节强直。

关节内强直手术治疗：

手术年龄	12～15岁
颞下颌关节成形术截开部位	粘连少仅限于髁突：髁突颈部截开形成假关节
	骨性粘连大，下颌切迹变得狭小或已消失：下颌切迹以下，下颌孔以上处截开
方法	切除骨质0.5～1cm，截骨区要有0.5～1cm间隙，术中形成35mm以上的开口度
手术时间	最好一次手术，如需两次手术，相隔手术时间不应超过2周，避免第一次手术处瘢痕挛缩
注意事项	术后7～10天开口训练，练习6个月以上，术后前1～2个月白天晚上均使用开口器，之后只白天使用

金题直击

双侧颞下颌关节强直最好一次手术，如需分两次手术，相隔时间不宜超过

A. 3天　　B. 1周

C. 2周　　D. 1个月

E. 3个月

【答案】C

【解析】双侧颞下颌关节强直最好一次手术，以便术后能及时行开口练习，如需分两次手术，相隔时间不宜超过2周，以免第一次手术处发生瘢痕挛缩。

第十单元 颌面部神经疾病

考试分值

专业	2019 年	2020 年	2021 年	2022 年	2023 年
执业	6	8	8	7	6
助理	5	5	5	4	3

第一节 三叉神经痛

一、概述

三叉神经痛是指在三叉神经分布区域内出现阵发性电击样剧烈疼痛，历时数秒至数分钟，间歇期无症状。疼痛可由口腔或颜面的任何刺激引起。以中老年人多见，春季和冬季多见，多数为单侧性。

（一）分类

分类	分类标准
原发性（真性或特发性）	无神经系统体征，无明显和发病有关的器质性病变者
继发性（症状性）	其他病变压迫或侵犯三叉神经所致，一般有神经系统体征，包括：伴有面部皮肤感觉减退、角膜反射减退、听力降低等神经系统阳性体征

（二）病因

原发性三叉神经痛的病因和发病机制目前尚不明确，主要有中枢病变学说和周围病变学说。

（三）病理表现

目前已公认脱髓鞘改变是引起三叉神经痛的主要病理变化。

二、临床表现（春、冬容易发病）

疼痛部位	三叉神经某分支区域
疼痛性质	电击、针刺、刀割或撕裂样剧痛
疼痛诱因	疼痛可自发，也可由轻微的刺激“扳机点”（指在三叉神经分支区域内某个固定的局限的小块皮肤或黏膜很敏感，对此点稍加触碰，立即引起疼痛发作）引起。疼痛先从“扳机点”开始，然后迅速扩散到整个神经分支
疼痛时间	多在白天发作，每次发作时间一般持续数秒、数十秒或 1 ～ 2min 后又骤然停止。两次发作之间称间歇期，此时无任何疼痛症状
病程	周期性发作，每次发作期可持续数周或数月，然后有一段自动的暂时缓解期。缓解期可为数天或几年，在此期间疼痛缓解甚至消失，以后疼痛复发
特殊性表现	有的患者由于疼痛发作时，用力揉搓面部皮肤，可发生皮肤色素沉着、粗糙、增厚、脱发、脱眉，有时甚至引起局部擦伤并继发感染，发作时还常常伴有颜面表情肌的痉挛性抽搐，口角被牵向患侧
痛性抽搐	痛区潮红、结膜充血或流泪、出汗、流涎，患侧鼻腔黏液增多
临床问题	有些患者疼痛牵涉到牙时，常疑为牙痛而坚持要求拔牙，故不少三叉神经痛患者有拔牙史

命题趋势 三叉神经痛的疼痛特点。

金题直击

典型的三叉神经痛疼痛的性质是

A. 持续性隐痛　　B. 阵发性剧痛

C. 间歇性隐痛　　D. 持续性剧痛

E. 持续性刀割样疼痛

【答案】B

【解析】三叉神经痛是电击、针刺、刀割或撕裂样的阵发性剧痛，疼痛有发作期、间歇期，并不是持续性疼痛。

三、诊断及鉴别诊断

目的是明确罹患的分支，即查明产生疼痛症状的分支。为了进一步明确是原发性三叉神经痛还是继发性，必须同时检查伴随的其他症状和体征，如感觉、运动和神经反射的改变。

（一）定分支检查

定分支首先要寻找“扳机点”。各分支常见“扳机点”的部位：

分支（以第二、三支多见）	扳机点
第一支：眼支	眶上孔、上眼睑、眉、前额和颞部等部位
第二支：上颌支	眶下孔、下眼睑、鼻唇沟、鼻翼、鼻孔下方、上唇、口角区、上颌结节和腭大孔等部位
第三支：下颌支	颏孔、下唇、口角区、颊黏膜、颊脂垫尖、舌颌沟、耳屏部等处，并观察在开闭口及舌运动时有无疼痛的发作

对上述各分支的常见“扳机点”按顺序进行检查。由于各“扳机点”痛阈高低不同，检查时的刺激强度应由轻至重作适当的改变。

检查方法	拂诊：以棉签或食指轻拂可疑之“扳机点” 触诊：用食指触摸“扳机点” 压诊：用较大的压力进行触诊 揉诊：多用作眶下孔及颏孔区的检查

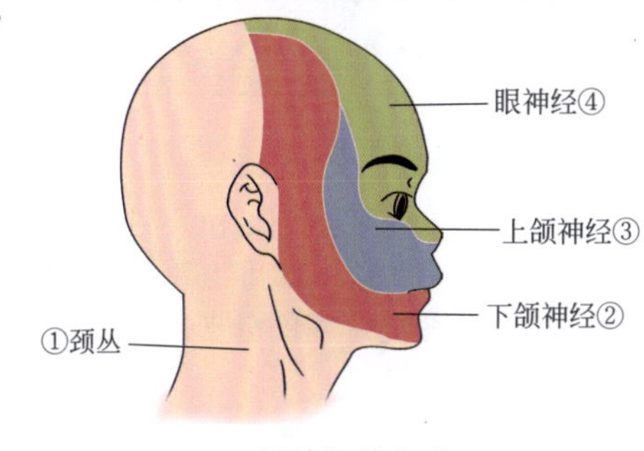

三叉神经的分支

命题趋势 三叉神经痛的分支以考A1型题为主。

金题直击

三叉神经痛患者疼痛部位在一侧眶下及上唇区者，其诊断为三叉神经

A. 第Ⅰ支痛　　B. 第Ⅱ支痛

C. 第Ⅲ支痛　　D. 第Ⅰ、Ⅱ支痛

E. 第Ⅰ、Ⅲ支痛

【答案】B

【解析】三叉神经痛患者疼痛部位在一侧眶下及上唇区者，其诊断为三叉神经第Ⅱ支痛，即上颌支痛。

命题趋势 三叉神经痛的确定扳机点的方法，考试多以A1型题为主。

金题直击

对三叉神经痛“扳机点”的检查方法不包括

A. 拂诊　　B. 压诊

C. 叩诊　　D. 揉诊

E. 触诊

【答案】C

【解析】三叉神经痛“扳机点”的检查方法有：拂诊、触诊、压诊、揉诊。

（二）三叉神经功能检查

检查内容	检查方法（了解）	阳性体征（重点）
感觉功能	可用探针轻划（触觉）与轻刺（痛觉），温度觉检查——以试管盛冷（0～10℃）热（40～50℃）水试之	痛觉与温度觉均丧失而触觉存在时，可能是脊束核损害
运动功能	紧咬牙	三叉神经运动支的功能障碍表现为咀嚼肌麻痹，咬紧牙时咬肌松弛无力
角膜反射	让患者向一侧注视，用捻成细束的棉絮轻触角膜，由外向内，反射作用是双侧直接和间接的闭眼动作	刺激患侧角膜，双侧均无反应，但在做健侧角膜反射试验时，仍可引起双侧反应
腭反射	用探针或棉签轻刺软腭边缘，可引起软腭上提	一侧反射消失，提示该侧上颌神经的分支出现损害

凡出现上述神经功能性改变者，说明神经路径上有损害，常见的是颅内占位性病变，必须进一步检查，以明确诊断。局限性的麻木、感觉障碍也可能由于维生素 B_1 缺乏、神经症、三叉神经炎、注射无水乙醇或手术后所引起，根据病史可确定。

命题趋势 三叉神经的功能检查。

金题直击

三叉神经功能检查项目中不包括

A. 三叉神经分布区皮肤与黏膜的触、温、痛觉

B. 角膜反射

C. 腭反射

D. 希尔墨（Schirmer）试验

E. 咀嚼肌运动功能检查

【答案】 D

【解析】 三叉神经功能检查包括感觉功能、角膜反射、腭反射、运动功能。希尔墨（Schirmer）试验即泪液检查，目的在于观察泪液分泌情况，膝状神经节受损或舍格伦综合征时，希尔墨（Schirmer）试验可出现异常。

（三）诊断

依据病史、疼痛的部位、性质、发作表现和无神经系统阳性体征，一般诊断原发性三叉神经痛并不困难。如果出现阳性体征，即可诊断为继发性三叉神经痛。

在初步确定疼痛的分支后，用 1%～2% 的利多卡因在神经孔处行阻滞麻醉，以阻断相应的神经干，这属于诊断性质的封闭。

第Ⅰ支痛时，封闭眶上孔及其周围。

第Ⅱ支痛时，将麻药选择性地注入眶下孔、切牙孔、腭大孔、上颌结节部或圆孔。

第Ⅲ支痛时，作颏孔、下牙槽神经孔或卵圆孔的阻滞麻醉。当“扳机点”位于颊神经或舌神经分布区域时，还应作此两神经的封闭。麻醉时应先由末梢支开始，无效时再向中枢端注射。

怀疑为继发性三叉神经痛时，应进一步作详细的临床检查，根据需要拍摄颅骨 X 线片（特别是颅底和岩骨），CT、MRI 检查等以明确诊断。

（四）鉴别诊断

舌咽神经痛	定义：舌咽神经痛是舌咽神经感觉功能分布区的突发、短暂、阵发性针刺样剧痛，可伴有迷走神经兴奋症状
	疼痛性质：同三叉神经痛
	疼痛部位：软腭、咽后壁、舌根、扁桃体、咽部及外耳道
	诱因：吞咽、讲话而引起，睡眠时也可发作
	诊断：应用丁卡因喷雾于咽部、扁桃体及舌根部，如疼痛缓解即可作出诊断
舌咽神经痛	药物治疗：治疗三叉神经痛的药物均可用于舌咽神经痛的治疗，首选卡马西平 封闭治疗：注射于患侧舌根部、扁桃体窝或咽壁的“扳机点”或舌咽神经干 手术治疗
牙髓炎	没有扳机点，疼痛时间长
龈乳头炎	虽有冷热刺激痛，但有明显的牙龈乳头的肿胀

四、治疗

（一）治疗原则

原发性三叉神经痛，应本着循序渐进的原则。一般应先从药物治疗或封闭、理疗等开始，如无效时再依次选择半月神经节射频温控热凝、注射疗法、神经撕脱等。只有当这些方法均无效时才考虑做颅内手术。如为继发性三叉神经痛，应针对病因治疗；如为肿瘤应作肿瘤切除。

（二）治疗方法

对原发性三叉神经痛可采取以下几种方法治疗：

药物	卡马西平：或称痛痉宁或酰胺咪嗪，是目前治疗三叉神经痛的首选药物 用法：100mg，一日两次，如不能止痛，再每日加 100mg，直到止住疼痛的最小量维持使用，最大剂量 1200mg/d，一般为 300 ～ 800mg/d
	苯妥英钠
	氯硝西泮：以上两药无效时可用
	山莨菪碱（654-2）
	七叶莲
封闭疗法	1% ～ 2% 利多卡因和维生素 B_{12}
理疗	用维生素 B_1 或 B_{12} 和利多卡因用离子导入法导入疼痛部位
针刺疗法	选择邻近神经干的穴位，以患者有强烈针感为宜
半月神经节射频温控热凝术	原理是利用不同神经纤维对温度耐受的差异性，选择性破坏半月神经节内传导痛觉的纤维，而保留对热抵抗力较大的传导触觉的纤维 难点：准确的穿刺和定位（保守治疗无效时应用，复发率较高且可重复应用于治疗）
注射疗法	常用药物是无水乙醇或 95% 乙醇
手术	病变性骨腔清除术：如 X 线片上显示有病变骨腔，表现为界限清楚的散在透光区或界限不清的骨质疏松脱钙区时，按手术常规，从口内途径行“颌骨内病变骨腔清除术”
	三叉神经周围支切断撕脱术：主要适用于下牙槽神经（第三支）和眶下神经（第二支）
冷冻、激光等方法治疗	均获一定疗效

命题趋势　三叉神经痛的治疗。

金题直击

1. 关于三叉神经痛的治疗方法中，哪种复发率最高，且可重复应用

A. 药物治疗　　B. 封闭疗法

C. 无水酒精注射疗法　　D. 三叉神经撕脱术

E. 半月神经节射频控温热凝术

【答案】E

【解析】药物治疗为原发性三叉神经痛首选治疗，无效时再考虑其他方法。封闭疗法封闭神经干或穴位。无水酒精注射疗法促使局部纤维变性从而阻断神经的传导。三叉神经撕脱术主要适应于下牙槽神经痛和眶下神经痛。半月神经节射频温控热凝术是目前治疗三叉神经痛的方法中较好的，其止痛效果好，复发率较高，可重复应用于治疗。

2. 患者原发性三叉神经痛，经封闭治疗疗效不佳，现给予注射疗法，常用的酒精浓度是

A. 90%　　B. 75%

C. 80%　　D. 85%

E. 95%

【答案】E

【解析】常用无水乙醇或 95% 乙醇准确地注射于罹患部位的周围神经干或三叉神经半月节。

第二节　周围性面神经麻痹

一、概述

（一）定义

周围性面神经麻痹是部分或完全丧失面神经功能，主要表现为面部表情肌群的运动功能障碍，也称为面瘫。

（二）分类

根据引起面神经麻痹的损害部位不同，分为中枢性面神经麻痹和周围性面神经麻痹两种。

1. 中枢性（核上性）面神经麻痹　病损位于面神经核以上至大脑皮层中枢之间。临床特点：①病变对侧睑裂以下的颜面部表情肌瘫痪。②常伴有与面瘫同侧肢体的瘫痪。③无味觉和唾液分泌障碍。

2. 周围性（核性或核下性）面神经麻痹　面神经运动纤维发生病变所造成的面瘫称为周围性面神经麻痹。临床特点：①病变同侧全部表情肌瘫痪（提上睑肌除外，因该肌受动眼神经支配）。②可伴有听觉改变、舌前2/3的味觉减退，以及唾液分泌障碍。其中最多见的是贝尔麻痹。

前额皱纹消失与不能蹙眉是周围性面瘫的重要临床表现，也是与中枢性面瘫鉴别的主要依据。

命题趋势 周围性面神经麻痹概述相关知识点考试多以A1型题为主。

金题直击

1. 鉴别中枢性面瘫和周围性面瘫的主要依据是

A. 患侧口角下垂，健侧向上歪斜　　B. 口周肌肉瘫痪

C. 额纹消失，不能蹙眉　　D. 不能鼓腮

E. 眼睑不能闭合

【答案】C

【解析】周围性面瘫：同侧全部表情肌瘫痪（额纹消失）。中枢性面瘫：对侧眼睑以下表情肌瘫痪（额纹未消失）。额皱纹消失与不能蹙眉是周围性面瘫的重要临床表现，也是与中枢性面瘫鉴别的主要依据。

2. 中枢性面瘫的表现是

A. 一侧面瘫＋味觉丧失

B. 对侧睑裂以下表情肌瘫痪

C. 单纯一侧完全表情肌瘫痪

D. 一侧面瘫＋味觉丧失＋涎腺分泌障碍＋听觉改变

E. 一侧面瘫＋味觉丧失＋涎腺分泌障碍＋听觉改变＋泪腺分泌障碍

【答案】B

【解析】中枢性面瘫的表现是病变对侧睑裂以下表情肌瘫痪。

二、贝尔麻痹

（一）概述

定义	临床上不能肯定病因的不伴有其他体征或症状的单纯性周围性面神经麻痹
病因	一般认为是经过面神经管的面神经部分发生急性非化脓性炎症所致 贝尔麻痹常在局部受冷风吹袭或着凉后发生，故可能是因寒冷引起营养面神经的血管痉挛，导致神经的缺血和毛细血管的损害，而发生水肿 贝尔面瘫可能与某种病毒感染、遗传因素有关
组织病理	主要为面神经水肿，髓鞘或轴突有不同程度的变性

命题趋势 贝尔麻痹的病因。

金题直击

贝尔面瘫的可能病因不包括

A. 病毒感染　　B. 化脓性感染
C. 风湿性疾病　　D. 遗传疾病
E. 面部、耳部遭受风寒侵袭
【答案】B
【解析】贝尔面瘫的病因是急性非化脓性感染。

（二）临床表现

贝尔麻痹起病急骤，且少自觉症状，不伴其他症状或体征的突发性单侧面瘫常是贝尔麻痹的特殊表现。

临床表现	病因
患侧口角下垂，健侧向上歪斜 发生饮水漏水，不能吹气、鼓腮等功能障碍	因口轮匝肌瘫痪，上下唇不能紧密闭合
上下眼睑不能闭合，致睑裂扩大、闭合不全、露出结膜	由于眼轮匝肌瘫痪后，失去与受动眼神经支配的上睑提肌保持平衡协调的随意动作
易患结膜炎	用力紧闭时，眼球转向外上方（称为贝尔征），不能闭眼
特殊临床症状：恢复不全者，可产生瘫痪肌的挛缩，面肌痉挛或联带运动，成为面神经麻痹的后遗症 瘫痪肌的挛缩表现为患侧鼻唇沟加深，睑裂缩小，口角反向患侧牵引，使健侧面肌出现假性瘫痪现象，此时不可将健侧误认为患侧	

命题趋势　贝尔麻痹的临床表现。

金题直击

面瘫的贝尔征是指
A. 用力紧闭眼睑，则眼球转向外上方　　B. 患侧口角下垂，健侧向上歪斜
C. 不能鼓腮、吹气　　D. 睑裂过大，闭合不全
E. 下结膜囊内常有泪液积滞
【答案】A

面瘫的症状还取决于损害的部位。损害部位的确定需进行下列检查：

检查项目	方法
味觉检查	棉签蘸盐水或糖水涂于患侧的舌前 2/3，嘱患者对有无味觉举手示意
听觉检查	以听音叉的方法检查，主要是检查镫骨肌的功能状态
泪液检查	亦称 Schirmer 试验。目的在于观察膝状神经节是否受损 正常时，在 5min 末的滤纸沾泪长度（湿长度）约为 2cm

（三）诊断及鉴别诊断

本病具有突然发作的病史与典型的周围性面瘫症状，诊断并不困难。根据味觉、听觉及泪液检查结果，还可明确面神经损害部位，从而作出相应的损害定位诊断。

鼓索管味觉、唾液腺分泌，镫骨肌神经管听觉，膝状神经节管泪腺分泌。

损坏部位	症状
茎乳孔以外	面瘫（同侧）
鼓索与镫骨肌神经节之间	面瘫＋味觉丧失＋唾液腺分泌障碍（同侧）
镫骨肌与膝状神经节之间	面瘫＋味觉丧失＋唾液腺分泌障碍＋听觉改变（同侧）
膝状神经节	面瘫＋味觉丧失＋唾液腺、泪腺分泌障碍＋听觉改变（同侧）
脑桥与膝状神经节之间	除面瘫外，感觉与分泌功能障碍一般均较轻（同侧），可能损伤听神经时，出现耳鸣、眩晕
核性损害	面瘫＋轻度感觉与分泌障碍，若损害累及皮质延髓束可发生对侧偏瘫

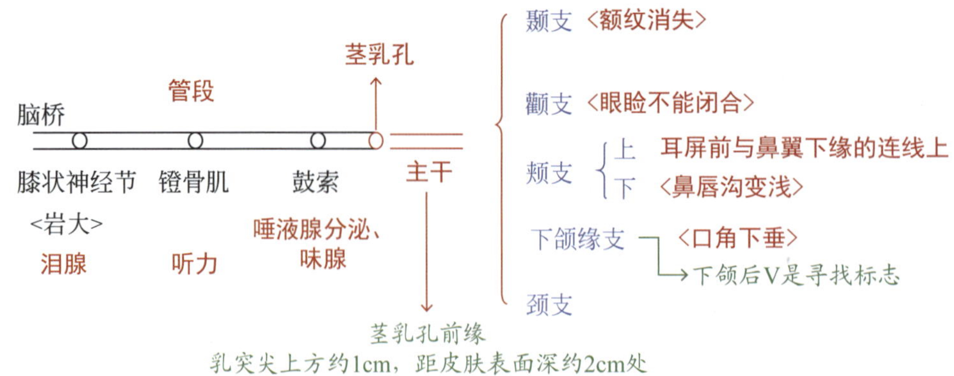

贝尔面瘫的鉴别诊断

命题趋势 根据不同症状判断损害部位。

金题直击

患者出现面瘫+味觉丧失+涎腺分泌障碍+听力减退，则面神经的损害可能位于

A. 茎乳孔以外
B. 鼓索与镫骨肌神经节之间
C. 镫骨肌与膝状神经节之间
D. 膝状神经节
E. 脑桥与膝状神经节之间

【答案】C

【解析】首先要记住鼓索管味觉、唾液腺分泌，镫骨肌管听觉，膝状神经节管泪腺分泌，还有它们的排列顺序，题干中味觉、唾液腺、听力有问题，说明损害部位在镫骨肌之后。

三、治疗

贝尔面瘫的治疗可分急性期、恢复期、后遗症期三个阶段来考虑。

分期	时间	治疗
急性期	1～2周内	主要是控制组织水肿，改善局部血液循环，减少神经受压，用糖皮质激素联合抗病毒药物治疗 给予地塞米松、泼尼松、阿昔洛韦、阿司匹林、维生素 B_1、维生素 B_{12}（激素+抗病毒药物+营养神经药物） 可给予局部热敷、肌按摩，防止角膜损害，不宜应用强烈针刺、电针等治疗，以免导致继发性面肌痉挛（禁忌强刺激）
恢复期	第2周末至2年	主要是尽快使神经传导功能恢复和加强肌收缩 给予维生素 B_1、维生素 B_{12}、烟酸、地巴唑、加兰他敏 恢复期继续保护眼睛，可根据病情进行面肌的被动和主动运动锻炼
后遗症期	2年后	不能恢复者可按永久性面神经麻痹处理 特殊临床症状：恢复不全者，常产生瘫痪肌的挛缩，面肌痉挛或联带运动，成为面神经麻痹的后遗症。瘫痪肌的挛缩表现为患侧鼻唇沟加深，睑裂缩小，口角反向患侧牵引，使健侧面肌出现假性瘫痪现象，此时切不可将健侧误认为患侧

命题趋势 贝尔麻痹的治疗。

金题直击

贝尔面瘫急性期的治疗方法不包括

A. 治疗原则以改善局部血液循环为主
B. 给予维生素 B_1 肌注
C. 应用糖皮质激素联合抗病毒药物治疗
D. 急性期时间较短时，可不予治疗
E. 不宜用强刺激疗法

【答案】D

【解析】急性期应以控制组织水肿、改善局部血液循环为主，要积极地进行治疗。

四、预后

影响预后的因素主要是病情的严重程度，以及治疗是否恰当及时。贝尔面瘫约 80% 的病例可在 2 ～ 3 个月内恢复。轻症病例多无神经变性，经 2 ～ 3 周后开始恢复，于 1 ～ 2 个月内可痊愈；神经部分变性者，需 3 ～ 6 个月恢复，更严重者恢复缓慢或不恢复。

命题趋势 以考“错误的说法”类题型为主。

金题直击

以下关于面神经麻痹的叙述错误的是

A. 预后主要取决于病情严重程度和治疗是否及时得当

B. 贝尔面瘫约 80% 的病例可在 1 周内恢复

C. 分为中枢性和周围性两种

D. 贝尔麻痹指临床上不能肯定病因的不伴有其他症状或体征的单纯性周围面神经麻痹

E. 贝尔面瘫急性期不宜应用强的刺激疗法

【答案】B

【解析】贝尔面瘫约 80% 的病例可在 2 ～ 3 个月内恢复。

第十一单元　先天性唇裂和腭裂

考试分值

专业	2019 年	2020 年	2021 年	2022 年	2023 年
执业	6	5	6	4	7
助理	3	4	3	3	4

第一节　概述

胚胎发育与发病因素

1. 胚胎发育　口腔颌面部的发育始于胚胎发育的第 3 周，形成额鼻突、上下颌突，以后发育为原始口腔。第 5 周时，额鼻突的下缘两侧各形成嗅窝，嗅窝的内外侧缘高起，称为内侧鼻突和外侧鼻突，嗅窝即为原始鼻腔。第 7 周时，左右侧上颌突与外侧鼻突相连形成鼻孔底及上唇；两侧内侧鼻突相连形成鼻小柱、人中及前颌。同时，下颌突也向内侧生长并在中线相连而形成下颌。至此形成了原始口腔，但仍与原始鼻腔相通。胚胎发育到第 8 周时，胎儿的面部初步形成。同时，左右上颌突的内面（口裂面）生出一对板状突起，称为继发腭突。两侧的继发腭突在中线融合而形成腭的大部，与形成前颌骨的原发腭突相结合处即为切牙孔（腭前孔）。腭的形成使口腔和鼻腔分割开。在已融合的组织内，其前端与鼻中隔连接部分骨化后形成硬腭；其后端不与鼻中隔相连部分无骨质形成，即为软腭。胚胎发育的第 12 周左右，胎儿的口和鼻已具备成人的形态结构。

2. 唇腭裂的形成时间　胎儿在发育过程中，特别是胎儿发育成形的前 12 周。

（一）唇裂（发生于 6 ～ 7 周）

病因	表现
一侧上颌突未能在一侧与内侧鼻突（球状突）联合	单侧唇裂
两侧上颌突未能在两侧与内侧鼻突（球状突）联合	双侧唇裂
两个内侧鼻突（球状突）未能正常联合	上唇正中裂
两个下颌突未联合	下唇正中裂或下颌裂
上颌突与下颌突未能联合	面横裂
上颌突与外侧鼻突未能联合	面斜裂

（二）腭裂（发生于 9 ～ 12 周）

病因	表现
原发腭突未能在一侧与继发腭突融合（前腭突未能在一侧与侧腭突融合）	单侧腭裂
原发腭突未能在两侧与继发腭突融合（前腭突未能在双侧与侧腭突融合）	双侧腭裂
原发腭突在前颌部分未能融合	牙槽突裂

单纯的软腭裂只有正中裂而无单侧或双侧之分

（三）发病因素和流行病学

影响因素	实例
遗传因素	有些唇裂和腭裂的患者，在其亲属中可发现类似的畸形
营养因素	维生素（A、B_2、B_6、C、D、E）及钙、磷、铁、泛酸、叶酸等缺乏时，可以发生包括腭裂在内的各种畸形

续表

影响因素	实例
感染和损伤	母体在妊娠初期（12 周内），如遇到某些损伤，或患病毒感染性疾病，如风疹等，也可能影响胚胎的发育而成为畸形发生的诱因
内分泌的影响	体内肾上腺皮质激素分泌增加，可诱发先天性畸形
药物因素	环磷酰胺、甲氨蝶呤、苯妥英钠 抗组胺药物、美克洛嗪（敏可静）、沙利度胺
物理因素	胎儿发育期间，孕妇频繁接触放射线或微波等有可能影响胎儿的生长发育而导致唇腭裂的发生
烟酒因素	妇女妊娠早期大量吸烟（包括被动吸烟）及酗酒，其子女唇腭裂的发生率比无烟酒嗜好的妇女要高

命题趋势 唇腭裂发生的时间。

金题直击

针对唇腭裂可能的病因怀孕后何时开始预防为宜

A. 12 周以前　　B. 14 周以前

C. 16 周以前　　D. 18 周以前

E. 20 周以前

【答案】A

【解析】一般胚胎发育至 7～8 周，面部初步成形，9～12 周腭部开始融合，此时如果孕妇不注意预防外界致畸因素，患儿一般有唇腭裂倾向。

第二节　唇裂

一、概述

唇裂是口腔颌面部最常见的先天性畸形，常常与腭裂伴发。

唇腭裂患者男女性别之比为 1.5∶1。

新生儿唇腭裂的患病率大约为 1∶1000。

二、临床分类

1. 国际上常用的分类法

单侧唇裂	单侧不完全性唇裂（裂隙未裂至鼻底）
	单侧完全性唇裂（整个上唇至鼻底完全裂开）
双侧唇裂	双侧不完全性唇裂（双侧裂隙均未裂至鼻底）
	双侧完全性唇裂（双侧上唇至鼻底完全裂开）
	双侧混合性唇裂（一侧完全裂，另一侧不完全裂）

2. 国内常用的分类法

单侧唇裂	Ⅰ度唇裂：仅限于红唇部分的裂开
	Ⅱ度唇裂：上唇部分裂开，但鼻底尚完整
	Ⅲ度唇裂：整个上唇至鼻底完全裂开
双侧唇裂	分为左侧Ⅰ、Ⅱ、Ⅲ度和右侧Ⅰ、Ⅱ、Ⅲ度

隐性唇裂：皮肤和黏膜无裂开，但其下方的肌层未能联合，导致患侧出现浅沟状凹陷及唇峰分离等畸形。

命题趋势 唇裂临床分类。

金题直击

患儿，女，9个月。右侧上唇Ⅲ度唇裂，其临床表现应该是

A. 裂隙只限于红唇部
B. 裂隙由红唇至部分白唇，未至鼻底
C. 整个上唇至鼻底完全裂开
D. 皮肤和黏膜完好，下方肌层未联合
E. 裂隙只限于白唇，红唇完好

【答案】C

【解析】裂隙只限于红唇部——Ⅰ度唇裂，故A不选；裂隙由红唇至部分白唇，未至鼻底——Ⅱ度唇裂，故B不选；整个上唇至鼻底完全裂开——Ⅲ度唇裂；皮肤和黏膜完好，下方肌层未联合——隐性唇裂，故D不选。

三、手术治疗

（一）外科手术是修复唇裂的唯一重要手段

唇裂整复的目的	恢复上唇的正常生理功能及正常的形态
手术年龄	进行单侧唇裂整复术合适年龄为3～6个月，体重5～6kg以上
	双侧唇裂整复术比单侧整复术复杂，术中出血相对较多，手术时间也较长，一般宜6～12个月时施行手术

命题趋势 唇腭裂治疗年龄为高频考点。

金题直击

进行单侧唇裂修复术最合适的年龄是出生后

A. 1个月内
B. 1～2个月
C. 3～6个月
D. 7～10个月
E. 1岁左右

【答案】C

【解析】单侧唇裂整复术最合适的年龄为3～6个月，体重达5～6kg以上；双侧唇裂整复术年龄6～12个月。故本题选C。

（二）麻醉方法

婴幼儿	全麻气管插管下施行
成人	局部麻醉（双侧眶下神经阻滞麻醉）

命题趋势 患者年龄不同，麻醉方法不同。

金题直击

一岁半患儿行唇裂整复术时，所采用的麻醉为

A. 局麻
B. 氯胺酮分离麻醉
C. 丁卡因表面麻醉
D. 气管插管全麻
E. 针刺麻醉

【答案】D

【解析】唇裂整复术的麻醉方法：除成人可在局部麻醉下进行外，都应在气管内插管后全麻。

（三）手术方法

1. 单侧唇裂

手术方法	下三角瓣法（Tennison法）	旋转推进法（Millard法）
优点	①简单。②可恢复上唇高度	①切除组织少。②唇弓形态好
缺点	①切除正常组织多。②唇过长	①技术难。②唇高常不足

2. 双侧唇裂

手术方法	适应证	特点
保留前唇原长的整复术	婴儿和前唇较长的成年患者	术后短期效果不好，但长期好
保留前唇加长的整复术	前唇短小的成人或前唇特小的幼儿患者	术后效果短期好，长期出现上唇下部紧，上部突出

命题趋势 单侧唇裂两种手术方法的优缺点。

金题直击

单侧唇裂采用下三角瓣法修复的优点是

A. 裂隙两侧前庭沟不需做松弛切口　　B. 鼻底封闭好

C. 切除组织少　　D. 不切断患侧人中嵴下部

E. 能恢复患侧唇应有的高度

【答案】E

【解析】下三角瓣法修复的优点为定点明确，初学者易掌握，能恢复患侧上唇应有的高度；缺点为切除正常组织多，唇过长。故E正确。B、C、D均为旋转推进法优点。

（四）术后护理

① 患儿全麻术后未醒前，应使患儿平卧，头偏向一侧，以免误吸。

② 全麻清醒4h后，可给予少量流汁或母乳，应用滴管或小汤勺喂饲。

③ 术后第一天即可去除唇部创口包扎敷料，任其暴露。

④ 术后给予抗生素（2～3天），预防感染。

⑤ 正常愈合的创口，可在术后5～7天拆线，口内缝线可稍晚拆除或任其自行脱落。

⑥ 如使用唇弓，至少应10天后拆线。

⑦ 术后或拆线后，均应嘱咐家属防止患儿跌跤，以免导致创口裂开。

第三节　腭裂

一、概述

腭裂不仅有软组织畸形，更主要是骨组织畸形。腭裂畸形造成的多种生理功能障碍，特别是语言功能障碍和牙错乱对患者的日常生活、学习、工作均带来不利影响，也容易造成患者的心理障碍。

二、临床分类

（一）国际分类标准

软腭裂	仅软腭裂开，有时只限于腭垂
不完全性腭裂	又称部分腭裂。软腭完全裂开伴有部分硬腭裂开
单侧完全性腭裂	裂隙自腭垂至切牙孔完全裂开，并斜向外侧直达牙槽突，与牙槽裂相连，健侧裂隙缘与鼻中隔相连；常伴发同侧唇裂
双侧完全性腭裂	常与双侧唇裂同时发生，裂隙在前颌骨部分，各向两侧斜裂，直达牙槽突；鼻中隔、前腭突及前唇部分孤立于中央

少见：一侧完全、一侧不完全；腭垂缺失；黏膜下裂（隐裂）；硬腭部分裂孔等。

（二）国内分类标准

Ⅰ度	限于腭垂裂	
Ⅱ度	部分腭裂，裂开未到切牙孔	浅Ⅱ度裂：仅限于软腭
		深Ⅱ度裂：包括一部分硬腭裂开
Ⅲ度	全腭裂开，裂缝由腭垂到切牙区，包括牙槽突裂，常与唇裂伴发	

命题趋势 腭裂临床分类。

金题直击

Ⅰ度腭裂是指

A. 腭垂裂　　B. 软腭裂开

C. 硬腭裂开　　D. 软硬腭裂开

E. 包括牙槽突的全腭裂开

【答案】A

【解析】Ⅰ度腭裂，限于腭垂裂，故该题选A。Ⅱ度腭裂，裂开未到切牙孔；浅Ⅱ度裂，仅限于软腭，故B属于浅Ⅱ度裂；深Ⅱ度裂，包括一部分硬腭裂开，故D属于深Ⅱ度裂。Ⅲ度腭裂，由腭垂到切牙区，包括牙槽突裂，常与唇裂伴发。

三、腭裂的临床表现和影响

临床表现	影响
腭部解剖形态的异常	—
吸吮功能障碍	口腔内不能产生负压，因此患儿无力吸吮母乳或乳汁从鼻孔溢出
腭裂语音（无法形成腭咽闭合）	发元音时气流进入鼻腔，产生鼻腔共鸣，使元音带有浓重的鼻音（过度鼻音）；发辅音时，气流从鼻腔漏出，使辅音很不清晰而且软弱（鼻漏气）
口鼻腔自洁环境的改变	鼻腔内分泌物流入口腔，易造成口腔卫生不良；食物亦可逆流到鼻腔和鼻咽腔，严重者可造成误吸
牙列错乱	—
听力降低	腭裂造成的肌性损害，特别是腭帆张肌和腭帆提肌附着异常，其活动量减弱，从而使咽鼓管开放能力较差，影响中耳气流平衡，易患分泌性中耳炎
颌骨发育障碍	手术年龄越小，手术损伤对上颌骨发育影响越大

特殊定义：所谓腭咽闭合就是在发音时，由肌群收缩，使软腭处于抬高状态，软腭的中、后1/3部分向咽后壁、咽侧壁靠拢，再由咽上缩肌活动配合，使口腔与鼻腔的通道部分或全部暂时隔绝。

四、鉴别诊断

舌系带过短	伸舌呈W型
智力低下儿童	不单纯是语言问题，其他也有问题

五、手术治疗

术前准备：要对患儿进行全面的健康检查，其内容主要包括患儿的生长发育、体重、营养状况、心肺有无其他先天性畸形以及上呼吸道感染等全身器质性疾病。部分腭裂患者可同时伴有全身其他部位脏器或肢体畸形，不应忽略这方面的检查。因此，手术应在腭裂患儿健康状况良好时进行，否则应推迟手术。目前对胸腺的关注远不如以前，即使胸腺增大，也常常仅在术前用地塞米松，而一般不停或推迟手术。口腔颌面部也应进行细致检查，如面部、口周及耳鼻咽喉部有炎症疾患存在时，需先予以治疗。扁桃体过大可能影响手术后呼吸者，应请耳鼻咽喉科医师先摘除。（唇裂：查胸腺有无肥大，胸腺肥大会影响手术。腭裂：查扁桃体，扁桃体过大可能影响手术，需先摘除扁桃体）

治疗原则	恢复患者腭部的解剖形态和生理功能，重建良好腭咽闭合和获得正常语音功能，为患者正常吸吮、吞咽、语言、听力等生理功能恢复创造必要条件
手术目的	修复腭部的解剖形态；改善腭部的生理功能，重建良好的“腭咽闭合”，为正常吸吮、吞咽、语音、听力等生理功能恢复创造条件
手术方法	腭成形术：封闭裂隙、保持和延伸软腭长度、恢复软腭的生理功能 咽成形术：缩小咽腔、增进患者腭咽闭合（适用于腭咽闭合不全或部分大年龄的患者） （兰氏法打断翼钩，为了松解腭帆张肌）

续表

手术年龄	主流：在12～18（8～18）个月手术为宜	原因：2岁左右开始说话时期
	另一种：5～6岁施行为好	原因：上颌骨发育基本完成后
术后喂养	流质饮食1～2周，半流质1周，2～3周后普通食物	
拆线	术后两周	

六、术后并发症

症状	原因
咽喉部水肿	气管内插管的创伤和压迫
出血	大出血并不多见，少量出血，易引起误吸
窒息	肿胀所致
感染	—
打鼾及睡眠时暂时性呼吸困难	由于局部组织肿胀引起
创口裂开或穿孔（腭瘘） （裂开部位：软硬腭交界处或腭垂处，建议术后6～12个月进行二次手术）	常见的主要原因是两侧黏骨膜瓣松弛不够（张力过大）

第四节　唇腭裂序列治疗（助理不考）

一、概述

唇腭裂的序列治疗就是从患者出生到长大成人的每一个生长发育阶段，有计划的分期治疗其相应的形态、功能和心理缺陷，以期在最佳时期，采用最合适的方法，最终得到最好的结果。

TEAM最基本成员	口腔颌面外科（或整形外科）医师
	口腔正畸医师
	语音病理师

注：组成可因具体情况而有所增减。

二、序列治疗的基本治疗程序（每个时期都要了解）

唇腭裂早期治疗的宣传	向各级产院发放宣传资料，让家长在患儿出生后即能了解到有关该病的基本知识
新生儿的正畸治疗	尽早佩戴腭托矫治器，便于患儿饮食及促进语音发育
	为了矫治鼻孔畸形，出生后6个月佩戴鼻管
唇裂修复	修复时间为单侧3～6个月，5～6kg以上；双侧6～12个月
腭裂修复	12～18（8～18）个月时手术治疗
术后语音效果的观察和语音治疗	腭裂术后（1个月）加强语音训练，学龄前儿童（4～6岁）配合语音师进行系统语音训练
乳牙期及替牙期正畸治疗	扩展缩窄的上颌弓并使移位的上颌骨段复位，恢复牙弓的正常形态，给牙槽突裂的植骨手术创造条件
牙槽突植骨术	一般于9～11岁时进行，即尖牙未萌，牙根形成1/2～2/3时，术后3～6个月正畸治疗
外科正畸治疗	常在16岁以后进行

续表

矫形修复治疗	无手术条件的腭裂患者可应用矫形修复方法制作赝复体及语音阻塞器
	反𬌗、错𬌗畸形患者可制作双重牙列以改进面容
语音训练	语音训练时根据需要佩戴舌刺或舌挡以辅助训练舌的活动
唇腭裂的二期修复	唇腭裂术后唇畸形及腭瘘可在学龄前进行修复
	鼻畸形在 11 岁时修复
	腭咽闭合不全的矫治可在腭裂术后一年或学龄前进行
耳科治疗	唇腭裂患儿应早期进行耳科检查，发现耳疾尽早治疗
心理治疗	最容易被忽略，应及时做好患者及家长的思想工作，使其正确对待疾病，配合治疗以争取好的治疗效果，必要时请心理专家会诊

第十二单元　牙颌面畸形（助理不考）

考试分值

专业	2019 年	2020 年	2021 年	2022 年	2023 年
执业	2	3	2	2	3

牙颌面畸形是指因颌骨生长发育异常引起的颌骨体积、形态结构以及上、下颌骨之间及其与颅面其他骨骼之间的位置关系失调，表现为颜面外形异常、咬合关系错乱与口颌系统功能障碍，又称为骨性错𬌗。常见的颌骨发育畸形包括发育过度和发育不足两大类，可以单独或同时发生在上颌骨及下颌骨。畸形可以是对称的，也可以是不对称性的。以研究和诊治牙颌面畸形为主要内容的学科称为正颌外科，是口腔颌面外科学的一个分支学科。

牙颌面畸形患者，必然存在错𬌗畸形，但错𬌗畸形远不能完全反映和代表牙颌面畸形基本的病变特征，特别是骨性牙颌面畸形患者，往往存在颅与颌、𬌗与颌以及上、下颌骨之间的关系异常。

一、临床分类

	人卫教材分类	人卫指导用书分类
临床分类	上颌畸形	颌骨发育过度所致牙颌面畸形
	下颌畸形	颌骨发育不足所致牙颌面畸形
	双颌畸形	长面畸形
	不对称性牙颌面畸形	牙源性错𬌗畸形
	继发性牙颌面畸形	复合性牙颌面畸形
	—	不对称性牙颌面畸形

二、治疗原则

确定治疗方案后，严格按照治疗步骤进行。

步骤	注意事项
术前正畸治疗	目的是矫正错位牙，调整不协调的牙弓与关系，排齐牙列，消除牙的代偿性倾斜
确认手术计划	手术前正畸治疗结束后，最后进行一次对原手术计划的评估和预测，亦可对手术计划进行必要的调整或对正畸治疗做必要的补充
完成术前准备	除了常规的全身麻醉和输血准备外，应进行 X 线头影测量、效果预测及模型外科设计，并按照手术设计制备好咬合导板及骨块移动后所需的固定装置，并根据手术计划、预期效果及可能出现的问题，向患者做充分的说明
正确施术	必须严格按手术设计施术，不得在术中随意改动方案
术后正畸治疗	术后 4～5 周开始，6 个月内完成，正畸完成追踪观察 4～6 周，无复发倾向者，制作保持器
追踪观察	术后的追踪观察至少应持续 6 个月

命题趋势 牙颌面畸形，考试多以 A1 型题为主。

金题直击

1. 下列哪一项不是牙颌面畸形临床分类

A. 颌骨发育过度所致牙颌面畸形　　B. 颌骨发育不足所致牙颌面畸形

C. 牙源性错𬌗畸形　　D. 对称性牙颌面畸形

E. 复合性牙颌面畸形

【答案】D

2. 牙颌面畸形的治疗包括

A. 术前正畸治疗　　B. 确认手术计划

C. 正确施术　　D. 完成术前准备

E. 以上都是

【答案】 E

【解析】 ①术前正畸治疗。②确认手术计划。③完成术前准备。④正确施术。⑤术后正畸治疗。⑥追踪观察。

第十三单元　口腔颌面部后天畸形和缺损
（助理不考）

考试分值

专业	2019年	2020年	2021年	2022年	2023年
执业	4	6	4	4	5

一、概论

（一）病因

口腔颌面部后天畸形和缺损是指由于疾病或损伤等引起的畸形或组织缺损，也称为获得性畸形和缺损。病因有以下方面：

①肿瘤及类肿瘤病变。

②损伤。

③炎症。

（二）整复手术的技术特点

整复手术要求：

①严格无菌条件。

②尽量爱护和保存组织（整复手术重要原则）。

③防止或减少粗大的瘢痕形成。

④应用显微外科技术。

在口腔颌面部缺损整复中，用得最多的是显微血管外科和显微神经外科手术。

①显微血管外科：

定义	指外径在2mm以下的血管外科手术
基本要求	吻合口的血管内膜应紧密接触
	没有外膜植入吻合口
	吻合口不应产生狭窄
	吻合后的血管应无张力
顺序	显微血管缝合通常先吻合静脉，后吻合动脉。开放血管时也应先开放静脉，后开放动脉
缝合法	通常采用二定点缝合法，即180°等距二定点牵引线缝合法

显微血管分类：

名称	外径
显微小血管	1.1～3mm
显微细小血管	0.6～1mm
显微微小血管	0.15～0.5mm

②显微神经缝合术：在显微镜下，可清晰看见神经轴索，用9-0～11-0的无损伤缝线，在无张力下行（轴）索膜对位吻合。这种方法可提高轴索再生的准确性，从而明显提高神经吻合或移植的疗效。

二、组织移植

（一）皮肤移植

皮肤移植是现在应用得最多的自体组织移植方法之一。分为游离皮片移植、皮瓣移植两大类。皮瓣移植又可分为带蒂、游离及管状皮瓣移植三种类型。

1. 游离皮片移植

（1）分类与特点　游离皮片移植可按皮肤厚度分为以下三种。

<table>
<tr><th>分类</th><th>表层皮片</th><th colspan="2">中厚皮片</th><th>全厚皮片</th></tr>
<tr><td>别称</td><td>刃厚皮片、薄层皮片或 Thiersh 皮片</td><td colspan="2">Blair 皮片</td><td>Wolfe-Krause 皮片</td></tr>
<tr><td rowspan="3">厚度</td><td rowspan="3">0.2 ～ 0.25mm</td><td colspan="2">厚度为 0.35 ～ 0.80mm</td><td rowspan="3">—</td></tr>
<tr><td>薄中厚</td><td>厚中厚</td></tr>
<tr><td>0.35 ～ 0.5mm</td><td>0.62 ～ 0.8mm</td></tr>
<tr><td>构成</td><td>表皮层及很薄一层真皮最上层的乳突层</td><td colspan="2">表皮及一部分真皮层</td><td>表皮及真皮的全层</td></tr>
</table>

命题趋势 游离皮片的分类。

金题直击

中厚皮片包括

A. 表皮层　　B. 表皮 + 部分真皮层

C. 表皮 + 真皮全层　　D. 表皮 + 真皮 + 部分皮下组织

E. 表皮 + 真皮 + 皮下组织

【答案】 B

【解析】 中厚皮片由表皮和部分真皮层组成，故 B 正确。表层皮片由表皮层和很薄一层真皮最上层的乳突层组成。全厚皮片由表皮和真皮全层组成。皮瓣是由表皮、真皮和皮下组织构成。

命题趋势 游离皮片的厚度。

金题直击

表层皮片的厚度，在成年人为

A. 0.1 ～ 0.15mm　　B. 0.2 ～ 0.25mm

C. 0.35 ～ 0.5mm　　D. 0.62 ～ 0.80mm

E. 1.0 ～ 1.2mm

【答案】 B

【解析】 表层皮片也称刃厚皮片、薄层皮片或 Thiersh 皮片，厚度为 0.2 ～ 0.25mm。中厚皮片也称 Blair 皮片，厚度为 0.35 ～ 0.80mm，其中薄中厚 0.35 ～ 0.5mm，厚中厚 0.62 ～ 0.8mm。全厚皮片也称 Wolfe-Krause 皮片。

不同厚度的皮片有不同的特点：

优缺点	薄的皮片	厚的皮片
优点	越薄生活力愈强	移植后收缩越小，越富有弹性，色泽变化也小，能耐受摩擦及负重
缺点	移植后收缩越大，极易挛缩，且不耐受外力摩擦与负重，表面色素沉着严重	不易成活

（2）适应证　游离皮片移植适用于大面积的浅层组织，包括皮肤和黏膜的缺损。

有感染的肉芽创面或骨面	刃厚皮片
口腔内植皮	薄中厚皮片
面颈部植皮	厚中厚或全厚皮片
眉再造	全厚皮片

命题趋势 不同厚度皮片的特点，考试多以 A1 型题为主。

金题直击

1. 在有感染的肉芽创面上植皮，宜选用
A. 表层皮片　　B. 薄中厚皮片
C. 厚中厚皮片　　D. 全厚皮片
E. 保存真皮下血管网全厚皮片
【答案】 A
【解析】 皮片可分为表层皮片、中厚皮片、全厚皮片及保存真皮下血管网全厚皮片。皮片越薄，移植成活力越强。在有感染的肉芽创面上植皮，显然宜用表层皮片，故选A。

2. 患者，女，34岁。右侧眉因外伤缺失，拟采用皮肤移植方法行眉再造手术。应选用的是
A. 表层皮片　　B. 薄中厚皮片
C. 厚中厚皮片　　D. 全厚皮片
E. 轴型皮瓣
【答案】 D
【解析】 全厚皮片成活后柔软而富有弹性，活动度大，能耐受摩擦及负重，收缩小，色泽变化亦小，特别适合于面部植皮；而轴型皮瓣适用于颌面部整复较深层或洞穿性组织缺损。由此可见，根据本题题干正确选项应为D。

（3）取皮方法（了解）　①断层皮片切取法。一般选择比较宽阔、平坦、少毛发区的体表，如上臂、大腿内侧等。根据切取的方法分为刀片取皮法、滚轴式取皮刀取皮法、鼓式切皮机取皮法、电动式切皮机取皮法。②全厚皮片切取法。一般以耳后、上臂内侧、锁骨上窝或胸（腹）部皮肤应用较多。可根据缺损的形状与大小，将皮片全层切取。取下之皮片可用温热生理盐水纱布包裹，略加修整后准备植皮。除行保存真皮下血管网的全厚皮片移植外，皮片不应带有脂肪。

（4）供皮区的处理

断层皮片切取后，供皮区所遗留的创面	立即用温热生理盐水纱布紧压创面止血，然后用消毒的油性纱布平铺在创面上，外加数层纱布与棉垫，再用绷带加压包扎
无感染发生	在术后不必更换敷料，视供皮厚度，一般在2～3周内愈合，敷料自行脱落
术后如发现敷料潮湿发臭或痒痛渗血	可能是创面感染，应及时打开敷料检查，根据情况对症处理
全厚皮片切取后遗留的供皮区创面	一般应直接对位缝合 刃厚皮片和中厚皮片覆盖敷料，不必缝合

（5）受皮区的处理

对于新鲜创面植皮，要求止血彻底，但结扎线头不宜过多
一般在手术后1周左右拆除敷料，面颈部植皮可继续加压包扎1～2天
口腔内由于皮片较薄，这时皮片大部分已成活，应进行张闭口的运动，锻炼3～6个月，防止皮片挛缩影响张口

（6）皮片移植后的生理变化

48～72h后皮片已基本成活，术后8天已有足够的血供
数月后，神经末梢开始生长，痛、触、冷、热觉也相继恢复，约1年后可完全恢复正常
在全厚皮片移植后，毛囊与汗腺暂时退化，约1年左右方开始逐渐重新生长

2. 皮瓣移植

带蒂皮瓣移植	皮瓣必须有与机体皮肤相连的蒂
游离皮瓣移植	行血管吻合、血液循环重建后有供给皮瓣的血供和营养，才能保证移植皮瓣的成活

（1）分类与特点
①带蒂皮瓣。带蒂皮瓣在临床上还可分为若干类，目前较常用的是按转移形式与血供来源分类。

分类	随意皮瓣（也称皮肤皮瓣）	轴型皮瓣（也称动脉皮瓣）
特点	皮瓣没有知名的血管供血，在设计时，其长宽比例要受到一定限制	有一对知名血管供血与回流，因而只要在血管长轴内设计皮瓣，一般可不受长宽比例的限制
比例要求	躯干与四肢部位，长宽之比以 1.5∶1 为最安全，最好不超过 2∶1；面部放宽至 2∶1～3∶1；在血供特别丰富的部位可达 4∶1	无
分类	移位皮瓣：又称对偶三角交叉皮瓣或“Z”字成形术，可增加其中轴长度的 75%，从而达到松解挛缩、恢复功能的目的 滑行皮瓣：又称推进皮瓣。常用“V”“Y”皮瓣成形术。作“V”形切口，缝为“Y”形，可以使皮肤的长度增加，宽度缩小；“Y”形创口，“V”形缝合，可使皮肤长度缩小，宽度增加。 旋转皮瓣（半径问题）	岛状皮瓣：指一块皮瓣仅含有一条血管蒂，它的特点是蒂长，经过皮下转移灵活，由头皮转移行眉再造常用此法。（二期断蒂时间 14～21 天） 隧道皮瓣：指皮瓣必须通过皮下或深部组织进行转移。最大优点是手术可一次完成，而无须二期断蒂或修整

命题趋势 带蒂皮瓣的特点。

金题直击

1. 对偶三角瓣主要适应于

A. 整复邻近组织缺损　　B. 松解条索状瘢痕挛缩

C. 覆盖感染创面　　D. 毛发移植

E. 器官再造

【答案】B

【解析】移位皮瓣：又名对偶三角交叉皮瓣或“Z”字成形术。在两个三角形组织瓣交叉转移换位后，可增加其中轴长度的 75%，从而达到松解挛缩、恢复功能的目的。

2. 轴型皮瓣的长宽比例为

A. 1.5∶1　　B. 2∶1

C. 3∶1　　D. 4∶1

E. 无限制

【答案】E

【解析】轴型皮瓣有一对知名血管供血，皮瓣长宽比例不受限制。

②游离皮瓣。游离皮瓣移植是近 40 年发展起来的新型整复方法，系将身体远处的轴形皮瓣应用显微血管外科技术移植到颌面或口腔缺损处。游离皮瓣已在国内外广泛应用，并已成为肿瘤术后缺损立即整复的主要手段。

根据血供解剖上的不同，目前可将游离皮瓣分为以下四种类型：

分类	特点	常用部位
直接皮肤血管皮瓣	营养皮肤的动脉在穿出深筋膜后与皮肤表面平行，走行于皮下组织内，并沿途发出小支以供养皮下组织及皮肤	腹股沟皮瓣、胸三角皮瓣
肌皮血管皮瓣（也称肌皮瓣）	是通过肌组织发出营养支，垂直穿透深筋膜至皮下组织及皮肤	胸大肌皮瓣、背阔肌皮瓣
动脉干网状血管皮瓣	由动脉干上直接发出许多微细的血管支，组成丰富的网状结构，直接营养其所属的皮肤	足背皮瓣以及我国创用的前臂皮瓣
肌间隔血管皮瓣	动脉行走于肌间隔内	上臂内、外侧皮瓣及小腿外侧皮瓣

游离皮瓣应用举例：

缺损特点	选用部位
口腔颌面部中、小型组织缺损的修复	最常用的是前臂游离皮瓣，其次是肩胛皮瓣、足背皮瓣、小腿外侧皮瓣
复合组织缺损	肌皮瓣为佳

（2）皮瓣移植的适应证　①整复面、颊、颏部等处的软组织缺损，包括肿瘤手术后缺损的立即整复。②某些颌面部器官的再造，如舌、腭、鼻、眼睑、耳郭等的缺损。③封闭或覆盖深部的组织（如肌、肌腱、神经、大血管、骨等）或有暴露的创面。④整复鼻、颊部等洞穿性缺损。⑤其他如矫治颈部瘢痕挛缩等。

皮瓣类型的选择，应根据组织畸形和缺损的大小、部位、效果，以及患者的要求和医疗技术条件等因素综合决定。

原则	应就简不就繁、就快不就慢
	能用带蒂皮瓣解决的，切不可滥用游离皮瓣
	能用游离皮瓣解决的最好不选择管状皮瓣

（3）皮瓣移植的注意事项

① 带蒂皮瓣及管状皮瓣（理解）。a. 术前全方位考虑。b. 皮瓣一般应比缺损处稍大（代偿挛缩）。c. 不可高低不平；操作要轻巧，避免任何不必要的损伤组织的操作。d. 不能压迫蒂部。e. 供皮区创面直接缝合或用中厚断层游离皮片移植，不能有创面暴露引起感染。f. 需要断蒂者，一般在术后 14 ～ 21 天进行。

命题趋势 皮瓣移植的注意事项。

金题直击

患者，女，9 岁。因上唇外伤性缺损行下唇组织瓣转移修复上唇缺损，其组织瓣成活后断蒂的时间为

A. 术后 1 周
B. 术后 3 周
C. 术后 10 天
D. 术后 1 个月
E. 术后 2 个月

【答案】 B

【解析】 带蒂皮瓣移植有许多注意事项，带蒂皮瓣术前要考虑皮瓣及缺损部位之血液循环情况；取皮瓣时，应按需要厚度注意始终保持在同一水平面上切取，不可损伤面神经；如需断蒂者，一般在术后 14 ～ 21 天。故本题选 B。

② 游离皮瓣。a. 必须严格选择适应证，相对来说，此种手术比带蒂皮瓣技术要求高，难度大。如为肿瘤术后缺损立即整复，则要求患者全身情况能耐受。b. 术者必须熟练地掌握小血管吻合技术，高超的手术技巧和高度的负责精神是手术成功的关键。c. 选择供区时除考虑质地、色泽、厚度应与受区近似外，还要尽量避免造成供区的继发畸形或功能障碍。d. 供区及受植区的血管口径尽可能相近，以保证手术成功。e. 尽量缩短组织瓣的缺血时间，一般在受区准备好后再行断蒂，血管吻合应力争一次成功。f. 应有足够长的血管蒂。由于移植到口腔颌面部的组织瓣与血管蒂多数不在一个平面上，血管蒂的长度应至少在 5cm 以上，有时甚至更长，才能保证吻合后无张力。

③ 皮瓣移植时皮肤扩张器的应用。在颌面、颈及头皮部行局部皮瓣转移时，有时供区不能直接缝合，为加大利用皮瓣的组织面积，近年来多主张在皮瓣转移前应用皮肤扩张器置入皮下，利用组织弹性以扩大皮肤的面积，特别适用于额部及头皮作为供瓣时。由于组织的扩张，皮瓣转移后的供区可直接缝合，不必植皮，从而在一定程度上避免了继发性畸形。

④ 皮瓣移植的术后观察和处理。游离皮瓣术后要保持室温在 25℃左右，以防血管痉挛；同时应用扩张血管及抗菌药物。头颈部体位要适当制动以免压迫静脉回流。术后创口行负压引流者，其负压压力要适当。压力过大可直接压迫静脉回流；压力过小也可因积血、积液而间接压迫静脉。

术后 72h 内是游离皮瓣最容易发生血管危象的时候。动物实验及临床观察均发现，危象皮瓣能否抢救成功，取决于对微循环障碍的早期发现和对受损血管的及时探查，切勿延误时机。经验指出，药物治疗是无效的，过多的等待观察，最终将导致全部失败。手术后进行皮瓣监测的目的是及早发现皮瓣灌注受损的征象，目前最常用的方法仍是临床观察，包括观察皮瓣的颜色、温度、充盈状况、针刺出血情况等。

a. 颜色。皮瓣颜色应与供区皮肤颜色相一致。有些病例术后 1 ～ 2 天内颜色稍显苍白，多属正常现象，应结合其他征象加以判断。如皮瓣颜色变暗、紫色，则说明静脉淤血；如为灰白色，则揭示动脉缺血，均应及时探查。

b. 温度。皮瓣移植后多有温度下降的现象，尤其是在寒冷的冬季，但一般不应低于皮温的 3 ～ 6℃。此时可对皮瓣加以保温处理，可于表面覆盖棉垫，并以白炽灯在距 30cm 以外行照射加温，以保持正常的血液循环。如温度过低，并有颜色的变化（暗紫或灰白），则应探查、抢救。

c. 皮纹。皮瓣表面应有正常的皮纹皱褶，如果发生血管危象，则皮纹消失，可见皮瓣肿胀。

d. 质地。皮瓣移植后仅有轻度的肿胀，往往比周围组织程度轻，但如果出现皮瓣区域的明显肿胀，质地变硬时，则可判断血管危象的发生，应予抢救。

e. 毛细血管充盈试验。在皮瓣血管危象发生早期或程度较轻时，可表现为轻度的充血或淤血现象。以手指轻压，放开后可见变白的区域再度泛红（暗红）。泛红的过程越快说明微循环的状况越好，如果该过程太长，超过 5s，多提示微循环功能很差，抢救成功的可能性较小。

f. 针刺出血试验。对一些皮瓣颜色苍白，无法马上判断是否为动脉堵塞所致时，可采用此法。要求在无菌状态下进行，以 7 号针头刺入皮瓣深达 0.5cm，并适当捻动针头，拔起后轻挤周围组织，如见鲜红血液流出，提示动脉血供良好，否则提示动脉危象。

g. 临床监测适合于外露皮瓣，而埋藏皮瓣则完全不能进行临床监测，可采用 20MHz 脉冲 Doppler 和植入式激光 Doppler 进行监测。接受皮瓣手术患者术后每半小时观察记录 1 次，6h 后，每 1h 观察记录 1 次，持续 5 ～ 7 天。发现情况，应及时处理。

总结：

浅部血管	颜色、温度、皮纹、质地、毛细血管充盈（微循环）、针刺出血（动脉供血）
深部血管	Doppler 观察 5 ～ 7 天

无论何种皮瓣移植后，皮肤的感觉在短时间内都是缺失的。感觉的恢复最先是痛觉，最后是温度觉。行游离皮瓣时将感觉神经吻合者，可能恢复的时间更快些。所以，在此感觉未恢复的时期内要注意防止创伤，特别要防止烫伤和冻伤。

金题直击

显微血管外科手术后患者宜保暖，室温最好保持在

A. 10℃左右　　B. 15℃左右

C. 20℃左右　　D. 25℃左右

E. 30℃左右

【答案】 D

【解析】 在手术过程中或血管吻合完毕后，若出现血管痉挛现象，可局部滴以 0.1% ～ 2% 利多卡因或用温热水纱布覆盖片刻，可解除痉挛。如上法无效，也可用液压扩张法。显微血管外科术后，宜保暖，室温最好在 25℃左右。要注意头部制动以免因体位移动而致血管扭曲，压迫血液回流。故本题答案为 D。

（二）骨移植

临床上，下颌骨缺损常是行骨移植术的主要指征。一般是自体骨移植为主。骨骼可取对侧第 7、8、9 肋骨，同侧髂骨的髂嵴和颅骨。

目前的骨移植术可分为以下四种类型：

分类	特点
单纯游离骨移植术（Onlay 植骨术）	禁忌证：受植区有严重的瘢痕，软组织不足或血液循环欠佳 优点：简便易行，但有时塑形较困难 缺点：植骨可发生部分甚至完全吸收
成形性松质骨移植术	优点：松质骨抗感染力强，易成活；由于支架可任意成形，外形恢复较好，操作也较方便 缺点：不能用于感染区、瘢痕区或软组织缺少时的植骨
带肌蒂的骨移植术	常用带蒂肌瓣有胸锁乳突肌带锁骨、胸大肌带肋骨、斜方肌带肩胛骨以及颞肌带颅骨等 缺点：转移方向受一定限制，骨段的长度不能随心所欲，仅限于整复下颌骨体部的中小型缺损
血管吻合游离骨移植术	骨髓腔供血主要包括以肋间动脉供血的游离肋骨移植术及以旋髂深动脉供血的髂骨移植术
	骨膜供血主要包括以胸背动脉供血的背阔肌肋骨移植术及以腓动脉供血的腓骨移植术
血管吻合游离骨移植术	最大优点是可以不中断骨质的血供 临床上目前应用最多的是旋髂深动脉供血的髂骨移植及腓动脉供血的腓骨移植 血管化腓骨移植修复下颌骨缺损（与面动脉吻合）越来越受到重视

命题趋势 血管吻合游离骨移植术的注意事项。

金题直击

与前臂皮瓣桡动脉相吻合的最常用的血管是

A. 颈外动脉

B. 面动脉

C. 上颌动脉

D. 舌动脉

E. 甲状腺动脉

【答案】B

【解析】面动脉与桡动脉口径相近，而且表浅，易于分离，因此非常适合用于与桡动脉吻合，实现前臂皮瓣对颌面颈部缺损的修复。

口腔颌面医学影像诊断学

考试分值

专业	2019 年	2020 年	2021 年	2022 年	2023 年
执业	4	4	5	4	5
助理	3	2	3	3	3

第一单元　口腔颌面部 X 线投照技术

目前口腔医学临床应用最为普遍的检查方法为 X 线片，包括口内片和口外片。口腔颌面部普通造影检查常用唾液腺造影、颞下颌关节造影以及血管瘤瘤腔造影等。

一、口内片

临床常用的口内片有根尖片、𬌗翼片、𬌗片三种。

1. 根尖片（拍全口牙需要 14 张牙片）

适用于	检查牙、牙周及根尖周病变
胶片大小	3cm×4cm
投照技术	分角线技术及平行技术。分角线技术目前在国内应用最为普遍

2. 𬌗翼片

适用于	主要显示上颌与下颌多颗牙的牙冠部影像，常用于检查邻面龋、髓石、牙髓腔的大小，邻面龋与髓室是否穿通和穿通的程度以及充填体边缘密合情况，还可较清晰地显示牙槽嵴顶，用于观察牙槽嵴顶有无骨质破坏
胶片大小	3cm×4cm
投照原则	X 线垂直角度是 +8°，X 线水平角度和被照牙邻面平行

3. 𬌗片

分类及其特点	上颌前部	投照范围是前牙及其牙槽突、切牙孔、鼻腔底、腭中缝、上颌窦、鼻泪管
	上颌后部	投照范围是第一前磨牙至第二磨牙及其牙槽突和这一侧上颌窦底部
	下颌前部	观察下颌颏部有无因骨折及炎症、肿瘤等病变引起的骨质变化
	下颌横断	用于检查： 下颌骨体部颊、舌侧的密质骨有无膨胀、增生及破坏 有无异物及阻生牙的定位 下颌骨骨折时颊舌向移位的情况 下颌下腺导管有无阳性涎石
胶片大小	6cm×8cm	
投照原则	X 线与被检查牙齿的长轴平行	

命题趋势　口腔颌面部 X 线投照技术以考 A1 型题为主。

金题直击

1. 𬌗翼片的优点是能清晰显示

A. 牙槽嵴顶　　B. 下颌管位置

C. 根折部位　　D. 根尖病变类型

E. 上颌窦分隔

【答案】 A

【解析】 𬌗翼片可以显示上、下颌多个牙的牙冠部影像，还可较清晰地显示牙槽嵴顶，用于观察牙槽嵴顶有无骨质破坏。

2. 根尖片投照的分角技术是指

A. X 线与被检查牙齿的长轴垂直

B. X 线与胶片垂直

C. X 线与被检查牙齿的长轴及胶片之间的分角线垂直

D. X 线与被检查牙齿的长轴和胶片之间的分角线平行

E. X 线与咬合平面平行

【答案】 C

二、口外片

名称	特点
华特位片	又名鼻颏位片，用于上颌骨肿瘤、炎症及颌面部外伤时
颧弓位片	用于检查颧骨及颧弓骨折
下颌骨侧斜位片	又称为下颌骨侧位片。可检查下颌骨体部、下颌支及髁突的病变
下颌骨后前位片	可显示双侧上下颌骨的后前位影像，常用于对比双侧下颌支骨质改变
下颌骨开口后前位片	对比两侧髁突内外径向的影像。对髁突骨折移位方向、两侧发育不对称及其骨瘤有诊断价值
下颌支切线位片	检查下颌支外侧骨密质骨膨出、增生及破坏情况。下颌骨边缘性骨髓炎时常用此片检查
颞下颌关节侧斜位片	又称许勒位片或颞下颌关节经颅侧斜位片，该片显示颞下颌关节外侧 1/3 侧斜位影像。用于颞下颌关节紊乱病、颞下颌关节脱位、肿瘤、先天畸形等病变的诊断
髁突经咽侧位片	用于颞下颌关节紊乱病髁突器质性改变、髁突高位骨折及其肿瘤的诊断，但不能检查关节间隙
曲面体层摄影片	常用于观察上下颌骨的炎症、外伤、肿瘤、畸形等病变及其与周围组织的关系

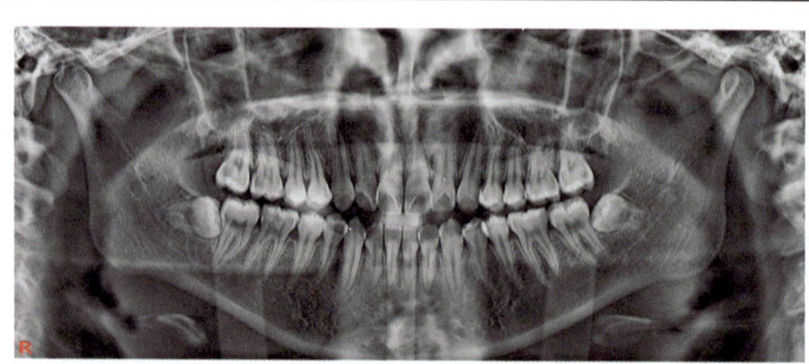

正常口腔曲面体层片

命题趋势 口腔颌面部 X 线投照技术以考 A1 型题为主。

金题直击

上颌骨骨折首选的主要 X 线投照位置是

A. 颅底位（颏顶位）
B. 华特位（鼻颏位）
C. 柯氏位（鼻额位）
D. 上颌正中咬合片
E. 曲面体层

【答案】B

【解析】华特位（鼻颏位）用于上颌骨肿瘤、炎症及颌面部外伤。

三、唾液腺造影技术（熟记药品和禁忌证）

目前唾液腺造影术只限于腮腺及下颌下腺。造影剂有两种：油溶性及水溶性。国内常用的油溶剂是 40% 碘化油，水溶剂是 60% 泛影葡胺，双重造影用 30% 泛影葡胺 + 无菌空气。

1. 唾液腺造影术适应证 ①唾液腺的慢性炎症。②舍格伦综合征。③唾液腺的良性肥大。④唾液腺的肿瘤。⑤涎瘘。⑥唾液腺导管的阴性结石。⑦判断唾液腺周围组织病变是否累及腺体与导管等。

2. 唾液腺造影术禁忌证 ①对碘化合物过敏。②唾液腺急性炎症。③唾液腺导管的阳性结石。

命题趋势 唾液腺造影的禁忌证。

金题直击

关于涎腺造影，下列描述不正确的为

A. 一般只适用于腮腺及颌下腺
B. 适用于涎腺急、慢性炎症
C. 应做碘过敏试验，碘过敏试验阳性者禁忌
D. 造影剂选用 60% 泛影葡胺
E. 造影剂选用 40% 碘化油

【答案】B

【解析】唾液腺造影禁忌证包括：对碘化合物过敏；唾液腺急性炎症期间；唾液腺导管阳性结石。

第二单元　正常 X 线影像

一、牙

牙由硬组织牙釉质、牙本质、牙骨质及软组织牙髓构成。

牙釉质	钙化程度最高和最坚硬的组织，X 线片显示的影像密度为最高
牙本质、牙骨质	为高密度影像，密度低于釉质，在 X 线片上所显示的密度相当，不易区分
牙髓	牙髓为软组织，X 线片上显示为密度低的影像

二、牙周组织

上颌牙槽骨	X 线片呈颗粒状影像
下颌牙槽骨	X 线片骨小梁结构呈网状
骨硬板	X 线片上显示为包绕牙根之连续的高密度线条状影像（白线）
牙周膜	X 线片上显示为包绕牙根之连续的低密度影像

三、牙胚

牙胚早期显示在颌骨内为一边缘清晰的圆形密度低的影像，外围有一致密线条影，为其周围的骨密质边缘。

四、颌面骨解剖结构

片名	投照内容
根尖片	上颌根尖片可观察到：腭中缝、切牙孔、鼻中隔、鼻腔、上颌窦底、颧骨、上颌结节、喙突、翼钩等
	下颌根尖片可观察到：颏嵴、颏棘、营养管、颏孔、下颌骨外斜线、下颌骨下缘及下颌管等结构
下颌骨区	下颌小舌：下颌切迹正中向下方可见一小的密度高的影像 下颌孔：下颌小舌后方密度低的影像
上颌骨区	主要是上颌窦影像

五、颞下颌关节

许勒位片显示关节外 1/3 的影像，髁突上部影像显示清晰且受投照角度影响较小，下部因有颞骨岩部重叠显示欠佳。顶部致密线条影代表髁突横嵴。在许勒位片上，关节间隙为位于关节窝与髁突之间的低密度影像，主要被关节盘所占据。关节间隙 2mm 以上，上间隙最宽，后间隙次之，前间隙最窄，两侧对称。髁突多为椭圆形密度高的影像，表面被连续不断、整齐、致密的线条包绕，其下方骨纹理结构均匀。儿童髁突骨质较疏松，且表面缺乏密质骨，因而 X 线片常显示密质骨不连续。关节结节、关节窝表面可见致密线条影，有少数乳突蜂房可发育到关节结节处。

经咽侧位片上正常髁突表面圆滑，有一薄层均匀、连续、致密的密质骨边缘。

六、唾液腺造影

投照片名	显示影像或要求
腮腺造影侧位片	显示腮腺导管系统及腺体实质的侧位影像
腮腺造影后前位片	显示腮腺后前位影像
下颌下腺造影侧位片	显示下颌下腺的侧位影像，下颌下腺导管口位于舌下区前部，主导管长 5 ～ 7cm，管径 2 ～ 4mm
唾液腺分泌功能片	拍摄唾液腺造影片 5min 后，再拍摄唾液腺分泌功能片，正常时造影剂可完全排空

命题趋势 口腔颌面部正常 X 线影像的特点。

金题直击

1. 许勒位片可显示颞下颌关节

A. 顶部影像

B. 后前位影像

C. 内侧 1/3 影像

D. 中部 1/3 影像

E. 外侧 1/3 影像

【答案】E

【解析】许勒位片仅可较清晰显示关节外侧 1/3 的病变，不能显示关节内侧骨质病变。

2. 颞下颌关节侧斜位 X 线片上，关节间隙的宽度为

A. 上间隙最宽，前间隙及后间隙等宽

B. 上间隙、前间隙及后间隙宽度相等

C. 上间隙最宽，后间隙次之，前间隙最窄

D. 上间隙最宽，前间隙次之，后间隙最窄

E. 后间隙最宽，上间隙次之，前间隙最窄

【答案】C

【解析】关节间隙 2mm 以上，上间隙最宽，后间隙次之，前间隙最窄，两侧对称。

第三单元　典型病变 X 线影像

一、牙体病

牙体病类型	X 线表现	
龋病	低密度影像	
牙髓病	牙髓钙化	局限性者表现为髓石，弥散性者表现为髓腔及根管钙化
	牙内吸收	髓室壁或根管壁变薄
畸形中央尖	髓腔直达牙冠部甚至高出𬌗面	
畸形舌侧尖	多见于上颌切牙或侧切牙，如舌隆突突起过多，在舌面可见致密的高起的小牙尖	
畸形舌侧沟	舌侧窝处有一透射的纵行裂沟	
牙中牙	牙齿中央低密度的腔隙中，形似有一小牙被包于牙髓中	
遗传性乳光牙本质	牙冠严重磨损，变短小，邻牙间隙增大。牙本质在髓腔侧的异常形成，致使髓室和根管部分或全部闭塞，牙根短而尖细	
牙釉质发育不全	X 线片上显示牙冠部密度减低	
额外牙	X 线片可确定额外牙的数目、位置、形态及与邻牙的关系	
先天缺牙	可以是任何一个牙的缺失（好发部位为上颌侧切牙）	
阻生牙	X 线片可确定阻生牙的位置、方向、牙根数目和形态及其与邻牙的关系	
牙外伤	牙脱位	完全脱位造成牙槽窝空虚
		不完全脱位如向𬌗方脱位，显示牙周膜间隙增宽
		嵌入性脱位：牙周膜间隙变窄或消失
		侧向性脱位：牙周膜间隙一侧增宽，一侧变窄或消失
	牙折	牙折线表现为不整齐如锯齿状的很细的线状透射影
牙根折裂	早期表现为根管影像局部或全部增宽；晚期可见沿牙根中轴从牙颈部折断并常发生移位	

二、根尖周病

根尖周病指根尖及其周围组织所发生的病变，包括根尖周炎、致密性骨炎、牙骨质增生、牙骨质结构不良等。

根尖周病类型		X 线表现
慢性根尖周炎	根尖周脓肿	急性期早期无骨质破坏，慢性期在根尖区有低密度的骨质破坏区，范围较小，骨硬板消失，边界清楚但边缘不光滑
	根尖周肉芽肿	在患牙的根尖、根侧方或根分叉有圆形或卵圆形的密度降低区，病变范围较小，直径一般不超过 1cm，周界清楚，无致密的骨硬板
	根尖周囊肿	界限清楚的低密度影，周边有一薄层致密线条影（骨白线）包绕
致密性骨炎		患牙根尖区骨小梁增粗、增多，骨质密度增高，骨髓腔变窄甚至消失，与正常组织无明显分界。根尖无增粗、膨大
牙骨质增生		增生的牙骨质沿患牙的牙根不断沉积，使牙根变粗大，可见根尖呈球形增生
牙骨质结构不良（又称假性牙骨质瘤）		早期病变 X 线片表现是低密度透射区，多数为小圆形或类圆形，边缘不整齐，骨硬板及牙周膜间隙消失。单个牙病变与慢性根尖周炎相似，但患牙活力存在
		第二期病变 X 线表现是病变区有高密度的点状或小片状钙化影
		第三期病变 X 线表现是根尖区呈团状、体积增大的钙化影像

三、牙周炎

常用影像学检查方法包括根尖片、曲面体层片和𬌗翼片。

常用影像		根尖片、曲面体层片和𬌗翼片
X 线表现	牙槽骨水平吸收	牙槽突从嵴顶呈水平方向向根尖方向高度的减低
	牙槽骨垂直吸收	牙槽骨沿牙长轴方向破坏，牙槽壁吸收，骨硬板消失
	牙槽骨混合吸收	牙槽骨广泛水平吸收，同时伴有牙槽骨的垂直吸收
牙槽骨吸收程度		分为轻度、中度和重度。测定牙槽嵴高度以被测牙邻面的牙釉质牙骨质界为参考标志，X 线片上以牙颈下方 1mm 为标记

四、颌骨骨髓炎

颌骨骨髓炎分型	X 线表现	
牙源性中央性颌骨骨髓炎	急性骨髓炎早期，无影像学改变	
	骨质破坏期	以病原牙为中心的单发或多发密度减低区，大小不等，边界模糊不清
	病变局限期	骨破坏区中可有死骨形成，是骨髓炎的特征性影像学改变。可有骨膜反应，X 线表现为密质骨外的高密度线条状影像
	修复期	骨小梁变粗、数目增多，排列与正常骨纹理不同，呈较致密影像
牙源性边缘性颌骨骨髓炎	（可选用下颌支侧位片或曲面体层片及下颌支切线位片或下颌横断咬合片）下颌支切线位片可见密质骨外有骨质增生，增生的骨质边缘较整齐，下颌支外侧密质骨无明显破坏。一般无死骨形成	
婴幼儿颌骨骨髓炎	早期 X 线表现无异常，晚期病变颌骨广泛破坏，表现为不规则骨质破坏、死骨形成，并有牙齿移位、缺失	
牙源性上颌窦炎	（拍摄患牙根尖片和华特位片）华特位片显示患侧上颌窦密度弥漫性增高或气腔明显缩小，周围可见肥厚的黏膜影像。窦壁骨质无破坏	
颌骨放射性骨坏死	（临界剂量指标为 60Gy）死骨和正常骨组织界限不清楚	

五、颌骨骨折

骨折的基本 X 线表现	骨折线为线状或锯齿状透光影，贯穿密质骨和松质骨 异常致密线 游离碎骨片 压缩变形 骨缝分离	
牙槽突骨折	X 线片上骨折线为不规则、不整齐的低密度线条状影像，呈横行、斜行或纵行，常伴有牙损伤	
下颌骨骨折	X 线检查可选择曲面体层片、下颌骨侧斜位片、下颌开口后前位片等，亦可选择 CT 检查。下颌骨骨折好发部位是正中联合、颏孔区、下颌角及髁突颈部	
上颌骨骨折	X 线检查首选华特位片	Le Fort Ⅰ型：骨折线从梨状孔下方，经牙槽突基底部，向后至上颌结节呈水平状延伸至翼板
		Le Fort Ⅱ型：骨折线从鼻骨通过眶内下、眶底，经眶下缘、颧骨下向后达翼突
		Le Fort Ⅲ型：骨折线横过鼻背、眶部，经颧骨上方达翼突
颧骨、颧弓骨折	华特位片是颧骨骨折首选的 X 线检查方法；颧弓骨折可用颧弓位片检查，以颧弓中段多见，如为三线骨折，则在骨折线处呈“M”型	

六、颞下颌关节病变

（一）颞下颌关节紊乱病

1. 特征性表现

（1）关节间隙改变　常用检查方法是许勒位片、关节侧位体层片或锥形束 CT 片。常见的关节间隙改变包括：

①前间隙增宽、后间隙变窄。②前间隙变窄，后间隙增宽。③整个关节间隙变窄。④整个关节间隙增宽。

（2）髁突运动度改变　可同时拍摄双侧关节许勒位闭口及开口位片。

（3）两侧关节形态发育不对称　包括关节结节斜度、高度，关节窝宽度、深度及髁突大小及形态。

（4）骨质改变　包括髁突硬化、前斜面模糊不清、髁突小凹陷缺损、髁突前斜面广泛破坏、髁突囊样变、髁突骨质增生、髁突磨平变短及关节结节、关节窝硬化等。

（5）关节盘及其他软组织改变　主要根据关节造影及磁共振检查进行诊断。①上、下腔交通：将造影剂注入关节上腔或下腔时，关节上下腔同时显影。②关节盘移位：可复性盘前移位指在关节造影侧位体层或许勒位闭口位片上，关节盘后带后缘位于髁突横嵴的前面；在开口位片上显示正常的造影图像。不可复性盘前移位指在关节造影侧位体层或许勒位闭口位片上，关节盘明显移位于髁突前斜面的前方；在开口位片上关节盘仍位于髁突的前方，并常可见关节盘变形，呈现出像一肿块压迫造影剂的影像。③关节盘附着松弛：颞前或颞后、下颌前或下颌后附着延伸变长。④关节囊撕裂：造影剂自关节囊后部溢出并向下流注。

2. 鉴别诊断　有时需与类风湿关节炎、创伤性关节炎、化脓性关节炎、髁突骨瘤及骨软骨瘤等进行鉴别。

（二）颞下颌关节强直

颞下颌关节强直可分为纤维性强直及骨性强直两种。纤维性强直时可见关节间隙模糊不清且密度增高，关节骨性结构可有不同程度破坏。骨性强直则表现为关节正常骨结构形态完全消失，而由一个致密的团块（球形或T型）所替代。

七、颌骨囊肿

残余囊肿	拔牙后牙槽窝下方颌骨内出现圆形囊性密度减低影像	
含牙囊肿	颌骨中边缘光滑的类似圆形透射影，囊腔内可含有发育不同阶段的牙，牙冠朝向囊腔，囊壁附着在牙颈部。单房多见，无钙化样高密度影	
面裂囊肿	鼻腭管囊肿	位于颌骨中线，左、右中切牙牙根之间，多呈心形或圆形低密度透射影
	球上颌囊肿	发生于上颌侧切牙与尖牙之间
	正中囊肿	上颌或下颌中线区有囊状低密度影，与牙无关

八、颌骨骨纤维异常增殖症（助理不考）

骨纤维异常增殖症是一种病因不明的非肿瘤性、错构性发育疾病。其特征是正常骨组织被纤维骨组织所替代。病变局限于一骨者称为单骨性，发生在多骨者为多骨性。多骨病变又伴有皮肤淡咖啡样色素沉着及内分泌疾病（特别是女孩性早熟时）时称为Albright综合征。X线表现可呈多样化，分为三大类：①透射性改变，亦称囊样型。X线表现为单囊或多囊性密度减低病变，边界不很清楚，可有或无硬化边缘。②阻射性改变，包括“橘皮”样型、毛玻璃型及硬化型。病变密度高于正常且均匀一致，逐渐移行到正常骨。③透射到阻射混合性改变。

除上述X线改变外，骨纤维异常增殖症还有明显的沿颌骨外形膨大的特点。当病变累及牙周组织时，常使牙周骨硬板影像模糊或消失，但牙周膜间隙一般仍均匀存在。

九、颌骨良性肿瘤

（一）成釉细胞瘤

1. X线表现　下颌多于上颌，下颌者多位于磨牙和下颌支区。X线表现可分为四型：①多房型：分房大小相差悬殊，房呈圆形或椭圆形密度减低影，分隔清晰锐利；骨质膨胀，以向颊舌侧为甚。肿瘤可含牙或不含牙，邻牙可被肿瘤推压而移位，也可被侵蚀呈锯齿状或截断状；肿瘤部分边缘增生硬化；肿瘤可向牙根之间的牙槽骨生长或突入其间。②蜂窝型：呈基本相同的小分隔，间隔粗糙。③单房型：呈单房状密度减低影像。④局部恶性征型：颌骨膨胀不明显，牙槽侧密质骨消失。

颌骨成釉细胞瘤的X线表现除上述四型外，还有一些共同特征：

• 颌骨膨隆，以向唇颊侧为主	• 牙根吸收呈锯齿状	• 肿瘤的边缘可有增生硬化
• 肿瘤侵入牙槽侧，可造成牙根之间的牙槽骨浸润及骨硬板消失	• 瘤内罕见钙化	• 瘤内可含牙

2. 鉴别诊断　有时需与牙源性腺样瘤、牙源性钙化囊性瘤、牙源性黏液瘤等鉴别。

疾病名称	特点
牙源性腺样瘤（上颌尖牙区多发）	为单囊低密度影，边缘光滑。病变内有未萌出牙，以尖牙多见，瘤内可见数量不等的粟粒状钙化
牙源性钙化囊性瘤	为边界清楚的单房透射影，肿瘤内可见大小不等的钙化点或钙化团块
牙源性黏液瘤	为多房密度减低区，分房形态各异，以网格状多见，房隔细而不规则
牙源性角化囊性瘤	有单囊和多囊之分，单囊多见，也可为多囊，多囊者囊腔大小相近 常沿颌骨长轴生长，膨胀不明显 牙根吸收少见，多呈斜面状 病变内可含牙或不含牙

（二）骨化纤维瘤（助理不考）

疾病名称	X线特点
骨化纤维瘤	高低密度混合表现为主，部分病变以低密度变化为主；病变中有不同程度钙化或骨化影，表现为点状或斑片状。肿瘤及周围正常组织之间分界清晰。下颌骨下缘密质骨可有膨胀，但完整性存在；上颌骨者可占据整个上颌窦，窦壁有膨胀改变
骨纤维异常增殖症	① 透射性改变，亦称囊样型，X线表现为单囊或多囊性密度减低病变，边界不很清楚，可有或无硬化边缘 ② 阻射性改变，包括“橘皮”样型、毛玻璃型和硬化型，病变密度高于正常且均匀一致，逐渐移行至正常骨 ③ 透射及阻射混合改变
成釉细胞瘤	早期呈蜂窝状，晚期牙根吸收呈锯齿状，肿瘤边缘可有增生硬化，肿瘤侵入牙槽侧，造成牙根之间的牙槽骨浸润及骨硬板消失，瘤内罕见钙化，瘤内可含牙
牙瘤	分为混合性牙瘤和组合性牙瘤。混合性牙瘤表现为颌骨内异常高密度团块状影像，边缘光滑，周缘多有条带状低密度影环绕；组合性牙瘤表现为颌骨内有许多大小不等、形态各异的小牙堆积，病变下方常有恒牙阻生

十、颌面部恶性肿瘤

牙龈癌为颌面部软组织恶性肿瘤，可侵犯颌骨。早期牙龈癌可侵犯颌骨的牙槽突，X线片上多显示为牙槽突破坏吸收；下颌牙龈癌继续发展，使颌骨呈扇形骨质破坏，边缘可整齐或凹凸不平；生长缓慢的病变，其破坏区边缘可有骨质增生表现。

疾病名称	X线表现
牙龈癌	X线片上多显示为牙槽突破坏吸收
原发性骨内癌	X线表现为颌骨内虫蚀状骨质破坏区，病变向牙槽侧扩展时可使牙周骨质破坏，牙齿浮立于软组织中
骨肉瘤	骨质结构改变
	瘤骨形成是成骨肉瘤的重要标志之一。瘤骨表现为斑片状或日光放射状，前者可见于肿瘤中心区或颌骨周围的软组织区，后者一般由肿瘤中心向外伸展，长短粗细不齐
	骨膜反应可为层状或袖口状，其出现与病变的活动性密切相关，并非恶性肿瘤所特有
	软组织肿块形成

十一、涎石病

分类	部位	检查手段
阳性结石	下颌下腺导管前段涎石	用下颌横断船片检查
	涎石在导管后段或腺体内	用下颌下腺侧位片检查
阴性结石	唾液腺造影检查（曲面体层片）	

十二、唾液腺炎

急性化脓性腮腺炎	禁忌造影
慢性复发性腮腺炎	末梢导管呈点状、球状、腔状扩张；排空功能迟缓
慢性阻塞性唾液腺炎	主导管呈腊肠状，病变晚期也可有末梢导管点状扩张征象

十三、舍格伦综合征

舍格伦综合征是一种以外分泌腺损害为主的自身免疫病，根据其是否伴发了结缔组织病可分为原发性舍格伦综合征和继发性舍格伦综合征。

唾液腺造影是舍格伦综合征诊断的重要检查方法，在许多舍格伦综合征的国际诊断标准中都被列为诊断指标之一。

舍格伦综合征造影表现分为以下 4 型。

典型表现	① 腺体形态正常，但排空功能迟缓，唾液腺末梢导管扩张 ② 主导管多无改变；腺体内分支导管数目减少及变细；末梢导管不同程度扩张。有的病例主导管变粗呈腊肠状，有的边缘不整齐，呈羽毛状、花边样、葱皮状 ③ 向心性萎缩，在造影片上仅见主导管及某些分支导管，周缘腺体组织不显影 ④ 肿瘤样改变，腺体内出现占位性病变改变，邻近的导管移位，类似良性肿瘤改变

命题趋势 典型病变的 X 线特点。

金题直击

1. 成釉细胞瘤 X 线片上典型表现为

A. 呈单房型，圆形或卵圆形

B. 骨质膨胀，骨密质消失

C. 呈多房型，房差悬殊，可含牙，牙根呈锯齿状吸收

D. 常见散在性钙化小团

E. 邻牙被推移位或脱落

【答案】C

【解析】成釉细胞瘤 X 线片上典型表现为：呈多房型，房差悬殊，可含牙，牙根呈锯齿状吸收。

2. 舍格伦综合征的影像学表现是

A. 扩张呈腊肠状

B. 腺体形态正常，体积明显增大

C. 导管系统表现为排列扭曲、紊乱和粗细不均

D. 导管系统完整，造影剂自腺体部外漏

E. 主导管边缘不整齐，呈羽毛状，大量末梢导管点状扩张

【答案】E

【解析】慢性复发性腮腺炎，腮腺造影可见末梢导管呈点、球状扩张；阻塞性复发性腮腺炎，腮腺造影可见主导管、小叶间导管部分狭窄、部分扩张、呈腊肠样改变；舍格伦综合征，腮腺造影可见主导管葱皮样改变，末梢导管呈点、球状扩张。故应选 E。

第四单元　CT 及 MRI

一、CT 检查

口腔颌面部 CT 扫描技术可分为平扫、常规静脉增强扫描及动态静脉增强扫描、腮腺造影后扫描及关节扫描五种。

适应证：主要用于口腔颌面部炎症、外伤、肿瘤、唾液腺及颞下颌关节疾病的检查和诊断。CT 检查对于发现翼腭窝、颞下窝、颅底、咽旁间隙、舌根部病变明显优于常规 X 线检查。此外，还可显示腮腺占位性病变及颈部淋巴结转移。

二、MRI 检查

适应证用于颅脑和血管的病变。

命题趋势 CT 及核磁的适应证。

金题直击

患者，男，31 岁。左颊部无痛性肿块 30 余年，体检见左颊肿块，质软，边界不清，表面皮肤呈淡蓝色，临床诊断为海绵状血管瘤。为确定其大小和范围，最佳的辅助检查方法是

A. X 线平片　　B. 上颌全景片

C. B 超　　D. CT

E. MRI

【答案】E

【解析】X 线片对于软组织显影不如 CT 检查效果明显；CT 分辨率高，低辐射剂量，后处理软件灵活；MRI 可以更清晰、直接地显示出欲检查部位的组织影响，且对人体无放射性损害。

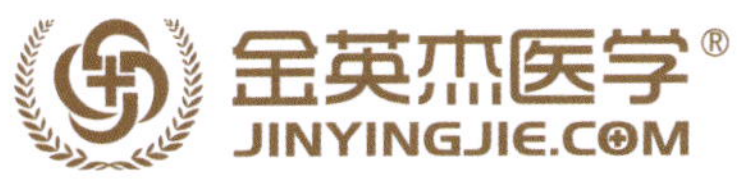

口腔执业（含助理）医师资格考试

命题规律之应试讲义

口腔修复学

赵庆乐 ◎ 主编

金英杰医学教育研究院 ◎ 组织编写

全国百佳图书出版单位

化学工业出版社

·北京·

编写人员名单

主　　编　赵庆乐

副 主 编　温　桐　袁　媛　马文妮

编　　者　赵庆乐　温　桐　袁　媛　马文妮　乔　颖　康怀潮　王一茗　刘　洋　王继昆　李　智　王林未　殷潮江

组织编写　金英杰医学教育研究院

目录

第一单元　口腔检查与修复前准备

考试分值

专业	2019年	2020年	2021年	2022年	2023年
执业	4	3	5	3	4
助理	2	2	3	1	2

第一节　病史采集（了解）

病史采集是通过医师问诊了解患者就诊的原因及要求，获得患者的主诉、现病史、既往史、家族史等资料。

一、主诉

主诉是患者就诊的主要原因和迫切要求解决的主要问题。

二、现病史

现病史一般包括主诉疾病开始发病的时间、原因、发展进程和曾经接受过的检查和治疗。

三、既往史

询问既往史时要侧重了解与本病有关的部分，从全身系统病史和口腔专科病史两方面入手。

（一）全身系统病史（了解）

着重了解与修复有关的内容：

① 是否需抗生素预防感染，是否需使用激素或抗凝剂等，有无药物过敏或牙用材料过敏史，是否做过放射治疗等。

② 系统疾病在口腔内的表现。

③ 传染性疾病史。

④ 心理卫生状况以及精神疾病对部分修复体、颞下颌关节病等的治疗效果有一定影响。

（二）口腔专科病史

① 修复治疗史。

② 牙周病史。

③ 牙体牙髓治疗史。

④ 正畸治疗史。

⑤ 口腔外科治疗史。

⑥ 放射影像资料。X线片、CT片及MRI片等。

⑦ 颞下颌关节病史。

四、家族史

对于某些与遗传因素有关的口腔疾病，如先天无牙、错𬌗畸形、牙周病等，尚需对患者家庭成员有关类似疾病做进一步了解，为诊断和治疗提供参考。

【要点提醒】

病史采集	
主诉	不超过20字
现病史	—

续表

病史采集	
既往史	全身系统病史 口腔专科病史。包括：修复治疗史；牙周病史；牙体牙髓治疗史；正畸治疗史；口腔外科治疗史；放射影像资料；颞下颌关节病史
家族史	遗传有关的疾病

命题趋势 多以 A1 型题出现，主要考点在全身系统病史和口腔专科病史。

金题直击

1. 口腔专科病史包括

A. 牙周病史

B. 修复治疗情况

C. 牙体牙髓治疗情况

D. 正畸治疗情况

E. 以上都对

【答案】E

【解析】口腔专科病史就是和口腔相关的各类病史，包括口内（牙体牙髓，牙周，黏膜）疾病治疗史，口腔外科治疗史，修复治疗情况，正畸治疗史，X 线情况等，故选 E。

2. 上颌侧切牙缺损，初诊时无需问诊的内容为

A. 就诊主要原因

B. 是否影响进食

C. 缺损原因

D. 已接受过的治疗

E. 有无不适症状

【答案】B

【解析】病史采集可以通过医生的问诊或问卷来获得，目的是了解患者的主诉（包括就诊目的和对修复的要求）、现病史、既往史、家族史。

第二节 口腔临床检查

一、临床一般检查

1. 颌面部检查

项目	内容
面部皮肤	颜色、营养状态
颌面部外形	对称性
颌面部比例	各部分比例是否协调对称，有无颌畸形，面下 1/3 的高度是否协调
口唇	口唇的突度及外形，笑线高低，上下前牙位置与口唇的关系
侧面轮廓	直、凸、凹面型，颅、面、颌、牙各部分的前后位置和大小比例是否正常，有无颌骨前突或后缩等异常情况

命题趋势 多以 A1 型题出现。

金题直击

与牙列缺失修复前颌面部检查无关的是

A. 检查颌面部两侧是否对称

B. 上唇长度及丰满度

C. 面中 1/3 高度

D. 下颌开闭口运动有否习惯性前伸及偏斜

E. 颞下颌关节有否疼痛、弹响、张口困难

【答案】C

【解析】牙列缺失修复前颌面部检查是面下 1/3 高度，不是面中 1/3 高度。另外检查面部是否对称，下颌开闭口运动有否习惯性前伸及偏斜，颞下颌关节有否疼痛、弹响、张口困难，上唇长度及丰满度。

2. 颞下颌关节区的检查

项目	内容
活动度的检查	触诊检查双侧髁突的大小及对称性，有无疼痛、疼痛部位、疼痛性质
弹响的检查	有无弹响，弹响的性质，弹响出现在开闭口的哪一阶段，是否伴有疼痛等
外耳道前壁检查	触诊外耳道前壁，通过开闭口运动，检查上下颌牙列紧咬时双侧髁突对外耳道前壁的冲击强度是否一致
咀嚼肌的扪诊	最常用的咀嚼肌、颞肌扪诊，检查咀嚼肌收缩的强度和左右两侧对称性
开口度及开口型	开口度是指患者大张口时，上下中切牙切缘之间的距离 正常人的开口度为 3.7 ～ 4.5cm 开口型是指下颌自闭口到张大的整个过程中，下颌运动的轨迹 正常开口型侧面观下颌向下后方，正面观直向下
下颌侧方运动	下颌最大侧方运动范围约为 12mm，前伸最大距离 8 ～ 10mm

命题趋势 多以 A1 型题出现，概念性知识点和数字类是考试的重点。

金题直击

1. 开口度是指患者最大开口时
A. 上下唇之间的距离
B. 上下中切牙切缘之间的距离
C. 上下中切牙龈缘之间的距离
D. 上中切牙切缘至颏底的距离
E. 鼻底至颏底的距离

【答案】B

【解析】开口度及开口型：开口度是指患者大张口时，上下中切牙切缘之间的距离。可用双脚规或游标尺测量。正常人的开口度为 3.7 ～ 4.5cm。

2. 颞下颌关节区检查的内容不包括
A. 下颌侧方运动
B. 外耳道前壁检查
C. 颞下颌关节活动度的检查
D. 开口度及开口型
E. 殆关系检查

【答案】E

【解析】颞下颌关节检查包括：颞下颌关节活动度检查；关节弹响的检查；外耳道前壁检查；开口度及开口型；下颌侧方运动。颞下颌关节检查属于口腔外部检查，E 选项殆关系检查属于口腔内部检查。

3. 口腔内的检查

（1）口腔一般情况　包括牙列的完整性，牙体缺损的类型与范围，口腔卫生情况，有无修复体存在，修复体质量如何，唇、颊、舌、口底、前庭沟、软硬腭等有无异常。

（2）牙周检查　牙周检查能反映菌斑积聚、患者个体反应情况以及牙周破坏的严重程度。牙周探针是一种实用可靠的测量牙周袋深度的工具。对每颗牙进行测量和记录 6 个部位的牙周袋深度，同时检查有无牙龈增生或萎缩现象、根分叉受累的情况以及牙的松动度。

临床上常用的牙松动度测量和记录的方法有两种。

松动度	幅度	方向
Ⅰ度松动	＜ 1mm	仅有唇（颊）舌向松动
Ⅱ度松动	1 ～ 2mm	唇（颊）舌向松动＋近远中向松动
Ⅲ度松动	＞ 2mm	唇（颊）舌向松动＋近远中向松动＋垂直向松动

金题直击

Ⅰ度松动的牙松动方向是
A. 仅有唇（颊）舌向松动
B. 唇（颊）舌向及近远中向均有松动

C. 近远中向及垂直向均有松动
D. 唇（颊）舌向及近远中向松动，并伴有垂直向松动
E. 以上均不对
【答案】A
【解析】临床上常用的牙松动度测量和记录的方法有两种。①以牙松动幅度计算。Ⅰ度松动：松动幅度不超过 1mm。Ⅱ度松动：松动幅度为 1～2mm。Ⅲ度松动：松动幅度大于 2mm。②以牙松动方向计算。Ⅰ度松动：仅有唇（颊）舌向松动。Ⅱ度松动：唇（颊）舌向及近远中向均有松动。Ⅲ度松动：唇（颊）舌向及近远中向松动，并伴有垂直向松动。

（3）牙列检查　详细的天然牙检查资料有助于治疗计划的制订。
（4）𬌗关系检查

项目	内容
正中𬌗位的检查	上下牙列是否有广泛均匀的𬌗接触关系 上下颌牙列中线是否一致 上下第一磨牙是否为中性𬌗关系 前牙覆𬌗、覆盖是否在正常范围之内 左右侧𬌗平面是否匀称
息止颌位的检查	比较息止颌位与正中𬌗位时，下牙列中线是否有变化 间隙的大小有无异常
𬌗干扰检查	仔细检查正中咬合和前伸、侧向咬合移动时，有无牙尖干扰

命题趋势 多以 A1 型题出现。主要易考点为口腔外部检查、颞下颌关节检查、口腔内部检查各包括哪些内容。

金题直击

不是𬌗关系检查的内容的是
A. 上下颌牙列中线是否一致
B. 上下第一磨牙是否是中性𬌗关系
C. 息止颌位的检查
D. 牙列检查
E. 𬌗干扰检查
【答案】D
【解析】𬌗关系检查：①正中𬌗位检查。上下第一磨牙是否是中性𬌗关系、上下牙列中线是否一致、前牙覆𬌗及覆盖是否在正常范围内、左右侧𬌗平面是否匀称、上下牙列是否有广泛的接触关系。②息止颌位检查。比较息止颌位与正中𬌗位时，下牙列中线是否有变化、间隙的大小有无异常。③𬌗干扰检查。牙列检查是口腔内部检查的一部分。

（5）缺牙区情况　检查缺牙区间隙大小是否正常，牙槽嵴有无妨碍修复治疗的骨尖、倒凹、骨隆突等。一般拔牙后 3 个月伤口完全愈合，此时牙槽骨吸收快速期已过，牙槽嵴处于相对稳定的阶段，此时修复有利于义齿的稳定和贴合；如果拔牙后即刻进行可摘局部义齿或全口义齿修复，即为即刻义齿修复，目的是使患者避免忍受无牙后造成的困扰和不便；但是无论何种早期修复，在 3～6 个月后，待牙槽嵴吸收稳定后，应进行重衬或重新制作；过渡性义齿修复可提前到拔牙后 1～2 周。

（6）无牙颌口腔专项检查（理解）①上下颌牙槽嵴的大小、形态和位置及牙槽嵴的吸收情况；②检查唇、颊、舌系带的形状及附着点位置，注意其是否会影响到修复体；③口腔黏膜检查，黏膜色泽是否正常，有无炎症、溃疡及瘢痕；④舌的检查，包括舌的大小、形状、静止状态时的位置，以及功能活动的情况；⑤唾液分泌量及黏稠度的检查。

（7）原有修复体的检查　分析评价原修复体的成功与失败之处，并作为重新制作时的参考。

（8）缺牙部位剩余牙槽嵴情况　缺牙区剩余牙槽嵴是否吸收、吸收的程度如何、影响可摘义齿支持能力的大小；而对固定义齿来说，剩余牙槽嵴的形状影响桥体龈端的设计，而桥体龈端的设计则影响牙槽嵴黏膜的健康。

根据缺牙区剩余牙槽嵴吸收程度不同可以将之分为四型。

Ⅰ型：高圆形牙槽嵴，即剩余牙槽嵴高度和宽度均足够（又高又宽）。

Ⅱ型：刃状牙槽嵴，即剩余牙槽嵴的高度无明显吸收或轻度吸收，而宽度呈中至重度吸收（又高又窄）。

Ⅲ型：低圆形牙槽嵴，即剩余牙槽嵴高度和宽度均呈中度吸收（高宽中等）。

Ⅳ型：低平状或凹形牙槽嵴，即剩余牙槽嵴高度与宽度均呈重度吸收或吸收达基骨或基骨以下（平凹）。

检查剩余牙槽嵴还要检查牙槽嵴有无组织缺损，有无骨尖、骨棱、残根存在，并注意有无压痛区。例如：注意检查上颌结节颊侧是否过突，有无倒凹影响上颌义齿就位和造成压痛；注意检查上颌硬区、下颌隆突、内斜嵴情况，因为骨突、骨嵴上面覆盖黏膜薄，戴义齿后易发生疼痛。检查有无松软牙槽嵴并影响义齿的支持与固位。另外，患者如果曾经进行过修复，还需注意检查是否有因原义齿边缘过短及压迫造成的旧义齿边缘处骨质增生。

【要点提醒】

口腔内的检查		
口腔一般情况	牙周检查	牙列检查
𬌗关系检查 ① 正中𬌗位的检查 ② 息止颌位的检查 ③ 𬌗干扰检查	缺牙区情况	无牙颌口腔专项检查

金题直击

口内检查的内容包括

A. 口腔一般情况　　B. 牙周检查

C. 牙列检查　　D. 缺牙区检查

E. 以上都对

【答案】E

【解析】口腔内部检查：①口腔一般情况；②牙周检查；③牙列检查；④𬌗关系检查；⑤缺牙区情况；⑥无牙颌口腔专项检查。

二、影像学检查

影像学检查是诊断口腔颌面部疾病的一种重要的常规检查方法。

影像学检查	检查内容
常规X线根尖片	牙根及牙周支持组织；牙根的数目、形态及长度；有无根折、根管充填；牙邻面、牙颈部、牙根的隐匿龋
曲面体层X线片	可全面了解颌骨及牙列、牙周情况，是否有残根存留，有无第三磨牙埋伏阻生
颞下颌关节X线侧位片	了解髁突、关节凹的外形以及髁突与关节凹的位置关系
头颅定位片	分析颅、面、颌、牙的形态，位置及相互间的变化关系
锥形束CT（CBCT）	用于种植修复、颞下颌关节病、牙体牙髓病、颌面外科等领域 具有高分辨率、空间定位准确、辐射剂量小、投照时间短等优点

三、模型检查

模型检查可以弥补口腔内一般检查的不足。

命题趋势 多以A1型题出现，概念性知识点是考试的重点。

金题直击

制取模型检查的意义

A. 检查牙周情况　　B. 可以弥补口腔内一般检查的不足

C. 了解牙根的情况　　D. 了解关节的情况

E. 了解牙体牙髓治疗情况

【答案】B

【解析】模型检查可以弥补口腔内一般检查的不足，便于仔细观察牙的位置、形态、牙体组织磨耗印迹以及详细的𬌗关系，必要时可将上下颌模型在𬌗架上进行研究，制订治疗计划和设计修复体。

四、咀嚼功能检查

在修复前，必要时对咀嚼功能进行检查，判断咀嚼功能受影响的程度及其继发的下颌运动有无异常，检查咀嚼肌和收缩肌协同作用情况，下颌正中颌位是否位于正中，从而判断牙和口颌系统功能紊乱的关系，为制订修复计划及修复治疗提供参考，并对修复治疗效果进行评价。常用的咀嚼功能检查方法有殆力检测、咀嚼效能的检测、下颌运动轨迹检查及咀嚼肌肌电图检查等。

第三节　修复前准备（重点）

一、口腔的一般处理

修复前准备是指经过全面检查、诊断之后，按照拟定的口腔修复设计，对口腔组织的病理情况或影响修复效果的情况进行适当的处理，以保证预期效果。

① 处理急性症状。

② 保证良好的口腔卫生。

③ 拆除不良修复体。

④ 治疗和控制龋病及牙周病。

命题趋势 多以 A1 型题出现，主要考查一般处理的内容。

金题直击

修复前口腔的一般处理有

A. 处理急性症状　　B. 保证良好的口腔卫生

C. 拆除不良修复体　　D. 治疗和控制龋病及牙周病

E. 以上都对

【答案】E

【解析】修复前口腔的一般处理有：处理急性症状，保证良好的口腔卫生，拆除不良修复体，治疗和控制龋病及牙周病。

二、余留牙的保留与拔除

1. 松动牙 对于牙槽骨吸收达到根长 2/3 以上，牙松动达Ⅲ度应拔除，对未达到严重程度的松动牙，经有效治疗后尽量予以保留。

2. 残根

① 如果残根破坏较大，缺损达龈下，根尖周组织病变范围较广泛，治疗效果不佳者，可考虑拔除。

② 如果残根较稳固，根尖周组织无明显病变或病变范围较小，同时对义齿的支持和固位有作用者，应进行根管治疗后保留。

3. 根分叉病变牙 多根牙根分叉病变较轻时，通过龈上洁治、龈下刮治、牙龈切除术或牙龈成形术以及保持良好的口腔卫生等措施，能够有效地控制其病变且预后轻好，如果根分叉病变严重，则需另外采取牙 - 骨成形术、牙根切断术或分根术，尽可能将患牙保留。

4. 其他情况 当预期错位牙、额外牙（又称多生牙）、倾斜牙、阻生牙等经过调磨或正畸治疗后，仍然严重影响修复治疗时应考虑拔出。

命题趋势 多以 A1 型题出现，概念性知识点常考，一般问题形式都是以“不包括”为主。

金题直击

修复前口腔的一般处理不包括

A. 拆除不良修复体　　B. 处理急症

C. 治疗和控制龋病和牙周病　　D. 拔除松动牙

E. 保持良好的口腔卫生

【答案】D

【解析】修复前口腔的一般处理包括：①处理急性症状，对急性牙髓炎、慢性牙髓炎急性发作、牙槽脓肿等及时处理。②保证良好的口腔卫生，修复前对牙结石和牙垢应彻底洁治清除。③拆除不良修复体，对设计不当、质量劣、不良修复体予以拆除。④治疗和控制龋病及牙周病。

三、口腔软组织处理

① 治疗口腔黏膜疾病。

② 唇颊舌系带的修整。

③ 瘢痕组织的修整。

④ 对松动软组织的修整。有时由于戴用不良修复体的时间过久，骨质大量吸收，牙槽嵴表面被一种松软可移动的软组织所覆盖。对支持义齿没有帮助的松软组织，可以在修复前给予切除。

命题趋势 多以 A1 型题出现，概念性知识点常考，一般问题形式都是以“不包括”为主。

金题直击

义齿修复前，对口腔软组织的处理措施不包括

A. 松软牙槽嵴的修整　　B. 义齿性口炎治疗

C. 黏膜扁平苔藓治疗　　D. 咀嚼肌功能训练

E. 唇系带修整

【答案】D

【解析】修复前口腔软组织处理包括：治疗口腔黏膜疾病、唇颊舌系带的修整、瘢痕组织的修整以及对松动软组织的修整。

四、牙槽骨的处理

1. 消除有碍的骨突　牙齿拔除后由于牙槽骨的吸收不均，常可形成骨尖或骨突。若一段时间后仍不消退，且有明显倒凹，或有压痛，妨碍义齿摘戴时，应进行牙槽骨修整，一般在拔牙后 1 个月左右修整较好。

2. 骨性隆突修整术　骨隆突是正常骨骼上的骨性隆起，组织学上与正常骨组织没有区别。过大的骨隆突在义齿摘戴时，会引起组织破溃疼痛，严重者义齿无法戴入。手术目的就是解决就位的问题。

骨隆突常发生在：

① 下颌前磨牙舌侧，也称为下颌隆突，一般双侧对称，也可为单侧，大小不一。

② 腭中缝处，也称为腭隆突，呈嵴状隆起。

③ 上颌结节，结节过度增生形成较大的骨性倒凹。对双侧上颌结节肥大的情况，常常只需修整一侧上颌结节，解决妨碍义齿就位的问题即可。

3. 前庭沟加深术　牙槽嵴过度吸收致使义齿的固位差时，可施行前庭沟加深术。目的在于增加牙槽嵴的相对高度，从而增加基托的伸展范围，扩大基托的接触面积，达到增强义齿固位力和稳定性的作用。

4. 牙槽嵴重建术　是解决无牙颌牙槽嵴严重吸收、萎缩的一种方法。常规采用植骨方法，解决固位问题。

命题趋势 多以 A1 型题出现，历年常考点是骨修整的时间。

金题直击

关于修复前外科处理的内容错误的是

A. 重度伸长牙的处理　　B. 骨性隆突修整术

C. 前庭沟加深术　　D. 牙槽嵴重建术

E. 牙槽嵴修整术

【答案】A

【解析】修复前外科处理内容：唇舌系带矫正术，瘢痕或松动软组织切除修整术，牙槽嵴修整术，骨性隆突修整术，前庭沟加深术，牙槽嵴重建术。重度伸长牙处理是咬合调整与选磨。

五、修复前的正畸治疗

错位、移位，影响到修复治疗时，在修复前，用牙少量移动的正畸技术（MTM）将有关牙矫治到正常位

置后再进行修复，能扩大修复治疗的范围，尽量保存牙体组织，明显改善修复预后。

对残根缺损达龈下或出现根侧壁穿孔，MTM 能将其牵引到适当的位置，暴露残根断面或根侧穿孔部位后予以修复，从而保留患牙。另外，当牙列缺损伴有上前牙间隙时，可先将间隙关闭后再修复。

【要点提醒】

<table>
<tr><td>口腔的一般处理</td><td colspan="2">处理急性症状
保证良好的口腔卫生
拆除不良修复体
治疗和控制龋病及牙周病</td></tr>
<tr><td>余留牙的保留与拔除</td><td colspan="2">对于牙槽骨吸收达到根 2/3 以上，牙松动达Ⅲ度应拔除</td></tr>
<tr><td>口腔软组织处理</td><td colspan="2">治疗口腔黏膜疾病
唇颊舌系带的修整
瘢痕组织的修整
对松动软组织的修整</td></tr>
<tr><td rowspan="2">牙槽骨的处理</td><td>消除有碍的骨突</td><td>骨性隆突修整术</td></tr>
<tr><td>前庭沟加深术</td><td>牙槽嵴重建术</td></tr>
<tr><td>修复前的正畸治疗</td><td colspan="2">残根缺损达龈下或出现根侧壁穿孔
缺损伴有上前牙间隙时，先将间隙关闭后再修复</td></tr>
</table>

第二单元　牙体缺损

考试分值

专业	2019 年	2020 年	2021 年	2022 年	2023 年
执业	19	21	23	20	18
助理	10	10	11	13	11

第一节　病因及影响

一、牙体缺损的病因（了解相关性，不用背）

牙体缺损的病因涉及修复治疗的设计和修复体的选择与制作，最常见的病因是龋病，其次是外伤、磨损、楔状缺损、酸蚀症和发育畸形等。

1. 龋病　表现为牙体硬组织的变色、脱钙软化和龋洞形成、病变进一步发展可造成牙冠破坏。

2. 牙外伤　特别要注意牙外伤导致的隐裂牙及大面积充填的无髓牙。

3. 磨损　表现为牙冠殆面降低，常由不良咀嚼习惯及夜磨牙等引起。

4. 楔状缺损　又称牙颈部 V 形缺损。常表现为尖牙唇面、前磨牙颊面的牙颈部楔形凹陷缺损。

5. 酸蚀症　是牙齿长期受到酸雾作用而脱钙所造成的牙齿外形损害，或长期大量饮用橙汁、碳酸饮料也可出现酸蚀症的表现。

6. 发育畸形

① 轻度釉质发育不全、牙本质发育不全。

② 氟斑牙。

③ 过小牙。

④ 四环素牙。

⑤ 锥形牙。

【要点提醒】

病因	龋病	牙外伤	磨损
	楔状缺损	酸蚀症	发育畸形（釉质发育不全、牙本质发育不全、氟斑牙、过小牙、四环素牙）

命题趋势　多以 A1 型题出现，以基础知识概念性考点为主。

金题直击

造成牙体缺损，最常见的原因是

A. 楔形缺损　　B. 发育畸形

C. 龋病　　D. 磨损

E. 外伤

【答案】C

【解析】牙体缺损最常见的原因是龋病，其次是外伤、磨损、楔形缺损、酸蚀症和发育畸形等。

二、牙体缺损的影响

1. 对牙体和牙髓组织的影响　表浅缺损可能无明显症状或牙本质的敏感症状。如缺损累及深层牙本质或牙髓，可出现牙髓刺激症状，甚至出现牙髓炎症、坏死及根尖周病变。

2. 对牙周组织的影响　牙体缺损发生在邻面，会破坏正常邻接关系，造成食物嵌塞，引起局部牙周组织炎症，并可能发生邻牙倾斜移位，影响正常的咬合关系，形成创伤殆。牙体缺损若发生在轴面，可破坏正常轴面外形，可引起牙龈损伤及局部龈炎。

3. 对咬合的影响　大范围及严重的牙体殆面缺损不但影响咀嚼效率，还会形成偏侧咀嚼习惯，严重者会影响垂直距离及出现口颌系统的功能紊乱。

4. **其他不良影响** 牙体组织缺损处的尖锐边缘可擦伤舌及口腔黏膜。缺损发生在前牙可直接影响患者的美观、发音。全牙列残冠、残根会降低垂直距离，影响患者的面容及心理状态。残冠、残根常成为病灶而影响全身健康。

第二节　治疗设计及方法选择

一、修复治疗的原则（熟记）

正确地恢复形态与功能	牙体预备过程中注意保护软硬组织健康
修复体龈边缘设计应合乎牙周组织健康的要求	修复应符合抗力形与固位形的要求

（一）正确地恢复形态与功能

1. **轴面形态** 正常牙冠的轴面有一定的凸度，它具有重要的生理意义。

① 维持牙颈部龈组织的张力和正常接触关系：牙颈 1/3 凸度起到扩展牙龈、维持正常龈隙的作用。

② 保证食物正常排溢及食物流对于牙龈的生理性的按摩作用。a. 凸度过大时，缺少食物刺激使牙龈萎缩；b. 凸度过小时，食物直接冲压在龈沟，引起过强刺激和牙龈附着的破坏，造成创伤性牙龈炎。

③ 利于修复体的自洁。

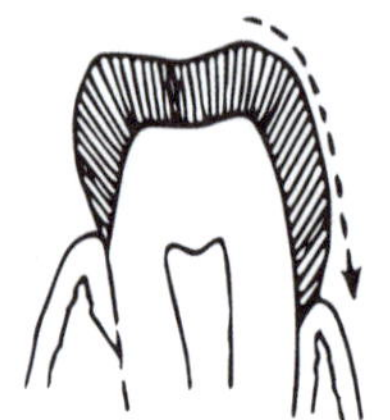
(a) 正常外形凸点，龈组织可受到食物的按摩

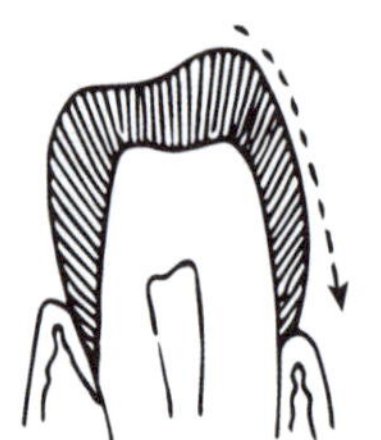
(b) 凸度过大，龈组织得不到食物的按摩

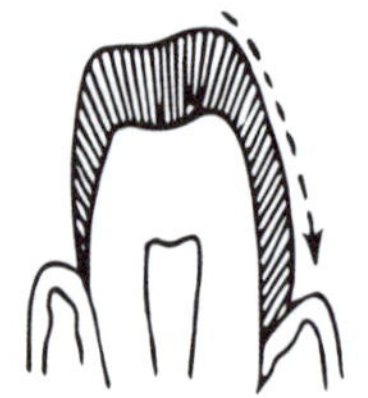
(c) 凸度过小，食物可直接损伤龈组织

牙体解剖外形凸点对龈组织的影响

2. **邻接关系** 修复体的邻面接触区可用细牙线检查。注意增龄引起的邻面形态变化，青少年呈点状接触，年长者呈面状接触。

邻接过紧	与邻牙接触过紧可导致牙周膜损伤，引起疼痛	细牙线不能通过
邻接过松	可引起食物嵌塞	细牙线无阻力通过
邻接正常	无不适	细牙线勉强通过

还可以用邻面接触片进行邻接检查：邻接接触的松紧度应在 50μm 以上和 110μm 以下，即 50μm 的检查片可以顺利通过邻面接触区，但 110μm 检查片不能通过。如 50μm 的检查片不能通过邻面接触区，则表明邻接过紧；如 110μm 检查片可以轻松通过邻面接触区则表明邻接过松。

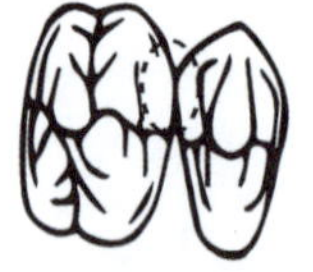
(a) 点接触

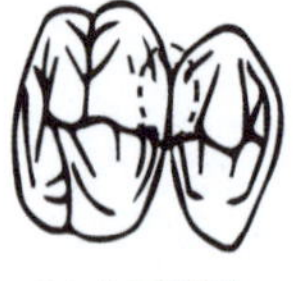
(b) 小面接触

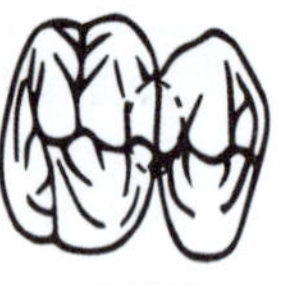
(c) 面接触

牙邻面的接触关系

3. **外展隙和邻间隙**

（1）外展隙 围绕邻接区向四周展开的空隙，由牙冠轴面的正常凸度形成，作为食物的溢出道，咀嚼时有利于食物排溢。

（2）邻间隙 位于邻接点的龈方。正常情况下，邻间隙被龈乳头充满，保护牙槽骨和防止水平性食物嵌塞。

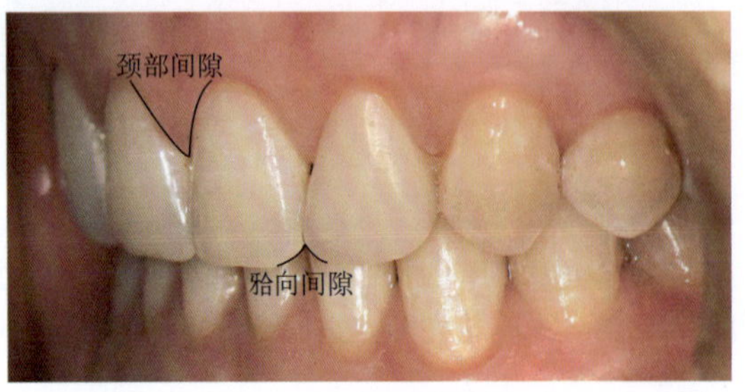

殆向间隙与颈部间隙

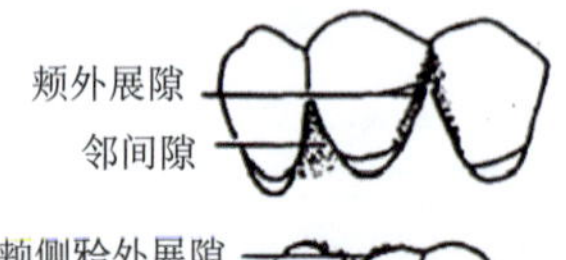

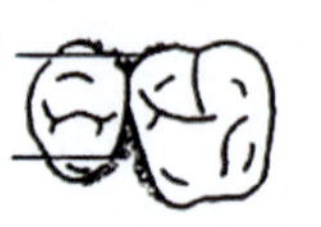

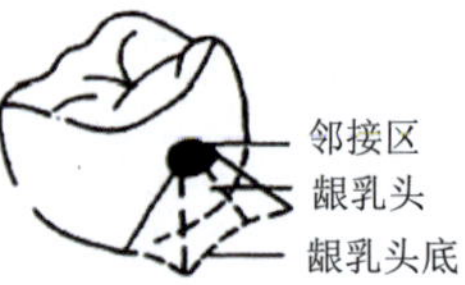

邻间隙、外展隙、龈乳头相互关系

4. 咬合面与咬合关系

正确地恢复𬌗面形态和咬合关系是有效地恢复咀嚼功能的基本条件之一。全冠修复时应严格遵照良好咬合的标准进行，其标准如下。

① 𬌗面形态的恢复应与患牙的固位形、抗力形以及与邻牙和对颌牙的𬌗面形态相协调。

② 𬌗力方向应接近于牙齿的长轴。

③ 𬌗力的大小应与牙周支持组织相适应。

④ 具有稳定而协调的𬌗关系，不能有早接触和𬌗干扰。

命题趋势 多以 A1 型题出现，以基础知识概念性考点为主。

金题直击

全冠咬合面的描述中，错误的是

A. 应恢复原有的𬌗面大小与形态

B. 应与邻牙𬌗面形态相协调

C. 应与对颌牙𬌗面形态相协调

D. 𬌗力方向接近牙齿长轴

E. 无早接触

【答案】A

【解析】不能恢复原天然牙𬌗面的大小。

（二）牙体预备过程中注意保护软硬组织健康

（1）争取保留足够的牙体组织、保存牙髓健康，是获得牙体足够的抗力和固位，减少患牙破损，获得修复体远期疗效的重要原则。

（2）为了使修复体达到良好效果，必须按设计要求对患牙做必要的预备，磨除一定的牙体组织，但不得随意磨除。

在进行牙体预备时应达到下述要求：

① 去除病变组织，阻止病变发展。

② 开辟修复体所占空间，保证修复体美观并具有一定的强度、厚度。

③ 牙体预备成一定的形态，提供良好的固位形和抗力形。

④ 磨改过长牙或错位患牙，以建立和谐的咬合关系和外观。

⑤ 磨改异常的对颌牙及邻牙，预防紊乱、邻接不良和人造冠戴入困难。

⑥ 牙体预备的预防性扩展有利于自洁和防止继发龋。邻面应扩展到自洁区。

牙体预备过程中要防止两种倾向：①不必要地过量磨切而影响牙体牙髓健康与固位；②过分强调少磨牙而影响到修复体的质量与就位。

（3）修复体应保证组织健康

① 修复体的设计与组织健康。考虑年轻恒牙、异种金属微电流。

② 牙体预备与牙髓组织健康。牙齿是一个有生命的组织，牙髓的健康直接影响到牙体硬组织的强度。活髓牙体的机械强度明显大于死髓牙。因此，保持牙髓健康有重要意义。

③ 活髓牙的保护措施。应在局麻下做牙体预备，应配有水雾冷却系统，并采用间歇、短时、轻压磨切手法，牙体预备应一次完成。牙体预备后至戴修复体之前这段时间内，制作临时冠并用氧化锌丁香油糊剂粘固。

【要点提醒】

正确地恢复形态与功能	轴面形态：颈 1/3 凸度起到扩展牙龈、维持正常龈隙的作用 邻接关系：正常为细牙线勉强通过 咬合面与咬合关系：与固位形、抗力形、邻牙和对颌牙的𬌗面形态相协调。𬌗力方向应接近于牙齿的长轴。𬌗力大小应与牙周支持组织相适应。不能有早接触和𬌗干扰 外展隙：食物的溢出道 邻间隙：保护牙槽骨和防止水平性食物嵌塞
尽可能保护软硬组织健康	牙体预备要求： 去除病变，开辟修复体空间，磨改过长牙或错位牙、对颌牙及邻牙 邻面扩展到自洁区 保证组织健康：异种金属微电流 活髓牙保护措施：局麻、水雾冷却系统，间歇、短时、轻压，一次完成。制作临时冠，用氧化锌丁香油糊剂粘固

（三）修复体龈边缘设计应合乎牙周组织健康的要求

按照和龈组织的位置关系，修复体龈边缘有三种情况（熟记）：①龈上边缘；②齐龈边缘；③龈下边缘。龈上、龈下边缘优缺点，见下表：

龈上边缘	优点：备牙时不易损伤牙龈 印模制取方便，不用排龈 有利于牙周健康 容易检查边缘的密合度
	缺点：前牙区不美观
龈下边缘	优点：美观；固位好
	缺点：备牙时易损伤牙龈 取印模需要排龈 不易检查边缘的密合度 容易造成牙龈的炎症和牙龈退缩

命题趋势 多以 A1、A2、A3 型题出现，根据病例信息进行知识点考查。

金题直击

全冠修复体采用龈上边缘的最主要优点是

A. 不易附着菌斑　　B. 美观性好　　C. 边缘密合

D. 对龈缘刺激小　　E. 不易附着牙垢

【答案】D

【解析】全冠修复体采用龈上边缘的最主要优点是对龈缘刺激小。

考虑修复体边缘位置时应尽可能设计龈上边缘，龈下边缘常是牙周病的致病因素，应尽量少设计。以下情况可设计龈下边缘：①龋坏、楔状缺损达到龈下；②邻接区到达龈嵴处；③修复体需增加固位力；④美观要求不露修复体金属边缘；⑤牙根过敏，不能用其他保守方法消除。

设计龈下边缘时，要注意修复体边缘的密合、抛光，防止形成悬突，而且冠边缘不要到达龈沟底，一般要求龈边缘距龈沟底至少 0.5mm。

金题直击

以下哪项对全冠龈边缘位置设计无影响

A. 固位力大小　　B. 牙体预备操作的难易　　C. 美观因素

D. 牙龈的保护　　E. 边缘密合

【答案】E

【解析】龈边缘位置都需要密合。

（四）修复应合乎抗力形与固位形的要求

1. **抗力形**　牙体缺损的患牙，在完成修复后，要求修复体和患牙均能抵抗外力而不致破坏或折裂。

（1）增加患牙抗力　措施有以下方面：①避免牙体预备后形成薄壁弱尖；②牙体预备时去除易折断的薄壁，降低高尖陡坡，修整尖锐的边缘嵴及轴面角；③牙体缺损大者，采用辅助增强措施，如采用钉、桩加固后充填，或做成桩核结构。

（2）增加修复体抗力　措施有以下方面：①优质材料；②修复空间足够；③金瓷结合避开咬合接触区。

2. **固位形**　修复体在行使功能时能抵御各种作用力而不发生移位或脱落。在患牙上制备成一定的环抱、钉洞、洞、沟等几何形状，这种具有增强修复体固位力的几何形状，称为固位形。

【要点提醒】

修复应合乎抗力形与固位形的要求	
抗力形	患牙抗力：避免薄壁弱尖，降低高尖陡坡，修整尖锐的边缘嵴及轴面角 采用辅助增强措施，如采用钉、桩加固后充填，或做成桩核结构 修复体抗力：优质材料；修复空间足够；金瓷结合避开咬合接触区
固位形	环抱、钉洞、洞、沟

二、固位原理

固位原理：摩擦力（主要）、粘接力和约束力。（熟记）

（一）摩擦力

摩擦力是相接触而又相对运动的两个物体间所产生的相互作用力。为了增强摩擦力和约束力，预备患牙时可采用以下措施：

① 修复体与制备体的接触面要密合，越密合越好。

② 尽可能增大接触面积，接触面积越大，摩擦力也越大。

③ 患牙制备时，轴面应近于平行，各轴面越平行，固位也越好。聚合 2°～ 5°为宜。（熟记度数）

④ 点角、线角要清楚来增大摩擦力，否则修复体受力后易移位或脱落。

⑤ 设计固位形来增大摩擦力，并加强抵抗侧向外力，如设计箱状、鸠尾、针道、沟形等。

——	密合度	接触面积	角度	辅助固位形	点角、线角
摩擦力	正比	正比	反比（2°～ 5°）	正比	正比

命题趋势 摩擦力与粘接力为每年必考点。

金题直击

下列哪项措施不利于增加人造冠的摩擦力

A. 接触面适当粗糙　　B. 人造冠与患牙紧密结合

C. 备牙时增大聚合角度　　D. 尽量使冠的各轴壁平行

E. 以上都是

【答案】C

【解析】患牙制备时，其轴面应近于平行，各轴面越平行，固位也越好。但为了便于修复体的取戴，各轴面可向切𬌗力方稍许聚合。一般聚合不超过 5°，以 2°～ 5°为宜，否则固位力将大大减小。

（二）粘接力

粘接力有防止修复体与戴入道相反的方向脱位的作用。影响粘接力大小的因素：（熟记关系）

① 粘接力与粘接面积成正比。在同样情况下，粘接面积越大，粘接力越强。

② 粘接力与粘固剂的厚度成反比。粘固剂厚，容易折断，粘接力小；粘固剂薄，不容易折断，粘接力就大。因此，要求与粘接面应尽量密合。

③ 粘固剂的稠度应适当，过稀过稠都不行。

④ 修复体或制备体的粘接面上有水分、氧化物、油质残渣等异物，都会影响粘接力。

【要点提醒】

——	面积	厚度	黏稠度	异物（水、油）
粘接力	正比	反比（厚度＜ 30μm）	适当	受影响

金题直击

不符合牙体缺损修复体固位原理的是

A. 修复体组织面与预备体表面接触越紧密固位越好　　B. 邻沟可增大修复体与预备体的刚性约束力

C. 轴面聚合度越小固位力越大　　D. 修复体粘接面越光滑粘接力越强

E. 粘接剂越厚粘接力越小

【答案】D

【解析】修复体粘接面越光滑，摩擦力越小，粘接面与粘接剂的结合也越差，从而导致固位力降低。

（三）约束力

限制物体某些运动的条件称为约束，约束物体给被约束物体的力称为约束力。将患牙预备成一定的几何形状（即固位形），并结合洞、沟、钉洞等辅助固位形，限制修复体的运动方向，以尽量增大约束和约束力。

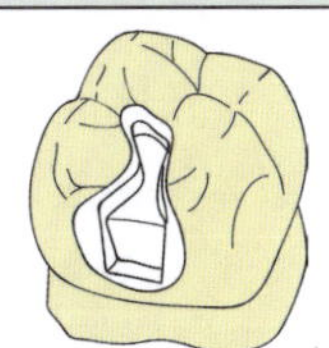

鸠尾形洞壁是嵌体的约束

金题直击

为增加粘接力，粘接之前预备体表面需做处理，除了

A. 涂分离剂　　B. 干燥

C. 酸蚀　　D. 清洁

E. 去油污

【答案】A

【解析】分离剂：在两种相同的或不同的材料之间、材料与模具之间隔离膜，使二者间不发生粘连，完成操作后易于分离的液剂。故涂分离剂不是增加粘接力。

三、牙体缺损的修复方法

在保证固位、抗力及牙体健康的前提下，应尽可能用充填材料做充填治疗。但在下列情况下应采取修复治疗。（理解）

① 有保留价值的残冠、残根或牙冠大面积破坏，残留牙体组织抗力形差，充填材料容易脱落或无法做充填治疗者。

② 需要用修复体加高或恢复咬合者。

③ 患牙牙冠短或存在薄壁弱尖，且患者力过大或有磨牙症者。

④ 纵形、斜形、横形牙折。

⑤ 牙冠缺损的基牙。

根据牙体缺损损坏程度及部位，采用不同的修复方法。常用的牙体缺损修复方法有以下几类：

（1）嵌体（inlay）　是一种嵌入牙体内部，用以恢复牙体缺损的形态和功能的修复体或固定义齿冠内固位体。具体分类：

根据嵌体所修复牙面情况分类	单面嵌体、双面嵌体和多面嵌体
部位	近中嵌体、远中嵌体、近中远中嵌体、颊侧嵌体、舌侧嵌体
嵌体覆盖并高于𬌗面	高嵌体
材料不同	金属嵌体、瓷嵌体、复合树脂嵌体

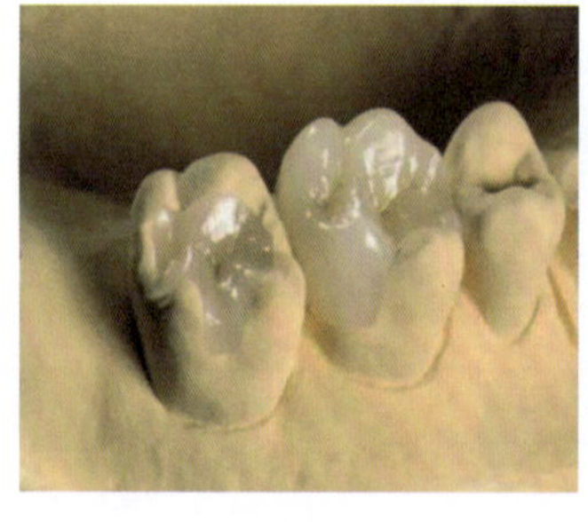

瓷嵌体　金属嵌体

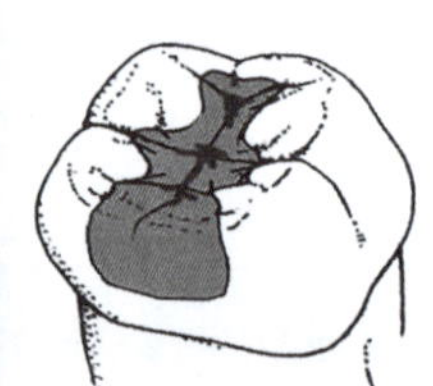

双面嵌体

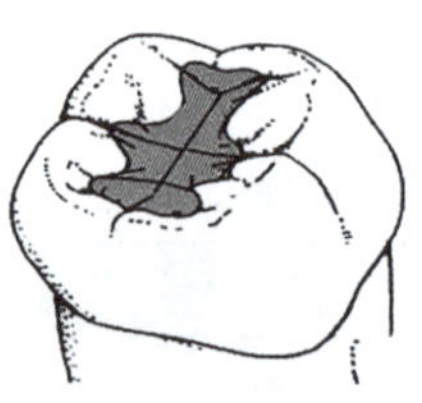

单面嵌体

（2）部分冠（partial crown）　是覆盖部分牙体表面的固定修复体，根据覆盖牙体的部位及范围大小可以分为前牙的3/4冠，后牙的3/4冠和7/8冠。

（3）全冠（full crown）　覆盖全部牙冠表面的修复体为全冠。

（4）桩核冠（post-and-core crown）　当牙冠缺损太大，无法直接用全冠修复时，需要桩核冠修复，利用固位桩插入根管内，并用桩核形成全冠预备体，最后在其上进行全冠修复的修复体。

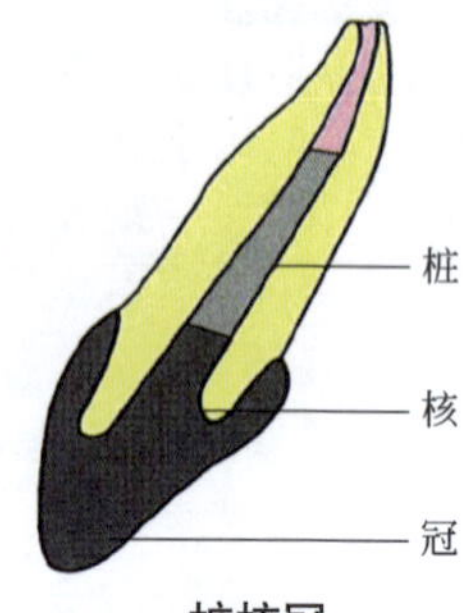

桩核冠

四、各类修复体的适应证与注意事项

（一）嵌体的适应证及注意事项

1. 嵌体的适应证

① 各种牙体缺损已涉及牙尖、切角、边缘嵴以及𬌗面，而不能使用一般材料充填修复者。

② 因牙体缺损的邻接不良或食物嵌塞严重，需恢复邻面接触点者。

③ 牙体虽有缺损，但仍存在较大体积的健康牙体组织，可以为嵌体提供足够抗力者。

2. 嵌体的注意事项

① 青少年的恒牙和儿童的乳牙，因其髓角位置高不宜做嵌体，以免损伤牙髓。

② 殆面缺损范围小且表浅，前牙邻、唇面缺损未涉及切角者，不宜用嵌体修复。

③ 牙体缺损范围大且残留牙体组织抗力形差，固位不良者。

命题趋势 多以 A1、A2、B1 型题出现，主要记忆禁忌证。

金题直击

与银汞合金充填比较铸造嵌体的优点是

A. 机械性能优良　　B. 固位好

C. 边缘线短　　D. 牙体切割少

E. 制作方便

【答案】A

【解析】银汞合金可以直接充填，铸造嵌体要牙体制备，印模制取，还要制作嵌体，最后才能粘固，两者相比较银汞合金充填更方便。嵌体的优点是机械性能优良。制作方面，银汞合金要比嵌体简单得多。

（二）部分冠的适应证和注意事项（理解）

1. 部分冠的适应证

① 有牙体缺损需修复但又非嵌体适应证时。

② 患牙有某一面是完整的（多为唇颊面），且保留该面不影响修复体的固位与抗力。

③ 牙冠各部位的径较大，尤其唇舌径大且龋坏率低者。

④ 当部分冠作为固定桥的固位体时，只适用于间隙较小的三单位桥。

⑤ 恢复咬合或殆面改形。

⑥ 某些倾斜基牙固定桥修复的固位体。

2. 部分冠的注意事项

① 部分冠边缘线长，龋坏率高的患牙不宜使用。

② 部分冠固位力较全冠差。

（三）全冠的适应证和注意事项

1. 全冠的适应证

① 牙体严重缺损，固位形、抗力形较差者。

② 存在牙冠短小、错位牙改形、咬合低、邻接不良、牙冠折断或半切除术后需要以修复体恢复正常解剖外形、咬合、邻接及排列关系者。

③ 固定义齿的固位体。

④ 活动义齿基牙的缺损需要保护、改形者。

⑤ 龋坏率高或牙本质过敏严重伴牙体缺损，或银汞合金充填后与对颌牙、邻牙存在异种金属微电流刺激作用引起症状者。

⑥ 后牙隐裂，牙髓活力未见异常，或者已经牙髓治疗后无症状者。

2. 全冠的注意事项

① 青少年恒牙因尚未发育完全，牙髓腔较大者。

② 牙体过小无法取得足够的固位形和抗力形者。

③ 严重深覆殆、咬合紧，而无法预备出足够的空间者。

命题趋势 多以 A1、A2、B1 型题出现，主要考禁忌证的相关考点。

金题直击

以下是烤瓷熔附金属（PFM）全冠的适应证，除了

A. 前牙为四环素牙　　B. 需做烤瓷固位体的牙

C. 青少年恒前牙釉质发育不全　　D. 前牙扭转不能正畸治疗者

E. 牙体缺损较大而无法充填治疗者

【答案】C

【解析】青少年的恒牙髓角高、髓腔大，牙体预备时容易意外露髓，不适合制作金属烤瓷全冠。

（四）桩核冠的适应证和禁忌证

1. 桩核冠的适应证（熟记）

① 牙冠大部分缺损无法充填治疗或做全冠修复固位不良者。

② 牙冠缺损至龈下，牙周健康，牙根足够长，经牙冠延长术或正畸牵引术后能暴露出断面以下最少 1.5mm 者。

③ 错位牙、扭转牙而非正畸治疗适应证者。

④ 做固定义齿的固位体的残冠、残根。

命题趋势 多以 A1、A2、B1 型题出现，考查桩核冠的适应证较多，以及数值。

金题直击

符合桩核冠的适应证的是

A. 根管壁侧穿　　B. 已做根管治疗，瘘管口未闭

C. 可做固定义齿基牙的残冠、残根　　D. 前牙斜折达根中 1/3 者

E. 根管弯曲细小

【答案】C

【解析】根管壁侧穿要进行修补，条件允许方可修复；慢性根尖炎，根管治疗后观察 3 个月复查，病变愈合或有好转趋势方可修复；前牙斜折达根中 1/3 已不能保留，根管弯曲细小，不宜行桩核冠修复，易造成器械折断、根管侧穿。

2. 桩核冠的禁忌证

① 年轻恒牙、根尖发育尚未完成者。

② 根管治疗不完善，根尖病变范围过大、瘘管未闭合者。

③ 根过短，根管弯曲者。

④ 缺损范围过大，根面位于龈下，无法通过正畸牵引或冠延长术获得足够生物学宽度者。

根管充填后选择桩核冠修复的时间，应在根管充填后，根据治疗情况和全身状况而定。（理解，历年考点）

① 完善的根管治疗后，观察 1 ～ 2 周，无临床症状后可以开始修复。

② 原牙髓正常或牙髓炎未累及根尖者，观察时间可短，根管治疗 3 天后无症状，可开始修复。

③ 有瘘管的患牙需在瘘管愈合后进行修复。

④ 有根尖周炎的患牙，一般需在根管治疗后观察 1 周以上，没有临床症状，再进行修复。

⑤ 根尖病变较广泛者，在治疗后需较长时间观察，待根尖病变明显缩小，形成骨硬板后才能修复。

【要点提醒】

桩核冠修复的时间	
	完善的根管治疗后，观察 1 ～ 2 周
	原牙髓正常或牙髓炎未累及根尖者，根管治疗 1 周后
	瘘管需治疗愈合后
	有根尖周炎的患牙，一般需在根管治疗后观察 1 周以上
	根尖病变较广泛者，待根尖病变明显缩小，形成骨硬板后才能修复

命题趋势 多以 A2、B1 型题出现，需重点掌握修复的时间。

金题直击

活髓牙或病变未累及根尖周者，根充后桩核冠修复开始的时间是根充后

A. 1 天　　B. 3 天

C. 5 天　　D. 1 周

E. 2 周

【答案】D

【解析】完善的根管治疗后，观察 1 ～ 2 周，无临床症状后可以开始修复；原牙髓正常或牙髓炎未累及根尖者，观察时间可短，根管治疗 1 周后无症状，可开始修复；有瘘管的患牙需在瘘管愈合后进行修复；有根尖周炎的患牙，一般需在根管治疗后观察 1 周以上，没有临床症状，再进行修复；如果根尖病变较广泛者，治疗后需较长时间观察，待根尖病变明显缩小，形成骨硬板后才能修复。

五、修复体龈边缘外形的选择应用

有关修复体边缘断面几何形态的研究很多，尚存在一些争论，在选择各种边缘形态时，应从以下三方面考虑：

① 边缘形态是否容易预备。

② 边缘形态是否能清晰地反映在印模和代型上，并能准确地做出相应的蜡型。

③ 边缘应有一定的厚度，以保证取出蜡型时不扭曲变形。

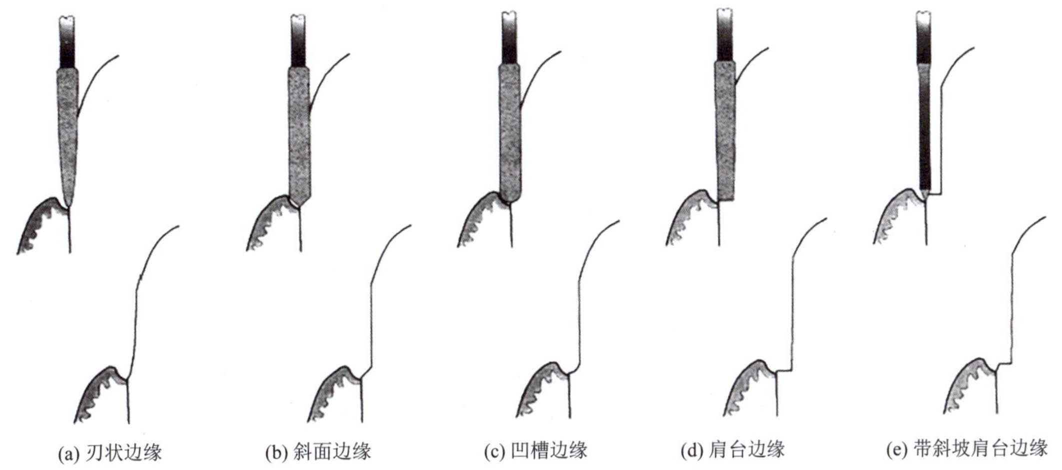

修复体边缘设计

各种边缘设计的优缺点

材料	形态	应用	优点	缺点
金属	刃状	倾斜牙的倾斜面	保存牙体组织多	边缘位置难确定
	斜面	部分冠颊舌面、嵌体	防止产生无基釉	限于金属材料
	凹槽（无角肩台）	金属全冠、部分冠、烤瓷冠舌侧	边缘清晰，厚度合适，容易控制掌握	可能形成无基釉边缘
瓷	深凹槽	烤瓷冠唇侧、全瓷冠	边缘清晰，强度较好	可能形成无基釉边缘
	肩台	烤瓷冠唇侧、全瓷冠	边缘强度好	磨牙多
	带斜坡肩台	后牙烤瓷冠颊侧	有足够的厚度，并可消除无基釉	磨牙多且向根端延伸

1. **刃状边缘**　采用刃状边缘的修复体牙体组织磨除量少，但修复体边缘的位置不易确定，边缘薄，其蜡型易变形，修复体边缘强度不足，只能用强度高的金属材料制作。一般用于倾斜牙的倾斜面，如下颌磨牙近中倾斜面或舌面。年轻恒牙有时也用于刃状边缘以免伤及牙髓。对操作空间受限的部位也可采用刃状边缘，如上颌磨牙远中邻面。支持性最差，密合性最强。

2. **斜面边缘**　一般为45°斜面。当龋、楔状缺损或以前的修复体已经形成了颈部斜面时，修复体可选用斜面边缘，优点是能消除无基釉。斜面只能用于强度高、边缘性能良好的金属边缘。

3. **凹槽边缘**　修复体边缘有一定厚度，能保证边缘的精确性。牙体预备时形成0.5mm宽的浅凹形边缘。临床上常用于铸造金属全冠、部分冠以及烤瓷熔附金属冠的舌侧金属边缘。

命题趋势 多以A1、B1型题出现，考查各个肩台的适应证。

金题直击

金瓷冠舌侧龈边缘最好为

A. 肩台＋斜面　　B. 135°肩台

C. 90°肩台　　D. 凹槽形

E. 凿状

【答案】D

【解析】凹槽形，有一定的厚度，适用于金属全冠、部分冠及烤瓷冠的舌侧金属边缘，有特定的外形线保存牙体组织的完整性。

4. **深凹槽边缘** 增加凹槽边缘的宽度。修复体边缘具有足够的厚度，准确清晰。深凹槽边缘是临床上常用的一种设计，可用于烤瓷熔附金属冠的唇侧边缘及全瓷冠的边缘。

5. **肩台边缘** 一般为90°直角肩台，宽1mm，边缘位置明确，能为陶瓷提供足够的空间，满足强度及美观的要求。常用于烤瓷熔附金属冠唇侧边缘及全瓷冠边缘。支持力最强，密合度最差。

金题直击

金属烤瓷全冠舌侧颈缘如以金属为冠边缘者，可预备成以下形状，除了

A. 羽状
B. 凹槽形
C. 较宽的肩台
D. 直角斜面形
E. 与金属全冠边缘相同

【答案】C

【解析】从修复治疗原则判断：全冠修复的患牙预备时，应尽可能保存、保护牙体和牙髓组织，争取保留足够的牙体组织，减少患牙的破坏，获得修复体远期疗效。答案C预备成较宽的肩台显然违反了上述原则。从金属全冠边缘要求判断：刃状、羽状、凹状或带斜面的肩台形边缘形式适合修复材料强度大的金属修复体。由此推断答案C符合该题。

6. **带斜坡肩台边缘** 斜坡与深凹槽及肩台边缘联合使用，形成冠周金属领圈，增加边缘密合度，保护边缘薄弱的牙体组织。斜面能消除无基釉，但同时也减少了肩台的厚度，使颈部美观性受到影响。

六、金-瓷结合机制（助理不考）

烤瓷熔附金属全冠是一种由低熔烤瓷真空条件下熔附到金属基底冠的金-瓷复合结构的一种修复体。为更好地使用这种修复体，要了解金-瓷结合机制。

金-瓷结合的机制有四种结合理论：

1. **化学结合** 化学结合被大多数研究者认为是金-瓷结合中最主要、最关键的结合机制。化学结合力占金属烤瓷结合强度的49%。

2. **机械结合** 对于金属基底冠表面用磨石修整打磨，然后再用200目粒度氧化铝喷砂，可以形成粗糙微孔，提供机械锁结，同时也增加了化学结合的表面积，增加瓷粉对烤瓷合金的湿润性。机械结合力约占金-瓷结合力的22%。

3. **压缩结合** 又称压应力结合。瓷乃脆性材料，耐压不耐拉。因此压缩结合机制是金-瓷结合的又一重要因素。烤瓷合金热膨胀系数必须略大于瓷的热膨胀系数［（0.9～1.5）$\times 10^{-6}$］，在金瓷冠烧结冷却后金属收缩大，对瓷形成压缩使瓷层形成压应力而非拉应力（瓷怕拉不怕压）。烤瓷合金熔点必须远大于瓷的熔点（170～270℃）。压应力占金-瓷结合强度的26%。

4. **范德华力** 带电分子之间相互吸引的亲和力。它对金瓷结合力的贡献较小，但是它可能是引发金瓷化学结合的启动因素，占金-瓷结合强度的3%。

金瓷结合机制

【要点提醒】

金-瓷结合机制	化学结合：49%，最主要、最关键
	机械结合：22%，提供机械锁结，增加表面积及瓷粉对烤瓷合金的湿润性
	压缩结合：26%，又称压应力结合。烤瓷合金热膨胀系数必须略大于瓷的热膨胀系数［（0.9～1.5）$\times 10^{-6}$］，烤瓷合金熔点必须远大于瓷的熔点（170～270℃）
	范德华力：3%，可能是引发金瓷化学结合的启动因素

命题趋势 多以A1型题出现，重点掌握金-瓷结合机制相关考点。

金题直击

以下关于金瓷冠中合金与瓷粉要求的描述，哪项是错误的

A. 良好的生物相容性
B. 有良好的强度
C. 两者的化学成分应各含有一种以上的元素
D. 合金熔点大于瓷粉

E. 瓷粉的热膨胀系数略大于合金

【答案】E

【解析】选项中A、B、C、D均正确，但瓷粉的热膨胀系数应略小于合金，这样有利于烤瓷与金属结合。如果瓷粉的热膨胀系数略大于烤瓷合金，瓷层容易剥脱。

七、树脂粘接机制（助理不考）

粘接是指两种不同质的物体接近并紧密结合在一起。用于粘接目的的物质被称为粘接剂。

树脂与牙、金属等形成粘接的机制（分子、化学、氢、嵌、混）：

1. 化学结合　粘接剂与被粘体的分子间发生化学反应而形成的结合。

2. 分子间结合　粘接剂与被粘体分子间产生的强大吸引力形成的结合称为分子间结合。

3. 氢键结合　粘接剂中的氧原子和被粘物表面的氧化物之间可以形成氢键结合，并可产生很强的粘接力。

4. 嵌合　被粘体表面经过喷砂或酸蚀等形成粗糙面，粘接剂渗入结固后形成树脂的嵌入突，从而产生嵌合效果。

5. 相互混合　粘接剂与被粘体粘接时，被粘体表面通过预处理，提高其亲和性，可在分子水平上发生相互混合而产生粘接力。

第三节　治疗步骤

一、金属嵌体的牙体预备

（一）牙体预备的基本要求

因嵌体是在口外制作好之后才戴入患牙，所以牙体预备时除按照窝洞充填的预备原则，如去除腐质，做预防性扩展，洞平、壁直、线角清晰等之外，还应有以下要求：

1. 洞形无倒凹　嵌体箱状洞形的所有轴壁应彼此平行或微向𬌗面外展2°～5°，洞壁上如有任何倒凹，嵌体将无法在牙体上顺利就位。

2. 洞缘有斜面　洞缘牙釉质内预备出45°斜面，斜面宽度0.5～1mm，并可根据𬌗面情况对斜面深度和角度做适当调整。

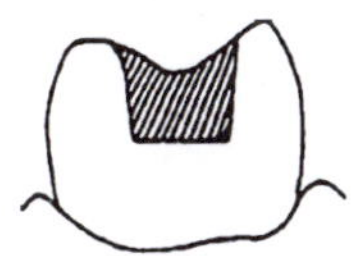

洞形无倒凹

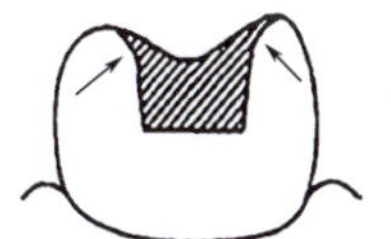

𬌗面洞缘处的洞缘斜面

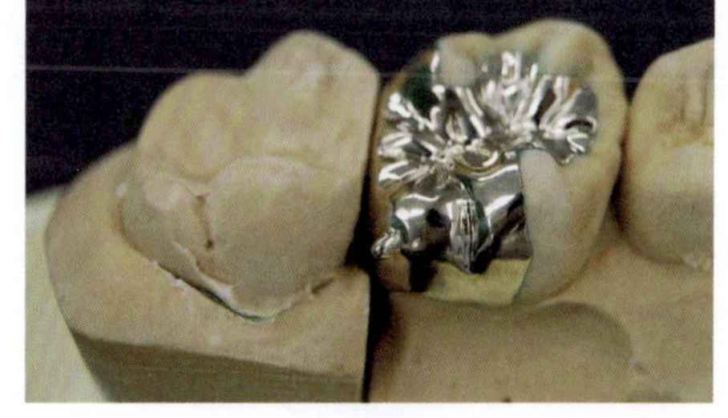

金属嵌体

洞缘斜面预备的目的是：

① 去除无基釉，预防釉质折断。

② 增加嵌体的洞缘密合性与封闭作用，防止粘固剂被唾液溶解，减少微渗漏的发生。但洞缘斜面不能过大，否则会降低轴壁深度，影响固位力。斜面一般起于釉质层的1/2处。

【要点提醒】

金属嵌体的牙体预备基本要求	无倒凹：𬌗面外展2°～5°
	有斜面：釉质内预备出45°斜面，宽度0.5～1mm；起于釉质层的1/2处 目的：去除无基釉，预防釉质折断；增加嵌体的洞缘密合性与封闭作用，减少微渗漏的发生

（二）牙体预备的方法

1. 𬌗面嵌体的牙体预备

（1）去龋　扩大龋洞，去除无基釉，去净龋坏组织，若穿髓应及时做相应治疗。

（2）预防性扩展　适当扩大洞形，为防止继发龋产生，可将洞形扩大，可扩大到邻近的沟、裂、点隙，使洞壁处于正常的牙体硬组织内。还应尽可能保护洞壁和洞缘，达到抵抗𬌗力的要求。洞的外形应制成圆钝的曲线形。

命题趋势 多以 A1、A2 型题出现，洞缘斜面为每年必考内容。

金题直击

下列关于嵌体洞缘斜面的描述中，错误的是

A. 增加密合度　B. 去除洞缘无基釉

C. 防止粘接剂被唾液溶解　D. 位于牙釉质内

E. 位于牙本质内

【答案】E

【解析】洞缘有斜面的目的：①去除洞缘无基釉，预防釉质折断；②增加嵌体的洞缘密合性与封闭作用；③增大粘接面积，防止粘接剂溶解，减少微渗漏。

（3）固位形、抗力形的制备　洞的深度是嵌体固位的决定因素，洞深则固位力强，但抗力相对较差。一般深度应大于 2mm。浅洞的洞底应预备成平面，以增强嵌体固位力。但洞深者不必强求底平，以去除龋坏组织，保护牙髓为主。所有轴壁均应相互平行或外展 2°～ 5°，并与嵌体就位道一致。

金题直击

𬌗面嵌体洞形的洞深应为

A. 大于 2mm　B. 2mm

C. 1.75mm　D. 1.5mm

E. 1.25mm

【答案】A

【解析】嵌体洞的深度至少为 2mm，越深固位越好，但剩余牙体组织抗力下降，预备成 45°斜面，最后精修出点、线角，完成牙体预备。

2. 邻𬌗嵌体的牙体预备

（1）𬌗面部分　除应达到𬌗面嵌体的牙体预备要求外，还要做鸠尾固位形，防止嵌体水平向移位。鸠尾固位形的大小、形态应依据患牙𬌗面形态而定。原则上要求其既能起到抗水平脱位的作用，又能使余留牙体组织具有抗力形和保证鸠尾峡部材料的强度。鸠尾峡部宽度一般不大于𬌗面的 1/2。

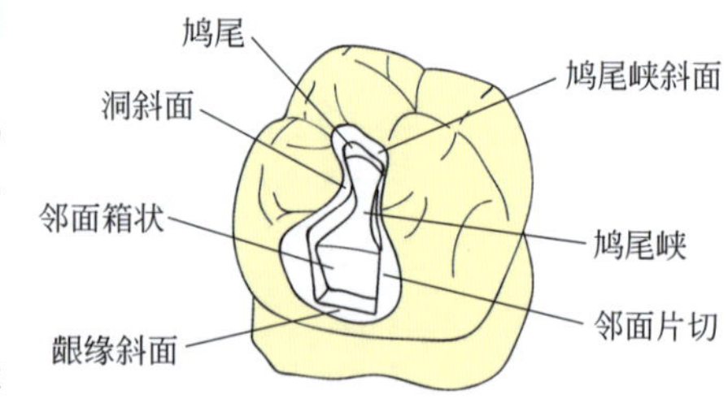

邻𬌗金属嵌体牙体预备型

（2）邻面部分　邻𬌗嵌体的邻面预备可有以下两种形式。①箱（盒）状洞形：用于邻面缺损较大或邻面有突度较大的后牙，或作为容纳附着体栓道的基牙等。②片切洞形：用于邻面缺损大而浅或邻面突度较小，或邻接不良的患牙。

在片切面的中心，根据需要可制作箱状洞形、沟固位形。双面嵌体的设计还可以把数种固位形加以变异利用，以增加固位效果。

（3）后牙近中𬌗远中嵌体的牙体预备　三面嵌体用于后牙两个或两个以上牙面损坏，或用于双面嵌体固位条件不够者。牙体预备的原则要求与双面嵌体基本相同，但要注意：①避免出现倒凹；②各轴壁要相互平行；③尽量保留牙体组织，注意洞形的抗力形。一般情况涉及三面缺损或缺损严重者，现在多主张采用全冠修复。

（4）高嵌体的牙体预备　高嵌体适用于𬌗面广泛缺损或严重磨损而需做咬合重建者，也用于保护薄弱的牙尖。

高嵌体的固位主要靠钉洞固位。

𬌗面：①与对颌接触好，均匀磨出；②低𬌗，与对颌无接触。

磨牙：① 4 个钉洞；②相互平行；③长 2mm；④粗 1mm。

在完成第一个钉洞之后，以此为准，依靠平行控制仪掌握钉洞的方向，熟练者可凭目测控制钉洞的方向。

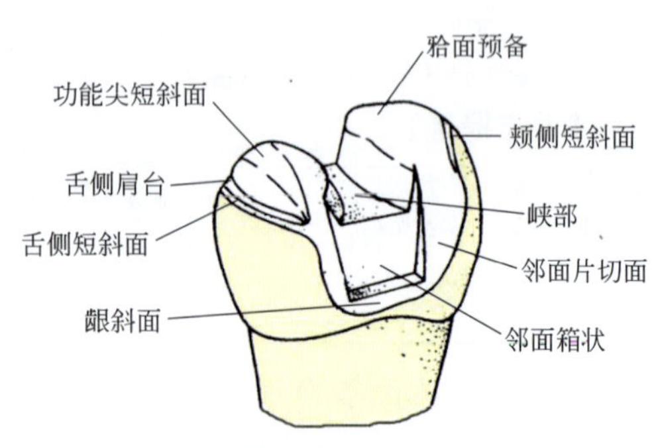

MOD 高嵌体修整后的功能尖外斜面肩台、邻面箱形洞斜面

命题趋势 多以 A1、A2 型题出现，考查高嵌体固位、适应证相关知识内容。

金题直击

下列关于高嵌体的描述，不正确的

A. 可用于洞形𬌗面部分宽度较大时　　B. 可用于前牙

C. 缺点是牙体预备较复杂，固位力较差，　　D. 原则上高嵌体的边缘要求远离咬合接触区 1mm

E. 牙体预备时应去除腐质、原有修复体、残余充填体及继发龋

【答案】B

【解析】高嵌体不可用于前牙，而主要用于磨牙的大面积缺损，以恢复正常的咬合关系。

【要点提醒】

邻𬌗嵌体的牙体预备	
𬌗面部分	鸠尾，防止水平向移位。鸠尾峡部宽度一般不大于𬌗面的 1/2
邻面部分	邻面预备的形式： 箱（盒）状洞形：用于邻面缺损较大或邻面有突度较大的后牙，或作为容纳附着体栓道的基牙等 片切洞形：用于邻面缺损较大且浅或邻面突度小，邻接不良的患牙。在片切面的中心，根据需要可制作箱状洞形、沟固位形
后牙近中𬌗远中嵌体	适应于后牙两个或两个以上牙面损坏，或用于双面嵌体固位条件不够者。多主张采用全冠修复
高嵌体	适用于𬌗面广泛缺损或严重磨损需做咬合重建者，也用于保护薄弱的牙尖 固位主要靠钉洞固位，预备至少 1.0mm 的间隙。4 个钉洞固位，深度超过釉牙本质界深度为 2mm，直径为 1mm。钉洞之间必须相互平行

二、3/4 冠的牙体预备

（一）前牙 3/4 冠的牙体预备（选学）

1. 牙体预备的要求

（1）切斜面预备　①均匀磨除 0.7mm（人卫版）或 1mm（北医版）的切缘牙体组织；②形成与牙长轴成 45°的斜面；③切斜面不要超过切端与唇面的线角，以免暴露金属，影响美观；④尖牙做成近远中两个斜面。

（2）舌面预备　①用水滴状金刚砂车针按舌窝形态均匀磨除 0.7mm（人卫版）或 0.5～1mm（北医版）；②轴壁上无倒凹，预备分两段进行；③从舌隆突至龈缘消除倒凹。

（3）邻面预备　①要求两邻面在切龈方向上相互平行或在切端方向稍聚合 2°～5°。②预备的间隙视邻面倒凹大小及冠的解剖学形态而定，一般不少于 0.5mm。③在唇舌向与邻面外形一致，唇侧边界止于自洁区。④根据牙冠长短和倒凹大小决定冠的龈边缘位置。患牙牙冠短、邻面倒凹小者，冠边缘应止于龈缘，并预备出肩台；若临床牙冠长、倒凹大者，冠边缘可在龈缘以上。⑤冠覆盖区内应无倒凹。

（4）邻沟预备　①预备时应从邻切线角的中点开始，方向与牙冠唇面切 2/3 平行，位于邻面唇 1/3 与中 1/3 交界处，保证沟的舌侧壁有足够抗力形，同时又要注意唇侧壁不能过薄，注意其抗力形；②邻沟的深度为 1mm，由切端向龈端逐渐变浅；③长度根据牙冠长度、倒凹情况和固位需要而定，沟越长固位越好，应位于邻面片切面之内；④两邻沟应相互平行或稍向切端聚合；⑤邻沟的外形剖面呈半圆形，近切端稍宽于龈端，便于冠的就位；⑥邻沟的龈端可形成小肩台；⑦沟与邻面的线角应清晰而无明显棱角。

（5）龈边缘预备及精修完成　① 3/4 冠邻舌面的龈边缘预备与铸造全冠相似，做带斜面肩台预备；②将各面及轴面角处修光滑、圆钝。

（6）切沟预备　①在斜面舌 1/3 处，做一顶角为 90°的沟；②沟的唇侧壁高度是舌侧壁的 2 倍，以保证唇侧少露金属；③预备时用短柱形砂石或倒锥形砂石的直角边在切斜面磨切，沟两端与邻沟相连。

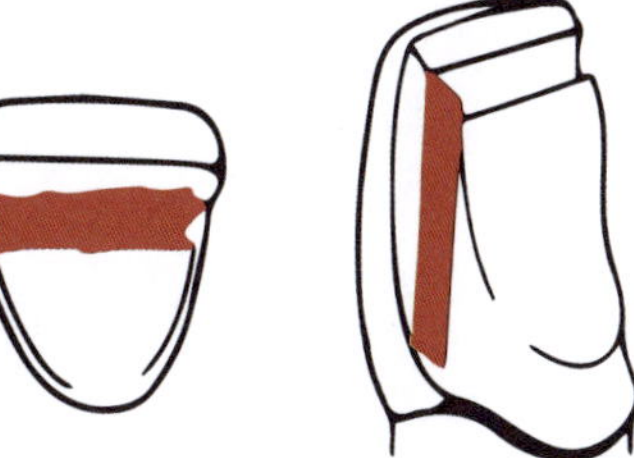
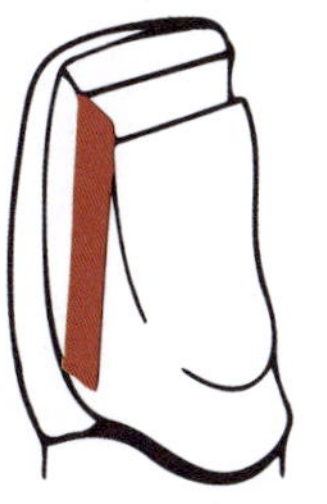
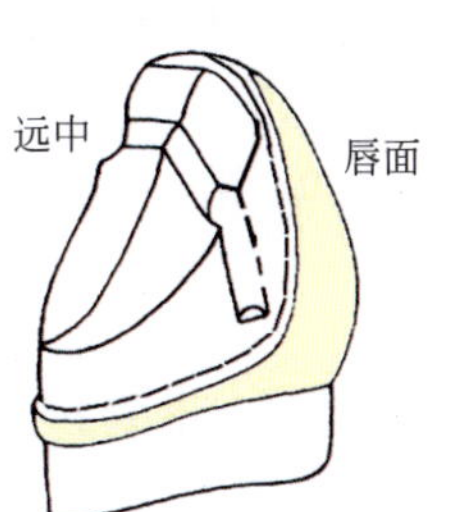

前牙 3/4 冠预备体

2. 沟预备的目的

（1）邻沟预备　邻沟的主要作用是阻止 3/4 冠舌向脱位，为使邻沟具有一定的长度。

（2）切沟预备　切斜面内做一条切沟，以加强阻挡舌向脱位作用，并与两邻沟成三面环抱。

【要点提醒】

切斜面预备	磨除 0.7mm（人卫版）或 1mm（北医版），与牙长轴成 45°斜面，尖牙做成近远中两个斜面
舌面预备	均匀磨除 0.7mm（人卫版）或 0.5 ～ 1mm（北医版），轴壁上无倒凹
邻面预备	相互平行或在切端方向稍聚合 2°～ 5°，间隙不少于 0.5mm 唇侧边界止于自洁区，患牙牙冠短、邻面倒凹小者，冠边缘应止于龈缘 临床牙冠长，倒凹大者，冠边缘可在龈缘以上，应无倒凹
邻沟预备	方向与牙冠唇面切 2/3 平行，位于邻面唇 1/3 与中 1/3 交界处 邻沟的深度为 1mm，由切端向龈端逐渐变浅 沟越长固位越好，应位于邻面片切面之内 两邻沟应相互平行或稍向切端聚合，可形成小肩台
龈边缘预备及精修完成	3/4 冠邻舌面的龈边缘预备与铸造全冠相似
切沟预备	在斜面舌 1/3 处，做一顶角为 90°的沟，沟的唇侧壁高度是舌侧壁的 2 倍，保证唇侧少露金属。目的：加强阻止 3/4 冠舌向脱位，与两邻沟成三面环抱

命题趋势 多以 A1、A2 型题出现，考查部分冠相关知识牙体预备的方法和内容。

金题直击

前牙 3/4 冠邻面轴沟预备，正确的是

A. 轴沟的深度为 1mm，由龈端向切端逐渐变浅

B. 轴沟与牙舌面的切 2/3 平行

C. 两侧轴沟微向切方聚合

D. 两侧轴沟微向龈方聚合

E. 轴沟位于邻面舌 1/3 与中 1/3 交界处

【答案】C

【解析】两侧轴沟微向切方聚合，是为了有就位道。

（二）后牙 3/4 冠的牙体预备

1. 𬌗面预备

① 𬌗面应预备出 1mm 的间隙。

② 在颊侧缘嵴外形成小斜面或小肩台。

③ 冠边缘终止于边缘嵴稍下以保护牙尖。

④ 若𬌗面缺损或有龋坏，应按铸造全冠面预备。

⑤ 牙尖正常时，冠的边缘也可不覆盖颊、舌尖。

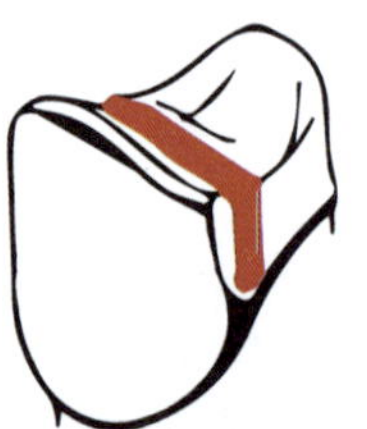
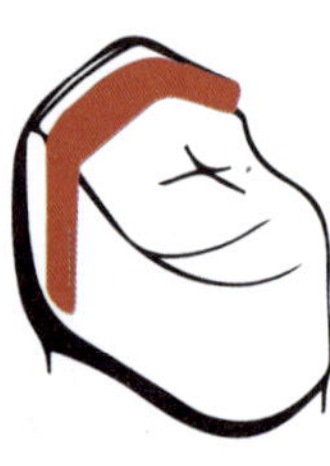

后牙 3/4 冠预备体外形

2. 𬌗面沟预备 𬌗面颊尖舌斜面预备深度和宽度为 1mm 的𬌗面沟，两端连接邻轴沟。

3. 邻轴沟预备

① 将邻沟预备在邻面颊侧 1/3 与中 1/3 交界处，邻沟方向应与轴壁平行。

② 沟深与宽度均为 1mm，各壁应平直。

③ 如邻面有缺损，可预备成箱形。

④ 必要时邻面还可增加邻沟数目或增加钉洞固位形。

【要点提醒】

𬌗面预备	𬌗面预备 1mm，冠边缘终止于边缘嵴稍下保护牙尖 牙尖正常时，冠的边缘可不覆盖颊、舌尖
𬌗面沟预备	深度和宽度 1mm
邻沟预备	邻沟预备在邻面颊侧 1/3 与中 1/3 交界处，方向应与轴壁平行 沟深与宽度均为 1mm，可增加邻沟数目或增加钉洞固位形

命题趋势 多以 A1、A2 型题出现，考查部分冠相关知识牙体预备的方法和内容。

金题直击

后牙 3/4 冠的牙体预备，不正确的是

A. 殆面预备出 0.8mm 的间隙
B. 冠边缘终止于边缘嵴稍下
C. 沟深 1.5mm
D. 邻沟在邻面舌侧 1/3 与中 1/3 交界处
E. 邻面有缺损，可预备成箱形

【答案】D

【解析】邻沟在邻面颊侧 1/3 与中 1/3 交界处。

三、铸造金属全冠的设计与牙体预备

（一）铸造金属全冠的设计

修复前的正确设计是保证金属全冠成功的先决条件。在修复之前，应对修复体的类型、边缘、殆力、咬合、形态、所用修复材料、固位方式、粘固方式等做出恰当的设计，并对预后做出估计。

1. **修复材料**　争取以生物学性能较好的金合金作修复材料。选择合金时还应考虑到邻牙、对颌牙、可摘局部义齿所用金属材料的种类，以及不同合金的接触关系，预防修复后异金属电流对牙髓的刺激与腐蚀问题。

2. **固位力**　对于牙体小、殆龈距离短、轴壁缺损大、对颌牙为天然牙、患者殆力大、牙周支持组织差者，应将全冠的边缘设计到龈下以获得足够的固位力。

3. **殆力**　对于固位形、抗力形不足的患牙，适当减小殆面面积，适当加深食物排溢沟，适当降低牙尖斜度，减小侧向力。

4. **老年患者临床牙冠长、冠根比例大者**　应将冠边缘设计在龈缘以上，适当增加全冠轴面突度，并增加与邻牙的接触面积。

5. **对于牙冠一侧缺损，殆面牙尖一侧磨损成高尖陡坡，或牙冠短小，有旋转脱位倾向者**　应增加轴沟、小箱形或钉洞固位形，减小其旋转半径。另外应修平过大牙尖斜面或预备出平面，减小侧向力。

6. **牙冠严重缺损者**　应考虑使用桩、钉加固，形成银汞合金核或树脂核后再做牙体预备。

7. **患牙原有水平性、垂直性食物嵌塞者**　在全冠的设计上应考虑到食物流向控制的问题。

8. **根据患牙位置、方向及邻牙设计就位道。**

根据上述因素确定设计之后再进行牙体预备。

（二）铸造全冠的牙体预备

1. **殆面预备**　目的是为铸造金属全冠提供殆面间隙，一般为 1.0mm（0.8 ～ 1.5mm）。为防止牙体预备过多或不足，必要时可用软蜡或咬合纸检查。注意在正中殆、前伸殆及侧方殆时均应有足够间隙。

2. **颊舌面预备**　目的是消除倒凹，将轴面最大周径降到全冠的边缘处，并预备出金属全冠需要的厚度。轴壁正常聚合度一般为 2°～ 5°。

3. **邻面预备**　目的是消除邻面的倒凹，与邻牙完全分离，形成协调的戴入道，预备出全冠修复材料所要求的邻面空隙。磨切时应注意邻面方向与戴入道一致，邻面聚合度以 2°～ 5°为宜，并采用间断磨切手法，防止因磨切产热而损伤牙髓，同时应不断校正片切方向，避免邻面上形成肩台。

4. **轴面预备**　主要是关系到颊舌外展隙外形，关系到自洁作用。

5. **颈部肩台预备**　颈部预备是以轴壁无倒凹为前提，然后再预备出肩台。铸造全冠颈部肩台通常是非贵金属 0.5 ～ 0.8mm 宽，贵金属 0.35 ～ 0.5mm 宽，呈凹形或带斜面的肩台形。边缘应连续一致，无粗糙面和锐边。

6. **精修完成**　由粗到细，对所有预备面进行磨光。

【要点提醒】

铸造全冠的牙体预备	殆面预备：1.0mm
	颊舌面预备：消除倒凹，将轴面最大周径降到全冠的边缘处
	邻面预备：邻面方向与戴入道一致，邻面聚合度 2°～ 5°为宜
	轴面预备：自洁
	颈部肩台预备：以轴壁无倒凹为前提，非贵金属 0.5 ～ 0.8mm 宽，贵金属 0.35 ～ 0.5mm 宽，呈凹形或带斜面的肩台形
	精修

命题趋势 多以 A1、A2 型题出现，考查铸造金属全冠相关知识牙体预备的方法和内容。

金题直击

后牙铸造金属全冠做牙体预备时，错误的是

A. 邻面聚合角以 2°～5°为宜

B. 各轴面角的线角磨圆钝

C. 𬌗面磨除为 0.5～1.0mm

D. 上颌牙舌尖斜面不必多磨

E. 颈部预备凹形肩台

【答案】D

【解析】铸造金属全冠做牙体预备时，一定要预备功能尖斜面，即上颌牙舌尖舌斜面以及下颌牙牙尖颊斜面，功能尖斜面的磨除要比非功能尖斜面多，与牙体长轴成 45°。

（三）铸造金属材料

1. 铸造合金按其熔化温度范围分类

高熔铸造合金	1100℃以上
中熔铸造合金	500～1100℃
低熔铸造合金	300～500℃及以下

2. 按其组成合金的主要元素的价值分类

贵金属合金	金合金、银合金、金钯合金、银钯合金
非贵金属合金	铬基合金、钛及钛合金、铜基合金

3. 铸造合金按其屈服强度和延伸率分类

分类	特点	用途
Ⅰ型合金	软质	铸造嵌体
Ⅱ型合金	中硬	铸造冠
Ⅲ型合金	硬质	薄的冠、桥、套筒冠
Ⅳ型合金	超硬	可摘义齿支架、卡环、附着体

四、烤瓷熔附金属全冠的设计与牙体预备

（一）烤瓷熔附金属全冠设计

1. 瓷覆盖面的设计

（1）全瓷覆盖　①瓷层全部覆盖金属基底表面；②瓷的收缩率大，为保证全冠颈缘的密合性，全冠舌侧颈缘全用金属；③适用于咬合关系正常的前牙。

（2）部分瓷覆盖　①瓷层覆盖金属基底的唇颊面，𬌗面及舌面暴露出金属；②适合于咬合紧、𬌗力大、覆盖小的前牙或作为固定桥的固位体；③金 - 瓷衔接处应避开咬合接触区；④金 - 瓷结合处，采用金 - 瓷 90°对接或深凹槽预备型供瓷附着。

2. 金属基底冠的设计（了解）

① 全冠形式，能提供足够固位。

② 金属基底厚度一般为 0.3～0.5mm。

③ 金属基底表面形态无尖锐棱角，锐边、各轴面呈流线形，避免应力集中。

④ 颈缘处连续光滑。为保证颈缘有足够强度不致在烧结时变形，可在冠的舌邻面预备颈环，唇侧可做无金属颈环设计。

3. 金 - 瓷结合部的设计　金 - 瓷结合部的位置要避免直接承受咬合力，以防发生瓷裂；也不要直接暴露于唇颊侧，以免影响美观。

4. 颈缘设计　金属烤瓷全冠颈缘设计。

（1）瓷颈环　又称全瓷颈缘。适用于前牙、前磨牙唇颊侧龈沟浅，要求不显露金属的患者。瓷颈环要求颈部预备成 0.8mm 以上的肩台，以保证瓷层的厚度。

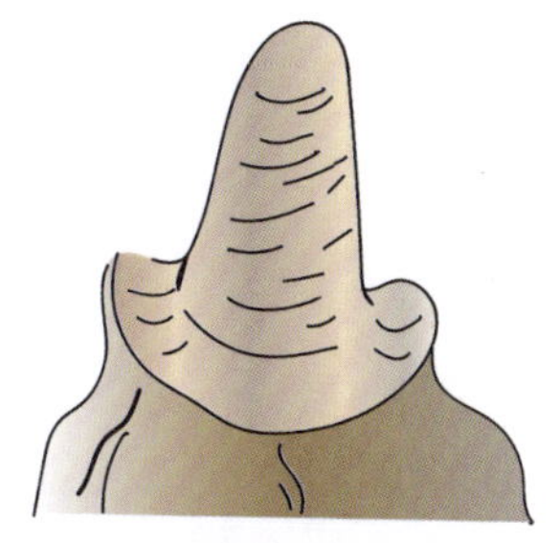
边缘飞边

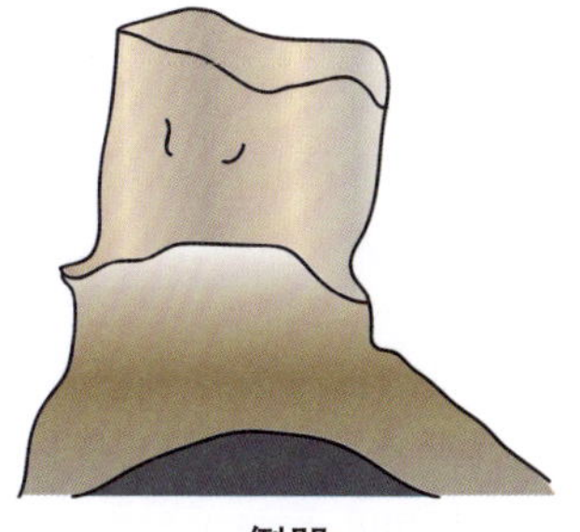
倒凹

（2）金属颈环　适用于后牙及前牙舌侧全瓷覆盖型 PFM 全冠。金属颈环设计成宽 0.5mm，高 1.0mm，以保证冠边缘的强度。

（3）金 - 瓷混合颈环　在牙体能保证足够的肩台厚度，PFM 的颈缘位于龈沟内时常采用此设计，既保证美观，又使瓷层有足够的金属支持。

5. 邻接的设计　前牙邻面接触区应为瓷覆盖，舌侧为金属，金 - 瓷结合部在邻接区舌侧，舌 - 邻面角近邻面处。

【要点提醒】

瓷覆盖面的设计	① 全瓷覆盖：全冠舌侧颈缘全用金属，适用于咬合关系正常的前牙 ② 部分瓷覆盖：𬌗面及舌面暴露出金属 适合于咬合紧、覆盖小、𬌗力大的前牙或作为固定桥的固位体 避开咬合功能区，金 - 瓷结合处采用金瓷 90°对接或深凹槽预备型供瓷附着
金属基底冠的设计	厚度 0.3 ～ 0.5mm，形态无尖锐棱角，避免应力集中，牙体缺损不严重，基底冠适当加厚，保证瓷层厚度均匀，颈缘处连续光滑
金 - 瓷结合部的设计	避开直接暴露于唇颊侧，以免影响美观，避免锐角应力集中。保证瓷层足够厚度
颈缘的设计	瓷颈环：又称全瓷颈缘。适用于前牙、前磨牙唇颊侧龈沟浅，要求不显露金属的患者。颈部预备成 0.8mm 以上的肩台 金属颈环：适用于后牙及前牙舌侧全瓷覆盖型 PFM 全冠。金属颈环设计成 0.5mm 宽的肩台，1.0mm 的龈高度
邻接的设计	前牙：瓷覆盖；前磨牙、磨牙：金属或瓷

（二）牙体预备的方法

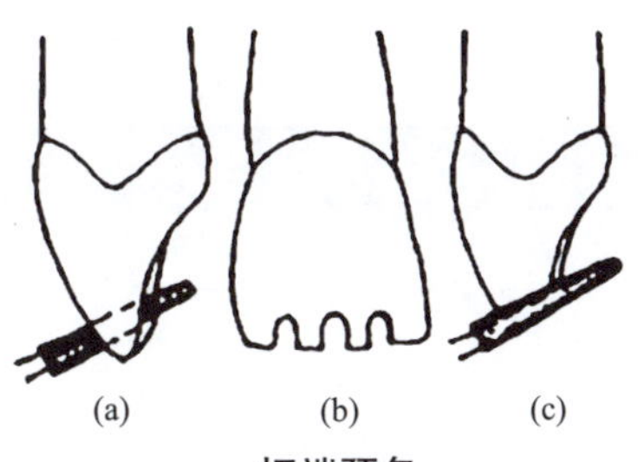
(a)　(b)　(c)

切端预备

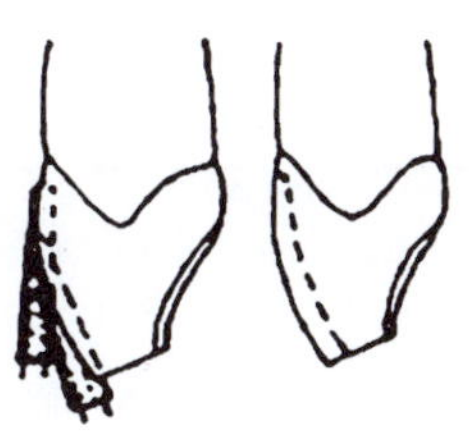
(a) 前牙唇面预备

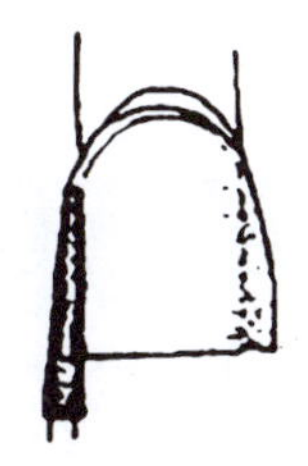
(b) 前牙邻面预备

唇面及邻面的预备

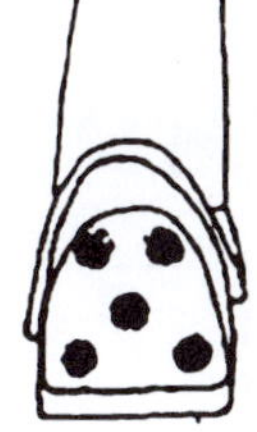

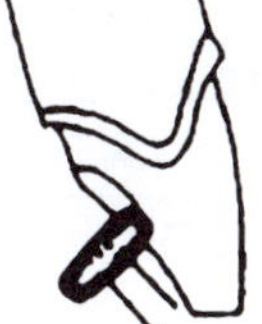

舌侧面预备

1. 轴面与𬌗面（切缘）预备要求

① 除预备量外，其方法步骤及要求基本上与铸造金属全冠相同。

• 切缘（𬌗面）预备量 1.5 ～ 2mm

• 唇面预备量 1.2 ～ 1.5mm

• 舌面预备量 0.8 ～ 1.5mm

• 邻面：聚合角度 2 ～ 5°，上前牙为 1.8 ～ 2.0mm 以上，下前牙为 1.0 ～ 1.6mm

② 牙体各轴壁预备出金属的间隙约为 0.5mm，以及瓷的间隙 0.85 ～ 1.2mm。

③ 如果舌侧、𬌗面不覆盖瓷，只需预备出金属间隙即可。

④ 前牙切端和后牙𬌗面应至少预备出 1.5 ～ 2.0mm 的间隙，并保证在正中𬌗及非正中𬌗时都有足够的间隙，以保证金属与瓷的厚度，防止切端透出金属色。

⑤ 各轴壁无倒凹、殆方聚合度 2°～ 5°，光滑无锐边，轴面角处圆钝。

⑥ 上前牙切斜面斜向腭侧，下前牙切斜面斜向唇侧。

⑦ 保证切端瓷的厚度，确保金 - 瓷衔接处瓷层不折断。

⑧ 避免瓷层形成刃状，且瓷层应形成一定的厚度。

2. 颈缘预备要求

① 舌侧或邻面颈部如为金属边缘者，颈缘可预备成羽状、凹槽形。

② 唇颊侧或全冠边缘为烤瓷者，应将牙体颈缘预备成直角或深凹槽，以保证颈缘瓷的强度和美观。采用龈下边缘者，肩台应位于龈缘下 0.5mm。

③ 唇颊侧肩台宽度一般为 1.0mm。舌侧金属边缘处肩台宽度 0.5mm。

命题趋势 多以 A1、A2 型题出现，考查烤瓷冠相关知识牙体预备的方法和内容。需要重点记忆数值。

金题直击

1. 贵金瓷冠的金属基底冠有瓷覆盖部位的厚度最少为

A. 0.3mm　　B. 0.5mm

C. 0.7mm　　D. 0.8mm

E. 1mm

【答案】A

【解析】贵金属的基底冠厚度为 0.3mm。

2. 下列哪项关于烤瓷冠瓷层的叙述是正确的

A. 不透明瓷至少 0.4mm　　B. 瓷烧结次数增加则瓷的热膨胀系数增加

C. 瓷烧结次数增加则瓷的热膨胀系数减少　　D. 体瓷厚度一般为 0.5mm

E. 金瓷冠的颜色主要靠上色获得

【答案】B

【解析】增加烘烤次数，可提高瓷的热膨胀系数。金属底冠的厚度 0.3 ～ 0.5mm，遮色瓷层的厚度 0.2 ～ 0.3mm 和牙体部瓷层的厚度 0.7 ～ 1.0mm。

五、桩核的类型及固位要求与牙体预备

（一）桩核的类型

1. 根据材料不同分类

（1）金属桩核　贵金属桩核、非贵金属桩核。

（2）非金属桩核　玻璃纤维桩、瓷桩。

2. 根据制作方法不同分类

类型	特点
金属桩	弹性模量远高于牙本质，易导致根折
陶瓷桩	硬度高，弹性模量与金属相似，易导致根折
纤维桩	美观性好，弹性模量与牙本质接近，易发生桩折

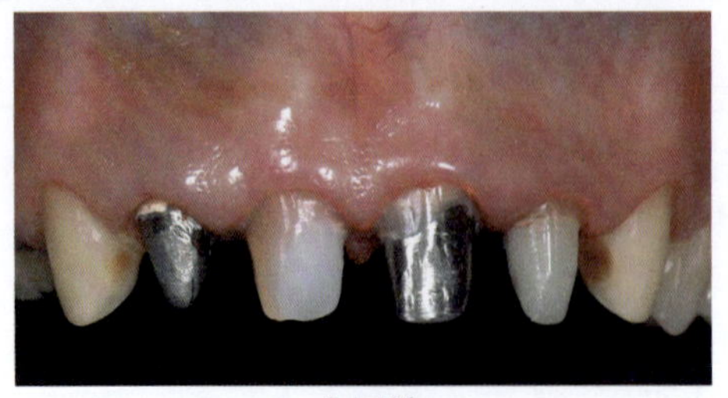
金属桩

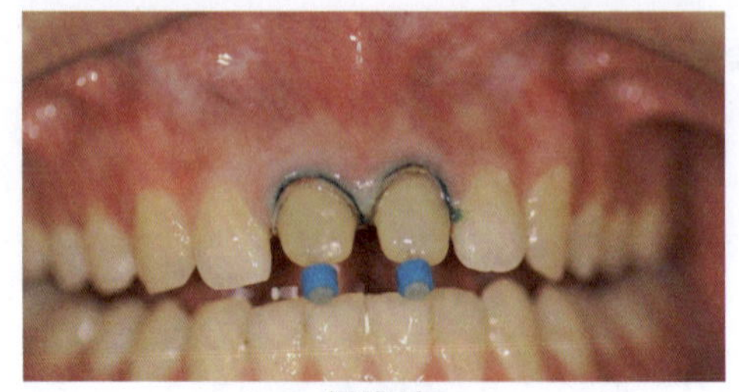
纤维桩

（二）桩核冠的固位形与抗力形要求

1. 桩的长度　一般要求根尖部保留 3 ～ 5mm，至少 5mm 的充填材料，桩长为根长的 2/3 ～ 3/4。对于根

比较短的，应让桩的长度大于等于临床冠的长度，并且保证桩处于牙槽骨内的长度大于根在牙槽骨内的总长度的 1/2。

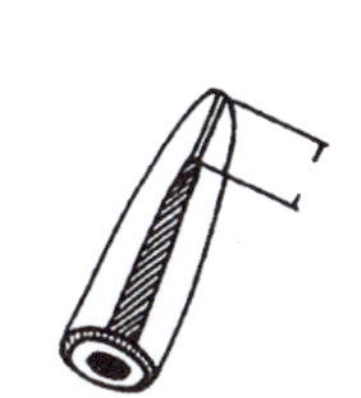
根尖区须保留不少于 4mm 的根充物

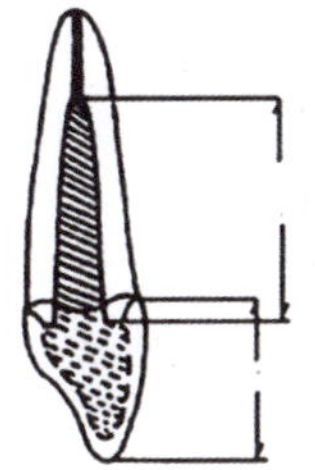
桩的长度不短于临床冠的高度

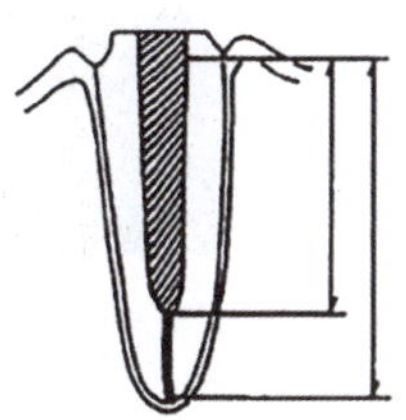
骨内桩长度大于骨内根长度的 1/2

2. 桩的直径　理想的桩直径应为根径的 1/4 ～ 1/3。

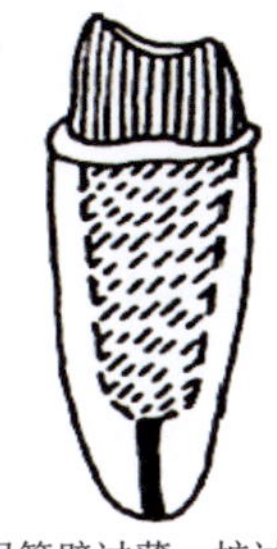
根管壁过薄，桩过粗

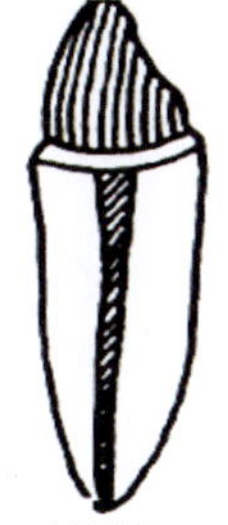
桩过细

3. 桩的形态　理想的桩外形：①应是与牙根外形一致的一个近似圆锥体；②从根管口到根尖逐渐缩小呈锥形；③各部横径都不超过根径的 1/3，与根部外形一致；④与根管壁密合。

命题趋势 多以 A1、A2 型题出现，考查桩核冠相关知识和内容。

金题直击

男，50 岁，右下 1 桩冠修复。戴用 1 年桩冠折断，最可能的原因是根桩

A. 长度不够
B. 过细
C. 松动
D. 与根管壁不密合
E. 锥度过小

【答案】B

【解析】戴用 1 年发生桩冠折断，最可能的原因是根桩过细。下前牙根管细窄，易预备不足导致桩过细。

4. 冠与根面的关系　尽可能保留剩余牙体组织的高度，使冠边缘包绕剩余牙体组织 1.5mm 以上（牙本质肩领厚度 1mm 以上），这对于提高患牙的抗折强度很重要。该冠边缘以上的大于 1.5mm 的牙本质称为牙本质肩领（ferrule）。

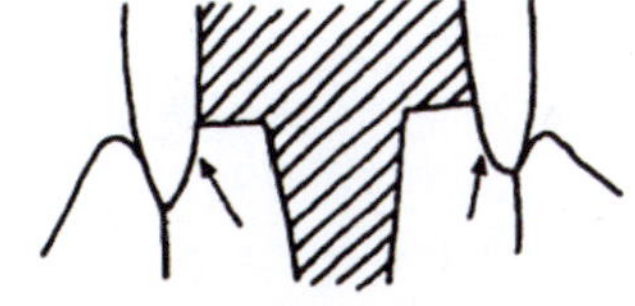
牙本质肩领（箭头）

【要点提醒】

桩	要求
长度	保留不少于 4mm，根尖封闭（3 ～ 5mm） 桩长≥临床牙冠长、桩在骨内长度＞ 1/2 根在骨内长度（根长 2/3 ～ 3/4）
直径	根径 1/4 ～ 1/3
牙本质肩领	高度≥ 1.5mm，厚度≥ 1mm

（三）桩核冠的牙体预备

牙体预备	根面预备：去净充填物及龋坏组织，全冠进行牙体预备，牙本质肩领高度大于 1.5mm
	根管预备：拍 X 线片，采用徐进徐退的手法，随时校正钻入方向，避免形成倒凹

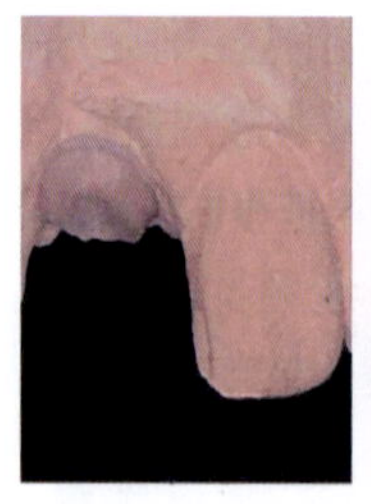 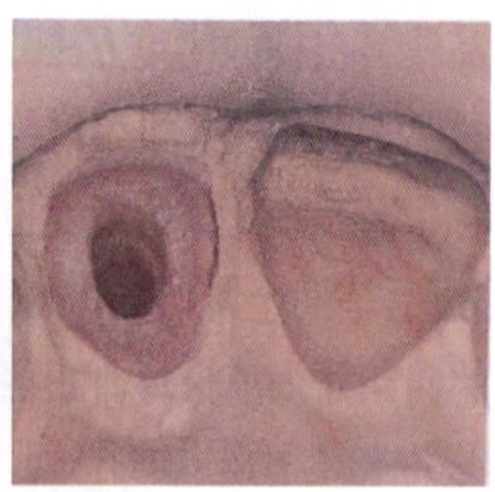

桩核冠预备

命题趋势 多以 A1、A2 型题出现，考查部分冠相关知识牙体预备的方法和内容。

金题直击

桩冠根管预备中不正确的操作是

A. 先看牙片

B. 确定桩长度

C. 圆钻去除根充物

D. 裂钻去除根充物和修整根管壁一次完成

E. 钻进时随时校正钻入方向

【答案】D

【解析】先根据充填材料的直径选用略小于专用根管预备车针或圆钻，从根管口充填材料的正中沿牙根方向缓慢去除充填材料，采用徐进徐退的手法，随时校正钻入方向，当钻进遇到阻力时，可更换直径小一号的圆钻继续沿充填材料的正中位徐徐前进，参考X线片，了解根管预备的深度，观察切割出的粉末性质，确定钻头前进方向。

六、暂时冠的制作

1. 暂时冠的作用

① 保护牙髓。

② 保护牙周组织。

③ 维持修复间隙。

④ 恢复功能。

⑤ 诊断作用。

2. 材料　自凝树脂。

命题趋势 多以 A2、A3 型题出现，需掌握暂时冠的目的和作用。

金题直击

暂时冠的目的不是

A. 避免牙髓再度受刺激

B. 保持患牙的牙位

C. 避免殆面磨损

D. 保持近、远中间隙

E. 为戴冠提供便利

【答案】C

【解析】暂时冠目的：恢复美观及保持预备后的间隙，即保持了患牙牙位，便于全冠的戴用。预备体的殆面经磨除后，已留出修复间隙，即预备体与对颌牙无接触，不存在暂时冠避免殆面磨损问题。

七、印模与模型（了解）

牙体缺损的各类修复体不可能在口腔内直接制作完成，需要先在口内取模，灌注模型，然后在模型上制作完成。

（一）排龈

为保证修复体边缘的形态和密合度，保证印模的清晰、准确，在取印模时需排龈。通常用机械排龈法，根据龈沟的深浅不同，选择不同粗细的排龈线，用排龈器将其压入龈沟内。5 ～ 10min 后取出，即刻制取印模，排开的牙龈一般在 30 ～ 45s 内恢复原状。

（二）印模与托盘

1. 印模材料的选择　常用的印模材料有以下几种：

种类	—	特点
藻酸盐	弹性、不可逆	临床最常用，清晰度和稳定性较差，吸水膨胀，失水收缩
琼脂	弹性、可逆	凝胶转变成溶胶的温度为 60 ～ 70℃，主要用于复制模型
硅橡胶	弹性、不可逆	缩合型：疏水，聚合时有副产物乙醇生成
		加成型：疏水（增加亲水性），聚合后释放氢气
聚醚橡胶	弹性、不可逆	聚合后硬度高，适用于种植义齿、套筒冠、精密附着体的转移印模

2. 印模分类

制取次数	一次印模法：只取一次印模，要求技术娴熟，做肌功能整塑 二次印模法：分为初印模和终印模，第一次取印模后，均匀刮除 1 ～ 2mm，再取终印模
有无功能性压力	解剖式印模：承托义齿的软硬组织处于静止状态时所取得的印模，为无压力印模 功能性印模：在取得解剖外形的同时，取得缺牙区黏膜在功能性压力作用下取得的印模，又称压力印模
是否开口	开口印模：正常印模局部义齿修复或固定修复，不用闭口，术者固定 闭口印模：有咬合的时候制取的印模（推荐，功能整塑和压力合适）
分区印模法	适用于小口畸形、张口受限、唇组织弹性差
分层印模法	用于颌骨缺损修复，分几次，几次可以对颌在一起

命题趋势 多以 A1、A3 型题出现，印模是常考内容，需要掌握不同印模的特点和使用。

金题直击

固定义齿修复，取印模时最好采用

A. 藻酸盐印模材料　　B. 硅橡胶印模材料
C. 琼脂印模材料　　D. 印模膏
E. 印模石膏

【答案】B

3. 托盘的分类和选择

（1）分类　金属托盘、塑料托盘、金属 - 塑料联合托盘。

（2）托盘选择　①托盘内面与组织面之间有 3 ～ 4mm 间隙；②托盘边缘止于黏膜转折以上 2mm 处。

（三）模型要求

厚度 10mm。

灌注方法分类：一般灌注法、围模灌注法、分段灌注法。

金题直击

可摘局部义齿印模托盘的选择，不正确的

A. 大小和形状与牙弓的大小形状一致　　B. 托盘与牙弓内外侧有 3 ～ 4mm 间隙
C. 翼缘应与黏膜皱襞平齐　　D. 不妨碍唇颊舌的活动
E. 上颌托盘的远中边缘盖过上颌结节和颤动线

【答案】C

【解析】托盘边缘止于黏膜皱襞 2mm。

八、修复体的试合、磨光与粘固（重点，理解原因和解决办法）

（一）试合

1. 检查修复体　将修复体洗净，仔细检查是否完整，粘固面如有金属瘤、石膏、抛光剂等，应用砂轮或车针去除。经初步磨光的冠，以 75% 乙醇消毒后方可在患牙上试戴。

2. 就位

（1）冠就位的标志 ①冠的龈边缘到达设计的位置，有肩台设备的颈缘应与冠边缘密合，无明显缝隙；②就位后，咬合应基本合适，或稍加修整即合适；③就位后稳定不出现翘动现象。

命题趋势 多以 A1 型题出现，冠就位的标准需熟练掌握。

金题直击

判断全冠试戴时是否就位的标志中不正确的是

A. 龈边缘达到位置　　B. 稳定性好　　C. 咬合基本合适

D. 固位良好　　E. 无翘动

【答案】D

【解析】固位力的大小和备牙后基牙的形态相关，和就位没有必然的关系。牙体预备错误，即使就位，固位力也可能不足。

（2）影响修复体就位的原因（熟记） ①修复体组织面有金属小瘤或残留的包埋材等杂质，可用车针加以清除。②预备体上有倒凹。前牙全冠较易出现倒凹的部位是预备体唇面切 1/3 与中 1/3 交界处。原因是在牙体预备时未按唇面的弧面分两个平面磨除，或此处磨除量不足。轻度的可少量修改全冠组织面或预备体表面的相应部位。③牙体预备体上出现支点。常见于预备体切端过薄，在印模、代型、包埋时出现误差。轻度的可稍稍修改预备体的边缘。④软组织障碍。牙龈过长或全冠边缘过宽有悬突，牙龈阻碍修复体的边缘就位。⑤修复体与邻牙的接触区过紧，造成修复体颊舌向翘动，可调改邻面接触区。⑥印模或模型变形，需重取印模，修复体返工、重新制作。⑦铸造收缩变形，轻微者使用试戴剂检查确定就位障碍点后磨改，重者返工、重新制作。

金题直击

不会影响全冠就位的情况是

A. 预备体有倒凹　　B. 全冠边缘短　　C. 铸造收缩

D. 蜡型变形　　E. 邻接紧

【答案】B

【解析】全冠边缘短，不会造成就位困难，但是影响美观，易形成继发龋。

【要点提醒】

	检查修复体	
试合	标志	到达设计的位置，与冠边缘密合 咬合应基本合适 不出现翘动（稳定）
	影响修复体就位的原因	组织面有金属小瘤 预备体上有倒凹 牙体预备体上出现支点 软组织障碍 修复体与邻牙的接触区过紧 印模或模型变形 铸造收缩变形

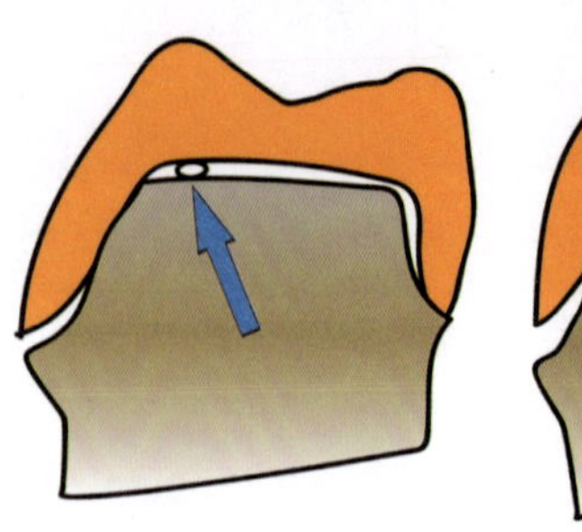

(a) 组织面小瘤子影响就位

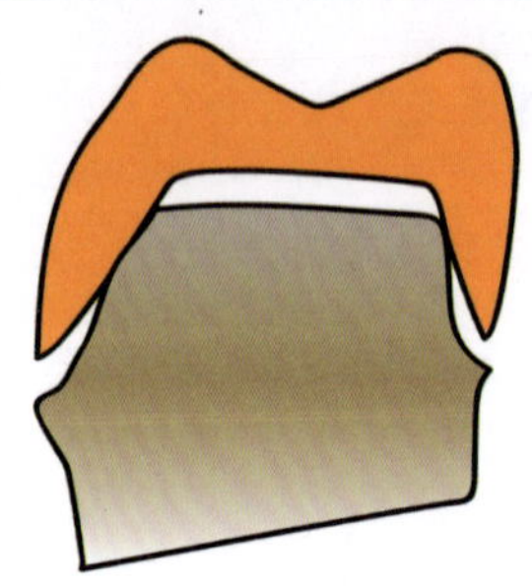

(b) 铸件过紧影响就位

影响铸件就位的因素

3. 冠龈边缘要求与存在问题的处理　①冠龈边缘要求：冠龈边缘长短合适，冠完全就位后，到达设计的位置；冠边缘与牙体组织间无明显缝隙，允许的微小间隙应不超过 50μm；外形与牙体一致。②冠龈边缘存在问题及处理：

问题	临床表现	解决
冠边缘过长	受压的牙龈组织苍白，患者有压痛感	磨除
缝隙	探针可探入	修复体一般应重做
人造冠龈边缘与牙颈部肩台外形不一致，可能是边缘过厚		应对悬突、台阶做修改
人造冠边缘没有到达设计的位置		过短者需要重做

4. 外形及邻接要求和存在问题及处理　①外形及邻接处要求：冠的外形应符合生理要求及解剖特点；各外展隙和邻间隙应清晰，有利于食物排溢和保持牙龈乳头健康；𬌗面轴面外形应符合修复原则。②外形及邻接处存在问题及处理：

检查方法	用细牙线检查邻接松紧，牙线勉强通过说明邻接正常	
问题	牙线不能通过，说明过紧	通过无阻力，说明邻接过松
解决	磨改邻接区修正	加焊或加瓷的方法恢复正常邻接

5. 调𬌗　①调𬌗目的：调𬌗应在人造冠完全就位后进行，使修复体在正中𬌗及非正中𬌗均有正常的咬合接触关系，并与牙周支持组织相适应。②调𬌗方法：原则上，调𬌗应在修复体上进行，如牙体预备和修复体厚度不够不可磨改，可适当磨改对颌牙，调过𬌗的活髓牙应做脱敏处理；调𬌗应用咬合检查和患者主诉相结合的方法，确定并磨除早接触点，使修复体在正中𬌗时有广泛接触，在侧方𬌗和前伸𬌗时无𬌗干扰。

（二）磨光

1. 磨光目的　磨光在修复体试戴之后，粘固之前进行。修复体表面要高度磨光、抛光，可提高耐腐蚀性、生物相容性和自洁作用，使患者感到舒适、美观。

2. 磨光的要求

① 应在试戴完成后，外形、邻接、咬合关系均满意之后进行。

② 应遵循细砂轮修平→橡皮砂轮、湿砂布轮磨光→干抛光布轮抛光，即由粗渐细的过程，不得省略中间的操作步骤。

③ 金合金用氧化铁抛光剂抛光，其他合金用氧化铬抛光剂抛光。

（三）粘固

1. 粘固剂的选择与使用

（1）粘固剂的作用　粘固剂起到填补并封闭修复体与牙体表面的缝隙、增加修复体对牙体表面的摩擦力的作用，因而增加了两者间的结合强度。

（2）各种粘固剂的优缺点　①磷酸锌粘固剂、粘固粉对牙髓刺激较大，是电、热的不良导体，对牙体和金属材料的粘接力较低。②聚羧酸粘固剂，对牙髓刺激作用小，粘接力较高。③树脂类粘固剂，粘接力强，不溶于水，封闭性好，但应注意冠边缘残余粘接剂刺激龈组织的问题。

（3）粘固剂厚度　最大厚度不得超过 30μm，否则会增加厚度而使修复体粘固后加高咬合。

2. 修复体粘固前处理

（1）试合满意的修复体　修复体在试合满意后，应仔细清洗，去除油污、残留的抛光剂及切割碎屑，再用 75% 乙醇消毒、吹干。有条件者可用超声清洁器处理 5min，以暴露出金属洁净面。

（2）固位不良的修复体　若修复体固位不良，应做以下处理。①喷砂；②酸蚀；③金属表面激活剂、偶联剂的使用，可改善粘固剂对金属的粘接力。

（3）若修复体与牙体十分密合，可在粘固前将粘固面预备出一纵向小沟，以利于多余的粘固剂排溢，防止加高咬合。若修复体过薄，也可在牙体轴壁上磨出一条纵行粘固剂溢出沟。

3. 粘固方法

（1）粘固步骤　①隔湿，用 75% 乙醇消毒，以热空气干燥牙面。调粘固剂，放在修复体、预备体表面，按就位道方向就位，前牙用手指加压，后牙在𬌗面垫一棉卷，让患者紧咬。②去除棉卷，仔细检查冠边缘，确实到位后，再持续加压 3 ～ 5min。③若用树脂类粘接剂，在冠就位后将多余粘接剂立即刮除，并仔细清理龈沟与邻间隙。

（2）粘固后处理 ①待粘固剂结固后，刮除修复体周围多余粘固材料；②粘固完成后，再一次检查咬合，必要时再做相应处理；③对患者作修复体的使用和卫生指导；④如果是暂时粘固，应规定复诊日期；⑤如果在试冠或粘固过程中刺激牙龈组织，龈沟内应涂布少许2%碘甘油以预防龈缘炎。

第四节 修复体戴入后可能出现的问题及处理

一、疼痛

（一）过敏性疼痛

1. 修复体粘固后过敏性疼痛 短期内出现的疼痛。

① 活髓牙，预备量过大，使牙本质暴露。

② 预备过程中，未采取保护措施。

③ 粘固剂中游离酸的刺激。

④ 若粘固后牙长时间持续疼痛，说明牙髓受激惹严重，或发展为牙髓炎。

2. 修复体使用之后出现过敏性疼痛 一段时间后出现的疼痛。

① 继发性龋。

② 牙龈退缩。

③ 粘固剂脱落或溶解。

（二）自发性疼痛

1. 自发性疼痛原因

① 牙髓炎、金属微电流刺激和根尖炎或牙周炎。

② 牙体切割过多，粘固前未戴暂时冠做牙髓安抚治疗，牙髓受刺激由充血发展为牙髓炎。

③ 出现的自发性疼痛，多见于继发龋引起的牙髓炎。

④ 修复前根管治疗不完善，根尖周炎未完全控制。

⑤ 根管侧壁钻穿未完全消除炎症。

⑥ 咬合创伤引起的牙周炎。修复后近期牙本质敏感，活髓牙预备后暴露的牙本质遇冷热刺激会出现牙本质敏感现象。

命题趋势 此部分内容出题形式多样，高频考点，每年必考。

金题直击

全冠粘固较长时间后出现过敏性疼痛，导致其发生的原因中最不可能的是

A. 继发龋

B. 牙龈退缩

C. 粘固剂刺激

D. 粘固剂溶解

E. 以上都不是

【答案】C

【解析】修复体使用一段时间之后出现过敏性疼痛的原因如下。①继发性龋：多由于牙体预备时龋坏组织未去净，或未做预防性扩展。②牙龈退缩：修复时牙龈有炎症、水肿或粘固后牙龈萎缩等，均造成牙本质暴露，引起激发性疼痛。③粘固剂脱落或溶解：修复体不密合、松动；粘固剂或粘固操作不良，粘固剂溶解、脱落、失去封闭作用。

2. 自发性疼痛的处理

① 牙髓炎：牙髓治疗。

② 𬌗创伤：仔细调𬌗、观察。对于牙周炎或根尖周炎，做X线片检查，确诊后根据病因做相应治疗。

③ 桩核冠修复后出现的根尖周感染，根据病情做根尖周刮治或根尖切除等手术治疗。

④ 金属修复体与邻牙、对颌牙的银汞合金充填物或异种金属修复体之间可产生微电流，造成瞬间疼痛。

（三）咬合痛

1. 修复体粘固后短期内咬合痛的处理 调𬌗处理。

2. 修复体戴用一段时间后出现咬合痛的处理 经常触诊、叩诊和X线片检查，确定是否有根尖周炎、创伤性牙周炎、根管侧穿、外伤性或病理性根折等。然后再做相应治疗，如调𬌗、牙周治疗或拆除重做和拔牙。

【要点提醒】

项目	过敏性疼痛	自发性疼痛	咬合痛
原因	粘固后：切割过多、粘接剂刺激 使用后：继发龋、牙龈退缩、粘接剂脱落	牙髓炎、切割过多、根管治疗不完善、侧穿、咬合创伤	短时间：创伤 一段时间后：根尖炎侧穿外伤
处理	去除多余粘接剂，继发龋充填，牙龈退缩脱敏	牙髓炎根管治疗 创伤调𬌗，侧穿拆除	调𬌗、牙周治疗或拆除重做和拔牙

命题趋势 高频考点，多出现在病例题型中。

金题直击

右上后牙于5天前结束金属烤瓷冠治疗，患者持续地对冷热刺激敏感，最可能的原因是

A. 戴冠时机械刺激
B. 邻面接触紧密
C. 游离磷酸的刺激
D. 龋坏组织未去净
E. 有咬合高点

【答案】C

【解析】持续地对冷热刺激敏感，因不适当的刺激造成，A、C有可能，A戴冠时的机械刺激一般戴冠后较快消失，不会5天后仍存在。

二、食物嵌塞

（一）食物嵌塞定义和原因

1. 食物嵌塞的定义　是食物嵌入或滞留在牙齿或修复体的邻接面的现象。

2. 食物嵌塞的原因

① 邻接不良。

② 咬合面形态改变。

③ 咬合关系不正常。

④ 𬌗平面与邻牙不一致。

⑤ 修复体有悬突或龈边缘不密合。

⑥ 对𬌗牙有充填式牙尖。

（二）食物嵌塞出现的临床症状和处理

1. 食物嵌塞出现的临床症状

① 患者可以感到胀痛不适，嵌入或滞留的食物可以直接压迫牙龈引起疼痛。

② 滞留食物发酵、腐败，发生口臭，分解产物和细菌性代谢产物的刺激可引起龈乳头炎，出现疼痛、肿胀，还可导致龋病和牙周炎。

2. 食物嵌塞的处理方法

① 邻接不良，拆除重做。

② 修去过锐边缘嵴，加深颊舌沟，磨出食物排溢沟，调磨对𬌗牙充填式牙尖，修改修复体的悬突。

③ 加大颊舌外展隙。

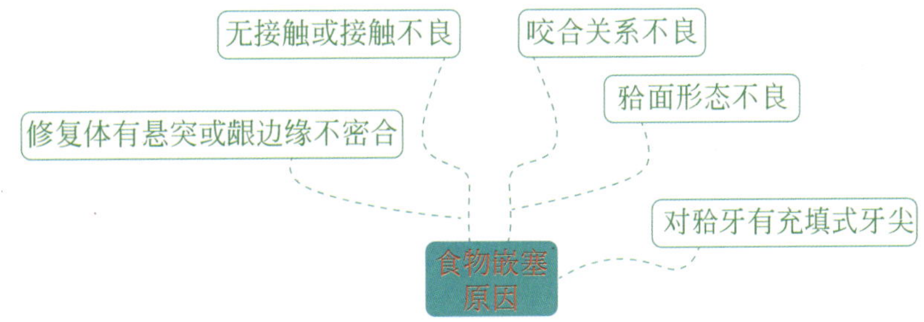

三、龈缘炎

1. 修复体粘固后出现龈缘炎的原因

① 修复体轴壁突度不良。

② 冠边缘过长，边缘抛光不良、有悬突。
③ 试冠、戴冠时对牙龈损伤。
④ 嵌塞食物压迫。
⑤ 倾斜牙、异位牙修复体未能恢复正常排列和外形。
⑥ 粘接剂未去除干净。

2. 修复体粘固后出现龈缘炎的处理方法 局部消炎或拆除重做。

命题趋势 历年常考，出题形式多样。

金题直击

不会导致全冠粘固后出现龈缘炎的是

A. 轴壁突度不良
B. 咬合早接触
C. 冠边缘不密合
D. 龈沟内粘固剂残留
E. 冠边缘过长

【答案】B

【解析】修复体粘固后出现龈缘炎的原因：①修复体轴壁突度不良，如短冠修复体轴壁突度不足，食物冲击牙龈；②冠边缘过长，边缘抛光不良、有悬突；③试冠、戴冠时对牙龈损伤；④嵌塞食物压迫；⑤倾斜牙、异位牙修复体未能恢复正常排列和外形。

四、修复体松动、脱落

修复体松动、脱落原因	处理
修复体固位不足	重做
殆力过大，殆力集中，侧向力过大	磨改调殆抛光后重新粘固
粘固失败	去除残留粘固剂，常规处理，重新粘固 以树脂类粘接剂粘固

命题趋势 理解记忆修复体松动脱落的原因及处理。

金题直击

粘固失败的常见原因，除了

A. 粘固材料选用不当
B. 粘固剂失效
C. 粘固面过度干燥
D. 粘固面未清洗干净，有油剂、唾液污染
E. 粘固剂尚未完全结固时，患者咀嚼破坏了结固

【答案】C

【解析】粘固失败的原因：材料选用不当，牙面及修复体粘固面未清洗干净，干燥不彻底，油剂、唾液污染，粘固剂尚未完全粘固时，患者咀嚼破坏了粘固。

五、修复体损坏

1. 修复体损坏的原因

① 过大的外力所致的崩瓷或折断。
② 材料抗力不足以支持正常殆力。
③ 制作因素。
④ 殆力过大。
⑤ 调殆磨改过多。
⑥ 磨耗过多。

2. 修复体破损处理方法

① 前牙瓷全冠或 PFM 冠局部破裂、折断，可用氢氟酸溶液酸蚀 1 ~ 2min，冲洗吹干后，在口内用光固化复合树脂恢复外形；也可在瓷层做小的固位洞形，用树脂材料固位。

② 树脂全冠折断的处理可用氯仿溶胀后，添加复合树脂修理，仔细调殆。

③ 大范围破损穿孔应将修复体拆下重做。

六、修复体的拆除

1. 用去冠器卸下

（1）适用　松动修复体的拆除。

（2）注意　用力的大小及方向，切忌用力过猛。

2. 冠的破除

① 先将冠切破，然后以小骨凿沿破损处撬动，破坏粘固剂的封闭作用，然后以去冠器轻轻震松取下。

② 可用刃状砂石沿修复体近中轴面角处切割。

③ 全冠可在颊舌侧，前牙在舌侧处切穿修复体，然后用小凿撬松取下。

3. 嵌体的拆除

① 通常用磨切和撬松相结合的方法进行。先用刃状砂石或车针在𬌗缘处或嵌体峡部切断，以小凿分段取出。

② 用车针沿嵌体边缘磨去一周，再以小凿撬松取下。

③ 注意不要切割过多或造成牙折。

4. 桩的拆除　用砂石去除桩上的残留树脂，以 1/2 号圆钻或 700 号裂钻，在桩四周紧贴桩向根尖方向磨出一小缝隙，到达一定深度后，以小根尖挺或小骨凿等小器械插入预备的缝隙内，从不同方向慢慢撬松桩，以止血钳或持针器夹住桩慢慢取出。

【要点提醒】

修复体的拆除	用去冠器卸下：松动修复体拆除，沿就位道相反方向破坏密封使修复体脱位
	冠的破除：撬动，切割，取下
	嵌体的拆除：磨切和撬松相结合
	桩的拆除：从不同方向慢慢撬松桩，以止血钳或持针器夹住桩慢慢取出

第三单元　牙列缺损

考试分值

专业	2019 年	2020 年	2021 年	2022 年	2023 年
执业	62	65	57	65	64
助理	34	30	33	30	36

第一节　病因及影响

牙列缺损指上颌或下颌牙列内有数目不等的牙缺失，同时仍余留不同数目的天然牙。

一、牙列缺损的病因

目前常见原因是龋病和牙周病。其他病因：根尖周病、颌骨和牙槽骨外伤、颌骨疾患、发育障碍等。

二、牙列缺损的影响（理解）

牙列中有一颗牙缺失，会导致三维动力平衡被破坏，邻牙的倾斜、对颌牙的伸长、牙周组织的破坏、𬌗紊乱、𬌗干扰都有可能出现。

① 咀嚼功能减退。
② 发音功能障碍。
③ 对美观的影响。
④ 对牙周组织的影响。
⑤ 颞下颌关节病变。

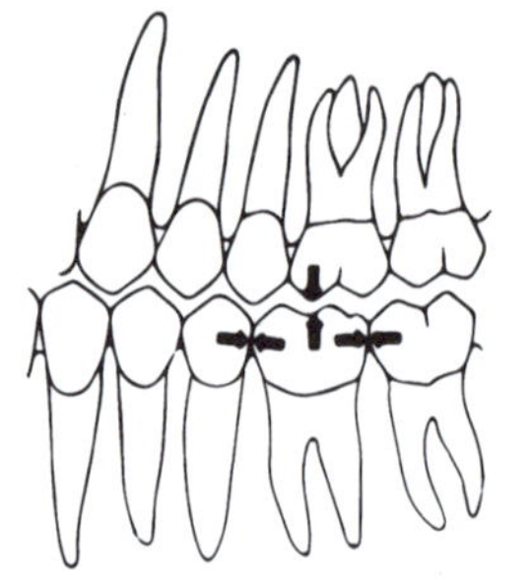
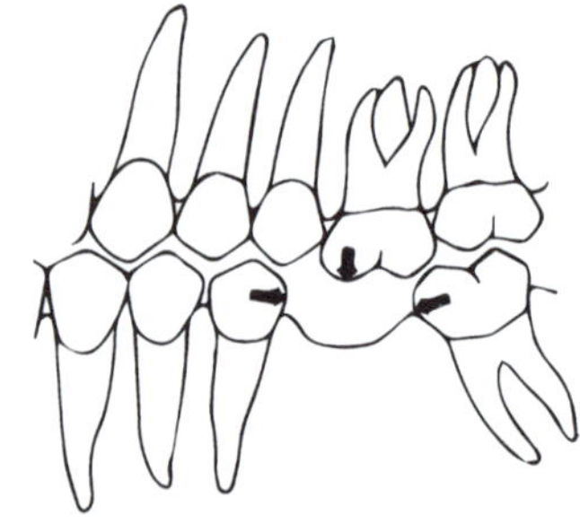

牙列缺损的影响

第二节　治疗设计及方法选择

牙列缺损三种修复方式：固定局部义齿、可摘局部义齿和种植义齿。

分类及定义

固定局部义齿	又称固定桥，是利用缺牙间隙两端或一端的天然牙或牙根作为基牙，在其上制作固位体，并与人工牙连接成为一个整体，借粘接剂将固位体粘固于患者基牙上，患者不能取戴的修复体（固位体、桥体、连接体）
可摘局部义齿	是利用口内余留的天然牙、黏膜、牙槽骨作支持，借助义齿的固位体及基托等部件取得固位和稳定，用人工牙和基托恢复缺损的牙齿及相邻的软硬组织，患者可自行摘戴的一种修复体（人工牙、基托、连接体）
种植义齿	以植入颌骨内的人工植体为支持、利用种植体的上部结构为固位的一种修复体，可以作成固定修复，也可以为可摘义齿修复

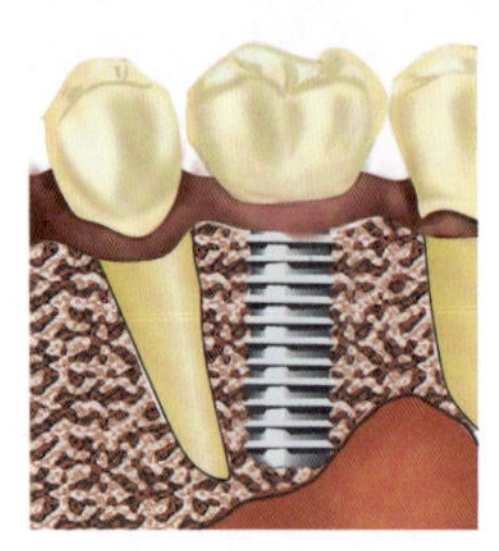
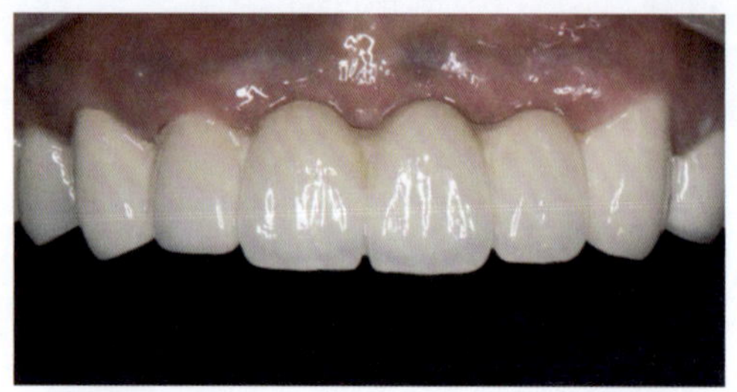

种植义齿

固定义齿与可摘义齿的优缺点

比较要点	固定义齿	可摘义齿
固位力	强	弱
功能	理想、殆力传导与天然牙相似	差（发音、咀嚼）
感受	良好	异物感、舒适度差
对黏膜的刺激	小	有过敏现象，念珠菌性口炎
对基牙要求	严格	不严格
切割牙体组织	多	少
制作工艺	复杂，严格	简单
年龄	20～60岁	无限制
适应证	局限	广泛
使用	方便	需要摘戴
修理	不易修理	易修理

命题趋势 以A1型题为主，主要掌握固定义齿和可摘局部义齿的优缺点。

金题直击

固定义齿不具备的特点是

A. 殆力传导近似天然牙　　B. 坚固、稳定

C. 适应证广泛　　D. 感觉舒适

E. 功能好

【答案】C

【解析】固定义齿是牙支持式义齿，适应证较窄，需缺牙较少，适应证严格。对基牙要求也很高。适应广泛不是固定义齿的特点。

第三节　固定义齿

一、固定义齿的组成和分类

（一）固定义齿的组成及各部分的作用

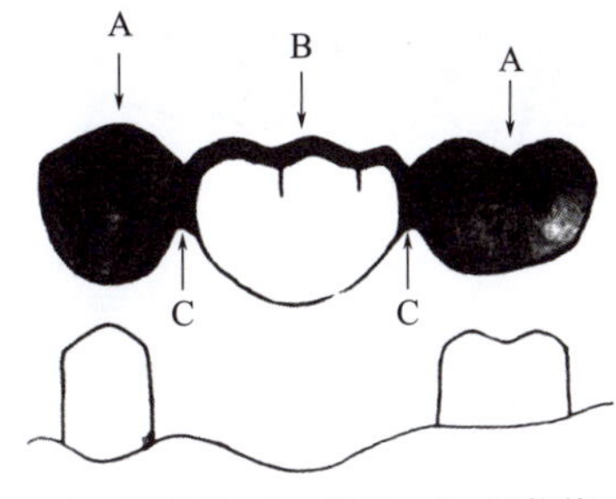

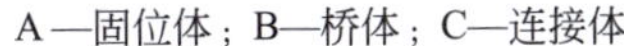
A—固位体；B—桥体；C—连接体

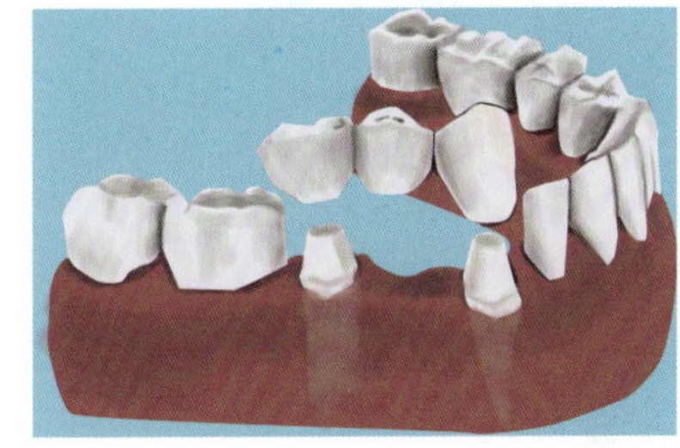

固定义齿

1. **固位体（retainer）** 粘固于基牙上，可以是嵌体、部分冠、全冠、桩核冠等。

① 与桥体相连接，使桥体通过固位体而与基牙稳固地连接在一起，使固定桥获得固位。

② 桥体所承受的殆力通过固位体传递至基牙，通过基牙传递至牙周支持组织，为基牙所支持，使义齿的功能得以发挥。

③ 固位体与基牙间应固位良好，能抵抗咀嚼时产生的各向外力。

④ 选择和制作固位体时，应考虑固位体材料的强度与组织的相容性，能抵抗外力而不破损，不刺激基牙

的周围组织。

2. 桥体（pontic） 即人工牙，是固定桥修复缺失牙的形态和功能的部分。

① 桥体的两端或一端与固位体相连接。

② 制作桥体的材料既要符合美观的要求，近似于邻牙的色泽，又须具备一定的强度，能承受验力。

3. 连接体（connector） 是桥体与固位体之间的连接部分。

① 用整铸法或焊接法将固位体与桥体连接成整体，形成固定连接体。

② 通过桥体一端的栓体与固位体一端的栓道相嵌合，形成活动连接体。

命题趋势 A1 型题为主，掌握固定义齿的组成和各部分的功能。

金题直击

固定桥承受验力时，验力传导到基牙上是通过

A. 固位体　　B. 固定连接体

C. 活动连接体　　D. 桥体

E. 桥体龈端的黏膜

【答案】 A

【解析】 固位体和基牙直接接触，最终验力都要通过固位体传到基牙上。

（二）固定义齿的分类及特点

1. 常用的固定桥类型（熟练分出类型）

（1）双端固定桥　又称完全固定桥。固定桥两端固位体与桥体之间的连接形式为固定连接，当固位体粘固于基牙后，基牙、固位体、桥体则连接成一个不动的整体，组成新的咀嚼单位。

（2）单端固定桥　又称悬臂固定桥。固定桥仅一端有固位体，桥体与固位体之间为固定连接。固定桥粘固在一端基牙上，桥体受力时由该端基牙承受，桥体另一端与邻牙接触或无邻牙接触，形成完全游离端。

（3）半固定桥　又称应力中断式固定桥。半固定桥的桥体一端的固位体为固定连接，另一端的固位体为活动连接。活动连接体在桥体的部分制成栓体，将嵌合于基牙固位体上的栓道内。

（4）复合固定桥　两种或两种以上的简单固定桥组合成复合固定桥。2 个或 2 个以上的基牙，4 个或 4 个以上的牙单位，如在双端固定桥的一端再连接一个半固定桥或单端固定桥。

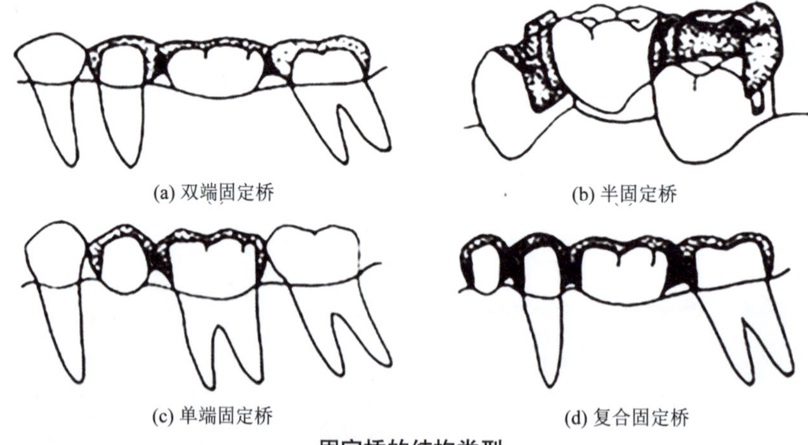

固定桥的结构类型

2. 特殊的固定桥类型

（1）种植固定桥　是利用人工材料制成的各种形状骨内种植体，植入颌骨内或牙槽窝内作为固定桥的支持和固位端，然后制作固定桥，修复牙列缺损。植体与自然牙一般不能同时作为固定桥的基牙。

（2）固定 - 可摘联合桥　其支持形式与双端固定桥相同，义齿承受验力由基牙承担。但不同之处是该型固定桥可自行摘戴。义齿固位依靠固位体的内外冠之间产生的摩擦力或者磁性固位体的吸力等产生固位。

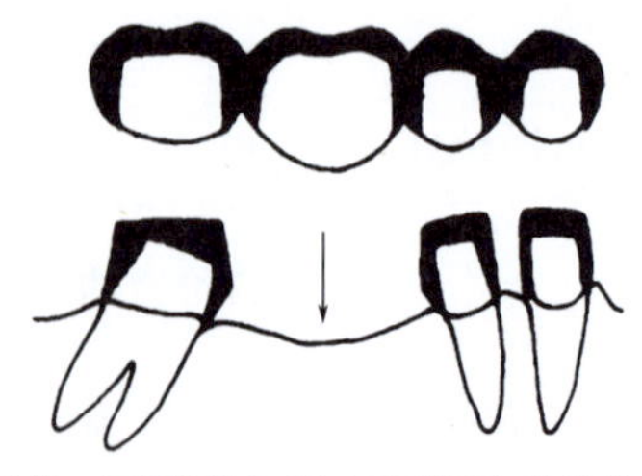

固定 - 可摘联合桥（套筒冠附着体）

（3）粘接固定桥　是利用酸蚀、粘接技术将固定桥直接粘固于基牙上，修复牙列缺损。其固位主要依靠粘接材料的粘接力，而牙体制备的固位形

为辅助固位作用。粘接固定桥与传统固定桥相比，牙体制备时磨削牙体组织少，减少牙髓损伤。

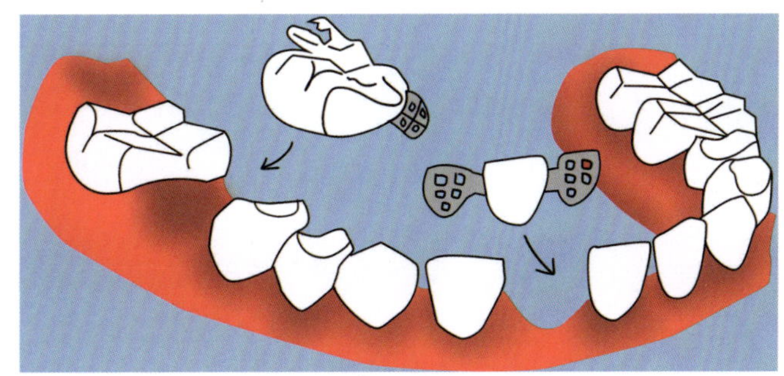

粘接固定桥

【要点提醒】

常用固定桥类型	双端固定桥
	半固定桥
	单端固定桥
	复合固定桥
特殊的固定桥类型	种植固定桥
	固定 - 可摘联合桥
	粘接固定桥

命题趋势 此部分内容以 A1、A2 题型居多，主要掌握各个固定桥的组成和临床应用。

金题直击

粘接固定桥的特点是

A. 主要以牙体预备的固位形获得固位作用

B. 牙体预备时磨削牙体组织较多

C. 主要利用粘接材料的粘接力起到固定作用

D. 粘接材料的粘接力与固定桥的固位关系不大

E. 适用于多数牙缺失的修复

【答案】C

【解析】粘接固定桥是利用酸蚀，复合树脂粘接技术将固定桥的固位体直接粘接在缺隙两侧的基牙上，其固位主要依靠粘接材料的粘接力，而预备体上的固位形只起辅助的固位作用，这一点是粘接固定桥最大的特点。应用较广泛的粘接固定桥类型是金属翼板粘接桥。粘接固定桥具有磨除牙体组织少，患者易于接受，不显露金属或极少暴露金属的优点，容易更改为其他固定桥设计。不过，粘接固定桥对粘接材料的性能要求较高，对制作的精度要求亦高。

3. 固定桥的各自特点（重点记忆适应证）

（1）双端固定桥　①殆力通过固位体传递至两端基牙，再由基牙传递到牙周组织；②双端固定桥的桥基牙能承受较大殆力，双端基牙所受殆力基本相等；③双端固定桥将基牙连接为一个整体，由单个基牙的生理性运动转变成固定桥基牙的整体性生理运动。双端固定桥是最理想的结构方式，也是临床应用最广泛的设计形式。适用于缺牙少，并且两端基牙条件好的病例。

（2）半固定桥　①半固定桥两端基牙受力不均匀，固定连接端的基牙所受殆力大于活动连接端基牙；②适用于基牙倾斜度大，或两端基牙倾斜角度差异大，难于求得共同就位道的病例。

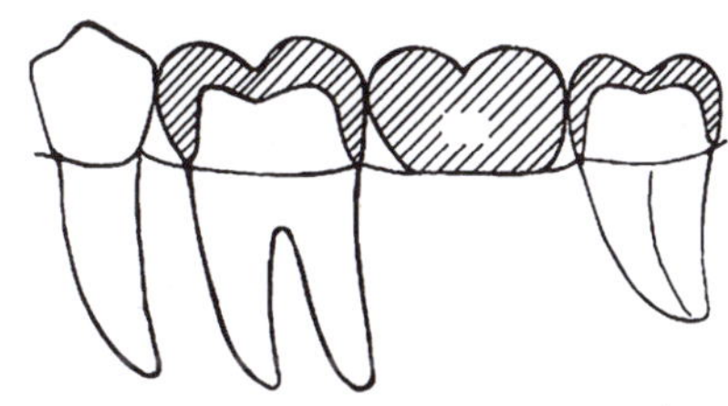

双端固定桥

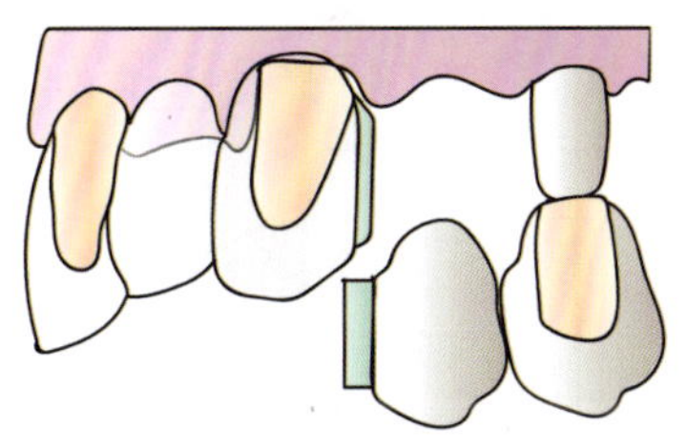

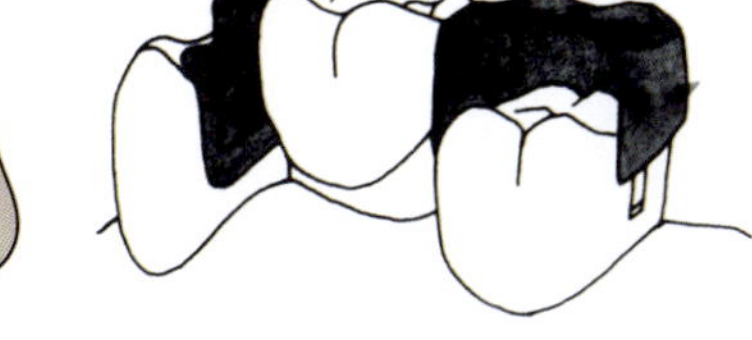

半固定桥

命题趋势 此章节内容以考各固定桥的适应证为主，以A2题型为主。

金题直击

当一侧基牙明显倾斜时应当选择

A. 双端固定桥　　B. 半固定桥

C. 单端固定桥　　D. 复合固定桥

E. 特殊固定桥

【答案】 B

【解析】 双端固定桥，不仅可以承受较大的殆力，而且两端基牙所承担的殆力也比较均匀，是最理想的结构方式；半固定桥，一端为固定连接体，另一端为活动连接体，一般适用于一侧基牙倾斜度大，或者两侧基牙倾斜方向差异较大，设计双端固定桥很难取得共同就位道时；单端固定桥，适用于缺牙间隙小、患者的殆力不大、基牙牙根粗大、牙周健康且有足够的支持、牙冠形态正常者，可为固位体提供良好的固位力；复合固定桥，包含上述三种基本类型中的两种或三种；特殊固定桥，包括种植固定桥、固定 - 可摘联合桥、粘接固定桥。

（3）单端固定桥：①单端固定桥受力后，基牙受杠杆作用，所受扭力大；②适用于缺牙间隙小，殆力小，且基牙条件好的病例。

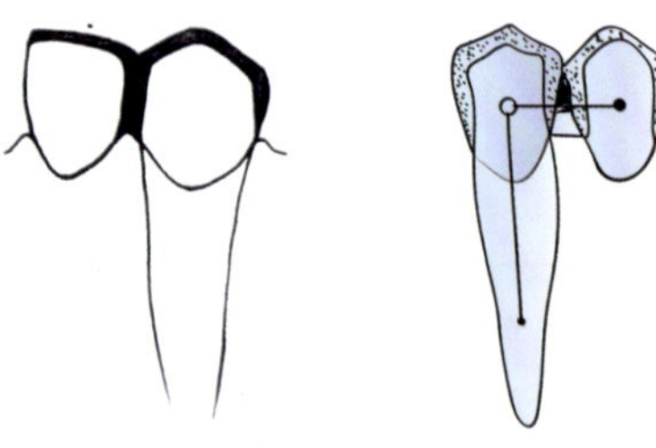

单端固定桥

命题趋势 单端固定桥适应证考题较多。

金题直击

不能设计单端固定桥的是

A. 上颌侧切牙缺失　　B. 上颌前磨牙缺失

C. 第二磨牙缺失　　D. 第一、二磨牙缺失

E. 间隔缺失

【答案】 D

【解析】 单端固定桥仅一端有固位体和基牙，桥体与固位体之间由固定连接体连接，另一端是完全游离的悬臂，无基牙支持。适用于缺牙间隙小、患者的殆力不大、基牙牙根粗大、牙周健康且有足够的支持、牙冠形态正常者，可为固位体提供良好的固位力。游离端缺失只有一种情况下可以做单端固定桥 7 缺失，5、6 稳固并且对殆为黏膜支持式可摘局部义齿，其他常见制作单端固定桥的情况 3 带 2，5、6 带 7。

（4）复合固定桥　①复合固定桥一般包括四个或四个以上的牙单位，常包括前牙和后牙，形成程度不同弧形的固定桥，整个固定桥中含有两个或两个以上基牙。②当承受外力时，各个基牙的受力反应不一致，可以相互支持或相互制约，使固定桥取得固位和支持。反之，也可能影响到固定桥的固位而引起固位体和基牙之间松动。③复合固定桥包括的基牙数目多而且分散，要获得共同就位道比较困难。

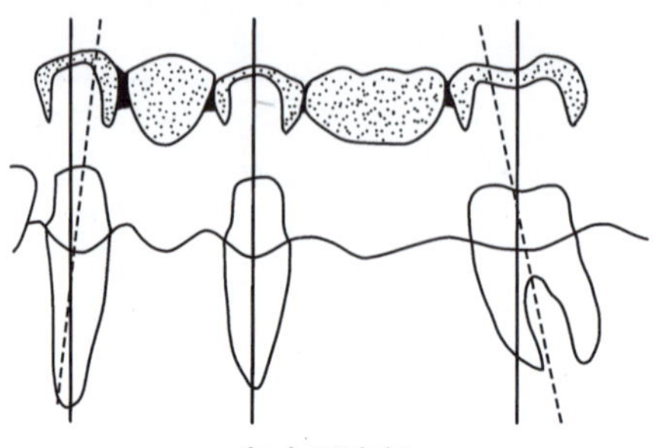

复合固定桥

牙列间隔缺失时涉及中间基牙，因中间基牙的支点作用，会使一端受力下沉时，在另一端产生殆向脱位力。这种现象尤其在咬块状食物时明显。为此，需要在中间基牙上设计应力中断连接体。如4、6缺失，基牙应是3、5、7，其中5为应力中断式连接，由双端固定桥和半固定桥组成的复合固定桥。

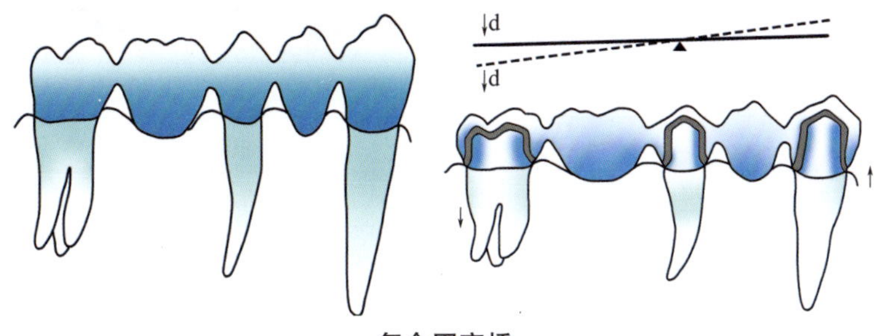

复合固定桥

命题趋势 复合固定桥的特点为主要考点，以A1型题为主。

金题直击

复合固定桥的说法中，错误的是

A. 包括四个或四个以上的牙单位
B. 整个固定桥中含有两个以上的基牙
C. 承受外力时，各基牙受力反应一致
D. 获得共同就位道比较困难
E. 复合固定桥常包括前牙和后牙

【答案】C

【解析】复合固定桥常涉及前牙和后牙，所以各基牙承受外力的时候反应不一致。

二、固定义齿的适应证及临床注意事项（理解）

应该严格控制其适应证，可以从以下几方面考虑。

（一）缺牙的数目

① 固定桥最适合修复一个或两个缺失牙，两个桥基连续缺≤2颗。两个桥基牙适宜支持一个或两个缺失牙的桥体。

② 若缺失牙在两个以上，且为间隔缺失者，可用中间基牙增加支持。

③ 若前牙的咬合力不大，中切牙和侧切牙累加达到3～4个时，只要尖牙条件好，也可以设计前牙固定桥。

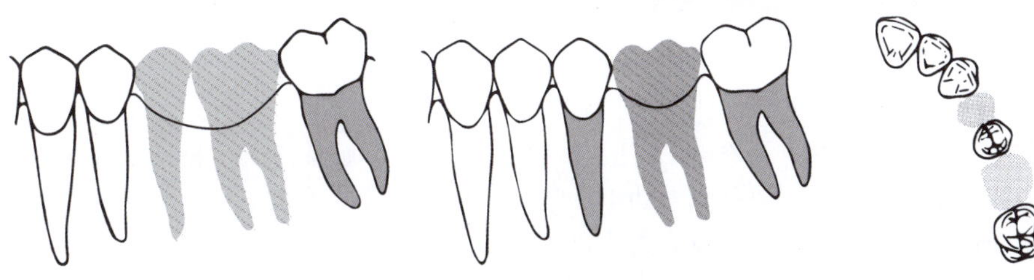

固定义齿修复适应证

（二）缺牙的部位

① 牙列的任何部位缺牙，只要缺牙数目不多，基牙条件符合要求，都可用固定义齿修复。

② 对后牙末端游离缺失的患者，若用单端固定桥修复，容易造成基牙牙周组织损伤。

③ 若第二磨牙游离缺失，对殆为黏膜支持式可摘义齿，因基牙条件好，也可采用单端固定桥修复，第二前磨牙和第一磨牙为基牙，即5、6带7。

（三）基牙的条件

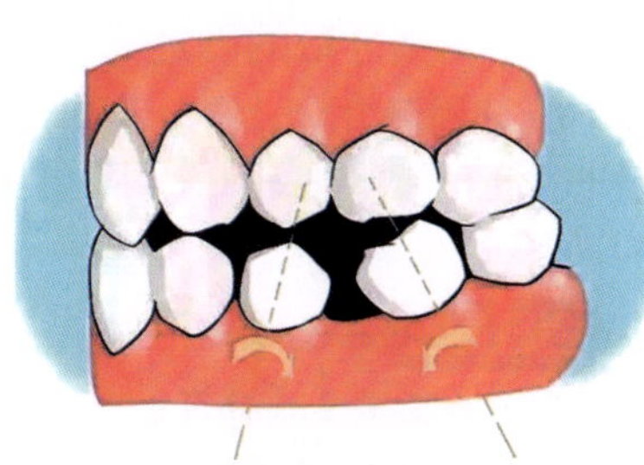

牙体长轴方向

1. 牙冠 与固位关系有关，临床牙冠高度应适宜，形态正常，牙体组织健康。

2. 牙根 与支持关系有关，牙根应长大、稳固，多根牙的支持最好，不应存在病理性松动。（Ⅰ°松动以内）

3. 牙髓 活髓最佳，如果牙髓有病变，应进行完善的牙髓治疗。

4. 牙周组织 牙周支持组织无炎症，如有牙槽骨吸收，应不超过根长1/3。

5. 基牙的位置 要求基牙的轴向位置基本正常，无过度的倾斜或扭转错位，不影响固位体的制备及基牙间的共同就位道。基牙倾斜应小于 30°（或小于 25°）。

【要点提醒】

基牙的条件	要求
牙冠（固位）	牙冠高、外形好；固位好
牙根（支持）	长、粗、多根、无吸收
牙髓	活髓最佳
牙周组织	无炎症，如有吸收，不超过 1/3
基牙的位置	基牙倾斜小于 30°（或小于 25°）

（四）咬合关系

① 缺牙区的咬合关系基本正常，对颌牙无伸长，邻牙无倾斜咬合。

② 若缺牙时间过长，引起咬合关系紊乱，致使下颌运动受限者，一般不宜采用固定桥修复，但若通过调整，使咬合关系正常仍可考虑固定桥修复。

③ 缺牙区咬合接触过紧，一般不宜采用固定义齿修复。

（五）缺牙区牙槽嵴

1. 缺牙区伤口愈合 一般在拔牙后 3 个月，制作固定义齿。

2. 缺牙区牙槽嵴吸收 缺牙区的牙槽嵴吸收不宜过多。修复前一般需要进行牙槽嵴重建或对桥体进行特殊设计（如后牙的卫生桥）。

（六）年龄

固定桥修复的适宜年龄一般为 20 ～ 60 岁（高龄不是禁忌证，年轻恒牙要考虑牙萌出的高度、殆稳定性、髓角高度）。

（七）口腔卫生情况

患者口腔卫生情况差，必须进行牙周洁治，嘱咐患者保持口腔清洁卫生，否则不宜做固定义齿。

（八）余留牙情况

如余留牙有重度牙周病或严重龋坏，根尖周有病变，患牙无法保留。

命题趋势 此章节的内容以理解为主，重点记忆一些数字。

金题直击

设计固定义齿时，增加基牙主要目的是

A. 为了分担Ⅱ度以上松动基牙的负担　　B. 为了分担Ⅲ度以上松动基牙的负担

C. 为了减轻弱侧基牙的负荷（以分散殆力）　　D. 为了对称美观

E. 为了尽量分散殆力，把基牙负担降到最小限度

【答案】C

【解析】固定义齿的基牙支持作用不足时，可以增加基牙的数目，以分散殆力，减轻某个基牙的负担。增加的基牙放在比较弱的桥基牙侧，才能够起到保护弱基牙的作用。

三、固定义齿的基牙选择

（一）基牙数的确定

1. 牙周潜力 又称为牙周储备力，牙周储备力是指正常咀嚼运动中，咀嚼食物的力大约为牙周组织所能支持的力量的一半，而在牙周组织中尚储存另一半的支持力量。咀嚼力平均值为 22.4 ～ 68.3kg，常规生活中的殆力仅为 10 ～ 23kg。

金题直击

采用固定义齿修复的主要根据是

A. 患者的舒适度　　B. 患者的美观性

C. 牙周的储备力　　D. 基牙的咬合力

E. 牙槽嵴吸收程度

【答案】C

【解析】修复后的固定义齿，在咀嚼功能中，基牙不仅要负担自身的殆力，还要负担缺牙区即桥体传导的殆力，即要承受固定桥所承受的所有的殆力。基牙之所以能够满足生理咀嚼功能的要求，是因为基牙及其牙周组织作为生理基础具有牙周储备力。

2. 以牙周膜面积决定基牙的数量　Ante 曾提出基牙牙周膜面积的总和应等于或大于缺失牙牙周膜面积的总和，即基牙的数量应根据基牙与缺失牙牙周膜面积大小来衡量。假如缺失牙的牙周膜面积大于基牙牙周膜面积的总和，将给基牙带来创伤，最终导致固定桥修复的失败。

牙周膜面积最大为上、下颌第一磨牙，其次是第二磨牙和尖牙，最小是上颌的侧切牙和下颌中切牙。

牙周膜面积：上颌：6>7>3>4>5>1>2；下颌：6>7>3>5>4>2>1。

基牙受力＝自身殆力＋桥体殆力。

基牙的部分甚至全部牙周储备力，用以承担桥体的额外负担来补偿缺失牙的功能。牙周储备力是固定桥修复的生理基础。

颌骨高度的降低会导致牙周膜面积丧失：当天然牙牙槽骨吸收 1/4 时，牙周膜面积丧失 30%。

3. 以殆力的比值决定基牙的数量　Nelson 根据各牙的殆力、牙冠及牙根形态，以及牙周组织等，以上、下第一磨牙殆力比值 100 为基准，制定出各牙殆力的相关比值。Nelson 提出：桥基牙殆力比值总和的 2 倍，应等于或大于固定桥各基牙及缺失牙殆力比值的总和。

选择固定桥修复牙列缺损时，不能单纯地用数字计算来确定基牙的数目，但可将牙周膜面积和殆力比值作为决定基牙数量的参考，结合口腔内的实际情况，全面分析考虑，作出判断。举例：上颌 4、5 缺失，3、6 基牙

Ante 法则：牙周膜面积 + 基牙牙周膜之和≥缺失牙牙周膜之和

→ 3+6 ≥ 4+5

Nelson 法则：（殆力比值 + 基牙殆力比值之和）×2 ≥基牙 + 缺失殆力比值之和

→（3+6）×2 ≥ 4+5+6+3

命题趋势 此章节为重点内容，特别是各牙齿牙周膜面积和两个法则为必考内容。以 A1、A2 型题为主。

金题直击

在设计双端固定桥时，若一端基牙的牙周条件较差时，应考虑

A. 在牙周条件较差的一端，选用固位力较强的固位体

B. 在牙周条件较强的一端，选用固位力较弱的固位体

C. 在牙周条件较差的一侧，多增加一个基牙

D. 选用机械强度略低的材料制作固定桥

E. 减小桥体的宽度

【答案】C

【解析】双端固定桥两端的固位力应基本相当，若两端固位力相差悬殊，则固位力弱的一端固位体易松动，而固位力强的一端固位体又暂时没有脱落，导致松动的桥基牙产生继发龋，甚至损及牙髓。此时可以增加弱端桥基牙的数目，以分散殆力，减轻较弱桥基牙的负担。故本题选 C。

（二）基牙条件

基牙条件	处理方法
浅龋	可用，将龋去净后，进行牙体制备
深龋	龋病治疗后可作为基牙，必要时打固位钉 深龋及死髓者根管治疗后作为基牙，缺损大者做桩核冠
过度磨耗的牙	增加固位力，做金属殆面牙
牙冠形态异常	牙根长大可作为基牙，必要时可桩核冠改变冠形态
牙冠钙化不良	一般不宜作为基牙

1. **牙体情况**（了解） 不怕龋坏和疼，就怕短和钙化不良。

2. **冠根比** 理想为 1∶2 至 2∶3；最低限度比为 1∶1。（熟记）

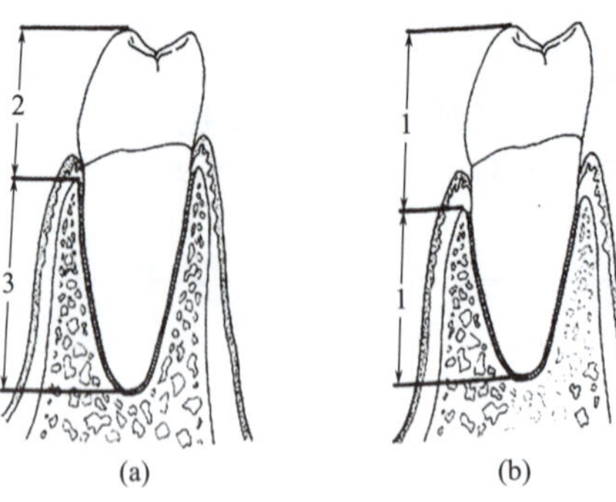

冠根比

3. **牙根情况**

（1）牙根应粗长 不规则的牙根外形或根尖 1/3 弯曲者，比锥形牙根的支持作用好。

（2）多根牙 比融合根支持固定桥的作用好，因多根牙的牙周膜面积大于融合根。扁根牙周膜面大于圆根。

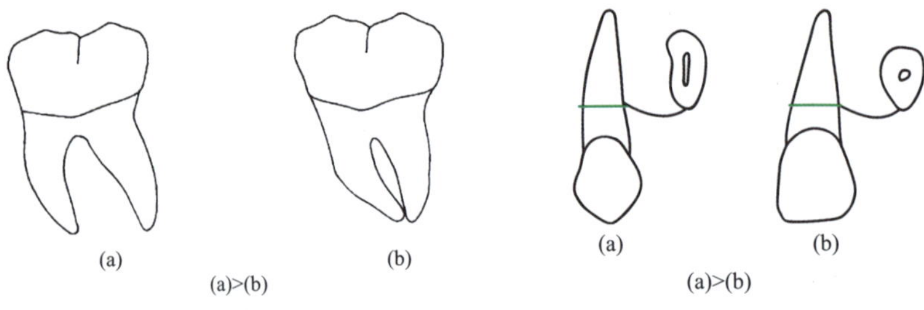

牙根情况

4. **基牙的位置、方向和咬合**

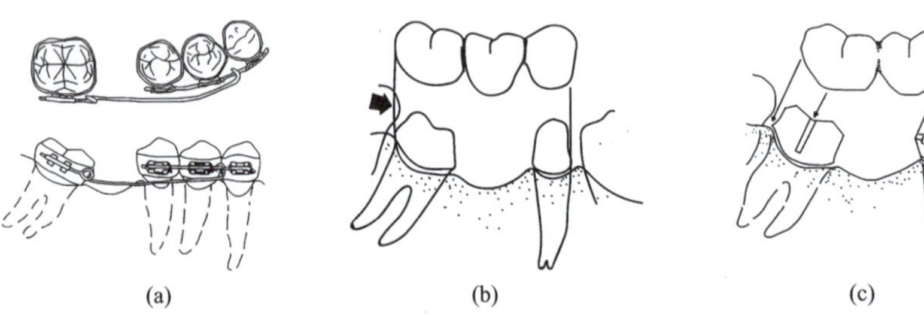

基牙的位置、方向和咬合

（1）基牙的位置、方向和咬合 基牙倾斜不大于 30°。

情况	处理
轻度倾斜牙	年龄小：最好正畸，或者加大预备量 年龄大：加大预备量，倾斜侧用刃状肩台
倾斜角度较大	活动连接体
严重倾斜	牙髓治疗、套筒冠、金属翼板固定体、改良 3/4 冠（增加基牙以分散殆力）

（2）伸长对颌牙，干扰正常的咀嚼运动，此时必须先行伸长牙的咬合调整，方可选作基牙。

（3）对咬合接触过紧的牙，一般不宜选作基牙。

四、固定义齿的设计

（一）固位体的设计

1. **固位体应具备条件**

① 固位形和抗力形。

② 就位道。

③ 材料性能。

④ 保护牙体组织。
⑤ 保护牙髓活力。
⑥ 固位体边缘密合度。
⑦ 固位体形态和功能。

2. 固位体的类型（熟记）

固位体类型对固位力有影响。固位体固位力大小：全冠＞部分冠＞嵌体。

分类	举例
冠内固位体	两面嵌体、三面嵌体、多面嵌体及针型固位高嵌体
冠外固位体	部分冠和全冠
根内固位体	桩核冠

3. 各固位体的特点

冠内固位体	冠外固位体	
	部分冠	全冠
外形线较长 适用于基牙已有龋病，去龋蚀备洞后，可获得嵌体的固位形；缺牙间隙小，咬合力小，对固位体的固位力要求不高者	牙体预备量较少，而固位作用比嵌体好 部分冠由于只覆盖基牙牙冠的唇颊面，更美观；部分冠临床上常选用作为前牙固位体	全冠固位力最强 全冠是临床上最常用的固位体（金属用于后牙，烤瓷用于前牙）

命题趋势 此章节内容重点掌握各固位体的优缺点。

金题直击

以下哪种固位体效果差

A. 嵌体
B. 3/4 冠
C. 金属全冠
D. 金属烤瓷全冠
E. 桩冠

【答案】A

【解析】固位体固位力大小：全冠＞部分冠＞嵌体。

4. 固位体设计中应注意的问题（了解）

① 提高固位体的固位力的方法。

	提高固位力的方法
全冠	减小内聚角，2°～5°
3/4 冠	邻沟（深 1mm）
嵌体	洞深（≥ 2mm）

② 基牙两端的固位体固位力应基本相等。

若两端固位体的固位力相差悬殊时会发生以下变化：固位力弱的一端松动→基牙与固位体之间出现间隙→粘接材料被唾液溶解→松动端基牙发生继发龋坏，甚至影响牙髓；固位力强的一端受较大殆力→牙周组织损害。

解决办法：提高固位力，在固位力弱的一端增加基牙。

③ 固位体固位力大小应与殆力的大小、桥体的跨度和桥体的曲度相适应：殆力越大，桥体跨度越长，越弯曲，要求固位力越高。因此，有时需增加基牙数目来提高固位力。

④ 固位体之间的共同就位道：基牙倾斜明显，无条件先用正畸治疗复位者可改变固位体的设计，以寻求共同就位道。

⑤ 防止基牙牙尖折裂。

情况	做法
牙冠缺损面积较小	在设计固位体时，应予以一并修复
基牙牙冠有充填物	固位体尽可能覆盖充填物，避免继发龋

续表

情况	做法
充填物为金属，牙齿有活力时	考虑拆除充填物，采用树脂修复，以免固位体与充填物之间产生电位差，刺激牙髓组织
牙冠严重缺损的死髓牙，若牙根稳固	经过彻底的牙髓治疗和根管充填后，可作为桥基牙，在粘固于牙根内的桩核上设计全冠固位体

⑥ 基牙牙冠缺损的固位体设计。

命题趋势 固位体固位力大小为重点掌握内容，以 A1、A2 型题为主。

金题直击

1. 当双端固定桥两端固位力不相等时会引起

A. 一端基牙松动　　B. 一端基牙下沉

C. 一端固位体磨耗　　D. 一端固位体松动

E. 整个固定桥变形

【答案】D

【解析】基牙两端的固位体固位力应基本相等，若相差悬殊，固位力较弱的一端固位体与基牙易松动，应增加基牙数。若两端固位体的固位力相差悬殊时会发生以下变化：

固位力弱的一端松动→基牙与固位体之间出现间隙→粘接材料被唾液溶解→松动端基牙发生继发龋坏，甚至影响牙髓；固位力强的一端受较大殆力→牙周组织损害。所以 D 正确。其他不稳固的情况与固位力不相等无关，排除 A、B、C、E，故选 D。

2. 当双端固定桥两端支持力不相等时会引起

A. 一端基牙松动　　B. 一端基牙下沉

C. 一端固位体磨耗　　D. 一端固位体松动

E. 整个固定桥变形

【答案】A

【解析】基牙两端的固位体支持力应基本相等，若相差悬殊，支持力较弱的一端基牙易松动。

（二）桥体的设计

1. 桥体应具备的条件

① 恢复缺失牙功能。

② 自洁作用要好。

③ 近似缺失天然牙的形态与色泽。

④ 减轻殆力，有利于基牙牙周组织的健康。

⑤ 材料性能。桥体所用材料应有足够的机械强度，化学性能稳定和有良好的生物相容性。

2. 桥体的类型及特点

类型	特点
金属桥体	优点：强度高，在殆龈距离小时使用，咬合紧 缺点：不美观，不适合前牙区
非金属桥体	全塑料桥体：硬度低，化学性能不稳定，易老化变色，对黏膜刺激性大，仅用于制作临时冠 全瓷桥体：硬度大，化学性能稳定，组织相容性好
金属与非金属联合桥体	桥体烤瓷熔附金属桥是临床上应用最为广泛的桥体

3. 桥体设计中应注意的问题

（1）桥体的龈端　①固定桥修复的时间，一般拔牙后 3 个月左右，牙槽突吸收逐渐趋于稳定，可进行固定修复；②桥体龈端的形式，应有利于自洁作用；③桥体龈端与黏膜之间应保持轻接触；④桥体龈端都应高度抛光。

（2）桥体龈面设计

① 接触式桥体。a. 盖嵴式桥体，与牙槽嵴唇颊侧黏膜一小部分呈线性接触。优点：接触面积小。缺点：舌侧空隙大，舌侧食物易滞留，但设计良好仍可使其自洁作用好。适用于上前牙牙槽嵴吸收较多者。b. 改良盖

嵴式桥体，将盖嵴式桥体龈端向舌侧延伸，使唇颊侧接触区扩展至牙槽嵴顶。优点：自洁作用好，患者感觉舒适，上下颌固定桥均可使用。c. 鞍式桥体（临床上少用），桥体龈端骑跨在牙槽嵴顶上。缺点：接触面积大，刺激黏膜，自洁作用差。下颌后牙牙槽嵴顶狭窄时应用。d. 改良鞍式桥体，减少了桥体龈面的接触面积，接触面小于原牙颈部横截面。桥体龈端舌侧部分缩窄，尽量扩展舌侧外展隙，利于自洁。该桥体是最理想的桥体，临床应用较多。优点：外形近似天然牙，美观舒适，自洁作用好，临床多用。e. 船底式桥体，桥体龈端呈船底式与牙槽嵴顶接触。优点：接触面积最小，容易清洁，但桥体下部唇颊舌侧与牙槽嵴间的三角间隙容易滞留食物。缺点：唇颊侧龈缘与邻牙龈缘不协调。只用于下颌牙槽嵴狭窄的病例。

② 悬空式桥体。桥体与黏膜不接触，留有至少 3mm 以上的间隙，此间隙便于食物通过而不积聚，有较好的自洁作用，故称为卫生桥。但悬空式桥体与天然牙的形态差异大，仅适用于后牙缺失，缺牙区牙槽嵴吸收明显的修复病例。

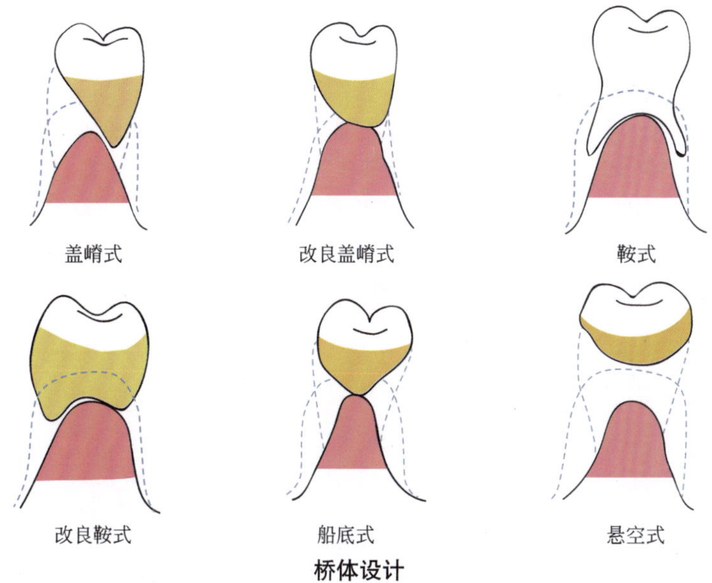

桥体设计

【要点提醒】

分类	特点	适应证
盖嵴式	线性接触，舌侧三角形开放	上前牙牙槽嵴吸收较多者
改良盖嵴式	由线性接触向舌侧延伸	前牙
鞍式	接触面积大，自洁差	临床少用，下颌牙槽嵴狭窄
改良鞍式（球形）	舌侧缩窄 美观舒适，近似天然牙，自洁	后牙
船底式	接触面积最小，容易清洁	下颌牙槽嵴狭窄
悬空式	又称卫生桥 离开黏膜至少 3mm 以上	后牙，牙槽嵴吸收明显

命题趋势 桥体龈端形态为每年必考内容。各个桥体形态的适应证，多会出 B2 型题。

金题直击

1. 上前牙缺隙且牙槽嵴吸收较多，适合的固定桥桥体龈端形态设计的是

A. 鞍式　　B. 改良鞍式

C. 盖嵴式　　D. 船底式

E. 悬空式

【答案】C

【解析】盖嵴式桥体适应证为上前牙牙槽嵴吸收较多者；鞍式桥体适合下颌后牙牙槽嵴顶狭窄时用；船底式桥体只用于下颌牙槽嵴狭窄的病例；悬空式桥体仅适用于后牙缺失，缺牙区牙槽嵴吸收明显的修复病例。

A. 鞍式桥体　　B. 改良鞍式桥体
C. 盖嵴式桥体　　D. 船底式桥体
E. 悬空式桥体
2. 卫生桥的桥体形式是
3. 临床上最常采用的桥体形式是
4. 与牙槽嵴黏膜接触面积最大的
5. 美观效果最差的桥体形式是
【答案】E、B、A、E
【解析】卫生桥留有至少3mm以上的间隙，此间隙便于食物通过而不积聚。改良鞍式桥体是最理想，临床应用较多的桥体。鞍式桥体（临床上少用）龈端骑跨在牙槽嵴顶上，接触面积大，刺激黏膜，自洁作用差。悬空式桥体有空隙因此美观性最差。

（3）桥体的𬌗面

① 桥体𬌗面的形态。应根据缺牙的解剖形态，参照邻牙的磨损程度以及对颌牙的咬合关系来恢复。

② 𬌗面大小。一般要求桥体的颊舌径应略窄于原缺失的天然牙，以减轻𬌗力、减轻基牙的负担。桥体的颊舌径宽度，一般为天然牙宽度的1/2～2/3。如基牙条件差，为减轻基牙的受力，桥体的颊舌径可减少到原天然牙宽度的1/2。缺一牙恢复90%，缺两牙恢复75%，缺三牙50%。

命题趋势 桥体的大小为重要考点，以A1型题为主。

金题直击

桥体的𬌗面面积最小不小于原牙的多少
A. 40%　　B. 50%　　C. 60%
D. 70%　　E. 55%
【答案】B
【解析】缺一牙恢复90%，缺两牙恢复75%，缺三牙50%。

（4）桥体的轴面　①唇颊和舌腭侧的外形突度利于自洁作用；②邻间隙形态尽可能与同名牙一致；③唇颊面颈缘线应与邻牙协调。

（5）桥体的色泽　桥体的颜色、光泽和透明度应与邻牙接近。

（6）桥体的强度

① 材料的机械强度。临床采用的桥体，除非金属桥体外，其余桥体均有金属基底或金属支架，机械强度一般符合固定桥设计要求。

② 桥体金属层的厚度与长度。在相同条件下，桥体挠曲变形量与桥体长度的立方成正比，与桥体厚度的立方成反比。缺牙区近远中间隙大时，应适当加厚桥体金属层，抵抗桥体挠曲。（熟记）

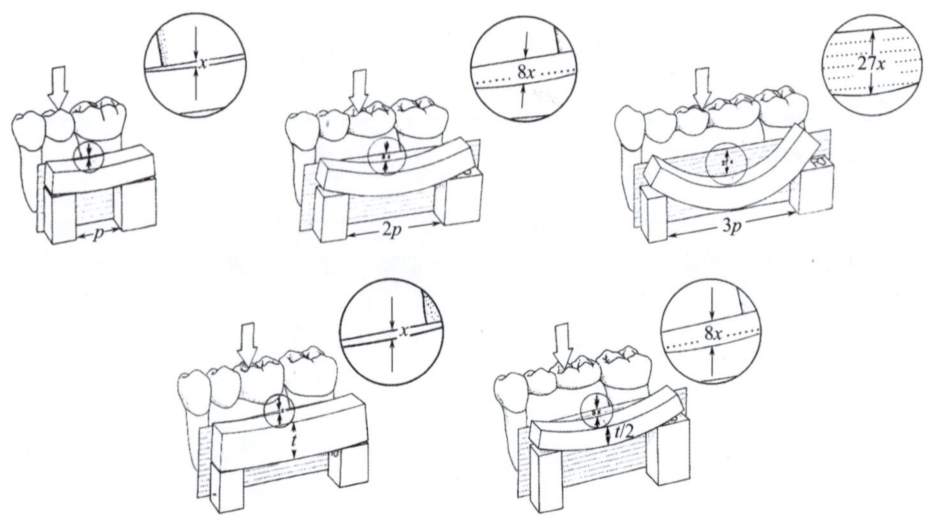

桥体挠曲变形量与长度、厚度的关系

命题趋势 桥体与长度和厚度的关系每年都有 2 ~ 3 分的题，以 A1 型题为主。

金题直击

在同等条件下，若固定桥桥体的厚度增加 1 倍，挠曲变形量为原来的

A. $\frac{1}{8}$　　B. 4 倍

C. 6 倍　　D. 8 倍

E. 10 倍

【答案】 A

【解析】 挠曲变形量与桥体的厚度的立方成反比，增加一倍是变为原来的两倍的意思。因厚度增加挠曲变形量变为原来的$\frac{1}{2^3}=\frac{1}{8}$。

③ 桥体的结构形态　对挠曲变形的影响较大。其中“工”形抗挠曲变形量最强，工形 > 口形 >O 形。

④ 𬌗力的大小　导致挠曲的主要原因是𬌗力。（熟记）

⑤ 减小𬌗力的方法　减小颊舌径；增加或加深加宽食物溢出沟；加大舌外展隙；降低牙尖斜度。

（7）桥体的排列位置

① 缺失牙间隙过宽。缺牙间隙明显大于同名牙，可酌情添加牙齿。

② 缺牙间隙过窄。若前牙缺牙间隙小于同名牙，可通过桥基牙牙体制备时，适当多磨除缺牙区两端近远中面，来加宽间隙；还可将桥体适当扭转或与邻牙重叠，使桥体牙的形态、大小接近同名牙。

③ 可通过调整颊面颊嵴的近远中位置来改善。

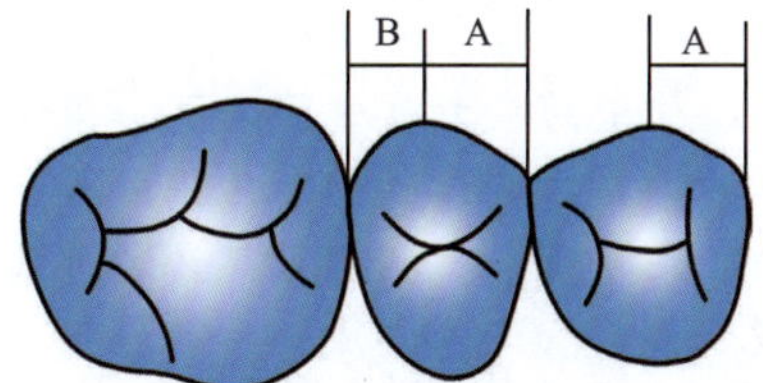

第二前磨牙桥体间隙过小的调整

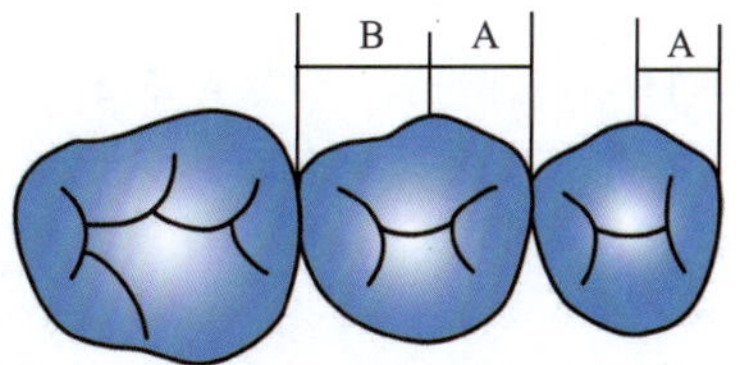

第二前磨牙桥体间隙过大的调整

（三）连接体的设计

1. 固定连接体　是将固位体与桥体完全连接成一个不活动的整体。固定连接体根据制作工艺不同，可分为整铸连接体和焊接连接体。固定连接体要求（熟记）：固定连接体前牙位于中 1/3 偏舌侧，后牙位于中 1/3 偏𬌗面。其截面积不应小于 $4mm^2$（4 ～ $10mm^2$）。

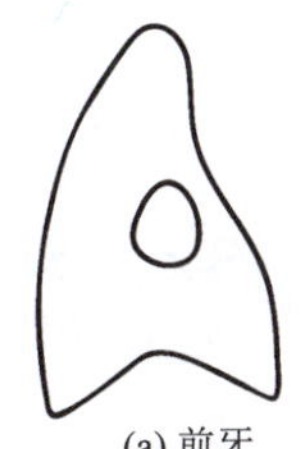
(a) 前牙

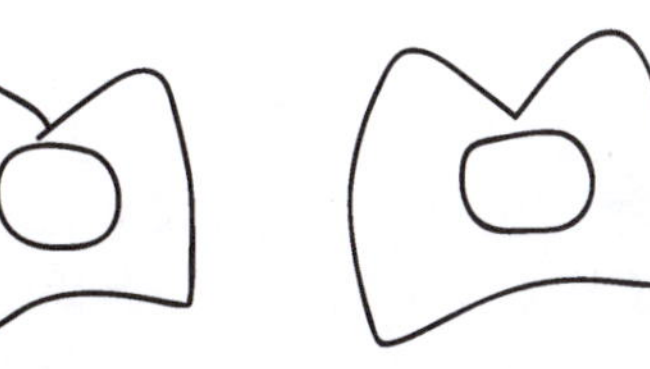
(b) 前磨牙　(c) 磨牙

连接体的位置

2. 活动连接体　是将固位体与桥体通过栓道式连接体的形式相连接。适用于半固定桥的活动连接端，一般用于后牙固定桥。

命题趋势 连接体每年都有一分，其位置和大小为重点掌握内容。

金题直击

1. 下列关于固定连接体的说法正确的是

A. 前牙连接体的位置在中 1/3 偏颊侧　　B. 前牙连接体的位置在中 1/3 偏𬌗方

C. 后牙连接体的位置在颈 1/3 偏𬌗方　　D. 后牙连接体的位置在中 1/3 偏𬌗方

E. 后牙连接体的位置在中 1/3 偏舌侧

【答案】 D

【解析】 固定连接体前牙位于中 1/3 偏舌侧，后牙位于中 1/3 偏𬌗方。

2. 固定连接体与基牙在近中或远中面的接触区面积不应小于

A. 1mm^2　　B. 2mm^2

C. 3mm^2　　D. 4mm^2

E. 5mm^2

【答案】D

【解析】固定连接体与基牙在近中或远中面的接触面积不应小于4mm^2，如小于4mm^2则固位能力大大下降。

3. 减少桥体弯曲变形的措施不包括

A. 选用机械强度高的桥体材料　　B. 加厚桥体金属层

C. 延长桥体长度　　D. 桥体结构设计为“工”形

E. 减轻桥体所受𬌗力

【答案】C

【解析】C桥体长度延长增加了桥体的弯曲度，A机械强度越高挠曲变形越小，B挠曲变形与厚度的立方成反比，D工字形更不容易挠曲变形，E力是挠曲变形的最主要原因，减轻𬌗力挠曲变形也变小。

4. 下列关于固定桥连接体的说法中正确的是

A. 不是固定桥结构中的应力集中区　　B. 为增加强度连接体应向龈端延伸至龈缘

C. 都是整体铸造而成　　D. 连接体的外形应圆钝

E. 连接体的横截面积小于4mm^2

【答案】D

【解析】连接体的外形应圆钝。答案A不是固定桥结构中的应力集中区，说法错误，固定桥结构的应力集中区在连接体处，牙及支持组织的应力集中区在基牙颈周骨皮质处、基牙根尖处、牙槽嵴顶处、旋转中心处。答案B错误，固定桥的连接体位于基牙的近中或远中面，相当于天然牙的邻面接触区，接触区不应过多向龈缘延伸以免造成龈炎。连接体的四周应圆钝和高度抛光，形成正常的唇颊、舌腭外展隙和邻间隙。答案C固定桥连接体分为固定连接体、活动连接体。其中固定连接体的制作工艺可以是整体铸造连接也可以是焊接连接。答案E固定连接体相当于天然牙的邻面接触区，其横截面积为4～10mm^2。

五、不同类型牙列缺损的固定桥的设计（理解）

（一）单个牙缺失

1. 上颌牙缺失

（1）1|缺失　2|支持、固位好，2|1为基牙双端固定桥。1|缺牙间隙大，2|支持力较差，32|1为基牙的固定桥。

（2）2|缺失　31|为基牙的双端固定桥。缺牙间隙小，𬌗力小，3|为基牙的单端固定桥。

（3）3|缺失　正常情况2|支持能力有限，124|双端固定桥。但磨除牙体组织过多也可45|单端固定桥，但必须减轻桥体𬌗力。2|支持条件好，3|间隙较小，24|为基牙双端桥。

（4）4|或5|缺失　53|或者64|为基牙的双端固定桥。其中4|和6|支持力与固位力有一定的差异，必须注意4|的固位体设计。

（5）6|缺失　75|为基牙的双端固定桥是常规设计，但是75|的支持力和固位力有一定的差异，应注意5|固位体的设计。

（6）7|缺失　如果8|存在且牙冠正常，设计86|为基牙的双端固定桥。如果8|缺失，可设计以65|为基牙的单端双基牙固定桥，但对颌必须是黏膜支持式可摘局部义齿。

2. 下颌牙缺失

（1）1|缺失　设计以2|1为基牙的双端固定桥。

（2）2|缺失　1|支持力正常，可设计以31|作基牙的双端固定桥，如果1|的条件差，可在该侧增加基牙，即31|1为基牙。

（3）3|缺失　设计以421|为基牙的双端固定桥。

（4）4|或5|缺失　分别设计以53|或64|为基牙的双端固定桥，4|因牙体形态原因，应注意固位形的设计。

（5）6| 缺失　设计以 75| 为基牙的双端固定桥。如果 7| 近中倾斜移位，可设计半固定桥。

（6）7| 缺失　8| 存在可设计以 86| 为基牙的双端固定桥；8| 不存在可设计以 65| 为双基牙的单端固定桥，但对颌必须是黏膜支持式可摘局部义齿。

（二）两个牙的连续缺失

1. 上颌牙缺失

（1）1|1 缺失　只有在缺牙间隙小，前牙咬合不紧，2|2 的牙冠、牙根、牙周条件好时，可设计以 2|2 为基牙的双端固定桥。如果 2|2 条件差，只有增加 3|3 为基牙，但磨除牙体较多。

（2）21| 缺失　通常可设计以 3|1 为基牙的双端固定桥。

（3）32| 缺失　通常可设计以 41|1 或 541|1 为基牙的双端固定桥。

（4）43| 缺失　可设计以 521| 为基牙的双端固定桥。

（5）54| 缺失　如果 3| 的牙冠条件好，可设计以 63| 为基牙的双端固定桥。

（6）65| 缺失　通常可设计以 743| 为基牙的双端固定桥。

（7）76| 缺失　不宜采用固定桥修复。

2. 下颌牙缺失

（1）1|1 缺失　可设计以 2|2 为基牙的双端固定桥。

（2）21| 缺失　可设计以 3|1 为基牙的双端固定桥。

（3）32| 缺失　可设计以 41|1 为基牙的双端固定桥。

（4）43| 缺失　可设计以 521| 为基牙的双端固定桥。

（5）54| 缺失　可设计以 632| 为基牙的双端固定桥。

（6）65| 缺失　可设计以 743| 为基牙的双端固定桥。

（7）76| 缺失　与上颌牙情况相似，不宜设计固定桥修复。

（三）两个牙的间隔缺失

1. 上颌牙缺失

（1）42| 缺失　可设计以 53| 为基牙的复合固定桥，或设计以 531| 为基牙的复合固定桥。

（2）52| 缺失　最好设计以 64| 为基牙和以 31| 为基牙的两个双端固定桥。

（3）53| 缺失　可设计为以 642| 为基牙的复合固定桥，如果 2| 的条件差，再追加 1| 为基牙，但这种设计需要的基牙多，损伤较大。

2. 下颌牙缺失

（1）42| 缺失　可设计以 531| 为基牙的复合固定桥。

（2）63| 缺失　可设计以 754| 为基牙的复合固定桥。

（四）三个牙或多个牙缺失

1. 牙弓后段的三个牙连续缺失　一般情况下不考虑设计固定桥修复。

2. 上颌 21|1 缺失　可设计以 3|23 为基牙的双端固定桥。

3. 上颌 21|2 缺失　可设计以 3|13 为基牙的双端固定桥。

4. 上颌 21|12 缺失　咬合关系正常，缺牙间隙不大，上颌 3|3 的固位、支持条件好，可设计以 3|3 为基牙的双端固定桥；如果殆力大，3|3 的条件差，应设计以 43|34 为基牙的双端固定桥。

5. 下颌 21|12 缺失　如缺隙不大，下颌 3|3 的固位、支持条件好，可设计以下颌 3|3 为基牙的双端固定桥。

6. 下颌 21|124 缺失　通常可设计以下颌 3|35 为基牙的复合固定桥。

六、固定义齿的治疗步骤

固定义齿的基牙预备原则和要求与全冠、部分冠、嵌体的牙体预备要求基本相同。需要注意以下方面：

① 作为固定桥的固位体，各基牙预备体之间必须有共同就位道。

② 不同的固位体设计需要的基牙预备量，以及不同的牙体龈边缘预备形式。

③ 固位体与桥体由连接体连接，因而在固位体预备时，必须根据连接方式的不同及材料使用的要求留出连接体的空间。

七、固定义齿修复后可能出现的问题和处理（高频考点，熟记问题、原因、表现和处理）

问题	原因	表现和处理
基牙疼痛	咬合早接触	早接触，会使基牙受力过大，产生咬合痛，一般经调改去除早接触点，疼痛可消失
	牙周膜轻度损伤（用力戴入导致）	邻牙牙周膜损伤：邻接过紧 基牙牙周膜损伤：共同就位道略有偏差
	牙髓炎	由于牙体制备量大，马上出现牙髓炎，需拆除固定桥，待牙髓病治疗后再重做修复
	继发性龋	使用一段时间后，基牙出现继发龋进而发展成牙髓炎，需拆除固定桥，待牙髓病治疗后再重做修复
	电位差刺激	消除电位差，消除疼痛
	基牙受力过大	固定桥设计不合理，此时必须摘除固定桥，重做牙列缺损的修复设计
牙龈炎	粘接剂未去净	去净牙间隙内多余粘固剂
	菌斑附着	固位体边缘不贴合或全冠固位体、桥体颊舌侧轴面外形恢复不正确，应重新制作
	龈组织受压	固位体边缘或桥体龈端过长，应磨除
	接触点不正确	接触点位置恢复不正确或接触点松，引起食物嵌塞，引起龈炎，应重做
固定桥松动	基牙负荷过大	桥基牙受力过大，超过所能承受的负荷，应减少压力
	固位体固位力不够	固位体的固位力不够，咀嚼运动中垂直或侧向力作用下，引起固定桥的翘动，使粘固剂破裂，导致固定桥松动，甚至脱落。应重新设计
	牙体固位形差	轴面向内聚过大，甚至将基牙制备成锥形，一般都需拆除，重新制备
	固位体与基牙不密合	需拆除，重新制作
	继发龋	需拆除，充填后重新制作
固定桥破损	瓷层或树脂层牙面破损	连接体折断
	𬌗面破损	需重新制作
固位体、桥体牙面变色	树脂牙面的厚度不够	金属基底表面遮色剂效果不理想
	色素着色	可在口内通过更换桥体牙面，或用光固化复合树脂修补，其他原因引起的固定桥破损，都应拆除后，重新制作或改变修复设计方案

命题趋势 这一节内容基牙疼痛和龈炎为重点，每年2分题以上，以A2型题为主。

金题直击

1. 男，43岁。两年前行固定义齿修复，目前牙齿酸痛。查：6缺失，7、5固定桥基牙，7全冠，5为3/4冠，已松动，牙体无龋坏，原因是

A. 桥体过长　B. 咬合力过大　C. 基牙松动

D. 固位力不等　E. 边缘不密合

【答案】D

【解析】当固定桥两端固位力不等的时候，固位力小的一侧固位体会在反复的力循环作用下松动。

2. 固定桥用力戴入后患者感到基牙胀痛不适的原因为

A. 咬合过度　B. 基牙无共同就位道　C. 桥体龈端接触点过紧

D. 粘固剂过厚　E. 基牙负担加重

【答案】B

【解析】固位体正常试戴无法就位而用力戴入可就位有两种情况：一种是没有共同就位道用力戴入，因为牙齿有一定生理动度，用力后牙齿轴向改变，牙周膜损伤而形成了共同就位道可戴入；另一种情况是接触过紧，用力戴推开了邻牙使邻牙受损。

第四节　可摘局部义齿

可摘局部义齿（RPD）定义：是牙列缺损的修复方法之一，它是利用余留天然牙和义齿所覆盖的黏膜、骨组织作支持和固位，修复一个或多个缺失牙，患者能自行摘戴的一种修复体，由固位体、连接体、基托和人工牙组成。

下颌可摘局部义齿

一、概述

（一）可摘局部义齿的适应证和禁忌证

1. 适应证（适用范围较广）（理解）

① 适用于各种牙列缺损，尤其是游离端缺失者。

② 可作为拔牙创伤未愈合者的过渡性修复。

③ 缺牙并伴有牙槽骨、颌骨和软组织缺损者。

④ 需升高颌间距离以恢复面部垂直距离者。

⑤ 基牙松动不超过Ⅱ度，牙槽骨吸收不超过根长的 1/2，必要时兼做义齿和松动牙固定夹板。

⑥ 腭裂患者需以基托封闭裂隙者。

⑦ 不能耐受固定义齿修复时磨除牙体组织的或主动要求做可摘局部义齿修复者。

⑧ 特殊需要，如化妆义齿。

2. 禁忌证（熟记）

① 缺牙间隙过小，义齿强度不够。

② 基牙呈锥形，固位形态过差，义齿不能获得足够的固位力。

③ 精神病、癫痫或生活不能自理的患者，患者易将义齿误吞。

④ 口腔黏膜溃疡经久不愈者，因为某种原因严重的龋病和牙周病未得到治疗控制者。

⑤ 对义齿材料过敏者或对义齿异物感明显又无法克服者。

（二）可摘局部义齿的优缺点

1. 优点　制作时磨除牙体组织少；便于洗刷，能够较好地保持口腔清洁；易于加补零件及修理，如增添人工牙、卡环、基托，基托不密贴时进行衬垫及基托折断的修理等。由于制作塑料胶连式义齿所需设备简单，制作方法较简便，费用较低，仍被广泛采用，如作为即刻义齿、过渡义齿应用。

2. 缺点　与固定义齿相比，可摘局部义齿的体积大，部件多，初戴时患者常有异物感，有的影响发音，甚至引起恶心，且固位效果和咀嚼效能不如固定义齿好。

（三）可摘局部义齿的类型及支持方式

按义齿的支持组织不同分为牙支持式、混合支持式、黏膜支持式。

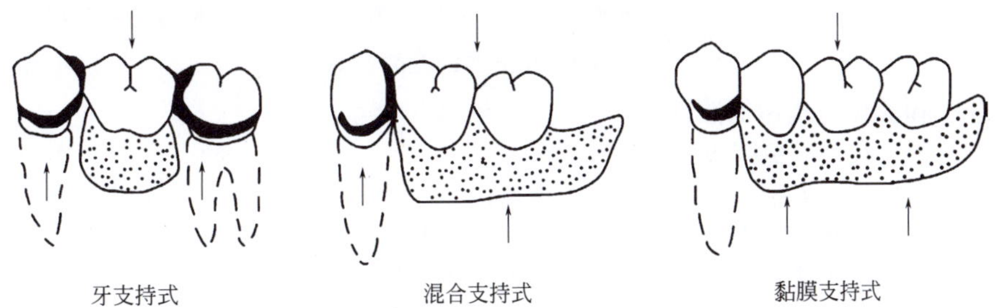

可摘局部义齿的支持方式

【要点提醒】

分类	有无𬌗支托	支持组织	适用
牙支持式	有	天然牙	少数牙缺失或缺牙间隙小，且基牙稳固者
混合支持式	有	天然牙和黏膜	各类牙列缺损，尤其是游离端缺失者
黏膜支持式	无	黏膜	多数牙缺失，余留牙松动

牙支持式和黏膜支持式的区别：有无𬌗支托。

二、牙列缺损及可摘局部义齿的分类

（一）牙列缺损的 Kennedy 分类

1. Kennedy（1925 年）根据牙列缺损者缺隙所在部位，结合可摘局部义齿鞍基与基牙之间的关系，将牙列缺损分为以下四类。（熟记）

（1）第一类　义齿鞍基在两侧基牙的远中，远中为游离端，即双侧游离端缺牙。

（2）第二类　义齿鞍基在一侧基牙的远中，远中为游离端，即单侧游离端缺牙。

（3）第三类　义齿鞍基在一侧，鞍基前后都有基牙。

（4）第四类　义齿鞍基位于基牙的前面，越过中线的前部缺牙，基牙在缺隙的远中。

注意第四类不可能有亚类，要是有亚类就不能算第四类。

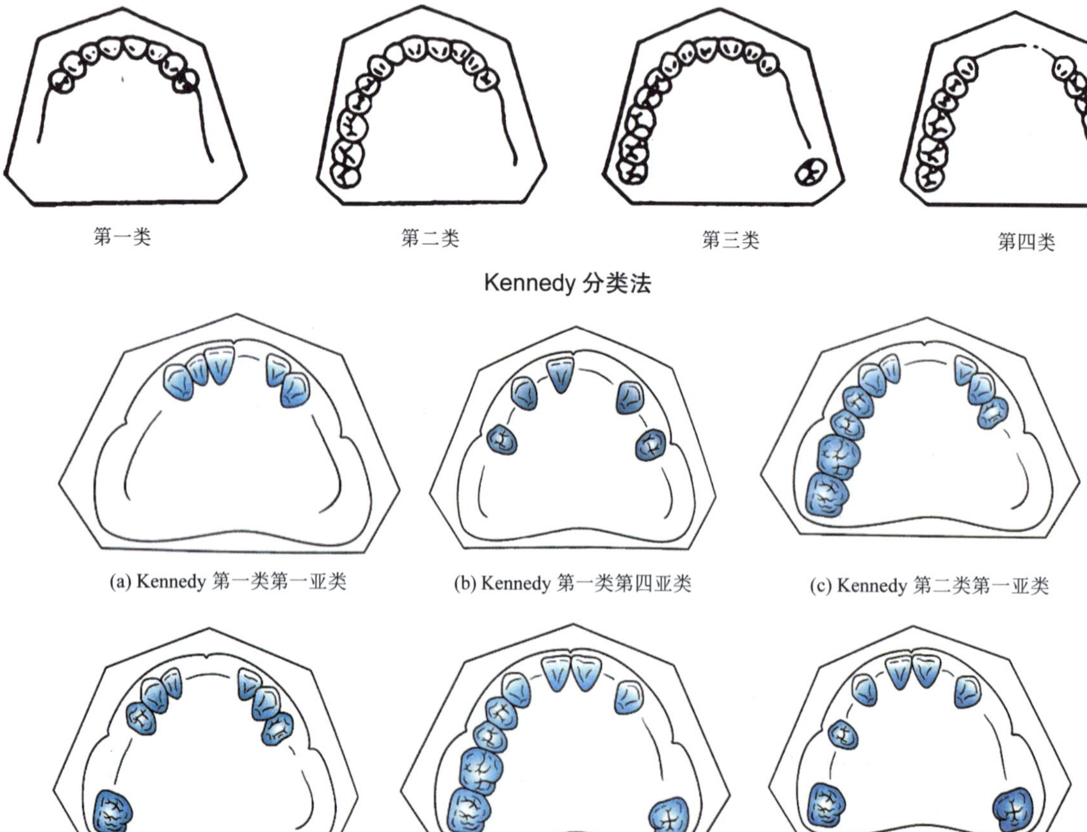

第一类　第二类　第三类　第四类

Kennedy 分类法

(a) Kennedy 第一类第一亚类　(b) Kennedy 第一类第四亚类　(c) Kennedy 第二类第一亚类

(d) Kennedy 第二类第二亚类　(e) Kennedy 第三类第二亚类　(f) Kennedy 第三类第四亚类

Kennedy 分类的亚类

2. 牙列缺损的 Kennedy 分类遵循法则

① 分类应在拔牙后进行，以免因拔牙影响分类。

② 如果第三磨牙存在且作为基牙，则分类时应考虑。

③ 如果第二磨牙或第三磨牙缺失而不修复，则分类时不考虑。

④ 以最后部的缺隙为主要缺隙来决定分类，第四类无亚类。

⑤ 除主要分类以外的其他缺隙以其数目命名为亚类，不考虑缺隙长度。

Kennedy分类法则速记

（1）先确定主类，标准顺序一二三四
（2）再确定亚类，除主缺隙，每增加一个缺隙算一个亚类
（3）拔牙后分类
（4）关于第三磨牙的原则：能用就算，不能用不算
（5）不修复不算缺失
（6）以最后部的缺隙为主缺隙

命题趋势 多以 A1、A2、B1 型题出现。需理解定义并灵活运用，熟练掌握 Kennedy 分类原则，历年常考。

金题直击

1. Kennedy 三类缺损者的义齿一般为

A. 牙支持式

B. 黏膜支持式

C. 混合支持式

D. 黏膜支持式或混合支持式

E. 不确定

【答案】A

【解析】牙支持式义齿两端基牙上均放置殆支托和卡环，义齿的牙殆力主要由天然牙承担；适用于少数牙缺失，或缺牙间隙小，缺隙两端均有基牙，且基牙稳固者；适用于 Kennedy 三类缺损者的义齿。

2. 不符合黏膜支持式可摘义齿设计要求的是

A. 尽量扩大基托伸展范围

B. 采用耐磨的瓷牙

C. 减小人工牙牙尖斜度

D. 加深食物排溢沟

E. 尽量减轻牙槽嵴负担

【答案】B

【解析】黏膜支持式义齿的设计要点：减轻支持组织的负担。耐磨的瓷牙硬度大，咬合冲击力大，会增加支持组织的负担，应选择塑料人工牙。

（二）可摘局部义齿的 Cummer 分类

Cummer 分类是根据可摘局部义齿直接固位体（主要是起支点作用的支托）的连线与牙弓的位置关系，分为四类。固位体的连线称支点线或卡环线（支托线）。

根据义齿固位体的连线与牙弓的位置关系分四类。

第一类：支点线斜割牙弓，即斜线式。

第二类：支点线横割牙弓，即横线式。

第三类：支点线在牙弓的一侧，成前后方向，即纵线式。

第四类：支点线呈多边形，即平面式。

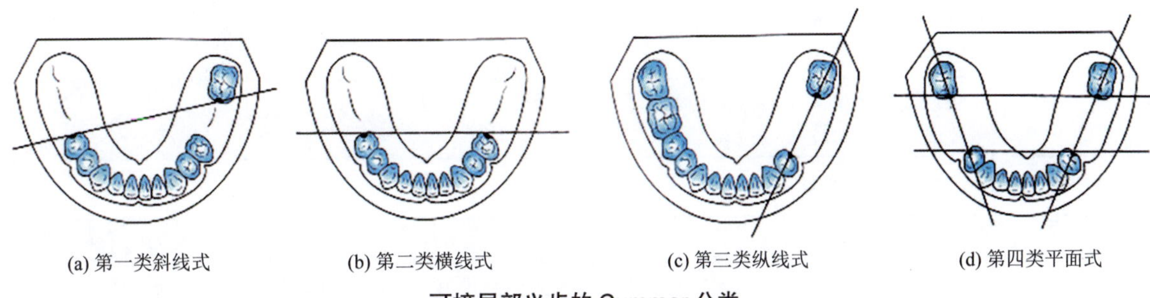

可摘局部义齿的 Cummer 分类

命题趋势　多以 A1 型题出现。需理解定义并灵活运用，熟练掌握支点线分类及定义。

金题直击

1. 支点线是指

A. 两个固位体的连线

B. 两个主要基牙上直接固位体上殆支托的连线

C. 两个基牙的连线

D. 两个主要基牙的连线

E. 两个卡环的连线

【答案】B

2. 基牙在牙弓上的位置，最有利于义齿稳定的是

A. 支点线成直线形

B. 基牙位于牙弓后端

C. 支点线成平面形

D. 基牙集中

E. 基牙位于牙弓一侧

【答案】C

【解析】基牙在牙弓上的位置，最有利于义齿稳定的是支点线成平面形。

三、可摘局部义齿的组成及其应用

可摘局部义齿的组成：人工牙、基托、固位体、连接体

（一）人工牙

人工牙是义齿代替缺失牙，建立咬合关系，恢复咀嚼功能和外形的部分。

1. 人工牙的作用 替代缺失的天然牙以恢复牙列的完整性，恢复咀嚼功能，辅助发音，恢复牙列外形和面型，防止余留牙伸长、倾斜、移位及咬合关系发生紊乱。

2. 人工牙的选择 包括颜色、形状、大小和种类等项，应根据口腔的具体情况选用。

（1）选择人工前牙的原则 ①前牙应选颜色、形状、大小与口腔余留牙近似的人工牙；②人的脸部侧面外形弧度有凸形、凹形和直线形三种，人工牙的唇面应与之相称，否则会显得不自然；③颜色应与患者的肤色、年龄相称，选色时要考虑颜色的色调、彩度、光亮度和透明度，否则义齿戴入口中就易被看出。天然牙的颜色和年龄有关，常随年龄增长而逐渐变暗，磨耗增加，这些都应在人工牙上体现出来，看起来就较为自然。

（2）选择人工后牙的原则 ①人工后牙的颊舌侧宽度比天然牙的颊舌侧宽度略小，以减小支持组织的负荷；②与邻牙颜色一致。

（3）与天然牙牙尖斜度适应 人工牙要依照对颌牙的磨耗特点、抗折性选择，并易于调改。尽量选用硬度大的、耐磨损的硬质树脂牙或与牙釉质硬度、磨耗性能相近的瓷牙及铸造金属牙。

（4）旧义齿可作为选择瓷牙或塑料牙的参考。

3. 人工牙的种类

（1）按材料分类

分类	特点	适用
瓷牙	硬度大，美观 但脆性大，比塑料牙重	牙槽嵴丰满，颌间距离正常者 对颌牙健康者，很少用
塑料牙	与基托结合好，有韧性，较轻 但硬度差，易变色	大多数局部义齿
金属舌面牙	金属硬度大，能承担较大的𬌗力，不易磨损和折裂，但是难以磨改调𬌗	咬合紧，𬌗力大

（2）按𬌗面形态分类（熟记度数）

分类	牙尖斜度	特点
解剖式牙	为30°～33°	上下牙尖窝锁结关系很好，功能较强，侧向力大，对牙槽嵴损伤大
非解剖式牙 （又称无尖牙）	为0°	𬌗面有溢出沟，侧向力小，对牙槽嵴损伤小
半解剖式牙	牙尖斜度约20°	上下颌牙间有一定的锁结结构

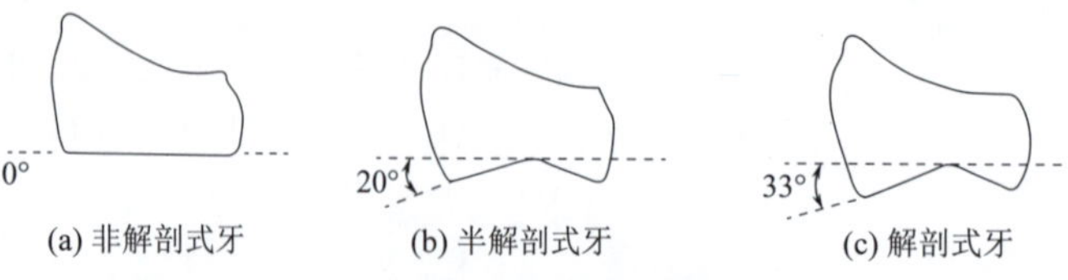

人工牙的三种𬌗面形态

（二）基托

义齿基托是可摘局部义齿的一部分，使人工牙与义齿相连接。其组织面与口腔黏膜接触，其磨光面暴露于口腔。

1. 基托的功能（熟记）

基托与黏膜之间存在唾液，两者之间有吸附力；基托与基牙及邻近牙接触可以形成抵抗义齿位移的力量，也有防止义齿翘动的间接固位作用。

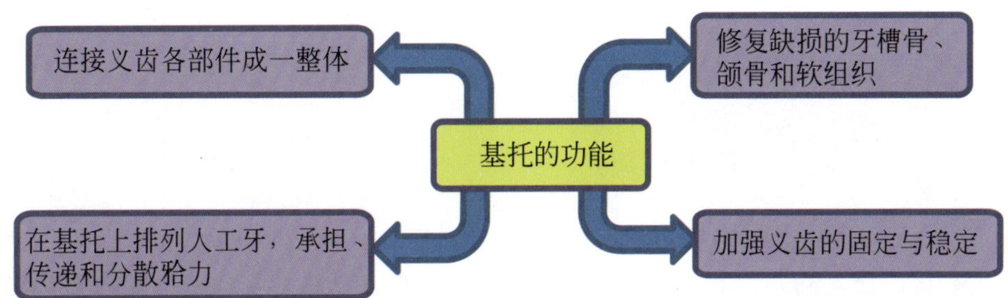

2. 基托的种类　按材料可分为以下三种。

（1）塑料基托　色泽美观，近似黏膜，操作简便，价廉，重量轻，便于修补和衬垫。但坚韧度差，受力大时基托易折裂；温度传导作用差，且不易自洁。

（2）金属基托　由金属铸造或锤造而成，多用铸造法制作。强度较高，不易折裂；体积小且薄，患者戴用较舒适，温度传导作用好。但操作较复杂，需要一定的设备，而且修理和加补人工牙、卡环较困难。

（3）金属网加强塑料基托　兼有金属、塑料基托的优点，在基托应力集中区放置金属网状物，增加塑料基托的坚固性。

命题趋势　多以 A1、A3 型题出现。需理解记忆基托相关的基础知识。

金题直击

在塑料基托中，为增加基托抗折性能，金属网状物应放置在

A. 基托最薄处　　B. 基托最厚处　　C. 基托应力集中区

D. 基托最窄处　　E. 牙槽嵴处

【答案】C

【解析】金属网加强塑料基托兼备金属、塑料基托的优点，对基托易发生折裂的应力集中区和几何薄弱区进行加强，放置金属网状物。

3. 制作基托的要求

（1）基托的伸展范围　①上颌后牙游离端义齿基托后缘应伸展到翼上颌切迹，远中颊侧应盖过上颌结节，后缘中部应到硬软腭交界处稍后的软腭上。②下颌后缘应覆盖磨牙后垫的 1/2 ～ 2/3。

（2）基托厚度　塑料基托一般厚 2mm，铸造金属基托厚约 0.5mm。

（3）基托与天然牙的关系　缺牙区基托不应进入基牙邻面倒凹区，腭（舌）侧基托边缘应与天然牙轴面的非倒凹区接触，前牙区基托边缘应在舌隆突上，并与之密合，但对牙齿应无压力。近龈缘区基托要做缓冲，以免压迫龈组织，并有利于取戴。

命题趋势　多以 A1 型题出现。需理解记忆基托相关的基础知识。

金题直击

以下关于可摘局部义齿基托与天然牙关系的表述中，正确的是

A. 基托可进入基牙邻面倒凹区　　B. 前部基托边缘不应位于舌隆突上

C. 基托应与牙面密合，对牙齿有一定的压力　　D. 基托近龈缘处要做缓冲

E. 基托应与牙面轻微离开，不对牙齿形成任何压力

【答案】D

【解析】基托应与余留天然牙邻面和舌面的非倒凹区之间密合而无间隙，既有利于义齿的固位和稳定，又能避免食物嵌塞。基托不应进入基牙邻面和余留牙舌面倒凹区。前牙舌腭侧基托边缘应远离前牙舌侧龈缘，应位于舌隆突上，并与之密合。

（4）基托与黏膜的关系　应密合而无压迫。

（5）基托磨光面外形　上下颌前部基托相当于牙根的位置，形成隐约可见的牙根长度和突度。后部的颊、腭和舌侧由牙至基托边缘应形成凹面形，有利于义齿的固位。

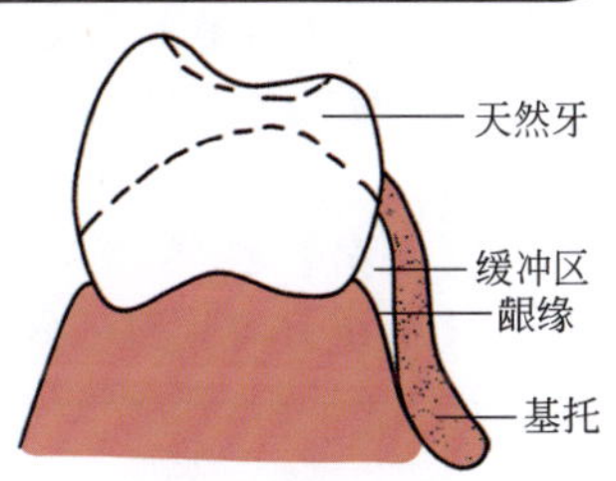

基托与黏膜的关系

命题趋势　多以 A1 型题出现。

金题直击

可摘局部义齿中起连接、稳定与固位作用的部分是

A. 固位体　　B. 人工牙　　C. 基托

D. 大连接体　　E. 小连接体

【答案】C

【解析】基托有连接义齿各部件成一整体和加强义齿的固位与稳定等作用，故 C 正确。固位体的作用是固位、稳定、支持，故 A 错误；人工牙是义齿代替缺失牙建立咬合关系，恢复咀嚼功能和外形的部分，故 B 错误；大小连接体可将义齿的各部分连接在一起，同时有传递和分散𬌗力的作用，故 D、E 错误。

（三）固位体

固位体是可摘局部义齿用于抵抗脱位力作用，获得固位、支持与稳定的重要部件。

1. 固位体的功能　有固位、稳定、支持三种作用。

2. 固位体必须具备的条件（理解）

① 有一定固位力，能保证义齿在正常咀嚼功能状态下不致脱位。

② 非功能状态时，对基牙不应产生静压力（矫治力）。

③ 取戴义齿时，对基牙应无侧方压力，不损伤基牙。

④ 符合美观要求，尽量少显露金属，尤其前牙区。

⑤ 不损伤口内的软硬组织。

⑥ 不易存积食物，以免造成余留牙龋坏和牙周炎症。

⑦ 固位体的颊、舌臂和各固位体间，尽量有交互对抗作用。

⑧ 应尽量避免在口内使用不同种类的金属，以免产生电流作用。

3. 固位体的种类　按其作用不同可分为直接固位体和间接固位体两种。

（1）直接固位体　主要是卡环。将卡环置于基牙的倒凹区，利用卡环的弹性起固位作用。

（2）间接固位体　连续卡环、金属舌、腭板、延伸基托、附加卡环等。

① 间接固位体的作用：防止义齿翘起、摆动、旋转、下沉。主要是防止游离端义齿𬌗向脱位（翘起）；对抗侧向力，防止义齿摆动（摆动）；起平衡作用，以防止义齿旋转（旋转）；分散𬌗力，减轻基牙及支持组织的负荷。

② 间接固位体与支点线的关系：支点线到游离端基托远端的垂直距离最好等于或大于支点线到间接固位体的垂直距离。间接固位体应放在支点线对侧。间接固位体距支点线的垂直距离愈远，对抗转动的力愈强。力 × 力臂 = 力矩，力臂越长，产生的力矩越大，所起的平衡作用也越好。远中游离端义齿的间接固位体应放置在前牙的舌隆突上，若远中游离端缺牙多，从间接固位体到支点线的垂直距离不可能远时，可用前牙区多基牙的联合支持，共同发挥间接固位作用。

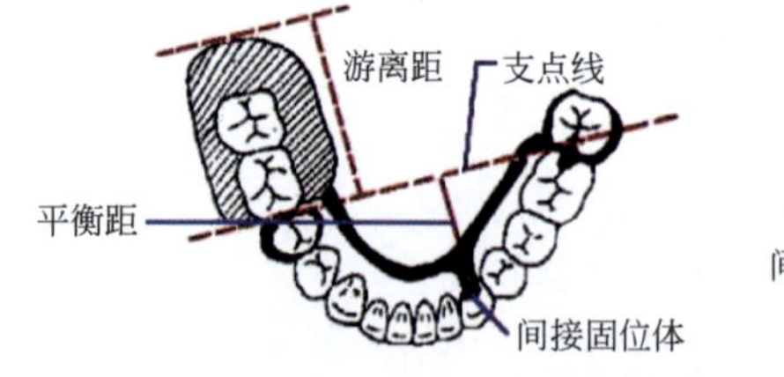

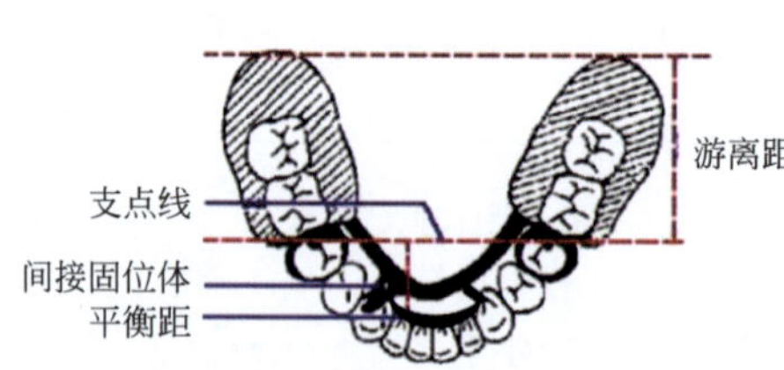

间接固位体与支点线的关系

命题趋势 多以 A1、A3 型题出现。

金题直击

间接固位体与支点线关系最好的是

A. 与义齿游离端在支点线两侧，并远离支点线　　B. 与义齿游离端在支点线同侧

C. 靠近支点线　　D. 在支点线上

E. 利于美观

【答案】A

【解析】间接固位体位置是要放在支点线的对侧，并尽量远离支点线。

4. 卡环型直接固位体

（1）以三臂卡环为例，介绍各组成部分的作用。

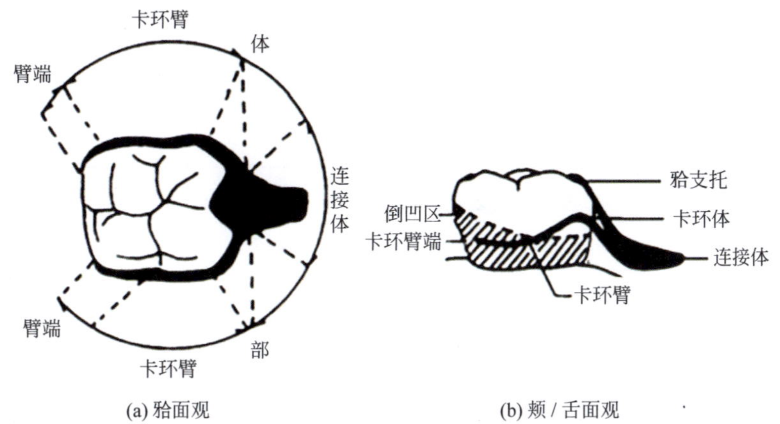

(a) 殆面观　　(b) 颊 / 舌面观

典型卡环的构造及其在基牙上的位置

部分	位置	作用
卡环臂	卡环臂尖位于倒凹区	固位：防止殆向脱位
	卡环臂起始部分较坚硬，位于非倒凹区	稳定：防止侧向移位
卡环体	为连接卡环臂、殆支托及小连接体的坚硬部分，位于非倒凹区	稳定和支持：防止侧向和龈向移位
殆支托	卡环伸向基牙殆面	支持作用，防止义齿龈向移位 传导殆力 防止食物嵌塞 恢复咬合关系 稳定义齿

① 殆支托的位置。

最常见：近远中边缘嵴上	
咬合过紧而不易获得殆支托位置时	上颌磨牙颊沟处 下颌磨牙舌沟处
切牙	切缘上
尖牙	舌隆突上

② 殆支托与基牙长轴的关系。（熟记角度）殆支托凹底应与基牙长轴垂直；与基牙长轴垂线呈 10°（前磨牙），20°（磨牙）；与基牙长轴呈 100°（前磨牙），110°（磨牙）。

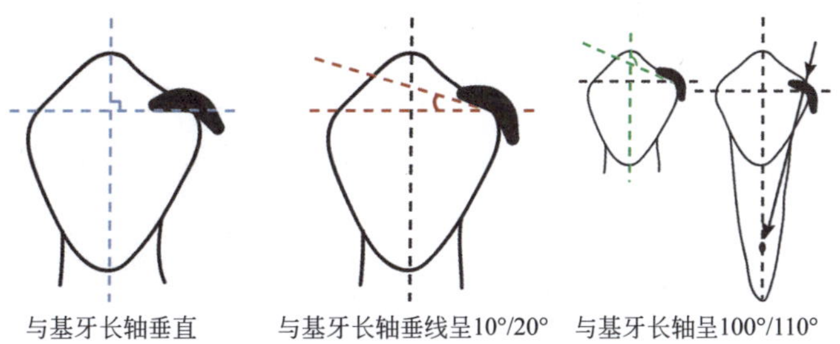

与基牙长轴垂直　　与基牙长轴垂线呈10°/20°　　与基牙长轴呈100°/110°

殆支托与基牙长轴的关系

③ 殆支托的大小、形状。

项目	铸造殆支托
形状	圆三角形；球凹关系
厚度	1 ～ 1.5mm

续表

项目	铸造𬌗支托	
大小	磨牙	长度：近远中径的 1/4 宽度：颊舌径的 1/3
	前磨牙	长度：近远中径的 1/3 宽度：颊舌径的 1/2

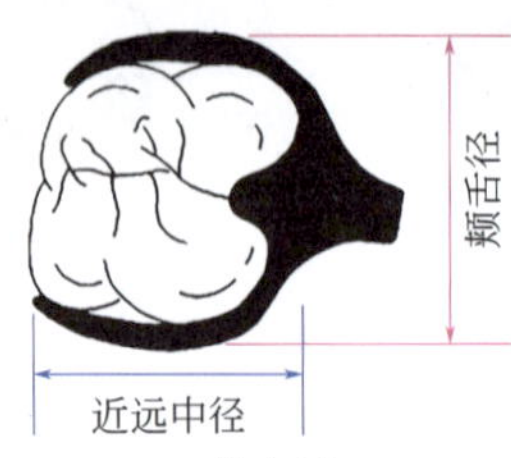

𬌗支托

若无铸造条件，可用扁的 18 号不锈钢丝做支托，厚 1mm，宽 1.5mm，长 2mm。

命题趋势 多以 A1 形式出题，常考𬌗支托的长度和宽度，数字类形式考题较多见。

金题直击

铸造𬌗支托长度为

A. 双尖牙近远中径的 1/4　　B. 双尖牙近远中径的 1/2　　C. 磨牙近远中径的 1/2

D. 磨牙近远中径的 1/3　　E. 磨牙近远中径的 1/4

【答案】 E

【解析】 铸造𬌗支托应薄而宽，呈匙形，颊舌宽度约为磨牙颊舌径的 1/3 或前磨牙颊舌径的 1/2。其长度约为磨牙近远中径的 1/4 或前磨牙近远中径的 1/3，厚度为 1 ～ 1.5mm。

（2）直接固位体（卡环）的种类

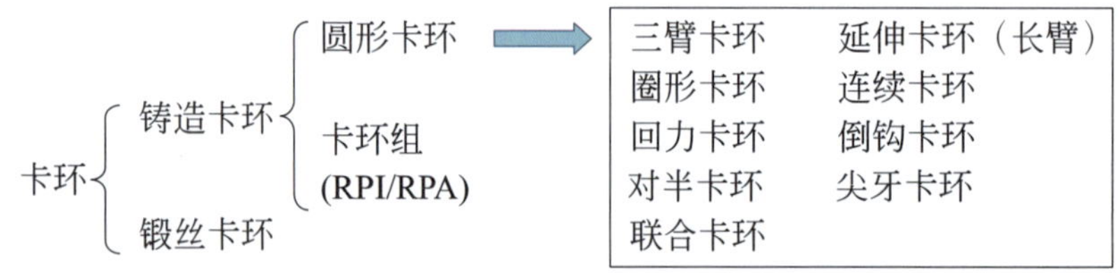

（3）铸造卡环——纵向固位力强

① 圆环形卡环。包绕基牙的 3 个轴面和 4 个轴面角，故名圆环卡环，又称 Aker 卡环。此类卡环适用于健康的、牙冠外形好的基牙上。固位、支持和稳定作用均好。

a. 三臂卡环。卡环由颊、舌两个卡环臂和𬌗支托组成，包绕基牙的 3 个和 4 个轴面角，小连接体和𬌗支托连接。适用于牙冠外形好，无明显倾斜的基牙。应用最为广泛，卡环的固位、支持和稳定作用均好。

b. 圈形卡环。铸造的圈形卡环多用于远中孤立的磨牙上，上颌磨牙向近中颊侧倾斜、下颌磨牙向近中舌侧倾斜者。铸造的圈形卡环多采用近远中两个𬌗支托，在非固位卡臂一侧的两个支托之间放置辅助固位臂，防止圈形卡环弯曲变形。圈形卡环臂的尖端在上颌磨牙的颊侧和下颌磨牙的舌侧；锻丝圈形卡环只有近中一个𬌗支托，卡环臂长无辅助臂因此易变形。

命题趋势 多以 A2、A3 型题出现，卡环考试主要方向是其适应证及相关作用。

金题直击

铸造圈形卡环远中𬌗支托的作用是

A. 恢复咬合接触　　B. 防止食物嵌塞　　C. 防止基牙倾斜

D. 防止𬌗向脱位　　E. 间接固位作用

【答案】 C

【解析】 铸造的圈形卡环可以有近中和远中两个𬌗支托，使牙的近远中受力较均衡，所以远中𬌗支托可以防止基牙近中倾斜。

c. 回力卡环（反回力卡环）。卡环臂尖端位于基牙的唇（颊）面倒凹区，绕过基牙的远中邻面与𬌗支托相连接，再转向舌面的非倒凹区，在基牙近中舌侧通过小连接体与腭（舌）杆相连。反回力卡环：卡环臂尖端位于基牙舌面倒凹区时，与远中𬌗支托相连，转向近中颊侧通过小连接体与基托相连者称反回力卡环；适用于后牙游离端缺失，基牙为前磨牙或尖牙，牙冠较短或为锥形牙；作用为减轻基牙的负荷，起应力中断的作用。

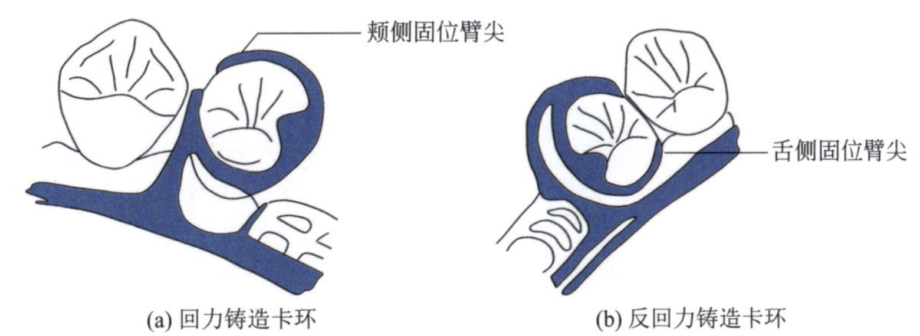

(a) 回力铸造卡环　(b) 反回力铸造卡环

回力铸造卡环、反回力卡环

命题趋势 多以 A1、A2、A3 型题出现，卡环考试主要方向是其适应证及相关作用。

金题直击

具有应力中断作用的卡环是

A. 三臂卡环　B. 联合卡环
C. 对半卡环　D. 连续卡环
E. 回力卡环

【答案】E

【解析】回力卡环的远中𬌗支托不与基托直接相连，产生应力中断的作用。

d. 对半卡环。由颊、舌侧两个相对的卡环臂和近、远中𬌗支托组成。临床上常用舌侧基托代替舌侧卡环臂，起对抗臂作用，适用于前后有缺隙、孤立的前磨牙或磨牙上。

e. 联合卡环。由两个卡环通过共同的卡环体连接而成。适用于牙弓单侧缺牙，对侧基牙牙冠短而稳固，相邻两牙之间有间隙或有食物嵌塞的情况。联合卡环还可用于防止食物嵌塞。

命题趋势 多以 A1、A2、B1 型题出现，卡环考试主要方向是其适应证及相关作用。

金题直击

基牙牙冠较短，两邻牙间有食物嵌塞时可设计

A. 对半卡环　B. 联合卡环
C. 回力卡环　D. 长臂卡环
E. 环形卡环

【答案】B

【解析】联合卡环体位于相邻两基牙的外展隙，并与伸向𬌗面的𬌗支托相连接。适用于单侧缺牙，基牙牙冠短而稳固，或相邻两牙之间有间隙者。联合卡环还可用于防止食物嵌塞。

f. 延伸卡环（长臂卡环）。将卡环臂延伸到近缺隙侧邻近牙齿的倒凹区以获得固位和夹板固定作用，用于松动或牙冠外形差的基牙。

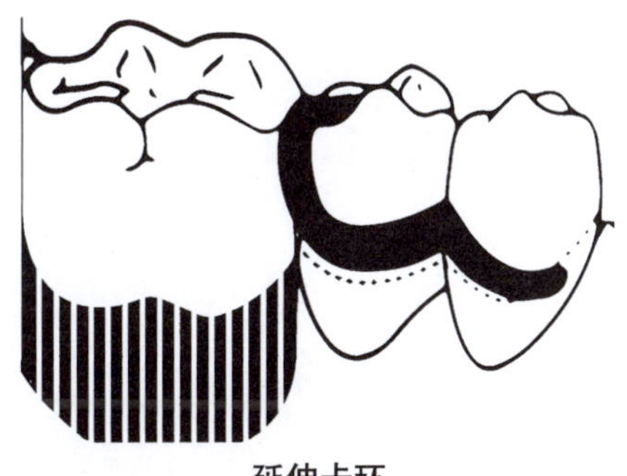

延伸卡环

命题趋势 多以 A1、A2、B1 型题出现，卡环考试主要方向是其适应证及相关作用。

金题直击

延伸卡环适用于

A. 前磨牙或尖牙作为末端基牙的游离端缺失

B. 松动基牙或基牙外形差，无足够固位力

C. 孤立的前磨牙或磨牙，前后均有要修复的缺隙

D. 牙冠外形好，无明显倾斜的基牙

E. 相邻的两个基牙邻殆面有间隙

【答案】B

【解析】延伸卡环适用于松动或牙冠外形差的基牙，作用是对松动牙有夹板固定的保护作用。卡臂尖在近缺隙基牙的邻近牙的倒凹区。

g. 连续卡环。分为铸造和锻丝两种类型。

• 铸造连续卡环。位于两个或两个以上的基牙上，具有独立不相连的颊侧固位臂，舌侧固位臂则在末端相连并与舌侧导线平齐。

• 锻丝连续卡环。不锈钢丝弯制连续卡环常放置在前牙区或后牙区。此卡环无游离臂端，借卡环臂的中间部分弹性较大处进入基牙倒凹区，其余部分与观测线平齐，卡环体通过外展隙延伸至舌侧，埋入基托内。多用于牙周夹板，放置在两个以上的余留牙上。

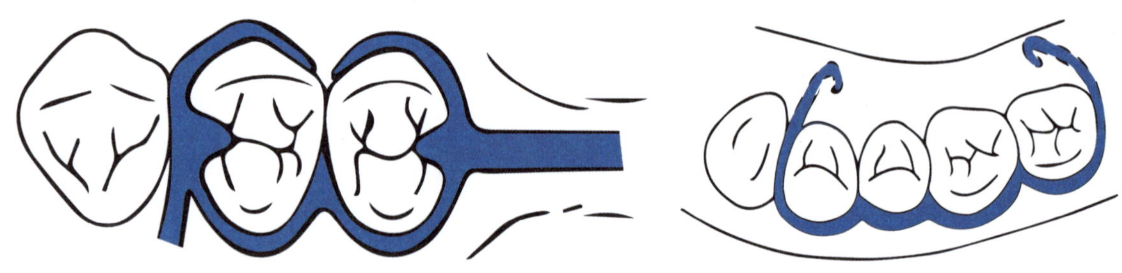

连续卡环

h. 倒钩卡环（Ⅱ型卡环）。当有组织倒凹区无法使用杆形卡环时，更为常用。用于倒凹区在殆支托的同侧下方的基牙。

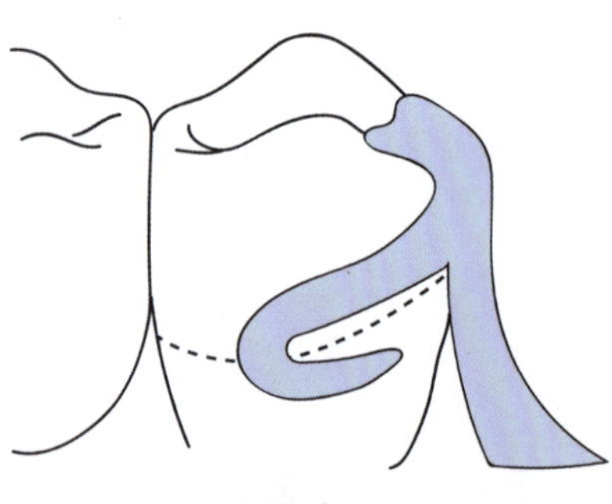

倒钩卡环

命题趋势 多以 A1、A2、B1 型题出现，卡环考试主要方向是其适应证及相关作用。

金题直击

倒钩卡环适用于

A. 前后均有缺隙的孤立前磨牙或磨牙

B. 缺隙侧松动天然牙的邻近基牙

C. 基牙牙冠短而稳固，相邻两牙之间有间隙或有食物嵌塞

D. 倒凹区在殆支托同侧下方的基牙

E. 最后孤立的磨牙

【答案】D

【解析】当有组织倒凹区无法使用杆形卡环时，倒钩卡环更为常用。用于倒凹区在殆支托的同侧下方的基牙。

i. 尖牙卡环　专用于下颌尖牙上。特点：近中切支托，卡环臂尖位于近中倒凹区。

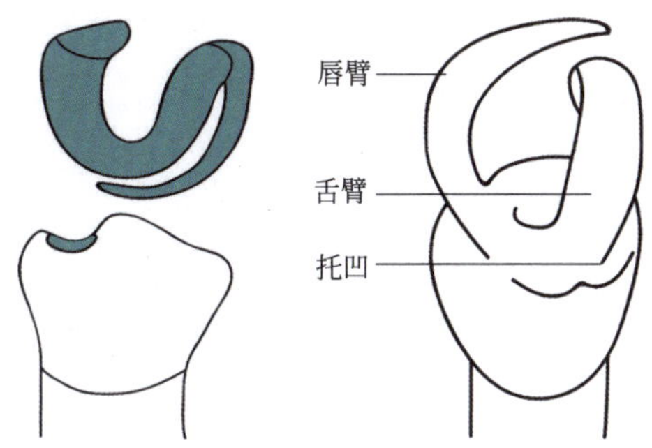

尖牙卡环

② 杆形卡环（Roach 卡环） 是由 Roach（1934 年）提出的，故又名 Roach 卡环。这种卡环是从义齿基托中伸出，经龈组织到达牙冠唇颊面的突点以下，其固位作用是由下向上呈推型固位，亦称之为推型卡环。杆形卡环有相对独立的颊侧臂和舌侧臂，包绕基牙约 1/4。卡环臂是从基托的金属支架、基托内的固位网或大、小连接体伸出，经牙龈到基牙的倒凹区而成 T 字形连接，适用于后牙游离端缺失的基牙。这种卡环固位作用好，但稳定作用差。

杆形卡环的设计：从唇颊侧基托出来，沿龈缘下方 3mm 平行向前，直角转弯进入倒凹区，深度 0.25mm，杆的末端 2mm 与牙面接触。

杆形卡环有各种变异。临床常用的有 I 型杆卡和变异杆卡如 U 形、T 形、L 形、C 形等卡环。变异杆卡环又称分臂卡环。

杆形卡环主要优点是弹性好，与基牙的接触面积小，推型固位作用强，对基牙的损伤小，美观，基牙可保持生理运动。

③ 组合式铸造卡环。

a. RPI 卡环组　RPI 卡环组由近中𬌗支托、远中邻面板、颊侧 I 杆三部分组成，常用于远中游离端义齿。经临床应用，效果良好。

近中𬌗支托：可减少基牙所受的扭力，近中𬌗支托的小连接体还有对抗的作用。

邻面板：防止义齿脱位，增强义齿的固位力。防止食物积存，有利于美观，.可以控制义齿的就位道，同时还与卡环臂有拮抗作用。

I 杆：与基牙接触面积小，对基牙的损伤小，固位作用好，美观。

RPI 卡环组优点：义齿受力后，I 杆离开牙面，邻面板也移向倒凹区，可以减小对基牙的扭力。近中𬌗支托的小连接体和邻面板，可保证必须的对抗作用，因此不需舌侧对抗臂，患者感觉舒适，舌面龈组织没有基托覆盖，可受到生理性刺激。I 型卡环臂与牙的接触面积，美观，产生龋病和牙周病的机会少。义齿受力时，近中𬌗支托对基牙的扭力比远中𬌗支托小，对基牙的远中龈组织不产生挤压作用。

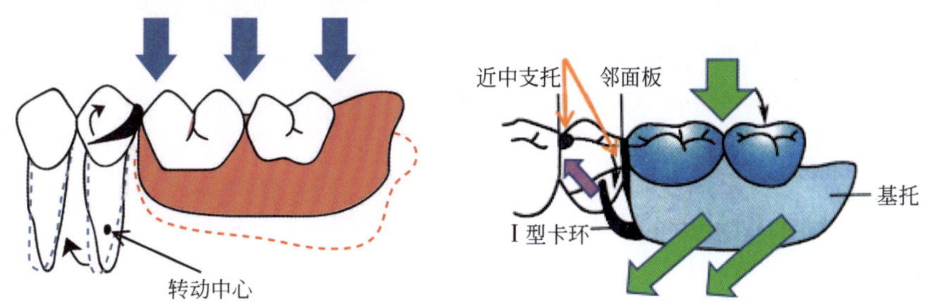

RPI 卡环组

支托放置位置的选择：若基牙条件好，牙槽嵴条件差时，宜选用远中𬌗支托；若基牙条件差，牙槽嵴条件好时，则选用近中𬌗支托。

注：近中𬌗支托虽然减少基牙所受的扭力，但加大了牙槽嵴的负担。

b.RPA 卡环组　与 RPI 卡环组不同点是以圆环形卡环的固位臂代替 I 杆，原因是口腔前庭 <5mm。基牙颊侧倒凹过大或颊侧龈组织肿大。基牙明显近中或舌侧倾斜。

RPA 卡环组包括近中𬌗支托、远中邻面板和圆环形卡环固位臂。要求基牙排列正常，观测线位于牙冠的中部，以便获得颊面近、远中两个倒凹区。

设计时，如果固位臂高出观测线且横过牙冠中部，最后进入倒凹区，则支点后移，当基托受力时，𬌗支托抬高，基牙向远中旋转。因此，卡环臂的坚硬部分应与牙冠的观测线重合。

命题趋势 以病例分析形式的 A3、A4 型题为主，考查 RPI 和 RPA 使用区别以及近中𬌗支托与远中𬌗支托的区别。

金题直击

1. 游离端可摘局部义齿末端基牙上 RPI 卡环邻面板的特点不包括

A. 控制义齿就位道方向　　B. 与基牙远中邻面接触

C. 防止义齿脱位和食物嵌塞　　D. 对颊侧卡环臂有对抗作用

E. 咬合时与导平面位置恒定

【答案】 E

【解析】 邻面板主要作用是增加固位，要求邻面板与导平面之间要有摩擦力产生，有相对运动或相对运动的趋势，所以邻面板与导平面位置不能恒定。

2. 女，59 岁。左下 6、7、8，右下 5、6、7、8 缺失，左下 5、右下 4 颊侧组织倒凹较明显。可摘局部义齿修复，设计的卡环为

A.RPI 卡环组　　B. 对半卡环

C. 圈形卡环　　D.RPA 卡环组

E. 延伸卡环

【答案】 D

【解析】 游离缺失首选 RPI，但当基牙颊侧软组织倒凹明显时 RPI 不能用，选用 RPA。

（4）锻丝卡环——横向固位力强

① 锻丝卡环　由直径不同的金属丝材弯制而成，弹性好，固位力较强，最适合用于第三类观测线的基牙。除整铸支架可摘局部义齿以外，锻丝卡环是我国目前可摘局部义齿设计的基本形式。

不同类牙所用钢丝：

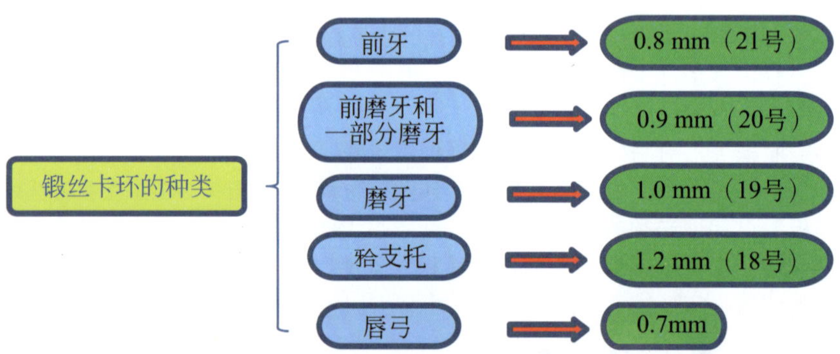

a. 单臂卡环　只有一个卡环臂设置于基牙的唇颊面，卡环的弹性部分进入倒凹区固位。为防止在摘戴义齿时导致基牙移位，基牙的舌侧或腭侧必须采用基托对抗。单臂卡环有较好的固位作用，也有一定的稳定作用，但是没有支持作用，卡环臂会因义齿受𬌗力而下沉。临床上常用一种称为牙间卡环或者隙卡的单臂卡环，卡环的体部通过两个相邻牙的颊外展隙和𬌗外展隙，再沿舌外展隙下降，末端形成连接体，与基托或大连接体相连。这种卡环支持在基牙和相邻牙的邻接点上，有一定的支持作用。

b. 双臂卡环　有颊、舌两个卡环臂，无𬌗支托，可设计为颊侧固位臂和舌侧对抗臂。

c. 三臂卡环　有颊、舌两个卡环臂和一个铸造𬌗支托。结构和作用与铸造三臂卡环相似。

d. 圈形卡环　由一个卡环臂和近缺隙侧的铸造𬌗支托组成。其适应范围和作用与铸造圈形卡环相同。

e. 连续卡环　多用于牙周夹板。

② 锻丝卡环的应用特点　国内常用的锻丝卡环丝材是不锈钢丝。锻丝卡环横向固位力强。

③ 铸造卡环和锻丝卡环的联合应用　为了满足设计需要，铸造卡环臂和锻丝卡环臂的联合应用是可行的，能够充分发挥各自的优点。临床上，基牙颊面和舌面的观测线不一定是同一类型，应酌情设计。例如基牙的颊面是Ⅰ型观测线，舌面是Ⅲ型观测线时，则颊面用铸造的Ⅰ型卡环固位臂，舌面用锻丝的Ⅲ型卡环对抗臂，本设计为铸造和锻丝卡环，Ⅰ型和Ⅲ型卡环的联合应用。设计中还应注意牙冠形态的影响，牙冠短圆者观测线较低，可设计铸造卡环；两牙冠形态较长且颈部内收者，观测线较高，可设计锻丝卡环。

（四）连接体

连接体是可摘局部义齿的组成部分之一，可将义齿的各部分连接在一起。同时还有传递和分散殆力的作用，有大连接体和小连接体之分。

1. 大连接体

（1）大连接体的作用　①连接义齿各部分成一整体，传递和分散殆力至基牙和邻近的支持组织，以减少基牙在功能状态时所承受的扭力和负荷；②因使用大连接体，可减小基托面积，并可增加义齿的强度。

（2）对大连接体的要求（了解）　①要有一定的强度、质地坚韧、不变形、不断裂。②不能妨碍唇、颊、舌的运动。③根据不同的位置、受力情况和组织情况，可呈不同的大小、外形和厚度，一般呈扁平形或板条形。连接杆的弹性随长度而增加。因此，若杆的长度增加，应相应增加厚度。杆的边缘应圆钝。④不能进入软组织倒凹，以免影响义齿就位和压伤软组织。不能压迫上颌腭隆突、下颌舌隆突及其他骨性突起。⑤尽量小巧以减少义齿异物感和对发音的影响。

（3）大连接体的种类

① 腭杆　有前腭杆、后腭杆和侧腭杆三种。

a. 前腭杆　位于上颌硬区之前，腭皱襞之后。厚约 1mm，宽 6 ～ 8mm，离开龈缘至少 6mm。

b. 侧腭杆　位于上颌硬区两侧，厚 1 ～ 1.5mm，宽 3 ～ 3.5mm，离开龈缘 4 ～ 6mm。

c. 后腭杆　位于第一磨牙和第二磨牙之间，上颌硬区之后，颤动线之前。厚 1.5 ～ 2mm，宽 3.5mm。腭中缝区组织缓冲，两端密合。基牙支持差，牙槽黏膜松软致黏膜容易下沉，也可适当缓冲。

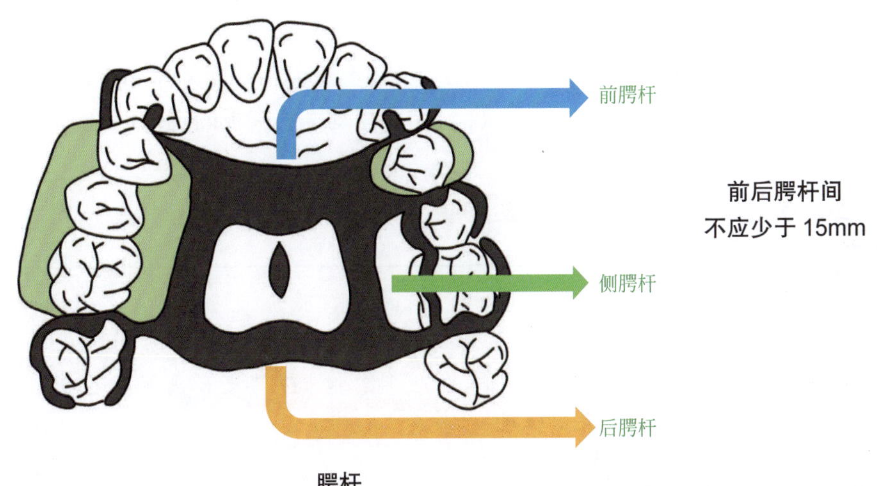

腭杆

命题趋势　多以 A1 型题出现，考试主要方向是腭杆的各部分数值。

金题直击

1. 前腭杆的前缘应

A. 位于上前牙舌隆突上
B. 位于上前牙舌侧龈缘
C. 离开上前牙舌侧龈缘 3mm
D. 离开上前牙舌侧龈缘 6mm
E. 离开上前牙舌侧龈缘 10mm

【答案】 D

【解析】 前腭杆：位于上颌硬区之前，腭皱襞之后，扁而宽，与黏膜组织密合但无压力，应离开龈缘至少 6mm。为了不妨碍舌的功能和发音，应该尽量避免覆盖腭前区组织。前部边缘设计于腭皱襞之间。常用铸造法制成，有时也可用成品杆弯制而成。

2. 前腭杆的正确位置应在

A. 第一磨牙区
B. 第一、二磨牙之间
C. 腭隆突之后，颤动线之前，两端弯向第一磨牙之间
D. 腭隆突之前，腭皱襞之后
E. 第二双尖牙区

【答案】 D

【解析】 前腭杆的正确位置应在腭隆突之前，腭皱襞之后。

② 舌杆

舌杆	内容
位置	下颌舌侧龈缘与舌系带或口底黏膜皱襞间，距牙龈缘 3 ～ 4mm
形态	半梨形
厚度	上缘厚 1mm，下缘厚 2mm 或厚度 2 ～ 3mm
宽度	3 ～ 4mm
用于	口底有一定距离，舌侧无明显倒凹者

与黏膜的关系：a. 垂直型，舌杆与黏膜平行接触。b. 倒凹型，舌杆在倒凹之上或倒凹区，但要充分缓冲。c. 斜坡型，与牙槽嵴平行，舌杆应离开黏膜 0.3 ～ 0.5mm。

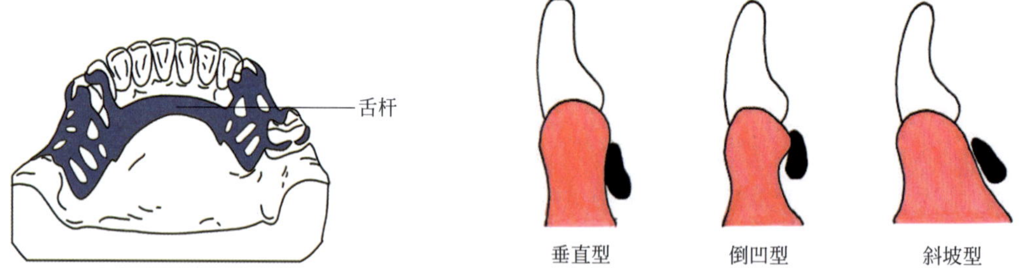

下颌舌杆连接体　　舌杆与黏膜的关系

③ 舌板　适用于 a. 口底浅，舌系带高；b. 前牙松动需用夹板固定；c. 舌侧倒凹过大；d. 下前牙有缺失或缺失倾向的；e. 牙石较多的患者。

命题趋势 多以 A1 型题出现，主要考查大连接体的适应证和数值。

金题直击

对大连接体的要求，哪项不正确

A. 扁平形或板条形

B. 不压迫骨性突起

C. 边缘圆顿

D. 不妨碍唇颊舌运动

E. 尽量增加宽度，可保证足够强度

【答案】E

【解析】在保证基本强度的情况下大连接体的原则是尽量小巧以减少义齿异物感和对发音的影响。

2. 小连接体　小连接体的作用是把金属支架上的各部件，如卡环、支托等与大连接体相连接。它与大连接体应呈垂直相连，需离开牙龈少许，不能进入倒凹区，以免影响义齿就位。需放在牙齿的邻间隙内，并呈光滑表面，较细，但要有足够的强度和硬度以便传导、分散牙殆力。

四、可摘局部义齿的模型观测

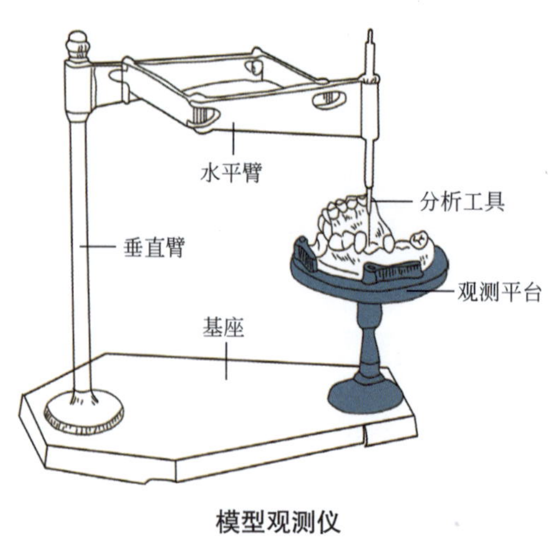

模型观测仪

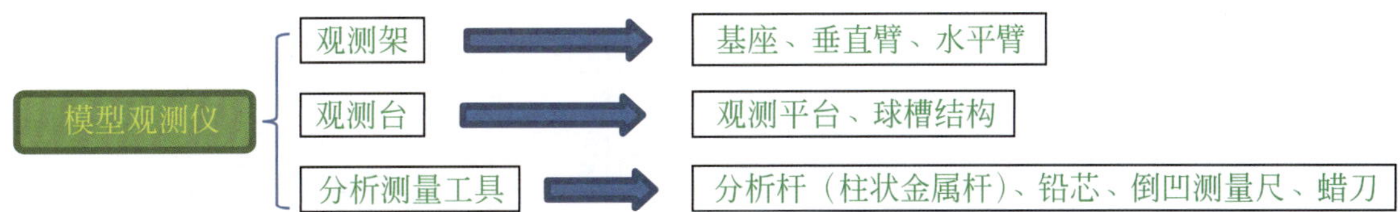

模型观测仪的分析杆代表义齿的就位方向。

（一）观测线

1. **观测线的定义**　将模型固定在观测台上，选好就位道后，用带有直边的铅芯沿牙冠轴面最突点所画出的连线，称为观测线，又称导线。这样所得的观测线并非基牙的解剖外形最高点的连线，而是随观测方向改变而改变的连线。观测线𬌗方为基牙的非倒凹区，观测线龈方为基牙的倒凹区。

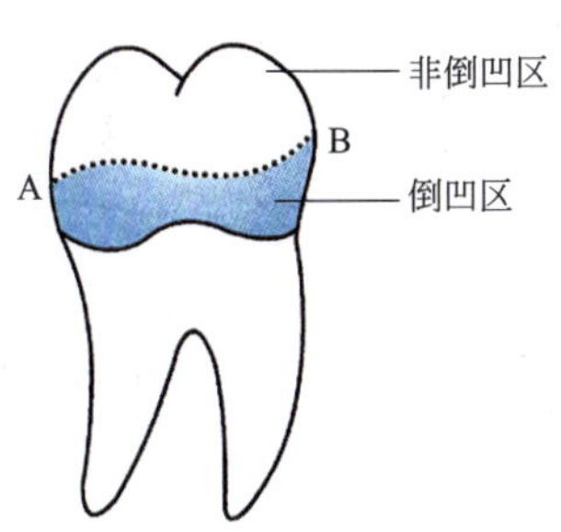

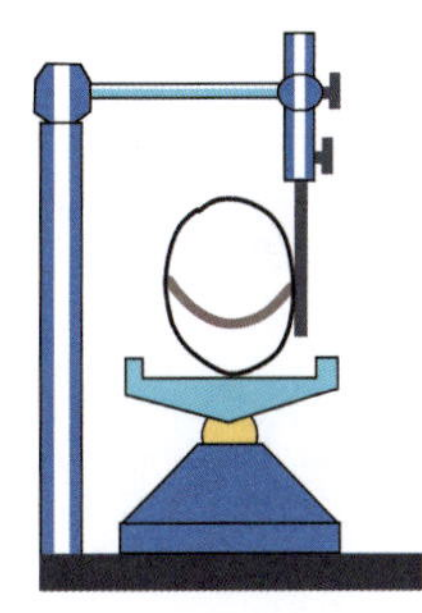

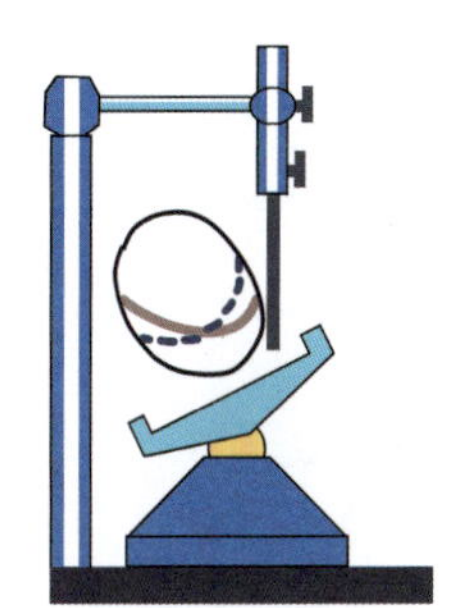

基牙的倒凹区与非倒凹区

AB 为观测线

观测线及其与义齿就位道（垂直测量臂）方向的关系

当基牙牙冠有不同程度的倾斜时，观测线的位置也随之改变。观测线有无数条，外形高点线只有一条。

2. **倒凹深度**　观测线以下分析杆垂直至倒凹区表面某一点的垂直距离，又称作水平倒凹。可由观测仪的倒凹计来测量（深度＜ 1mm）。

3. **倒凹坡度**　缺隙侧牙面与牙体长轴所成的角（大于 20°）。

4. 不同类型和材料的卡环固位臂需要不同的深度。

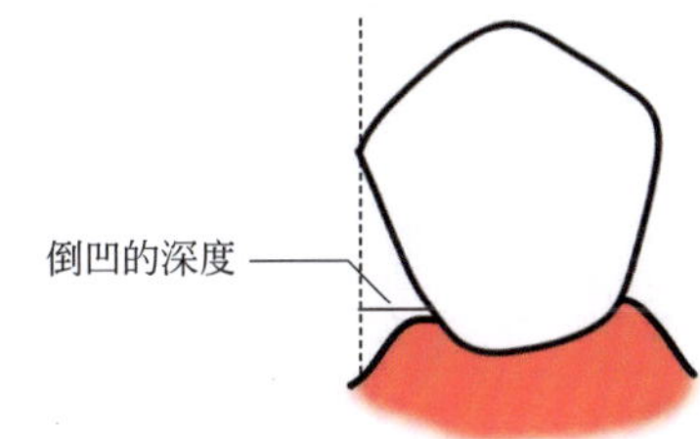

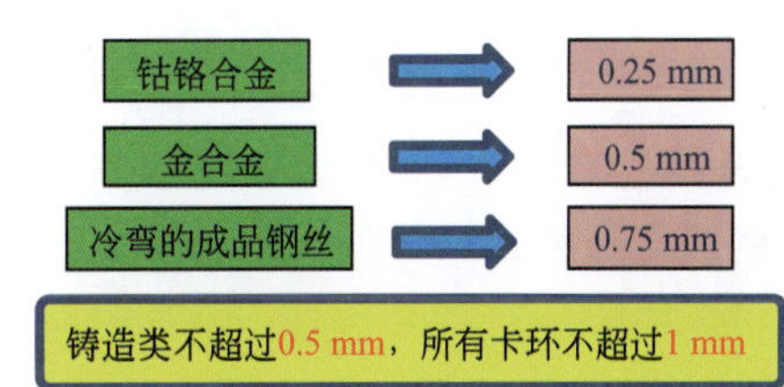

不同材料卡环需要的深度

命题趋势　多以 A1 型题出现，主要考核倒凹深度和倒凹坡度的基础内容和数值。

金题直击

基牙固位倒凹的深度不应大于

A. 0.6mm　　B. 0.7mm　　C. 0.8mm

D. 0.9mm　　E. 1.0mm

【答案】E

【解析】卡环臂在任何方向上强迫位移超过 1mm 时，可能会超过材料的弹性限度而永久形变（倒凹深度与卡环材料有关，钴铬合金 0.25mm，金合金 0.5mm，弯制钢丝 0.75mm）。

5. **观测线的类型和卡环的选择**　由于各个基牙倾斜的方向和程度不同，画出的观测线也不同。观测线有以下三种类型。

类型	说明
Ⅰ型观测线	基牙向缺隙相反方向倾斜时所画出的观测线
Ⅱ型观测线	基牙向缺隙方向倾斜时所画出的观测线
Ⅲ型观测线	基牙的远、近缺隙侧均有明显的倒凹或基牙向颊舌侧倾斜时所形成的观测线

类型	倾斜方向	倒凹
Ⅰ型观测线	缺隙相反	远缺隙大，近缺隙小
Ⅱ型观测线	缺隙	近缺隙大，远缺隙小
Ⅲ型观测线	颊、舌向	近、远缺隙均大

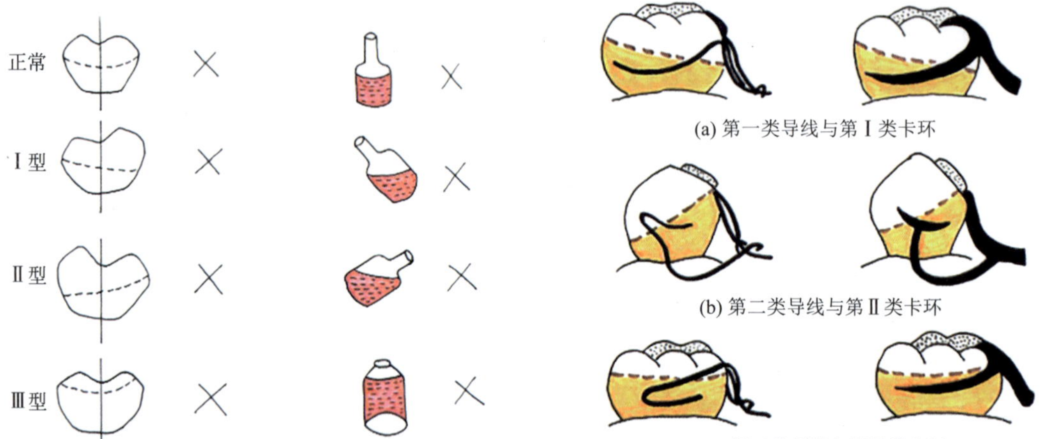

观测线类型

三类导线与相应的三类卡环（𬌗支托侧为近缺牙区）

类型	弯制类	铸造类	作用
Ⅰ型观测线（Ⅰ型卡环）	三臂卡环	三臂卡环	固位、稳定、支持作用良好
Ⅱ型观测线（Ⅱ型卡环）	上返卡环	分臂卡环	有一定固位作用，支持好，稳定差
Ⅲ型观测线（Ⅲ型卡环）	下返卡环	高臂卡环	有一定的固位、稳定作用，支持好

（二）就位道的确定

1. 义齿就位道的决定因素

① 便于义齿摘戴。

② 有利于获得导平面。

③ 有利于获得固位倒凹。

④ 有利于义齿与组织密合，避免软硬组织不利倒凹的干扰。

⑤ 尽量达到美观要求。

通过调整就位道的方向，在基牙的有利部位获得适当的固位倒凹，避开或消除干扰性倒凹，并尽可能地在基牙邻面形成导平面和导平面板关系，使义齿密合，并增强固位和稳定作用。

2. 义齿就位道（分析杆方向）的确定方法 常用的方法有平均倒凹法和调节倒凹法。

（1）平均倒凹法（简称均凹法） 通过将整模型前后及左右倾斜，使缺隙两端基牙和牙弓两侧基牙的近远中和颊舌侧倒凹深度大小均等。就位道为缺隙两端和牙弓两侧基牙长轴的角平分线方向。

均凹法适用于缺牙间隙多、倒凹大的患者，通过平均各基牙倒凹。

（2）调节倒凹法（简称调凹法） 通过将整模型前后或左右倾斜，使缺隙前后两端或牙弓左右两侧基牙的倒凹适当地集中于一端或一侧更健康的基牙，产生有利的固位倒凹。同时，由于义齿就位道倾斜，义齿脱位方向与𬌗向脱位力成一定角度，产生制锁固位，使义齿固位作用增强。

目的：形成倒凹、消除倒凹。

调凹法适用于基牙长轴彼此近似平行，牙冠短，倒凹小者，尤其是：

① 多个前牙连续缺失。a. 消除倒凹。如果缺隙牙槽嵴唇侧倒凹大时，模型应向后方倾斜，就位道方向由前向后。这样既消除了牙槽嵴唇侧组织倒凹，又减小了缺隙相邻天然牙近中邻面的倒凹，有利于减少义齿与天然牙之间的间隙，有利于美观。如果前方缺隙牙槽嵴唇侧无组织倒凹，前方缺隙相邻天然牙向近中倾斜，为了避免义齿人工牙与天然牙间出现三角间隙影响美观，应将模型向后倾斜，或者通过调磨的办法去除天然邻牙近

中倒凹。b. 形成倒凹，向需要倒凹的方向倾斜，倒凹侧先就位。

总结：前牙游离缺失，唇侧牙槽嵴倒凹大或邻近缺隙侧基牙倒凹大，模型向后倾斜，就位道方向由前向后。

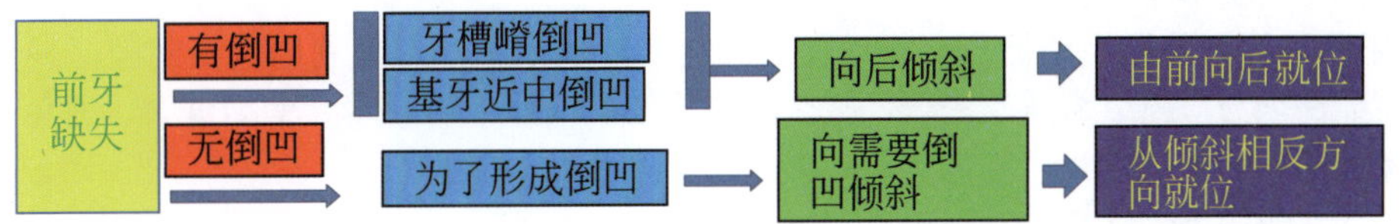

② 后牙游离缺失。邻近缺隙侧基牙倒凹明显，模型向前倾斜，义齿由后向前就位。

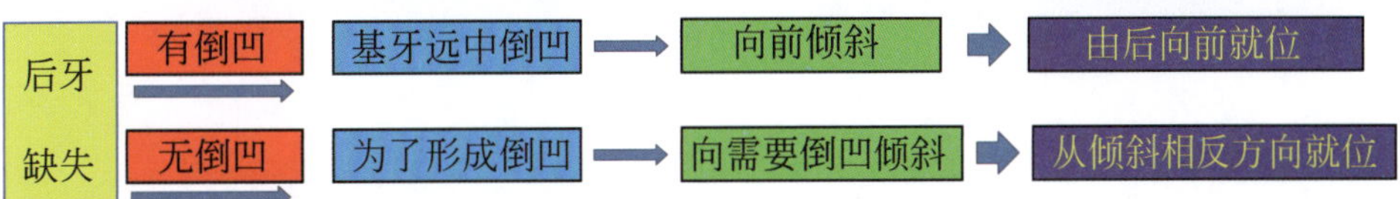

③ 前后牙均有缺失。同前牙缺失。

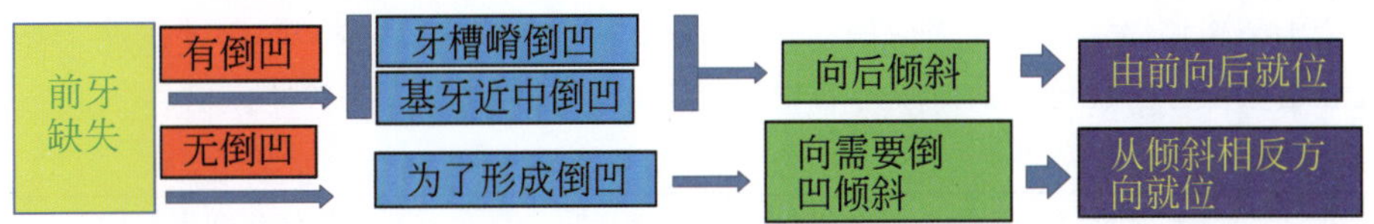

④ 后牙缺失，缺隙前后都有基牙。根据缺隙后端基牙健康状况决定。a. 缺隙后端基牙健康状况不良，卡抱力弱的Ⅱ型卡环模型向前倾斜，义齿由后向前就位。b. 缺隙后端基牙健康状况良好，固位稳定作用好的Ⅰ型卡环模型向后倾斜，义齿由前向后就位。

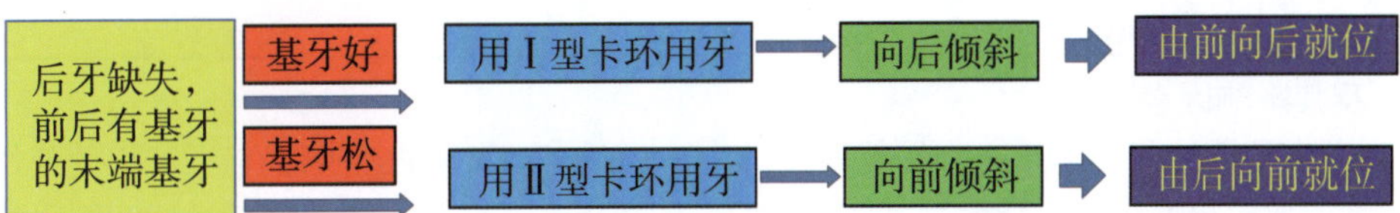

总结：后牙缺失，前后均有基牙。a. 后端基牙健康不佳，模型向前倾斜，后端基牙形成Ⅱ型观测线。b. 后端基牙健康良好，模型向后倾斜，后端基牙形成Ⅰ型观测线。

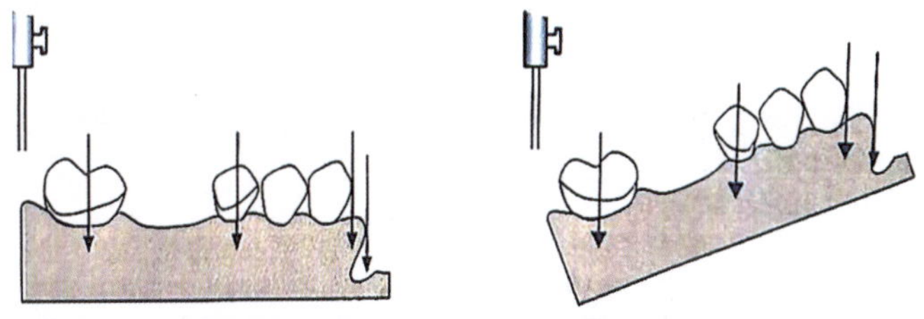

模型向后倾斜，调节倒凹法确定就位道

⑤ 一侧牙缺失，另一侧余留牙舌侧倒凹过大。模型向有牙侧倾斜，减小过大的舌侧倒凹。义齿从缺牙侧向有牙侧就位。

一侧牙缺失，另一侧余留牙舌侧倒凹过大 → 消除倒凹 → 向有牙侧倾斜 → 由缺牙侧就位

命题趋势 多以 A1、A2 型题为主，考查调凹和均凹法的使用的区别。

金题直击

不适用调节倒凹法确定就位道的是

A. 后牙游离缺失

B. 前牙缺失

C. 缺牙间隙多，倒凹大

D. 一侧后牙非游离缺失

E. 前后牙同时缺失

【答案】C

【解析】调凹就是使缺隙两侧基牙的倒凹适当地集中在一端基牙，义齿斜向就位。此种就位道适用于基牙牙冠短，基牙长轴彼此平行者。义齿斜向就位，可以防止吃黏性食物时从侧向脱位。缺牙间隙多、倒凹大者，常采用平均倒凹垂直向就位道。

五、可摘局部义齿的设计

（一）可摘局部义齿设计的基本要求

① 保护基牙及其他口腔组织的健康。如避免磨除过多牙体组织，尽量利用天然间隙；减少义齿部件对天然牙的覆盖；各部件须与口腔组织适当密合，减少食物嵌塞、滞留；防止基牙受力过大，避免扭力、侧向力等对牙周组织的损害。

② 适当地恢复咀嚼功能。

③ 义齿应有良好的固位和稳定作用。

④ 舒适。

⑤ 美观。

⑥ 坚固耐用。

⑦ 容易摘戴。

（二）可摘局部义齿的固位与稳定

1. 固位与固位力 可摘局部义齿的固位指义齿在口内就位后，不因唇颊舌肌生理运动、食物粘着及重力作用而向𬌗向或就位道相反方向脱位。抵抗脱位的力称固位力，主要由直接固位体提供。

（1）固位力的组成

摩擦力（最主要的）	义齿部件（主要指卡环等固位体及部分基托、邻面板）与天然牙间形成的力
吸附力	包括基托与唾液、唾液与黏膜间的附着力，以及唾液分子间的内聚力
表面张力	基托与黏膜间的唾液薄膜层的表面张力
大气压力	当基托与黏膜紧密贴合、边缘封闭时，在大气压力作用下，两者间可形成功能性负压腔，使义齿获得固位

（2）固位力及其影响因素

① 摩擦力。义齿各部件和天然牙之间摩擦产生的力。包括卡环臂弹性卡抱状态下产生的弹性卡抱力，基牙导平面与义齿导平面板、小连接体、基托等部件接触产生的摩擦力，以及义齿部件与基牙间制锁状态产生的力。

a. 弹性卡抱力。卡环固位系统由固位部件与对抗部件构成。固位部件通常为卡环的固位臂，对抗部件可能是卡环对抗臂（如双臂卡环），也可能是小连接体或导平面等任何可对抗固位臂的部件。为了保证义齿良好的稳定和平衡，卡环固位系统应环绕基牙超过 180°或包绕基牙至少 3 个面，并与基牙至少有 3 点接触。

影响弹性卡抱力的因素：

• 基牙倒凹深度与坡度 倒凹深度越大，正压力越大，固位力越大；倒凹深度相同的情况下，坡度越大，固位力越大。

• 卡环的弹性 卡环弹性越大，产生的正压力越小，所获得的摩擦固位力就越小。

• 卡环材料的刚度和弹性限度：刚度越大，相同移位下产生的正压力越大，固位力越大。卡环臂越长弹性越大，固位力下降；不同类型卡环的固位力不同，如Ⅱ型卡环臂游离距离长、弹性大，其固位力就比游离距较短的Ⅰ型卡环臂小；卡环臂越粗弹性越小，达到的正压力就越大，固位力也越大。

b. 导平面摩擦力。导平面摩擦力的大小与导平面的数量、面积、相互间的平行程度相关。导平面数量越多、面积越大，固位力越大。

c. 制锁作用。制锁状态是指义齿由于设计的就位道与功能状态中义齿实际的脱位方向不一致而造成的约束状态。就位道与脱位道方向之间所形成的角度，称为制锁角。制锁角越大，越能维持制锁状态，固位力越大。

总结：与固位力成正比的因素为脱位力方向与牙面夹角，倒凹深度、坡度，卡环刚性，弹性限度导平面的数量及面积，制锁角。与固位力成反比的因素为卡环弹性、长度。

【要点提醒】

弹性卡抱力（主要）	基牙倒凹深度大，正压力越大，固位力越大
	倒凹深度相同的情况下，倒凹坡度越大，固位力越大
	卡环的弹性越大，产生的正压力越小，固位力越小
	卡环材料的刚度越大，相同移位下产生的正压力越大，固位力越大
	卡环的弹性限度越大，固位力越大
	卡环臂越长，弹性越大，固位力越小
导平面摩擦力	导平面数量越多，面积越大，固位力越大
制锁作用	制锁角越大，越能维持制锁状态，固位力越大

② 吸附力、表面张力与大气压力。缺牙较多，基托较大，尤其是游离缺失修复时，与全口义齿类似，必须充分利用基托、黏膜和唾液之间的吸附力、表面张力、大气压力来增强固位。这就要求基托有足够的伸展范围，与黏膜组织密合，边缘有良好的封闭作用。详情参考全口义齿的修复部分。

（3）调节固位力的具体措施　①增减直接固位体的数目。2～4 个固位体即可。②选择和修整基牙的固位型。③调整基牙间的分散程度。基牙越分散，各固位体之间的相互制约作用越强。④调整就位道。改变义齿就位道的方向，从而改变基牙倒凹深度、坡度、制锁角的大小，即可达到增减义齿固位作用的目的。⑤调节卡环臂进入就位道的深度和部位。卡环臂应设置在倒凹深度适宜的位置上，不一定要进入最深部位。⑥选用刚度及弹性限度较大的固位体材料。卡环臂材料刚度和弹性限度越大，其固位力越大。但应控制在不损伤基牙的范围内。⑦选用不同制作方法的卡环。铸造卡环的纵向固位力大，锻丝卡环的横向固位力大。⑧利用制锁作用增强固位体效果。⑨充分利用吸附力、表面张力和大气压力来协同固位。用于缺牙多，基托面积较大的情况下。

（4）义齿固位的基础　基牙的选择原则：①健康。殆龈距离合适，有一定倒凹，牙周健康。②不健康但经过完善治疗。牙体牙髓疾病经过完善治疗者，轻度牙周疾病得到控制者。松动Ⅱ度或牙槽骨吸收Ⅱ度者不能单独做基牙，但可通过联冠、牙周夹板或连续卡环等形式固定后做基牙。③固位形好。要求倒凹深度不超过 1mm，坡度大于 20°。锥形牙、过小牙等固位形差的牙不宜选作基牙。④基牙数目恰当。2～4 个（同固位体的数目）。⑤基牙位置合适。尽量分散，但兼顾美观、舒适、摘戴方便。

命题趋势 多以 A1、A3 题型出现，可在病例题型中穿插，需熟练掌握基础内容加以运用。

金题直击

一般情况下可摘局部义齿的固位力主要是

A. 卡环与基牙间的卡抱力　　B. 吸附力
C. 间接固位体的平衡力　　D. 大气压力
E. 义齿本身的重力

【答案】 A

【解析】 活动义齿是利用卡环的卡抱力获得固位的，卡抱力就是金属卡环环抱在基牙上而获得固位的力。较为形象的解释就是卡环抱着基牙获得了固位。

2. 稳定　可摘局部义齿的稳定，指义齿在行使功能的过程中，无翘起、摆动、旋转、下沉现象。稳定与固位之间有密切的联系。良好的稳定有助于固位和咀嚼功能的发挥。义齿不稳定不仅影响义齿功能，还会造成基牙以及基托下组织的损伤。

（1）不稳定的表现　义齿不稳定在临床上表现为翘起、摆动、旋转、下沉。①翘起。游离端义齿受食物黏着力、上颌义齿重力等作用，基托向殆向转动脱位。②摆动。义齿游离端受侧向力作用颊舌向水平摆动。③旋转。义齿绕支点线转动。横线式和斜线式支点线形成前后（近远中）向旋转，纵线式支点线形成颊舌向旋转。④下沉。义齿受殆力作用时基托压向其下的黏膜组织（不均匀下沉）。

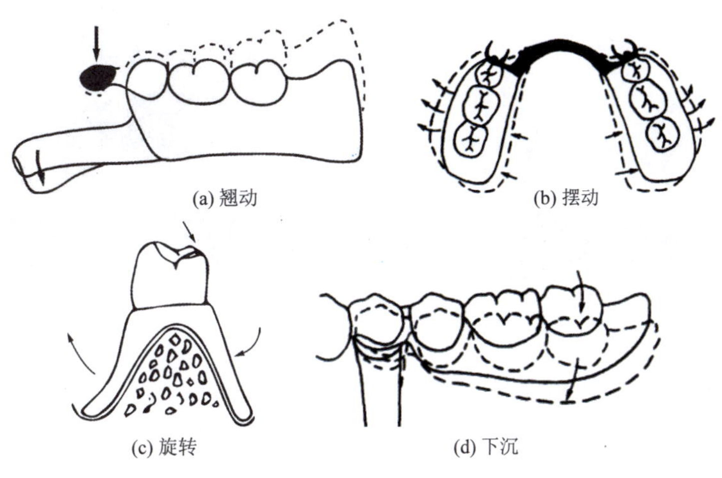

义齿不稳定的表现

（2）转动性不稳定的原因　①支持组织的可让性，造成下沉。②转动中心或转动轴的存在。③作用力和平衡力间的不协调。

（3）转动性不稳定的解决方法

① 消除支点法。可能存在的支点有两种，一种是𬌗支托、卡环等在余留牙上形成的支点，另一种是基托与基托下组织（骨突）形成的支点。可采用全消除支点法（不设𬌗支托）将混合支持形式变为单一黏膜支持形式，或半消除支点法（设计近中𬌗支托）减小游离端义齿不同支持组织间可让性差异。

② 力矩平衡法。a. 减小游离距。减数排牙，降低人工牙尖高度，增大基托，利用覆盖基牙、种植体增加支持力。b. 增大平衡矩。设置间接固位体，并尽量延长其力臂长度，以增加平衡力的力矩。

（4）不稳定的临床处理　①翘起。设置间接固位体、制锁角。②摆动。加设间接固位体、降低牙尖斜度、缺牙区舌侧基托对抗、大连接体。③旋转。肯氏Ⅲ类人工牙减径，加宽𬌗支托。④下沉。人工牙减径减数，基托尽量扩展，游离端保留牙根或植入种植体增加支持力、制取功能性印模。

命题趋势　多以 A1、A3 型题出现，可在病例题型中穿插，需要掌握可摘局部义齿的设计。

金题直击

可摘局部义齿不稳定现象不包括

A. 义齿游离端翘起　　B. 义齿摆动

C. 义齿脱落　　D. 义齿旋转

E. 义齿下沉

【答案】C

【解析】义齿不稳定现象多出现于游离端义齿，表现为翘动、摆动、旋转、下沉。

（三）各类可摘局部义齿的设计

1. Kennedy 第一类牙列缺损的义齿设计

Kennedy 第一类牙列缺损为牙弓双侧后牙游离缺失，多为 Cummer 分类的横线式或斜线式。一般设计为混合支持式，多数牙缺失，个别前牙存留或余留牙健康较差时可采用黏膜支持式义齿设计。设计要点为减小基牙扭力，减小支持组织的负担。

（1）基牙固位体选择　设计 RPI 卡环组减小基牙扭力，也可根据具体情况用 A 型、T 型卡环。

（2）间接固位体设置　设置在支点线的对侧，尽量远离支点线。如第一前磨牙近中𬌗支托、尖牙舌隆突支托、前牙切沟。

（3）连接体设计　可采用腭杆、舌杆。

（4）游离端缺牙间隙修复　制取功能印模，基托范围尽量伸展，人工牙减径甚至减数，减小支持组织的负担。

Kennedy 第一类常规混合支持设计。

Kennedy 第一类缺牙数量多，个别前牙留存或余留牙较差时，可采用黏膜支持设计。

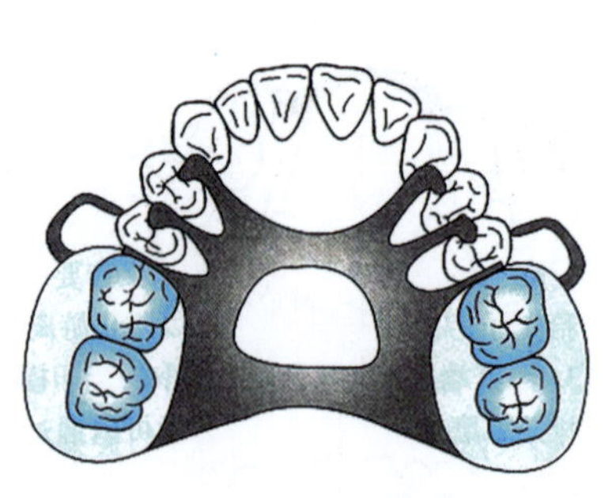

上颌 Kenndey 第一类牙列缺损的义齿设计

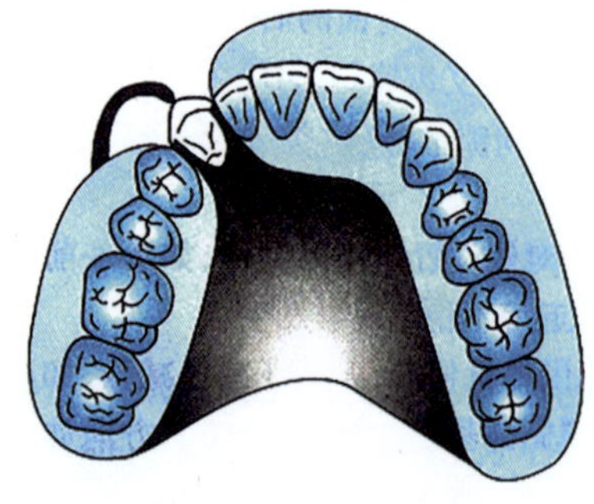

上颌 Kennedy 第一类牙列缺损的义齿设计

2. Kennedy 第二类牙列缺损的义齿设计　Kennedy 第二类牙列缺损为牙弓单侧后牙游离缺失，为 Cummer 分类的斜线式，一般设计为混合支持式，设计类似 Kennedy 第一类。单个后牙游离缺失修复多为纵线式、不跨牙弓的义齿，可通过设计舌腭侧高基板或调整就位道方向利用制锁角减小不稳定的发生。

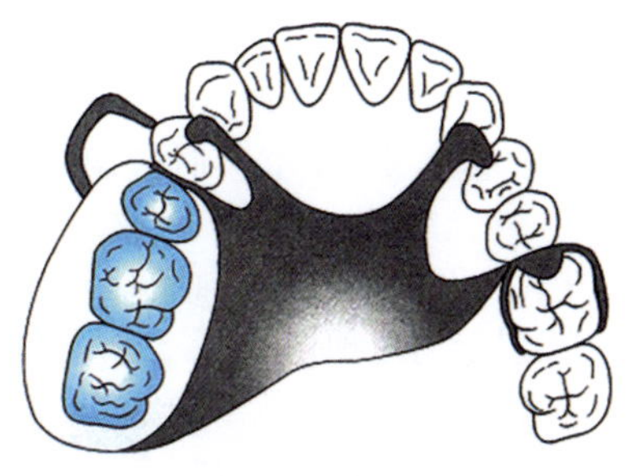

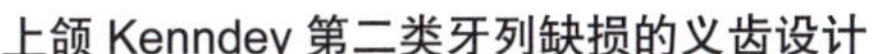

上颌 Kenndey 第二类牙列缺损的义齿设计

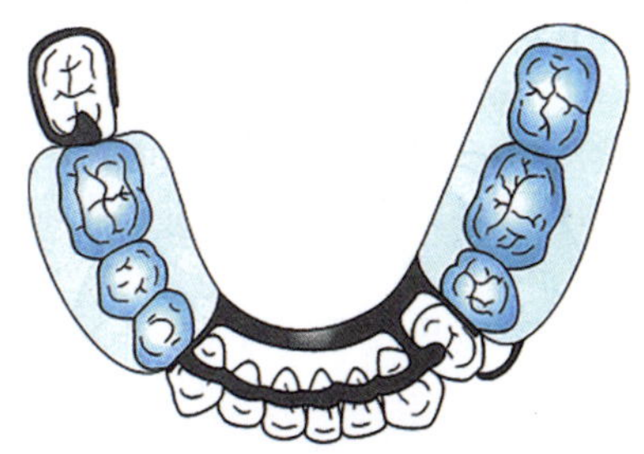

下颌 Kenndey 第二类牙列缺损的义齿设计

命题趋势 多以 A2 型题出现，可在病例题型中穿插，需要掌握可摘局部义齿的设计。

金题直击

黏膜支持式义齿的设计要点是

A. 减轻基牙𬌗力

B. 减小支持组织承受的力

C. 减小基托伸展范围

D. 增加牙尖高度

E. 使用耐磨性好的瓷牙

【答案】B

【解析】黏膜支持式义齿力通过基托直接传递到黏膜和牙槽骨上。黏膜支持式义齿设计适用于多数牙缺失余留牙条件差或咬合关系差的病例。

3. Kennedy 第三类牙列缺损的义齿设计　一般设计为牙支持式。此类义齿为各类牙列缺损中修复效果最好的一类。缺牙少、不跨牙弓者为线支承型，线支承式设计可采用制锁角减少不稳定现象的发生。缺牙多、义齿跨牙弓者为面支承型。

4. Kennedy 第四类牙列缺损的义齿设计　一般设计为混合支持式，线支承型。特殊情况下可设计为黏膜支持式。固位体常选择双侧前磨牙，磨牙上增设卡环及𬌗支托作为间接固位体。

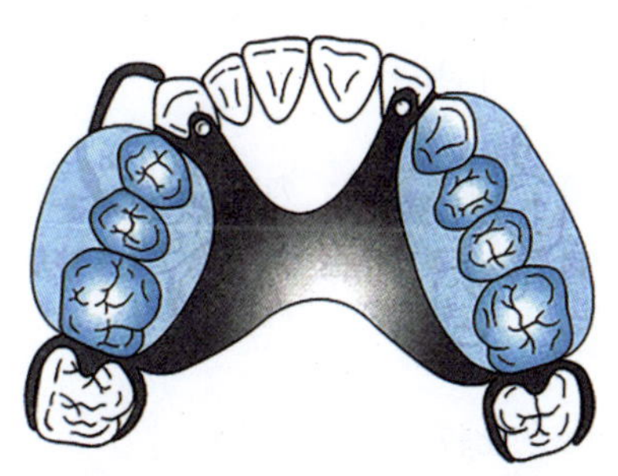

上颌 Kenndey 第三类牙列缺损的义齿设计

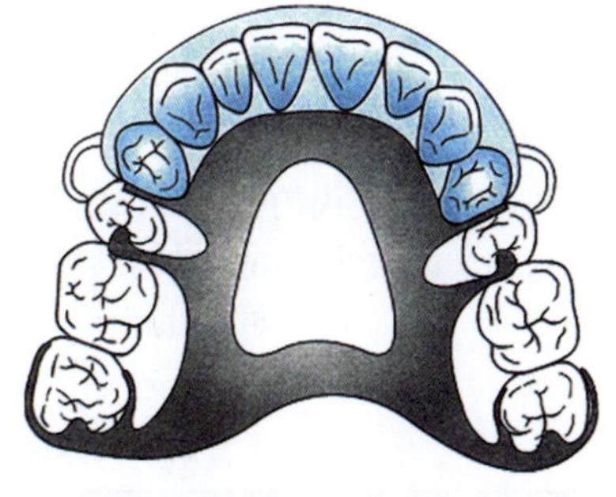

上颌 Kenndey 第四类牙列缺损的义齿设计

六、可摘局部义齿的临床技术

（一）修复前准备

1. 口腔检查　包括口内检查、旧义齿检查、颌面部检查、X 线检查、制作诊断性研究模型。详见第一单元。

2. 修复前口腔处理

（1）余留牙的准备　①拆除不良修复体；②拔除无保留价值的牙；③治疗有保留价值的牙，牙体、牙髓、牙周、正畸治疗。

（2）缺牙间隙准备　①无保留价值的残根、骨尖、游离骨片应手术去除；②缺隙两侧的牙向缺隙移位，应减小其倒凹；③系带附着过于接近牙槽嵴顶者，应做手术矫正。

（3）颌骨准备　①牙槽骨修整。适用于骨尖、骨突、上颌结节过大或下坠、前牙区牙槽嵴过于丰满、下颌隆突形成明显倒凹者。②牙槽嵴加高。适用于牙槽嵴呈刃状或低平。

（4）软组织处理　口腔有炎症、溃疡、增生物、肿瘤及其他黏膜病变的治疗。

3. 牙体预备

（1）基牙和余留牙的调磨　调磨过长、倾斜、轴面外形不良的基牙和余留牙。

（2）支托凹的预备

① 预备原则。a. 常规位置，后牙𬌗面近远中边缘嵴，尖牙舌隆突，切牙切端。b. 非常规位置，其他不妨碍咬合的部位，如上颌颊沟，下颌舌沟。c. 尽量利用天然间隙，减少磨牙量。d. 必要时可调磨对颌牙。

② 后牙𬌗支托凹的预备。详见𬌗支托的形态部分。

③ 前牙支托凹的预备。前牙支托分为尖牙支托和切牙支托。尖牙支托凹预备以舌隆突最高点为中心，制备V形或圆环形支托凹，支托凹尽量与牙体长轴垂直。切牙支托置于切角和切缘上，线角圆钝。

④ 隙卡沟的预备。隙卡沟位于基牙及其邻牙的外展隙区。铸造卡环的间隙不少于1.5mm，弯制卡环的间隙一般1mm。

注意：不可破坏邻面接触点。沟底圆钝，颊面观呈“U”形，不可制备为楔形。尽量利用天然间隙，减小备牙量。必要时可调磨对颌牙。

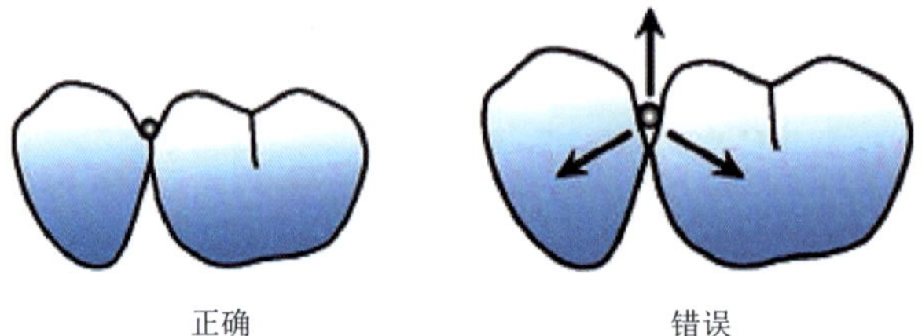

隙卡沟的预备

（二）印模、功能印模和模型

1. 托盘的选择（记住覆盖范围及数据）

① 托盘内面与牙弓内外侧留3～4mm间隙以容纳印模材料。

② 托盘的翼缘止于距离黏膜皱襞2mm处，不能妨碍唇颊舌以及口底软组织的活动。

③ 托盘后缘：上颌托盘后缘应盖过上颌结节和颤动线；下颌托盘后缘应盖过最后一个磨牙或磨牙后垫区。

2. 印模材料的选择

（1）藻酸盐类　最常用。操作简便，富有弹性，但形态稳定性和准确性差，维持时间短，应及时灌注石膏模型。

（2）硅橡胶、聚醚类　该类材料制取的印模清晰、稳定，但成本高。因弹性低、较硬，不适用于余留牙松动、牙周条件差、牙间隙大、牙倾斜或倒凹大等情况，以免损伤余留牙。

3. 印模种类

（1）解剖式印模　在支承义齿的软硬组织处于非功能状态下取得的印模，为无压力印模。常用流动性好的印模材料制取。据此所做的义齿对牙和所接触的其他组织皆不产生压力，牙支持式和黏膜支持式义齿都可以采用。

（2）功能性印模　在一定压力下取得的印模，也称选择性压力印模，适用于混合支持式义齿，用来弥补鞍基远端下沉过多的问题。

解剖式印模和功能性印模的比较

种类	压力	印模材流动性	肌功能修整	适用于
解剖式印模	无压力	较高	需要	牙支持式、黏膜支持式
功能性印模	有压力	较低	需要	混合支持式

4. 取印模方法

（1）调整体位　①取上颌印模时，患者上颌与医生肘部相平或略高，张口时上颌牙弓与地面平行。②取下颌印模时，患者下颌与医生上臂中份大致相平，张口时下颌牙弓与地平面平行。

（2）制取解剖式印模法　托盘后部先就位，前部后就位，使过多的印模材由前部排出。黏膜支持式义齿的印模要尤其注意做好肌功能修整。

（3）制取功能性印模法　制取功能性印模的主要目的是为可摘局部义齿提供足够的支持力。游离缺失义齿的印模对支持力的要求尤其高，临床通常采用两次法制取功能性印模。

5. 灌注模型　注意保护孤立牙，可在灌模前在该牙处插一金属钉或小竹签加强石膏牙。游离缺失的病例，灌注时应保证模型后缘或磨牙后垫区的完整性，在模型修整时应注意保护这些部位。上下颌模型应能准确对合，然后画出标记线。

命题趋势　多以A1型题出现，多见印模相关基础知识和数值类考点。

金题直击

1. 从口内取出可摘局部义齿印模时一般先

A. 取后部，再沿前牙长轴方向取下印模
B. 取前部，再沿前牙长轴方向取下印模
C. 前后翘动，再沿前牙长轴方向取下印模
D. 取缺失，再沿前牙长轴方向取下印模
E. 取非缺失，再沿前牙长轴方向取下印模

【答案】A

【解析】可摘局部义齿印模有两种，一种是解剖式印模，另一种是功能性印模。无论哪一种印模，制取过程中，都要保持稳定不动，否则会造成印模变形。印模由口内取出时，一般要先取后部，因为后部上颌是软腭，下颌是磨牙后垫，均为松软组织，活动度大，这样很容易破坏印模的边缘封闭，使空气进入印模中，因此容易取下印模且不会造成印模变形，故选A。答案C，取印模法易使印模变形；A、D、E均不易破坏印模的边缘封闭。

2. 解剖式印模是在承托义齿的软硬组织处于

A. 静止状态下取得的印模，为有压力印模，用稠度小的印模材料所取得的印模即属此类
B. 静止状态下取得的印模，为无压力印模，用稠度小的印模材料所取得的印模即属此类
C. 静止状态下取得的印模，为有压力印模，用稠度大的印模材料所取得的印模即属此类
D. 静止状态下取得的印模，为无压力印模，用稠度大的印模材料所取得的印模即属此类
E. 功能状态下取得的印模，为有压力印模，用稠度大的印模材料所取得的印模即属此类

【答案】B

【解析】解剖式印模是在承托义齿的软硬组织处于静止状态下取得的，为无压力印模，用稠度小的印模材料所取得的印模即属此类。

（三）确定颌位关系和上𬌗架（助理不考）

1. 在模型上利用余留牙确定上下颌关系　此法用于缺牙不多，余留牙的上下颌关系正常者。

2. 利用蜡𬌗记录确定上下颌关系　此法用于口内仍有可以保持上下颌垂直关系的后牙，但在模型上难以准确确定关系者。

3. 利用𬌗堤记录上下颌关系

① 游离缺失≥2颗牙者。

② 修复区对颌无牙者。

③ 需升高垂直距离者。

命题趋势　多以A1、A2、B1型题出现，可出现病例型题，列出缺失牙位选择确定颌位关系的方法。

金题直击

牙列缺损采用𬌗堤记录上下颌关系

A. 缺牙数目较多
B. 对颌牙面严重磨耗
C. 前牙缺失
D. 个别后牙缺失
E. 末端多颗牙游离缺失

【答案】E

【解析】采用堤是为了取得患者上下颌的垂直距离。末端游离缺失患者后牙缺失，靠模型牙齿咬合不能记录垂直关系。A、C、D仍然有可能存在稳定的咬合关系的天然牙。B对患者稳定的咬合是没有影响的。

七、可摘局部义齿人工牙的选择与排列

（一）选牙

1. 缺牙部位和数目　前牙通常用塑料牙或瓷牙。后牙用塑料牙便于调𬌗。𬌗龈距离小，𬌗力大者用金属𬌗面牙。对颌牙列不齐无法排牙时，可雕塑蜡牙，充胶时换成塑料牙。

2. 人工牙颜色　与邻牙、对颌牙协调。

3. 人工牙外形　与邻牙、对颌牙协调。如果上下前牙均缺失，应与面形、颌弓形态协调。

4. 人工牙大小　与缺隙宽度协调。后牙颊舌向减径。

（二）排前牙

（1）个别缺失，参考邻牙或对侧同名牙及对颌牙排列。

（2）缺失较多，上牙注意中线。下牙中线影响不大。（以上颌为准）

（3）浅覆殆浅覆盖。

（4）缺隙过窄 扭转、倾斜或与邻牙重叠排列，也可减径减数。

（5）缺隙过宽 选择稍大的人工牙，近远中向倾斜，或保留小间隙。

（6）反殆 排成浅覆殆浅覆盖或对刃殆。重度反殆仍排成反殆。

（7）上前牙缺失，下颌后缩 个别缺失参考邻牙、对侧牙，若覆殆过深应调磨下前牙切缘或采用金属基托。多数上前牙缺失，适当向腭侧排列减小覆盖。

（8）复杂或美观要求高的病例应试戴调整。

（三）排后牙

① 殆龈距离大者首选排塑料牙，便于调磨。殆龈距离小者可雕塑蜡牙，充胶时换成塑料牙，或铸造金属殆面。

② 后牙多数缺失，应注意排列第二前磨牙和第一、第二磨牙，并在正中殆位时有最大接触面积。

③ 游离缺失后牙排在牙槽嵴顶上。上颌骨吸收过多应排成反殆。排牙过于偏颊侧会造成牙槽嵴吸收，基托折裂，也会影响义齿固位。

④ 双侧后牙缺失按照全口排牙原则进行，达到前伸、侧方平衡殆。

⑤ 复杂病例应试戴调整。

命题趋势 多以 A2 型题出现，需熟练掌握可摘局部义齿的选牙和排牙方法。

金题直击

在排列可摘局部义齿人工后牙的要求中，错误的是

A. 尽可能减小覆盖

B. 前磨牙的排列兼顾美观

C. 尽量排列在牙槽嵴上

D. 与对殆牙排成尖窝相对的咬合关系

E. 上下颌双侧后牙缺失，殆平面平分颌间距离

【答案】A

【解析】排牙时候覆盖过小会导致咬唇或咬舌。

八、可摘局部义齿的初戴

（一）义齿初戴时注意事项

1. 义齿就位困难的原因及处理方法

（1）卡环过紧 调磨或重做。

（2）殆支托移位 去除支托修理或重做。

（3）基托、人工牙进入倒凹区 调磨。

（4）义齿变形 修改、重衬，严重者重做。

2. 铸造支架或义齿就位困难和翘动的原因

（1）支架变形 加工厂因素。

（2）设计不当 义齿非弹性部分进入倒凹区。

（二）义齿初戴的检查及处理

1. 卡环和殆支托 应密合。仅卡环臂尖位于倒凹区。不密合可少量调改、调磨或重做。

2. 基托 应伸展适度，其边缘不妨碍唇、颊、舌的功能性活动；基托组织面应与黏膜密贴，平稳无翘动、压痛。伸展不当或不密贴、有翘动、压痛，可调磨、缓冲或重衬处理。

3. 连接杆 与黏膜接触应适当。接触过紧会压迫黏膜出现压痛，间隙过大会引起食物嵌塞、唾液滞留，影响舌的运动和发音。

4. 颌位及咬合 颌位正常者检查咬合关系；义齿建立颌位关系者需检查垂直距离、正中关系是否正常。

（三）戴牙须知

① 初戴义齿，可能会有异物感、发音不便。1 ～ 2 周改善。

② 摘戴义齿需要耐心练习。
③ 初戴义齿，不宜吃硬食物。
④ 初戴义齿可能出现黏膜压痛，可摘下义齿，就诊前 2 ~ 3h 戴用以便准确找到压痛点。
⑤ 饭后、睡前摘下义齿刷洗干净。
⑥ 夜间不戴义齿，置冷水或义齿清洁液中，但忌放在热水或酒精溶液中。
⑦ 如有不适，及时复诊，勿擅自调改。
⑧ 发生折断或损坏，带折断部分及时复诊。
⑨ 加强口腔维护，维持口腔环境稳定。半年至一年定期复诊。

九、义齿戴入后可能出现的问题及处理

（一）疼痛

1. 基牙疼痛

（1）基牙龋坏或牙周病　做相应的牙体或牙周治疗。

（2）基牙受力过大　调改义齿或基牙。

2. 软组织疼痛

（1）局部痛　基托边缘过长，有小瘤子或骨性隆突未缓冲。处理方法为缓冲、避让。

（2）大面积痛　支持组织受力过大或义齿不稳定。支持组织受力过大可扩大基托，增加间接固位体、𬌗支托，人工牙减径减数，采用基托软衬。义齿不稳定可调𬌗解除𬌗干扰。

（二）固位不良

1. 弹跳　卡臂尖抵住邻牙。

2. 翘动、摆动、上下动　卡环、𬌗支托与基牙不贴合，修改卡环、𬌗支托或重做。

3. 基托与组织不密合、边缘封闭不好　重衬。

4. 基牙固位形差　重新设计制作，增加基牙，改变卡环类型或冠修复改变基牙轴面外形。

5. 人工牙位置排列不当　磨改或重新排牙制作。

6. 基托边缘过长　调磨。

（三）义齿咀嚼功能差

① 人工牙咬合接触不好　改善咬合接触。
② 基牙和牙槽嵴支持不足　增加基牙，增大基托面积。

（四）义齿摘戴困难

卡环过紧、基托进入倒凹区、患者没有掌握方法都可造成义齿摘戴困难。针对原因相应处理即可。

（五）食物嵌塞

原因为义齿与软硬组织之间有间隙。设计时调整就位道，减小不良倒凹。不影响就位的前提下重衬减小间隙。

（六）发音不清晰

原因为基托过厚过大，人工牙排列偏舌侧。调磨基托及人工牙，设计时避免侵犯发音敏感部位。

（七）咬颊黏膜、咬舌

1. 咬颊

① 覆盖小，牙尖尖锐，应调磨牙尖，加大覆盖（调磨上颌颊尖舌斜面，下颌颊尖颊斜面）。
② 长期缺牙颊部凹陷，应增厚基托推开颊肌。

2. 咬舌

① 因长期缺牙导致牙体变大咬舌可不做处理，戴用一段时间会恢复。
② 下后牙排列偏舌侧，应重新排牙。
③ 覆盖过小导致咬舌，应调𬌗（调磨上颌舌尖舌斜面，下颌舌尖颊斜面）。
④ 下后牙排列𬌗平面过低，应升高𬌗平面。

（八）恶心和唾液增多

基托过长、过厚或不密合可引起恶心和唾液增多，应调磨、重衬。

（九）咀嚼肌和颞下颌关节不适

原因为垂直距离过高或过低，可调整垂直距离。

（十）戴义齿后的美观问题

有的患者提出戴义齿后唇部过突或凹陷，牙颜色或牙齿大小不满意等，可酌情进行修改。

命题趋势 多以A1、A3型题出现，可结合病例出题，需熟练掌握可摘局部义齿戴牙后可能出现的问题、原因以及如何解决。

金题直击

1. 可导致戴上颌义齿后恶心、唾液增多的是

A. 义齿基托后缘欠密合　　B. 颊系带处基托缓冲不够

C. 磨光面形态不佳　　D. 后牙排列偏颊侧

E. 义齿基托后缘过短

【答案】A

【解析】可导致戴上颌义齿后恶心、唾液增多原因有：后缘伸展过多，过厚或基托后缘与黏膜不密合，初戴者不适应。B、C会导致固位力差；D会导致稳定性差，且加快牙槽嵴吸收。

2. 男，56岁，戴上颌义齿一天，摘戴义齿时前牙区牙龈疼痛。查：764321 | 12367缺失，黏膜支持式可摘义齿修复。唇、颊侧基托边缘伸展至黏膜转折，前牙区牙槽骨较突。引起疼痛的原因是

A. 𬌗力大　　B. 义齿下沉

C. 基托伸展过长　　D. 基托进入倒凹区

E. 基托过厚

【答案】D

【解析】明示前牙区牙槽骨较突，基托进入组织倒凹区，摘戴时引起疼痛。

第五节　种植义齿

1. 种植义齿的组成　种植义齿主要由种植体、基台、螺丝和修复体组成。

（1）种植体　又称植入体，是植入骨组织内替代天然牙根的部分，具有固位、支持、传导𬌗力的作用。目前，种植体材料主要以具有良好生物相容性的钛金属为主，如纯钛、钛合金等。根据种植体顶端与其周围骨及黏膜水平的关系，可以分为骨水平种植体和软组织水平种植体。

（2）基台　植入体上方穿过牙龈暴露于口腔中的结构，通过基台下端的内连接或外连接抗旋转结构与植入体上端依靠中央螺丝固定连接，是可摘或固定修复体的附着结构。依据功能可以主要分为修复基台、愈合基台两种类型。基台的材质、被动适合性及连接的抗旋转结构十分重要。当植入体的长轴与修复体的牙冠长轴不在一条直线上时，可采用角度基台来改善基台方向。

（3）螺丝　按照功能可以分为封闭螺丝和固位螺丝。

（4）修复体　修复体是种植义齿恢复咀嚼、美观功能的部分，可分为单冠、联冠、固定桥、可摘义齿等类型。

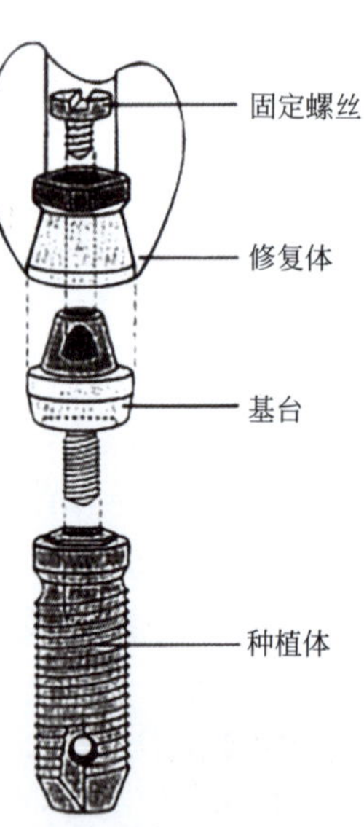

牙种植体的基本结构

2. 种植义齿的禁忌证

① 患有全身性疾病，如心脏病、血液病、糖尿病、高血压、肾病、代谢障碍等，并且未得到有效控制者；不能忍受手术创伤、不能与医生合作者。

② 缺牙区有颌骨囊肿、骨髓炎、鼻旁窦炎及较严重的软组织病变的患者和有严重牙周病并未做系统治疗的患者。

③ 严重错𬌗、紧咬合、夜磨牙症、偏侧咀嚼等不良咬合习惯并且未做治疗者。

④ 缺牙区骨量不足和骨密度低，并通过特殊种植外科手术仍不能满足种植体植入要求的患者。

3. 骨质分级

根据颌骨的骨质密度可以将骨质分为4级，理想的骨密度为2级或3级。

（1）1级　颌骨几乎完全由均质的骨密质构成（骨的血供少，制备植入窝困难，钻骨时易产热）。

（2）2级　厚层的骨密质包绕骨小梁密集排列的骨松质。

（3）3 级　薄层的骨密质包绕骨小梁密集排列的骨松质。

（4）4 级　薄层的骨密质包绕骨小梁疏松排列的骨松质（初期稳定性差，骨结合差）。

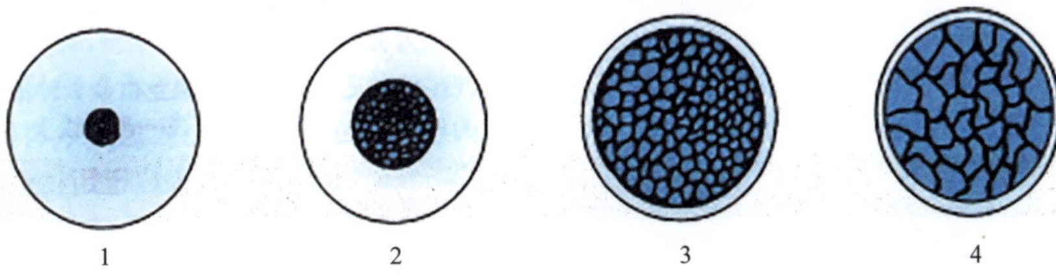

骨质分级

4. 牙种植成功标准

很多学者提出了牙种植成功的评价标准，其中 1986 年 Albrektsson 等提出的牙种植体成功标准得到了学术界普遍认可。

① 种植体在行使功能时无任何临床动度。

② 种植体周无 X 线透射。

③ 种植体修复 1 年后垂直骨吸收每年应小于 0.2mm。

④ 种植体周围黏膜组织健康。

⑤ 种植体成功率：5 年末上颌为 85%，下颌为 90%；10 年末上颌为 80%，下颌为 85%。

⑥ 种植后无持续和（或）不可逆的下颌管、上颌窦、鼻底组织的损伤、感染、疼痛、麻木、感觉异常等症状。

第四单元　牙列缺失

考试分值

专业	2019 年	2020 年	2021 年	2022 年	2023 年
执业	22	21	20	24	23
助理	12	11	13	10	11

第一节　病因及影响

（一）牙列缺失的病因及影响

病因	龋病和牙周病（主要） 老年人生理退行性改变 不良修复体 全身疾患 外伤	影响	前牙：发音、面容改变 后牙：咀嚼功能 对牙槽嵴、口腔黏膜、颞下颌关节、咀嚼肌及神经系统的有害改变

（二）牙列缺失后的组织改变

1. 骨组织的改变

① 当牙齿缺失后，上下颌骨的改变主要是牙槽嵴的萎缩。

速率	前 3 个月最快	6 个月吸收速率显著下降	两年趋于稳定 剩余牙槽嵴的吸收将终生持续（平均吸收速率约为每年 0.5mm）
因素	缺失的原因、时间及骨质致密程度、全身健康和骨质代谢、修复义齿及效果		
其他	上颌总义齿的基托面积是下颌的 1.8 倍，下颌吸收速率是上颌的 3 ～ 4 倍		

金题直击

牙列缺失后，颌骨的改变主要为

A. 颌骨的增生　　B. 颌骨的吸收　　C. 颌骨的移位

D. 牙槽骨的增生　　E. 牙槽骨的吸收

【答案】E

【解析】牙缺失后牙槽骨逐渐吸收形成牙槽嵴，上下颌骨逐渐失去原有形状和大小。

② 牙槽嵴吸收多少与骨质致密度直接有关。

上颌	外侧骨板较内侧骨板疏松	吸收方向：向上向内→小
下颌	内侧骨板较外侧骨板疏松	吸收方向：向下向外→大
腭穹隆	高度相应变浅变平	

上颌牙槽嵴向内向上吸收
下颌牙槽嵴向外向下吸收 ← 上颌骨骨皮质位于内侧，下颌骨骨皮质位于外侧，骨皮质较骨松质吸收慢

↓

最终患者上颌弓小于下颌弓

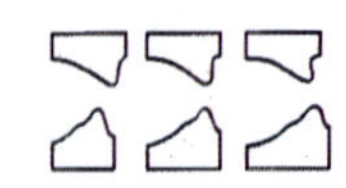

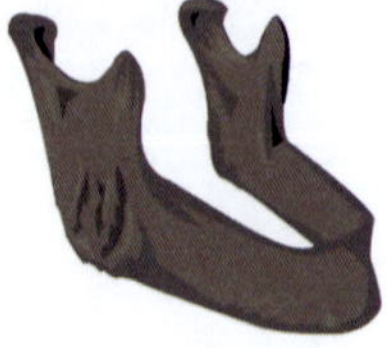

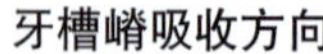

牙槽嵴吸收方向

命题趋势 牙齿缺失后牙槽嵴变化规律为重点。

金题直击

下颌后部牙槽嵴的吸收方向是

A. 向下、向后　　B. 向下、向外

C. 向下、向内　　D. 向后、向外

E. 向下、向前

【答案】B

【解析】下颌牙槽嵴吸收方向：向下、向外；上颌牙槽嵴吸收方向：向上、向内。

③ 牙槽嵴的持续吸收不仅与患者全身健康状态和骨质代谢状况有关，而且与修复义齿与否及修复效果好坏有关。

Atwood 根据无牙颌牙槽嵴的形态，将牙槽嵴吸收程度分为四级：

一级：牙槽嵴吸收较少，有一定的高度和宽度，形态丰满者（高）。

二级：高度降低，尤其是宽度明显变窄，呈刀刃状的牙槽嵴（刃）。

三级：高度明显降低，牙槽嵴大部分吸收而低平者（平）。

四级：牙槽嵴吸收达基骨，牙槽嵴后部形成凹陷者（凹）。

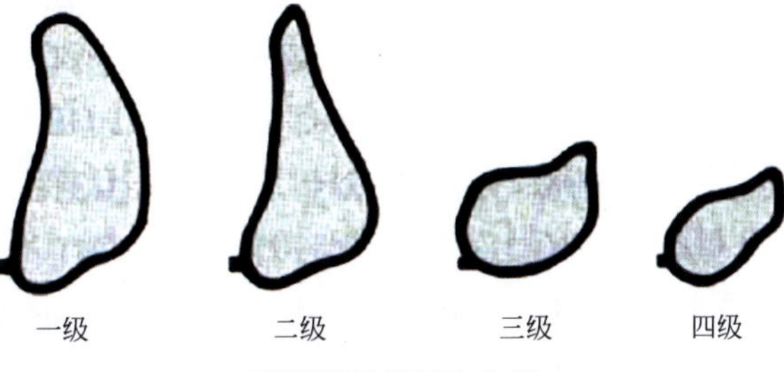

牙槽嵴吸收程度分级

金题直击

与牙槽嵴吸收速度和量无关的因素是

A. 骨质的疏密程度　　B. 颌弓的大小

C. 缺牙的原因　　D. 全身健康状况

E. 戴义齿的适合性

【答案】B

【解析】牙槽嵴吸收相关的因素：①骨质疏密程度；②缺牙原因，如牙周病患者吸收的相对快一些；③全身健康状况；④义齿如不适合牙槽嵴，会给牙槽嵴带来创伤，造成吸收速度加快。

2. 软组织的改变

软组织的改变：退行性和增龄性改变。如咀嚼黏膜上皮变薄，失去角化层，弹性差，黏膜下层疏松，敏感性增强，易感疼痛，易受损伤。肌肉松弛，肌张力和弹性降低
味觉功能减退和唾液分泌减少、口干等问题
其他：牙槽嵴高度降低，前庭沟及口底深度变浅，舌体变得肥大。唇颊部向内凹陷，丰满度差，鼻唇沟加深，面部皱纹增多。面下部 1/3 距离变短，口角下垂，面容苍老

第二节　治疗设计及方法选择

一、无牙颌的解剖标志

（一）牙槽嵴

牙槽嵴是天然牙列赖以存在的基础。

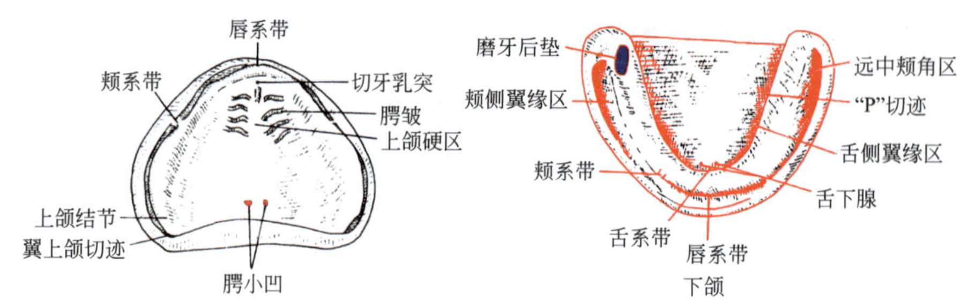

无牙颌的解剖标志

其上覆盖的黏膜表层为高度角化的鳞状上皮，黏膜下层与骨膜紧密相连，能承担较大的咀嚼压力。上下颌牙槽嵴将整个口腔分为内、外两部分，即口腔前庭与口腔本部。

（二）硬腭

硬腭由两侧上颌骨的腭突向中线处汇合而成，表面覆盖高度角化的附着黏膜。

硬腭两侧近牙槽嵴处的黏膜下层较厚，其中前部含有较多脂肪，后部含有大量腺体组织。

硬腭中线两侧的水平部分，黏膜厚度适中，黏膜下层致密，可与上颌牙槽嵴共同为上颌总义齿提供主要的支持作用。

（三）口腔前庭

口腔前庭位于牙槽嵴与黏膜之间，为一潜在的间隙。黏膜下为疏松的结缔组织，从前向后有下列解剖标志：

1. 上唇系带 位于口腔前庭内相当于原上颌中切牙近中交界线的延长线上，为一扇形或线形黏膜皱襞，是口轮匝肌在颌骨上的附着部。唇侧基托形成相应的切迹。

2. 上颊系带 位于前磨牙牙根部，附着在牙槽嵴顶的颊侧，呈扇形，数目不定，是类似唇系带的黏膜皱襞，上下颌左右两侧均有颊系带。动度比唇系带小，基托在此处应制成相应的切迹。

颊系带将口腔前庭分为前弓区和后弓区：唇颊系带之间为前弓区，颊系带以后为后弓区。

3. 颧突 位于后弓区，相当于左、右两侧上颌第一磨牙根部的骨突，表面覆盖薄的黏膜，相应的基托边缘做缓冲，否则会出现压痛或以此为支点前后翘动。

4. 上颌结节 是上颌牙槽嵴两侧远端的圆形骨突，表面有黏膜覆盖。颊侧多有明显的倒凹，与颊黏膜之间形成颊间隙。上颌义齿的颊侧翼缘应充满在此间隙内，做伸展处理，目的是更好的固位。

5. 颊侧翼缘区 又称颊棚区。外界是下颌骨外缘，内侧是牙槽嵴的颊侧斜坡，前缘是颊系带，后缘是磨牙后垫。此区面积较大，骨质致密。

当牙槽嵴吸收严重时，此区较为平坦，骨小梁排列与力𬌗的方向几乎呈直角，义齿基托可有较大的伸展，可承受较大的𬌗力，起支持并有稳定义齿的作用。

金题直击

男性，80岁，上下无牙颌，下颌牙槽嵴低平。全口义齿修复时基托利用其颊棚区作为主承托区，是因为

A. 正好位于人工牙下方
B. 骨质致密，骨面与咬合力平行
C. 骨质致密，骨面与咬合力垂直
D. 可形成良好边缘封闭
E. 黏膜厚韧

【答案】C

【解析】颊棚区位于下颌后部牙槽嵴的颊侧，骨皮质厚，骨质致密。当牙槽嵴骨吸收较多，变低平时，骨面趋向水平，能承受较大的垂直向咬合压力。牙槽嵴低平患者，作为主承托区。

6. 远中颊角区 位于咬肌前缘颊侧翼缘区之后方。因受咬肌前缘活动的限制，义齿基托边缘不能较多伸展，否则会引起疼痛，咬肌活动时会使义齿松动。

【要点提醒】

名称	部位	处理
上唇系带	相当于上颌原中切牙近中交界线的延长线上	切迹
上颊系带	前磨牙牙根部	切迹
颧突	左、右两侧上颌第一磨牙根部的骨突，表面覆盖薄的黏膜	缓冲
上颌结节	颊侧多有明显的倒凹，与颊黏膜之间形成颊间隙	颊侧翼缘充满

续表

名称	部位	处理
颊侧翼缘区	当下颌后部牙槽嵴吸收已平时，又称颊棚区。骨质致密。此区较为平坦，骨小梁排列与𬌗力方向几乎呈直角，可承受较大的力，起支持并有稳定义齿的作用	基托有较大的伸展
远中颊角区	位于咬肌前缘颊侧翼缘区之后方	不能较多伸展

（四）口腔本部

1. 切牙乳突　上颌重要的、稳定的标志。位于上颌腭中缝的前端，上中切牙之腭侧，为一梨形、卵圆形或不规则的软组织突起。乳突下方为切牙孔，有鼻腭神经和血管通过。覆盖该区的义齿基托组织面需适当缓冲，以免压迫产生疼痛。

切牙乳突是排上颌中切牙的参考标志，两个上颌中切牙的交界线应以切牙乳突为准。

① 上颌中切牙唇面至切牙乳突中点前 8 ～ 10mm。

② 上颌两侧尖牙牙尖顶的连线应通过切牙乳突中点。

当牙列缺失后，上颌骨唇侧骨板吸收较多，使切牙乳突向前移。上颌前部缺牙较多的病例，上颌两侧尖牙牙尖顶间的连线应位于切牙乳突后缘。

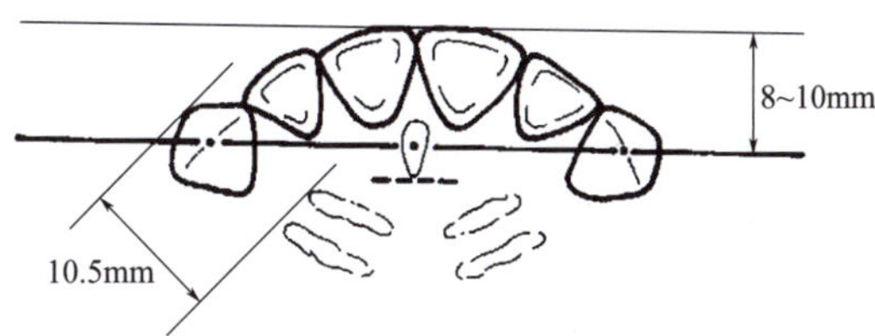

排列上前牙的位置标志

命题趋势　解剖标志与全口义齿的关系。

金题直击

为使上前牙的位置衬托出上唇的丰满度，可参考下列制作，除了

A. 上前牙唇面至切牙乳突中点 8 ～ 10mm

B. 年轻人，上尖牙顶连线通过切牙乳突前缘

C. 老年人，上尖牙顶连线与切牙乳突后缘平齐

D. 上尖牙唇面与腭皱的侧面相距 10.5mm

E. 上前牙切缘在唇下露出 2mm

【答案】B

【解析】使上前牙的位置衬托出上唇的丰满度，参考点：①上前牙唇面至切牙乳突中点 8 ～ 10mm；②年轻人，上尖牙顶连线通过切牙乳突中点，老年人上尖牙顶连线与切牙乳突后缘平齐；③上尖牙唇面与腭皱的侧面相距 10.5mm；④上前牙切缘在唇下露出 2mm，年老露较少。

2. 腭皱　位于上颌硬腭前部腭中缝的两侧，为不规则的波浪形软组织横嵴，有辅助发音的作用。

3. 上颌硬区　位于上腭中部的前份，骨组织呈嵴状隆起，又称上颌隆突。表面覆盖的黏膜甚薄，应适当缓冲以防产生压痛，防止以此为支点使义齿产生左右翘动或折裂。

4. 腭小凹　中缝后部两侧，上颌全口义齿后缘在腭小凹后 2mm。

金题直击

上颌全口义齿后缘应在腭小凹后

A. 0.5mm　　B. 1.0mm

C. 1.5mm　　D. 2.0mm

E. 2.5mm

【答案】D

【解析】上颌全口义齿后缘应在腭小凹后 2mm。

5. 颤动线 分为前颤动线和后颤动线。前后颤动线之间称后堤区。此区宽 2 ～ 12mm，平均 8.2mm，有一定的弹性，能起到边缘封闭作用。

前颤动线	硬腭与软腭腱膜交界的部位	翼上颌切迹与腭小凹的连线
后颤动线	软腭腱膜和软腭肌的连接区，也称“啊”线	两侧翼上颌切迹连线

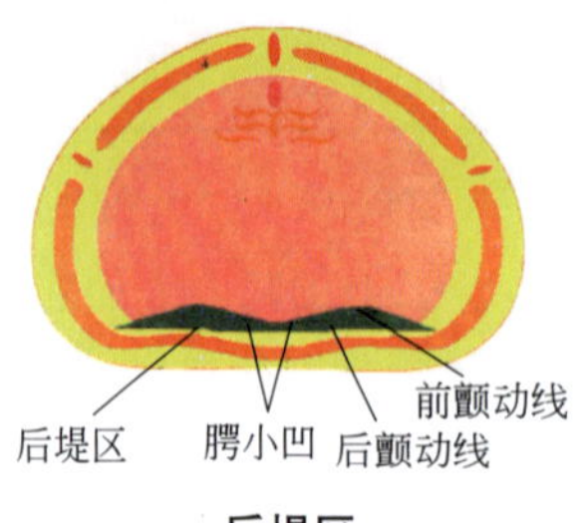

后堤区

金题直击

关于后堤区的描述，错误的是

A. 该区组织柔软，有一定可让性

B. 后堤区的后界中部位于腭小凹后

C. 后堤区的外端后缘应覆盖两侧翼上颌切迹

D. 当义齿受压后，该区组织可随义齿移动，达到良好的封闭作用

E. 后堤区只能在工作模型上形成

【答案】E

【解析】前后颤动线之间可稍加压力，作为上颌义齿后缘的封闭区，称后堤区。此区宽 2 ～ 12mm，平均 8.2mm，有一定的弹性，能起到边缘封闭作用。后堤呈弓形，后界中部位于腭小凹处，后堤区可以在模型上做，也可以在口内取模时加压做。

6. 腭穹隆 呈拱形，由硬腭和软腭组成，硬腭在前部。在硬腭前 1/3 处覆盖着高度角化的复层鳞状上皮，其下有紧密的黏膜下层附着，可以承受咀嚼压力。硬腭后 2/3 含有较多的脂肪和腺体，腭中缝区为上颌隆突。

7. 翼上颌切迹 在上颌结节之后，为蝶骨翼突与上颌结节后缘之间的骨间隙。表面有黏膜覆盖形成软组织凹陷，为切迹状，为上颌全口义齿颊侧前庭的后缘界限。（翼下颌韧带：起于蝶骨翼突，下端止于磨牙后垫后缘内侧——不宜做伸展）。

【要点提醒】

名称	部位	意义
切牙乳突	上颌重要的、稳定的标志。位于上颌腭中缝的前端，上中切牙之腭侧	排上颌中切牙的参考标志： 上颌中切牙唇面至切牙乳突中点前 8 ～ 10mm。 上颌两侧尖牙牙尖顶的连线应通过切牙乳突中点或增龄性后移。
	乳突下方为切牙孔，有鼻腭神经和血管通过	缓冲
腭皱	上颌硬腭前部腭中缝两侧，软组织横嵴	有辅助发音的作用
上颌硬区	上腭中部的前份，骨组织呈嵴状隆起，又称上颌隆突	缓冲
腭小凹	上颌两侧中缝后部两侧	上颌全口义齿后缘在腭小凹后 2mm
颤动线	前后颤动线之间称后堤区，宽 2 ～ 12mm，平均 8.2mm	有弹性，起到边缘封闭作用
腭穹隆	前 1/3 承受咀嚼压力，后 2/3 含有较多脂肪和腺体	—
翼上颌切迹	上颌结节之后，为蝶骨翼突与上颌结节后缘之间的骨间隙。表面有黏膜覆盖，形成软组织凹陷。	上颌全口义齿后缘的界限

8. 舌系带 位于口底的中线部，是连接口底与舌腹的黏膜皱襞，呈扇形，动度较大。全口义齿舌侧基托在此部位应形成切迹，以免影响舌的活动。

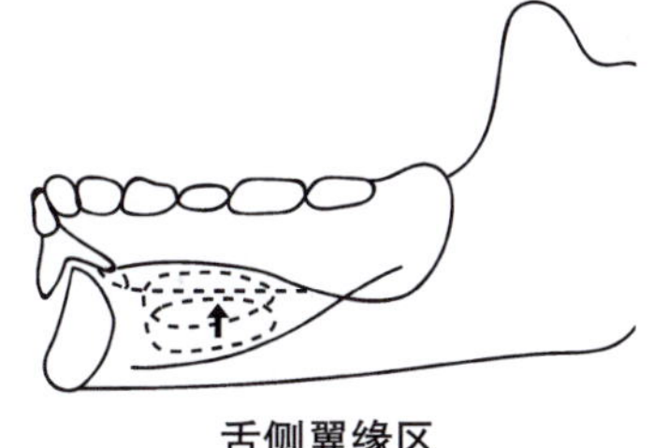
舌侧翼缘区

9. 舌下腺　位于舌系带的两侧，左右各一。舌下腺可随下颌舌骨肌的运动上升或下降。故与此区相应的义齿舌侧基托边缘不应过度伸展，否则舌运动时易将下颌全口义齿推起。

10. 下颌隆突　位于下颌两侧前磨牙根部的舌侧，表面覆盖的黏膜较薄。与之相应的基托组织面应适当缓冲。

11. 下颌舌骨嵴　又称内斜嵴，位于下颌骨后部的舌面，从第三磨牙斜向前磨牙区，由宽变窄。表面覆盖的黏膜较薄，应适当缓冲，以免产生压痛。

12. 舌侧翼缘区　与下颌全口义齿舌侧基托接触的部位。舌侧翼缘区后部是下颌全口义齿固位的重要部位，此区基托应有足够的伸展。（下颌舌骨后窝：又称为下颌舌骨后间隙，为下颌总义齿舌侧后缘的边界，从下颌舌骨嵴至下颌舌骨后窝底的深度越深，下颌总义齿的固位效果越好。）

金题直击

对腭小凹的描述错误的是

A. 位于腭中缝的后部　　B. 位于软硬腭交界处的稍后方

C. 数目多为并列的两个，左右各一　　D. 上颌义齿的后缘应止于腭小凹

E. 腭小凹是口内黏膜腺导管的开口

【答案】D

【解析】腭小凹是口内黏膜腺导管的开口，位于上腭中缝后部的两侧，软硬腭连接处的稍后方，数目多为并列的 2 个，左右各 1 个。上颌全口义齿的后缘应在腭小凹后 2mm。

13. 磨牙后垫　位于下颌最后磨牙牙槽嵴远端的黏膜软垫，圆形或卵圆形，覆盖在磨牙后三角上，由疏松的结缔组织构成，含有黏膜腺。下颌全口义齿后缘应盖过磨牙后垫 1/2 或全部。磨牙后垫可作为指导排列人工牙的标志。

（1）垂直向　磨牙后垫可决定下颌殆平面的位置，下颌第一磨牙的殆面应与磨牙后垫的 1/2 等高。

（2）前后向　下颌第二磨牙应位于磨牙后垫前缘。

（3）颊舌向　磨牙后垫颊面、舌面向前与下颌尖牙的近中面形成一个三角形，下颌后牙的舌尖应位于此三角形内。

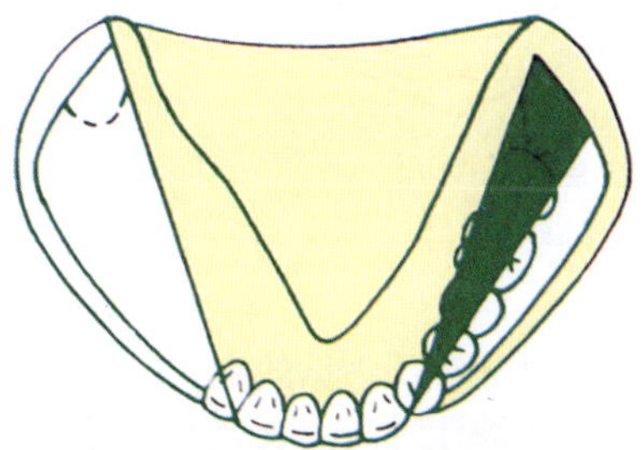
磨牙后垫是排列人工牙的标志

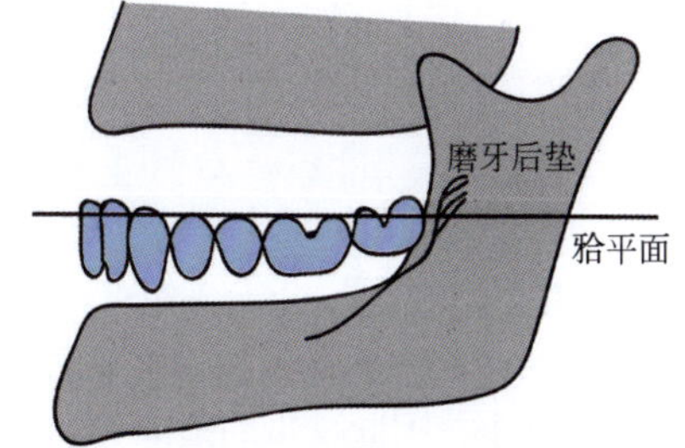

下颌后牙殆平面位置

命题趋势 磨牙后垫为每年必考的内容。

金题直击

磨牙后垫在排列人工牙时的标志作用，除了

A. 下颌第一磨牙的殆面应与磨牙后垫的 1/2 等高

B. 下颌第二磨牙应位于磨牙后垫前缘

C. 后牙的舌尖应位于磨牙后垫颊、舌面向前与下颌尖牙近中面形成的三角形内

D. 后牙的颊尖应位于磨牙后垫颊、舌面向前与下颌尖牙近中面形成的三角形内

E. 下颌义齿后缘应盖过磨牙后垫 1/2 或全部

【答案】D

【解析】磨牙后垫在排列人工牙时具有重要标志作用，下颌义齿后缘应盖过磨牙后垫 1/2 或全部，后牙的舌尖应位于磨牙后垫颊、舌面向前与下颌尖牙近中面形成的三角形内，下颌第一磨牙的殆面应与磨牙后垫的 1/2 等高，下颌第二磨牙应位于磨牙后垫前缘。

【要点提醒】

名称	部位	处理
舌系带	口底的中线部，扇形，动度较大	切迹
舌下腺	舌系带的两侧，随下颌舌骨肌的运动上升或下降	舌侧基托边缘不应过长
下颌隆突	下颌两侧前磨牙根部的舌侧隆起	缓冲
下颌舌骨嵴	从第三磨牙斜向前磨牙区，由宽变窄	缓冲
舌侧翼缘区	包括舌系带、舌下腺、下颌舌骨肌、舌腭肌、翼内肌、咽上缩肌	全口义齿固位的重要部位。基托应有足够的伸展
磨牙后垫	下颌第一磨牙𬌗面与磨牙后垫1/2等高 下颌第二磨牙应位于磨牙后垫前缘 下颌尖牙的近中面形成三角形，下颌后牙舌尖位于此三角形内	指导排列人工牙的标志

二、无牙颌组织结构的特点与全口义齿修复的关系

（一）无牙颌的分区（熟记）

主承托区	上下颌牙槽嵴顶的区域、除上颌硬区以外的硬腭水平部分、颊棚区
副承托区	上下颌牙槽嵴的唇颊侧和舌腭侧（不包括硬区）
边缘封闭区	义齿边缘接触的软组织部分，如黏膜皱襞、系带附着部、上颌后堤区和下颌磨牙后垫
缓冲区	无牙颌的上颌隆突、颧突、上颌结节的颊侧、切牙乳突、下颌隆突、下颌舌骨嵴以及牙槽嵴上的骨尖、骨棱等部位

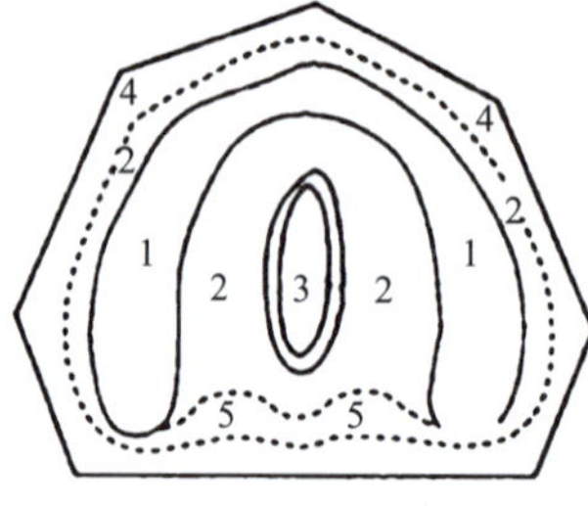

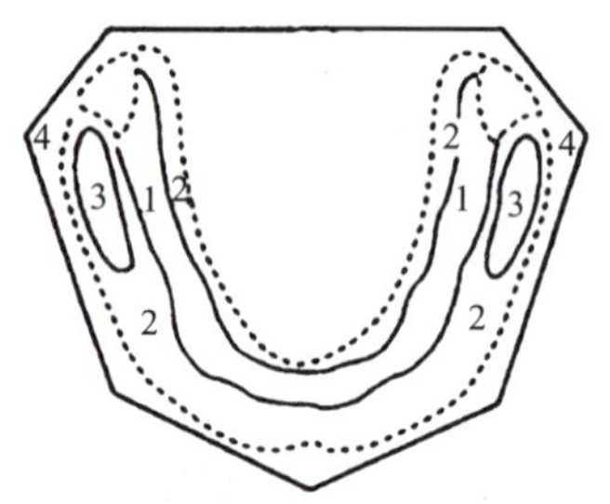

上下无牙颌的功能分区

1—主承托区；2—副承托区；3—缓冲区；4—边缘封闭区；5—后堤区

（二）义齿间隙和义齿表面

1. 义齿间隙　是在口腔内容纳义齿的潜在空间。义齿间隙是天然牙列所占据的空间。天然牙缺失后，周围的软硬组织也发生吸收和减少，因此义齿间隙的大小在同一个体也会随缺牙时间的长短不同而变化。要通过调整义齿基托厚度和范围使全口义齿充满在这个间隙内，以恢复患者的面容，同时又不妨碍唇颊舌侧肌肉的正常活动。

中性区：义齿与周围组织处于平衡的区域。

2. 义齿表面

名称	作用
组织面：义齿基托与口腔黏膜组织接触的面	与口腔黏膜组织紧密贴合，两者之间形成大气负压和吸附力，获得固位
咬合面：上下颌义齿人工牙咬合接触的面	咬合力应均匀分布在支持组织上。非正中𬌗时要有平衡𬌗，使义齿保持稳定
磨光面：义齿与唇、颊和舌肌接触的部分	磨光面的倾斜度、义齿周围边缘的宽度和人工牙齿的颊舌位置正常时，舌和颊才有帮助义齿固位和抵抗侧向压力的作用

三、全口义齿的固位和稳定

固位	义齿抵抗垂直向脱位的能力，包括抵抗重力、黏性食物和开闭口运动时使义齿脱落的作用力而不产生脱位
稳定	义齿抵抗水平和转动作用力，避免其翘动、旋转和水平移动，使义齿在功能性和非功能性运动中，保持其与无牙颌支持组织之间的位置关系稳固

（一）全口义齿的固位原理（熟记）

固位原理	定义	关系
吸附力	附着力：是指不同分子之间的吸引力 内聚力：是指同分子之间的吸引力	接触面积越大越密合，唾液的黏稠度高，流动性小，吸附力也就越大
表面张力	基托与黏膜表面间防止空气进入，需要靠唾液内部分子间的相互吸引力，使外层分子受到内部分子的吸引力，产生向液体内部的趋势，而使表面形成半月形的液体表面	两个物体表面间的间隙愈小，形成的半月形液体表面愈完全，表面张力就愈大
大气压力	基托边缘与周围的软组织始终保持紧密的接触，形成良好的边缘封闭，使空气不能进入基托与黏膜间，形成负压，是义齿重要的固位力	边缘越紧密，大气压力就越大
肌肉的固位作用力	唇颊侧肌肉和舌肌的平衡作用，使义齿人工牙保持在中性区的位置	磨光面成凹斜面，有助于唇、颊、舌肌夹持住基托，使其贴合在牙槽嵴上

命题趋势 吸附力与大气压力是重点内容。

金题直击

1. 与义齿吸附力无关的因素是

A. 基托材料　　B. 基托与黏膜的接触面积

C. 基托与黏膜的密合度　　D. 唾液质量

E. 以上都对

【答案】A

【解析】全口义齿是靠大气负压和吸附力固位的。义齿的基托与所覆盖的牙槽嵴黏膜紧密贴合，二者之间形成大气负压。基托与黏膜之间的唾液形成了吸附力，大气压力、吸附力共同作用，构成了全口义齿的固位力，与义齿的材料无关。

2. 全口义齿修复中，作用于唾液与唾液之间的力应称之为

A. 黏固力　　B. 内聚力

C. 吸引力　　D. 黏附力

E. 附着力

【答案】B

【解析】吸附力是指两种物体分子间的吸引力，包括附着力和内聚力。附着力是不同分子间的吸引力。内聚力是相同分子间的凝聚力。

（二）影响义齿固位的有关因素

1. 颌骨的解剖形态　当颌弓宽大，牙槽嵴高而宽，患者无牙颌系带附着位置距离牙槽嵴顶远，腭穹隆高拱，全口义齿基托面积大，固位作用就好。相反颌弓窄小，牙槽嵴低平或窄，系带附着位置距离牙槽嵴顶近，腭穹隆平坦，义齿基托面积小，不易获得足够的固位力。

2. 义齿承托区黏膜的性质　义齿基托覆盖下的口腔黏膜的厚度适宜，有一定的弹性和韧性。

3. 唾液的质与量　唾液的黏稠度高、流动性小，可加强义齿的固位。唾液分泌量也不宜过多或过少，帕金森病患者，由于共济失调吞咽动作缓慢往往口底积存大量唾液，影响下颌全口义齿固位。口腔干燥症者，唾液分泌量极少，义齿固位也有困难。

4. 义齿基托的边缘伸展　在不妨碍周围组织功能活动的前提下，全口义齿基托的边缘应尽量充分伸展，并有适宜的厚度和形态，形成良好的边缘封闭作用。上颌基托唇颊边缘应伸到唇颊沟内。在上颌结节的颊侧，基托边缘应伸展到颊间隙内，基托后缘应止于硬软腭交界处的软腭上，此区黏膜组织有弹性，基托边缘在此区稍加压，用来加强义齿后缘的封闭作用。义齿后缘两侧应伸展到翼上颌切迹。下颌基托的唇颊边缘应伸展到唇颊沟内，舌侧边缘应伸展到口底。基托后缘应盖过磨牙后垫的1/2～2/3，基托边缘应圆钝且充满黏膜皱襞，以便获得良好的边缘封闭。

【要点提醒】

影响义齿固位的有关因素	
颌骨的解剖形态	颌弓宽大，牙槽嵴高而宽，系带附着距离牙槽嵴顶远，腭穹隆高拱
义齿承托区黏膜的性质	黏膜厚度，弹性和韧性适宜
唾液的质与量	唾液的黏稠度高、流动性小，唾液分泌量适宜
义齿基托的边缘伸展	上颌后缘应止于硬软腭交界稍后方的软腭上 两侧应伸展到翼上颌切迹 下颌后缘应盖过磨牙后垫的 1/2 ～ 2/3

（三）影响全口义齿稳定的有关因素

1. 颌骨的解剖形态　不仅影响义齿固位力的大小，也决定抵抗义齿受到的侧向力的能力。颌弓宽大，牙槽嵴高而宽，腭穹隆高拱，义齿易稳定。

2. 上下颌弓的位置关系　上下颌弓的位置关系异常，包括上下颌弓前部关系不协调（例如上或下颌前突，上或下颌后缩），上下颌弓后部宽度不协调，义齿均不易达到稳定。

3. 承托区黏膜的厚度　黏膜过厚，松软，移动度大，将导致义齿不稳定。承托区黏膜厚度不均匀，骨性隆突部位黏膜薄，相应部位做缓冲处理，否则义齿基托会以此处为支点而发生翘动。

4. 人工牙的排列位置与咬合关系　人工牙的排列位置偏离中性区，过于偏向唇颊或舌侧，唇、颊、舌肌的力量不平衡，就会破坏义齿的稳定。人工牙的排列位置还应尽量靠近牙槽嵴顶。偏离牙槽嵴顶过多，会使义齿在受到咬合力时义齿以牙槽嵴顶为支点产生翘动。人工牙的𬌗平面应平行于牙槽嵴，且应平分上下颌间距离。人工牙高度和倾斜方向应按照一定的规律排列，使牙尖形成适宜的补偿曲线和横𬌗曲线，正中咬合时上下牙具有适宜的覆𬌗、覆盖关系和均匀广泛的接触，前伸和侧方运动时达到平衡咬合，或者采用人工牙，尽量避免咬合接触对义齿产生侧向作用力和导致义齿翘动。

5. 颌位关系　确定上下无牙颌的位置关系，使义齿的平衡𬌗关系建立在稳定、可重复的正确的位置上。颌位关系错误，义齿戴入口内后不能形成稳定的、尖窝交错的均匀接触关系和咬合平衡，继而出现咬合偏斜、早接触和𬌗干扰，使义齿在功能位时无法保持稳定。

6. 义齿基托磨光面的形态　应形成凹斜面，义齿唇、颊、舌侧肌肉和软组织的作用能对义齿形成挟持力，使义齿基托贴合在牙槽嵴上，保持稳定。

【要点提醒】

影响全口义齿稳定的有关因素	
颌骨的解剖形态	不仅影响固位力大小，也决定抵抗义齿受到的侧向力的能力
上下颌弓的位置关系	上下颌弓协调
承托区黏膜的厚度	黏膜过厚，松软，移动度大，导致义齿不稳定
人工牙的排列位置	应处于中性区，人工牙高度和倾斜方向应按照一定的规律排列，使牙尖形成适宜的补偿曲线和横𬌗曲线，适宜的覆𬌗、覆盖关系和均匀广泛的接触
颌位关系	颌位关系正确
义齿基托磨光面的形态	形成一定的凹斜面

第三节　治疗步骤

一、口腔检查和修复前的准备

（一）病史采集

与患者面对面采集病史，有助于医师了解患者的个性特点和社会经济情况，这是治疗之前必不可少的交谈。修复的成功有赖于患者的合作，患者应被看成是参与者，而不仅仅是治疗对象。

（二）口腔检查

1. 颌面部检查　患者的颌面部左右是否对称，唇的丰满度，上唇的长短，面部比例是否协调。下颌张口习惯有无偏斜和前伸，下颌运动是否正常。侧面面型是直面、凸面还是凹面型。颞下颌关节有无疼痛、弹响、张口困难等颞下颌关节功能紊乱病的症状。

2. 口内检查

（1）牙槽嵴　检查拔牙后伤口愈合的情况，了解牙槽嵴吸收的稳定程度等。拔牙 2 ～ 3 个月后，开始制作正式的全口义齿。高而宽的牙槽嵴对义齿的固位、支持、稳定作用好，低而窄的牙槽嵴对义齿的固位、支持、稳定作用差。

（2）颌弓的形状和大小　颌弓分为方圆形、卵圆形和尖圆形三种形状，并有大、中、小三类。检查时，应注意上下颌弓的形状和大小是否协调，上下颌吸收情况是否一致。如上下颌弓形状和大小相差较多时，会给排列人工牙造成困难。

（3）系带和肌肉的附着　牙槽嵴较丰满的，肌肉和系带的附着点相应地离牙槽嵴较远，可扩大义齿基托的伸展，因此义齿固位作用好。牙槽嵴因吸收过多而变低平，则肌肉和系带的附着点距离牙槽嵴顶较近或与之平齐，当肌肉活动时，容易造成义齿脱位。

（4）腭穹隆的形状　与上颌全口义齿的固位和支持作用有很大的关系。

（5）上下颌弓的形状和位置关系：

① 水平关系。指上下颌颌弓的前后、左右关系，有以下三种。a. 正常的位置关系。上、下颌颌弓的前后位置关系正常，形状及大小大致相同。侧面观上下颌弓的唇面基本在同一平面上，或上颌弓位于下颌弓的稍前方，此时有利于人工牙的排列。b. 上颌前突的位置关系。上颌弓位于下颌弓的前方和侧方，上颌弓大，而下颌弓小。前牙的排列比较困难。c. 下颌前突的位置关系。下颌弓位于上颌弓的前方及侧方，上颌弓小，下颌弓大，给人工牙的排列也带来困难。

② 垂直关系。上下颌弓的上下关系，在正中𬌗位时，上下牙槽嵴之间的距离，即颌间距离。此距离的大小与原来天然牙的长度和拔牙后牙槽嵴吸收的程度有关。颌间距离一般可分为大、中、小三种情况。

（6）舌的大小和位置。当牙列缺失后，由于没有了牙列的限制，舌体将会变得肥大，充满口腔。全口义齿修复后，舌经过一段时间适应，可逐渐恢复正常形状。在义齿修复初期或人工牙排列位置偏舌侧，使舌运动空间缩小时，患者会觉不适，且舌的运动会对义齿产生较大的侧向力和脱位力，使义齿不稳定。

舌的前缘位于下颌前部牙槽嵴顶处，使口底组织与义齿舌侧边缘形成良好的边缘封闭。无牙颌患者常见舌后缩现象，此时舌尖与下颌前牙间有较大的空间，其间常有大量唾液聚集，不利于义齿前部舌侧的边缘封闭，而舌后缩的同时导致舌后部向两侧挤压下颌后牙，产生不利的侧向力和脱位力，致使下颌义齿不容易固位和稳定。

（7）唾液分泌情况　检查患者唾液分泌的量和黏稠度。口干症患者唾液分泌量少而黏稠，口腔黏膜干燥，甚至红肿、光亮。

（8）对旧义齿的检查　如患者戴用过全口义齿，应了解戴用义齿的时间和使用情况。

金题直击

下颌弓明显大于上颌弓时，全口义齿人造牙排成反𬌗关系的主要目的是

A. 增进美观　　B. 改善发音

C. 增加义齿稳定性　　D. 提高咀嚼效率

E. 增加接触面积

【答案】C

【解析】当上下牙槽嵴的连线与平面的交角明显小于 80°，即下牙弓明显宽于上牙弓时需要排成反𬌗，第一前磨牙仍位于正常位置，第二前磨牙呈过渡关系，即上颌第二前磨牙颊舌尖都为支持尖，将下颌第二前磨牙舌窝向远中扩展，容纳 2 个功能尖，上磨牙颊尖和下磨牙舌尖为支持尖，增强义齿的稳定性。

【要点提醒】

口腔检查	
颌面部检查	颌面部左右是否对称，唇的丰满度，上唇的长短，面部比例是否协调 有无偏斜和前伸，下颌运动是否正常 侧面面型是直面、凸面还是凹面型 颞下颌关节有无疼痛、弹响、张口困难
口内检查	牙槽嵴：拔牙 2 ～ 3 个月后，制作全口义齿

续表

口腔检查	
口内检查	颌弓的形状和大小：形状和大小相差较多时，给排牙造成困难
	系带和肌肉的附着：离牙槽嵴较远，可扩大义齿基托的伸展
	腭穹隆的形状：与上颌全口义齿的固位和支持作用有很大的关系
	上下颌弓的形状和位置关系 ① 水平关系。a. 正常的位置关系：侧面观上下颌弓的唇面基本在同一个平面上，或上颌位于下颌弓的稍前方，利于人工牙排列。b. 上颌前突的位置关系：上颌弓大，而下颌弓小。c. 下颌前突的位置关系：上颌弓小，而下颌弓大 ② 垂直关系。颌间距离大小与原来天然牙的长度和拔牙后牙槽嵴吸收的程度有关
	舌的大小和位置：舌的前缘通常位于下颌前部牙槽嵴顶处，形成良好的边缘封闭
	唾液分泌情况：检查唾液分泌的量和黏稠度
	对旧义齿的检查：应了解戴用义齿的时间和使用情况

（三）修复前的外科处理（常考）

问题	处理
尖锐的骨尖、骨突和骨嵴	牙槽骨修整术（拔牙后 1 个月）
上颌结节突出	两侧上颌结节均较突出时，只选择结节较大的一侧做外科修整（单侧不修，改变就位方向即可）
下颌隆突过大	外科修整
唇颊沟过浅	唇颊沟加深术
唇颊系带外形不佳	唇颊系带成形
增生的黏膜组织	长期、慢性刺激形成组织炎症性增生所致。应嘱患者停戴义齿，修改基托边缘，待组织恢复正常，如增生的组织不能消退，采取手术切除

金题直击

牙槽骨修整的最佳时间为拔牙后

A. 即刻修整　　B. 1 个月

C. 3 个月　　D. 5 个月

E. 6 个月

【答案】 B

【解析】 牙槽骨修整的最佳时间为拔牙后的 1 个月。过早修整，去除牙槽骨量较难控制，往往造成去除牙槽骨量过大，牙槽骨吸收量增大。

（四）非外科治疗

1. 义齿支持组织的休整　当旧义齿基托不密合，牙槽嵴黏膜组织有损伤或黏膜萎缩，可采取以下的方法使支持组织得到休息和功能性锻炼。

（1）旧义齿组织面　用软衬材料或组织调整材料进行重衬，当基托伸展不足时可适当扩大伸展范围，使变形、损伤的支持组织恢复其正常的形态。旧义齿基托边缘过度伸展或组织面压迫的部位应磨改和缓冲。

（2）取印模前 48 ～ 72h 停戴旧义齿，制取印模时黏膜组织能恢复正常的形态及厚度。

（3）取印模前的一段时间内，每天用手指或牙刷有规律地按摩承托区的黏膜，使黏膜能受到功能性刺激。如旧义齿承托区黏膜有红肿、溃疡，无法通过旧义齿调改和重衬使之恢复者，也可停戴旧义齿 1 周左右，使黏膜恢复正常。

2. 旧义齿咬合调整　如旧义齿的颌位关系偏差较大时，应该在开始新义齿修复前，利用自凝树脂等暂时性材料，使旧义齿恢复适当的垂直距离和正中关系。这样既可以使因颌位关系异常所致的组织损伤得到恢复，有助于确定正确的颌位关系，也有助于患者适应正确的咬合关系，纠正其不良咬合习惯。

3. 颌面部肌肉训练　通过有意识的下颌运动训练，既可使口颌系统肌肉松弛，并增强神经肌肉协调性，又可消除患者紧张心理，能在修复治疗过程中更好地与医师配合。

【要点提醒】

非外科治疗	
义齿支持组织的休整	基托组织面用暂时性软衬材料或组织调整材料重衬
	取印模前 48 ～ 72h 开始停戴旧义齿
	旧义齿承托区黏膜存在红肿、溃疡，停戴义齿 1 周左右
旧义齿咬合调整	使旧义齿恢复适当的垂直距离和正中关系
颌面部肌肉训练	使口颌系统肌肉松弛，并增强神经肌肉协调性，消除患者紧张心理

二、全口义齿的印模和模型

（一）印模

印模是用可塑性印模材料取得的无牙上、下颌牙槽嵴及周围软硬组织形态的印模。准确的印模能反映口腔解剖形态和周围组织生理功能活动范围，以使基托与口腔黏膜高度密合，有良好的边缘封闭，从而取得良好的固位。

1. 印模的分类

① 一次印模法和二次印模法。

一次印模法	二次印模法（联合印模法）
用合适的成品托盘及用海藻酸印模材或热塑性印模材一次完成工作印模	由初印模和终印模组成，在患者口中制取两次印模后完成

② 按照取印模时患者张口或闭口，可分为开口式印模和闭口式印模。如患者是在半张口下取得的，称为开口式印模。闭口式印模是先取初印模，灌制模型，在模型上制作暂基托并形成𬌗堤，再用𬌗堤形成颌位记录，将氧化锌丁香油印模材糊剂或硅橡胶印模材涂布于暂基托的组织面，引入患者口中，咬在正中𬌗位，借咬合力使印模材均匀分布，以主动方式完成印模边缘的整塑。

开口式印模	闭口式印模
患者半张口情况下取得	先取初印模，在模型上制作暂基托并形成𬌗堤，用𬌗堤形成颌位记录后，印模材涂布于暂基托的组织面，引入口中

③ 根据取印模时是否对黏膜造成压力分为黏膜静止式印模和黏膜运动式印模。低黏度的印模材，如印模石膏、高流动性弹性印模材、氧化锌丁香油糊剂等适用于取黏膜静止式印模，高黏度的材料，如海藻酸印模材、印模膏或低流动性弹性材适用于取黏膜运动式印模。

黏膜静止式印模	黏膜运动式印模
利用低黏度的印模材，如印模石膏、高流动性弹性印模材、氧化锌丁香油糊剂	利用高黏度的材料，如海藻酸印模材、印模膏或低流动性弹性材

金题直击

全口义齿的印模确切的提法是

A. 压力印模　　B. 初步印模

C. 功能性印模　　D. 解剖式印模

E. 开口式印模

【答案】C

【解析】全口义齿采取的是功能性印模，是在一定压力状态下取得的印模，也称选择性压力印模。取印模时，在印模料可塑期内进行肌肉功能整塑，由患者自行进行或者在医生的帮助下，唇颊舌做各种动作，塑造出印模的唇颊舌侧边缘，与系带功能运动时的黏膜皱襞和系带吻合。

2. 取印模的步骤方法

（1）取模前的准备　调整体位、选择托盘。上颌托盘的宽度比上颌牙槽嵴宽 2 ～ 3mm，周围边缘高度应离开黏膜皱襞 2mm，唇颊系带处形成切迹，托盘长度盖过两侧翼上颌切迹，后缘超过颤动线 3 ～ 4mm。下颌托盘高度和宽度与上颌的托盘相同，长度应盖过磨牙后垫。

（2）取初印模　取上颌初印模，选与口腔情况大致相似的成品托盘，将印模膏放置在 60 ～ 70℃热水中软化。取适量软化的印模膏放置在托盘上，医生站在患者右后方，右手持盛有印模膏的托盘，左手拉开患者的左口角，将托盘旋转进入口中，使托盘就位，稳定托盘在一定位置，牵拉颊部肌肉向下前内方向，完成肌功能整塑。冲冷水使印模膏硬固后，使印模从上颌后缘脱位，从口内旋转取出。检查初印模，组织面应清晰，如印模边缘过厚过长，应除去过多的印模膏，然后可逐段地烤软印模边缘，进一步做肌功能边缘整塑。

取下颌初印模，医生站在患者的右前方，右手持托盘，左手拉开患者右口角，将托盘旋转进入患者口中，将两手示指放在托盘两侧相当于前磨牙的部位，拇指固定在下颌骨下缘，轻压使印模托盘就位，在印模可塑期内，牵动颊部向上前内方向，并拉动下唇向上内，嘱患者将舌轻微伸出舔上唇并左右活动。

（3）制作个别托盘（了解）　用室温固化塑料制作个别托盘。取初印后灌注石膏模型，在模型上用变色铅笔画出个别托盘的范围。在前庭的最深处与牙槽嵴之间画出边缘，这个边缘比预先取的功能边缘短 1 ～ 2mm，唇、颊、舌系带处要留出足够的空间，以不妨碍边缘整塑时的自由活动。后堤区要放在软腭处超过颤动线 2 ～ 3mm，以保证能正确地取出该处的印模。下颌个别托盘应包括磨牙后垫及下颌舌骨线。画出边缘线后，适当地填倒凹，并涂分离剂。然后调拌材料，均匀涂布，个别托盘 2 ～ 3mm 厚即可。待其硬固，取下，沿画线标记修整边缘，备用。将制作好的个别托盘放入口内，在唇、颊、舌活动时，托盘位置保持不动，则认为托盘合适。也可采用修改初印的方法制作个别托盘。将用印模膏取的初印模的组织面均匀刮去一层，去除组织面的倒凹，周围边缘刮去 1 ～ 2mm。这样经修改的初印模也可作为个别托盘用。

（4）取终印模　用塑料制作的个别托盘需先经过添加边缘材料，再次进行边缘整塑后制取终印模。在上颌的唇颊侧添加烤软的印模膏，分段进行边缘整塑。

上颌后堤区是上颌全口义齿后缘的封闭区，在个别托盘后缘约 5mm 宽，放上烤软的印模膏，放入患者口内原有位置，加压，完成上颌全部边缘封闭。

下颌除唇颊侧修整同上颌基本相同外，还需做舌侧修整，也可分舌前部、左、右侧三区进行，嘱患者舌头左右活动及向上抬，即可修整舌翼缘及舌系带区。

调拌终印模材料，放置在个别托盘内，旋转进入口中，以轻微压力和颤动方式使托盘就位，做肌功能整塑，稳住托盘待材料硬固。

【要点提醒】

取印模的步骤方法	
选择托盘	上颌托盘：宽度比上颌牙槽嵴宽 2 ～ 3mm，周围边缘高度离开黏膜皱襞 2mm，唇颊系带呈切迹，托盘长度盖过两侧翼上颌切迹，后缘超过颤动线 3 ～ 4mm 下颌托盘：长度盖过磨牙后垫
取初印模	将印模膏放置在 60 ～ 70℃热水中软化，使托盘就位，完成肌功能整塑。检查初印模，组织面清晰
制作个别托盘	室温固化塑料制作个别托盘：在前庭最深处与牙槽嵴之间画出边缘，边缘比预先取的功能边缘短 1 ～ 2mm，唇、颊、舌系带处留出足够的空间。后堤区放在软腭处超过颤动线 2 ～ 3mm，下颌个别托盘包括磨牙后垫及下颌舌骨线。个别托盘 2 ～ 3mm 厚。将个别托盘放入口内，在唇、颊、舌活动时，托盘位置保持不动，认为托盘合适。 修改初印的方法制作个别托盘：将用印模膏取的初印模的组织面均匀刮去一层，去除组织面的倒凹，周围边缘刮去 1 ～ 2mm。这样经修改的初印模也可作为个别托盘
取终印模	塑料制作的个别托盘需先经过添加边缘材料，再次进行边缘整塑后制取终印模

金题直击

1. 下列选择无牙颌上颌托盘的要求，不正确的是

A. 边缘应与唇颊沟等高　　B. 宽度应比上颌牙槽嵴宽 2 ～ 3mm

C. 后缘盖过后颤动线 3 ～ 4mm　　D. 长度应盖过翼上颌切迹

E. 系带处有相应切迹

【答案】A

【解析】上颌托盘的宽度应比上颌牙槽嵴宽 2 ～ 3mm，边缘高度应离开黏膜皱襞约 2mm，唇颊系带处应呈切迹，托盘长度需盖过两侧翼上颌切迹，后缘应超过颤动线 3 ～ 4mm。下颌托盘的高度和宽度与上颌的托盘相同，其长度应盖过磨牙后垫。

2. 记录全口义齿颌位关系时，𬌗托错误说法是

A. 𬌗托由基托和𬌗堤组成　　B. 基托有暂基托和恒基托之分

C. 用基托蜡片做的基托称为暂基托　　D. 用自凝塑料做的基托称为恒基托

E. 暂基托最后为加热成型塑料所代替

【答案】 D

【解析】 自凝塑料做的基托也是暂基托，暂基托用于制作托，恒基托由热凝树脂提前制作好。

3. 印模的要求

使组织受压均匀	适当扩大印模面积
采取功能性印模	保持稳定的位置

（二）模型

全口义齿模型是灌注模型材料与无牙颌印模内形成的无牙颌印模。

在全口义齿初印模上灌注石膏形成初模型，用来制作个别托盘，在全口义齿终印模上灌注石膏或人造石形成终模型（又称工作模型）用来制作暂基托及全口义齿。

工作模型应充分反映出无牙颌组织面的细微纹路，印模边缘上显露出肌功能修整的痕迹，模型边缘厚度 3 ～ 5mm 为宜，模型最薄处不能少于 10mm。模型后缘应在腭小凹后不少于 2mm，下颌模型在磨牙后垫自其前缘起不少于 10mm。

模型形成的方法有围模灌注法和一般灌注法两种。

金题直击

取全口印模时，制作个别托盘的目的是

A. 便于操作　　B. 能获取功能性印模

C. 能获取解剖式印模　　D. 不影响下颌运动

E. 能获得咬合平衡

【答案】 B

【解析】 全口义齿个别托盘的目的：获得准确的终印模（功能性印模）。要求：在个别托盘放入口内，在唇、颊、舌侧活动时，托盘位置保持不动。

模型后堤区的处理：取终印模时未做后堤区加压完成边缘修整者，可在模型上用刮除石膏的方法形成后堤区。在石膏模型上，用雕刻刀在颤动线处切一深度 1 ～ 1.5mm 的切迹，沿此切迹向前约 5mm 的范围内，将石膏模型轻轻刮去一层，愈向前刮除得愈少，与上腭的黏膜面移行。

三、全口义齿颌位关系的确定及上𬌗架

颌位关系记录：用𬌗托来确定并同时记录在患者面部下 1/3 的适宜高度和两侧髁突在下颌关节凹生理后位时的上下颌位置关系，以便在这个上下颌骨的位置关系上，用全口义齿来重建无牙颌患者的正中𬌗关系，包括垂直关系和水平关系记录。

有天然牙列的患者，正中𬌗位位于正中关系位的前 1mm 的范围内或两位一致。当天然牙列缺失后，便丧失了正中𬌗位，当下颌没有牙列的支持和牙尖的锁结，下颌会向各种方向移动，常见下颌前伸和面下 1/3 距离变短。上下颌关系的唯一稳定参考位是正中关系位。因此要确定并记录在适宜面下 1/3 高度情况下的髁突的生理后位。

颌位关系记录	患者面部下 1/3 的适宜高度（垂直颌位关系） 两侧髁突在下颌关节凹生理后位时的上下颌位置关系（水平颌位关系）

（一）垂直颌位关系

确定垂直颌位关系即确定垂直距离。

垂直距离：当天然牙列呈正中𬌗时，鼻底至颏底的距离，即面部下 1/3 的距离。确定垂直距离是借助上下𬌗托来实现的。𬌗托由基托和𬌗堤两部分组成。𬌗托有上下𬌗托之分，上下𬌗托间以𬌗平面相接触。

金题直击

义齿修复时垂直距离是指

A. 息止颌间隙

B. 面中三分之一高度

C. 颌间距离

D. 息止颌位鼻底至颏底距离

E. 息止颌位鼻底至颏底距离减去 2 ～ 3mm

【答案】E

【解析】全口义齿修复时，垂直距离是指息止颌位鼻底至颏底距离减去 2 ～ 3mm。

颌间距离：缺失和牙周组织吸收后，上下无牙颌形成的间隙。

金题直击

颌间距离

A. 正中𬌗位时鼻底到颏底的距离

B. 息止颌位时鼻底到颏底的距离

C. 正中𬌗位时，上下牙槽嵴顶之间的距离

D. 息止颌位时，上下牙槽嵴顶之间的距离

E. 前伸时，上下牙槽嵴顶之间的距离

【答案】C

【解析】颌间距离指上、下颌弓的上、下关系，在正中𬌗位时，上下牙槽嵴顶之间的距离。

1. 确定垂直距离的方法（熟记）

息止颌位法：无牙颌患者的息止颌位时垂直距离减去息止间隙（2 ～ 3mm）的方法（最常用）
面部垂直距离等分法：眼外眦（外眼角）至口裂的垂直距离与鼻底至颏底的距离相等，此为面部比例二等分法。每个人的面部比例不是绝对的，此方法只作为参考
面部外形观察法：正中𬌗位时，上下唇呈现自然接触闭合，口裂平直状，口角不下垂，鼻唇沟和颏唇沟的深度适宜，面下 1/3 与面部的比例相协调
拔牙前咬颌位垂直距离的记录（最可靠）
旧义齿垂直距离的记录（最不准）

命题趋势 确定垂直距离和水平关系是每年必考内容。

金题直击

全口义齿戴入后，如果垂直距离过高可出现

A. 唇颊部软组织凹陷

B. 颏部前突

C. 咀嚼无力

D. 咀嚼肌酸痛

E. 面下部高度不足

【答案】D

【解析】垂直距离过高患者戴义齿后，感到下颌牙槽嵴普遍疼痛或压痛，不能坚持较长时间戴义齿，面颊部肌肉酸痛，上腭部有烧灼感。检查口腔黏膜无异常表现，多由垂直距离过高或夜间磨牙所致。

2. 垂直距离恢复不正确的影响（熟记）

	表现
垂直距离恢复得过大	面部下 1/3 距离增大，颏唇沟变浅
	勉强闭合上下唇时，颏部皮肤呈皱缩状，肌肉张力增加，易出现肌肉疲劳感
	息止间隙变小，说话和进食时出现后牙相撞声，义齿易出现脱位
	牙槽嵴常处于受压状态，可使牙槽嵴因受压而加速吸收，咀嚼效能较低

续表

表现	
垂直距离恢复得过小	面部下 1/3 的距离减小，颏唇沟变深
	唇红部显窄，口角下垂，颏部前突，像没戴义齿
	息止颌间隙偏大，咀嚼时用力较大，咀嚼效能较低
	髁突向后向上移位

金题直击

全口义齿戴牙后，下颌髁突明显向后上移位，主要由于

A. 正中殆错位

B. 垂直距离过低

C. 垂直距离过高

D. 义齿咬合关系不佳

E. 义齿变形

【答案】 B

【解析】 天然牙列存在时，上下颌的关系依赖于上下牙列尖窝交错的接触而得到保持，两侧髁突处于关节凹中的生理后位。若全口义齿的垂直距离过低时，下颌髁突会明显向后上方移位，而垂直距离过高时，下颌髁突会向前下方移位。

（二）水平颌位关系

确定水平颌位关系即确定正中关系位，正中关系位是指下颌髁突位于关节凹居中，而不受限的生理后位。只有在这个位置，患者才感觉颞下颌关节不紧张、舒适、咀嚼肌力大，咀嚼效能也高。

为无牙颌患者确定正中关系位的方法很多，一般归纳为以下三类：

1. 哥特式弓描记法　确定患者颌位关系时，于上下殆托上应分别固定描记板和与之垂直的描记针。下颌前伸，侧向运动时，描记针在描记盘上将描绘出近似"∧"形的图形，也就是当描记针指向该图形顶点时患者下颌恰好处于正中关系位。

2. 直接咬合法　利用殆堤及殆间记录材料，让患者下颌后退并且直接咬合在一起的方法。无牙颌患者的下颌有习惯性前伸，采取以下方法帮助患者下颌退回至正中关系位并咬合在一起。

（1）卷舌后舔法　在上颌暂基托后缘中线处粘固个小蜡球，让患者向后卷起舌，再用舌尖舔住蜡球，同时闭口咬合至合适的垂直距离。当舌舔蜡球时，舌向后上方牵拉舌骨，舌骨连带颌舌骨肌牵拉下颌后退，使髁突处于其生理后位。

（2）吞咽咬合法　嘱患者做吞咽动作，同时咬合至合适的垂直距离，也可在其吞咽过程中，医师用手轻推患者颏部向后，帮助下颌退回至生理后位。在吞咽过程中，下颌升肌有固定下颌在正中关系位的作用。因此，采用吞咽咬合再结合下颌受推力回退，较易让下颌处于其生理后位。

（3）后牙咬合法　当患者后牙咬合时，颞肌、咬肌、翼内肌同时收缩，牵引下颌向后上方移动，可使髁突回到正中关系位。将确定好蜡堤高度的上下殆托就位，医师将双手示指置于殆托蜡堤的第二前磨牙和第一磨牙处，嘱患者轻咬几下，直到患者感觉咬合时能用上力量时，医师将示指滑向蜡堤的颊侧，此时上下殆托即咬合在正中关系位。

（4）肌肉疲劳法　无牙颌患者下颌经常习惯性前伸，不易退回至正中关系位。此时可让患者反复做下颌前伸动作（如反复发齿音和唇齿音），或保持下颌前伸一定时间，直至下颌前伸肌肉疲劳，此时下颌较容易退回至正中关系位。

3. 肌监控仪法　通过贴在耳垂前方上下约 $4cm^2$ 范围的皮肤电极作用于三叉神经运动支，使咀嚼肌有节律地收缩，可使肌肉解除疲劳和紧张，处于自然状况，对于长期全口无牙并有不良咬合习惯者，经过肌监控仪治疗，再用直接咬合法，使下颌自然地退至正中关系位。

【要点提醒】

确定水平颌位关系（正中关系位）的方法	
哥特式弓描记法（最客观）	
直接咬合法	卷舌后舔法

续表

确定水平颌位关系（正中关系位）的方法	
直接咬合法	吞咽咬合法
	后牙咬合法
	肌肉疲劳法
肌监控仪法：不良咬合习惯者，经过肌监控仪治疗，再用直接咬合法，使下颌自然地退至正中关系位	

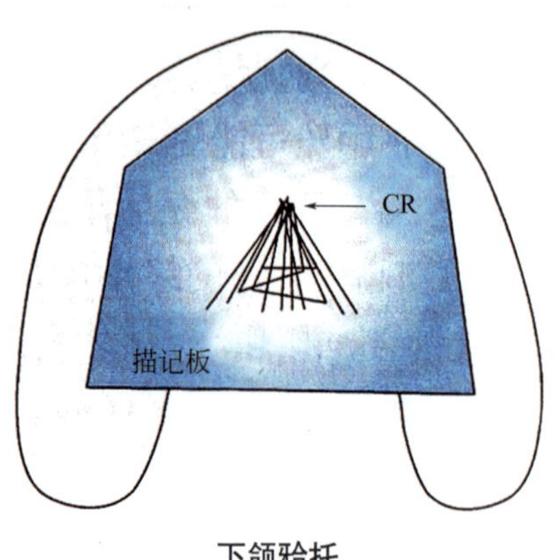

下颌殆托

金题直击

采用外耳道触诊法验证颌位关系是为了确定

A. 髁突是否退回生理后位

B. 垂直距离是否正常

C. 关节是否有疼痛

D. 开口型是否正常

E. 关节是否有弹响

【答案】A

【解析】外耳道指诊法：用两手小指末端伸进两侧外耳道内，贴外耳道前壁进行触诊，请患者做开闭口运动和侧向运动，以了解髁突的活动度及冲击感。该法可确定髁突是否退回生理后位。

（三）确定垂直距离和正中关系位记录的操作步骤

无牙殆患者的垂直距离的恢复借助于上下殆托，而患者两侧髁突退至其生理后位是依赖于上下殆托殆平面间凸凹嵌合的正中殆位记录来确定的。

托是由基托和殆堤两部分组成的。基托分为暂基托和恒基托。

暂基托：只用于制作殆托，排列牙齿和形成蜡模。暂基托最后为加热成型塑料所代替，所以称之为暂基托。常用的暂基托材料有基托蜡片、蜡板、室温固化塑料（俗称自凝塑料）和光固化基托塑料板。

恒基托：由热凝塑料制作，有固位力好和不变形等优点，便于排牙和试牙，较易取得上下殆托间的正中颌位记录，但第二次填塞塑料和热处理后，恒基托的固位力一般会有些减小。

1. 上殆托的制作

（1）基托的制作　介绍蜡基托和塑料基托的做法。（了解）

① 蜡基托的做法。将两层蜡片烤软黏合在一起，轻按蜡片于模型上使蜡基托与模型表面紧密贴合，增力丝埋入舌腭侧基托中，形状与牙槽嵴的舌腭侧的组织面大体一致，上殆托近后缘也要埋入横行的增力丝。

② 室温固化塑料暂基托的做法。首先将终模型的唇、颊、舌侧的倒凹区以烤软的蜡填塞，目的是消除组织倒凹，以便基托取下和戴上时不刮损模型。将调拌至胶黏期（或黏丝期）的室温固化塑料按于模型上形成基托，厚度约 2mm。固化后，自模型上取下暂基托，磨圆边缘，备用。

（2）殆堤的制作　将蜡片烤软卷成 8 ～ 10mm 直径的蜡条，按牙槽嵴形状黏着于基托上，引入口中，趁蜡堤还软时，以殆平面规按压其表面，形成殆平面。也可事先预制上殆堤，再放入口内调改殆平面。要求殆平面的前部在上唇下缘以下露出约 2mm，且与瞳孔连线平行，殆平面的后部，从侧面观要与鼻翼耳屏线平行。殆堤的唇面要充分衬托出上唇，使上唇丰满而自然。然后修整殆平面宽度，前牙区为 6mm，后牙区 8 ～ 10mm，堤后端修整成斜坡状。在殆平面上相当于后牙处，左右侧分别削出前后两条沟深约 3mm 的不平行沟，以便用作上下𬌗堤咬合时的标记。最后可在上𬌗托后缘的中央处黏着一个直径约 5mm 的蜡球。

2. 下𬌗托的制作　下颌暂基托及𬌗堤的基本制作方法同上颌。确定下𬌗堤的高度也就是确定垂直距离和正中关系的过程。有两种方法：

（1）确定下𬌗托高度的同时取得正中关系位记录　上𬌗托就位于口中，嘱患者将口张小些，练习用舌尖卷向后上舔蜡球后再咬合，熟练后，将烤软的蜡卷弯成马掌形粘在下颌基托，迅速引入口中就位，以两手指扶住下𬌗托，嘱患者用舌尖卷向后上方舔抵蜡球并咬合至合适垂直距离。

（2）先修改预制的下𬌗托的高度，然后取得正中关系记录　修整后的上𬌗托就位于口中，下𬌗托就位后以手指扶住，嘱轻轻咬合，修去过高处，一直修减到比合适的下𬌗托高度略低些，将烤软的蜡片贴附于下𬌗托上引入口中就位，利用卷舌舔蜡球或做吞咽咬合结合轻推下颌法，嘱咬合达到合适的垂直距离为止。

3. 核对颌位记录　颌位记录完成后需反复核对。

① 检查垂直距离是否合适，用前述确定垂直距离方法进一步核对。

② 检查正中关系是否正确，检查患者在反复咬合时𬌗托是否有前移或扭动。术者可将两小指插入患者外耳道，感觉并比较咬合时两侧髁突向后撞的力是否等量。还可将两示指放于颞部，感觉并比较咬合时两侧颞肌是否等量收缩。

4. 在𬌗堤唇面画标志线　上下𬌗托形成后，将上下𬌗托就位于口中。以蜡刀刻画一些标志线于𬌗托唇面。标志线可用来选择人工牙的长度、宽度和指示人工牙排列的位置。

① 中线。参照整个面型确定中线，并画在𬌗堤前部唇面，代表面部正中矢状面所在的位置，作为两个上中切牙交界的标志线。

② 口角线。上下唇轻轻闭拢时，画出口角在𬌗托上的位置，口角线是垂直于𬌗平面的一条直线。

③ 唇高线和唇低线。上下𬌗托在口中就位，嘱患者微笑，以蜡刀画出微笑时上唇下缘和下唇上缘的位置线，上唇下缘在上𬌗托唇面上形成凸向上的弧线和下唇上缘在下𬌗托唇面上形成凸向下的弧线。

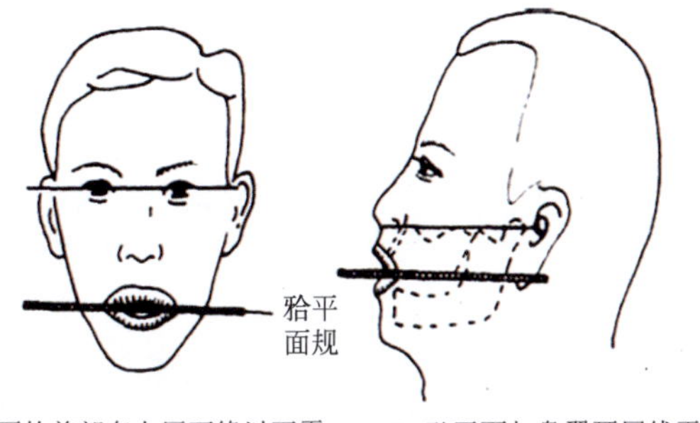

(a) 𬌗平面的前部在上唇下缘以下露出约 2mm，且与瞳孔连线平行　(b) 𬌗平面与鼻翼耳屏线平行

𬌗平面板放入口内后𬌗平面与瞳孔连线、鼻翼耳屏线的关系

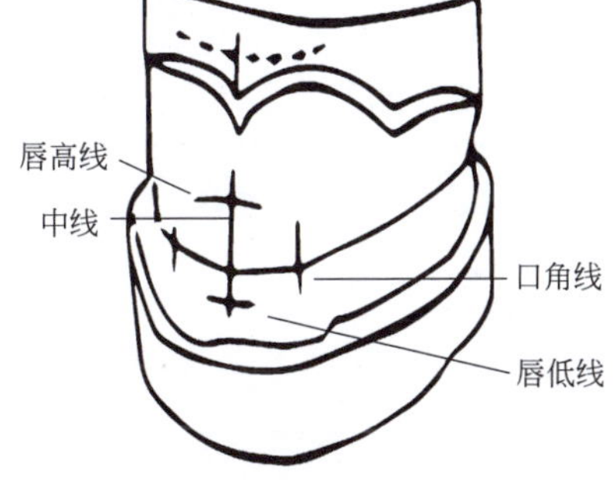

𬌗堤唇面画标志线

金题直击

关于全口义齿𬌗平面位置测定下列哪一项是错误的

A. 与瞳孔连线平行　B. 与鼻翼耳屏连线平行

C. 与下颌两侧牙槽嵴平行　D. 平分颌间距离

E. 在上唇下缘以下 2mm

【答案】C

【解析】𬌗平面的前部在上唇下缘以下露出约 2mm，与瞳孔连线平行，𬌗平面的后部，侧面观要与鼻翼耳屏线平行。C 为干扰选择，不是全口义齿𬌗平面的要求，两侧牙槽嵴由于骨吸收的情况不同，可能都不在一个平面上，不能作为临床确定𬌗平面的参考。

【要点提醒】

𬌗托的制作要求	
分类	暂基托：为加热成型塑料所代替，常用的暂基托材料有基托蜡片、蜡板、室温固化塑料（俗称自凝塑料）和光固化基托塑料板
	恒基托：由热凝塑料制作，有固位力好和不变形等优点

续表

𬌗托的制作要求	
上𬌗托制作	基托的制作： 蜡基托的做法：形状与牙槽嵴的舌腭侧的组织面大体一致 室温同化塑料做法：调拌至胶黏期（或黏丝期），基托厚度 2mm 𬌗堤的制作：要求𬌗平面的前部在上唇下缘以下露出 2mm，且与瞳孔连线平行，侧面观要与鼻翼耳屏线平行。前牙区为 6mm，后牙区 8 ～ 10mm，左右侧分别削出前后两条沟深约 3mm 的不平行沟
下𬌗托制作	确定下𬌗托高度的同时取得正中关系位记录 先修改预制的下𬌗托的高度，然后取得正中关系记录。利用卷舌舔蜡球或做吞咽咬合结合轻推下颌法，嘱咬合达到合适的垂直距离
核对颌位记录	垂直距离：用前述确定垂直距离的方法进一步核对 正中关系：外耳道触诊法，咬肌颞肌扪诊法
画标志线	中线：参照面型确定中线，作为两个上中切牙交界的标志线 口角线：画出口角在𬌗托上的位置，口角线是垂直于𬌗平面的直线 唇高线和唇低线：上唇下缘在上𬌗托唇面上形成凸向上的弧线，下唇上缘在下𬌗托唇面上形成凸向下的弧线

5. 上𬌗架　𬌗架是一种固定上下托和模型的仪器。它具备与人体咀嚼器官相当的部件和关节，能在一定程度上模拟下颌的运动。上𬌗架就是将带有上下𬌗托的上下模型用石膏固定在架上，以便保持上下模型间的高度和颌位关系。上𬌗架需借助于面弓将患者上颌对颞下颌关节的固有的位置关系，通过上𬌗托转移至𬌗架上。这样𬌗架就可在口外模拟患者的口内情况，以便排牙及做排牙后的调𬌗，使在𬌗架上完成的全口义齿戴入口中，能符合或接近患者的实际情况。

① 面弓。确定上颌与颞下颌关节间位置关系的装置，由𬌗叉和弓体组成。

② 面弓转移𬌗架。将上颌与颞下颌关节之间的位置关系转移至𬌗架上，减少最终义齿咬合关系的偏差，从而使上颌模型固定在𬌗架的适当位置，该位置与人体情况一致。

人体结构	𬌗架	人体结构	𬌗架
上颌骨	上颌体	髁道斜度	髁导斜度
下颌骨	下颌体	切道斜度	切导斜度
关节凹	髁槽	髁轴	髁杆
髁突	髁球	—	—
人体关节运动，开口时髁突先沿髁轴旋转，后与关节盘一起向前滑动		𬌗架打开时，髁球只有旋转而无滑动	
人体是下颌运动		𬌗架是上颌运动	
每个人的髁突间距不同		𬌗架髁球间距是固定的	

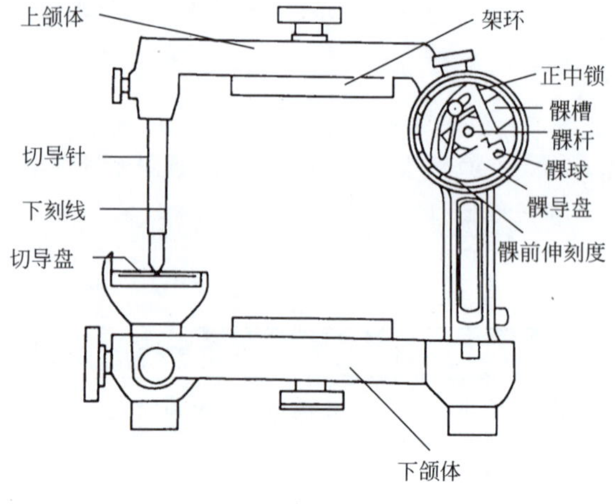

𬌗架

金题直击

使用面弓的目的是

A. 确定前伸髁导斜度
B. 将上下颌骨之间的位置关系转移到殆架上
C. 将上颌骨与颞下颌关节的位置关系转到殆架上
D. 转移关系到殆架上
E. 保持上下颌骨之间的位置关系

【答案】C

【解析】面弓的作用是转移上颌骨与颞下颌关节的位置关系。

6. 确定髁导斜度

① 髁道为下颌运动过程中，髁突在关节凹内运动的路径。

② 前伸髁道为下颌在做前伸运动时，髁突在关节凹内向前下方运动的路径。

③ 前伸髁道斜度为前伸髁道与眶耳平面的夹角。

④ 髁导为殆架上髁球的运动轨迹。

⑤ 前伸髁导斜度为髁槽与水平面的夹角。Christensen 发现，当真牙列前伸髁道斜度呈正度数，下颌前伸至前牙切端相对位时，上下颌后牙殆面出现一前小后大的楔形间隙，前伸髁道斜度越大，楔形间隙也越大，这种现象称为克里斯坦森现象。所以无牙颌患者下颌前伸运动时，上下殆托殆堤平面间同样也存在这种现象。

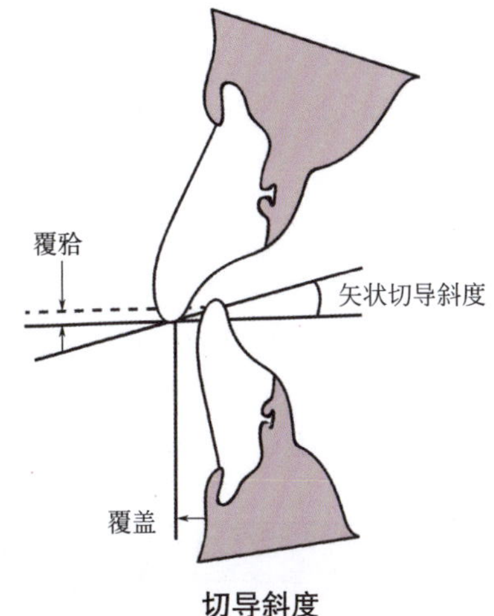

切导斜度

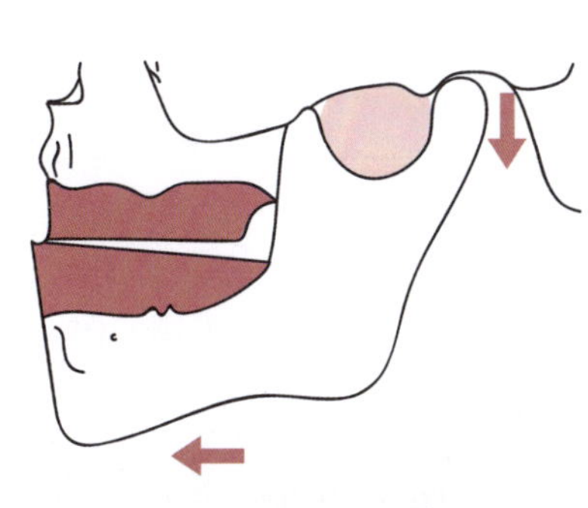

Christensen 间隙

⑥ 侧方髁导斜度。髁槽与矢状面的夹角，将患者的髁道斜度转移至殆架在殆架上确定患者的髁导斜度。

⑦ 侧方髁导斜度 =（前伸髁导斜度 /8）+12。

例如：前伸髁导斜度为 24°，侧方髁导斜度为 15°。

金题直击

临床调整哪两项因素来达到前伸殆平衡

A. 切导斜度、补偿曲线曲度
B. 髁导斜度、补偿曲线曲度
C. 切导斜度、髁导斜度
D. 牙尖斜度、定位平面斜度
E. 切导斜度、定位平面斜度

【答案】A

【解析】切道指下颌从正中咬合做前伸运动时，下前牙切缘沿上前牙舌面向前下方运动的道路。切道斜度是指切道与眶耳平面的夹角。切导斜度是切导盘与水平面的夹角。髁导斜度为髁槽与水平面的交角，是用前伸关系记录将髁道斜度转移到殆架上的。当做前伸运动，前牙接触而后牙不接触时，通常采用加大补偿曲线曲度（将后牙牙长轴向前倾）或将切导斜度减小，同时下降下前牙以减小切导斜度的方法。

四、全口义齿人工牙的选择和排列

（一）选牙

1. 质地　选牙要考虑质地、形态、色泽、大小及价格各方面因素。选牙一般要在临床完成，需征得患者的同意。

2. 形态、色泽和大小　人工牙的形态、色泽和大小是选牙时要考虑的主要内容。

	塑料牙	瓷牙
质地	优点：质轻，韧性好，塑料牙与基托为同种树脂制成，连接牢固 缺点：耐磨性差	优点：颜色好，耐磨，能较长时间维持稳定的垂直距离。与树脂基托连接靠机械式结合，前牙瓷牙舌面有固位钉，后牙瓷牙底面和邻面有固位孔 缺点：排牙时有一定困难，瓷牙性脆易崩损

（1）选择前牙　前牙关系到患者的面部形态和外观，特别注意前牙与面部形态的协调一致。

① 选择大小。两侧口角线之间殆堤唇面弧线为上前牙的总宽度。参照唇高线至殆平面的距离为上中切牙切 2/3 的高度，由此推算出上前牙的高度和宽度。根据下唇线至殆平面的距离确定下中切牙的切 1/2 的长度。

② 选择形态。牙形要与患者面部形态协调。通常根据患者面型来选择牙形。

③ 选择颜色。牙色的选择要参考患者的皮肤颜色、性别和年龄。中年面白的妇女要选择较白的牙，而年老面色黑黄的男性，宜选择较黄，色暗的牙，并征求患者对牙色的选择意见。

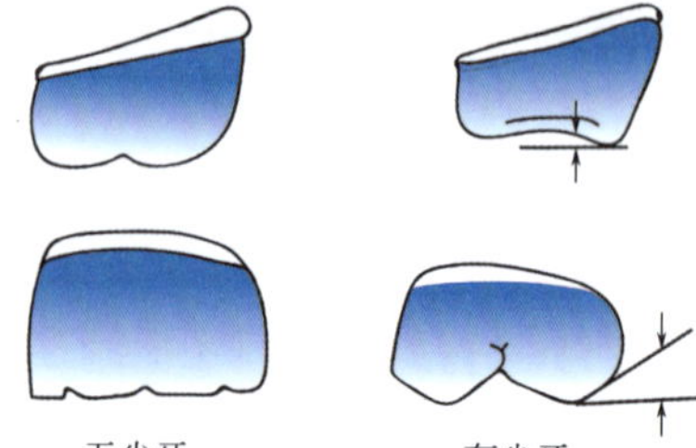

人工牙形态

命题趋势 各类型牙齿的适应证。

金题直击

选择人工前牙时不必考虑的因素

A. 剩余牙的颜色、形状和大小
B. 患者是否戴过义齿
C. 患者的面型
D. 患者的肤色
E. 患者的年龄

【答案】B

【解析】选择人工前牙时不必考虑的因素是患者是否戴过义齿。

（2）选择后牙　后牙主要用于完成咀嚼功能，重视义齿承托组织的保健，选择与牙槽嵴状况相适应的后牙殆面形态。①选择后牙的近远中宽度：将下颌尖牙远中面到磨牙后垫前缘作为下颌人工牙7-4|4-7近远中径的总宽度。上颌7-4|4-7的近远中宽度与下颌7-4|4-7相匹配。②选择牙色：后牙牙色与前牙牙色协调一致。③选择后牙殆面形态：考虑支持组织条件。

颌面形态	度数	适用于
解剖式牙	33°和 30°	牙槽嵴高而宽者
半解剖式牙	20°	牙槽嵴窄且低平者
非解剖式牙		牙槽嵴窄且低平者

金题直击

选择全口义齿人工后牙殆面形态时，主要考虑

A. 人工牙的质地
B. 患者的要求
C. 支持组织的条件
D. 旧义齿情况
E. 价格

【答案】C

【解析】全口义齿排牙选牙时，需考虑两个因素：①支持组织的健康；②义齿的功能。

（二）排牙原则

全口义齿人工牙的排列要考虑美观、功能和组织保健这三个方面。

1. 美观原则

① 牙列弧度要与颌弓形一致。下颌弓形与面型包括方圆形、尖圆形和卵圆形三种。

② 上前牙的位置应衬托出上唇丰满度，要达到此要求有以下几点做参考（熟记数字）：上前牙唇面至切牙乳突中点一般为 8 ～ 10mm。年轻人，上尖牙顶连线应通过切牙乳突中点，老年人上尖牙顶连线与切牙乳突后缘平齐。上尖牙的唇面与腭皱的侧面相距为（10.5±1）mm。上前牙切缘在唇下露出 2mm，年老的患者露的少些。

③ 牙齿排列要体现患者的个性。

④ 上前牙的排列要参考患者的意见，上前牙排列要在患者参与下完成。

金题直击

排列全口义齿人工牙的美观原则不包括

A. 牙弓弧度要与颌弓形一致　　B. 上前牙的位置要衬托出上唇丰满度

C. 前牙排成浅覆𬌗、浅覆盖　　D. 要体现患者的个性

E. 上前牙的排列要参考患者的意见

【答案】 C

【解析】 全口义齿的美观原则主要体现在上前牙的排列上：①牙弓弧度要与颌弓形一致；②上前牙的位置要衬托出上唇丰满度；③要体现患者的个性；④上前牙的排列要参考患者的意见。前牙排成浅覆𬌗、浅覆盖是组织保健原则。

2. 组织保健原则

① 人工牙的排列应不妨碍舌、唇、颊肌的活动，使其处于肌肉平衡位置。

② 𬌗平面与鼻翼耳屏线平行，其高度应该位于舌侧外缘最突出处，便于舌头将食物送至后牙𬌗面，有利于义齿在功能状态下的稳定。

③ 后牙功能尖要尽量排在牙槽嵴顶上，让𬌗力沿垂直方向传至牙槽嵴。

④ 如果牙槽嵴吸收较多，要根据牙槽嵴斜坡倾斜方向调整后牙倾斜度，使𬌗力尽可能以直方向传至牙槽嵴。如果牙槽嵴严重吸收，则要注意将𬌗力最大处放在牙槽嵴最低处，进而减少义齿在功能状态下的翘动。

⑤ 前牙应该排列成浅覆𬌗、浅覆盖。

⑥ 在上下牙齿间自由滑动时，要有平衡𬌗接触，即前牙对刃接触时，后牙每侧至少一点接触，后牙一侧咬合时，工作侧应为组牙接触。

⑦ 减少功能状态下的不稳定，可适当降低非功能尖。

3. 咀嚼功能原则　要有最广泛的牙尖接触；尖窝关系要稳定；扩大接触面积；有效的咀嚼和满意的咬合是人工后牙的主要功能。

金题直击

全口义齿人工牙排列的原则中不正确的是

A. 平分颌间间隙　　B. 切导斜度应大

C. 切忌排成深覆𬌗　　D. 人工牙应排在牙槽嵴顶上

E. 人工牙有良好接触

【答案】 B

【解析】 全口义齿排牙应做到浅覆𬌗、浅覆盖，切导斜度合适。

（三）排牙的具体方法

1. 前牙的排列

上颌1|1：其接触点与𬌗堤中线一致，1|1位于中线的两侧，切缘落在𬌗平面上，唇面与堤唇面弧度和坡度一致（唇舌向接近直立或颈部微向舌侧倾斜），颈部微向远中倾斜，冠的旋转度与𬌗堤一致。

上颌2|2：其近中面接触1|1的远中面，切缘高于𬌗平面约 1mm，唇面与𬌗堤弧度一致，颈部的舌向和远中向倾斜皆大于1|1，冠的旋转度与𬌗堤唇面弧度一致。

上颌3|3：其近中面接触2|2的远中面，牙尖顶接触𬌗平面，颈部微突向唇侧且略向远中倾斜，冠的旋转度与𬌗堤唇面弧度一致。

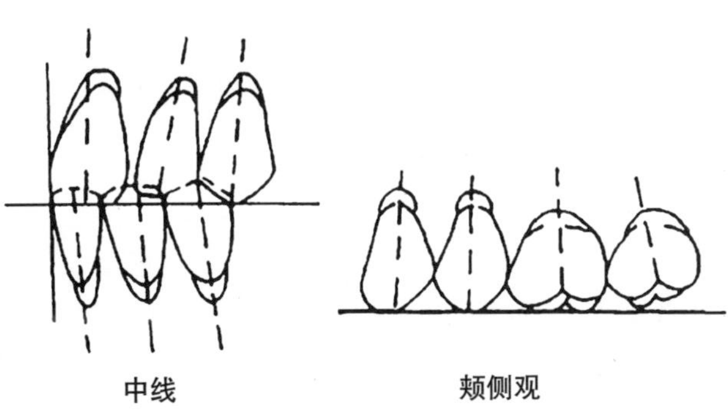

中线　　颊侧观

下颌1|1：其近中面接触点与𬌗堤中线一致，切缘高出𬌗平面约 1mm，与1|1建立正常的覆𬌗关系，冠部的近远中向近于直立，颈部微向舌侧倾斜，冠的旋转度与𬌗堤唇面弧度一致。

下颌2|2：其近中面与1|1的远中面接触，切缘高出𬌗平面约 1mm，与21|12建立正常覆𬌗关系，冠部的唇舌向近于直立，颈部微向远中倾斜，冠的旋转度与𬌗堤唇面弧度一致。

下颌3|3：其近中面与2|2的远中面接触，牙尖顶高出𬌗平面约 1mm，与 32|23 也建立正常覆𬌗关系，颈部向远中和唇侧倾斜，冠的旋转度与𬌗堤唇面弧度一致。

2. 后牙的排列

（1）解剖式后牙排列的基本要求

上颌4|4：近中邻面与3|3远中邻面接触，近中窝对向下后牙牙槽嵴顶连线，舌尖离开𬌗平面 1mm，颊尖与𬌗平面接触，颈部微向远中和颊侧倾斜。

上颌5|5：近中邻面与4|4远中邻面接触，舌尖对向下后牙槽嵴顶连线，舌尖、颊尖均接触𬌗平面，牙长轴垂直。

上颌6|6：近中邻面与5|5远中邻面接触，两个舌尖均对向下后牙槽嵴顶连线，近舌尖接触𬌗平面，远舌尖、近颊尖离开𬌗平面 1mm，远颊尖离开𬌗平面 1.5mm。颈部微向腭侧和近中倾斜。

上颌7|7：近中邻面与6|6远中邻面接触，舌尖离开𬌗平面 1mm，近颊尖离开𬌗平面 2mm，远颊尖离开𬌗平面 2.5mm，颈部向腭侧和近中倾斜。

下颌7-4|4-7：下后牙排列与上后牙呈最广泛接触的关系。

牙位	和𬌗平面距离	牙位	和𬌗平面距离
1|1	和𬌗平面上（倾斜角第三）	2|2	切缘高于𬌗平面约 1mm（倾斜角最大）
3|3	牙尖顶接触𬌗平面（倾斜角第二）	4|4	舌尖离开𬌗平面 1mm
			颊尖与𬌗平面接触
5|5	舌尖、颊尖均接触𬌗平面		
6|6	近舌尖接触𬌗平面	7|7	舌尖离开𬌗平面 1mm
	远舌尖、近颊尖离开𬌗平面 1mm		近颊尖离开𬌗平面 2mm
	远颊尖离开𬌗平面 1.5mm		远颊尖离开𬌗平面 2.5mm
1|1	切缘高出𬌗平面约 1mm	2|2	切缘高出𬌗平面约 1mm
3|3	牙尖顶高出𬌗平面约 1mm	—	—

（2）后牙的排牙注意事项

① 后牙的功能尖为下颌第一前磨牙的颊尖，上颌第二前磨牙的舌尖以及上颌磨牙的近中舌尖。功能尖需要排在牙槽嵴顶连线上，并与对颌的窝需有良好的尖窝接触关系。

② 在任何方向水平运动时，所有的非功能尖不能有咬合干扰，个别牙之间及双侧牙弓之间均要有咬合平衡。

③ 当牙槽嵴顶条件良好，且上下颌关系正常时，后牙排列无论在矢状面还是额状面观均应互相平行对称。

④ 从后牙区额状断面观，如上下颌牙槽嵴的连线与𬌗平面成的角大于 80°时，认为上下颌骨关系正常，可以排列正常的尖窝接触关系；略小于或者等于 80°时，仍可排成正常𬌗，但要减小后牙覆盖；明显小于 80°时，即下牙弓宽于上牙弓，则后牙需要排列成反𬌗。

⑤ 如下牙弓较短时，可减数排牙，减去一个前磨牙或第二磨牙。

⑥ 如牙槽嵴严重萎缩，可减数排牙，并且将牙槽嵴最低点确立为“咀嚼中心”。

金题直击

1. 排列全口义齿上颌后牙时，牙尖高于𬌗平面 1mm 的是

A. 4|4颊尖　　B. 5|5颊、舌尖

C. 6|6近中舌尖　　D. 6|6近中颊尖

E. 7|7近中颊尖

【答案】D

【解析】双侧上 4 颊尖在𬌗平面上，舌尖高于𬌗平面 1mm；双侧上 5 颊舌尖在𬌗平面上；双侧上 6 近中颊尖、远中舌尖高于𬌗平面 1mm，近中舌尖在𬌗平面上，远中颊尖高于𬌗平面 1.5mm；双侧上 7 近中舌尖高于𬌗平面 1.5mm，近中颊尖高于𬌗平面 2mm，远中颊尖高于𬌗平面 2.5mm。

2. 全口义齿解剖式人工牙常规排列时，与𬌗平面不接触的是

A. 1|1 切缘　　B. 3|3 牙尖

C. 4|4 舌尖　　D. 5|5 颊尖

E. 6|6 近中舌尖

【答案】C

【解析】全口义齿解剖式人工牙排列时，中切牙的切缘，尖牙牙尖，第一前磨牙颊尖、第二前磨牙颊舌尖和第一磨牙的舌尖在𬌗平面上，第一前磨牙舌尖在𬌗平面上 1mm。

（四）平衡𬌗

全口义齿的平衡𬌗：在正中𬌗及下颌做前伸𬌗、侧方𬌗运动等非正中𬌗运动时，上下颌相关的牙齿都能同时接触，即为全口义齿的平衡𬌗。

1. 平衡𬌗的分类

正中平衡𬌗	下颌在正中颌位（最广泛接触位或牙尖交错位）时，上下颌人工牙之间具有尖窝交错的最大面积的广泛均匀接触，叫正中平衡𬌗	
非正中平衡𬌗	前伸平衡𬌗	患者的下颌前伸至上下前牙相对，再滑回正中𬌗位的过程中前后牙都有接触，按照后牙的接触情况，可分为三点接触的、多点接触的和完全接触的前伸平衡𬌗
	侧方平衡𬌗	下颌向一侧做咬合接触运动时，两侧的后牙均有接触

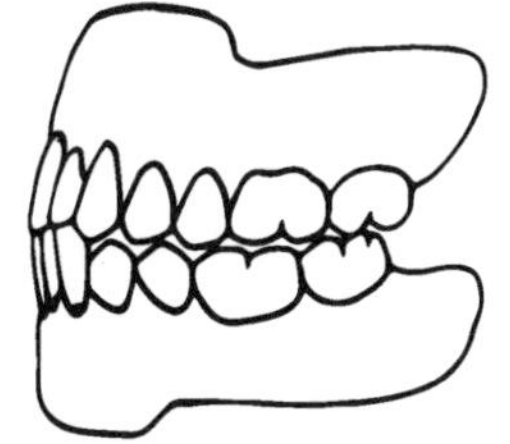
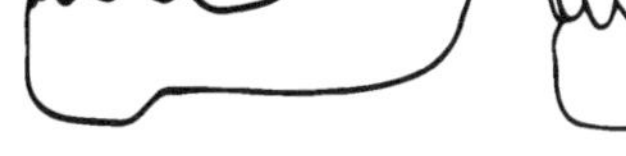
(a) 三点接触的前伸平衡𬌗
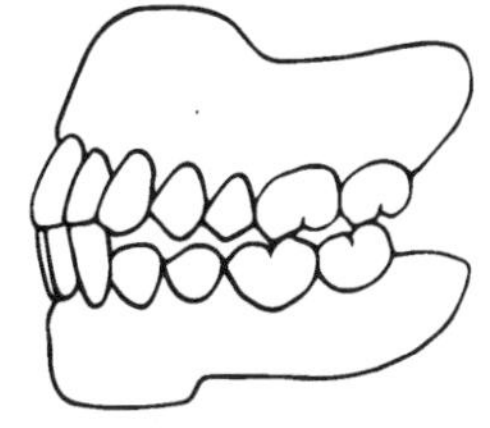
(b) 多点接触的前伸平衡𬌗
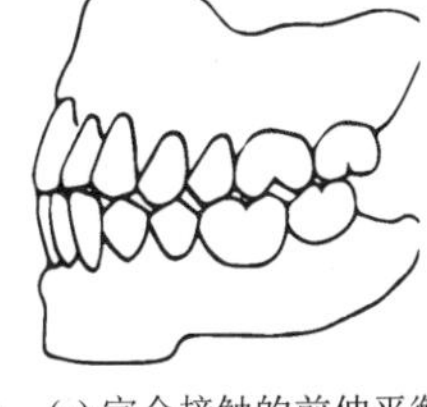
(c) 完全接触的前伸平衡𬌗

前伸平衡𬌗

2. 影响平衡𬌗的五因素　包括髁导斜度、切导斜度、补偿曲线曲度、牙尖斜度和定位𬌗平面斜度。

① 髁导斜度。髁槽与水平面的交角，是用前伸𬌗关系记录将髁道斜度转移到𬌗架上的。

② 切导斜度。为切导盘与水平面的交角，切导斜度与切道斜度相当。

③ 补偿曲线曲度。全口义齿修复中所指的补偿曲线多限于上颌 7-3|3-7 颊尖顶相连，形成凸向下的曲线。

④ 牙尖斜度或牙尖高度。当下颌做前伸运动时，下后牙颊尖的近中斜面和上后牙颊尖的远中斜面相互接触，此牙尖斜面（又称牙尖工作斜面或平衡斜面）与各自牙尖底的交角称为牙尖斜度。从牙尖顶向牙尖底所做的垂线为该牙尖的高度。牙尖斜度越大，牙尖高度也越大。

⑤ 定位𬌗平面斜度。从上中切牙近中切角至 7|7 的颊尖顶相连而成的三角平面称为定位𬌗平面。定位𬌗平面与眶耳平面所相交的角度称为定位𬌗平面斜度。

金题直击

下颌前伸位记录的目的是

A. 确定切道斜度　　B. 确定前伸髁道斜度

C. 确定侧方髁道斜度　　D. 确定上下颌间的距离

E. 使上下堤均匀地接触

【答案】B

【解析】髁道：下颌运动过程中髁突在关节凹内运动的道路。下颌在做前伸运动时，髁突在关节凹内向前下方运动的道路叫前伸髁道。髁道与眶耳平面的夹角称髁道斜度。转移髁道斜度时要借用前伸关系记录。

3. 五因素十定律

① 髁导斜度增加，切导斜度减小。

② 髁导斜度增加，定位𬌗平面斜度增加。
③ 髁导斜度增加，牙尖斜度增加（向后逐渐增加）。
④ 髁导斜度增加，补偿曲线曲度增加。
⑤ 切导斜度增加，补偿曲线曲度增加。
⑥ 切导斜度增加，定位𬌗平面斜度增加。
⑦ 切导斜度增加，牙尖斜度增加（向前逐渐增加）。
⑧ 补偿曲线曲度增加，牙尖斜度减小（向后逐渐减小）。
⑨ 补偿曲线曲度增加，定位𬌗平面斜度减小。
⑩ 定位𬌗平面斜度增加，牙尖斜度减小。

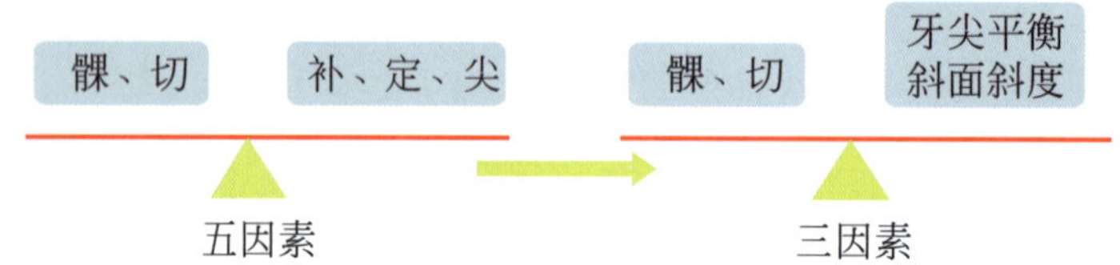

4. 平衡𬌗的理论 根据同心圆学说，可知五因素之间的关系：①牙尖斜度、定位平面斜度、补偿曲线曲度，三者之间为反变关系。②髁导斜度、切导斜度与其余任一因素都是正变关系。

5. 平衡𬌗的理论用于指导排牙与选磨

（1）前牙接触，上下两侧第二磨牙不接触 补偿曲线比正常小了。

原因：切道斜度偏大，或牙尖平衡斜面斜度偏小。

试排牙时的处理：上颌 7|7 颈部前倾，下颌 7|7 长轴𬌗端前倾；如果增加平衡斜面的斜度之后，后牙仍然不接触，可适当减小切导斜度来取得三点接触的前伸平衡咬合。

义齿选磨时处理：只有将接触的切道斜度减小。

（2）前牙不接触，上下两侧第二磨牙接触 补偿曲线比正常大了。

原因：切道斜度偏小，或牙尖平衡斜面斜度偏大。

试排牙时的处理：上颌 7|7 𬌗端前倾，下颌 7|7 长轴颈部前倾，以减小牙尖平衡斜面斜度；如果后牙仍然不接触，可适当增大切导斜度来取得三点接触的前伸平衡咬合。

义齿选磨时处理：只有将接触的切导斜度增大。

金题直击

在𬌗架上调前伸平衡𬌗时，前牙接触后牙不接触，应

A. 增加切导斜度　　B. 减小髁导斜度　　C. 减小切导斜度
D. 增大横𬌗曲线　　E. 减小定位平面斜度

【答案】C

【解析】在正中颌咬合良好，但是前伸𬌗后牙不接触，说明切导斜度与𬌗平面交角过大。减小切导斜度，平衡时下颌可以较为水平地伸出，后牙就可以获得接触。

侧方平衡：调𬌗。

侧方平衡与前伸平衡类似，与侧方平衡相关的因素包括平衡侧髁导斜度、侧方切导斜度、工作侧和平衡侧牙尖斜度和横𬌗曲线曲度。

工作侧接触，平衡侧不接触——增大横𬌗曲线。
工作侧不接触，平衡侧接触——减少横𬌗曲线。

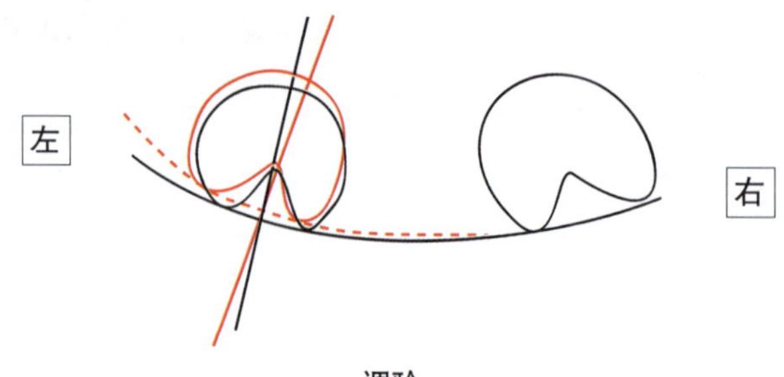

调𬌗

金题直击

全口义齿做侧方咬合时工作侧接触，平衡侧不接触，应

A. 增大补偿曲线曲度　　B. 增大横殆曲线

C. 减少补偿曲线曲度　　D. 减少横殆曲线

E. 以上都不对

【答案】B

五、全口义齿蜡型试戴

（一）义齿在殆架上的检查

1. 检查基托　义齿基托边缘伸展是否合适，基托在模型上是否稳定，如果是蜡暂基托，其是否在下舌侧上腭侧做了适当的加固措施。

2. 检查排牙　前牙是否有正确的覆殆、覆盖关系；后牙是否排列在与牙槽嵴顶连线适当的位置，两侧是否对称协调；从颊舌侧观，后牙是否具有良好的尖窝关系，检查义齿在殆架上是否有前伸殆和侧方殆平衡关系。

（二）义齿蜡型戴入口腔后的检查

1. 检查局部比例　嘱患者站立或端坐在椅位上，从正面和侧面观，患者外形是否自然和谐。

2. 检查颌位关系　医生的双手手指分别放在患者的两侧颞部，嘱患者反复做正中咬合动作，若能感到双侧颞部肌肉收缩的明显动度，说明下颌没有前伸；若双侧肌肉动度一致，表明下颌没有偏斜。

3. 检查前牙　检查牙齿形状、位置、排列、中线、前牙切嵴线，以及前牙与唇的关系。

4. 检查后牙　后牙位置排列是否适当，殆平面是否在舌侧缘或略低处。检查义齿是否稳定，用器械轻轻在下颌后牙中央窝及上颌后牙舌尖处加压，检查义齿是否具有在功能状态下的稳定。

5. 检查基托　检查基托边缘是否合适，尤其上颌后缘、下颌磨牙后垫处。检查后堤区是否已制作。检查基托蜡型是否影响唇、颊、舌肌的活动。

6. 检查垂直距离和发音　用发音法检查垂直距离之前，需再次检查上前牙腭侧基托蜡型是否合适。嘱患者发含“斯”音，此时应是上下牙间有最小的间隙。

试戴中发现有问题要及时纠正。必要时重新确定颌位关系，重新排牙。

【要点提醒】

全口义齿的试戴	殆架上的检查	检查基托：基托边缘伸展是否合适，基托在模型上是否稳定 检查排牙：前牙是否有正确的覆殆、覆盖关系；后牙排列在与牙槽嵴顶连线适当的位置，两侧是否对称协调；后牙是否具有良好的尖窝关系，义齿在殆架上是否有前伸殆和侧方殆平衡关系
	义齿蜡型戴入口腔后检查	局部比例是否协调 检查颌位关系：反复做正中咬合动作，若能感到双侧颞部肌肉收缩的明显动度，说明下颌没有前伸；若双侧肌肉动度一致，表明下颌没有偏斜 检查前牙 检查后牙 检查基托 检查垂直距离和发音

六、全口义齿的初戴

（一）义齿检查

1. 义齿就位的检查

① 义齿就位前检查有无明显的倒凹。磨出过多会破坏边缘封闭性，影响固位。

② 义齿就位后检查是否平稳，检查时用双手的示指分别放在两侧前磨牙区殆面，左右交替加压。如有左右翘动，上颌义齿常由硬区相应的基托组织面未做缓冲引起，下颌义齿引起翘动的原因多是与外斜嵴、下颌隆突区相应的基托组织面未做缓冲。经过适当的缓冲，翘动就会消失。如果经过缓冲仍有翘动，要考虑基托变形，或印模、模型不准，常需重做。

2. 检查基托　包括边缘长短、磨光面形态和组织面。

（1）基托边缘过长　压迫软组织易引起疼痛，还会受唇颊舌肌运动的影响，不利于义齿的固位，应磨去过

长的部分。

（2）基托边缘过短　也会影响固位，常见于上颌颊侧翼缘区后部及下颌舌侧翼缘区后部。过短的部分可以用自凝塑料加长，也可以重做。要特别注意唇、颊系带处，观察边缘切迹是否让开，有无妨碍系带活动情况。

（3）基托磨光面形态应该呈凹形，如果呈凸形，将影响义齿的稳定，可磨改处理；凹度过大，进餐时会积存食物，尤其是下颌颊侧翼缘区。

（4）组织面　戴义齿前触摸义齿组织面，检查有无尖锐的突起或塑料小瘤，应在戴义齿前将其磨除。

【要点提醒】

义齿检查	就位检查	就位前检查有无明显的倒凹，需磨改后才能就位 义齿就位后检查是否平稳。多是与外斜嵴、下颌隆突区相应的基托组织面未做缓冲引起。要考虑基托变形，或印模、模型不准，常需重做
	检查基托	基托边缘过长区 基托边缘过短 基托磨光面形态应呈凹形 组织面

金题直击

全口义齿戴牙时无需检查的内容

A. 咬合关系　　B. 义齿的稳定和固位

C. 发音及面容协调　　D. 垂直距离

E. 唾液的质和量

【答案】E

【解析】义齿初戴检查内容：①局部比例是否协调。②检查颌位关系：医师的双手手指分别放在患者的两侧颞部，嘱患者反复做正中咬合动作，若能感到双侧颞部肌肉收缩的明显动度，说明下颌没有前伸；若双侧肌肉动度一致，表明下颌没有偏斜。③检查前牙：检查牙齿的形状、位置、排列、中线、前牙切嵴线以及前牙与唇的关系。④检查后牙：后牙位置排列是否适当，𬌗平面是否在舌侧缘或略低处，检查义齿是否稳定，可用器械轻轻在下颌后牙中央窝及上颌后牙舌尖处加压，检查义齿是否具有在功能状态下的稳定。⑤检查基托。⑥检查垂直距离和发音。

（二）检查颌位关系

问题	原因
下颌后退	确定颌位关系时，如果患者做前伸动作，就会出现下颌义齿后退现象
下颌偏向一侧	确定颌位关系时，如果患者下颌偏向左侧，戴牙时下颌会出现偏向右侧的现象
前牙开𬌗	前牙不接触，后牙接触为轻度开𬌗者，磨改后牙牙尖，严重返工，重排后牙

金题直击

患者戴用全口义齿1周，主诉咬合疼痛，定位不明确。检查：黏膜未见红肿或溃疡部位，基托边缘伸展合适，做正中咬合时，上颌义齿有明显扭转，问题是

A. 基托不密合　　B. 基托翘动

C. 侧方𬌗早接触　　D. 前伸𬌗干扰

E. 正中关系有误

【答案】E

【解析】义齿在正中咬合和侧方咬合时有早接触或𬌗干扰，𬌗力分布不均匀，会在牙槽嵴顶上或嵴的斜面上产生弥散性发红的刺激区域。患者义齿不稳定，在口内形成很多处压痛点和破溃处。咀嚼时义齿发生明显移位说明义齿不稳定。基托不密合时患者在张口说话时就易脱落，会发出牙齿相撞声。根据题干，做正中咬合时，上颌义齿有明显扭转，说明正中关系有误。

（三）选磨

选磨调𬌗是调磨正中𬌗的早接触点，使正中𬌗达到广泛均匀的接触和稳定的尖窝关系，并调磨正中𬌗、侧

方殆和前伸殆时的牙尖干扰，达到平衡殆接触。

1. 全口义齿选磨和再上殆架的意义　任何殆架都不可能完全模拟患者的下颌运动，因此义齿戴入口内后根据患者的实际情况进行咬合检查并做相应的磨改是必需的。

重新上殆架进行选磨调改具有以下优点：减少患者的配合；可清晰看到咬合运动的过程，准确发现早接触的部位；基托不会移动，减少软组织的影响。

建议使用牙弓形状咬合纸或下颌牙面放置粘蜡，避免诱导患者单侧咀嚼。检查的方法是用咬合纸置于上下牙列面之间，让患者做正中、前伸、侧向咬合。个别牙面上有蓝色印迹或蓝色印迹很显著者为早接触点，可磨改消除之。

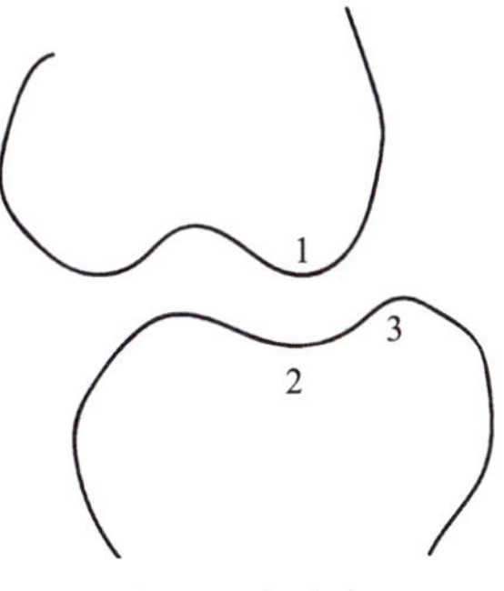

全口义齿选磨

在在 1—牙尖；2—中央窝；3—斜面

2. 选磨的方法和步骤

平衡殆：正中殆、前伸及侧方殆时，上下颌牙能同时接触。

目的：保证义齿的固位和稳定。

注意：平衡殆是全口义齿与天然牙咬合形式的主要区别。

（1）选磨正中殆的早接触　主要选磨与早接触支持尖相对应的近远中边缘嵴和中央窝。

金题直击

患者，男，56 岁。牙槽嵴丰满，初戴全口义齿时，发现正中咬合接触点较少，调磨时应磨的部位是

A. 有早接触的下舌尖　　B. 有早接触的上颊尖

C. 有早接触的支持尖　　D. 与有早接触的支持尖相对应的中央凹

E. 与有早接触的支持尖相对应的牙尖

【答案】 D

【解析】 由于“支持尖”有维持义齿高度的作用，并且在侧方运动中，“支持尖”与对颌“支持尖”和非支持尖都有接触关系，因此选磨正中殆的早接触点时，主要选磨与早接触支持尖相对应的近远中边缘嵴和中央窝。C 和 E 错误，支持尖是指上舌尖和下颊尖。

（2）选磨侧方殆干扰　①工作侧的殆干扰，发生在上后牙颊尖舌斜面和下后牙颊尖颊斜面之间，或上后牙舌尖舌斜面与下后牙舌尖颊斜面之间，应调磨非支持尖。②平衡侧的殆干扰，发生在上后牙舌尖颊斜面和下后牙颊尖舌斜面之间。

（3）选磨前伸殆干扰　①前牙，选磨上前牙的舌斜面或下前牙的唇斜面，避免磨短上前牙。②后牙，调磨上后牙颊尖远中面和下后牙舌尖近中斜面。

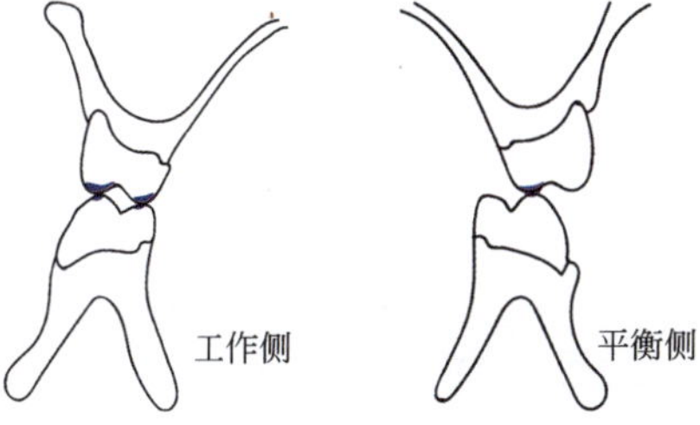

侧方殆干扰的选磨

金题直击

患者，男，55 岁。初戴全口义齿，前伸时，左上第二前磨牙左下第一磨牙有殆干扰，此时应调磨

A. 上第一前磨牙颊尖近中斜面　　B. 下第二前磨牙颊尖近中斜面

C. 上第二前磨牙颊尖远中斜面　　D. 下第二前磨牙颊尖远中斜面

E. 上第二前磨牙颊尖远中斜面或第二前磨牙颊尖近中斜面

【答案】 C

【解析】 若正中关系正常，非正中殆有早接触，说明该牙牙尖沿对颌牙的斜面滑行时有早接触，但正中的尖窝关系协调。此时只能调磨斜面上的早接触区，而不能磨改牙尖，否则会破坏正中关系，故调磨上第二前磨牙颊尖远中斜面或下第一磨牙颊尖近中斜面。

【要点提醒】

选磨正中殆的早接触	选磨与早接触支持尖相对应的近远中边缘嵴和中央窝
选磨侧方殆干扰	工作侧：上后牙颊尖舌斜面和下后牙颊尖颊斜面之间，或上后牙舌尖舌斜面与下后牙舌尖颊斜面之间 平衡侧：上后牙舌尖颊斜面和下后牙颊尖舌斜面之间
选磨前牙殆干扰	前牙：选磨上前牙的舌斜面或下前牙的唇斜面，避免磨短上前牙 后牙：调磨上后牙颊尖远中面和下后牙近中斜面

3. 选磨调殆的原则

① 不能影响正中殆接触，选磨非功能尖。

② 不能影响面下 1/3 的垂直距离。

③ 每个位的高点用其他颌位检查，确定选磨部位，前伸侧方殆调好后，回到正中殆核对，调侧方殆不能破坏正中关系（原点重现）。

④ 每次只选磨单殆，少量多次。

金题直击

咬合调整的目的是通过对牙的选磨

A. 消除早接触

B. 消除殆干扰

C. 使殆力分布均匀

D. 殆关系协调

E. 以上都对

【答案】E

【解析】咬合调整的目的是消除早接触，去除咀嚼运动时的殆干扰，恢复患者的平衡殆，使殆力分布均匀，使其恢复正常殆关系。

（四）给患者的戴牙指导（熟识）

1. 增强使用义齿的信心 初戴义齿时会有异物感，甚至有不会咽唾液、恶心欲呕、发音不清楚等现象，要事先让患者知晓，有足够的思想准备。

2. 纠正不正确的咬合习惯 患者因长期缺牙，造成下颌习惯前伸或偏侧咀嚼习惯，应教会患者先做吞咽动作后用后牙咬合的动作。

3. 进食问题 口腔条件差，适应能力差而又有不良咬合习惯的患者，不宜过早戴用义齿咀嚼食物。初戴的前几天，只要求练习戴义齿做正中咬合和发音。待习惯后，再用义齿咀嚼食物。

4. 保护口腔组织健康 饭后应嘱咐患者摘下义齿，冷水冲洗或用牙刷刷洗后再戴上，避免食物残渣存积在组织面，刺激口腔黏膜，影响健康。睡觉时将义齿摘下，浸泡于冷水中，使承托区组织得到适当的休息。如义齿刺激造成黏膜破损时，应摘下义齿使其恢复，并及时请口腔科医生修改义齿。

5. 义齿的保护 义齿每天至少应用软毛牙刷和不含摩擦剂的牙膏彻底刷洗清洁一次，最好能做到每次饭后都刷洗。刷洗时应特别小心，以免掉在地上摔破义齿。

【要点提醒】

内容	具体指导内容
增强使用信心	异物感，不会咽唾液、恶心、发音不清。要让患者知晓，有足够思想准备
纠正不正确咬合习惯	下颌习惯前伸或偏侧咀嚼，练习先做吞咽动作后用后牙咬合动作
进食问题	初戴前几天，只要求练习做正中咬合和发音，习惯后咀嚼食物
保护口腔组织健康	饭后冷水冲洗或用牙刷刷洗，睡觉摘下浸泡冷水中，使承托区组织得到休息
义齿的保护	每天至少用牙膏彻底清洗一次，每次饭后都刷洗，刷洗时应小心，以免摔破义齿

第四节 修复体戴入后可能出现的问题和处理

一、全口义齿初戴后可能出现的问题及处理（高频考点）

（一）疼痛

疼痛原因和临床表现	处理
组织面局部问题：牙槽嵴上有骨尖、骨棱，上颌隆突，上颌结节的颊侧，下颌舌隆突有组织倒凹的区域，下颌舌骨嵴等处由于覆盖的黏膜较薄，受力后容易造成组织压伤	缓冲
基托边缘：当基托边缘伸展过长或过锐时，系带部位基托缓冲不够，造成软组织红肿，切伤，严重时黏膜呈现灰白色	将过长过锐的边缘磨短和圆钝

续表

疼痛原因和临床表现	处理
咬合不平衡：义齿在正中咬合和侧方𬌗时有早接触或干扰，𬌗力分布不均匀，在牙槽嵴顶上或嵴的斜面上，产生弥散性发红的刺激区域	消除干扰
义齿不稳定：义齿边缘伸展过长，牙的排列位置不正确，颌位关系不正确或者侧方𬌗时牙尖有干扰（或正中关系错误）	对症处理
垂直距离过高：戴义齿后感到下颌牙槽嵴普遍疼痛或压痛，不能坚持长时间戴义齿，面颊部的肌肉酸痛，上腭部会有烧灼感	重排降低垂直距离，或重新做全口义齿
牙槽嵴呈刃状或低平	重做或软衬
印模不准确	重做

（二）固位不良（高频考点，理解记忆）

松动时间	松动原因	处理
口腔处于休息状态时	基托组织面与黏膜不密合 基托边缘伸展不够	重衬或加长边缘
休息时尚好，张口、说话、打呵欠时义齿易脱位	基托边缘过长、过厚；系带区基托边缘缓冲不够 人工牙排列的位置不当，排列在牙槽嵴顶的唇颊或舌侧 义齿磨光面外形不好	缓冲基托 适当磨去部分人工牙的颊舌面，减小牙齿的宽度 形成磨光面应有的外形
休息时尚好，张口、说话、打呵欠时尚好，咀嚼时松	𬌗不平衡，牙尖有干扰 下颌磨牙后垫部位基托伸展过长、过厚，下颌向前伸时，上下颌基托后缘相接触	调𬌗 将基托边缘磨短或磨薄

金题直击

患者戴用全口义齿后，休息时义齿稳固，但说话及张口时易脱位，最不可能的原因是

A. 基托边缘过短　　B. 基托边缘过长

C. 系带区基托未缓冲　　D. 人工牙排列位置不当

E. 基托磨光面外形不好

【答案】 A

【解析】 当口腔处于休息状态时，义齿固位尚好，但张口、说话、打呵欠时义齿易脱位，这是由基托边缘过长、过厚，唇、颊、舌系带区基托边缘缓冲不够，影响系带活动；人工牙排列的位置不当，排列在牙槽嵴顶的唇颊或舌侧，影响周围肌肉的活动；义齿磨光面外形不好等原因造成的。应采用磨改基托过长或过厚的边缘，缓冲系带部位的基托，形成基托磨光面应有的外形，或适当磨去部分人工牙的颊舌面，减小人工牙的宽度等对症方法处理。

（三）发音障碍

初戴时发音不清楚的原因	处理
哨音：后部牙弓狭窄 基托前部的腭面太光滑 前牙舌面过于光滑 下前牙排列过于向舌侧倾斜，舌拱起得较高	重新排牙 形成腭皱和切牙乳突的形态，形成上前牙舌面隆凸、舌面窝和舌外展隙的形态 重新排列下前牙
“S”音：下颌前部舌侧基托过厚	将下颌前部舌侧基托磨薄些

（四）恶心

部分患者在初戴义齿时，常出现恶心，甚至呕吐。

原因	处理
上颌义齿后缘伸展过长	将基托后缘磨短
义齿基托后缘与口腔黏膜不密合	后缘与黏膜不密合，可用室温固化塑料重衬
咬合不稳定	用调殆方法消除早接触点，使之平衡
上颌义齿后缘基托过厚	磨薄
下颌义齿远中舌侧基托过厚而挤压舌	磨薄

金题直击

可导致戴上颌义齿后恶心、唾液增多的是

A. 义齿基托后缘欠密合

B. 颊侧系带处基托缓冲不够

C. 磨光面形态不佳

D. 后牙排列偏颊侧

E. 义齿基托后缘过短

【答案】A

【解析】恶心、唾液增多原因：上颌义齿基托后缘欠密合，导致唾液增多，唾液刺激黏膜可引起恶心；上下前牙接触后牙不接触，义齿后端翘动而刺激黏膜，引起恶心；上颌义齿基托后缘过厚，下颌义齿远中舌侧基托过厚而挤压舌也可引起恶心；更年期患者往往也容易产生恶心。

（五）咬颊、咬舌（熟记）

原因		处理
生理性	后牙缺失过久，两颊部向内凹陷或舌体变大	自行改善
制作性	牙排列覆盖过小	咬舌：磨改上颌后牙舌尖舌侧斜面和下后牙舌尖颊侧斜面
		咬颊：磨改上颌后牙颊尖舌侧斜面和下后牙颊尖颊侧斜面，加大覆盖

金题直击

全口义齿修复后出现咬颊现象，其主要原因是

A. 后牙基托边缘过厚

B. 后牙人工牙过大

C. 上颌结节基托边缘过长

D. 后牙覆盖关系过小

E. 后牙人工牙过小

【答案】D

【解析】全口义齿修复后出现咬颊现象，其主要原因是后牙覆盖关系过小。

（六）咀嚼功能不好

垂直距离过低	咬合关系不好	咬合接触面积过小
固位不好	无平衡	牙尖斜度过小，无食物溢出沟

（七）心理因素的影响

有些患者自认为戴全口义齿后，应和天然牙一样，可以说话、吃饭。应耐心解释义齿和天然牙的不同。全口义齿是需患者参与配合的一种治疗方法，患者的积极使用，主动练习是非常重要的。

二、全口义齿的修理和重衬

（一）基托折裂和折断的修理（了解）

1. 原因

① 不慎将义齿掉到地上，造成唇侧或颊侧的基托折断。

② 殆力的不平衡，会造成义齿折断。

2. 修理方法

① 唇、颊侧基托折断的修理。折断基托如果可以对合，用粘接剂（502 胶）粘固，灌注后，再将义齿从模型上取下，加宽其破裂线，深度可达到组织面，在模型上涂分离剂，用室温固化塑料修理。如不能对合，可直接用室温固化塑料恢复唇或颊侧缺损基托，或按常规热处理。

② 上下颌义齿折断的修理。多发生在两个中切牙间有裂纹或折断，检查位置及殆关系是否正确，如果组织面有倒凹，可将折断处两侧基托磨去一部分，深度达组织面，但不能损坏石膏模型。

（二）人工牙折断或脱落的修理

塑料牙，保留原来的唇侧龈部基托，避免基托颜色的不一致，影响美观效果。瓷牙，用裂钻从舌侧龈缘处去除塑料，将折断瓷牙去除。选择相近似的人工牙，经磨改后按要求排列在牙弓上，用常规方法热处理，或室温固化塑料，磨光后完成。

（三）全口义齿重衬（熟悉适应证，优缺点）

重衬方法	适应证及优缺点
直接法重衬	优点：直接口内操作，较方便，制作时间短 缺点：对黏膜有刺激性
间接法重衬	适用于义齿基托边缘短，不密合面积较大，对室温固化塑料过敏者 优点：没有刺激性，重衬效果好 缺点：工序相对复杂，周期较长
自凝软衬材料重衬	适用于刃状牙槽嵴和黏膜较薄的无牙颌患者 优点：能在口腔内直接重衬，无刺激性，具有弹性柔软性，制作时间短 缺点：不宜抛光，且时间长了材料易老化

具体做法如下：（了解，重点了解充填时机和流程）

重衬方法	做法
直接法重衬	将义齿刷洗干净，除掉义齿组织面上的软垢和染色 组织面磨去约 1mm 磨光面及牙面涂凡士林或蜡，组织面涂单体，口腔黏膜上涂液状石蜡或分离剂 将黏丝期的自凝树脂放置于组织面上，引导下颌闭合在正中关系位，检查正中咬合 边缘功能性整塑 戴入口内，检查义齿的固位、稳定和咬合
间接法重衬	将组织面均匀磨去一层，调拌弹性印模材料，放入组织面，做肌肉功能性整塑 印模材料凝固后从口内取出义齿，去除过多的印模材料，可直接装盒

命题趋势 全口义齿的重衬主要掌握各种重衬方法的适应证。

金题直击

全口义齿重衬的描述，不正确的是

A. 适用于全口义齿戴用一段时间后，由于组织的吸收所致固位不好

B. 在义齿初戴时发现基托不密合，需要重衬

C. 义齿折断修理后如基托不密合也需要进行重衬

D. 全口重衬的方法有直接重衬法、间接重衬法和自凝软衬材料重衬法

E. 义齿不稳定时重衬

【答案】E

【解析】全口义齿重衬的目的是使义齿组织面与组织更贴合。

三、单颌全口义齿（助理不考）

单颌全口义齿：修复单侧（上颌或下颌）牙列缺失的全口义齿，对颌可能为完整的天然牙列，也可能为采

用固定义齿或可摘局部义齿修复的牙列缺损，修复的难度要大于上下全口义齿。

（一）单颌全口义齿修复的难点

1. 无牙颌支持组织负荷大 无牙颌牙槽嵴的殆力较大，易导致压痛和牙槽嵴的过度骨吸收。天然牙和无牙颌的负荷相差较大，殆力耐受比值为 6∶1。无牙颌弓与对颌牙弓前后位置和宽度的不协调，人工牙不能排列在牙槽嵴顶位置，增加牙槽嵴的负担。

2. 单颌全口义齿的固位和稳定 单颌全口义齿依靠基托吸附力和大气压力固位，对颌的天然牙由牙周膜固定在牙槽骨内彼此相差悬殊，更易脱位。根据对颌天然牙列的曲线和牙尖斜度来排列单颌全口义齿的人工牙时，难以达到平衡殆的要求，患者易保持原有的咀嚼习惯，也不利于单颌全口义齿的稳定和支持组织的健康。

（二）单颌全口义齿修复要点

1. 天然牙调殆 调磨过高、过锐的牙尖和边缘嵴，改善殆曲线和殆面形态。对颌缺牙较多，余留牙健康状况较差时，采用覆盖义齿修复，有利于义齿达到平衡殆。

2. 人工牙排列与咬合关系 减小前牙覆殆，获得前伸殆平衡。后牙尽量排在牙槽嵴顶上，以减小侧向力。

3. 控制咬合力 人工牙减径或减数，降低牙尖斜度，基托充分伸展以分散殆力，组织面加软衬。

4. 增加义齿基托强度 可采用腭侧金属基托，或基托中增加金属网来增加基托的抗折强度。在选择义齿人工牙时最好选用质地较硬、耐磨的硬质树脂牙或金属殆面牙。

【要点提醒】

单颌全口义齿修复的要点	天然牙调殆：调磨过高、过锐的牙尖和边缘嵴，改善曲线和殆面形态。必要时先做牙髓失活
	人工牙排列与咬合关系：减小前牙覆殆，后牙尽量排在牙槽嵴顶上，必要时排反殆。修改后牙殆面形态，减小侧向力
	控制咬合力：可以人工牙减径或减数，降低牙尖斜度，扩大基托面积，组织面加软衬

四、种植覆盖全口义齿（助理不考）

（一）适应证（理解）

① 患者身体健康，可耐受一般外科手术，有做种植义齿主观意愿，对种植义齿有一定认识。

② 牙列缺失的患者，口腔局部条件良好（剩余牙槽骨的形态，颌骨的质量、密度，口腔黏膜、咬合及口腔卫生状况等），可满足种植修复。

③ 牙列缺失，剩余牙槽嵴和颌骨的高度、宽度和厚度正常。

④ 全口牙缺失的患者，剩余牙槽嵴吸收较多，密度适当，允许植入 6～8 枚种植体，至少应有 6 枚种植体。上颌至少 4 枚，下颌至少 2 枚。

⑤ 患者的全口义齿因牙槽嵴重度吸收固位不良，要求做固定义齿者。

⑥ 咬合基本正常。

⑦ 种植体稳固，骨性结合良好。

⑧ 患者不能接受可摘修复，对义齿基托无法适应。

【要点提醒】

适应证	身体健康，咬合基本正常，种植体稳固，骨性结合良好。不能接受可摘修复，对义齿基托无法适应，有主观意愿
	口腔局部条件良好，牙槽嵴和颌骨的高度、宽度和厚度正常
	剩余牙槽嵴吸收多允许植入 6～8 枚种植体，至少应有 6 枚种植体。上颌至少 4 枚，下颌至少 2 枚

（二）覆盖义齿支持形式

① 若植入 2 枚种植体，种植义齿以基托下组织支持为主。

② 若植入 3～4 枚种植体，由种植体、附着体、基托下组织联合支持。

③ 若植入 4～6 枚种植体，以种植体支持为主。

（三）种植覆盖义齿上部结构的选择

1. 杆卡式 通过金属杆连接种植体，义齿内放置金属或尼龙卡与杆形成固位。杆卡式附着体是应用最广泛的附着体类型。通常杆长度为 20mm。用于剩余牙槽嵴吸收较多的情况，所需修复空间（牙槽嵴至殆平面的距离）大于 12mm，杆的下方应至少保留 2mm 的间隙，以便于清洁。

2. 球帽式　多用于剩余牙槽嵴丰满，修复空间小的情况，同时也适于很窄的牙槽嵴。通常球帽式附着体的弹性大于杆卡式附着体，能发生多个方向的摇动。

3. 套筒冠　通过套筒冠结构的外冠和基台或基台的内冠之间的摩擦力提供固位，义齿只有垂直向动度。

4. 磁性附着体式　该类上部结构只提供垂直向的固位力。对侧向力的抵抗能力小。